本 书 获

2017年贵州省出版传媒事业发展专项资金
2018年贵州省出版传媒事业发展专项资金
资　助

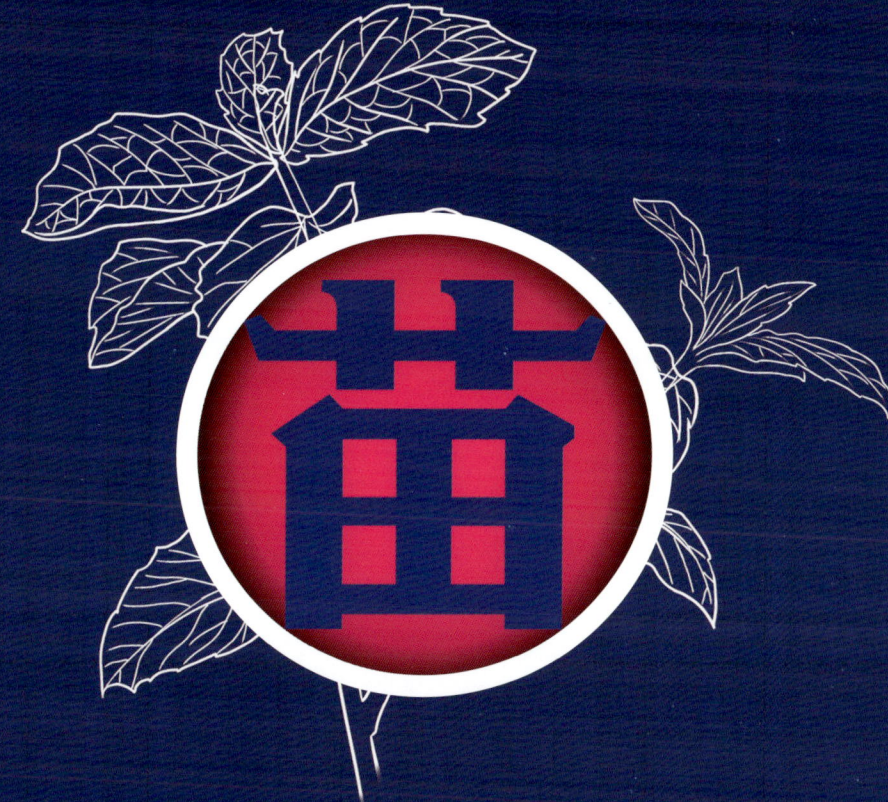

中国苗药全集彩色图谱

上卷

张厚良 黄仁健 主编

"十三五"国家重点图书出版规划项目

国家民文出版项目库入库项目

贵州出版集团
贵州科技出版社

图书在版编目（CIP）数据

中国苗药全集彩色图谱.上卷：汉文、苗文/张厚良，黄仁健主编.--贵阳：贵州科技出版社，2022.1
ISBN 978-7-5532-1021-6

Ⅰ.①中… Ⅱ.①张… ②黄… Ⅲ.①苗族－中草药－图谱 Ⅳ.① R291.6-64

中国版本图书馆 CIP 数据核字（2021）第 256612 号

中国苗药全集彩色图谱（上卷）
ZHONGGUO MIAOYAO QUANJI CAISE TUPU (SHANGJUAN)

出版发行	贵州出版集团　贵州科技出版社
地　　址	贵阳市中天会展城会展东路 A 座（邮政编码：550081）
网　　址	http://www.gzstph.com
出 版 人	朱文迅
经　　销	全国新华书店
印　　刷	深圳市新联美术印刷有限公司
版　　次	2022 年 1 月第 1 版
印　　次	2022 年 1 月第 1 次
字　　数	1160 千字
印　　张	46.5 印张
开　　本	889 mm×1194 mm　1/16
书　　号	ISBN 978-7-5532-1021-6
定　　价	398.00 元

天猫旗舰店：http://gzkjcbs.tmall.com
京东专营店：http://mall.jd.com/index-10293347.html

《中国苗药全集彩色图谱(上卷)》
编辑委员会

主　　任：高贵龙
副 主 任：张厚良　黄仁健
委　　员：陆科闵　金鸣昌　龙运光　金旭虎　夏同珩
　　　　　贺定翔　陈跃州　杨光荣　张佐权

主　　编：张厚良　黄仁健
副 主 编：陆科闵　夏同珩　杨光荣　张佐权
照片提供：王明川　汪　毅　魏升华　夏同珩
　　　　　张久磊　魏怡冰

前　言

苗族是中国最早发展农耕和实现定居的、勤劳勇敢而又聪慧睿智的民族。据史料记载，苗族先祖早期发源、繁衍于土地肥沃的黄河中下游与黄海、渤海的沿海平原地区，伏羲时代开始逐渐发展成为九黎部落，首领为蚩尤。传说中，九黎部落与炎、黄二帝部落为争夺土地而爆发战争，蚩尤在著名的涿鹿之战中为黄帝所杀，后来九黎部落逐渐退出中原区域，被迫进行大规模、远距离、长时期的迁徙。现在苗族人民主要分布于黔、湘、滇等地。

巴甫洛夫曾说："有了人类，就有了医疗活动。"苗族人民在长期与疾病作斗争的过程中，特别是在开辟疆土、征战杀伐、部落迁徙时，逐步发展出自己的医药，形成了独具特色的民族医药体系。西汉刘向所编的《说苑》一书中指出："吾闻上古之为医者曰苗父。"由此观之，苗医药见诸中国史籍的时间是很早的。在流传的苗族古歌谣中，也有"一个药王，身在四方""三千苗药，八百单方""千年苗医，万年苗药"等唱词。苗族传统医药是一朵应用历史悠久、种类繁多、剂型多样、疗效独特的民族医药奇葩，是我国传统医药瑰宝的重要组成部分。通过几千年的使用、研究、总结，苗医药创立了独树一帜的医学理论和实践经验，形成了阴阳五行和两纲（冷病、热病）、五经（冷经、热经、快经、慢经、半边经）、三十六大症、七十二疾、一百零八小症、四十九翻的以纲、经、症、疾为脉络的医学理论模式和疾病诊治方法。2005年10月联合国教科文组织将中国贵州苗药列入"促进可持续发展最佳文化实践和谐名录"，授予"促进可持续发展最佳文化实践奖"，并在其评价中说"苗药文化追求人的自身整体阴阳平衡、标本兼治、师法自然的基本理念……苗药所追求的文化理念应该成为构建当今和谐社会的一个最佳借鉴，它代表了一种古老而又先进的社会经济发展观，应该受到高度重视和弘扬"，充分肯定了苗医药文化及其产业对世界文化做出的贡献。

苗药因具有简、便、效、廉、奇等特点而备受世人关注。通过长期的应用和实践经验的积累，苗药划分为冷药、热药两大类，并在用药原则上确立了"冷病用热药、热病用冷药"的治则。凡药味为甘、麻、香、辛者属热药，归属冷经；药味为酸、苦、涩者属冷药，归属热经。香、辛的药物又归属快经、半边经。依据这些治则用药，苗药逐渐形成了众多疗效显著的祖传秘方、单方、偏方和经验方，也形成了苗族民众几乎家家都掌握一两个验方的景况。苗药在使用中有一药治一病、一药治多病、多药治一病，以及药物的不同部位治疗不同疾病的治疗方法和经验。例如枫树，其树叶用于治疗疔疮，果实用于治疗风湿，树浆用于治疗淋巴结炎等。又如杉树，其树叶用于治疗毒蛇咬伤，树皮用于治疗骨折，杉木白浆用于治疗遗精，杉树皮内层白皮用于治疗高血压等。苗药组方简便，剂型多样，其使用方法主要分为外用和内服两大类。外用时生药、干药均用，但多选用生药（鲜品）。内服时也是干药、生药均用，但却多选用干药；其剂型有水剂、汤剂、原汁剂、酒剂、粉剂、醋剂、膏剂等20余种。

苗族人口分布很广，从中国到世界，遍及亚洲、欧洲、美洲、大洋洲，因而语种繁多。其中，国内的苗族语言就有黔东方言（又称中部方言）、川黔滇方言（又称西部方言）、湘西方言（又称东部方言）等三大方言，以及七个次方言和十八种土语，因而同一种药物的药名称谓差别甚大。例如，紫金牛科植物朱砂根 Ardisia crenata Sims，中药名八爪金龙，贵州省黔东南地区称其为 Jab bib lil jib（音：佳别莉机），贵州省松桃苗族自治县称其为 Reib hlat hlot（音：锐拉老），湖南省城步苗族自治县称其为 Yenxl qenb ngaof（音：野青熬），广西壮族自治区罗城仫佬族自治县称其为 Ndut ghob nenl（音：都柴乌）。本书使用的苗文，统一为国家民族事务委员会批准推行的苗语黔东方言区拉丁拼音苗文。

本书在实施贵州省中药现代化研发项目调查研究，以及我们多年在黔、滇、湘、川、桂收集到的 2900 余味苗药的基础上编写而成。全书收载了近 400 个科的 2000 多种苗药，按照俗名、基源、生长环境、性味属经、功能主治、用法用量 6 个板块来编写，药物命名采用苗语、汉语双语对照，并附有 2000 余幅彩色生境图片及标本图片。同时，在本书下卷中收录了苗族曾经广泛用于治疗疾病的动物类苗药，其中不乏现今法律法规明令禁止捕捉的野生保护动物。本书将其收录入内，是出于完整记录苗族用药种类的考虑。需要注意的是，这些野生保护动物已不作药用。

本书的编写和出版，得到了贵州省科学技术厅中药现代化科技产业研究与开发项目（黔科合农字〔2006〕5030 号）、贵州省科学技术出版基金和贵州省黔东南苗族侗族自治州人民政府的支持，得到了贵州省出版传媒事业发展专项资金、贵州省科学技术协会、贵州省民族宗教事务委员会、华东医药股份有限公司、华东医药集团贵州发展有限公司的资助。苗族民间医师龙道元、杨秀奎、张传青、姚辉、文胜德、金子祥、杨华等参与了苗药调查，共调查走访苗族民间医生 630 余人次，收集了大量的基础资料。苗族语言专家莫启明等同志，帮助完成了本书的苗语译文。在此一并致谢！本书卷帙浩繁，难免存在错漏之处，敬请读者批评、指正。

编　者

2019 年 8 月

目 录

念珠藻科
Jib ghab naix dab 葛仙米 …………………… 1
梅花衣科
Ghab liut dab 藻文梅花衣 ………………… 2
拟层孔菌科
Jib ghab nangs bongk 硫黄菌 ……………… 3
羊肚菌科
Jib paib 圆锥羊肚菌 ………………………… 4
麦角菌科
Ghad mob mangl 麦角菌 …………………… 5
Jib gangb nangx 古尼虫草 ………………… 6
灵芝科
Jib det mongx 树舌 ………………………… 7
Jib det lul 紫芝 ……………………………… 8
Jib det bal 灵芝 ……………………………… 9
多孔菌科
Jib wub bax 云芝 …………………………… 10
Jib wub yes 单色云芝 ……………………… 11
Jib ged 猪苓 ………………………………… 12
Jib det diaib 木蹄 …………………………… 13
Jib det dlaib yes 桦褶孔菌 ………………… 14
Jib det gek yes 棱孔菌 …………………… 15
Jib det gek 隐孔菌 ………………………… 15
Jib geb fangx 黄多孔菌 …………………… 15
Jib gheid dab 茯苓 ………………………… 16
Jib git dab 雷丸菌 ………………………… 17
牛肝菌科
Jib gheid lek 点柄粘盖牛肝菌 …………… 18
Jib fangb dlub 美味牛肝菌 ………………… 19

Jib fangb dles 褐环粘盖牛肝菌 …………… 20
红菇科
Jib ghab nangs bongk 臭黄菇 …………… 21
Jib xok dled 鳞盖红菇 ……………………… 22
Jib eb wel 黑红菇 …………………………… 22
白蘑科
Jib ongb 蜜环菌 …………………………… 23
Jib gheid nios 松蕈 ………………………… 24
侧耳科
Jib waix xux 香菇 …………………………… 25
Jib eb wel dlub 白乳菇 …………………… 26
Jib ent 侧耳菇 ……………………………… 27
Jib hlat dlub 裂褶菌 ……………………… 28
银耳科
Jib naix baik fangx 金耳 …………………… 29
Jib naix baik dlub 银耳 …………………… 30
木耳科
Jib ghab naix baif 木耳 …………………… 31
Jib ghab naix mob 毛木耳 ………………… 32
鬼笔菌科
Jib det hlod 长裙竹荪 ……………………… 33
Jib det hlod 皱盖竹荪 ……………………… 34
肉座菌科
Ghab bob det hlob 竹黄 …………………… 35
伞菌科
Jib ghad liod 粪鬼伞 ……………………… 36
Jib ghad dlaib 墨汁鬼伞 ………………… 37
Jib hfud nenf 止血扇菇 …………………… 38

1

蘑菇科
Jib pab bil 林地蘑菇 ……………… 39
列当科
Bangx ghab dab 野菰 ……………… 40
马勃科
Jib pend 脱皮马勃 ………………… 42
硬皮马勃科
Jib pend dlub 豆包菌 ……………… 43
灰包科
Jib zax dul 网纹灰包 ……………… 44
地星科
Jib gangb vas 硬皮地星 …………… 45
地钱科
Box bil 地钱 ……………………… 46
黑粉菌科
Nax ghad mob 稻曲菌 ……………… 47
Mangl ghad mob 麦散黑粉菌 ……… 48
Jib ghad mob 玉米黑粉菌 ………… 49
石蕊科
Sub ghab dab 石蕊 ………………… 50
Set ghad gef 千层石蕊 …………… 51
脐衣科
Jib bod vib 石耳 …………………… 52
松萝科
Ghaob saix bib 松萝 ……………… 53
蛇苔科
Vob gaib dait 蛇苔 ………………… 54
提灯藓科
Vob gif lix 尖叶提灯藓 …………… 55
真藓科
Vob seb jib 红大叶藓 ……………… 56
Vob seb git 暖地大叶藓 …………… 57
蔓藓科
Bas set jib 多疣悬藓 ……………… 58
Ghab dliub det 小蔓藓 …………… 59

凤尾藓科
Ab yaob hxeb 大凤尾藓 …………… 60
泥炭藓科
Vob niangx dlab 泥炭藓 …………… 61
牛毛藓科
Songb ghab dliub liod 黄牛毛藓 …… 62
万年藓科
Songb nied xens 万年藓 …………… 63
Songb nied xens yut 东亚万年藓 … 64
金发藓科
Songb zongd gaif 金发藓 ………… 65
Songb gaif hvib 高山金发藓 ……… 66
石松科
Hsob git nail 石松 ………………… 67
Ghab hsob xed 垂穗石松 ………… 68
Ghab hsob xed yeb 地刷子石松 … 69
Jab gangb daid 蛇足石松 ………… 70
卷柏科
Vob diangb gangb 翠云草 ………… 71
Jab cangt jent 卷柏 ……………… 72
Jab cangt jent nox 深绿卷柏 …… 73
Jab cangt jent bil 旱生卷柏 …… 74
Jab cangt jent zat 兖州卷柏 …… 75
Jab cangt jent yut 细叶卷柏 …… 76
Vob qangb jenb bas 伏地卷柏 …… 77
Vob qangb jenb yut 薄叶卷柏 …… 78
Vob qangb jenb zat 江南卷柏 …… 79
木贼科
Nangx diongx 笔管草 ……………… 80
Nangx diongx yut 问荆 …………… 81
瓶尔小草科
Vob xid yib 瓶尔小草 ……………… 82
Vob hnaid ok yut 一支箭 ………… 83
阴地蕨科
Vob ghob dab 阴地蕨 ……………… 84
Vob ghob dab yut 绒毛阴地蕨 …… 85

莲座蕨科
　Hveb lix meib 福建莲座蕨 ······ 86
紫萁科
　Vob hnaib ghad hxangt 紫萁 ······ 87
海金沙科
　Jab tad hxud 海金沙 ······ 88
里白科
　Ghab hveb sed 芒萁 ······ 89
　Ghab hveb gek 里白 ······ 90
　Ghab hveb gek yut 中华里白 ······ 91
碗蕨科
　Ghab hveb sed eb 碗蕨 ······ 92
　Ghab hveb sed eb yut 细毛碗蕨 ······ 93
蚌壳蕨科
　Jab hveb seb hlieb 金毛狗 ······ 94
凤尾蕨科
　Vob hveb 蕨 ······ 95
　Vob hveb zak 密毛蕨 ······ 96
　Hveb daid niongx 凤尾蕨 ······ 97
　Hveb daid niongx yut 剑叶凤尾蕨 ······ 98
　Hveb daid niongx vas 西南凤尾蕨 ······ 99
　Hveb daid niongx bix 紫轴凤尾蕨 ······ 100
　Hveb daid niongx mongl 猪鬃凤尾蕨 ······ 101
　Nangx xab jat 蜈蚣草 ······ 102
　Hveb ghab mot 半边旗 ······ 103
　Xad jat mongl 井栏边草 ······ 104
书带蕨科
　Nangx hveb sed 书带蕨 ······ 105
　Nangx hveb sed yut 细柄书带蕨 ······ 105
裸子蕨科
　Vob hveb mox yut 凤丫蕨 ······ 106
中国蕨科
　Vob hveb sed 野鸡尾 ······ 107
　Ghab hveb sed 粉背蕨 ······ 108
　Ghab hveb sed mongl 假粉背蕨 ······ 109
　Ghab hveb sed bil 银粉背蕨 ······ 110

　Ghab hveb sed nix 华北粉背蕨 ······ 111
铁线蕨科
　Bas xat jat 铁线蕨 ······ 112
　Bas xat jat gheib 扇叶铁线蕨 ······ 113
　Bas xat jat zaid 团羽铁线蕨 ······ 114
　Bas xat jat daid 鞭叶铁线蕨 ······ 115
　Bas xat jat hlieb 掌叶铁线蕨 ······ 116
铁角蕨科
　Xat jat jad 铁角蕨 ······ 117
　Xat jat mongl 长叶铁角蕨 ······ 118
　Xat jat niul 华中铁角蕨 ······ 119
　Xat jat diuk 剑叶铁角蕨 ······ 120
　Xat jat nangl 毛轴铁角蕨 ······ 121
　Xat jat mongl 变异铁角蕨 ······ 122
金星蕨科
　Vob xit nins hliel 金星蕨 ······ 123
　Vob xit nins mongl 针毛蕨 ······ 124
　Vob xit nins 披针新月蕨 ······ 125
　Vob xit nins hlieb 延羽卵果蕨 ······ 126
乌毛蕨科
　Ghab jil hveb 苏铁蕨 ······ 127
　Ghab jil hveb mongl 乌毛蕨 ······ 128
　Ghab jil hveb niul 狗脊蕨 ······ 129
球子蕨科
　Vob haid ghab dliangb 东方荚果蕨 ······ 130
鳞毛蕨科
　Ghab nex xad jat 贯众 ······ 131
　Ghab nex xad jat hlieb 大叶贯众 ······ 132
　Ghab nex xad jat zok 尖耳贯众 ······ 133
　Ghab nex xad jat niul 齿盖贯众 ······ 134
　Ghab nex xad jat dlaib 黑足鳞毛蕨 ······ 135
　Ghab nex xad jat nail 阔鳞鳞毛蕨 ······ 135
　Ghab nex xad jat wub 尖齿耳蕨 ······ 137
　Ghab nex xad jat yut 对生耳蕨 ······ 138
　Ghab nex xad jat yut 对马耳蕨 ······ 139

鳞始蕨科
Ghab hveb sed niul 乌蕨 …………… 140
瘤足蕨科
Vob hveb hxud 镰叶瘤足蕨 ………… 141
姬蕨科
Vob hveb seil 姬蕨 …………………… 142
水蕨科
Vob hveb eb 水蕨 ……………………… 143
蹄盖蕨科
Ghab hveb ib 翅轴蹄盖蕨 …………… 143
Ghag hveb seb yut 华中介蕨 ………… 144
Ghag hveb seb niul 单叶双盖蕨 …… 145
肾蕨科
Xad jat mal 肾蕨 ……………………… 146
水龙骨科
Jab dlieb zat 水龙骨 ………………… 147
Vob nif liod vieeb 瓦韦 ……………… 148
Vob nif liod vieeb fangx 黄瓦韦 …… 149
Vob nif liod vieeb hlieb 大瓦韦 …… 150
Vob nif liod vieeb yet 二色瓦韦 …… 151
Vob nif liod 石韦 ……………………… 152
Vob nif liod bad 有柄石韦 ………… 153
Vob nif liod yut 庐山石韦 ………… 154
Vob nif liod mais 柔软石韦 ………… 155
Vob uif liod yet 贴生石韦 ………… 156
Vob uif liod m ongl 石蕨 …………… 157
Vob jab zenb 盾蕨 …………………… 158
Hveb laif jangb 节肢蕨 ……………… 159
Hveb laif jangb yut 金鸡脚 ………… 160
Ghab hveb sed hlieb 大叶骨碎补 … 161
Liuk zat 槲蕨 ………………………… 162
Liuk zat hlieb 中华槲蕨 …………… 163
Ghab hveb sed 石莲姜槲蕨 ………… 164
Vob maki vieeb 伏石蕨 ……………… 165
Vob mangb vieb 抱石莲 …………… 166
Vob hveb jib 线蕨 …………………… 167
Hveb nad xif 江南星蕨 ……………… 168
苹　科
Vob kik 苹 …………………………… 169
槐叶苹科
Box lix 槐叶苹 ……………………… 170
浮萍科
Box gas 青萍 ………………………… 171
Box gas xok 紫背浮萍 ……………… 172
满江红科
Box lix 满江红 ……………………… 173
银杏科
Det mangb dlub 银杏 ………………… 174
红豆杉科
Det ghad liod songb 红豆杉 ………… 175
Det ghad liod songb lul 南方红豆杉 ……… 176
三尖杉科
Det jib eb 三尖杉 …………………… 177
Det gif lol 粗榧 ……………………… 178
松科
Bod gheid zot 松节 …………………… 179
Det gheid 松树 ……………………… 180
杉科
Det jib 杉木 ………………………… 181
柏科
Det jib gab 翠柏 ……………………… 182
Det hxangb 柏木 ……………………… 183
Det heid liof 侧柏 …………………… 184
白花丹科
Det niot vuas 白花丹 ………………… 185
Vob liangl lab 紫金莲 ……………… 186
三白草科
Vob diuk 蕺菜 ……………………… 187
Vob hxub gheik 三白草 …………… 188
Vob diuk vud 裸蒴 ………………… 189
Vob diuk eb 白苞裸蒴 ……………… 190

胡椒科

Vob mangk veeb zat 山蒟 ······ 191
Vob mangk veeb dliub 毛蒟 ······ 192
Vob mangk veeb yut 假蒟 ······ 193
Bas liaof zat 细叶青蒌藤 ······ 194

金粟兰科

Jenl ghut 草珊瑚 ······ 195
Jab jex liux 金粟兰 ······ 196
Jab jex liux fangd 宽叶金粟兰 ······ 197
Jab jex liux mik 多穗金粟兰 ······ 198
Jab jex liux bat 丝穗金粟兰 ······ 199
Jab jex liux yut 及己 ······ 200

杨梅科

Det zend lil 杨梅 ······ 201

杨柳科

Det liax eb eb 垂柳 ······ 202
Det liax lios dliub 银叶柳 ······ 203
Det liax lios bil 皂柳 ······ 204
Det liax lios yut 小叶柳 ······ 205
Det lif bax 云南白杨 ······ 206

柽柳科

Det liax jot 柽柳 ······ 207

胡桃科

Zend diang bat 胡桃 ······ 208
Zend diangx bat vud 野核桃 ······ 209
Zend diaut bat lel 喙核桃 ······ 210
Det jab jib 化香树 ······ 211
Det jab jib ghangb 青钱柳 ······ 211
Det box 枫杨 ······ 212
Det diangb ghagb 黄杞 ······ 213

桦木科

Det ful 香桦 ······ 214
Det ful bail 亮叶桦 ······ 215
Det diel bil 旱冬瓜 ······ 216
Det khab ed 桤木 ······ 217
Det khab bil 川榛 ······ 218

壳斗科

Det yel sat 桂林栲 ······ 219
Det yif 丝栗栲 ······ 220
Det yel 麻栎 ······ 221
Det yel wax 白栎 ······ 222
Det yel dlub 槲栎 ······ 223
Det yel xok 栓皮栎 ······ 224
Det ghat dlub 高山栎 ······ 225
Zend yel pit 板栗 ······ 226
Det yel laib 茅栗 ······ 227
Det khab 多穗柯 ······ 228
Det yel gangd 厚斗柯 ······ 228

榆 科

Det gaf zat 小叶朴 ······ 229
Det gangd 榆 ······ 230
Det gangd nef 多脉榆 ······ 231
Det gangd eb 大果榆 ······ 232
Det gangd bix 山黄麻 ······ 233
Det gangd yut 光叶山黄麻 ······ 234
Det lax vangl 青檀 ······ 235
Det gangd zat 大叶榉树 ······ 236

桑 科

Det vob gangb 桑树 ······ 237
Det vob gangb vud 蒙桑 ······ 238
Det wob gangb bet 华桑 ······ 239
Det vob gangb nangx 鸡桑 ······ 240
Nos mangx 大麻 ······ 241
Det dlox jel 天仙果 ······ 242
Zend yex ax maix hniub 无花果 ······ 243
Bas vax vib 地瓜 ······ 244
Det vob lax 柘树 ······ 245
Det vob lax yut 构棘 ······ 246
Det ghad yud dlongl 构树 ······ 247
Det ghad yud 小构树 ······ 248
Vob jiut 葎草 ······ 249
Det ab xob 榕树 ······ 250

Ded yax xed bil 高山榕	251
Det wub liod 对叶榕	252
zenb wub liod 异叶榕	253
Bas yax xed 爬藤榕	254
Det yax xed mangf 丛毛榕	255
Jab xenb xit 条叶榕	256
Jab xenb yax 大果榕	257
Zend liangf fenx 薜荔	258
Det hxed yax 黄葛树	259

荨麻科

Nos 苎麻	260
Nos ghab nex hlieb 大叶苎麻	261
Vob nos eb 细野麻	262
Det nos vud 水麻	263
Det nos nex dles 紫麻	264
Bas nos xok 藤麻	265
Vob nos vud 红雾水葛	266
Vob xab dingl 庐山楼梯草	267
Vob xanb sot zat 楼梯草	268
Vob det hlot xok 赤车	269
Vob det hlot 三裂赤车	270
Vob xanb sot xok 赤车使者	271
Vob gaf 蝎子草	272
Vob gaf xok 大蝎子草	273
Vob det dend 艾麻	274
Vob det dend vud 珠芽艾麻	275
Vob det dend dlub 华艾麻草	276
Vob wik nef 糯米团	277
Vob bat diangl eb 冷水花	278
Vob bat diangl yut 波缘冷水花	279
Vob bat diangl eb lal 透茎冷水花	280
Vob fef hsaob 粗齿冷水花	281
Vob fef hsaob bad 西南冷水花	282
Vob bat hxub 紫绿草	283
Vob gaf 燅麻	284
Vob gaf mif 裂叶荨麻	285
Vob gaf hlieb 宽叶荨麻	286
Vob beb sul 花点草	287
Vob beb sul dlub 毛花点草	288
Vob dad hxangd 虫蚁菜	289

檀香科

Zend ongt xongs 百蕊草	289
Zend ongt xongs vib 檀梨	290

桑寄生科

Qeb det vob ganb 桑寄生	291
Jab qeb det 大苞桑寄生	292
Qeb det dleb 毛叶桑寄生	293
Qeb det mangx 扁枝槲寄生	294
Qeb det yel 北桑寄生	294
Qeb det mil 栗寄生	294
Qeb det vax 槲寄生	295

马兜铃科

Jab nix knaib 细辛	296
Jab nix khaib vud 土细辛	297
Jab nix khaib 五岭细辛	298
Jab nix khaib nios 大花细辛	299
Jab nix khaib ib 杜衡	299
Jab jongx mongf 马兜铃	300
Jab jongx mongf vud 管花马兜铃	301
Jab jongx mongf hlieb 卵叶马兜铃	302
Vob jof bil 圆叶马兜铃	303

蛇菰科

Yaob zix xenx 蛇菰	304
Yaob zix leix 筒鞘蛇菰	305

蓼科

Vob haib 大黄	306
Vob haib vud 土大黄	307
Vob haib dlub 羊蹄	308
Vob haib hxub 酸模	309
Vob haib hxub yeb 齿果酸模	310
Vob haib hxub hlieb 皱叶酸模	311
Vob haib hxub nox 尼泊尔酸模	312

Vob gongx liongl 虎杖	313	Vob bangb vud 天荞麦	347
Vob daid mix 金线草	314	Bas vob bangb 荞麦蔓	348
Vob daid mix liof 短毛金线草	315	Vob liof gheib 九节蓼	348
Jab gangb qangf bad 萹蓄	316	Vob had yeb 草血竭	349

藜 科

Jab gangb qangf lul 萹蓄变种	317	Vob bangf dangf 甜菜	350
Vob bas xok 何首乌	318	Vob ghab naix ninx 莙达菜	351
Jab gangb bax liof 赤胫散	319	Vob bob caid 菠菜	352
Jab eb wal nangb 杠板归	320	Jab zangs gad 土荆芥	353
Sob dongd xok 头花蓼	321	Det al hmaib 地肤	354
Vob liof 辣蓼	322	Vob gis dlub 藜	355
Vob liof xok 红蓼	323	Vob gaib det baid 猪毛菜	356
Vob liof eb 水蓼	324	Vob bangb hlieb 荞菜	356

苋 科

Vob liof dab 革叶蓼	324	Jab ghut ngangs 牛膝	357
Vob nix liof 蓼蓝	325	Jab ghut ngangs niub 川牛膝	358
Vob liof hlieb 大花蓼	326	Jab ghut ngangs yub 柳叶牛膝	359
Nax xob vud 毛脉蓼	326	Jab ghut angt niub 土牛膝	360
Vob liof zok 柳叶蓼	327	Nangx bed kob 莲子草	361
Vob liof jab xok 圆穗蓼	328	Nangx bod kongb 空心莲子草	362
Vob liof eb 毛蓼	329	Vob gis xok 苋	363
Vob liof bus 丛枝蓼	330	Vob gis nox 尾穗苋	364
Vob liof hxangt 钟花蓼	331	Vob gis mik 繁穗苋	365
Vob liof bix 节蓼	332	Vob gis vud 反枝苋	366
Vob liof baid 支柱蓼	333	Vob gis bat 凹头苋	367
Vob liof bel 刺蓼	334	Vob gis hxub 绢毛苋	368
Vob liof bix 翼蓼	335	Jab ghut ngangs liof 头花蒽草	368
Vob liof bad 珠芽蓼	336	Vob gis dles 皱果苋	369
Vob liof dongk 两栖蓼	337	Bangx niak yenb yut 千日红	370
Vob liof jiof 牛皮消蓼	338	Bangx hniub gheib 鸡冠花	371
Vob liof diel 尼泊尔辣蓼	339	Bangx hniub gheib yut 青葙	372

紫茉莉科

Vob liof niel 酸模叶蓼	340	Bangx fangb 紫茉莉	373

商陆科

Vob liof lab 箭叶蓼	341		
Gangb hniub dab 拳参	342		
Vob denk nex 火炭母	343		
Vob tad nex dlenx 粗毛火炭母	344		
Vob bangb 荞麦	345	Vob bid gangb 商陆	374
Vob bangb ib 苦荞麦	346	Vob bid gangb yut 垂序商陆	375

番杏科
Vob zid ruax 粟米草 ……………… 376

马齿苋科
Vob hmid mal 马齿苋 ……………… 377
Vob eb wel 土人参 ………………… 378

落葵科
Vob ghab naix baif 落葵 …………… 379

石竹科
Jab gaix ngnad 石竹 ……………… 380
Vob ghut hlod 瞿麦 ……………… 381
Liul panb hlob 太子参 …………… 382
Vob yax nens 蚤缀 ………………… 383
Vob mub genb 剪夏罗 …………… 384
Vob yil yeb 雀舌草 ……………… 385
Vob zux zail 繁缕 ………………… 386
Vob zux zail hlieb 大繁缕 ………… 387
Vob zux zail lul 牛繁缕 …………… 388
Vob zux zail zat 石生繁缕 ………… 389
Vob lex nail 女娄菜 ……………… 390
Vob ged fenx 瓦草 ……………… 391
Vob ghad nes 狗筋蔓 …………… 392
Vob zail sed 簇生卷耳 …………… 393
Vob def dab 荷莲豆 ……………… 394
Jangx lod vongx dail 漆姑草 …… 395
Vob dliangb liob 麦蓝菜 ………… 396

睡莲科
Bangx naix ongd 芡实 …………… 397
Bangx naix eb 莲 ………………… 398
Bangx naix eb yut 睡莲 ………… 399
Vob bit eb 萍蓬草 ……………… 400
Vob bit eb niul 中华萍蓬草 …… 401

金鱼藻科
Vob niot eb 金鱼藻 ……………… 402

毛茛科
Vob bangx jenb 毛茛 …………… 403
Vob bangx jenb yut 扬子毛茛 … 404

Vod yid eb 石龙芮 ……………… 405
Vob zongb fenx 茴茴蒜 ………… 406
Bas fangb dliub 小木通 ………… 407
Bas fangb yib 山木通 …………… 408
Bas fangb dliub baob 绣球藤 …… 409
Bas geef ngaof 女萎 …………… 410
Jab seix nail 云南翠雀花 ……… 411
Jab ghad nangl 天葵 …………… 412
Vob xangb niux 唐松草 ………… 413
Vob xangb niux yut 多叶唐松草 … 414
Vob xangb niux hlieb 盾叶唐松草 … 415
Maof lis baid 升麻 ……………… 416
Maof lis baid yut 类叶升麻 …… 417
Maof lis baid vud 单叶升麻 …… 418
Jab kaid det 驴蹄草 …………… 419
Jab det genk zongb 威灵仙 …… 420
Jab jangb tongb 单叶铁线莲 …… 421
Jab jangb tongb xok 锈毛铁线莲 … 422
Jab jangb tongb yut 钝齿铁线莲 … 423
Jab jangb tongb hsab 粗齿铁线莲 … 424
Bangx sab yak 芍药 …………… 425
Bangx sot yak dlub 草芍药 …… 426
Bangx sab yak xok 川赤芍 …… 427
Jab mox lix 纵肋人字果 ……… 428
Bangx des did 打破碗花花 …… 429
Zend liul nangb 草玉梅 ……… 430
Vob lob gaid 大火草 …………… 431
Niangx nif zeb 林荫银莲花 …… 432
Niangx nif zeb yut 西南银莲花 … 433
Jab hfud nangl 乌头 …………… 434
Bas jab hfud nangl 昆明乌头 … 435
Jab hfud nangl leix 高乌头 …… 436
Jab hfud nangl fangx 西南乌头 … 437
Jab hfud nangl yut 花葶乌头 … 438
Jab hfud nangl moul 鞘柄乌头 … 439
Jab lob gas 裂叶星果草 ……… 439

Jat fangx ib 黄连 ………………………… 440
Vob nangx yeex 金龟草 …………………… 441

木通科
Zand diuf bat 木通 ………………………… 442
Zand diuf bat yut 三叶木通 ……………… 443
Zand diuf bat bad 白木通 ………………… 444
Hlat hsongd hab xok 大血藤 ……………… 445
Bas gok gaix 鹰爪枫 ……………………… 446
Det gok gaix dlaib 猫儿屎 ………………… 447

小檗科
vob yaf gib 八角莲 ………………………… 448
Vob yaf gib 小八角莲 ……………………… 449
Vob yaf gib dlud 川八角莲 ………………… 450
Vob yaf gib nios 贵州八角莲 ……………… 451
Vob yaf gib vud 六角莲 …………………… 452
Det hmaib nangl 十大功劳 ………………… 453
Det hmaib nangl hlieb 阔叶十大功劳……… 454
Det hmaib nangl yut 华南十大功劳 ……… 455
Bel qeb zend 刺红珠 ……………………… 456
Bel bix qut 刺黑珠 ………………………… 457
Det bib laib jed 豪猪刺 …………………… 458
Vob sait qenb 类叶牡丹 …………………… 459
Bul det ib nox 九莲小檗 …………………… 459
Bel det ib 安徽小檗 ………………………… 460
Bel det ib fangx 庐山小檗 ………………… 461
Bel det hsat gheid 蓝果小檗 ……………… 462
Jab vof xib 淫羊藿 ………………………… 463
Jab vof xib vud 巫山淫羊藿 ……………… 464
Jab wof xib zaib 箭叶淫羊藿 ……………… 465
Jab vof xib mongl 柔毛淫羊藿 …………… 466
Jab vof xib dad 粗毛淫羊藿 ……………… 467
Jab wof xib yeb 黔岭淫羊藿 ……………… 468
Zangx dliab beid 南天竹 …………………… 469

防己科
Ghab bas sab det 木防己 ………………… 470
Ghab bas sab det bat 樟叶木防己 ……… 471

Bas sab det ghab bod 粉防己 …………… 472
Hlat hmongb nox vud 轮环藤 …………… 473
Jab fangx liangx 千金藤 ………………… 474
Jab fangx liangx yut 草质千金藤 ………… 475
Bod jex sangx dlub 三筒管 ……………… 475
Jab fangx liangx bix 金线吊乌龟 ………… 476
Jab jex sangx 石蟾蜍 …………………… 477
Ghab bob det vob 汝兰 …………………… 478
Det leb nix 粪箕笃 ………………………… 479
Hlat hmongb nox 青藤 …………………… 480
Hlat hmongb nox yut 毛青藤 …………… 481
Hlat hmongb nox mongl 细圆藤 ………… 482
Hmongb lol xongb 青牛胆 ………………… 483
Bod jex sangx fangf 金果榄 ……………… 484
Bas fangx lial 黄藤 ………………………… 485

木兰科
Det zend yaf gib 八角 …………………… 486
Det seb cod xok 红茴香 ………………… 487
Det seb cod 狭叶茴香 …………………… 488
Zend diel vub 五味子 …………………… 489
Zend diel vub hlieb 华中五味子 ………… 490
Zend diel vub yut 翼梗五味子 ………… 491
Zend diel vub bad 南五味子 …………… 492
Zend ghod hlieb 冷饭团 ………………… 493
Det lod ngangs 鹅掌楸 ………………… 494
Zend jib 木莲 …………………………… 495
Bangx wik laif 玉兰 ……………………… 496
Det jit baid 山玉兰 ……………………… 497
Det dlieb bongl 厚朴 …………………… 498
Det dlieb bongl mik 凹叶厚朴 …………… 499
Det naix beid 含笑花 …………………… 500

椴树科
Det deid mangx 椴树 …………………… 501
Det diod mangl 毛刺蒴麻 ……………… 502
Det vob nos 扁担杆 ……………………… 503
Det nos mongl 黄麻 …………………… 504

Det nos mongl vud 假黄麻 …… 505
Hlat nos vud 破布叶 …… 505

蜡梅科
Det wik zat 蜡梅 …… 506
Det wik zat vud 山蜡梅 …… 507

樟 科
Det dleb 樟 …… 508
Det dleb fangx 黄樟 …… 509
Det dleb hfab 猴樟 …… 510
Det dleb bat 狭叶阴香 …… 511
Vob liangl ghab 无根藤 …… 512
Det seed not 乌药 …… 513
Det seed nex dad 长叶乌药 …… 514
Det dlef vud 山胡椒 …… 515
Det zend jangl 木姜子 …… 516
Zend jangl yut 清香木姜子 …… 517
Det seb cot 山鸡椒 …… 518
Zend jangl bat 山橿 …… 519
Zend jangl gal 红叶甘橿 …… 520
Det ghad liod 狭叶山胡椒 …… 521
Det cab liod 香叶树 …… 522
Det cab ongl 香叶子 …… 523
Det wob niaok ved 川桂 …… 524
Det cab niul 细叶香桂 …… 525
Det sux pab 檫木 …… 526
Det hfab niel 楠木 …… 527
Det hfab dles 紫楠 …… 528
Ded hfab fangx 润楠 …… 529
Det hfab xok 红楠 …… 530

罂粟科
Vob fangx hxangd 血水草 …… 531
Vob kux zat 岩黄连 …… 532
Vob yenf yenx 五味草 …… 533
Vob gheib lob 红花鸡距草 …… 534
Vob fangx liongl 小花黄堇 …… 535
Vob jex nax dles 紫堇 …… 536
Vob jex nax dles yut 南黄紫堇 …… 537
Vob jex nax dles yut 尖距紫堇 …… 538
Vob liangl bab 博落回 …… 539

十字花科
Vob bangf 萝卜 …… 540
Vob gat yux 油白菜 …… 541
Vob gat fangx 芥菜 …… 542
Vob dlub 白菜 …… 543
Vob xok ot 紫菜薹 …… 544
Vob yux 芸苔 …… 545
Vob yat 菘蓝 …… 546
Vob dens nix 板蓝 …… 547
Vob khaid hfud 甘蓝 …… 548
Vob ghab bod 擘蓝 …… 549
Vob ngak 荠 …… 550
Vob yenb jux 碎米荠 …… 551
Vob yenb jux eb 水田碎米荠 …… 552
Vob gat dlub 独行菜 …… 553
Vob yux lix 播娘蒿 …… 554
Vob yux vud 蔊菜 …… 555
Vob yux eb 豆瓣菜 …… 556

钟萼木科
Det jangd dlongx 钟萼木 …… 557

茅膏菜科
Vob gangb nais 新月茅膏菜 …… 558

景天科
Vob liangl genk 景天 …… 559
Vob liangl genk yut 珠芽景天 …… 560
Jab maf liangx mik 凹叶景天 …… 561
Jab maf liangx xok 云南红景天 …… 562
Nangx leix dad 佛甲草 …… 563
Jab gheik bat 繁缕景天 …… 564
Nangx hniub fab 垂盆草 …… 565
Vob songb gheid 石莲 …… 566
Vob meif nail 费菜 …… 567

虎耳草科

Vob bix seix dius 虎耳草 568
Vob bix seix hlieb 天胡荽金腰 569
Vob bix seix yut 蒙自虎耳草 570
Vob dlub zat 岩白菜 570
Vob bix seix xok 红毛虎耳草 571
Vob gangb lis hlieb 大叶金腰 572
Vob gangb lis 蜕叶金腰 573
Det kid fangx 西南鬼灯檠 574
Vob bal dlub 扯根菜 575
Bas bangx linf 冠盖藤 576
Det gaib yeex eb bil 鸡肫梅花草 577
Det gaib yeex eb 绢毛山梅花 578
Det gaib yeex 黄常山 579
Vob bongb gangb 溲疏 580
Vob gis bil 落新妇 581
Vob gis bil hlieb 大落新妇 582
Vob gis bil yut 华南落新妇 583
Zend buk dleb 钻地风 584
Vob bax zat 华中茶藨子 585
Det ngail mik 腺鼠刺 585
Vob bal dlub 白须草 585
Vob bangx haid 绣球 586
Vob bangx haid dlub 西南绣球 587
Vob bangx haid yut 圆锥绣球 588
Vob niangx bab 黄水枝 589

海桐科

Det vob gheib lis 大叶海桐 590
Det vob gheib lis 狭叶海桐 591
Det bid pax 光叶海桐 592
Jenb gangb kuk bab 圆果海桐 593
Jenb gangb kuk bab zat 海金子 594

金缕梅科

Det dent 蕈树 595
Det nais liod 牛鼻栓 596
Det mangx 枫香 597
Det ghad lid 檵木 598
Det mangx vud 半枫荷 599
Det mangx dlongt 马蹄荷 600
Det gid lof 中华蜡瓣花 601

杜仲科

Det jit hsaib 杜仲 602

梧桐科

Det yangx yel 梧桐 603

蔷薇科

Zend bel ghof yeb 小果蔷薇 604
Bangx bel xib 野蔷薇 605
Bangx bel xib xok 华西蔷薇 606
Zend bel liangx vud 绢毛蔷薇 607
Bangx bel xib nais 钝叶蔷薇 608
Bangx bel xit 卵果蔷薇 609
Bangx bel liangx 月季花 610
Bangx bel liangx dles 玫瑰 611
Zend fangx hxangt 山楂 612
Zend fangx hxangt vud 野山楂 613
Zend fangx hxanqt yut 湖北山楂 614
Zand fangx hxangt bad 川梨 615
Zend mangb linf 梅 616
Zend linf gangb 石斑木 617
Det liul zal 高丛珍珠梅 618
Bangx haix dangf 三叶海棠 619
Zend vax hxub yut 贴梗海棠 620
Zend fab hxub 木瓜 621
Det mangb ib 中华绣线梅 622
Zend gangb kongb 火棘 623
Zenb gangb kongb beed 细圆齿火棘 624
Zend gangb kongb dlenx 全缘火棘 625
Det gad 光叶石楠 626
Det gad gheib 毛叶石楠 627
Det gad yut 小叶石楠 628
Hlat zend liul hxub 红泡刺藤 629
Zend liul leid 腺毛莓 630

Zend liul dlab 毛萼莓	631
Zend liul eb quf dliub 锈毛莓	632
Zend liul eb quf lal 空心泡	633
Zent liul liod 攀枝莓	634
Bel liul dlub 白叶莓	635
Bel hxangd nais 灰毛果莓	636
Bel liul ak 寒莓	637
Zeng liul liod 川莓	638
Bel liul naix 炮烙莓	639
Zend liul jangs fangx 茅莓	640
Zend liul hxub 灰白毛莓	641
Bas zend liul hxub 山泡刺藤	642
Zend liul xok hfud 红铁泡刺	643
Zend liul hxub dab 地五泡藤	644
Zend liul gangx 高粱泡	645
Zend liul gangt 大乌泡	646
Zend liul nios 插田泡	647
Bel liul jangs 栽秧泡	648
Zeng liul yex 黄泡子	649
Zend liul khangb bas 红绵藤	650
Bel liul det 五叶悬钩子	650
Zend liul vob 悬钩子	651
Zend liuf xed 三花悬钩子	652
Zend liul khangb xok 红毛悬钩子	653
Zend liul fangx 切头悬钩子	654
Bel liul fangx 粗叶悬钩子	655
Zend liul jangs 五爪风	656
Zend liul ak 黄毛草莓	657
Zend liul nangb 蛇莓	658
Jab dait hxangd 龙芽草	659
Vob dlangb dliof yut 小花龙芽草	660
Jab heib khob yut 柔毛路边青	661
Jab heib khob 日本路边青	662
Vob dlub khob 委陵菜	663
Vob hveb dliub 蕨麻	664
Vob hob dlub yeb 三叶委陵菜	665
Vob hob dlub dles 蛇含委陵菜	666
Vob hob laox 莓叶委陵菜	667
Vob gangb hniub 西南委陵菜	668
Vob hfaid nex hlieb 翻白草	669
Zend mangb 杏	670
Zend lid jenx 花红	671
Det gaif pat 美脉花楸	672
Zend wab vud 山樱桃	673
Zend wab 樱桃	674
Zend nangs xok 李	675
Zend nangs nius 郁李	676
Zend nangs ninx 杏李	677
Zend nangs ib 野李	678
Zend dlenx vud 灰叶稠李	679
Det dlox jel bat 大花枇杷	680
Det dlox jel 枇杷	681
Zend bel ghof 金樱子	682
Zend bel tok 刺梨	683
Zend vax gek 沙梨	684
Zend dlenx 桃	685
Zend dlenx mut 扁桃	686
Zend dlenx vud 山桃	687
Vob saod died 绣球绣线菊	688
Vob saod dieb yub 光叶绣线菊	689
Bangx git fangx 棣棠花	690
Vob ot wel 地榆	691
Det zaid wel liod 扁核木	692
Bangx lif bud ved 红果树	693
Zend daib xok 平枝栒子	694
Zend daib xok 平枝栒子小叶变种	695

中文名索引	696
苗文名索引	702
拉丁文名索引	713

念珠藻科

Jib ghab naix dab 葛仙米

【Bit hsenb 俗名】地耳、地软、天仙菜、田木耳、地木耳、地踏菇、鼻涕肉、绿珍珠。

【Dios kob deis 基源】为念珠藻科真菌葛仙米 *Nostoc commune* Vauch. 的胶质群体。

【Niangb bet deis 生长环境】生于泡冬田或树林湿地上。分布于各地苗乡。

【Jox hsub 性味属经】性冷，味甘，属冷药，入热经。

【Qet diel xid 功能主治】功能：lal nais jongt xend mais 清肝明目。主治：khangd naix ongd hsongd 中耳炎，hniub mais pob xok mongb 目赤肿痛，diongb hmangt ait mais gheib 夜盲症，kib eb kib dul 水火烫伤。

【Ed not xus 用法用量】内服，煎汤，15～25 g（食疗法 50～100 g）。

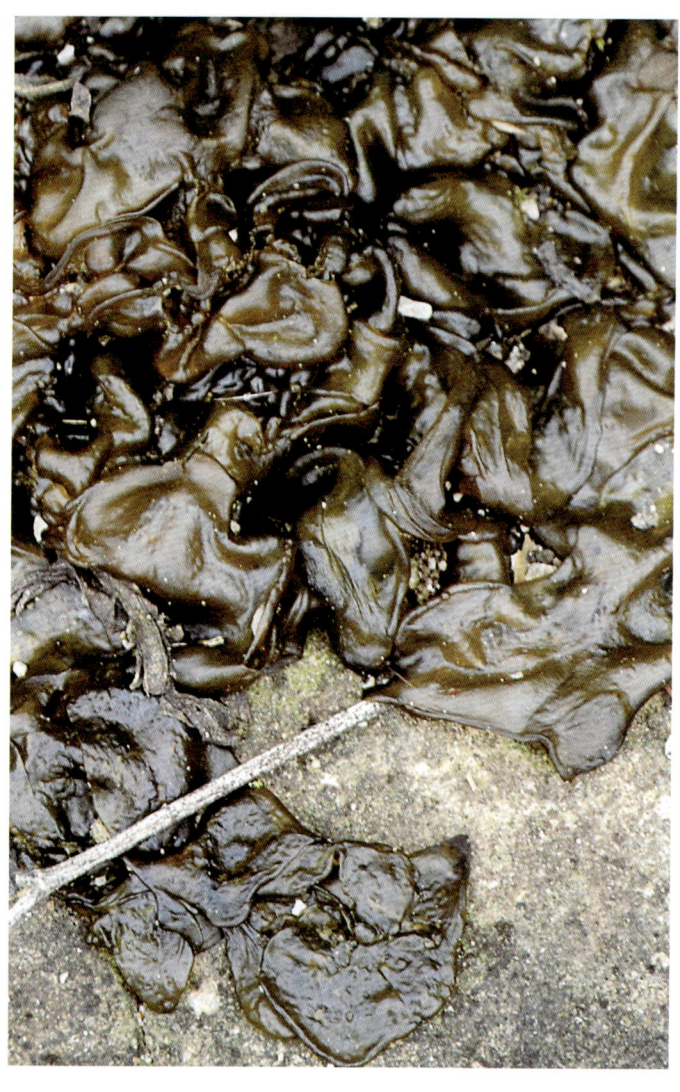 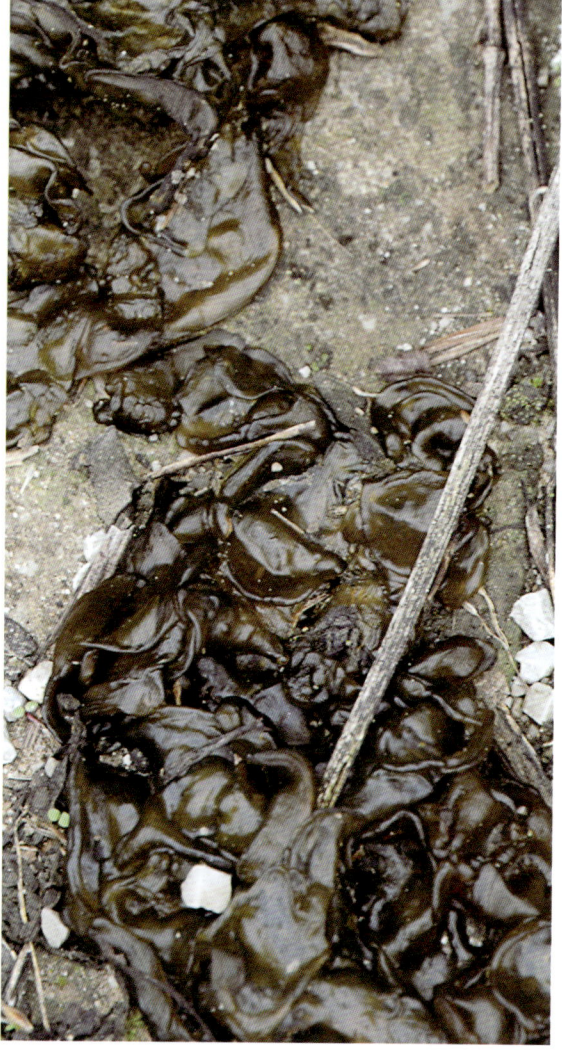

梅花衣科

Ghab liut dab 藻文梅花衣

【Bit hsenb 俗名】石花、地衣、乳花、石苔花、地苔衣。

【Dios kob deis 基源】为梅花衣科真菌藻文梅花衣 *Parmelia saxatilis* A. Ch. 的全体。

【Niangb bet deis 生长环境】生于荒野岩石上。分布于各地苗乡。

【Jox hsub 性味属经】性冷，味甘淡，属冷药，入热经。

【Qet diel xid 功能主治】功能：seil hxangd dangf hxangd 凉血止血，yis diuf 补肾，hxub kib tat jab 清热解毒。主治：yens jent mongb diub 风湿腰痛，dlad jus seil mongb 腰膝冷痛，yens xit lol hxangd 刀伤出血，od hxangd 吐血，kib eb kib dul 水火烫伤，xud wal dlub 尿白浊。

【Ed not xus 用法用量】内服，煎汤，15～20 g，研末或浸酒。外用，研末调敷。

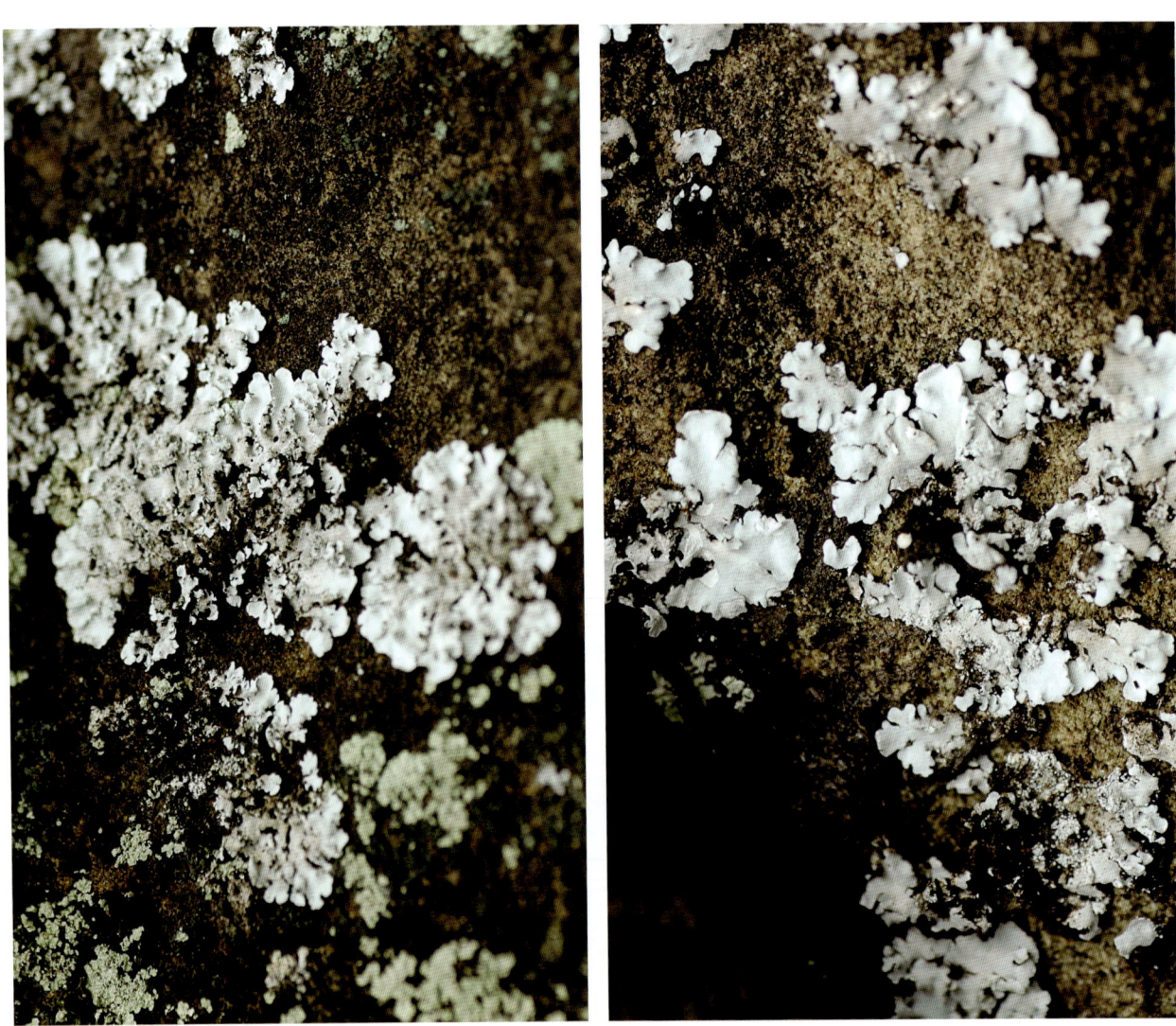

拟层孔菌科

Jib ghab nangs bongk 硫黄菌

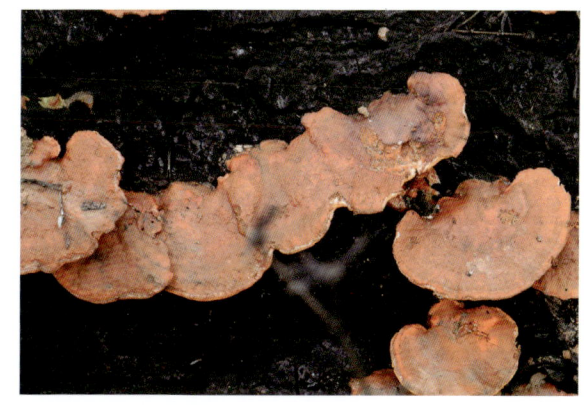

【Bit hsenb 俗名】黄菌菇、硫色干酪菌、硫黄多孔菌。

【Dios kob deis 基源】为拟层孔菌科真菌硫黄菌 *Laetiporus sulphureus*（Bull. ex Fr.）Bond. et Sing. 的子实体。

【Niangb bet deis 生长环境】生于栎、白桦、松林中活立木和木桩上。分布于部分苗乡。

【Jox hsub 性味属经】性热，味甜，属热药，入冷经。

【Qet diel xid 功能主治】功能：hxub hfud nais vut xenb 疏肝利胆，langl zangs bail mongb 辟疫抗病。主治：nais jongt od nul 肝炎，xus diangl ves hangd mongb 体弱多病。

【Ed not xus 用法用量】适量。经常食用，可调节机体机能，抵抗疾病。

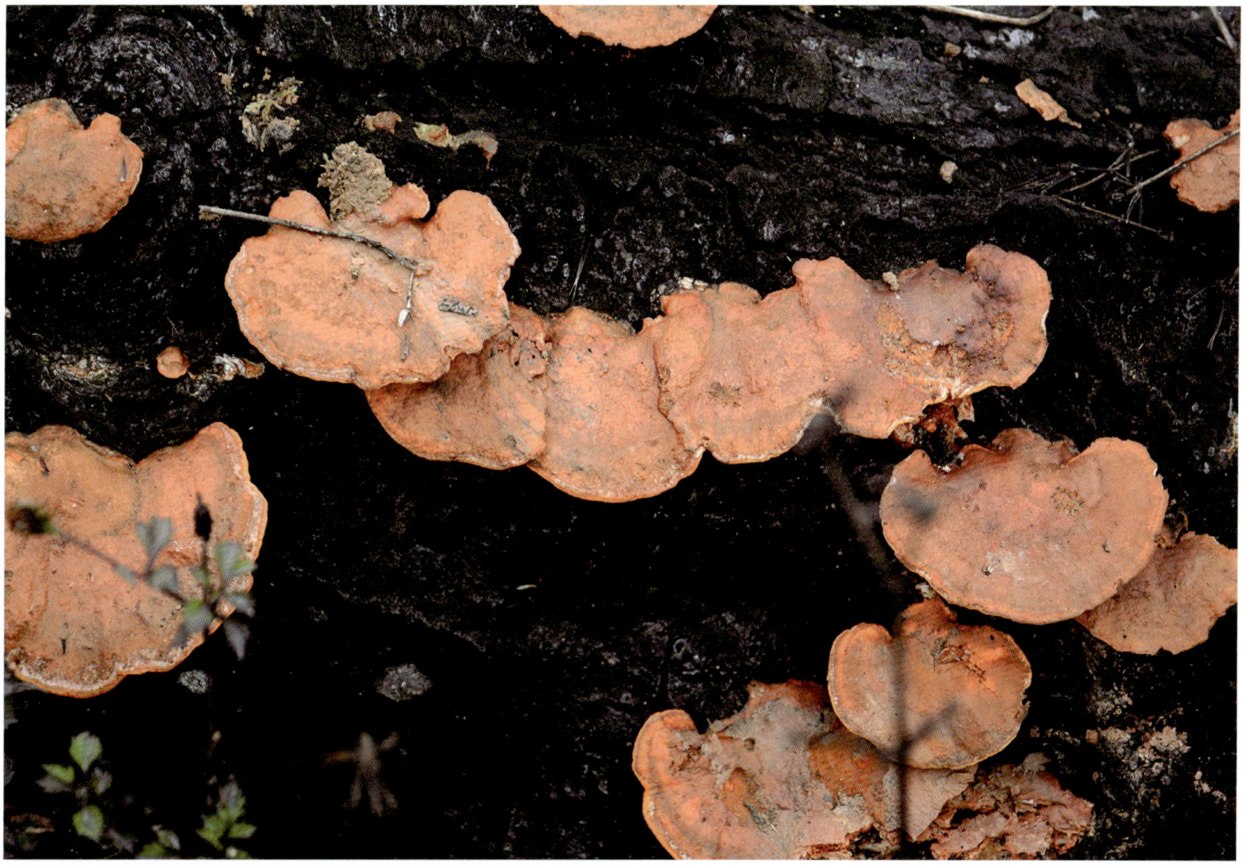

[羊肚菌科]

Jib paib 圆锥羊肚菌

【Bit hsenb 俗名】羊肚菌、羊肚菜、尖顶羊肚菌。

【Dios kob deis 基源】为羊肚菌科真菌圆锥羊肚菌 *Morchella conica* Pore. 的子实体。

【Niangb bet deis 生长环境】生于阔叶林、混交林内或林缘草丛中。分布于部分苗乡。

【Jox hsub 性味属经】性平,味甘,属冷热两经药,入两经。

【Qet diel xid 功能主治】功能：yangx ngol qet bongt 化痰理气, bod yis ghad niangs 补益肠胃。主治：nais pot kib ait ngol 肺热咳嗽, hot ax yangx gad 消化不良, ax hlib nongx gad 不思饮食。

【Ed not xus 用法用量】内服,50～60 g,煮食喝汤。

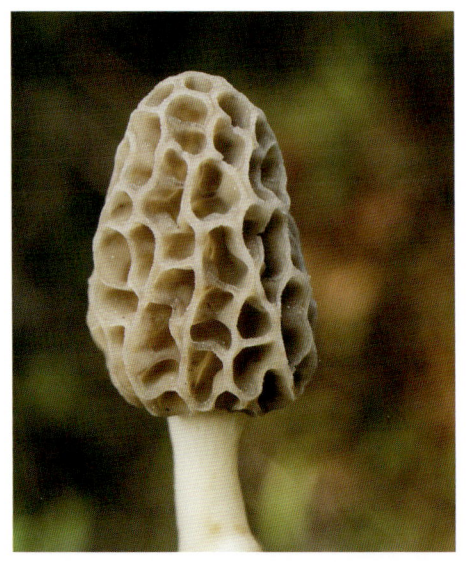

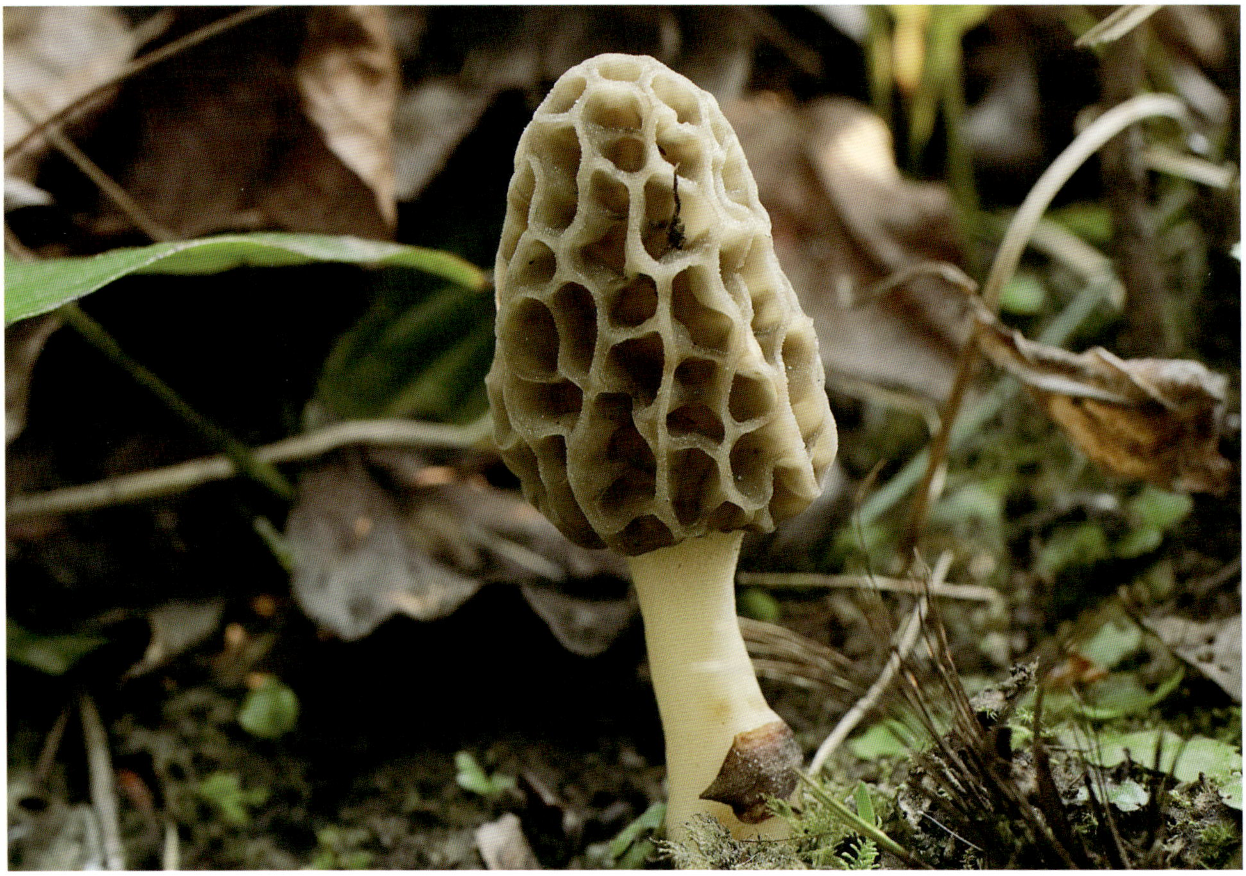

麦角菌科

Ghad mob mangl 麦角菌*

【Bit hsenb 俗名】麦角、麦黑菌、黑麦菌。

【Dios kob deis 基源】为麦角菌科真菌麦角菌 *Claviceps purpurea*（Er.）Tulasne. 寄生禾本科麦类植物子房内形成的菌核。

【Niangb bet deis 生长环境】生于麦田的麦穗上。分布于各地苗乡。

【Jox hsub 性味属经】性平，味甘淡，属冷热两经药，入两经。

【Qet diel xid 功能主治】功能：hxub liax dangf hxangd 收敛止血。主治：mongb pit khob 偏头痛，xit dail lol hxangd ax dait 产后出血不止，vongl dail lol hxangd 子宫出血。

【Ed not xus 用法用量】内服，煮汤，5～15 g；或制成流浸膏，每次2～4 mL。

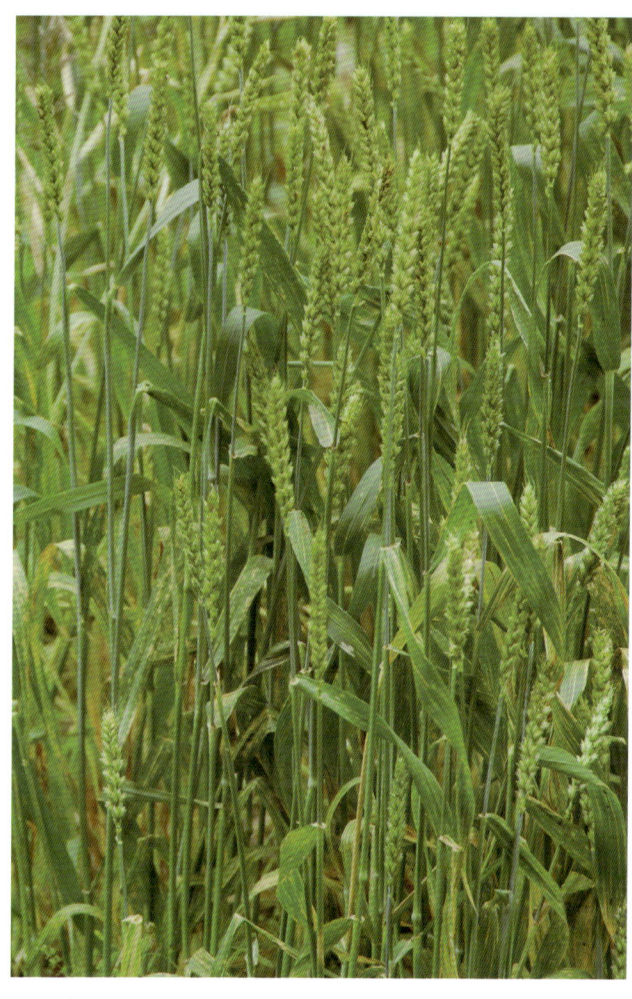 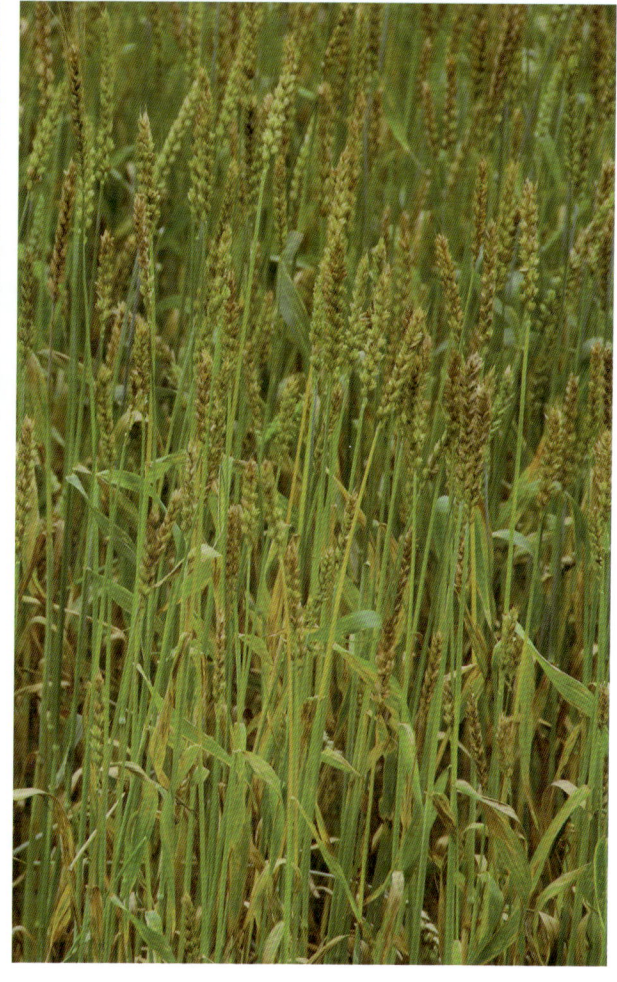

* 因麦角菌寄生在小麦等禾本科植物的子房内，故该味苗药所配图片为被该菌感染的小麦。下同。

Jib gangb nangx 古尼虫草

【Bit hsenb 俗名】虫草、虫草菌、冬虫夏草、夏草冬虫。

【Dios kob deis 基源】为麦角菌科真菌古尼虫草 *Cordyceps gunnii*（Berk.）Berk. 的内核和子座。

【Niangb bet deis 生长环境】生于茶叶地、油茶林、麻粟山等林间疏松地中。分布于部分苗乡。

【Jox hsub 性味属经】性热，味甘，属热药，入冷经。

【Qet diel xid 功能主治】功能：yis dliangl yis ves 补虚损，yis xongf bongt 益精气，dangf hxangd 止血。主治：mongb vut xus dliangl ves 病后虚弱，xus hxangd 贫血，naix lul lal ves 老年体弱，bal ves ait ngol 虚劳咳嗽，bit dangx lol hniangk 体虚盗汗，got ax gek 阳痿。

【Ed not xus 用法用量】内服，煎汤，5～10 g；或入丸、散。

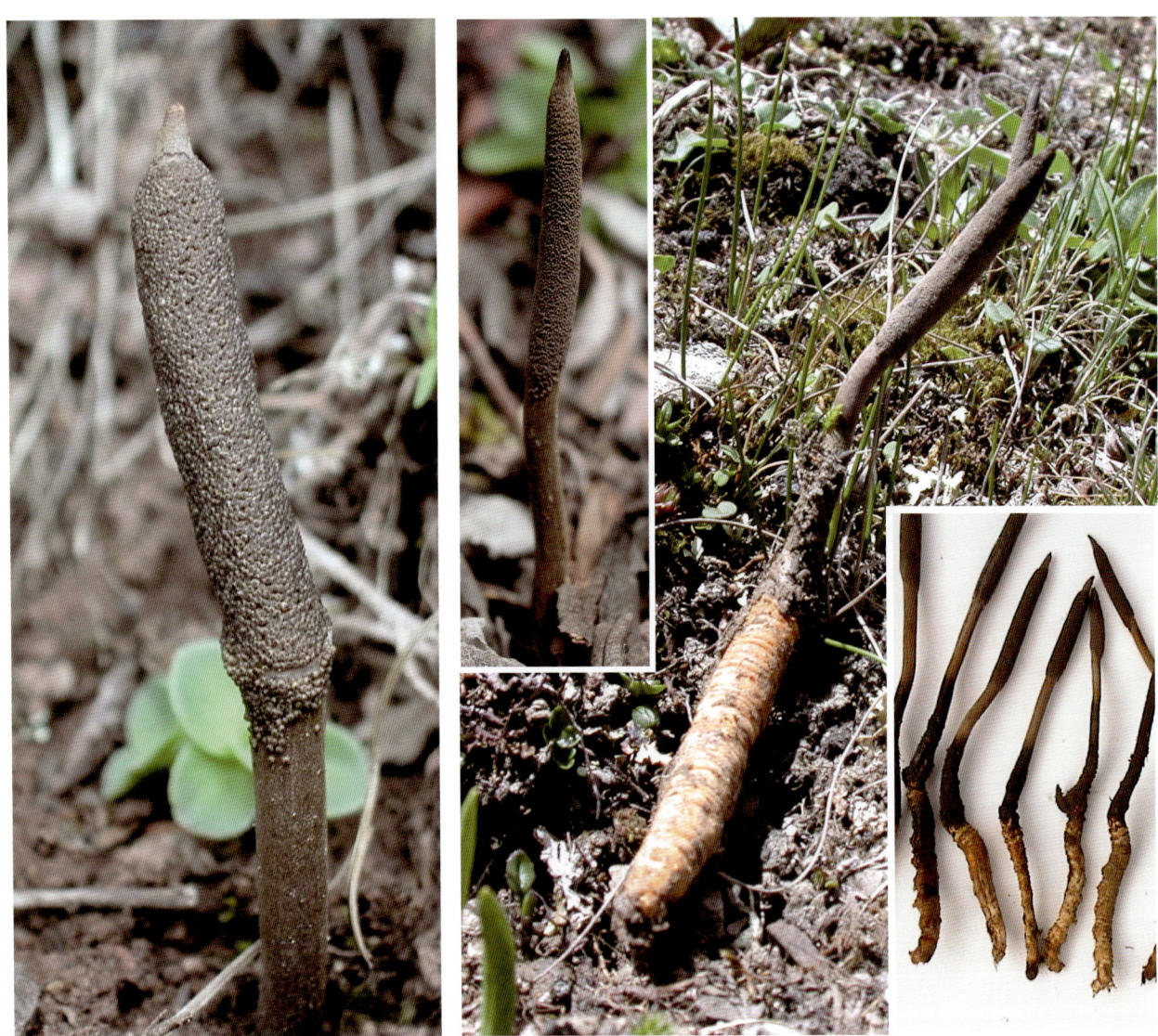

灵芝科

Jib det mongx 树舌

【Bit hsenb 俗名】扁芝、扁罩、木灵芝、树猪舌、赤色老母菌。

【Dios kob deis 基源】为灵芝科真菌树舌 *Ganoderma applanatum*（Pers.）Pat. 的子实体。

【Niangb bet deis 生长环境】生于多种阔叶树树干，以皂角树最适。分布于部分苗乡。

【Jox hsub 性味属经】性平，味微苦，属冷热两经药，入两经。

【Qet diel xid 功能主治】功能：langl ngaif 抗癌。主治：dix mif ghab ghongd gad 食道癌，nais pob jangx dix mif 肺癌，dix mif ghab jed ghad 直肠癌。

【Ed not xus 用法用量】内服，30 g 炖猪心、肺、直肠等服；或与他药制成丸、散服用。

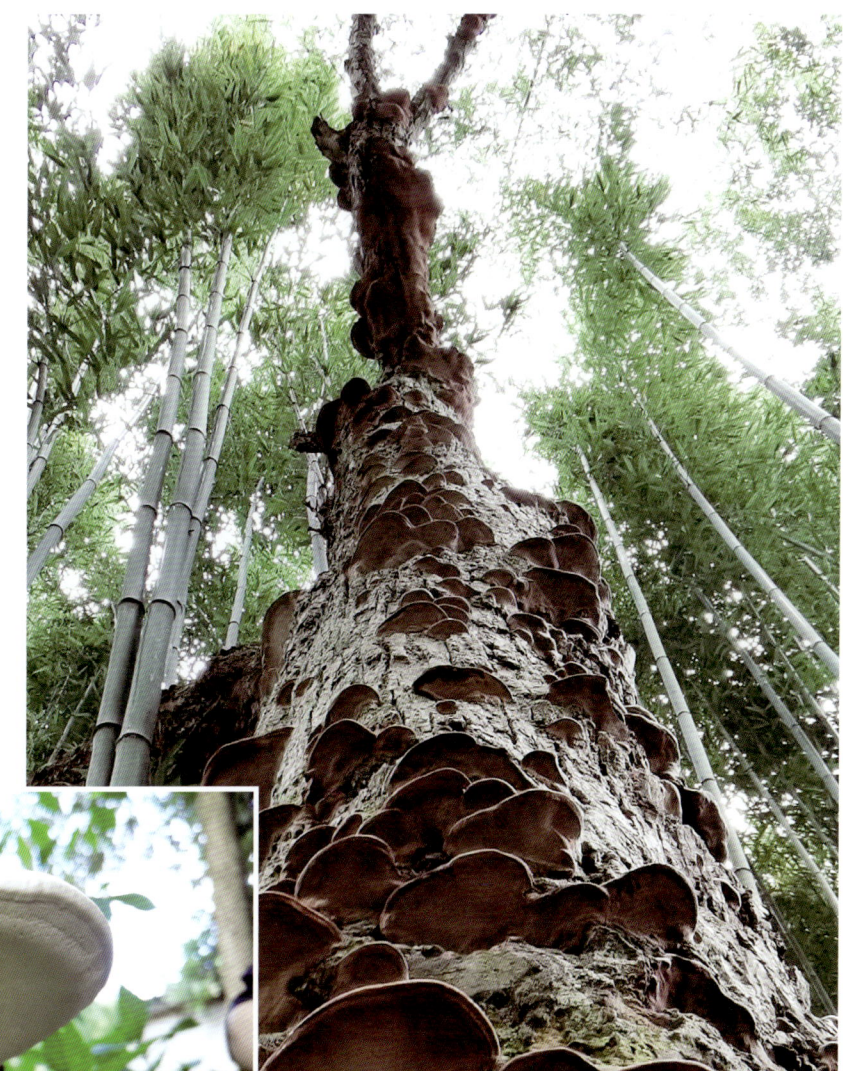

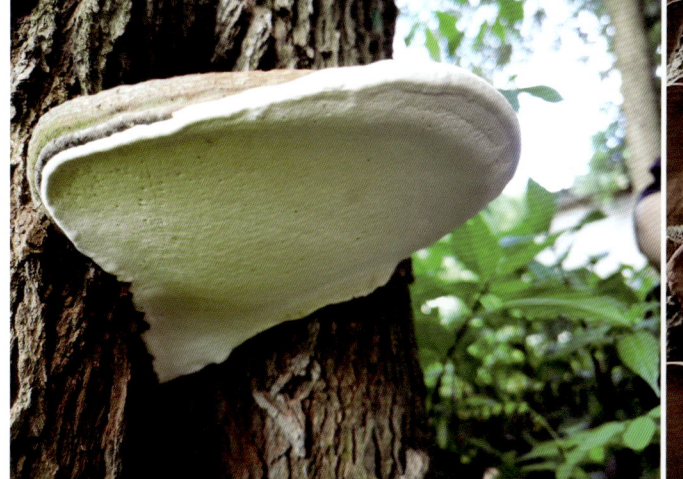

Jib det lul 紫芝

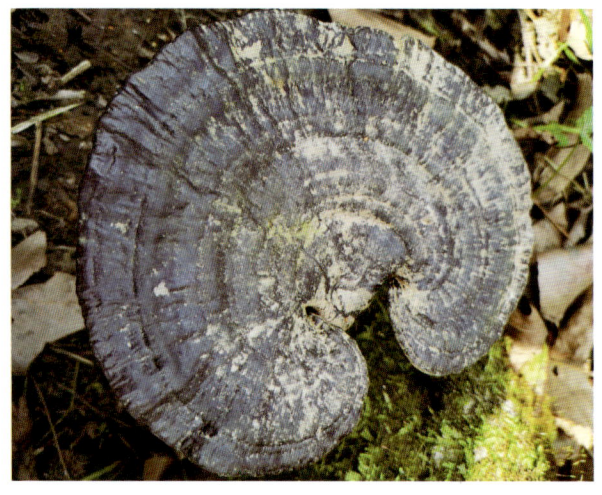

【Bit hsenb 俗名】三秀、木苂、木芝、玄芝、黑芝。

【Dios kob deis 基源】为灵芝科真菌紫芝 Ganoderma sinense Zhao et Zhang 的全株。

【Niangb bet deis 生长环境】生于栎树及其他阔叶树桩上。分布于各地苗乡。

【Jox hsub 性味属经】性热，味微苦，属热药，入冷经。

【Qet diel xid 功能主治】功能：yis dliangl tiod jid 滋补强壮，dangf ngol vut bongt 止咳平喘。主治：mongb buk dux lax hniut 积年胃病，dliud mais ves 冠心病，yens mongb ait ngol 伤痛咳嗽，diongx nais pob od nul hek bongt ngol 支气管哮喘，lal ghad bit ax dangx 神经衰弱，nongx jib yens jab 食菌中毒。

【Ed not xus 用法用量】内服，研末，5～7 g；或浸酒服。

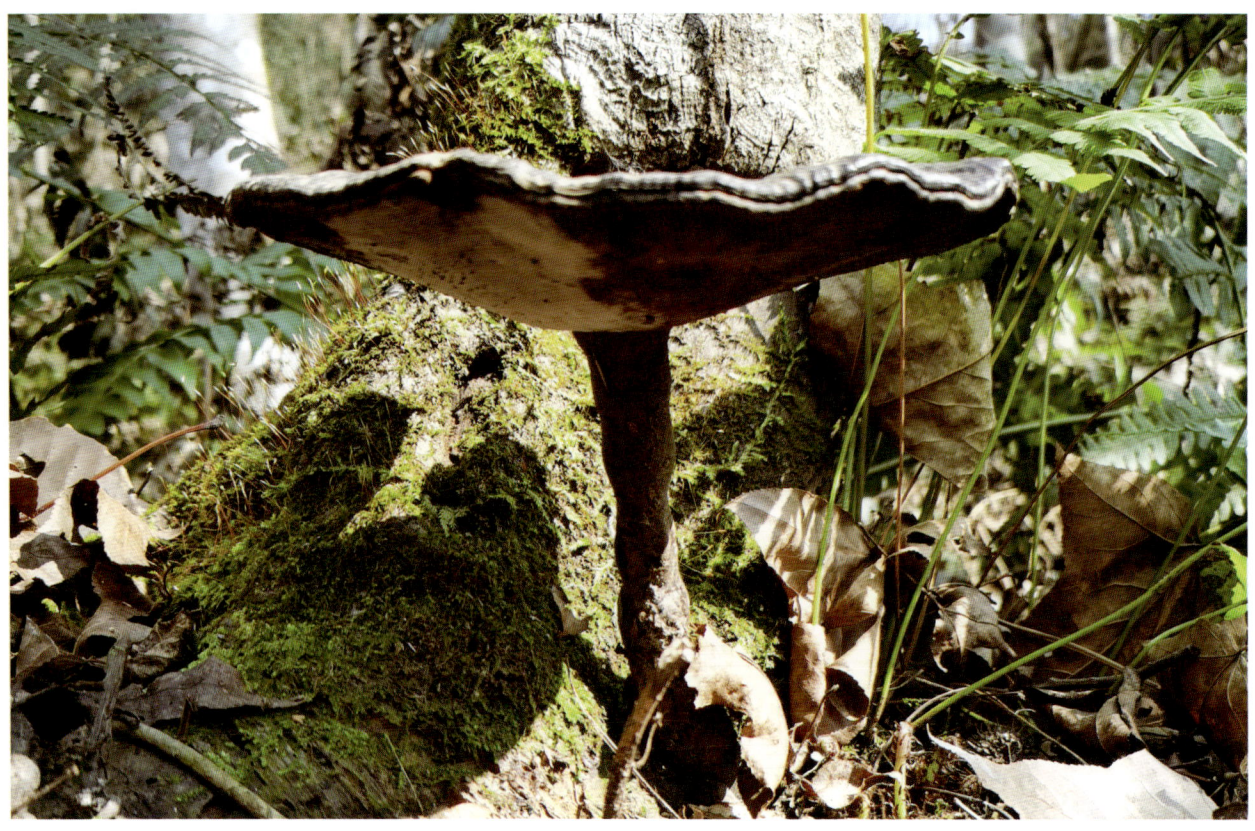

Jib det bal 灵芝

【Bit hsenb 俗名】赤芝、灵芝草、灵芝菌、菌灵芝。

【Dios kob deis 基源】为灵芝科真菌灵芝 *Ganoderma lucidum*（Leyss. ex Fr.）Karst. 的子实体。

【Niangb bet deis 生长环境】腐生于栎树及其他阔叶树的木桩旁。分布于各地苗乡。

【Jox hsub 性味属经】性热，味甜，属热药，入冷经。

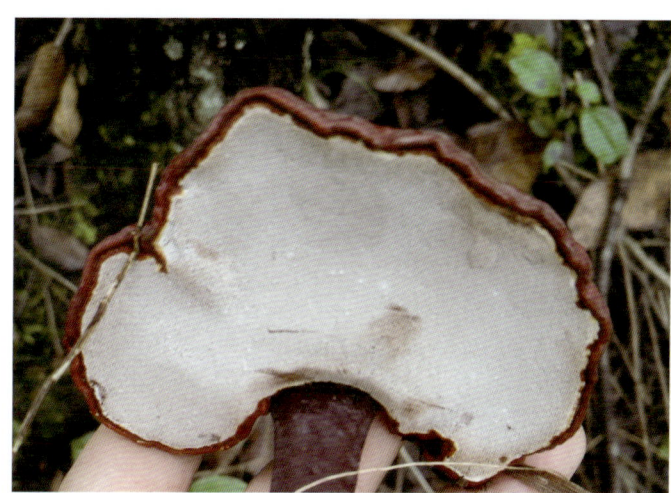

【Qet diel xid 功能主治】功能：tiod buk dux 健胃，dangf mongb 止痛，bod dliangl 滋补。主治：nais jongt od nul 肝炎，mongb buk dux lax hniut 积年胃病，ax maix dliangl ves 虚弱，bit ax dangx 失眠。

【Ed not xus 用法用量】内服，煎汤，15～30 g；或研粉服。

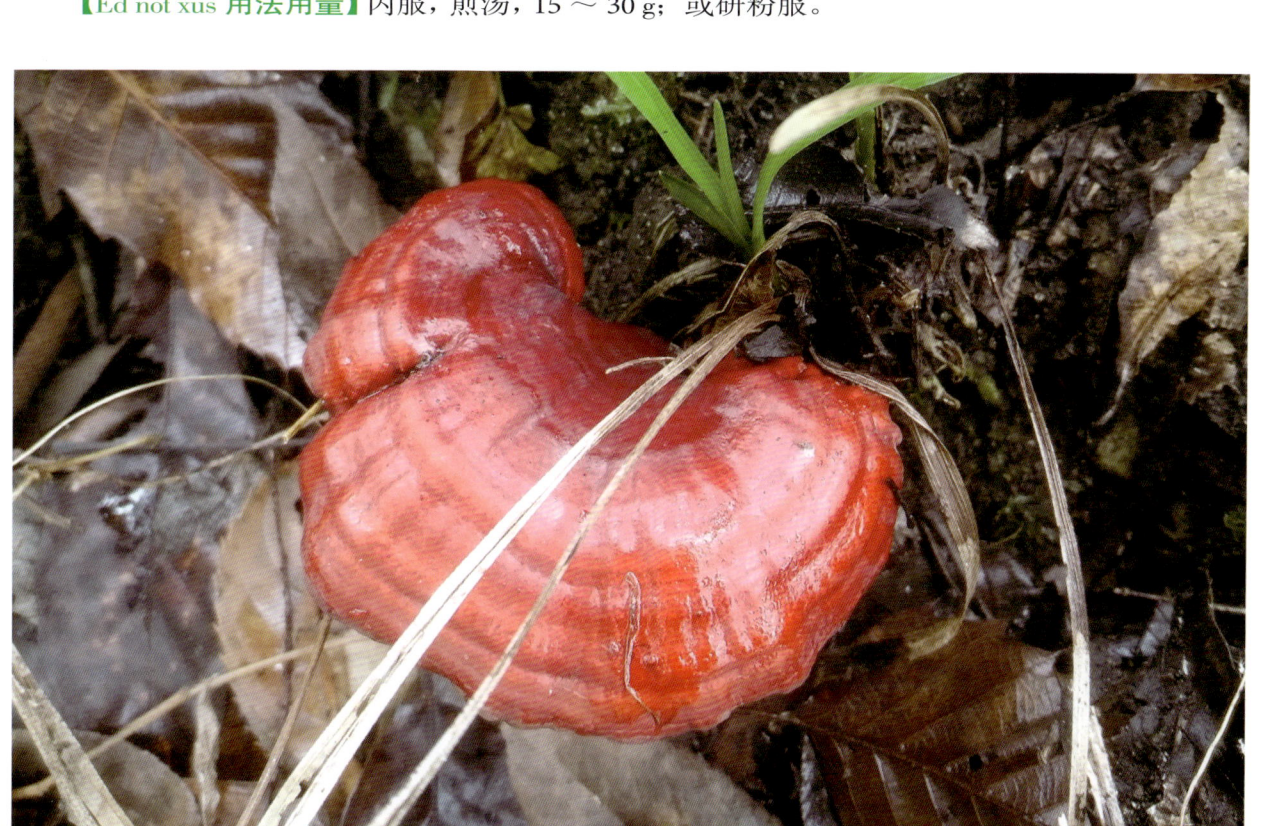

多孔菌科

Jib wub bax 云芝

【Bit hsenb 俗名】乌树菌、树灵芝、杂色云芝。

【Dios kob deis 基源】为多孔菌科真菌云芝 *Polystictus versicolor*（L.）Fr. 的子实体。

【Niangb bet deis 生长环境】生于阔叶树的树干上。分布于部分苗乡。

【Jox hsub 性味属经】性热，味甜，属热药，入冷经。

【Qet diel xid 功能主治】功能：hxub kib los xuf 清热利湿，hxenk od nul dangf mongb 消炎止痛，langl ngaif 抗癌。主治：xenb od nul 胆囊炎，ghab diux ghongd angt mongb 咽喉肿痛。

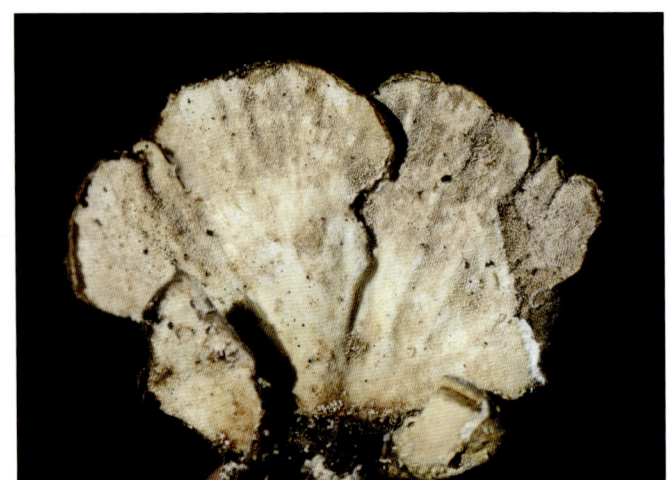

【Ed not xus 用法用量】内服，煎汤，10～15 g。

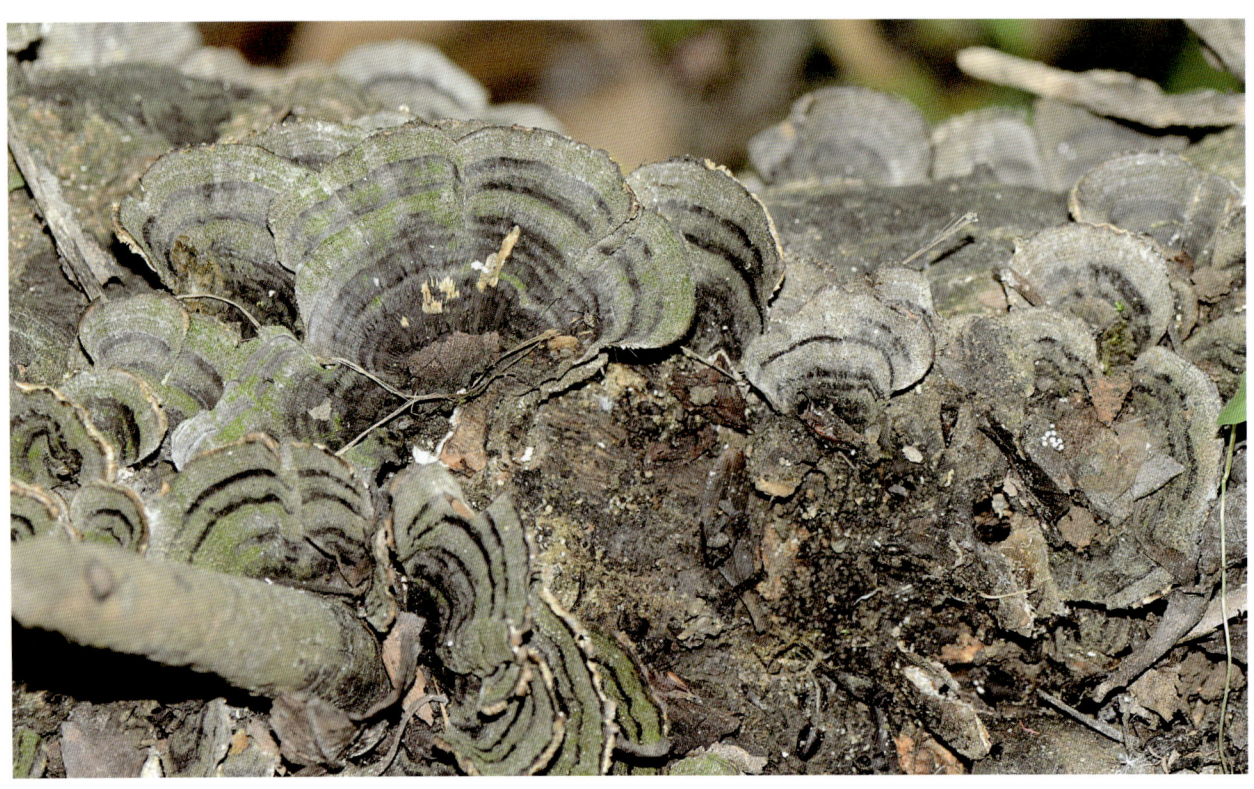

Jib wub yes 单色云芝

【Bit hsenb 俗名】云芝、小云芝、齿毛芝。

【Dios kob deis 基源】为多孔菌科真菌单色云芝 *Corioulus unicolor*（Bull. ex Fr.）L. loyd. 的子实体。

【Niangb bet deis 生长环境】生于阔叶林中朽木上和树干上。分布于各地苗乡。

【Jox hsub 性味属经】性热，味甜，属热药，入冷经。

【Qet diel xid 功能主治】功能：yis dliangl vut bongt 养阴益气。主治：diongb hmangt ait mais gheib 夜盲症。

【Ed not xus 用法用量】内服，煎汤，10～15 g。

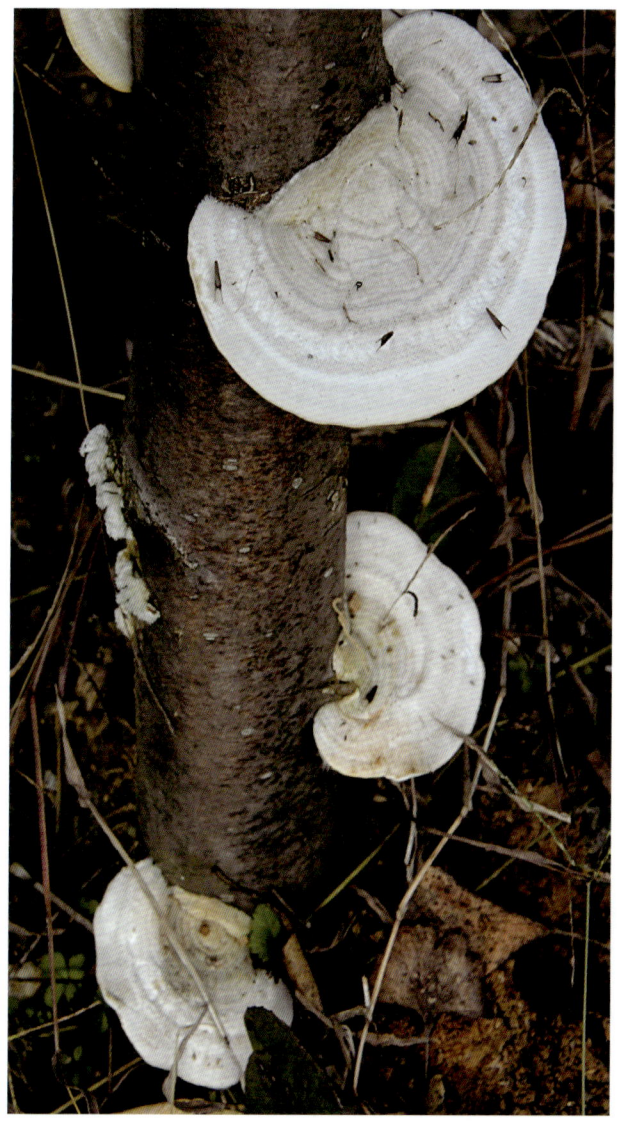
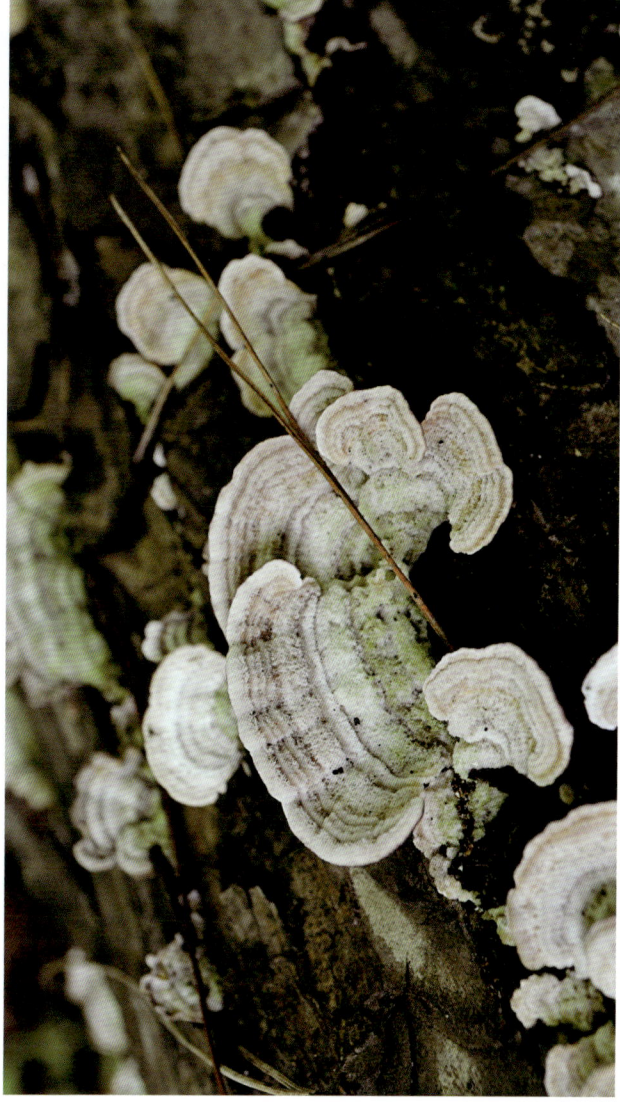

Jib ged 猪苓

【Bit hsenb 俗名】豨苓、地乌桃、猪屎苓、野猪食、野猪粪、假猪屎。

【Dios kob deis 基源】为多孔菌科真菌猪苓 *Polyporus umbellatus*（Pers.）Er. 的干燥菌核。

【Niangb bet deis 生长环境】生于林中柞树、枫树、桦树、槭树、橡树的根际。分布于各地苗乡。

【Jox hsub 性味属经】性平，味甘淡，属冷热两经药，入两经。

【Qet diel xid 功能主治】功能：tongb eb dlax xuf 利水渗湿。主治：mos dliangb vongx 肝硬化腹水，fangx mais fangx jid 黄疸，wal xus xud not lind 尿频尿急，pob lob pob bil 手脚水肿。

【Ed not xus 用法用量】内服，煎汤，15～25 g；或入丸、散。

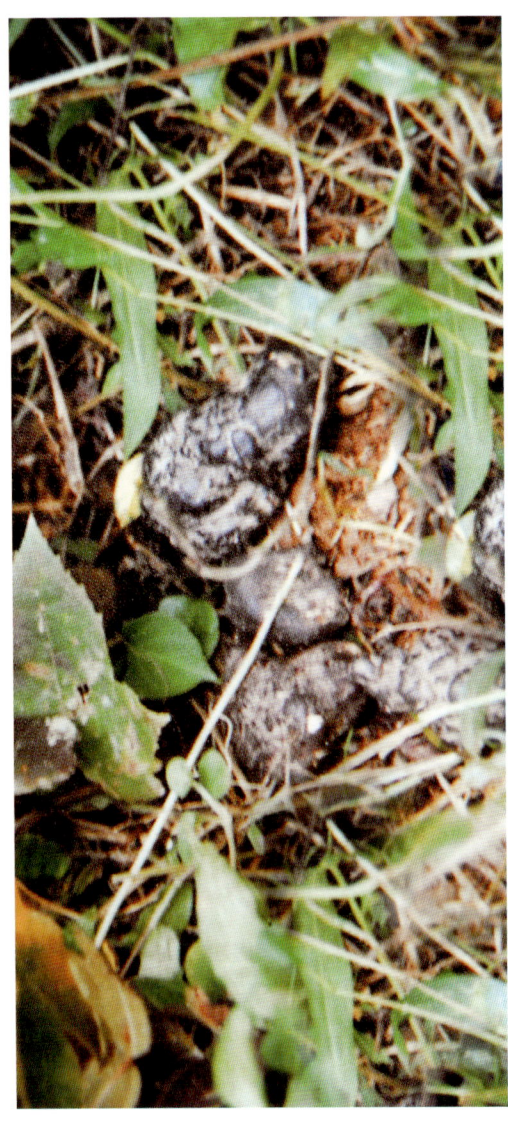
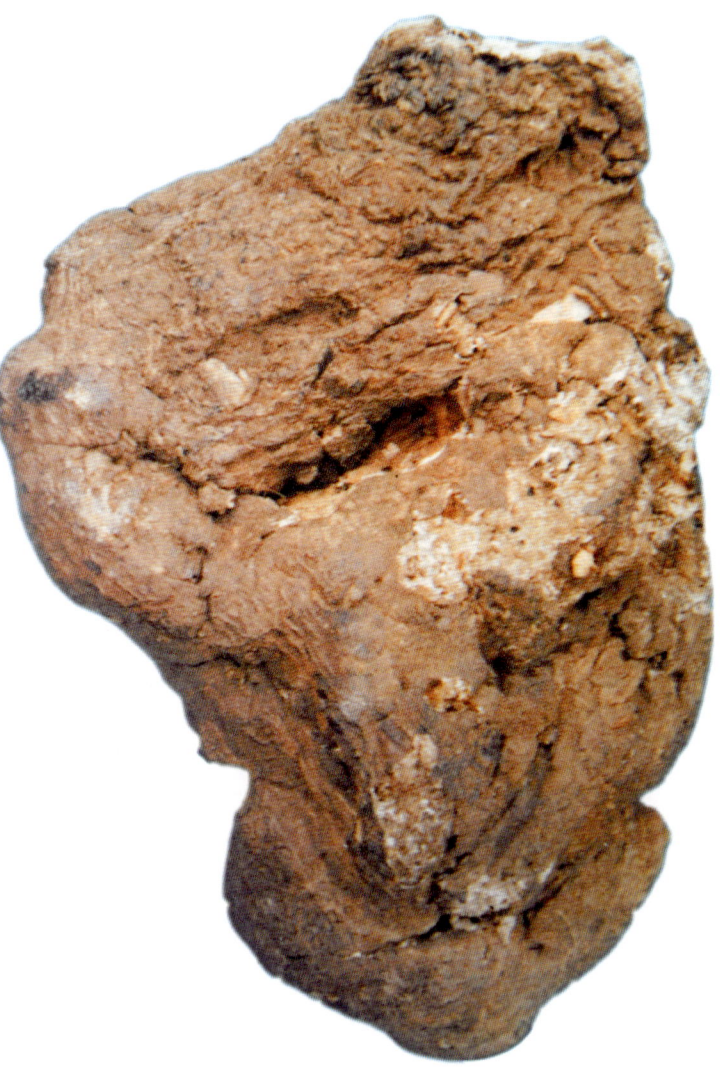

Jib det diaib 木蹄

【Bit hsenb 俗名】树蹄壳、桦菌芝。

【Dios kob deis 基源】为多孔菌科真菌木蹄 *Pyropolyporus fomentarius*（L. ex Fr.）Teng. 的菌体。

【Niangb bet deis 生长环境】多寄生于桦、栎、杨、椴、梨、李等阔叶树树干上。分布于各地苗乡。

【Jox hsub 性味属经】性平，味微苦，属冷热两经药，入两经。

【Qet diel xid 功能主治】功能：langl ngaif 抗癌，yangx gad los gangd 消食化积。主治：buk dux pob ngix jangx vos 胃癌，dix mif ghab ghongd gad 食道癌，jib daib gad ax los 小儿食积。

【Ed not xus 用法用量】内服，煎汤，15～25 g；或研末制丸剂，黄酒为引，白开水送服。

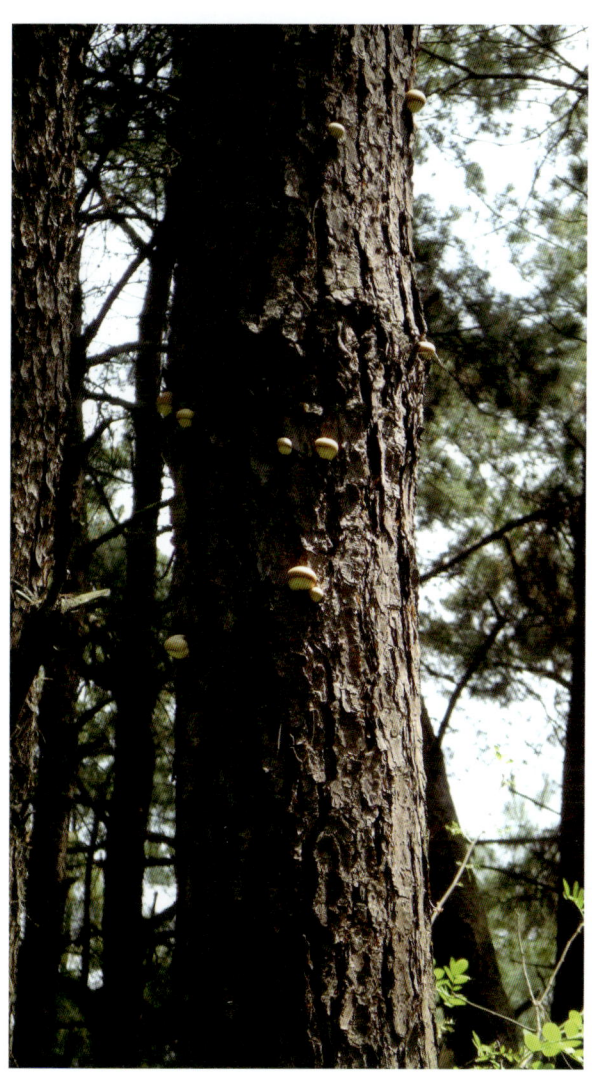
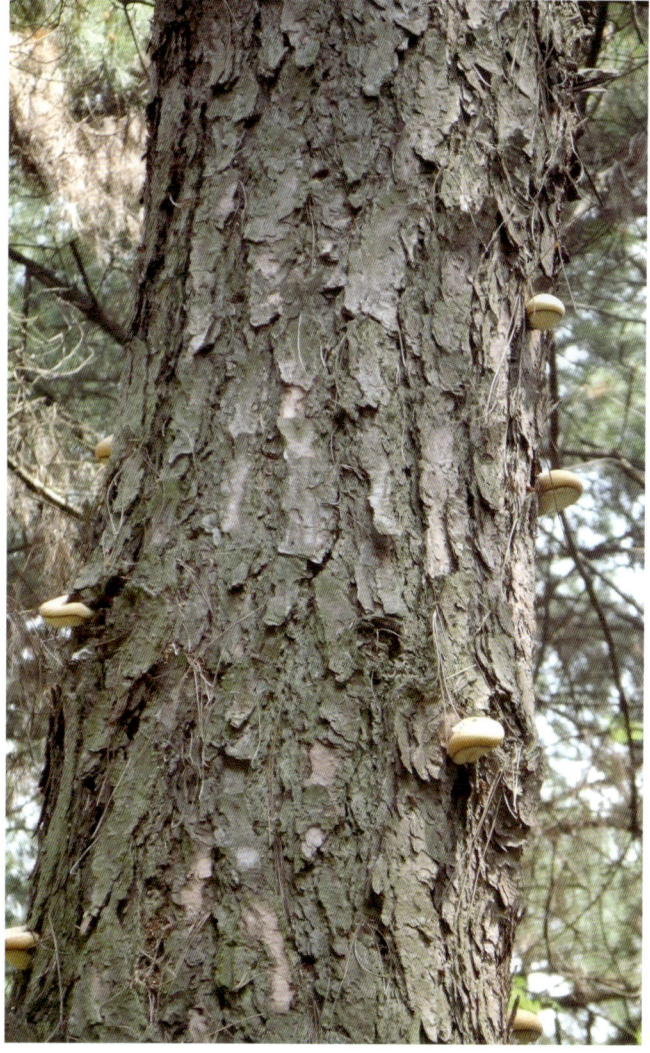

Jib det dlaib yes 桦褶孔菌

【Bit hsenb 俗名】蘑菇、菌菇、桦革间菌。

【Dios kob deis 基源】为多孔菌科真菌桦褶孔菌 *Lenzites betulina*（L.）Fr. 的子实体。

【Niangb bet deis 生长环境】生于阔叶树及针叶树的倒木和朽木上。分布于各地苗乡。

【Jox hsub 性味属经】性热，味淡，属热药，入冷经。

【Qet diel xid 功能主治】功能：tad hxid dlongs lis 舒筋活络，hxub jent zangl seil 疏风散寒。主治：mongb ghab dlad mongb bab 腰腿疼痛，lob bil juk jik 四肢麻木，hvuk hxid 抽筋。

【Ed not xus 用法用量】内服，煎汤，15～25 g；或研末制丸剂，黄酒为引，白开水送服。

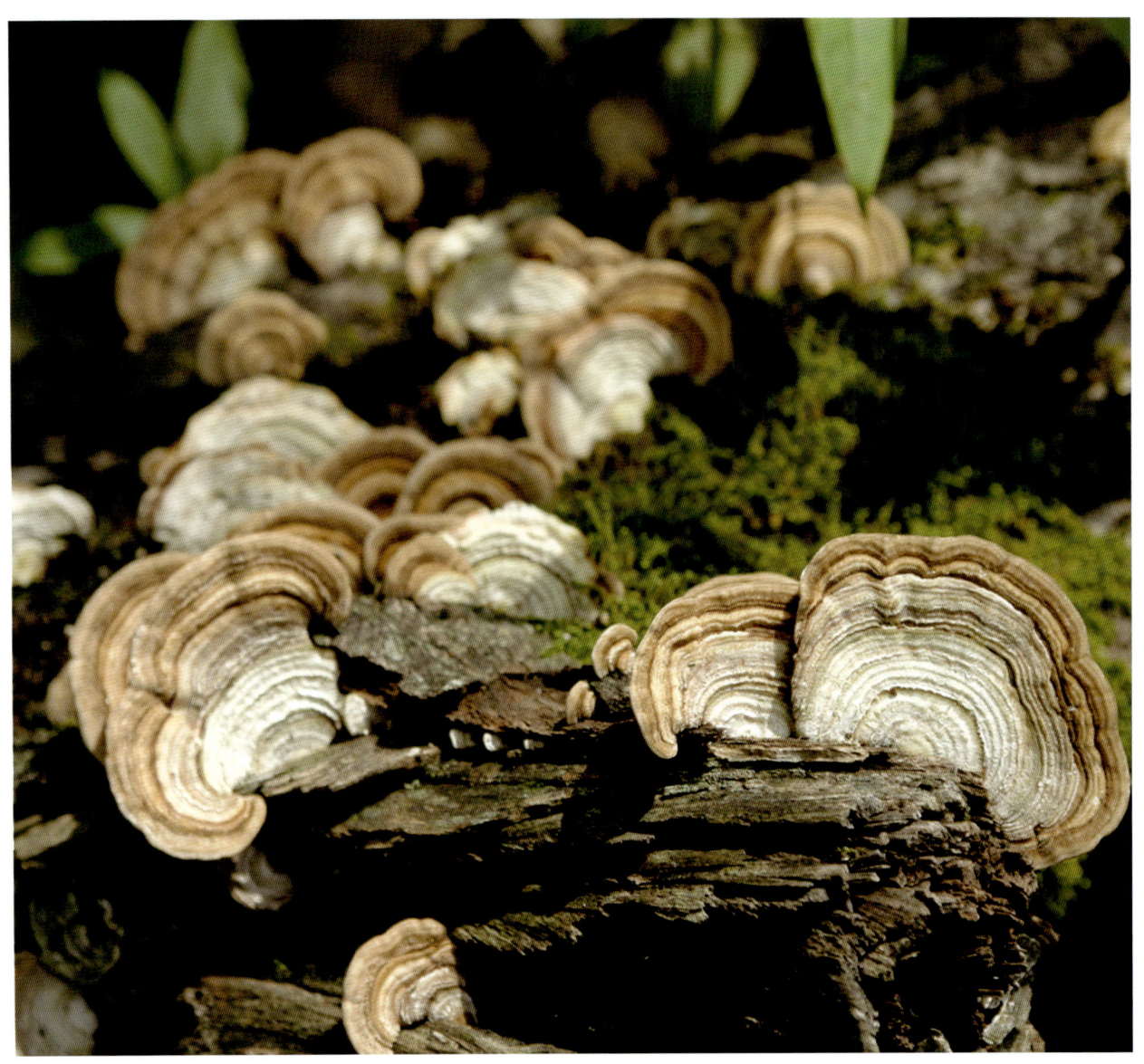

Jib det gek yes 棱孔菌

【Bit hsenb 俗名】硬把菌、硬树蹄。

【Dios kob deis 基源】为多孔菌科真菌棱孔菌 *Fauolus alveolaris*（Bosc ex Fr.）Quel. 的菌体。

【Niangb bet deis 生长环境】多寄生于枯死的枫、杨、椴、栎等阔叶树枯枝上。分布于各地苗乡。

【Jox hsub 性味属经】性平，味淡，属冷热两经药，入两经。

【Qet diel xid 功能主治】功能：tad hxid dlongs lis 舒筋活络，hxub jent zangl seil 疏风散寒。主治：hot ax yangx gad 消化不良，lob bil juk jik 四肢麻木，vut hxib 心悸。

【Ed not xus 用法用量】内服，煎汤，15～25 g；或研末制丸剂，黄酒为引，白开水送服。

Jib det gek 隐孔菌

【Bit hsenb 俗名】硬木菌、松橄榄。

【Dios kob deis 基源】为多孔菌科真菌隐孔菌 *Cryptoporus volvatus*（Peck）Hubb. 的子实体。

【Niangb bet deis 生长环境】生于枯死的松树干上。分布于部分苗乡。

【Jox hsub 性味属经】性热，味甘，属热药，入冷经。

【Qet diel xid 功能主治】功能：dangf ngol vut bongt 止咳平喘。主治：mongb ghongd gus 气管炎，hek bongt ngol 哮喘。

【Ed not xus 用法用量】内服，煎汤，10～25 g；或入丸、散。

Jib geb fangx 黄多孔菌

【Bit hsenb 俗名】杂蘑、多也菌。

【Dios kob deis 基源】为多孔菌科真菌黄多孔菌 *Polyporus elegans*（Buii）Fr. 的子实体。

【Niangb bet deis 生长环境】生于阔叶树朽木及枯枝上。分布于部分苗乡。

【Jox hsub 性味属经】性热，味微咸，属热药，入冷经。

【Qet diel xid 功能主治】功能：hxub jent zangl seil 疏风散寒，tad hxid dlongs lis 舒筋活络。主治：lob bil juk jik 四肢麻木，mongb ghab dlad mongb bab 腰腿疼痛，mongb hsongd hxend 筋骨疼痛。

【Ed not xus 用法用量】内服，10～15 g，研末制成散剂或丸剂，黄酒为引，白开水送服。

Jib gheid dab 茯苓

【Bit hsenb 俗名】松苓、芸苓、赤茯、茯灵、不死曲、白茯苓、松木薯、绛晨伏胎。

【Dios kob deis 基源】为多孔菌科真菌茯苓 *Porla cocos* (Schw.) Wolf. 的干燥菌核。

【Niangb bet deis 生长环境】寄生于松树桩或树根上。分布于部分苗乡。

【Jox hsub 性味属经】性平，味甘淡，属冷热两经药，入两经。

【Qet diel xid 功能主治】功能：tongb eb dlax xuf 利水渗湿，tiod nat mangs buk dux 健脾和胃。主治：bit ax dangx 失眠，hnongb hfud hnongb ghangb 健忘，yens jent seil ait ngol 风寒咳嗽，jib daib jangx gangb eb 小儿水痘，hxud hxangd 恶心，dix vob gad mongb qub 食积肚痛，box daib pob lob 孕妇脚肿，pob lob pob bil 手脚水肿。

【Ed not xus 用法用量】内服，煎汤，15～25 g；或入丸、散。

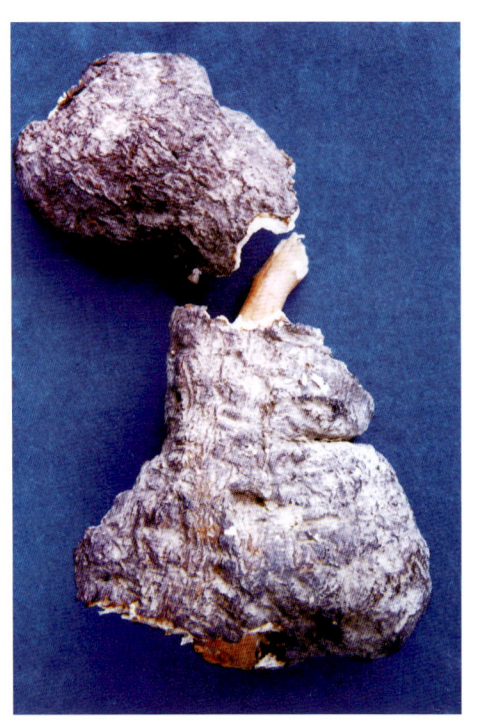

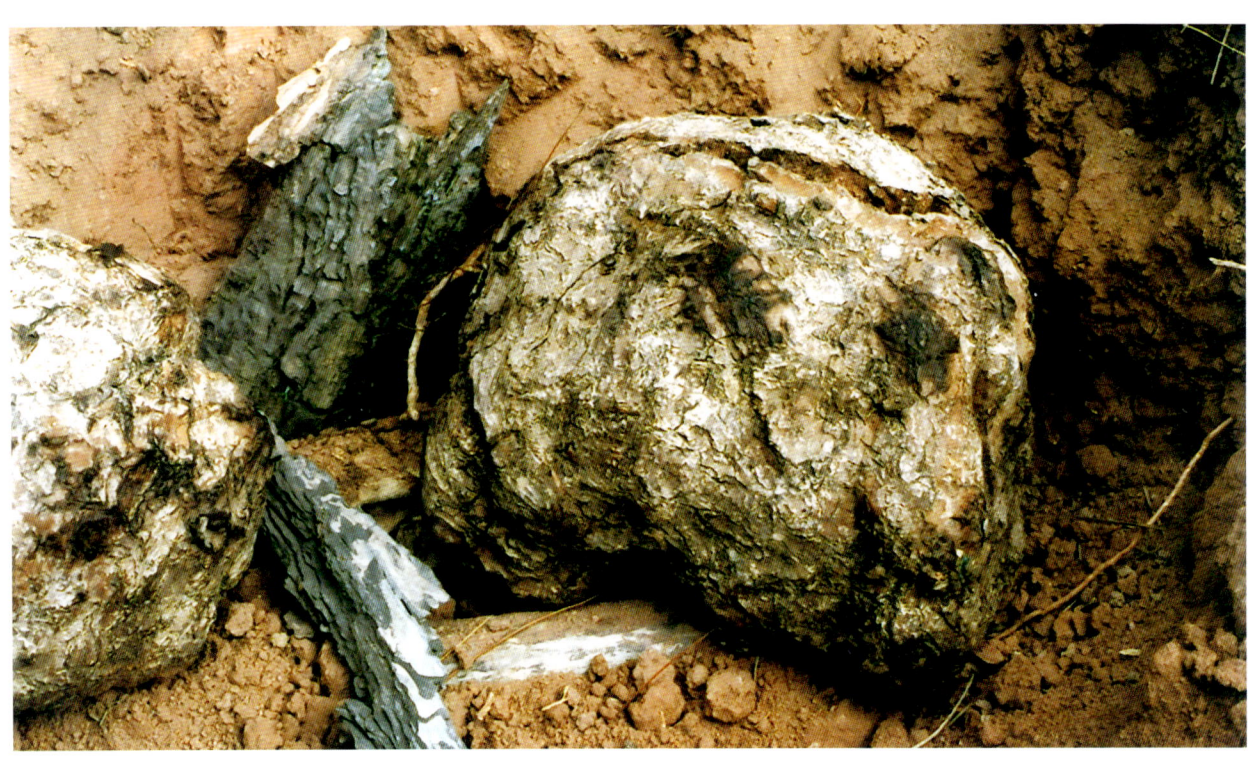

Jib git dab 雷丸菌

【Bit hsenb 俗名】竹苓、雷丸、雷实、雷矢、木连子、白雷丸、竹林子、竹铃芒。

【Dios kob deis 基源】为多孔菌科真菌雷丸菌 *Poiyporus myiitte* Cook. et Mass. 的菌核。

【Niangb bet deis 生长环境】多寄生于病竹的根部或老竹篼下。分布于各地苗乡。

【Jox hsub 性味属经】性冷，味苦，属冷药，入热经。有小毒。

【Qet diel xid 功能主治】功能：dib gangb 杀虫，yangx los 消积。主治：gangb jongb jangx 蛔虫病，niangb gangb hsob 蛲虫病，jib daib ngas naix mais 小儿疳积，hot ax yangx gad 消化不良。

【Ed not xus 用法用量】内服，煎汤，10～15 g；或入丸、散。外用，研末扑或煎水洗。

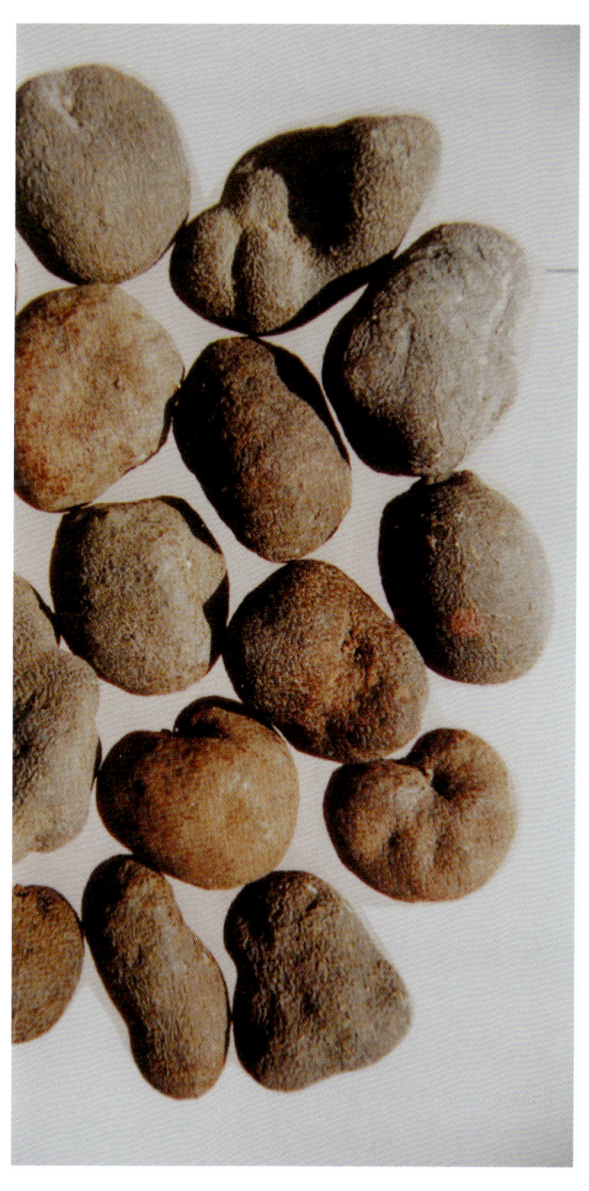
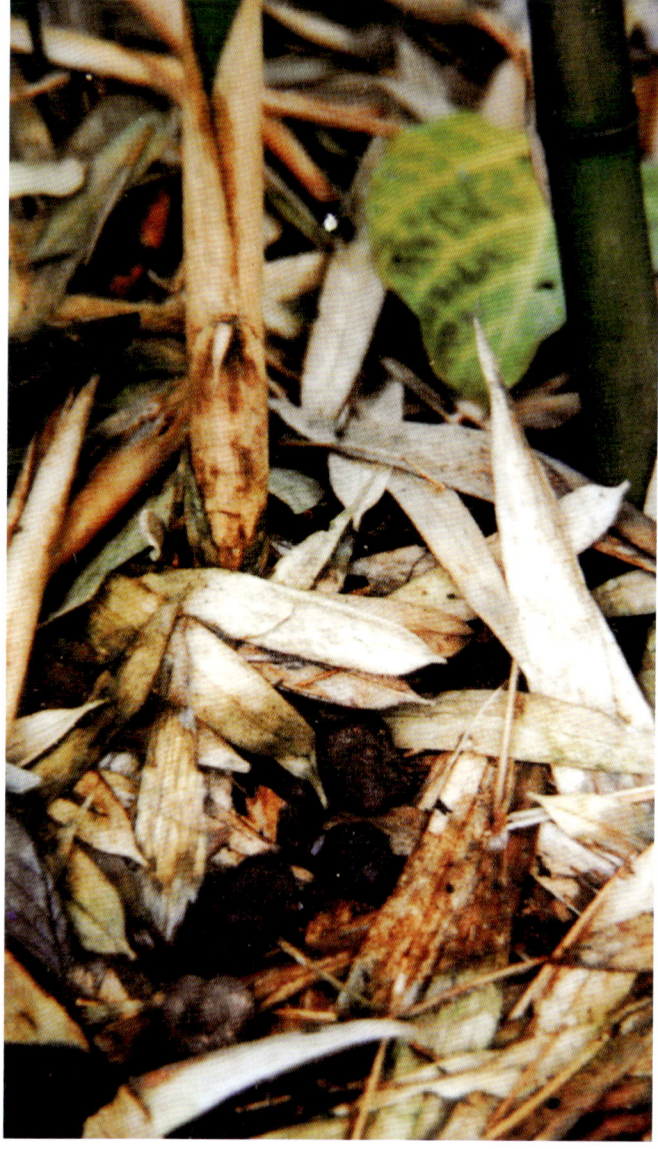

牛肝菌科

Jib gheid lek 点柄粘盖牛肝菌

【Bit hsenb 俗名】栗壳牛肝菌、乳汁牛肝菌。

【Dios kob deis 基源】为牛肝菌科真菌点柄粘盖牛肝菌 Suillus qranulatus（L. ex Fr.）O. Ktze. 的子实体。

【Niangb bet deis 生长环境】生于松树林中地上。分布于部分苗乡。

【Jox hsub 性味属经】性热，味甘，属热药，入冷经。

【Qet diel xid 功能主治】功能：tad hxid dlongs lis 舒筋活络。主治：yens jent pob ghut hsongd mongb 类风湿性关节炎。

【Ed not xus 用法用量】内服，煎汤，15～25 g；或入丸、散。

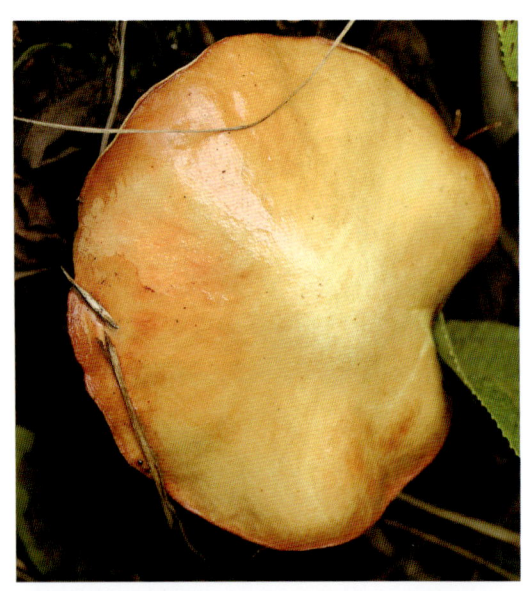

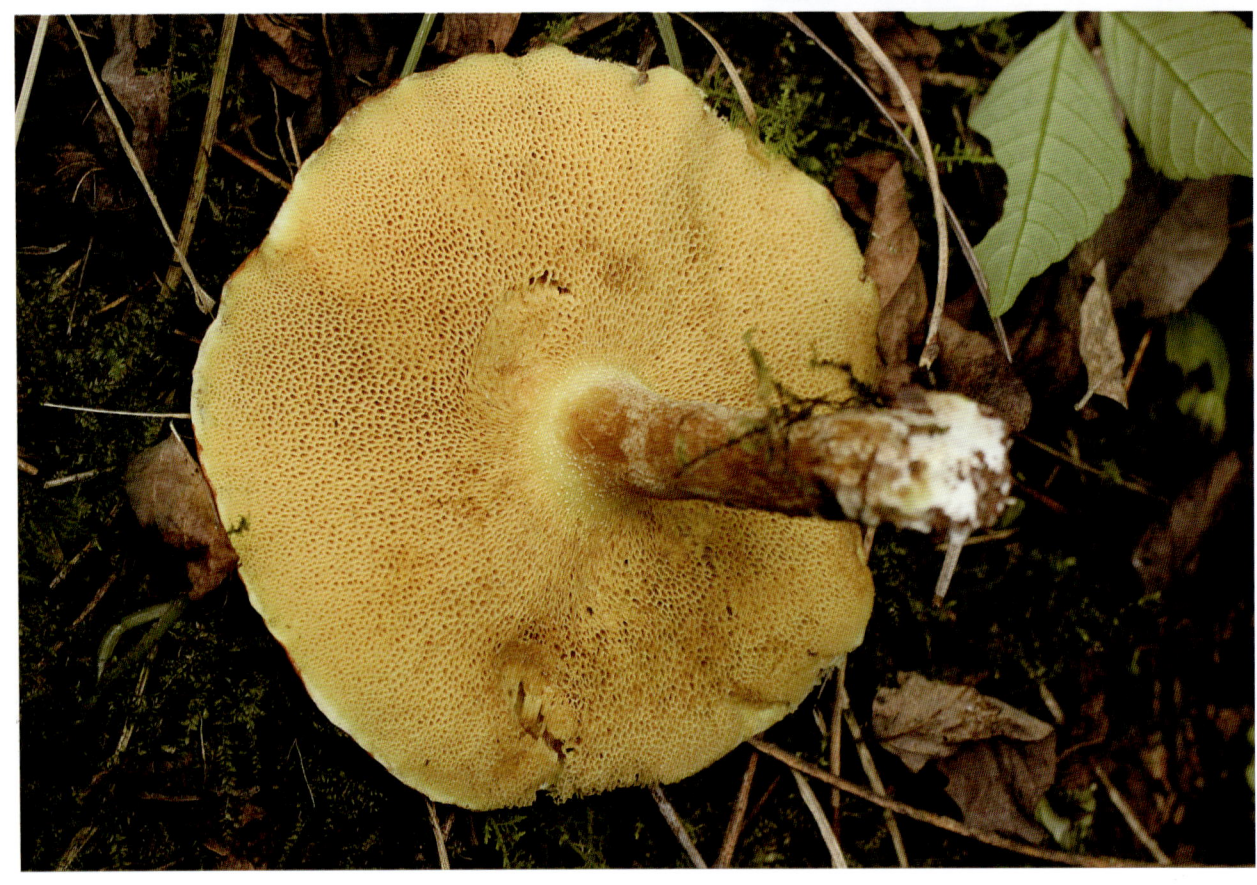

Jib fangb dlub 美味牛肝菌

【Bit hsenb 俗名】白牛肝、牛肝菌。

【Dios kob deis 基源】为牛肝菌科真菌美味牛肝菌 *Boletinus edulis*（Bull. ex Fr.）Quel. 的子实体。

【Niangb bet deis 生长环境】生于混交林地上。分布于各地苗乡。

【Jox hsub 性味属经】性平，味淡，属冷热两经药，入两经。

【Qet diel xid 功能主治】功能：tad hxid dlongs lis 舒筋活络，hxub jent zangl seil 疏风散寒。主治：mongb ghab dlad mongb bab 腰腿疼痛，lob bil juk jik 四肢麻木，niangb ax niangb daib 妇人不孕，ghad eb dlub lol not 白带过多。

【Ed not xus 用法用量】内服，煎汤，10～15 g；或制成舒筋丸，黄酒为引，白开水送服。

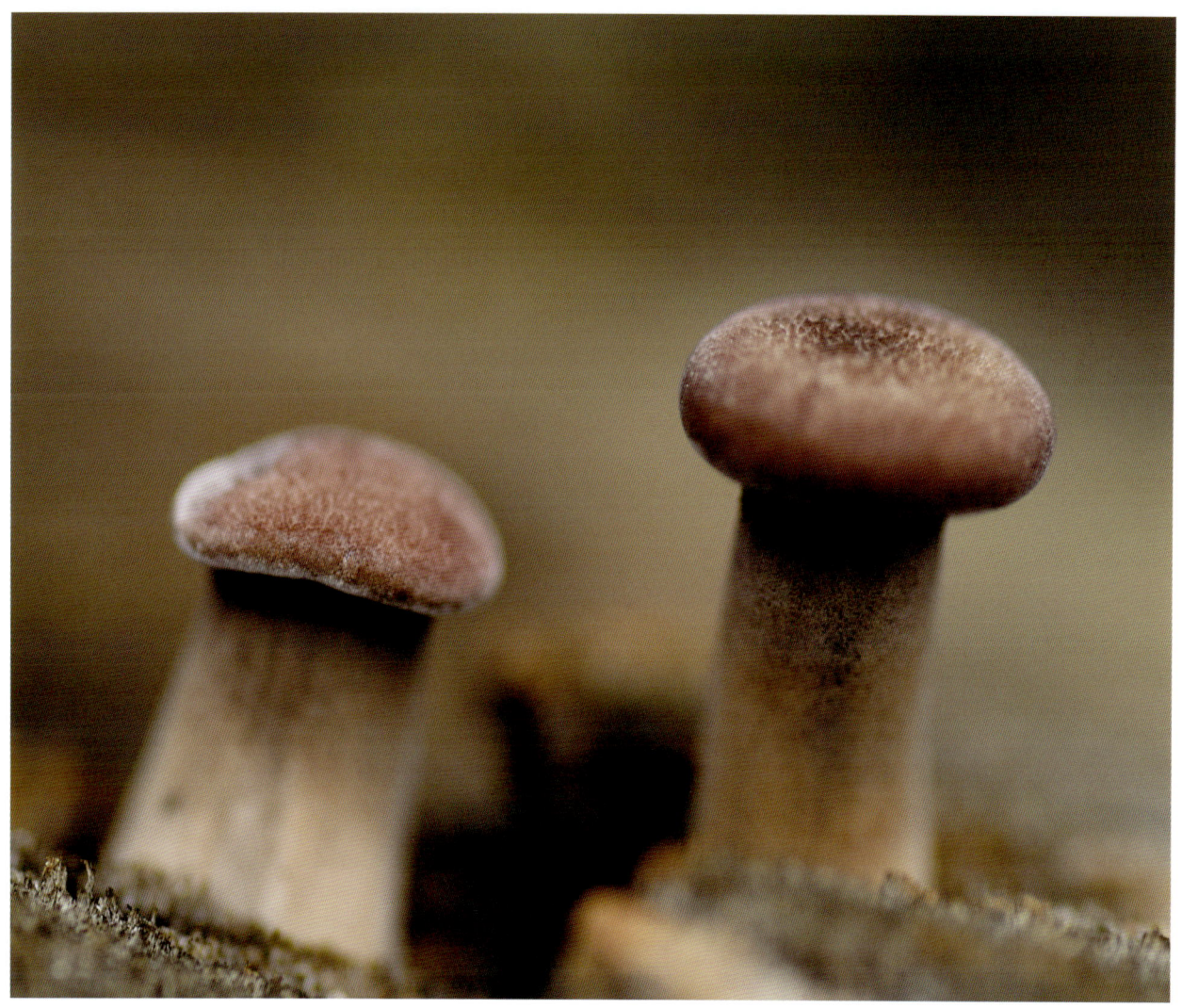

Jib fangb dles 褐环粘盖牛肝菌

【Bit hsenb 俗名】土色牛肝菌、褐环牛肝菌。

【Dios kob deis 基源】为牛肝菌科真菌褐环粘盖牛肝菌 Suillus luteus（L. ex Fr.）Gray. 的子实体。

【Niangb bet deis 生长环境】生于松树林中地上。分布于部分苗乡。

【Jox hsub 性味属经】性热，味甜，属热药，入冷经。

【Qet diel xid 功能主治】功能：tad hxid dlongs lis 舒筋活络。主治：yens jent pob ghut hsongd mongb 类风湿性关节炎。

【Ed not xus 用法用量】内服，煎汤，15～25 g。

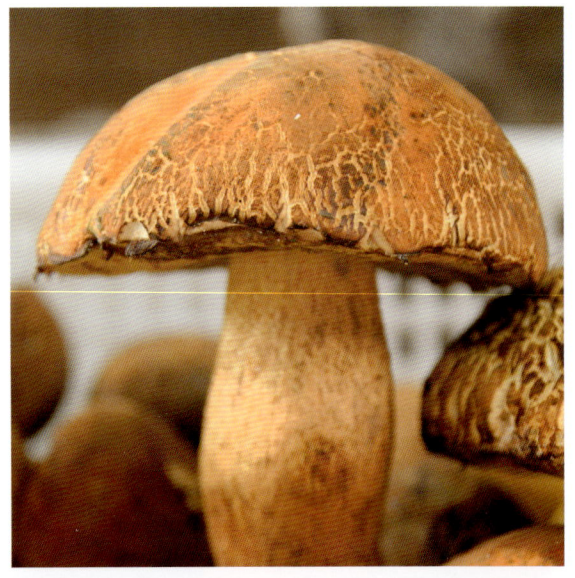

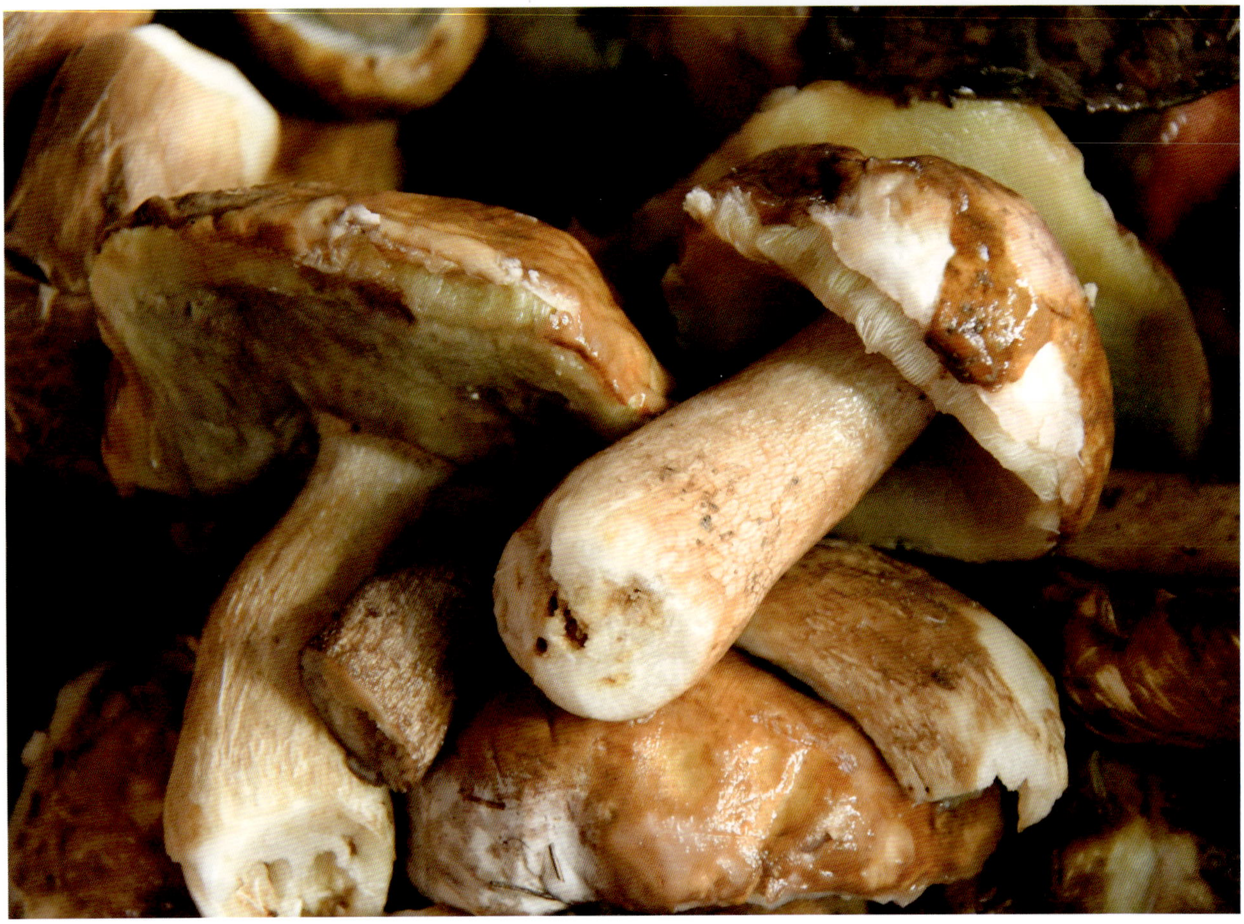

红菇科

Jib ghab nangs bongk 臭黄菇

【Bit hsenb 俗名】黄菇、臭红菇、鱼鳃菇。

【Dios kob deis 基源】为红菇科真菌臭黄菇 *Russula foetens* Pers. ex Fr. 的子实体。

【Niangb bet deis 生长环境】生于松林及混交林地上。分布于部分苗乡。

【Jox hsub 性味属经】性热，味甘臭，属热药，入冷经。

【Qet diel xid 功能主治】功能：tad hxid dlongs lis 舒筋活络，hxub jent zangl seil 疏风散寒。主治：mongb ghab dlad mongb bab 腰腿疼痛，lob bil juk jik 四肢麻木，mongb hsongd hxend 筋骨疼痛。

【Ed not xus 用法用量】内服，适量，研末制成丸剂，黄酒为引，白开水送服。

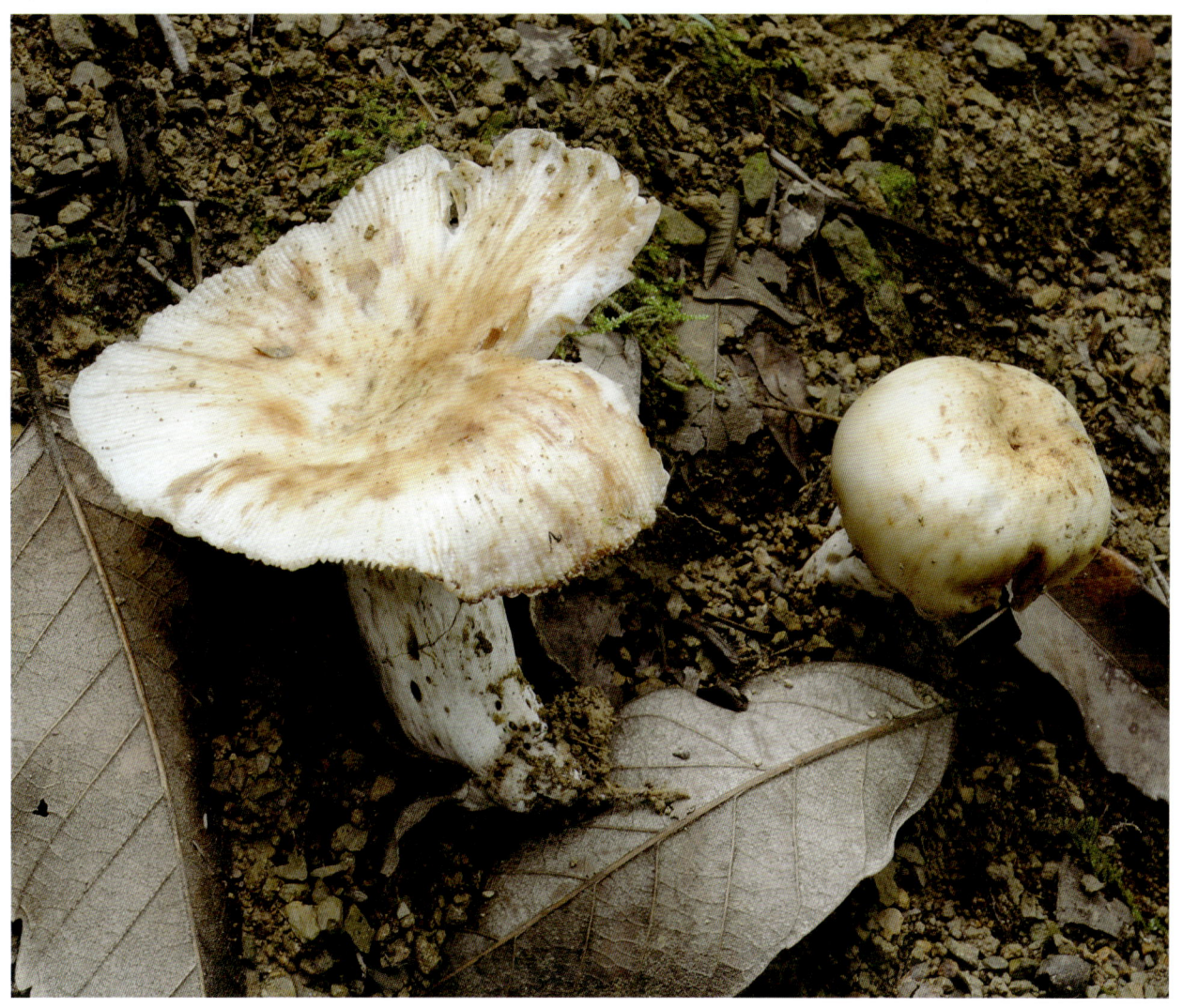

Jib xok dled 鳞盖红菇

【Bit hsenb 俗名】红菇菌、红蘑菇。

【Dios kob deis 基源】为红菇科真菌鳞盖红菇 *Russula lepida* Fr. 的子实体。

【Niangb bet deis 生长环境】生于阔叶林或混交林地上。分布于部分苗乡。

【Jox hsub 性味属经】性热，味甜，属热药，入冷经。

【Qet diel xid 功能主治】功能：tad hxid dlongs lis 舒筋活络，hxub jent zangl seil 疏风散寒。主治：mongb ghab dlad mongb bab 腰腿疼痛，lob bil juk jik 四肢麻木，hvuk hxid 抽筋。

【Ed not xus 用法用量】内服，适量，研末制成丸剂，黄酒为引，白开水送服。

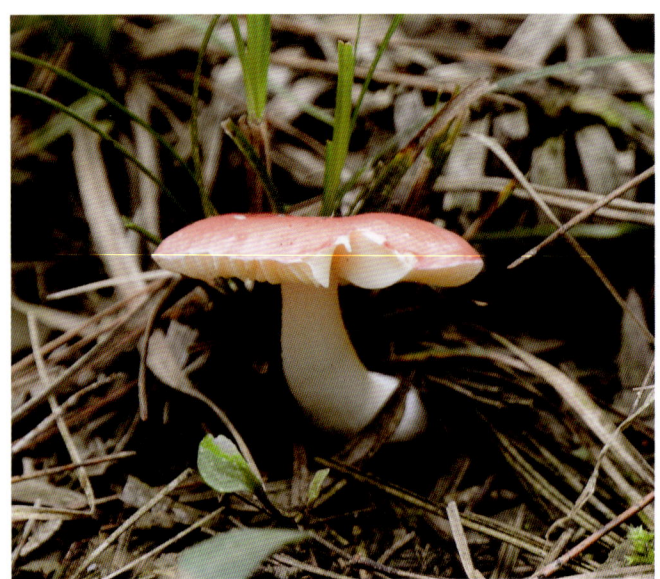
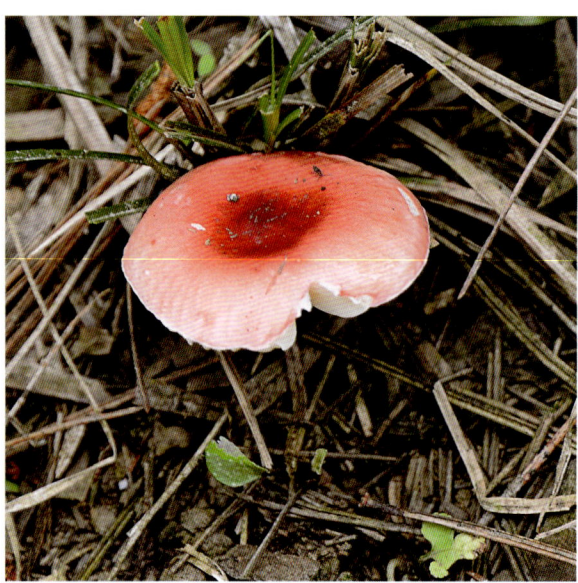

Jib eb wel 黑红菇

【Bit hsenb 俗名】大黑菇、地红菇、黑蘑菇。

【Dios kob deis 基源】为红菇科真菌黑红菇 *Ruseula nigricans*（Bull.）Fr. 的子实体。

【Niangb bet deis 生长环境】生于阔叶林中地上。分布于部分苗乡。

【Jox hsub 性味属经】性热，味微咸，属热药，入冷经。

【Qet diel xid 功能主治】功能：tad hxid dlongs lis 舒筋活络，hxub jent zangl seil 疏风散寒。主治：lob bil juk jik 四肢麻木，hvuk hxid 抽筋，mongb ghab dlad mongb bab 腰腿疼痛。

【Ed not xus 用法用量】内服，适量，研末制成丸剂，黄酒为引，白开水送服。

白蘑科

Jib ongb 蜜环菌

【Bit hsenb 俗名】栎菌、蜜蘑、伞盖菌、根腐菌、根索菌、蜜色环菌。

【Dios kob deis 基源】为白蘑科真菌蜜环菌 *Armillaria mellea*（Vahl ex Fr.）Karst. 的子实体。

【Niangb bet deis 生长环境】喜生于针叶树树干。分布于部分苗乡。

【Jox hsub 性味属经】性冷，味甜，属冷药，入热经。

【Qet diel xid 功能主治】功能：lal nais jongt xend mais 清肝明目，hxub kib net nais pot 清热润肺。主治：mongb ghongd gus 气管炎，diongb hmangt ait mais gheib 夜盲症，liut dud ngas qut qat 皮肤干燥瘙痒。

【Ed not xus 用法用量】内服，煎汤，9～15 g。

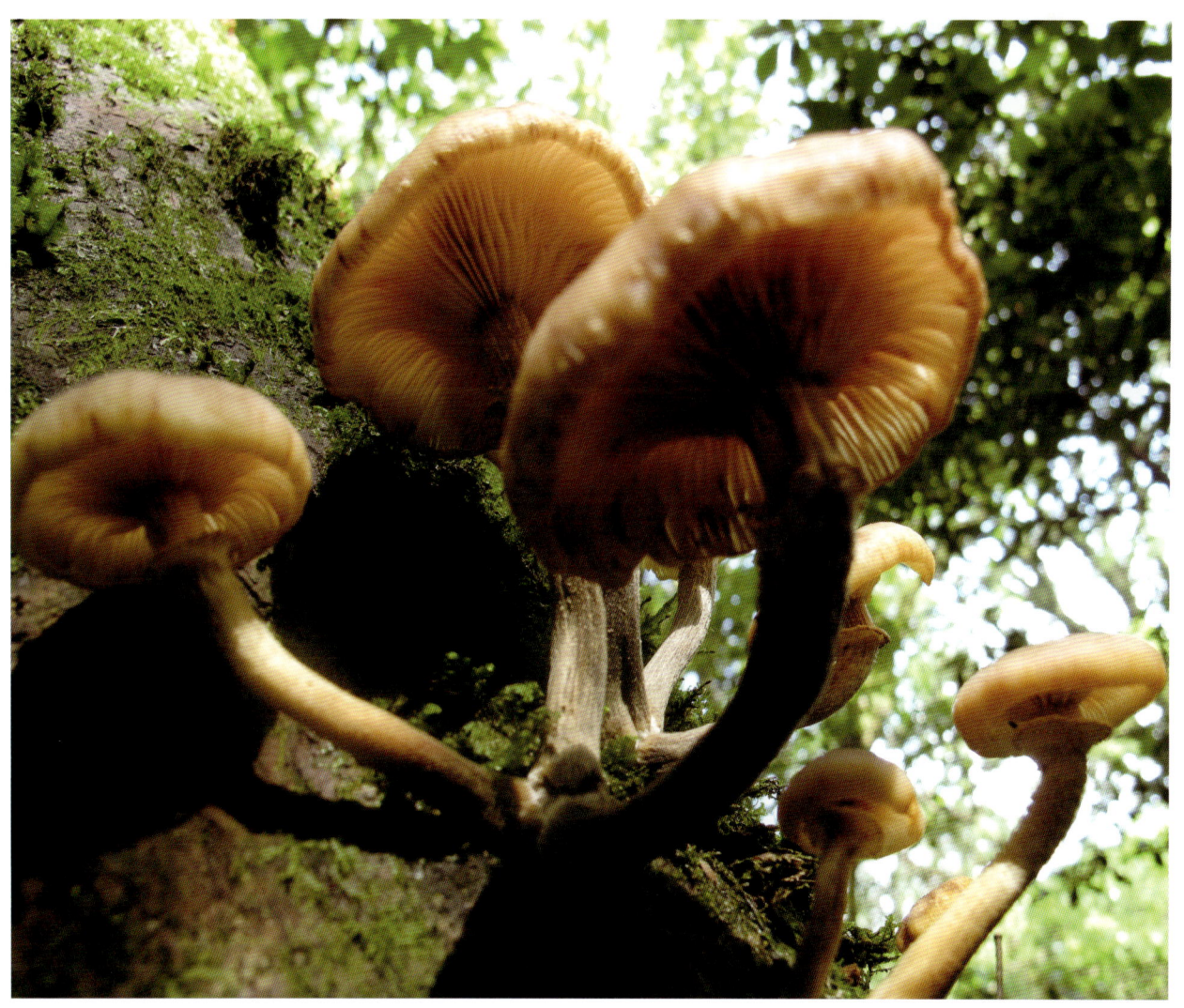

Jib gheid nios 松蕈

【Bit hsenb 俗名】丛树菌、丛木菌、松木菌。

【Dios kob deis 基源】为白蘑科真菌松蕈 *Armillaria matsutake* Ito. et Imai. 的子实体。

【Niangb bet deis 生长环境】喜生于松林地中。分布于部分苗乡。

【Jox hsub 性味属经】性平，味甘，属冷热两经药，入两经。

【Qet diel xid 功能主治】功能：mangs nais jongt zal kib 平肝泻火。主治：mongb ghongd gus 气管炎，xud wal dlub 尿白浊。

【Ed not xus 用法用量】内服，煎汤，25～35 g。

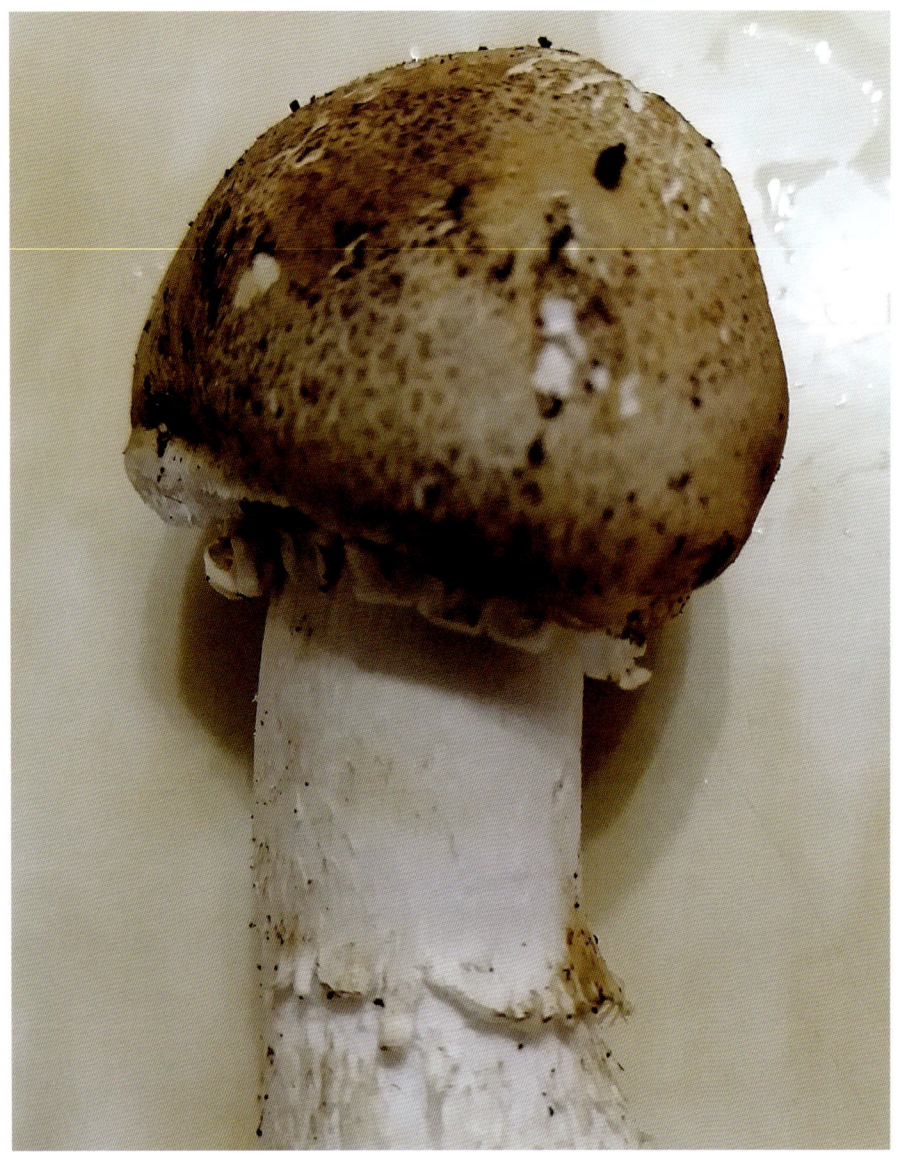

侧耳科

Jib waix xux 香菇

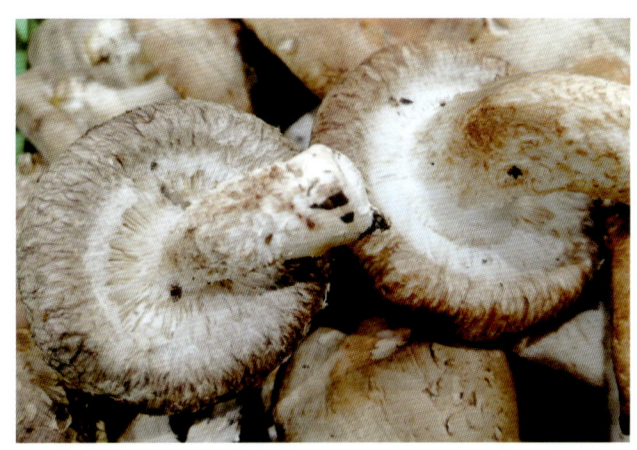

【Bit hsenb 俗名】香菌、香蕈、香信。

【Dios kob deis 基源】为侧耳科真菌香菇 Lentinus edodes（Berk.）Sing. 的子实体。

【Niangb bet deis 生长环境】寄生于栗、柯、槲等树干上；或人工培养。分布于各地苗乡。

【Jox hsub 性味属经】性平，味甜，属冷热两经药，入两经。

【Qet diel xid 功能主治】功能：tiod nat yangx qub gad 健脾化食，yangx ngol hangb bongt 化痰行气，langl ngaif 抗癌。主治：mongb khob 头痛，niel khob 头晕，pob lob pob bil 手脚水肿，nongx jib yens jab 食菌中毒，mos dliangb vongx 肝硬化腹水。

【Ed not xus 用法用量】内服，煎汤，15～25 g。

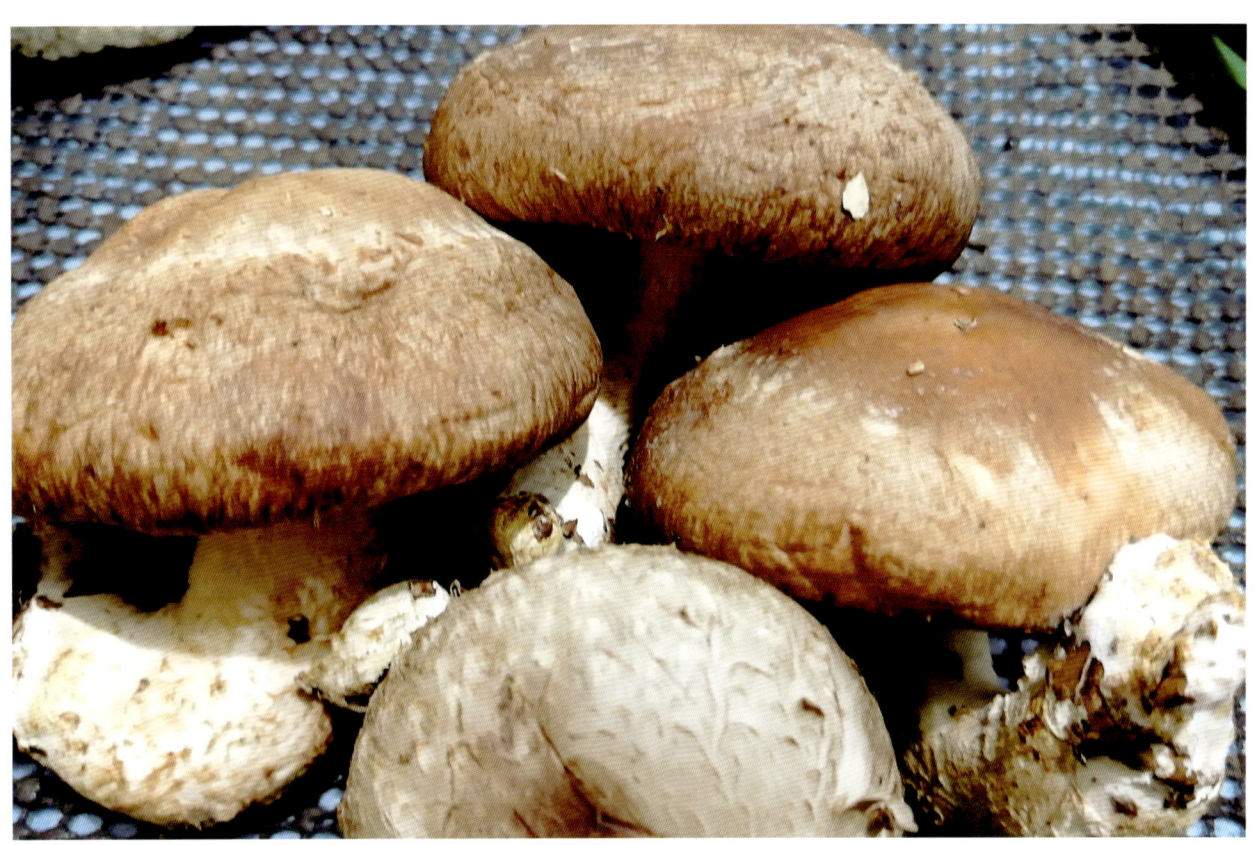

Jib eb wel dlub 白乳菇

【Bit hsenb 俗名】蘑菇、辣乳菇、辣味乳菇。

【Dios kob deis 基源】为侧耳科真菌白乳菇 *Lentinus piperatus*（L. ex Fr.）Gray. 的子实体。

【Niangb bet deis 生长环境】秋后生于阔叶林地上。分布于各地苗乡。

【Jox hsub 性味属经】性热，味辣，属热药，入冷经。

【Qet diel xid 功能主治】功能：tad hxid dlongs lis 舒筋活络，hxub jent zangl seil 疏风散寒。主治：mongb ghab dlad mongb bab 腰腿疼痛，lob bil juk jik 四肢麻木，hvuk hxid 抽筋。

【Ed not xus 用法用量】内服，煎汤，15～25 g；或研末制丸剂，黄酒为引，白开水送服。

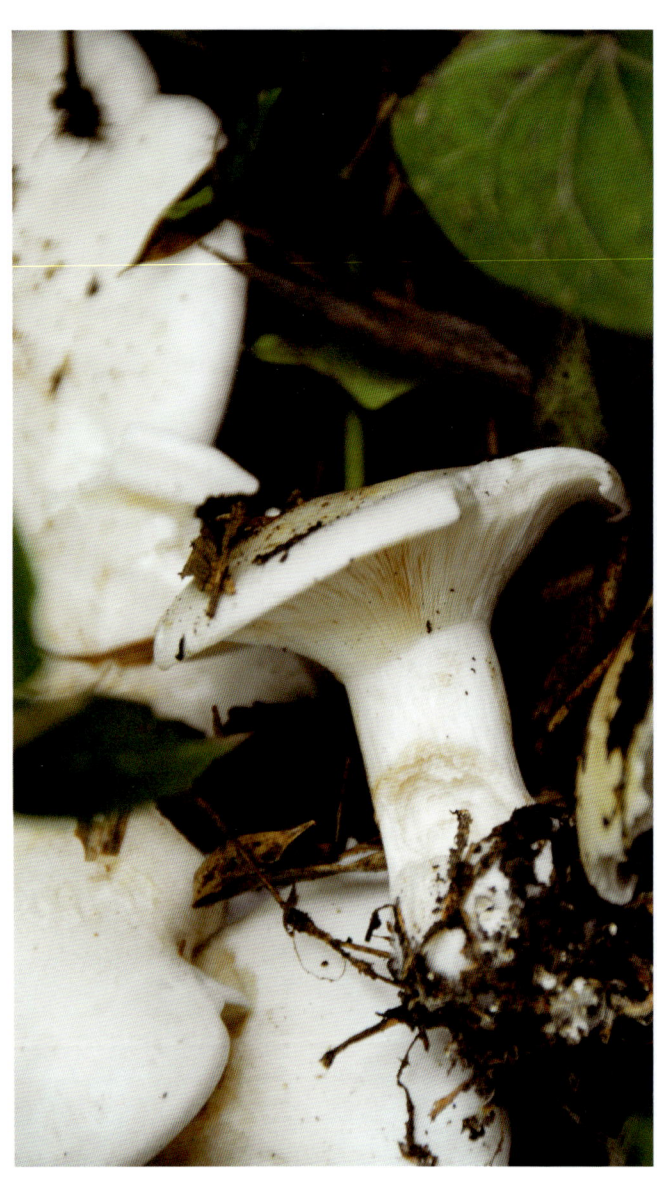
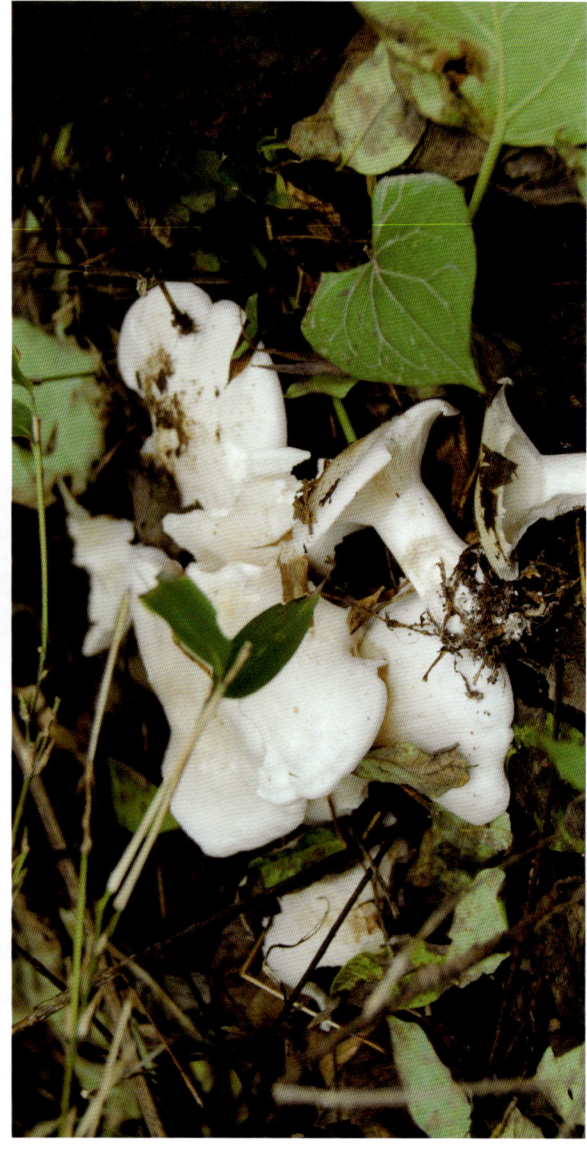

Jib ent 侧耳菇

【Bit hsenb 俗名】蚝菌、杂蘑、北风菌。

【Dios kob deis 基源】为侧耳科真菌侧耳菇 *Pleurotus ostreatus*（Jacq. ex Fr.）Quel. 的子实体。

【Niangb bet deis 生长环境】寄生于桐油、枫木等阔叶枯朽木上；或人工培养。分布于各地苗乡。

【Jox hsub 性味属经】性热，味甘，属热药，入冷经。

【Qet diel xid 功能主治】功能：hxub jent zangl seil 疏风散寒，tad hxid dlongs lis 舒筋活络。主治：lob bil juk jik 四肢麻木，mongb ghab dlad mongb bab 腰腿疼痛，mongb hsongd hxend 筋骨疼痛。

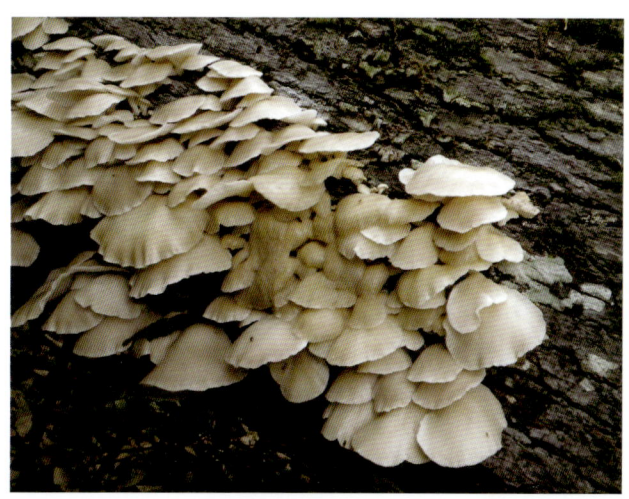

【Ed not xus 用法用量】研末制成散剂或丸剂，适量，黄酒为引，白开水送服。

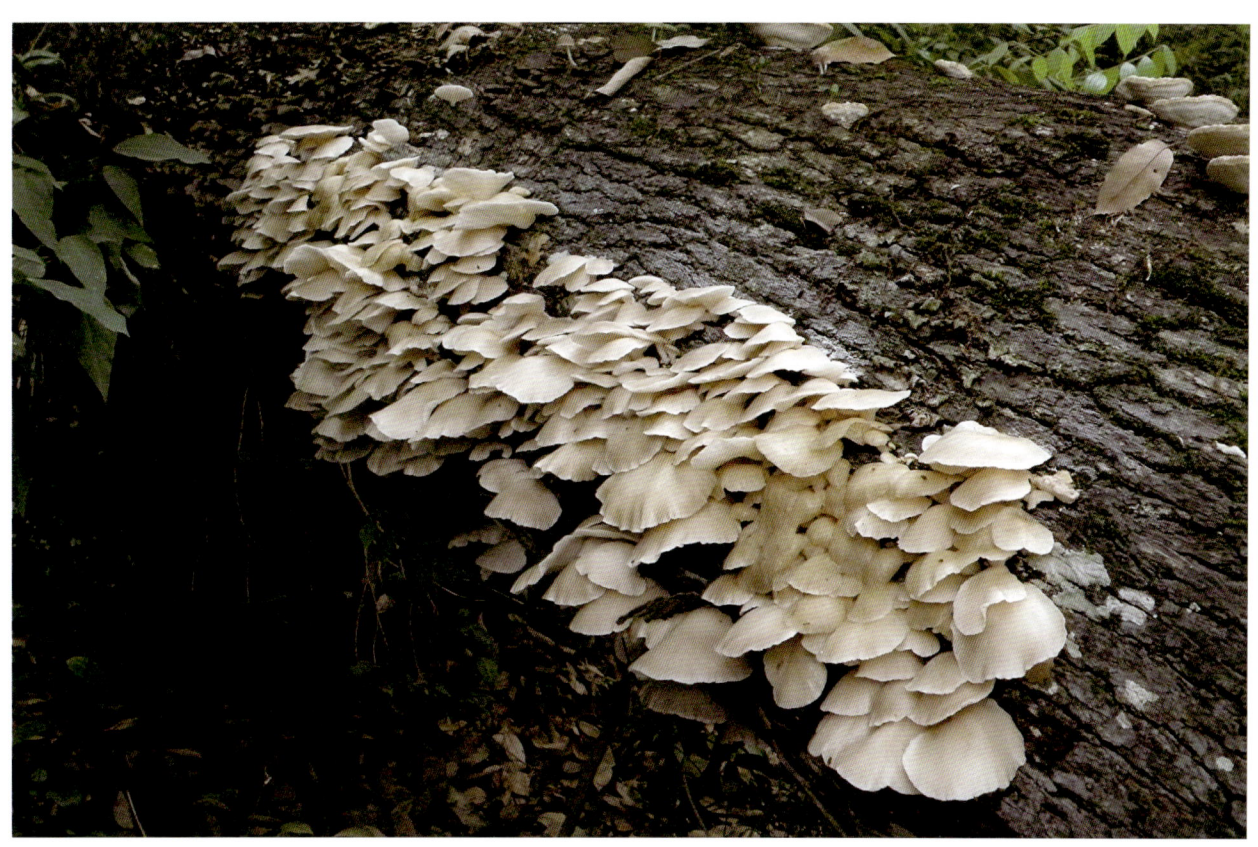

Jib hlat dlub 裂褶菌

【Bit hsenb 俗名】皱褶菌。

【Dios kob deis 基源】为侧耳科真菌裂褶菌 Schizophyllum commune Fr. 的子实体。

【Niangb bet deis 生长环境】生于多种阔叶树及针叶树的树干、树枝或朽木上。分布于各地苗乡。

【Jox hsub 性味属经】性平，味甜，属冷热两经药，入两经。

【Qet diel xid 功能主治】功能：bod hfub nais bod diuf 滋补肝肾，bongt ves xongf jid 强身健体。主治：mongb vut xus dliangl ves 病后虚弱，diuf xus dliangl ves wab naix 肾虚耳鸣，diuf xus dliangl jangb pob eb 肾虚水肿。

【Ed not xus 用法用量】内服，煎汤，9～16 g；或研末，6～9 g，开水冲服。

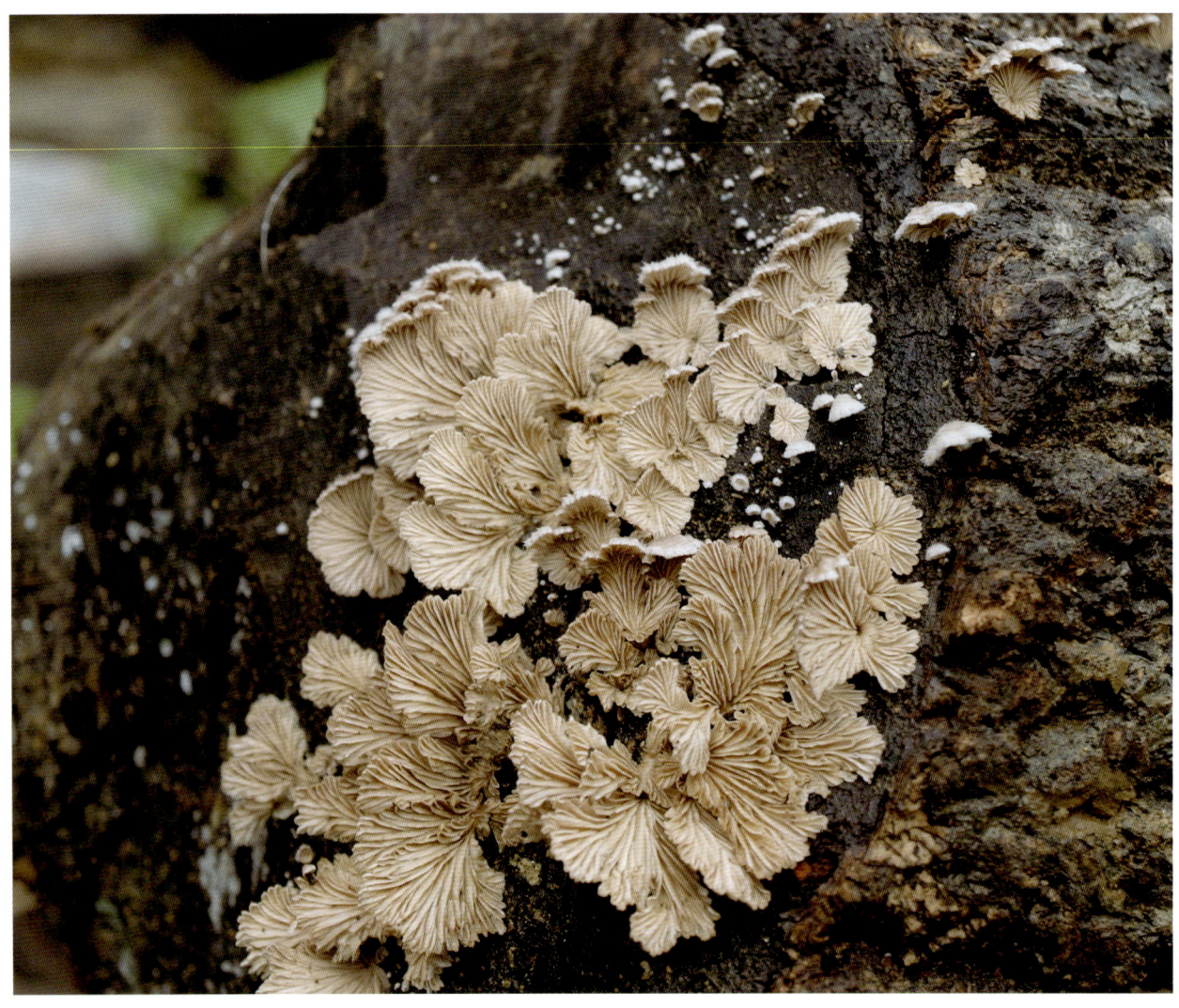

银耳科

Jib naix baik fangx 金耳

【Bit hsenb 俗名】雪耳、金木耳、黄银耳、黄金银耳。

【Dios kob deis 基源】为银耳科真菌金耳 *Tremella mesenterica* Retz. ex Fr. 的子实体。

【Niangb bet deis 生长环境】多寄生于麻栎树干枝或腐木上。分布于各地苗乡。

【Jox hsub 性味属经】性平,味淡,属冷热两经药,入两经。

【Qet diel xid 功能主治】功能:hxub kib net nais pot 清热润肺,yangx ghad ngol dangf khangk 化痰止咳。主治:nit diongx hxangd 高血压,mangb hfud ait ngol 感冒咳嗽,nais pot kib ait ngol 肺热咳嗽,ait ngol heik bongt 咳嗽痰喘,ghad ngol not bongt hek yuf 痰多气喘。

【Ed not xus 用法用量】内服,煎汤,5～15 g;或蒸红糖服。

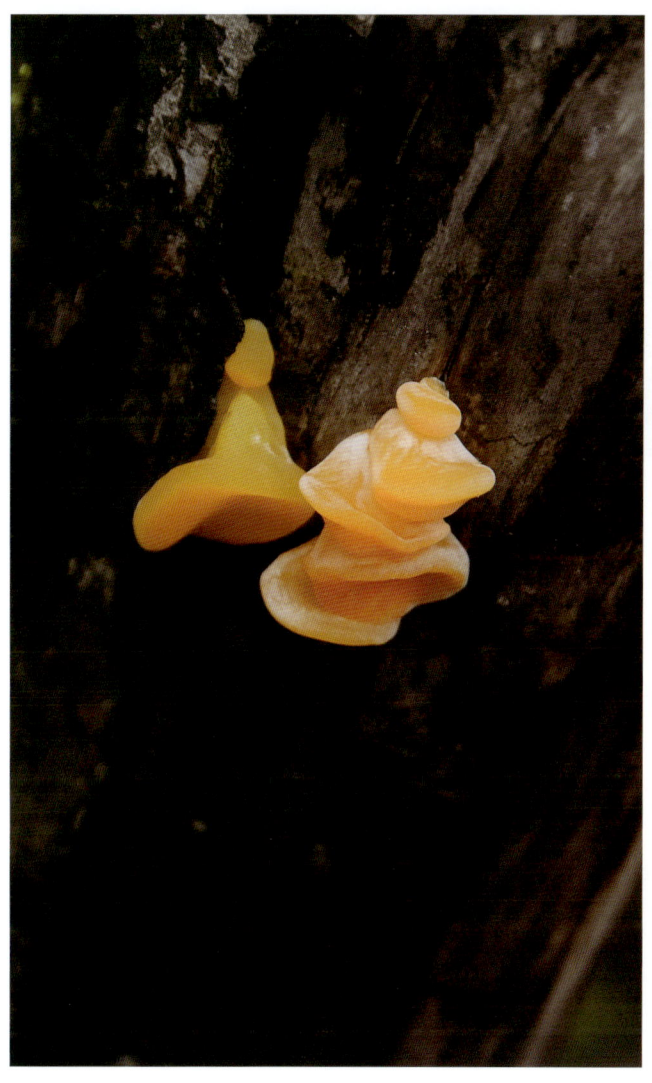 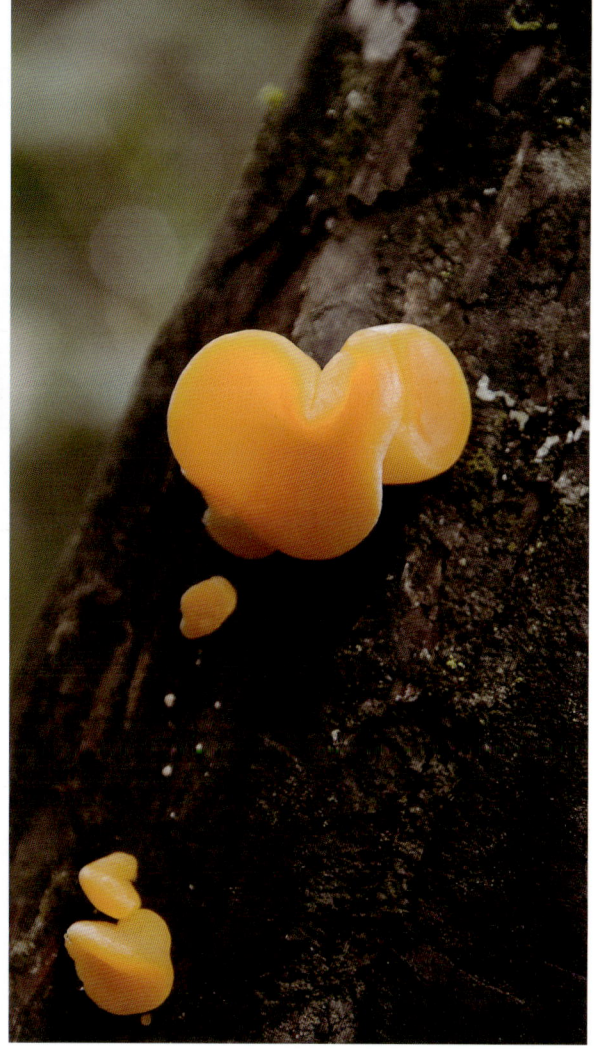

Jib naix baik dlub 银耳

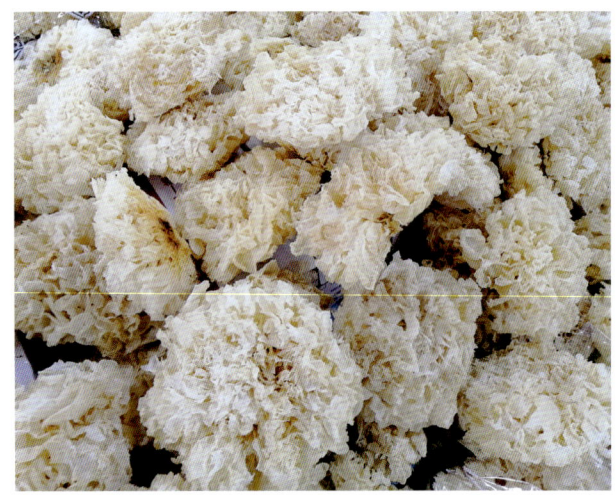

【Bit hsenb 俗名】雪耳、白耳子、白耳菌、白木耳、银耳子。

【Dios kob deis 基源】为银耳科真菌银耳 Tremella fuciformis Berk. 的子实体。

【Niangb bet deis 生长环境】寄生于枫香、栗、栎、杨、柳等的朽木上。分布于各地苗乡。

【Jox hsub 性味属经】性平，味甘，属冷热两经药，入两经。

【Qet diel xid 功能主治】功能：net nais pot yis dlang 润肺滋阴，vut eb niangs yis buk dux 生津益胃。主治：nais pot kib ait ngol 肺热咳嗽，ngol lol hxangd 咳血，nais pot lax bus 肺痈，hsot ud ax jangx hxib 月经不调，xit daib xus dliangl ves 产后虚弱，jib ghad 便秘。

【Ed not xus 用法用量】内服，煎汤，15～25 g；或蒸红糖服。

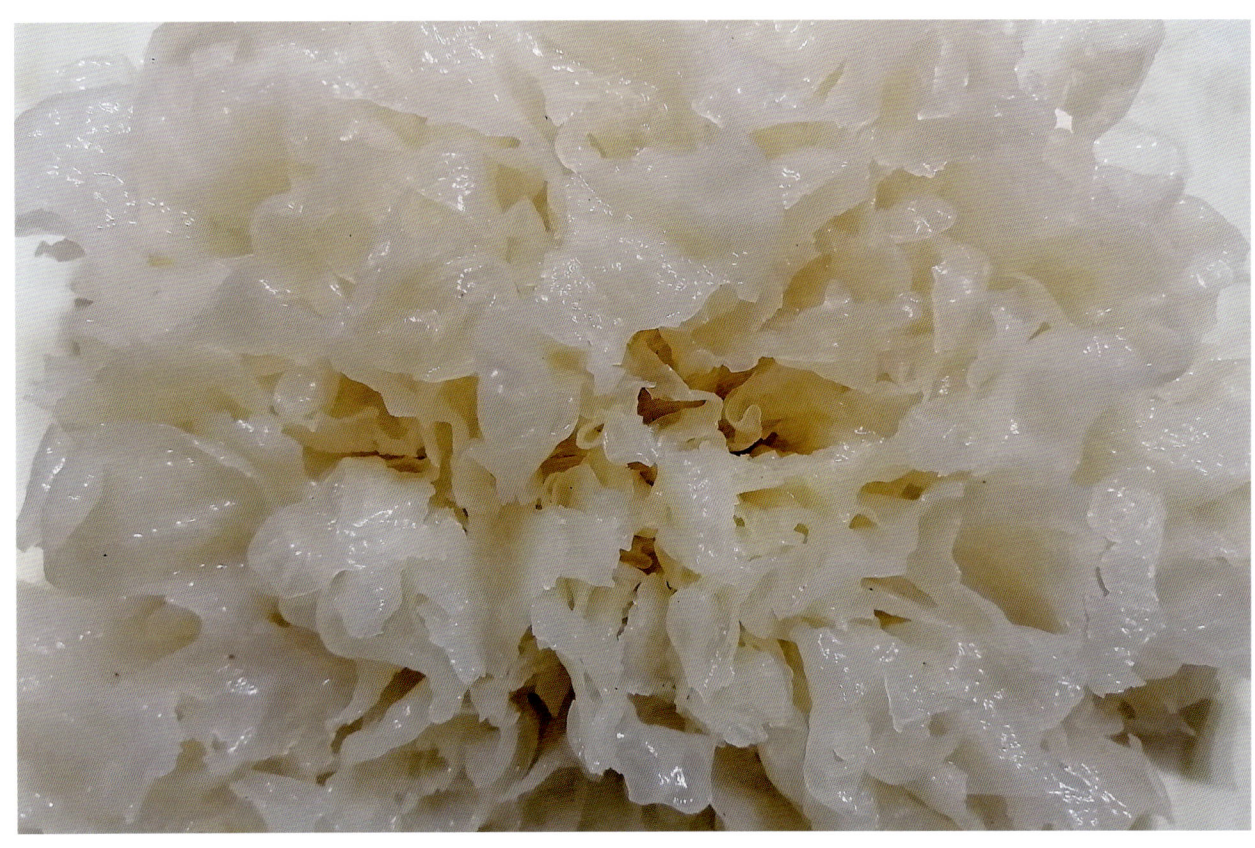

木耳科

Jib ghab naix baif 木耳

【Bit hsenb 俗名】木糯、木苡、木茸、云耳、耳子、光木耳、黑木耳。

【Dios kob deis 基源】为木耳科真菌木耳 *Auricularia auricula*（L. ex Hook.）Unaerw. 的子实体。

【Niangb bet deis 生长环境】寄生于阴湿、腐朽的树干上，有人工栽培。分布于各地苗乡。

【Jox hsub 性味属经】性平，味甘，属冷热两经药，入两经。

【Qet diel xid 功能主治】功能：hxub kib tat jab 清热解毒，seil hxangd dangf hxangd 凉血止血，dangf mongb 止痛。主治：dliangd bil dib mongb 跌打伤痛，mongb hmid 牙痛，xit daib xus dliangl ves 产后虚弱，ghad eb dlub lol not 白带过多，nongx jib yens jab 食菌中毒，dix khangd ghad lol hxangd 痔疮出血。

【Ed not xus 用法用量】内服，煎汤，15～50 g；或研末服。

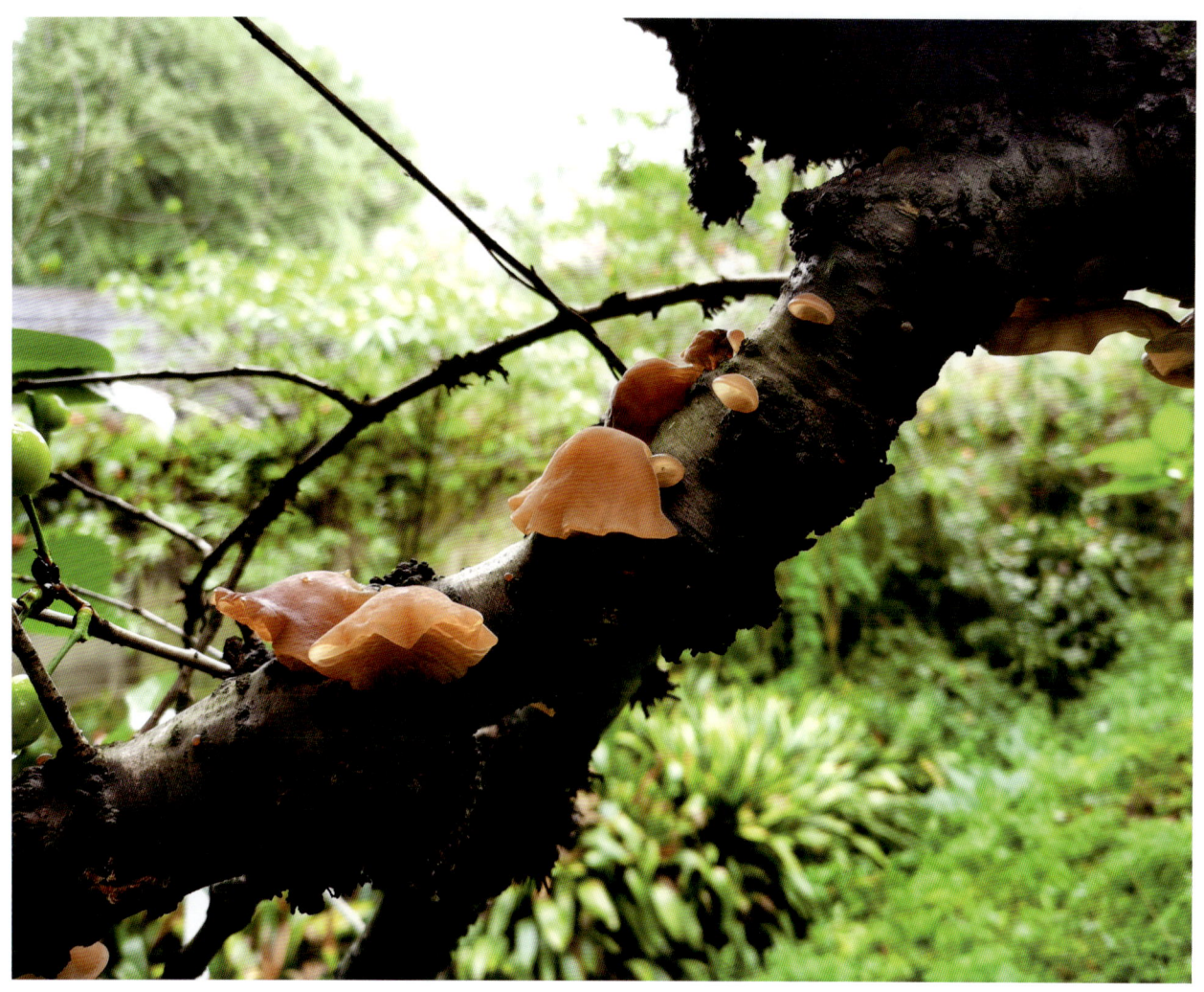

Jib ghab naix mob 毛木耳

【Bit hsenb 俗名】木耳、山耳子、盾形木耳。

【Dios kob deis 基源】为木耳科真菌毛木耳 *Auricularia polytricha*（Mont.）Sacc. 的子实体。

【Niangb bet deis 生长环境】生于山林中各种阔叶树的朽木上。分布于部分苗乡。

【Jox hsub 性味属经】性热，味甜，属热药，入冷经。

【Qet diel xid 功能主治】功能：ves hxangd dangf hxangd 活血止血，yis bongt tiod jid 益气强身，dangf mongb 止痛。主治：dliangd bil dib mongb 跌打伤痛，lob bil juk jik 四肢麻木，xit daib xus dliangl ves 产后虚弱，ghad eb dlub lol not 白带过多，xud ghad hxangd 便血，dix khangd ghad lol hxangd 痔疮出血。

【Ed not xus 用法用量】内服，煎汤，15～50 g；或研末服。

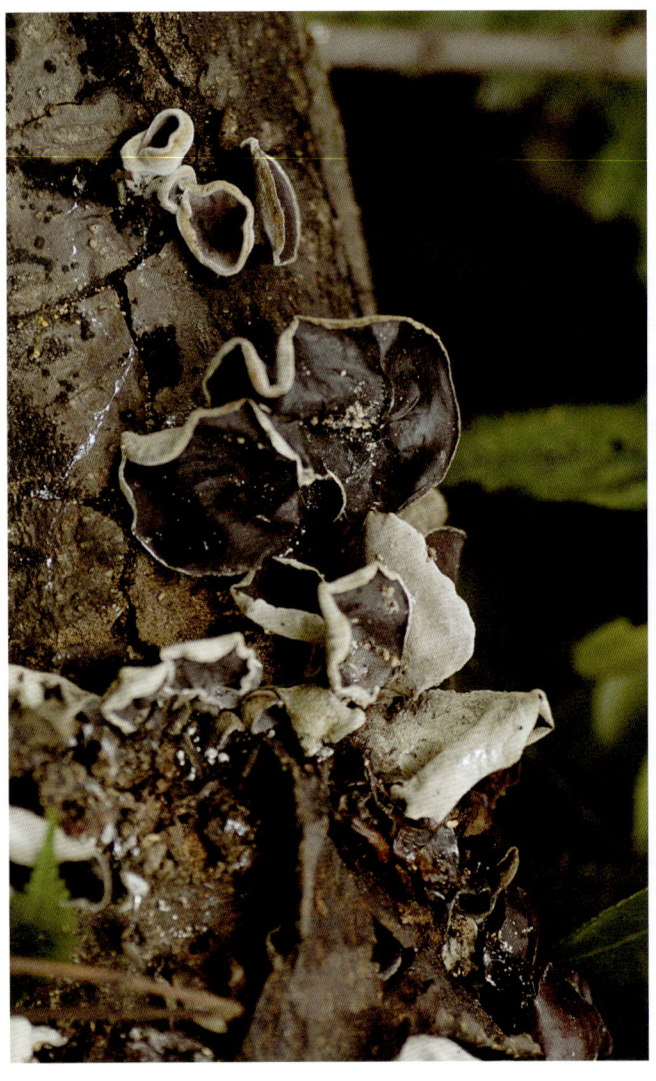
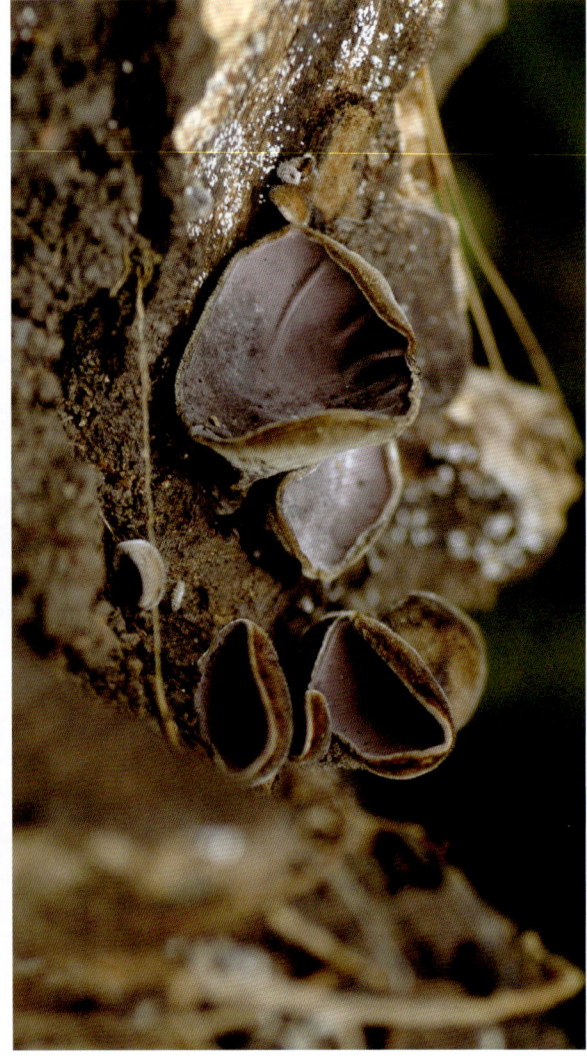

鬼笔菌科

Jib det hlod 长裙竹荪

【Bit hsenb 俗名】竹荪、竹参、竹笙、竹姑娘、网纱菌、雪裙仙子。

【Dios kob deis 基源】为鬼笔菌科真菌长裙竹荪 Dictyophora indusiata（Vent. Pers.）Fisch. 的子实体。

【Niangb bet deis 生长环境】生于竹林内，寄生在枯死的竹根部。分布于部分苗乡。

【Jox hsub 性味属经】性平，味淡，属冷热两经药，入两经。

【Qet diel xid 功能主治】功能：hxub kib net nais pot 清热润肺，yis ghab jid 滋养身体。主治：ax maix dliangl ves 虚弱，hfad nais pot yens jab 肺痨，mongb ghongd niangs 咽喉痛，lax gangb liax 脚湿气（脚癣）。

【Ed not xus 用法用量】内服，煎汤，15～25 g；或研末制成丸、散服。

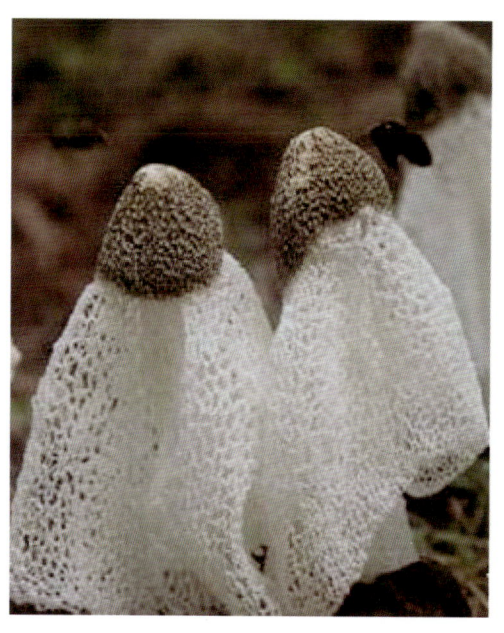

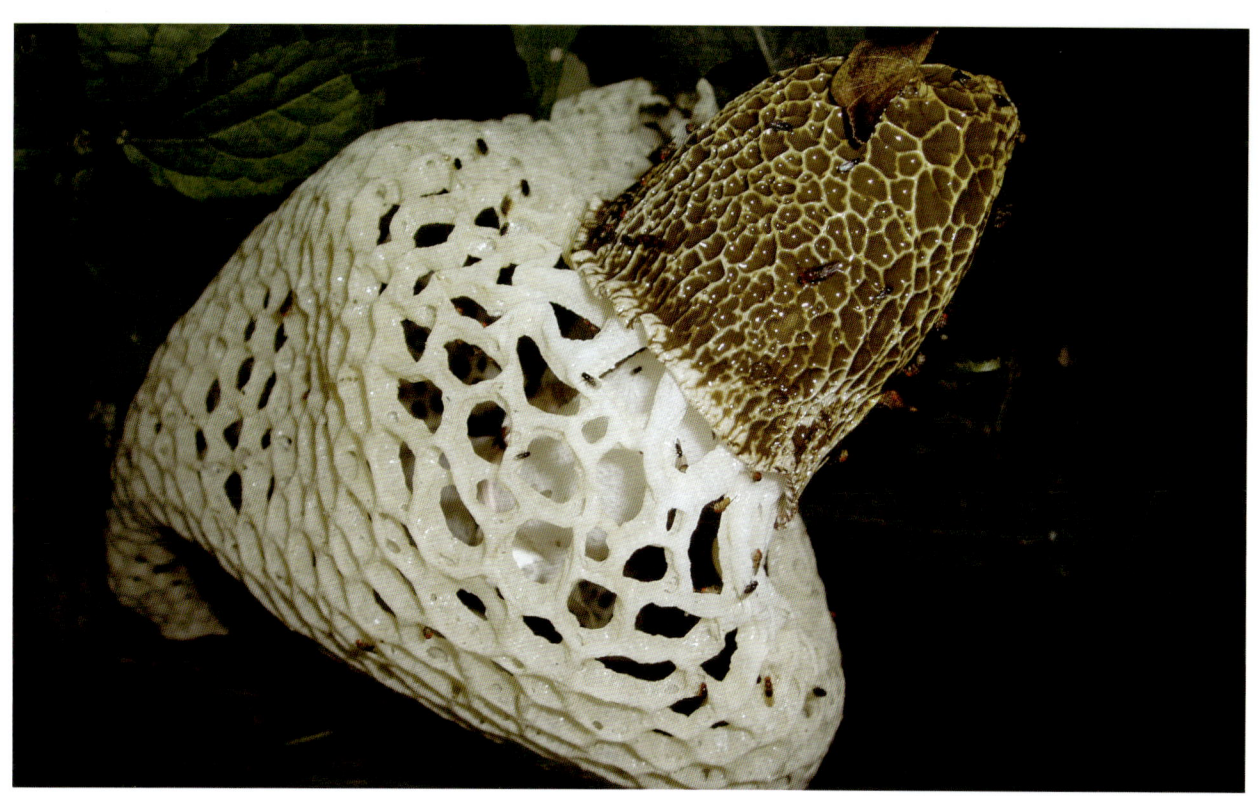

Jib det hlod 皱盖竹荪

【Bit hsenb 俗名】网纱菌、杂色竹荪、硫色鬼笔菌。

【Dios kob deis 基源】为鬼笔菌科真菌皱盖竹荪 *Dictyophora nerulina* Berk. 的子实体。

【Niangb bet deis 生长环境】生于竹林内，寄生于枯死的竹根部。分布于部分苗乡。

【Jox hsub 性味属经】性平，味淡，属冷热两经药，入两经。

【Qet diel xid 功能主治】功能：hxub kib net nais pot 清热润肺，yis ghab jid 滋养身体。主治：hfad nais pot yens jab 肺痨，mongb ghongd niangs 咽喉痛，lax gangb liax 脚湿气（脚癣）。

【Ed not xus 用法用量】内服，煎汤，15～25 g；或研末制成丸、散服。

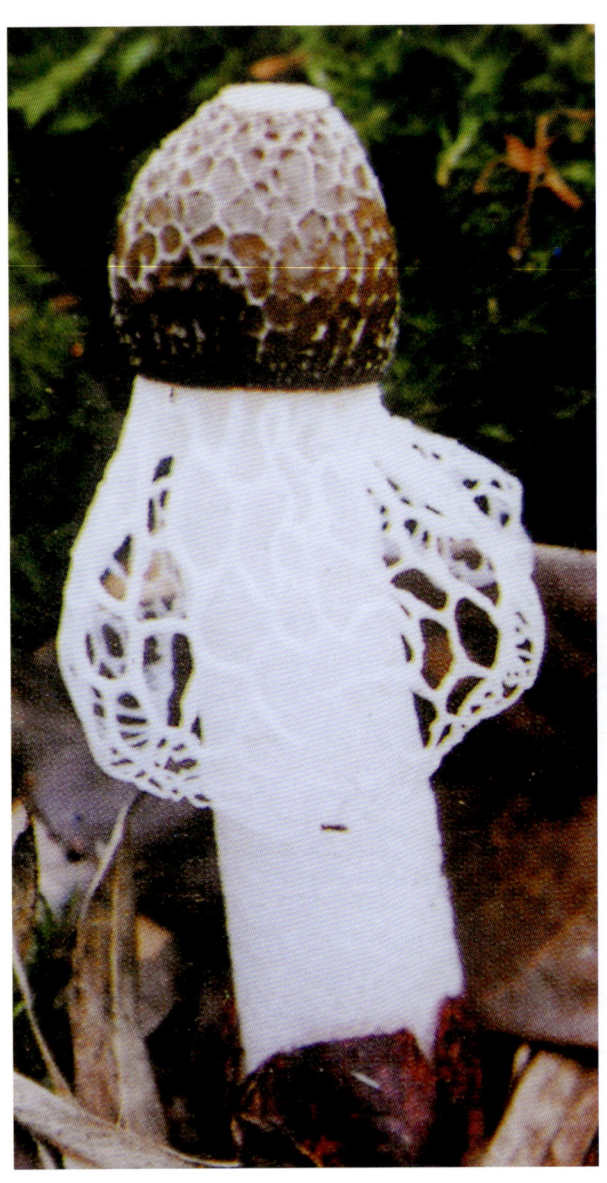
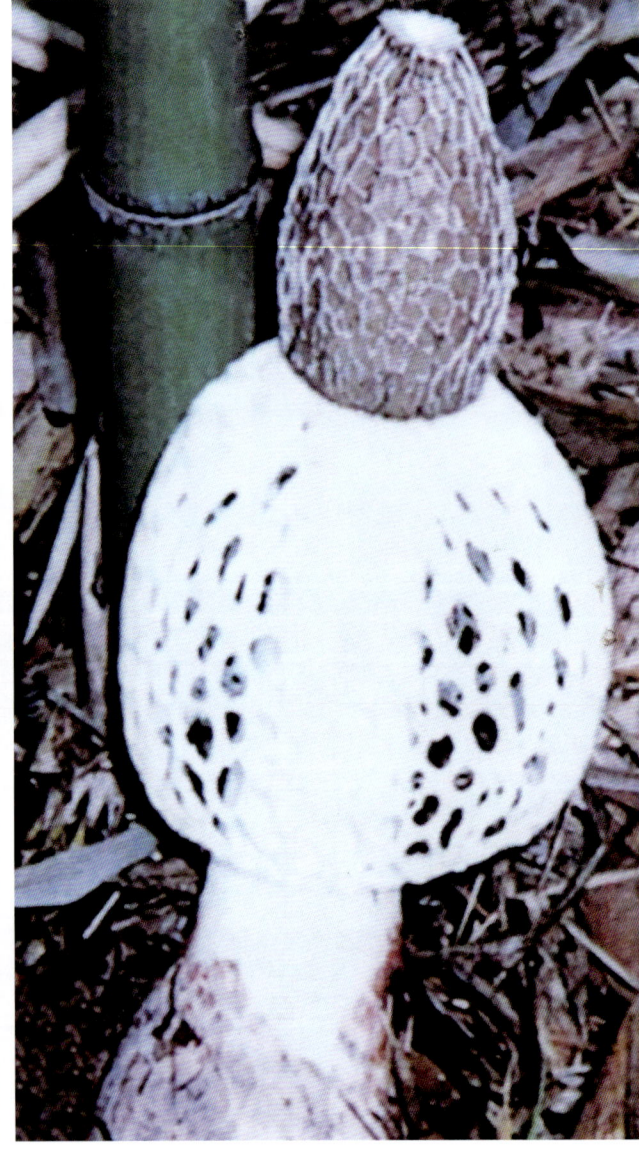

肉座菌科

Ghab bob det hlob 竹黄

【Bit hsenb 俗名】竹花、竹苞、竹茧、竹膏、竹菌子、天竹黄、赤团子、血竹苞。

【Dios kob deis 基源】为肉座菌科真菌竹黄 *Shiraia bambusicola* P. Henn. 的子座及孢子。

【Niangb bet deis 生长环境】生于金竹及刚竹的枝叶上。分布于各地苗乡。

【Jox hsub 性味属经】性热，味淡，属热药，入冷经。

【Qet diel xid 功能主治】功能：tad hxid dlongs lis 舒筋活络，tat jit hxangd dangf mongb 散瘀止痛，yis hxangd vut bongt 补血益气。主治：hvuk jangb 虚弱，yens jent mongb ghut hsongd 风湿性关节炎，dliangd bil dib sangb 跌打损伤，hsongd hxid hxub mongb 筋骨酸痛，lob bil juk jik 四肢麻木，mongb hmid 牙痛，ngol yenx hnaib 百日咳，mongb ghongd gus 气管炎。

【Ed not xus 用法用量】内服，煎汤，9～30 g；或浸酒服。

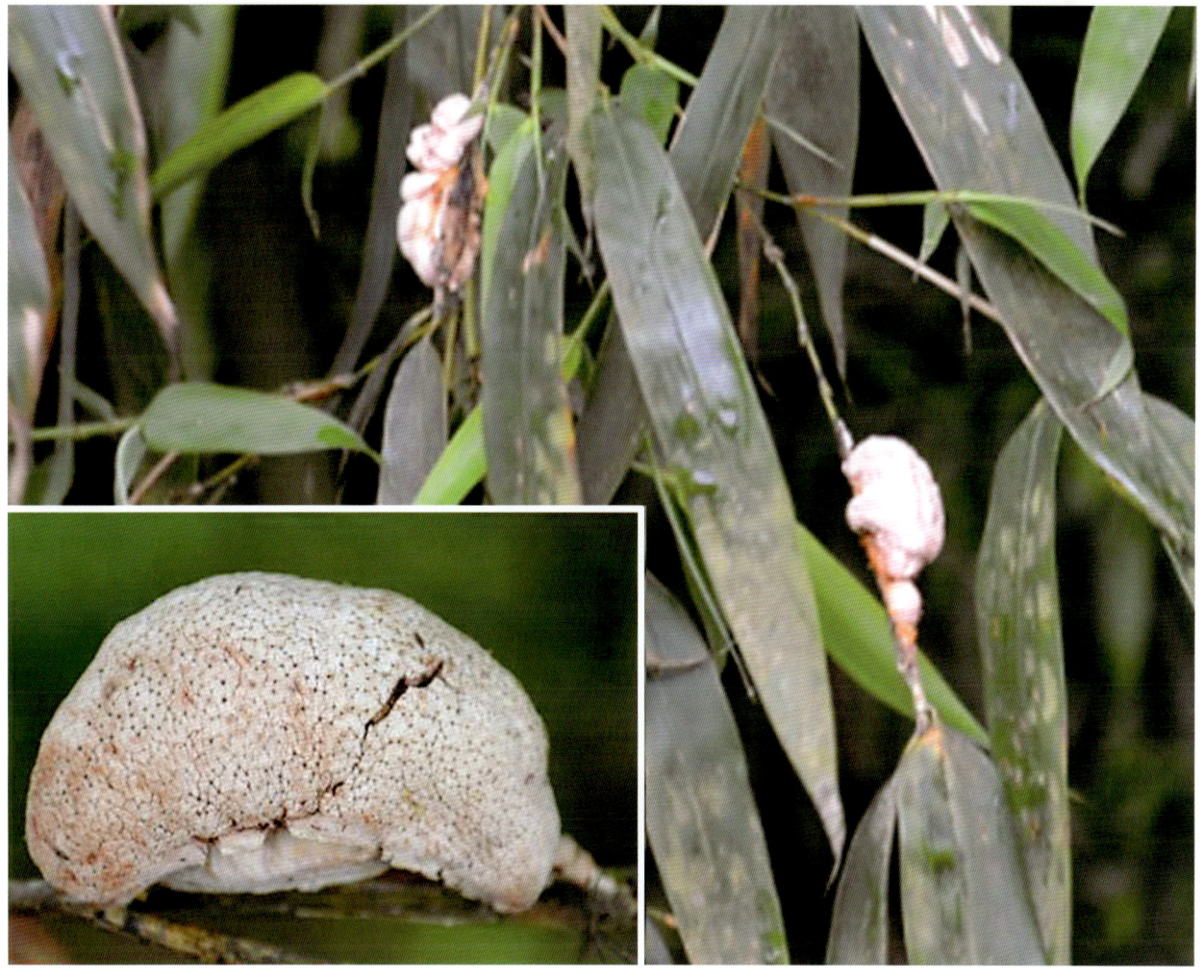

伞菌科

Jib ghad liod 粪鬼伞

【Bit hsenb 俗名】鬼盖、粪生鬼伞、堆肥鬼伞。

【Dios kob deis 基源】为伞菌科真菌粪鬼伞 Coprinusatr sterquilinus Fr. 的子实体。

【Niangb bet deis 生长环境】生于野外牛粪堆上。分布于部分苗乡。

【Jox hsub 性味属经】性冷，味甘，属冷药，入热经。

【Qet diel xid 功能主治】功能：yangx ngol qet bongt 化痰理气，tat jab hxenk angt 解毒消肿。主治：naix lul ait ngol 老年咳嗽，hot ax yangx gad 消化不良，niangb hsab pob mongb 无名肿毒，dix khangd ghad 痔疮。

【Ed not xus 用法用量】内服，煮食，30～60 g。

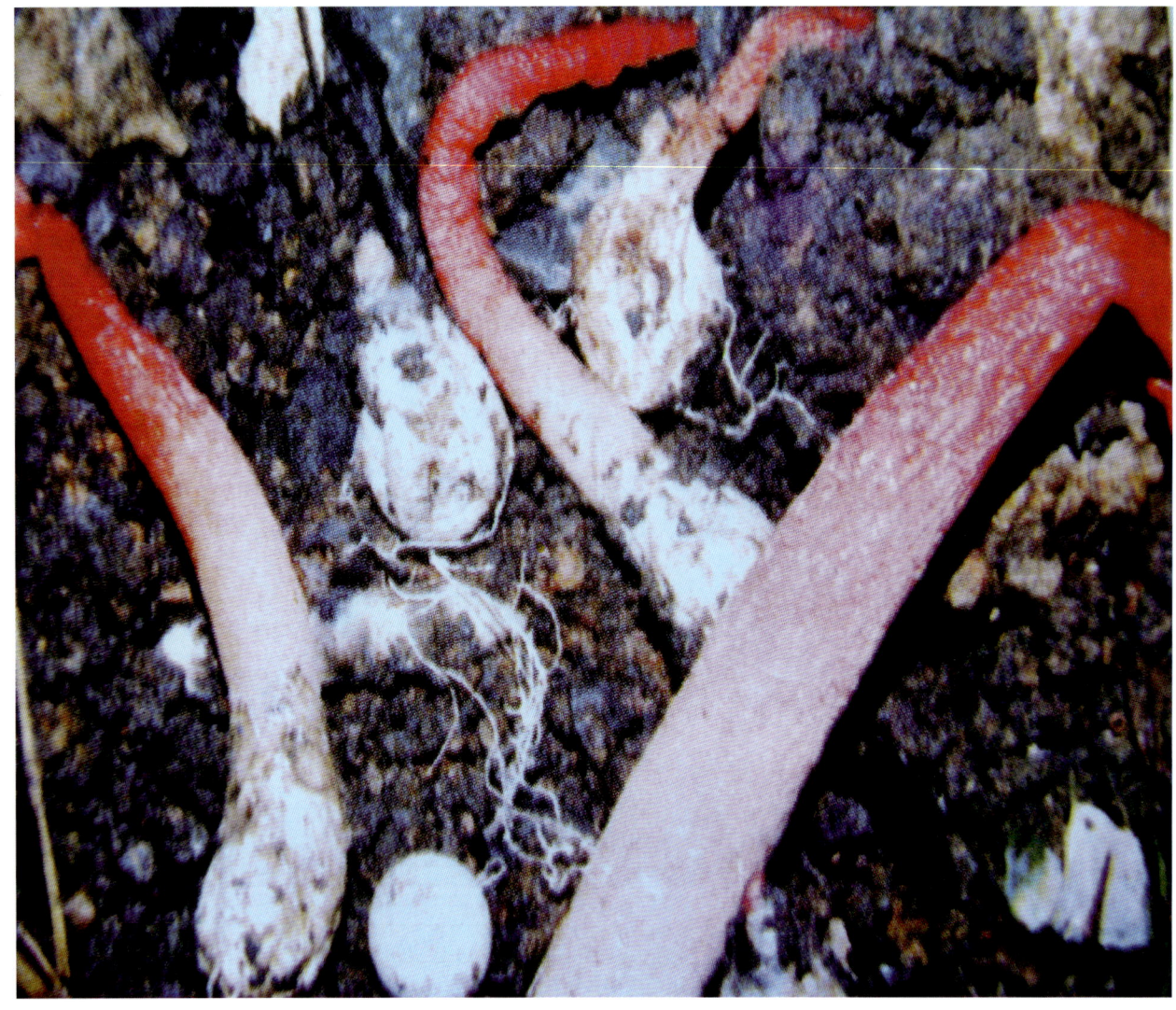

Jib ghad dlaib 墨汁鬼伞

【Bit hsenb 俗名】鬼伞、鬼伞菌、鬼屋、鬼盖、地苓、墨汁菌。

【Dios kob deis 基源】为伞菌科真菌墨汁鬼伞 *Coprinusatr amentarius*（Bull.）Fr. 的子实体。

【Niangb bet deis 生长环境】生于田野、树林及村寨边的阔叶树基部或朽木上。分布于部分苗乡。

【Jox hsub 性味属经】性冷，味甜，属冷药，入热经。

【Qet diel xid 功能主治】功能：hxenk angt dangf mongb 消肿止痛，yangx ngol hangb bongt 化痰行气，tiod nat mangs buk dux 健脾和胃。主治：naix lul ait ngol 老年咳嗽，hot ax yangx gad 消化不良，niangb hsab pob mongb 无名肿毒，dix khangd ghad 痔疮。

【Ed not xus 用法用量】内服，煮食，30～60 g。

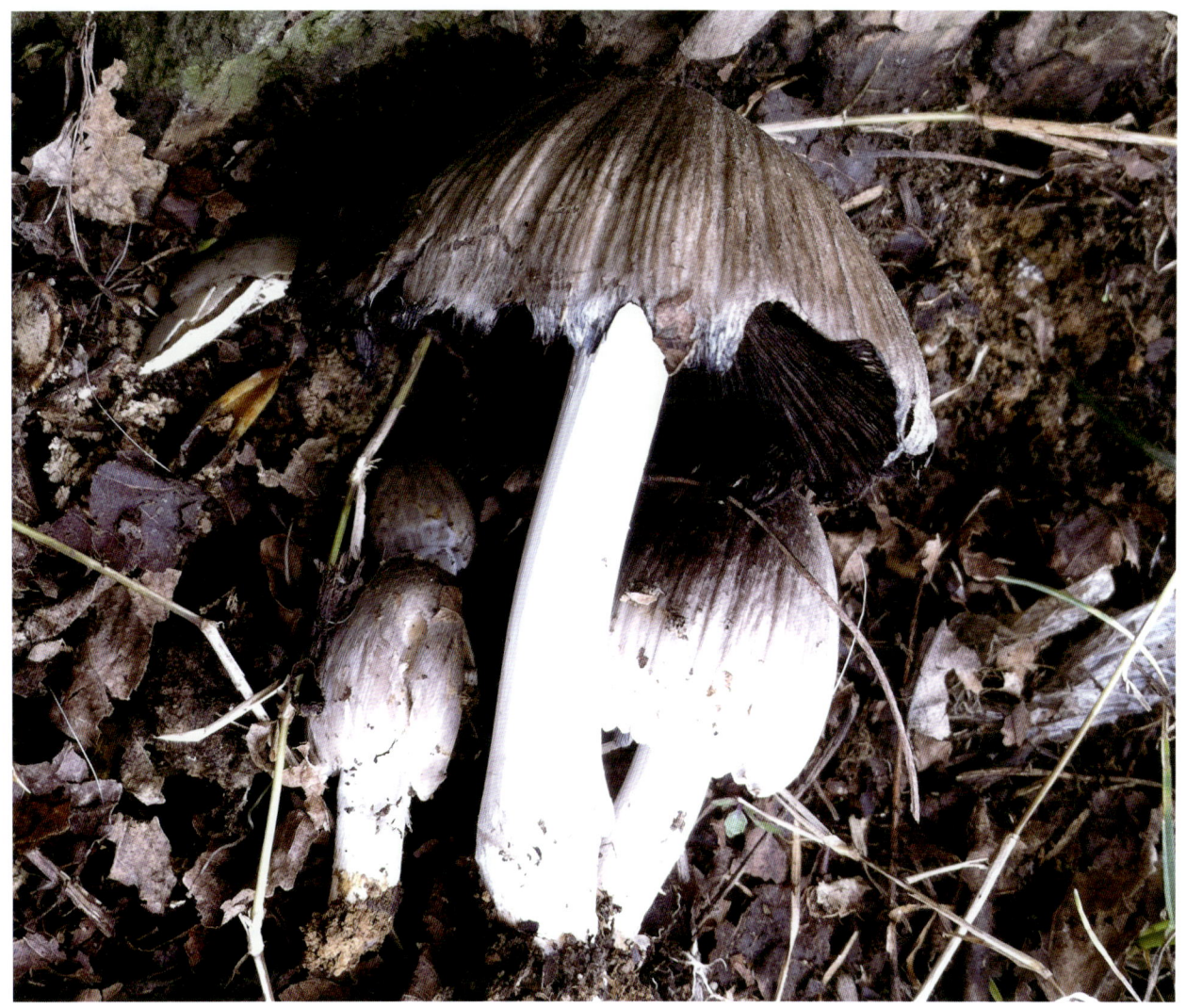

Jib hfud nenf 止血扇菇

【Bit hsenb 俗名】山葵菌、鳞皮扇菌、鳞皮扇菇。

【Dios kob deis 基源】为伞菌科真菌止血扇菇 *Panellus stypticus*（Bull. ex Fr.）Karst. 的子实体。

【Niangb bet deis 生长环境】生于阔叶树的朽木上。分布于各地苗乡。

【Jox hsub 性味属经】性热，味辛，属热药，入冷经。

【Qet diel xid 功能主治】功能：seil hxangd dangf hxangd 凉血止血。主治：yens xit lol hxangd 刀伤出血，ghab hsangb ax hvit hsuk 伤口久不愈合。

【Ed not xus 用法用量】外用，适量，捣蓉或研末撒敷于伤口上。

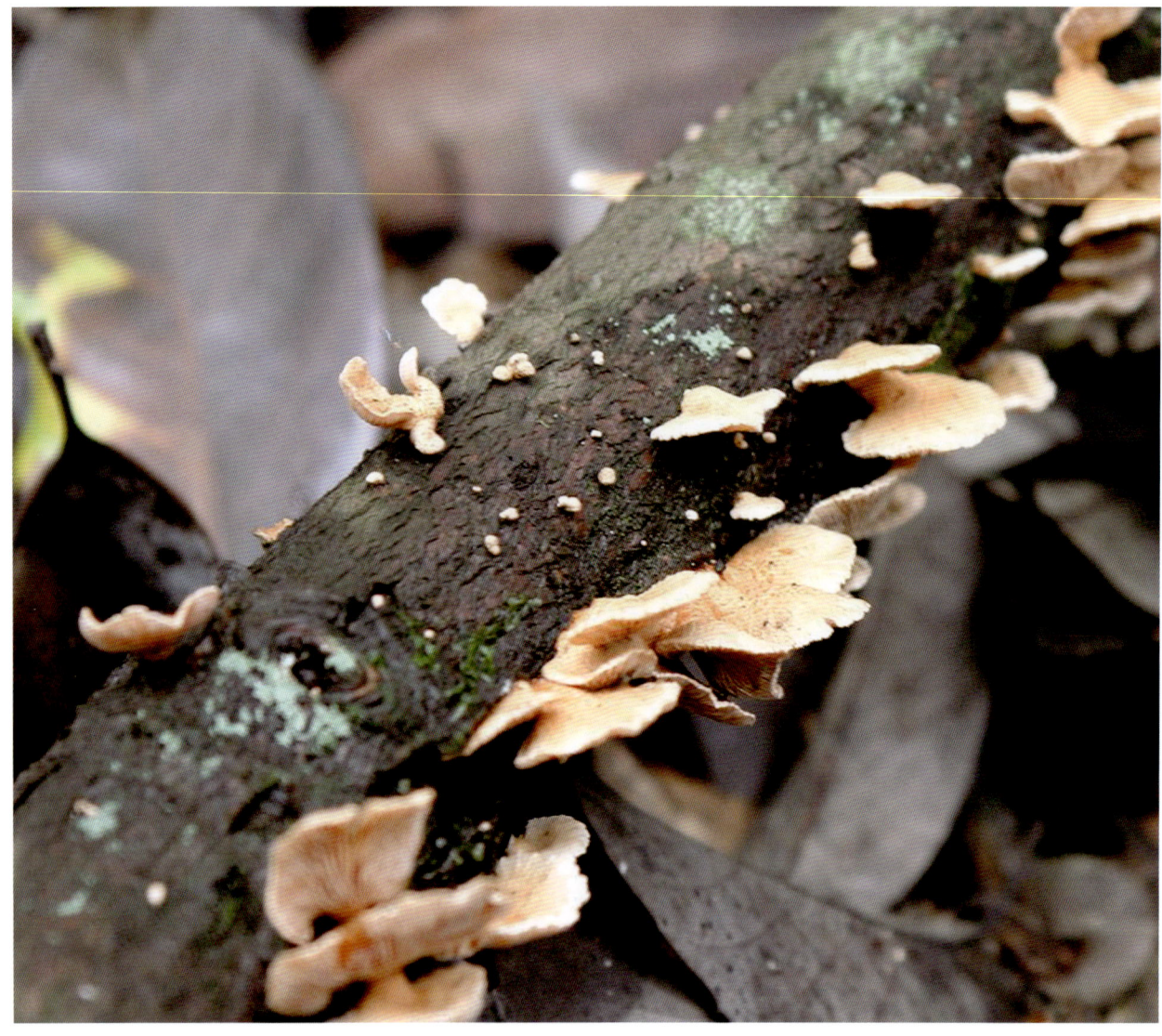

蘑菇科

Jib pab bil 林地蘑菇

【Bit hsenb 俗名】白盖菇、白香菌。

【Dios kob deis 基源】为蘑菇科真菌林地蘑菇 *Agaricus silusaticus* Schaeff. ex Fr. 的子实体。

【Niangb bet deis 生长环境】生于阔叶树的朽木上。分布于各地苗乡。

【Jox hsub 性味属经】性平，味甘，属冷热两经药，入两经。

【Qet diel xid 功能主治】功能：hxub liax dangf hxangd 收敛止血，yangx gad los gangd 消食化积。主治：yens xit lol hxangd 刀伤出血，nit diongx hxangd 高血压，hot ax yangx gad 消化不良，xus eb wel 少乳。

【Ed not xus 用法用量】内服，煎汤，15～25 g。外用，捣蓉或研末撒敷伤口。

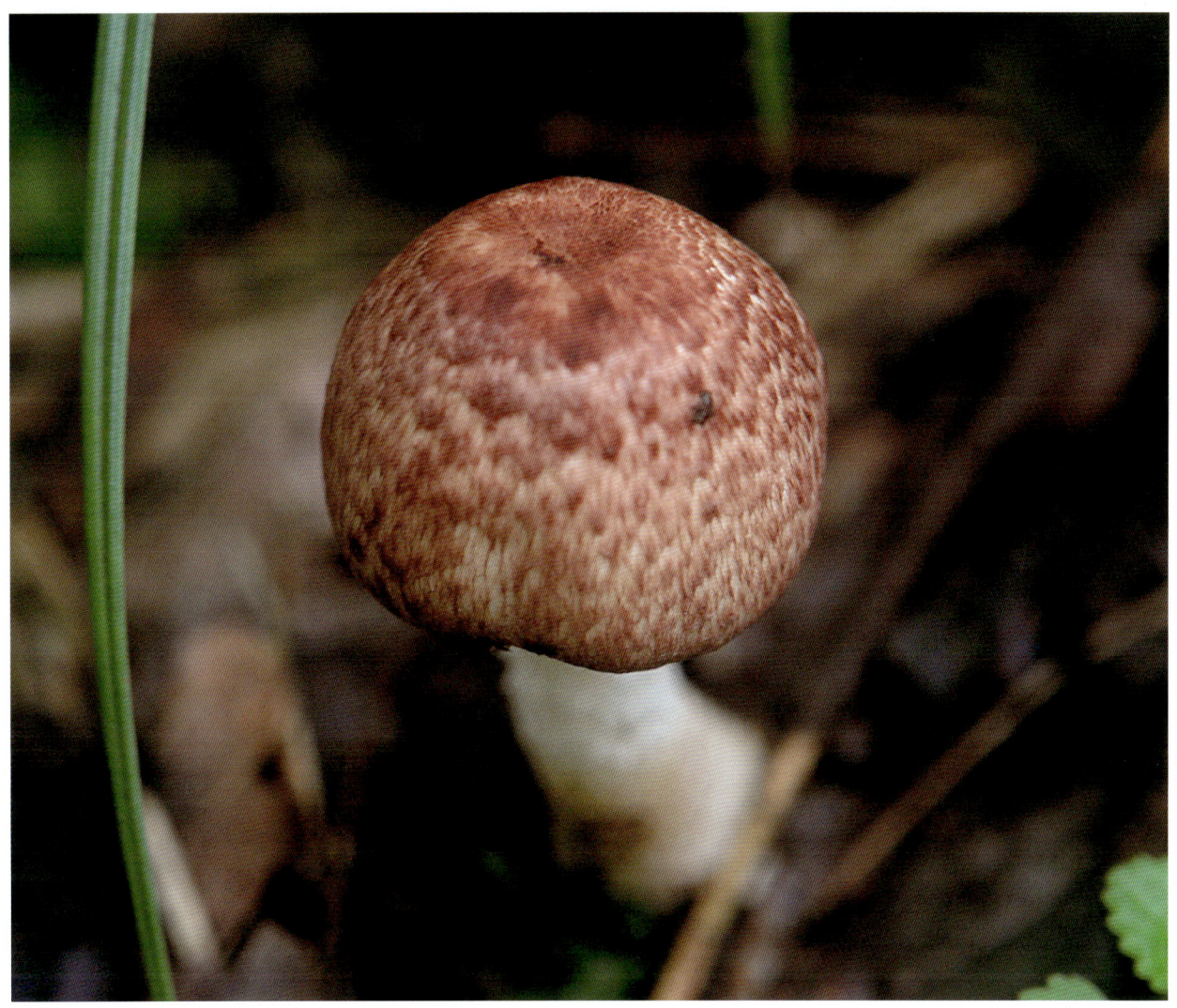

列当科

Bangx ghab dab 野菰

【Bit hsenb 俗名】土灵芝草、金锁匙、烧不死、蔗寄生、烟管头草、僧帽花、蛇箭草。

【Dios kob deis 基源】为列当科植物野菰 *Aeginetia indica* L. 的全株。

【Niangb bet deis 生长环境】生于林下草地或较阴湿处，寄生于禾本科植物芒草、芦苇等根上。

【Jox hsub 性味属经】性冷，味苦，属冷药，入热经。

【Qet diel xid 功能主治】功能：hxub kib lal ghongd 清利咽喉，tongb wal zangx yangx 利尿

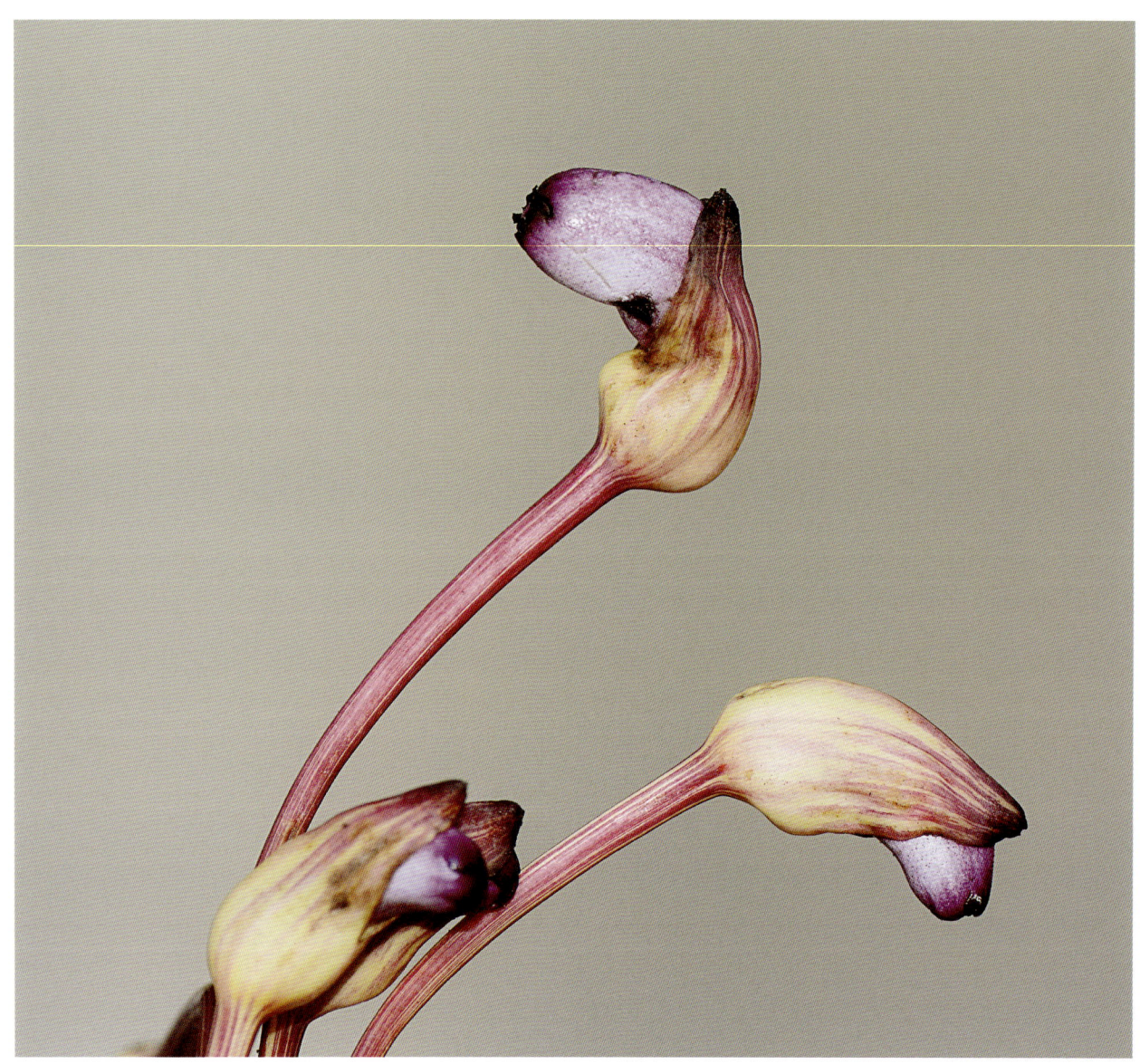

通淋。主治：mongb ghongd niangs 咽喉痛，zaid ghend wal od nud 泌尿系感染，bus diangd 骨髓炎，dix gangb 疔疮。

【Ed not xus 用法用量】内服，煎汤，15～25 g。外用，捣烂敷患处。

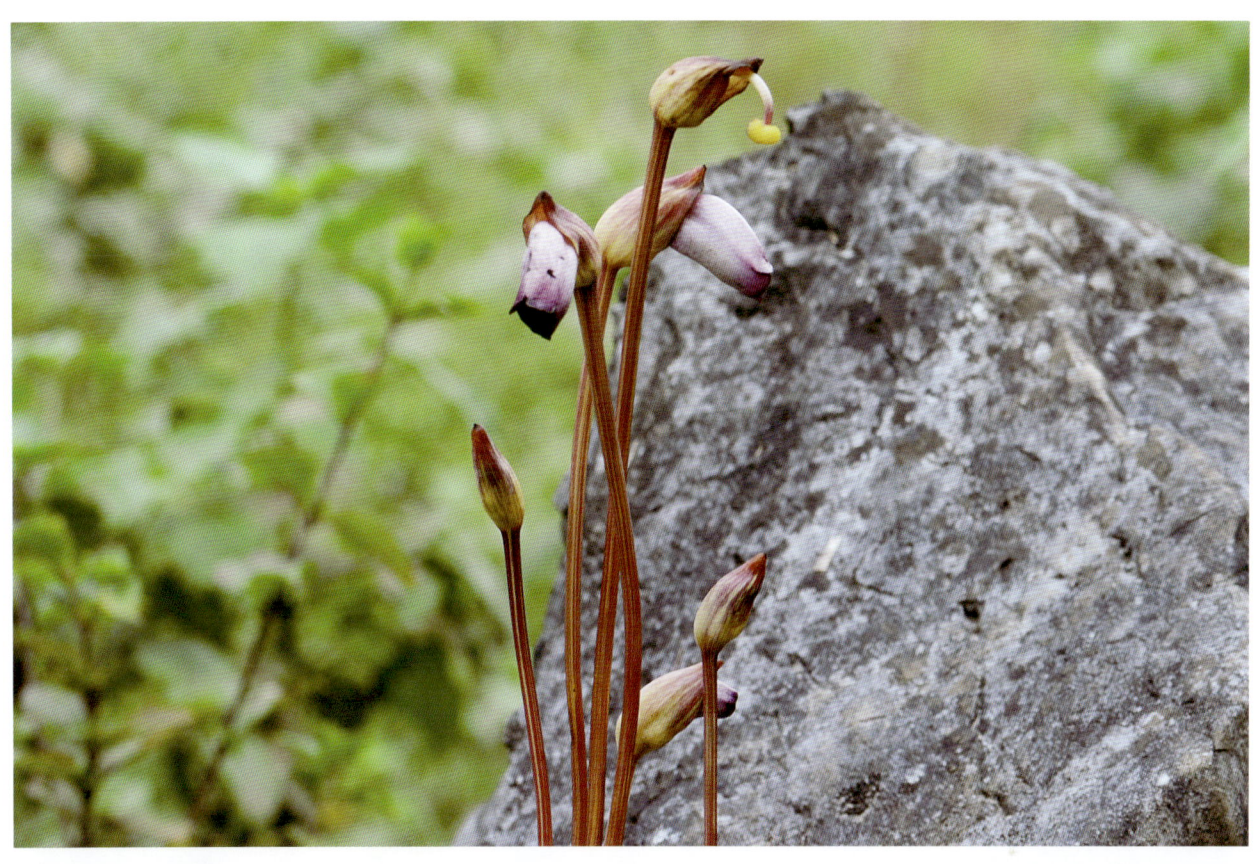

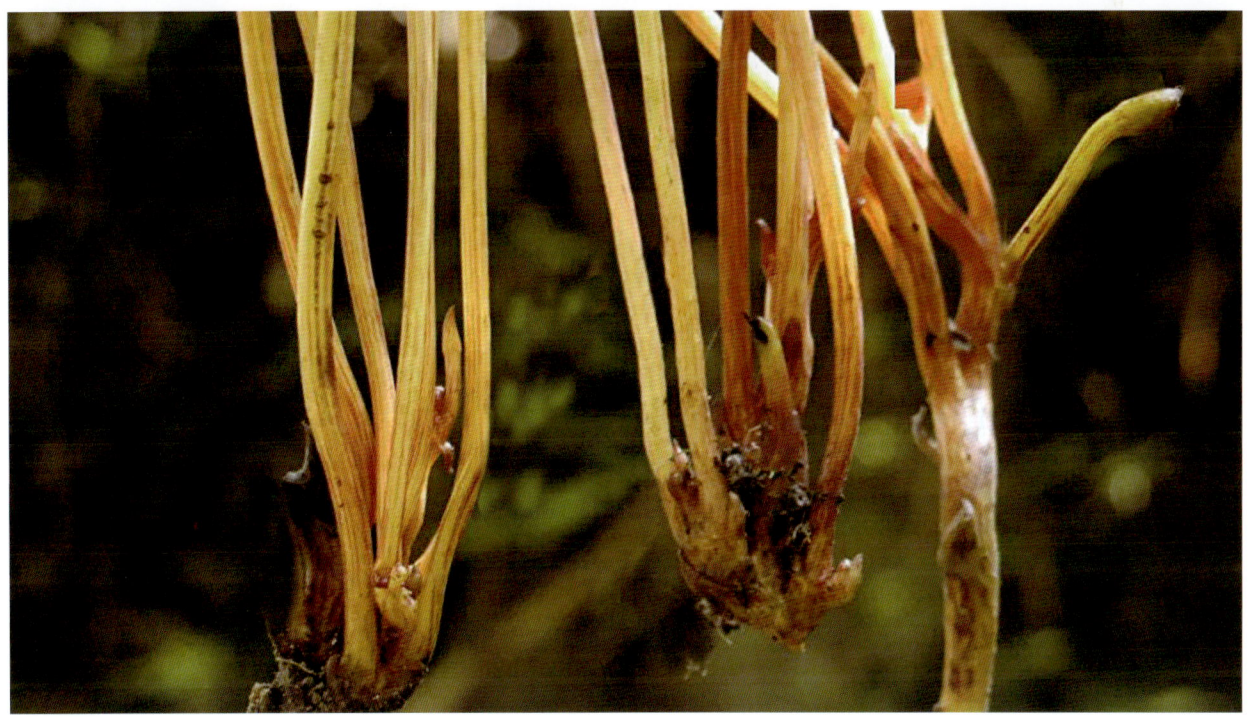

马勃科

Jib pend 脱皮马勃

【Bit hsenb 俗名】灰菇、灰菌、人头菌、牛屎菌、鸡肾菌、脱被毛球马勃。

【Dios kob deis 基源】为马勃科真菌脱皮马勃 *Lasiosphaera fenzlii* Reich. 的干燥子实体。

【Niangb bet deis 生长环境】生于旷野草地上。分布于各地苗乡。

【Jox hsub 性味属经】性平，味辛，属冷热两经药，入两经。

【Qet diel xid 功能主治】功能：hxub ghad kib lal ghongd 清热利咽，seil hxangd dangf hxangd 凉血止血。主治：yens xit lol hxangd 刀伤出血，buk dux lol hxangd 胃出血，diux ghongd od nul 咽喉炎，kangt ghongd 声音嘶哑，los link ghongd 吊小舌（悬雍垂下垂），mangb hfud ait ngol 感冒咳嗽。

【Ed not xus 用法用量】内服，煎汤，3～5g；或入丸、散。外用，研末撒；或调敷。

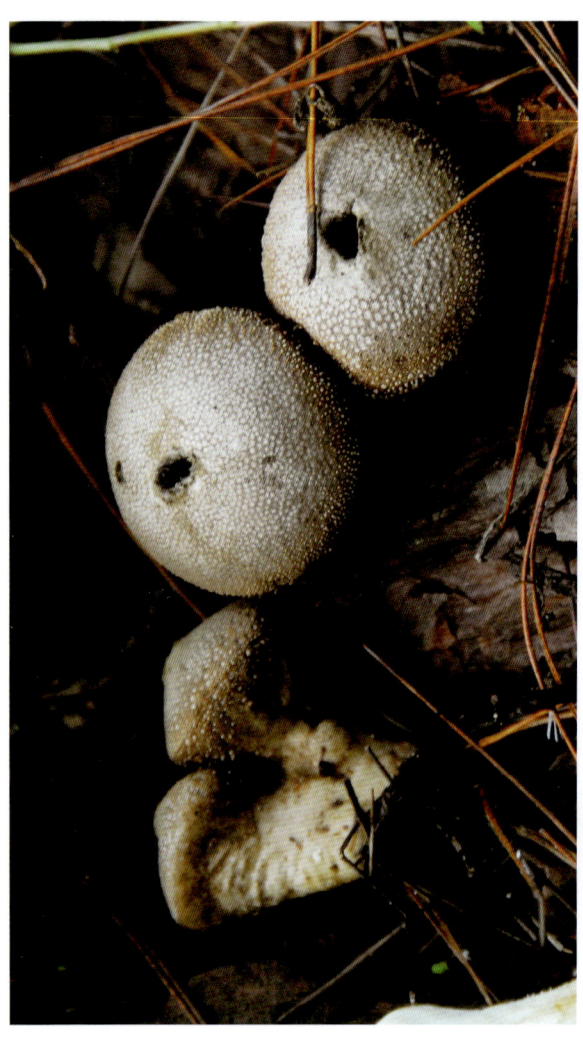 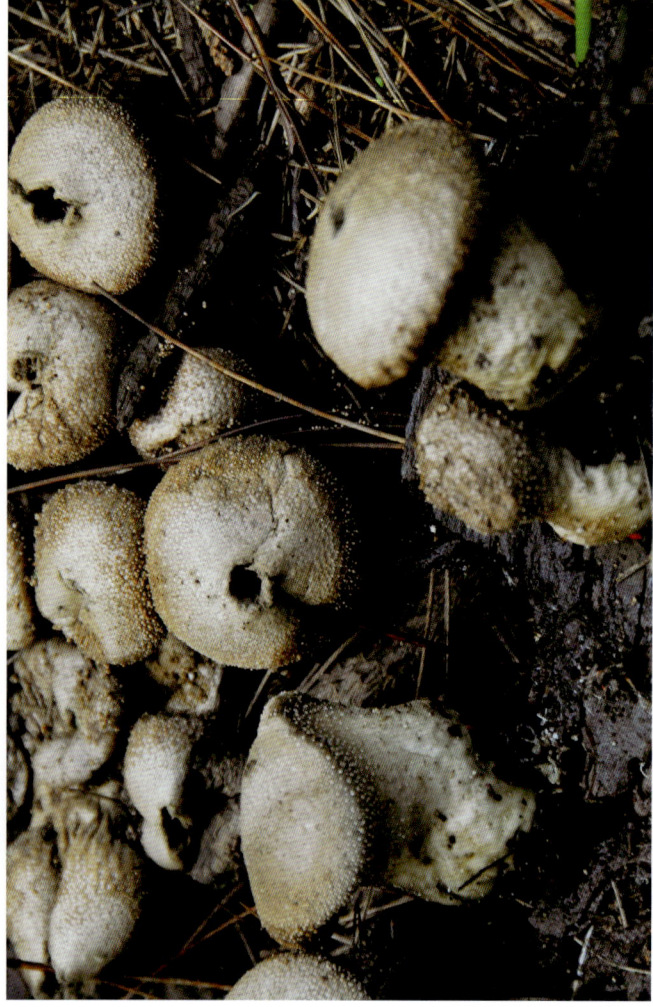

硬皮马勃科

Jib pend dlub 豆包菌

【Bit hsenb 俗名】灰色菌、豆包、彩色豆马勃。

【Dios kob deis 基源】为硬皮马勃科真菌豆包菌 Pisolithus tinctorius（Pers.）Coker et Couch. 的子实体。

【Niangb bet deis 生长环境】生于旷野砂砾地上、松林沙地或树荫下草地上。分布于各地苗乡。

【Jox hsub 性味属经】性平，味辛，属冷热两经药，入两经。

【Qet diel xid 功能主治】功能：hxenk angt dangf mongb 消肿止痛，seil hxangd dangf hxangd 凉血止血。主治：yens xit lol hxangd 刀伤出血，buk dux lol hxangd 胃出血，diongx ghongd gad lol hxangd 食道出血，ngol lol hxangd 咳血。

【Ed not xus 用法用量】内服，煎汤，3～5 g；或研末，取 6 g 加适量白糖冲服。

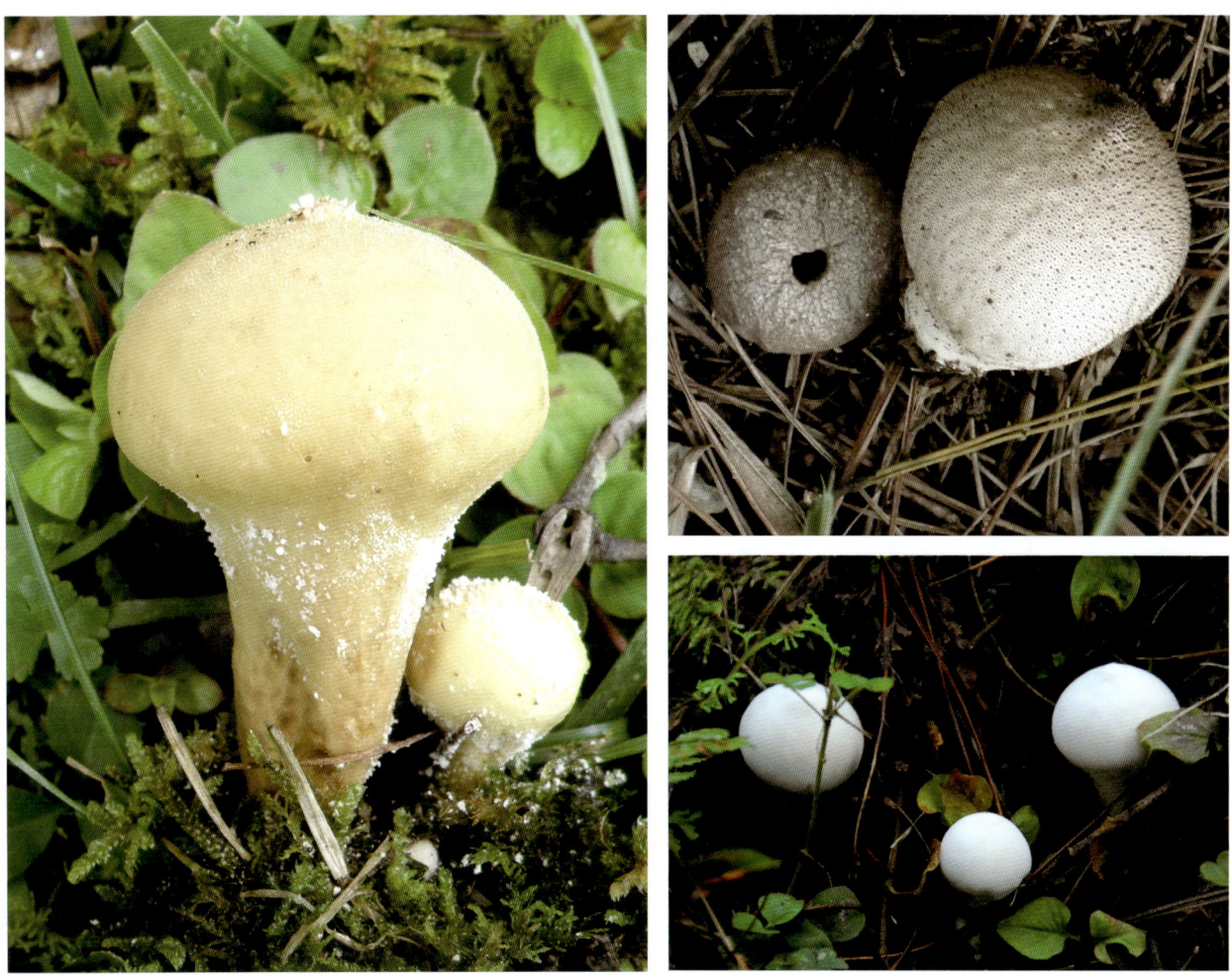

灰包科

Jib zax dul 网纹灰包

【Bit hsenb 俗名】灰包、马勃、灰包菌、网纹马勃。

【Dios kob deis 基源】为灰包科真菌网纹灰包 *Lycperdon perlatum* Pers. 的干燥子实体。

【Niangb bet deis 生长环境】生于旷野草地。分布于各地苗乡。

【Jox hsub 性味属经】性平，味辛，属冷热两经药，入两经。

【Qet diel xid 功能主治】功能：hxub ghad kib lal ghongd 清热利咽，seil hxangd dangf hxangd 凉血止血。主治：buk dux lol hxangd 胃出血，lol hxangd nais 鼻衄，yens xit lol hxangd 刀伤出血，los link ghongd 吊小舌，diux ghongd od nul 咽喉炎，kangt ghongd 声音嘶哑，mangb hfud ait ngol 感冒咳嗽。

【Ed not xus 用法用量】内服，煎汤，3～5 g；或入丸、散。外用，研末撒；或调敷。

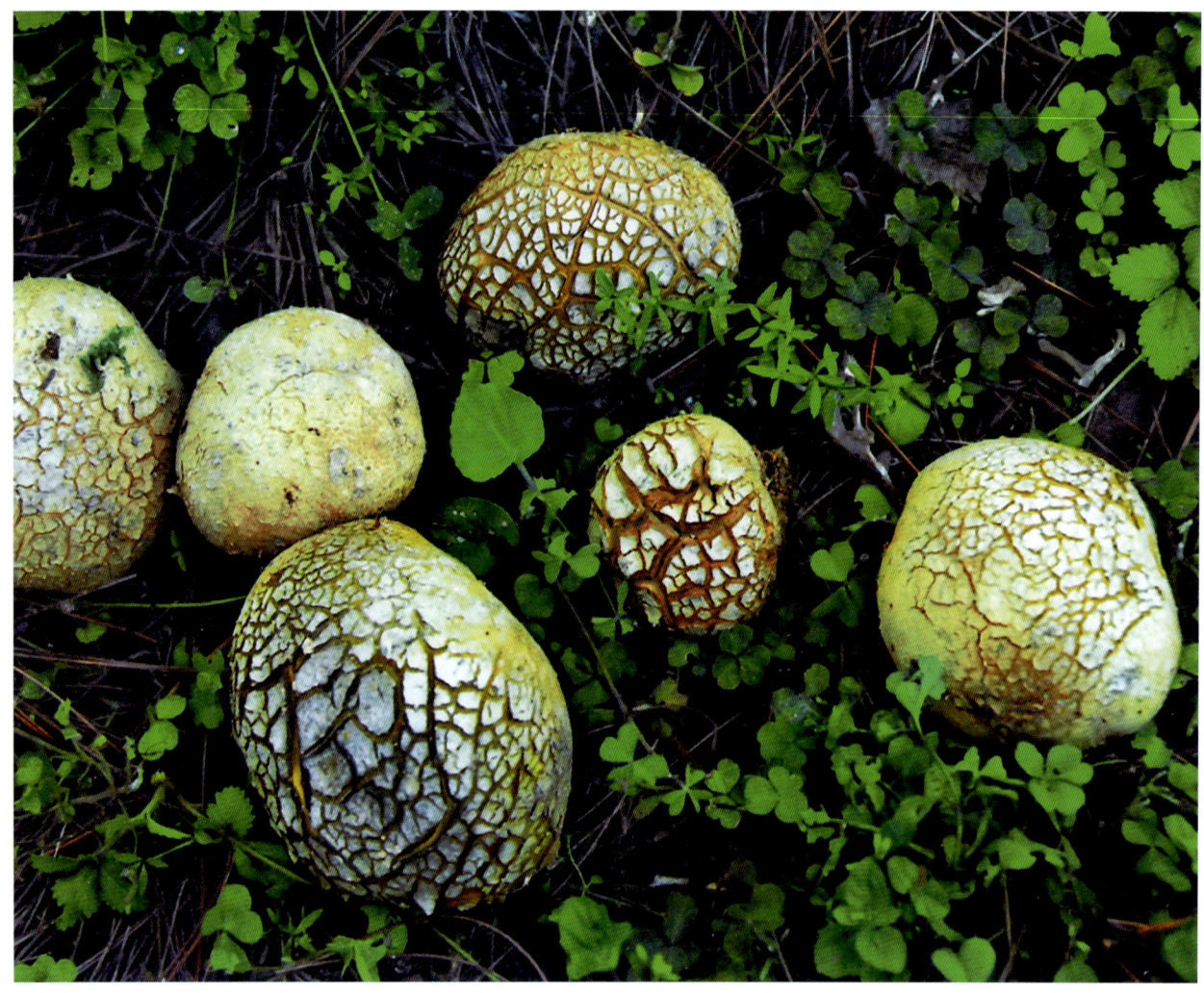

地星科

Jib gangb vas 硬皮地星

【Bit hsenb 俗名】地星、地射、米屎菰、地蜘蛛。

【Dios kob deis 基源】为地星科真菌硬皮地星 *Geastrum hygrometricum* Pers. 的子实体及孢子。

【Niangb bet deis 生长环境】夏、秋生于山野路旁。分布于各地苗乡。

【Jox hsub 性味属经】性平，味辛，属冷热两经药，入两经。

【Qet diel xid 功能主治】功能：seil hxangd dangf hxangd 凉血止血，hxub kib tat jab 清热解毒。主治：yens xit lol hxangd 刀伤出血，mongb ghongd niangs 咽喉痛，niangb hsab pob mongb 无名肿毒。

【Ed not xus 用法用量】内服，煎汤，3～5 g。外用，适量。

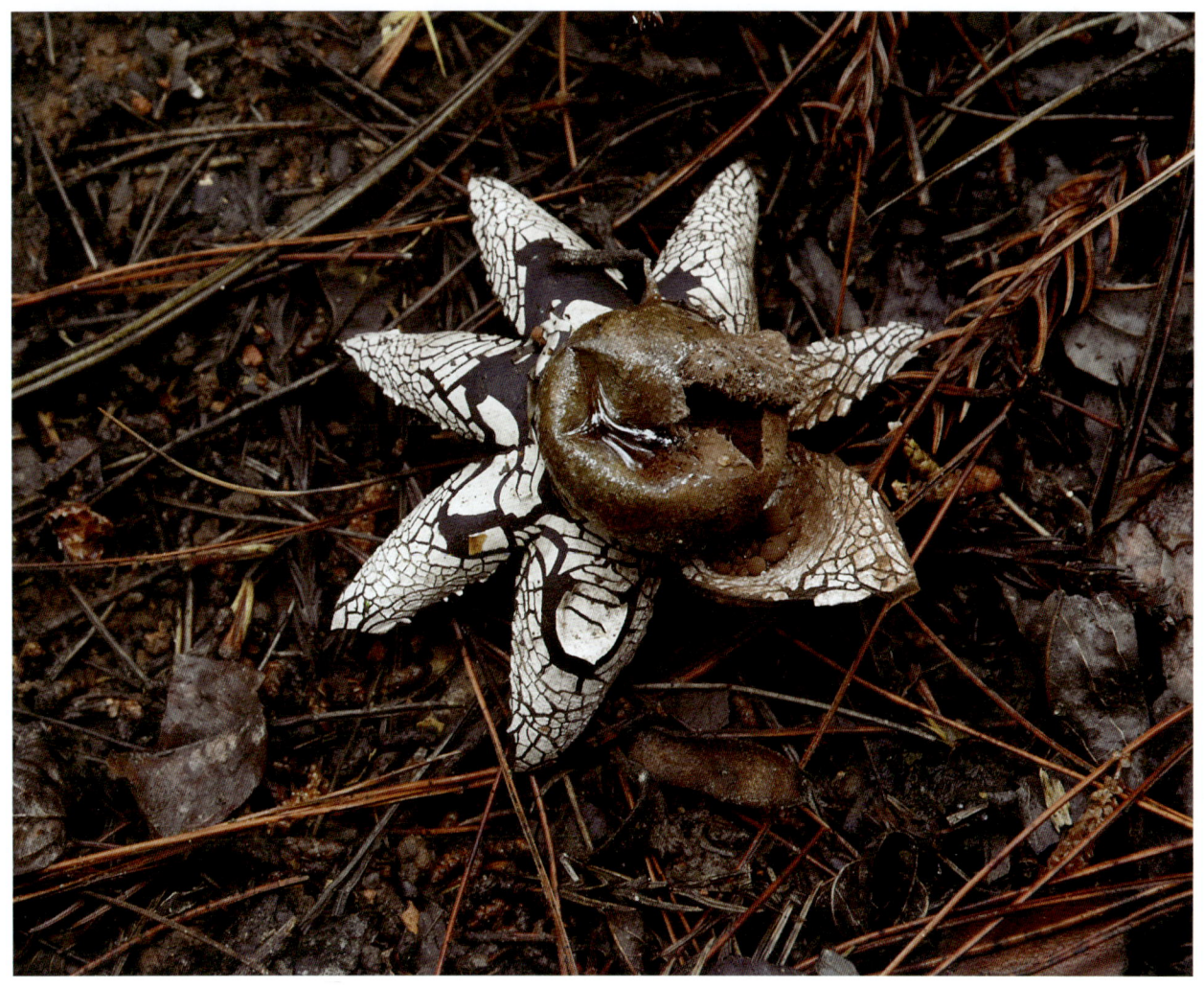

地钱科

Box bil 地钱

【Bit hsenb 俗名】地衣、一团云、地浮萍、地梭罗。

【Dios kob deis 基源】为地钱科植物地钱 Marchantia polymorpha L. 的叶状体。

【Niangb bet deis 生长环境】生于溪边、河边阴湿处。分布于各地苗乡。

【Jox hsub 性味属经】性冷，味淡，属冷药，入热经。

【Qet diel xid 功能主治】功能：hxub kib los xuf 清热利湿，seil hxangd dangf hxangd 凉血止血。主治：lod hsongd 骨折，yens xit lol hxangd 刀伤出血，hniub mais bal lial 眼雾不明，lax gangb liax 脚湿气（脚癣）。

【Ed not xus 用法用量】内服，水煎，20～30 g。外用，鲜品捣烂敷。

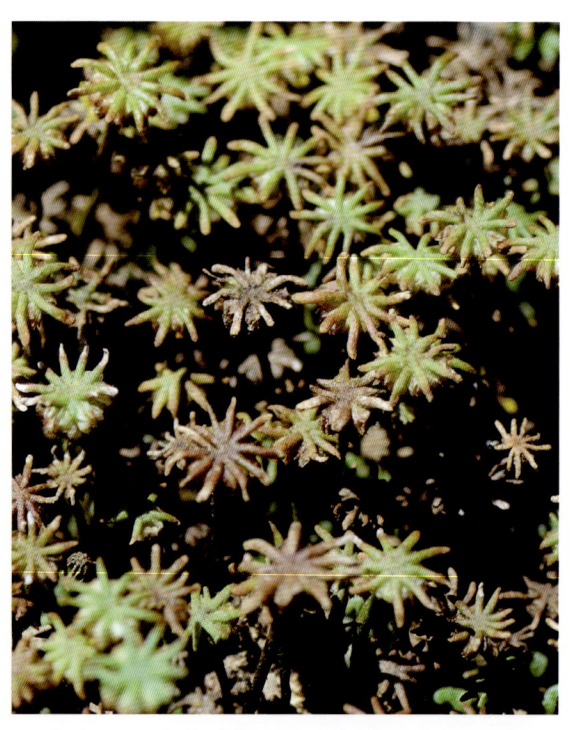

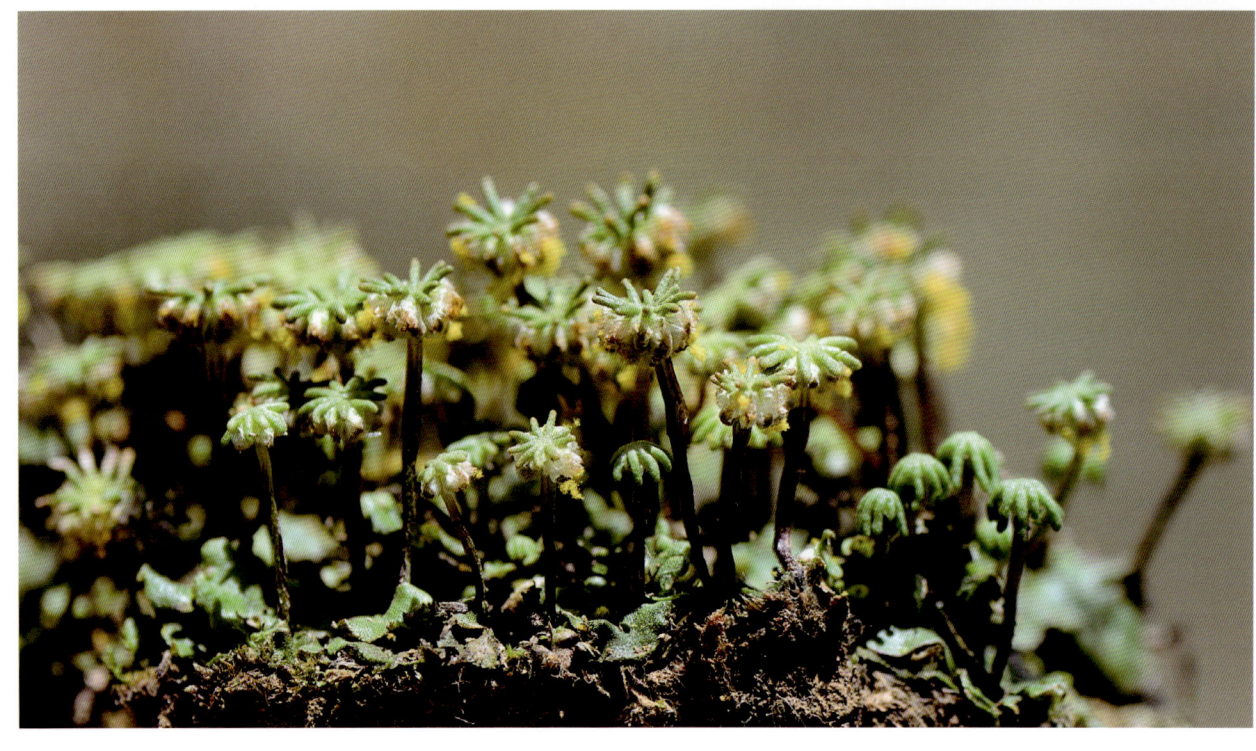

黑粉菌科

Nax ghad mob 稻曲菌

【Bit hsenb 俗名】猫屎、丰年谷、粳谷奴、稻绿核、稻黑霉。

【Dios kob deis 基源】为黑粉菌科真菌稻曲菌 *Ustilaqinoidea uirens*（Cke.）Tak. 的菌核及分生孢子。

【Niangb bet deis 生长环境】生于抽穗后的稻穗上。分布于各地苗乡。

【Jox hsub 性味属经】性平，味微咸，属冷热两经药，入两经。

【Qet diel xid 功能主治】功能：hxenk ongd hsongb saik jend 消炎杀菌。主治：mongb ghongd dlub 白喉。

【Ed not xus 用法用量】内服，煎汤，3～5 g。

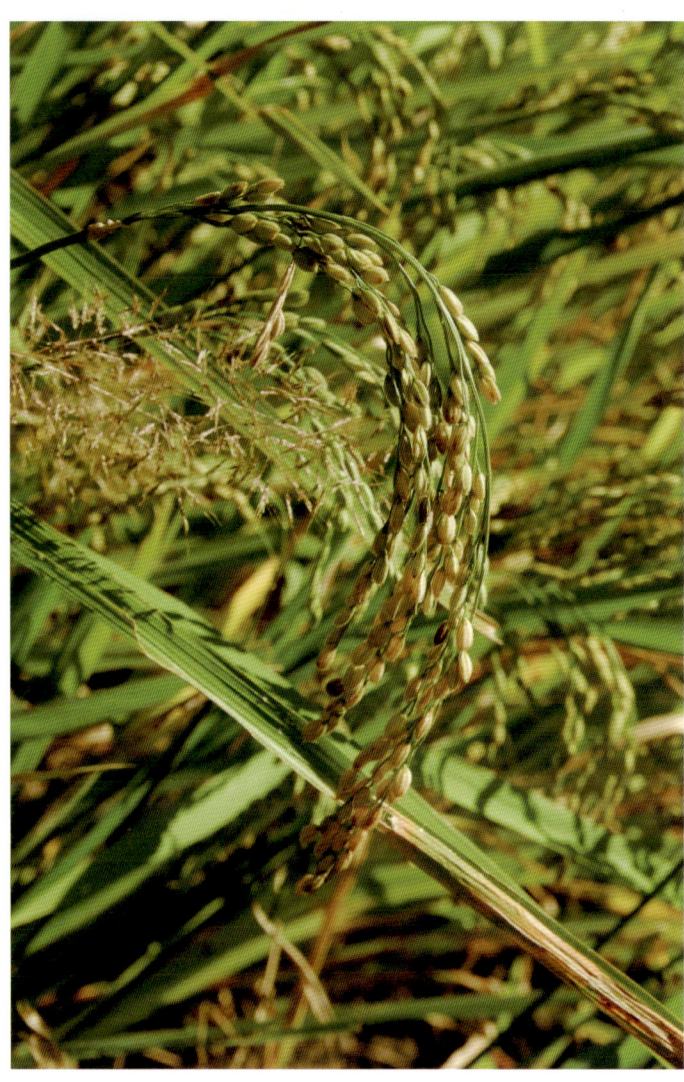
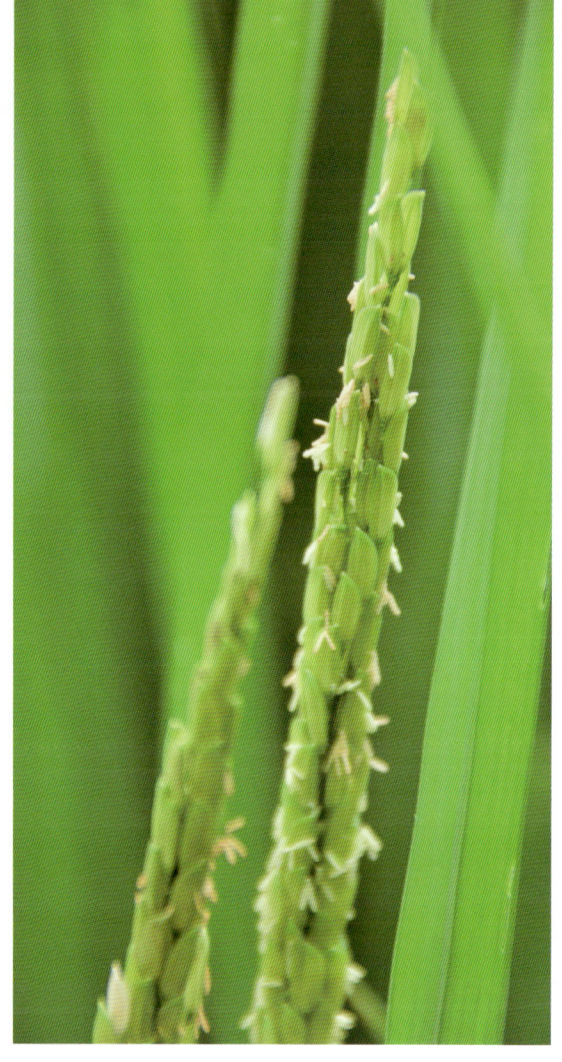

Mangl ghad mob 麦散黑粉菌

【Bit hsenb 俗名】麦奴、黑粉菌、麦黑菌、麦子黑勃。

【Dios kob deis 基源】为黑粉菌科真菌麦散黑粉菌 Ustilago nuda（Jens.）Rostr. 的越冬孢子粉。

【Niangb bet deis 生长环境】生于麦田中，侵染大麦、小麦整个花序。分布于部分苗乡。

【Jox hsub 性味属经】性平，味淡，属冷热两经药，入两经。

【Qet diel xid 功能主治】功能：hxub jent dangf mongb 祛风止痛，seil hxangd dangf hxangd 凉血止血。主治：mongb khob 头痛，seil kib 伤寒，hfak bangb hxangd 血崩。

【Ed not xus 用法用量】内服，煎汤，3～5 g；或制蜜丸，开水化服。

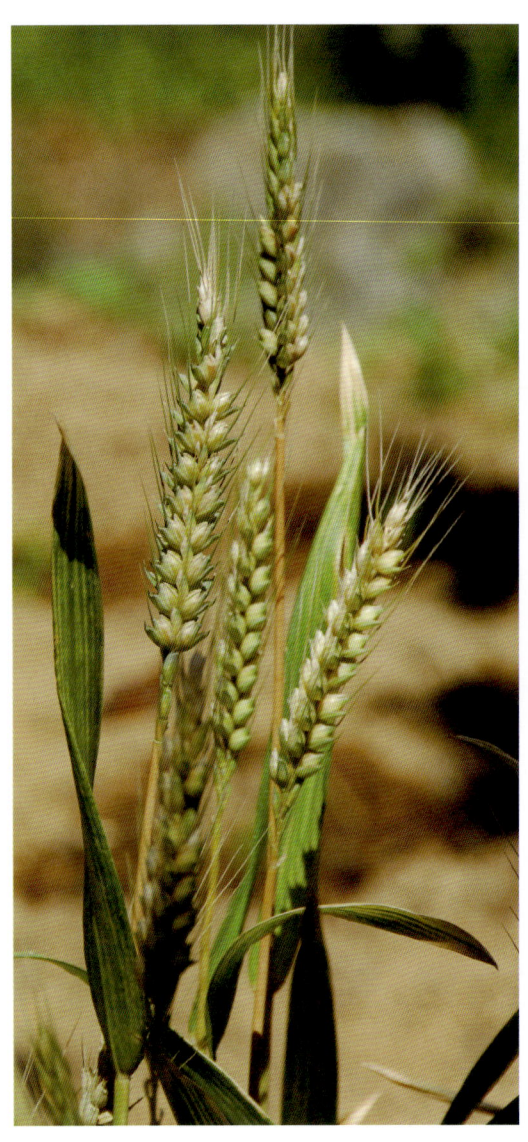
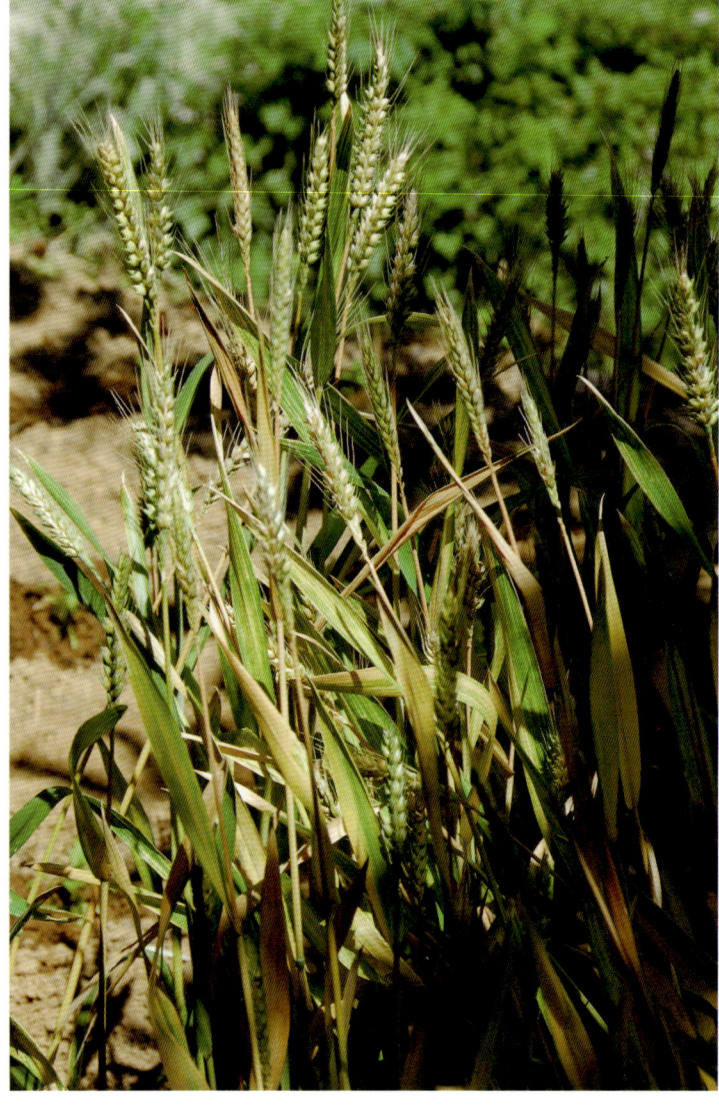

Jib ghad mob 玉米黑粉菌

【Bit hsenb 俗名】棒子包、玉米黑霉。

【Dios kob deis 基源】为黑粉菌科真菌玉米黑粉菌 *Ustilago maydus*（DC.）Corda. 的孢子堆。

【Niangb bet deis 生长环境】寄生于玉米植株的任何部位形成孢子堆。分布于部分苗乡。

【Jox hsub 性味属经】性冷，味甘，属冷药，入热经。

【Qet diel xid 功能主治】功能：yis ghad niangs 益肠胃，lal hfud nais vut xenb 利肝胆。主治：lal ghad bit ax dangx 神经衰弱，jib daib ngas naix mais 小儿疳积，hot ax yangx gad 消化不良，jib ghad 便秘。

【Ed not xus 用法用量】内服，煎汤，3～5 g；或制蜜丸，开水化服。

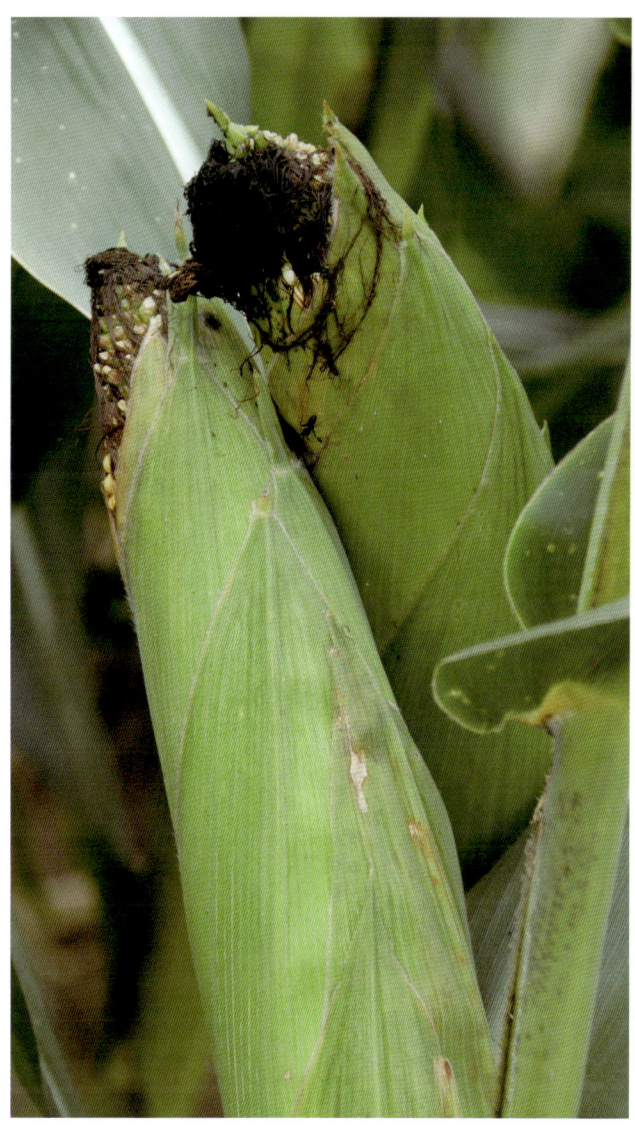 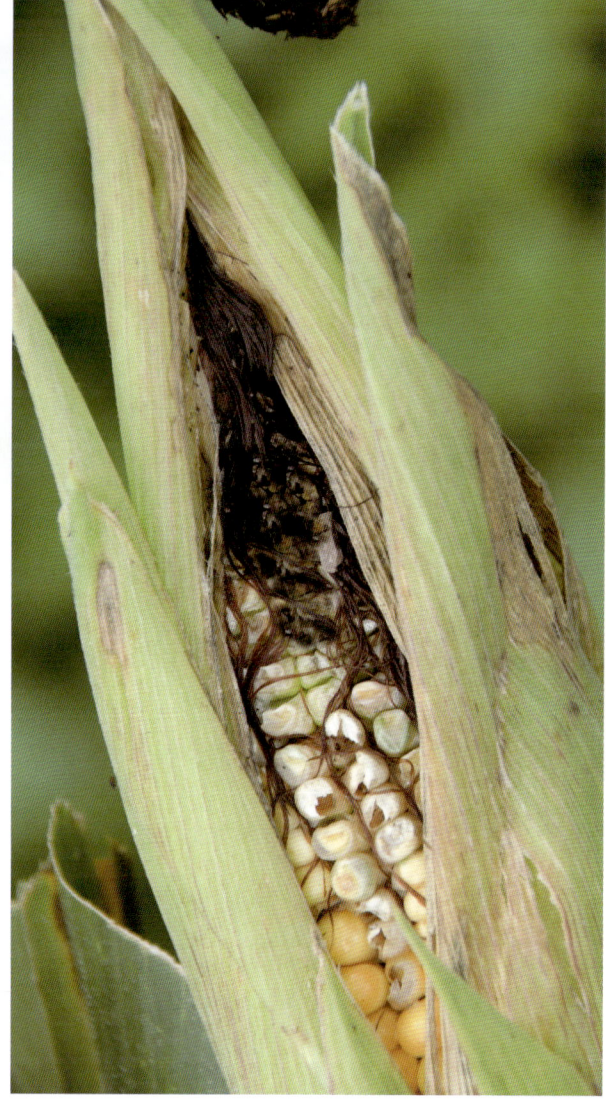

石蕊科

Sub ghab dab 石蕊

【Bit hsenb 俗名】石花、太白树、刀伤药、小喇叭、地喇叭。

【Dios kob deis 基源】为石蕊科植物石蕊 Cladonia ranqiferina Web. 的枝状体。

【Niangb bet deis 生长环境】生于干燥的山地。分布于部分苗乡。

【Jox hsub 性味属经】性冷，味甘，属冷药，入热经。

【Qet diel xid 功能主治】功能：seil hxangd dangf hxangd 凉血止血，hxub kib yangx ngol 清热化痰。主治：yens xit lol hxangd 刀伤出血，ngol lol hxangd 咳血，od hxangd 吐血，mongb pit khob 偏头痛，yens jent mongb 风湿痛。

【Ed not xus 用法用量】内服，沸水泡，15～25 g；或入丸、散。外用，研末调敷伤处。

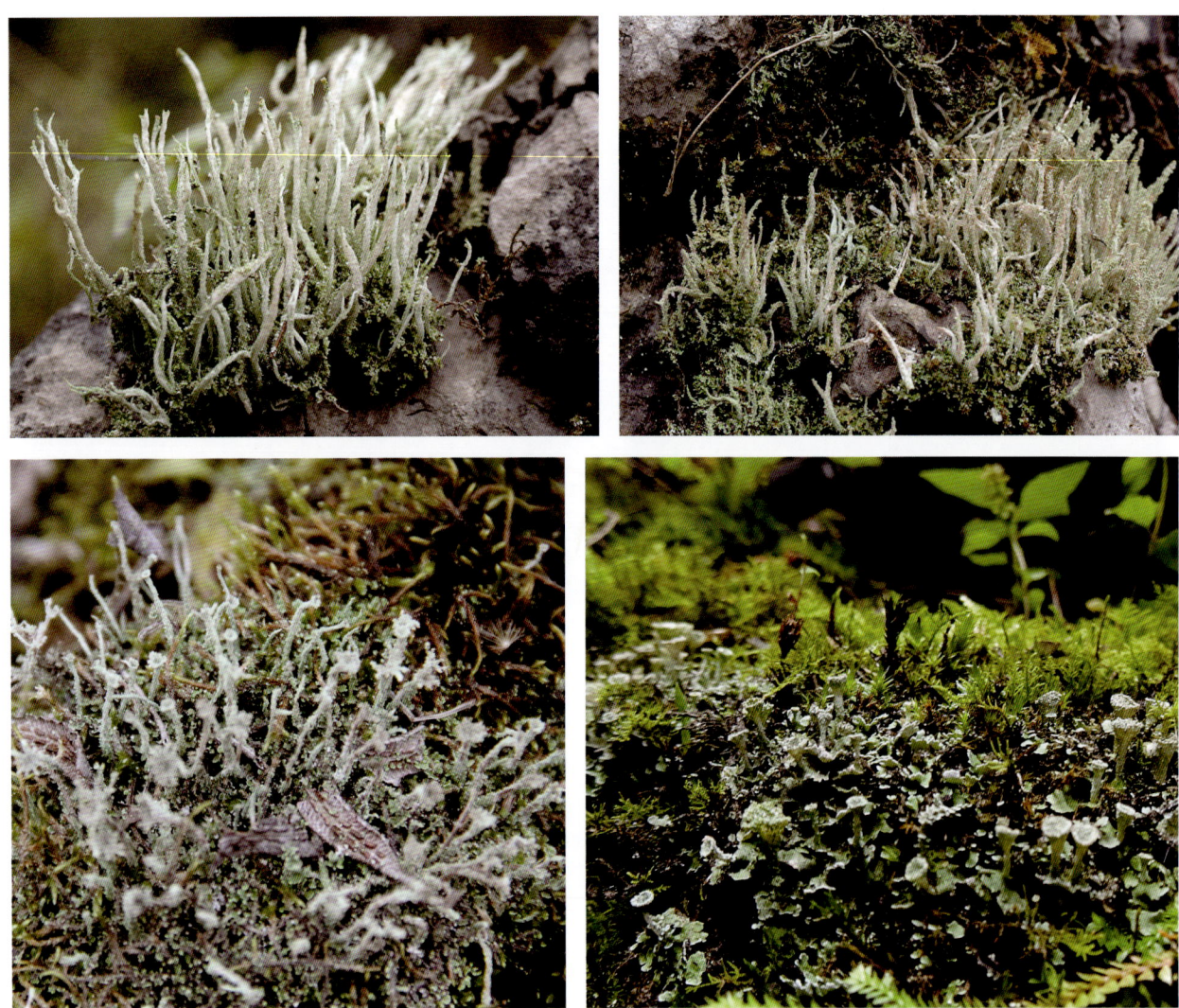

Set ghad gef 千层石蕊

【Bit hsenb 俗名】小喇叭、地喇叭、石喇叭。

【Dios kob deis 基源】为石蕊科植物千层石蕊 Cladonia uerticllata Hoffm. 的全草。

【Niangb bet deis 生长环境】生于路旁阴湿岩石上。分布于各地苗乡。

【Jox hsub 性味属经】性冷，味苦涩，属冷药，入热经。

【Qet diel xid 功能主治】功能：hxub kib tat jab 清热解毒，seil hxangd dangf hxangd 凉血止血。主治：ngol lol hxangd 咳血，yens xit lol hxangd 刀伤出血，kib eb kib dul 水火烫伤。

【Ed not xus 用法用量】治咳血，25 g，煨水服。治刀伤，捣蓉包患处。治水火烫伤，研末调菜油敷。

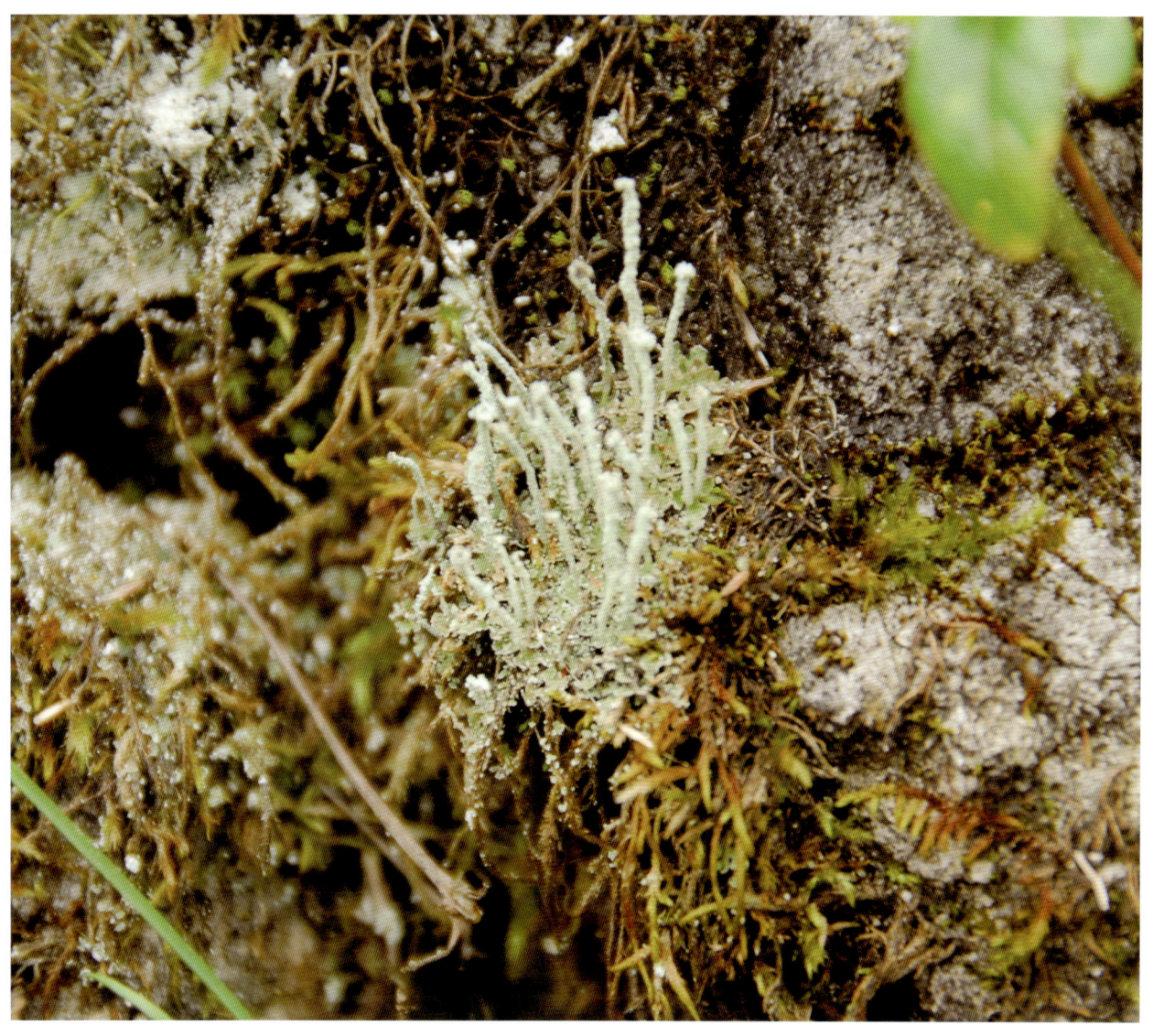

脐衣科

Jib bod vib 石耳

【Bit hsenb 俗名】岩菇、石灵芝、石木耳、石耳子。

【Dios kob deis 基源】为脐衣科植物石耳 *Umbilicara esculenta*（Miyoshi）Minks. 的子实体。

【Niangb bet deis 生长环境】生于悬崖峭壁岩石上。分布于部分苗乡。

【Jox hsub 性味属经】性平，味淡，属冷热两经药，入两经。

【Qet diel xid 功能主治】功能：hxub kib tat jab 清热解毒，seil hxangd dangf hxangd 凉血止血。主治：ait gheb bal jid od hxangd 劳伤吐血，ngol lol hxangd 咳血，dlif ghab neib ghangb lol hxangd 脱肛出血。

【Ed not xus 用法用量】内服，煎汤，15～20 g；或入丸、散。

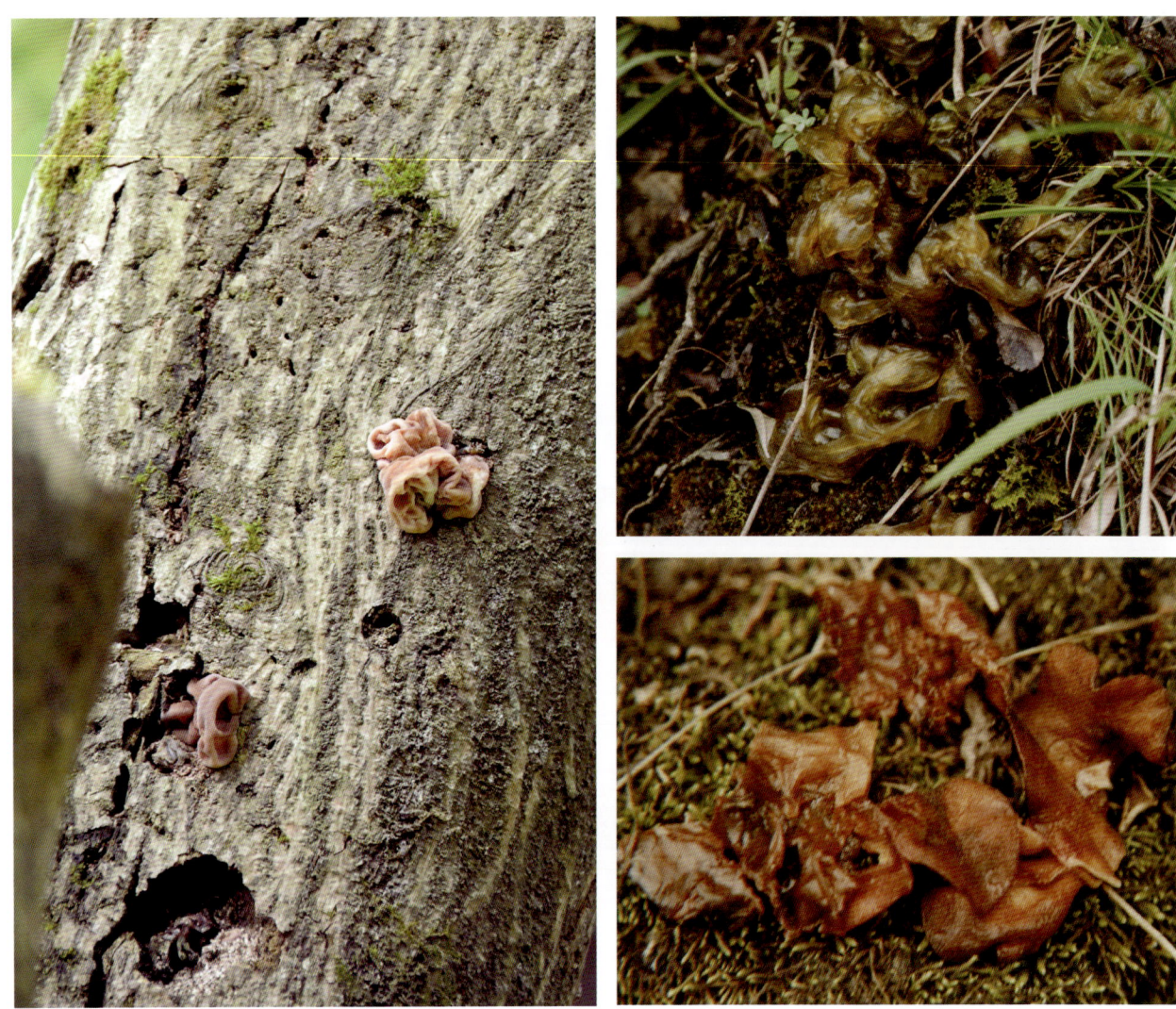

松萝科

Ghaob saix bib 松萝

【Bit hsenb 俗名】松落、长松萝、雪风藤、龙须草、云雾草、松上寄生。

【Dios kob deis 基源】为松萝科植物长松萝 *Usnea longissima* Ach.、破茎松萝 *Usnea aiffracta* Vain. 的丝状体全草。

【Niangb bet deis 生长环境】生于阴湿林中，多附生在针叶树上。分布于各地苗乡。

【Jox hsub 性味属经】性平，味甘，属冷热两经药，入两经。

【Qet diel xid 功能主治】功能：seil hxangd dangf hxangd 凉血止血，hxub kib yangx ngol 清热化痰。主治：yens xit lol hxangd 刀伤出血，nais pot yens jab ait ngol 肺痨咳嗽，ait ngol ghad ngol not 咳嗽痰多，mongb khob 头痛，los ghab hlat mais dlub 眼翳。

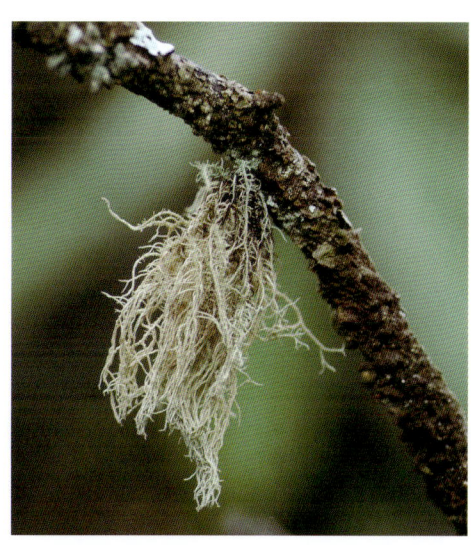

【Ed not xus 用法用量】内服，煎汤，10～15 g。外用，煎水洗或研末调敷。

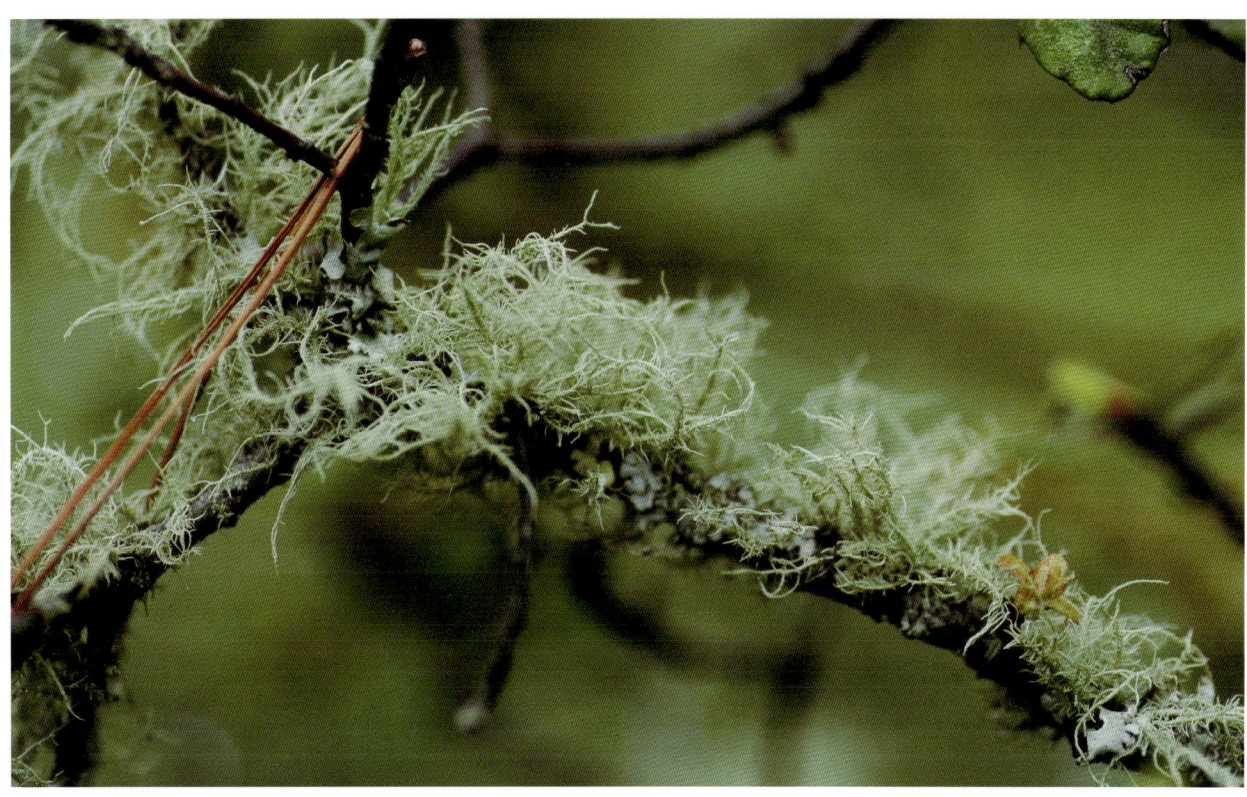

蛇苔科

Vob gaib dait 蛇苔

【Bit hsenb 俗名】云斑、一团云、石皮斑、地苔衣、地皮斑。

【Dios kob deis 基源】为蛇苔科植物蛇苔 *Conocephalum conicum*（L.）Dumortier. 的全株。

【Niangb bet deis 生长环境】多生于溪边杂木林下岩石上或土壤上。分布于部分苗乡。

【Jox hsub 性味属经】性冷，味甘辛，属冷药，入热经。

【Qet diel xid 功能主治】功能：hxub kib tat jab 清热解毒，hxenk angt dangf mongb 消肿止痛。主治：lod hsongd 骨折，yens xit 刀伤，niangb hsab pob mongb 无名肿毒，dix guk 背痛，yens nangb gik 毒蛇咬伤。

【Ed not xus 用法用量】内服，煎汤，10～15 g。外用，捣烂敷或研末敷。

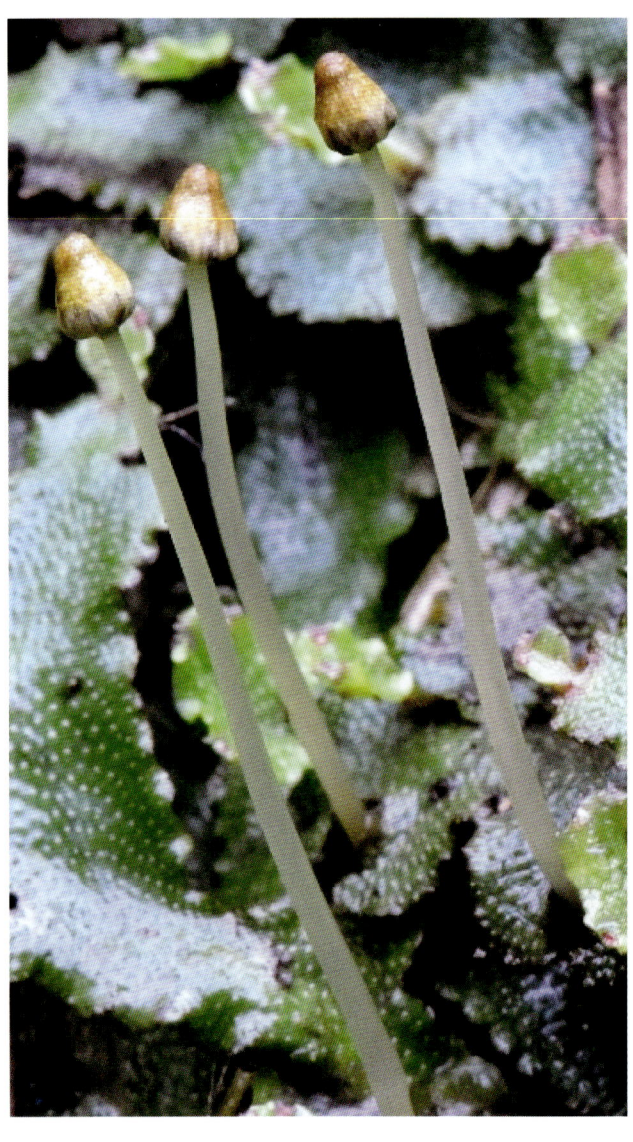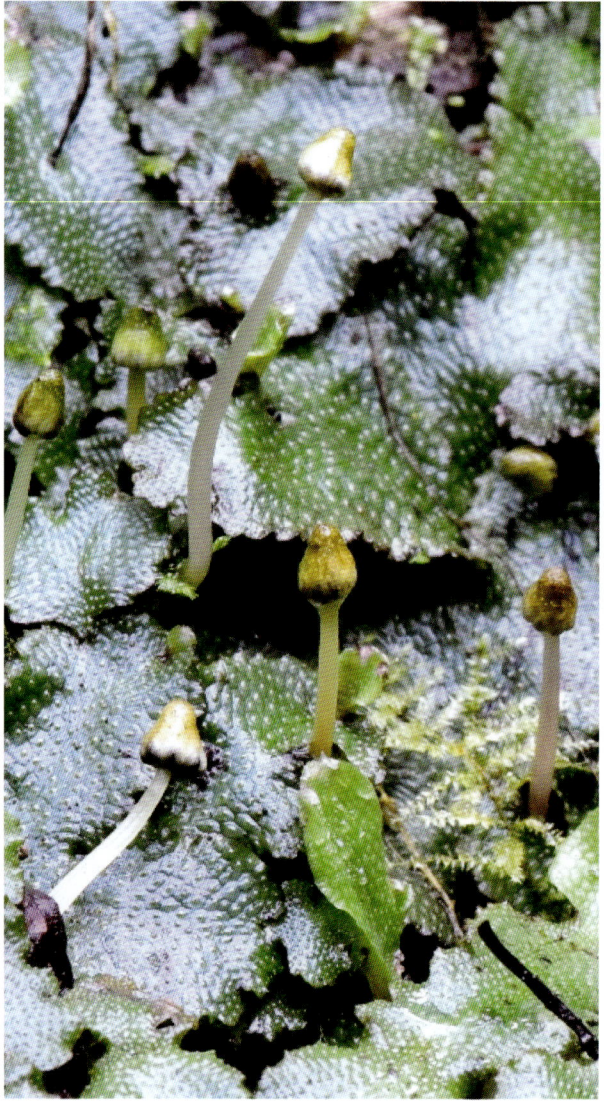

提灯藓科

Vob gif lix 尖叶提灯藓

【Bit hsenb 俗名】水木草、提灯藓。

【Dios kob deis 基源】为提灯藓科植物尖叶提灯藓 *Mnium cuspidatum* Hedw. 的全株。

【Niangb bet deis 生长环境】多附生于阔叶林老树干上。分布于部分苗乡。

【Jox hsub 性味属经】性冷，味淡，属冷药，入热经。

【Qet diel xid 功能主治】功能：hxub kib tat jab 清热解毒。主治：los link ghongd 吊小舌，mongb ghongd niangs 咽喉痛，jangx dix 生疖。

【Ed not xus 用法用量】内服，煎汤，10～20 g。外用，捣烂敷。

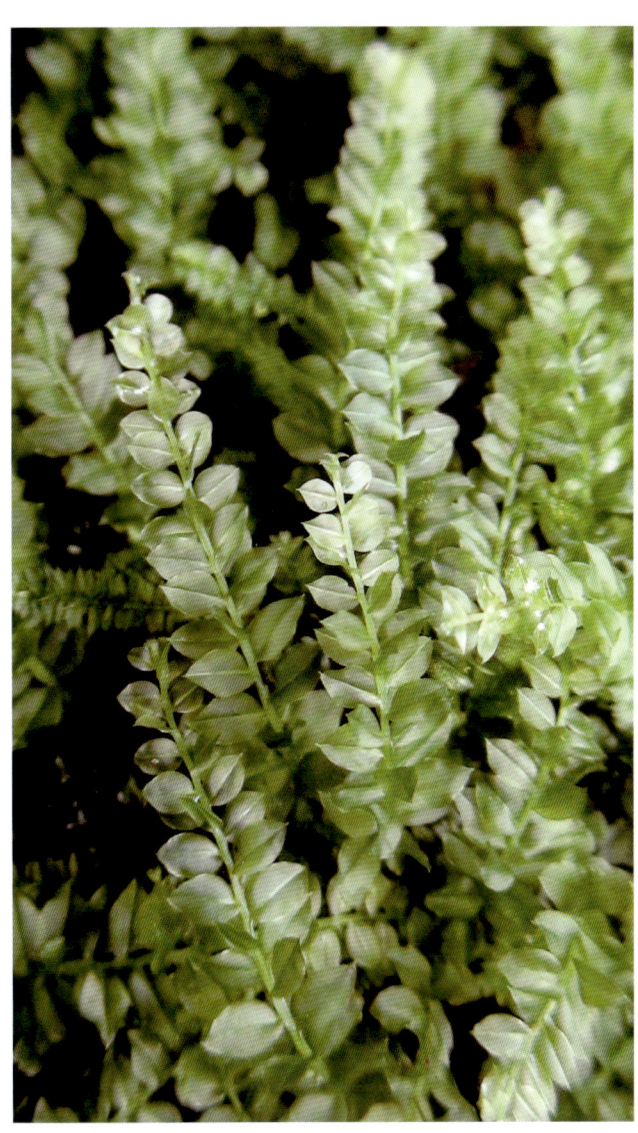
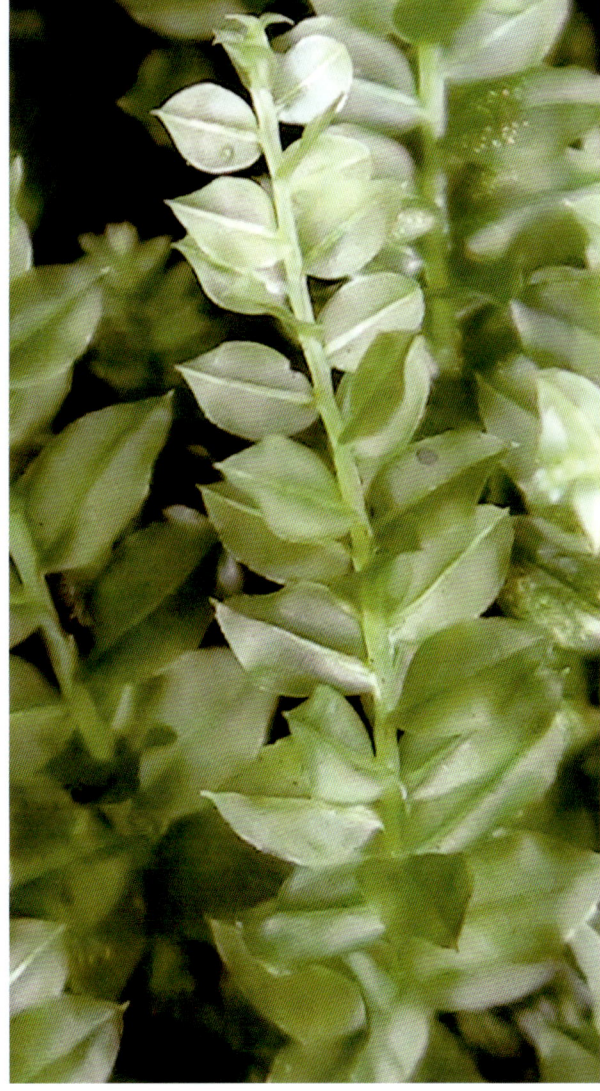

真藓科

Vob seb jib 红大叶藓

【Bit hsenb 俗名】鲜叶、红藓叶。

【Dios kob deis 基源】为真藓科植物红大叶藓 *Rhodobryum roseum* Limpr. 的全草。

【Niangb bet deis 生长环境】生于沟谷阴湿处地上、林中岩石上。分布于部分苗乡。

【Jox hsub 性味属经】性平，味微苦，属冷热两经药，入两经。

【Qet diel xid 功能主治】功能：dins hvib dangf hnind 镇静安神。主治：lal ghad bit ax dangx 神经衰弱，bit ax dangx 失眠，dliud mais ves 心脏病，vut hxib 心悸。

【Ed not xus 用法用量】内服，煎汤，20～25 g；或入丸、散。

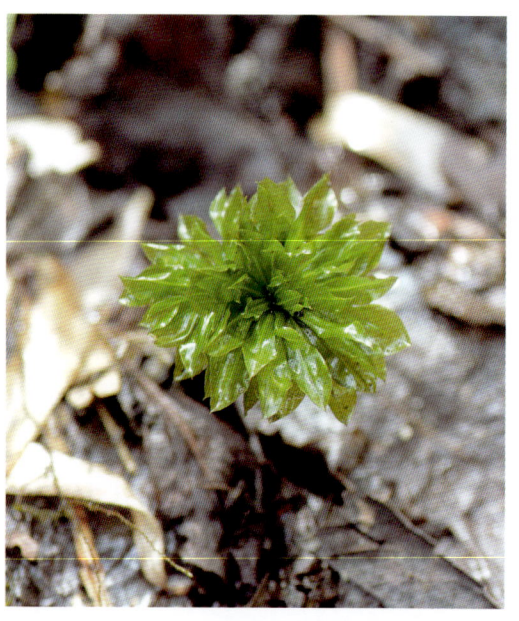

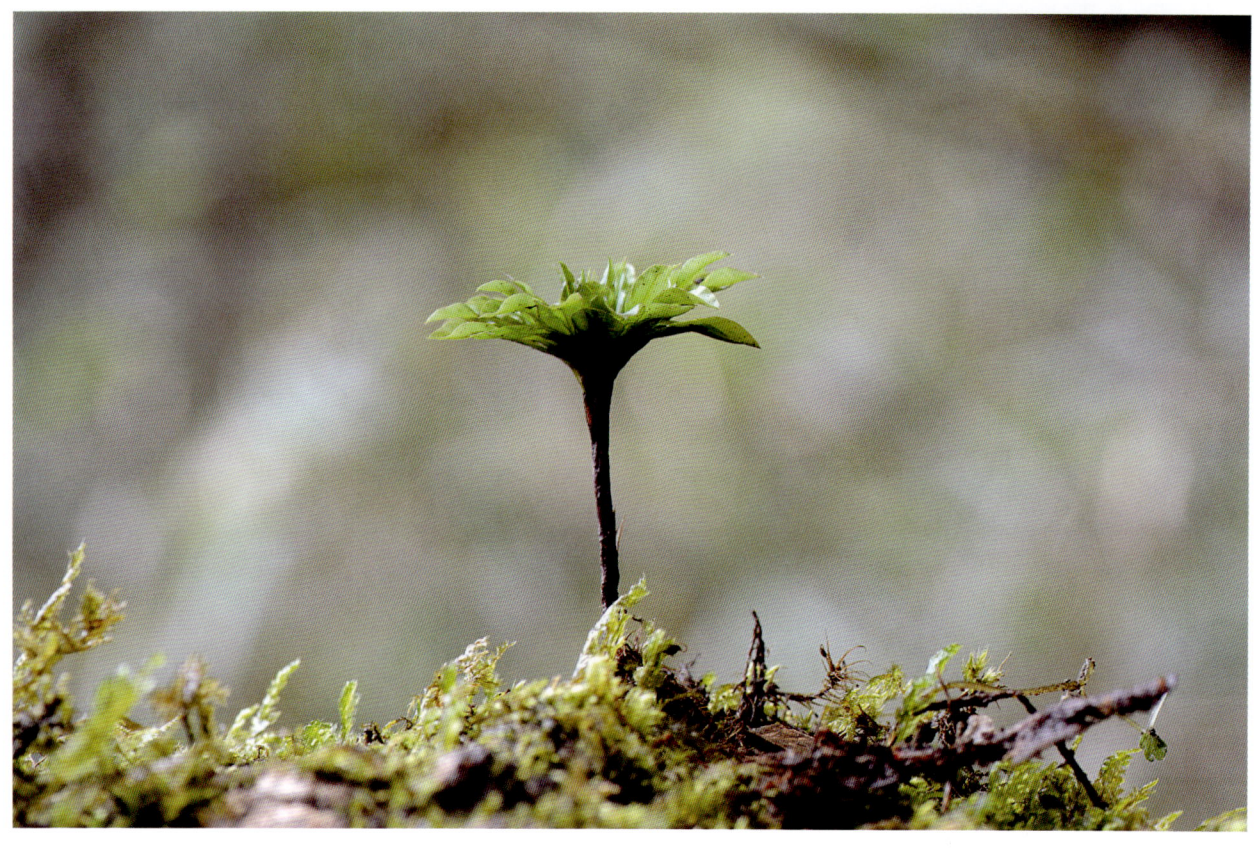

Vob seb git 暖地大叶藓

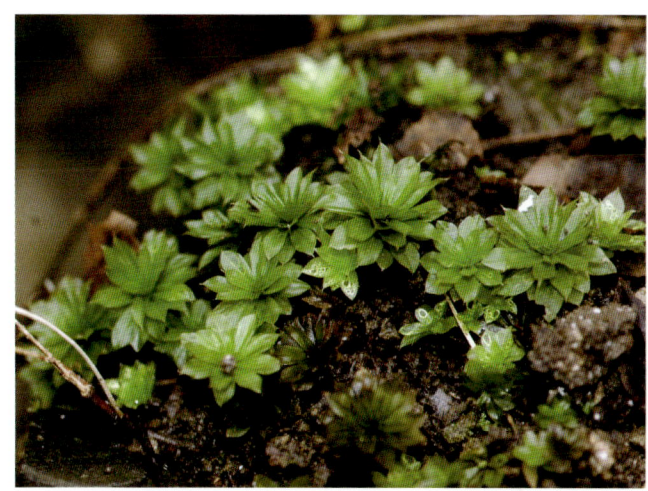

【Bit hsenb 俗名】岩谷伞、回心草。

【Dios kob deis 基源】为真藓科植物暖地大叶藓 *Rhodobryum gianteum*（Hook.）Par. 的全株。

【Niangb bet deis 生长环境】生于中山地区溪边石块间和潮湿林地上。分布于部分苗乡。

【Jox hsub 性味属经】性平，味苦辛，属冷热两经药，入两经。

【Qet diel xid 功能主治】功能：dins hvib dangf hnind 镇静安神，lal nais jongt xend mais 清肝明目。主治：dliud mais ves 心脏病，bit ax dangx 失眠，yens xit 刀伤，zenb dongb 精神分裂症，got ax gek 阳痿。

【Ed not xus 用法用量】内服，煎汤，10～15 g。外用，捣烂敷或煎水熏洗。

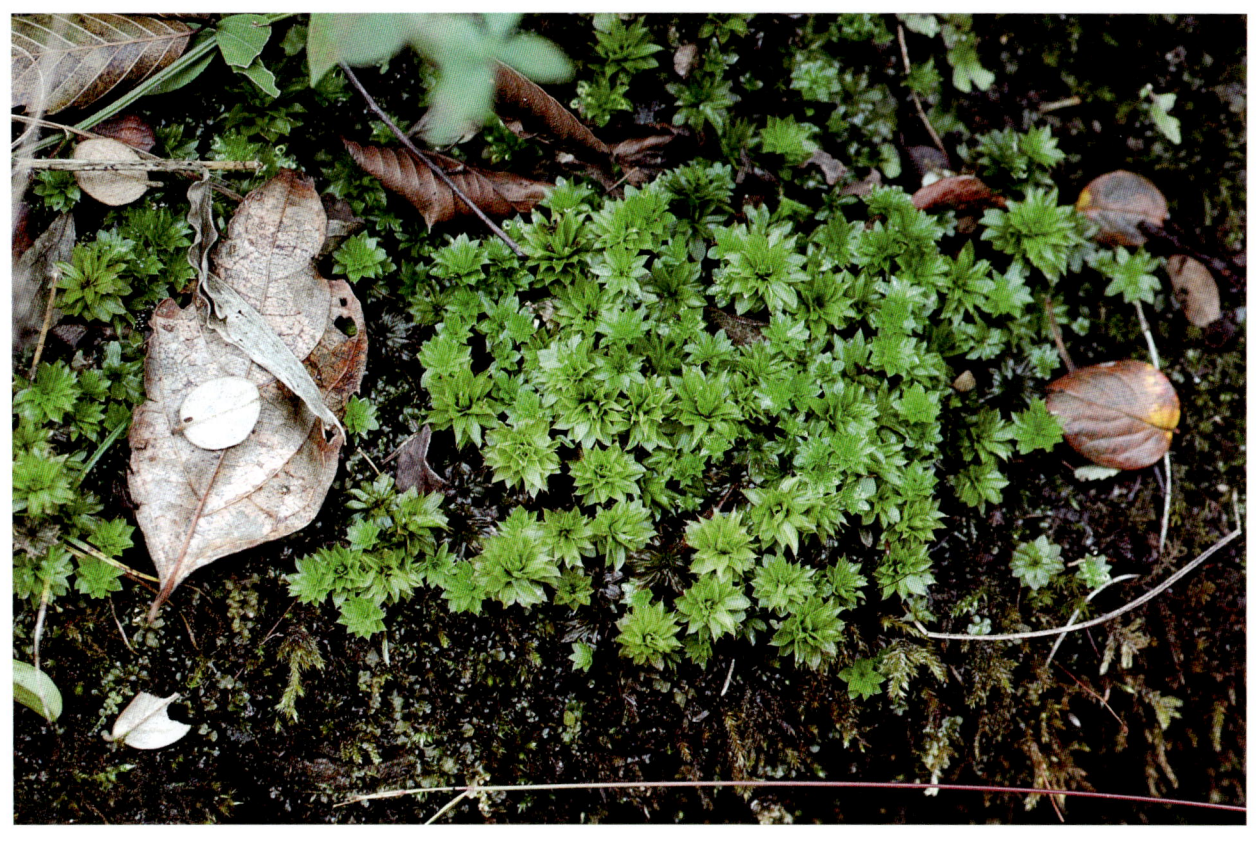

蔓藓科

Bas set jib 多疣悬藓

【Bit hsenb 俗名】蔓藓、疣悬藓。

【Dios kob deis 基源】为蔓藓科植物多疣悬藓 *Bryum pendnula*（Sull.）Fleisch. 的全草。

【Niangb bet deis 生长环境】多附生于阴湿土壤上或老树干上。分布于部分苗乡。

【Jox hsub 性味属经】性热，味甜，属热药，入冷经。

【Qet diel xid 功能主治】功能：hxub kib tat jab 清热解毒。主治：niangb hsab pob mongb 无名肿毒，gangb dix 疮疖，zal ghad 腹泻。

【Ed not xus 用法用量】内服，煎汤，15～25 g。外用，捣烂敷或煎水熏洗。

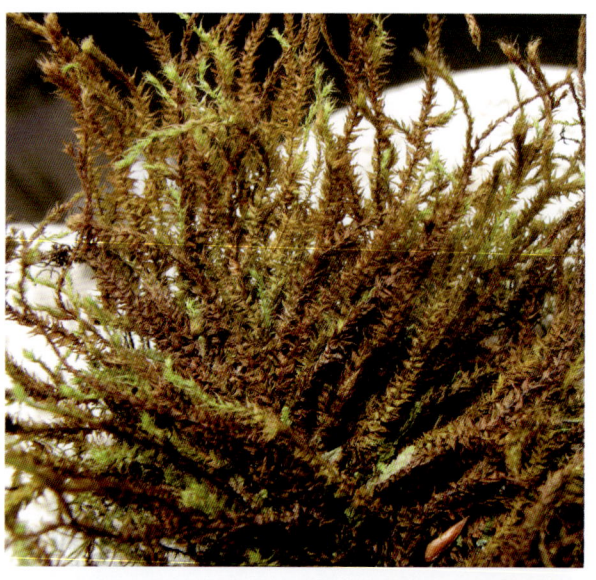

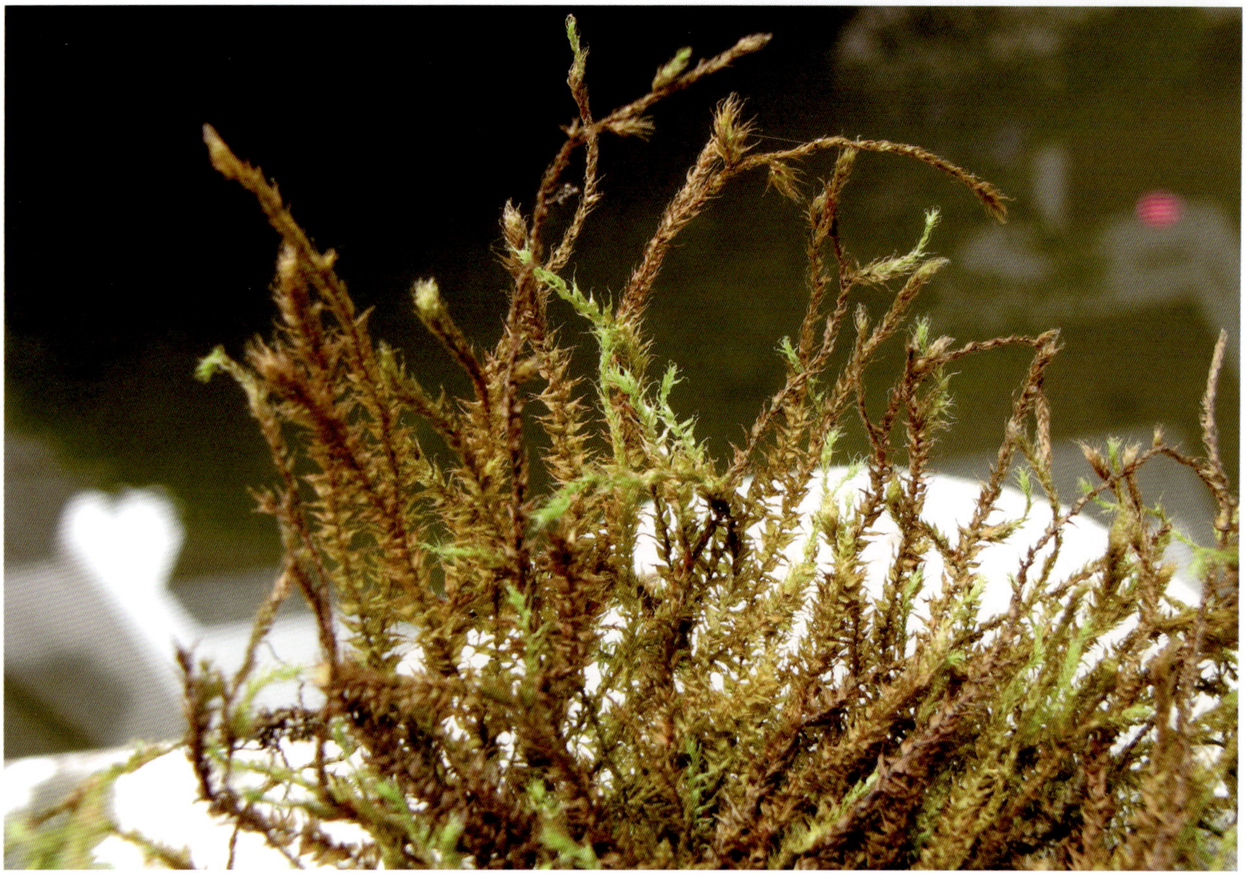

Ghab dliub det 小蔓藓

【Bit hsenb 俗名】蔓鲜、小蔓鲜。

【Dios kob deis 基源】为蔓藓科植物小蔓藓 *Meteoriella soluta*（Mitt.）Okam. 的全株。

【Niangb bet deis 生长环境】多附生于森林中老树干上。分布于部分苗乡。

【Jox hsub 性味属经】性热，味甘，属热药，入冷经。

【Qet diel xid 功能主治】功能：seil hxangd dangf hxangd 凉血止血，hxenk od nul dangf mongb 消炎止痛。主治：yens xit lol hxangd 刀伤出血，lol hxangd nais 鼻衄，buk dux lol hxangd 胃出血，ngol lol hxangd 咳血。

【Ed not xus 用法用量】内服，煎汤，10～20 g。外用，捣烂敷。

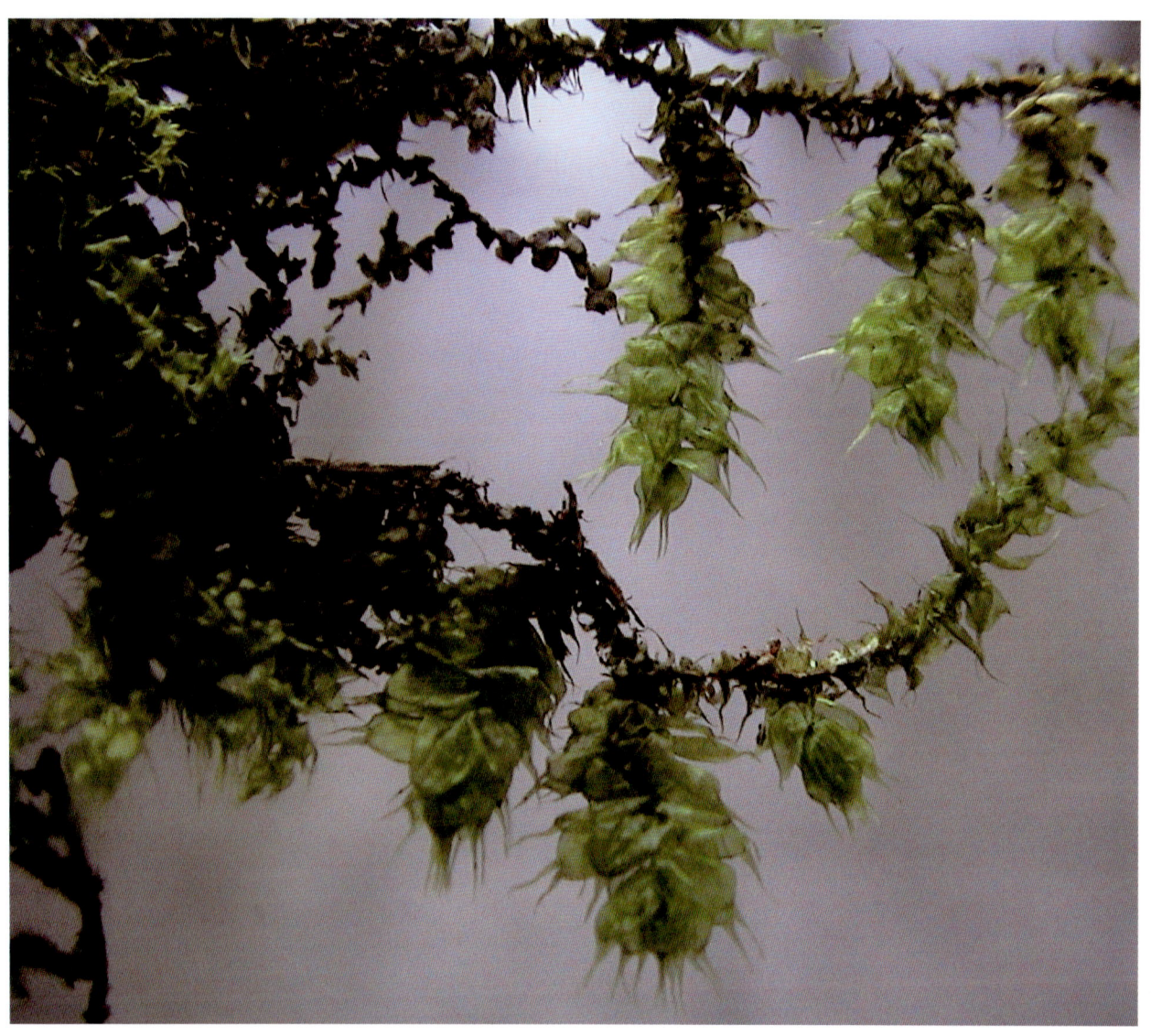

凤尾藓科

Ab yaob hxeb 大凤尾藓

【Bit hsenb 俗名】大凤尾草、粗凤尾草。

【Dios kob deis 基源】为凤尾藓科植物大凤尾藓 *Fissidens filicinus* Doz. et Moik. 的全株。

【Niangb bet deis 生长环境】多生于荫蔽林下潮湿地区岩壁上或土包上。分布于各地苗乡。

【Jox hsub 性味属经】性平，味淡，属冷热两经药，入两经。

【Qet diel xid 功能主治】功能：hxub kib tat jab 清热解毒，seil hxangd dangf hxangd 凉血止血。主治：dliangd bil dib sangb 跌打损伤，yens xit lol hxangd 刀伤出血。

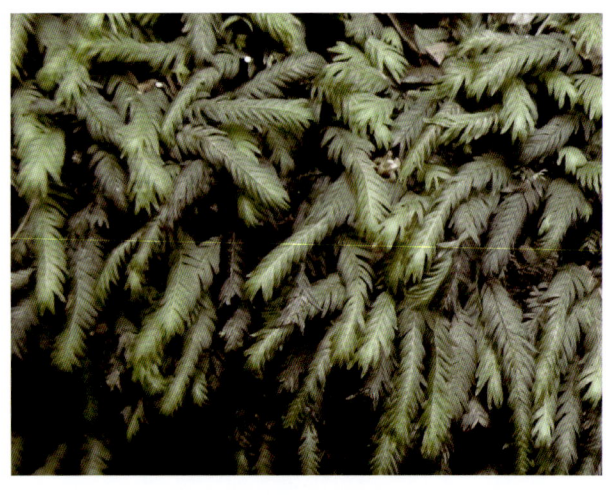

【Ed not xus 用法用量】内服，煎汤，15～25 g。外用，捣烂敷或研末调敷患处。

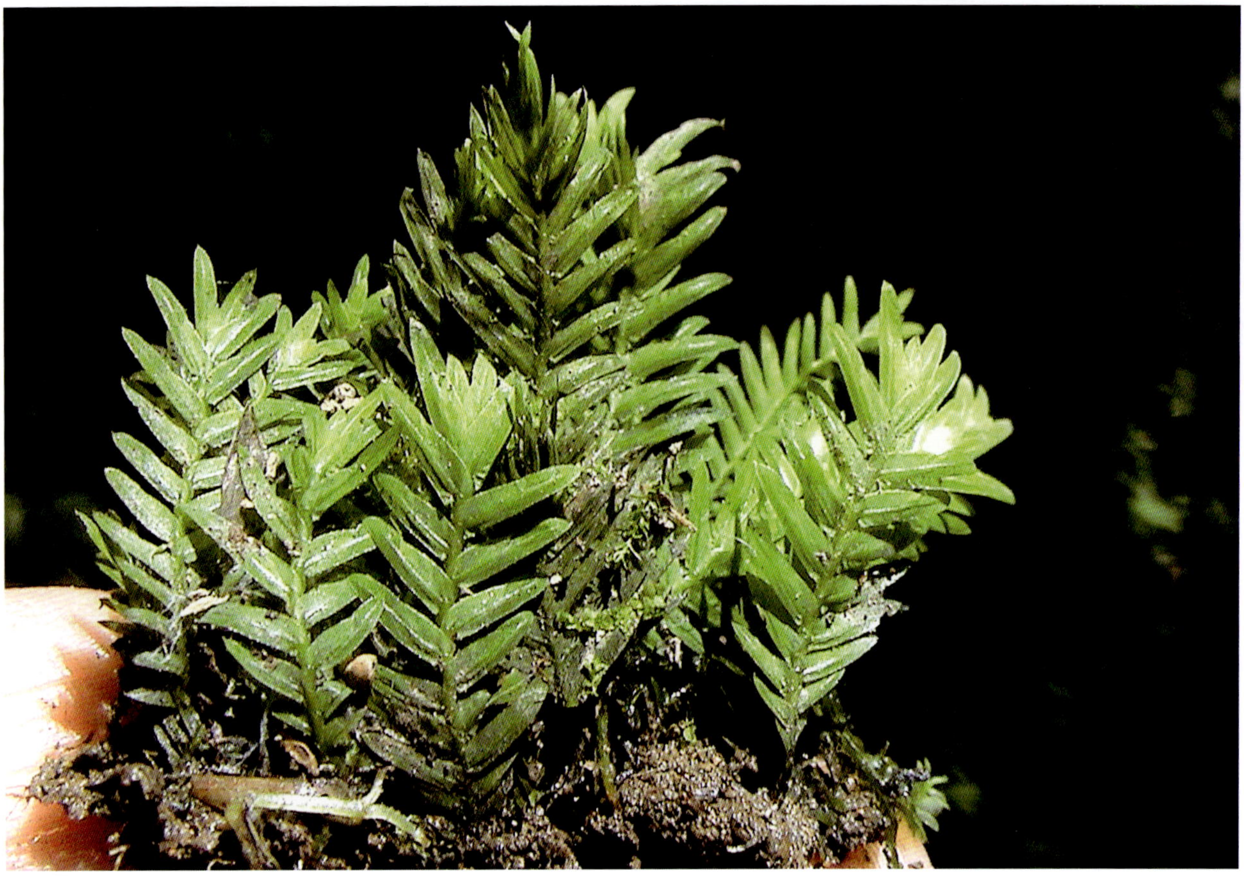

泥炭藓科

Vob niangx dlab 泥炭藓

【Bit hsenb 俗名】地藓、小棵藓。

【Dios kob deis 基源】为泥炭藓科植物泥炭藓 *Sphagnum cymbifalium* Fhrh. 的全株。

【Niangb bet deis 生长环境】喜丛生于洼地潮湿处。分布于部分苗乡。

【Jox hsub 性味属经】性热，味甘，属热药，入冷经。有小毒。

【Qet diel xid 功能主治】功能：hxub kib xend mais 清热明目，hxenk od nul dangf mongb 消炎止痛。主治：hniub mais pob xok mongb 目赤肿痛，niangb hsab pob mongb 无名肿毒。

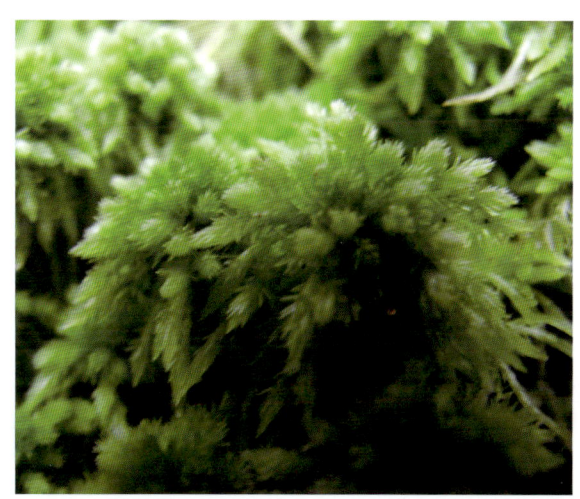

【Ed not xus 用法用量】内服，煎汤，15～25 g。外用，捣烂敷或煎水洗。

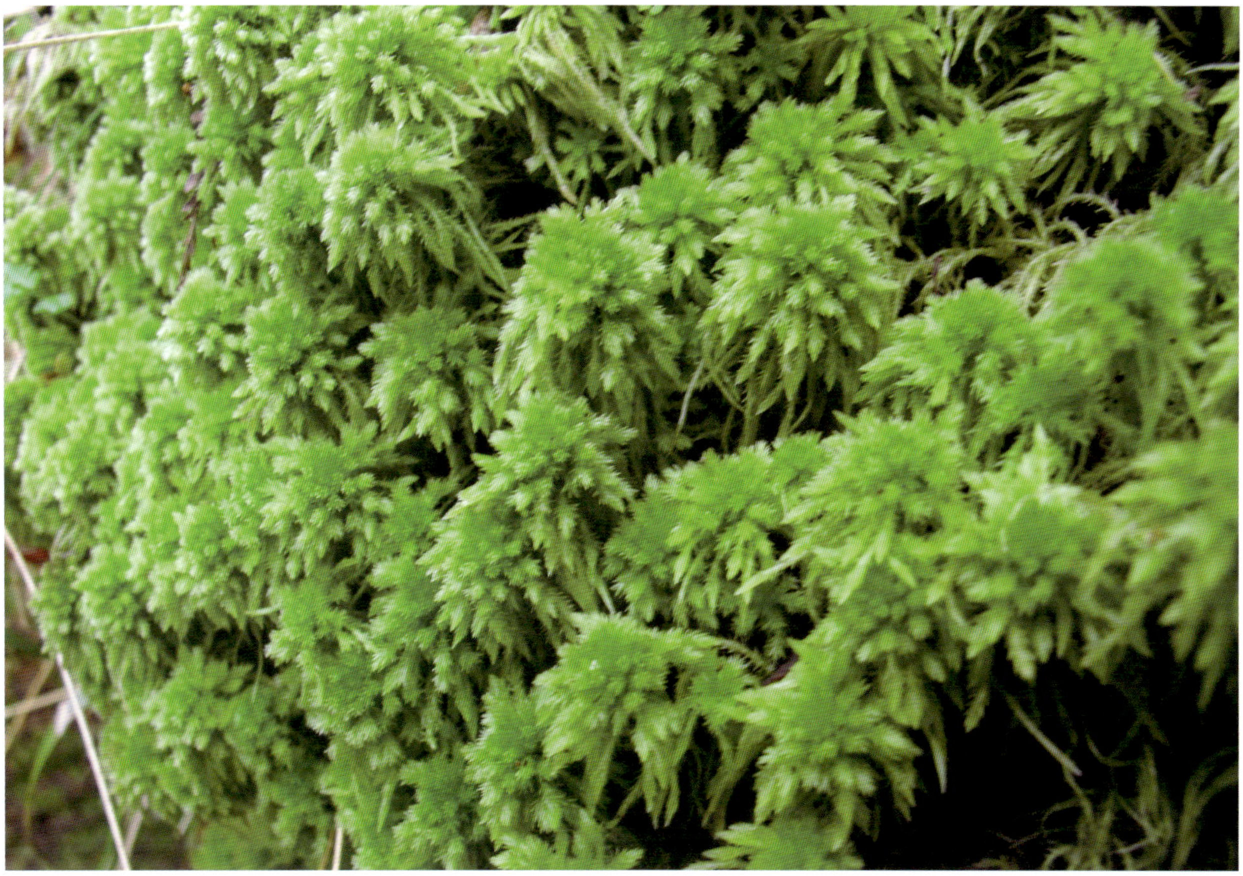

牛毛藓科

Songb ghab dliub liod 黄牛毛藓

【Bit hsenb 俗名】黄毛藓、牛毛藓。

【Dios kob deis 基源】为牛毛藓科植物黄牛毛藓 *Ditrichum pallidum*（Hedw.）Hamp. 的全株。

【Niangb bet deis 生长环境】生于荒山土坡和疏林地上。分布于各地苗乡。

【Jox hsub 性味属经】性平，味淡，属冷热两经药，入两经。

【Qet diel xid 功能主治】功能：hxub kib zangl xuf 清热除湿，tad dud tat seil 解表散寒。主治：jib daib hxib jent 小儿惊风。

【Ed not xus 用法用量】内服，煎汤，10～15 g。

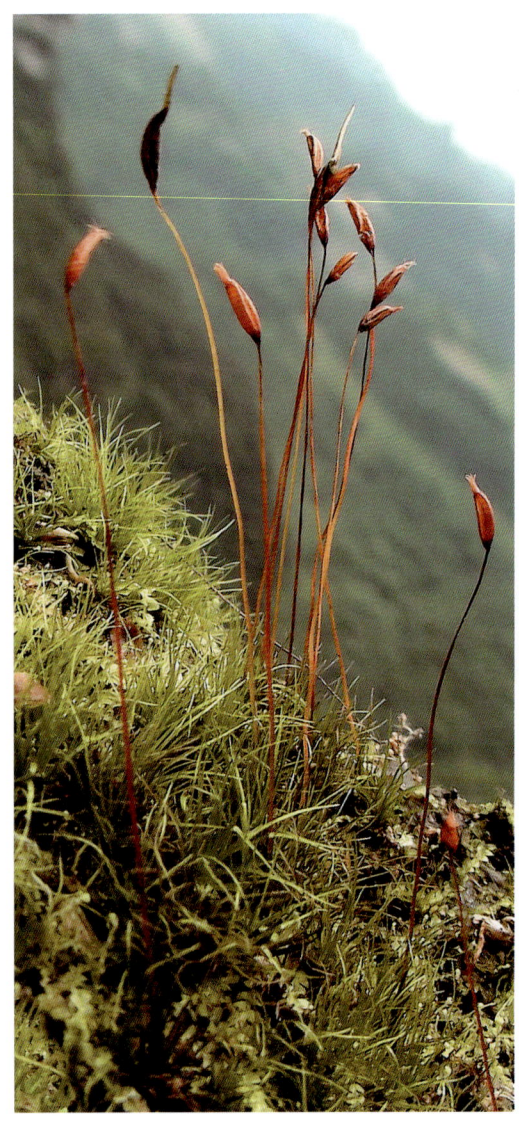
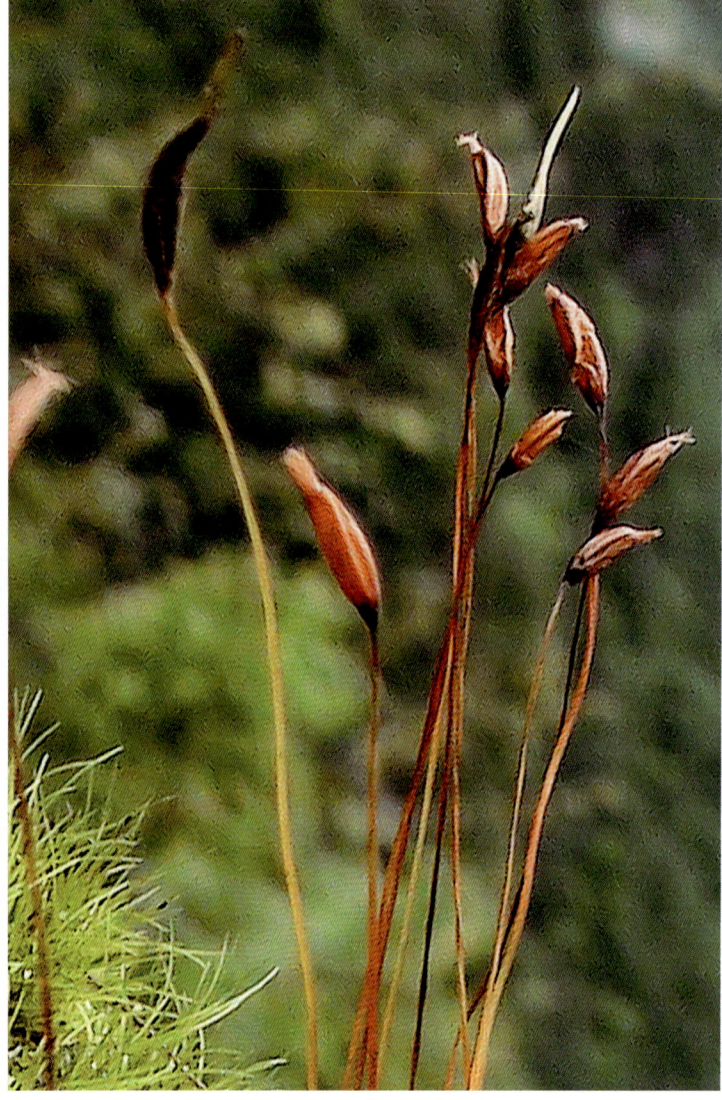

万年藓科

Songb nied xens 万年藓

【Bit hsenb 俗名】大年藓、地藓草。

【Dios kob deis 基源】为万年藓科植物万年藓 *Climacium dendroides*（Hedw.）Web. et Mohr. 的全株。

【Niangb bet deis 生长环境】喜生于低洼积水处或潮湿林地中、溪涧两岸。分布于各地苗乡。

【Jox hsub 性味属经】性冷，味苦涩，属冷药，入热经。

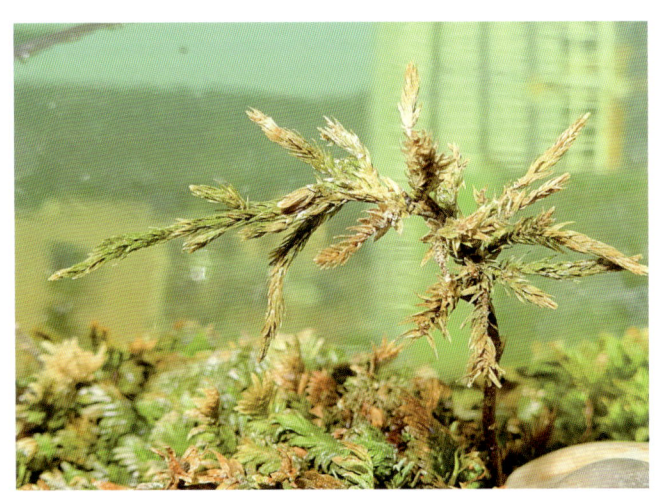

【Qet diel xid 功能主治】功能：hxub kib los xuf 清热利湿，hxenk od nul dangf mongb 消炎止痛。主治：ait gheb bal jid 劳伤，mongb hsongd hxend 筋骨疼痛，yens jent mongb 风湿痛，niangb hsab pob mongb 无名肿毒。

【Ed not xus 用法用量】内服，煎汤，15～25 g。外用，捣烂敷患处。

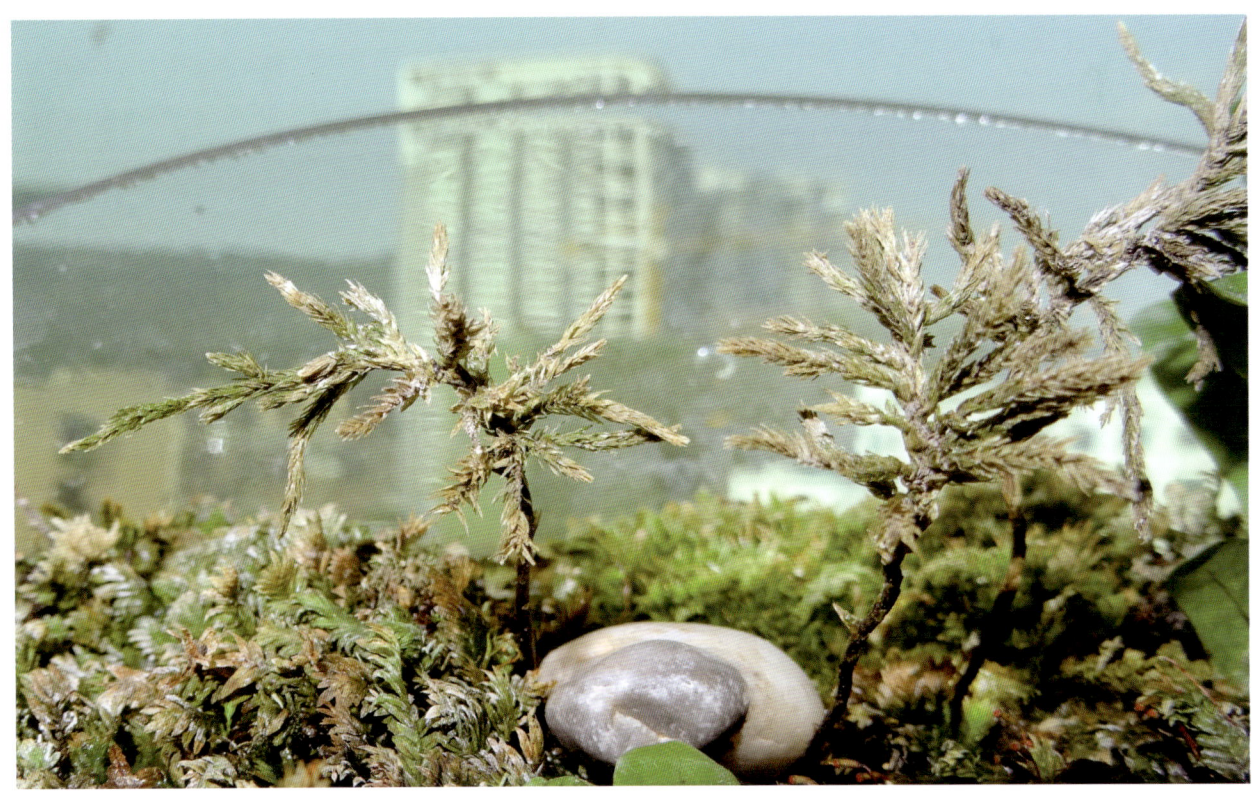

Songb nied xens yut 东亚万年藓

【Bit hsenb 俗名】大年藓、地藓草。

【Dios kob deis 基源】为万年藓科植物东亚万年藓 *Climacium japonucum* Lindb. 的全株。

【Niangb bet deis 生长环境】生于低洼积水处或极潮湿林地中、溪涧两岸。分布于各地苗乡。

【Jox hsub 性味属经】性冷，味苦涩，属冷药，入热经。

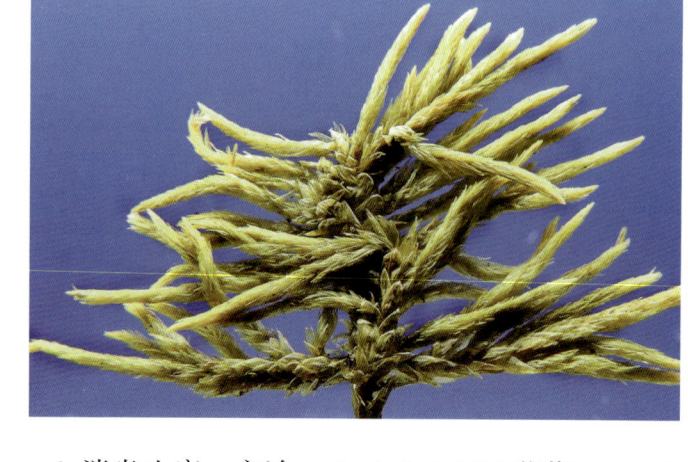

【Qet diel xid 功能主治】功能：hxub kib zangl xuf 清热除湿，hxenk od nul dangf mongb 消炎止痛。主治：ait gheb bal jid 劳伤，mongb hsongd hxend 筋骨疼痛，yens jent mongb 风湿痛，niangb hsab pob mongb 无名肿毒。

【Ed not xus 用法用量】内服，煎汤，15～25 g。外用，捣烂敷患处。

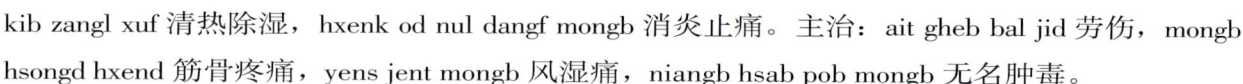

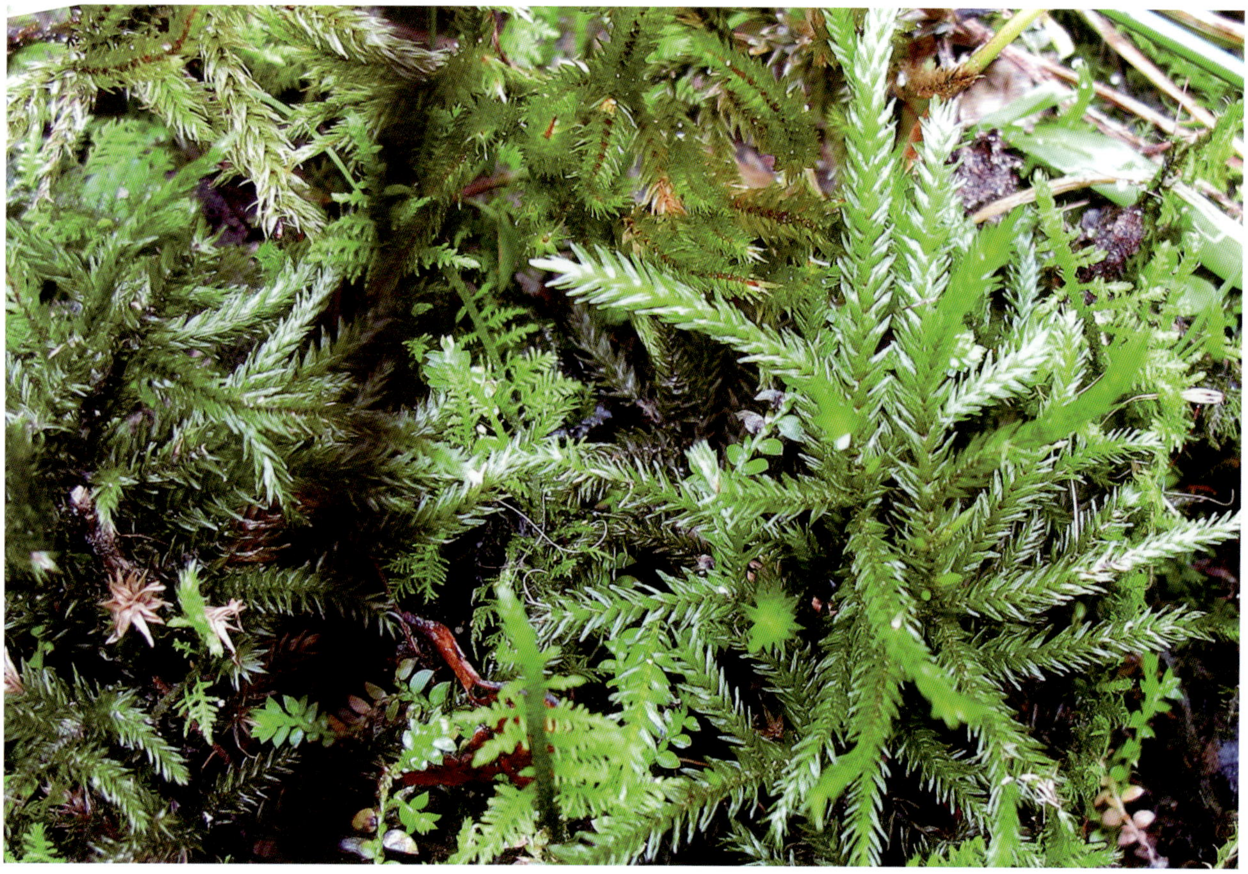

金发藓科

Songb zongd gaif 金发藓

【Bit hsenb 俗名】金叶藓、金黄藓。

【Dios kob deis 基源】为金发藓科植物金发藓 Polytrichum commune L. 的全株。

【Niangb bet deis 生长环境】生于荒山和树林间。分布于各地苗乡。

【Jox hsub 性味属经】性冷，味甘，属冷药，入热经。

【Qet diel xid 功能主治】功能：nef dlangl hvuk hniangk 滋阴敛汗，hxub kib seil hxangd 清热凉血。主治：los ghab hlat mais dlub 眼翳，bit dangx lol hniangk 体虚盗汗，ait ngol 咳嗽，khangk hxangd 咯血，gangb daid eb 湿疹。

【Ed not xus 用法用量】内服，水煎，10～15 g。外用，煎水洗。

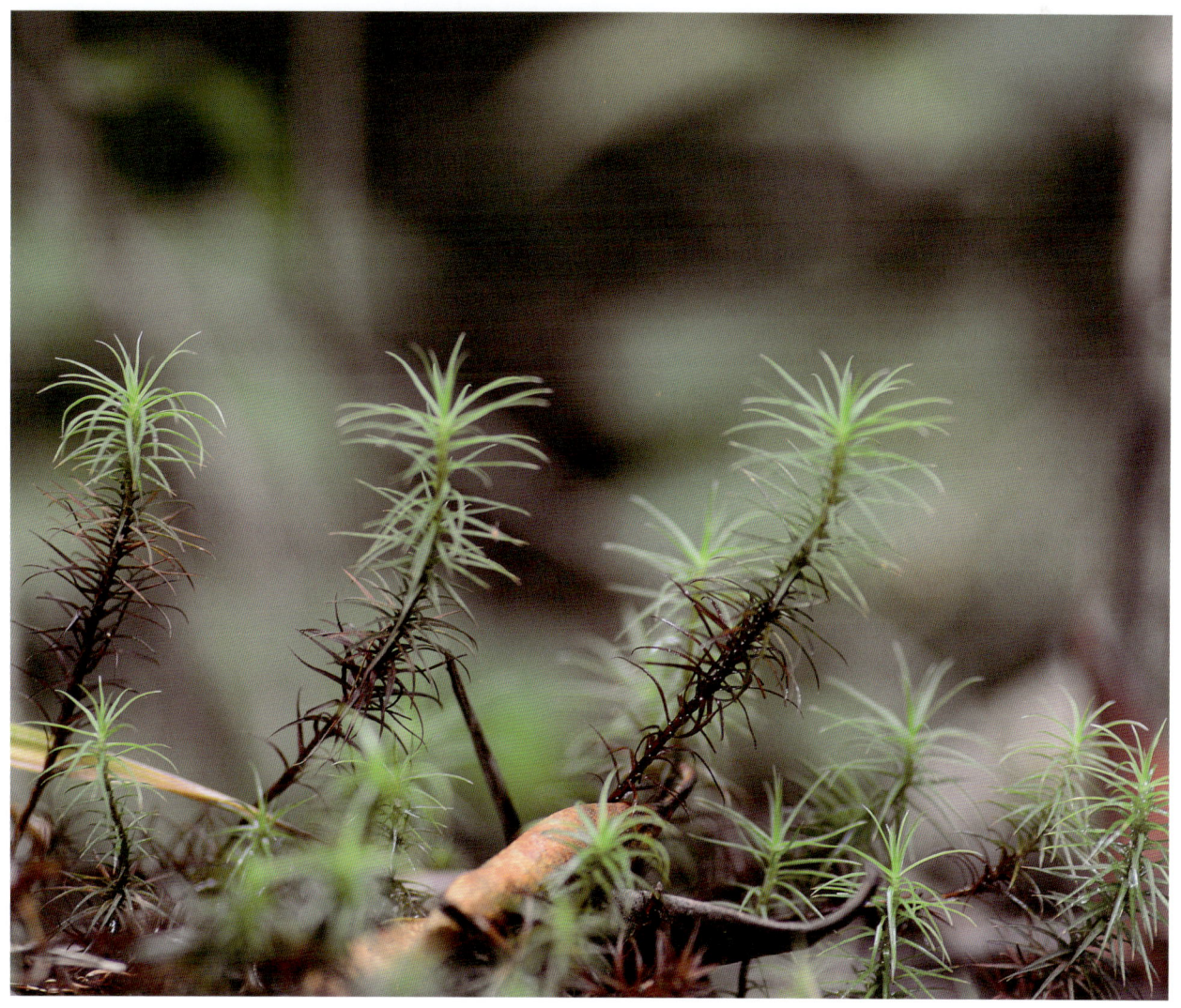

Songb gaif hvib 高山金发藓

【Bit hsenb 俗名】小松柏、金发藓、矮松树、岩上小草。

【Dios kob deis 基源】为金发藓科植物高山金发藓 *Pogonatum alpinum* Hedw. 的全株。

【Niangb bet deis 生长环境】生于高山地区林缘泥土上或岩石上。分布于部分苗乡。

【Jox hsub 性味属经】性平，味淡，属冷热两经药，入两经。

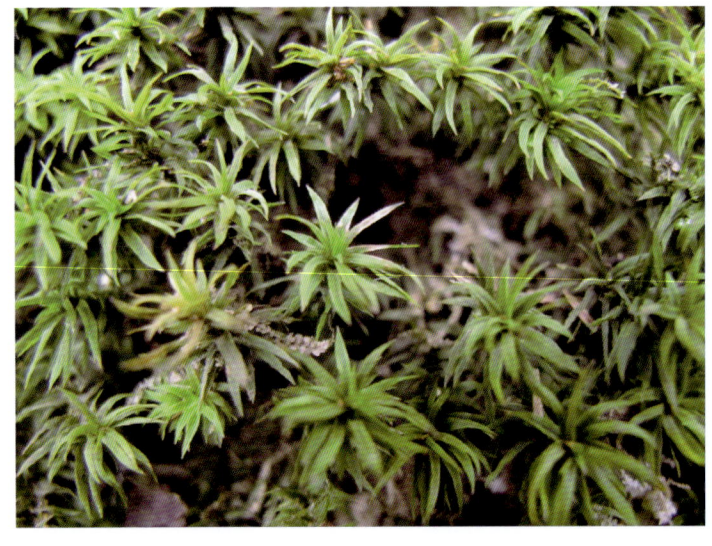

【Qet diel xid 功能主治】功能：net nais pot dangf ngol 润肺止咳，yis dliangl nol ves 滋阴补虚。主治：ax maix dliangl ves 虚弱，kib jid ait ngol 虚热咳嗽。

【Ed not xus 用法用量】内服，煎汤，15～25 g。

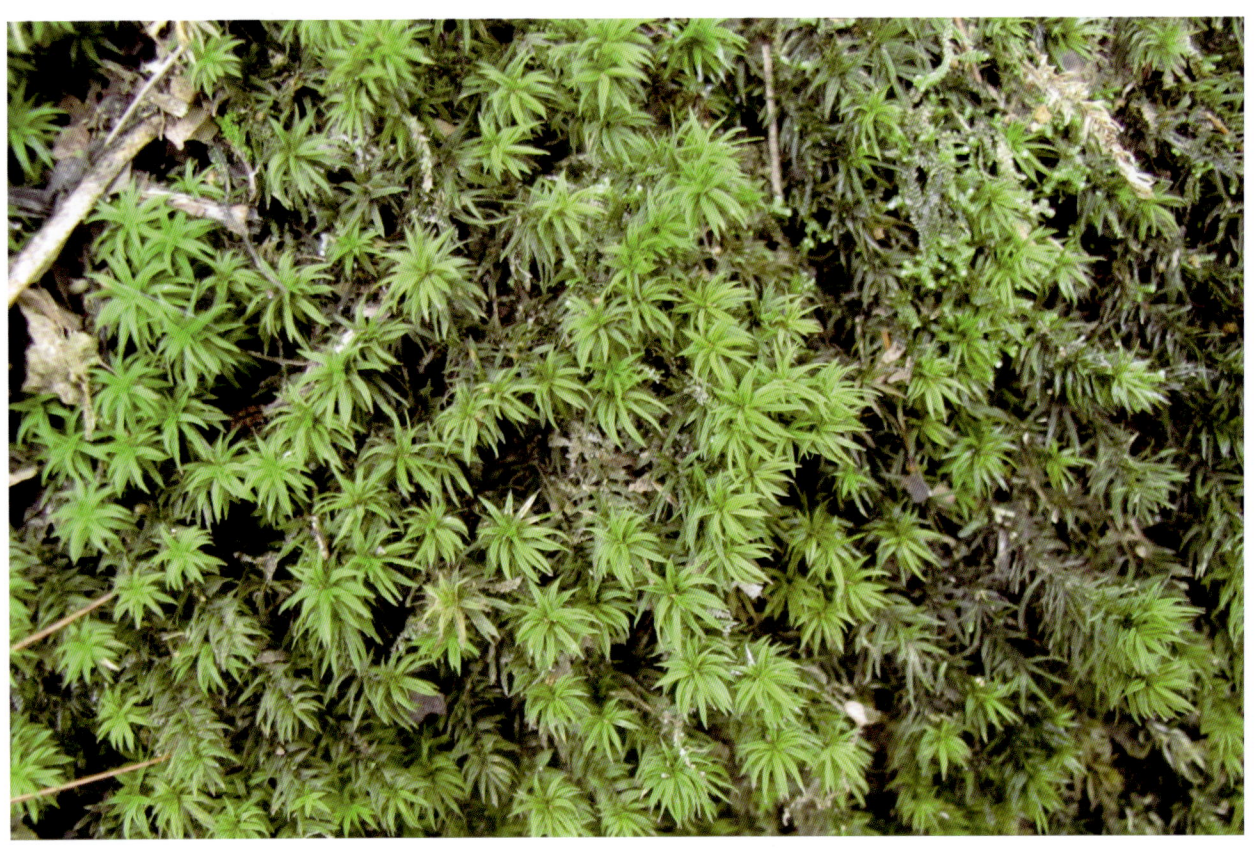

石松科

Hsob git nail 石松

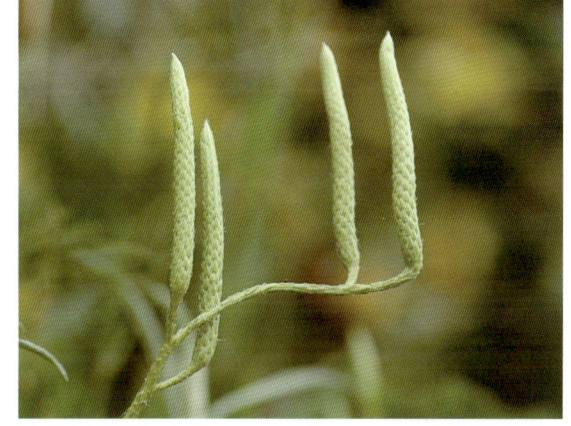

【Bit hsenb 俗名】龙须草、龙角藤、伸筋草、狮子草、舒筋草、松筋草、重穗石松。

【Dios kob deis 基源】为石松科植物石松 *Lycopodium clauatum* L. 的带根全草。

【Niangb bet deis 生长环境】喜生于疏林下荫蔽处，林缘。分布于各地苗乡。

【Jox hsub 性味属经】性冷，味苦涩，属冷药，入热经。

【Qet diel xid 功能主治】功能：tad hxid dlongs lis 舒筋活络，hxub jent hxenk net 祛风除湿。主治：ghut hsongb hxub mongb 关节酸痛，hvuk hxid 抽筋，lob bil juk jik 四肢麻木，yens jent mongb diub 风湿腰痛，pob lob pob bil 手脚水肿，jangx gangb nangb 带状疱疹。

【Ed not xus 用法用量】内服，煎汤，15～25 g；或浸酒服。外用，捣烂敷。

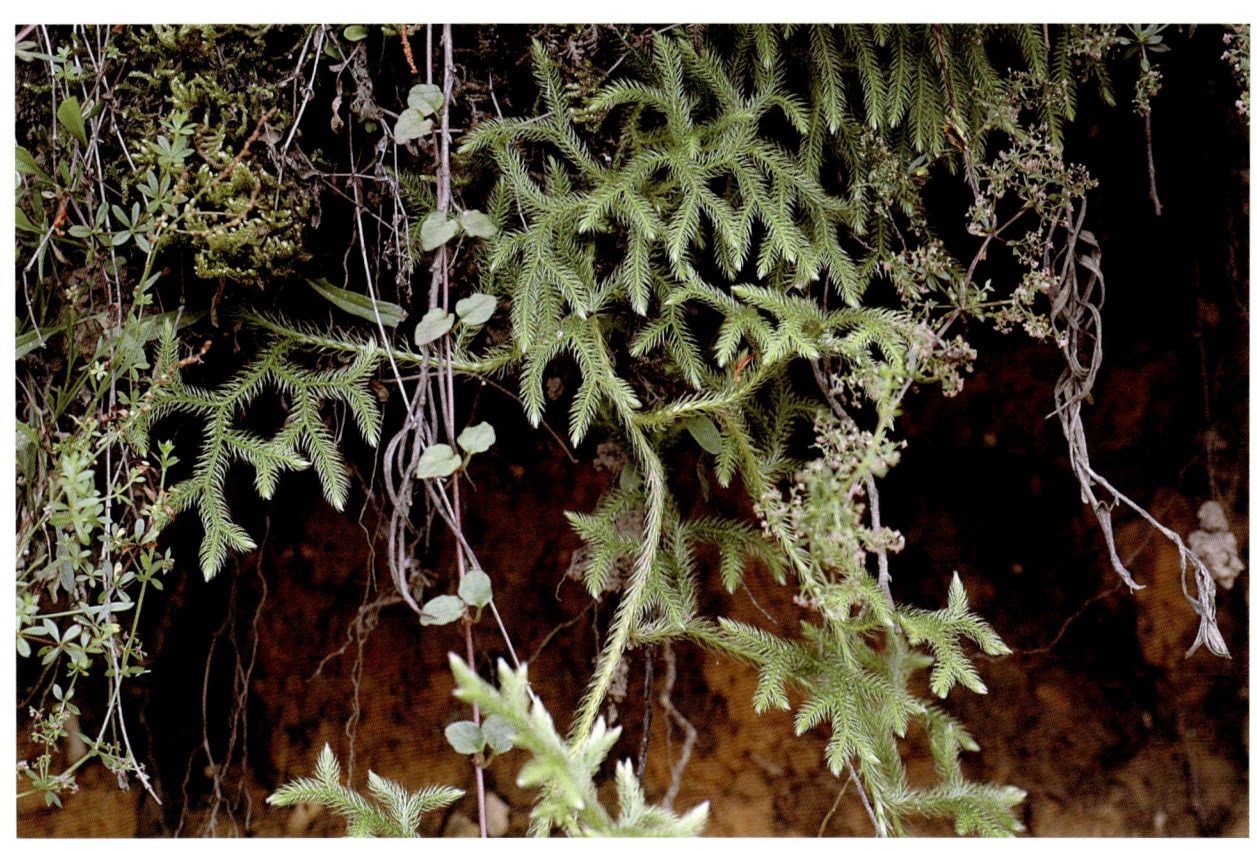

Ghab hsob xed 垂穗石松

【Bit hsenb 俗名】偏心草、扁叶石松、偏心石松、蒲地蜈蚣、扫天清明草。

【Dios kob deis 基源】为石松科植物垂穗石松 *Lycopodium cernunum* L. 的全草。

【Niangb bet deis 生长环境】生于疏林下荫蔽处。分布于各地苗乡。

【Jox hsub 性味属经】性冷，味苦，属冷药，入热经。

【Qet diel xid 功能主治】功能：hxub jent hxenk net 祛风除湿，tat hxid dlongs lis 舒筋活络。主治：dliangd bil dib sangb 跌打损伤，bod hsongd pot mus 骨质疏松，yens jent mongb 风湿痛，nais pot od nul 肺炎，od hxangd 吐血，yens jent seil ait ngol 风寒咳嗽。

【Ed not xus 用法用量】内服，水煎 15～30 g；或泡酒服。

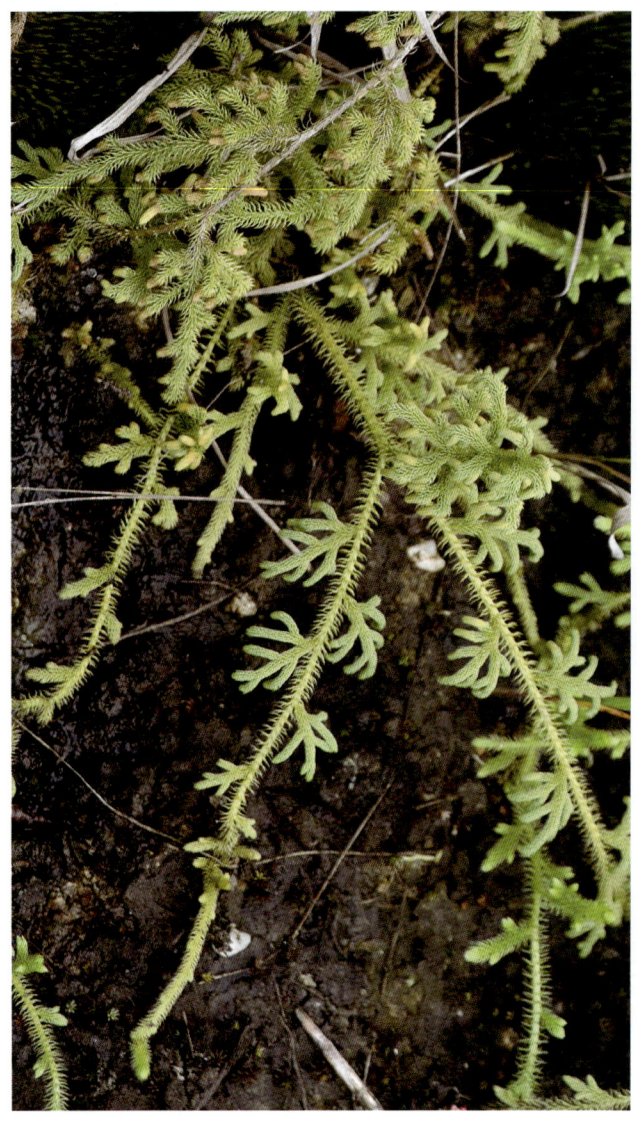
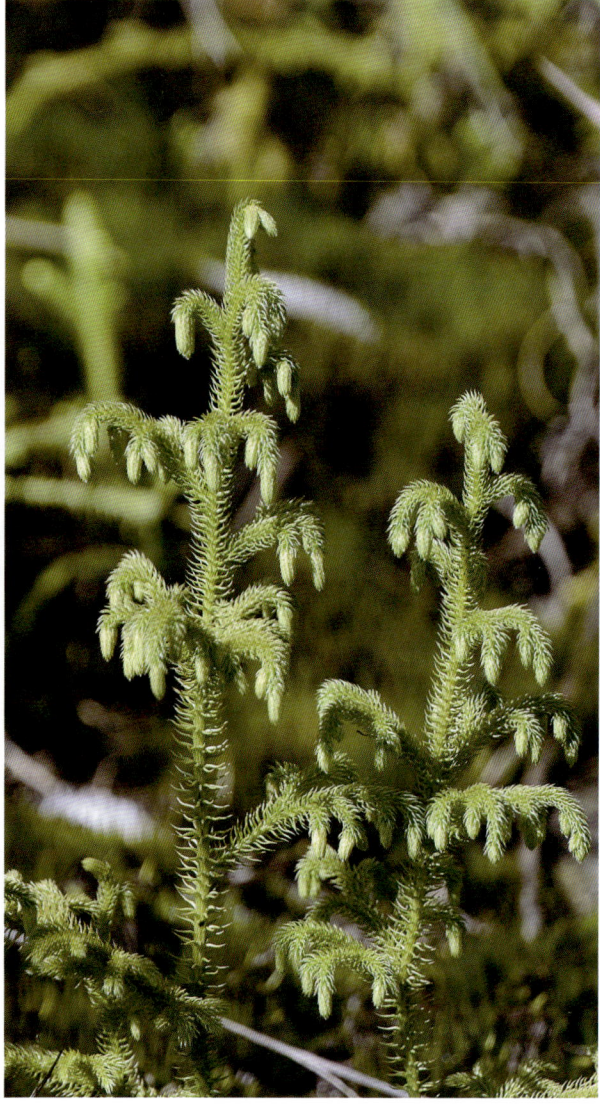

Ghab hsob xed yeb 地刷子石松

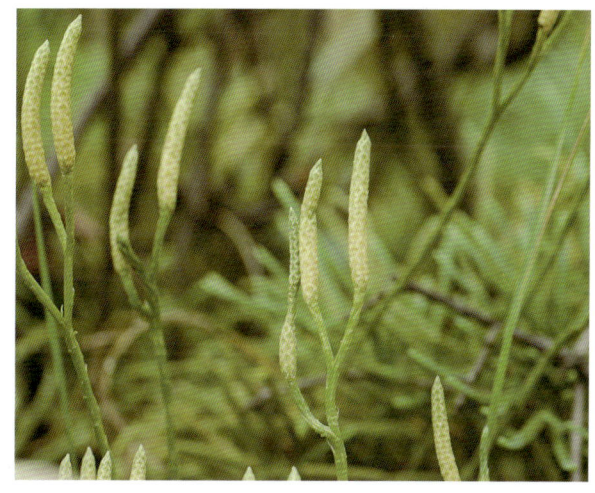

【Bit hsenb 俗名】木金草、小伸筋、过山龙、地蜈蚣、狮子草、扁叶石松、猴子尾巴。

【Dios kob deis 基源】为石松科植物地刷子石松 *Lycopodium complianatum* L. 的全草。

【Niangb bet deis 生长环境】生于坡塝疏林下或荒山草丛中。分布于各地苗乡。

【Jox hsub 性味属经】性热，味辛，属热药，入冷经。

【Qet diel xid 功能主治】功能：hxub jent hxenk net 祛风除湿，tad hxid dlongs lis 舒筋活络。主治：yens jent mongb ghut hsongd 风湿性关节炎，mongb ghut hsongd 关节痛，lod hsongd 骨折，yens jent mongb diub 风湿腰痛，lob bil juk jik 手脚麻木。

【Ed not xus 用法用量】内服，煎汤 15～25 g；或浸酒。外用，捣烂敷。

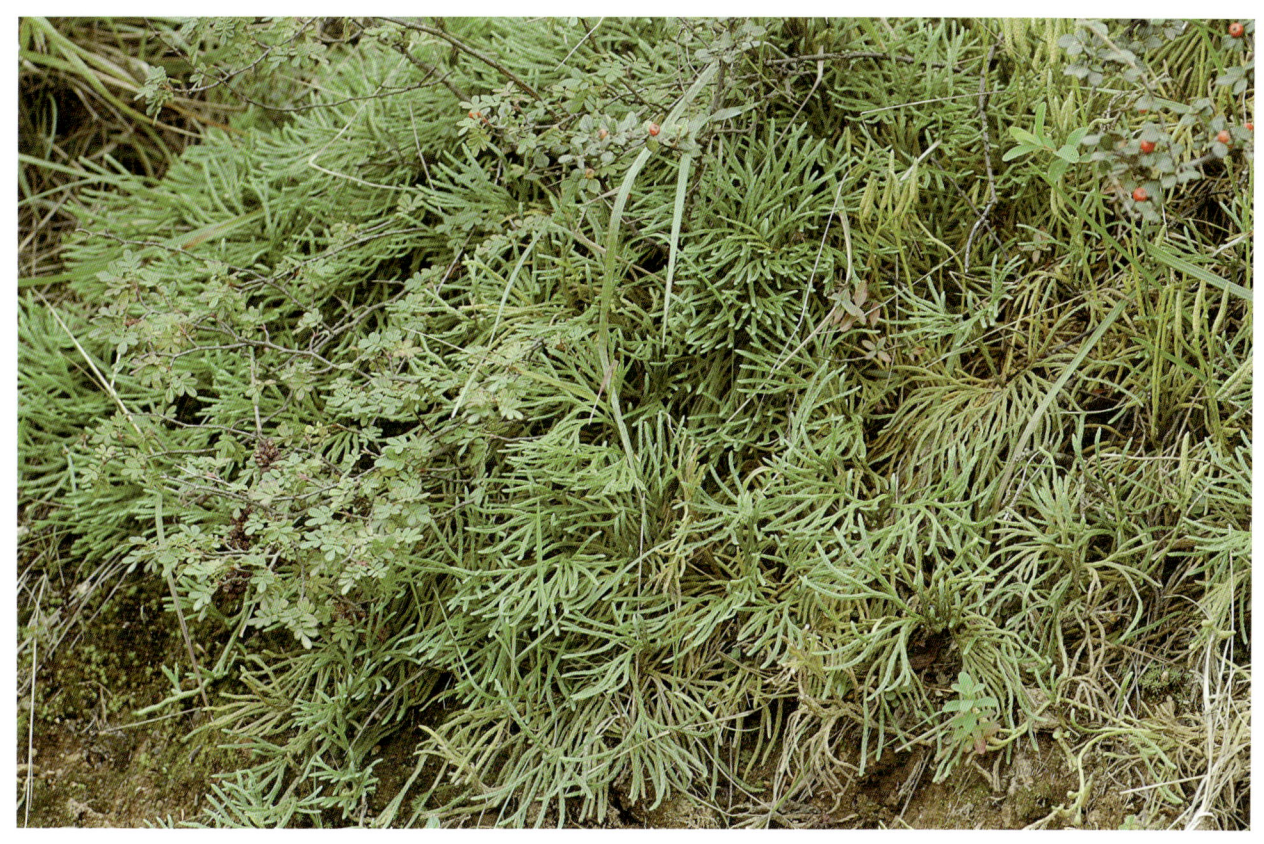

Jab gangb daid 蛇足石松

【Bit hsenb 俗名】山芝、千层塔、万年杉、毛青杠、生扯拢、蛇足草、蛇交子。

【Dios kob deis 基源】为石松科植物蛇足石松 *Lycopodium serratum* Thunb. 的全草。

【Niangb bet deis 生长环境】生于阴湿坡塝林下。分布于各地苗乡。

【Jox hsub 性味属经】性平，味苦辛，属冷热两经药，入两经。有小毒。

【Qet diel xid 功能主治】功能：ves hxangd tat jit hxangd 活血化瘀，hxub kib tat jab 清热解毒。主治：neit yens pob mongb 扭伤肿痛，ghab hsangb ax hvit hsuk 伤口久不愈合，ait gheb bal jid od hxangd 劳伤吐血，hvuk hxid 抽筋，pob wux qub 水臌，niangb hsab pob mongb 无名肿毒，dix khangd ghad lol hxangd 痔疮出血。

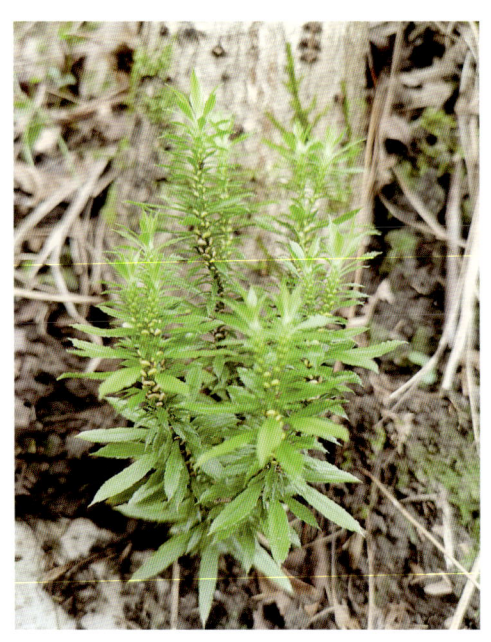

【Ed not xus 用法用量】内服，水煎，15～25 g。外用，煎水洗或捣烂敷。

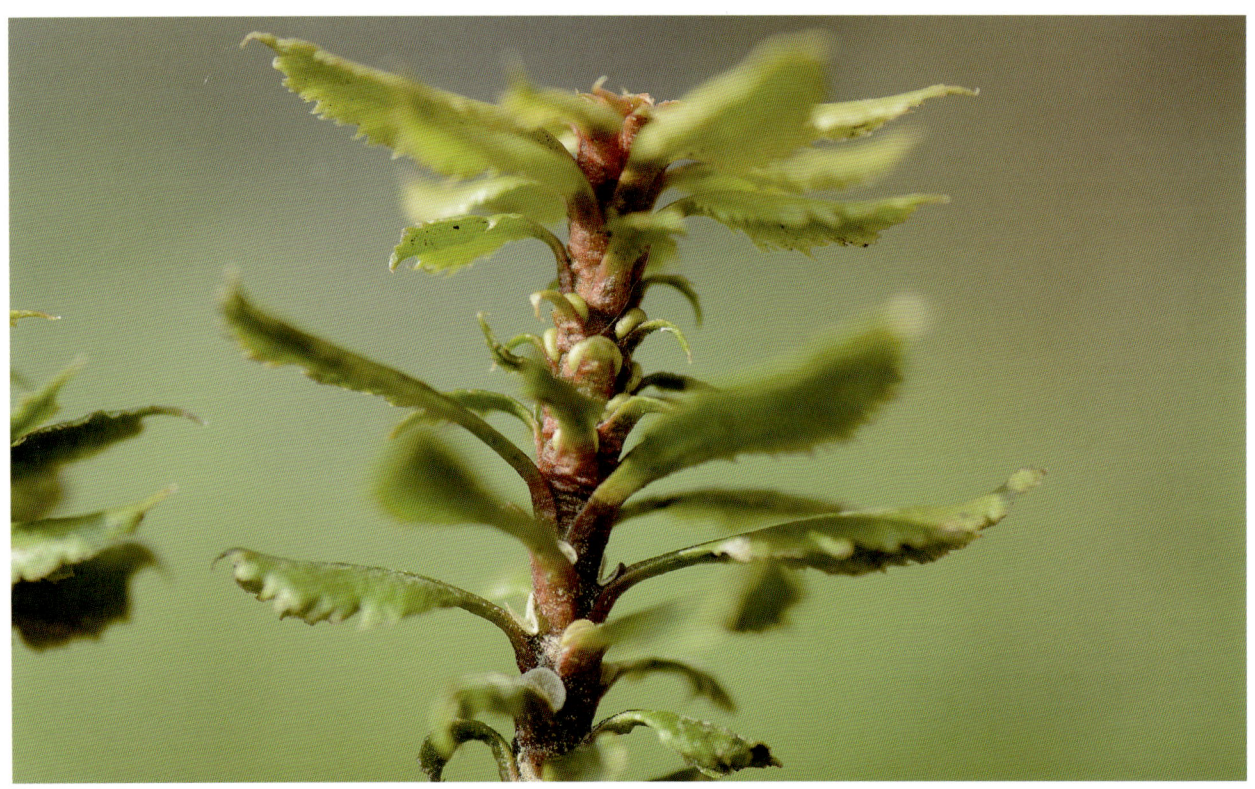

卷柏科

Vob diangb gangb 翠云草

【Bit hsenb 俗名】龙须、剑柏、蜂药、凤尾草、翠羽草、孔雀花、绿绒草。

【Dios kob deis 基源】为卷柏科植物翠云草 *Selaginella uncinata*（Desv.）Spring 的全草。

【Niangb bet deis 生长环境】生于山谷阴湿乱石堆间。分布于各地苗乡。

【Jox hsub 性味属经】性冷，味苦，属冷药，入热经。

【Qet diel xid 功能主治】功能：hxub kib los xuf 清热利湿，hxub kib tat jab 清热解毒，tat jit hxangd dangf hxangd 散瘀止血。主治：yens jent mongb 风湿痛，hvuk hxid lob 脚抽筋，fangx mais fangx jid 黄疸，pob lob pob bil 手脚水肿，ngol lol hxangd 咳血，zal ghad dongk 痢疾。

【Ed not xus 用法用量】内服，煎汤，15～25 g。外用，煎水洗。

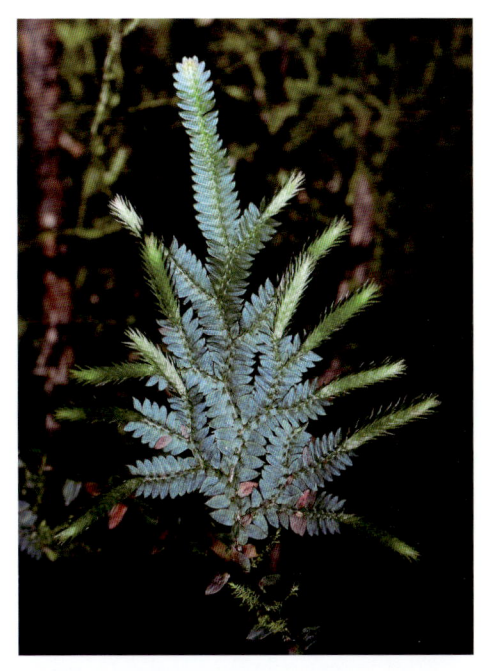

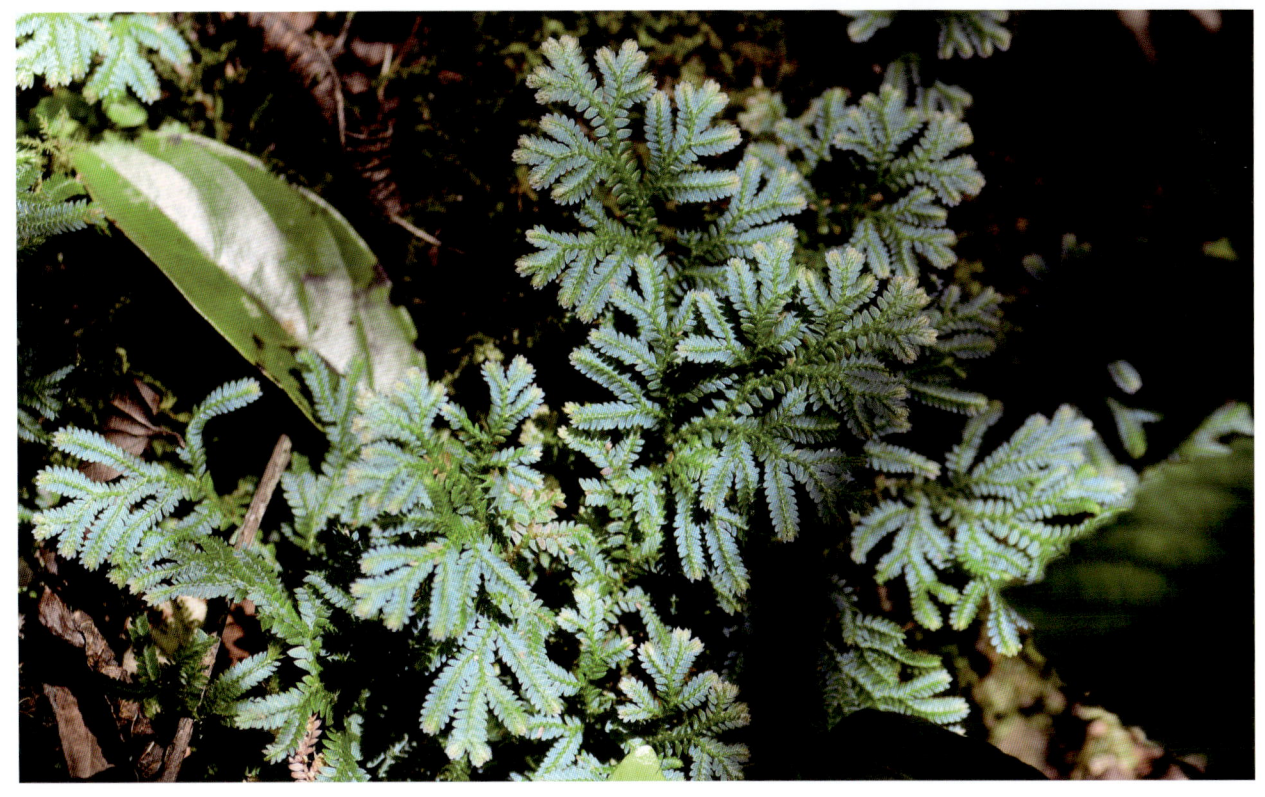

Jab cangt jent 卷柏

【Bit hsenb 俗名】万年青、干不死、石莲花、还魂草、佛手草、九死回阳草。

【Dios kob deis 基源】为卷柏科植物卷柏 *Selaginella tamariscina*（P. Beauv.）Spring 的全草。

【Niangb bet deis 生长环境】生于较阴暗的岩石间、岩洞中。分布于各地苗乡。

【Jox hsub 性味属经】性平，味苦辛，属冷热两经药，入两经。

【Qet diel xid 功能主治】功能：tat jit hxangd dangf hxangd 散瘀止血，hxub jent zangl seil 疏风散寒。主治：ait gheb bal jid 劳伤，jid niangs lol hxangd 内出血，dliangd bil dib sangb 跌打损伤，mongb qub 腹痛，gos dliangb bil 癫痫，hfak bangb hxangd 血崩。

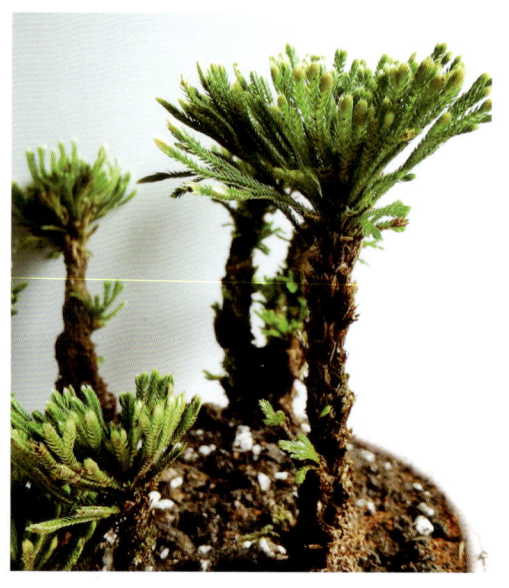

【Ed not xus 用法用量】内服，煎汤，10～15 g；或浸酒；或入丸、散。外用，捣烂敷或研末撒。

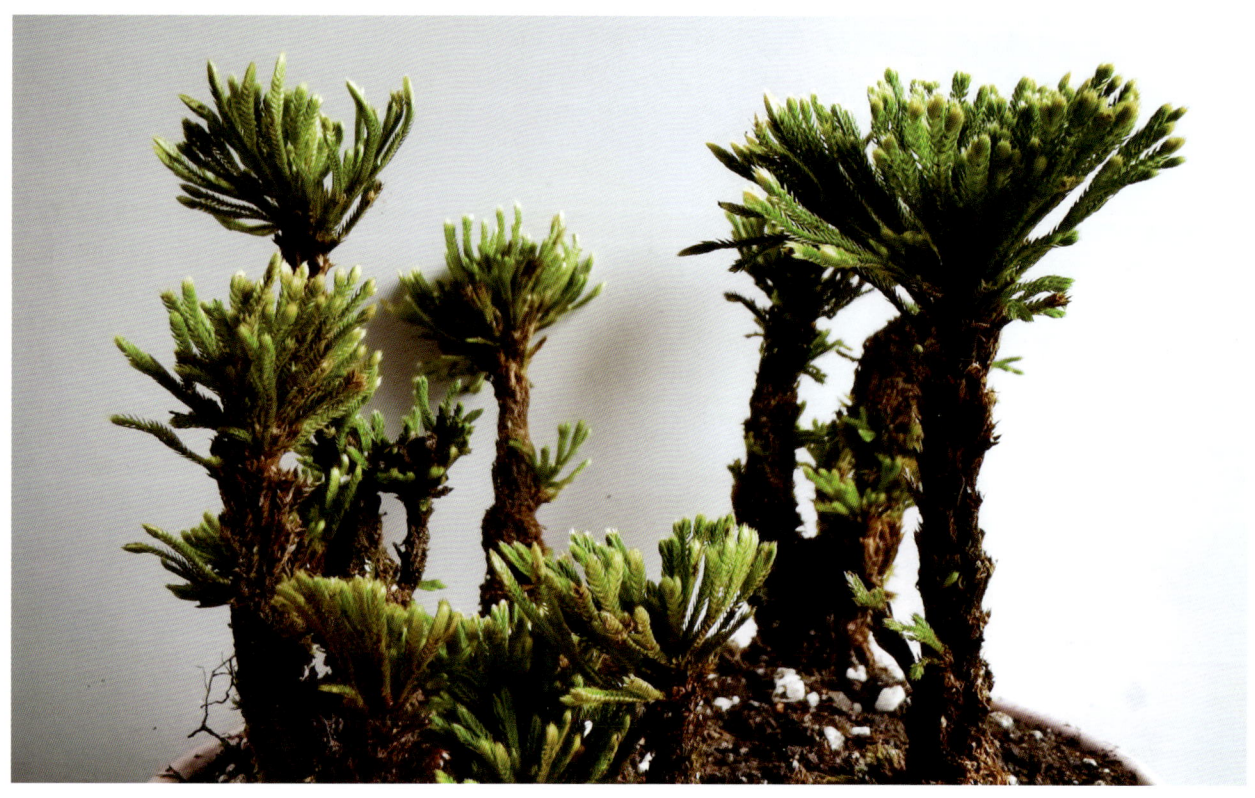

Jab cangt jent nox 深绿卷柏

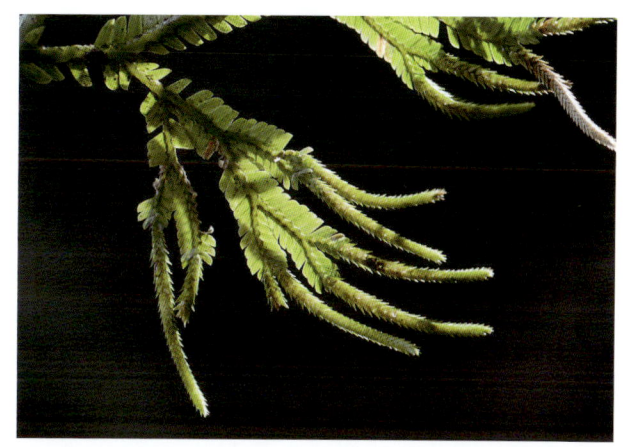

【Bit hsenb 俗名】大叶菜、石上柏、山扁柏、水柏枝、岩上柏、梭罗草。

【Dios kob deis 基源】为卷柏科植物深绿卷柏 Selaginella doederleinii Hieron. 的全草。

【Niangb bet deis 生长环境】生于岩石缝中或石块边。分布于各地苗乡。

【Jox hsub 性味属经】性冷，味甘涩，属冷药，入热经。

【Qet diel xid 功能主治】功能：zangl seil dangf ngol 散寒止咳，hxub jent hxenk net 祛风除湿。主治：yens jent seil ait ngol 风寒咳嗽，yens jent mongb 风湿痛，vangl daib jangx pob 子宫肌瘤，dad bil pob angt 手指肿，jil wel od nul 乳腺炎，zal ghad dongk 痢疾。

【Ed not xus 用法用量】内服，水煎，15～25 g。外用，捣烂敷或研末调敷。

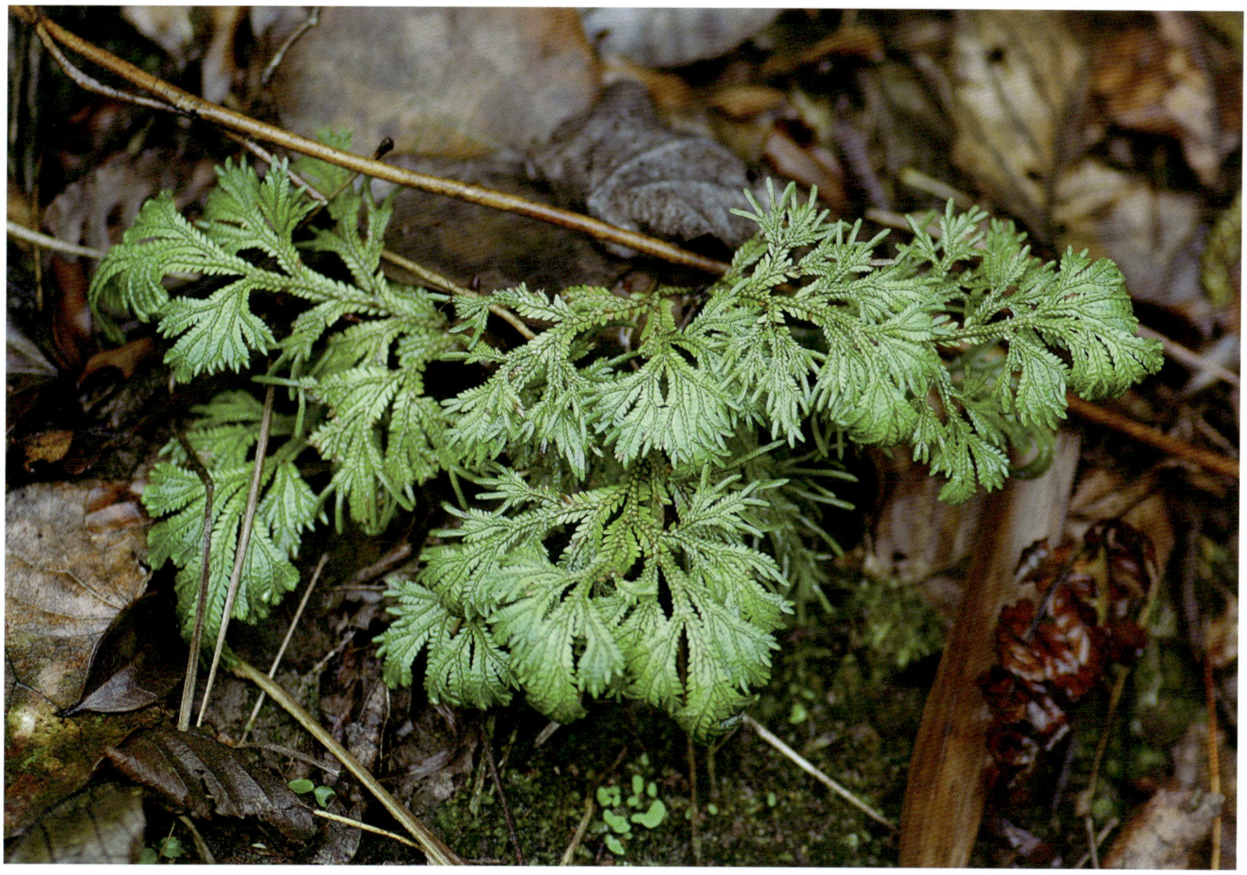

Jab cangt jent bil 旱生卷柏

【Bit hsenb 俗名】干蕨基、金鸡尾、凤尾卷柏。

【Dios kob deis 基源】为卷柏科植物旱生卷柏 Selaginella stauntoniana Spring 的全草。

【Niangb bet deis 生长环境】生于低山阳光较充足地区岩石上。分布于各地苗乡。

【Jox hsub 性味属经】性热，味麻，属热药，入冷经。

【Qet diel xid 功能主治】功能：hxub kib zangl xuf 清热除湿，seil hxangd dangf hxangd 凉血止血。主治：jib daib hxib jent 小儿惊风，yens xit lol hxangd 刀伤出血，od hxangd 吐血，dix khangd ghad lol hxangd 痔疮出血，zal ghad dongk 痢疾。

【Ed not xus 用法用量】内服，煎汤，15～25 g。外用，捣烂敷或研末调敷。

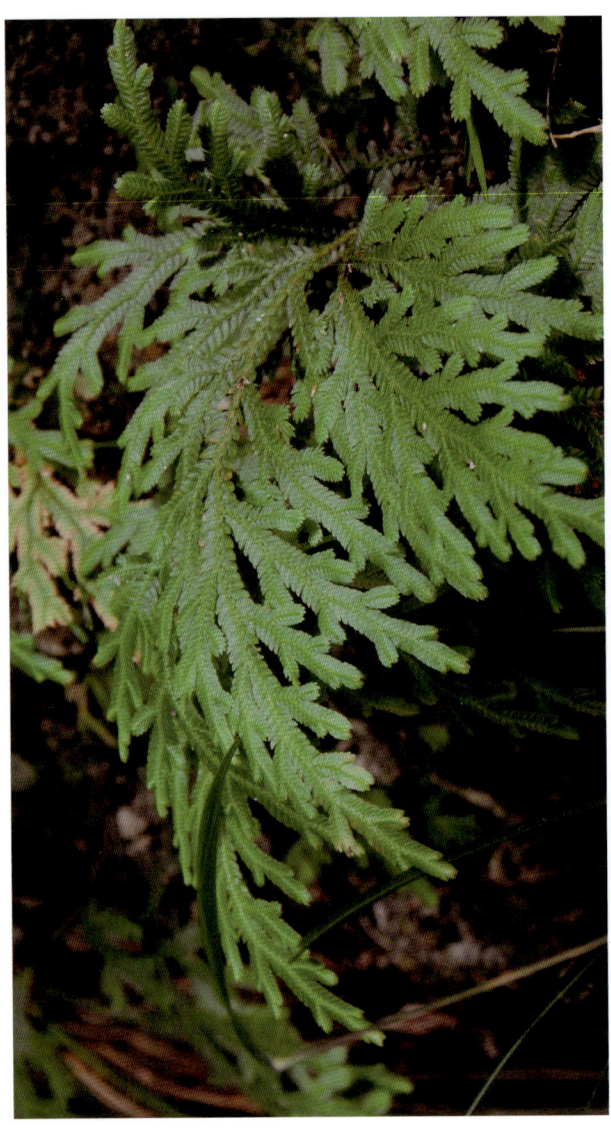
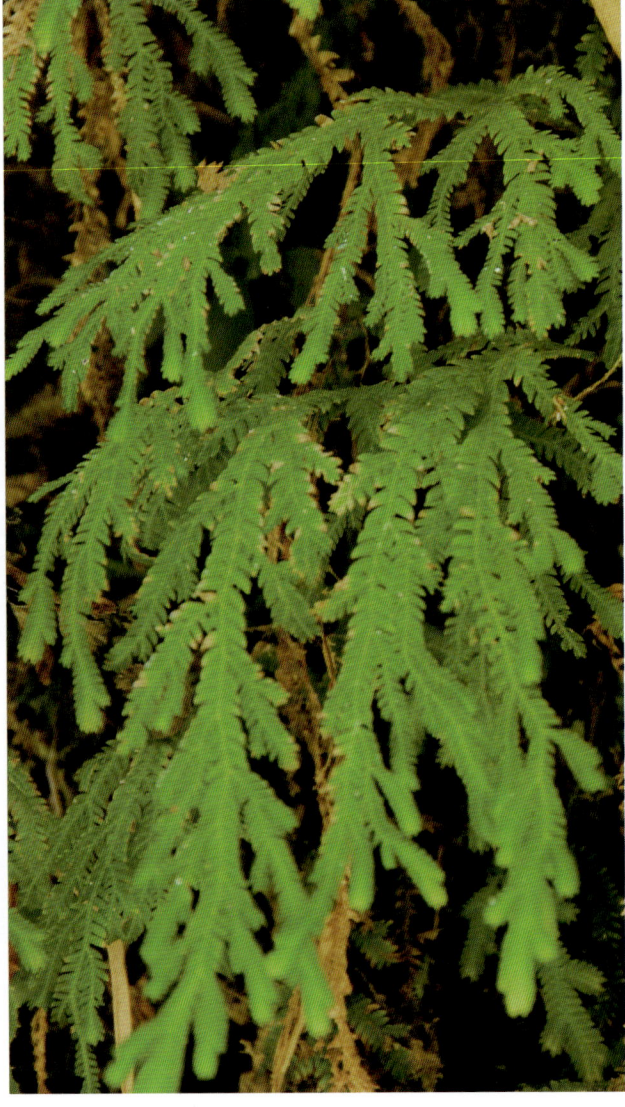

Jab cangt jent zat 兖州卷柏

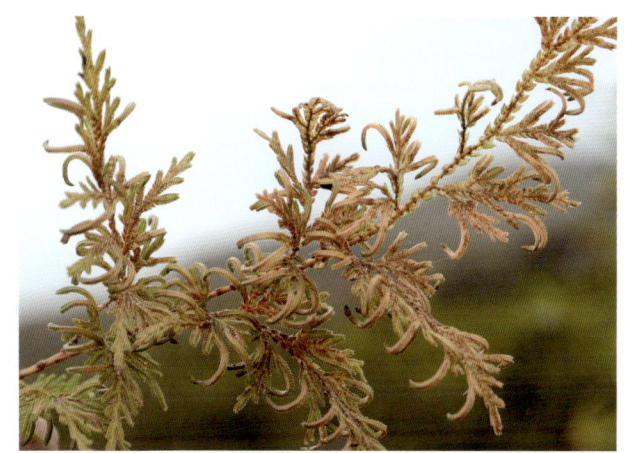

【Bit hsenb 俗名】地柏枝、地侧柏、金扁柏、虎毛草、墙边柏、红凤尾草。

【Dios kob deis 基源】为卷柏科植物兖州卷柏 Selaginella involvens（Sw.）Spring 的全草。

【Niangb bet deis 生长环境】生于低山区山谷林间、溪沟边岩石上。分布于各地苗乡。

【Jox hsub 性味属经】性平，味辛，属冷热两经药，入两经。

【Qet diel xid 功能主治】功能：seil hxangd dangf hxangd 凉血止血，yangx ngol dangf bet 化痰平喘。主治：yens xit lol hxangd 刀伤出血，ait gheb bal jid od hxangd 劳伤吐血，fangx mais fangx jid 黄疸，ait ngol heik bongt 咳嗽痰喘，hek bongt ngol 哮喘，gos dliangb bil 羊癫风，yens dlad zeb nex gik 狂犬咬伤。

【Ed not xus 用法用量】内服，煎汤，15～25 g。外用，捣烂敷或研末调敷。

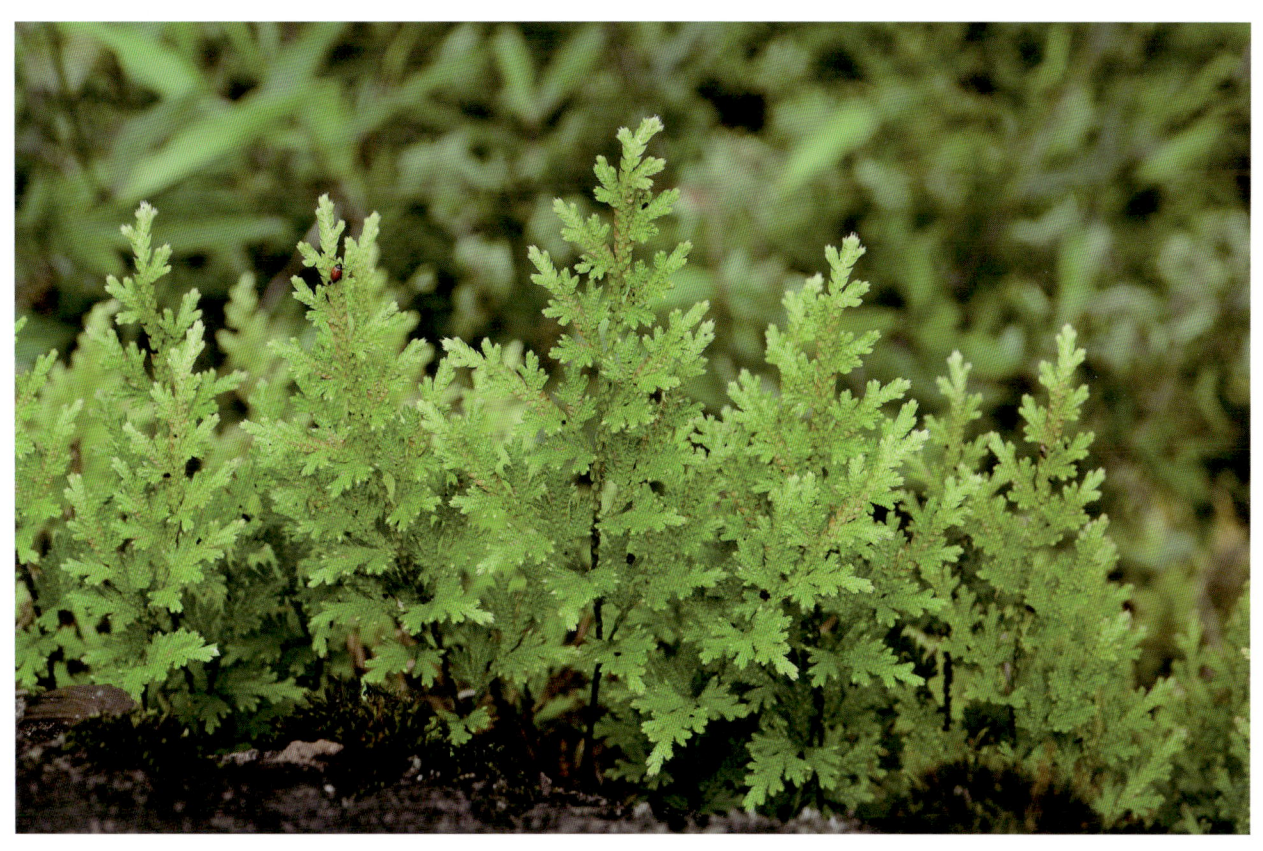

Jab cangt jent yut 细叶卷柏

【Bit hsenb 俗名】卷柏、毛利别、小叶卷柏。

【Dios kob deis 基源】为卷柏科植物细叶卷柏 Selaginella labordei Heron. ex Christ 的全草。

【Niangb bet deis 生长环境】生于沟谷溪边岩石上。分布于部分苗乡。

【Jox hsub 性味属经】性冷，味甘涩，属冷药，入热经。

【Qet diel xid 功能主治】功能：zangl seil dangf ngol 散寒止咳，hxub jent hxenk net 祛风除湿。主治：yens jent seil ait ngol 风寒咳嗽，yens jent mongb 风湿痛，vangl daib jangx pob 子宫肌瘤，dad bil pob angt 手指肿，jil wel od nul 乳腺炎，zal ghad dongk 痢疾。

【Ed not xus 用法用量】内服，水煎，15～25 g。外用，捣烂敷或研末调敷。

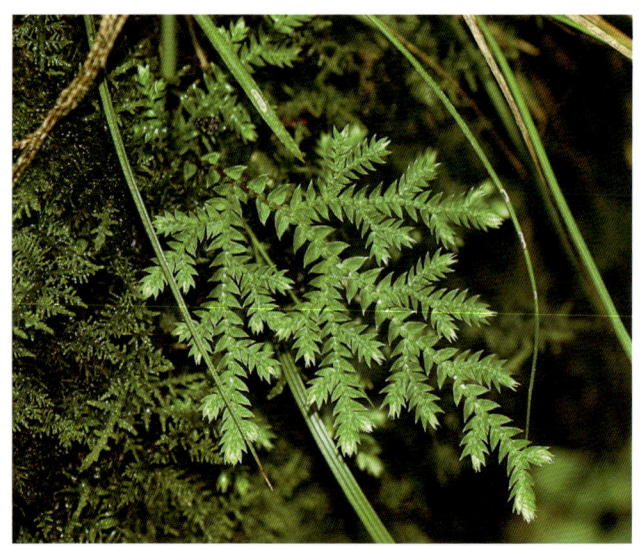

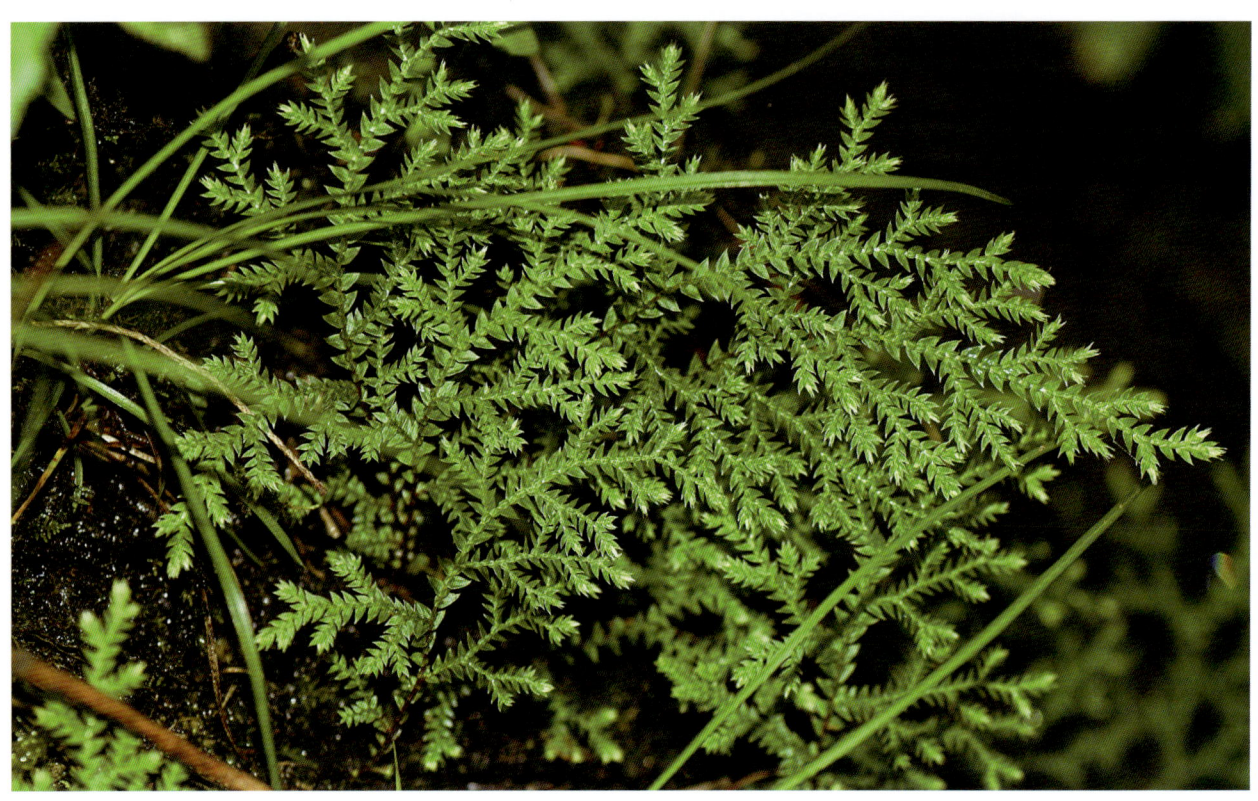

Vob qangb jenb bas 伏地卷柏

【Bit hsenb 俗名】卷柏草、蒲地卷柏。

【Dios kob deis 基源】为卷柏科植物伏地卷柏 Selaginella nipponica Franch. et Sav. 的全草。

【Niangb bet deis 生长环境】生于石灰岩地区荒坡荒地上。分布于各地苗乡。

【Jox hsub 性味属经】性热，味甜，属热药，入冷经。

【Qet diel xid 功能主治】功能：seil hxangd dangf hxangd 凉血止血。主治：yens xit lol hxangd 刀伤出血，ngol lol hxangd 咳血，od hxangd 吐血，xud ghad hxangd 便血，buk dux lol hxangd 胃出血。

【Ed not xus 用法用量】内服，煎汤，15～25 g。外用，研末撒。

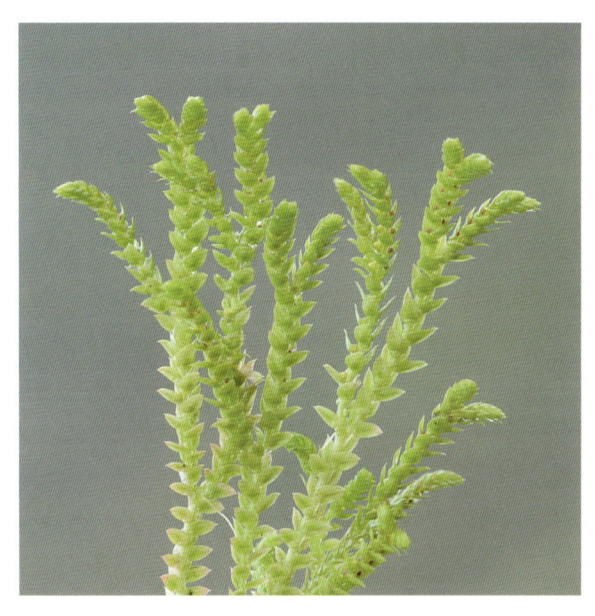

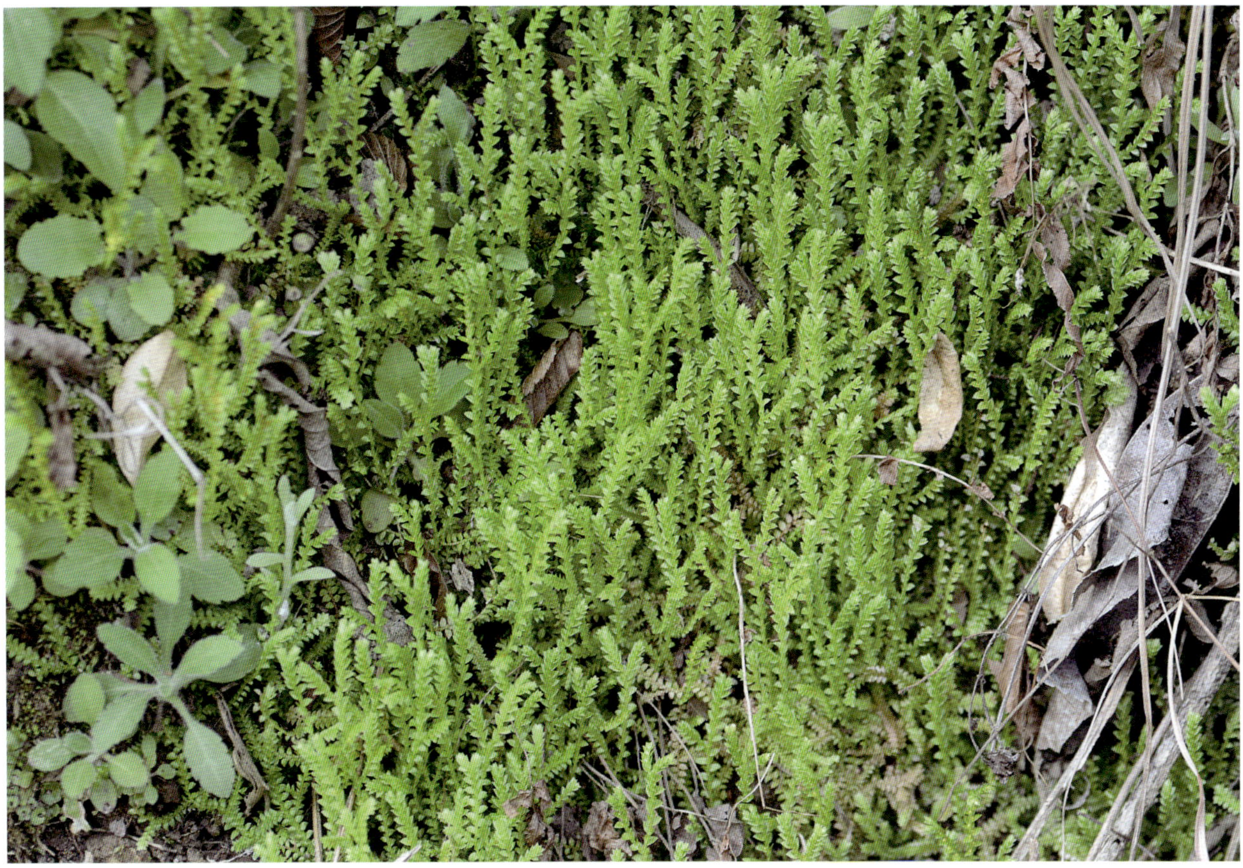

Vob qangb jenb yut 薄叶卷柏

【Bit hsenb 俗名】小卷柏、卷柏草。

【Dios kob deis 基源】为卷柏科植物薄叶卷柏 *Selaginella delicatula*（Desv.）Alston. 的全草。

【Niangb bet deis 生长环境】生于深山林缘、溪边、水沟旁。分布于部分苗乡。

【Jox hsub 性味属经】性冷，味酸，属冷药，入热经。

【Qet diel xid 功能主治】功能：hxub jent hxenk net 祛风除湿，zangl seil dangf ngol 散寒止咳。主治：nais pot yens jab 肺结核，yens jent seil ait ngol 风寒咳嗽，dix guk 背痛，zal ghad dongk 痢疾。

【Ed not xus 用法用量】内服，煎汤，15～25 g；或入丸、散。

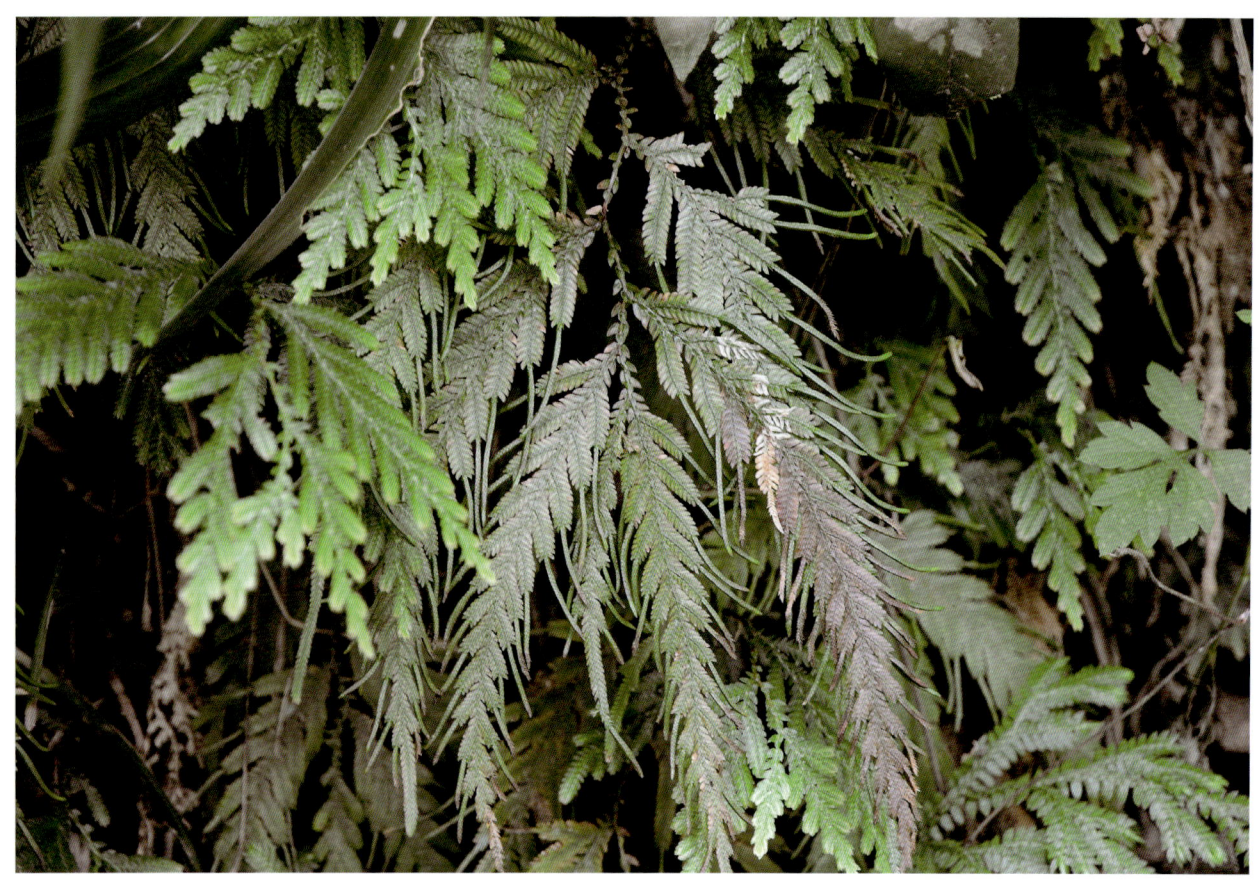

Vob qangb jenb zat 江南卷柏

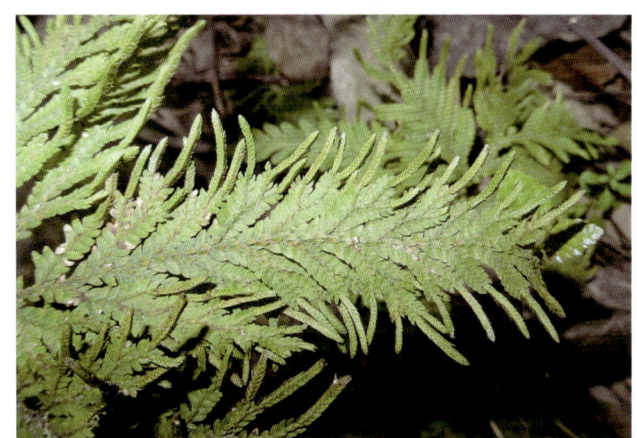

【Bit hsenb 俗名】石上柏、地柏、石卷柏、岩柏草。

【Dios kob deis 基源】为卷柏科植物江南卷柏 *Selaginella moellendorffii* Hieron. 的全草。

【Niangb bet deis 生长环境】生于林缘阴湿处、溪沟边。分布于部分苗乡。

【Jox hsub 性味属经】性平，味甘辛，属冷热两经药，入两经。

【Qet diel xid 功能主治】功能：hxub liax dangf hxangd 收敛止血，hxub kib los xuf 清热利湿。主治：jib daib hxib jent 小儿惊风，yens xit lol hxangd 刀伤出血，od hxangd 吐血，xud ghad hxangd 便血，xud wal hxangd 尿血，kib eb kib dul 水火烫伤，nais jangx gangb 鼻疮。

【Ed not xus 用法用量】内服，煎汤，15～20 g。外用，捣烂敷患处。

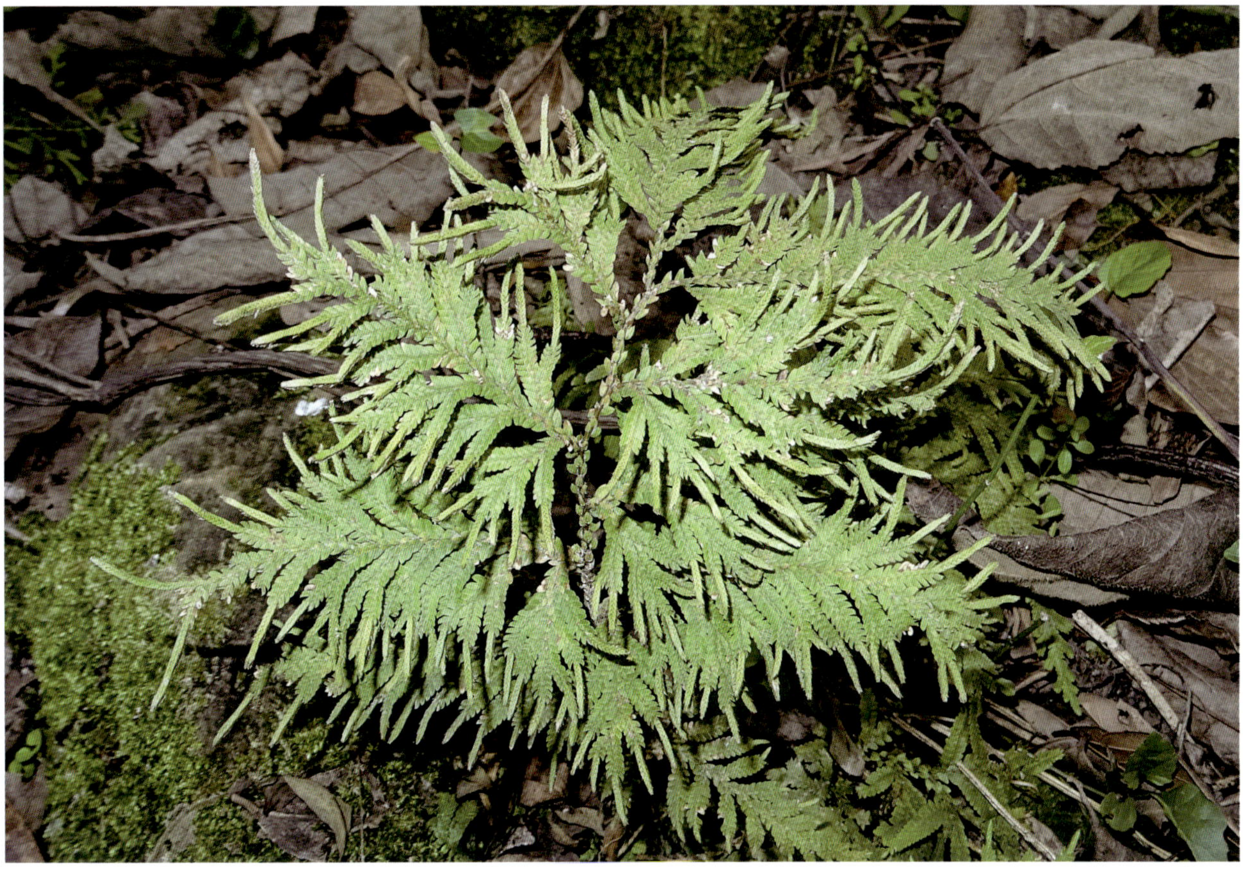

木贼科

Nangx diongx 笔管草

【Bit hsenb 俗名】木贼、土木贼、节节草、笔筒草、笔头草。

【Dios kob deis 基源】为木贼科植物笔管草 *Equisetum debile* Roxb. 的全草。

【Niangb bet deis 生长环境】生于溪河边砂石地上或灌木丛下。分布于各地苗乡。

【Jox hsub 性味属经】性冷，味甘苦，属冷药，入热经。

【Qet diel xid 功能主治】功能：hxub kib los xuf 清热利湿，lal nais jongt xend mais 清肝明目。主治：nais jongt od nul fangx jid 黄疸型肝炎，hniub mais pob xok m ongb 目赤肿痛，los ghab hlat mais dlub 眼翳，ax hsot ud 闭经，ghad eb dlub lol not 白带过多。

【Ed not xus 用法用量】内服，煎汤，15～25 g。

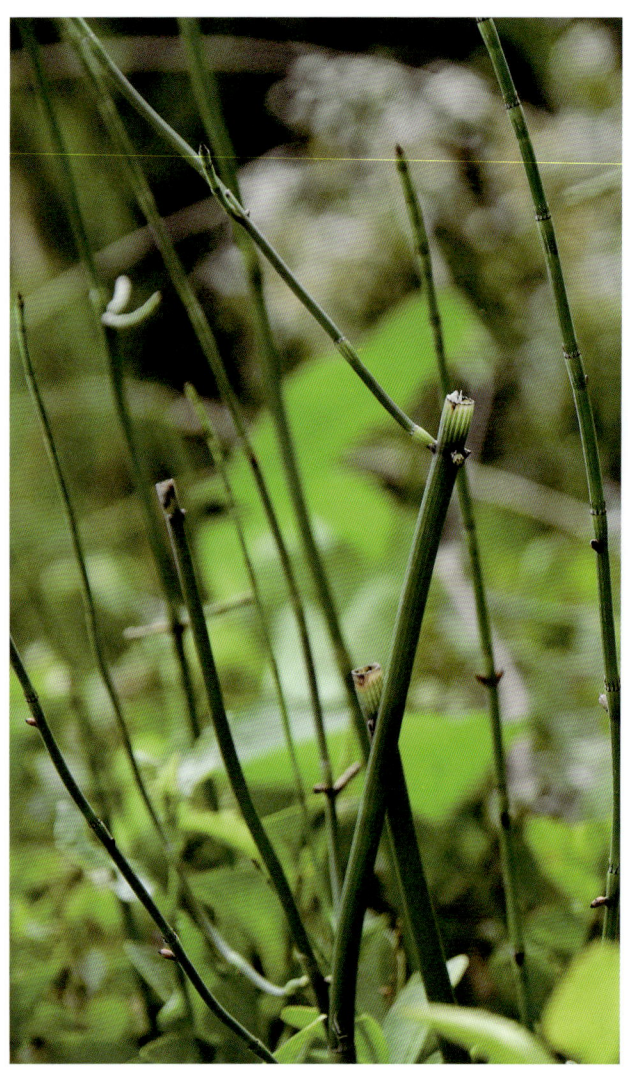
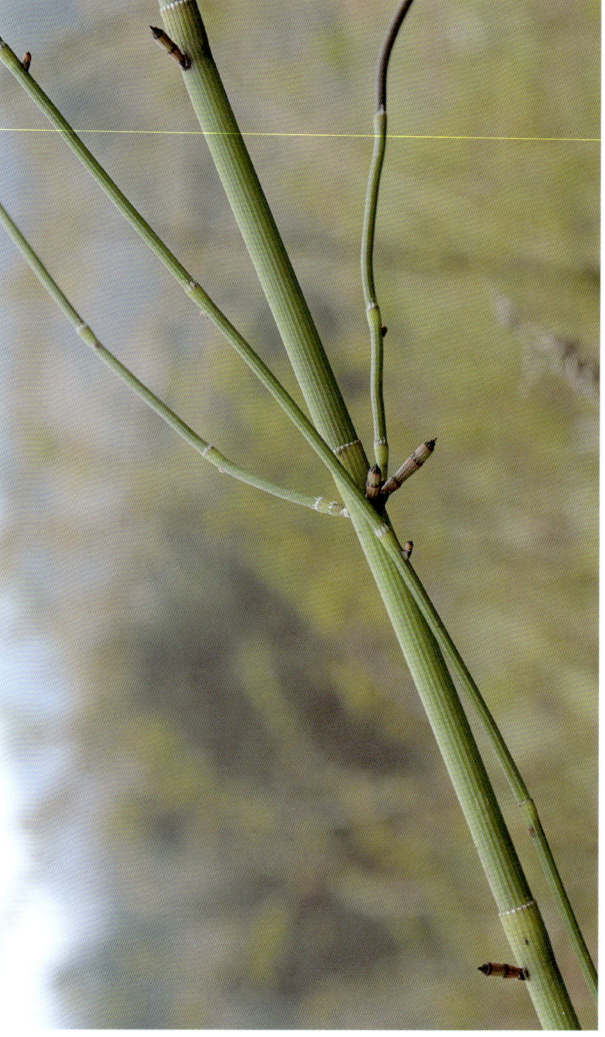

Nangx diongx yut 问荆

【Bit hsenb 俗名】马草、马蜂草、土麻黄、空心草、笔头草、接续草、接骨草。

【Dios kob deis 基源】为木贼科植物问荆 *Equisetum arvense* L. 的全草。

【Niangb bet deis 生长环境】生于河边、田边、沟边阴湿处。分布于各地苗乡。

【Jox hsub 性味属经】性冷，味苦，属冷药，入热经。

【Qet diel xid 功能主治】功能：hxub kib dangf ngol 清热止咳，seil hxangd dangf hxangd 凉血止血。主治：yens xit 刀伤，lol hxangd nais 鼻衄，dliangd bil dib sangb 跌打损伤，mongb diub 腰痛，hsot ud bongt 月经过多。

【Ed not xus 用法用量】内服，煎汤，5～15 g。外用，捣蓉敷或研末调敷。

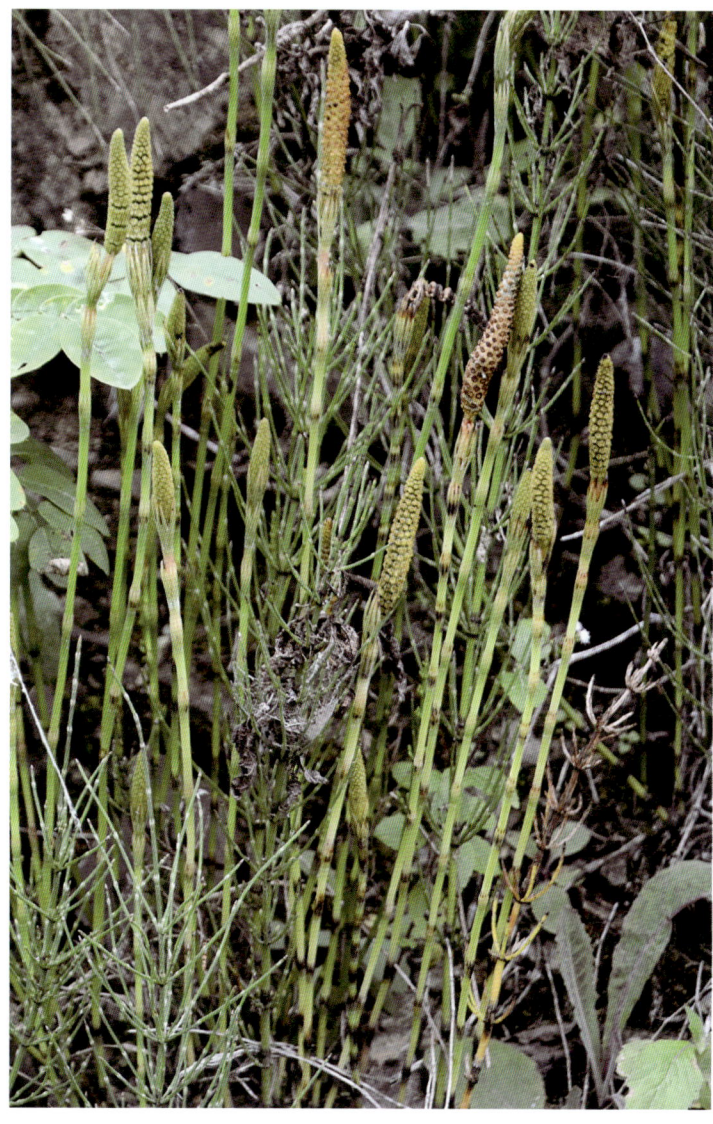
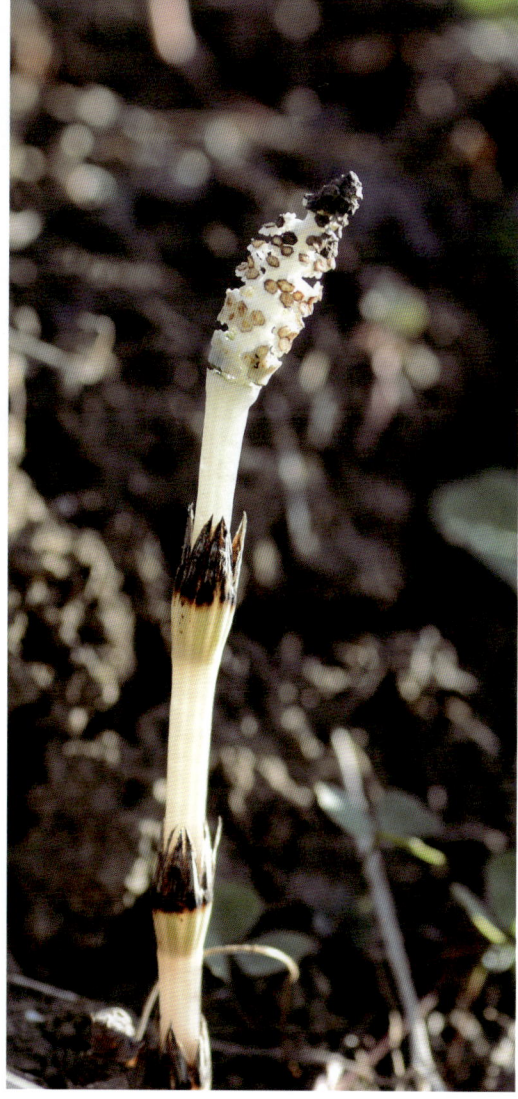

瓶尔小草科

Vob xid yib 瓶尔小草

【Bit hsenb 俗名】一支箭、一支枪、矛盾草、蛇吐须、蛇舌草、蛇咬一支箭。

【Dios kob deis 基源】为瓶尔小草科植物瓶尔小草 *Ophioglossum reticulatum* L. 的带根全草。

【Niangb bet deis 生长环境】生于山谷、草地阴湿处。分布于部分苗乡。

【Jox hsub 性味属经】性冷，味苦甘，属冷药，入热经。

【Qet diel xid 功能主治】功能：ves hxangd tat jit hxangd 活血化瘀，hxub kib tat jab 清热解毒。主治：fal sab mongb qub 痧证腹痛，dib yens jit hxangd angt mongb 跌打瘀血肿痛，jib daib ngas naix mais 小儿疳积，niangb hsab pob mongb 无名肿毒，yens nangb gik 毒蛇咬伤，gangb xent qut qat 疥疮瘙痒。

【Ed not xus 用法用量】内服，煎汤，10～15 g。外用，捣烂敷患处。

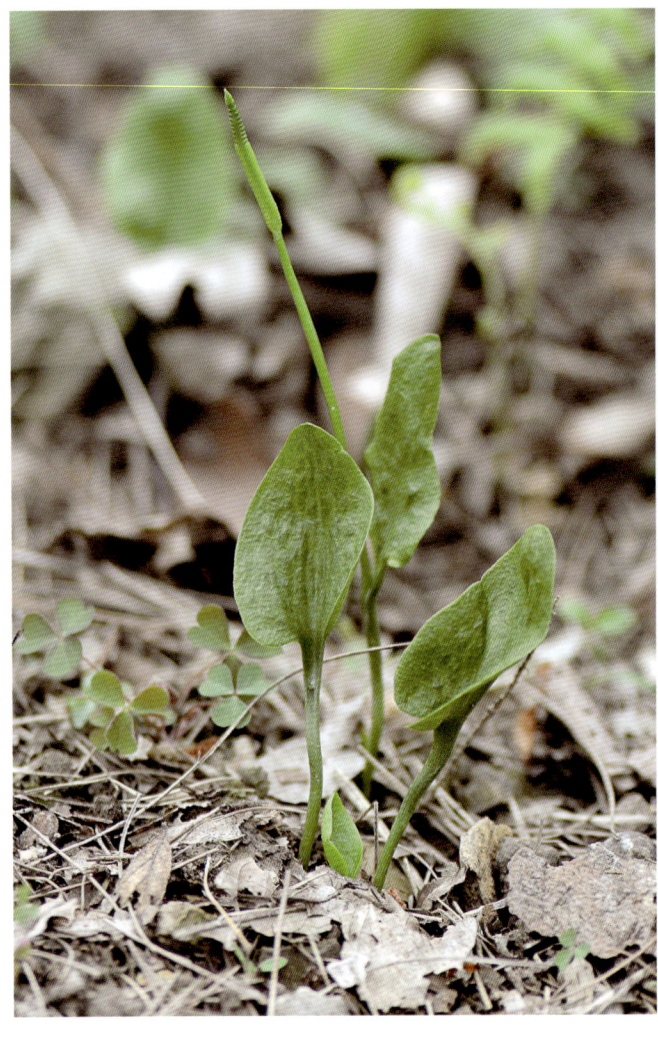
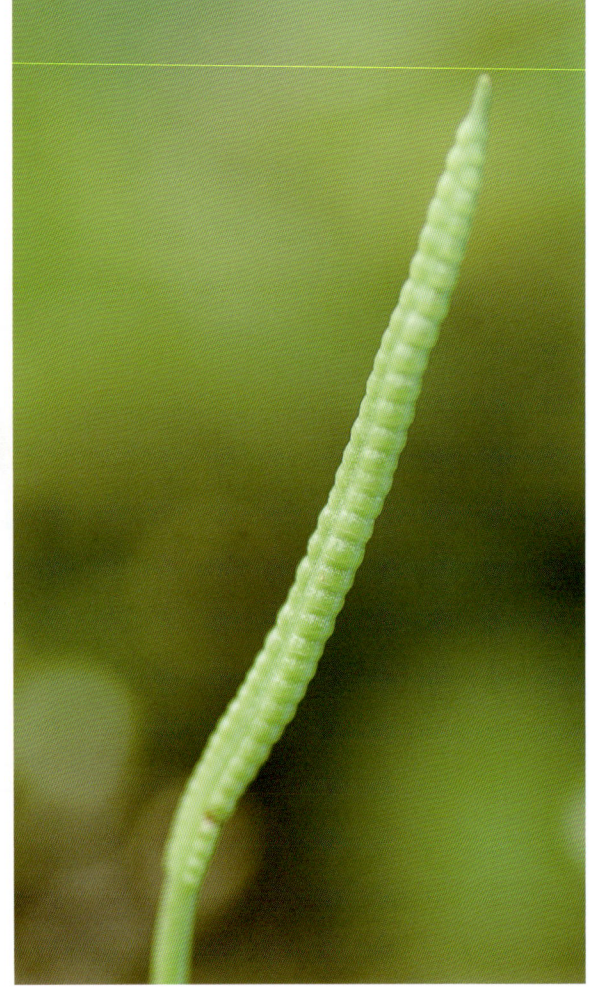

Vob hnaid ok yut 一支箭

【Bit hsenb 俗名】矛盾草、独脚黄、蛇舌草、蛇咬。

【Dios kob deis 基源】为瓶尔小草科植物一支箭 Ophioglossum thermale Desv. 的带根全草。

【Niangb bet deis 生长环境】生于山谷、草地阴湿处。分布于部分苗乡。

【Jox hsub 性味属经】性冷，味苦甘，属冷药，入热经。

【Qet diel xid 功能主治】功能：hxub kib tat jab 清热解毒，ves hxangd tat jit hxangd 活血化瘀。主治：dib yens jit hxangd angt mongb 跌打瘀血肿痛，jib daib ngas naix mais 小儿疳积，fal sab mongb qub 痧证腹痛，gangb xent qut qat 疥疮瘙痒，niangb hsab pob mongb 无名肿毒，yens nangb gik 毒蛇咬伤。

【Ed not xus 用法用量】内服，煎汤，10～15 g。外用，捣烂敷患处。

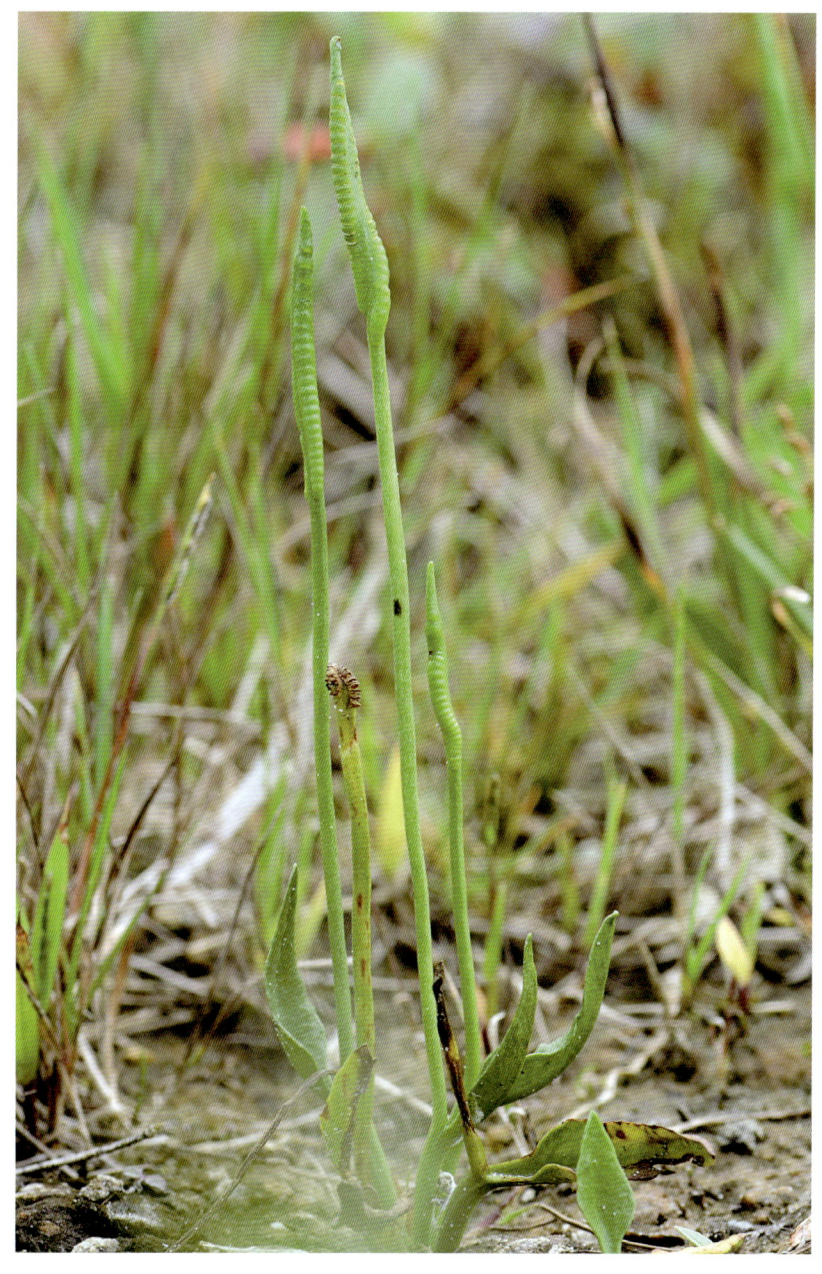

阴地蕨科

Vob ghob dab 阴地蕨

【Bit hsenb 俗名】花蕨、一朵云、蛇不见、冬蕨草、独脚金鸡。

【Dios kob deis 基源】为阴地蕨科植物阴地蕨 *Botvychium ternatum*（Thunb.）Lyon. 的带根全草。

【Niangb bet deis 生长环境】生于低山地区针叶林下或灌木丛阴湿地。分布于各地苗乡。

【Jox hsub 性味属经】性冷，味苦，属冷药，入热经。

【Qet diel xid 功能主治】功能：nol lal ves net nais pot 补虚润肺，dangf ngol yangx ghad ngol 止咳化痰。主治：jib daib hxib jent 小儿惊风，niel khob 头晕，kib jid ait ngol 虚热咳嗽，ngol yenx hnaib 百日咳，mongb ghad nial mais 风火眼。

【Ed not xus 用法用量】内服，煎汤，10～20 g。外用，捣烂敷。

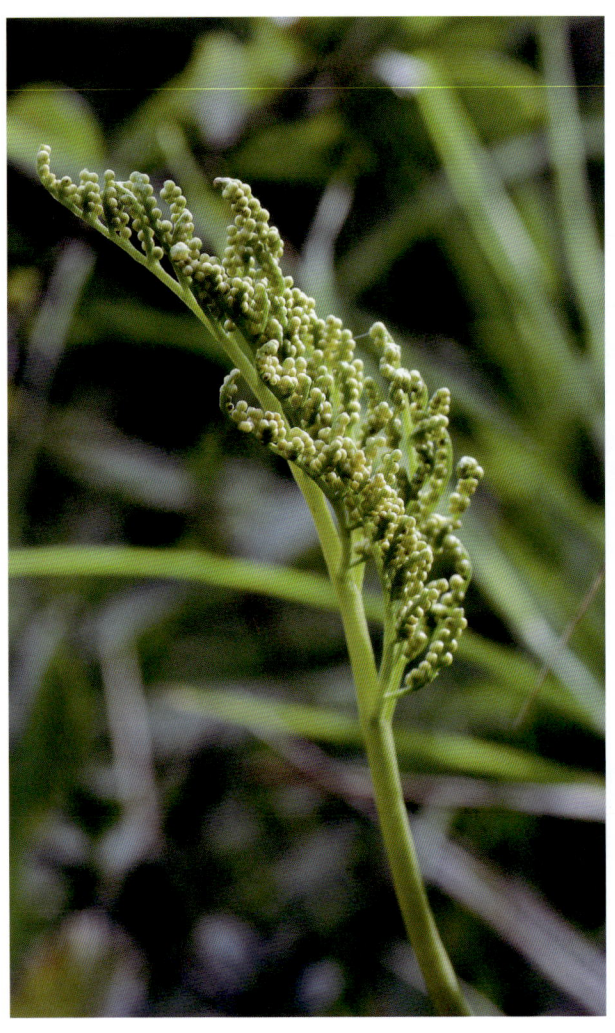
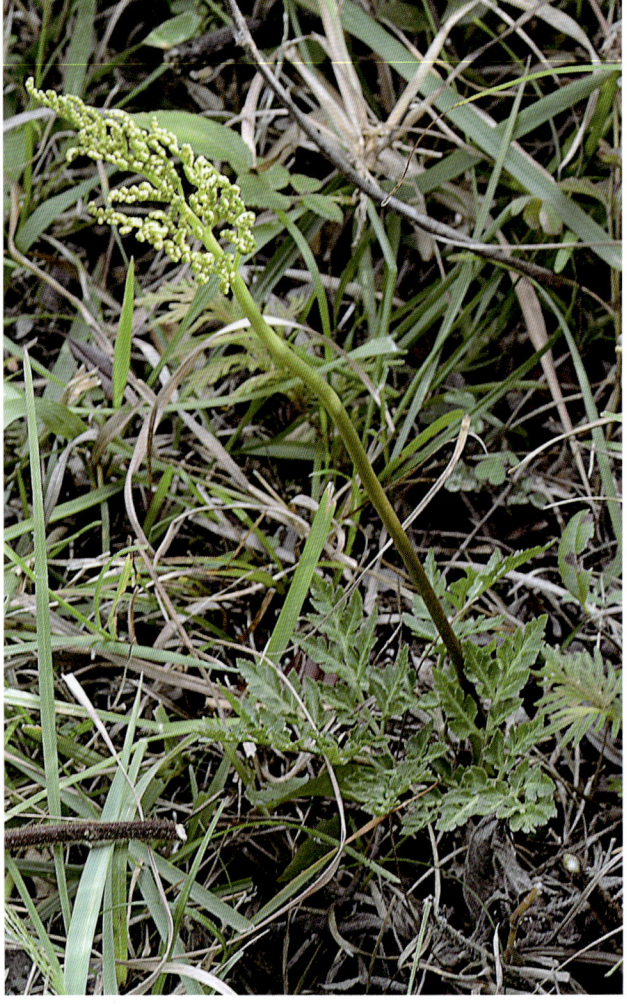

Vob ghob dab yut 绒毛阴地蕨

【Bit hsenb 俗名】蕨箕参、冬蕨草、独蕨草。

【Dios kob deis 基源】为阴地蕨科植物绒毛阴地蕨 *Botrychium lanuginosum* Wall. 的带根全草。

【Niangb bet deis 生长环境】生于低山地区灌木丛阴湿处或针叶林下。分布于各地苗乡。

【Jox hsub 性味属经】性冷，味苦，属冷药，入热经。

【Qet diel xid 功能主治】功能：hxub kib tat jab 清热解毒，zangl ghab pob dus ghuk 散结破积。主治：nais dius heb jangb 肝肾虚弱，xit daib xus dliangl ves 产后虚弱，los ghab hlat mais dlub 目生云翳，jif pob angt 淋巴结肿大，ait ngol 咳嗽。

【Ed not xus 用法用量】内服，煎汤，10～20 g。外用，捣烂敷。

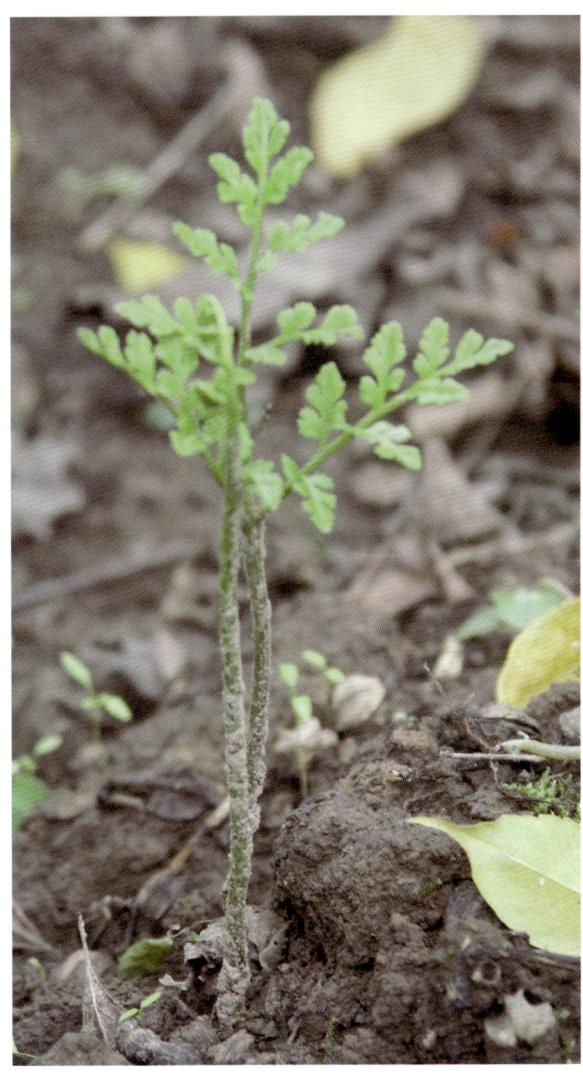 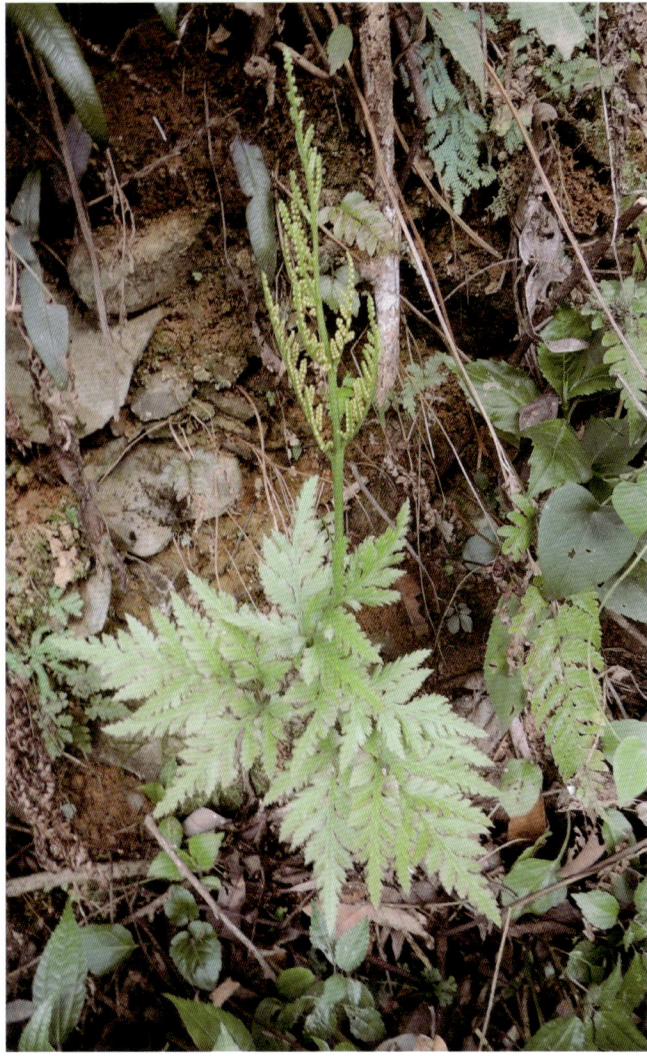

莲座蕨科

Hveb lix meib 福建莲座蕨

【Bit hsenb 俗名】牛蹄劳、马蹄蕨、观音莲、观音座莲、马蹄附子。

【Dios kob deis 基源】为莲座蕨科植物福建莲座蕨 Angiopteris foklensis Hieron. 的根状茎。

【Niangb bet deis 生长环境】生于中山地区阔叶林下或混交林中、溪涧边。分布于部分苗乡。

【Jox hsub 性味属经】性冷，味苦，属冷药，入热经。

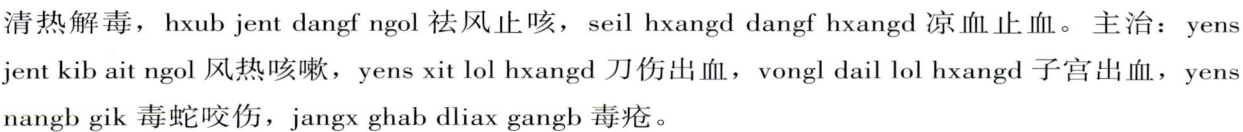

【Qet diel xid 功能主治】功能：hxub kib tat jab 清热解毒，hxub jent dangf ngol 祛风止咳，seil hxangd dangf hxangd 凉血止血。主治：yens jent kib ait ngol 风热咳嗽，yens xit lol hxangd 刀伤出血，vongl dail lol hxangd 子宫出血，yens nangb gik 毒蛇咬伤，jangx ghab dliax gangb 毒疮。

【Ed not xus 用法用量】内服，煎汤，15～25 g；或研末。外用，捣烂敷。

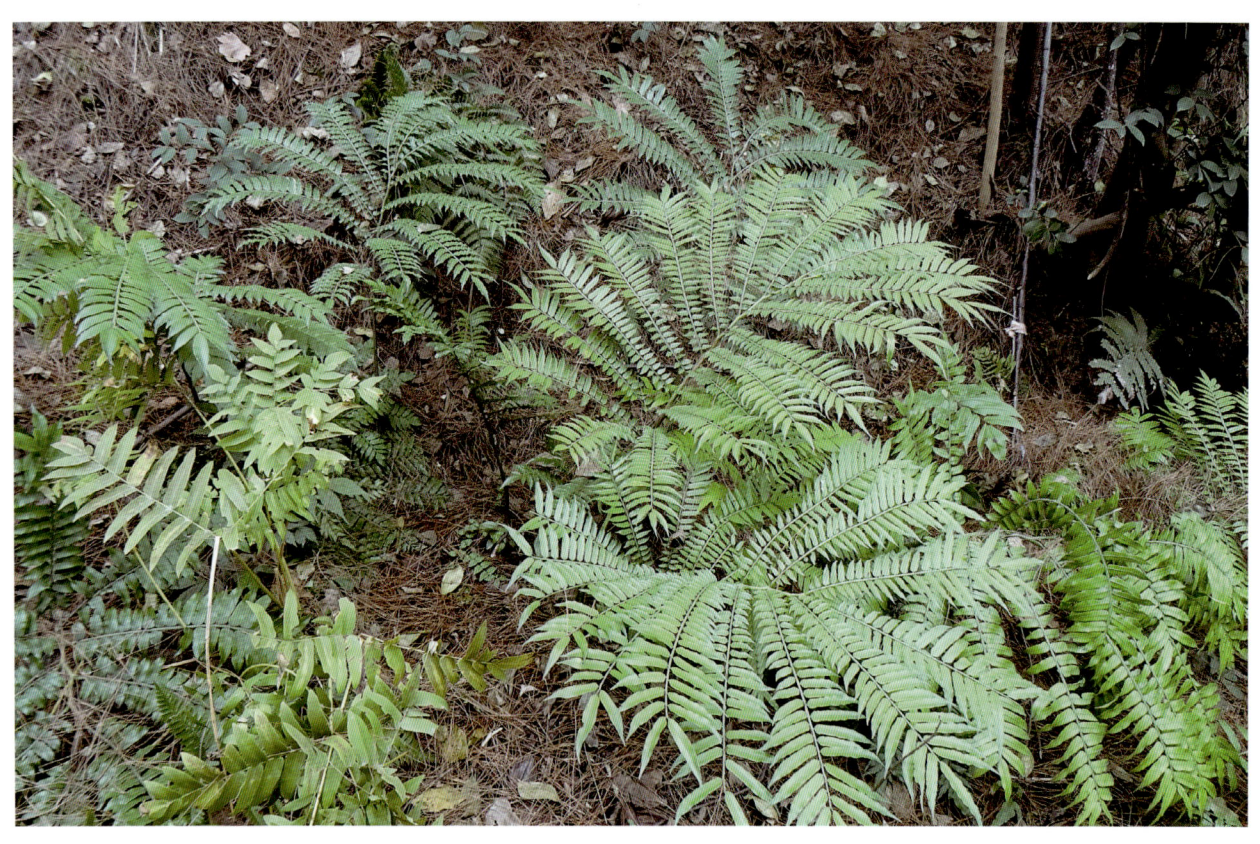

紫萁科

Vob hnaib ghad hxangt 紫萁

【Bit hsenb 俗名】贯众、老虎牙、水骨菜、飞蛾七、高脚贯众。

【Dios kob deis 基源】为紫萁科植物紫萁 *Osmunda japonica* Thunb. 的根茎。

【Niangb bet deis 生长环境】生于低山地区林下或溪边土堆上。分布于各地苗乡。

【Jox hsub 性味属经】性冷，味苦，属冷药，入热经。有小毒。

【Qet diel xid 功能主治】功能：seil hxangd dangf hxangd 凉血止血，hxub kib tat jab 清热解毒，gangt xuf dib gangb 燥湿杀虫。主治：mangb hfud seil 风寒感冒，ngol lax bal nais pob 久咳成痨，od hxangd 吐血，lol hxangd nais 鼻衄，diongx ghongd fis hsongd nail 鱼骨鲠喉，gangb jongb jangx 蛔虫病。

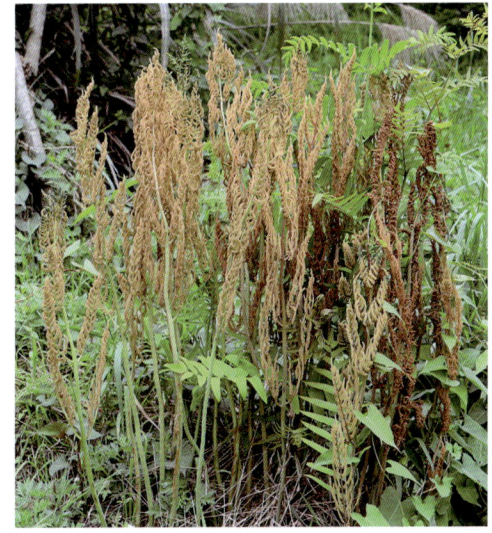

【Ed not xus 用法用量】内服，煎汤，10～15 g。外用，捣烂敷或研末调涂。

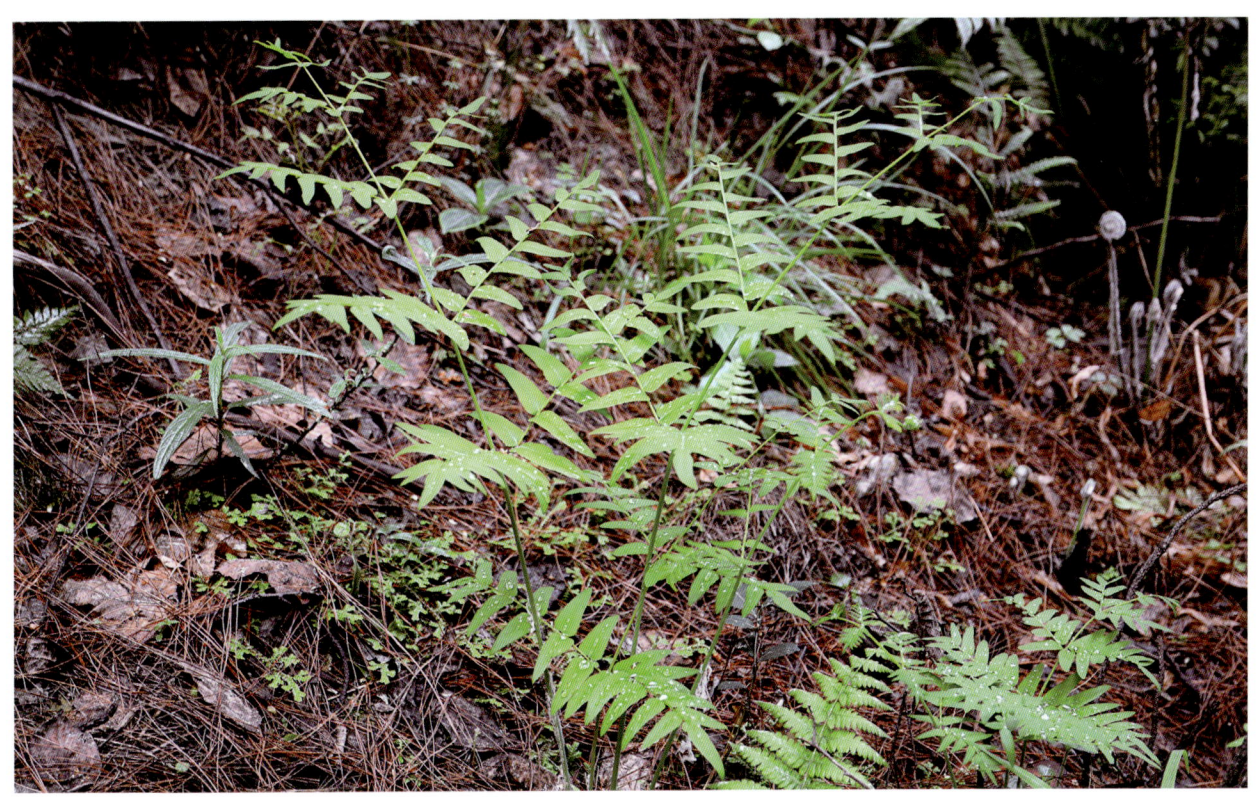

海金沙科

Jab tad hxud 海金沙

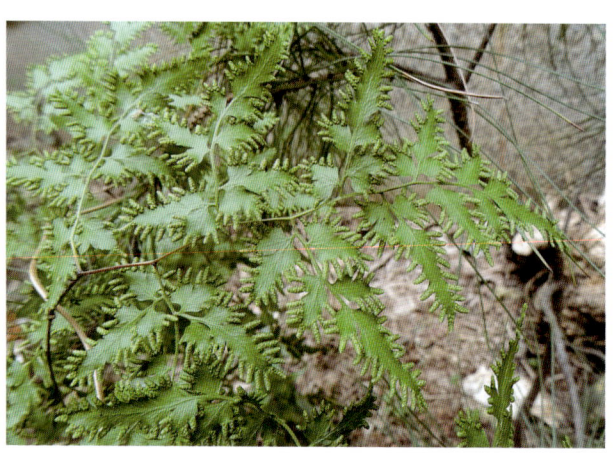

【Bit hsenb 俗名】乱头发、铁线藤、铁脚仙、黑透骨、须须药、金沙藤。

【Dios kob deis 基源】为海金沙科植物海金沙 *Lygodium japonicum*（Thunb.）SW. 的成熟孢子或根。

【Niangb bet deis 生长环境】生于山野草丛或灌木丛中，多攀援其他植物。分布于各地苗乡。

【Jox hsub 性味属经】性冷，味甘，属冷药，入热经。

【Qet diel xid 功能主治】功能：tad hxid dlongs lis 舒筋活络，hxub kib tat jab 清热解毒，vut xuf tongb eb liax linf 利湿通淋。主治：nais jongt od nul 肝炎，diuf od nul 肾炎，zaid ghend wal od nud 泌尿系感染，pob lob pob bil 手脚水肿，mongb git ghab naix 腮腺炎，yens gangb hniub bangd 蜂子蜇伤，zal ghad 腹泻。

【Ed not xus 用法用量】内服，煎汤，8～15 g；或研末服。

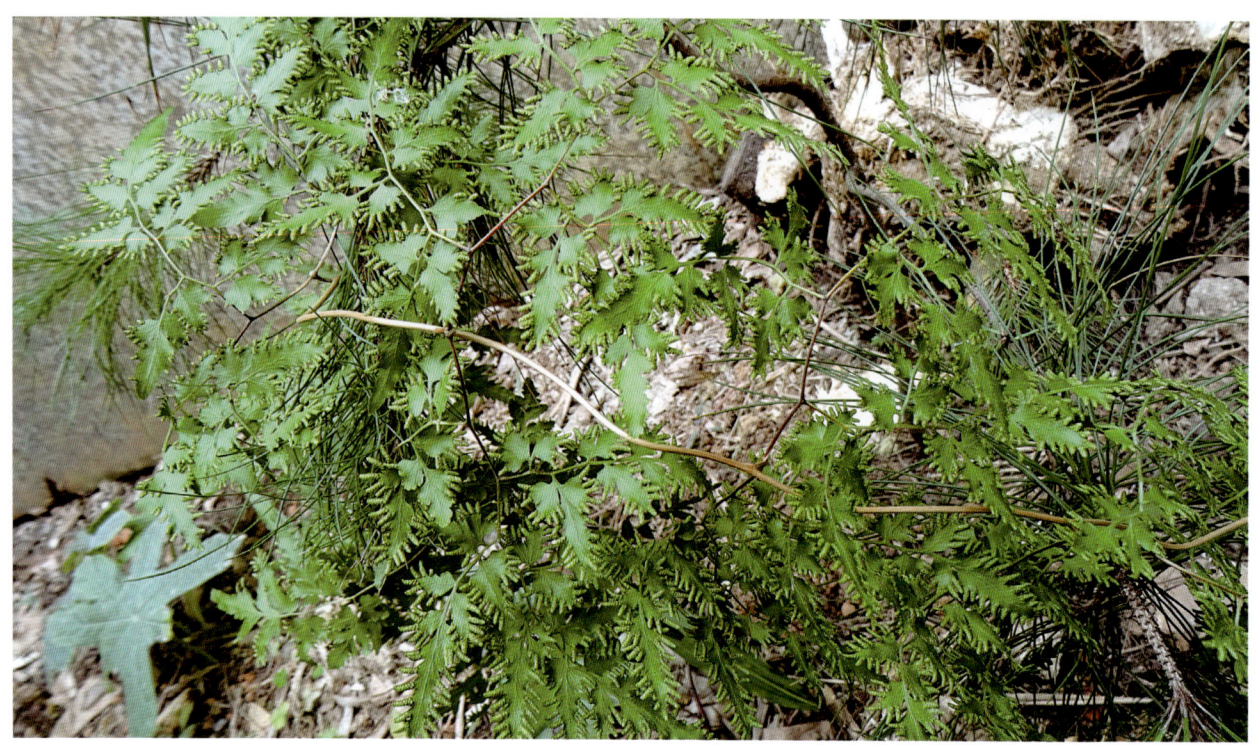

里白科

Ghab hveb sed 芒萁

【Bit hsenb 俗名】山蕨、狼萁、反蕨叶、铁郎鸡、篦子草、狼鸡草、鸡毛蕨。

【Dios kob deis 基源】为里白科植物芒萁 Dicranopteris dichotoma（Thunb.）Berhn. 的幼叶或叶柄。

【Niangb bet deis 生长环境】生于针叶林下或荒坡草丛中。分布于各地苗乡。

【Jox hsub 性味属经】性平，味苦，属冷热两经药，入两经。

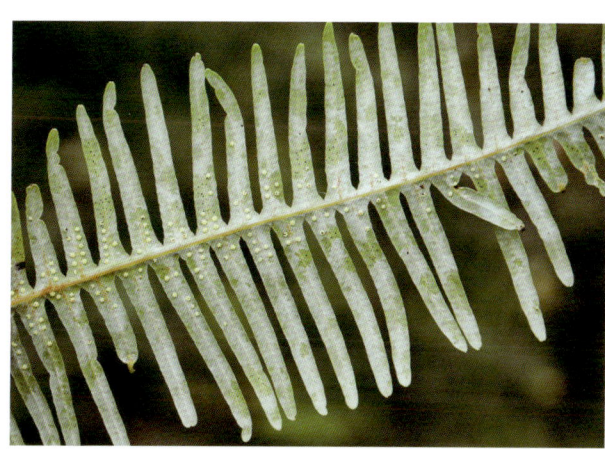

【Qet diel xid 功能主治】功能：tongb wal zangx yangx 利尿通淋，qud kib hxank jab 祛热除毒，seil hxangd ves hxangd 凉血活血。主治：kib eb kib dul 水火烫伤，yens xit lol hxangd 刀伤出血，hfak bangb hxangd 血崩，diongx wal od nul 尿道炎，dix khangd ghad 痔疮。

【Ed not xus 用法用量】内服，煎汤，15～25 g。外用，捣敷。

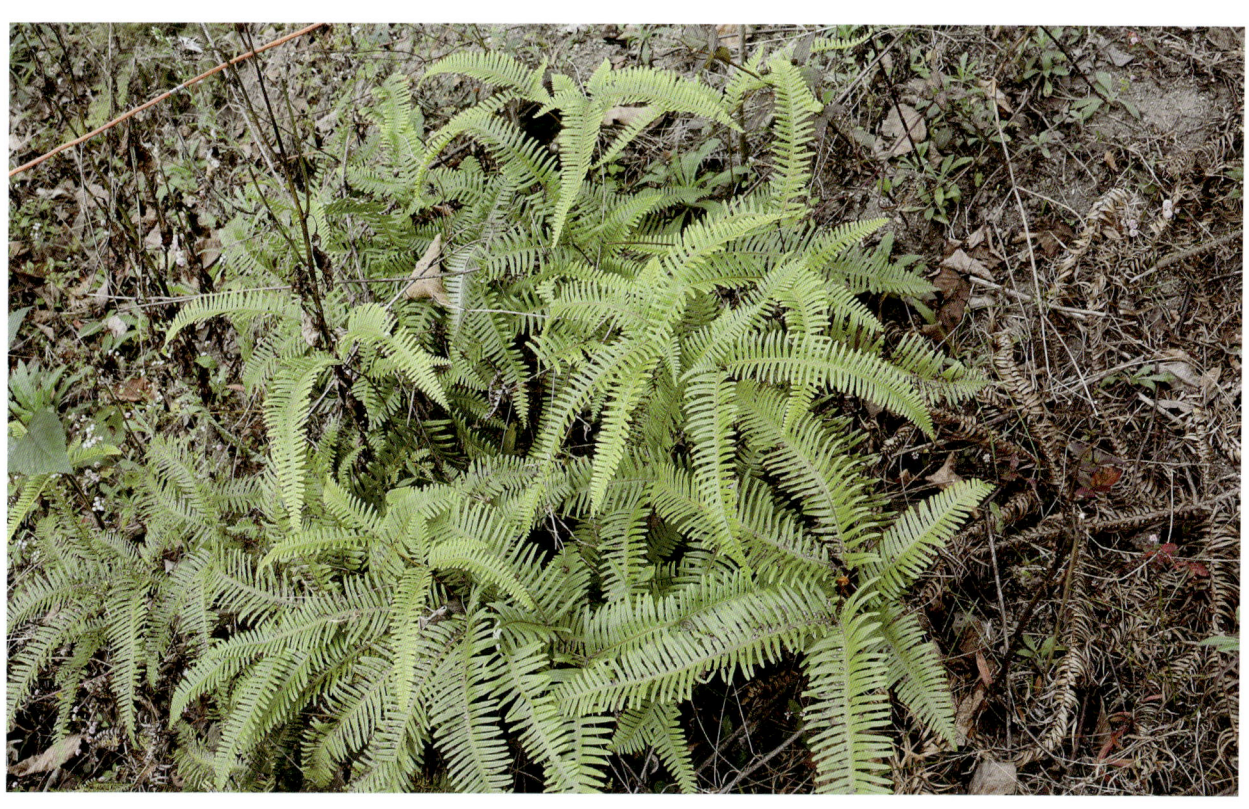

Ghab hveb gek 里白

【Bit hsenb 俗名】芒萁、芒萁骨、铁芒萁。

【Dios kob deis 基源】为里白科植物里白 *Dicranopteris laevissimum*（Christ.）Nakai. 的全草。

【Niangb bet deis 生长环境】生于针叶林下、混交林间或荒山草坡。分布于各地苗乡。

【Jox hsub 性味属经】性冷，味苦甘，属冷药，入热经。

【Qet diel xid 功能主治】功能：ves hxangd tat jit hxangd 活血化瘀，yis hsongd tiod hxend 补骨强筋。主治：yens xit lol hxangd 刀伤出血，lod hsongd 骨折，xub wal fis lias 小便淋涩，kib eb kib dul 水火烫伤。

【Ed not xus 用法用量】内服，水煎，10～20 g。外用，捣烂敷。

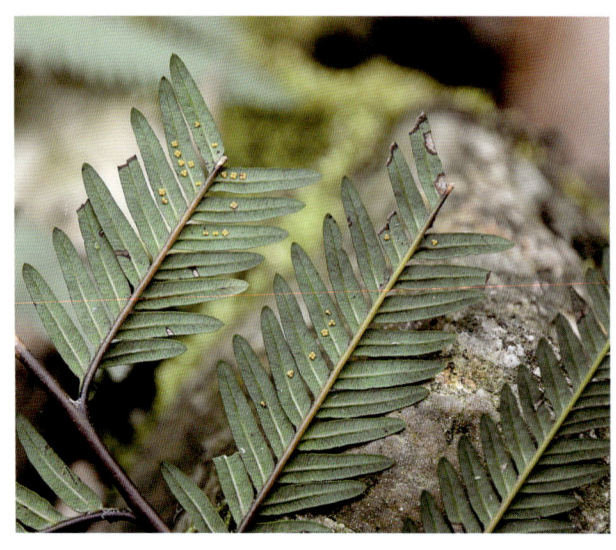

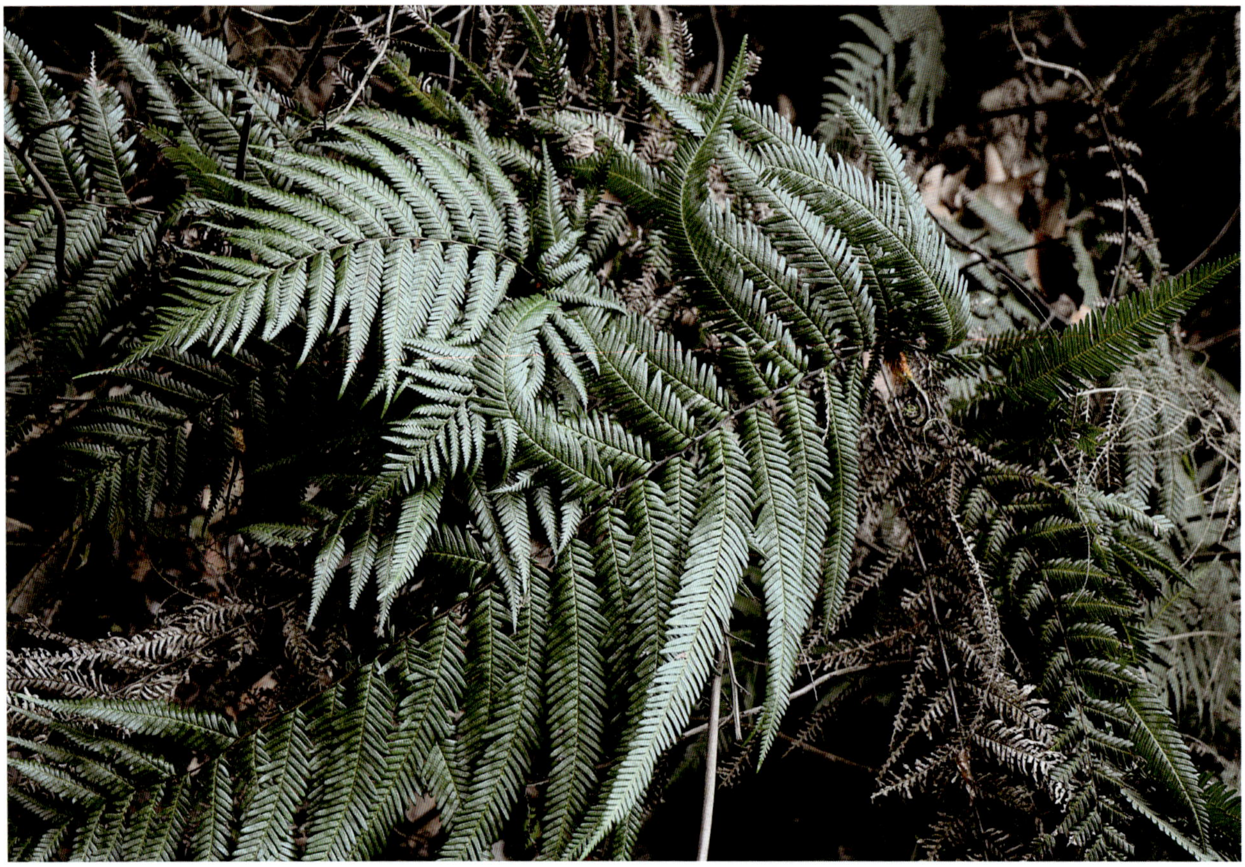

Ghab hveb gek yut 中华里白

【Bit hsenb 俗名】狼萁、铁狼萁、狼萁杉。

【Dios kob deis 基源】为里白科植物中华里白 *Dicranopteris chinensis*（Rosenst.）Ching 的根状茎。

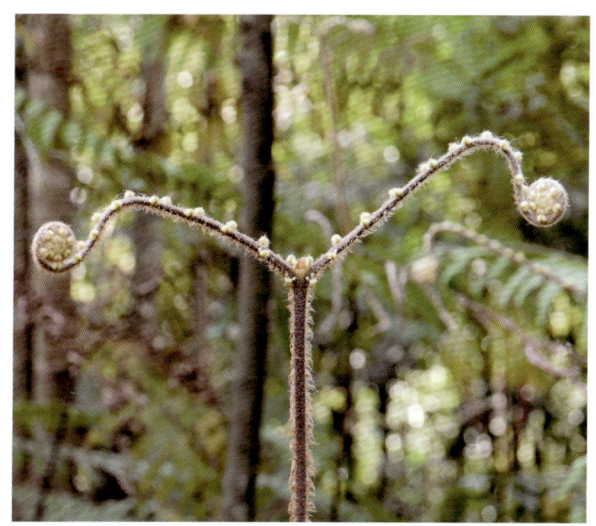

【Niangb bet deis 生长环境】生于针叶下、混交林间及山地林缘。分布于部分苗乡。

【Jox hsub 性味属经】性冷，味酸，属冷药，入热经。

【Qet diel xid 功能主治】功能：ves hxangd tat jit hxangd 活血化瘀，yis hsongd tiod hxend 补骨强筋。主治：yens xit lol hxangd 刀伤出血，lod hsongd 骨折。

【Ed not xus 用法用量】内服，煎汤，15～25 g；或浸酒。外用，捣烂敷。

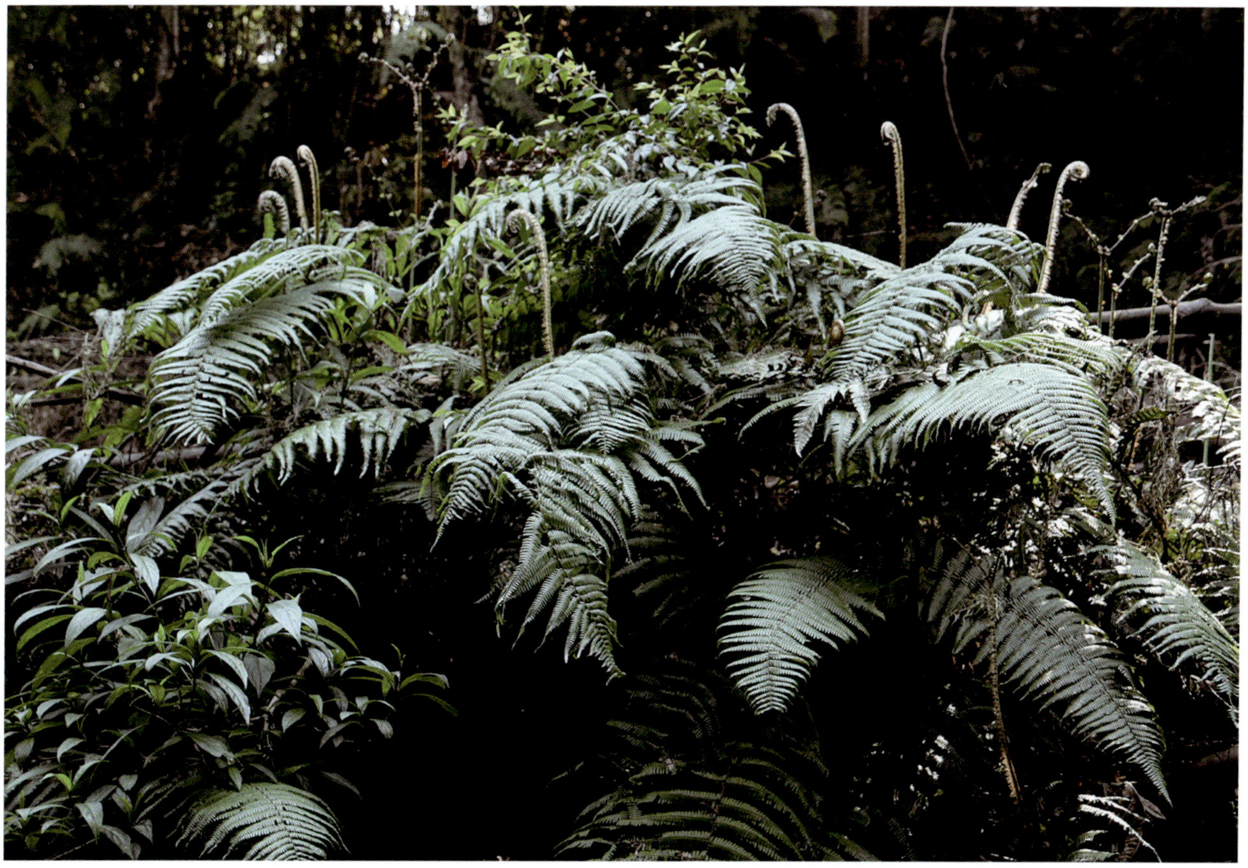

碗蕨科

Ghab hveb sed eb 碗蕨

【Bit hsenb 俗名】碗儿蕨、溪涧碗蕨。

【Dios kob deis 基源】为碗蕨科植物碗蕨 Dennstaedtia scabra Wall. ex. Hook Moore. 的全草。

【Niangb bet deis 生长环境】生于山谷、溪边或石缝。分布于各地苗乡。

【Jox hsub 性味属经】性平，味甘苦，属冷热两经药，入两经。

【Qet diel xid 功能主治】功能：hxub jent hxenk net 祛风除湿，tat hxend ves hxangd 舒筋活血。主治：ait gheb bal jid mongb 劳伤疼痛，yens jent mongb ghut hsongd 风湿性关节炎，ait ngol heik bongt 咳嗽痰喘。

【Ed not xus 用法用量】内服，煎汤，15～25 g。外用，捣烂敷。

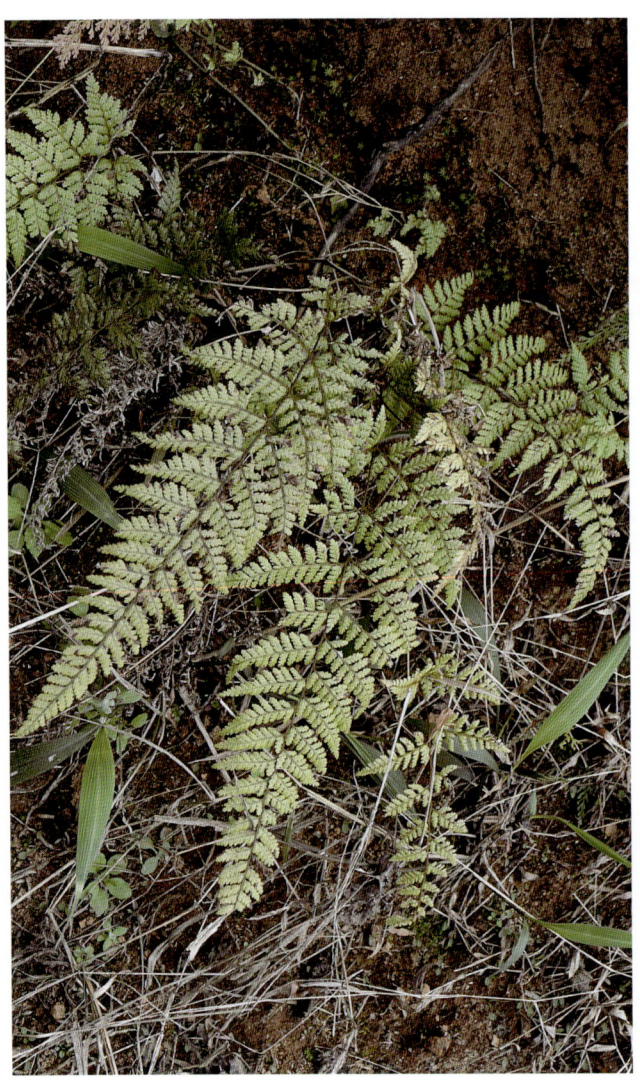
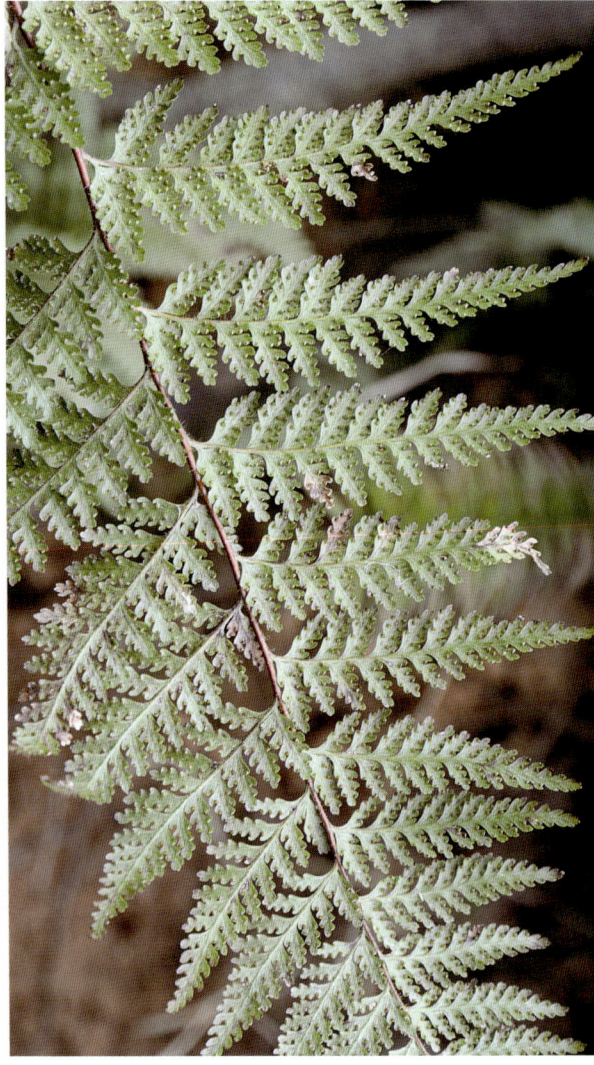

Ghab hveb sed eb yut 细毛碗蕨

【Bit hsenb 俗名】碗蕨、箆子草。

【Dios kob deis 基源】为碗蕨科植物细毛碗蕨 Dennstaedtia pilosella（Hook.）Ching. 的根茎。

【Niangb bet deis 生长环境】生于山谷荒地或林下荫蔽处。分布于部分苗乡。

【Jox hsub 性味属经】性平，味甘苦，属冷热两经药，入两经。

【Qet diel xid 功能主治】功能：hxub jent hxenk net 祛风除湿，tongb hxid ves hxangd 通筋活血。主治：ait gheb bal jid mongb 劳伤疼痛，yens jent mongb ghut hsongd 风湿性关节炎，ait ngol heik bongt 咳嗽痰喘。

【Ed not xus 用法用量】内服，煎汤，15～25 g。外用，捣烂敷。

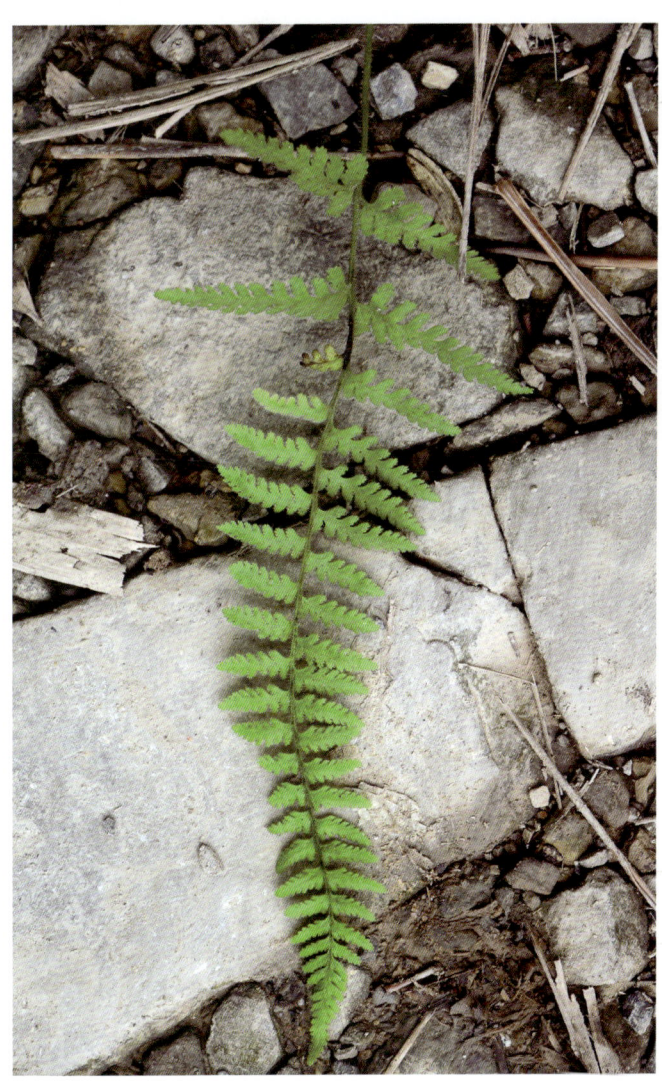
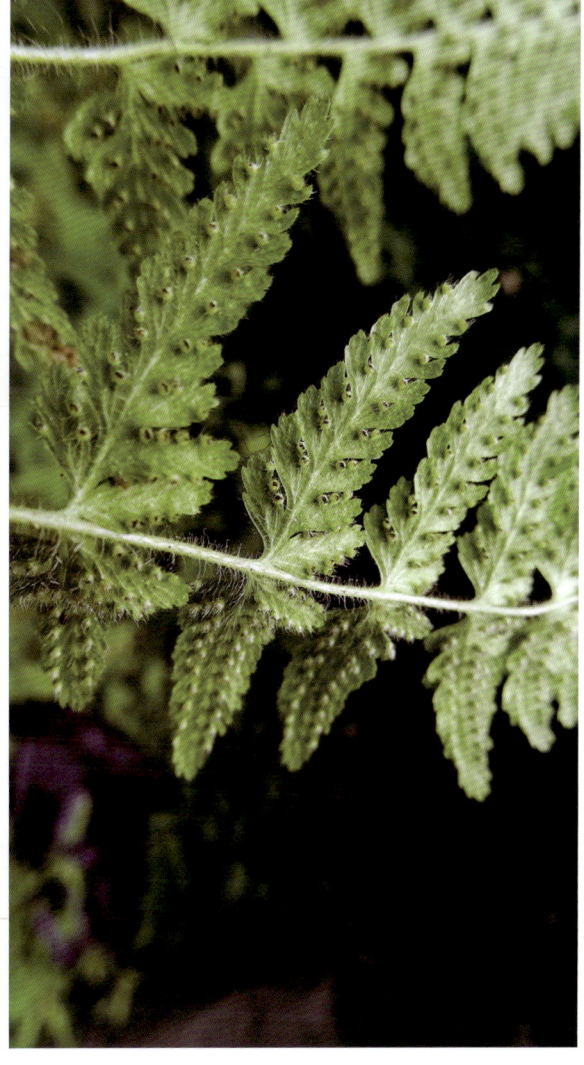

蚌壳蕨科

Jab hveb seb hlieb 金毛狗

【Bit hsenb 俗名】狗脊、三面青、金毛猴、金丝毛、鲸口蕨、金毛狮子、金毛狗脊。

【Dios kob deis 基源】为蚌壳蕨科植物金毛狗 *Cibotium barometz*（L.）J. Sm. 的根茎。

【Niangb bet deis 生长环境】多生于山谷河岸半山、林下阴湿处。分布于部分苗乡。

【Jox hsub 性味属经】性热，味苦甘，属热药，入冷经。

【Qet diel xid 功能主治】功能：hxub jent hxenk net 祛风除湿，bud nais pob yis diuf 补肝益肾。主治：yens xit lol hxangd 刀伤出血，dlad jus hxub mongb 腰膝酸软，yens jent mongb hsongd 风湿骨痛，mongb yangk pob lob 病后脚肿，naix lul wal not dias 老年尿频，ghad eb dlub lol not 白带过多。

【Ed not xus 用法用量】内服，煎汤，15～20 g；或熬膏入丸剂。外用，捣烂敷或煎水洗。

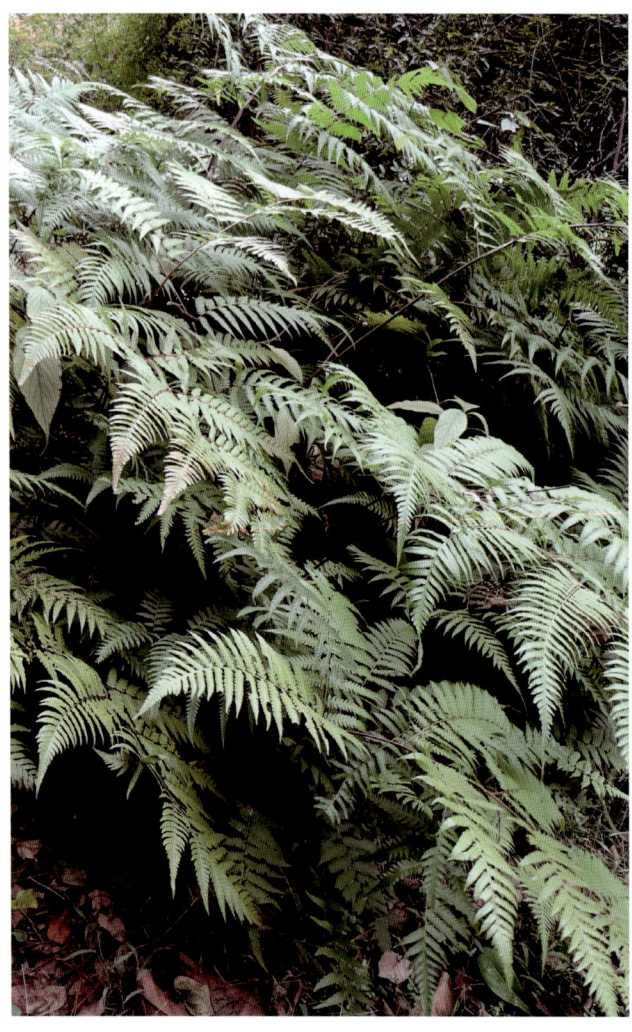
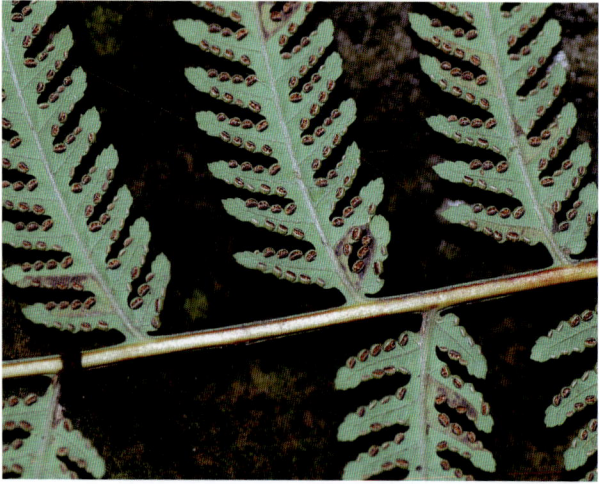
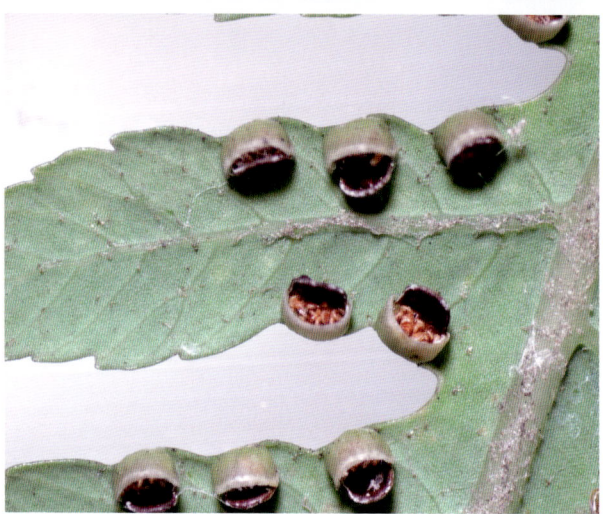

凤尾蕨科

Vob hveb 蕨

【Bit hsenb 俗名】蕨菜、鳖脚、蕨萁、龙爪菜、山凤尾、如意菜、蕨粑菜。

【Dios kob deis 基源】为凤尾蕨科植物蕨 Pteridium aquilinum（L.）Kuhn var. latiusculum（Desv.）Underw. ex Heller 的根茎。

【Niangb bet deis 生长环境】生于坡塝疏林下、荒坡、山冲间。分布于各地苗乡。

【Jox hsub 性味属经】性冷，味甘，属冷药，入热经。

【Qet diel xid 功能主治】功能：hxub jent hxenk net 祛风除湿，vut xuf yangx ghad ngol 利湿化痰。主治：kib jid ax khad 高烧不退，ait ngol heik bongt 咳嗽痰喘，zal ghad mongb qub 泻痢腹痛，ghad zaf lul niangs kib 大肠热疾，ghad eb dlub lol not 白带过多。

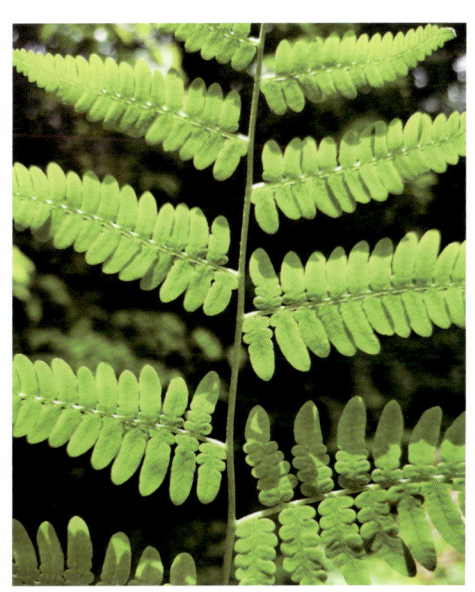

【Ed not xus 用法用量】内服，煎汤，25～35 g。外用，研末调敷。

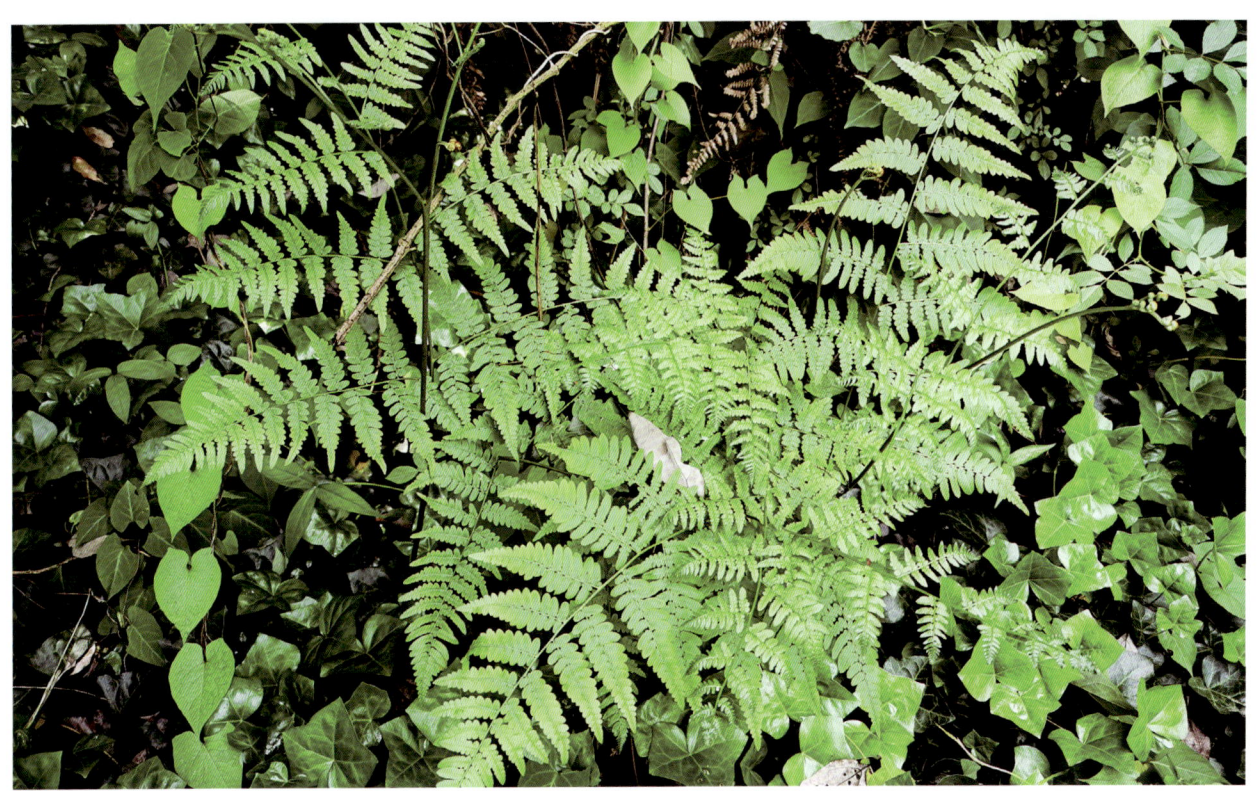

Vob hveb zak 密毛蕨

【Bit hsenb 俗名】饭蕨、毛蕨菜、旧毛蕨、白毛蕨。

【Dios kob deis 基源】为凤尾蕨科植物密毛蕨 *Pteridium revolutum*（Bl.）Nakai 的全草。

【Niangb bet deis 生长环境】生于疏林下或荒山草坡中。分布于各地苗乡。

【Jox hsub 性味属经】性冷，味苦，属冷药，入热经。

【Qet diel xid 功能主治】功能：hxub jent hxenk net 祛风除湿，ves hxangd tongb hxud 活血通络。主治：yens jent mongb 风湿痛，jib daib hxib jent 小儿惊风，pob lob pob bil 手脚水肿，zal ghad 腹泻。

【Ed not xus 用法用量】内服，煎汤，20～25 g。

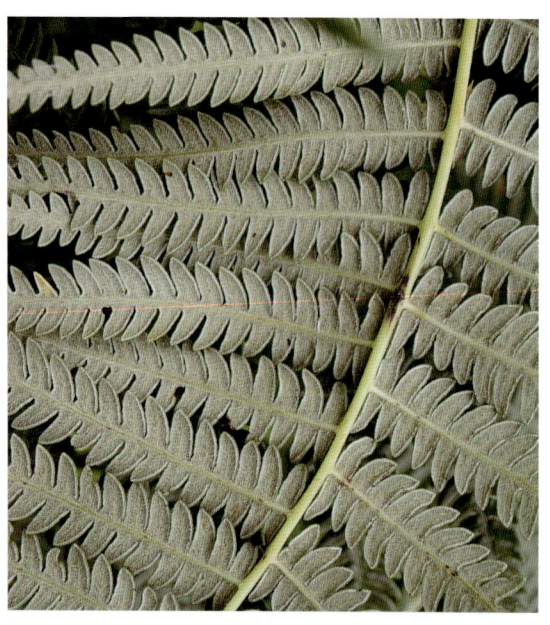

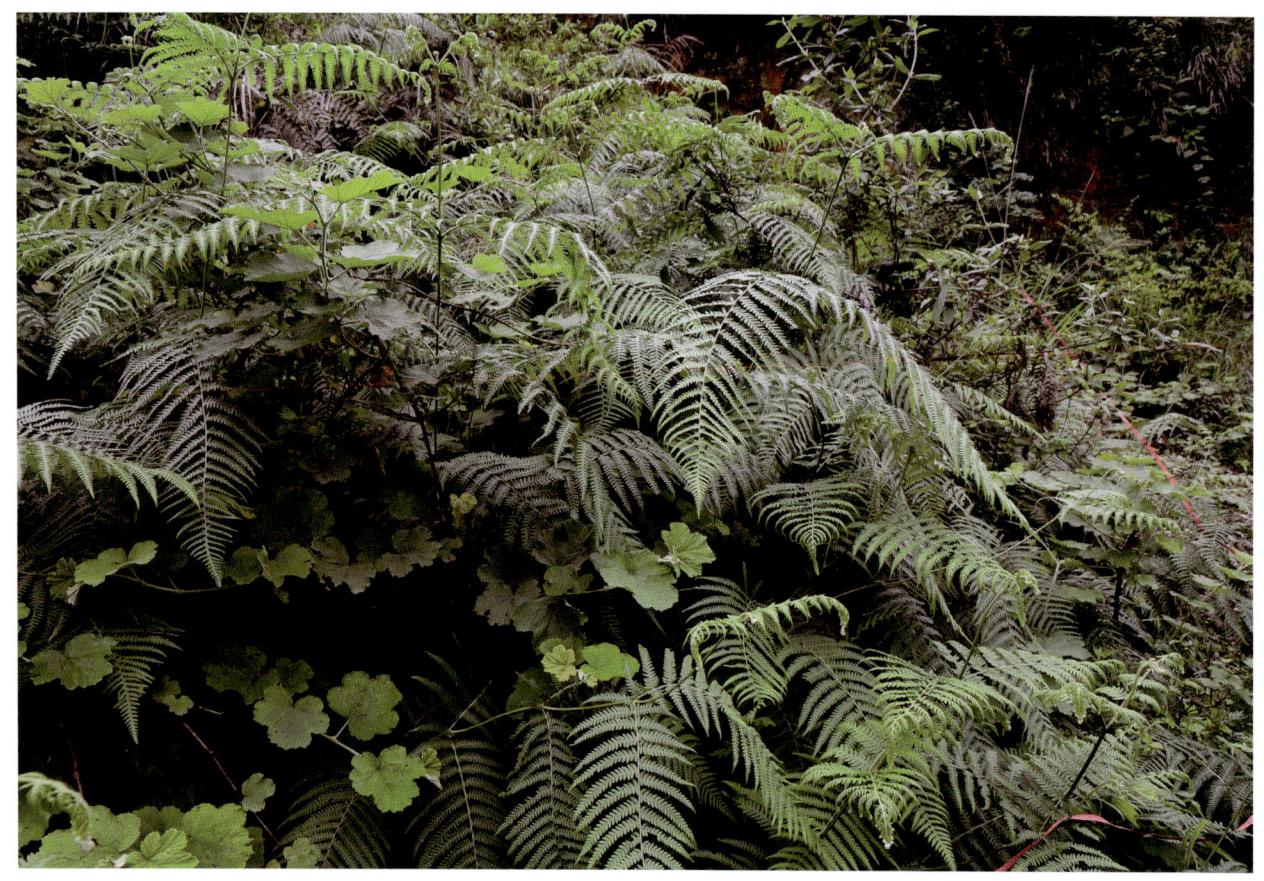

Hveb daid niongx 凤尾蕨

【Bit hsenb 俗名】井边草、双凤尾、金鸡尾、狼牙草、大叶凤尾、大叶井口边草。

【Dios kob deis 基源】为凤尾蕨科植物凤尾蕨 *Pteris nervosa* Thunb. 的全草。

【Niangb bet deis 生长环境】生于井边、岩石缝、土墙缝中。分布于各地苗乡。

【Jox hsub 性味属经】性冷，味微苦，属冷药，入热经。

【Qet diel xid 功能主治】功能：hxub kib tat jab 清热解毒，los xuf hxenk angt 利湿消肿，seil hxangd dangf hxangd 凉血止血。主治：ghab diux ghongd angt mongb 咽喉肿痛，nais pot kib ait ngol 肺热咳嗽，lol hxangd nais 鼻衄，dliangb dul ghab hfat 荨麻疹，kib eb kib dul 水火烫伤，yens dlad zeb nex gik 狂犬咬伤。

【Ed not xus 用法用量】内服，煎汤，15～30 g；或捣汁饮。外用，捣烂敷或煎水洗。

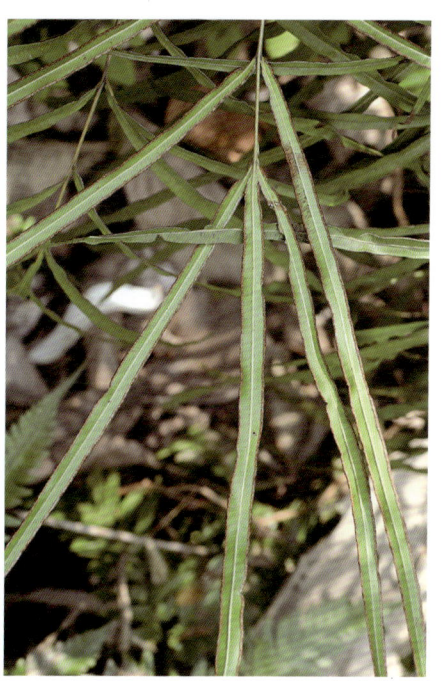

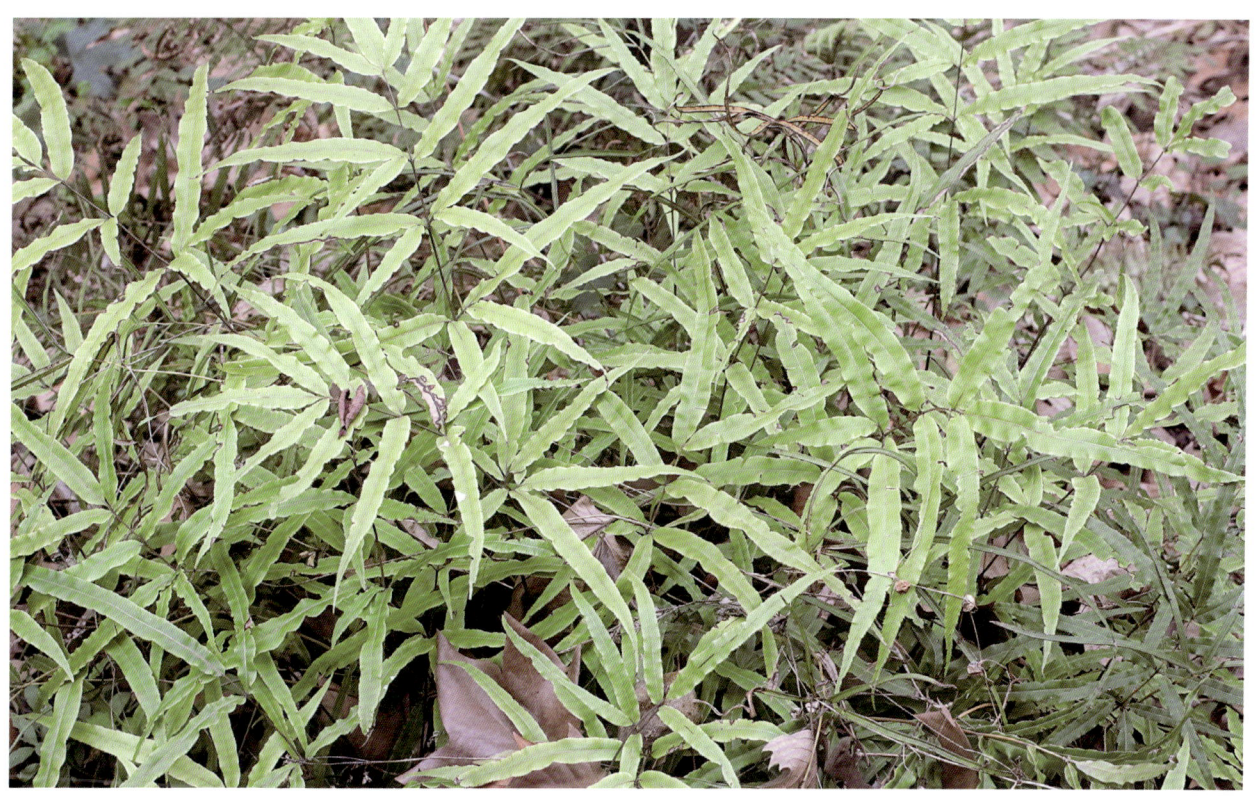

Hveb daid niongx yut 剑叶凤尾蕨

【Bit hsenb 俗名】三叉草、井边茜、山鸡尾、鸡脚草、黑枸杞、亮凤尾蕨。

【Dios kob deis 基源】为凤尾蕨科植物剑叶凤尾蕨 *Pteris ensiformis* Burm. 的根茎或全草。

【Niangb bet deis 生长环境】多生于低山地区沟谷阴暗处岩石上。分布于部分苗乡。

【Jox hsub 性味属经】性冷，味苦涩，属冷药，入热经。

【Qet diel xid 功能主治】功能：hxub kib tat jab 清热解毒，seil hxangd dangf hxangd 凉血止血。主治：dib yens jit hxangd angt mongb 跌打瘀血肿痛，los link ghongd 吊小舌，lol hxangd nais 鼻衄，mongb git ghab naix 腮腺炎，zaid ghend wal od nud 泌尿系感染，gangb daid eb 湿疹。

【Ed not xus 用法用量】内服，煎汤，25～50 g。外用，捣烂敷或煎水洗。

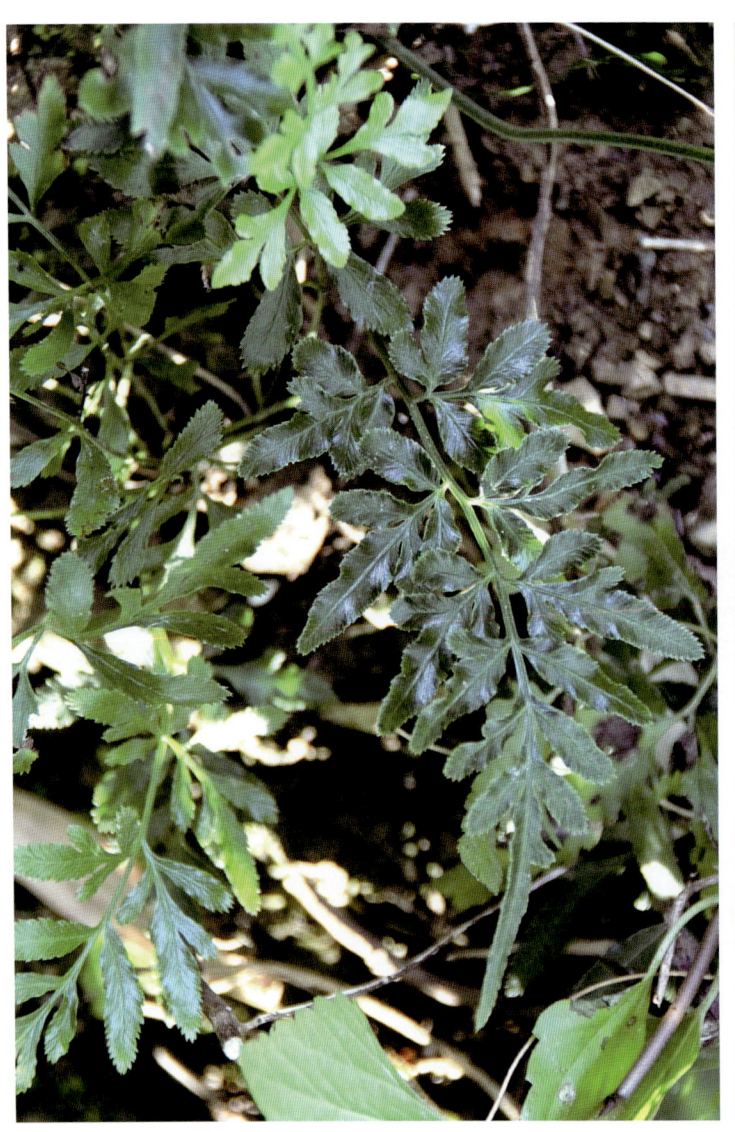 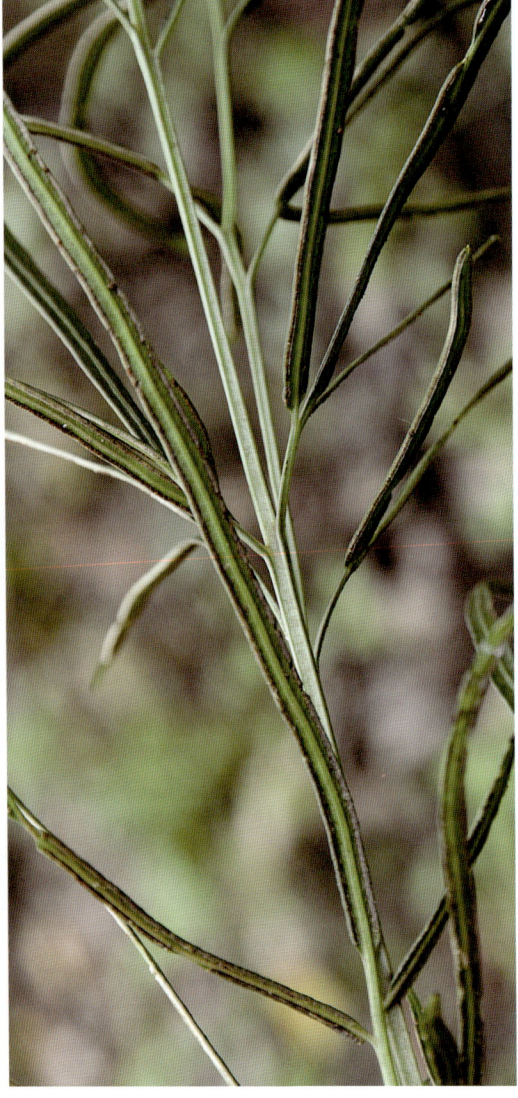

Hveb daid niongx vas 西南凤尾蕨

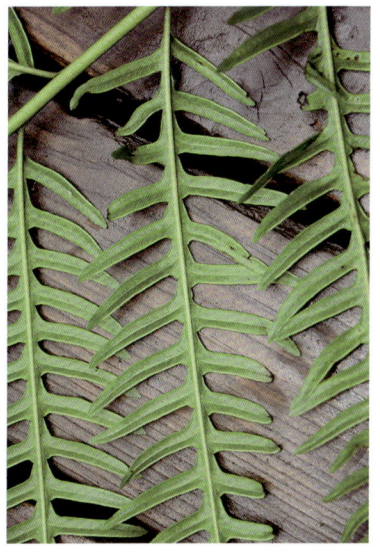

【Bit hsenb 俗名】小凤尾、山凤尾、鸡脚草。

【Dios kob deis 基源】为凤尾蕨科西南凤尾蕨 Pteris wallichiana Agardh 的根或全草。

【Niangb bet deis 生长环境】生于荒坡、林下、荒山草丛中。分布于各地苗乡。

【Jox hsub 性味属经】性冷，味苦，属冷药，入热经。

【Qet diel xid 功能主治】功能：hxub kid tad jab 清热解毒，hxub jent hxenk net 祛风除湿。主治：nais pot kib ait ngol 肺热咳嗽，mongb qub zal ghad 腹痛腹泻，xud ghad hxangd 便血，diongx eb wal ongd hsongd 尿路感染，gangb yangk 疮毒。

【Ed not xus 用法用量】内服，煎汤，20～25 g。外用，研末调敷。

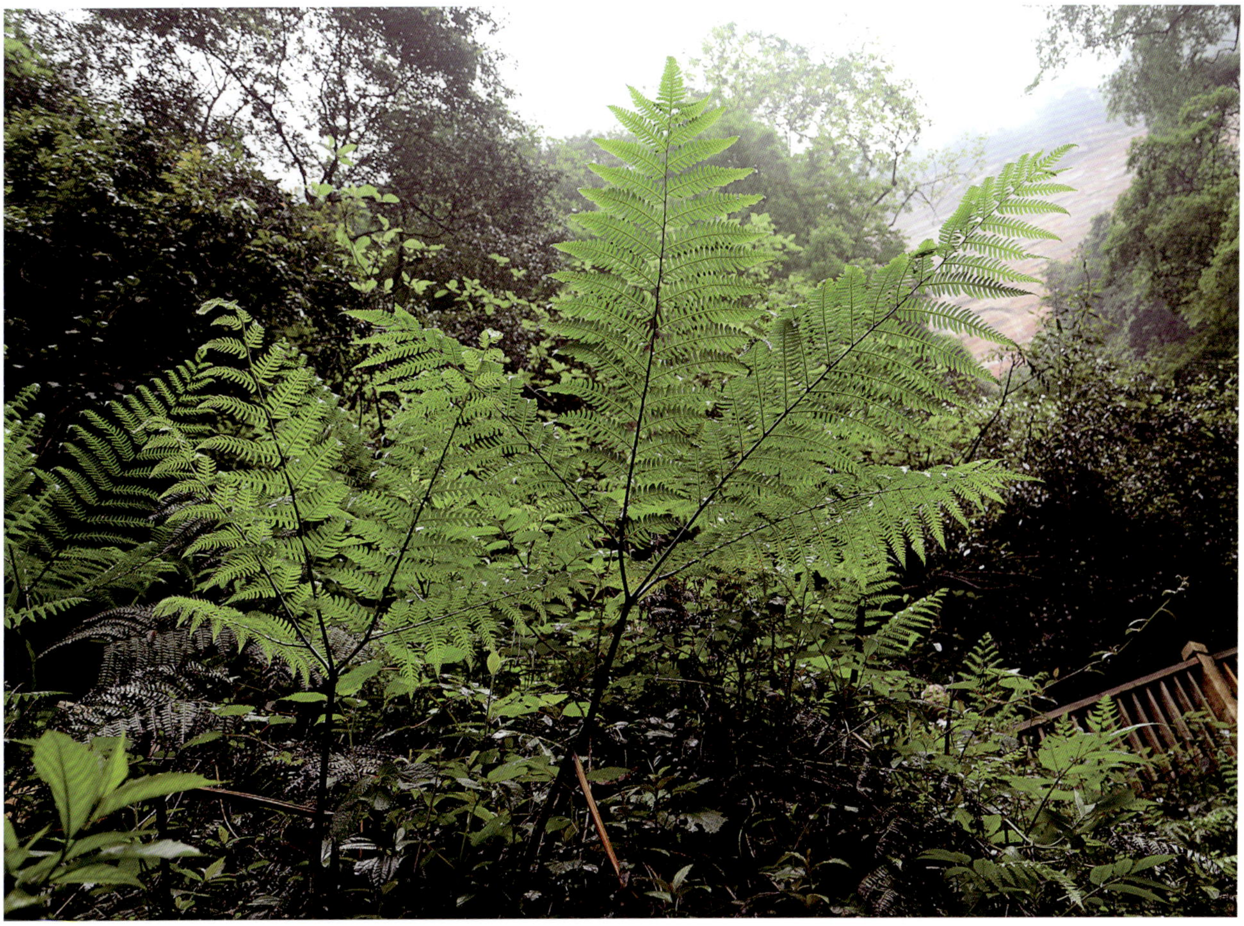

Hveb daid niongx bix 紫轴凤尾蕨

【Bit hsenb 俗名】凤尾草、山凤尾、金鸡尾、岩上草。

【Dios kob deis 基源】为凤尾蕨科植物紫轴凤尾蕨 *Pteris dactylina* Hook. 的全草。

【Niangb bet deis 生长环境】喜生于疏林下岩石上或水沟边。分布于各地苗乡。

【Jox hsub 性味属经】性平，味淡微涩，属冷热两经药，入两经。

【Qet diel xid 功能主治】功能：tad kib zangl jent 解热疏风，vut eb wal 利尿。主治：pob lob pob bil 手脚水肿，jib daib hxib jent yut 小儿急惊风，yens dlad zeb nex gik 狂犬咬伤，zal ghad dongk 痢疾，mongb qub zal ghad 腹痛腹泻。

【Ed not xus 用法用量】内服，煎汤，20～30 g。外用，捣烂敷患处。

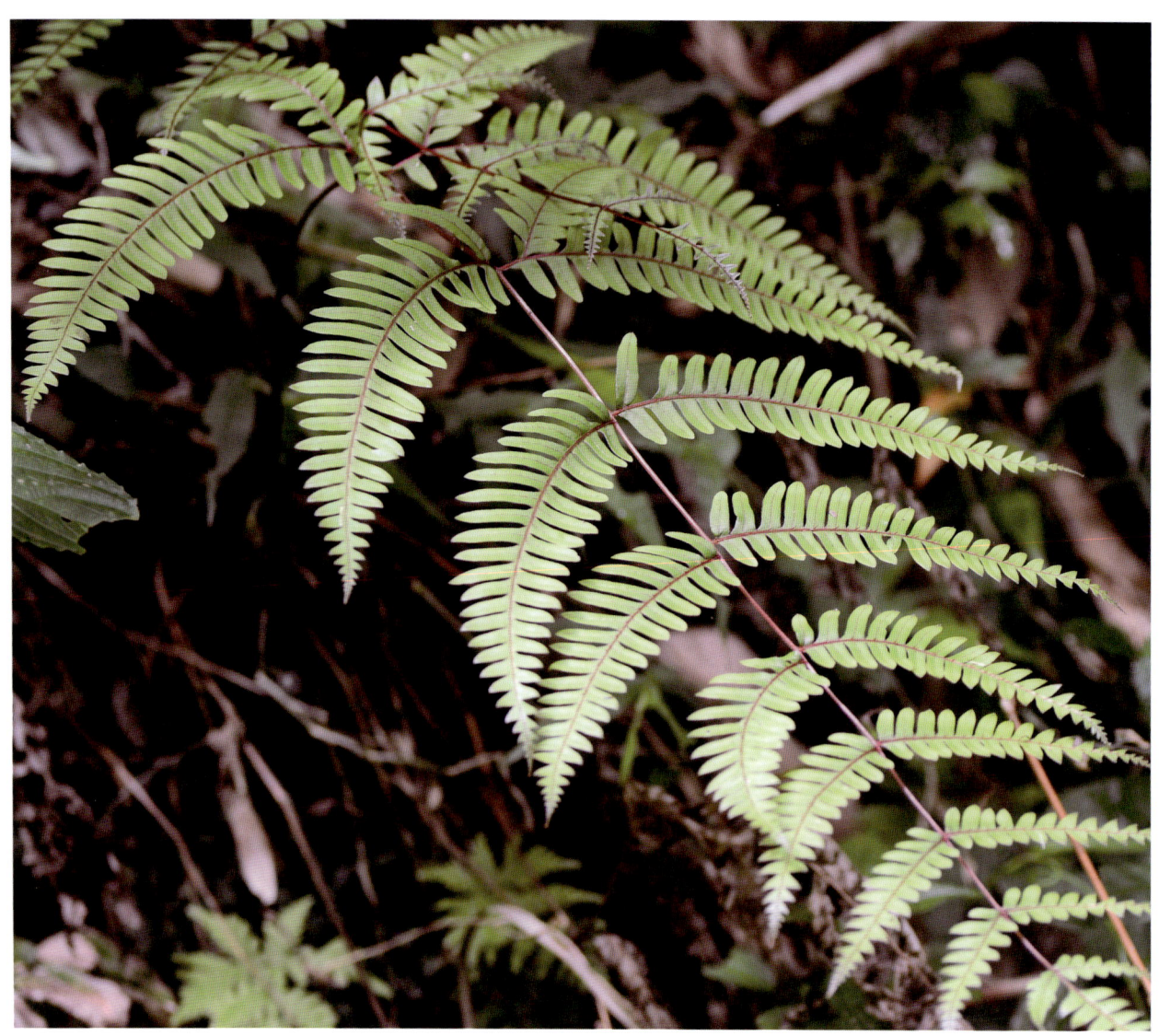

Hveb daid niongx mongl 猪鬃凤尾蕨

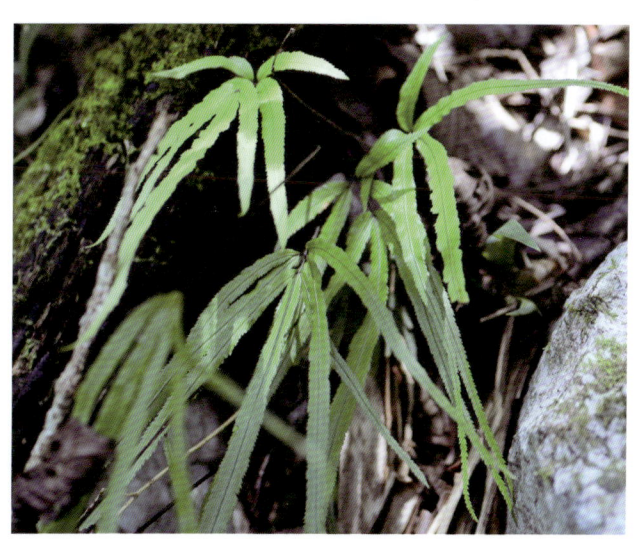

【Bit hsenb 俗名】凤尾蕨、凤尾草、猪毛草。

【Dios kob deis 基源】为凤尾蕨科植物猪鬃凤尾蕨 Pteris actinioteroides Christ. 的全草。

【Niangb bet deis 生长环境】生于荒地边、路边。分布于部分苗乡。

【Jox hsub 性味属经】性热，味甜，属热药，入冷经。

【Qet diel xid 功能主治】功能：hxub kib tat jab 清热解毒，hxub kib yangx ngol 清热化痰。主治：ghad ghof kid jab 肠风热毒，gangb daid eb 湿疹。

【Ed not xus 用法用量】内服，煎汤，15～25 g；或研末服。外用，捣烂敷患处。

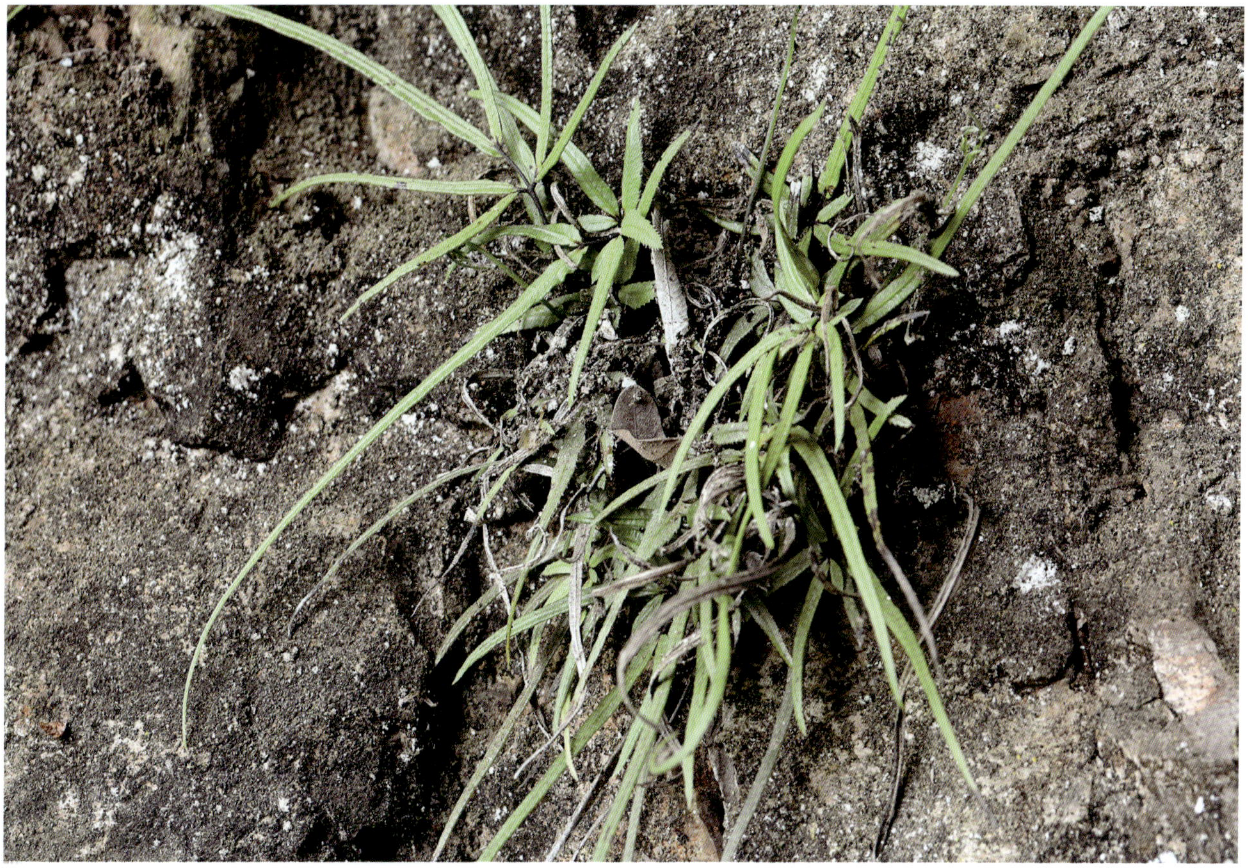

Nangx xab jat 蜈蚣草

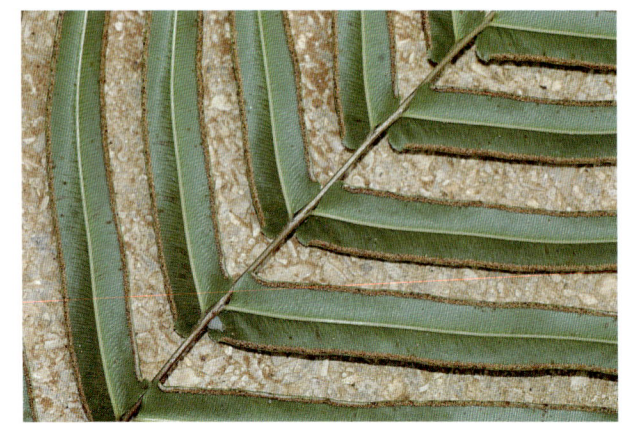

【Bit hsenb 俗名】小贯众、蜈蚣蕨、贯众草、毛梗凤尾蕨。

【Dios kob deis 基源】为凤尾蕨科植物蜈蚣草 *Pteris vittata* L. 的全草。

【Niangb bet deis 生长环境】生于山野岩壁上或石隙间。分布于各地苗乡。

【Jox hsub 性味属经】性平,味淡,属冷热两经药,入两经。

【Qet diel xid 功能主治】功能：hxub jent hxenk net 祛风除湿,langl zangs tat kib 辟疫退热,hxenk angt dangf mongb 消肿止痛。主治：mongb qub 腹痛,niangb hsab pob mongb 无名肿毒,gangb xent 疥疮,yens gangb kuk gik 蜈蚣咬伤,zal ghad dongk 痢疾。

【Ed not xus 用法用量】内服,煎汤,15～25 g。外用,煎水洗或捣敷。

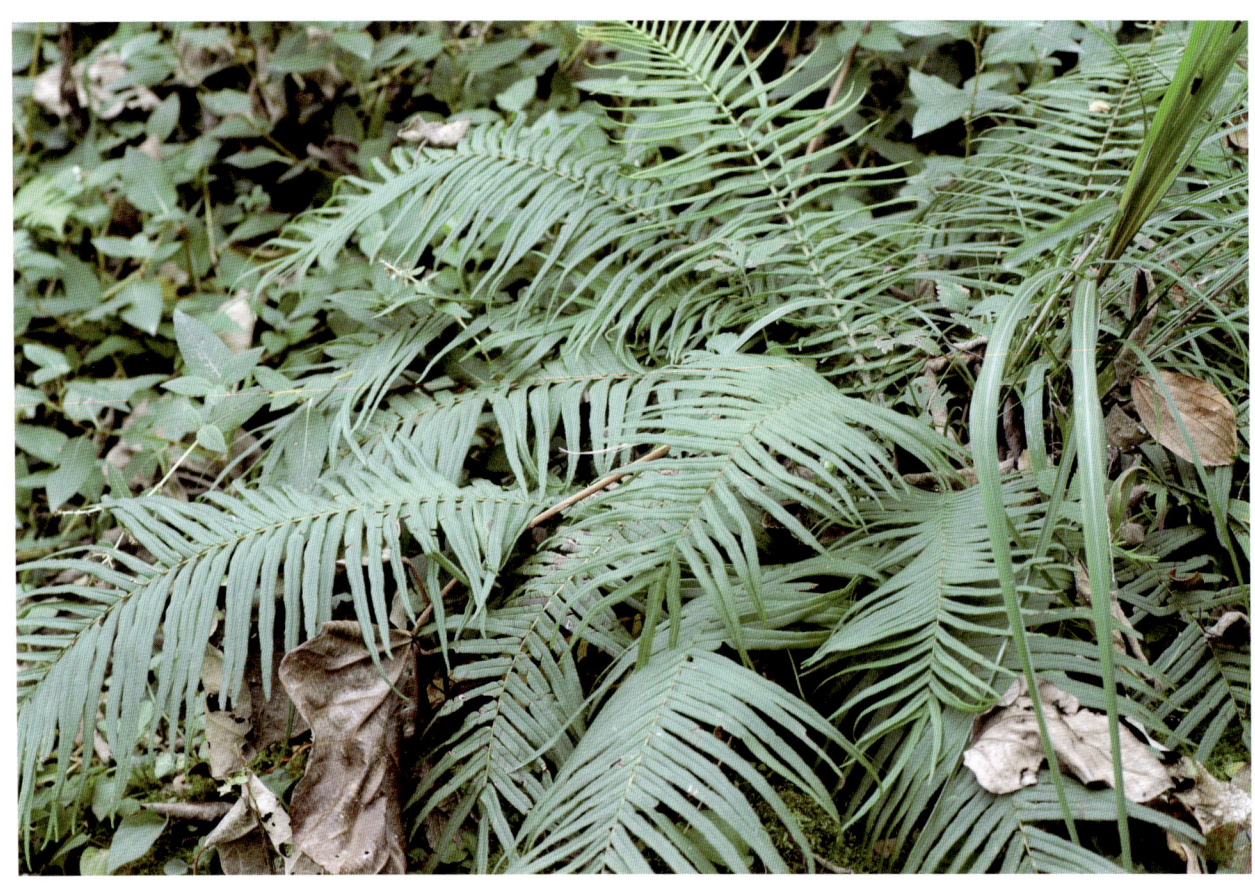

Hveb ghab mot 半边旗

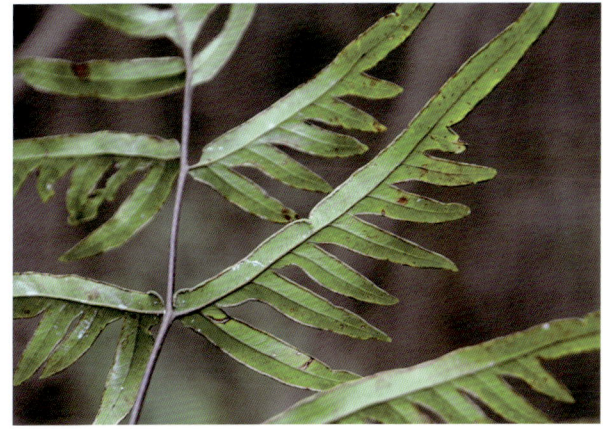

【Bit hsenb 俗名】半边蕨、半边梳、半边凤药、半凤尾草、甘草凤尾蕨。

【Dios kob deis 基源】为凤尾蕨科植物半边旗 Pteris semipinnata L. 的带根全草。

【Niangb bet deis 生长环境】生于林下或沟谷溪边。分布于各地苗乡。

【Jox hsub 性味属经】性冷，味辛，属冷药，入热经。

【Qet diel xid 功能主治】功能：seil hxangd dangf hxangd 凉血止血，hxenk angt dangf mongb 消肿止痛。主治：yens xit lol hxangd 刀伤出血，od hxangd 吐血，gos dliangb hxangd 中风，hniub mais pob xok mongb 目赤肿痛，yens nangb gik 毒蛇咬伤。

【Ed not xus 用法用量】内服，煎汤，15～25 g。外用，捣烂敷或研末调敷；或煎水洗。

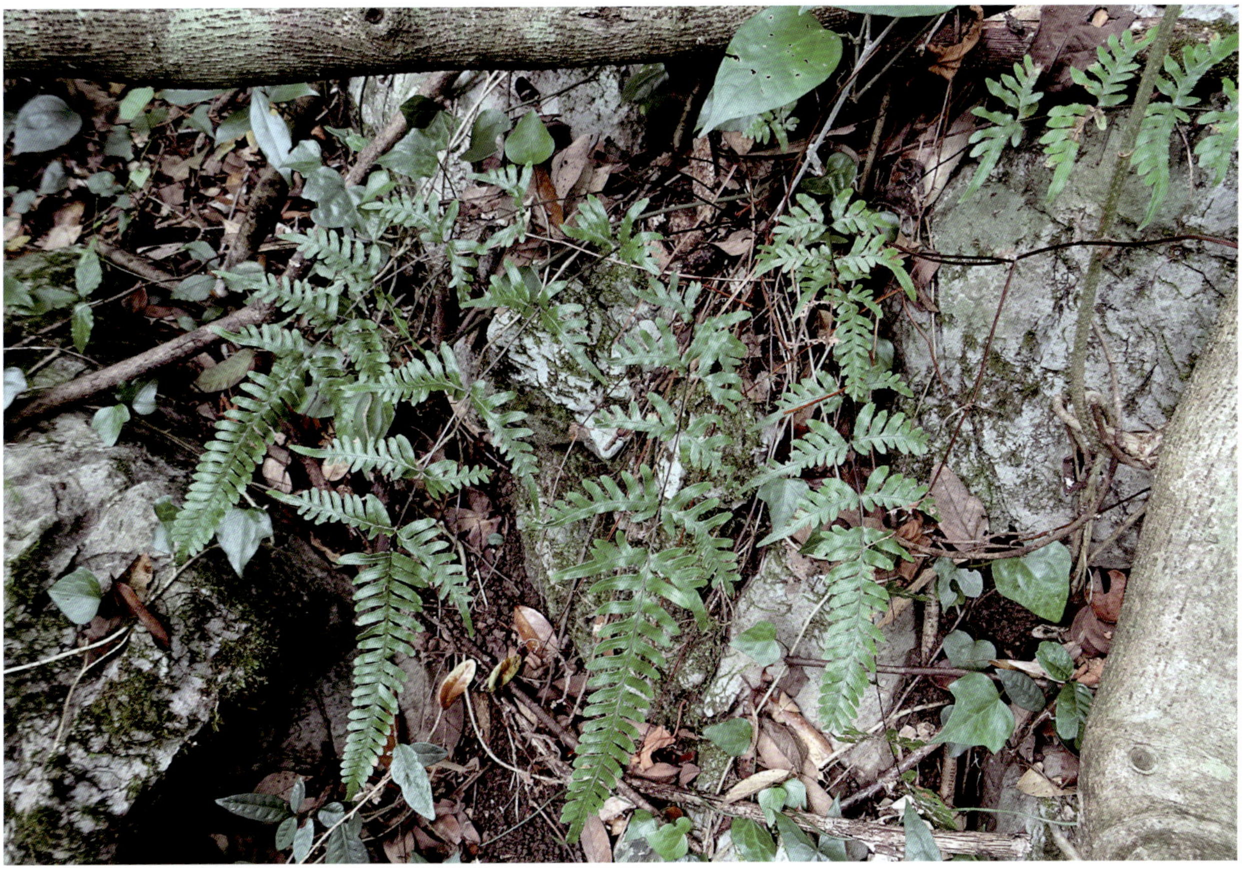

Xad jat mongl 井栏边草

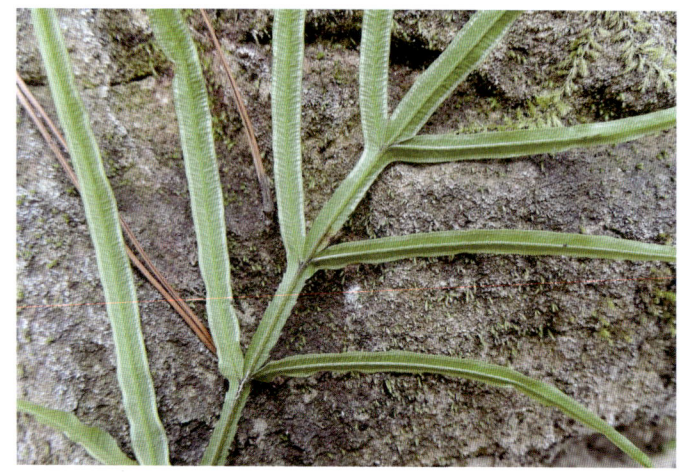

【Bit hsenb 俗名】刀口药、凤尾蕨、凤尾草、井栏草、乌脚鸡、凤尾蕨萁。

【Dios kob deis 基源】为凤尾蕨科植物井栏边草 *Pteris multifida* Poir. 的全草。

【Niangb bet deis 生长环境】生于山区井边、沟谷林缘。分布于部分苗乡。

【Jox hsub 性味属经】性热，味甘，属热药，入冷经。

【Qet diel xid 功能主治】功能：hxub kib tat jab 清热解毒，mangs net ves hxid lis 利湿活络。主治：yens jent mongb 风湿痛，ait gheb bal jid 劳伤，niangb hsab pob mongb 无名肿毒，ax lol wal 尿闭，zal ghad 腹泻。

【Ed not xus 用法用量】外用，适量，捣蓉敷患处。

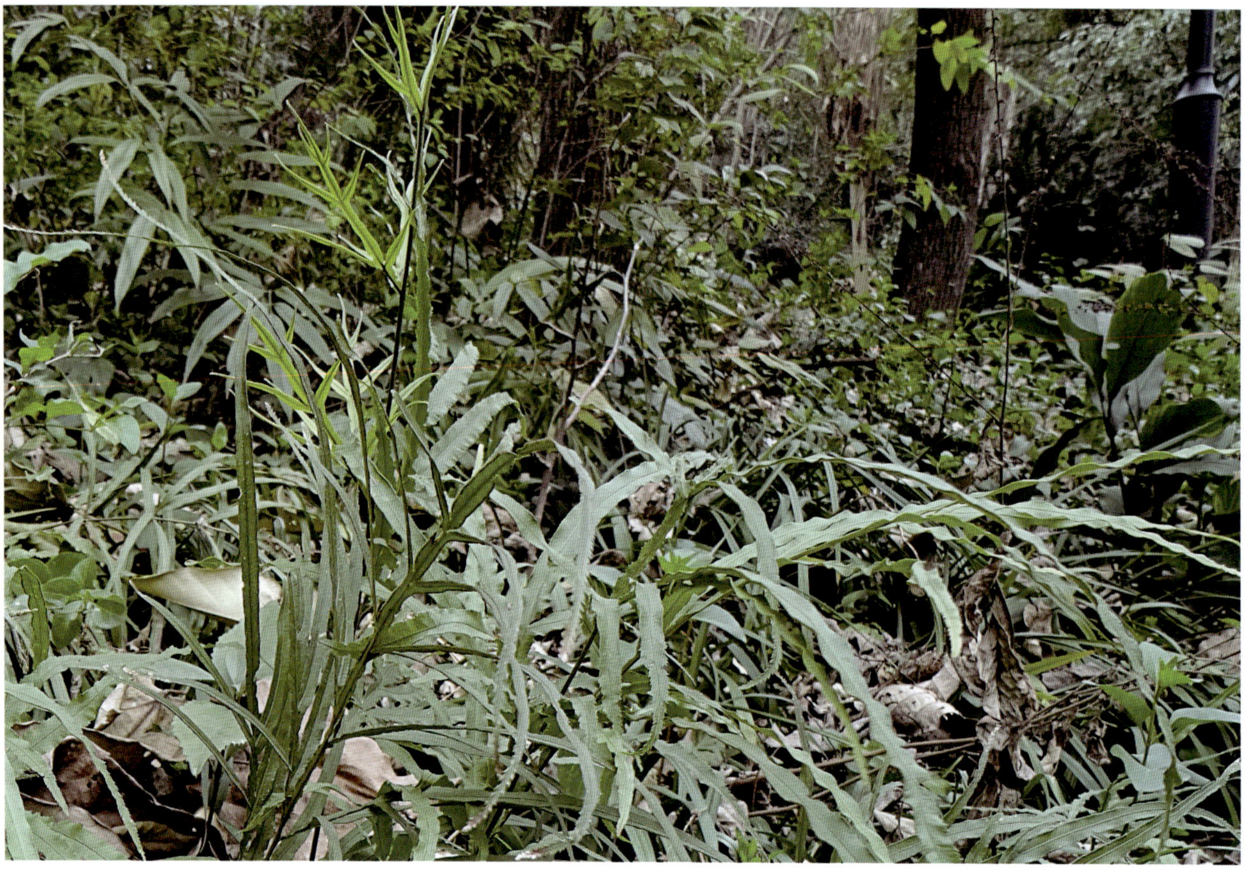

书带蕨科

Nangx hveb sed 书带蕨

【Bit hsenb 俗名】木莲金、小书带蕨。

【Dios kob deis 基源】为书带蕨科植物书带蕨 *Vittaria flexuosa* Fee. 的全草。

【Niangb bet deis 生长环境】生于深山阴湿处岩石上；或附生老树上。分布于部分山区苗乡。

【Jox hsub 性味属经】性热，味甜，属热药，入冷经。

【Qet diel xid 功能主治】功能：hxub jent hxenk net 祛风除湿，qet bongt dangf mongb 理气止痛。主治：jib daib hxib jent 小儿惊风，ait gheb bal jid mongb 劳伤疼痛，buk dux qib bongt mongb 胃气痛，ax hsot ud 闭经。

【Ed not xus 用法用量】内服，煎汤，25～30 g；或浸酒服。

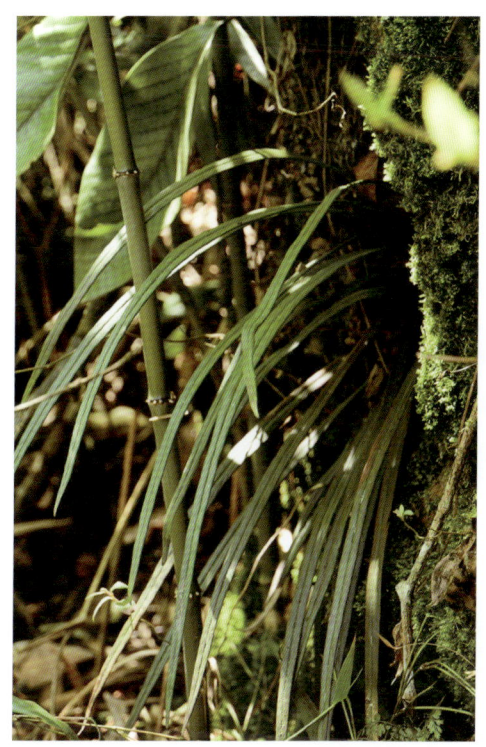
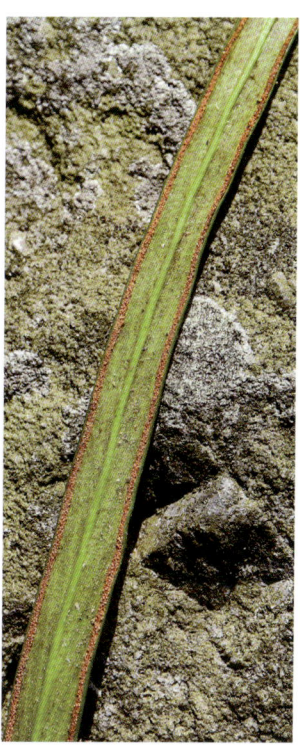

Nangx hveb sed yut 细柄书带蕨

【Bit hsenb 俗名】书带蕨、小书带蕨。

【Dios kob deis 基源】为书带蕨科植物细柄书带蕨 *Vittaria filipes* Christ. 的全草。

【Niangb bet deis 生长环境】附生于树干或林下岩石上。分布于部分苗乡。

【Jox hsub 性味属经】性热，味甜，属热药，入冷经。

【Qet diel xid 功能主治】功能：hxub jent hxenk net 祛风除湿，qet bongt dangf mongb 理气止痛。主治：jib daib hxib jent 小儿惊风，ait gheb bal jid mongb 劳伤疼痛，buk dux qib bongt mongb 胃气痛。

【Ed not xus 用法用量】内服，煎汤，25～30 g；或浸酒服。

裸子蕨科

Vob hveb mox yut 凤丫蕨

【Bit hsenb 俗名】凤丫草、散血莲、眉风草、活血莲、大叶凤凰尾巴草。

【Dios kob deis 基源】为裸子蕨科植物凤丫蕨 Coniogramme japonica（Thunb.）Diels 的根茎。

【Niangb bet deis 生长环境】生于山溪河边、阴山坡。分布于各地苗乡。

【Jox hsub 性味属经】性冷，味辛微苦，属冷药，入热经。

【Qet diel xid 功能主治】功能：hxub kib tat jab 清热解毒，hxub jent ves hxangd 祛风活血。主治：diongx hxangd ongd hsongd 血栓性脉管炎，yens jent mongb ghut hsongd 风湿性关节炎，ngol lol hxangd 咳血，ax hsot ud mongb qub 闭经腹痛，zaid wel jangx dix bus 乳痈，niangb hsab pob mongb 无名肿毒。

【Ed not xus 用法用量】内服，水煎，25～30 g。

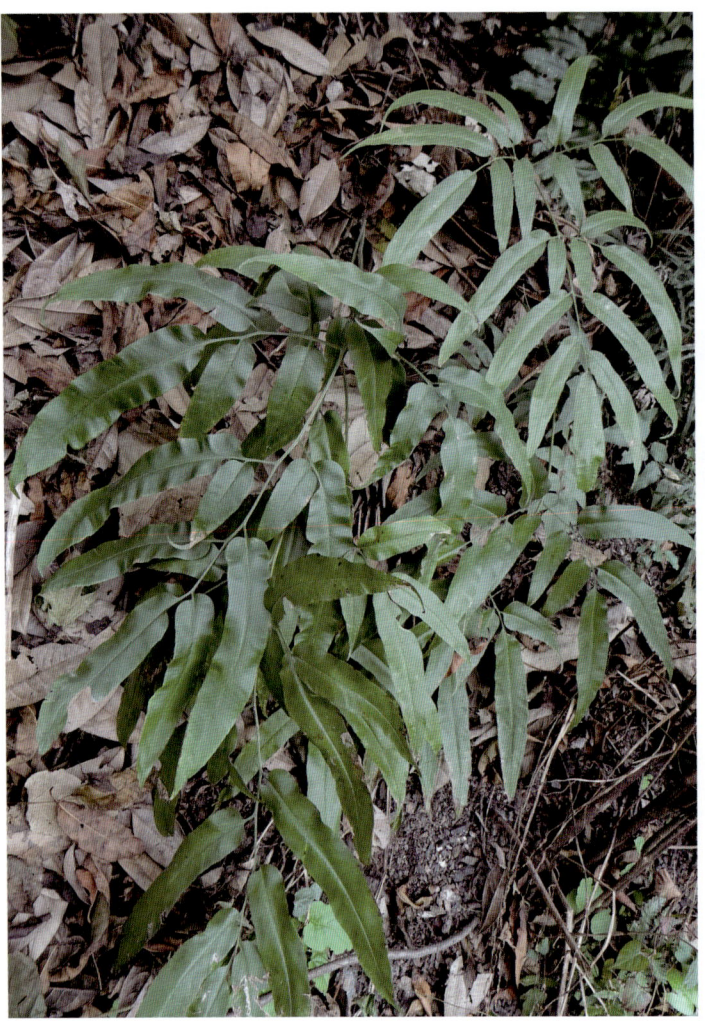
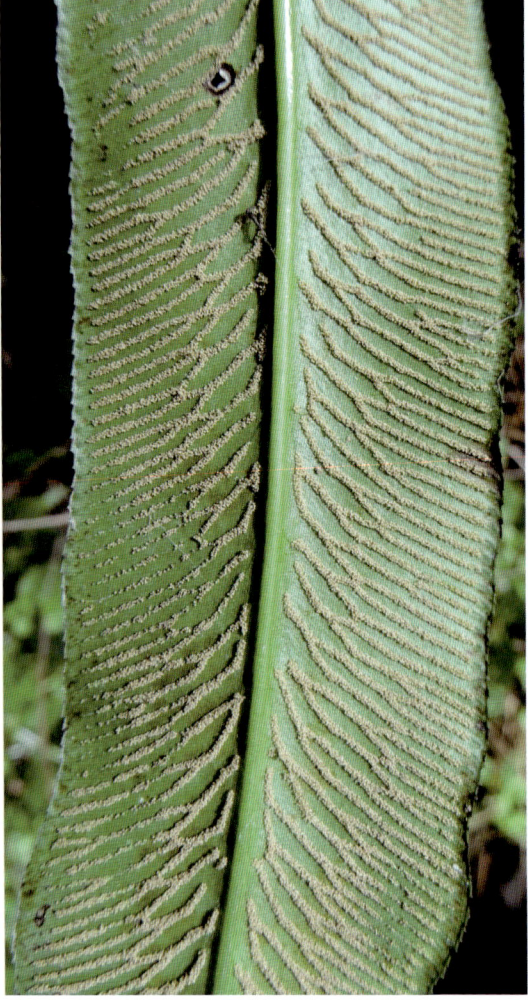

中国蕨科

Vob hveb sed 野鸡尾

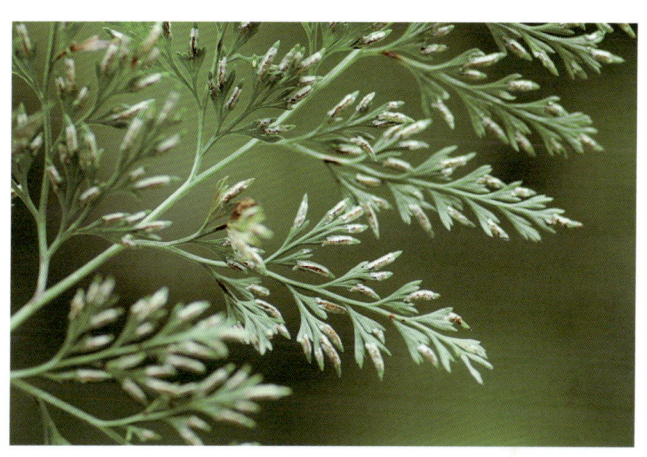

【Bit hsenb 俗名】土黄连、火伤蕨、仙鸡尾、金粉蕨、金花草、解毒蕨。

【Dios kob deis 基源】为中国蕨科植物野鸡尾 Onychium japonicum（Thunb.）Kze. 的全草。

【Niangb bet deis 生长环境】生于低海拔地区林下沟边灌木丛阴处或老屋旁。分布于各地苗乡。

【Jox hsub 性味属经】性冷，味苦，属冷药，入热经。

【Qet diel xid 功能主治】功能：seil hxangd dangf hxangd 凉血止血，hxub kib los xuf 清热利湿，hxub kib tat jab 清热解毒。主治：dliangd bil dib mongb 跌打伤痛，mangb hfud seil 风寒感冒，yens dlad zeb nex gik 狂犬咬伤，jangx ghab dliax gangb 毒疮，xud ghad hxangd 便血，xud wal hxangd 尿血。

【Ed not xus 用法用量】内服，煎汤，15～25 g。外用，捣烂敷或研末调敷。

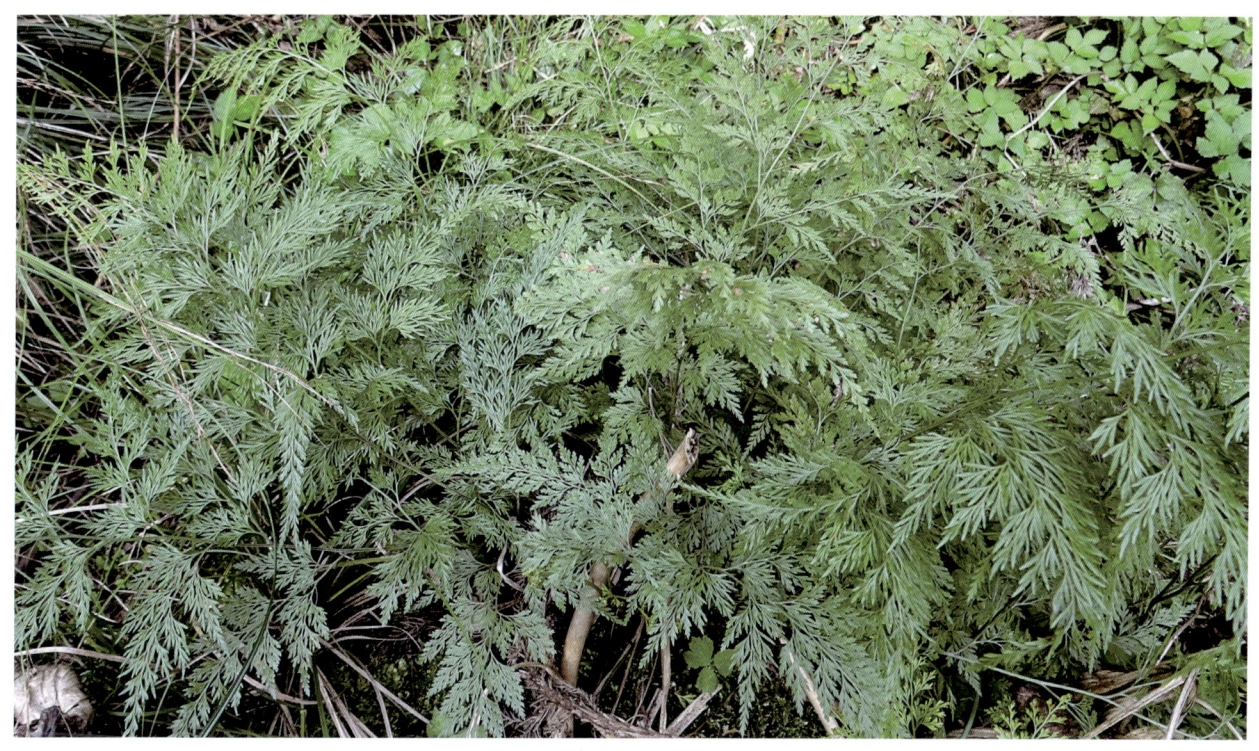

Ghab hveb sed 粉背蕨

【Bit hsenb 俗名】粉蕨、金粉蕨。

【Dios kob deis 基源】为中国蕨科植物粉背蕨 *Aleuritopteris farinosa*（Forsk.）Fee. 的全草。

【Niangb bet deis 生长环境】生于沟谷荫蔽处或岩石堆中。分布于各地苗乡。

【Jox hsub 性味属经】性热，味淡涩，属热药，入冷经。

【Qet diel xid 功能主治】功能：ves hxangd tat jit hxangd 活血化瘀，yangx ghad ngol dangf khangk 化痰止咳。主治：dib yens jit hxangd angt mongb 跌打瘀血肿痛，ngol yenx hnaib 百日咳，dix khangd ghad xud ghad hxangd 痔疮便血，jif od nul 淋巴结炎，hxongb lax 九子疡，zal ghad dongk hxangd 血痢。

【Ed not xus 用法用量】内服，煎汤，15～25 g。外用，捣烂敷或煎水洗患处。

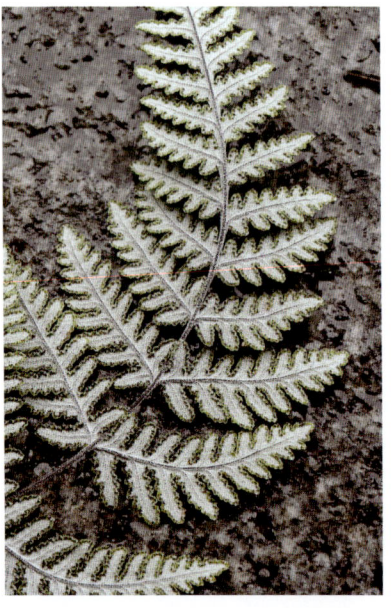

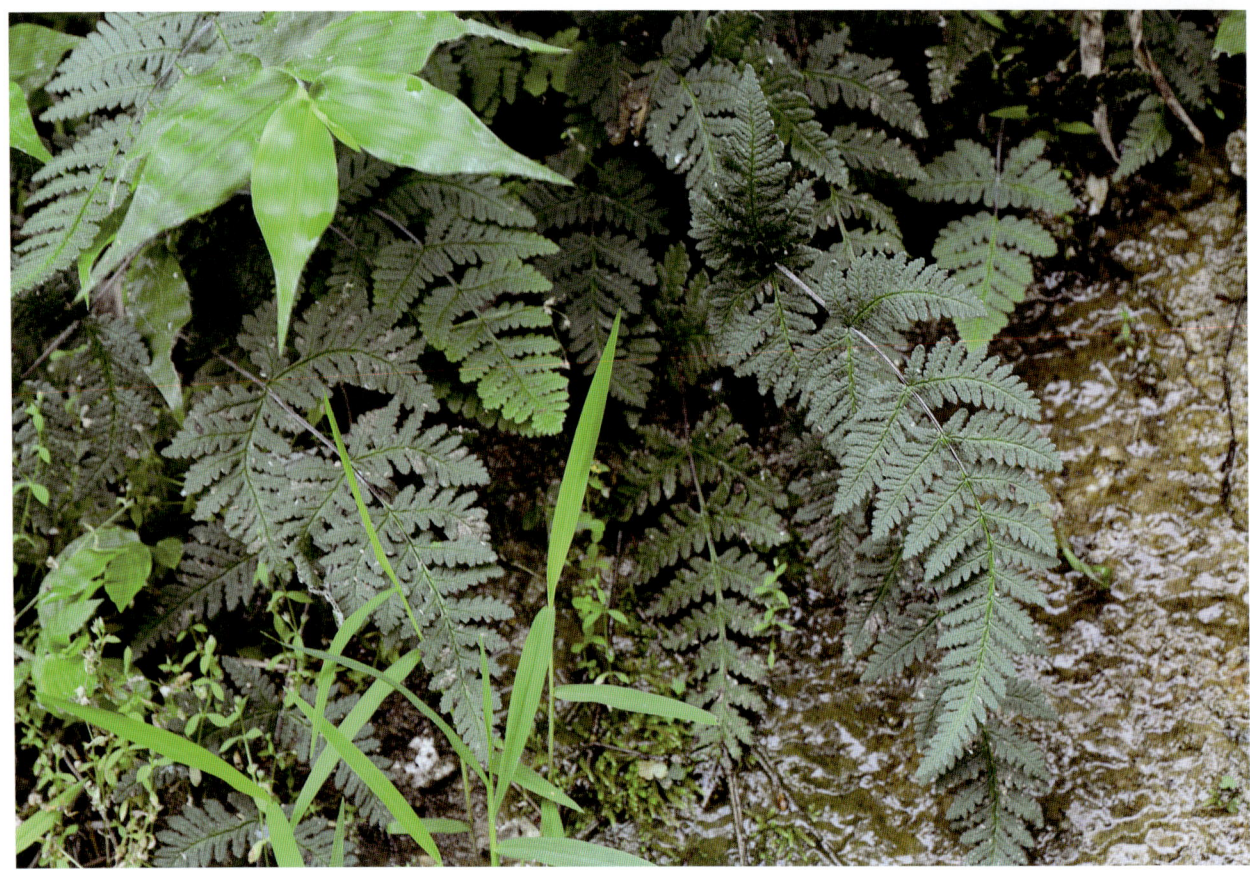

Ghab hveb sed mongl 假粉背蕨

【Bit hsenb 俗名】水郎鸡、粉背蕨、棕毛蕨。

【Dios kob deis 基源】为中国蕨科植物假粉背蕨 *Aleuritopteris pseudofarinosa* Ching 的全草。

【Niangb bet deis 生长环境】生于水渠边或山地林缘。分布于部分苗乡。

【Jox hsub 性味属经】性冷，味酸涩，属冷药，入热经。

【Qet diel xid 功能主治】功能：ves hxangd dangf hxangd 活血止血，hxub hvuk dangf ghad dongk 收敛止痢。主治：yens xit lol hxangd 刀伤出血，xud ghad hxangd 便血，jif hxongb 淋巴结结核，juk niuk wal 结尿。

【Ed not xus 用法用量】内服，煎汤，15～25 g。

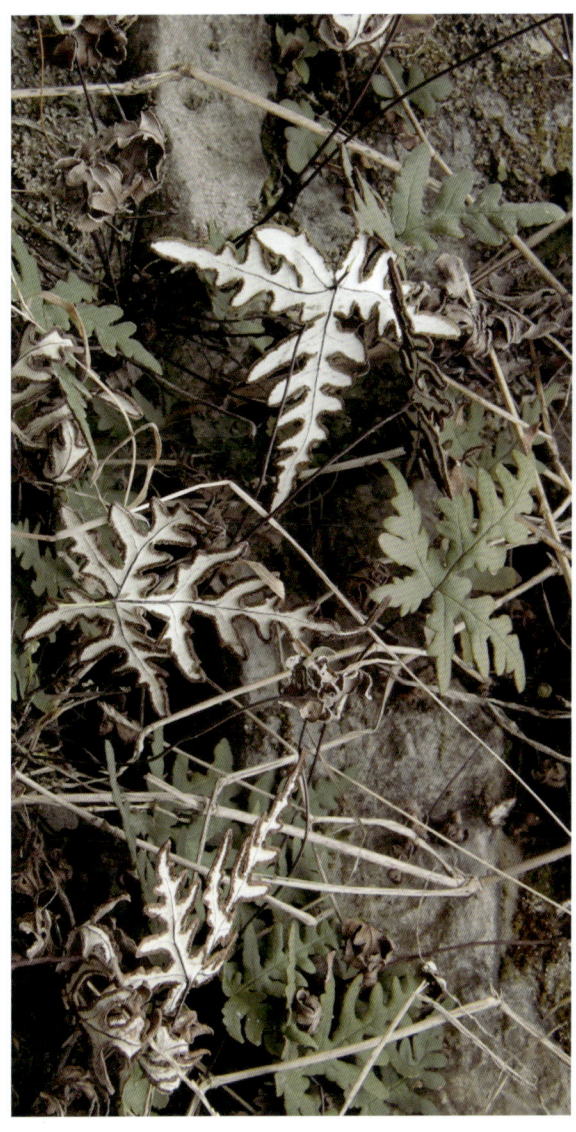
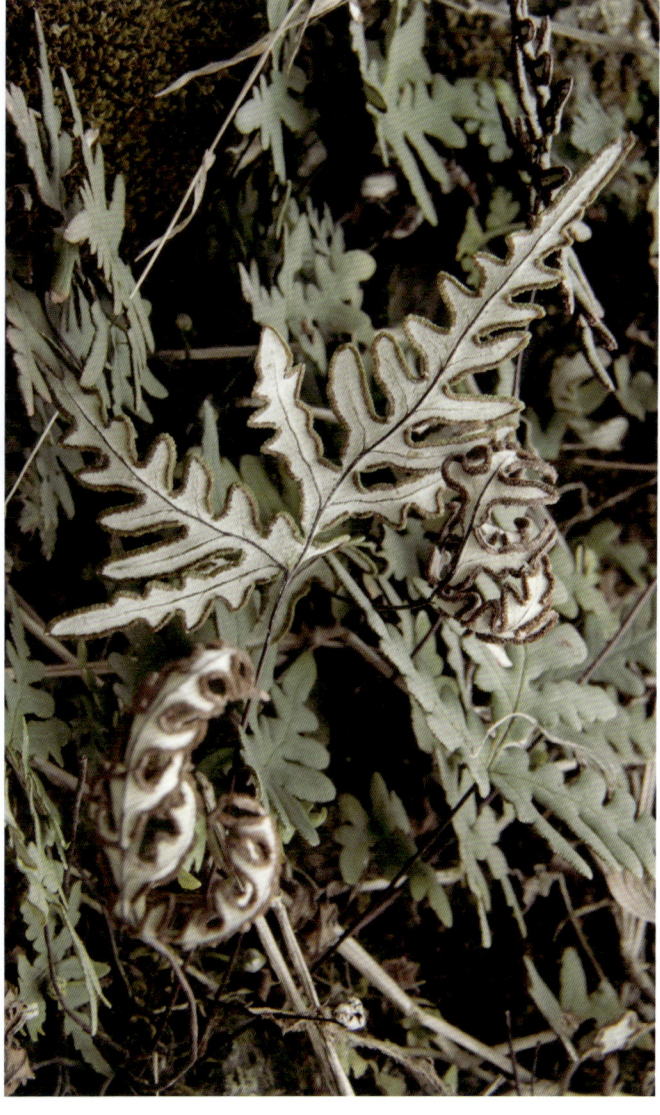

Ghab hveb sed bil 银粉背蕨

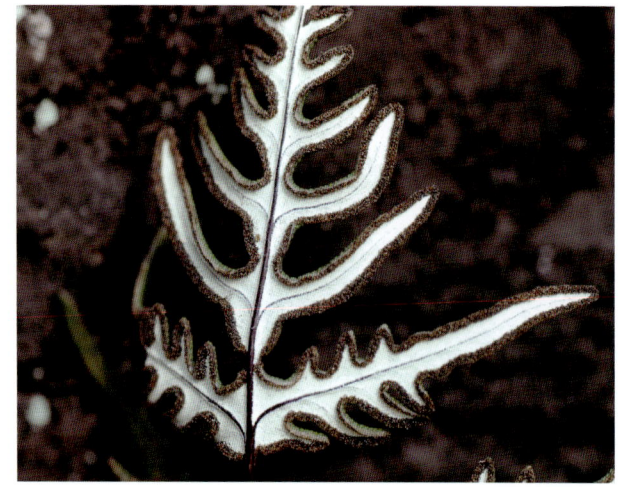

【Bit hsenb 俗名】止惊草、铁骨草、伸筋草、通经草。

【Dios kob deis 基源】为中国蕨科植物银粉背蕨 Aleuritopteris argentea（Gmel.）Fee. 的全草。

【Niangb bet deis 生长环境】生于岩石山阴凉处或石堆间隙。分布于部分苗乡。

【Jox hsub 性味属经】性平，味淡苦，属冷热两经药，入两经。

【Qet diel xid 功能主治】功能：dias xuf dangf ngol 祛湿止咳，ves hxangd hsot ud vut 活血调经。主治：ait ngol 咳嗽，yens jent seil ait ngol 风寒咳嗽，ghad eb dlub lol not 白带过多，hsot ud ax jangx hxib 月经不调。

【Ed not xus 用法用量】内服，煎汤，15～30 g。

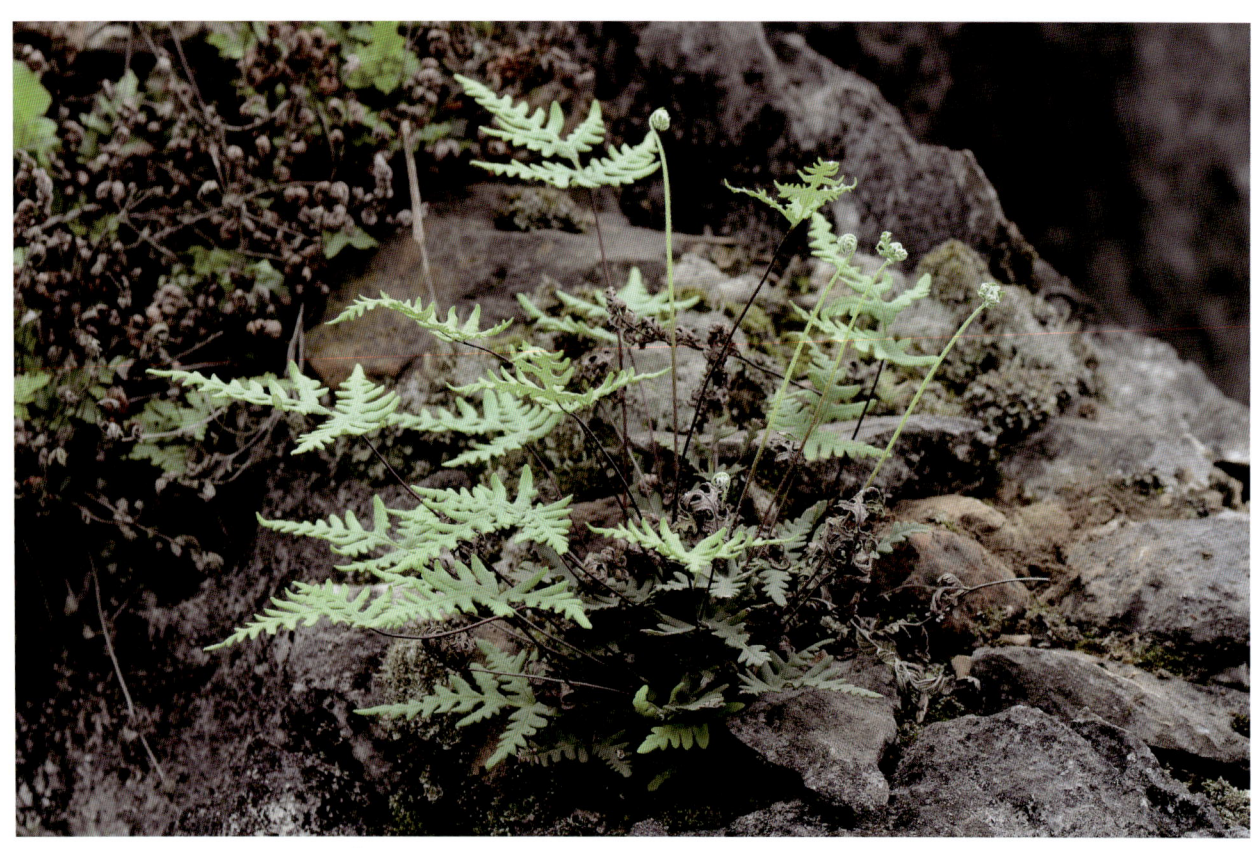

Ghab hveb sed nix 华北粉背蕨

【Bit hsenb 俗名】水郎鸡、岩飞蛾、鸡脚草、卷叶凤尾、铁脚凤尾草。

【Dios kob deis 基源】为中国蕨科华北粉背蕨 *Aleuritopteris kuhnii*（Milde）Ching 的全草。

【Niangb bet deis 生长环境】生于山谷阴湿地区或疏林中多岩石处。分布于各地苗乡。

【Jox hsub 性味属经】性冷，味苦涩，属冷药，入热经。

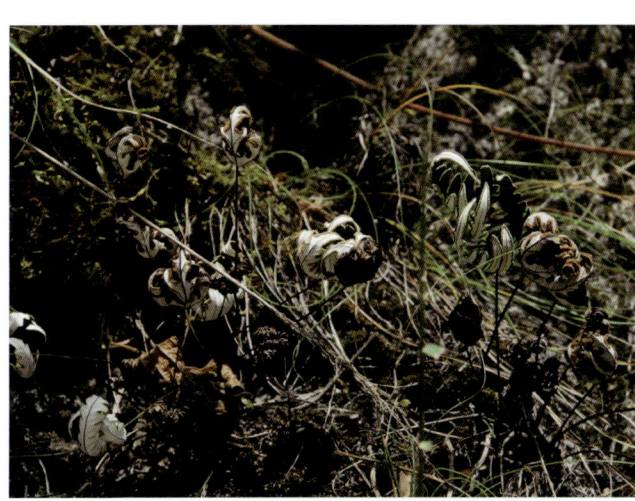

【Qet diel xid 功能主治】功能：hxub ghad kid seil hxangd 清热凉血，dangf ngol yangx ghad ngol 止咳化痰。主治：yens xit 刀伤，ngol lol hxangd 咳血，zal ghad dongk xok 细菌性痢疾。

【Ed not xus 用法用量】内服，煎汤，25～30 g。外用，捣烂敷。

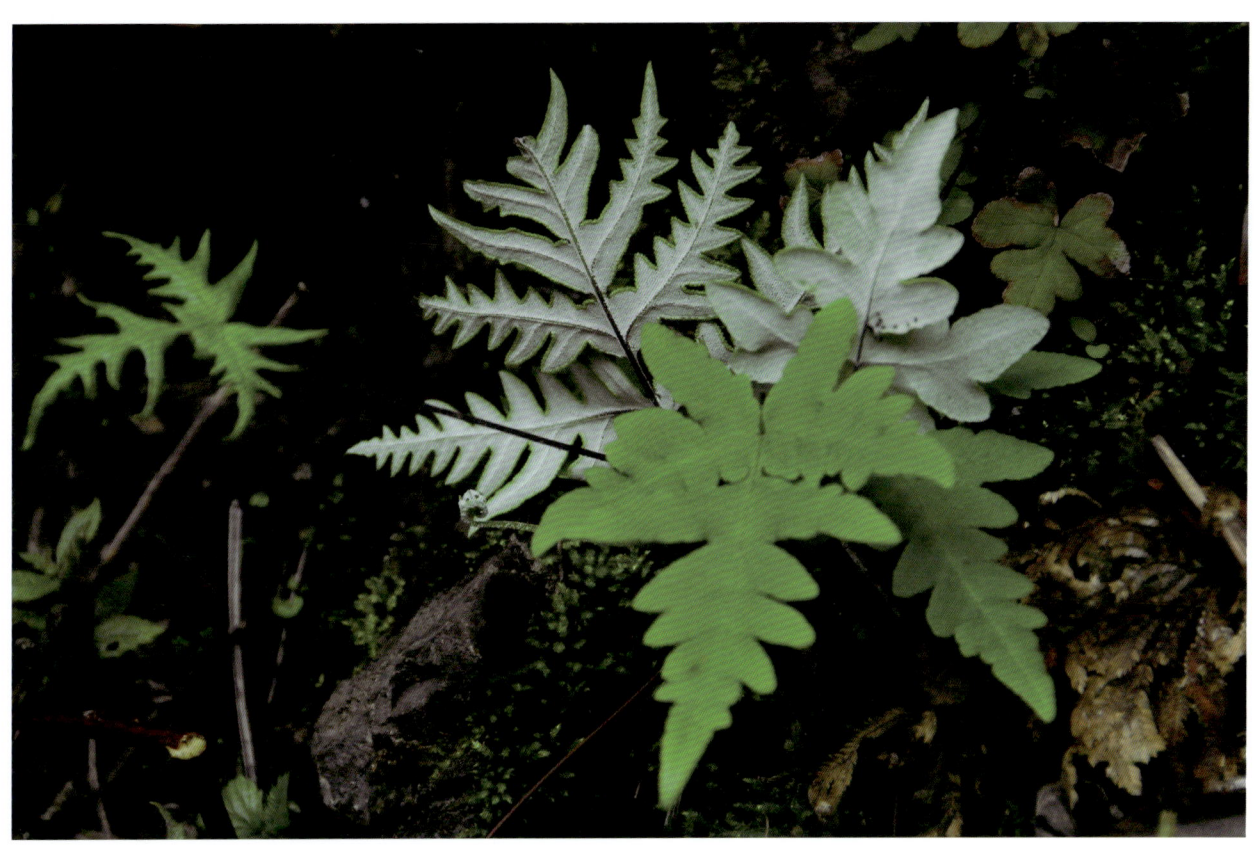

铁线蕨科

Bas xat jat 铁线蕨

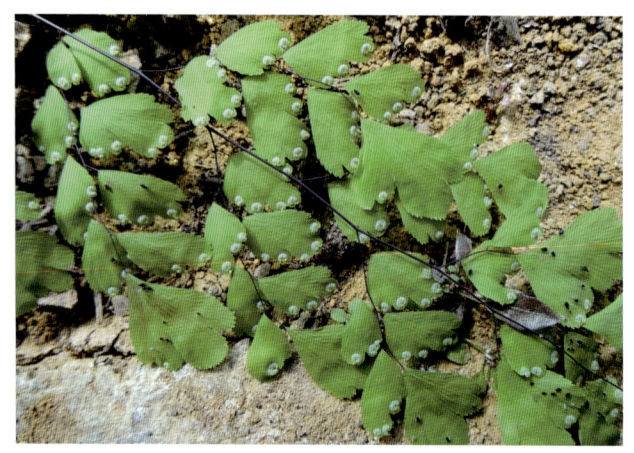

【Bit hsenb 俗名】乌脚芒、铁丝草、岩浮萍、猪鬃草、水猪毛七、白背铁线蕨。

【Dios kob deis 基源】为铁线蕨科植物铁线蕨 Adiantum capillus-veneris L. 的全草。

【Niangb bet deis 生长环境】生于潮湿的溪边石上或松林地中。分布于各地苗乡。

【Jox hsub 性味属经】性冷，味苦，属冷药，入热经。

【Qet diel xid 功能主治】功能：hxub jent tongb hxud 祛风通络，hxenk angt dangf mongb 消肿止痛，tongb wal zangx yangx 利尿通淋。主治：yens jent mongb ghut hsongd 风湿性关节炎，nais pot kib od hxangd 肺热吐血，diongx eb wal jangx vib 尿道结石，jib daib juk niuk wal 小儿尿结，jangx ghab dliax gangb 毒疮，hxongb lax 九子疡。

【Ed not xus 用法用量】内服，煎汤，15～25 g；或浸酒。外用，捣烂敷。

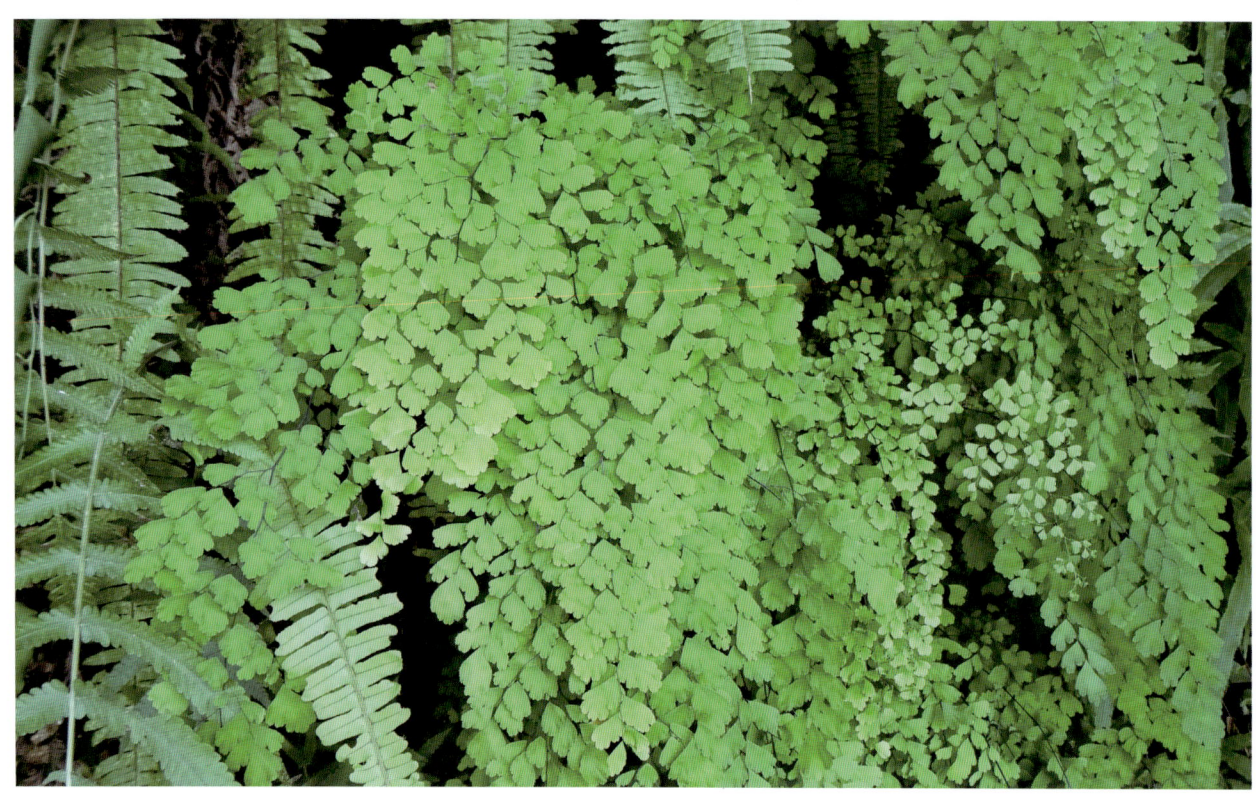

Bas xat jat gheib 扇叶铁线蕨

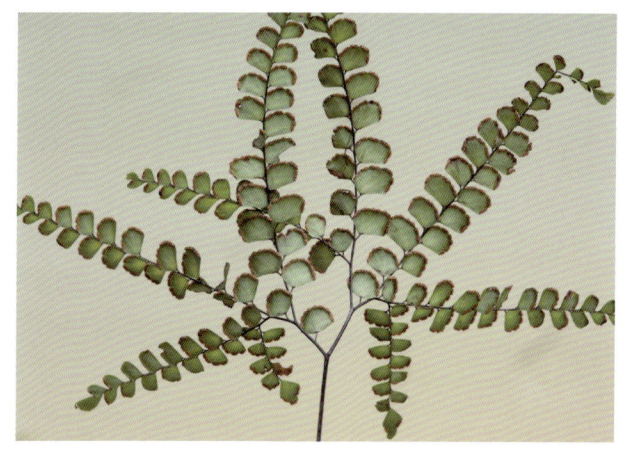

【Bit hsenb 俗名】乌脚芒、岩浮萍、猪鬃草、猪毛七、铁丝草、白背铁线蕨。

【Dios kob deis 基源】为铁线蕨科植物扇叶铁线蕨 Adiantum flabellulatum L. 的全草。

【Niangb bet deis 生长环境】生于林下阴湿处或溪沟边岩石壁上。分布于各地苗乡。

【Jox hsub 性味属经】性冷，味苦辛，属冷药，入热经。

【Qet diel xid 功能主治】功能：hxub kib los xuf 清热利湿，tat jit hxangd hxenk angt 散瘀消肿。主治：yens xit lol hxangd 刀伤出血，od hxangd 吐血，nais pot kib ait ngol 肺热咳嗽，jib daib kib jid hvuk hxud 小儿高烧抽搐，bid daif got pob xok 阴囊红肿，kib eb kib dul 水火烫伤，mongb hmid 牙痛。

【Ed not xus 用法用量】内服，煎汤，15～25 g；或浸酒。外用，捣烂敷。

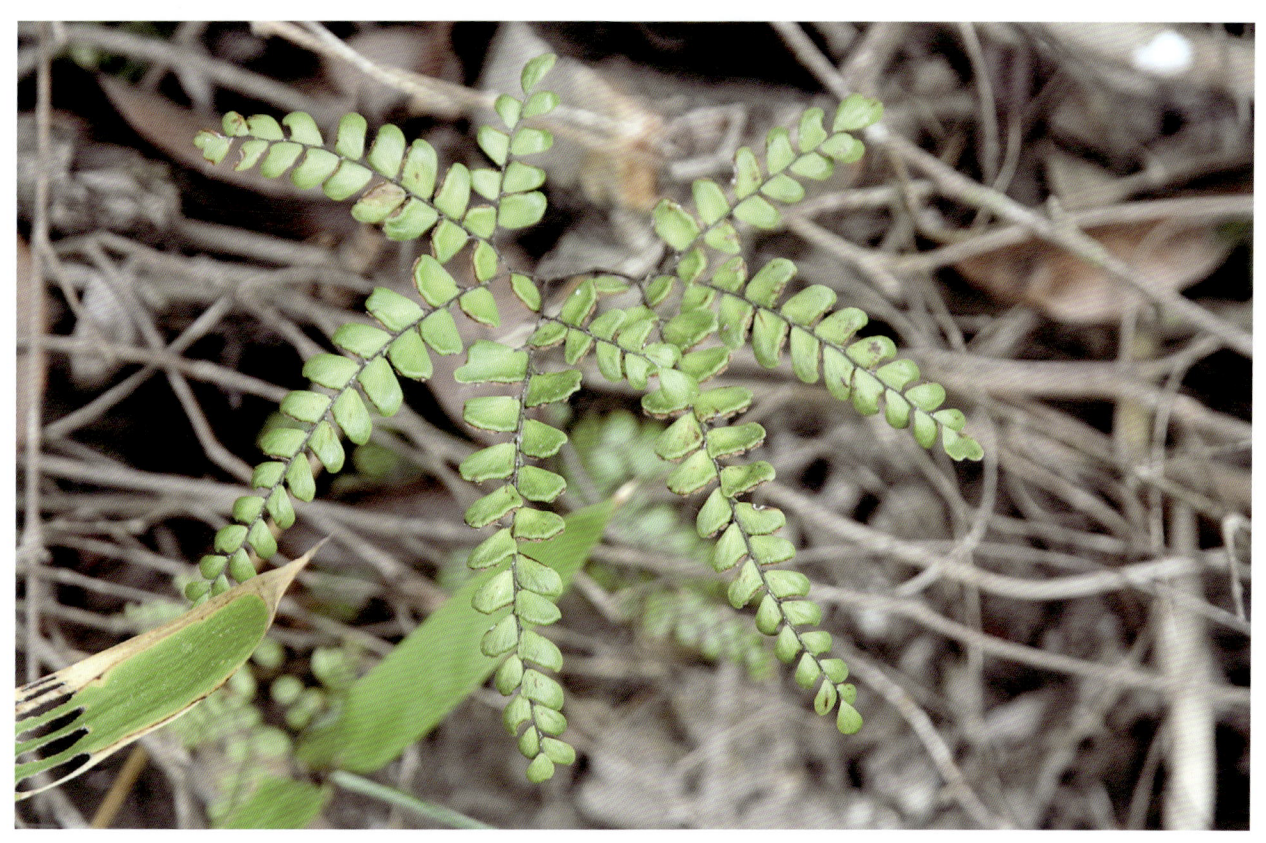

Bas xat jat zaid 团羽铁线蕨

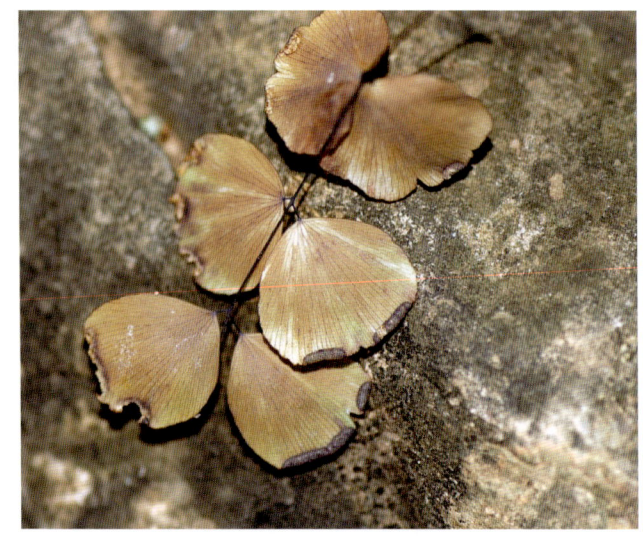

【Bit hsenb 俗名】乌脚芒、铁丝草、乌脚枪、岩浮萍、猪鬃草、掌叶铁线蕨。

【Dios kob deis 基源】为铁线蕨科植物团羽铁线蕨 Adiantum capillus-junonis Rupr. 的全草。

【Niangb bet deis 生长环境】生于潮湿岩石脚或石坎中。分布于部分苗乡。

【Jox hsub 性味属经】性冷，味苦，属冷药，入热经。

【Qet diel xid 功能主治】功能：tongb wal zangx yangx 利尿通淋，hxub jent tongb hxud 祛风通络。主治：ait gheb bal jid mongb 劳伤疼痛，ait ngol 咳嗽，jil wel od nul 乳腺炎，dal ghad got 遗精症，ax lol wal 尿闭。

【Ed not xus 用法用量】内服，煎汤，25～35 g。外用，捣烂敷。

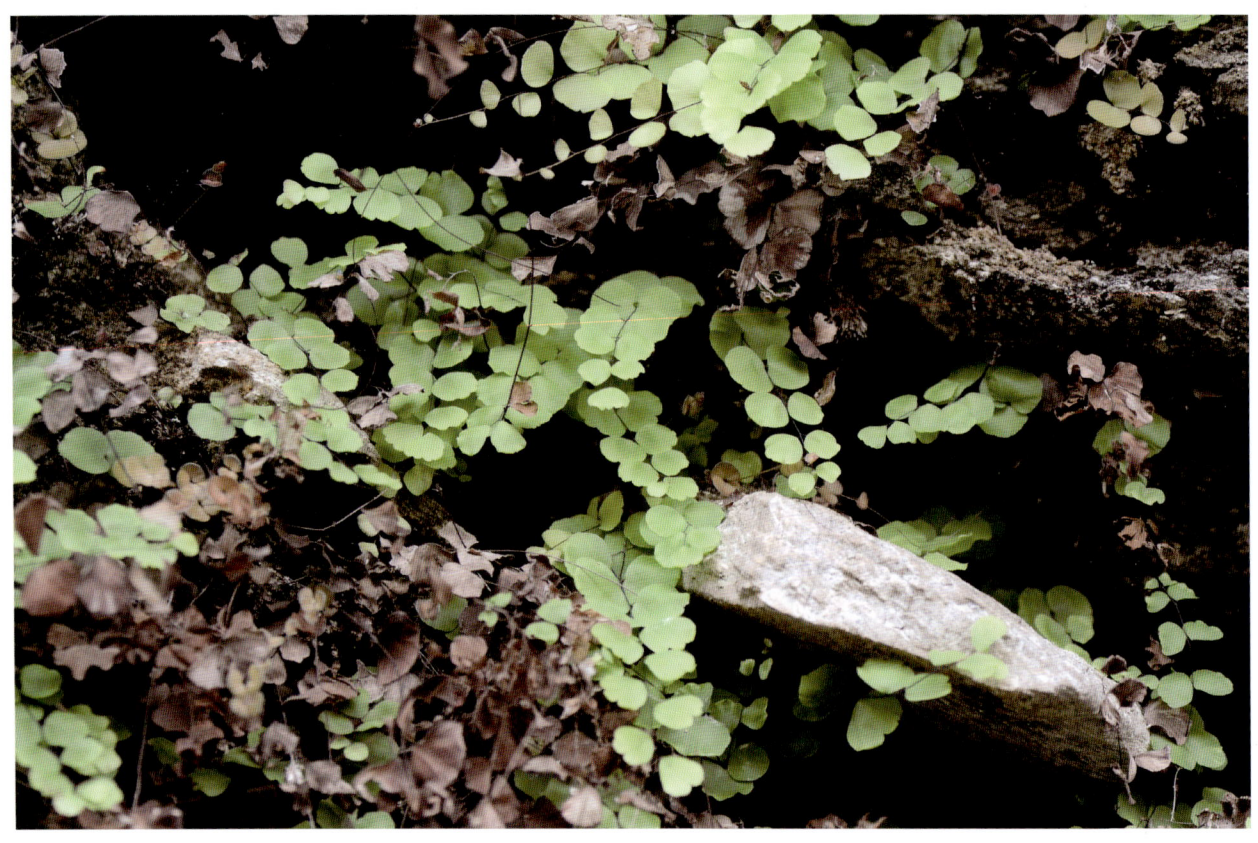

Bas xat jat daid 鞭叶铁线蕨

【Bit hsenb 俗名】过山龙、岩虱子、有尾铁线蕨。

【Dios kob deis 基源】为铁线蕨科植物鞭叶铁线蕨 Adiantum caudatum L. 的全草。

【Niangb bet deis 生长环境】生于中山地区林下或山谷石缝间。分布于部分苗乡。

【Jox hsub 性味属经】性平，味苦甘，属冷热两经药，入两经。

【Qet diel xid 功能主治】功能：hxub kib tat jab 清热解毒，los eb hxenk angt 利水消肿。主治：dliangd bil dib sangb 跌打损伤，pob lob pob bil 手脚水肿，zaid wel jangx dix bus 乳痈，gangb eb fangx 黄水疮，zal ghad 腹泻。

【Ed not xus 用法用量】内服，煎汤，20～25 g。外用，捣烂敷。

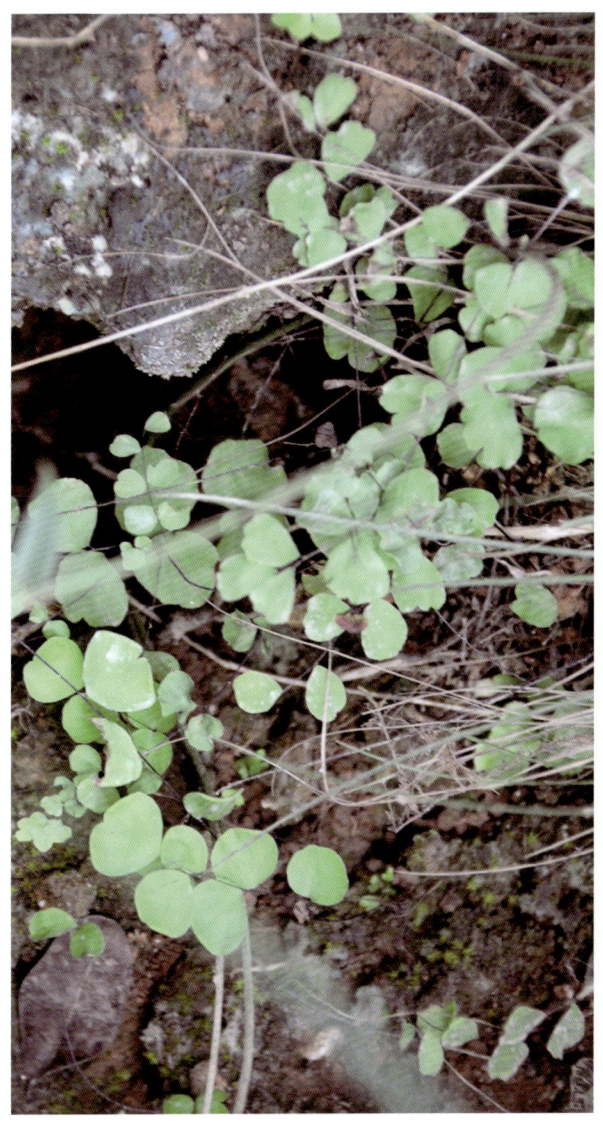 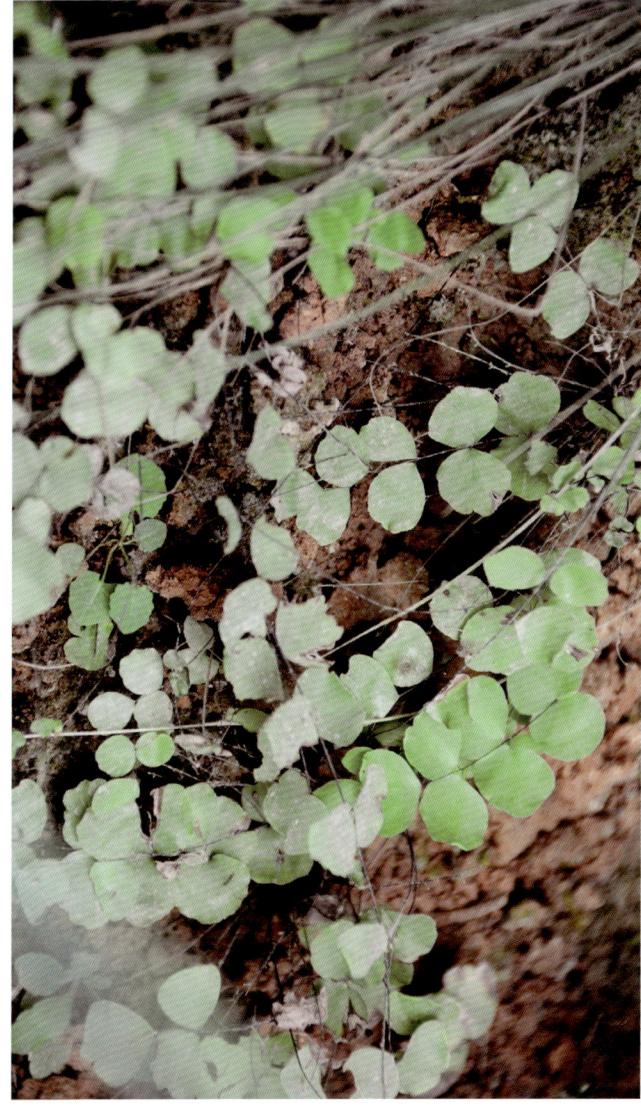

Bas xat jat hlieb 掌叶铁线蕨

【Bit hsenb 俗名】铁线蕨、猪鬃七、铁丝草。

【Dios kob deis 基源】为铁线蕨科植物掌叶铁线蕨 *Adiantum pedatum* L. 的全草。

【Niangb bet deis 生长环境】生于路边或林下石缝间。分布于部分苗乡。

【Jox hsub 性味属经】性平，味甘涩，属冷热两经药，入两经。

【Qet diel xid 功能主治】功能：hxub jent hxenk net 祛风除湿，tongb eb dlax xuf 利水渗湿，hsot ud vut dangf mongb 调经止痛。主治：yens jent pob mongb 风湿肿痛，mongb hmid 牙痛，hsot ud ax jangx hxib 月经不调，xud wal hxangd 尿血，xud wal lol ax hvit 小便不利。

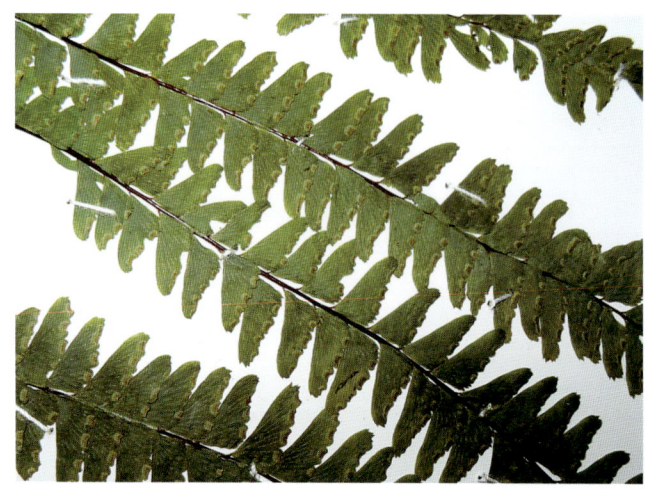

【Ed not xus 用法用量】内服，煎汤，15～25 g。外用，捣汁点眼或研末调敷。

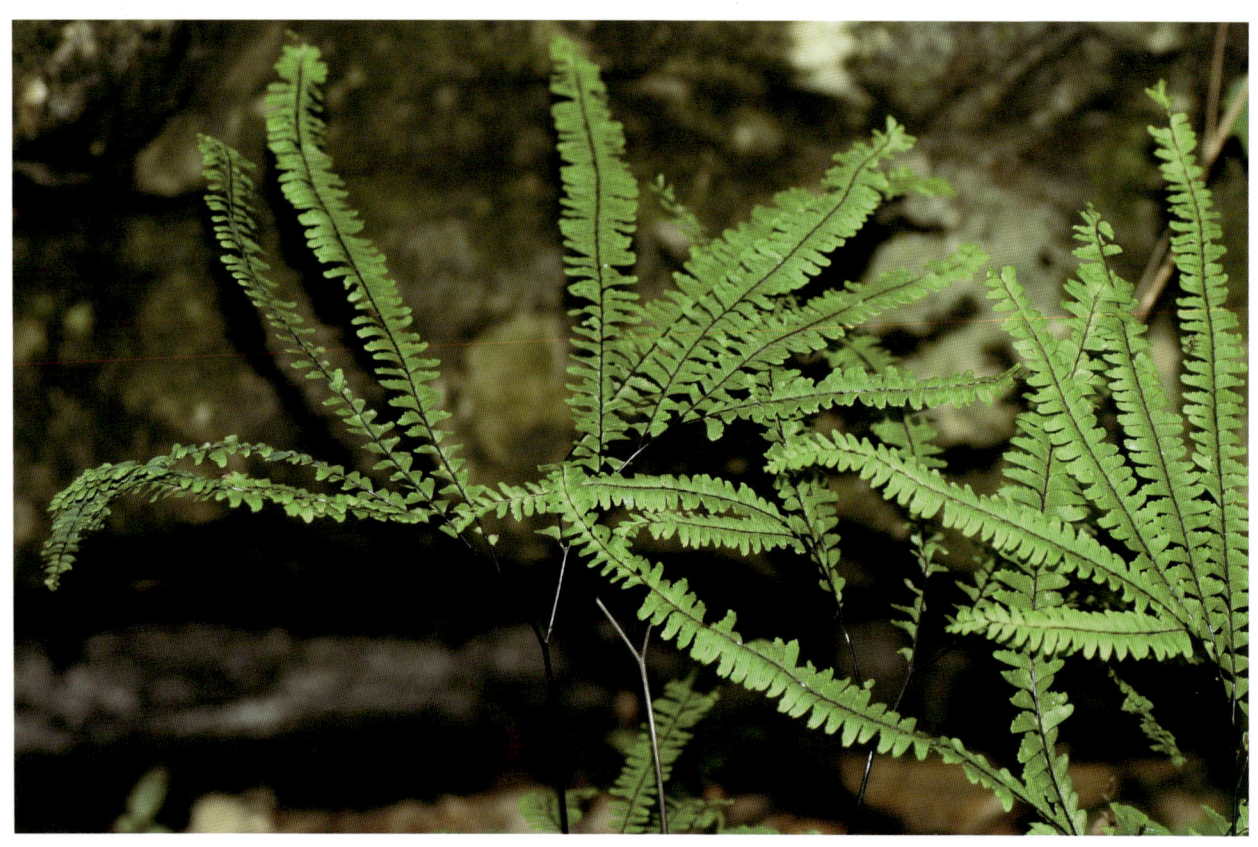

铁角蕨科

Xat jat jad 铁角蕨

【Bit hsenb 俗名】石蜈蚣、老蕨叶、石林珠、瓜子莲、猪棕七。

【Dios kob deis 基源】为铁角蕨科植物铁角蕨 Asplenium trichomanes Linn. 的带根全草。

【Niangb bet deis 生长环境】生于山谷或山沟间岩石间。分布于各地苗乡。

【Jox hsub 性味属经】性平，味淡，属冷热两经药，入两经。

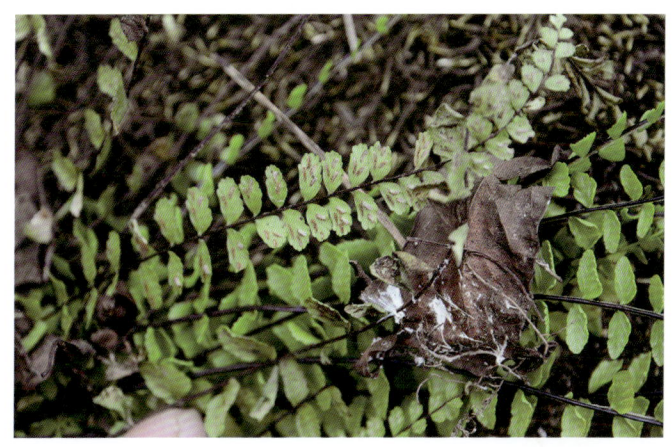

【Qet diel xid 功能主治】功能：hxub kib los xuf 清热利湿，dangf hxangd tat jit hxangd 止血散瘀。主治：dib yens mongb diub 损伤腰痛，bit dangx lol hniangk 体虚盗汗，ghad eb dlub lol not 白带过多，hsot ud ax jangx hxib 月经不调，xud wal lol ax hvit 小便不利，zal ghad dongk xok 细菌性痢疾。

【Ed not xus 用法用量】内服，煎汤，15～25 g；或浸酒。

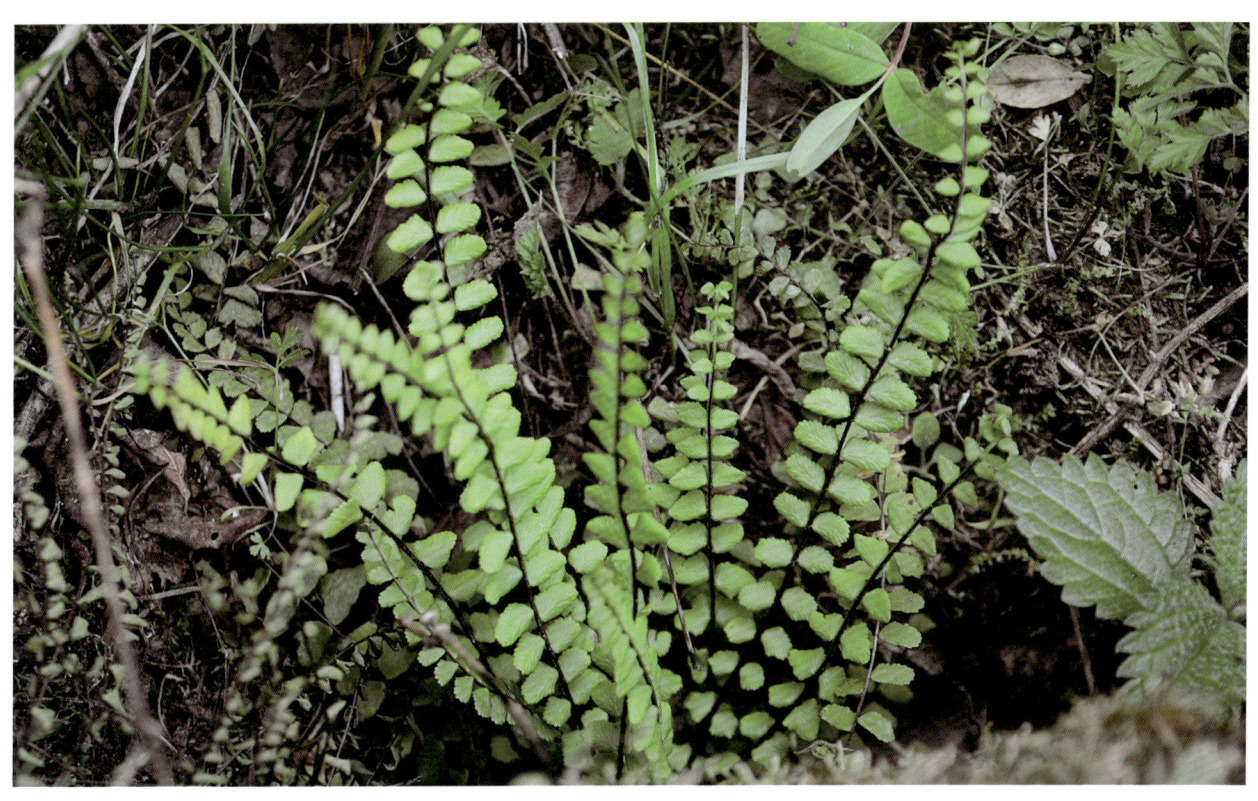

Xat jat mongl 长叶铁角蕨

【Bit hsenb 俗名】蕨莲、盘龙莲、树林珠、尾生根、金鸡尾、仙人架桥。

【Dios kob deis 基源】为铁角蕨科植物长叶铁角蕨 Asplenium prolongatum Hook. 的带根全草。

【Niangb bet deis 生长环境】生于岩石上及树干上阴湿处。分布于各地苗乡。

【Jox hsub 性味属经】性平，味苦辛，属冷热两经药，入两经。

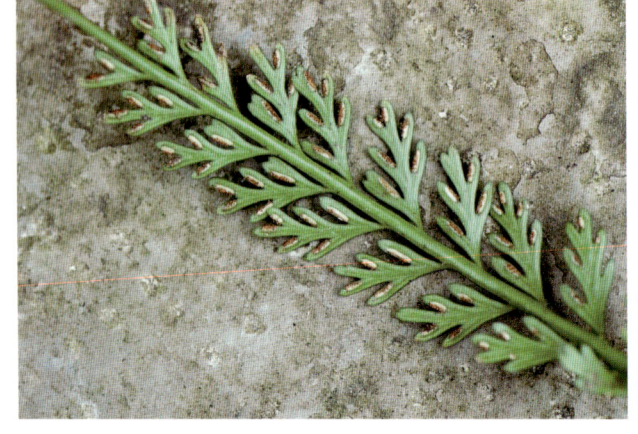

【Qet diel xid 功能主治】功能：hxub jent hxenk net 祛风除湿，tad hxend tongb hxud 舒筋通络，ves hxangd tat jit hxangd 活血化瘀。主治：od hxangd 吐血，ait ngol heik bongt 咳嗽痰喘，lod hsongd 骨折，yens jent mongb hsongd hxend 风湿筋骨痛，mongb ghad nial mais 风火眼，kib eb kib dul 水火烫伤。

【Ed not xus 用法用量】内服，煎汤，25～30 g；或浸酒。外用，捣烂敷，捣汁点眼。

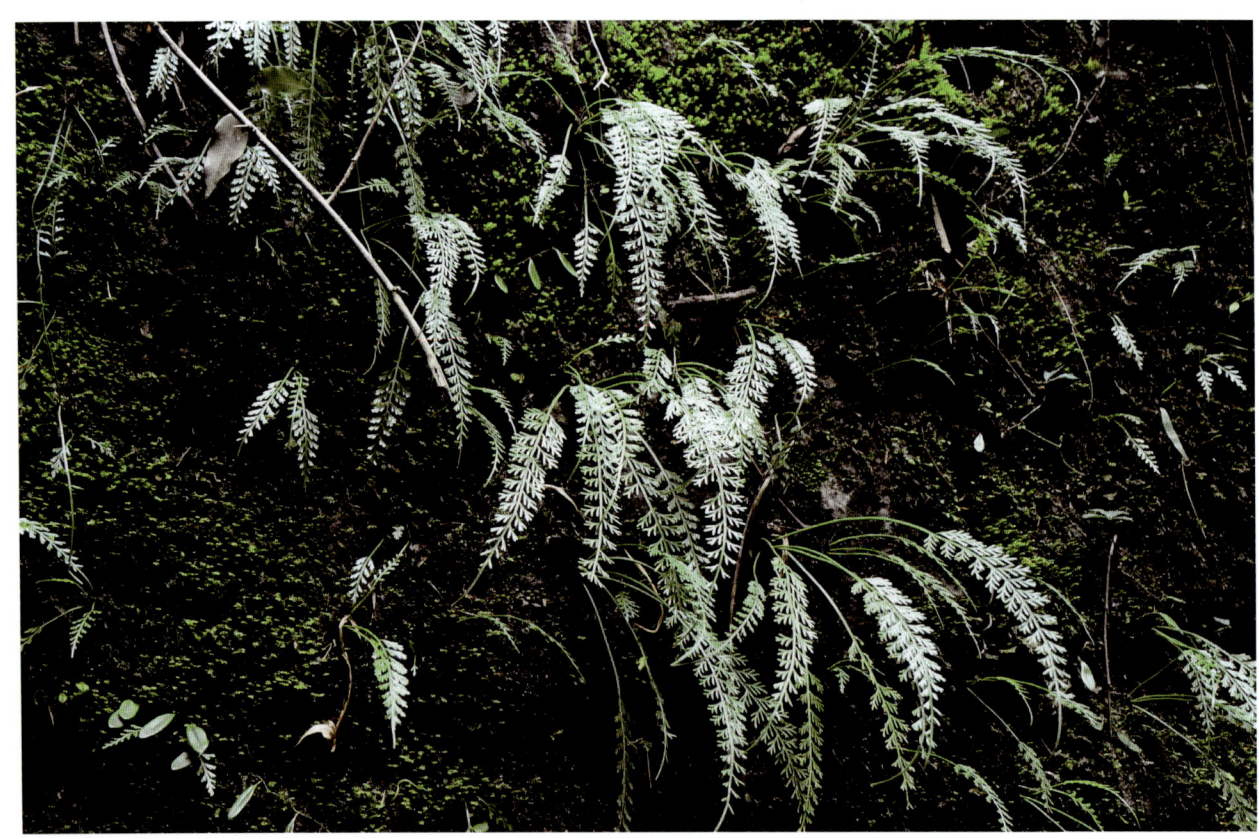

Xat jat niul 华中铁角蕨

【Bit hsenb 俗名】爪子莲、毛杆莲、退血草、铁骨莲、地柏枝。

【Dios kob deis 基源】为铁角蕨科植物华中铁角蕨 Asplenium sarelii Hook. 的全草。

【Niangb bet deis 生长环境】生于砂石山或林缘多石地区。分布于各地苗乡。

【Jox hsub 性味属经】性冷，味苦，属冷药，入热经。

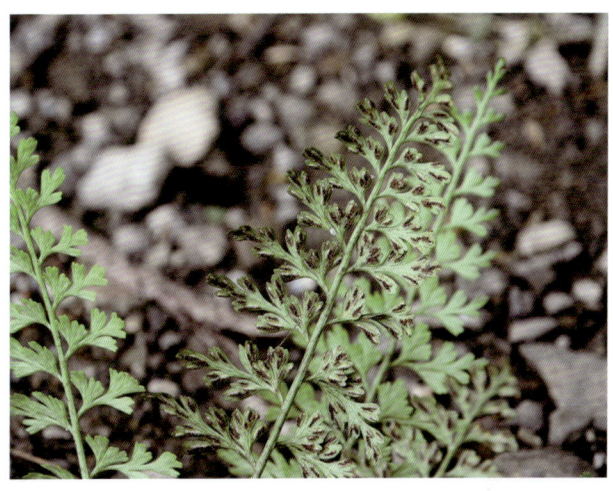

【Qet diel xid 功能主治】功能：hxub kib los xuf 清热利湿，dangf hxangd tat jit hxangd 止血散瘀。主治：yens xit lol hxangd 刀伤出血，buk dux lol hxangd 胃出血，pob lob pob bil 手脚水肿，mongb diub 腰痛，kib eb kib dul 水火烫伤，fangx mais fangx jid 黄疸，ngol hsab 干咳。

【Ed not xus 用法用量】内服，煎汤，15～25 g。外用，捣烂敷或煎水洗。

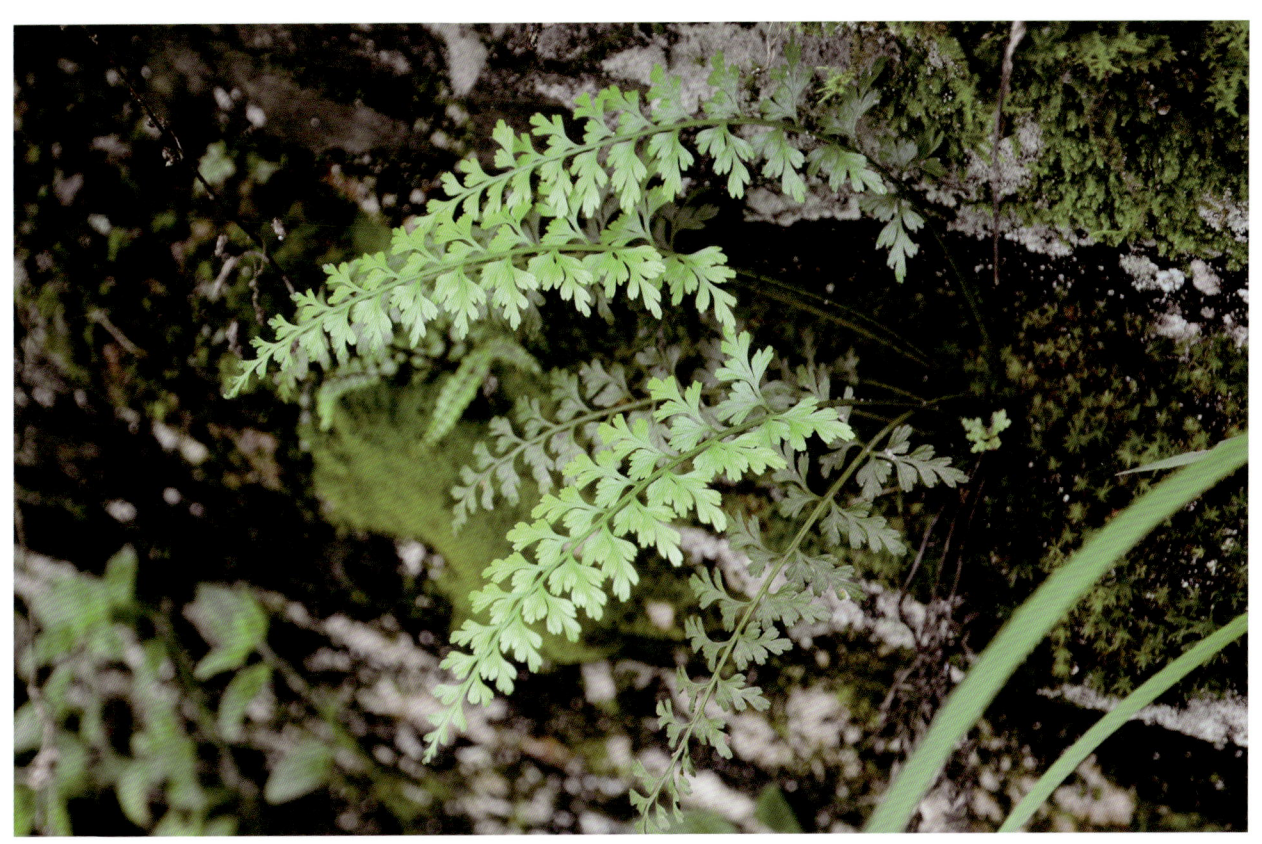

Xat jat diuk 剑叶铁角蕨

【Bit hsenb 俗名】猪棕七、铁郎鸡、铁蕨菜、铁角凤尾蕨

【Dios kob deis 基源】为铁角蕨科植物剑叶铁角蕨 Asplenium ensiforme Wall. ex Hook. et Grev. 的全草。

【Niangb bet deis 生长环境】生于中山地区密林下老树干上或岩石上。分布于部分苗乡。

【Jox hsub 性味属经】性平，味淡，属冷热两经药，入两经。

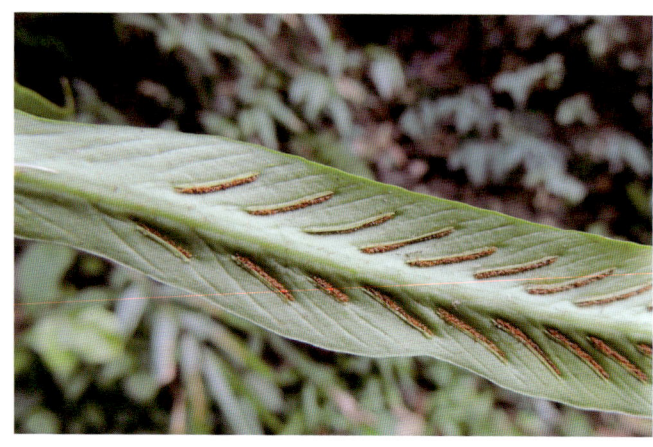

【Qet diel xid 功能主治】功能：hxub kib los xuf 清热利湿，hxub kib tat jab 清热解毒，dins hvib dangf hnind 镇静安神。主治：hfud nais pot kib ait ngol 肺虚热咳嗽，nais jongt od nul 肝炎，jib daib hxib jent 小儿惊风，ngol hsab 干咳。

【Ed not xus 用法用量】内服，煎汤，20～30 g；或捣汁服。

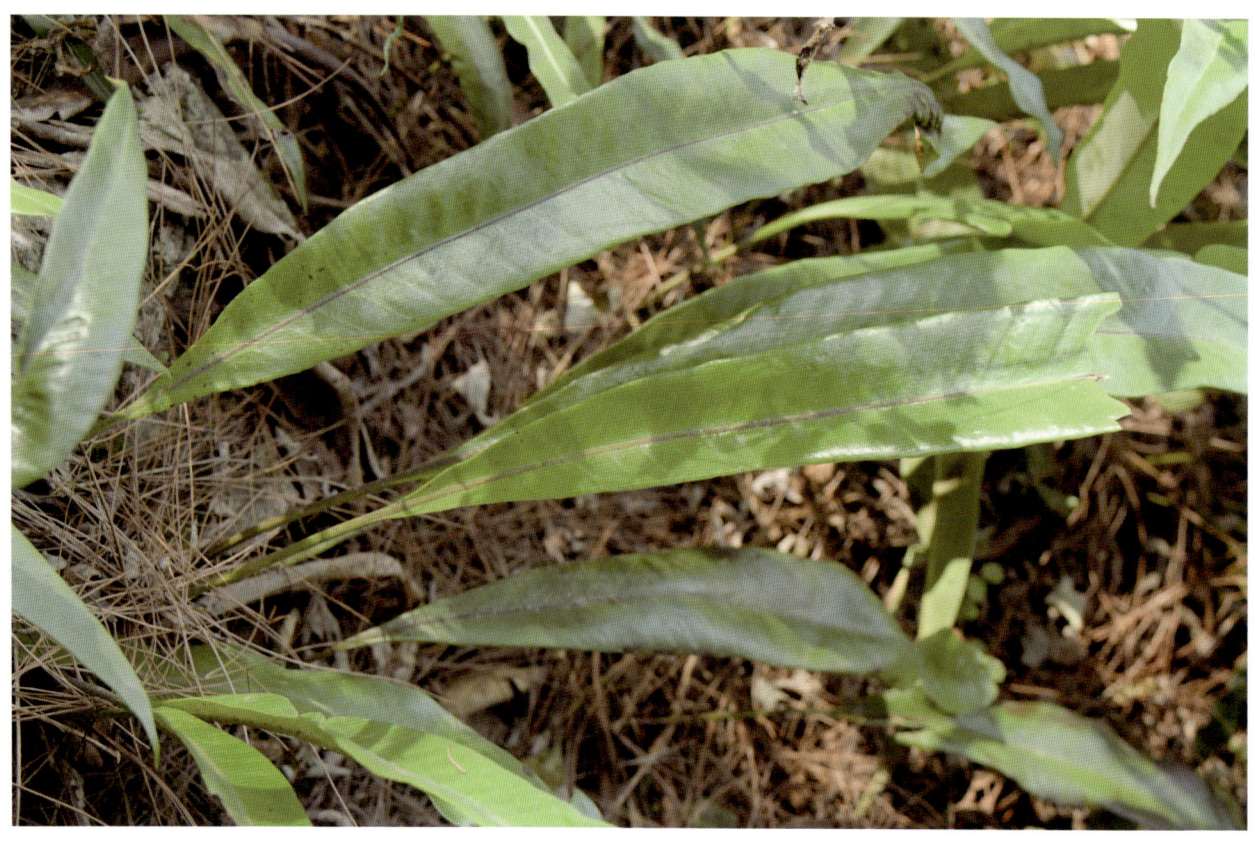

Xat jat nangl 毛轴铁角蕨

【Bit hsenb 俗名】铁角蕨、铁蕨草、毛轴蕨。

【Dios kob deis 基源】为铁角蕨科植物毛轴铁角蕨 *Asplenium crinicaule* Hance 的全草。

【Niangb bet deis 生长环境】生于溪边岩石上或深山密林中。分布于部分苗乡。

【Jox hsub 性味属经】性热，味甘涩，属热药，入冷经。

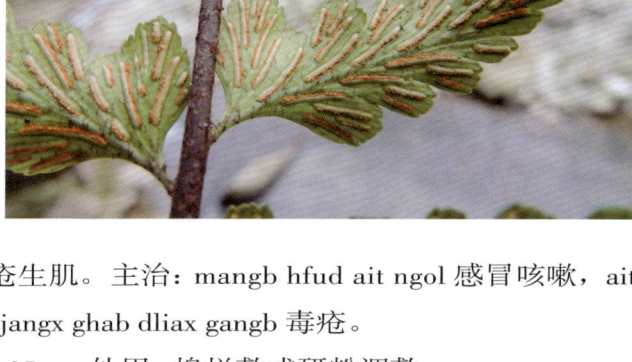

【Qet diel xid 功能主治】功能：hxub kib los xuf 清热利湿，vuk gangb liangs ngix 敛疮生肌。主治：mangb hfud ait ngol 感冒咳嗽，ait gheb 麻疹，niangb hsab pob mongb 无名肿毒，jangx ghab dliax gangb 毒疮。

【Ed not xus 用法用量】内服，煎汤，15～25 g。外用，捣烂敷或研粉调敷。

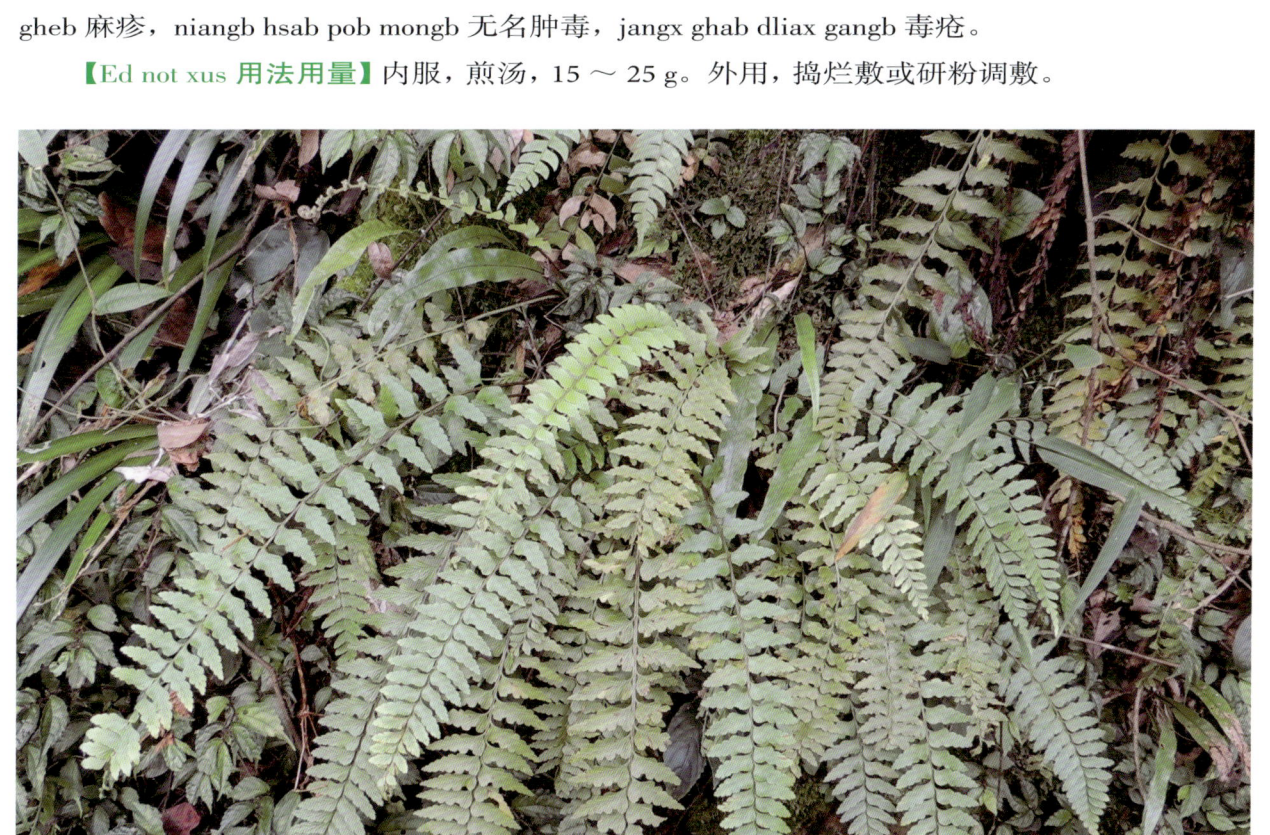

Xat jat mongl 变异铁角蕨

【Bit hsenb 俗名】九倒生、铁郎鸡、郎鸡蕨、狼萁草。

【Dios kob deis 基源】为铁角蕨科植物变异铁角蕨 *Asplenium varians* Wall. 的全草。

【Niangb bet deis 生长环境】生于山间阴凉处岩石上、树上或石坎上。分布于部分苗乡。

【Jox hsub 性味属经】性冷，味苦涩，属冷药，入热经。

【Qet diel xid 功能主治】功能：seil hxangd dangf hxangd 凉血止血，vuk gangb liangs ngix 敛疮生肌。主治：lod hsongd 骨折，yens xit lol hxangd 刀伤出血，jangx ghab dliax gangb 毒疮。

【Ed not xus 用法用量】外用，适量，捣烂敷或研末调敷。

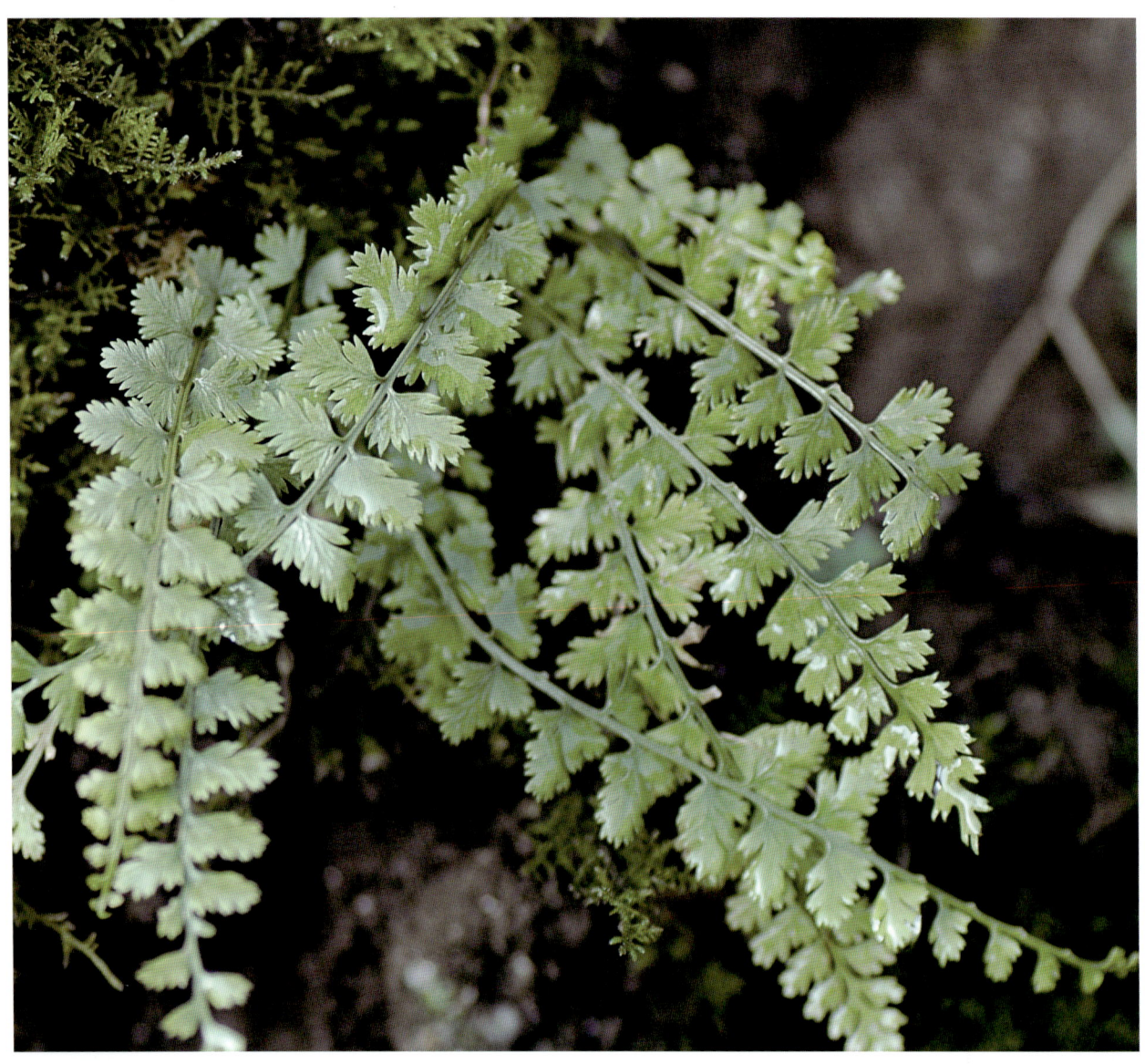

金星蕨科

Vob xit nins hliel 金星蕨

【Bit hsenb 俗名】金星蕨、大金星蕨。

【Dios kob deis 基源】为金星蕨科植物金星蕨 *Parathelypteris glanduligera*（Kze.）Ching 的全草。

【Niangb bet deis 生长环境】生于坡塝疏林下、路边。分布于各地苗乡。

【Jox hsub 性味属经】性热，味甘，属热药，入冷经。

【Qet diel xid 功能主治】功能：tongb eb dlax xuf 利水渗湿。主治：mos dliangb vongx 肝硬化腹水，pob lob pob bil 手脚水肿，jangx ghab dliax gangb 毒疮。

【Ed not xus 用法用量】内服，煎汤，10～15 g。外用，煎水洗或研末调敷。

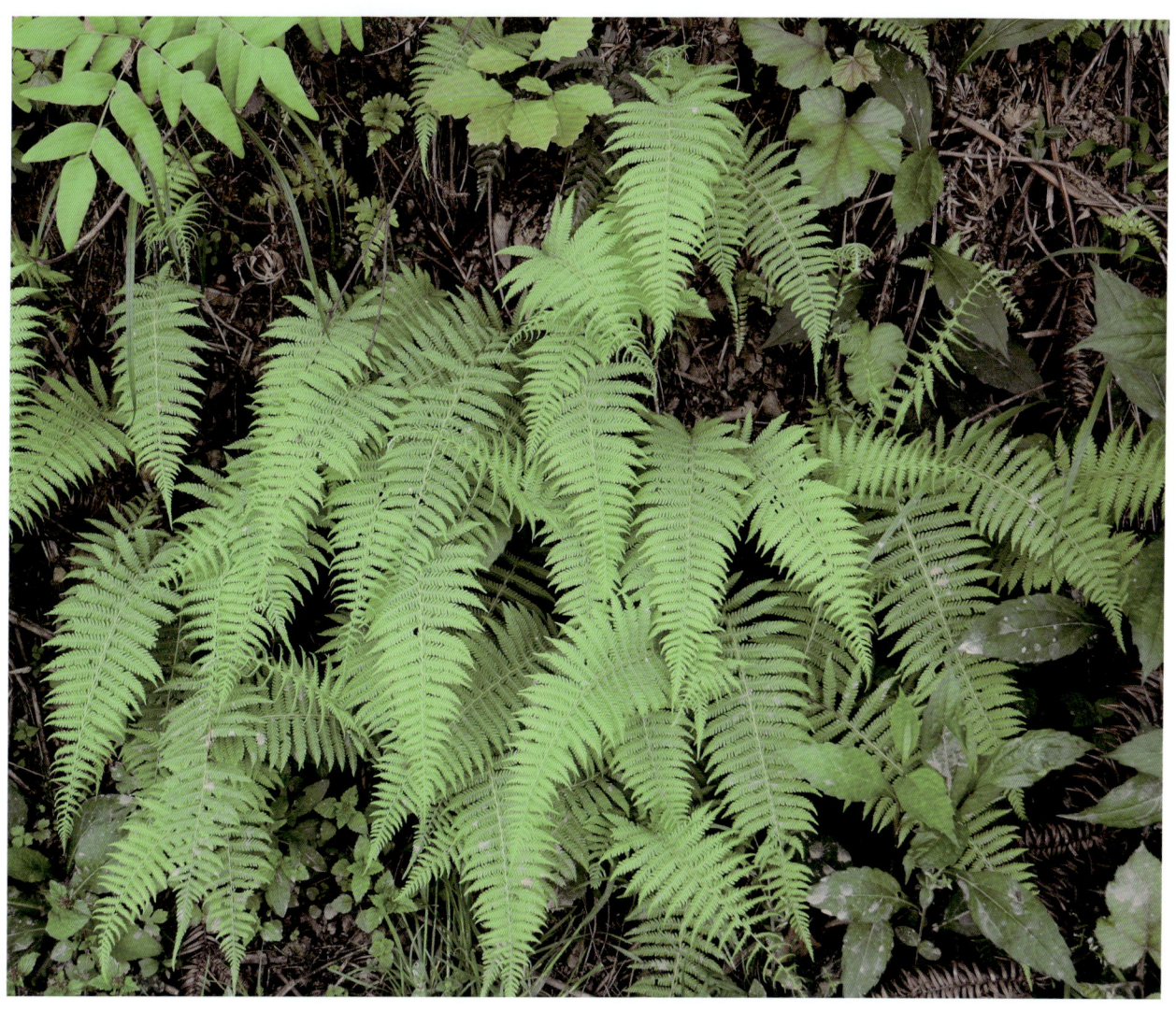

Vob xit nins mongl 针毛蕨

【Bit hsenb 俗名】凤尾七、过山龙、延羽针毛蕨、金鸡尾巴草。

【Dios kob deis 基源】为金星蕨科植物针毛蕨 *Macrothelypteris oligophlebia*（Bak.）Ching 的根茎。

【Niangb bet deis 生长环境】生于山间林下阴湿处或山谷两边。分布于各地苗乡。

【Jox hsub 性味属经】性冷，味苦涩，属冷药，入热经。

【Qet diel xid 功能主治】功能：los eb hxenk angt 利水消肿，vuk gangb liangs ngix 敛疮生肌。主治：qub pob eb 腹水，lax gangb xut 疮疥溃烂，dix guf 背花。

【Ed not xus 用法用量】内服，煎汤，15～25 g。外用，捣烂敷。

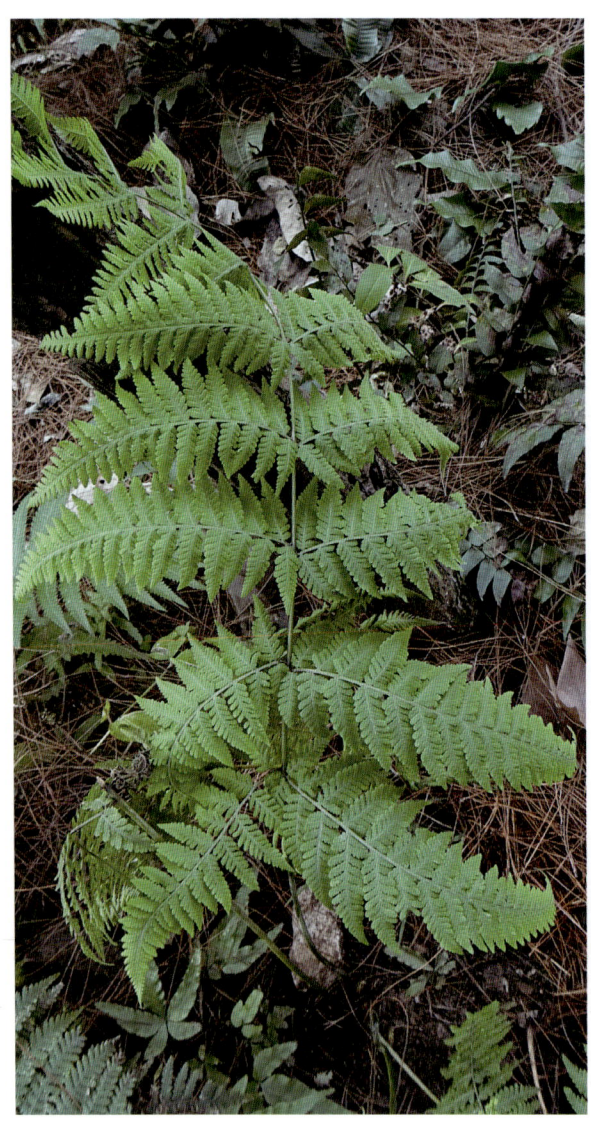 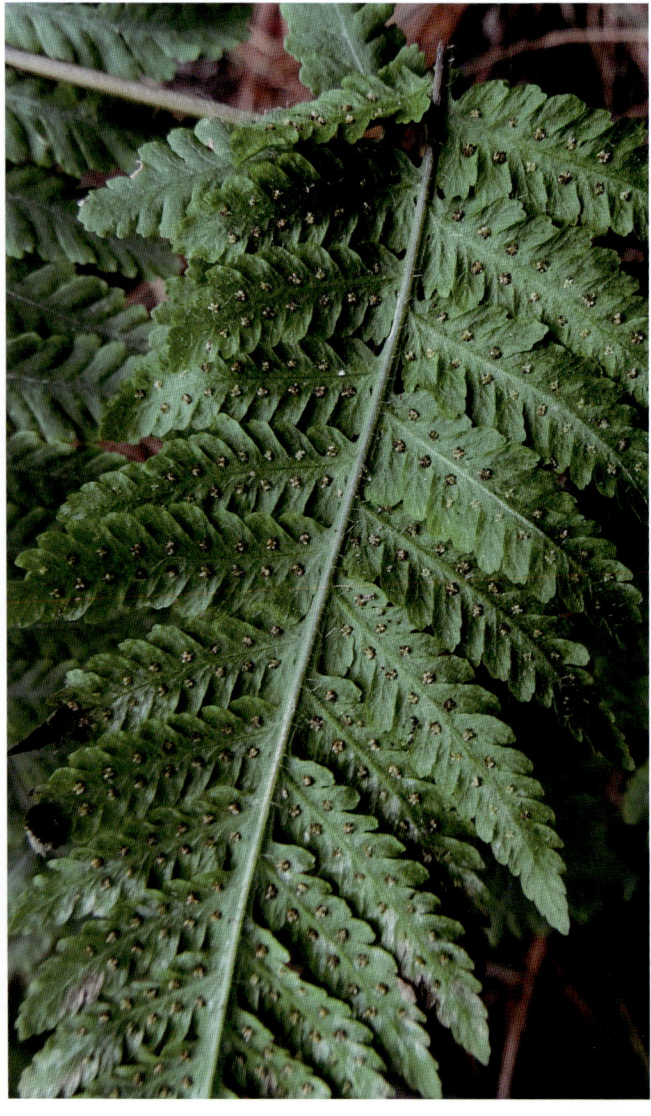

Vob xit nins 披针新月蕨

【Bit hsenb 俗名】凤尾七、过山龙、散血莲、鸡血莲、铁板金。

【Dios kob deis 基源】为金星蕨科植物披针新月蕨 *Pronephrium penangianum* (Hook.) Holtt. 的根茎或全草。

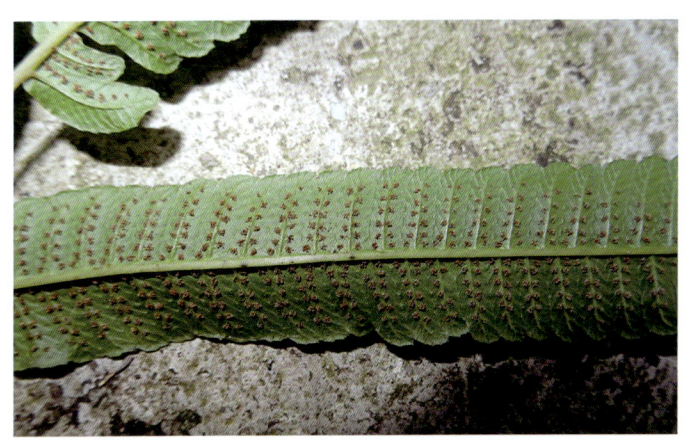

【Niangb bet deis 生长环境】生于沟谷中阴湿地区或杂木林下。分布于部分苗乡。

【Jox hsub 性味属经】性冷，味苦涩，属冷药，入热经。

【Qet diel xid 功能主治】功能：hxub jent hxenk net 祛风除湿，tat jit hxangd dangf hxangd 散瘀止血。主治：neit ghab dlad 腰扭伤，dib yens jit hxangd angt mongb 跌打瘀血肿痛，ait gheb bal jid 劳伤，hsot ud ax jangx hxib 月经不调。

【Ed not xus 用法用量】内服，煎汤，15～30 g；或浸酒服。外用，捣烂敷。

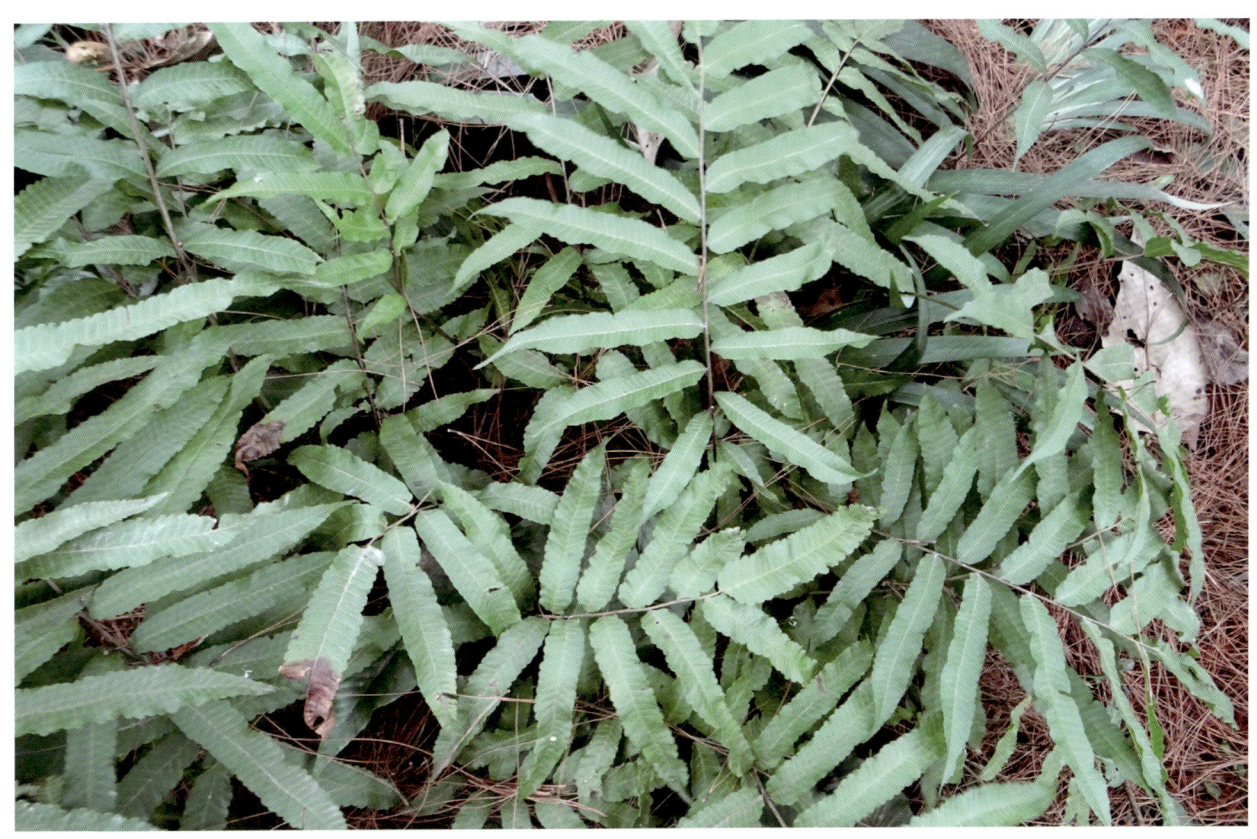

Vob xit nins hlieb 延羽卵果蕨

【Bit hsenb 俗名】过山龙、散血连、铁蕨鸡、凤尾七、鸡血莲、大羽新月蕨、延羽针毛蕨。

【Dios kob deis 基源】为金星蕨科植物延羽卵果蕨 Phegopteris decursive-pinnata（H. C. Hall）Fée 的根茎。

【Niangb bet deis 生长环境】生于山间林阴处、林缘。分布于各地苗乡。

【Jox hsub 性味属经】性冷，味苦涩，属冷药，入热经。

【Qet diel xid 功能主治】功能：los eb hxenk angt 利水消肿，vuk gangb liangs ngix 敛疮生肌。主治：qub pob eb 腹水，lax gangb xut 疮疥溃烂，dix guf 背花。

【Ed not xus 用法用量】内服，煎汤，15～25 g。外用，捣烂敷。

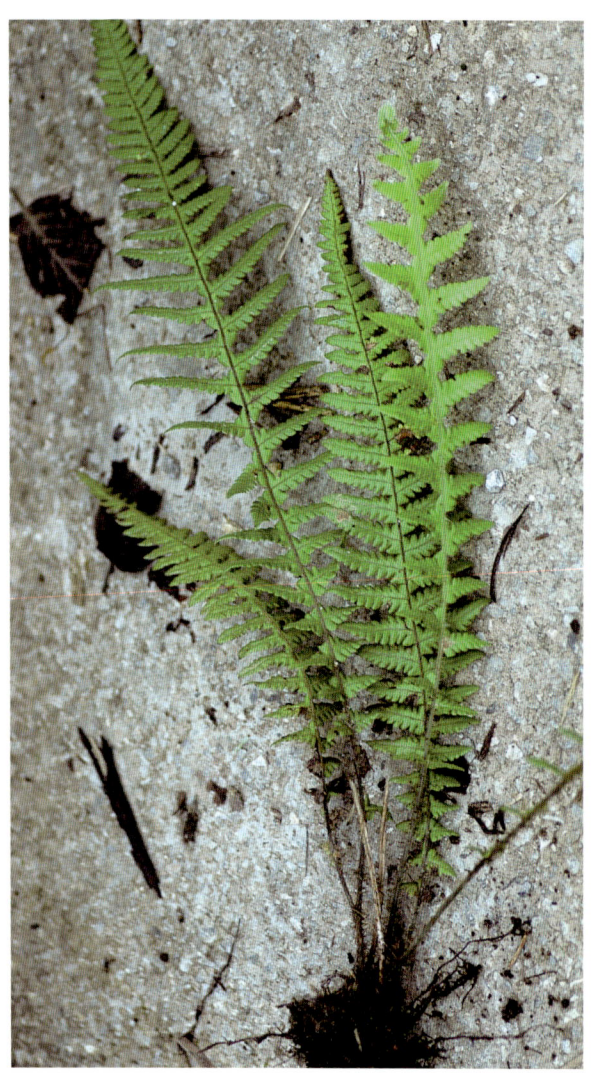
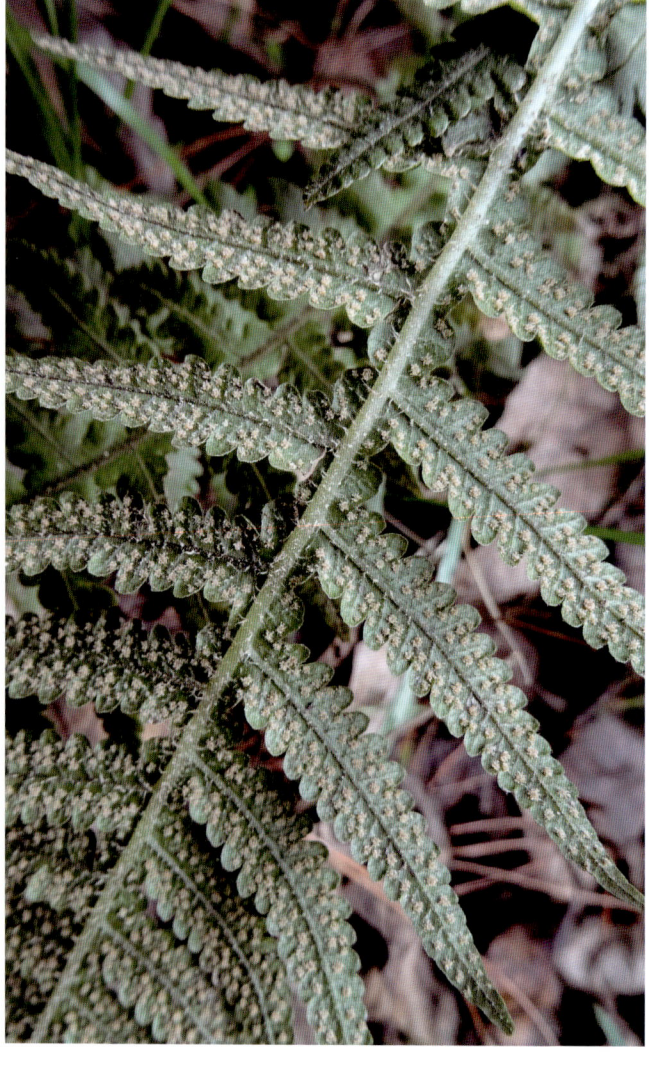

乌毛蕨科

Ghab jil hveb 苏铁蕨

【Bit hsenb 俗名】贯节、贯来、伯芹、伯萍、伯药、虎卷、黑狗脊。

【Dios kob deis 基源】为乌毛蕨科植物苏铁蕨 Brainea insiqnis (Hook.) J. Sm. 的根茎。

【Niangb bet deis 生长环境】生于坡塝荒山上、林缘。分布于各地苗乡。

【Jox hsub 性味属经】性冷,味苦,属冷药,入热经。

【Qet diel xid 功能主治】功能:hxub kib tat jab 清热解毒,seil hxangd dangf hxangd 凉血止血。主治:ngol lax hniut 陈年久咳,ngol lol hxangd 咳血,od hxangd 吐血,jit hxangd 瘀血,xit daib eb wat lol not 产后恶露不绝,xud ghad hxangd 便血。

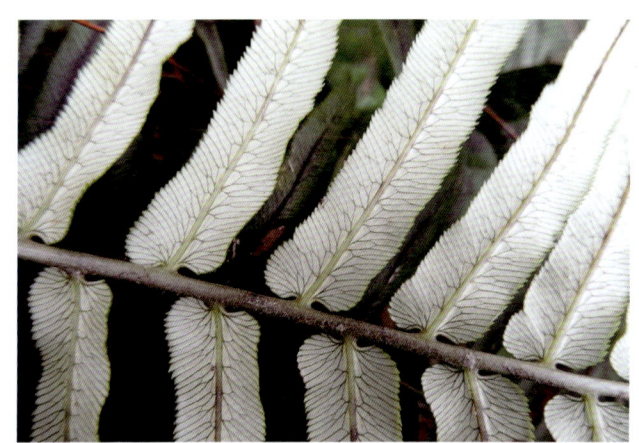

【Ed not xus 用法用量】内服,煎汤,15～25 g。外用,研末调敷。

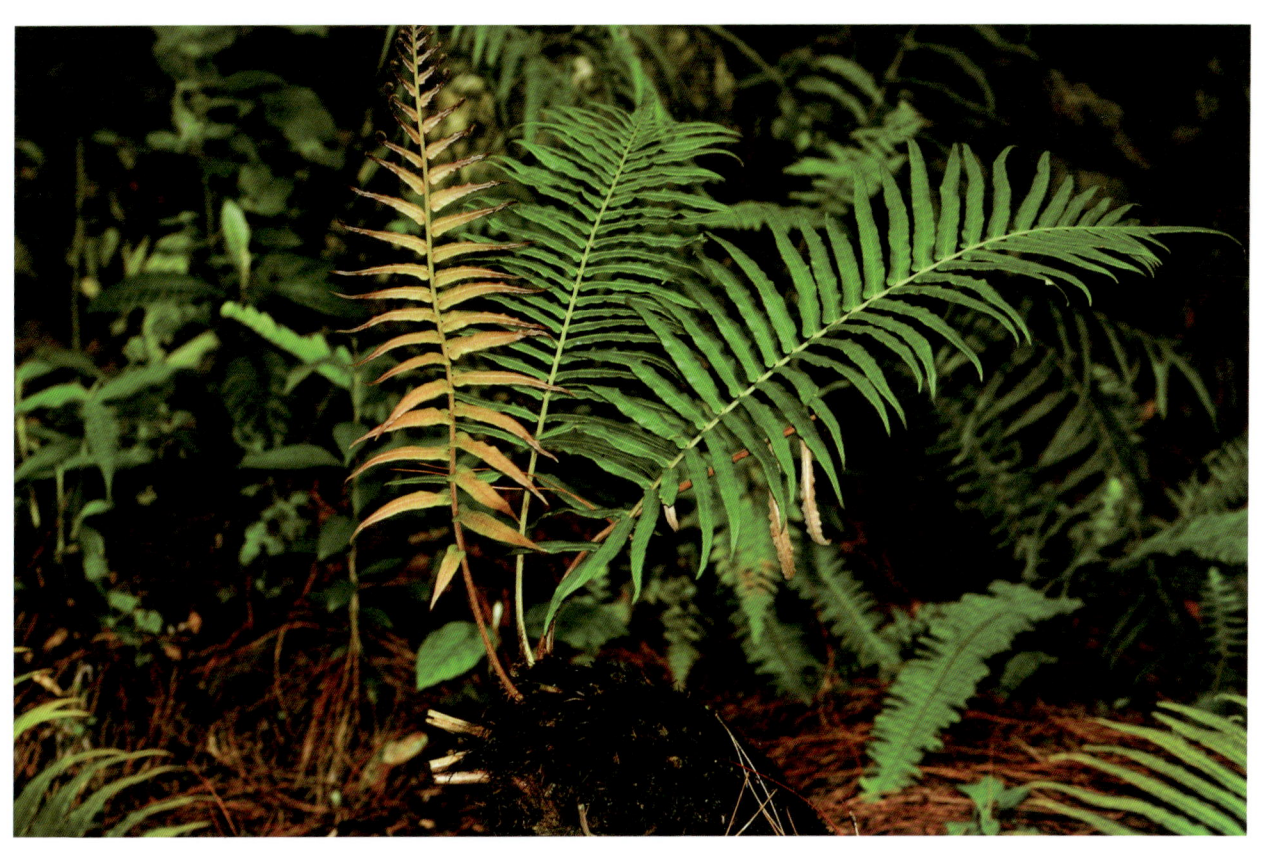

Ghab jil hveb mongl 乌毛蕨

【Bit hsenb 俗名】龙船蕨、赤蕨头、大凤尾草、东方乌毛蕨。

【Dios kob deis 基源】乌毛蕨科植物乌毛蕨 *Woodwardia unigemmata*（Makino.）Nakai 的根茎。

【Niangb bet deis 生长环境】生于深山区林下或灌木丛中。分布于各地苗乡。

【Jox hsub 性味属经】性冷，味苦，属冷药，入热经。

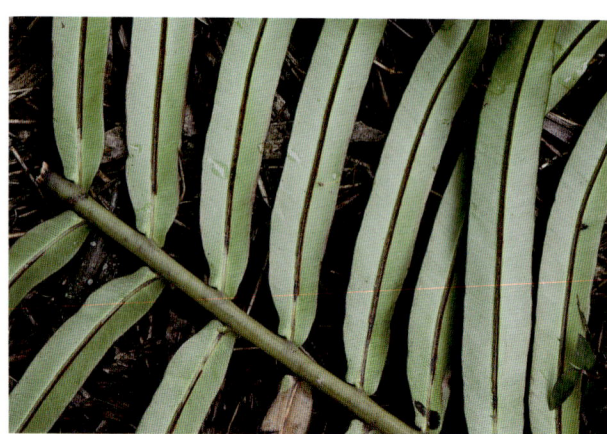

【Qet diel xid 功能主治】功能：hxub kib tat jab 清热解毒，ves hxangd dangf hxangd 活血止血。主治：ngol lax bal nais pob 久咳成痨，yens xit lol hxangd 刀伤出血，lol hxangd nais 鼻衄，ghab hsangb ongd hsongd 伤口发炎，gangb jongb jangx 蛔虫病，yens hseik 漆疮。

【Ed not xus 用法用量】内服，煎汤，8～15 g。外用，捣汁涂敷或研末调敷。

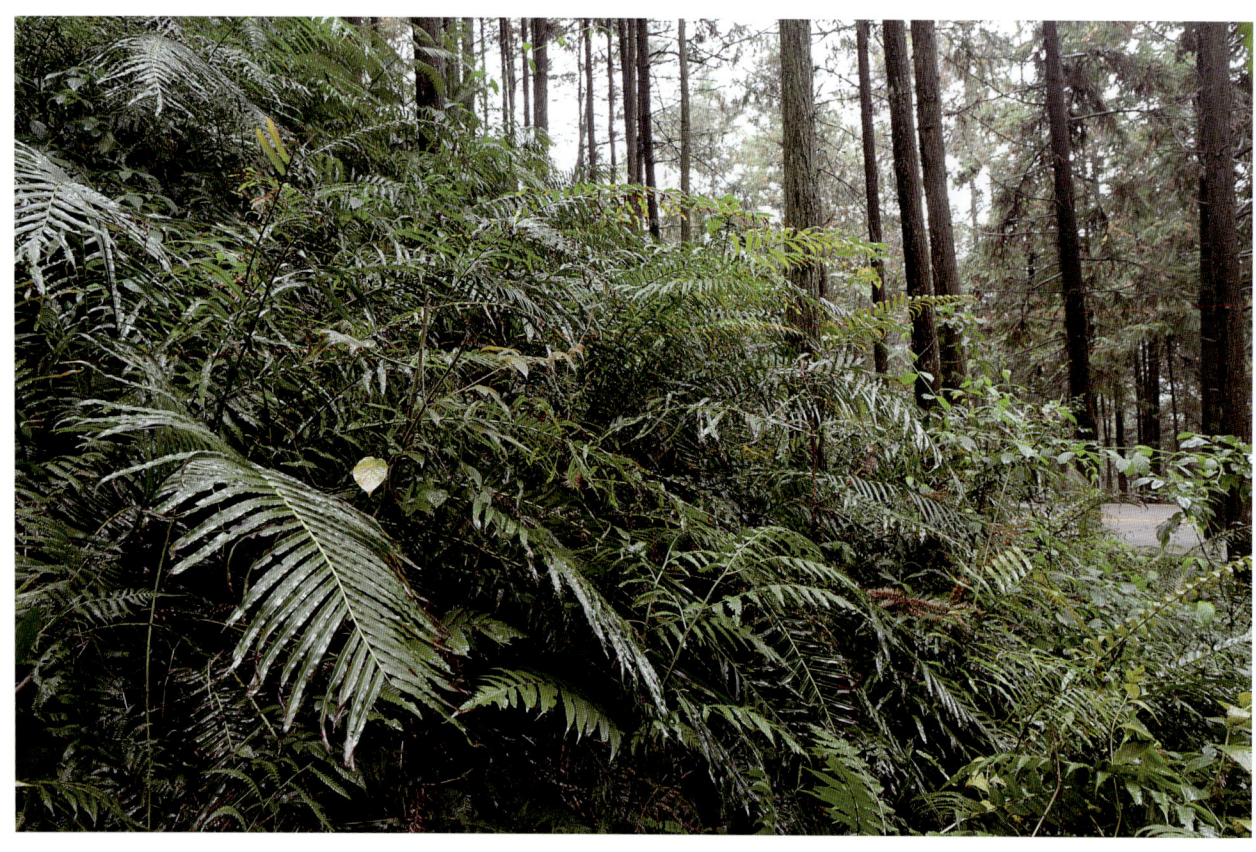

Ghab jil hveb niul 狗脊蕨

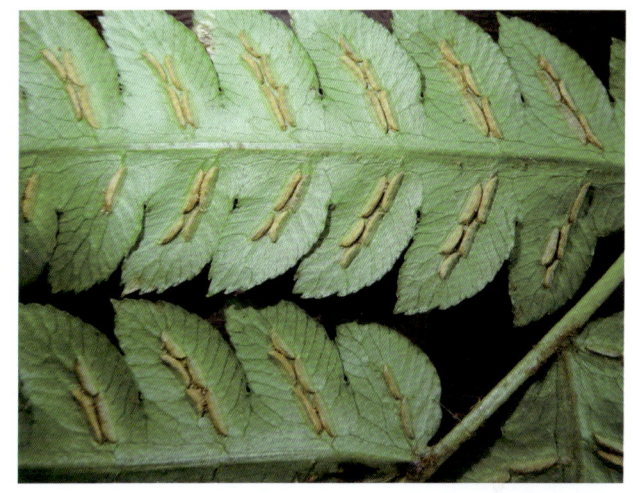

【Bit hsenb 俗名】狗脊、贯节、贯众、黑狗脊、大叶贯众。

【Dios kob deis 基源】为乌毛蕨科植物狗脊蕨 Woodwardia japonica（L. f.）Sm. 的根茎。

【Niangb bet deis 生长环境】生于酸性土壤地区疏林下阴湿处。分布于各地苗乡。

【Jox hsub 性味属经】性冷，味苦，属冷药，入热经。

【Qet diel xid 功能主治】功能：hxub kib tat jab 清热解毒，hxub kib dib gangb 清热杀虫，seil hxangd dangf hxangd 凉血止血。主治：mangb hfud seil 风寒感冒，od hxangd 吐血，hfak bangb hxangd 血崩，xud ghad hxangd 便血。

【Ed not xus 用法用量】内服，煎汤，15～25 g。

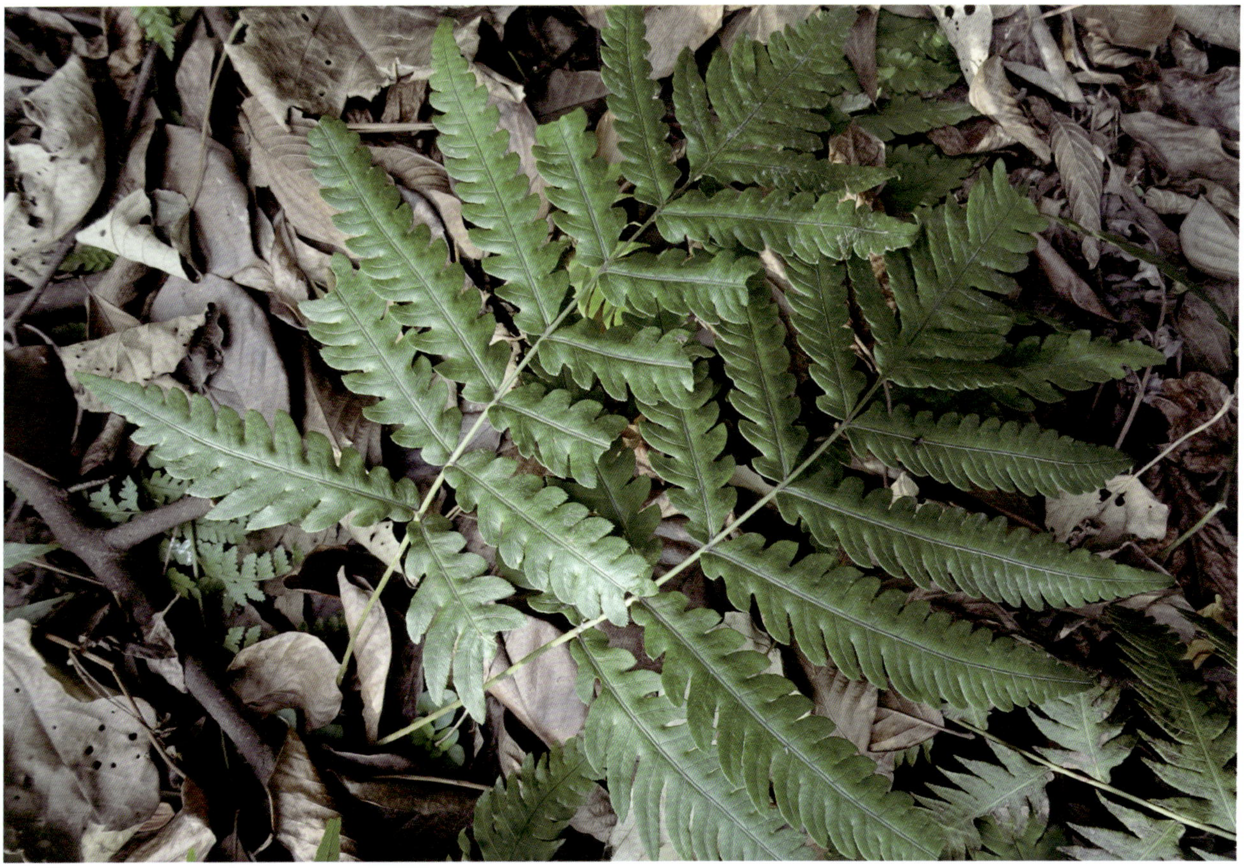

球子蕨科

Vob haid ghab dliangb 东方荚果蕨

【Bit hsenb 俗名】荚果蕨、野苦蕨。

【Dios kob deis 基源】为球子蕨科植物东方荚果蕨 Matteuccia orientalis (Hook.) Trev. 的块茎。

【Niangb bet deis 生长环境】生于阴湿林下、林缘、溪边灌木丛中。分布于部分苗乡。

【Jox hsub 性味属经】性热，味甜，属热药，入冷经。

【Qet diel xid 功能主治】功能：hxub jent tat jab 祛风解毒。主治：mangb hfud 感冒，diuf od nul 肾炎。

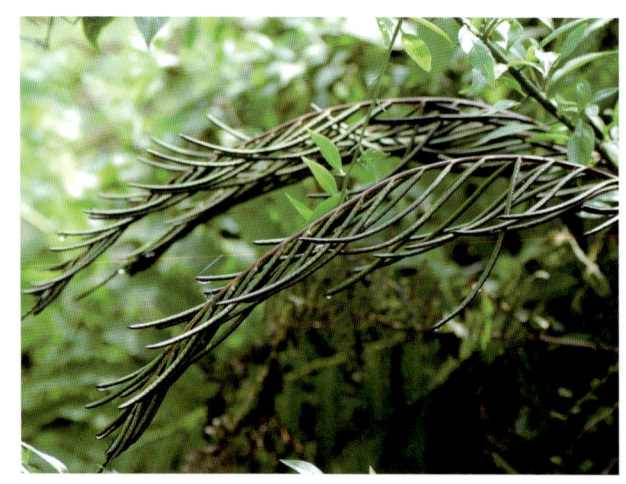

【Ed not xus 用法用量】内服，煎汤，15～25 g；或入丸、散。

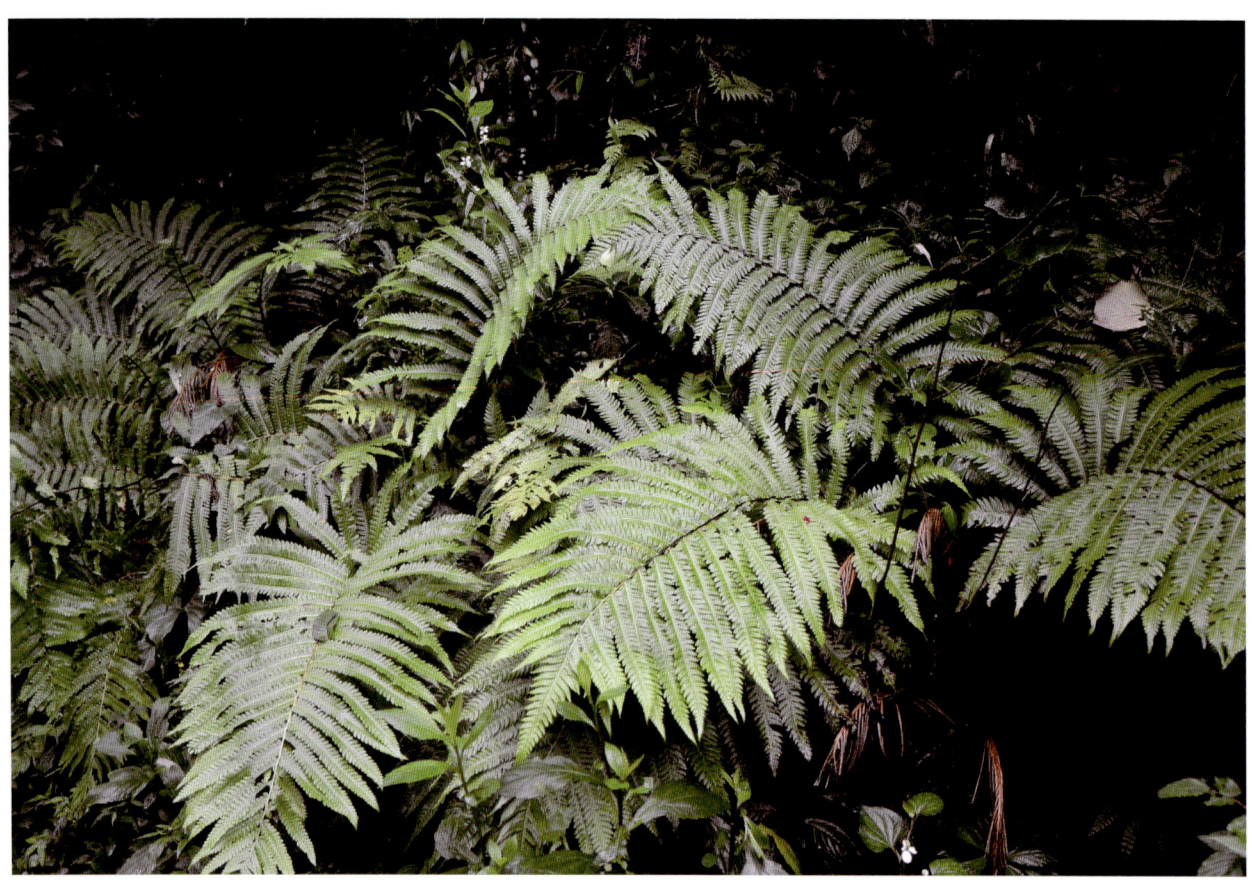

鳞毛蕨科

Ghab nex xad jat 贯众

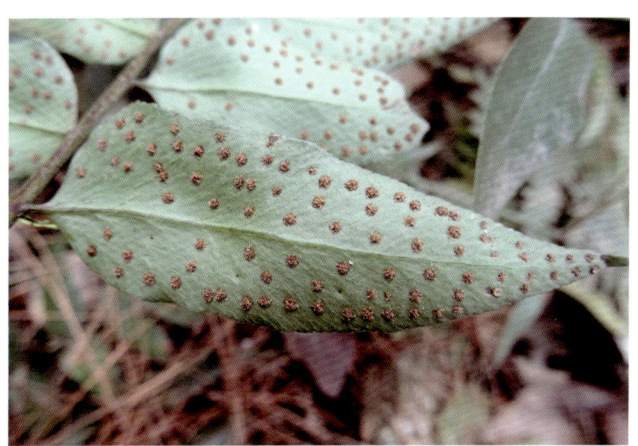

【Bit hsenb 俗名】渠母、紫萁、大贯众、乌毛蕨、公鸡头、峨眉蕨。

【Dios kob deis 基源】为鳞毛蕨科植物贯众 *Cyrtomium falcatum* J. Sm. 的根状茎。

【Niangb bet deis 生长环境】生于山谷岩石上或水边石壁上。分布于各地苗乡。

【Jox hsub 性味属经】性冷,味苦,属冷药,入热经。

【Qet diel xid 功能主治】功能:hxub kib tat jab 清热解毒,hxub kib dib gangb 清热杀虫。主治:nit diongx hxangd 高血压,niel khob 头晕,bit ax dangx 失眠,dix khangd ghad lol hxangd 痔疮出血,gangb jongb jangx 蛔虫病,gangb dix 疮疖。

【Ed not xus 用法用量】内服,煎汤,15～25 g。外用,捣烂敷患处。

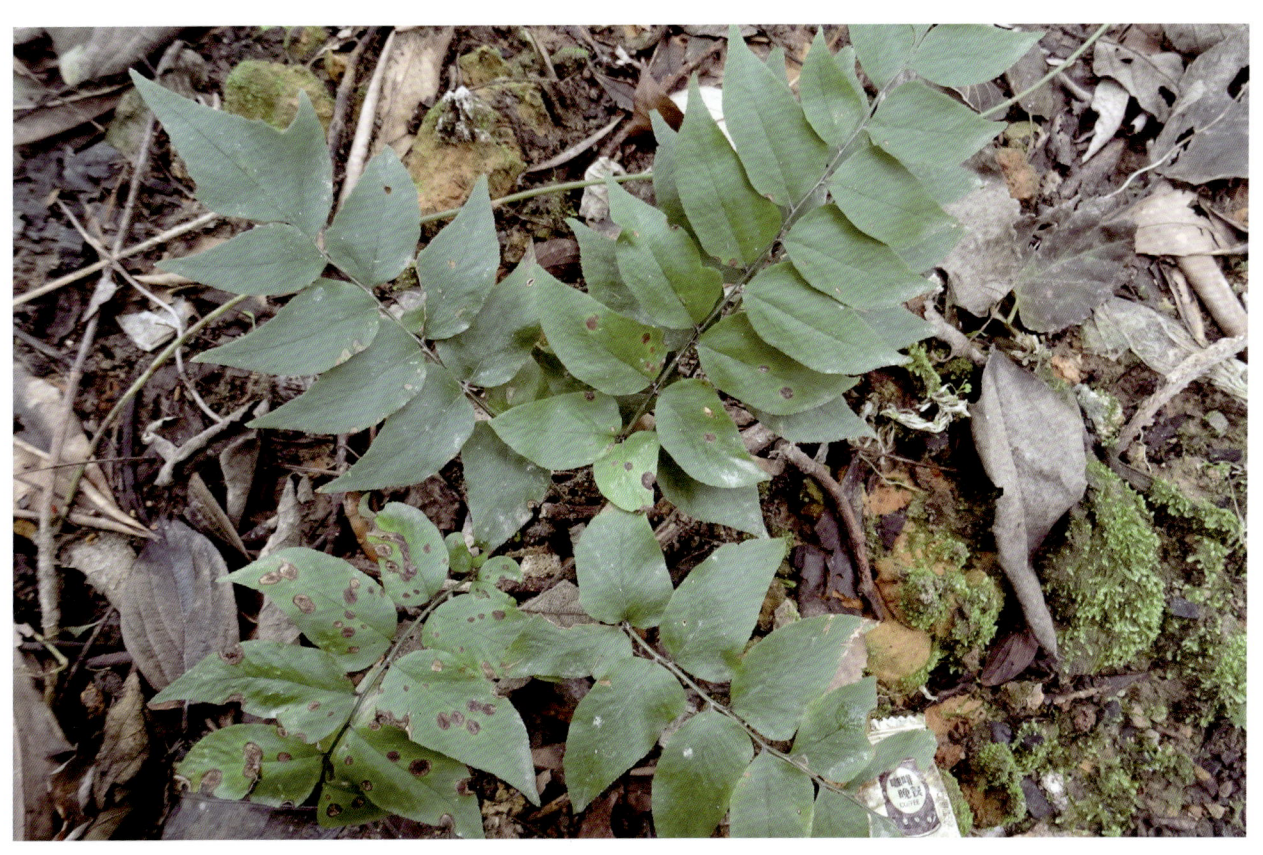

Ghab nex xad jat hlieb 大叶贯众

【Bit hsenb 俗名】公鸡头、大贯众、峨眉蕨、紫萁、乌毛蕨、渠母。

【Dios kob deis 基源】为鳞毛蕨科大叶贯众 *Cyrtomium macrophyllum*（Makino）Tagawa 的根茎。

【Niangb bet deis 生长环境】生于山谷岩石上或林边石壁上。分布于各地苗乡。

【Jox hsub 性味属经】性冷，味苦，属冷药，入热经。

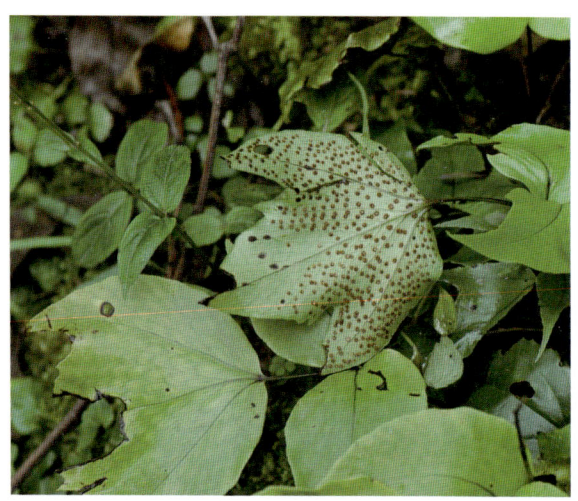

【Qet diel xid 功能主治】功能：hxub kib tat jab 清热解毒，ves hxangd tat jit hxangd 活血化瘀。主治：nit diongx hxangd 高血压，niel khob 头晕，bit ax dangx 失眠，dix khangd ghad lol hxangd 痔疮出血，gangb jongb jangx 蛔虫病。

【Ed not xus 用法用量】内服，煎汤，15～25 g。外用，捣烂敷患处。

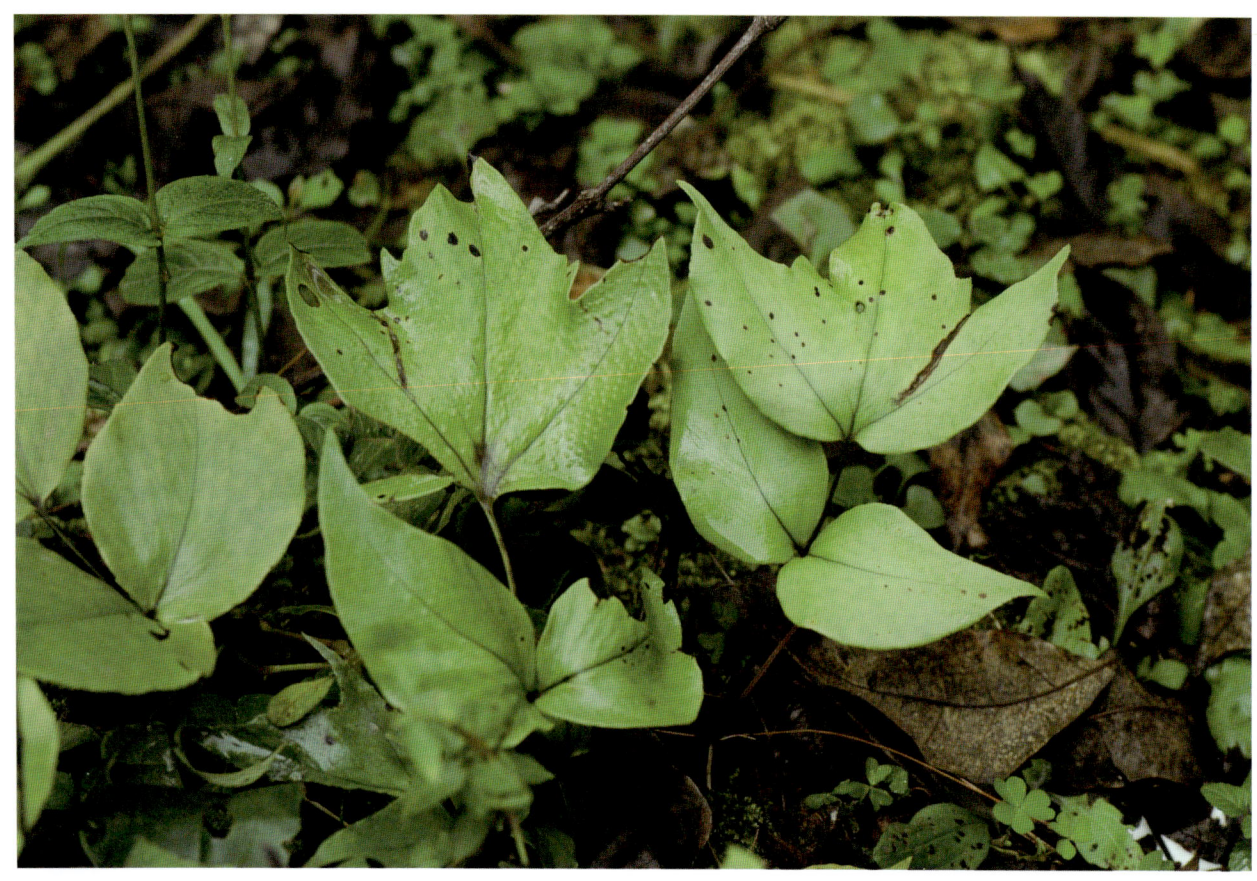

Ghab nex xad jat zok 尖耳贯众

【Bit hsenb 俗名】贯众、牛尾贯众、小薄毛蕨。

【Dios kob deis 基源】为鳞毛蕨科植物尖耳贯众 Cyrtomium caryotideum（Wall.）Presl. 的根状茎。

【Niangb bet deis 生长环境】生于幽谷、溪边或疏林下。分布于各地苗乡。

【Jox hsub 性味属经】性冷，味苦，属冷药，入热经。有毒。

【Qet diel xid 功能主治】功能：hxub kib tat jab 清热解毒，tongb eb dlax xuf 利水渗湿。主治：dliangb vib did 流行性感冒，dib yens pob angt 跌打伤肿，pob lob pob bil 手脚水肿，jif hxongb 淋巴结结核，gangb dix 疮疖。

【Ed not xus 用法用量】内服，煎汤，15～25 g。外用，捣烂敷患处。

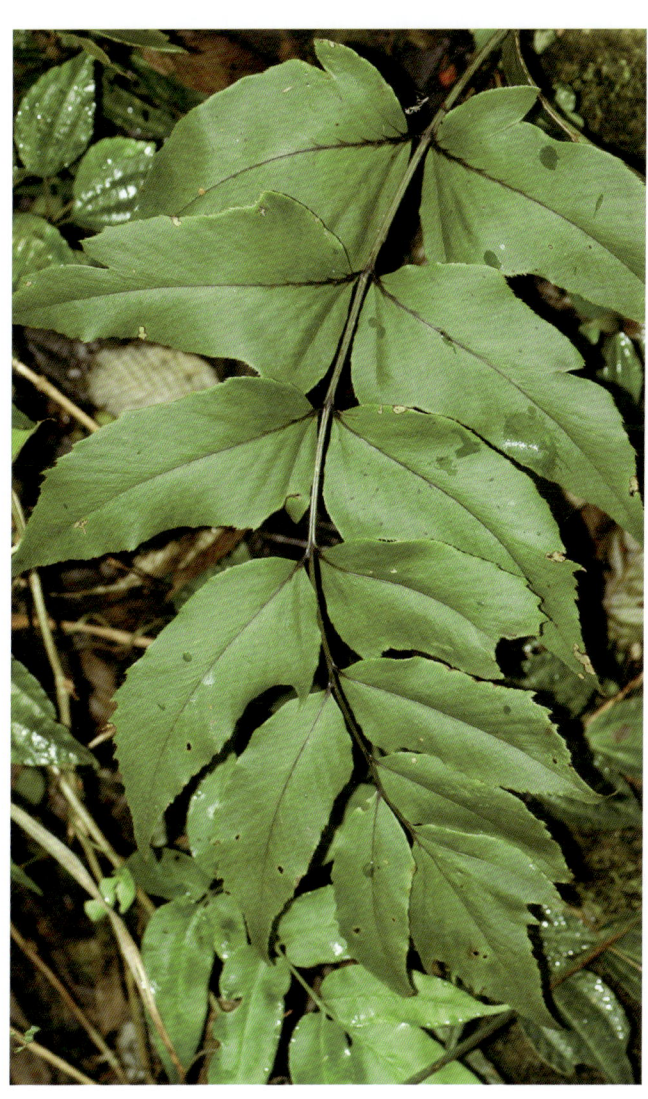
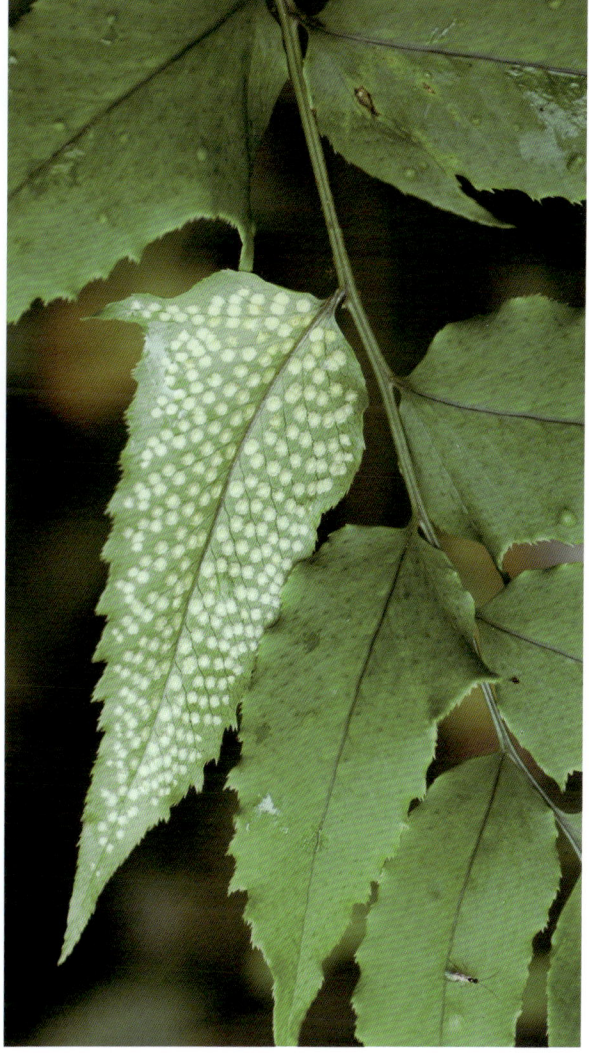

Ghab nex xad jat niul 齿盖贯众

【Bit hsenb 俗名】野蕨、小贯众、柳叶贯众。

【Dios kob deis 基源】为鳞毛蕨科植物齿盖贯众 Cyrtomium tukusicola Tagawa 的根状茎。

【Niangb bet deis 生长环境】生于林边乱石堆、石坎、沟旁岩石上。分布于部分苗乡。

【Jox hsub 性味属经】性冷，味苦，属冷药，入热经。

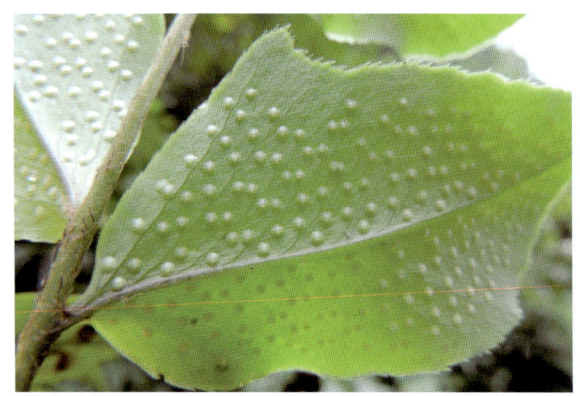

【Qet diel xid 功能主治】功能：hxub kib tat jab 清热解毒，ves hxangd tat jit hxangd 活血化瘀。主治：vut hxib 心悸，bit ax dangx 失眠，nit diongx hxangd 高血压，niel khob 头晕，dix khangd ghad lol hxangd 痔疮出血，gangb jongb jangx 蛔虫病。

【Ed not xus 用法用量】内服，煎汤，15～25 g。外用，捣烂敷患处。

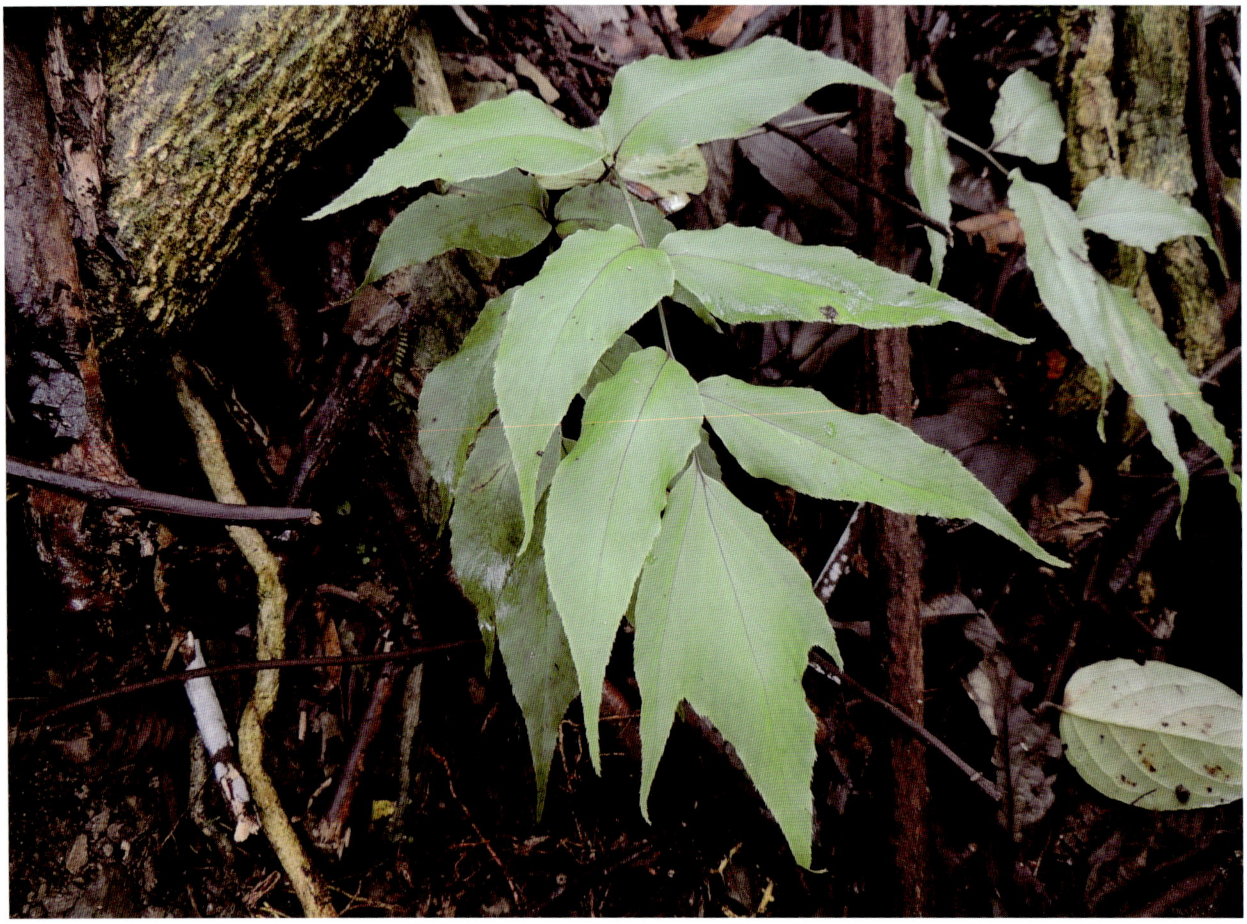

Ghab nex xad jat dlaib 黑足鳞毛蕨

【Bit hsenb 俗名】鳞毛蕨、黑色鳞毛蕨、小叶山鸡尾巴草。

【Dios kob deis 基源】为鳞毛蕨科植物黑足鳞毛蕨 *Dryopteris fuscipes* C. Chr. 的根状茎。

【Niangb bet deis 生长环境】生于山坡、路边、石坎。分布于部分苗乡。

【Jox hsub 性味属经】性热，味甜，属热药，入冷经。

【Qet diel xid 功能主治】功能：hxenk angt dangf mongb 消肿止痛，hxub kib tat jab 清热解毒。主治：ghab hsangb ongd hsongd 伤口发炎，niangb hsab pob mongb 无名肿毒，jangx ghab dliax gangb 毒疮。

【Ed not xus 用法用量】内服，煎汤，15～25 g。外用，去毛加白糖捣烂敷患处。

Ghab nex xad jat nail 阔鳞鳞毛蕨

【Bit hsenb 俗名】小龙骨、蕨务子、蕨难脑、阔鳞毛蕨。

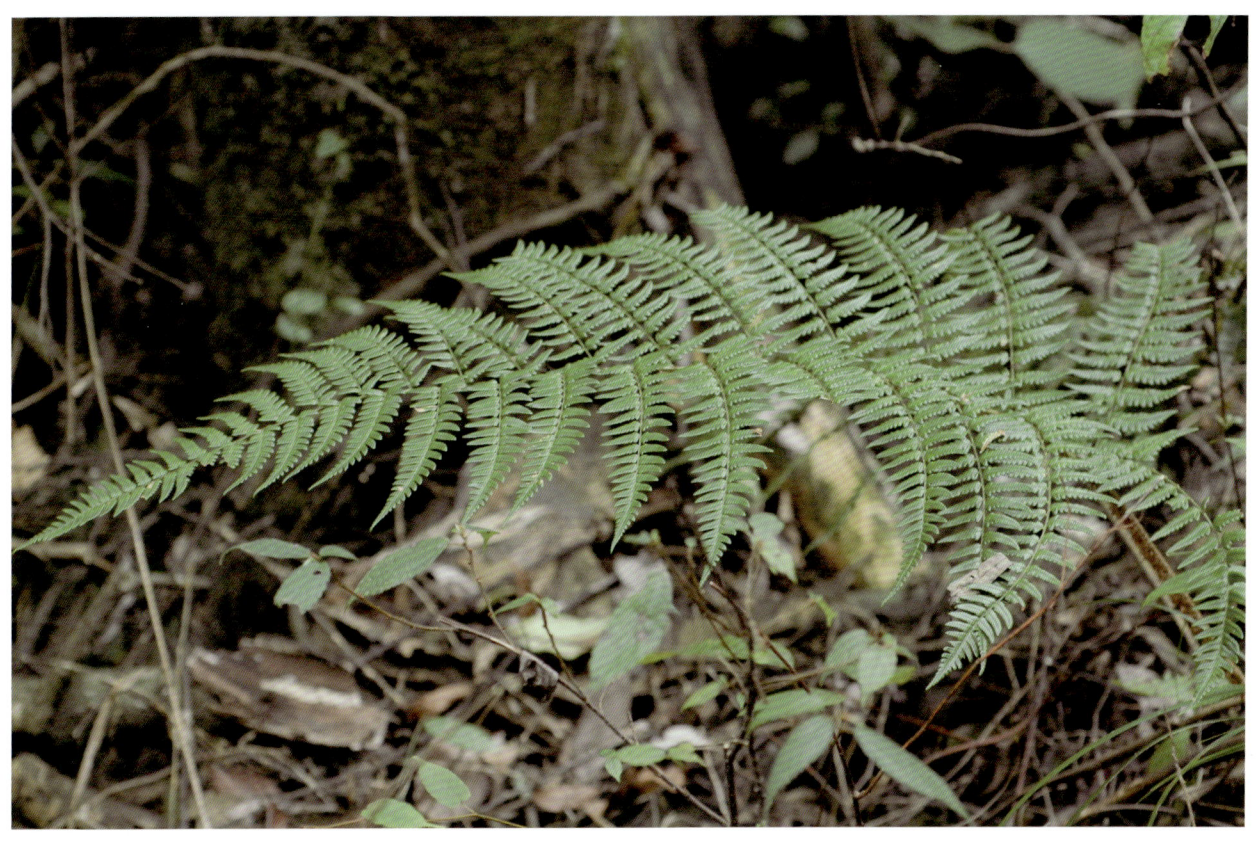

【Dios kob deis 基源】为鳞毛蕨科植物阔鳞鳞毛蕨 *Dryopteris championii*（Benth.）C. Chr. 的根茎。

【Niangb bet deis 生长环境】生于林下或灌木丛中阴湿石缝间。分布于各地苗乡。

【Jox hsub 性味属经】性平，味苦，属冷热两经药，入两经。

【Qet diel xid 功能主治】功能：hxub kib tat jab 清热解毒，dangf ngol vut bongt 止咳平喘。主治：mangb hfud 感冒，xud ghad hxangd 便血，ait ngol hek yuf 喘气咳嗽。

【Ed not xus 用法用量】内服，煎汤，25～50 g。

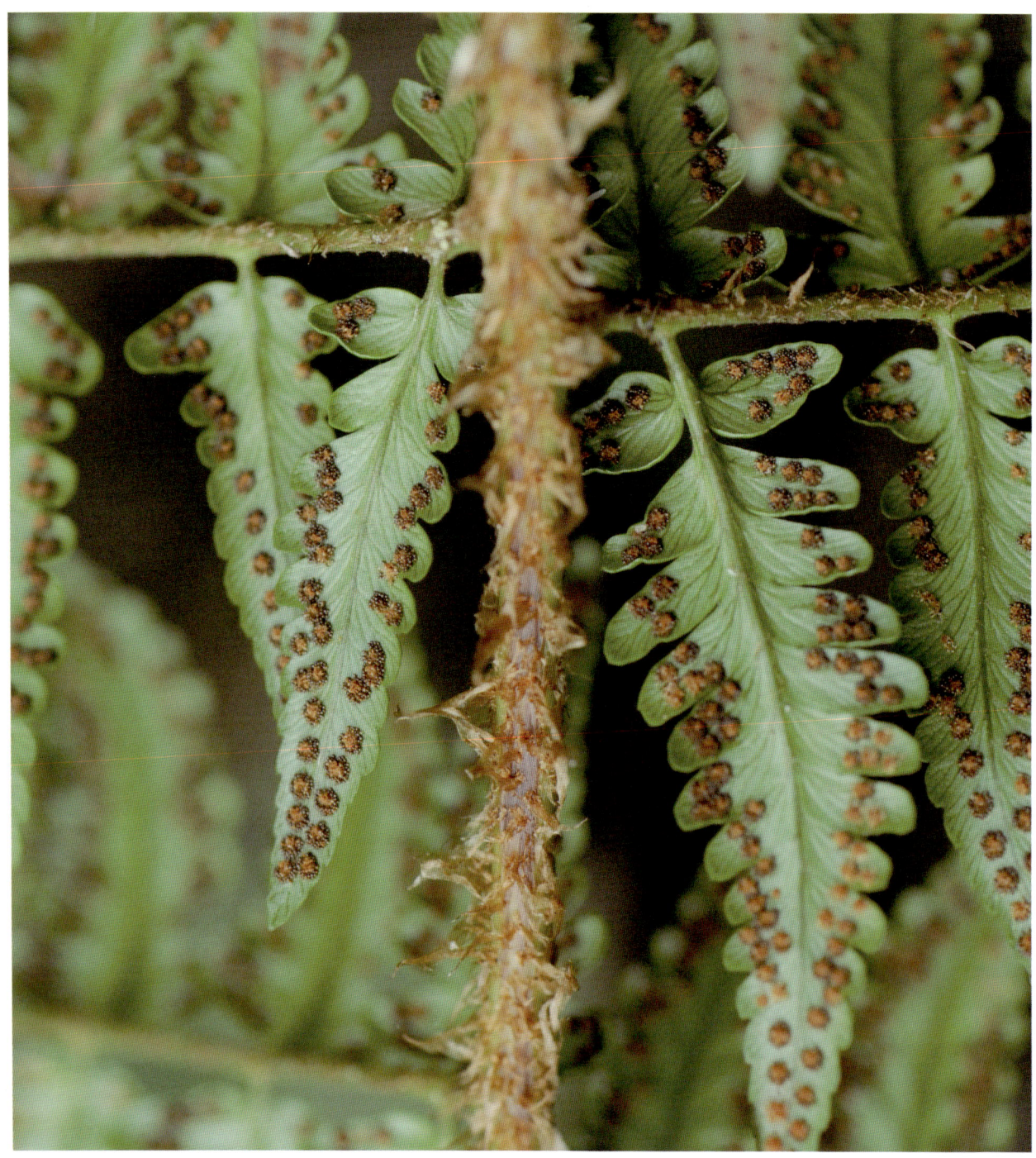

Ghab nex xad jat wub 尖齿耳蕨

【Bit hsenb 俗名】耳蕨、胃痛药、牙齿耳蕨。

【Dios kob deis 基源】为鳞毛蕨科植物尖齿耳蕨 Polystichum acutidens Christ 的根茎。

【Niangb bet deis 生长环境】生于中山地区林下岩石缝中。分布于各地苗乡。

【Jox hsub 性味属经】性冷，味苦，属冷药，入热经。

【Qet diel xid 功能主治】功能：hxenk angt dangf mongb 消肿止痛，hxub kib los xuf 清热利湿。主治：mongb daif gad 胃痛（胸口痛），od hxangd 吐血，pob lob pob bil 手脚水肿。

【Ed not xus 用法用量】内服，煎汤，15～25 g。

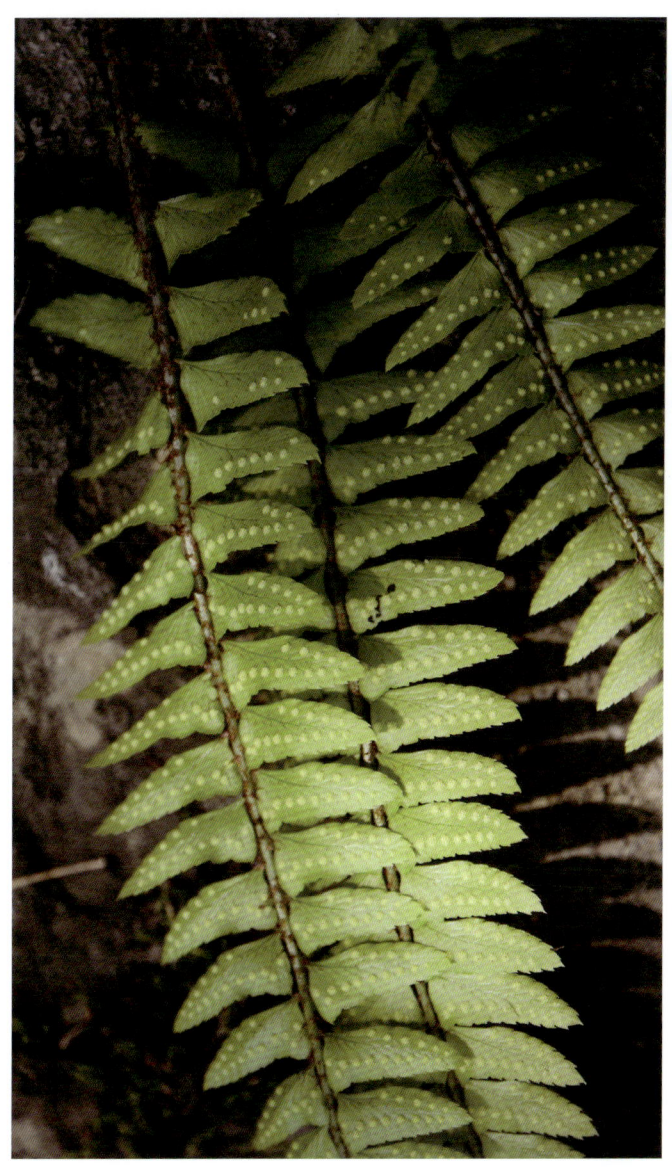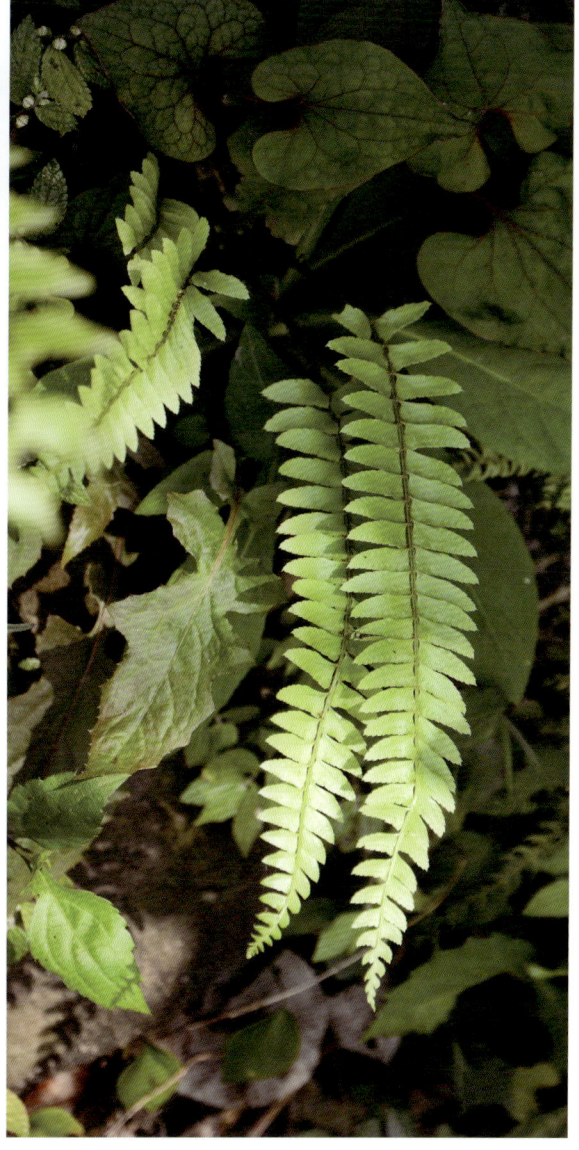

Ghab nex xad jat yut 对生耳蕨

【Bit hsenb 俗名】蜈蚣草、灰贯众、灰蕨草。

【Dios kob deis 基源】为鳞毛蕨科植物对生耳蕨 *Polystichum deltodon*（Bak.）Diels 的根茎。

【Niangb bet deis 生长环境】生于石灰岩地区阴暗岩石夹缝中。分布于各地苗乡。

【Jox hsub 性味属经】性冷，味酸涩，属冷药，入热经。

【Qet diel xid 功能主治】功能：hxub kib tat jab 清热解毒，ves hxangd dangf mongb 活血止痛。主治：mangb hfud 感冒，dliangd bil dib sangb 跌打损伤，yens xit 刀伤。

【Ed not xus 用法用量】内服，煎汤，15～25 g。外用，捣烂敷或煎水洗。

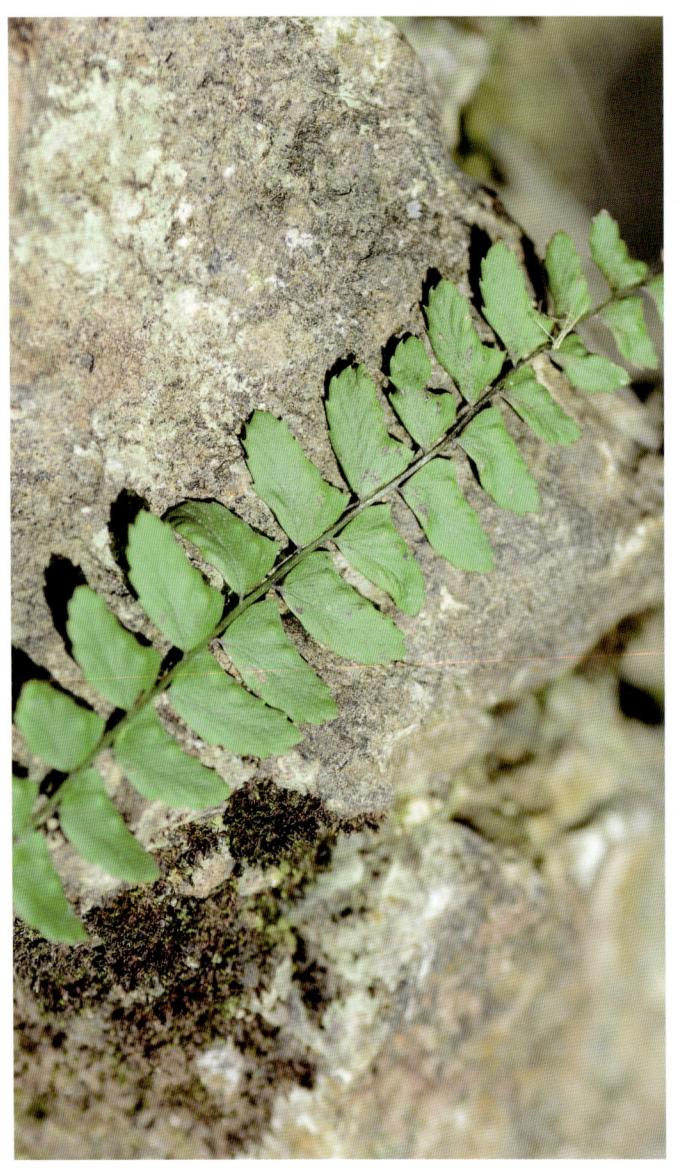
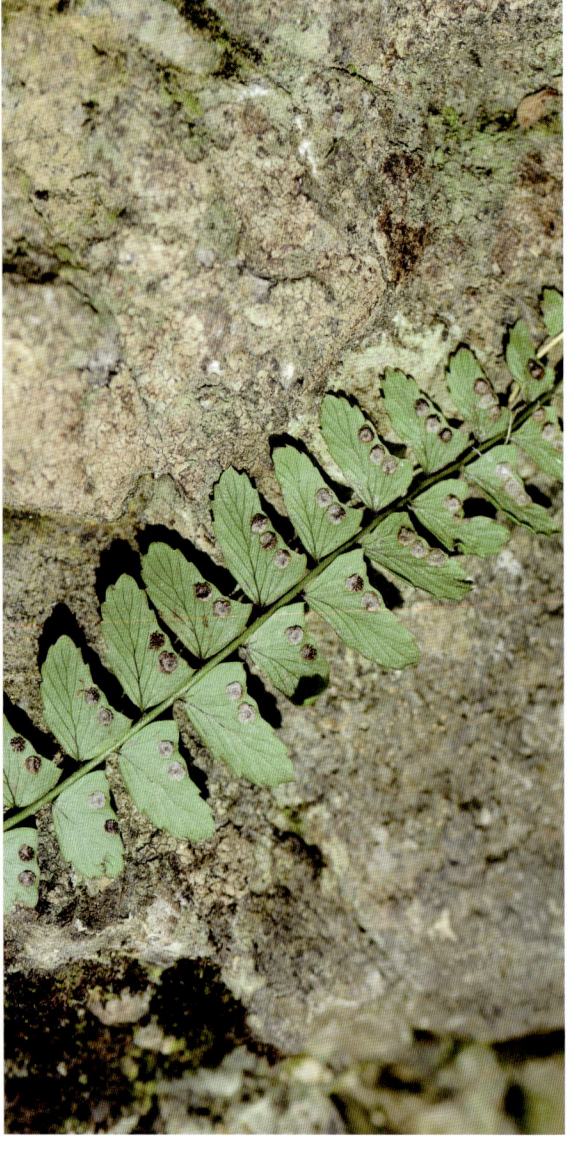

Ghab nex xad jat yut 对马耳蕨

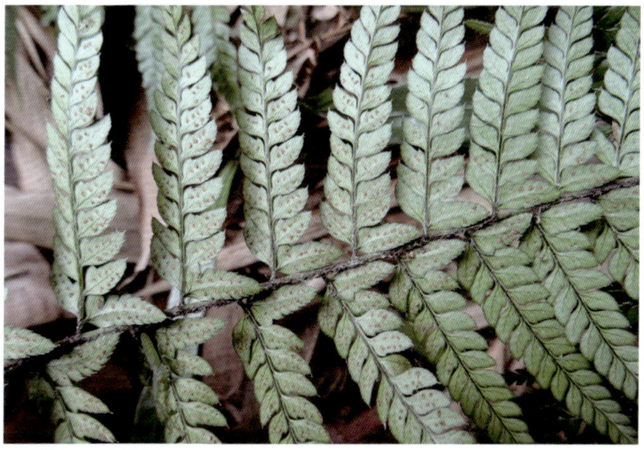

【Bit hsenb 俗名】灰贯众、灰蕨草、蜈蚣草。

【Dios kob deis 基源】为鳞毛蕨科植物对马耳蕨 Polystichum tsus-simense (Hook.) J. Sm. 的根茎。

【Niangb bet deis 生长环境】生于竹林下或阴暗岩石夹缝中。分布于各地苗乡。

【Jox hsub 性味属经】性冷，味酸涩，属冷药，入热经。

【Qet diel xid 功能主治】功能：hxub kib tat jab 清热解毒，vuk gangb hxenk angt 敛疮消肿。主治：mangb hfud kib jid 感冒发烧，hniub mais pob xok mongb 目赤肿痛，zaid wel jangx dix bus 乳痈，niangb hsab pob mongb 无名肿毒。

【Ed not xus 用法用量】内服，煎汤，15～25 g。外用，捣烂敷或煎水洗。

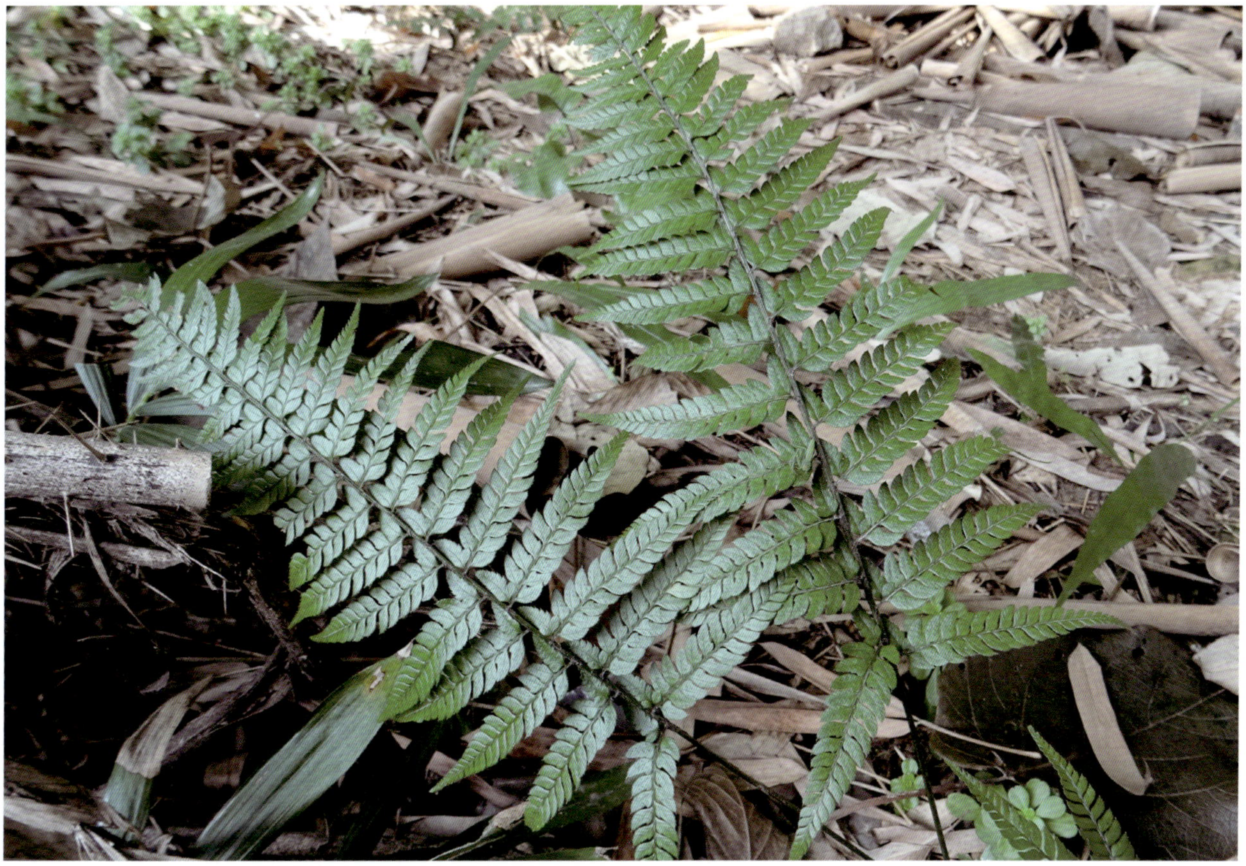

鳞始蕨科

Ghab hveb sed niul 乌蕨

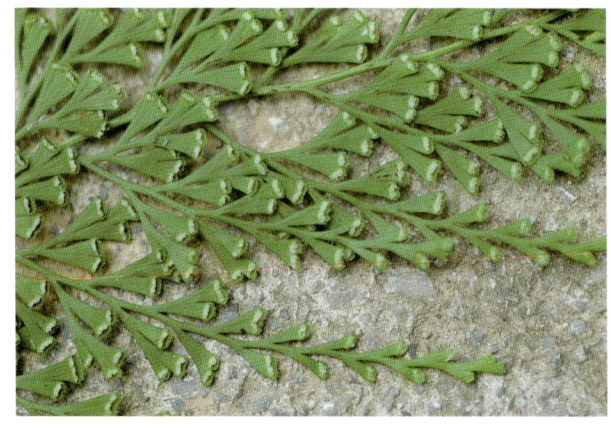

【Bit hsenb 俗名】乌韭、青蕨、土黄连、水黄连、牙齿芒、擎天蕨、雪仙草。

【Dios kob deis 基源】为鳞始蕨科植物乌蕨 Stenoloma chusanum Ching 的全草。

【Niangb bet deis 生长环境】生于溪沟、河边、沟边阴湿地。分布于各地苗乡。

【Jox hsub 性味属经】性冷，味微苦，属冷药，入热经。

【Qet diel xid 功能主治】功能：hxub kib tat jab 清热解毒，mangs nais jongt net nais pot 平肝润肺。主治：nais pot od nul 肺炎，fal sab 痧证，yens jent kib ait ngol 风热咳嗽，los link ghongd 吊小舌，mongb git ghab naix 腮腺炎，khangd naix ongd hsongd 中耳炎，kib eb kib dul 水火烫伤。

【Ed not xus 用法用量】内服，水煎，15～30 g。外用，捣汁涂。

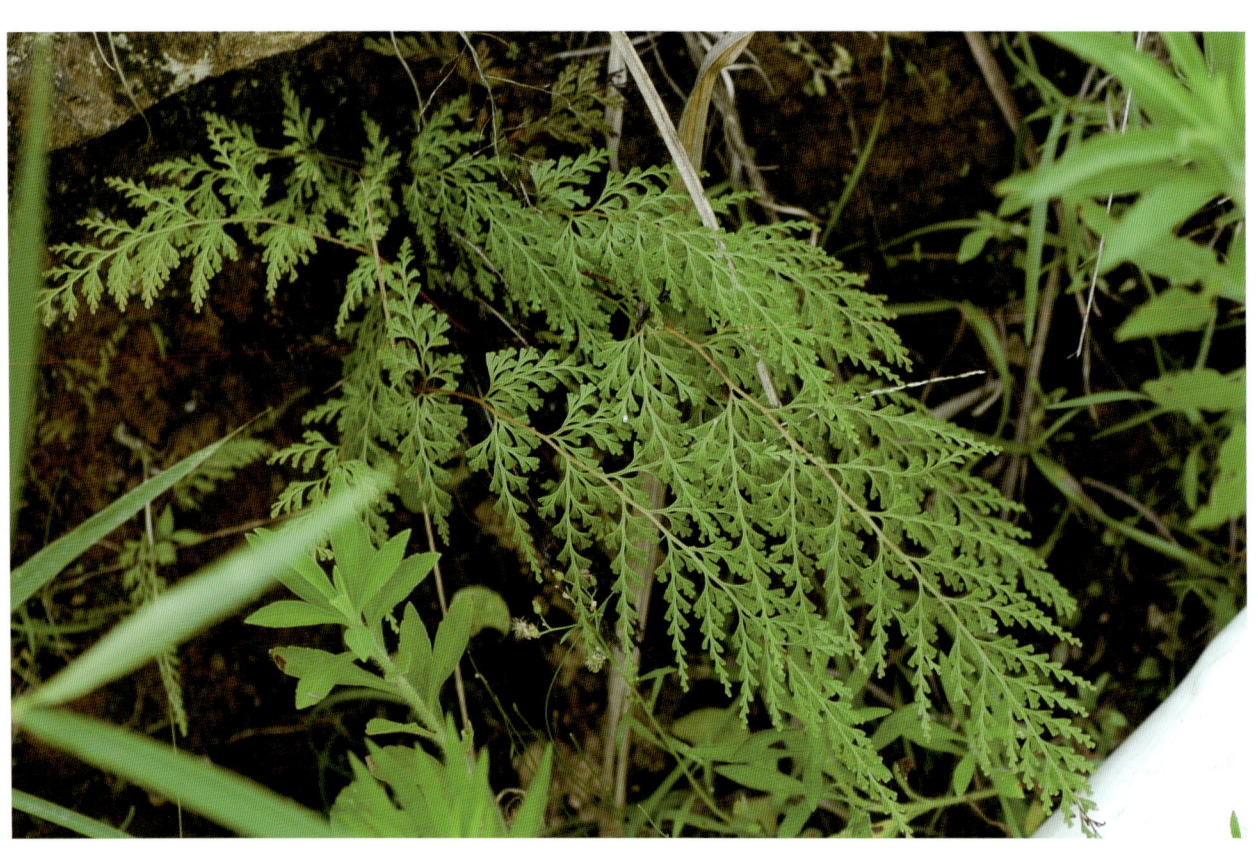

瘤足蕨科

Vob hveb hxud 镰叶瘤足蕨

【Bit hsenb 俗名】斗鸡草、瘤足蕨、粉背瘤足蕨。

【Dios kob deis 基源】为瘤足蕨科植物镰叶瘤足蕨 Plagiogyria distinctissima Ching 的全草。

【Niangb bet deis 生长环境】生于溪沟边、林缘、路边。分布于部分高山地区苗乡。

【Jox hsub 性味属经】性热，味甜，属热药，入冷经。

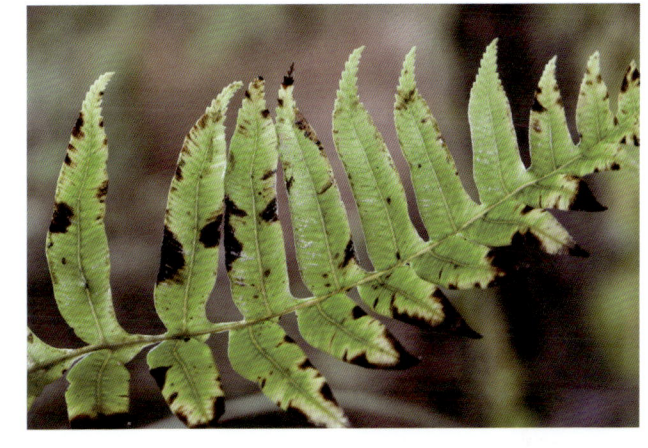

【Qet diel xid 功能主治】功能：tad dud tat seil 解表散寒。主治：ait gheb bal jid 劳伤，mangb hfud ait ngol 感冒咳嗽，kib jid 发烧。

【Ed not xus 用法用量】内服，煎汤，15～25 g；或入丸、散；或浸酒服。

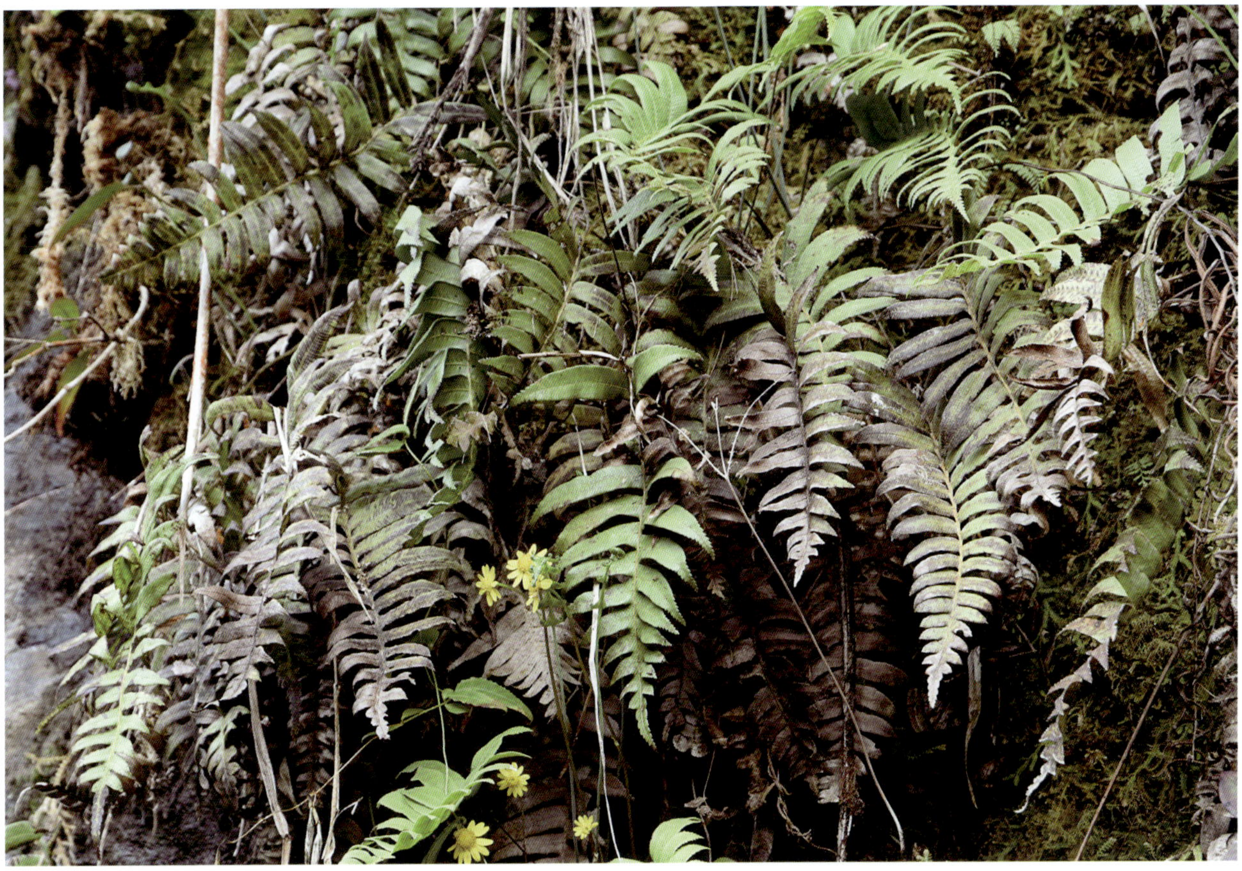

姬蕨科

Vob hveb seil 姬蕨

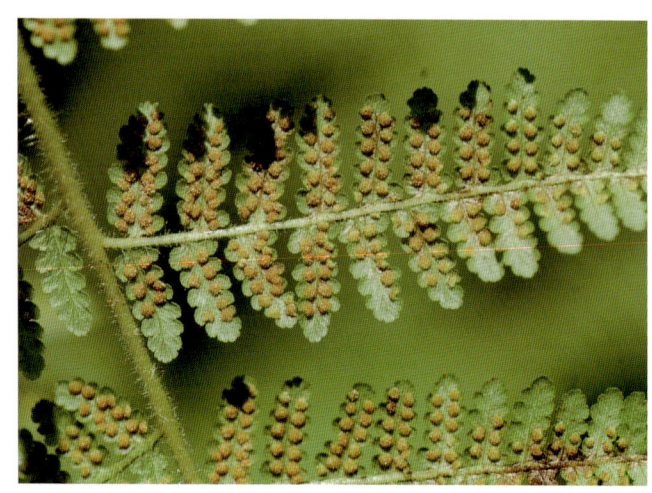

【Bit hsenb 俗名】山蕨、高山蕨。

【Dios kob deis 基源】为姬蕨科植物姬蕨 Hypolepis punctata（Thunb.）Mett. 的全草。

【Niangb bet deis 生长环境】喜生于潮湿地区或沟谷溪边。分布于部分苗乡。

【Jox hsub 性味属经】性热，味甜，属热药，入冷经。

【Qet diel xid 功能主治】功能：hxub kib tat jab 清热解毒。主治：mongb ghut hsongd 关节痛，jangx ghab dliax gangb 毒疮，niangb hsab pob mongb 无名肿毒。

【Ed not xus 用法用量】内服，煎汤，15～25 g。外用，捣烂敷。

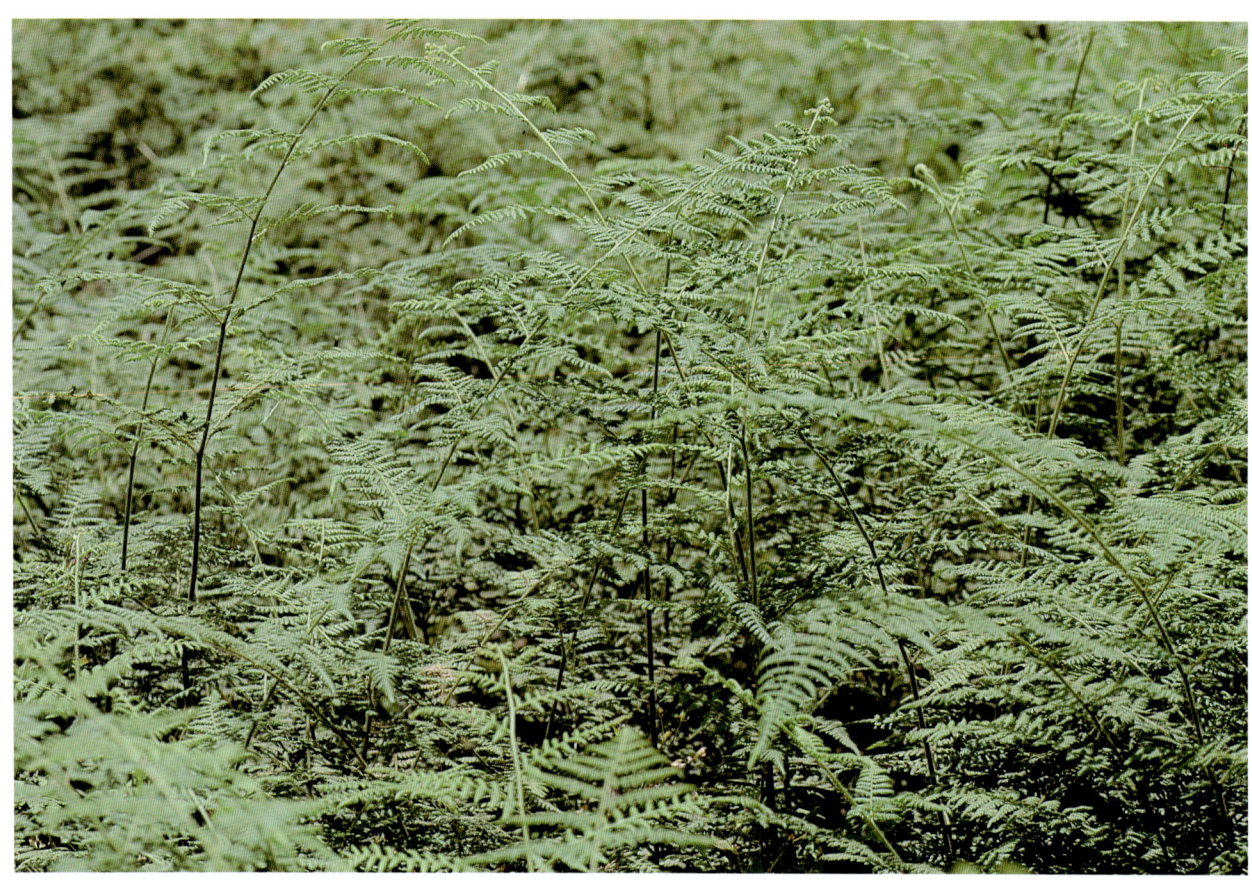

水蕨科

Vob hveb eb 水蕨

【Bit hsenb 俗名】龙须菜、水扁柏、水松草、水铁树、水蕨菜。

【Dios kob deis 基源】为水蕨科植物水蕨 Ceratopteris thalictroides（L.）Brongn. 的全草。

【Niangb bet deis 生长环境】喜生于水沟边、溪边、水塘边。分布于部分苗乡。

【Jox hsub 性味属经】性冷，味甘苦，属冷药，入热经。

【Qet diel xid 功能主治】功能：hxub kib tat jab 清热解毒，ves hxangd 活血。主治：dliangd bil dib sangb 跌打损伤，qub niangs jangx bod 腹中痞块，yens gangb gik 毒虫咬伤，zal ghad dongk 痢疾。

【Ed not xus 用法用量】内服，煎汤，15～25 g；或研末入丸、散。外用，捣烂敷患处。

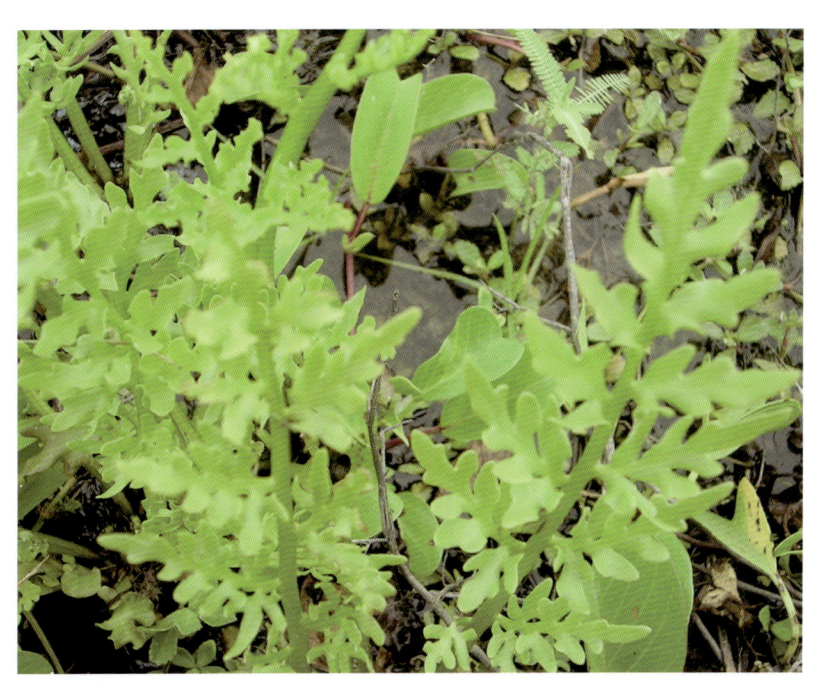

蹄盖蕨科

Ghab hveb ib 翅轴蹄盖蕨

【Bit hsenb 俗名】毛苦蕨、蹄盖蕨。

【Dios kob deis 基源】为蹄盖蕨科植物翅轴蹄盖蕨 Athyrium delavayi Christ 的全草。

【Niangb bet deis 生长环境】生于中山地区疏林下、荒山中。分布于部分苗乡。

【Jox hsub 性味属经】性热，味甘，属热药，入冷经。

【Qet diel xid 功能主治】功能：hxub kib tat jab 清热解毒，hxub jent hxenk net 祛风除湿。主治：nais pot od nul 肺炎，kib eb kib dul 水火烫伤，pob lob pob bil 手脚水肿。

【Ed not xus 用法用量】内服，煎汤，15～25 g。外用，捣烂敷或捣汁涂。

Ghag hveb seb yut 华中介蕨

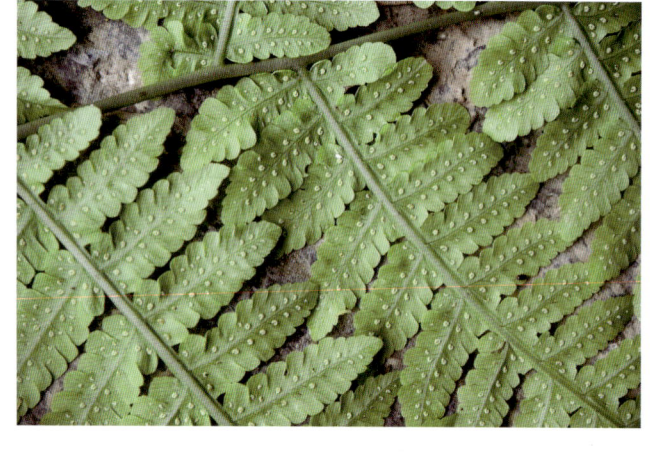

【Bit hsenb 俗名】山鸡尾、小介蕨、山鸡尾巴草。

【Dios kob deis 基源】为蹄盖蕨科植物华中介蕨 Dryoathyrium okuboanum (Makino) Ching 的全草。

【Niangb bet deis 生长环境】喜生于荒山林缘、冲沟或溪流边。分布于各地苗乡。

【Jox hsub 性味属经】性冷，味苦，属冷药，入热经。

【Qet diel xid 功能主治】功能：hxub kib tat jab 清热解毒。主治：dliangd bil dib yens pot mongb 跌打肿痛，niangb hsab pob mongb 无名肿毒，dix gangb 疔疮。

【Ed not xus 用法用量】外用，适量，捣烂敷患处。

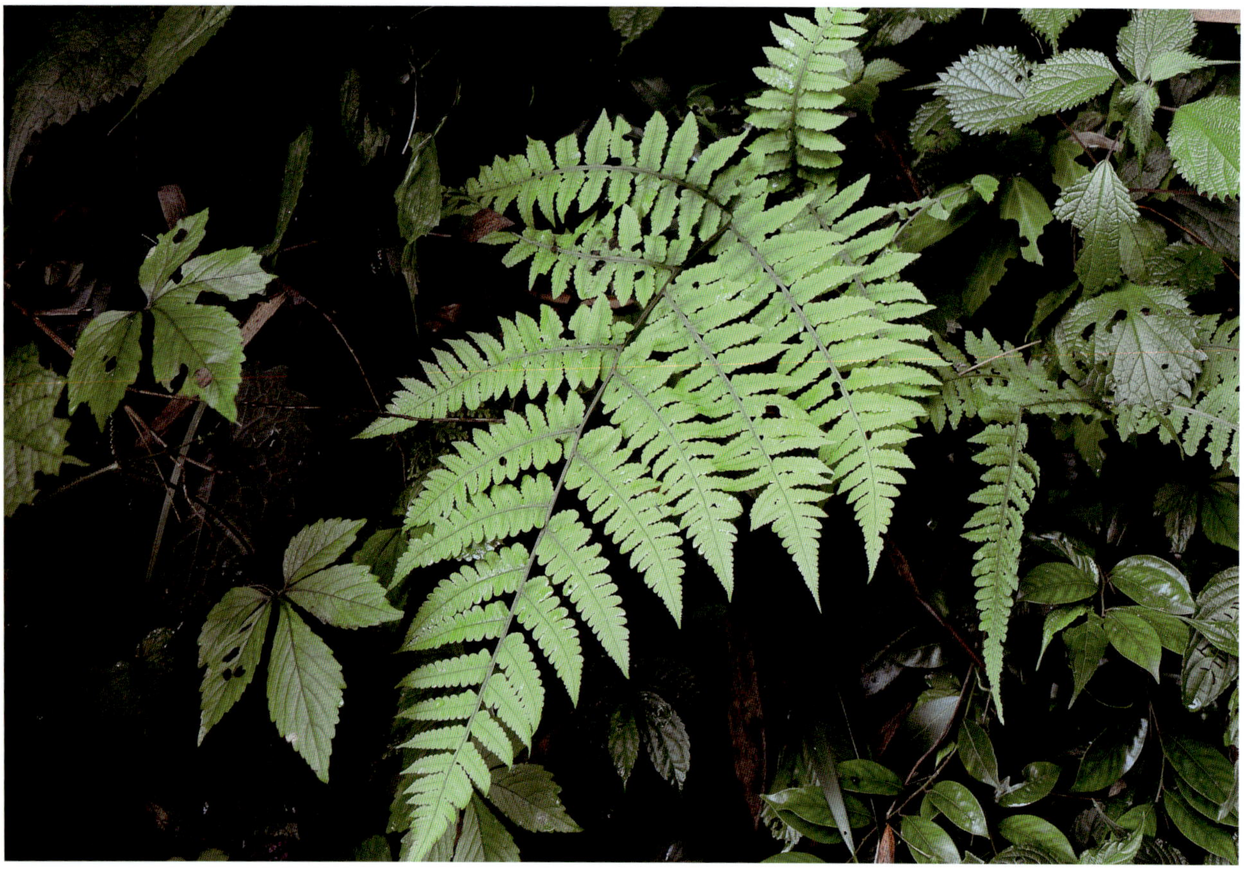

Ghag hveb seb niul 单叶双盖蕨

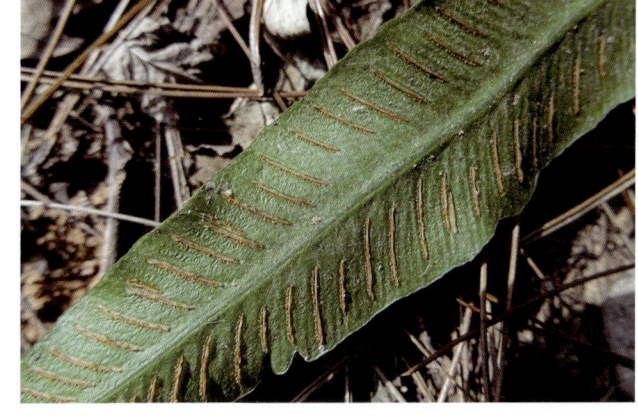

【Bit hsenb 俗名】小金刀、小石剑、天蜈蚣、叶下青、小连铁草。

【Dios kob deis 基源】为蹄盖蕨科植物单叶双盖蕨 *Diplazium lanceum*（Thunb.）Prcsl. 的全草。

【Niangb bet deis 生长环境】喜生于岩石山阴湿处或溪沟边。分布于各地苗乡。

【Jox hsub 性味属经】性冷，味苦，属冷药，入热经。

【Qet diel xid 功能主治】功能：hxub kib tat jab 清热解毒，seil hxangd dangf hxangd 凉血止血。主治：nais pot yens jab khangk hxangd 肺结核咯血，od hxangd 吐血，mongb diub 腰痛，jib daib ngas naix mais 小儿疳积，gangb yangk 疮毒，lax gangb liax 脚湿气（脚癣）。

【Ed not xus 用法用量】内服，煎汤，15～25 g。外用，捣烂敷患处。

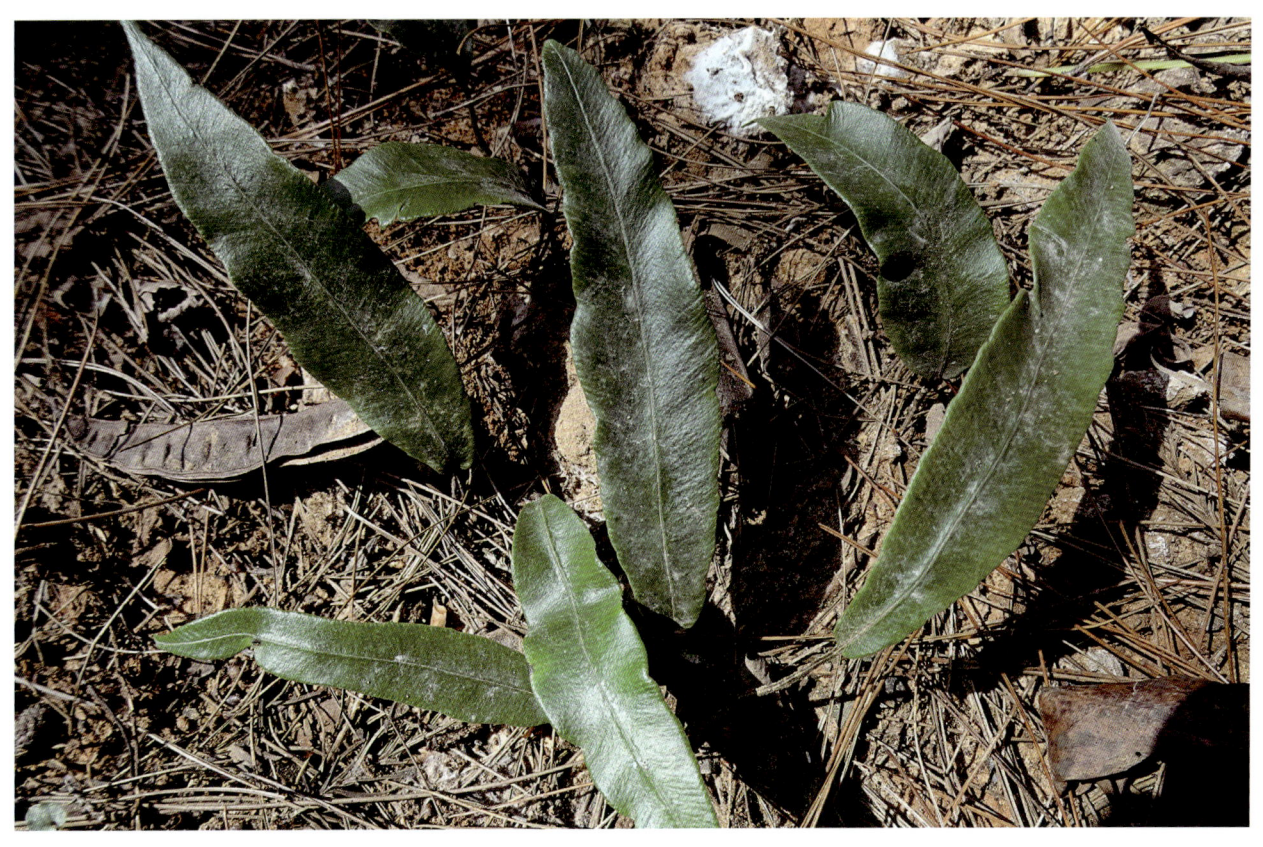

肾蕨科

Xad jat mal 肾蕨

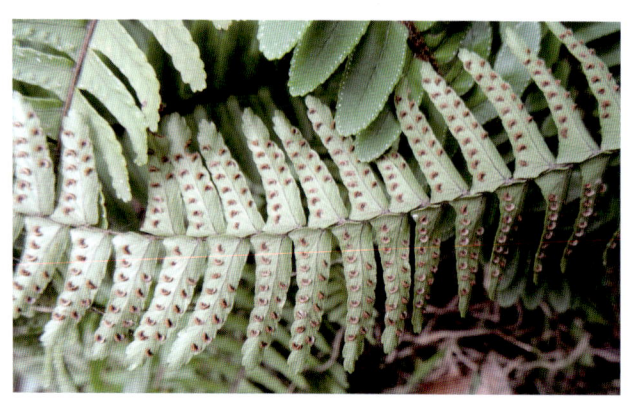

【Bit hsenb 俗名】水槟榔、石上丸、石黄皮、蛇蛋参、金鸡尾、凤凰蕨、梳篦草。

【Dios kob deis 基源】为肾蕨科植物肾蕨 *Nephrolepis auriculata*（L.）Trimen 的全草。

【Niangb bet deis 生长环境】生于高山林下、岩石山间、溪边阴湿处。分布于部分苗乡。

【Jox hsub 性味属经】性平，味苦辛，属冷热两经药，入两经。

【Qet diel xid 功能主治】功能：seil hxangd dangf hxangd 凉血止血，hxub kib tat jab 清热解毒。主治：yens xit 刀伤，net kib fangx jid 湿热黄疸，jil wel angt mongb 乳房胀痛，xud wal lol bus 淋病，zal ghad dongk xok bongt 重症痢疾。

【Ed not xus 用法用量】内服，煎汤，15～25 g。外用，捣烂敷患处。

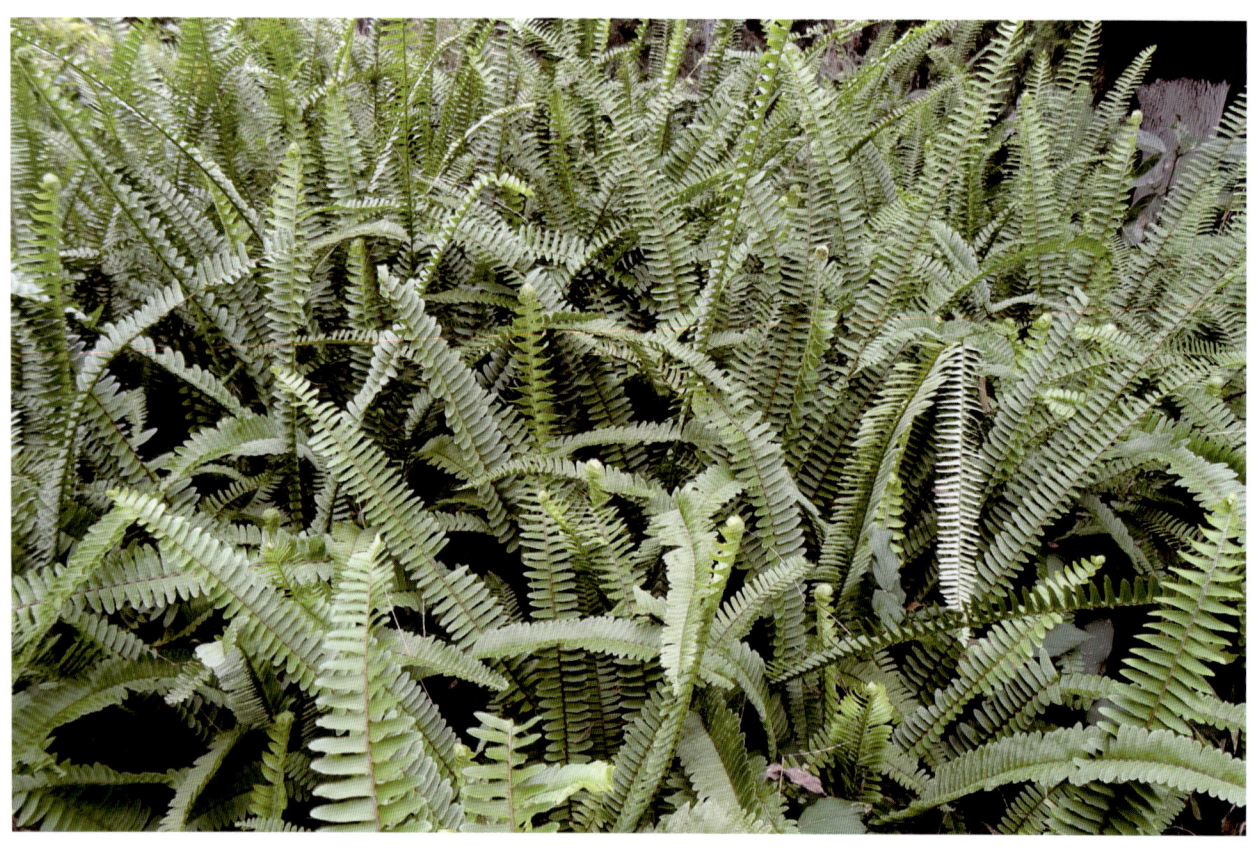

水龙骨科

Jab dlieb zat 水龙骨

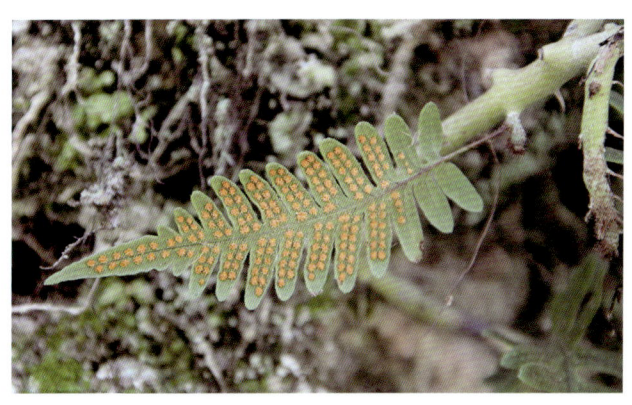

【Bit hsenb 俗名】人头发、青龙骨、岩鸡尾、骗鸡尾、青豆梗、青竹标、铁打粗。

【Dios kob deis 基源】为水龙骨科植物水龙骨 *Polypodiodes nipponica*（Mett.）Ching 的全草。

【Niangb bet deis 生长环境】喜生于中山地带老树干上或岩石上。分布于各地苗乡。

【Jox hsub 性味属经】性冷，味苦，属冷药，入热经。

【Qet diel xid 功能主治】功能：hxub jent tongb hxud 祛风通络，hxub kib zangl xuf 清热除湿。主治：dliangd bil dib sangb 跌打损伤，ait gheb bal jid 劳伤，ghut hsongd qend mongb 急性关节炎，ait ngol 咳嗽，mongb ghad nial mais 风火眼，mongb hmid 牙痛，dix gangb 疔疮。

【Ed not xus 用法用量】内服，煎汤，15～25 g。外用，适量捣汁或研末敷患处。

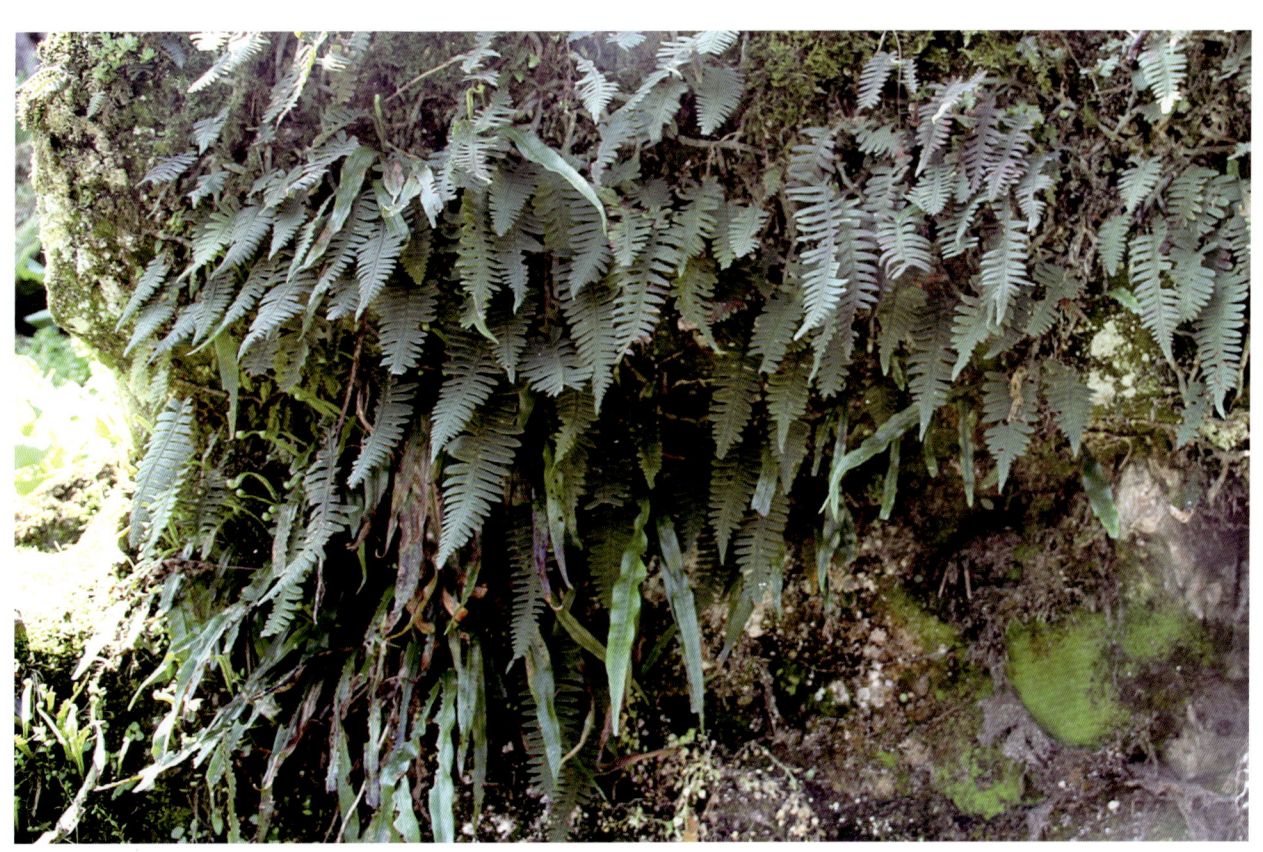

Vob nif liod vieeb 瓦韦

【Bit hsenb 俗名】剑丹、软剑、一皮草、七星剑、落星草、骨牌草、金鸡尾。

【Dios kob deis 基源】为水龙骨科植物瓦韦 *Lepisorus thunbergianus*（Kaulf.）Ching 的全草。

【Niangb bet deis 生长环境】生于老树干上或岩石上。分布于部分苗乡。

【Jox hsub 性味属经】性冷，味淡，属冷药，入热经。

【Qet diel xid 功能主治】功能：tongb eb vut wal 利水利尿，seil hxangd dangf hxangd 凉血止血。主治：dliangd bil dib sangb 跌打损伤，ait ngol ghad ngol hxangd 咳嗽痰血，los ghab hlat mais dlub 目生云翳，xud wal hxangd 尿血，jib daib hxib jent 小儿惊风，mongb hmid 牙痛。

【Ed not xus 用法用量】内服，煎汤，15～25 g。外用，捣烂敷或研末撒。

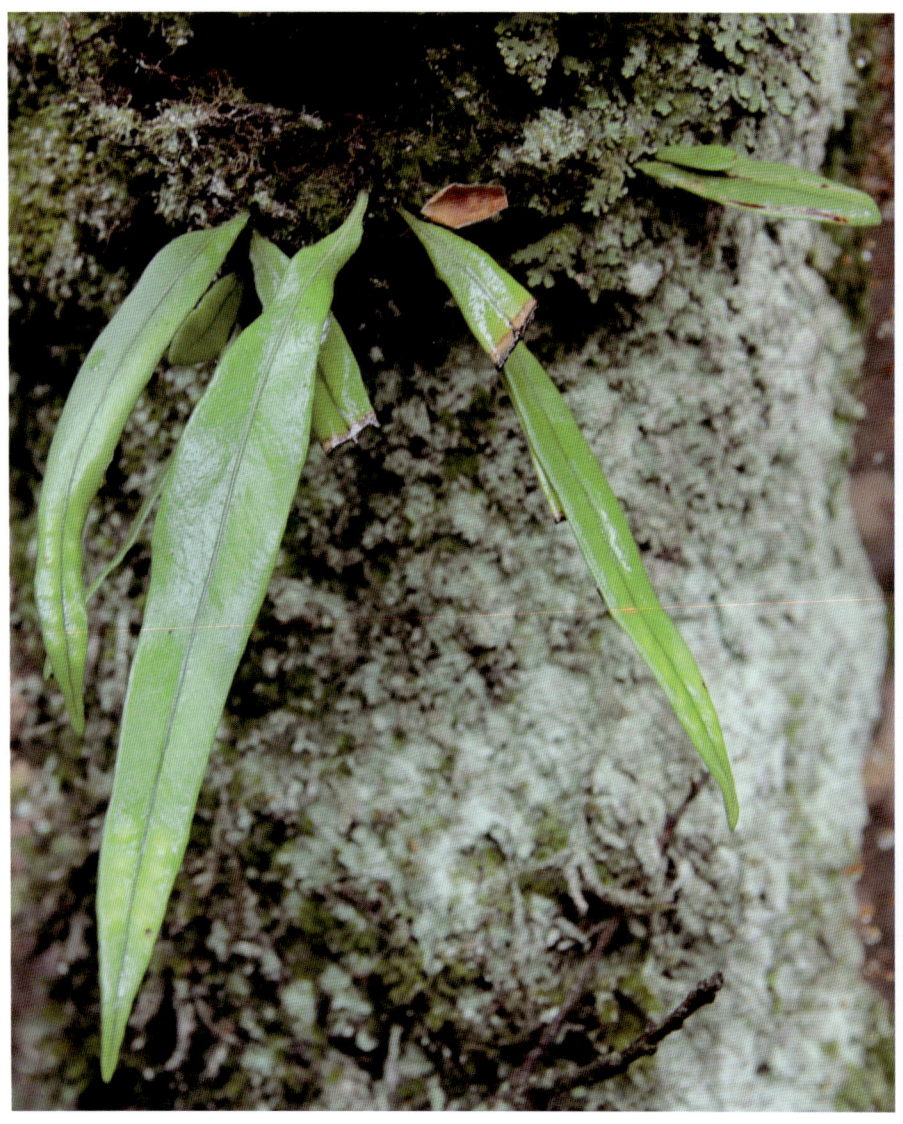
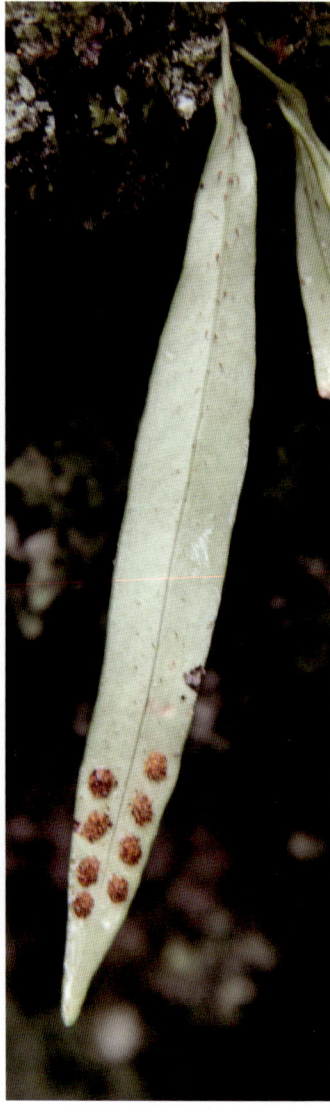

Vob nif liod vieeb fangx 黄瓦韦

【Bit hsenb 俗名】剑丹、软剑、一皮草、七星剑、落星草、骨牌草、金鸡尾。

【Dios kob deis 基源】为水龙骨科植物黄瓦韦 *Lepisorus macrosphaerus* var. *asterolepis*（Bak.）Ching 的全草。

【Niangb bet deis 生长环境】生于老树干、岩石面、石缝上。分布于部分苗乡。

【Jox hsub 性味属经】性冷，味淡，属冷药，入热经。

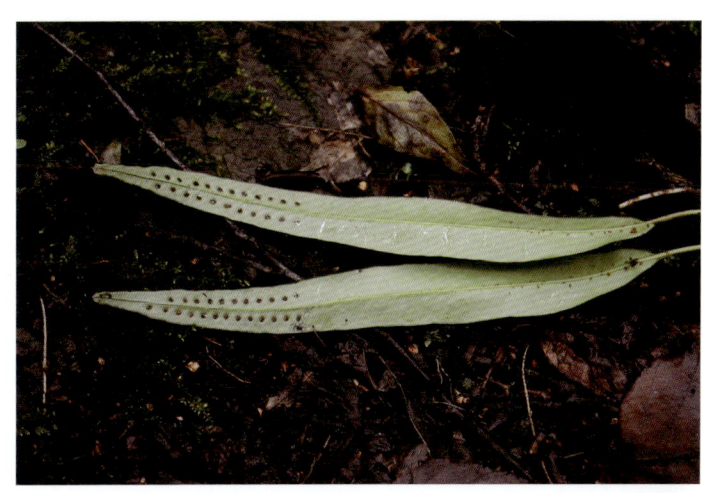

【Qet diel xid 功能主治】功能：hxenk od nul dangf mongb 消炎止痛，seil hxangd dangf hxangd 凉血止血。主治：yens xit lol hxangd 刀伤出血，kib jid ax khad 高烧不退，zaid ghend wal od nud 泌尿系感染，xud wal hxangd 尿血，jib daib hxib jent 小儿惊风，gangb lax bus pob mongb 疮痈肿毒。

【Ed not xus 用法用量】内服，煎汤，15～25 g。外用，捣烂敷或研末撒。

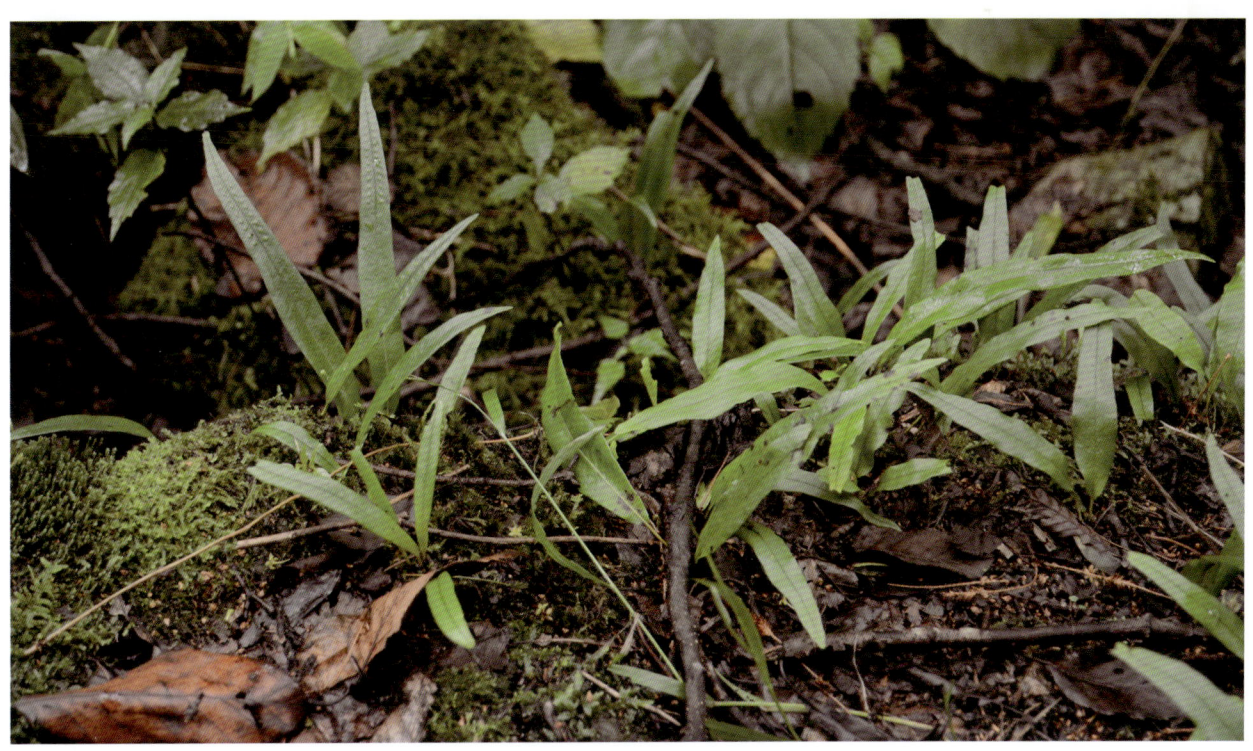

Vob nif liod vieeb hlieb 大瓦韦

【Bit hsenb 俗名】瓦韦、石韦。

【Dios kob deis 基源】为水龙骨科植物大瓦韦 *Lepisorus macrosphaerus*（Baker）Ching 的全草。

【Niangb bet deis 生长环境】附生于树干上或溪沟边、河边、山谷岩石上。分布于部分苗乡。

【Jox hsub 性味属经】性冷，味甘，属冷药，入热经。

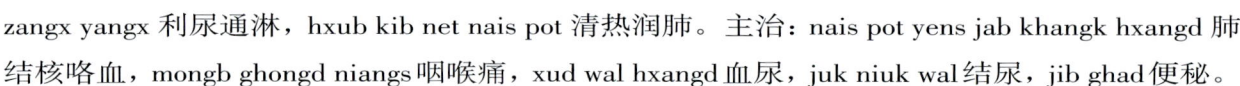

【Qet diel xid 功能主治】功能：tongb wal zangx yangx 利尿通淋，hxub kib net nais pot 清热润肺。主治：nais pot yens jab khangk hxangd 肺结核咯血，mongb ghongd niangs 咽喉痛，xud wal hxangd 血尿，juk niuk wal 结尿，jib ghad 便秘。

【Ed not xus 用法用量】内服，煎汤，15～25 g。外用，捣烂敷或煎水洗。

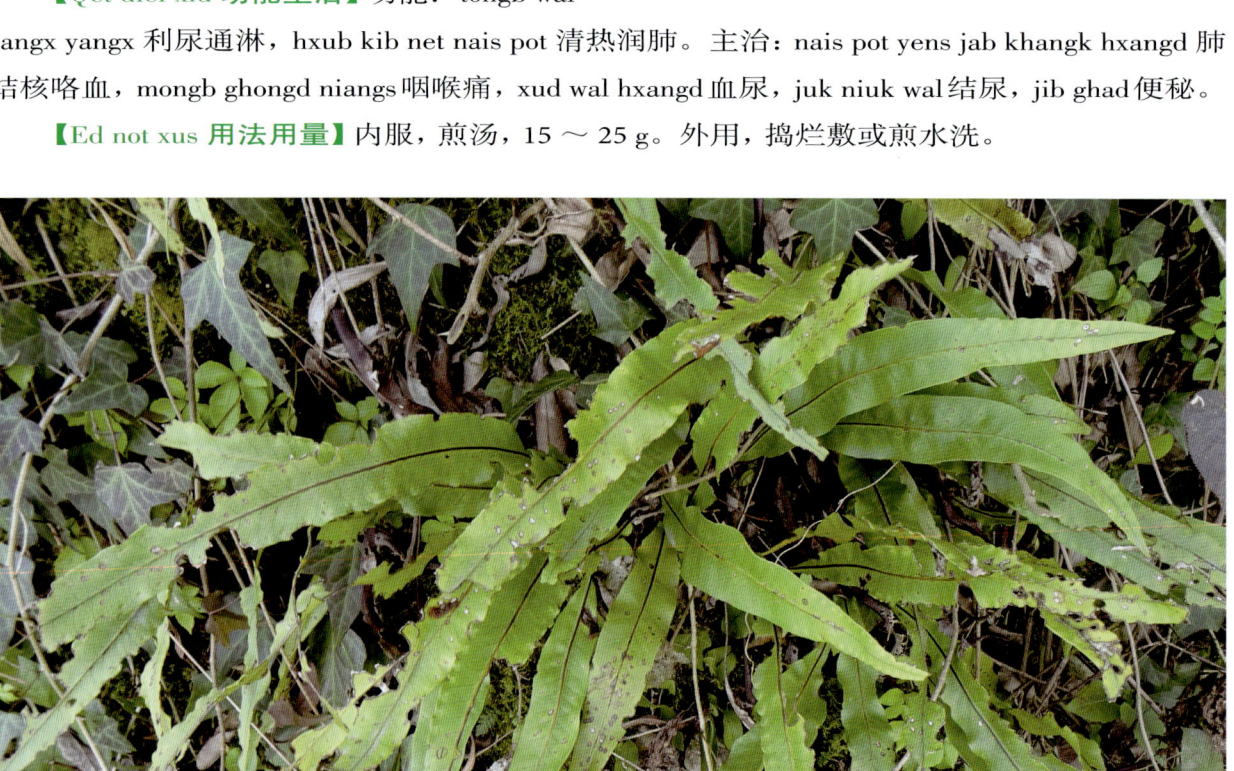

Vob nif liod vieeb yet 二色瓦韦

【Bit hsenb 俗名】草剑、软剑、篦梳剑、矩圆线蕨、七星花古丹。

【Dios kob deis 基源】为水龙骨科植物二色瓦韦 *Lepisorus bicolor* Ching 的全草。

【Niangb bet deis 生长环境】生于高山地区岩石上或老树干上。分布于部分苗乡。

【Jox hsub 性味属经】性冷，味苦，属冷药，入热经。

【Qet diel xid 功能主治】功能：hxenk od nul dangf mongb 消炎止痛，seil hxangd dangf hxangd 凉血止血，tongb wal zangx yangx 利尿通淋。主治：yens xit lol hxangd 刀伤出血，ghab diux ghongd angt mongb 咽喉肿痛，khangd hfak lol hxangd lol bus 妇科淋病，zaid ghend wal od nud 泌尿系感染，jangx ghab dliax gangb 毒疮。

【Ed not xus 用法用量】内服，煎汤，15～25 g；或捣汁。外用，捣烂敷。

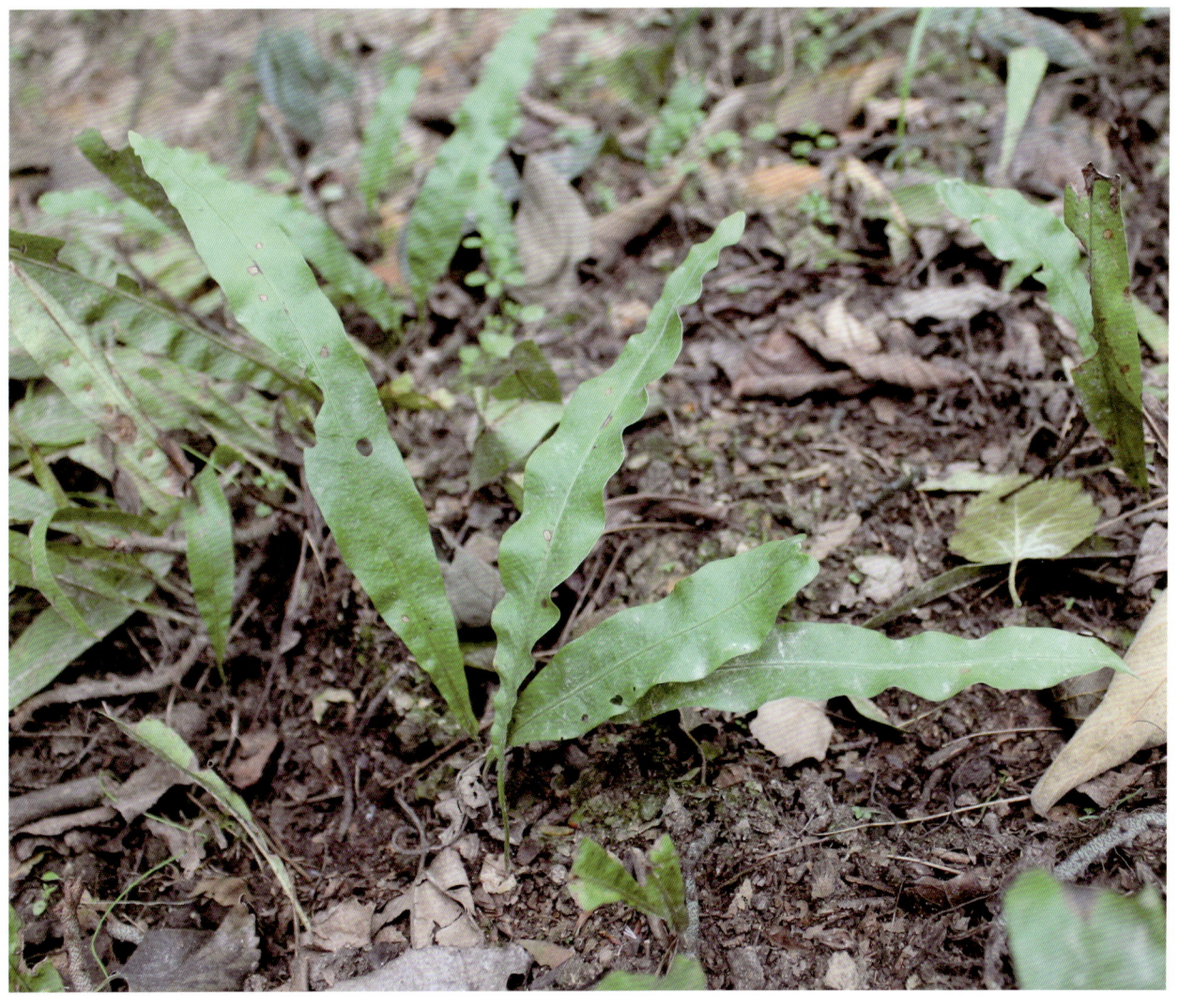

Vob nif liod 石韦

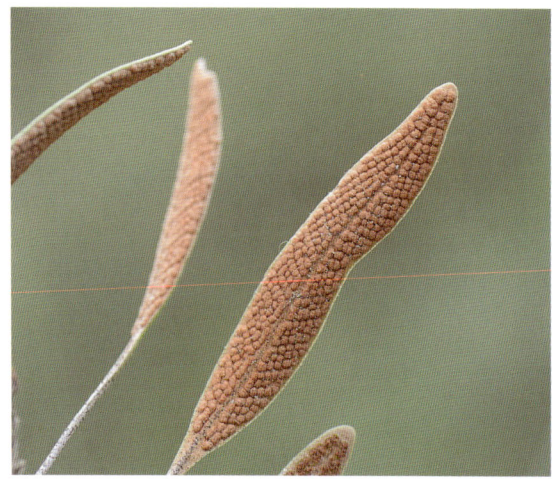

【Bit hsenb 俗名】石皮、石兰、七星剑、大金刀、金星草、金汤匙、生扯拢、肺筋草。

【Dios kob deis 基源】为水龙骨科植物石韦 *Pyrrosia lingua*（Thunb.）Farwell 的全草。

【Niangb bet deis 生长环境】多生于山野岩石上或老树上，分布于各地苗乡。

【Jox hsub 性味属经】性冷，味苦，属冷药，入热经。

【Qet diel xid 功能主治】功能：hxub nais pot tat kid 清肺泄热，tongb wal zangx yangx 利尿通淋。主治：mongb ghongd gus 气管炎，mongb qub zal ghad 腹痛腹泻，diuf od nul 肾炎，diongx eb wal jangx vib 尿道结石，ghab liut dud qut qat 皮肤瘙痒，zal ghad dongk 痢疾。

【Ed not xus 用法用量】内服，水煎或泡酒，15～25 g。外用，捣汁涂。

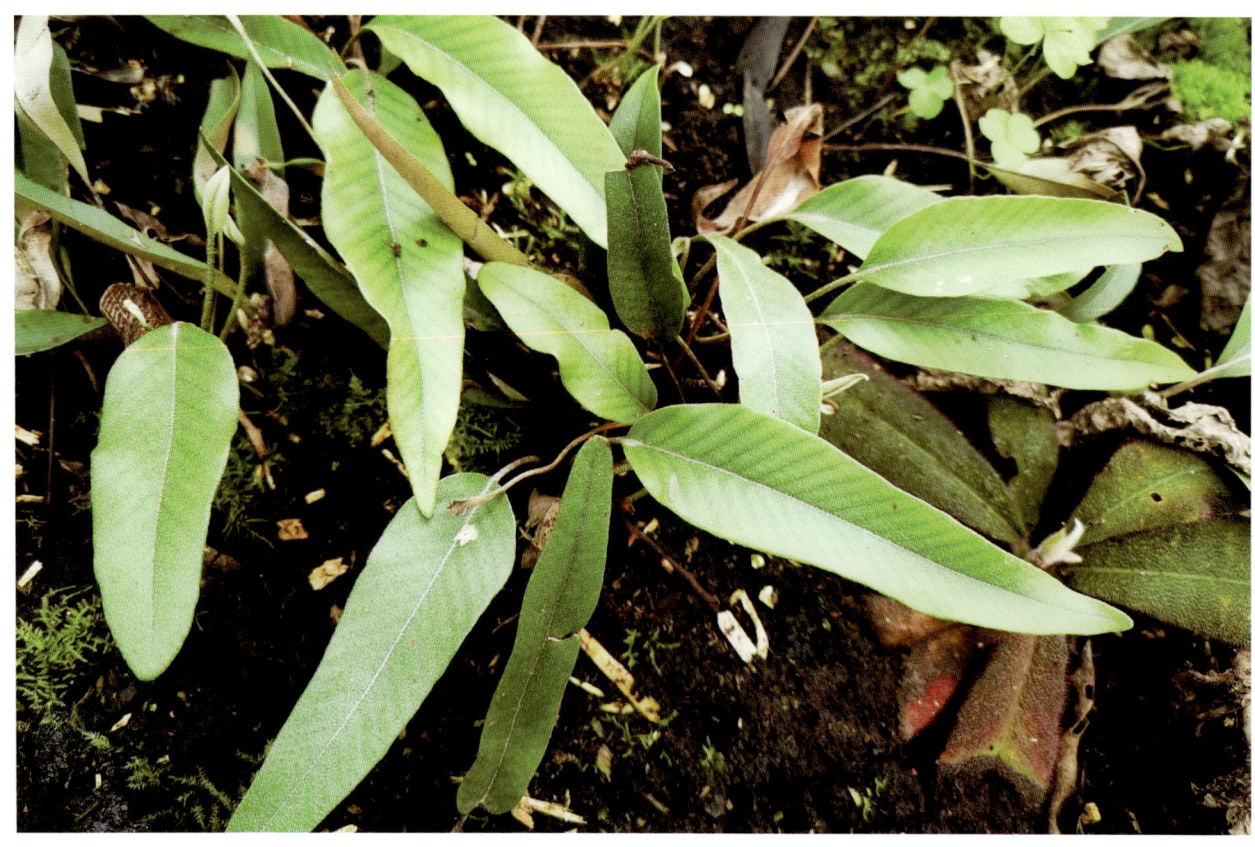

Vob nif liod bad 有柄石韦

【Bit hsenb 俗名】石茶、铁打粗、岩鸡尾、长柄石韦。

【Dios kob deis 基源】为水龙骨科植物有柄石韦 *Pyrrosia petiolosa*（Christ）Ching 的根茎。

【Niangb bet deis 生长环境】生于岩石山间。分布于各地苗乡。

【Jox hsub 性味属经】性冷，味苦，属冷药，入热经。

【Qet diel xid 功能主治】功能：hxub nais pot tat kib 清肺泄热，tongb wal zangx yangx 利尿通淋。主治：mongb ghongd gus 气管炎，ait ngol 咳嗽，diuf od nul 肾炎，diongx eb wal jangx vib 尿道结石，ghab liut dud qut qat 皮肤瘙痒，juk niuk wal 结尿，zal ghad dongk 痢疾。

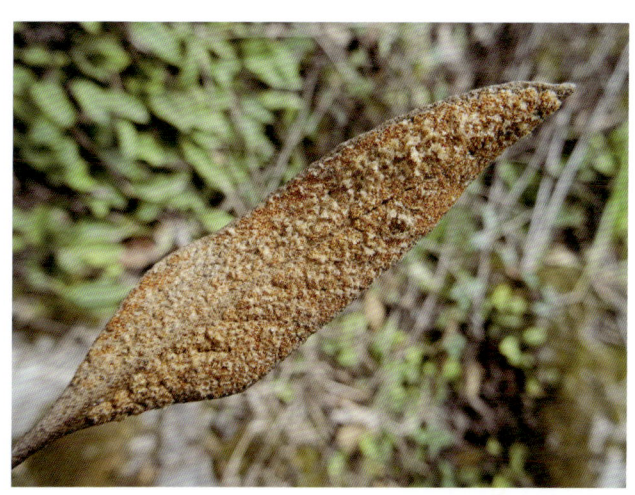

【Ed not xus 用法用量】内服，水煎或泡酒，15～25 g。外用，捣汁涂。

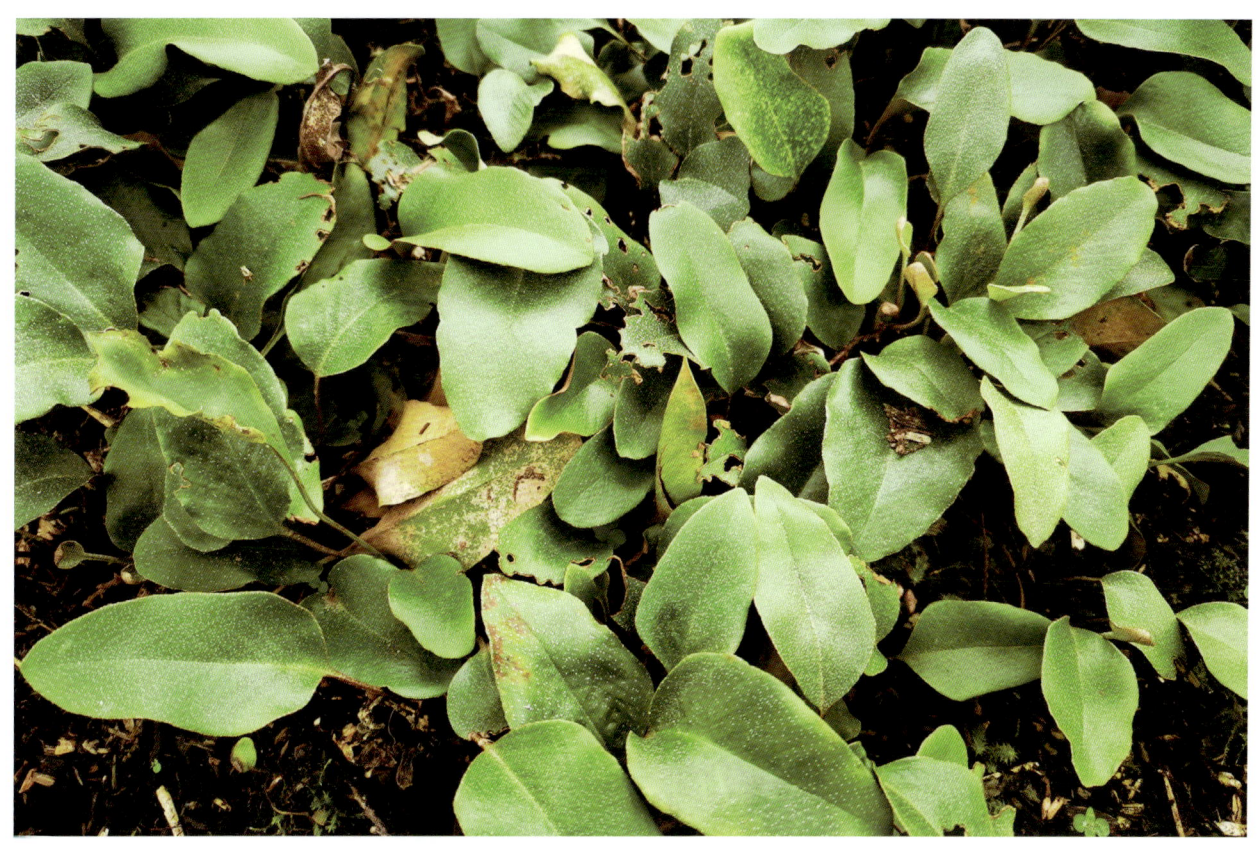

Vob nif liod yut 庐山石韦

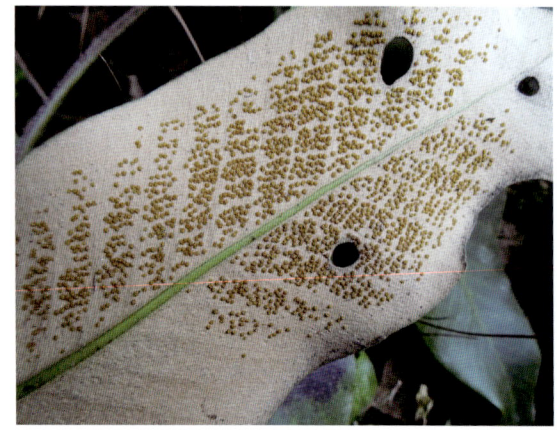

【Bit hsenb 俗名】大金刀、岩鸡尾、石药茶、铁打粗。

【Dios kob deis 基源】为水龙骨科植物庐山石韦 *Pyrrosia sheareri*（Baker）Ching 的全草。

【Niangb bet deis 生长环境】生于岩石山间。分布于各地苗乡。

【Jox hsub 性味属经】性冷，味苦，属冷药，入热经。

【Qet diel xid 功能主治】功能：hxub kib tongb eb wal 清热利尿，seil hxangd dangf hxangd 凉血止血。主治：yens xit lol hxangd 刀伤出血，ait gheb bal jid ait ngol 劳伤咳嗽，diuf od nul pob jid 肾炎水肿，xud wal lol bus 淋病，ghab liut dud qut qat 皮肤瘙痒，xud wal hxangd 尿血。

【Ed not xus 用法用量】内服，水煎或泡酒，15～25 g。外用，捣汁涂。

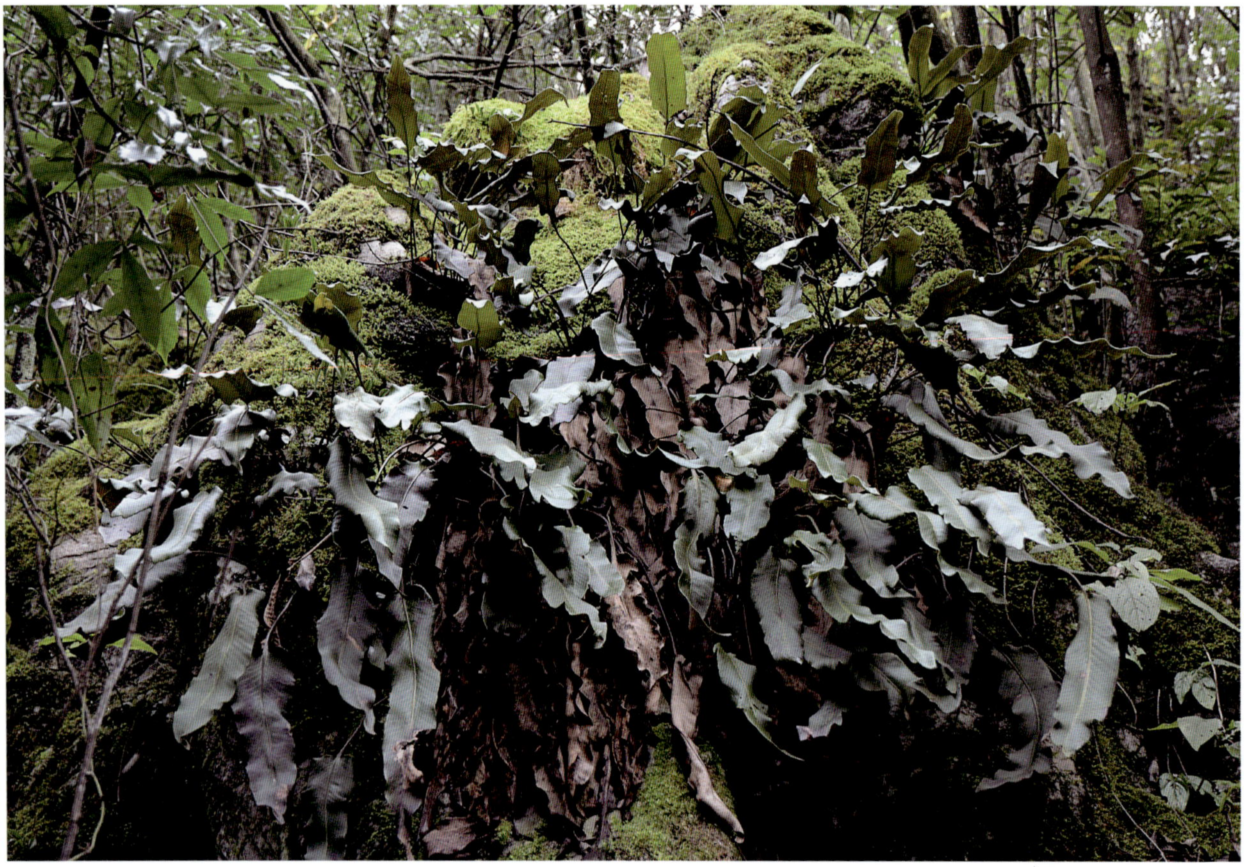

Vob nif liod mais 柔软石韦

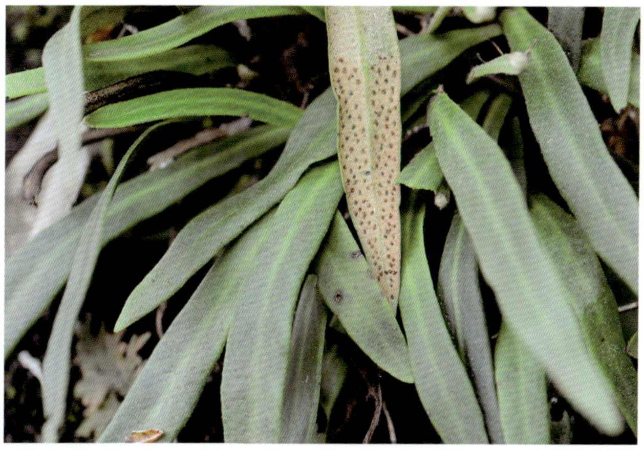

【Bit hsenb 俗名】小石韦、岩石金、小金刀草。

【Dios kob deis 基源】为水龙骨科植物柔软石韦 *Pyrrosia mollisa*（Kunze）Ching 的根茎。

【Niangb bet deis 生长环境】生于阴山岩石上或附生杂木树干上。分布于各地苗乡。

【Jox hsub 性味属经】性冷，味苦，属冷药，入热经。

【Qet diel xid 功能主治】功能：seil hxangd dangf hxangd 凉血止血，hxub kib tongb eb wal 清热利尿。主治：yens xit lol hxangd 刀伤出血，ait gheb bal jid ait ngol 劳伤咳嗽，ghab liut dud qut qat 皮肤瘙痒，juk niuk wal 结尿。

【Ed not xus 用法用量】内服，水煎或泡酒，15～25 g。外用，捣汁涂。

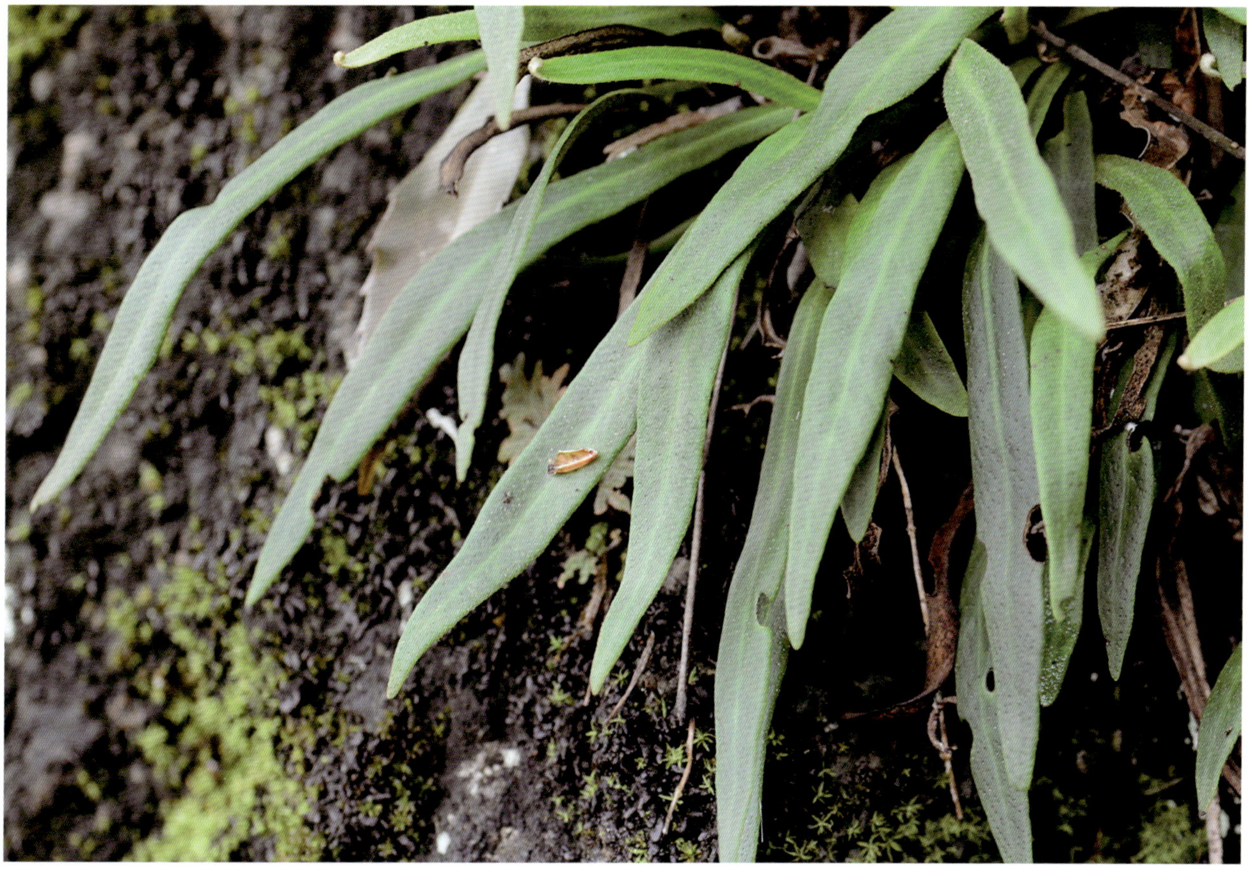

Vob uif liod yet 贴生石韦

【Bit hsenb 俗名】上树咳、上树龟、石头蛇、石夹蛇。

【Dios kob deis 基源】为水龙骨科植物贴生石韦 *Pyrrosia adnascens*（Sw.）Ching 的全草。

【Niangb bet deis 生长环境】附生于杂木林树干上或阴山岩石上。分布于部分苗乡。

【Jox hsub 性味属经】性冷，味苦，属冷药，入热经。

【Qet diel xid 功能主治】功能：hxenk od nul dangf mongb 消炎止痛，hxub kib tongb eb wal 清热利尿。主治：mongb git ghab naix 腮腺炎，yens nangb gik 毒蛇咬伤，xud wal lol ax hvit 小便不利。

【Ed not xus 用法用量】内服，煎汤，15～25 g。外用，捣烂敷或捣汁涂。

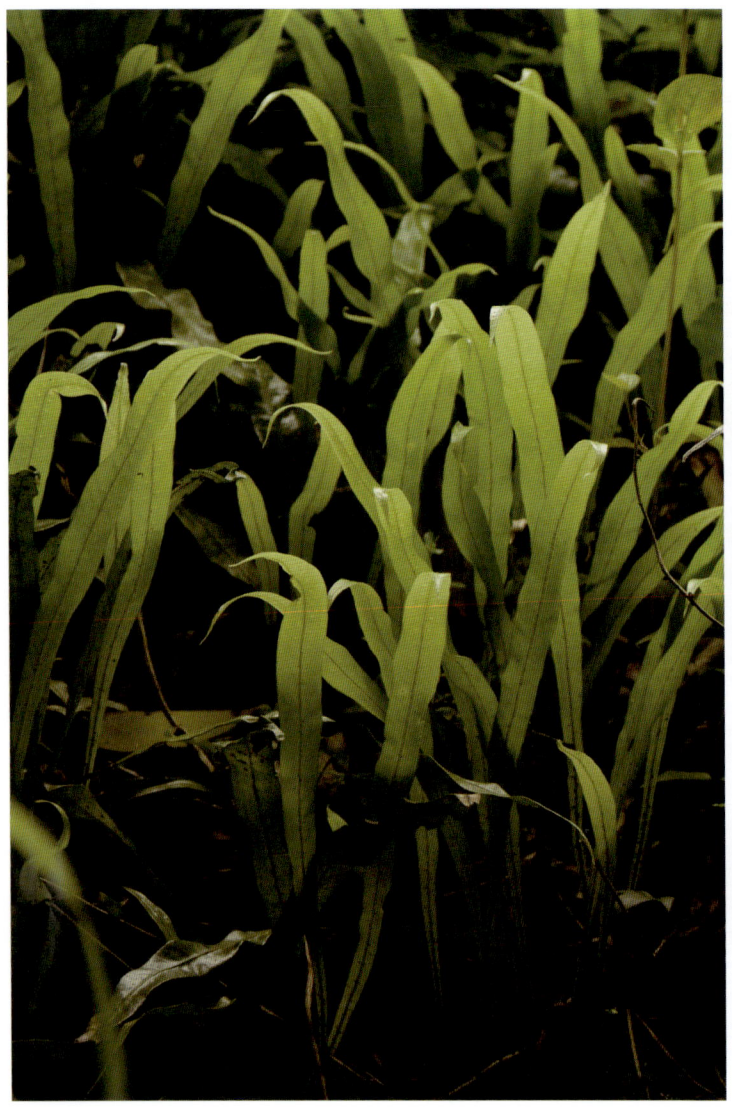
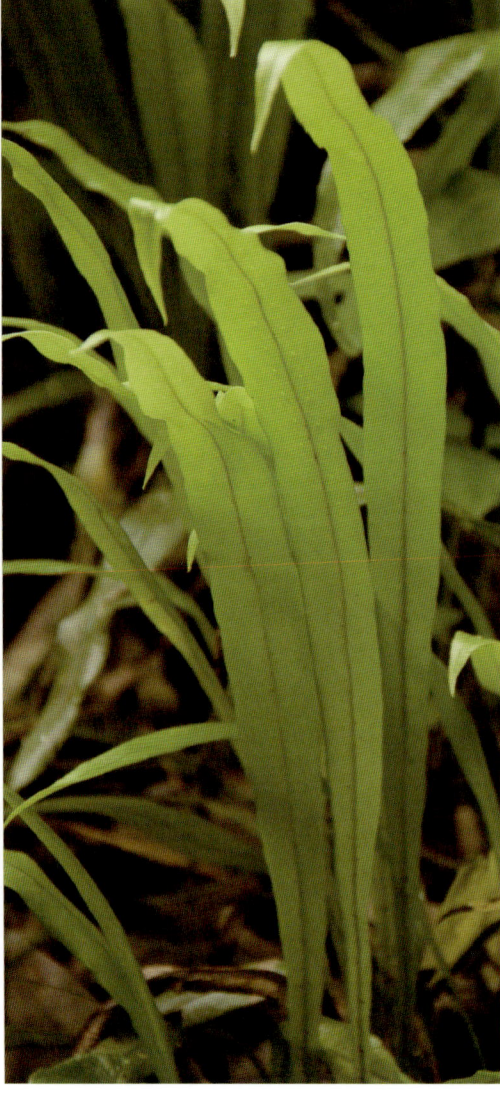

Vob uif liod m ongl 石蕨

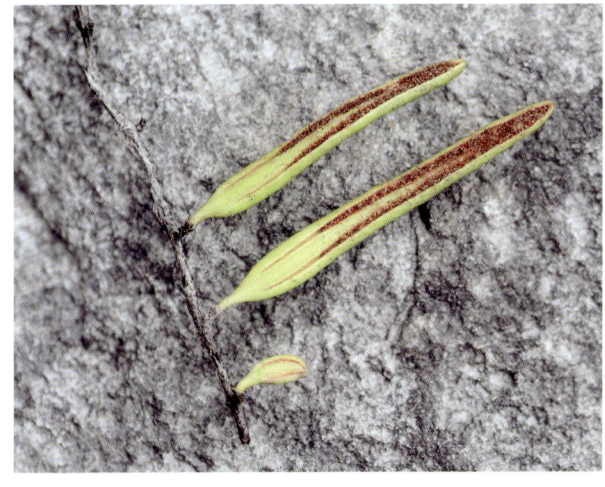

【Bit hsenb 俗名】小线蕨、回阳生、小肺经、打不死、蚂蟥七。

【Dios kob deis 基源】为水龙骨科植物石蕨 *Saxiglossum angustissimum*（Gies.）Ching 的全草。

【Niangb bet deis 生长环境】附生于杂木林枯树上或岩石上；或溪沟边岩石上。分布于部分苗乡。

【Jox hsub 性味属经】性冷，味苦，属冷药，入热经。

【Qet diel xid 功能主治】功能：ves hxangd hsot ud vut 活血调经，hxenk od nul dangf mongb 消炎止痛。主治：mangb hfud seil 风寒感冒，mongb hsongd hxend 筋骨疼痛，dliangd bil dib sangb 跌打损伤，jib daib hxib jent yut 小儿急惊风，hsot ud ax jangx hxib 月经不调，los ghad ghof angt mongb 疝气肿痛。

【Ed not xus 用法用量】内服，煎汤，15～25 g。外用，捣烂敷或捣汁涂。

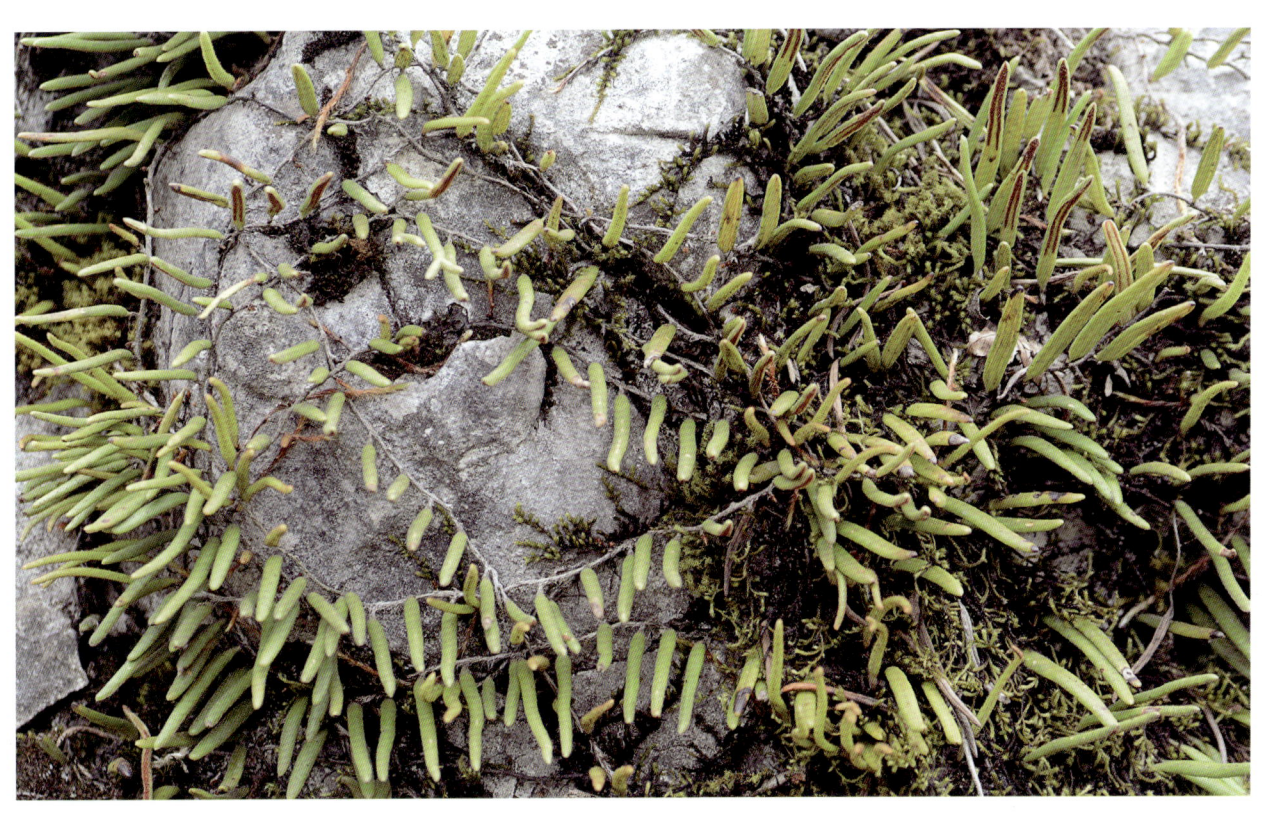

Vob jab zenb 盾蕨

【Bit hsenb 俗名】大金刀、梳子草、青竹标、肺经草、青卷莲、单叶盾蕨。

【Dios kob deis 基源】为水龙骨科植物盾蕨 Neolepisorus ovatus（Bedd.）Ching 的叶。

【Niangb bet deis 生长环境】生于林下岩石山或溪边阴湿岩壁上。分布于部分苗乡。

【Jox hsub 性味属经】性冷，味苦，属冷药，入热经。

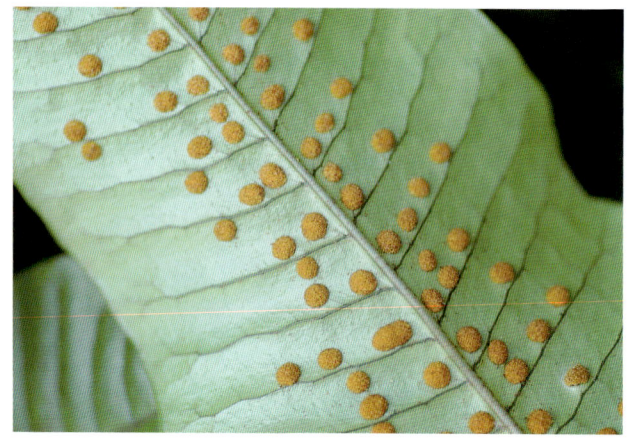

【Qet diel xid 功能主治】功能：dangf hxangd tat jit hxangd 止血散瘀，hxub kib los xuf 清热利湿。主治：dliangd bil dib sangb 跌打损伤，ait gheb bal jid od hxangd 劳伤吐血，lol hxangd jil 出血症，kib eb kib dul 水火烫伤，xud wal lol ax hvit 小便不利。

【Ed not xus 用法用量】内服，煎汤，15～25 g；或浸酒。外用，捣烂敷或研末调敷。

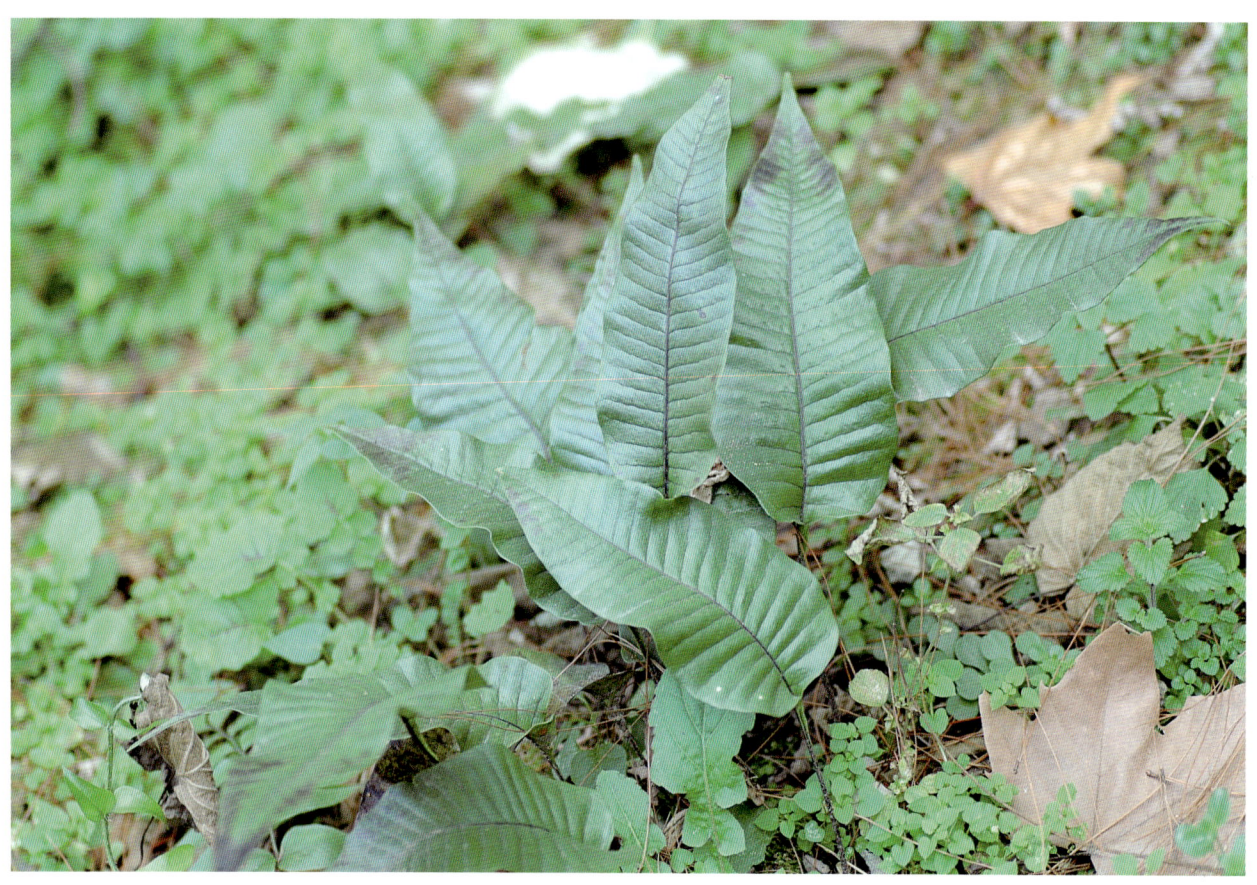

Hveb laif jangb 节肢蕨

【Bit hsenb 俗名】枝蕨、大枝蕨。

【Dios kob deis 基源】为水龙骨科植物节肢蕨 Arthromeris lehmanni（Mett.）Ching 的全草。

【Niangb bet deis 生长环境】喜生于溪沟边林下岩石上。分布于部分苗乡。

【Jox hsub 性味属经】性冷，味酸，属冷药，入热经。

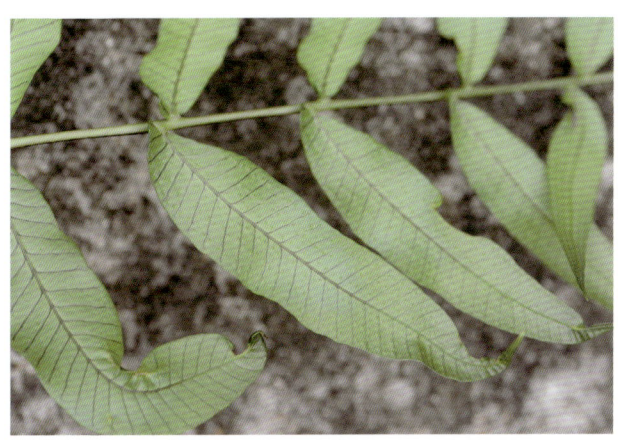

【Qet diel xid 功能主治】功能：hxub kib tongb eb wal 清热利尿，hxenk angt dangf mongb 消肿止痛，yangx gad los gad 消食化滞。主治：dliangd bil dib yens pot mongb 跌打肿痛，lod hsongd 骨折，ait gheb bal jid ait ngol 劳伤咳嗽，dinx gad xangd dit 食积饱胀，niel khob was mais 头晕目眩。

【Ed not xus 用法用量】内服，煎汤，15～25 g；或配蜜调服。外用，捣烂敷或研末调敷。

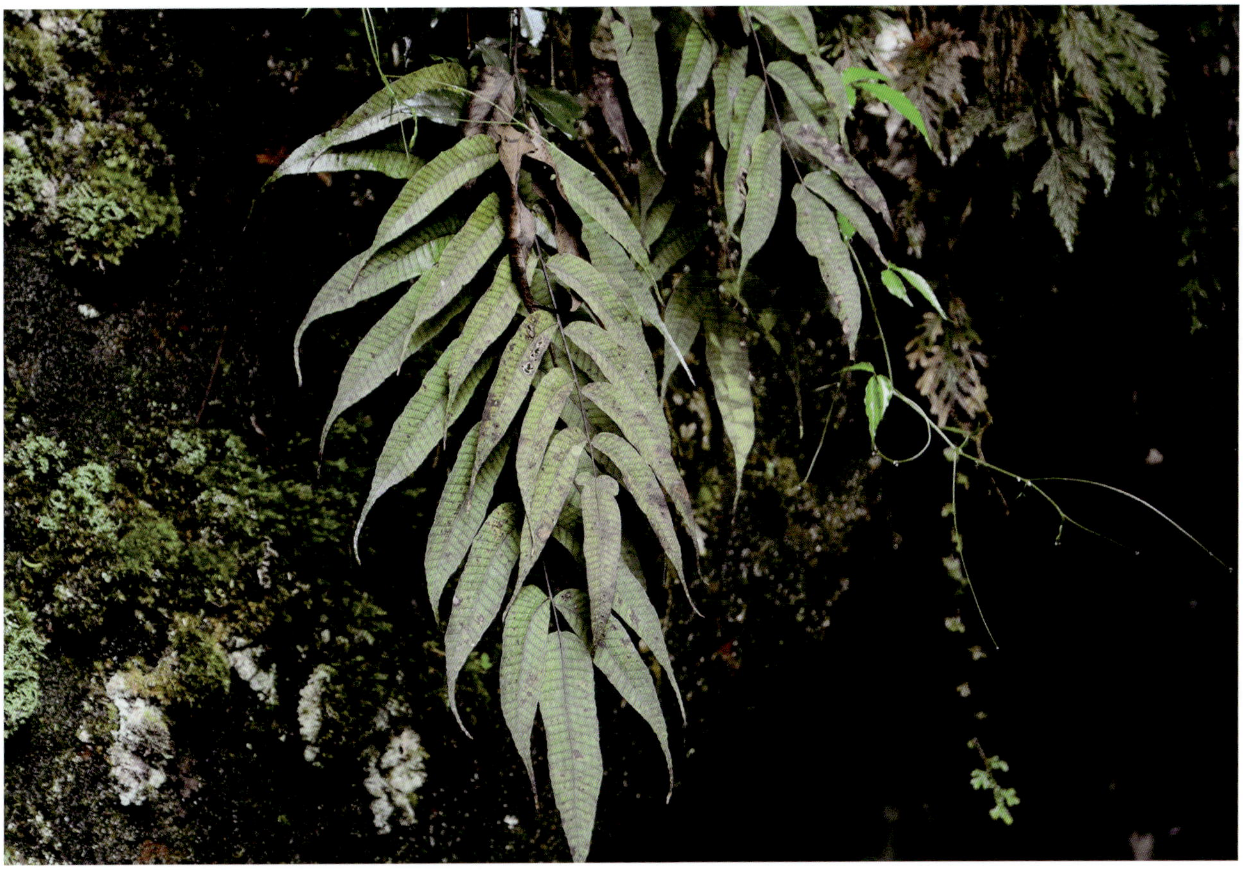

Hveb laif jangb yut 金鸡脚

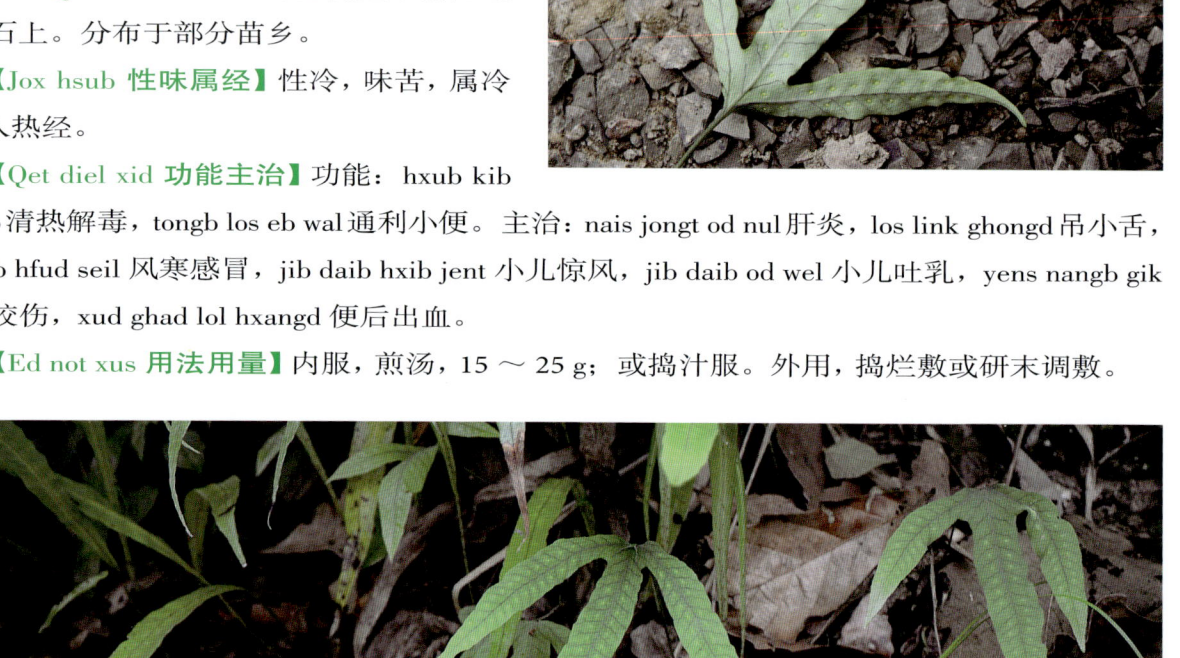

【Bit hsenb 俗名】七星剑、三角风、乌毛丁、鸡脚叉、鸭脚草、鸭脚掌。

【Dios kob deis 基源】为水龙骨科植物金鸡脚 *Phymatopais hastat*（Thunb.）Kitagawa 的全草。

【Niangb bet deis 生长环境】喜生于潮湿地区岩石上。分布于部分苗乡。

【Jox hsub 性味属经】性冷，味苦，属冷药，入热经。

【Qet diel xid 功能主治】功能：hxub kib tat jab 清热解毒，tongb los eb wal 通利小便。主治：nais jongt od nul 肝炎，los link ghongd 吊小舌，mangb hfud seil 风寒感冒，jib daib hxib jent 小儿惊风，jib daib od wel 小儿吐乳，yens nangb gik 毒蛇咬伤，xud ghad lol hxangd 便后出血。

【Ed not xus 用法用量】内服，煎汤，15～25 g；或捣汁服。外用，捣烂敷或研末调敷。

Ghab hveb sed hlieb 大叶骨碎补

【Bit hsenb 俗名】石良姜、毛贯众、硬骨碎补、华南骨碎补。

【Dios kob deis 基源】为水龙骨科植物大叶骨碎补 *Davallia orientauls* C. Chr. 的块根。

【Niangb bet deis 生长环境】喜生于山间老树干上或岩石上，分布于各地苗乡。

【Jox hsub 性味属经】性冷，味苦，属冷药，入热经。

【Qet diel xid 功能主治】功能：yis diuf tiod jid 补肾强壮，ves hxangd tat jit hxangd 活血化瘀。主治：dliangd bil dib sangb 跌打损伤，wus ghut hsongd 关节脱臼，jib daib ngas naix mais 小儿疳积，diuf xus dliangl ves wab naix 肾虚耳鸣，mongb hmid 牙痛。

【Ed not xus 用法用量】内服，煎汤，20～25 g；或泡酒服。外用，捣烂敷患处。

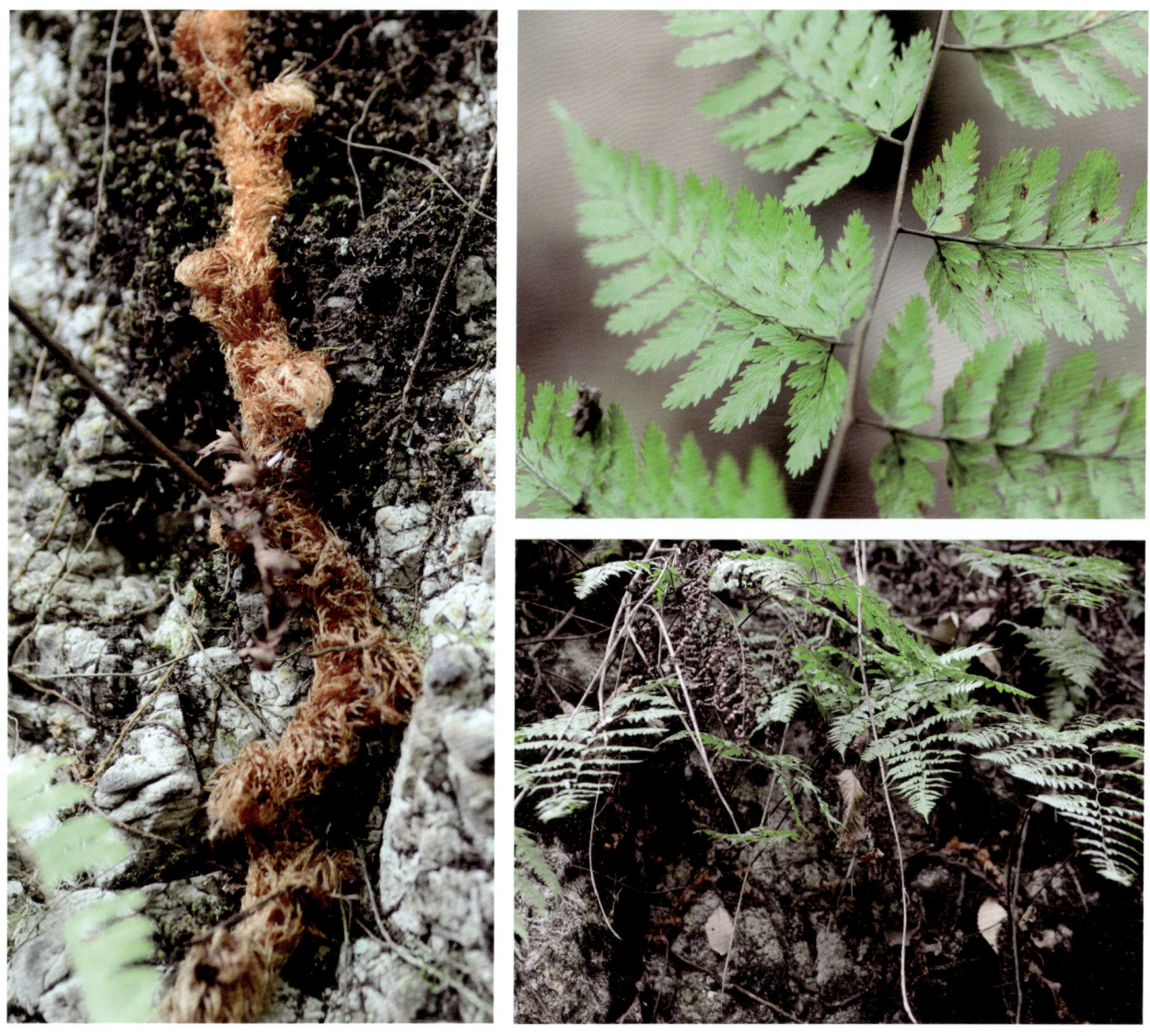

Liuk zat 槲蕨

【Bit hsenb 俗名】飞蛾草、爬岩姜、岩莲姜、岩石姜、石毛姜、飞天鼠、猴姜。

【Dios kob deis 基源】为水龙骨科植物槲蕨 *Drynatia fortunei*（Kze.）J. Sm. 的根茎及鳞毛。

【Niangb bet deis 生长环境】喜生于深山幽谷森林中老树上、岩石上。分布于部分苗乡。

【Jox hsub 性味属经】性热，味苦涩，属热药，入冷经。

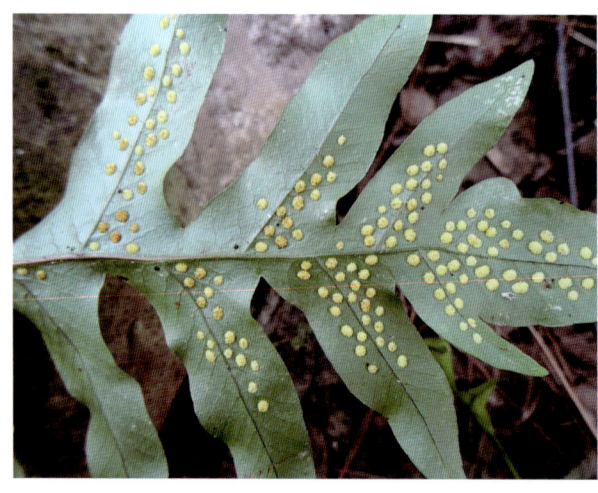

【Qet diel xid 功能主治】功能：yis diuf tiod jid 补肾强壮，ves hxangd dangf hxangd 活血止血。主治：yens xit lol hxangd 刀伤出血，diuf xus dlial ves mongb diub 肾虚腰痛，diuf xus dliangl ves wab naix 肾虚耳鸣，mongb hmid 牙痛，ghut hsongb hxub mongb 关节酸痛，mongb ghab bik 阑尾炎，hluk dul 火烫伤。

【Ed not xus 用法用量】内服，煎汤，15～25 g；或浸酒服；或入丸、散。外用，捣烂敷。

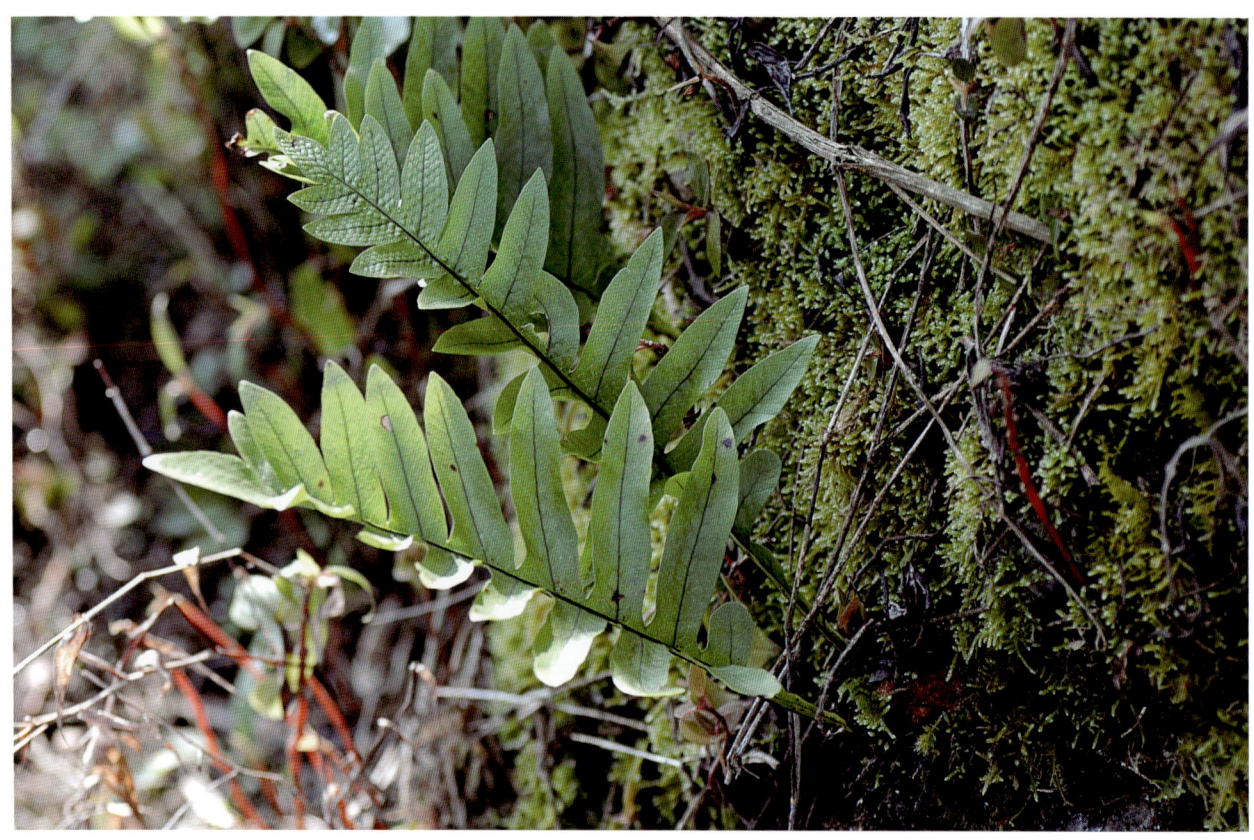

Liuk zat hlieb 中华槲蕨

【Bit hsenb 俗名】猴姜、槲蕨、石毛姜、石良姜、骨碎补、大叶骨碎补。

【Dios kob deis 基源】为水龙骨科植物中华槲蕨 *Drynaria baronii*（Christ）Diels 的根茎。

【Niangb bet deis 生长环境】生于深山地带岩石上或树干上。分布于各地苗乡。

【Jox hsub 性味属经】性冷，味苦涩，属冷药，入热经。

【Qet diel xid 功能主治】功能：yis hsongd tiod hxend 补骨强筋，seil hxangd dangf hxangd 凉血止血。主治：dliangd bil dib sangb 跌打损伤，diuf xus dliangl ves wab naix 肾虚耳鸣，mongb hmid 牙痛，mongb hsongd 骨痛。

【Ed not xus 用法用量】内服，煎汤，15～25 g；或浸酒服；或入丸、散。外用，捣烂敷。

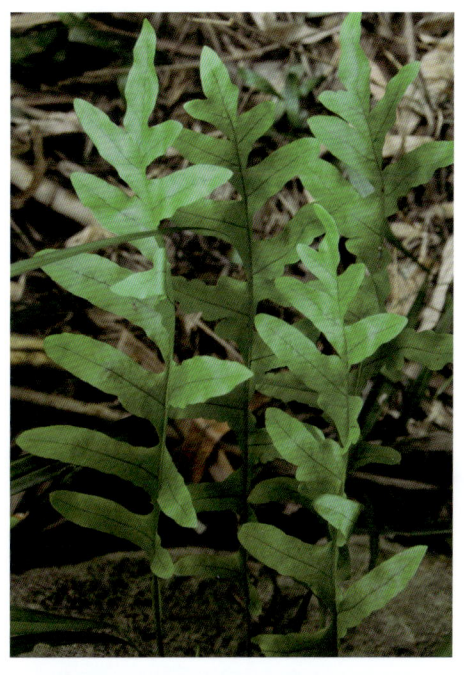

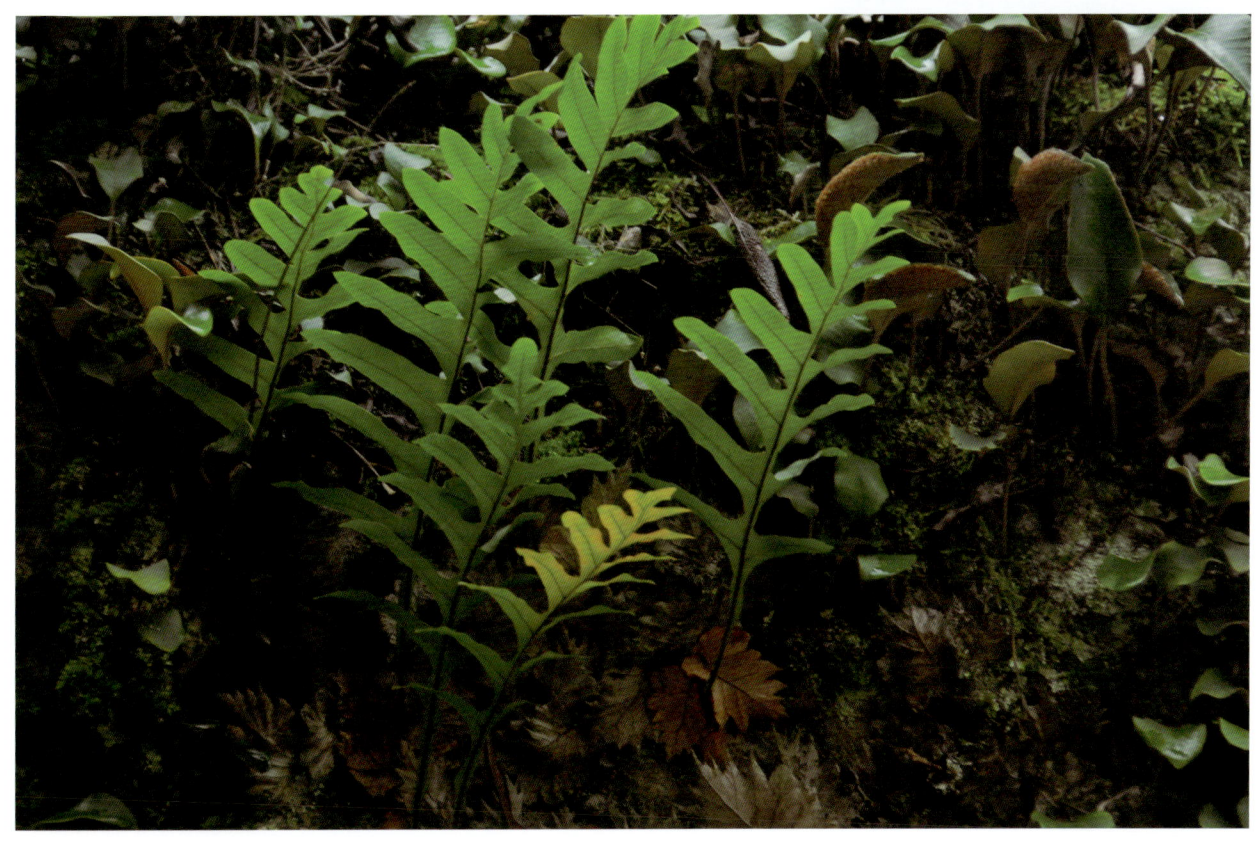

Ghab hveb sed 石莲姜槲蕨

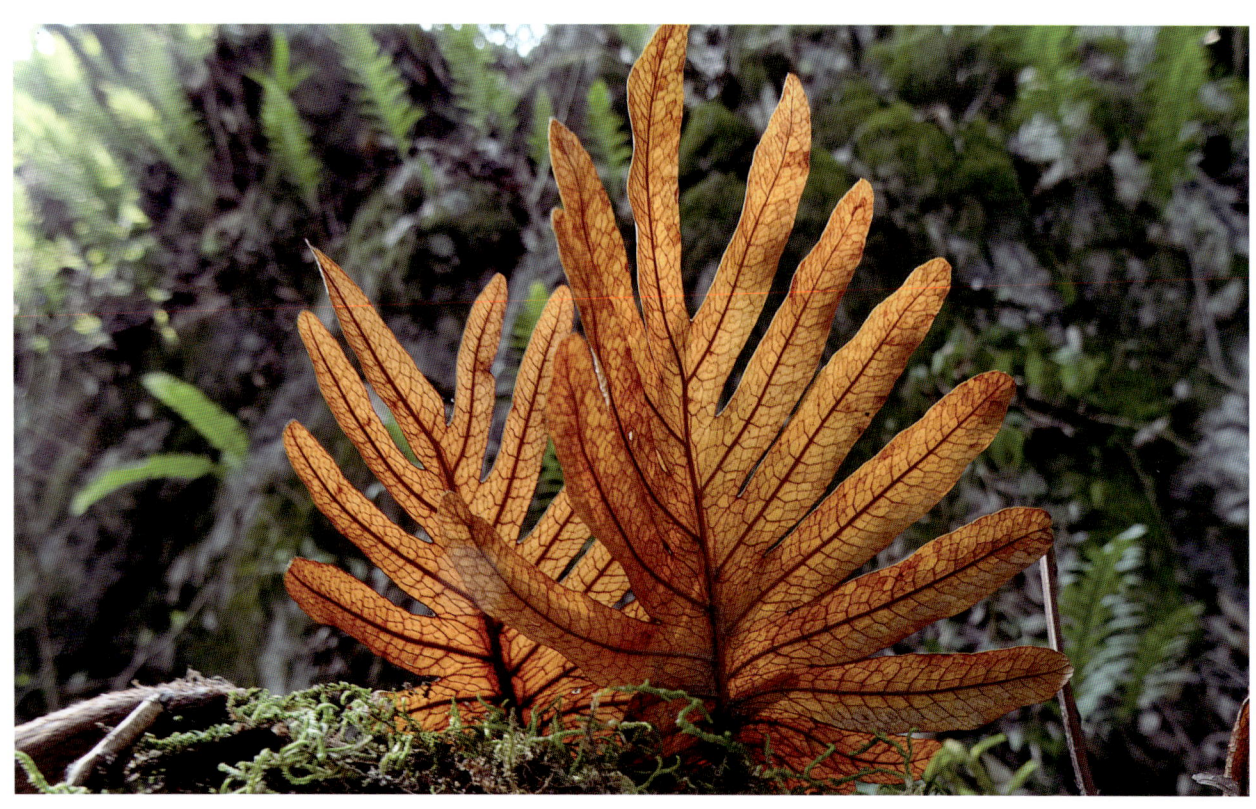

【Bit hsenb 俗名】毛生姜、石良姜、过山龙、近邻槲蕨。

【Dios kob deis 基源】为水龙骨科植物石莲姜槲蕨 *Drynaria propinqua*（Wall. ex Mett.）J. Sm. ex Bedd. 的根茎。

【Niangb bet deis 生长环境】喜生于山区岩壁上或附生树上，分布于部分苗乡。

【Jox hsub 性味属经】性冷，味苦，属冷药，入热经。

【Qet diel xid 功能主治】功能：yis diuf tiod jid 补肾强壮，ves hxangd dangf hxangd 活血止血。主治：dliangd bil dib sangb 跌打损伤，hsenk hsongd hsenk hxend 接骨续筋，mongb ghab dlad mongb bab 腰腿疼痛，diuf xus dliangl ves wab naix 肾虚耳鸣，mongb hmid 牙痛，ghab hsangb hlet 金疮。

【Ed not xus 用法用量】内服，煎汤，15～25 g；或泡酒服；或入丸、散。外用，捣烂敷患处。

Vob maki vieeb 伏石蕨

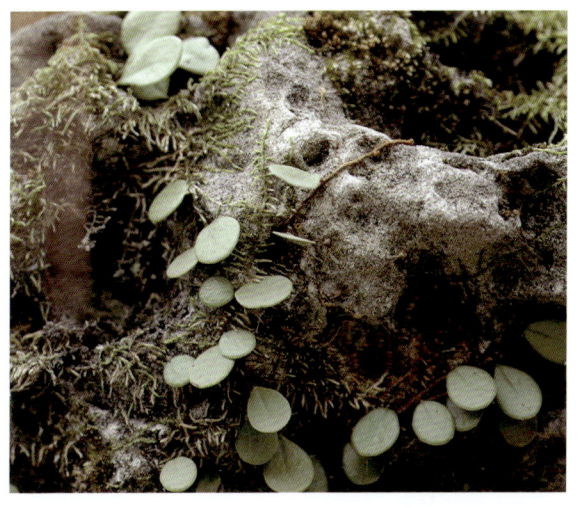

【Bit hsenb 俗名】血草、瓜子莲、肉石斛、石耳坠、瓜子草、痞子药、抱树莲。

【dios kob deis 基源】为水龙骨科植物伏石蕨 *Lemmaphyllum microphyllum* C. Presl 的带根全草。

【Niangb bet deis 生长环境】生于树干上或潮湿岩石上。分布于各地苗乡。

【Jox hsub 性味属经】性冷，味苦辛，属冷药，入热经。

【Qet diel xid 功能主治】功能：seil hxangd tat jab 凉血解毒，hxub nais pot dangf ngol 清肺止咳。主治：nais pot lax bus 肺痈，qub niangs jangx bod 腹中痞块，yens jent xuf mongb 风湿疼痛，dliangd bil dib sangb 跌打损伤，ngol lol hxangd 咳血，od hxangd 吐血，lol hxangd nais 鼻衄，mongb hmid 牙痛。

【Ed not xus 用法用量】内服，煎汤，15～25 g；或捣汁服。外用，捣烂敷或研末调敷。

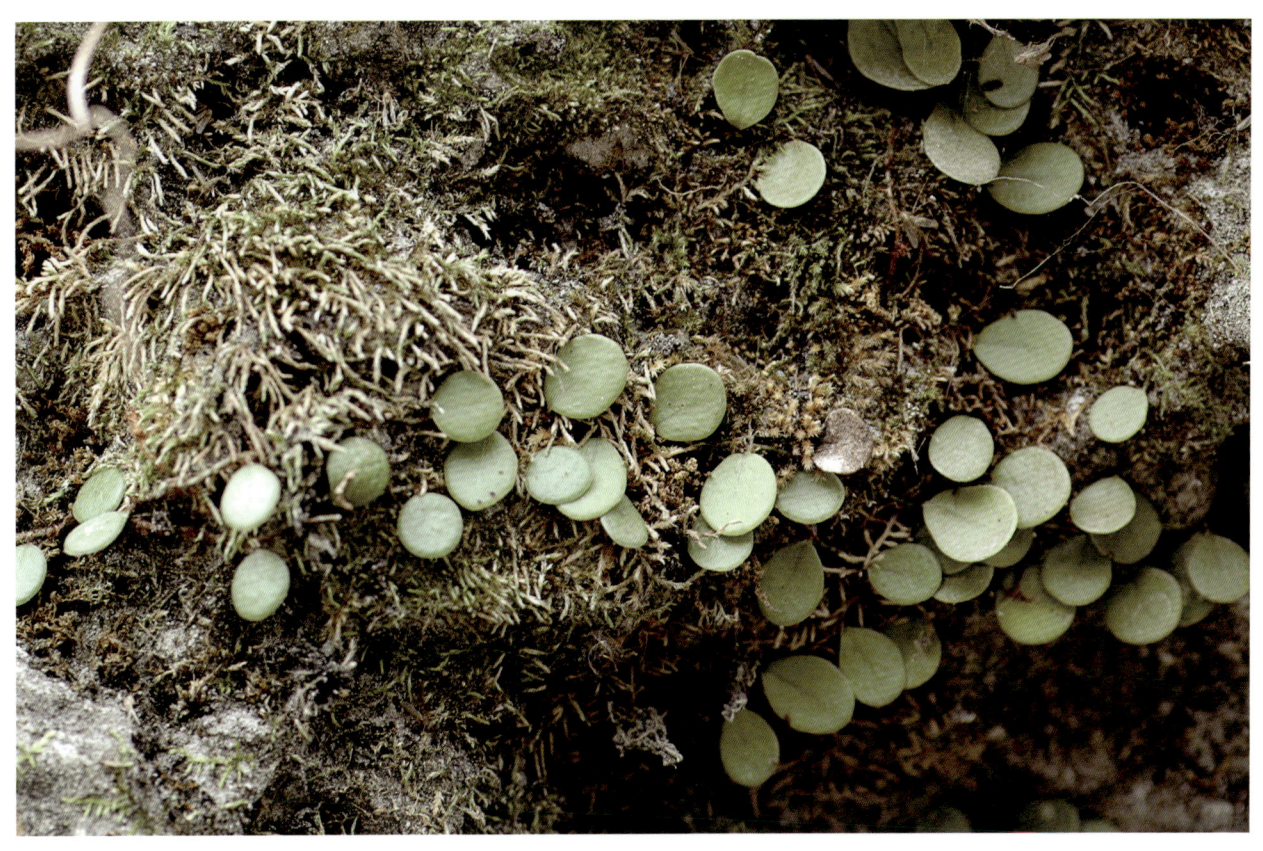

Vob mangb vieb 抱石莲

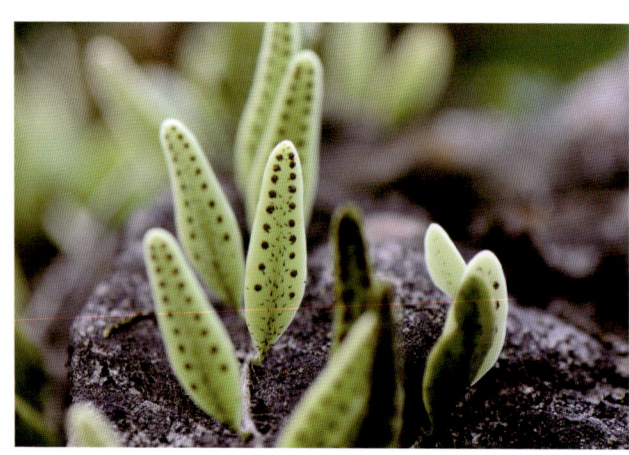

【Bit hsenb 俗名】石瓜子、瓜子金、鱼鳖草、瓜米菜、石瓜米、金丝鱼鳖草。

【Dios kob deis 基源】为水龙骨科植物抱石莲 Lepidogrammitis drymoglossoides（Baker）Ching 的全草。

【Niangb bet deis 生长环境】喜生于阴湿岩壁或附生树干上。分布于各地苗乡。

【Jox hsub 性味属经】性冷，味苦辛，属冷药，入热经。

【Qet diel xid 功能主治】功能：hxub kib tat jab 清热解毒，vut xuf tat jit hxangd 利湿消瘀。主治：pob wux qub 水臌病，xenb od nul 胆囊炎，ait ngol lol hxangd 咳嗽出血，jif od nul 淋巴结炎，dix khangd ghad 痔疮，xud ghad hxangd 便血，xud wal hxangd 尿血。

【Ed not xus 用法用量】内服，煎汤，15～25 g。外用，捣烂敷或研末调敷。

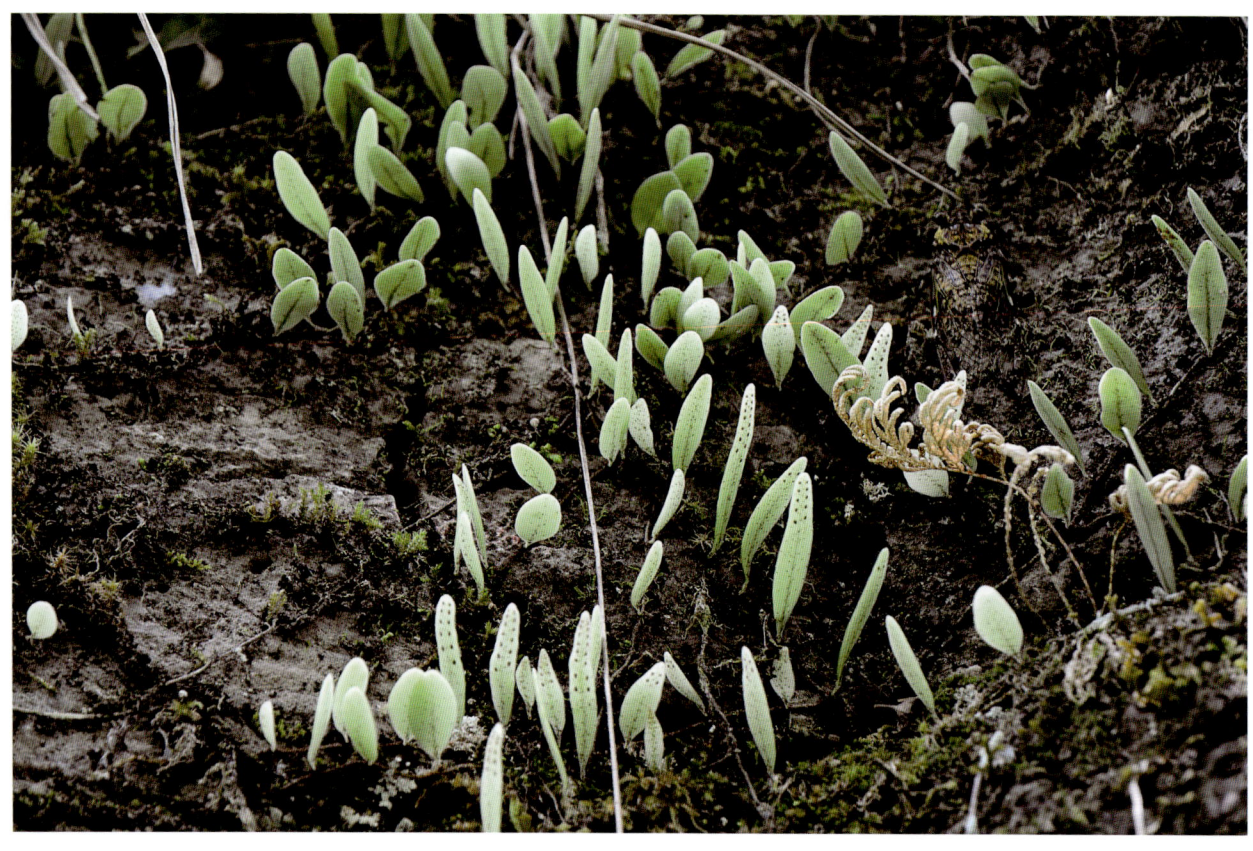

Vob hveb jib 线蕨

【Bit hsenb 俗名】梳子草、青卷莲、曲边线蕨、单叶线蕨。

【Dios kob deis 基源】为水龙骨科植物线蕨 *Colysis elliptica*（Thunb.）Ching 的全草。

【Niangb bet deis 生长环境】喜生于山谷溪边或阴湿林下、石堆、石坎等地。分布于各地苗乡。

【Jox hsub 性味属经】性冷，味苦，属冷药，入热经。

【Qet diel xid 功能主治】功能：hxub kib los xuf 清热利湿，tat jit hxangd dangf hxangd 散瘀止血。主治：dliangd bil dib sangb 跌打损伤，ngol lol hxangd 咳血，kib eb kib dul 水火烫伤。

【Ed not xus 用法用量】内服，煎汤，15～25 g。外用，捣烂敷或研末调敷。

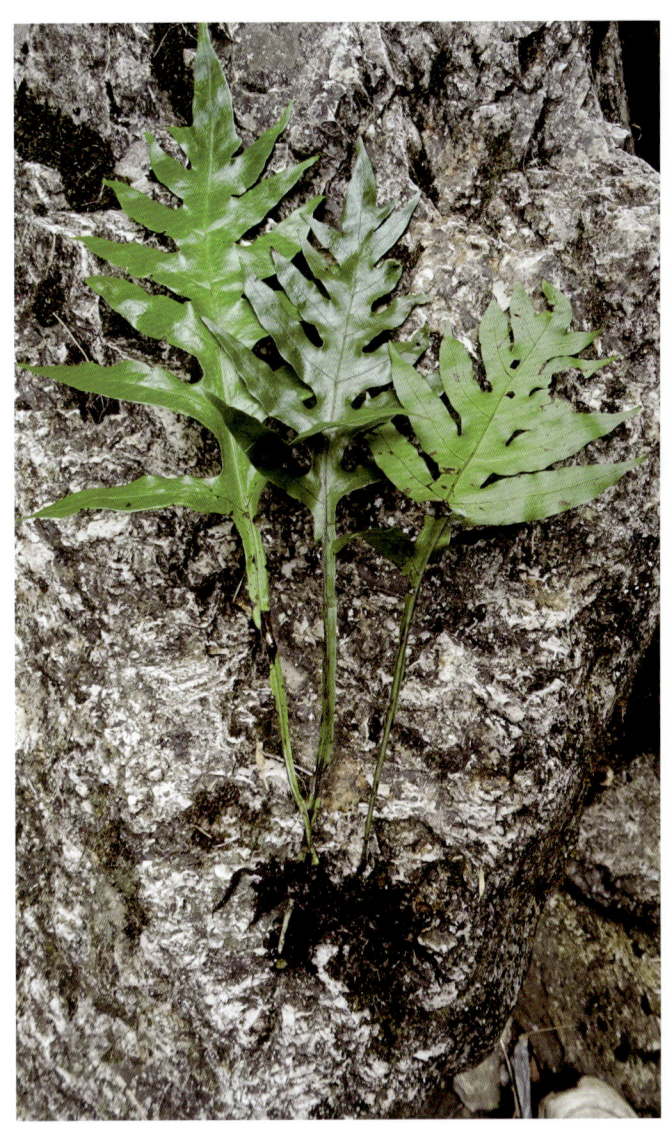
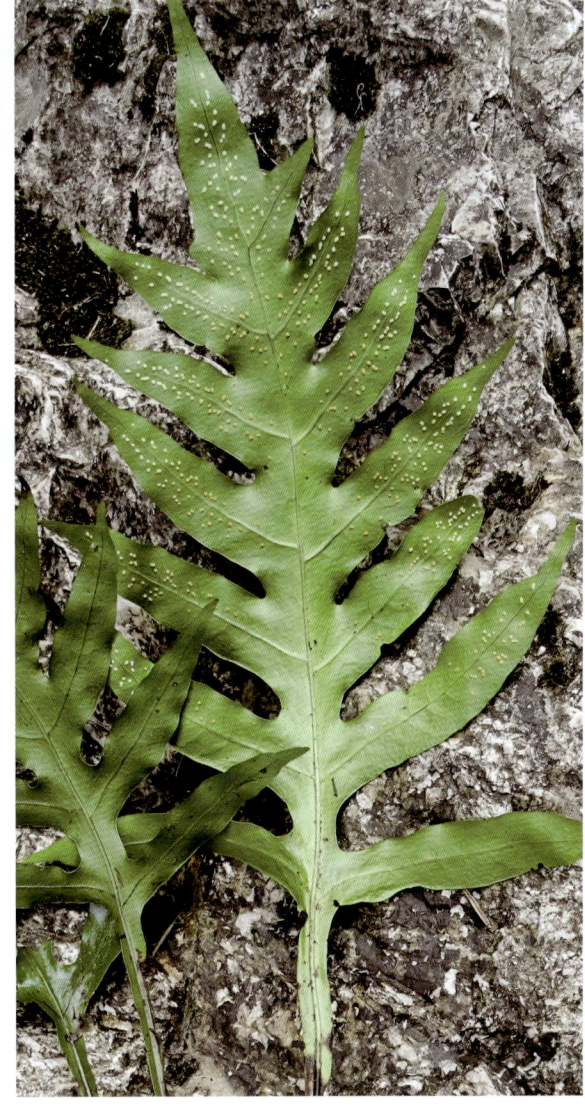

Hveb nad xif 江南星蕨

【Bit hsenb 俗名】七星剑、大石韦、旋鸡尾、剑刀蕨、金星蕨、连贴草、大叶骨牌草。

【Dios kob deis 基源】为水龙骨科植物江南星蕨 *Microsorum fortunei*（T. Moore）Ching 的根茎。

【Niangb bet deis 生长环境】喜生于树干上或墙缝中。分布于部分苗乡。

【Jox hsub 性味属经】性冷，味苦，属冷药，入热经。

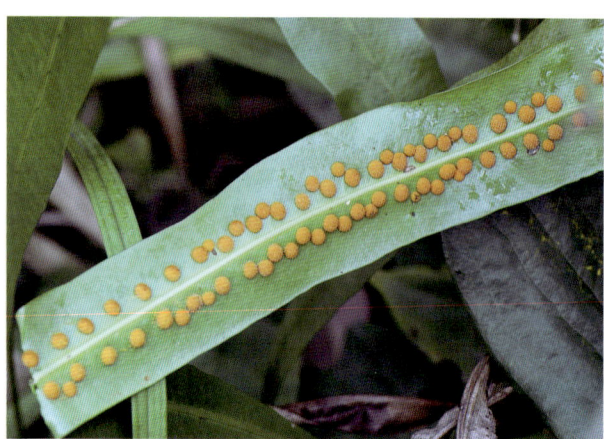

【Qet diel xid 功能主治】功能：hxub kib tat jab 清热解毒，ves hxangd tongb hxud 活血通络。主治：nais pot yens jab khang hxangd 肺痨咯血，dliangd bil dib sangb 跌打损伤，lod hsongd 骨折，ait gheb bal jid 劳伤，lol hxangd nais 鼻衄，dix khangd ghad niangs lol hxangd 内痔出血，dix guk 背痛。

【Ed not xus 用法用量】内服，煎汤，15～25 g；或浸酒服。外用，捣烂敷。

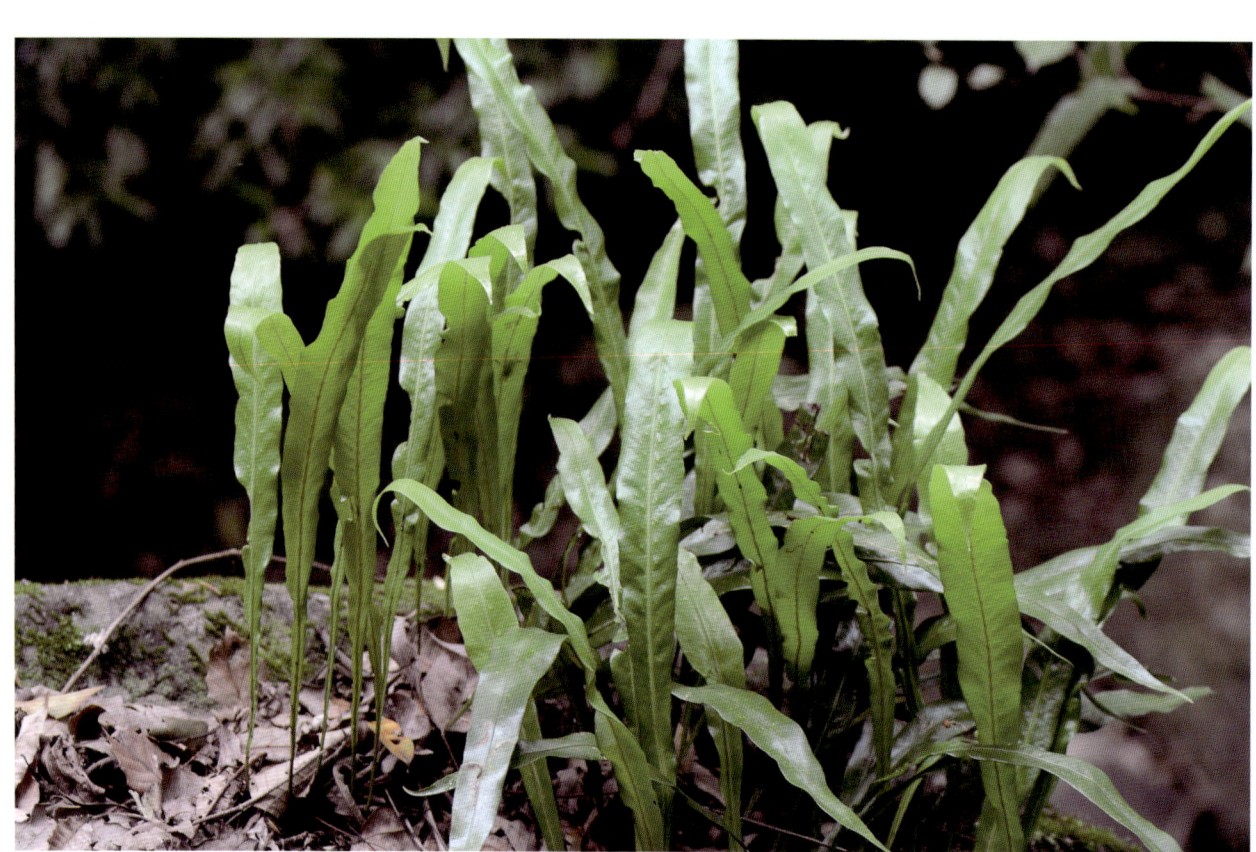

苹 科

Vob kik 苹

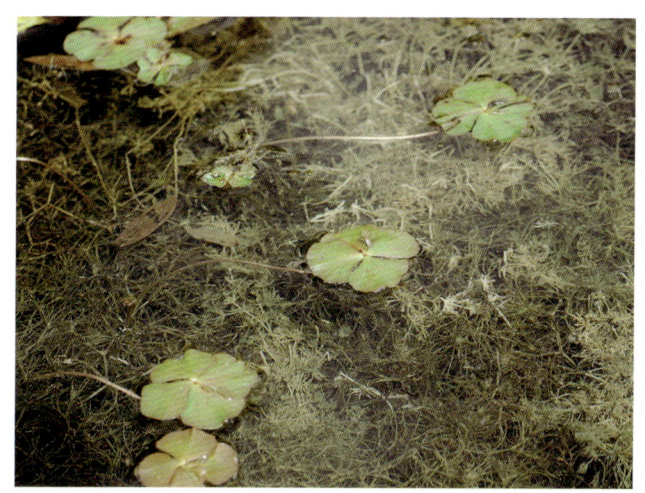

【Bit hsenb 俗名】大苹、十字草、田字草、四叶草、水浮钱、夜合草、破铜钱。

【Dios kob deis 基源】为苹科植物苹 *Marsilea quadrifolia* L. 的全草。

【Niangb bet deis 生长环境】生于塘库边浅水中或烂泥稻田里。分布于各地苗乡。

【Jox hsub 性味属经】性冷，味甘，属冷药，入热经。

【Qet diel xid 功能主治】功能：tongb eb dlax xuf 利水渗湿，hxub kib tat jab 清热解毒，seil hxangd dangf hxangd 凉血止血。主治：dib yens mongb diub 损伤腰痛，od hxangd 吐血，diuf od nul 肾炎，khak eb bus jid 糖尿病，khangd hfak pob xok 妇人阴道红肿，yens nangb gik 毒蛇咬伤。

【Ed not xus 用法用量】内服，煎汤，25～50 g；或捣汁服。外用，捣烂敷患处。

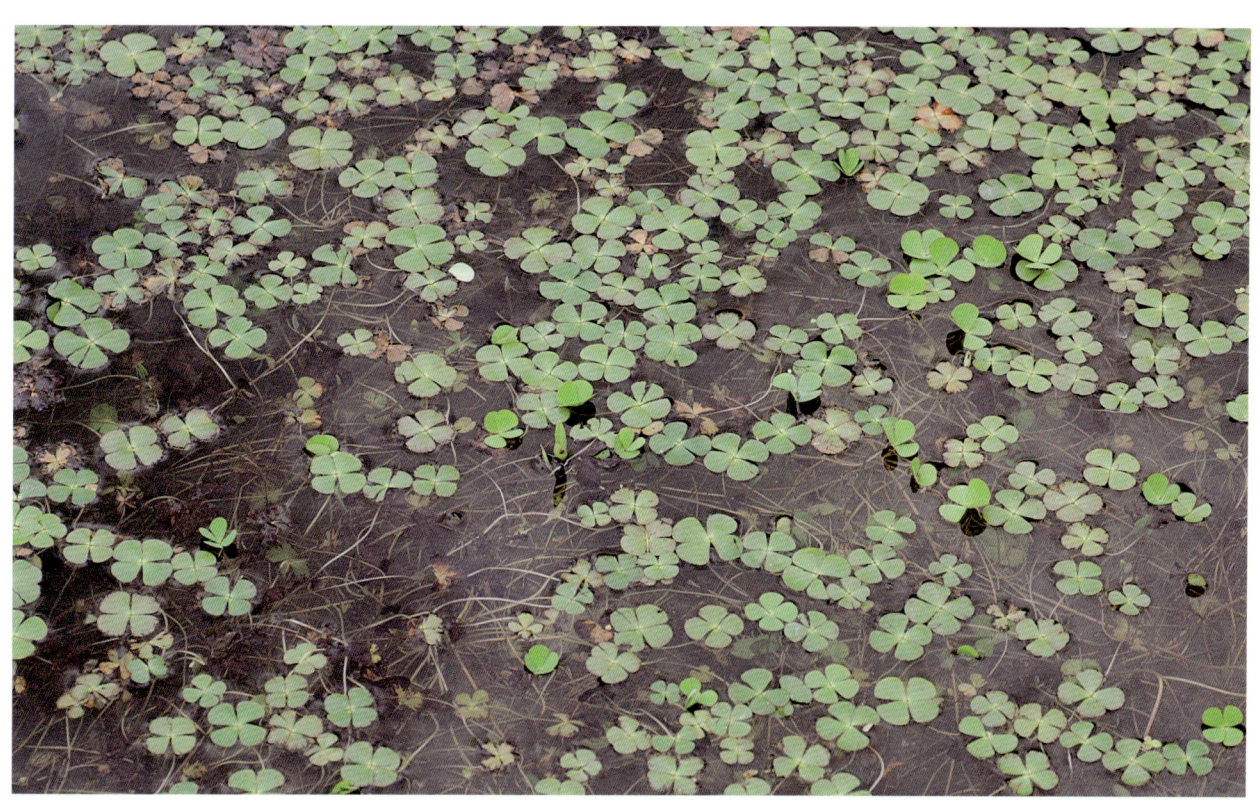

槐叶苹科

Box lix 槐叶苹

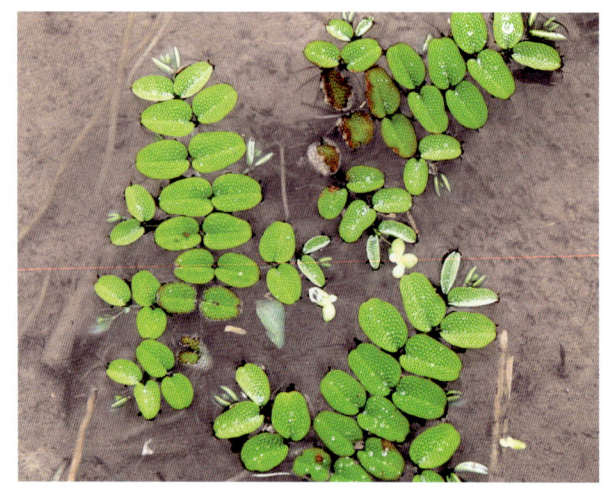

【Bit hsenb 俗名】马萍、麻藻、大浮萍、边箕苹、水百足、包田麻、蜈蚣草。

【Dios kob deis 基源】为槐叶苹科植物槐叶苹 *Salvinia natans*（L.）All. 的全草。

【Niangb bet deis 生长环境】喜生于水田、沟塘和静水溪沟中。分布于各地苗乡。

【Jox hsub 性味属经】性冷，味苦辛，属冷药，入热经。

【Qet diel xid 功能主治】功能：hxub kib tat jab 清热解毒，tat jit hxangd dangf mongb 化瘀止痛，ves hxangd 活血。主治：jit hxangd mongb 瘀血疼痛，pob wox 浮肿，dix gangb 疔疮，gangb daid eb 湿疹，kib eb kib dul 水火烫伤。

【Ed not xus 用法用量】内服，煎汤，25～50 g。外用，捣烂敷或煎汤熏洗。

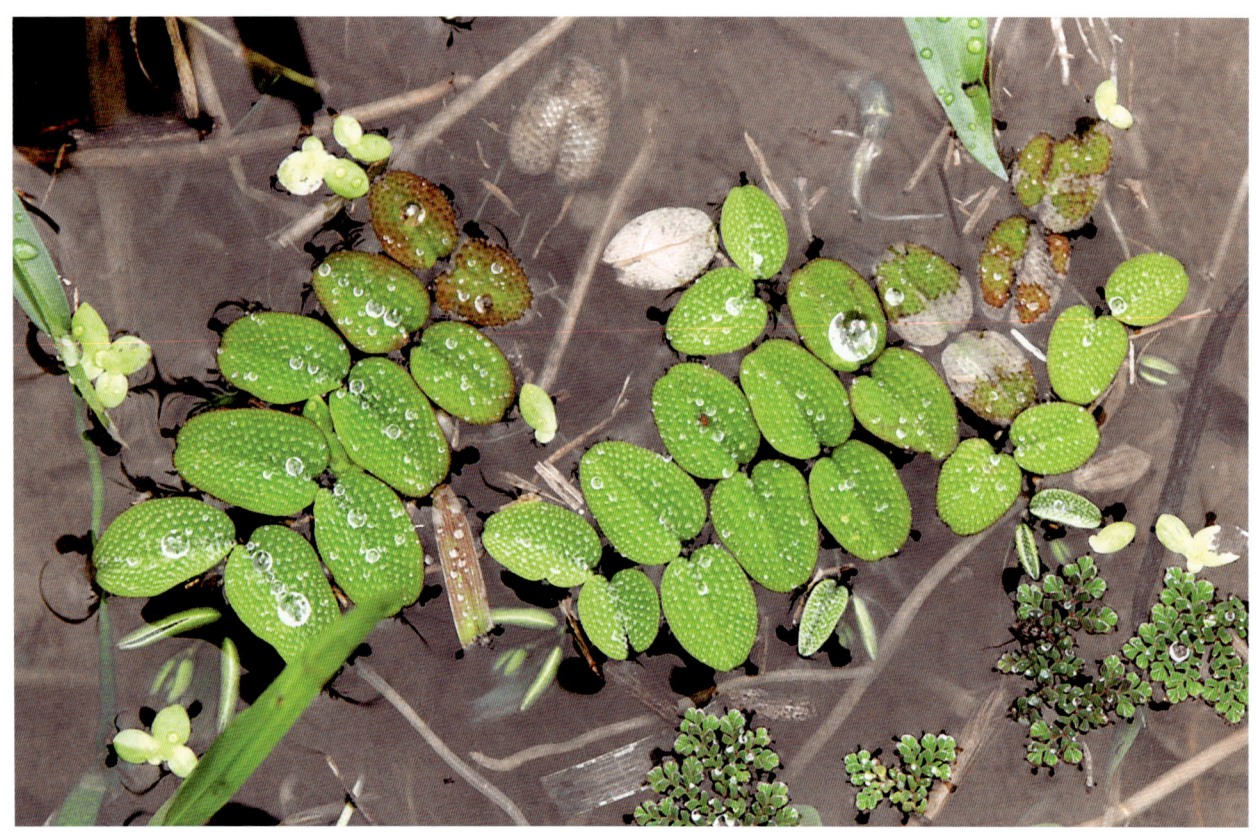

浮萍科

Box gas 青萍

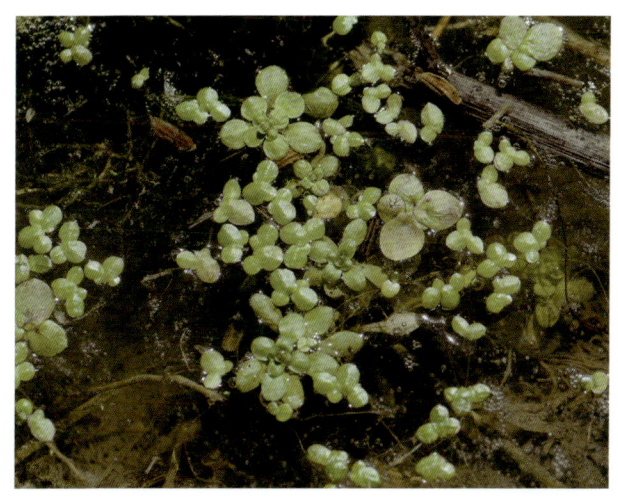

【Bit hsenb 俗名】水花、水萍、田萍、葆苹、浮萍、九子萍、浮萍草。

【Dios kob deis 基源】为浮萍科植物青萍 *Lemna minor* L. 的全草。

【Niangb bet deis 生长环境】生于水田、塘库、水池、静水溪沟中。分布于各地苗乡。

【Jox hsub 性味属经】性冷，味辛，属冷药，入热经。

【Qet diel xid 功能主治】功能：hxub kib tat jab 清热解毒，bongx hniangk tat kib 发汗祛热，tongb eb dlax xuf 利水渗湿。主治：mangb hfud kib jid 感冒发烧，diuf od nul bongt 急性肾炎，dix bus angt 痈肿，xud wal ax lol 小便不通。

【Ed not xus 用法用量】内服，煎汤，25～40 g；或入丸、散。外用，煎水熏洗，研末调敷。

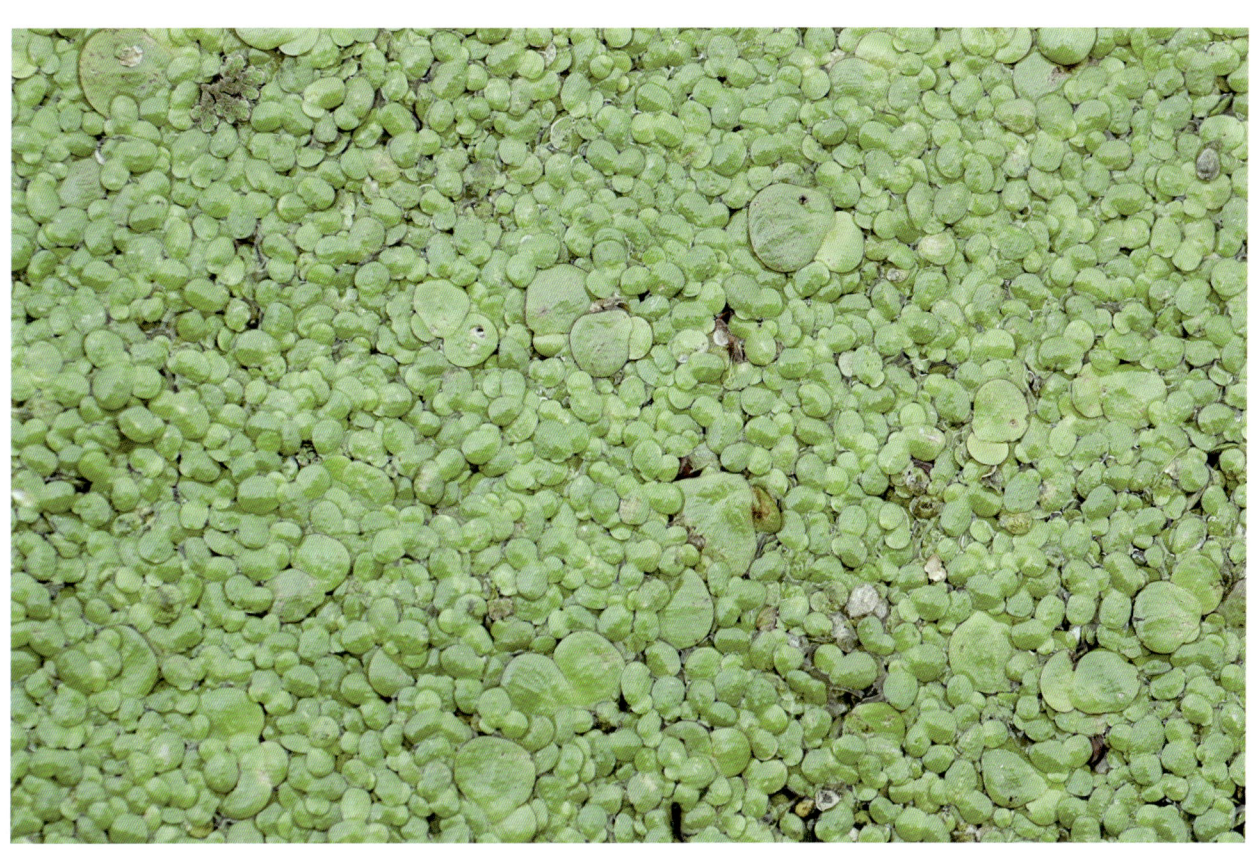

Box gas xok 紫背浮萍

【Bit hsenb 俗名】水苏、水藓、水帘、紫萍、田字草、小萍子、紫浮萍。

【Dios kob deis 基源】为浮萍科植物紫背浮萍 Spirodela polyrhiza Schleid. 的全草。

【Niangb bet deis 生长环境】生于低海拔地区湖沼、池塘或水田中。分布于各地苗乡。

【Jox hsub 性味属经】性冷，味辛，属冷药，入热经。

【Qet diel xid 功能主治】功能：hxub kib tat jab 清热解毒，tongb eb dlax xuf 利水渗湿。主治：mangb hfud kib jid 感冒发烧，hxangd nais lol ax dangf 衄血不止，pob lob pob bil 手脚水肿，ghab liut dud qut qat 皮肤瘙痒，kib eb kib dul 水火烫伤，lot nif jangx gangb 口舌生疮，xud wal ax lol 小便不通。

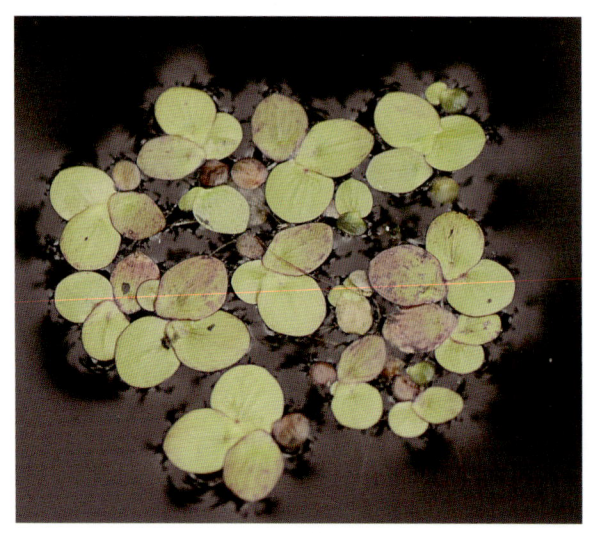

【Ed not xus 用法用量】内服，煎汤，25～30 g，捣汁入丸、散。外用，煎水熏洗，研末调敷。

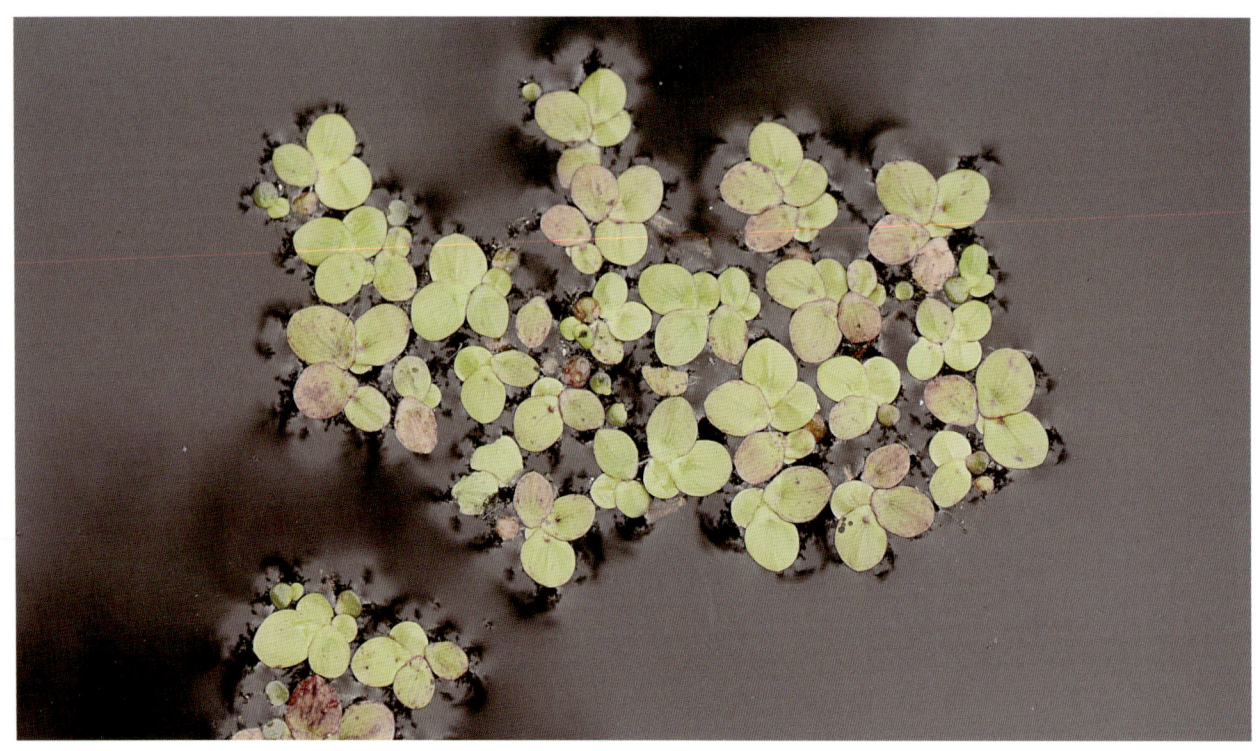

满江红科

Box lix 满江红

【Bit hsenb 俗名】浮飘、水浮萍、红浮萍、红浮飘、草无根、浮萍草。

【Dios kob deis 基源】为满江红科植物满江红 Azolla imbricata（Roxb.）Nakai 的全草或根。

【Niangb bet deis 生长环境】生于低山地区水田或静水塘库中。分布于各地苗乡。

【Jox hsub 性味属经】性冷，味辛，属冷药，入热经。

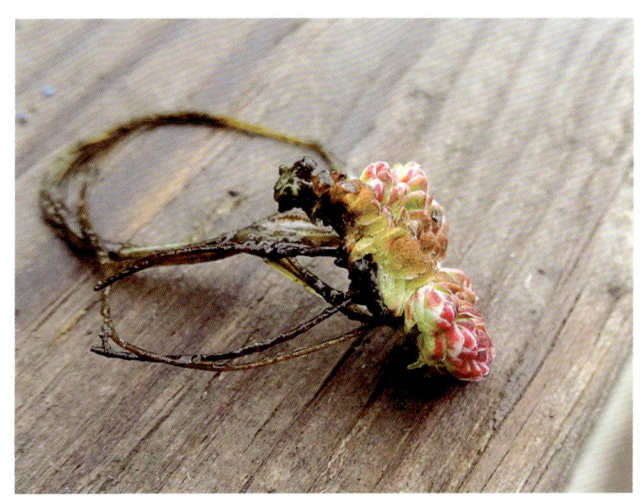

【Qet diel xid 功能主治】功能：hxub kib tat jab 清热解毒，hxub jent 祛风，bongx hniangk tat dud 发汗解表。主治：yens jent mongb 风湿痛，ait gheb ax bongx 麻疹不透，qub niangs jangx bod 腹中痞块，hxongb lax 九子疡，ghad eb dlub lol not 白带过多。

【Ed not xus 用法用量】内服，煎汤，25～30 g。外用，捣烂敷，煎水洗或热熨。

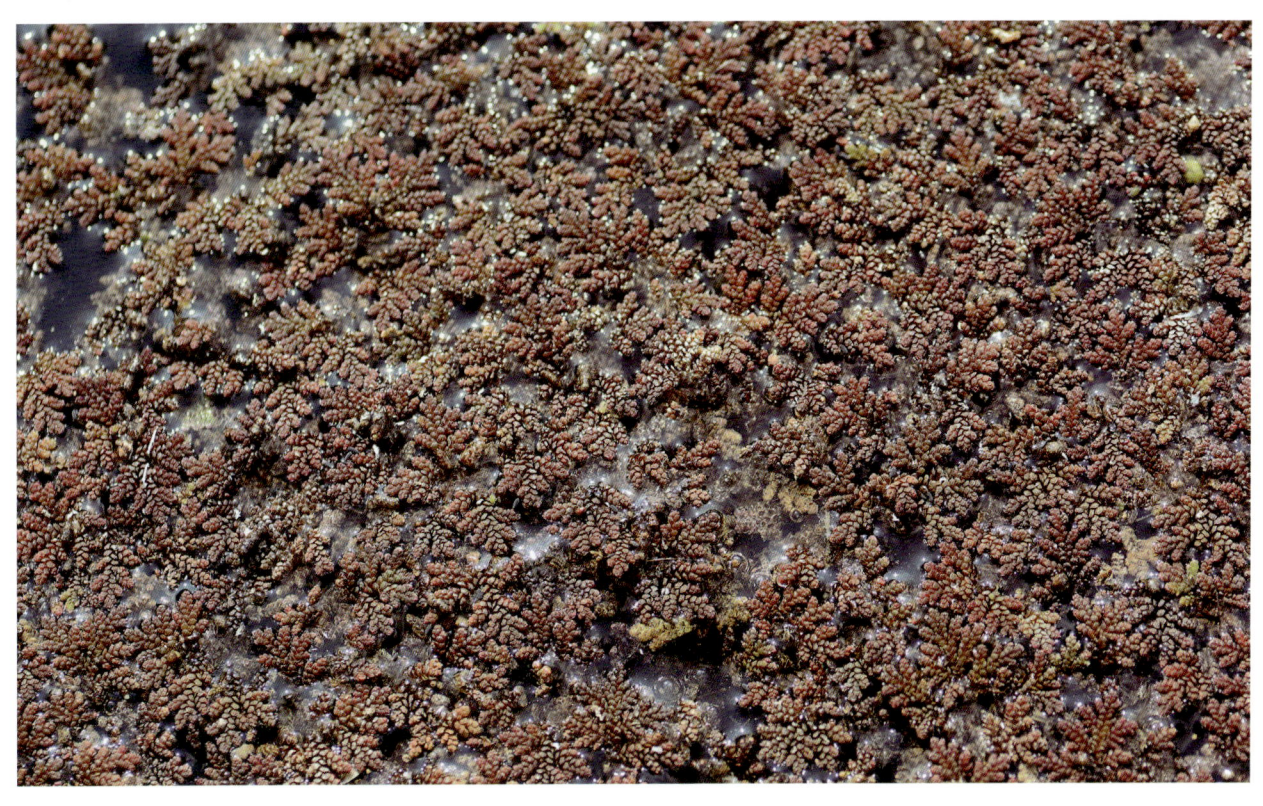

银杏科

Det mangb dlub 银杏

【Bit hsenb 俗名】白果、灵眼、公孙树、佛指甲、佛指柑、鸭掌树。

【Dios kob deis 基源】为银杏科植物银杏 *Ginkgo biloba* L. 的种子。

【Niangb bet deis 生长环境】野生于或栽培于村寨边。分布于部分苗乡。

【Jox hsub 性味属经】性平，味甘辛，属冷热两经药，入两经。

【Qet diel xid 功能主治】功能：hxub kib net nais pot 清热润肺，yis diuf yis jid niangs 益肾滋阴，dangf ngol vut bongt 止咳平喘。主治：hek bongt ngol 哮喘，nais gangb xongx 酒渣鼻，ghad eb dlub lol not 白带过多，dal ghad got 遗精症，xud wal lol ax hvit 小便不利，jib daib zal ghad 小儿腹泻。

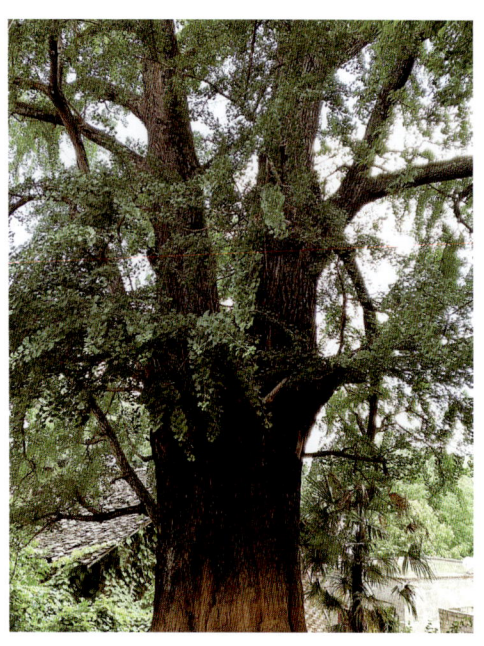

【Ed not xus 用法用量】内服，煎汤，8～15 g，捣汁服或入丸、散。

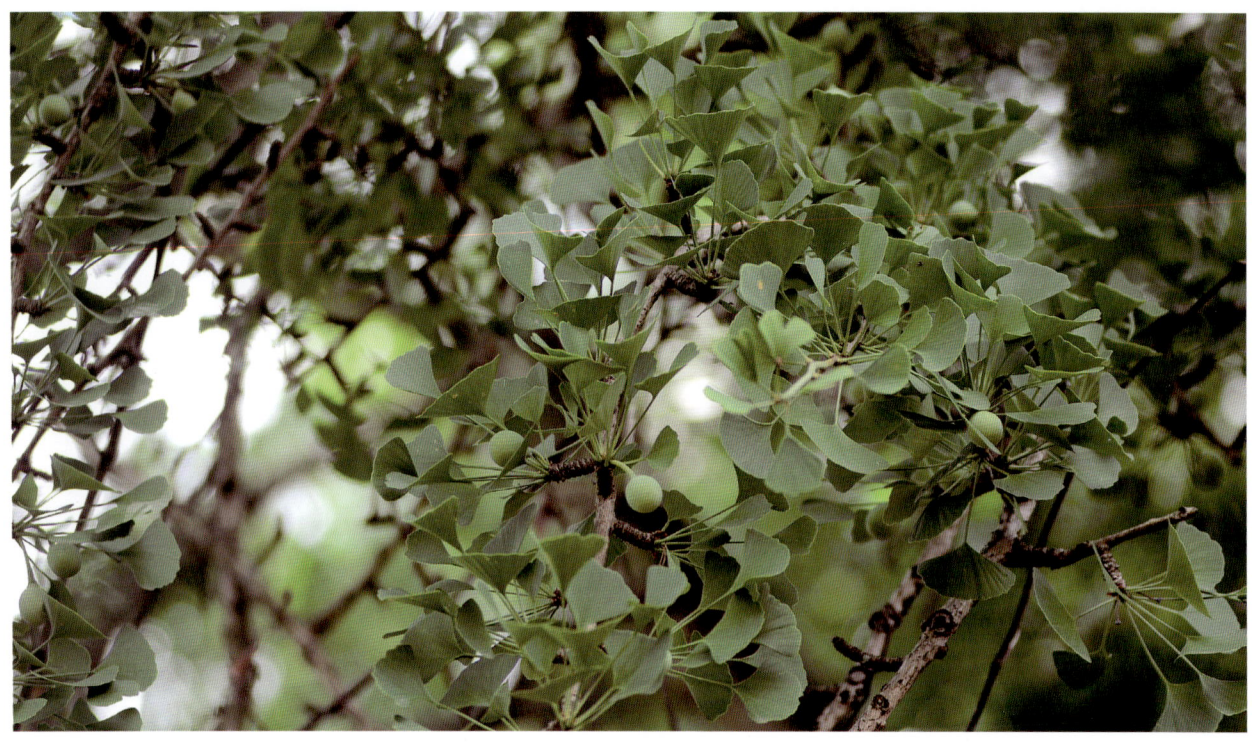

红豆杉科

Det ghad liod songb 红豆杉

【Bit hsenb 俗名】红豆杉、红果杉。

【Dios kob deis 基源】为红豆杉科植物红豆杉 *Taxus chinensis*(Pilger) Rehd. 的种子、树皮。

【Niangb bet deis 生长环境】生于深山中杂木树林内。分布于部分苗乡。

【Jox hsub 性味属经】性热，味香，属热药，入冷经。

【Qet diel xid 功能主治】功能：gangt xuf dib gangb 燥湿杀虫，yis hsongd tiod hxend 补骨强筋。主治：gangb jongb jangx 蛔虫病，lod hsongd 骨折。

【Ed not xus 用法用量】内服，炒熟煎汤，15～25 g。外用，捣烂敷患处。

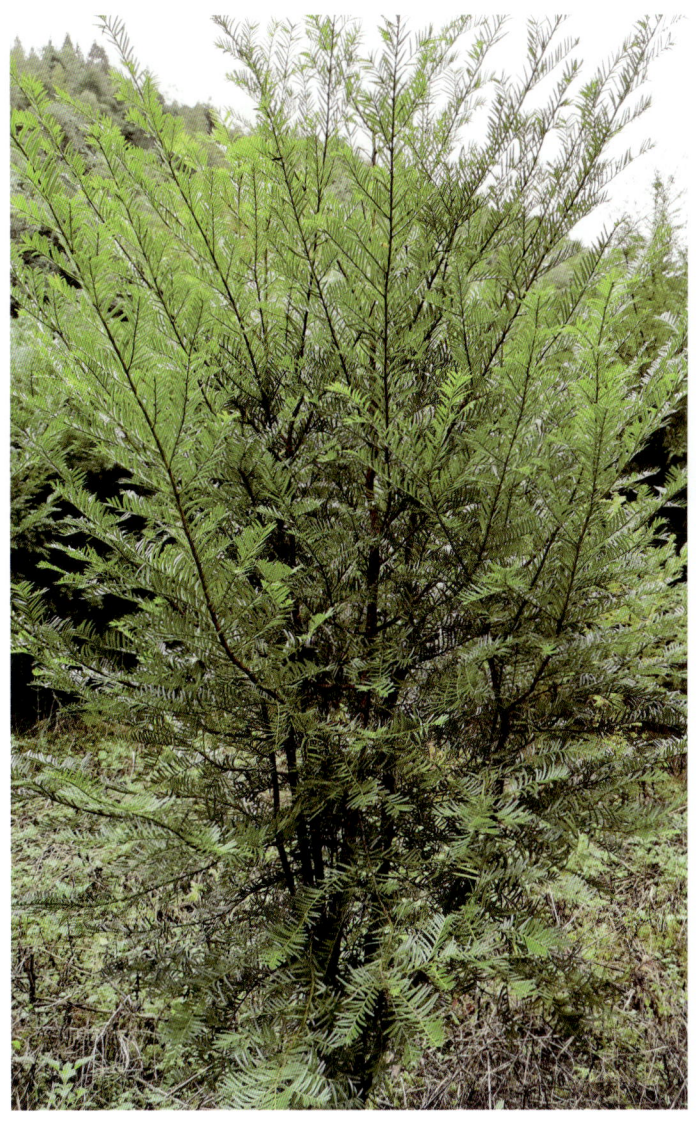
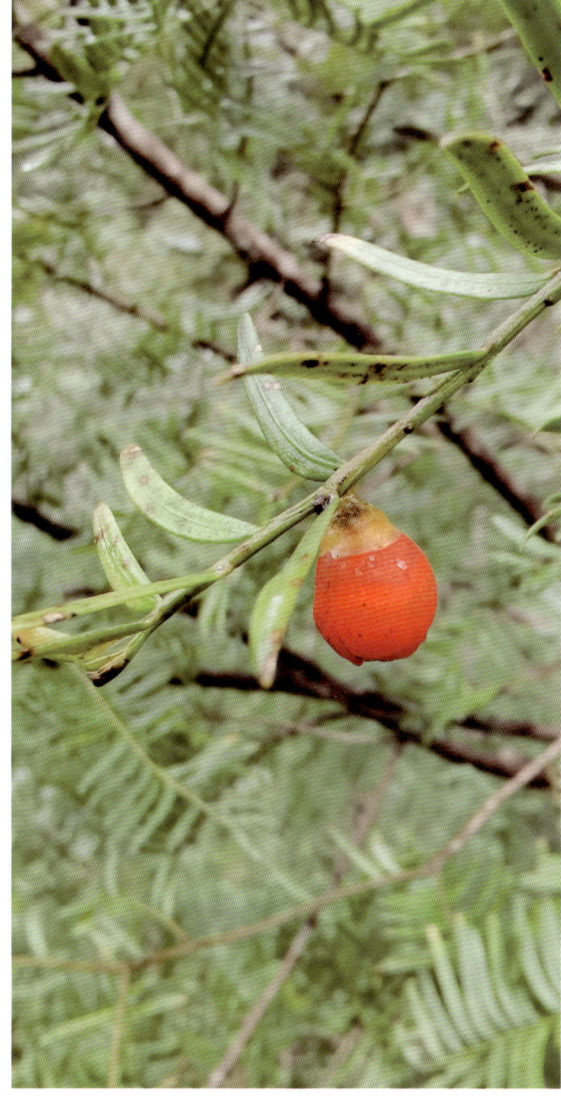

Det ghad liod songb lul 南方红豆杉

【Bit hsenb 俗名】木榧、玉榧、血榧、臭榧、野杉、红豆杉、美丽红豆杉。

【Dios kob deis 基源】为红豆杉科植物南方红豆杉 *Taxus mairei*（Lemee et Lévl.）S. Y. Hu 的种子、树皮。

【Niangb bet deis 生长环境】生于深山老林中或坡塝林缘。分布于部分苗乡。

【Jox hsub 性味属经】性热，味香，属热药，入冷经。

【Qet diel xid 功能主治】功能：yangx gad los gangd 消食化积，gangt xuf dib gangb 燥湿杀虫，langl ngaif 抗癌。主治：dinx gad xangd dit 食积饱胀，gangb jongb jangx 蛔虫病。

【Ed not xus 用法用量】内服，煎汤，25～30 g。

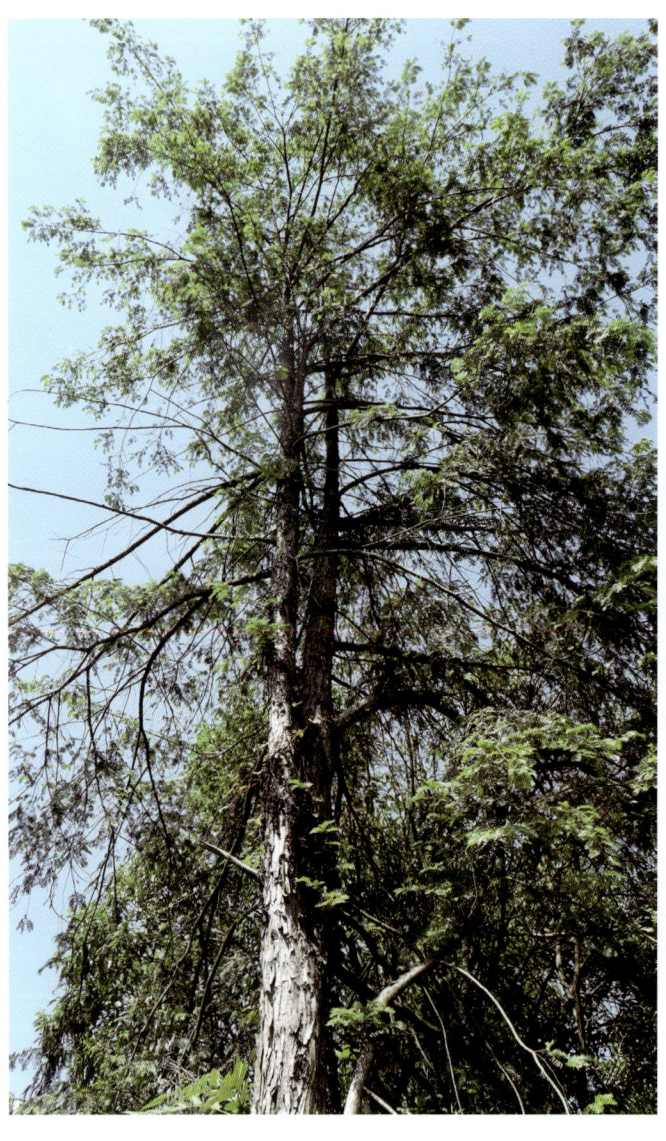
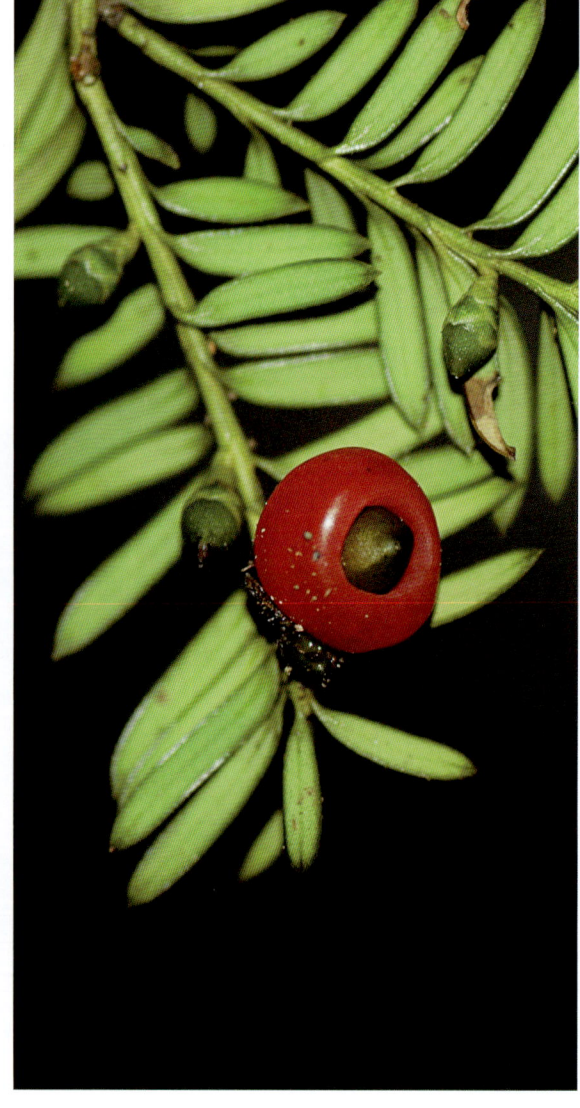

三尖杉科

Det jib eb 三尖杉

【Bit hsenb 俗名】水杉、红榧、三尖松、千年矮、岩杉木、雪叶白、野榧子。

【Dios kob deis 基源】为三尖杉科植物三尖杉 *Cephalotaxus fortunei* Hook. f. 的根、叶、皮。

【Niangb bet deis 生长环境】喜生于山沟溪边、山凹阴湿处或林中。分布于部分苗乡。

【Jox hsub 性味属经】性冷，味苦，属冷药，入热经。

【Qet diel xid 功能主治】功能：hxub kib tat jab 清热解毒，hxub jent dangf ngol 祛风止咳。主治：ait ngol 咳嗽，dinx vob gad 食积，gangb jongb jangx 蛔虫病，dlif ghab neib ghangb 脱肛，dlif ghab jed vangl daib 子宫脱垂。

【Ed not xus 用法用量】内服，煎汤，15～25 g；或泡酒服。外用，捣烂敷。

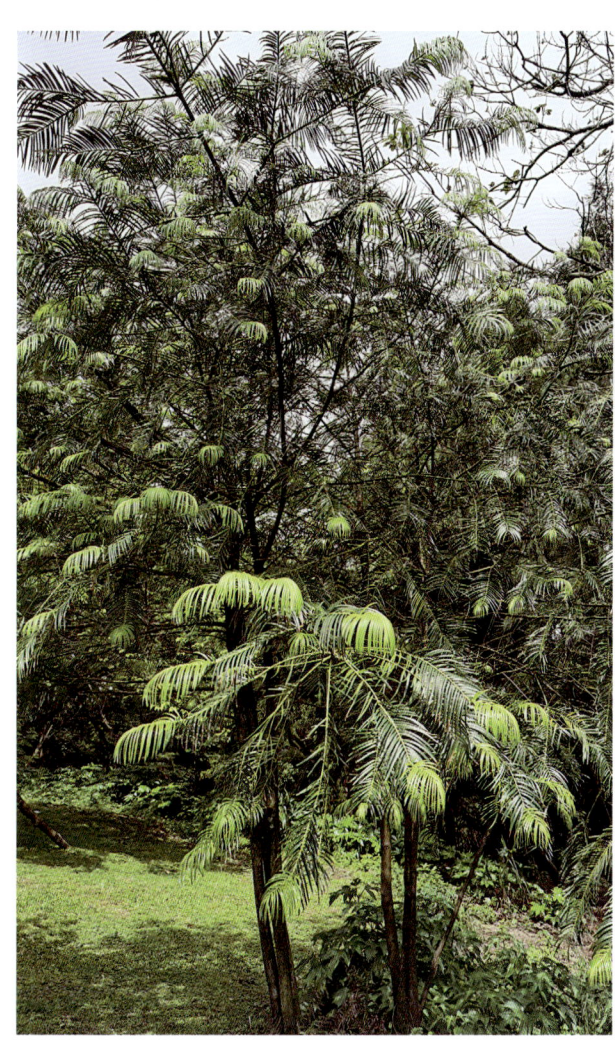
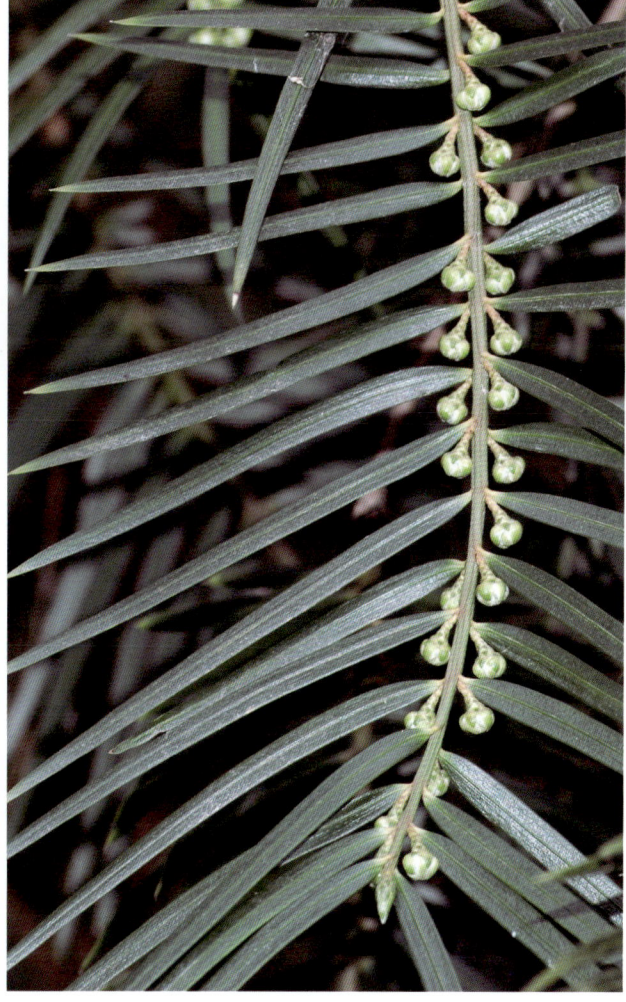

Det gif lol 粗榧

【Bit hsenb 俗名】木榧、香榧、血榧、红壳松、竹叶粗榧、鄂西粗榧。

【Dios kob deis 基源】为三尖杉科植物粗榧 Cephalotaxus sinensis（Rehd. et Wils.）Li 的种子。

【Niangb bet deis 生长环境】生于高海拔地区杂木林中或溪边谷间。分布于部分苗乡。

【Jox hsub 性味属经】性热，味香，属热药，入冷经。

【Qet diel xid 功能主治】功能：gangt xuf dib gangb 燥湿杀虫，net nais pot dangf ngol 润肺止咳，yangx gad los gangd 消食化积。主治：ngol lax hniut 陈年久咳，dinx vob gad 食积，gangb jongb jangx 蛔虫病。

【Ed not xus 用法用量】内服，煎汤，25～30 g。

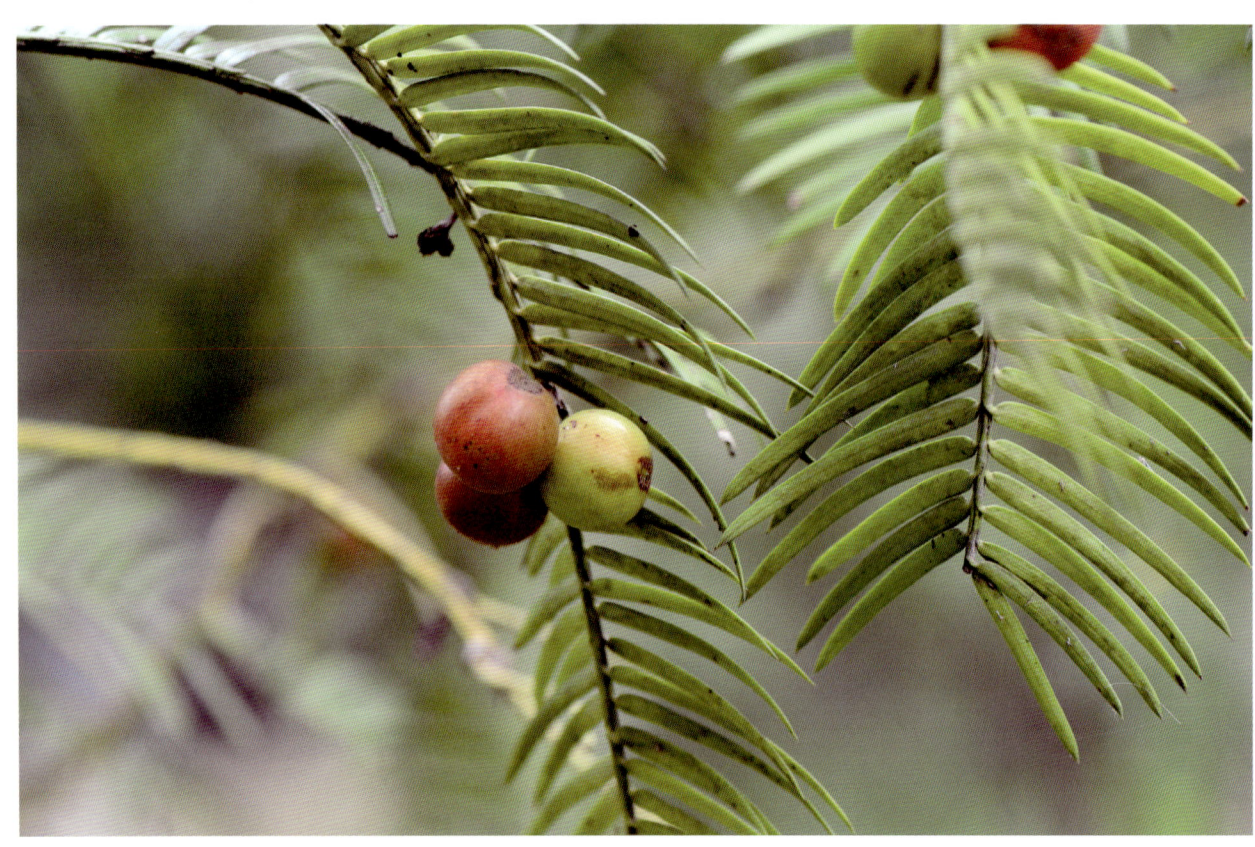

松 科

Bod gheid zot 松节

【Bit hsenb 俗名】松树节、松榔头、马尾松节、丛木树节。

【Dios kob deis 基源】为松科植物马尾松 *Pinus massoniana* Lamb. 的枝结节。

【Niangb bet deis 生长环境】生于坡塝、山丘等松林地。分布于各地苗乡。

【Jox hsub 性味属经】性热，味苦，属热药，入冷经。

【Qet diel xid 功能主治】功能：hxub jent gangt xuf 祛风燥湿，tad hxend tongb hxud 舒筋通络，hxenk angt dangf mongb 消肿止痛。

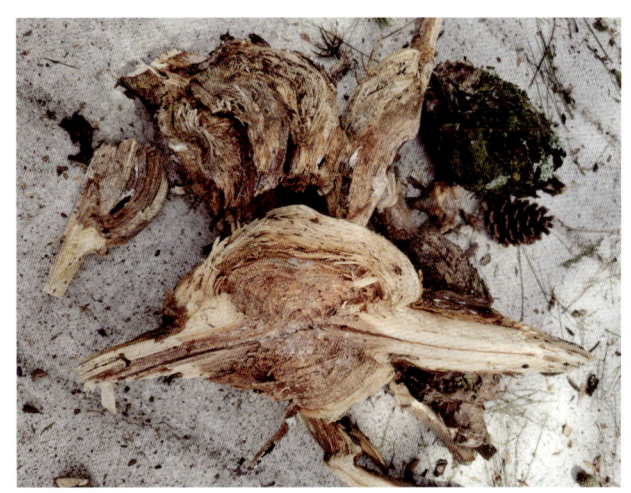

主治：dliangd bil bal jid niangs 跌摔内伤，yens jent mongb ghut hsongd 风湿性关节炎，mongb lob mongb bil 四肢疼痛，hxuk hxud lob 脚转筋，diongb hmangt ait mais gheib 夜盲症。

【Ed not xus 用法用量】内服，煎汤，15～25 g；或浸酒。外用，浸酒涂擦。

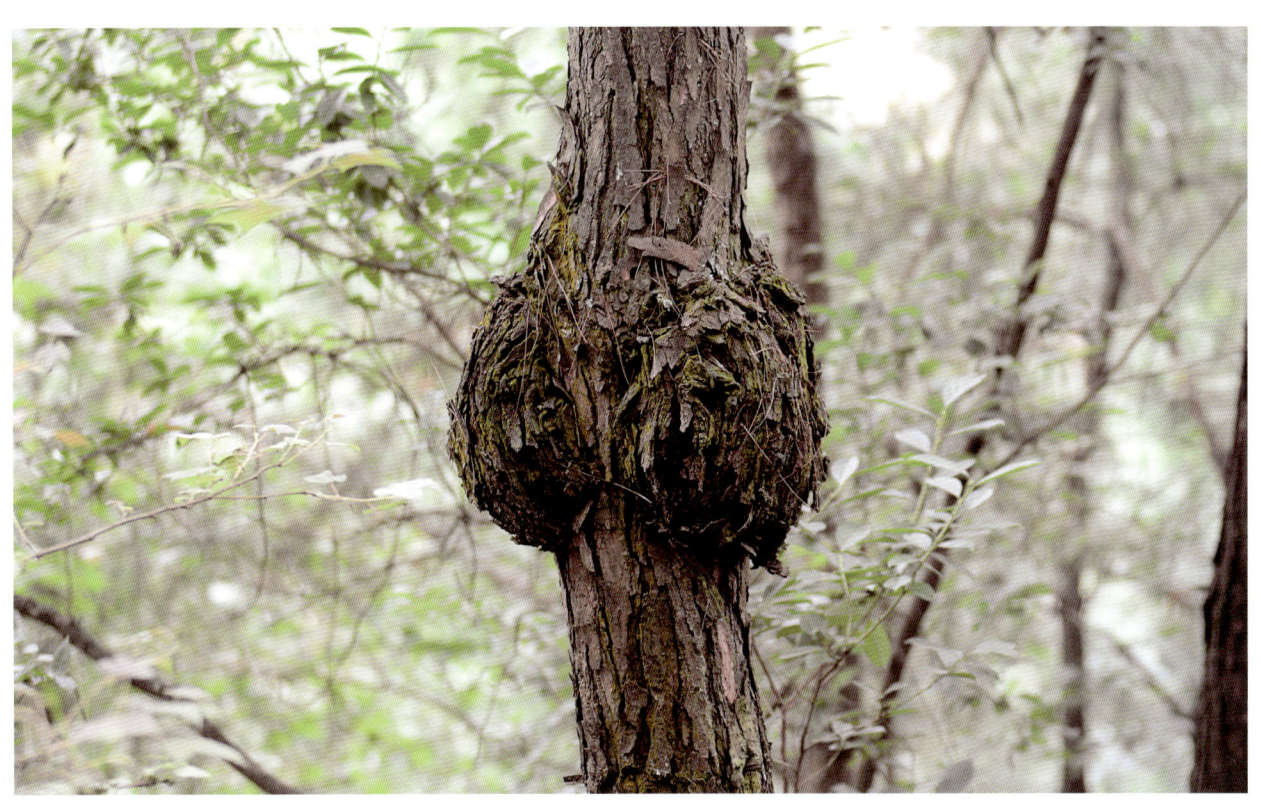

Det gheid 松树

【Bit hsenb 俗名】松节、云南松、松郎头、油松节、黄松木节。

【Dios kob deis 基源】为松科植物马尾松 Pinus massoniana Lamb. 的叶、根、松香、松球。

【Niangb bet deis 生长环境】生于坡塝林地。分布于各地苗乡。

【Jox hsub 性味属经】性冷，味苦，属冷药，入热经。

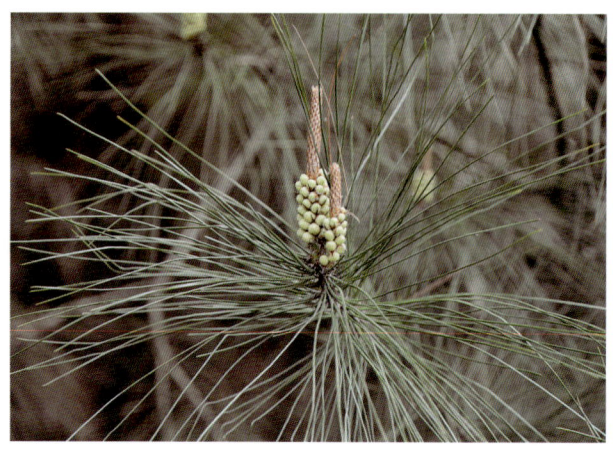

【Qet diel xid 功能主治】功能：hxub jent gangt xuf 祛风燥湿，dias bus liangs ngix 排脓生新，dex jab dangf mongd 拔毒止痛。主治：dliangd bil neit mongb 跌打扭伤，mongb hsongd hxend 筋骨疼痛，dlongx naix 耳聋，jif hxongb lax 淋巴结结核溃烂，ghab liut dud qut qat 皮肤瘙痒，khob jangx gangb xongx 头癣。

【Ed not xus 用法用量】内服，煎汤，15～25 g；或浸酒。外用，浸酒涂擦。

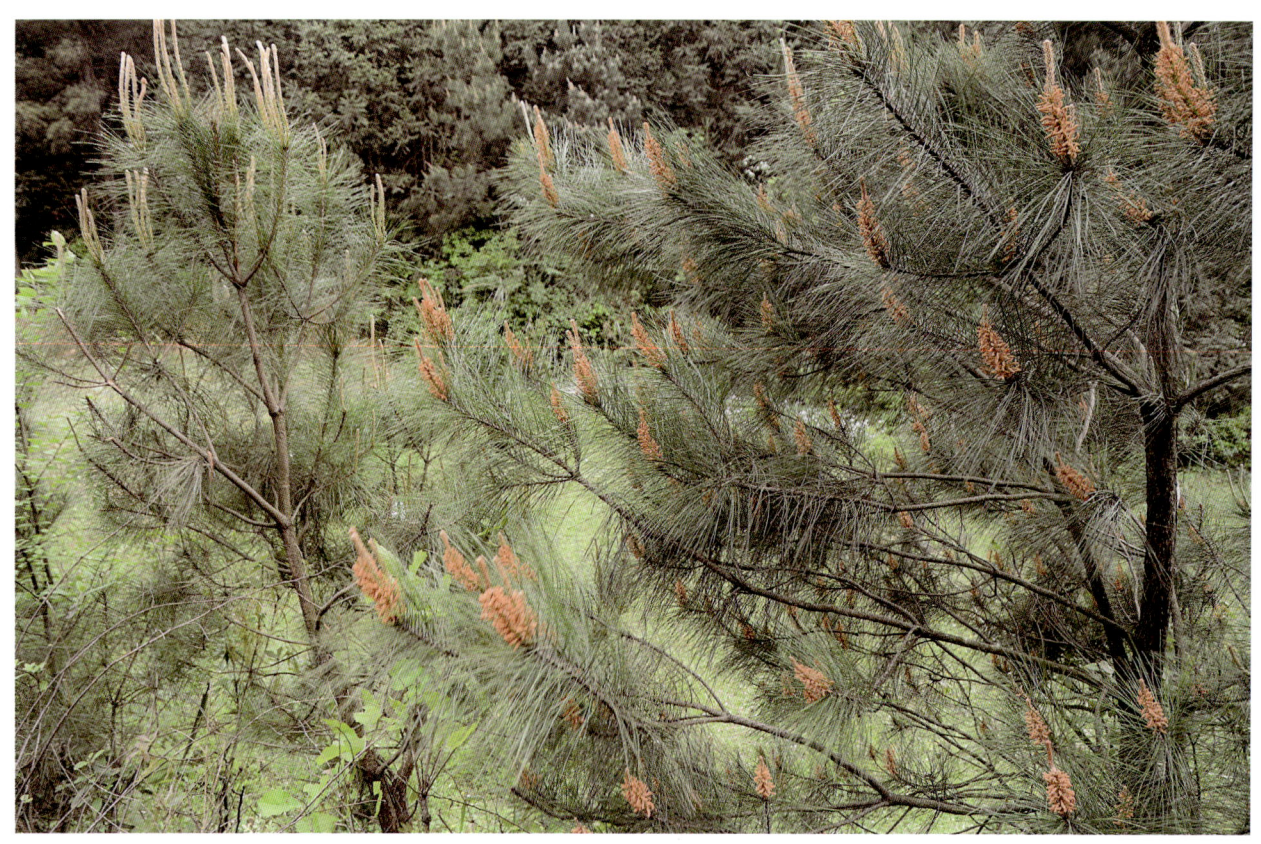

杉 科

Det jib 杉木

【Bit hsenb 俗名】正木、杉树、沙木、沙树、刺杉、檠木、广叶杉。

【Dios kob deis 基源】为杉科植物杉木 Cunninghamia lanceolata（Lamb.）Hook. 的根、皮、叶、油脂。

【Niangb bet deis 生长环境】生于土壤较深厚地区坡塝林地。分布于各地苗乡。

【Jox hsub 性味属经】性热，味辛，属热药，入冷经。

【Qet diel xid 功能主治】功能：yis bongt dangf mongb 益气止痛，bail wat tat jab 辟秽解毒。主治：dliangd bil dib sangb 跌打损伤，mongb ghut hsongd 关节炎，zangs od zal 霍乱，nit diongx hxangd 高血压，ghab naix hmid pob mongb 牙龈肿痛，got ax gek 阳痿。

【Ed not xus 用法用量】内服，煎汤，25～30 g。外用，捣烂敷或研末调敷。

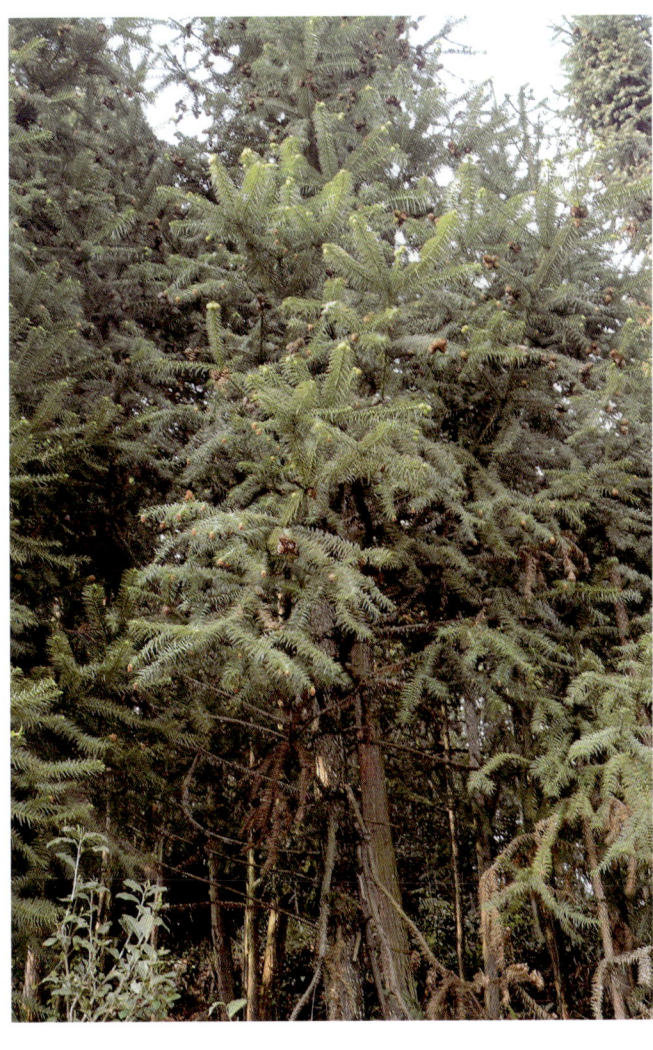
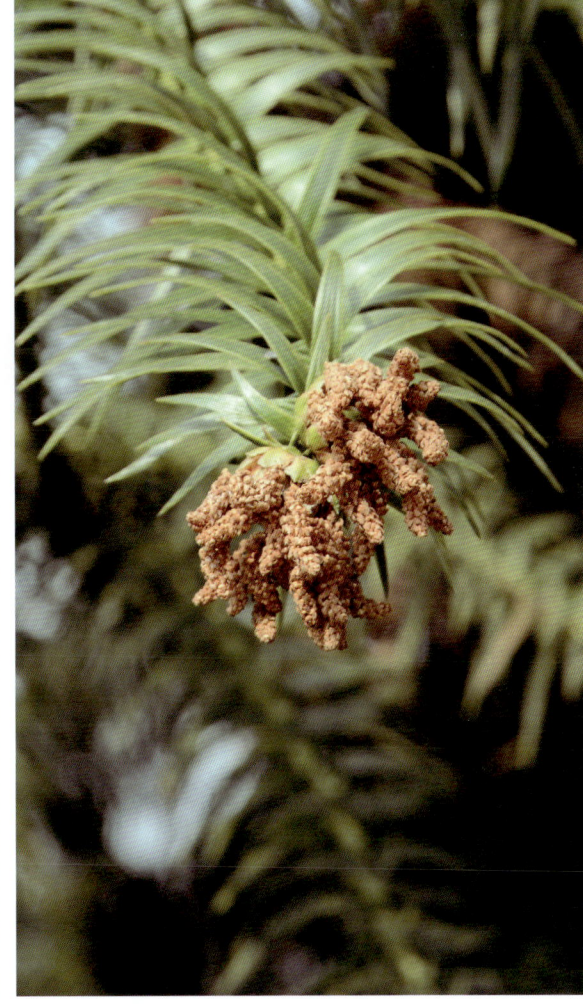

柏 科

Det jib gab 翠柏

【Bit hsenb 俗名】桧、刺柏、红心柏、真珠柏。

【Dios kob deis 基源】为柏科植物翠柏 *Calocedrus macrolepis* Kurz 的果实、根皮。

【Niangb bet deis 生长环境】生于坡塝或村寨边，有栽培。分布于部分苗乡。

【Jox hsub 性味属经】性冷，味苦涩，属冷药，入热经。

【Qet diel xid 功能主治】功能：hxub jent tongb hxud 祛风通络，ves hxangd tat jab 活血解毒。主治：mongb ghut hsongd 关节炎，yens xit lol hxangd 刀伤出血，hluk dul 火烫伤，yens diangx kib 油灼伤。

【Ed not xus 用法用量】内服，煎汤，15～25 g。外用，捣烂包患处。

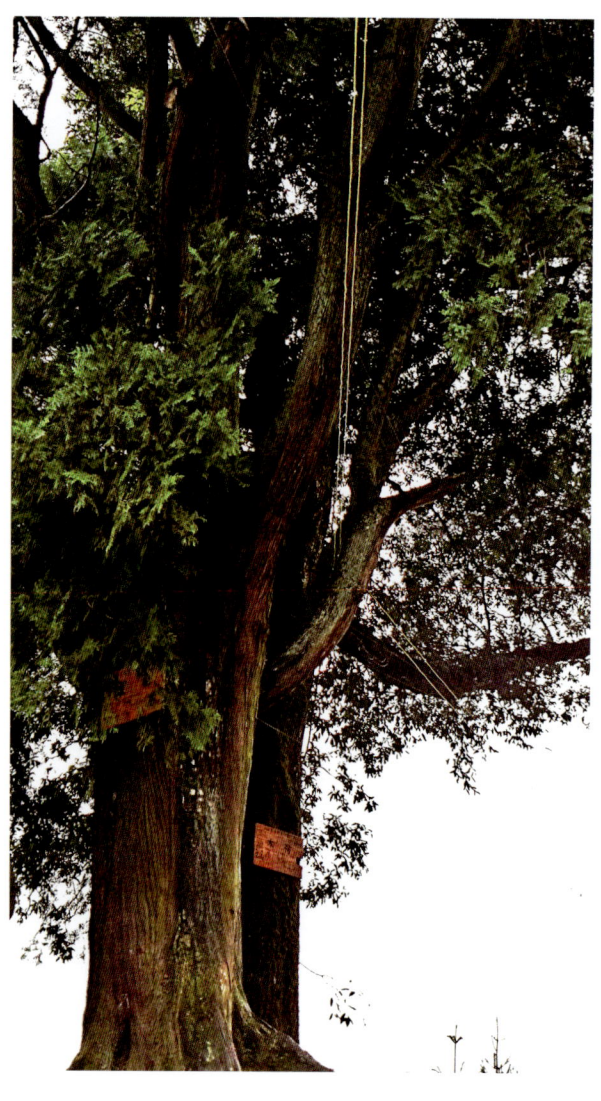
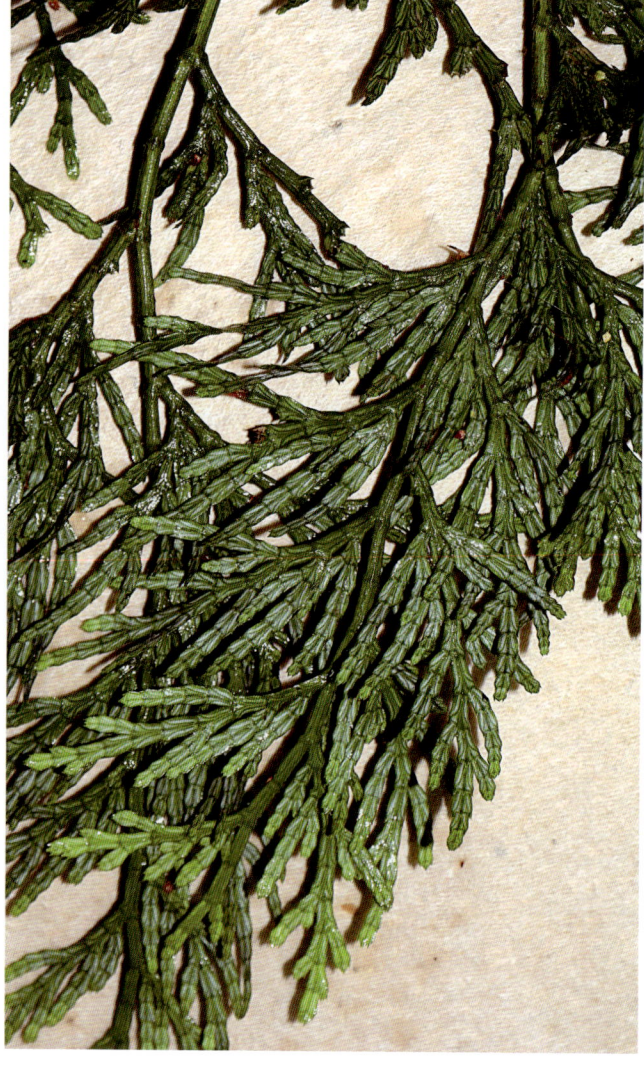

Det hxangb 柏木

【Bit hsenb 俗名】香柏、柏木树、香扁柏、垂丝柏、扫寻柏、密密松。

【Dios kob deis 基源】为柏科植物柏木 Cupressus funebris Endl. 的枝叶或根白皮、果仁、油脂。

【Niangb bet deis 生长环境】为绿化、观赏树之一，多为人工栽培。分布于部分苗乡。

【Jox hsub 性味属经】性热，味苦辛，属热药，入冷经。

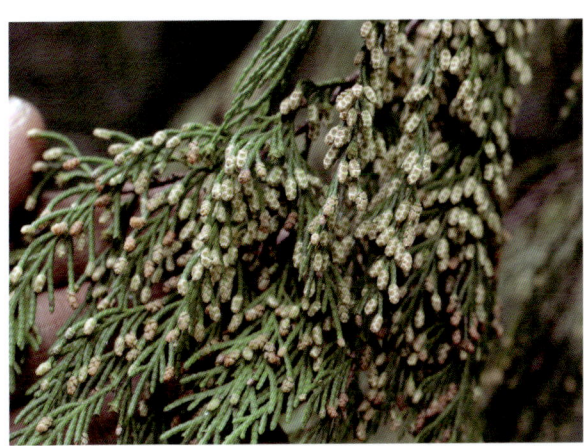

【Qet diel xid 功能主治】功能：seil hxangd dangf hxangd 凉血止血，hxub jent dangf hnind 祛风安神。主治：yens xit lol hxangd 刀伤出血，od hxangd 吐血，mangb hfud mongb khob 感冒头痛，mongb daif gad 胃痛（胸口痛），yens diangx kib 油灼伤，kib eb 烫伤。

【Ed not xus 用法用量】内服，煎汤，15～25 g。外用，捣烂敷或研末调敷。

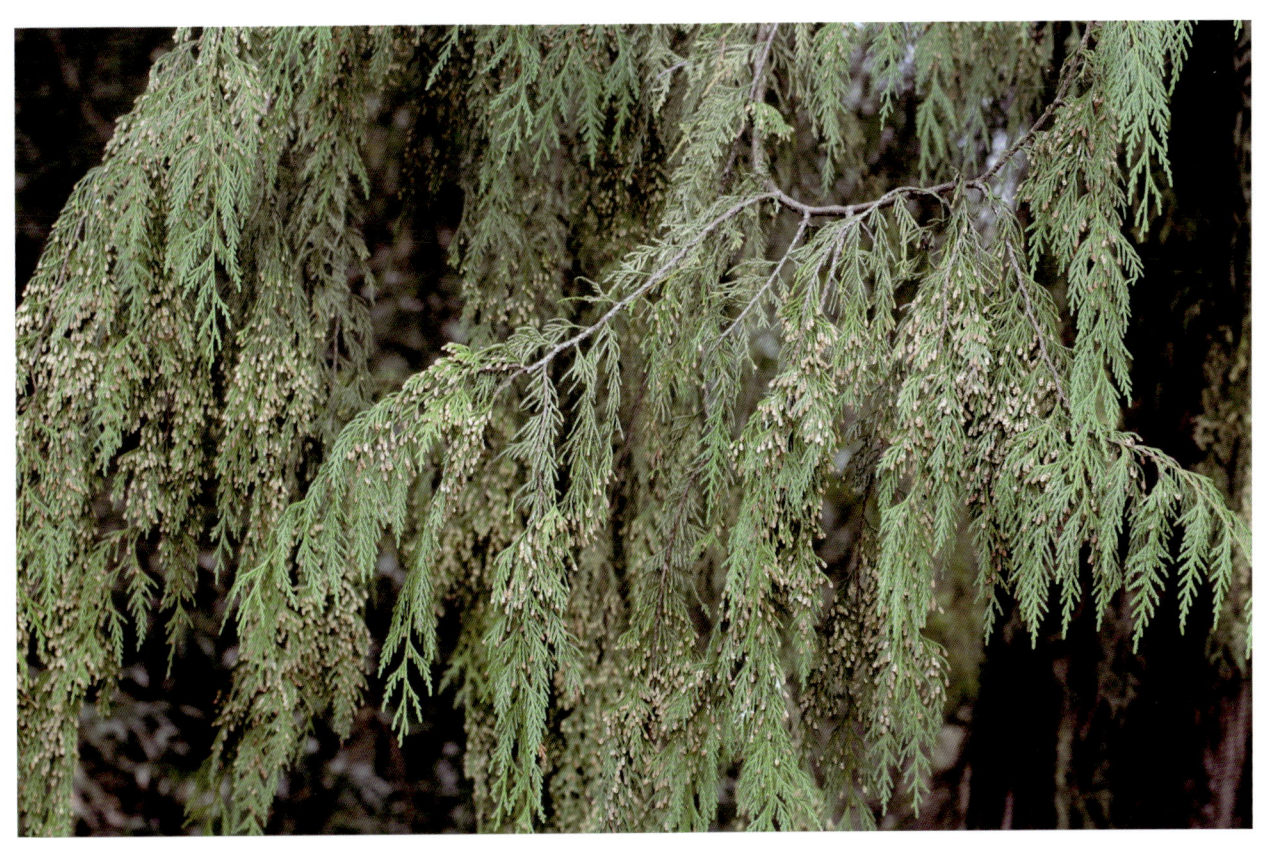

Det heid liof 侧柏

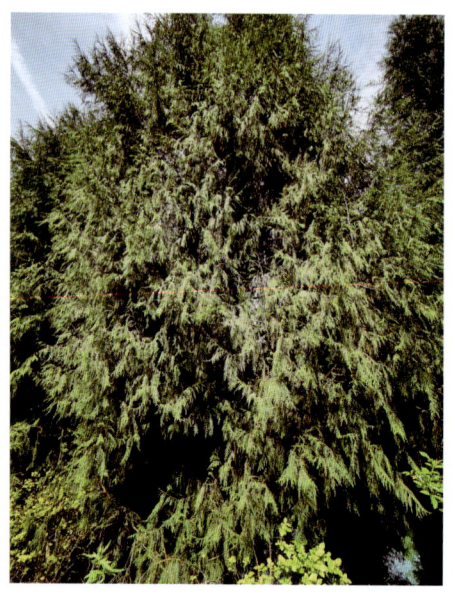

【Bit hsenb 俗名】柏、扁柏、香柏、片松、丛柏、崖柏、黄心柏。

【Dios kob deis 基源】为柏科植物侧柏 *Biota orientalis* (L.) Endil 的根白皮、嫩枝与叶。

【Niangb bet deis 生长环境】喜生于土壤瘠薄山地，有栽培。分布于部分苗乡。

【Jox hsub 性味属经】性冷，味苦涩，属冷药，入热经。

【Qet diel xid 功能主治】功能：tat pob jab 散肿毒，seil hxangd dangf hxangd 凉血止血，hxub jent hxenk net 祛风除湿。主治：nit diongx hxangd 高血压，od hxangd ax dangf 吐血不止，ghab jed diongx hfud nais pob od nul 支气管炎，hsot ud ax dait 月经持久不断，gid niangs angt bus 深部脓肿，zal ghad jud 酒痢。

【Ed not xus 用法用量】内服，煎汤，15～25 g；或入丸、散。外用，煎水洗或捣烂敷。

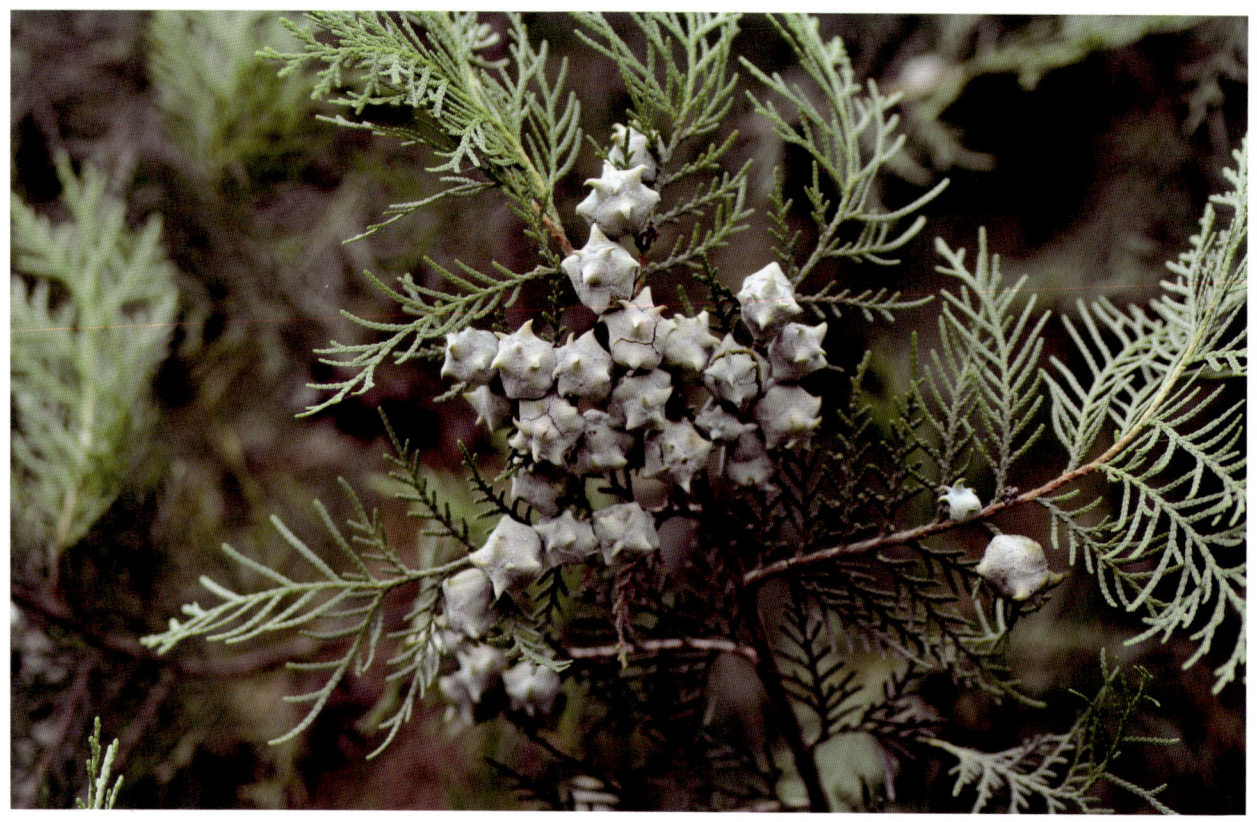

白花丹科

Det niot vuas 白花丹

【Bit hsenb 俗名】一见消、千里急、白皂药、天槟榔、白雪花、草莲花、野茉莉。

【Dios kob deis 基源】为白花丹科植物白花丹 *Plumbago zeylanica* Linn. 的全株。

【Niangb bet deis 生长环境】喜生于灌木丛、杂木林、村寨边，有栽培。分布于部分苗乡。

【Jox hsub 性味属经】性热，味苦辛，属热药，入冷经。

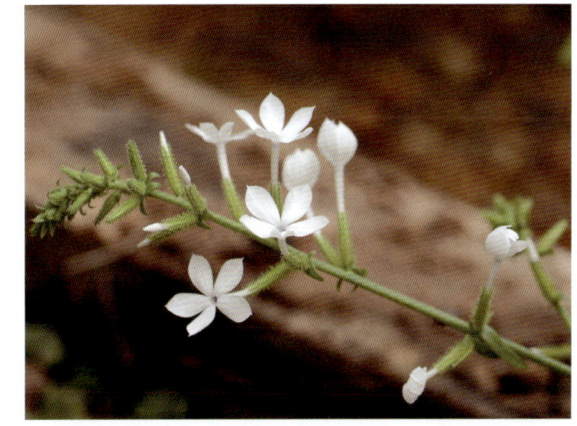

【Qet diel xid 功能主治】功能：tat jit hxangd hxenk angt 散瘀消肿，hxub jent hxenk net 祛风除湿。主治：kib seil 疟疾，dliangd bil neit mongb 跌打扭伤，yens jent mongb ghut hsongd 风湿性关节炎，gangb vas ghed dlot 牛皮癣，khangd ghad angt bus 肛周脓肿。

【Ed not xus 用法用量】内服，煎汤，15～25 g。外用，煎水洗或捣烂敷。

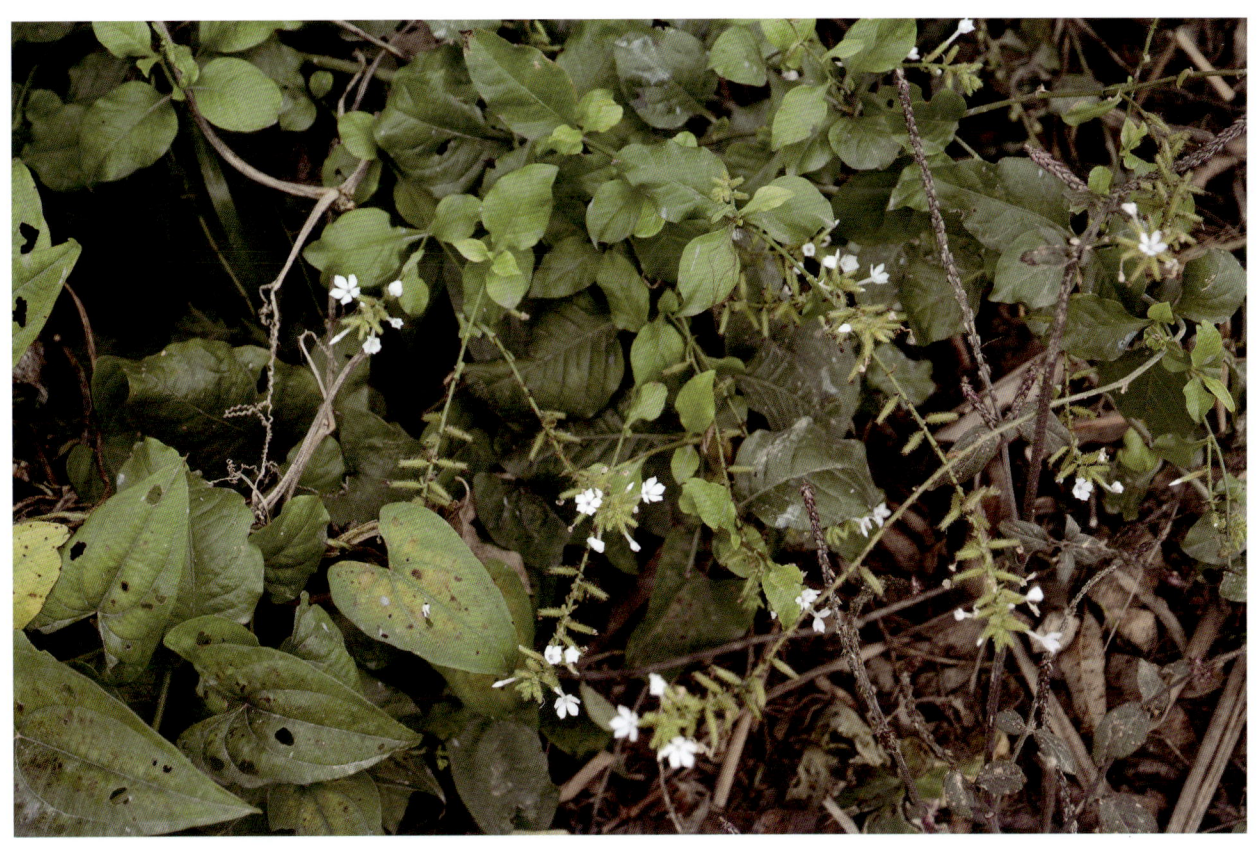

Vob liangl lab 紫金莲

【Bit hsenb 俗名】红金莲、转子莲、搬到甑、紫金标。

【Dios kob deis 基源】为白花丹科植物紫金莲 Ceratostigma uillmottianum Stapf. 的全草。

【Niangb bet deis 生长环境】喜生于岩石山阴处，路旁。分布于部分苗乡。

【Jox hsub 性味属经】性热，味甘，属热药，入冷经。

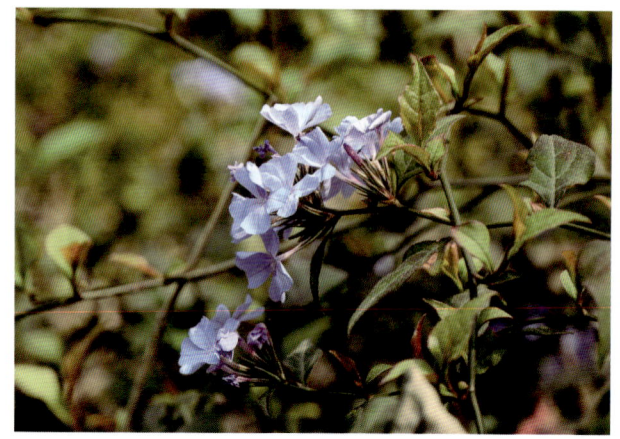

【Qet diel xid 功能主治】功能：ves hxangd tat jit hxangd 活血化瘀，liangs ngix dangf mongb 生新止痛。主治：hsenk hsongd 接骨，dliangd bil dib sangb 跌打损伤，neit lis 扭伤，xenb od nul 胆囊炎，mongb qub 腹痛，buk dux mongb 胃炎。

【Ed not xus 用法用量】内服，煎汤，20～30 g。外用，捣烂敷患处。

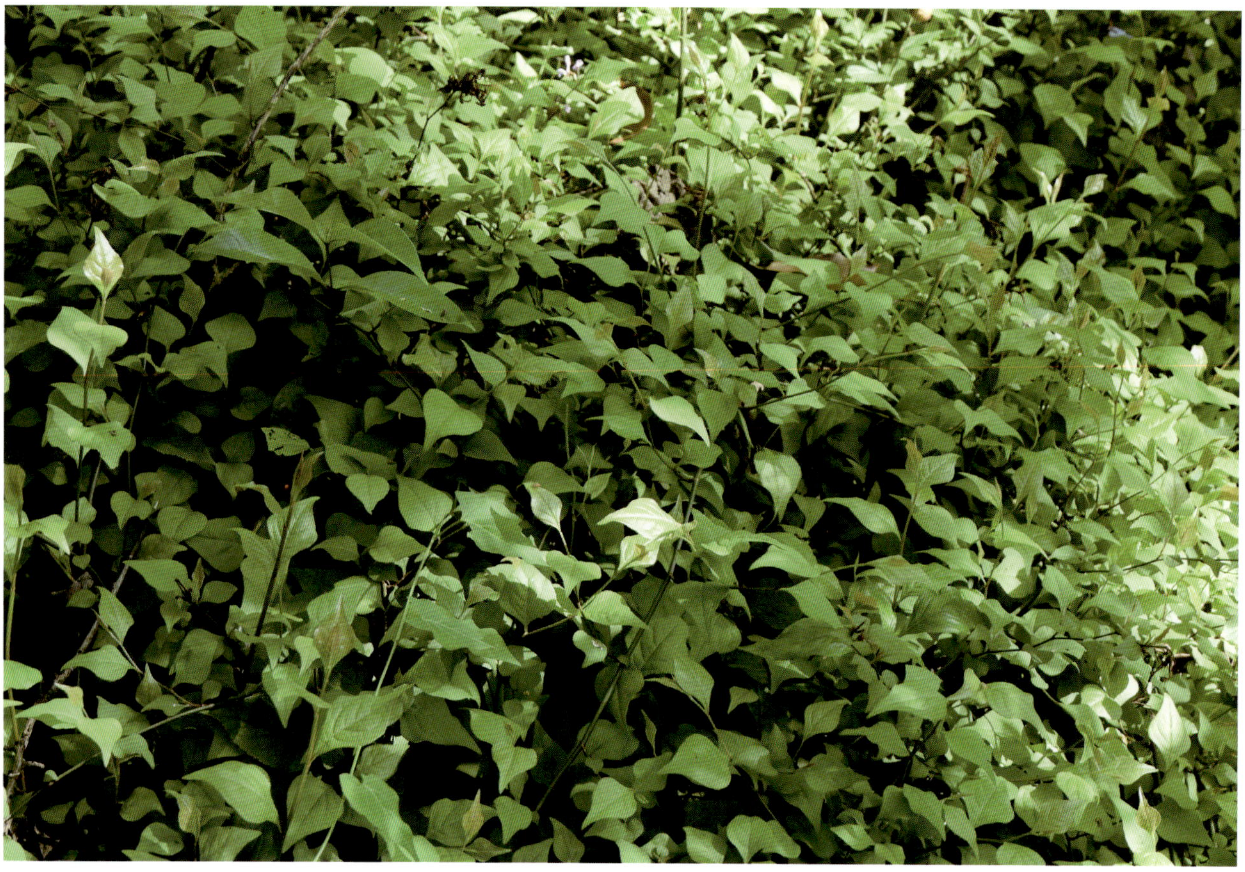

三白草科

Vob diuk 蕺菜

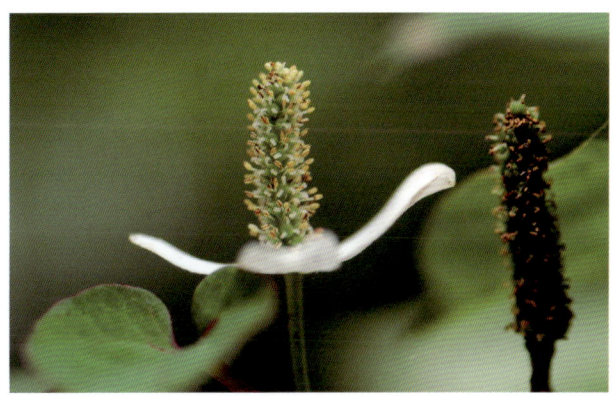

【Bit hsenb 俗名】蕺、重药、折耳根、鱼腥草、臭灵丹、秋打尾、紫背鱼腥草。

【Dios kob deis 基源】为三白草科植物蕺菜 *Houttuynia cordata* Thunb. 的带根全草。

【Niangb bet deis 生长环境】生于沟谷阴湿地区或水边，有栽培。分布于各地苗乡。

【Jox hsub 性味属经】性冷，味辛，属冷药，入热经。

【Qet diel xid 功能主治】功能：hxub kib tat jab 清热解毒，tongb wal zangx yangx 利尿通淋，hxenk angt dangf mongb 消肿止痛。主治：mangb hfud seil 风寒感冒，ait ngol 咳嗽，bit dangx lol hniangk 体虚盗汗，hsot ud mongb qub 经期腹痛，niak qub niangb ax dangf 胎动不安，niangb hsab pob mongb 无名肿毒。

【Ed not xus 用法用量】内服，煎汤，15～25 g；或捣汁。外用，煎水熏洗或捣烂敷。

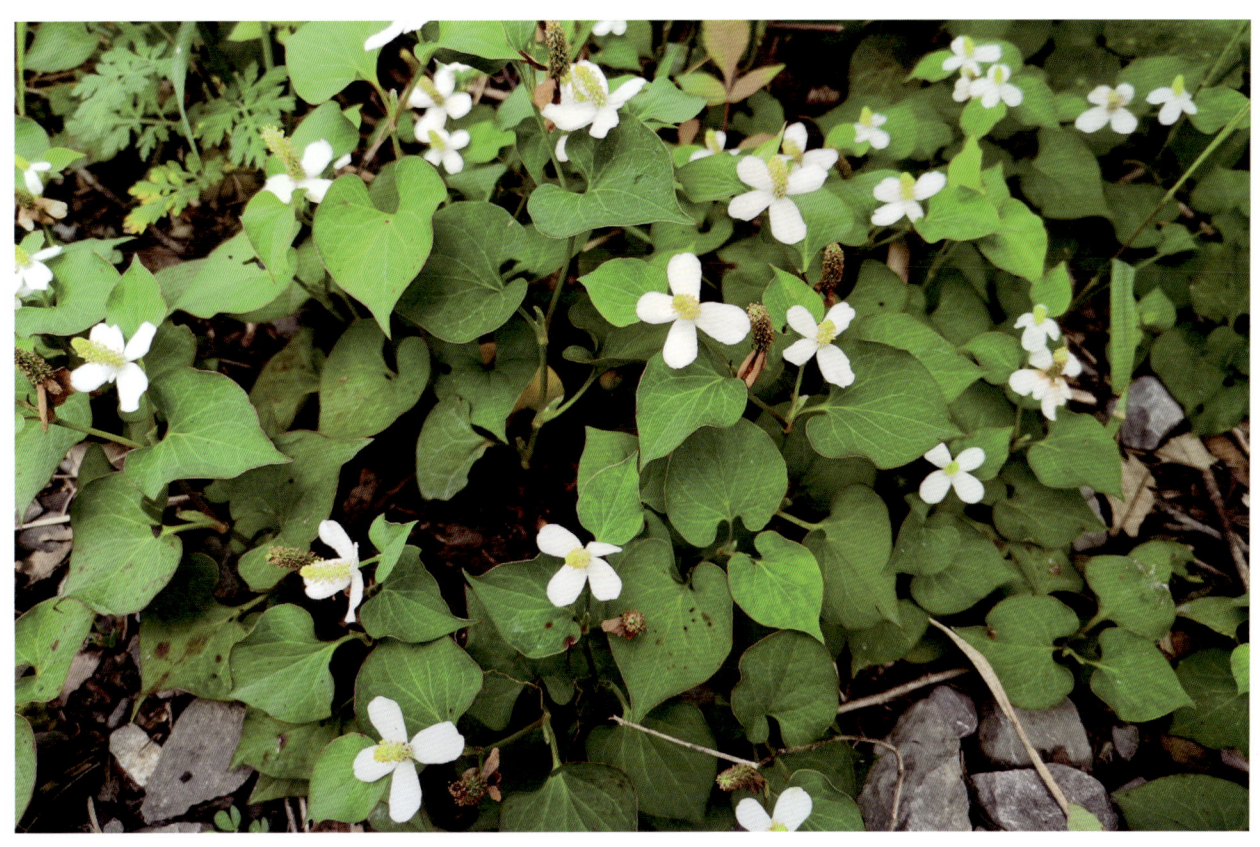

Vob hxub gheik 三白草

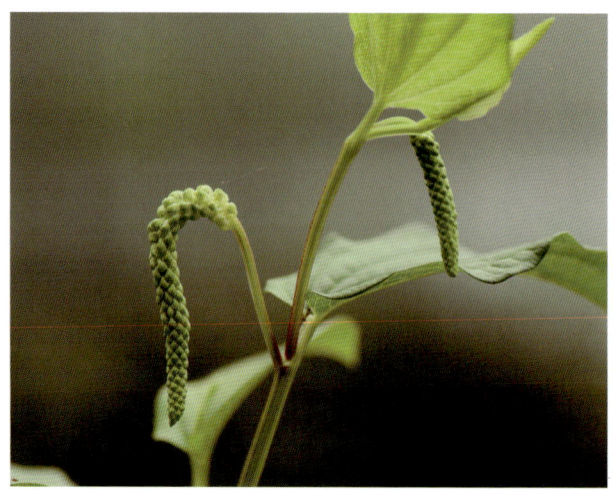

【Bit hsenb 俗名】水木通、白面姑、过山龙、白黄脚、五路白、天性草、水九节莲。

【Dios kob deis 基源】为三白草科植物三白草 Saururus chinensis（Lour.）Baill. 的全草。

【Niangb bet deis 生长环境】生于沟谷低湿地区水边。分布于各地苗乡。

【Jox hsub 性味属经】性热，味香，属热药，入冷经。

【Qet diel xid 功能主治】功能：tat jab hxenk angt 解毒消肿，hxub kib los xuf 清热利湿。主治：pob lob pob bil 手脚水肿，fangx mais fangx jid 黄疸，hsot ud bongt 月经过多，bid daif got pob mongb 阴囊肿痛，dix gangb od nul pob mongb 疔疮发炎肿痛，lax gangb liax 脚湿气（脚癣）。

【Ed not xus 用法用量】内服，煎汤，15～25 g；或捣汁饮。外用，捣烂敷或煎水洗。

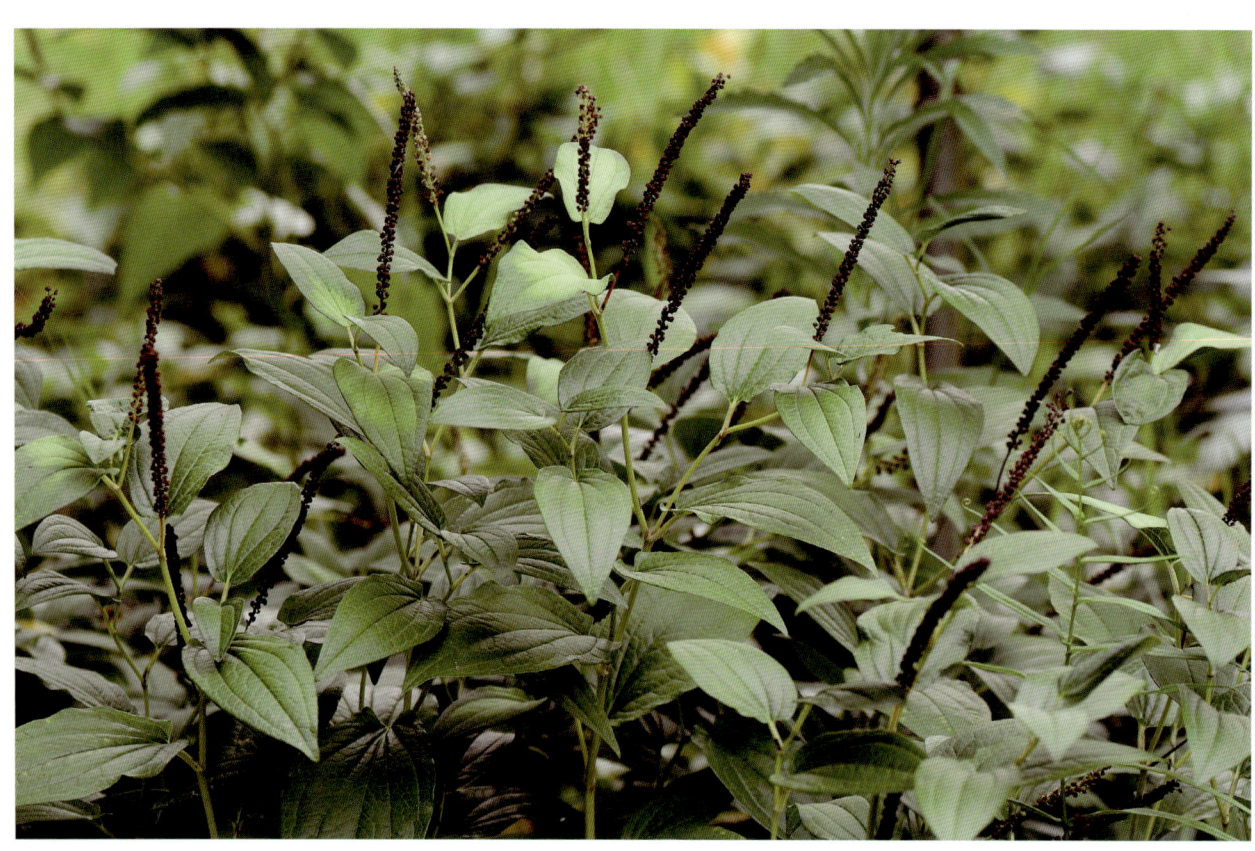

Vob diuk vud 裸蒴

【Bit hsenb 俗名】白折耳、水折耳、还魂草、白鱼腥草、圆叶蕺菜。

【Dios kob deis 基源】为三白草科植物裸蒴 *Gymnotheca chinensis* Decne. 的全草或叶。

【Niangb bet deis 生长环境】生于山沟边或潮湿土地上，路边。分布于各地苗乡。

【Jox hsub 性味属经】性平，味淡，属冷热两经药，入两经。

【Qet diel xid 功能主治】功能：hxub kib tat jab 清热解毒，yis hsongd tiod hxend 补骨强筋。主治：dliangd bil dib sangb 跌打损伤，jil wel jangx gangb 乳房生疮，yens gangb kuk gik 蜈蚣咬伤。

【Ed not xus 用法用量】内服，煎汤，30～75 g。外用，捣烂敷患处。

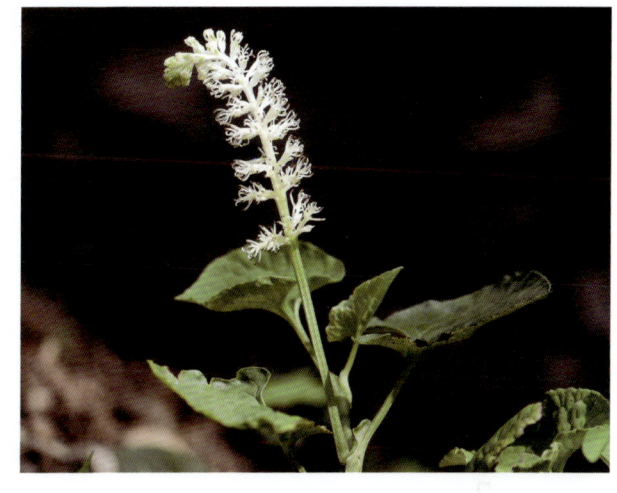

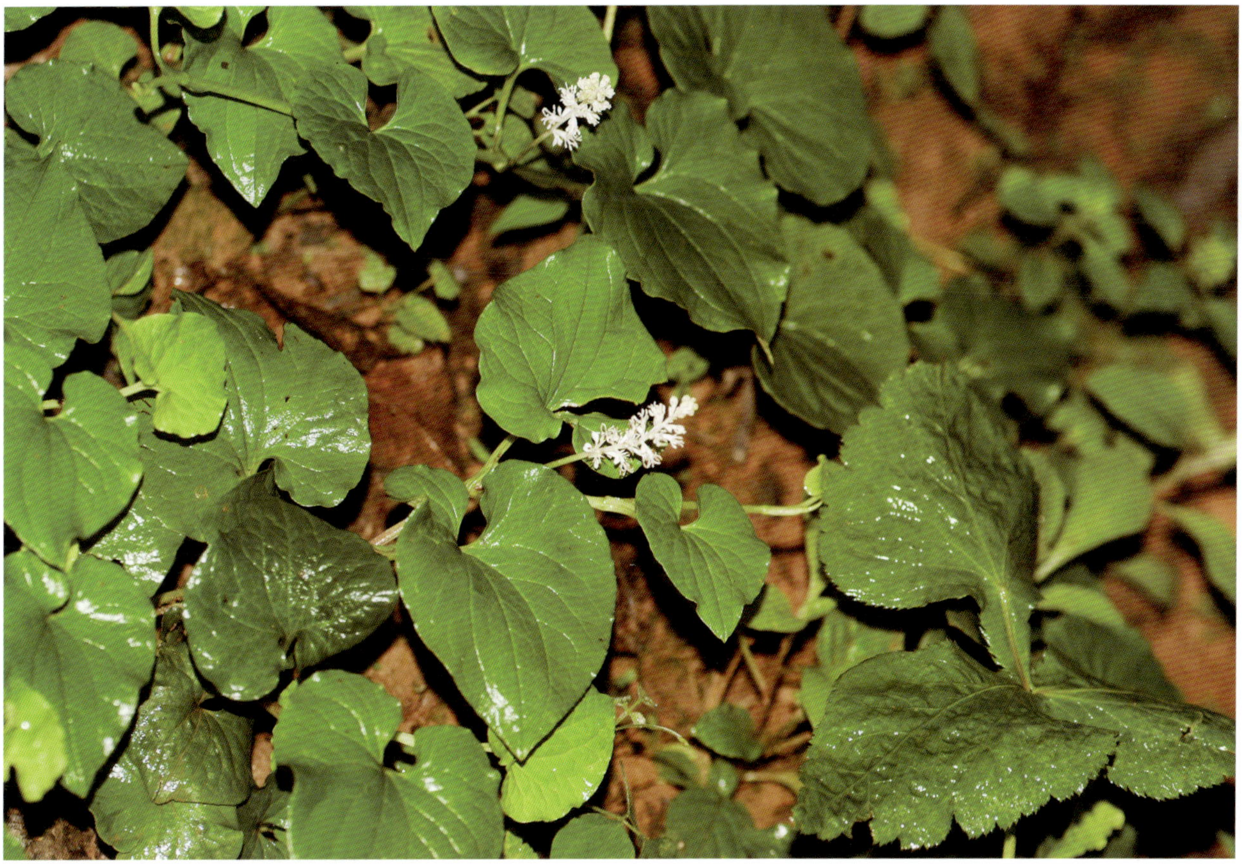

Vob diuk eb 白苞裸蒴

【Bit hsenb 俗名】水折耳、白折耳、水鱼腥草、总苞裸蒴。

【Dios kob deis 基源】为三白草科植物白苞裸蒴 *Gymnotheca involucrata* Pei 的全草。

【Niangb bet deis 生长环境】生于山野阴湿地区及水沟边。分布于各地苗乡。

【Jox hsub 性味属经】性平，味甘淡，属冷热两经药，入两经。

【Qet diel xid 功能主治】功能：yis hsongd tiod hxend 补骨强筋，net nais pot dangf ngol 润肺止咳，los eb hxenk angt 利水消肿。主治：dliangd bil dib sangb 跌打损伤，ait ngol 咳嗽，dit qub 腹胀，pob lob pob bil 手脚水肿，ghad eb dlub lol not 白带过多。

【Ed not xus 用法用量】内服，煎汤，50～150 g；或炖肉吃。外用，捣烂敷患处。

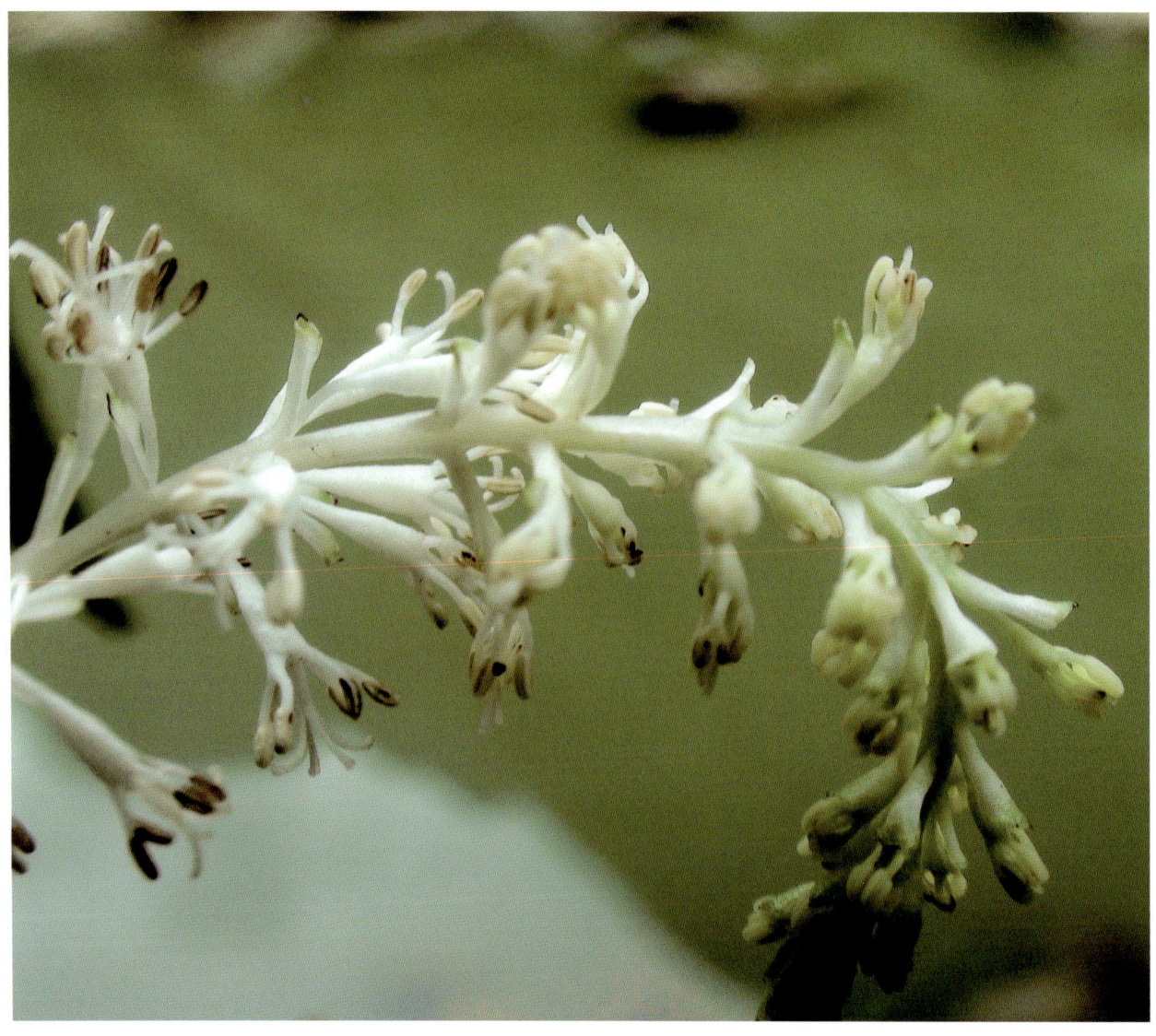

胡椒科

Vob mangk veeb zat 山蒟

【Bit hsenb 俗名】石蒟、上树风、石南藤、穿壁风、爬岩香、廿四症、酒饼藤、海风藤。

【Dios kob deis 基源】为胡椒科植物山蒟 *Piper hancei* Maxim. 的茎、叶。

【Niangb bet deis 生长环境】生于山野杂林中，攀援于石上或树上。分布于各地苗乡。

【Jox hsub 性味属经】性热，味辛，属热药，入冷经。

【Qet diel xid 功能主治】功能：hxub jent hxenk net 祛风除湿，hxenk angt dangf mongb 消肿止痛。主治：yens jent mongb diub 风湿腰痛，jent seil mongb hsongd 风寒骨痛，ghut hsongb hxub mongb 关节酸痛，xuf seil mongb qub 寒湿腹痛，ait ngol hek vuk bongt 咳嗽气喘。

【Ed not xus 用法用量】内服，煎汤，15～25 g；或浸酒服。外用，煎水洗或捣烂敷。

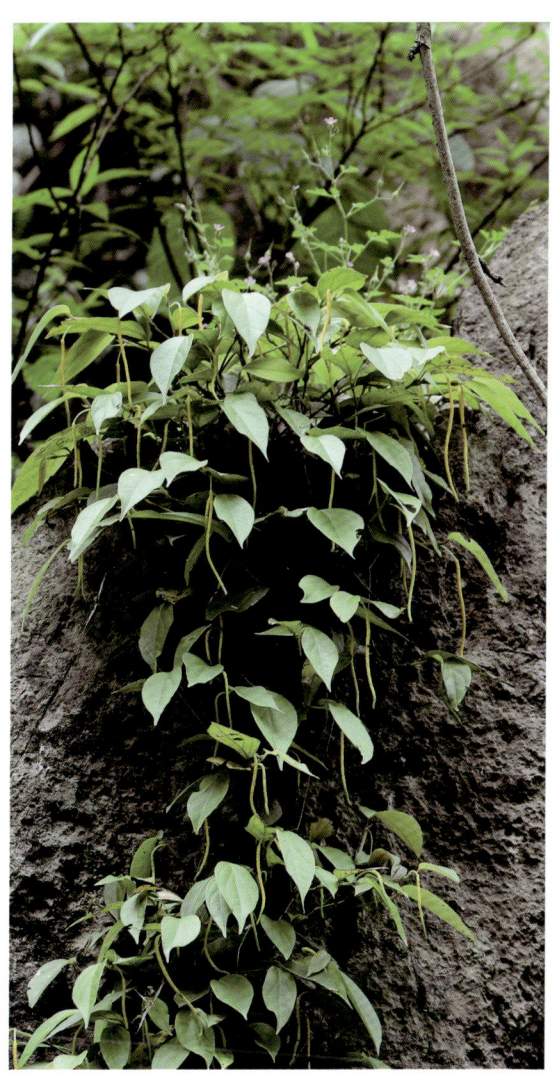
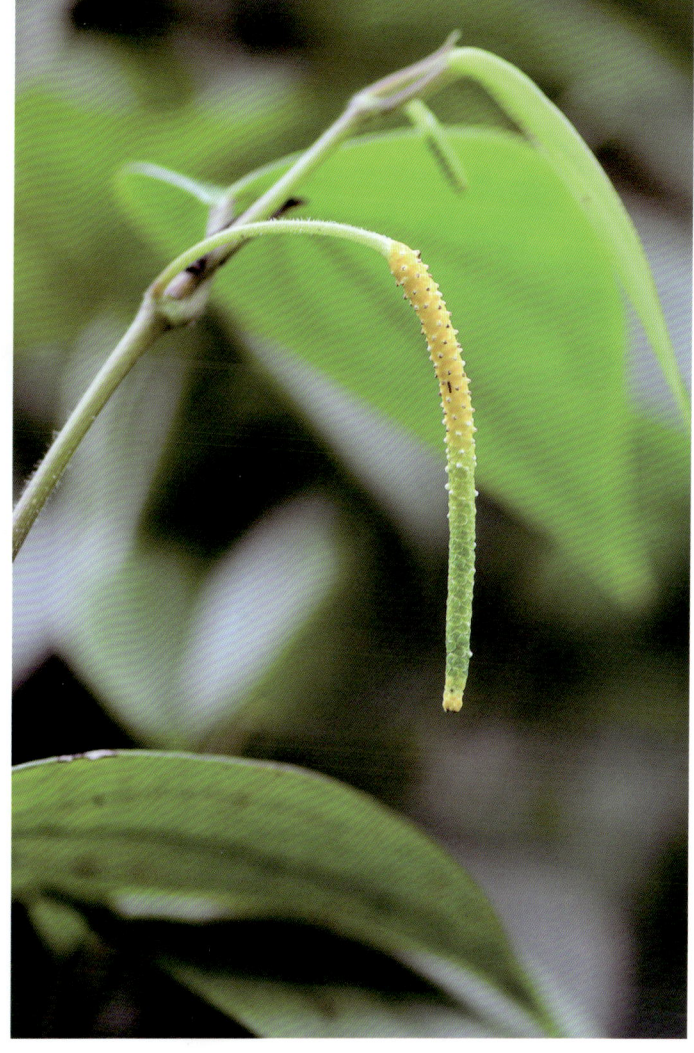

Vob mangk veeb dliub 毛蒟

【Bit hsenb 俗名】石藤、风藤、蓝藤、石南藤、搜山虎、巴岩香、绒毛胡椒。

【Dios kob deis 基源】为胡椒科植物毛蒟 *Piper puberulum*（Benth.）Maxim. 的带叶茎枝。

【Niangb bet deis 生长环境】生于山地林边、疏林地。分布于各地苗乡。

【Jox hsub 性味属经】性热，味辛，属热药，入冷经。

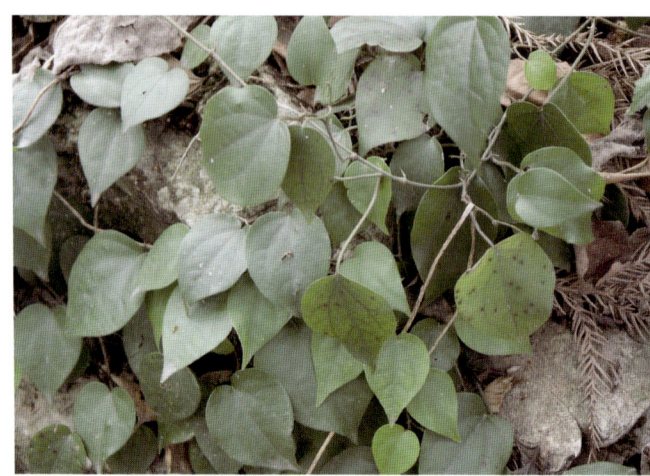

【Qet diel xid 功能主治】功能：hxub jent hxenk net 祛风除湿，tad hxend tongb hxud 舒筋通络，hangb bongt dangf mongb 行气止痛。主治：mongb hsongd hxend 筋骨疼痛，mongb diub 腰痛，yens xit mongb 受伤后疼痛，ghab hsangb hlet mongb 金疮疼痛。

【Ed not xus 用法用量】内服，煎汤，15～25 g；浸酒或酒煮饮。外用，捣烂炒热敷。

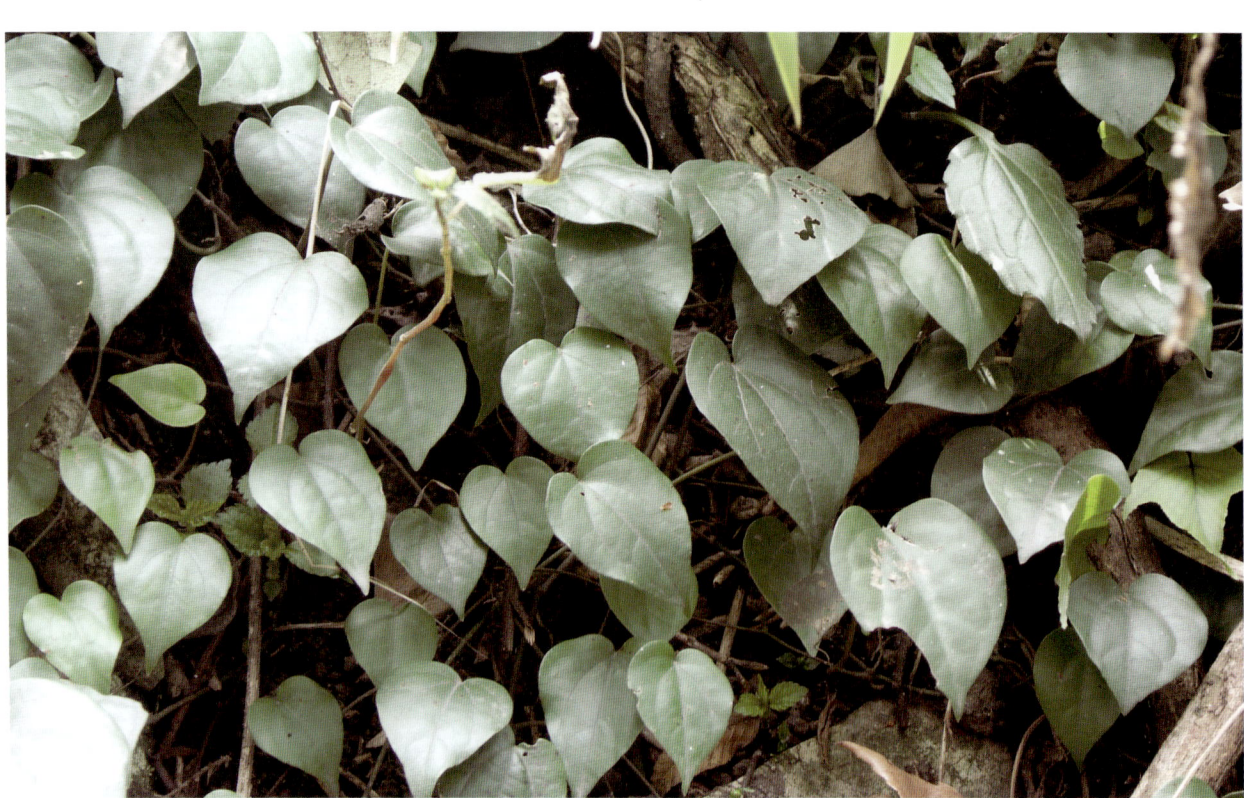

Vob mangk veeb yut 假蒟

【Bit hsenb 俗名】石藤、风藤、搜山虎、绒毛胡椒。

【Dios kob deis 基源】为胡椒科植物假蒟 *Piper sarmentosum* Roxb. 的根、叶、果。

【Niangb bet deis 生长环境】生于山地林中，疏林地。分布于部分苗乡。

【Jox hsub 性味属经】性热，味辛，属热药，入冷经。

【Qet diel xid 功能主治】功能：hxub jent hxenk net 祛风除湿，tongb hxud dangf mongb 通络止痛。主治：kib seil 疟疾，mongb diub 腰痛，mongb gangb hmid 虫牙痛，ghab hsangb hlet mongb 金疮疼痛，dix khangd ghad 痔疮。

【Ed not xus 用法用量】内服，煎汤，15～25 g；浸酒或酒煮饮。外用，捣烂炒热敷。

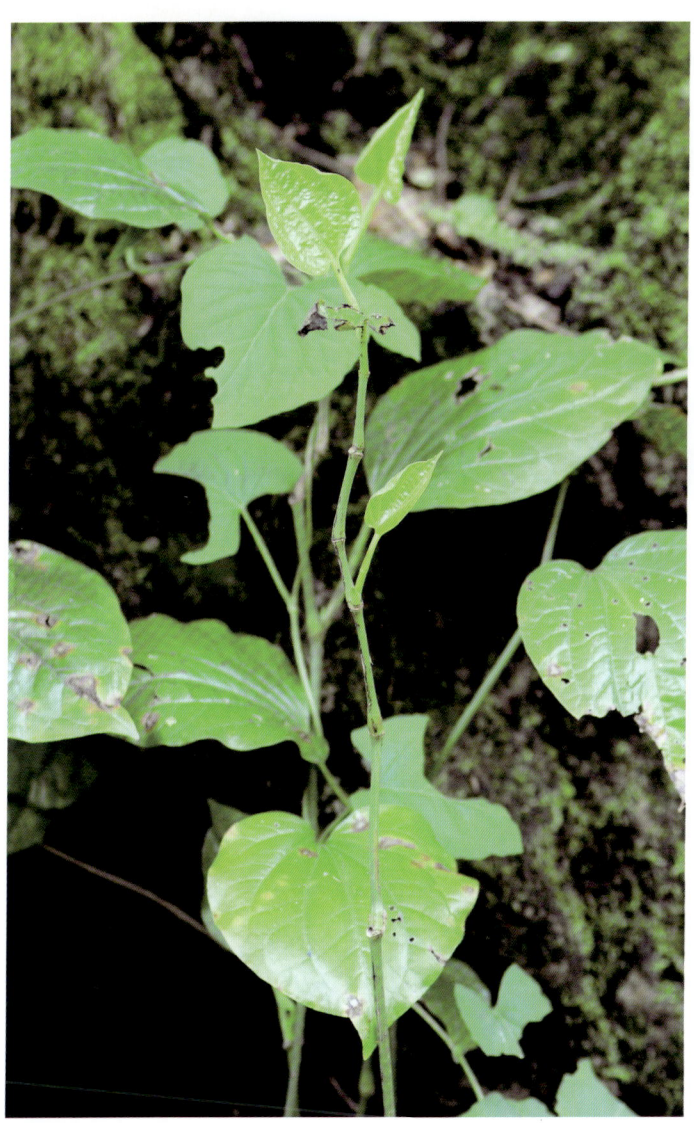
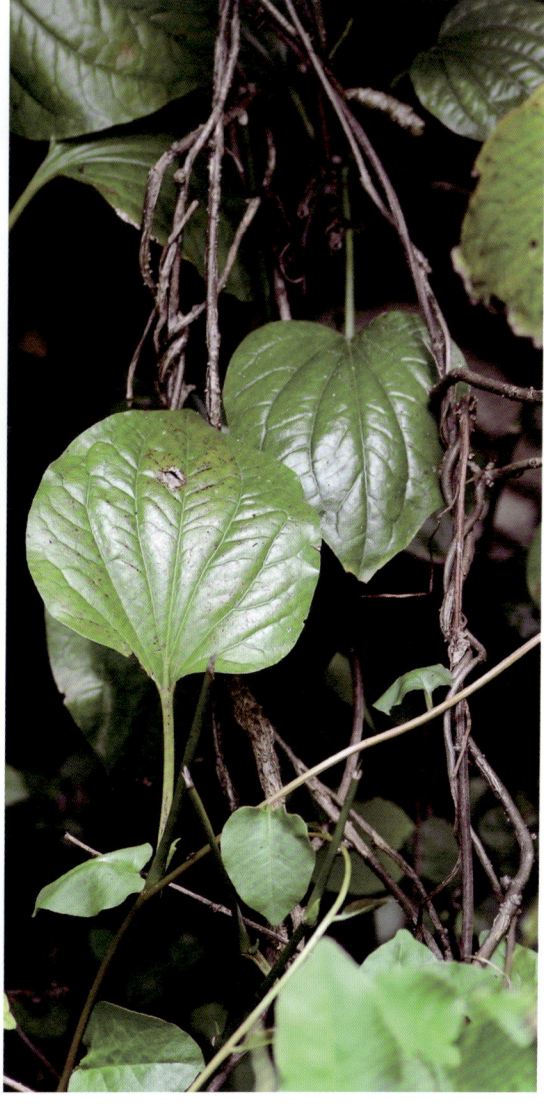

Bas liaof zat 细叶青蒌藤

【Bit hsenb 俗名】风藤、海风藤、巴岩香、绒毛胡椒。

【Dios kob deis 基源】为胡椒科植物细叶青蒌藤 *Piper kadsura*（Choisy）Ohwi. 的藤茎。

【Niangb bet deis 生长环境】生于深山杂木树林中。分布于各地苗乡。

【Jox hsub 性味属经】性热，味苦辛，属热药，入冷经。

【Qet diel xid 功能主治】功能：hxub jent hxenk net 祛风除湿，qet bongt dangf mongb 理气止痛。主治：mongb ghut hsongd 关节痛，mongb hsongd hxend 筋骨疼痛，dliangd bil dib sangb 跌打损伤，mongb ghongd gus 气管炎，hek bongt ngol 哮喘。

【Ed not xus 用法用量】内服，煎汤，15～25 g；或浸酒饮。

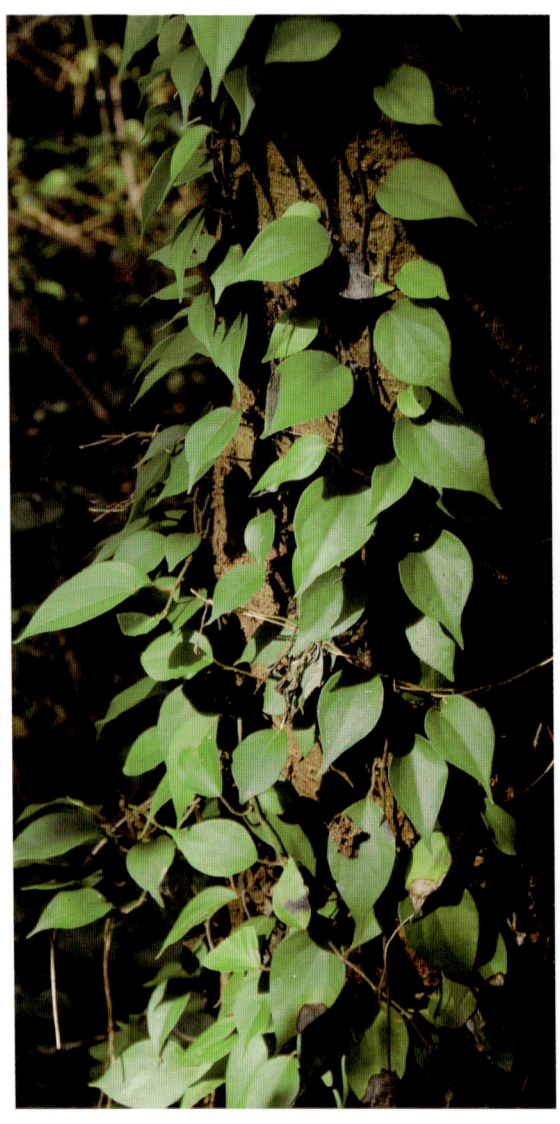
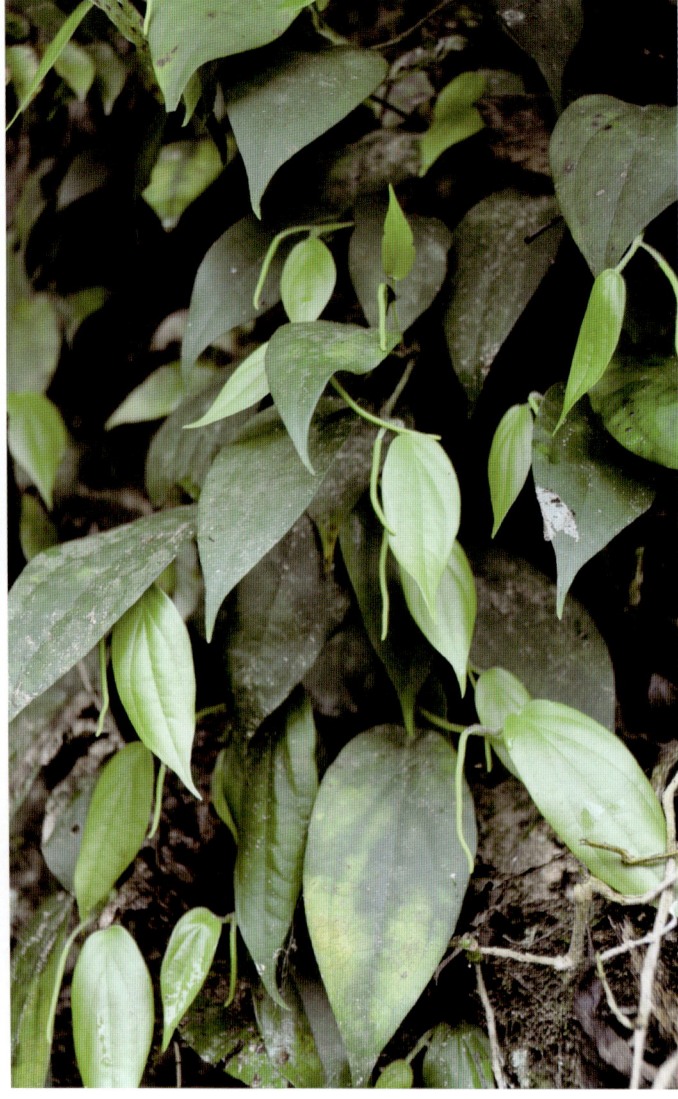

金粟兰科

Jenl ghut 草珊瑚

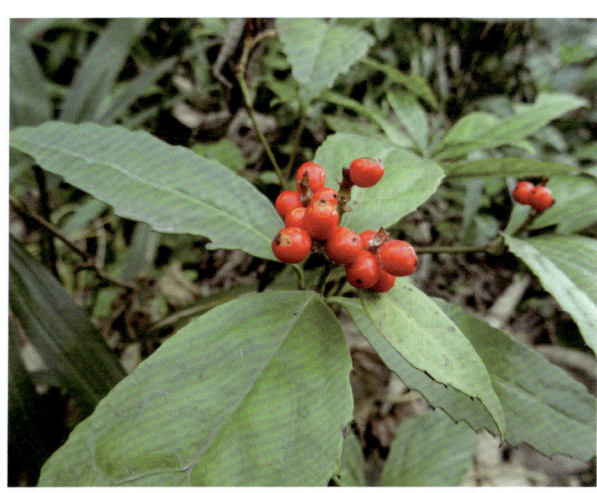

【Bit hsenb 俗名】九节茶、接骨茶、接骨木、骨风消、鸡膝风、接骨金粟兰。

【Dios kob deis 基源】为金粟兰科植物草珊瑚 Sarcandra glabra（Thunb.）Nakai 的全草或枝叶。

【Niangb bet deis 生长环境】生于深山沟谷间阔叶林下阴湿处。分布于各地苗乡。

【Jox hsub 性味属经】性平，味辛，属冷热两经药，入两经。

【Qet diel xid 功能主治】功能：hxub jent hxenk net 祛风除湿，langl gangb hxenk ongd hsongb 抗菌消炎，ves hxangd dangf mongb 活血止痛。主治：mongb daif gad 胃痛（胸口痛），diux ghongd ongd hsongd 急性咽喉炎，lod hsongd 骨折，yens jent mongb ghut hsongd 风湿性关节炎，ait gheb bal jid mongb diub 劳伤腰痛，mongb ghab bik 阑尾炎，lax ghab hsangb 伤口溃烂。

【Ed not xus 用法用量】内服，煎汤，25～40 g。外用，捣烂敷或煎水熏洗。

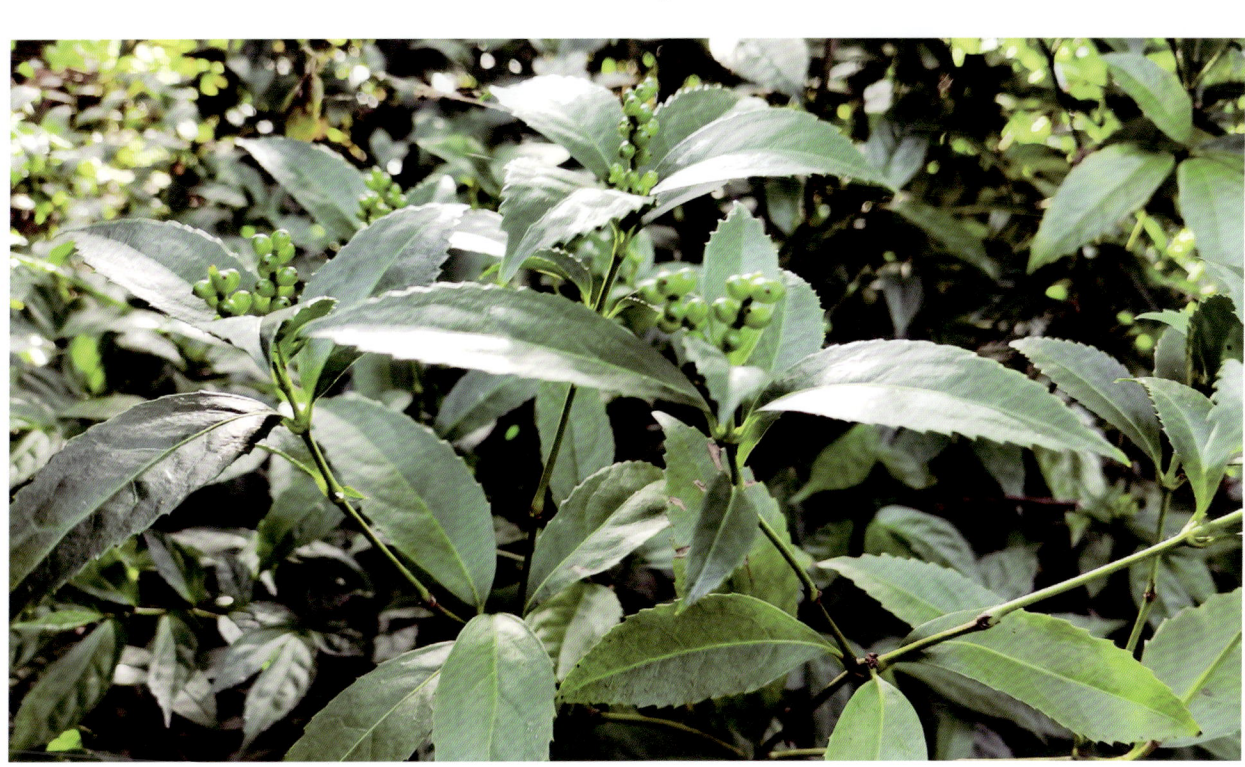

Jab jex liux 金粟兰

【Bit hsenb 俗名】球兰、土细辛、四块瓦、黑红辛、平头细辛。

【Dios kob deis 基源】为金粟兰科植物金粟兰 Chloranthus spicatus（Thunb.）Makino 的全草。

【Niangb bet deis 生长环境】生于沟渠边、灌木丛中、荫蔽林下。分布于各地苗乡。

【Jox hsub 性味属经】性热，味辛，属热药，入冷经。

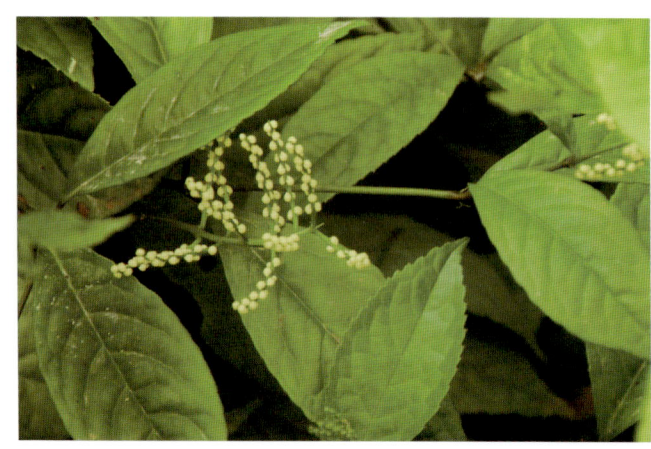

【Qet diel xid 功能主治】功能：ves hxangd dangf mongb 活血止痛，hxenk angt dangf mongb 消肿止痛。主治：dliangd bil dib sangb 跌打损伤，yens jent xuf mongb 风湿疼痛，mongb khob 头痛，gos dliangb bil 癫痫，dix gangb 疔疮。

【Ed not xus 用法用量】内服，煎汤，15～20 g；或入丸、散。外用，捣烂敷患处。

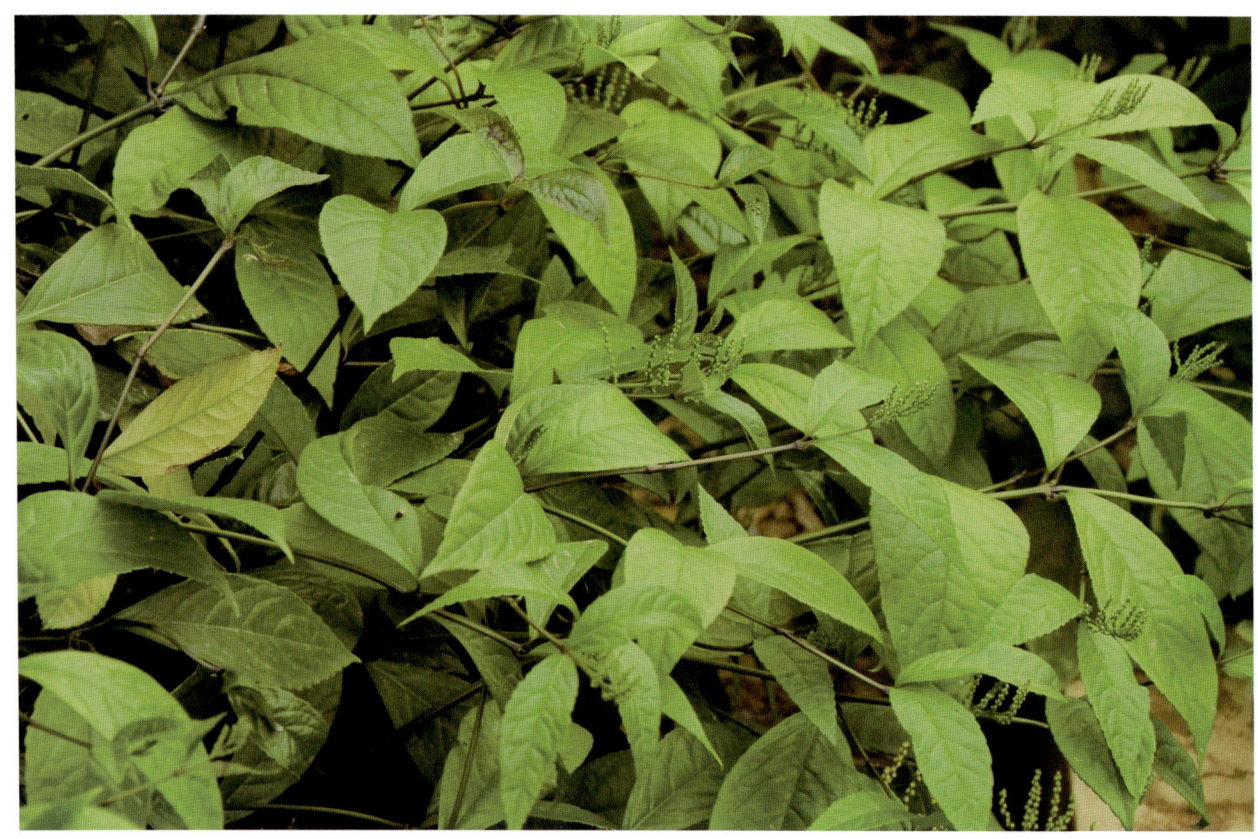

Jab jex liux fangd 宽叶金粟兰

【Bit hsenb 俗名】四块瓦、四匹瓦、四儿风、四季香、银线草、鬼督邮、鬼独摇草。

【Dios kob deis 基源】为金粟兰科植物宽叶金粟兰 *Chloranthus henryi* Hemsl 的全草。

【Niangb bet deis 生长环境】生于大山杂木林中或沟渠边。分布于各地苗乡。

【Jox hsub 性味属经】性热，味麻，属热药，入冷经。

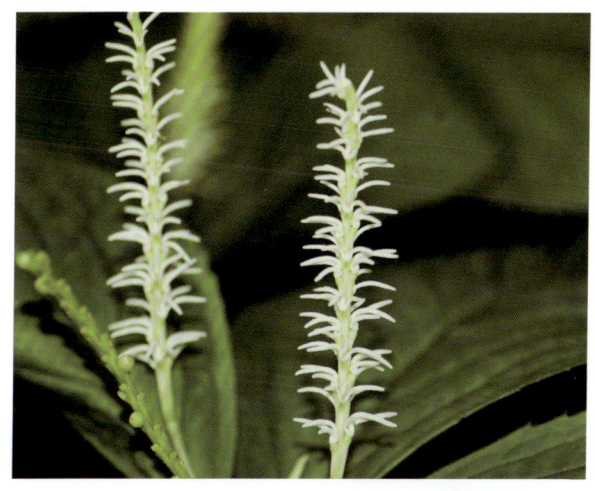

【Qet diel xid 功能主治】功能：hxub jent hxenk net 祛风除湿，ves hxangd tat jit hxangd 活血化瘀。主治：mangb hfud seil 风寒感冒，yens jent juk jik 风湿麻木，dliangd bil dib sangb 跌打损伤，ait gheb bal jid 劳伤，neit lis 扭伤，mongb ghongd niangs 咽喉痛。

【Ed not xus 用法用量】内服，煎汤，25～30 g；或浸酒饮。外用，捣烂敷患处。

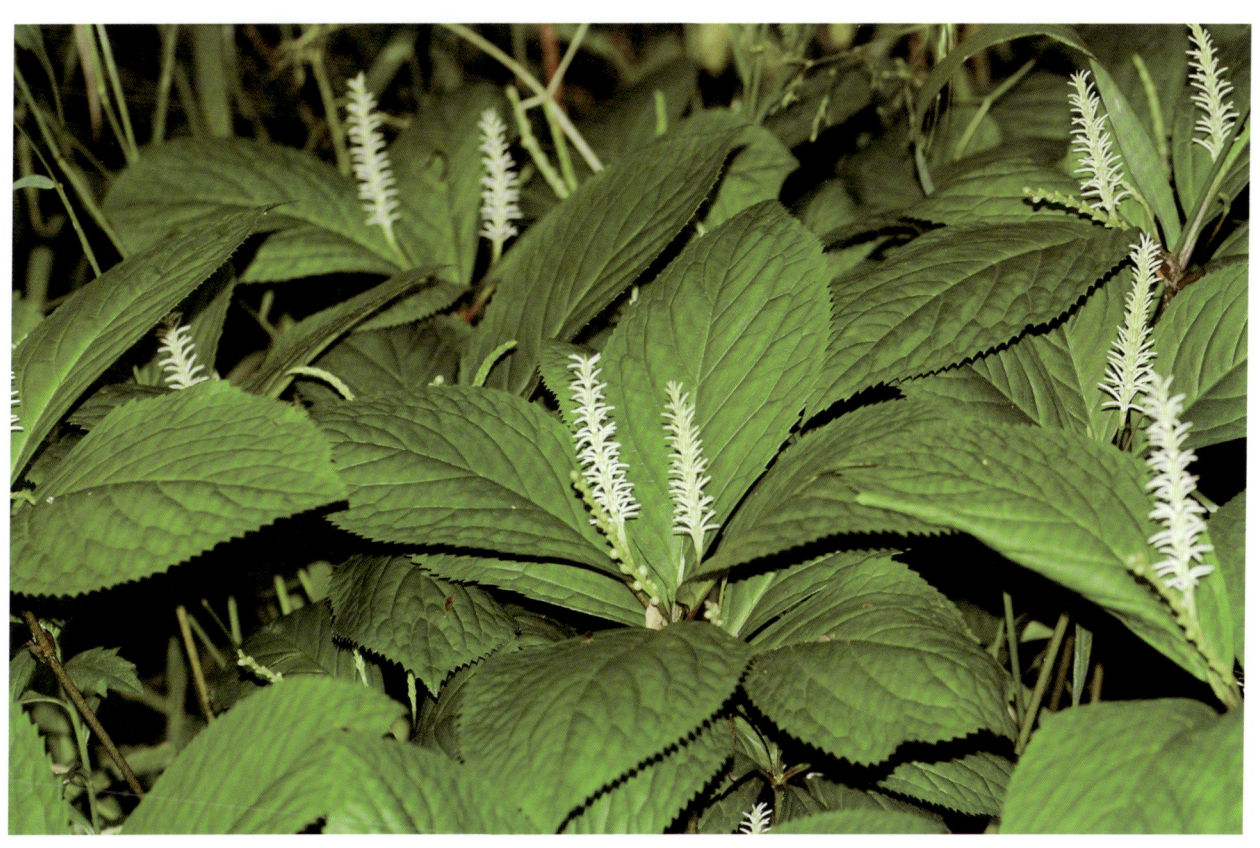

Jab jex liux mik 多穗金粟兰

【Bit hsenb 俗名】土细辛、四块瓦、四叶对、四叶细辛、红四块瓦

【Dios kob deis 基源】为金粟兰科植物多穗金粟兰 *Chloranthus multistachys* Pei 的根及全草。

【Niangb bet deis 生长环境】生于深山峡谷间林下、溪涧边等阴湿处。分布于部分苗乡。

【Jox hsub 性味属经】性热，味辛，属热药，入冷经。

【Qet diel xid 功能主治】功能：ves hxangd tat jit hxangd 活血化瘀，hxub jent dias jab 祛风除毒。主治：lod hsongd 骨折，dliangd bil dib sangb 跌打损伤，yens jent juk jik 风湿麻木，hsot ud ax jangx hxib 月经不调，jangx dix gangb 疖肿，ghab liut dud qut qat 皮肤瘙痒。

【Ed not xus 用法用量】内服，煎汤，15～25 g；或浸酒饮。外用，捣烂敷或煎水洗。

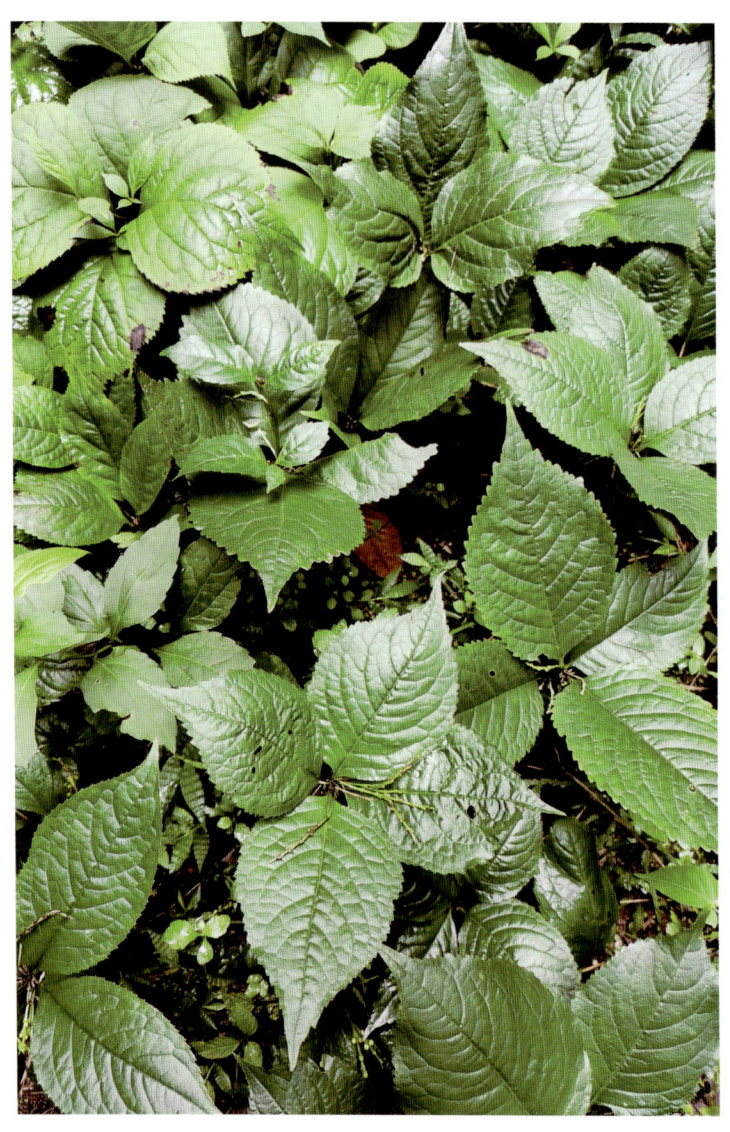
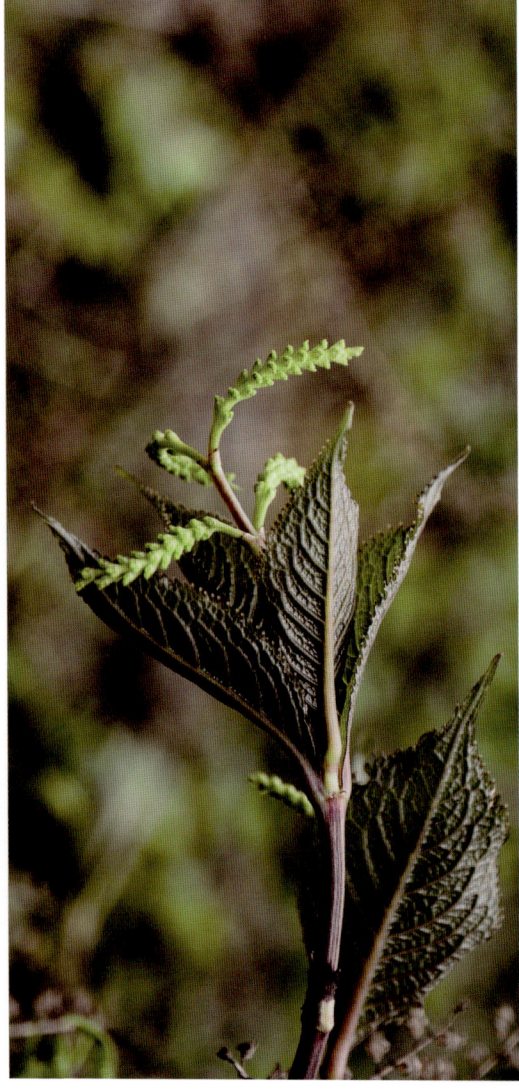

Jab jex liux bat 丝穗金粟兰

【Bit hsenb 俗名】土细辛、四叶对、四块瓦、银线草、白开喉箭、野节骨茶。

【Dios kob deis 基源】为金粟兰科植物丝穗金粟兰 *Chloranthus fortunei* (A. Gray) Solms-Laub. 的全草。

【Niangb bet deis 生长环境】生于坡塝冲沟边、林缘、竹林下。分布于部分苗乡。

【Jox hsub 性味属经】性热，味辛，属热药，入冷经。

【Qet diel xid 功能主治】功能：ves hxangd tat jit hxangd 活血化瘀，hxub jent qet bongt 祛风理气。主治：dliangd bil dib sangb 跌打损伤，dib xit jid niangs mongb 内伤疼痛，ait ngol heik bongt 咳嗽痰喘，gangb xent 疥疮，zal ghad dongk 痢疾，zal ghad 腹泻。

【Ed not xus 用法用量】内服，煎汤，10～25 g。外用，捣烂敷或煎水洗。

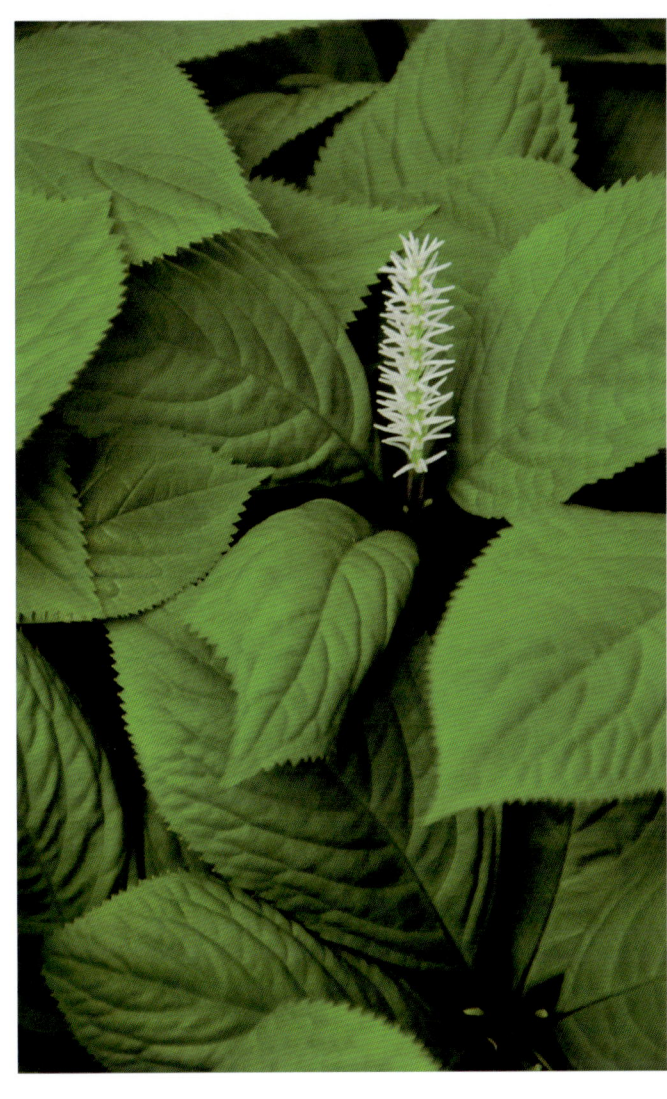
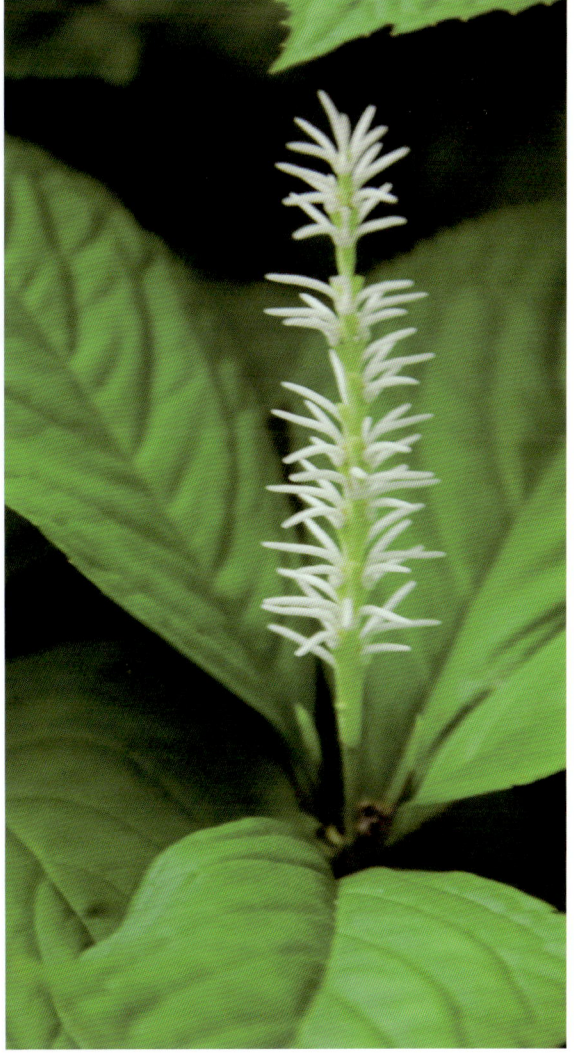

Jab jex liux yut 及己

【Bit hsenb 俗名】四叶对、牛细辛、老君须、小四块瓦、四叶细辛、獐耳细辛。

【Dios kob deis 基源】为金粟兰科植物及己 *Chloranthus serratus*（Thunb.）Roem et Schult 的根。

【Niangb bet deis 生长环境】生于低海拔地区杂木林下潮湿处。分布于部分苗乡。

【Jox hsub 性味属经】性平，味辛，属冷热两经药，入两经。有小毒。

【Qet diel xid 功能主治】功能：ves hxangd tat jit hxangd 活血化瘀，yis hsongd tiod hxend 补骨强筋。主治：dliangd bil dib sangb 跌打损伤，lod hsongd 骨折，jib daib hxib jent 小儿惊风，ax hsot ud 闭经，jangx dix gangb 疖肿，gangb dix 疮疖。

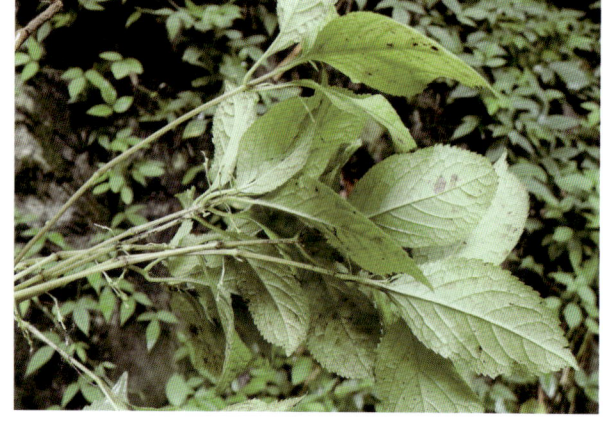

【Ed not xus 用法用量】内服，煎汤，10～15 g。外用，捣烂敷或煎水洗。

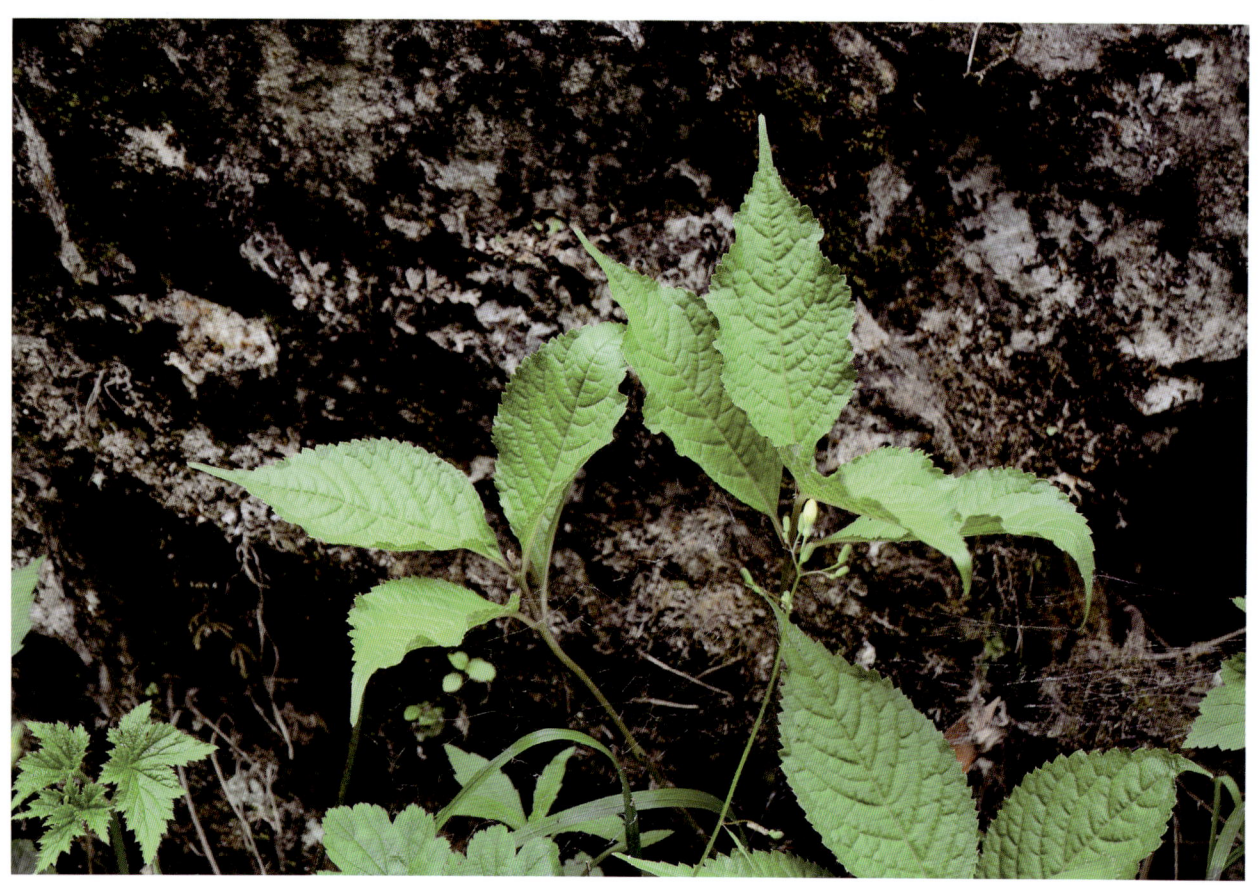

杨梅科

Det zend lil 杨梅

【Bit hsenb 俗名】朱红、梅干、树莓、圣生梅、白蒂梅。

【Dios kob deis 基源】为杨梅科植物杨梅 *Myrica rubra*（Lour.）Sieb. et Zucc. 的果实、叶、皮、根皮。

【Niangb bet deis 生长环境】生于坡塝树林中，有栽培。分布于各地苗乡。

【Jox hsub 性味属经】性热，味甘酸，属热药，入冷经。

【Qet diel xid 功能主治】功能：hxenk angt dangf mongb 消肿止痛，hxub hvuk dangf zal 收敛止泻。主治：mongb khob 头痛，mongb hmid 牙痛，dliangd bil dib sangb 跌打损伤，ait gheb bal jid mongb diub 劳伤腰痛，kib eb kib dul 水火烫伤，dix khangd ghad lol hxangd 痔疮出血，zal ghad dongk 痢疾。

【Ed not xus 用法用量】内服，煎汤，15～25 g；或泡酒。外用，研末撒或熬膏涂。

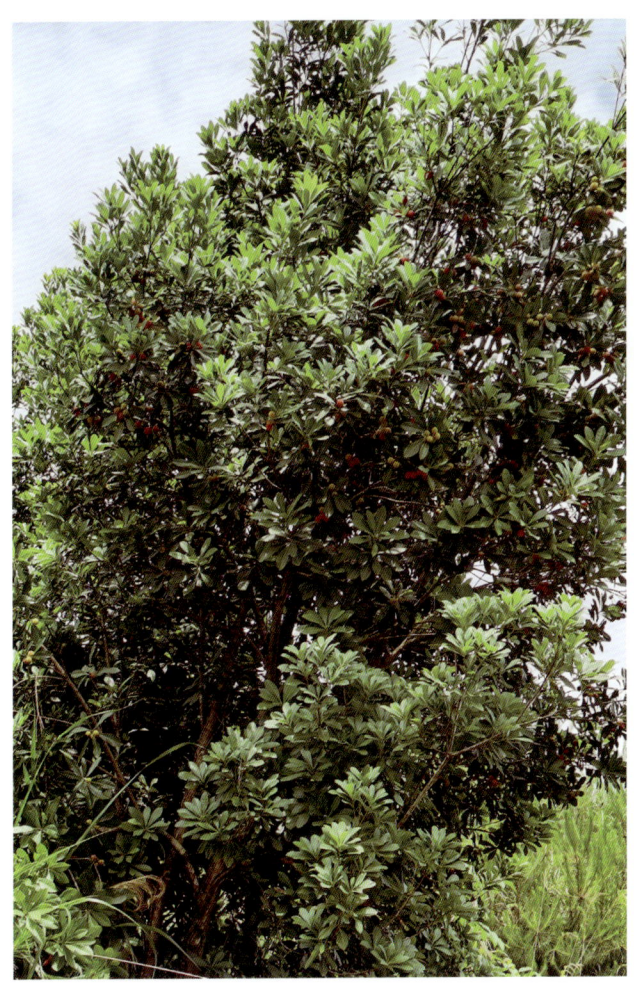
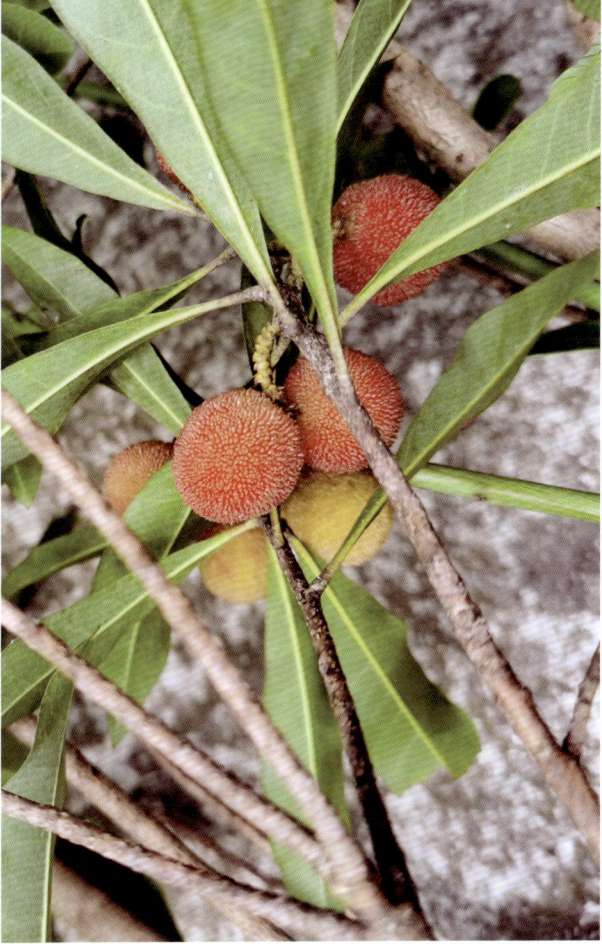

杨柳科

Det liax eb eb 垂柳

【Bit hsenb 俗名】小杨、吊柳、柳枝、杨柳条、青丝柳、清明柳。

【Dios kob deis 基源】为杨柳科植物垂柳 *Salix babylonica* L. 的枝、叶、根、花、皮。

【Niangb bet deis 生长环境】生于近水边湿地，多为栽培。分布于各地苗乡。

【Jox hsub 性味属经】性冷，味苦，属冷药，入热经。

【Qet diel xid 功能主治】功能：hxenk angt dangf mongb 消肿止痛，hxub jent hxenk net 祛风除湿，vas wal tongb eb niuk 利水通淋。主治：yens jent mongd hsongd 风湿骨痛，nais jongt od nul 肝炎，khangd naix ongd hsongd 中耳炎，mongb hmid 牙痛，xub wal lol ax hvit 小便不利，jil wel od nul 乳腺炎。

【Ed not xus 用法用量】内服，煎汤，25～30 g。外用，捣烂敷，煎水含漱或熏洗。

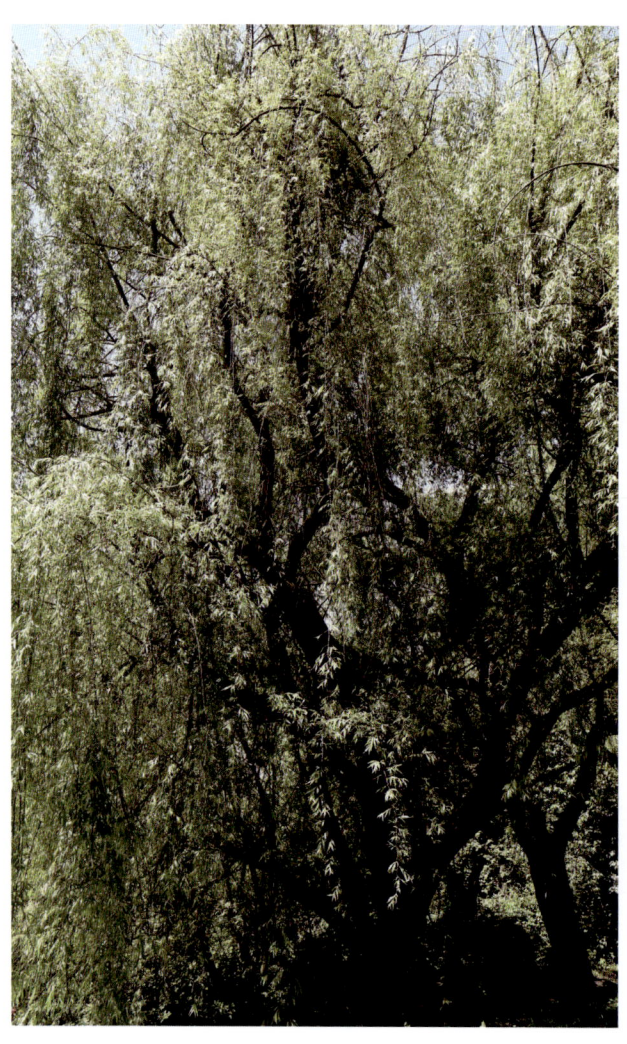
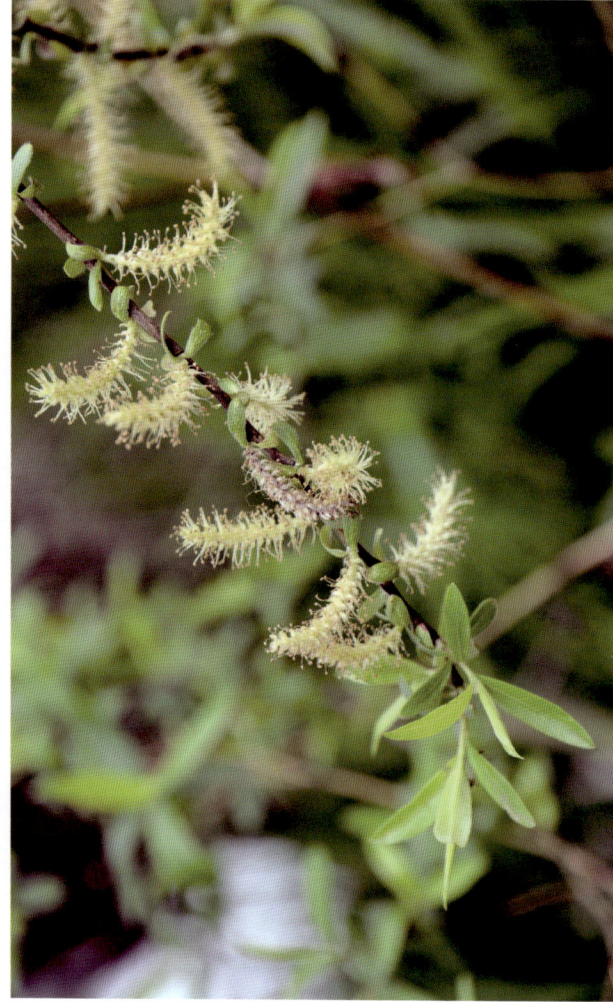

Det liax lios dlub 银叶柳

【Bit hsenb 俗名】白叶柳、山柳枝。

【Dios kob deis 基源】为杨柳科植物银叶柳 *Salix chienii* Cheng 的皮或枝叶。

【Niangb bet deis 生长环境】生于坡塝灌木丛中或山野疏林中。分布于各地苗乡。

【Jox hsub 性味属经】性平，味辛，属冷热两经药，入两经。

【Qet diel xid 功能主治】功能：hxub jent hxenk net 祛风除湿，ves hxangd tat jit hxangd 活血化瘀。主治：yens jent mongb hsongd 风湿骨痛，ait gheb bal jid 劳伤。

【Ed not xus 用法用量】内服，根皮 50 g 泡酒温饮。

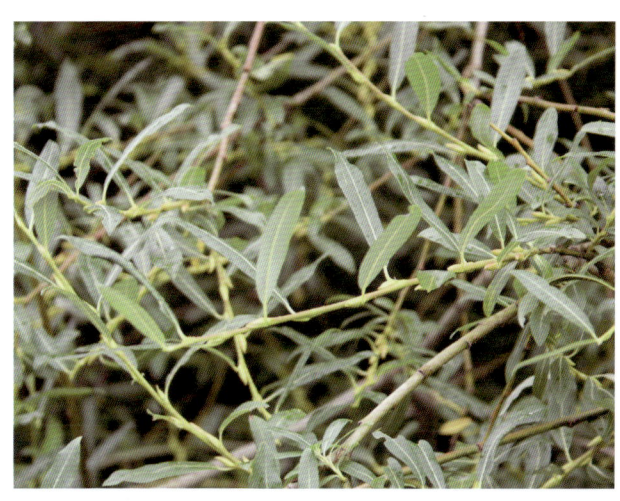

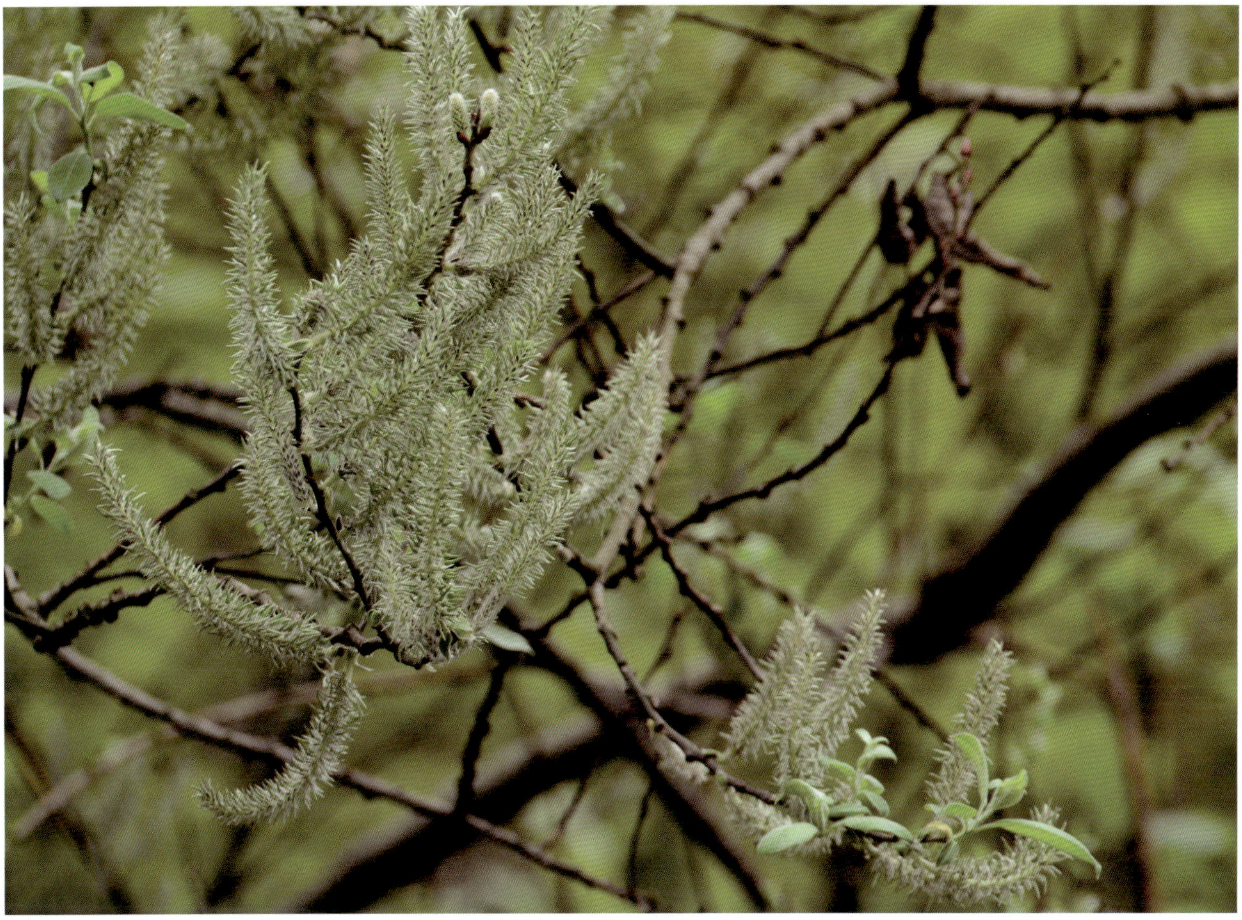

Det liax lios bil 皂柳

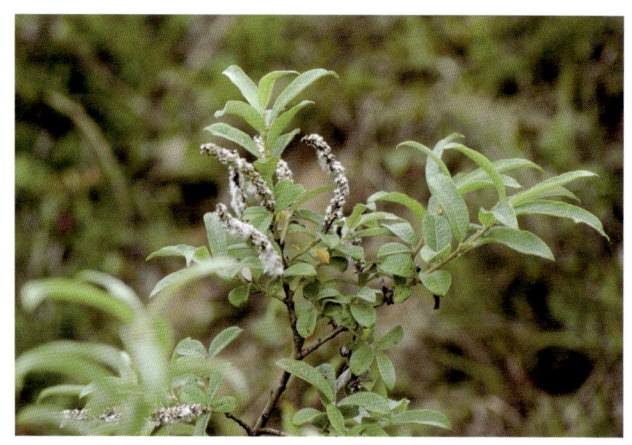

【Bit hsenb 俗名】山杨柳、山柳树、毛狗条、黑杨柳。

【Dios kob deis 基源】为杨柳科植物皂柳 Salix wallichiana Anderss. 的根或树皮。

【Niangb bet deis 生长环境】生于坡塝灌木丛中、疏林地。分布于各地苗乡。

【Jox hsub 性味属经】性冷，味苦涩，属冷药，入热经。

【Qet diel xid 功能主治】功能：hxub jent hxenk net 祛风除湿，tat jent zangl kib 疏风散热。主治：yens jent mongb ghut hsongd 风湿性关节炎，mongb khob jent 头风痛，jangx gangb vas 癣。

【Ed not xus 用法用量】内服，煎汤，50 g。外用，捣蓉炒热包患处或煎水洗。

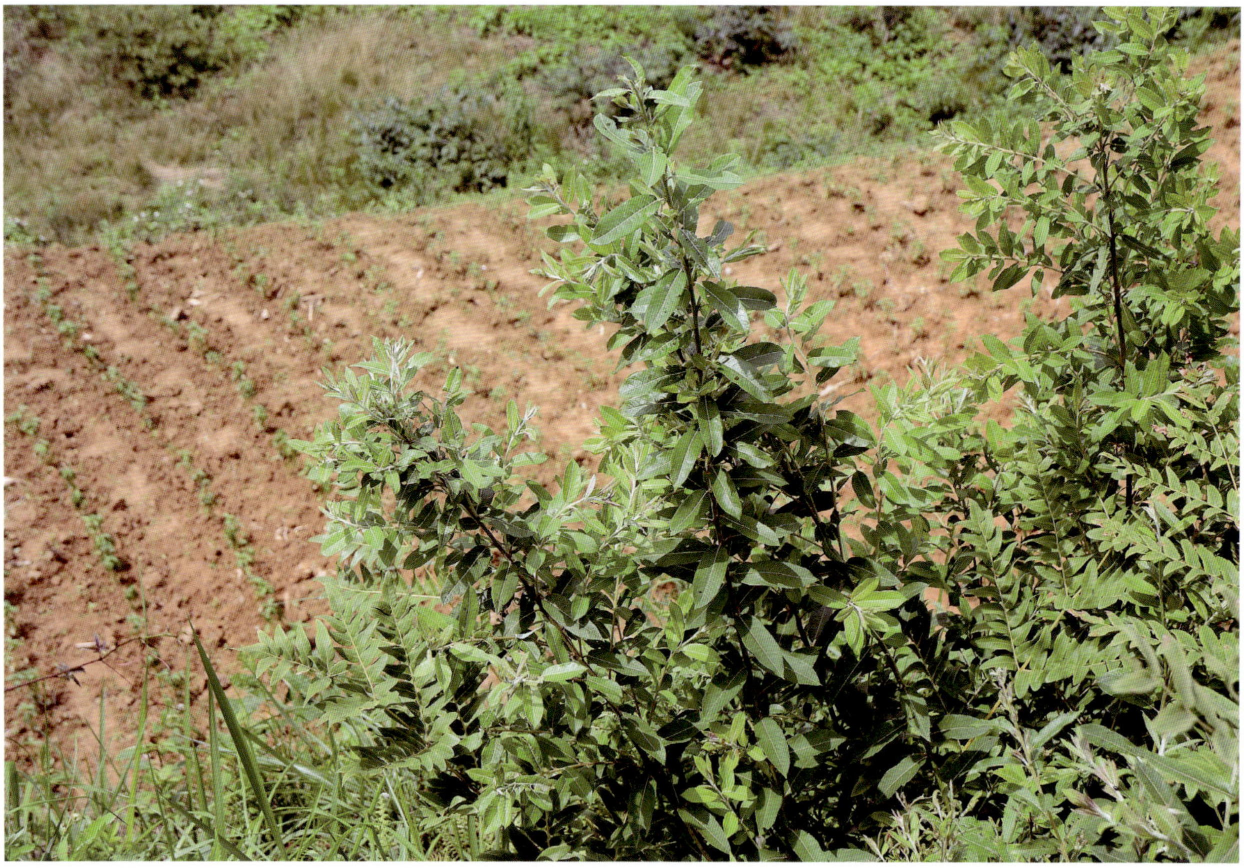

Det liax lios yut 小叶柳

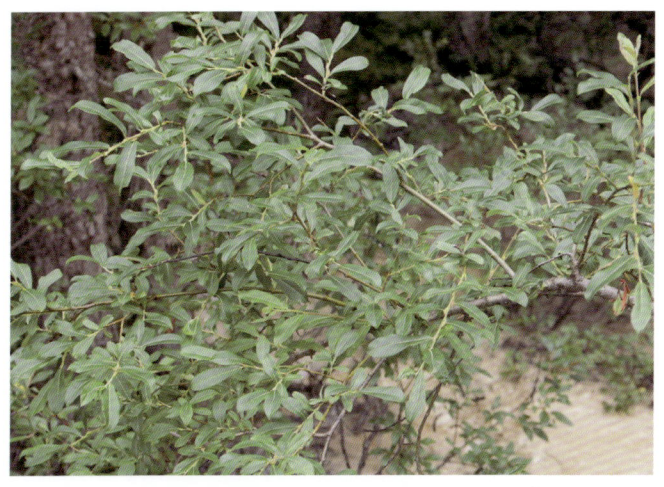

【Bit hsenb 俗名】山杨柳、红梅蜡、野柳树。

【Dios kob deis 基源】为杨柳科植物小叶柳 *Salix hypoleuca* Seemen 的根、叶。

【Niangb bet deis 生长环境】喜生于山野草地、灌木丛中。分布于各地苗乡。

【Jox hsub 性味属经】性热，味辛涩，属热药，入冷经。

【Qet diel xid 功能主治】功能：ves hxangd tat jil hxangd 活血化瘀，hxub jent hxenk net 祛风除湿。主治：ait gheb bal jid 劳伤，yens jent seil mongb 风湿冷痛，dix gangb 疔疮。

【Ed not xus 用法用量】内服，煎汤，20～25 g。外用，捣烂敷患处。

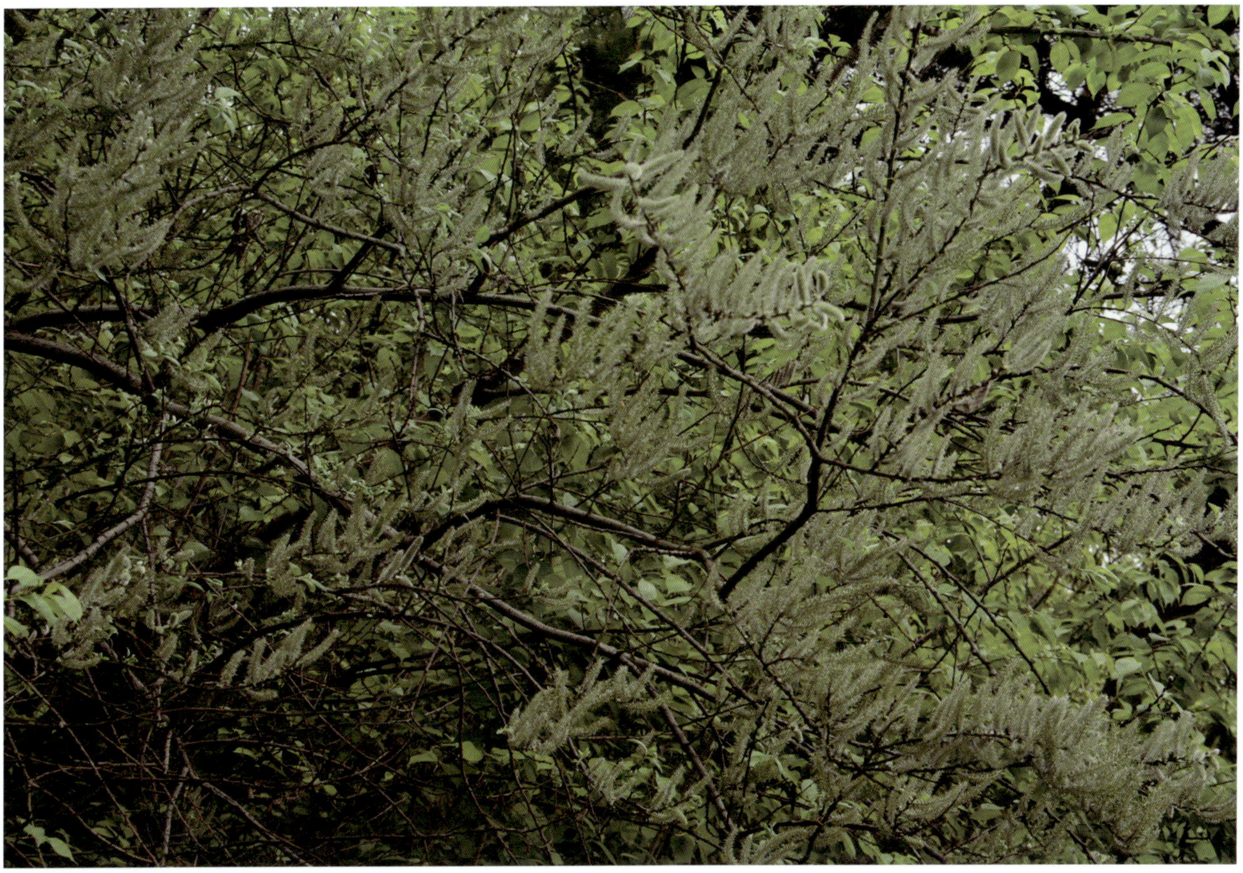

Det lif bax 云南白杨

【Bit hsenb 俗名】白杨、滇杨、团叶杨、白杨树、响叶杨。

【Dios kob deis 基源】为杨柳科植物云南白杨 *Populus yunnanensis* Dode 的树皮、根。

【Niangb bet deis 生长环境】生于低山地区森林中或路旁，有栽培。分布于各地苗乡。

【Jox hsub 性味属经】性冷，味苦，属冷药，入热经。

【Qet diel xid 功能主治】功能：hxenk angt dangf mongb 消肿止痛，yangx ghad ngol dangf khangk 化痰止咳。主治：mongb ghongd gus 气管炎，ait ngol heik bongt 咳嗽痰喘，dix gangb 疔疮，fal gangb xok 丹毒。

【Ed not xus 用法用量】内服，煎汤，15～25 g。外用，捣烂敷。

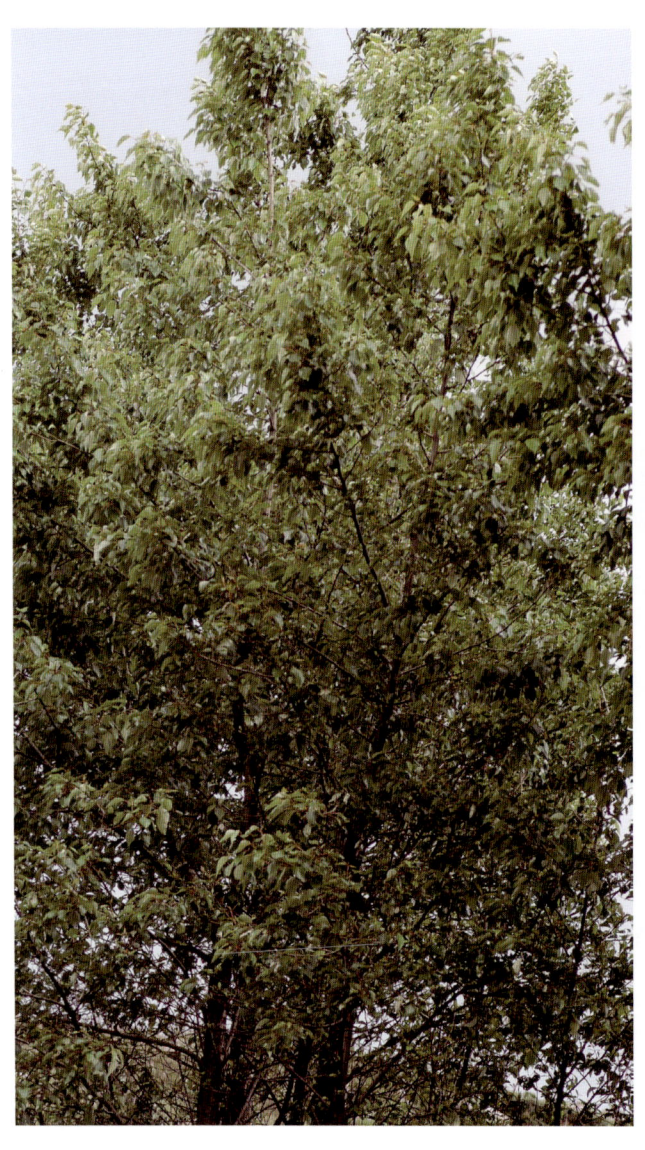
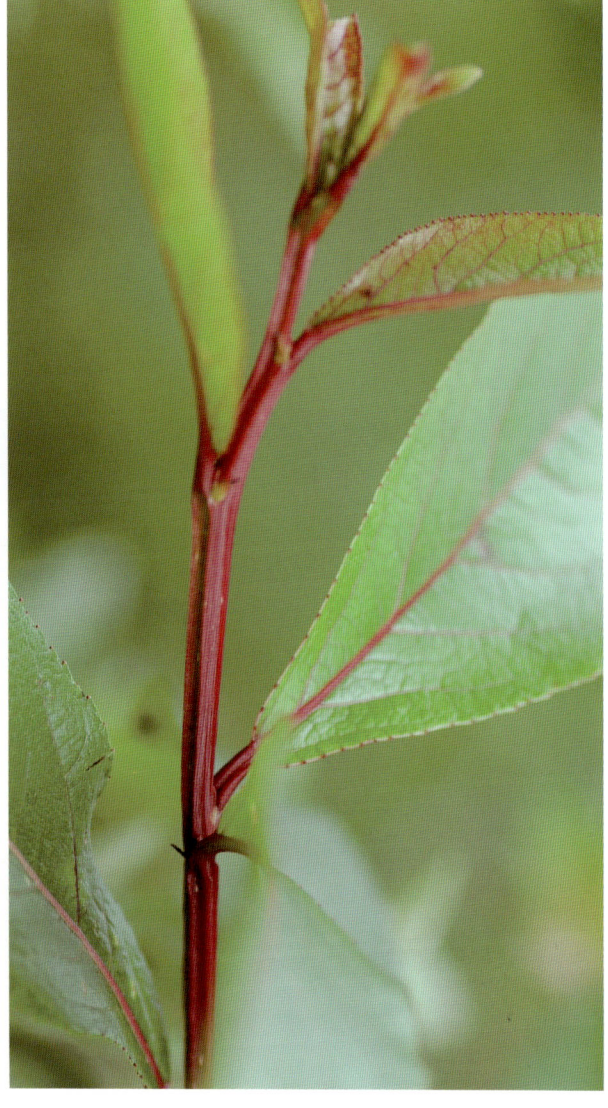

柽柳科

Det liax jot 柽柳

【Bit hsenb 俗名】红柳、三春柳、观音柳、桧柽柳、西湖柳、红筋条。

【Dios kob deis 基源】为柽柳科植物柽柳 *Tamarix chinensis* Lour. 的嫩枝叶。

【Niangb bet deis 生长环境】生于溪涧边、河边。分布于部分苗乡。

【Jox hsub 性味属经】性平,味咸,属冷热两经药,入两经。

【Qet diel xid 功能主治】功能:hxub jent tad dud 疏风解表,tongb los eb wal 通利小便。主治:ait gheb ax bongx 麻疹不透,mongb hfud kid jid 头痛发热,ghab jed diongx hfud nais pob od nul 支气管炎,yens jent jangx dliangb dul qut qat 风疹瘙痒,juk niuk wal 结尿。

【Ed not xus 用法用量】内服,水煎,10～20 g。外用,水煎熏洗。

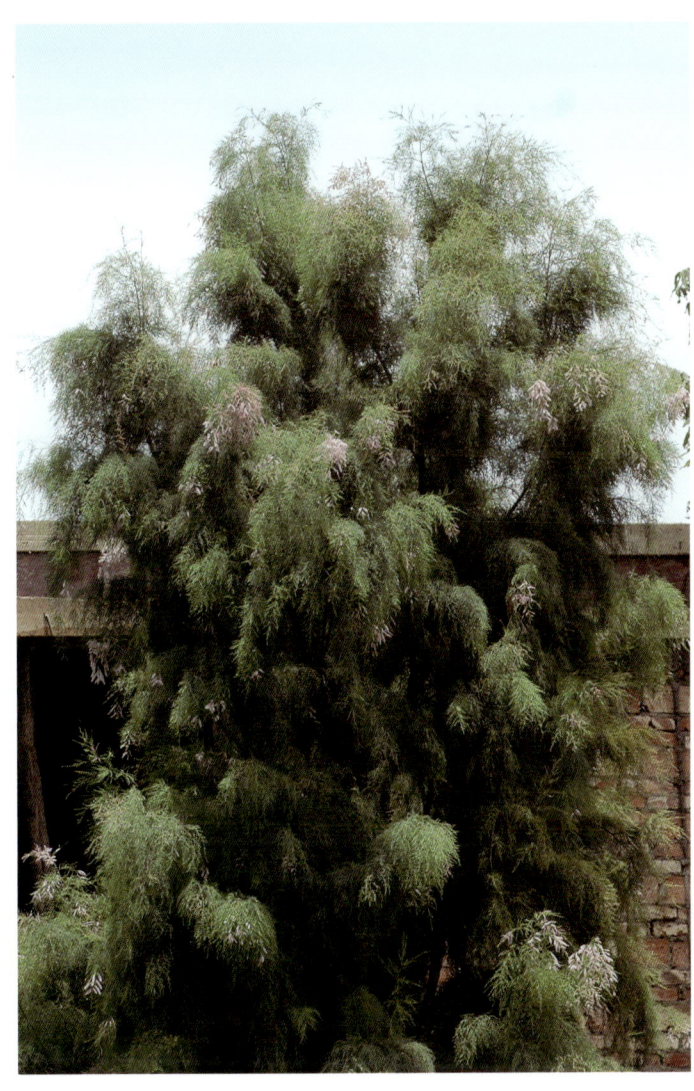
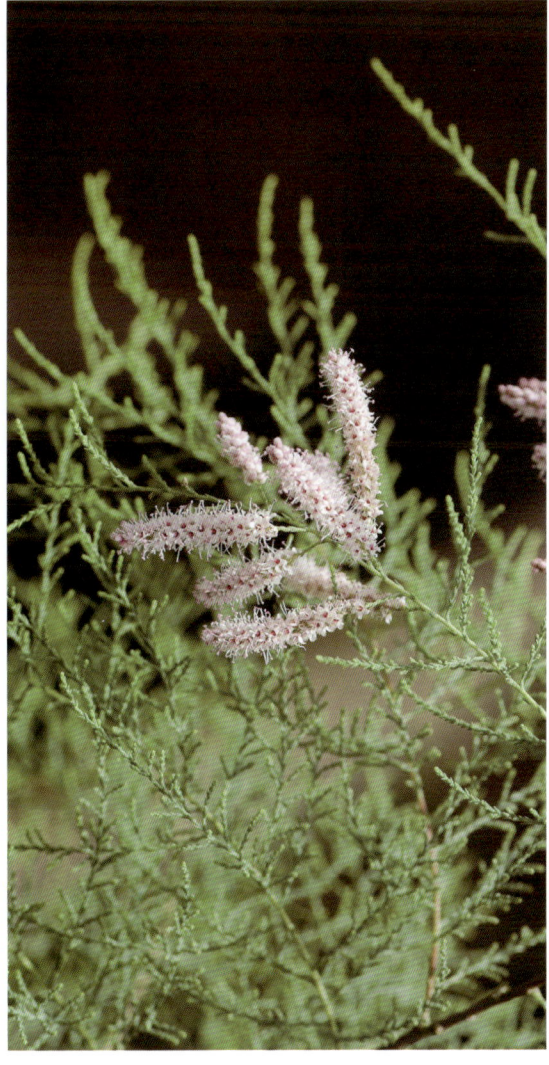

胡桃科

Zend diang bat 胡桃

【Bit hsenb 俗名】山核桃、核桃秋、马核果、野核桃、野油果、木秋马核果。

【Dios kob deis 基源】为胡桃科植物胡桃 *Juglans regia* L. 的种仁、树枝。

【Niangb bet deis 生长环境】生于深山丛林中或山谷两侧。分布于各地苗乡。

【Jox hsub 性味属经】性热，味甘辛，属热药，入冷经。

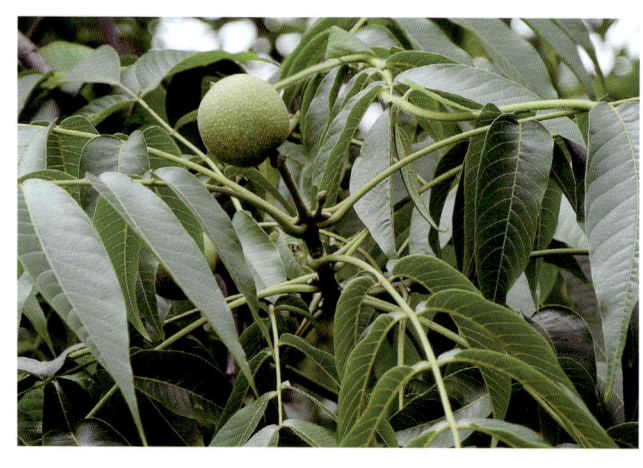

【Qet diel xid 功能主治】功能：yis diuf jingt eb ghad got 补肾涩精，net nais pot dangf ngol 润肺止咳，hxub kib tat jab 清热解毒。主治：diuf xus dliangl ves wab naix 肾虚耳鸣，vangl daib jangx pob 子宫肌瘤，dal ghad got 遗精症，ghad eb dlub lol not 白带过多，jib ghad 便秘。

【Ed not xus 用法用量】内服，煎汤，15～25 g。果皮浸酒饮，治胃炎及腹痛。

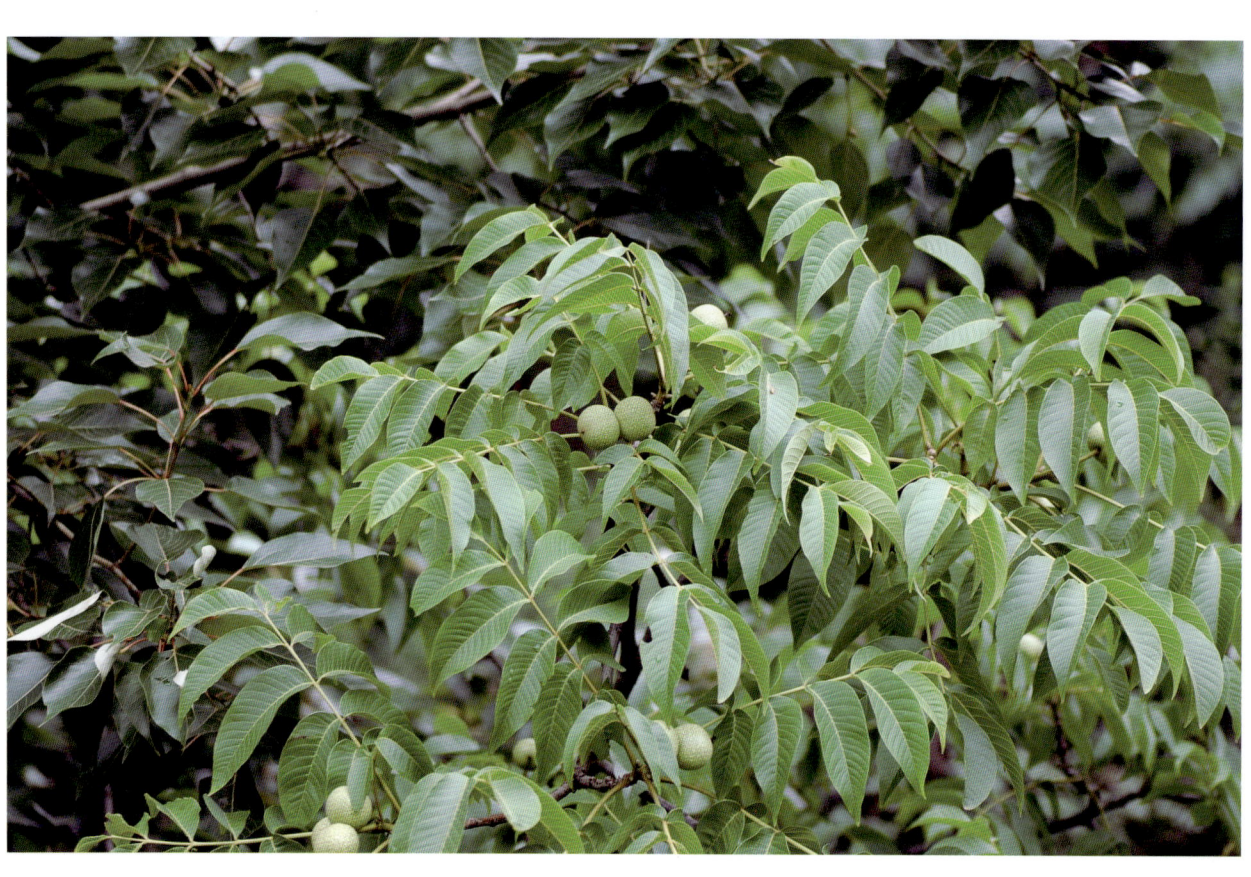

Zend diangx bat vud 野核桃

【Bit hsenb 俗名】山蟹、山核、山核桃、山核仁。

【Dios kob deis 基源】为胡桃科植物野核桃 *Juglans cathayensis* Dode 的种仁或外壳。

【Niangb bet deis 生长环境】生于低海拔地区深山阔叶林中。分布于部分苗乡。

【Jox hsub 性味属经】性平，味淡，属冷热两经药，入两经。

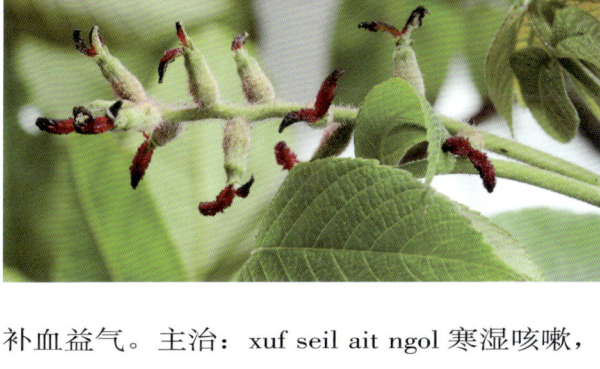

【Qet diel xid 功能主治】功能：hxed nais pot nef ghad ghof 温肺润肠，yis hxangd vut bongt 补血益气。主治：xuf seil ait ngol 寒湿咳嗽，mongb diub 腰痛，bab lob hxub mongb 腿脚酸痛，niangb hsab pob mongb 无名肿毒，gangb xent 疥疮。

【Ed not xus 用法用量】内服，50 g，炒热捣烂冲酒服。外用，涂擦患处。

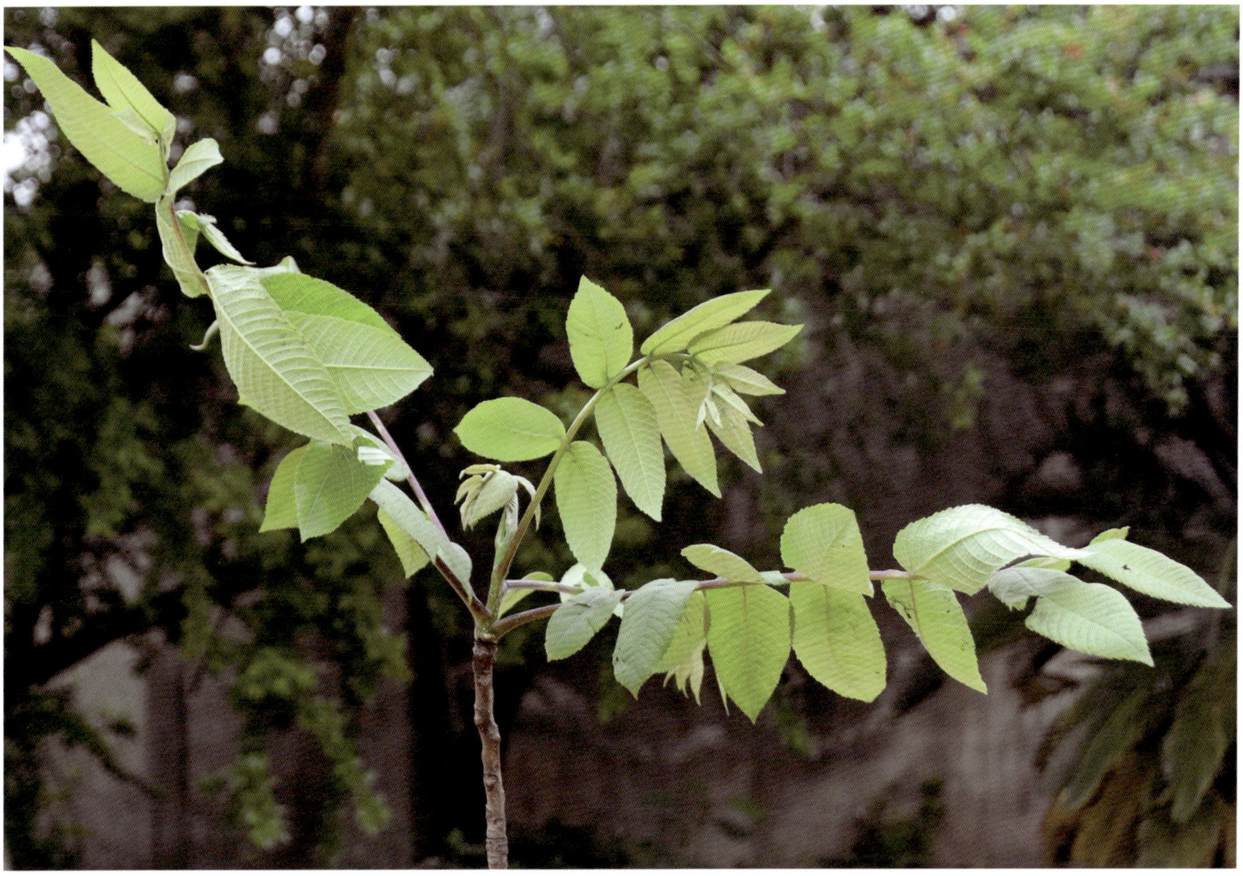

Zend diaut bat lel 喙核桃

【Bit hsenb 俗名】羌桃、胡桃、核桃、万岁子、核桃仁、青龙衣。

【Dios kob deis 基源】为胡桃科植物喙核桃 *Annamocarya sinensis*（Dode）Leroy 的树皮、果实。

【Niangb bet deis 生长环境】生于山坡疏林中。分布于部分苗乡。

【Jox hsub 性味属经】性冷，味苦涩，属冷药，入热经。

【Qet diel xid 功能主治】功能：dias xuf dangf qut qat 除湿止痒，yis dliangl yis hxangd 滋养精血。主治：gangb jongb jangx 蛔虫病，lob bil jangx gangb vas 手脚癣，gangb xent 疥疮。

【Ed not xus 用法用量】内服，煎汤，20～30 g。外用，捣汁擦患处。

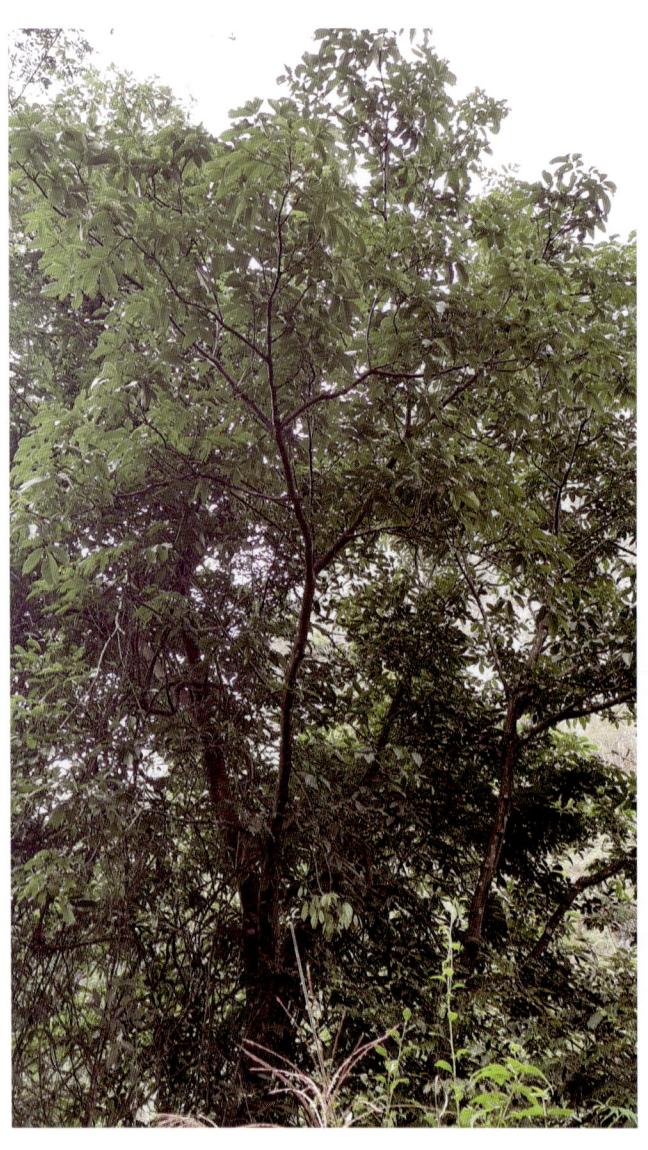
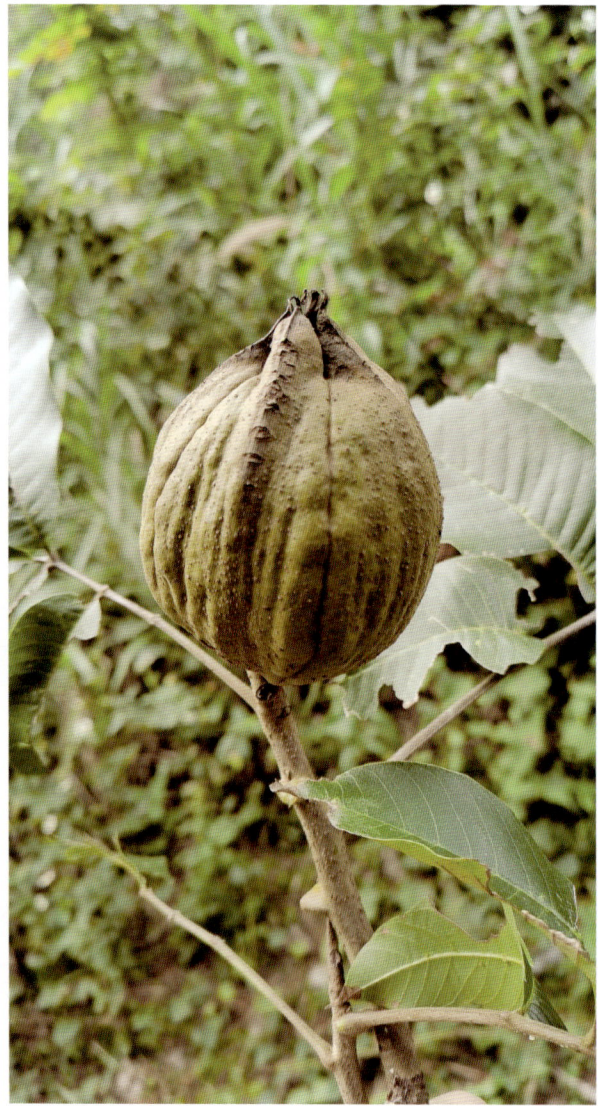

Det jab jib 化香树

【Bit hsenb 俗名】山麻柳、闹鱼叶、放香树、花龙树、栲香叶、花果儿树。

【Dios kob deis 基源】为胡桃科植物化香树 Platycarya strobilacea Sieb. et Zucc. 的枝叶及果球。

【Niangb bet deis 生长环境】生于坡塝疏林下或灌木丛中。分布于各地苗乡。

【Jox hsub 性味属经】性热，味辛，属热药，入冷经。有毒。

【Qet diel xid 功能主治】功能：hxenk angt dangf mongb 消肿止痛，hxub jent qet bongt 祛风理气。主治：dib xit jid niangs mongb 内伤疼痛，mongb qub 腹痛，niangb hsab pob mongb 无名肿毒，hsongd fangf 巴骨癀，lax gangb khob 癞头疮，gangb vas 癣。

【Ed not xus 用法用量】内服，煎汤，10~15 g。外用，煎水洗或研末调敷，叶捣烂泡冷水敷患处。

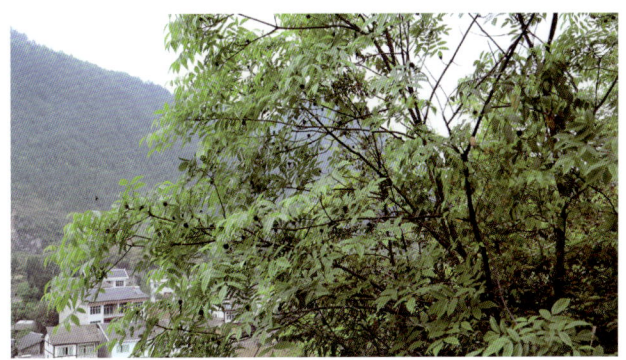
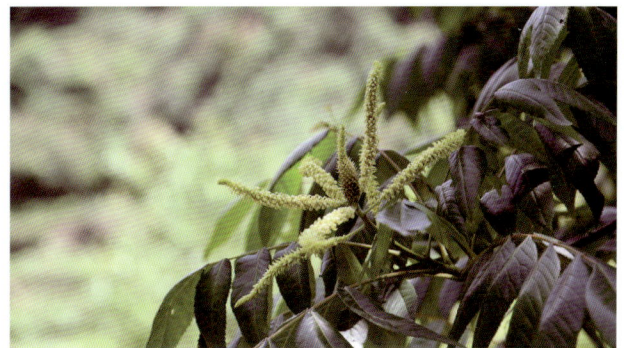

Det jab jib ghangb 青钱柳

【Bit hsenb 俗名】山麻柳、青钱李、香甜药树。

【Dios kob deis 基源】为胡桃科植物青钱柳 Platycarya strobilacea paliurus（Batal.）的嫩叶或粗叶。

【Niangb bet deis 生态环境】生于丛山缓冲地区的次原始森林中。分布于贵州、江西、湖南等地苗乡。

【Bongt hsub 性味属经】性热，味甘，属热药，入冷经。

【Yib deil xid 功能主治】功能：yis dliangl eb hxangd 滋养精血，hxub kib tat jab 清热解毒。主治：eb wal dangf 糖尿病，bongt hxangd 高血压，mongb ghab qu 腹痛。

【Ed not xus 用法用量】内服，煎汤，15~25 g。多

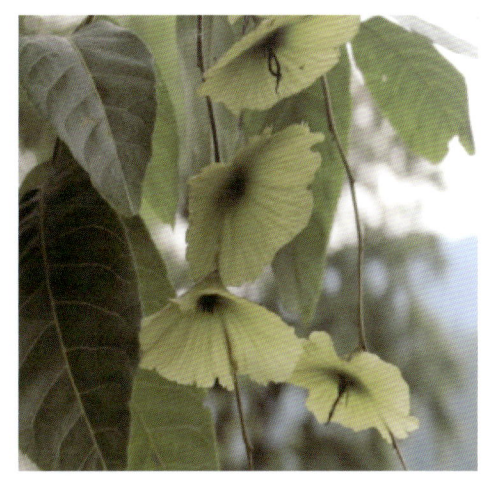

用于治疗糖尿病,青钱柳茶具有调节血糖、激活胰岛器官的功能,促进血糖代谢,是糖尿病治疗药的重大发现。

Det box 枫杨

【Bit hsenb 俗名】枸树、枫柳、榉柳、小叶柳、水麻柳、蜈蚣柳。

【Dios kob deis 基源】为胡桃科植物枫杨 *Pterocarya stenoptera* C. DC. 的树皮。

【Niangb bet deis 生长环境】生于溪边、河岸。分布于部分苗乡。

【Jox hsub 性味属经】性热,味辛,属热药,入冷经。有小毒。

【Qet diel xid 功能主治】功能:hxub kib tat jab 清热解毒,dib gangb dangf qut qat 杀虫止痒。主治:lax gangb khob 癞头疮,gangb xent 疥疮,mongb hmid 牙痛,kib eb kib dul 水火烫伤。

【Ed not xus 用法用量】外用,捣蓉塞牙缝;或煎水含嗽、熏洗;或酒精浸擦。

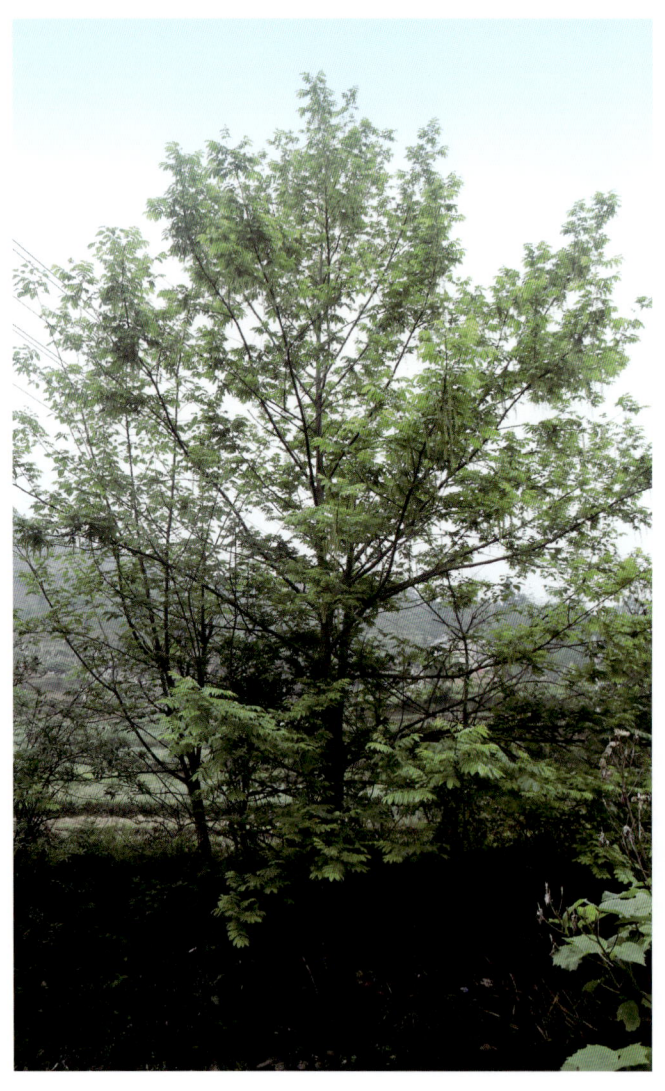
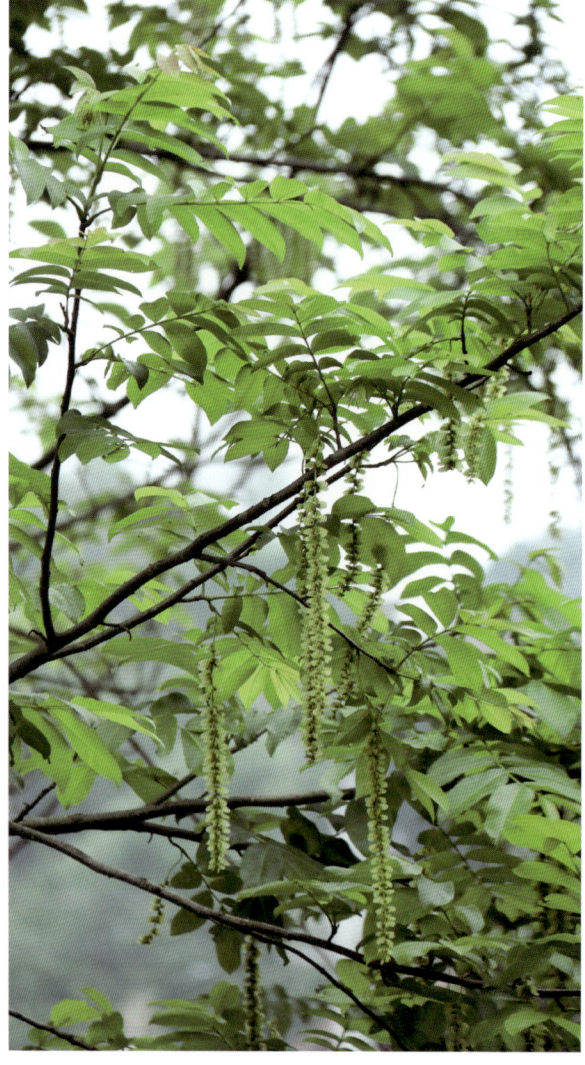

Det diangb ghagb 黄杞

【Bit hsenb 俗名】石桃、山毛桃、野毛桃。

【Dios kob deis 基源】为胡桃科植物黄杞 Engelhardia roxburghiana Wall. 的皮、叶。

【Niangb bet deis 生长环境】生于坡塝林缘，杂木林中。分布于部分苗乡。

【Jox hsub 性味属经】性冷，味苦涩，属冷药，入热经。

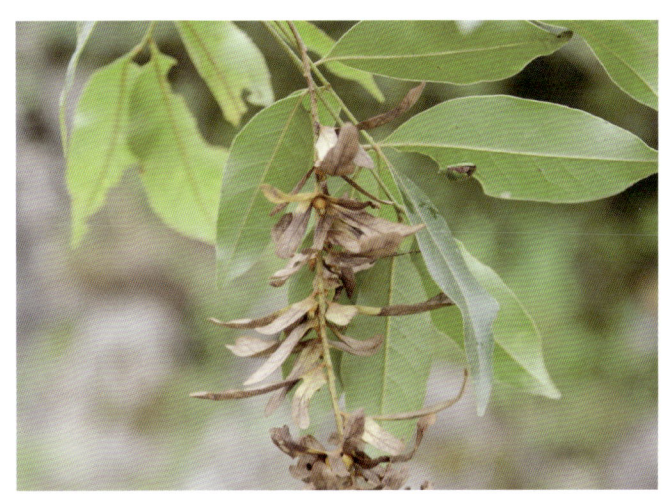

【Qet diel xid 功能主治】功能：hxenk od nul dangf mongb 消炎止痛。主治：dlif ghab neib ghangb 脱肛，zal ghad dongk 痢疾，zal ghad 腹泻。

【Ed not xus 用法用量】内服，煎汤，15～25 g；或入丸、散。外用，捣烂敷。

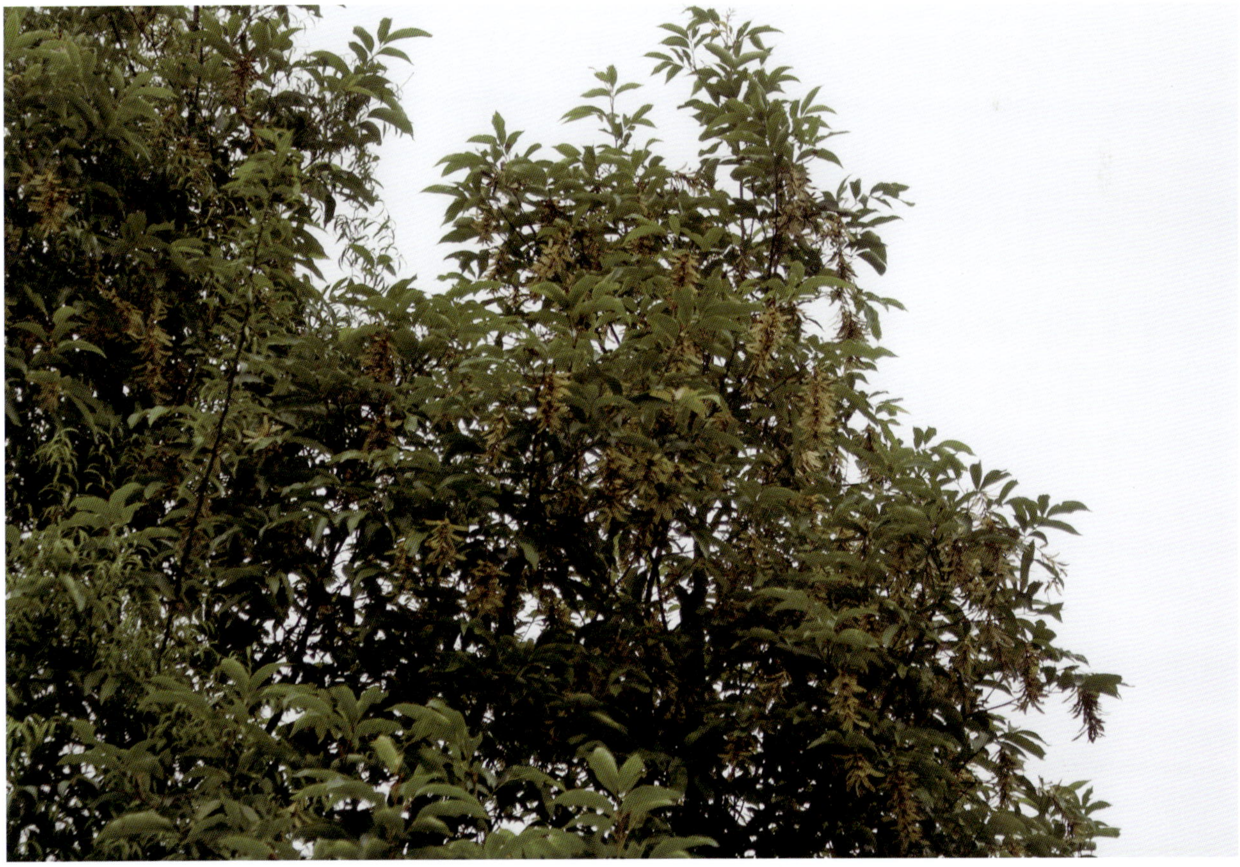

桦木科

Det ful 香桦

【Bit hsenb 俗名】桦树、光皮桦、狗啃木、亮叶桦、秤杆树、香皮树。

【Dios kob deis 基源】为桦木科植物香桦 *Betula insignis* Franch. 的嫩叶及根皮。

【Niangb bet deis 生长环境】喜生于坡塝杂木林中。分布于各地苗乡。

【Jox hsub 性味属经】性冷，味甘辛，属冷药，入热经。

【Qet diel xid 功能主治】功能：dias lax liangs ngix 祛腐生肌，hxub kib tat jab 清热解毒。主治：dliangd bil dib sangb 跌打损伤，pob lob pob bil 手脚水肿，dix gangb 疔疮。

【Ed not xus 用法用量】内服，煎汤，15～30 g。

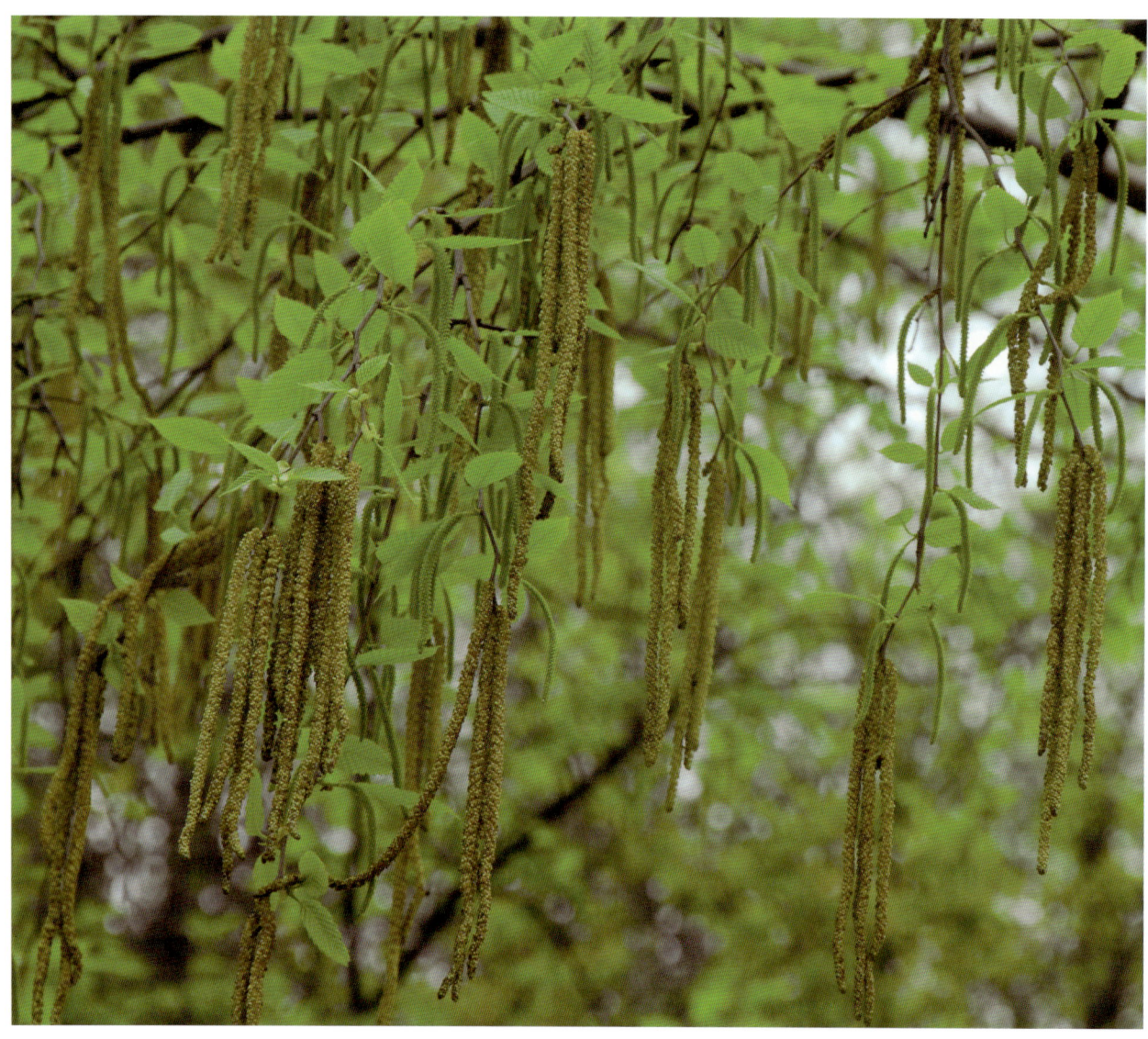

Det ful bail 亮叶桦

【Bit hsenb 俗名】花胶树、狗啃木、香皮树、薄荷皮、桦杆树皮、亮叶狗啃木。

【Dios kob deis 基源】为桦木科植物亮叶桦 *Betula luminifera* H. Winkl 的根、皮。

【Niangb bet deis 生长环境】生于坡塝杂木林内、灌木丛中。分布于各地苗乡。

【Jox hsub 性味属经】性冷，味甘辛，属冷药，入热经。

【Qet diel xid 功能主治】功能：yangx gad los gangd 消食化积，tongb wal zangx yangx 利尿通淋。主治：dinx gad xangd dit 食积饱胀，zaid wel jangx dix bus pob xok 乳痈红肿，pob lob pob bil 手脚水肿，xud wal lol ax hvit 小便不利，xub wal xok xus 小便赤短。

【Ed not xus 用法用量】内服，煎汤，15～25 g。

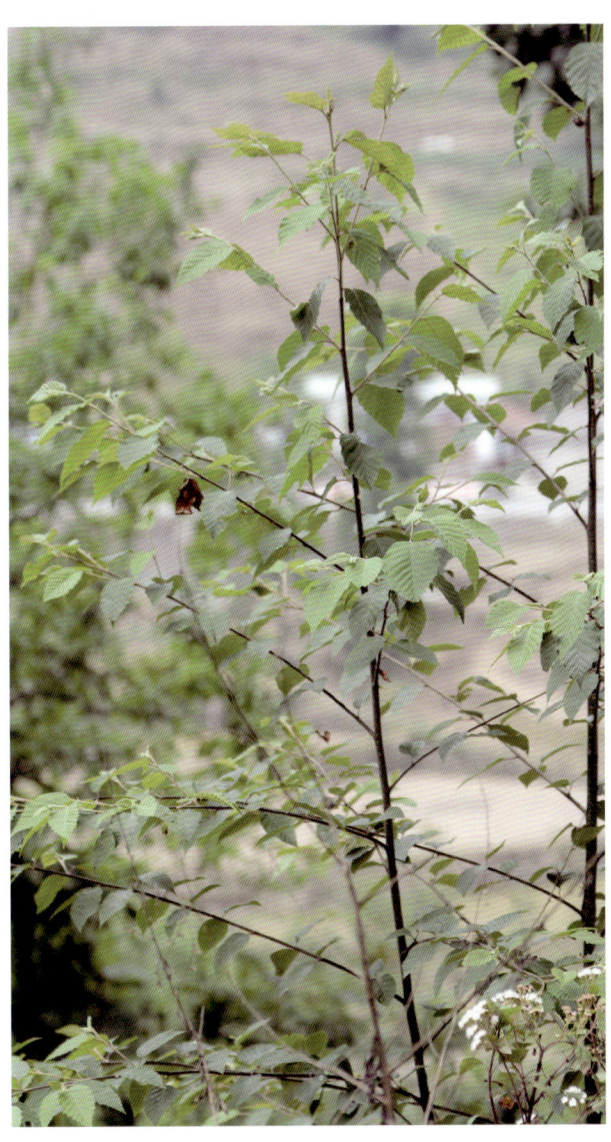
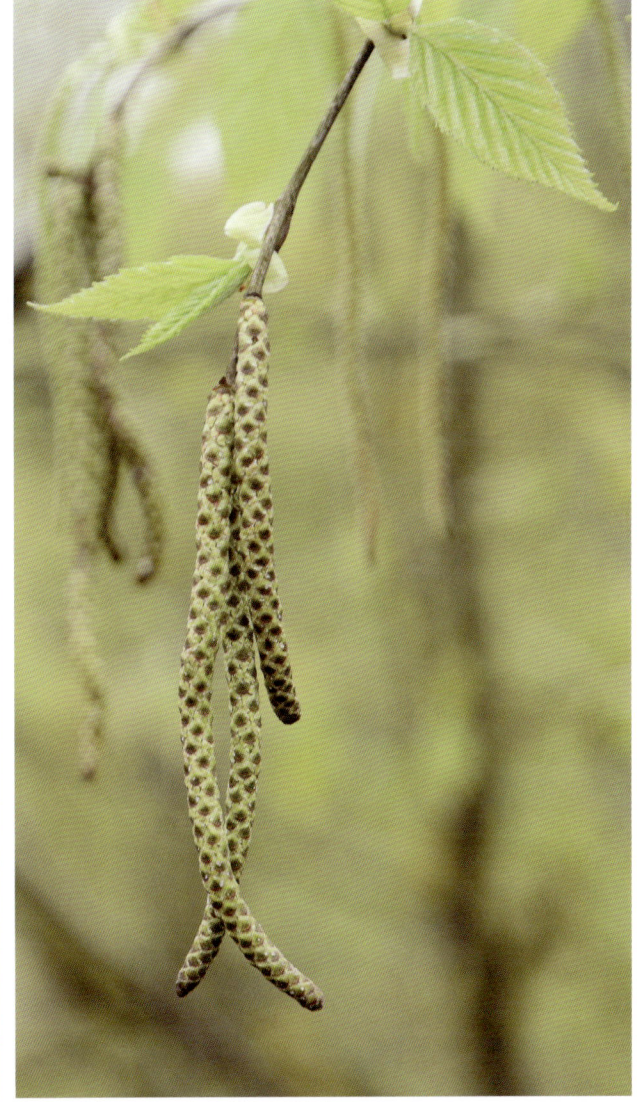

Det diel bil 旱冬瓜

【Bit hsenb 俗名】水冬瓜树、旱冬瓜木、蒙自桤木、蒙自赤杨。

【Dios kob deis 基源】为桦木科植物旱冬瓜 *Alnus nepalensis* D. Don 的树皮或根皮。

【Niangb bet deis 生长环境】生于山地丛林间。分布于各地苗乡。

【Jox hsub 性味属经】性冷，味苦涩，属冷药，入热经。

【Qet diel xid 功能主治】功能：hxub kib tat jab 清热解毒，hxub jent hxenk net 祛风除湿。主治：yens jent mongb hsongd 风湿骨痛，pob wox 浮肿，nat sul buk dux heb jangb 脾胃虚弱，zal ghad 腹泻。

【Ed not xus 用法用量】内服，煎汤，15～20 g。

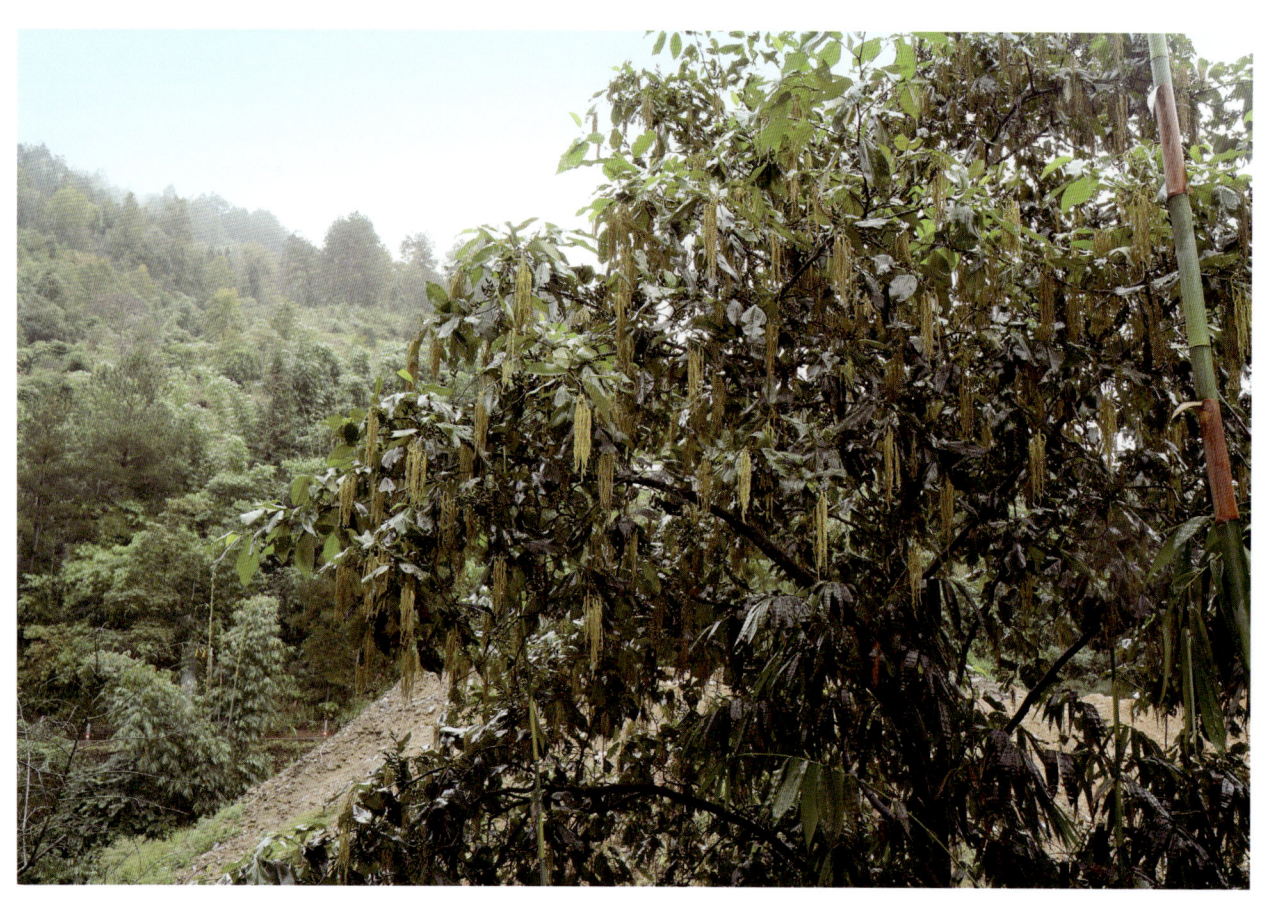

Det khab ed 桤木

【Bit hsenb 俗名】水青冈、牛屎树、罗拐木、菜壳蒜、桤木皮。

【Dios kob deis 基源】为桦木科植物桤木 *Alnus cremastogyne* Burk. 的嫩叶及树皮。

【Niangb bet deis 生长环境】生于山地疏林中或林缘。分布于各地苗乡。

【Jox hsub 性味属经】性平，味涩，属冷热两经药，入两经。有小毒。

【Qet diel xid 功能主治】功能：mangs nais jongt hxub kib 平肝清火，ves hxangd dangf hxangd 活血止血。主治：hfak bangb hxangd 血崩，hniub mais pob xok mongb 目赤肿痛，lax dliangb lix 麻风病，zal ghad 腹泻。

【Ed not xus 用法用量】内服，煎汤，15～20 g；或取 15 g 捣蓉温开水送服。外用，煎水洗患处。

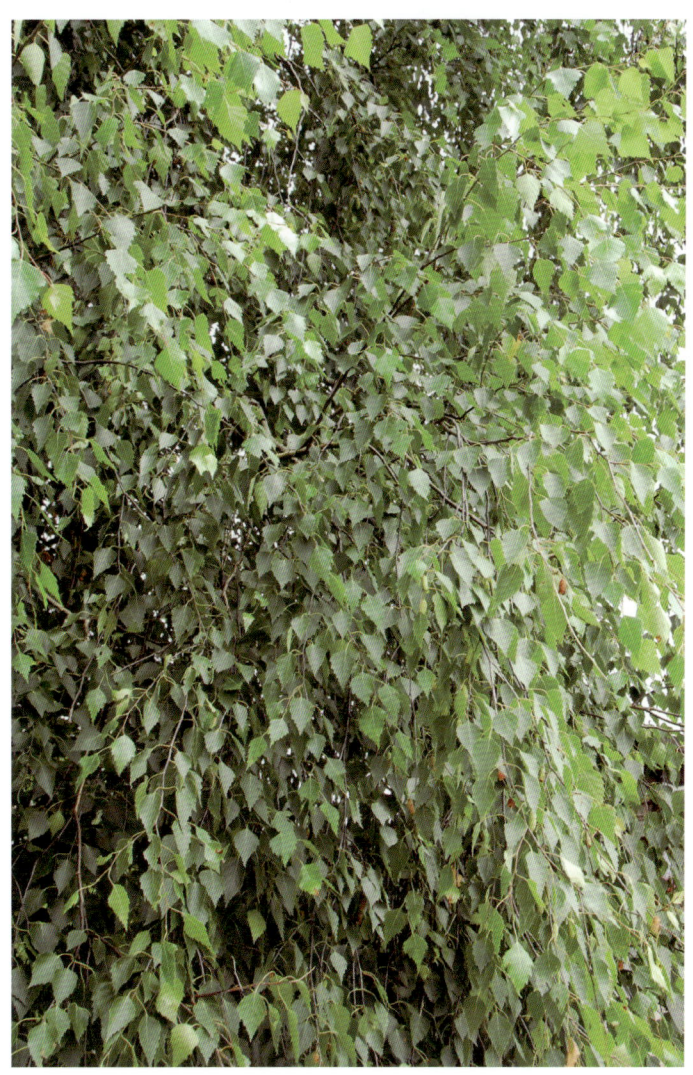
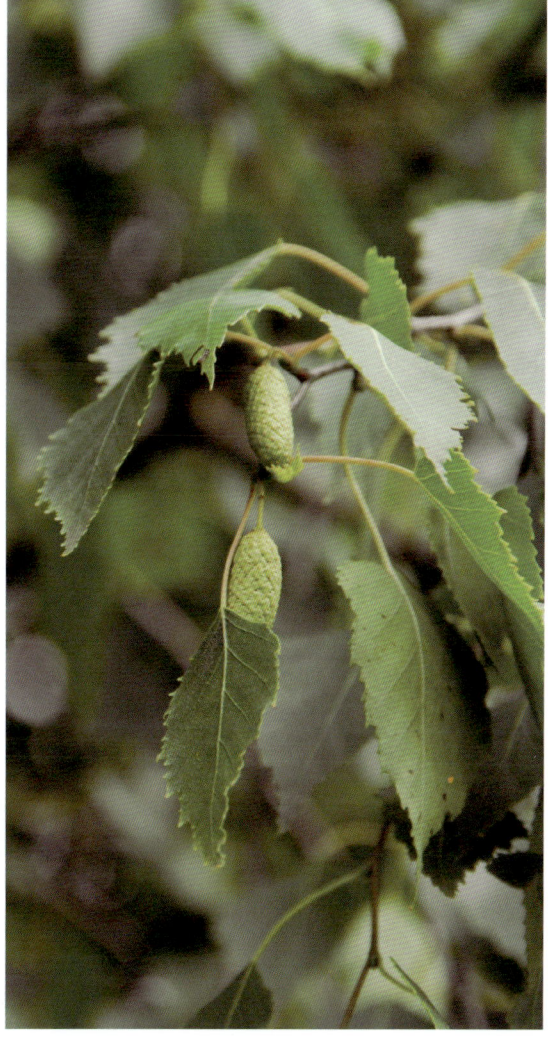

Det khab bil 川榛

【Bit hsenb 俗名】山板栗、平榛木、川榛树。

【Dios kob deis 基源】为桦木科植物川榛 *Corylus heterophylla* Fisch. ex Bess. 的种仁及树根。

【Niangb bet deis 生长环境】生于杂木林中或林缘。分布于各地苗乡。

【Jox hsub 性味属经】性平，味甘，属冷热两经药，入两经。

【Qet diel xid 功能主治】功能：hxub kib net nais pot 清热润肺，lal nais jongt xend mais 清肝明目，tiod nat mangs buk dux 健脾和胃。主治：mongb vut xus dliangl ves 病后虚弱，hot ax yangx gad 消化不良，nais pot kib ait ngol 肺热咳嗽，hniub mais jit hxangd 眼睛充血。

【Ed not xus 用法用量】内服，煎汤，15～20 g。

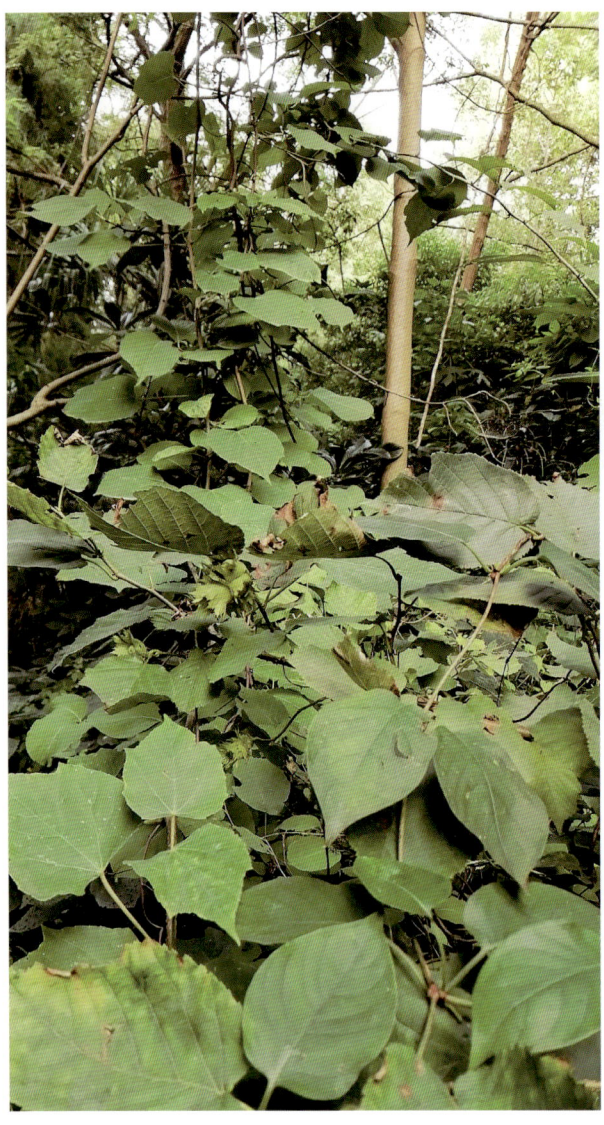
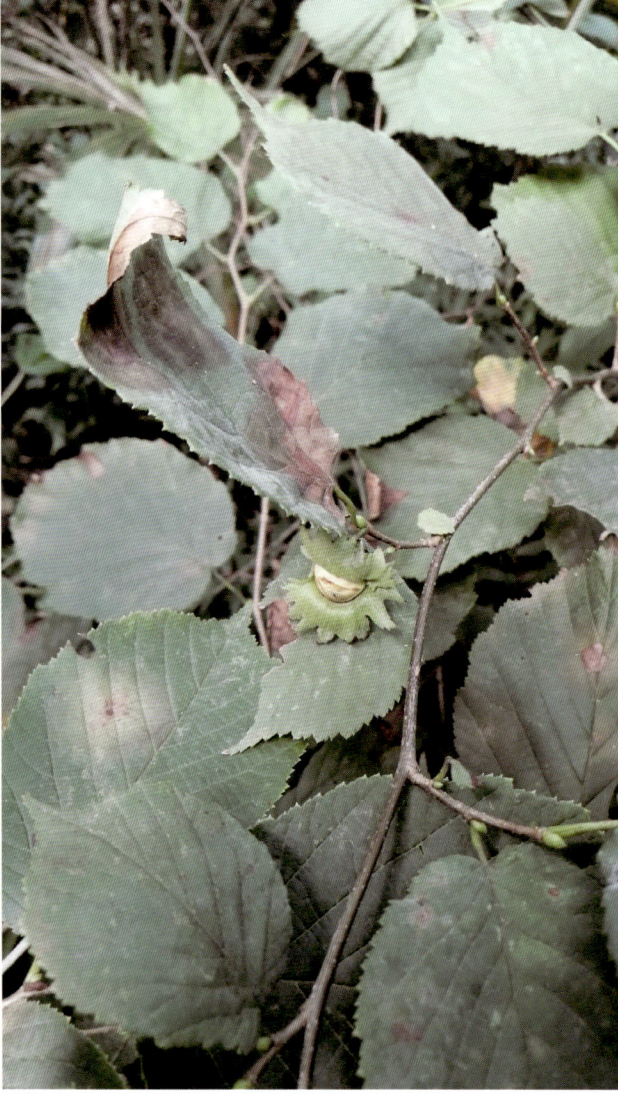

壳斗科

Det yel sat 桂林栲

【Bit hsenb 俗名】米锥、勒翠、栲栗、锥栗树、锥子树、转栗树

【Dios kob deis 基源】为壳斗科植物桂林栲 *Castanopsis chinensis* Hance. 的种子、果壳。

【Niangb bet deis 生长环境】多生于坡塝杂木林中。分布于各地苗乡。

【Jox hsub 性味属经】性平，味甜，属冷热两经药，入两经。

【Qet diel xid 功能主治】功能：tiod buk dux jid 健胃滋补，yis diuf tiod jid 补肾强壮。主治：diuf xus dlial ves mongb diub 肾虚腰痛，heb ves sot gangt 虚弱消瘦，xuf kib zal ghad 湿热腹泻。

【Ed not xus 用法用量】内服，煎水，25～30 g；或取果肉炖猪肉食。腹泻，取壳 30 g 煎水服。

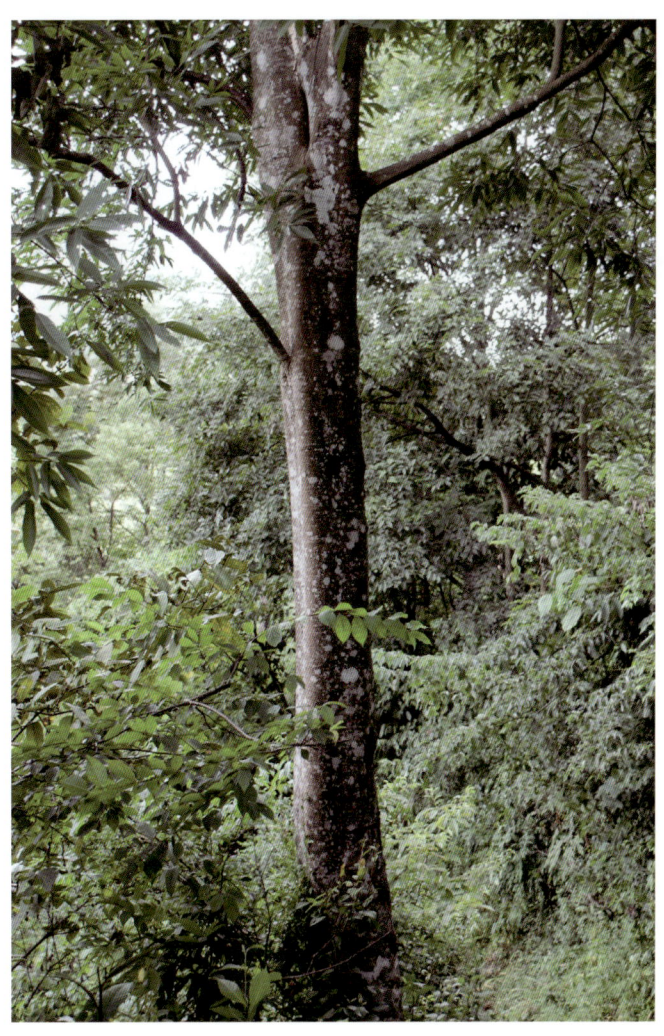
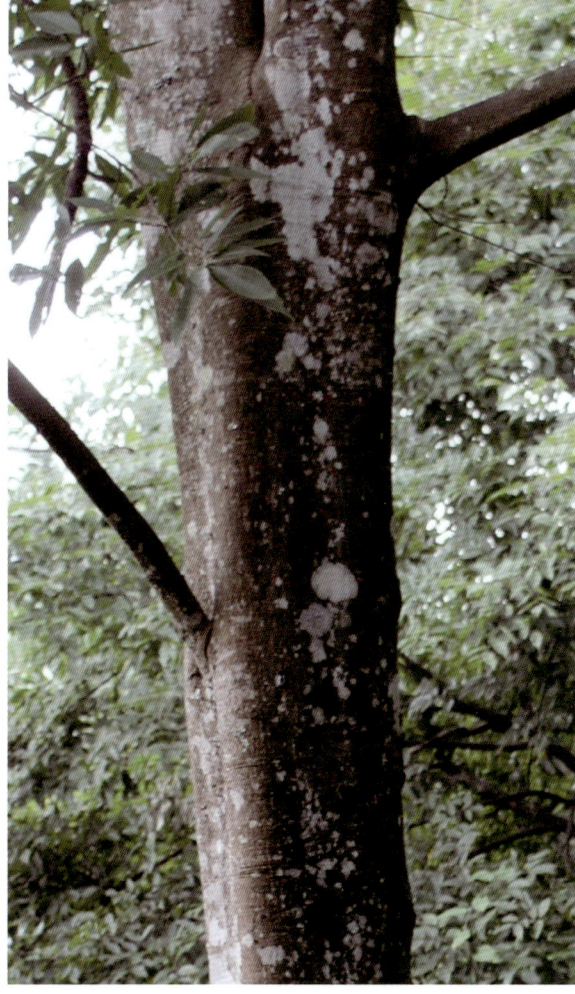

Det yif 丝栗栲

【Bit hsenb 俗名】丝栗树、大叶青杠

【Dios kob deis 基源】为壳斗科植物丝栗栲 *Castanopsis fargesii* Franch. 的树皮、壳斗。

【Niangb bet deis 生长环境】生于高山地区杂木林中。分布于部分苗乡。

【Jox hsub 性味属经】性冷，味苦涩，属冷药，入热经。

【Qet diel xid 功能主治】功能：hxub hvuk dangf zal 收敛止泻，tiod nat los net 健脾利湿。主治：dud dles nios 紫斑，zal ghad 腹泻，zal ghad dongk 痢疾。

【Ed not xus 用法用量】内服，煎汤，25～35 g。

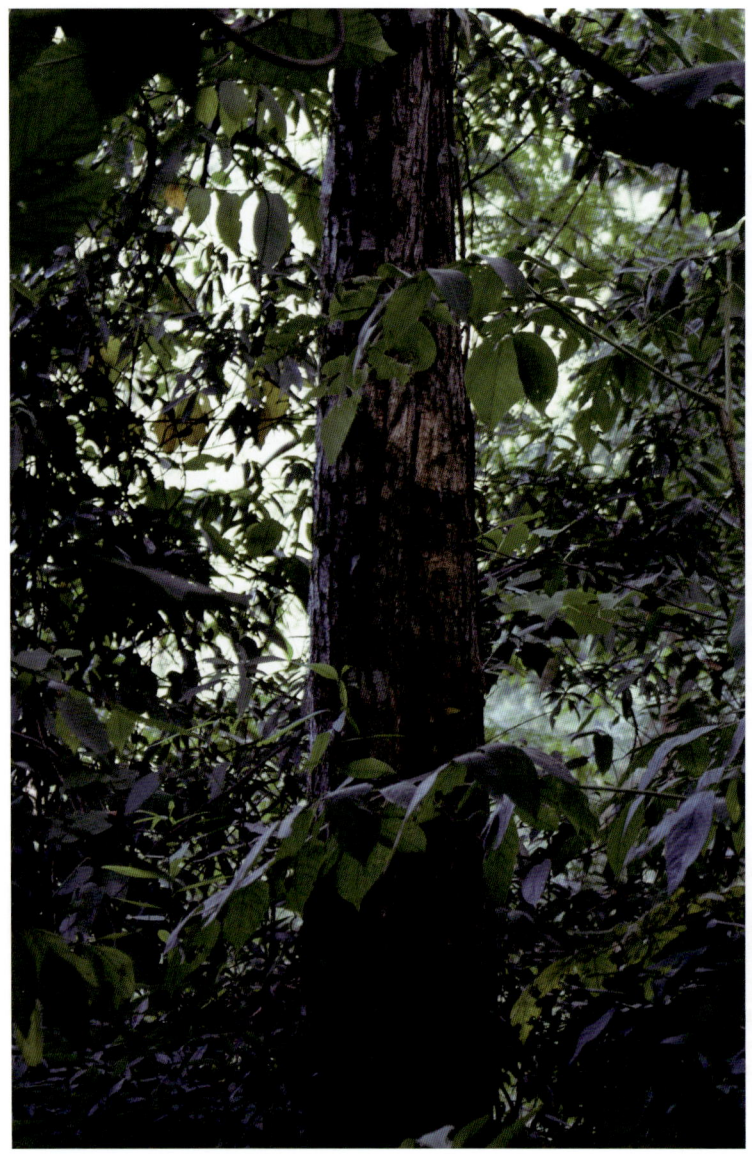
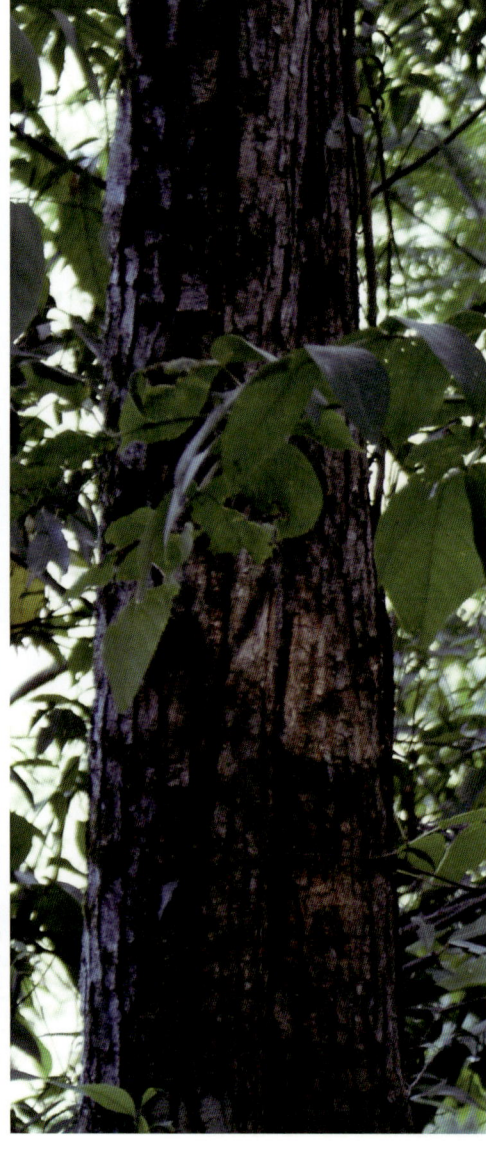

Det yel 麻栎

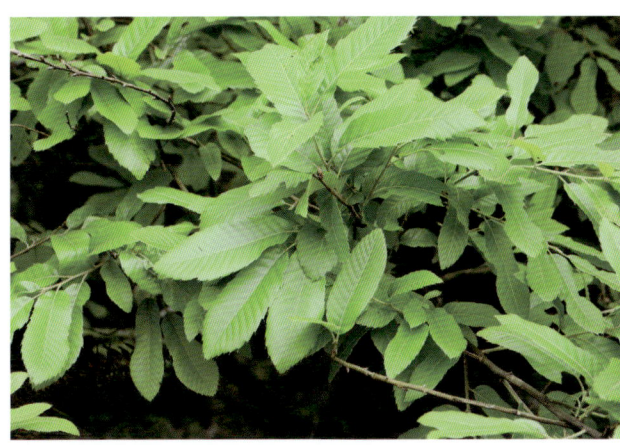

【Bit hsenb 俗名】栎、枥、青杠栎、橡碗树、紫栎、栎子树、橡斗子、橡子树。

【Dios kob deis 基源】为壳斗科植物麻栎 *Quercus acutlsslma* Carruth. 的果实、木皮、果壳。

【Niangb bet deis 生长环境】喜生于坡塝杂木林、疏林中，分布于各地苗乡。

【Jox hsub 性味属经】性温，味苦涩，属热药，入冷经。

【Qet diel xid 功能主治】功能：bend ghad dangf zal 涩肠止泻，jongt tend 固脱。主治：mongb gangb hmid 虫牙痛，niak los ghad ghof 婴儿疝气，dix khangd ghad lol hxangd 痔疮出血，jib daib zal ghad dongk 小儿痢疾，zal ghad dongk dlif ghab neib ghangb 下痢脱肛，zal ghad dongk dlub 阿米巴痢疾，zal ghad 腹泻。

【Ed not xus 用法用量】内服，取子、皮或斗 15～25 g 煎汤。

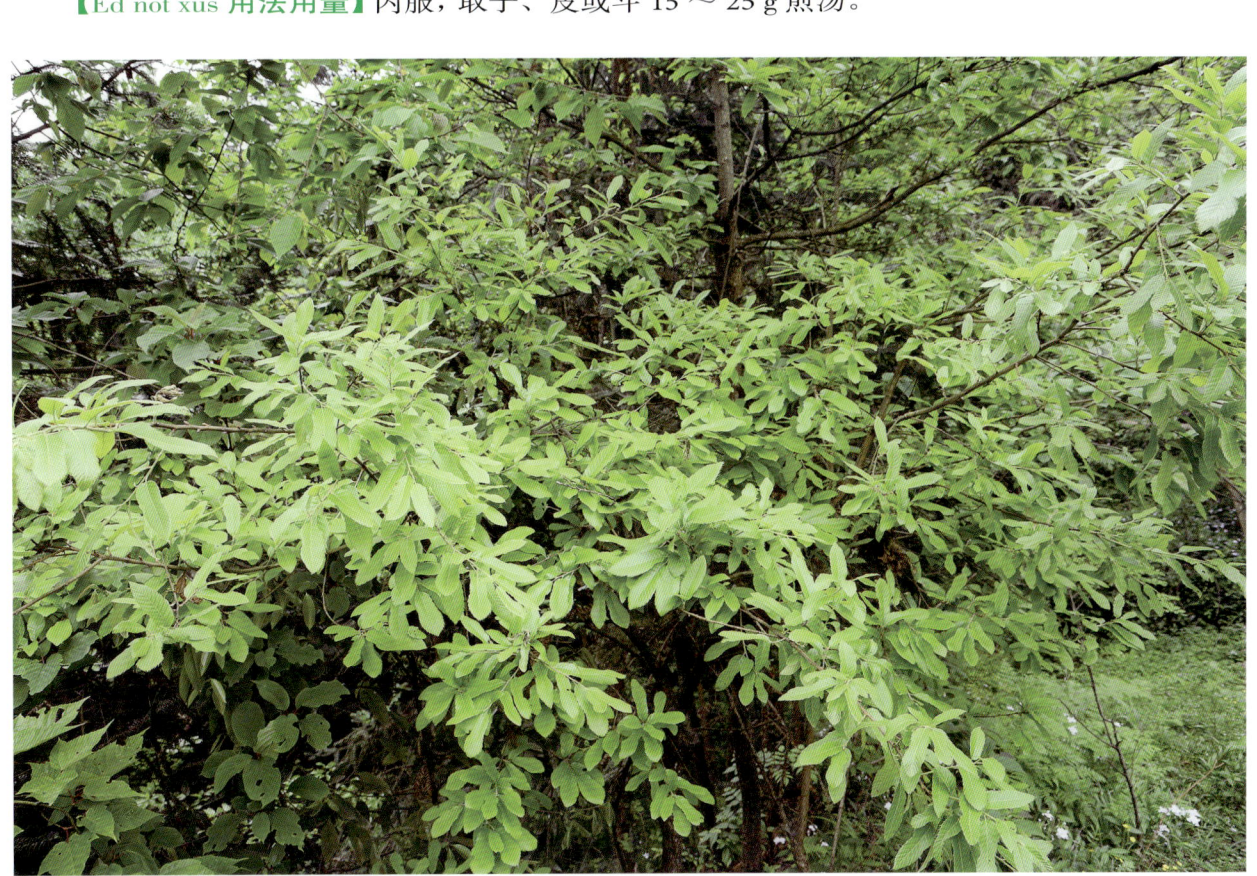

Det yel wax 白栎

【Bit hsenb 俗名】白斗、枥柴、橡碗、金刚栎、白反栎、白麻栗、柞子柴。

【Dios kob deis 基源】为壳斗科植物白栎 *Quercus fabri* Hance. 的树皮。

【Niangb bet deis 生长环境】生于坡塝疏林中、杂木林内。分布于各地苗乡。

【Jox hsub 性味属经】性冷，味苦，属冷药，入热经。

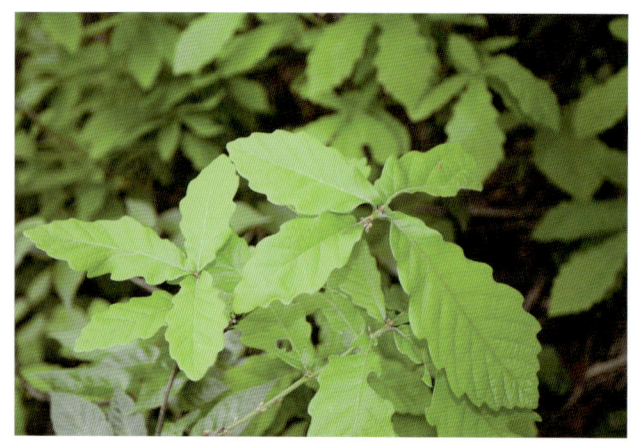

【Qet diel xid 功能主治】功能：tiod nat tot lid gad 健脾消积，hxub kib 清火。主治：ghad nial mais angt mongb 火眼肿痛，jib daib ngas naix mais 小儿疳积，los ghad ghof 疝气，xud wal dlub 尿白浊，zal ghad dongk 痢疾。

【Ed not xus 用法用量】内服，煎汤，10～15 g。

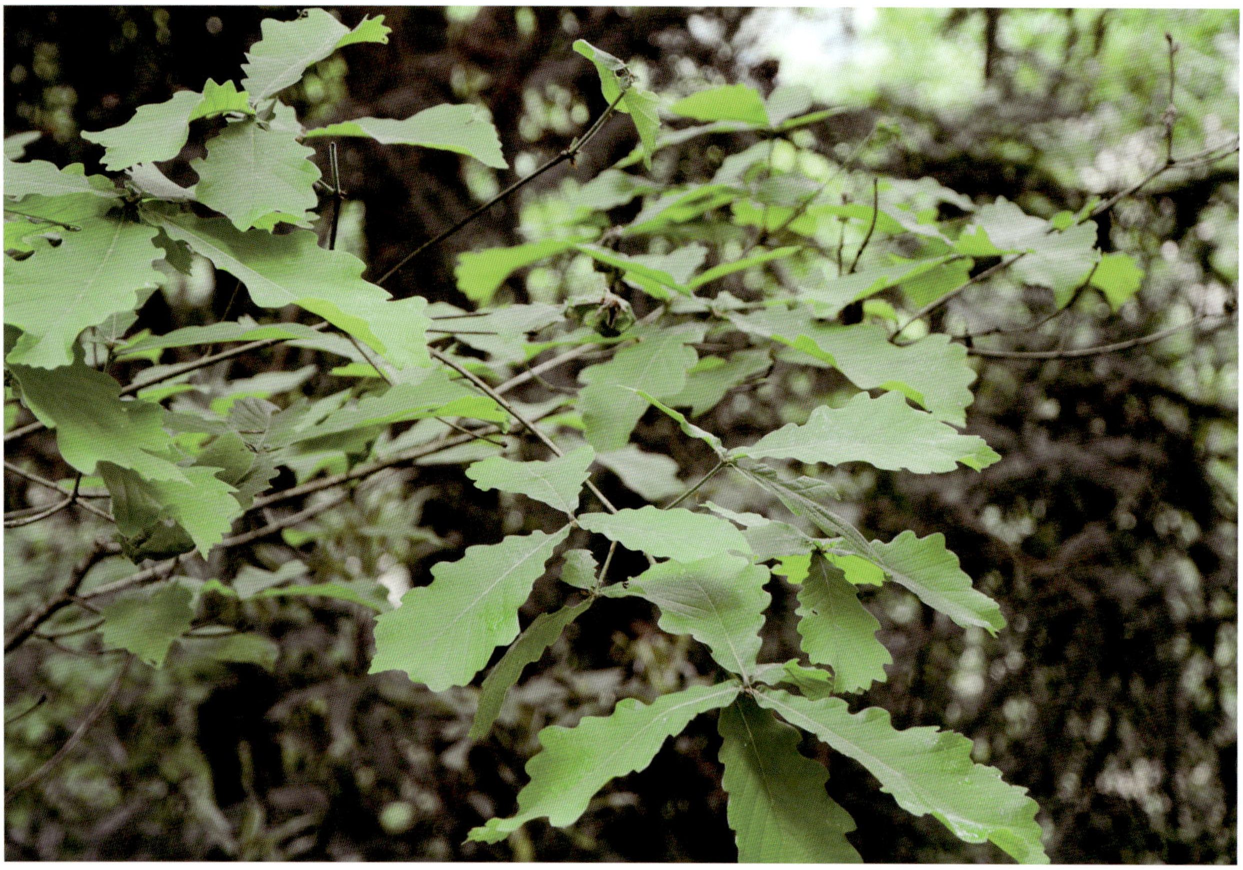

Det yel dlub 槲栎

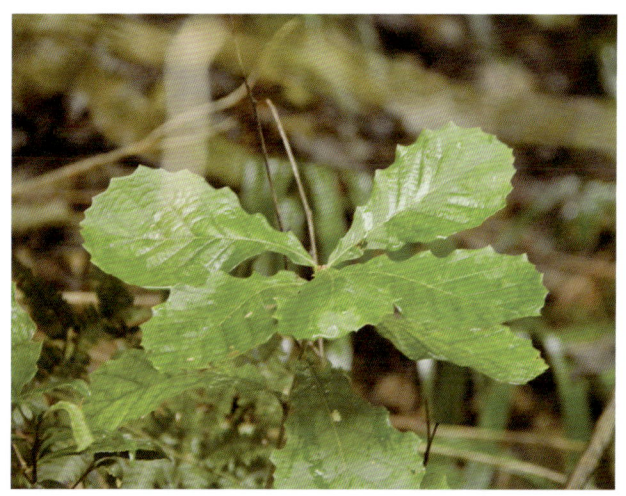

【Bit hsenb 俗名】柞栎、槲树、大叶栎、大叶柞、赤龙皮、槲白皮、槲木树。

【Dios kob deis 基源】为壳斗科植物槲栎 Quercus aliena Bl. 的树皮或叶。

【Niangb bet deis 生长环境】喜生于山地灌木丛、混交林、疏林中。分布于各地苗乡。

【Jox hsub 性味属经】性平，味苦涩，属冷热两经药，入两经。

【Qet diel xid 功能主治】功能：dangf zal ghad dlub xok 止赤白痢，hxenk dix yangf 消恶疮。主治：lol hxangd nais 鼻衄，jangx diong bus 瘘病，jangx gangb lax 烂疮，zal ghad dongk xok dlub lax dad 赤白久痢。

【Ed not xus 用法用量】内服，煎汤，10～15 g。外用，取皮熬膏敷患处。

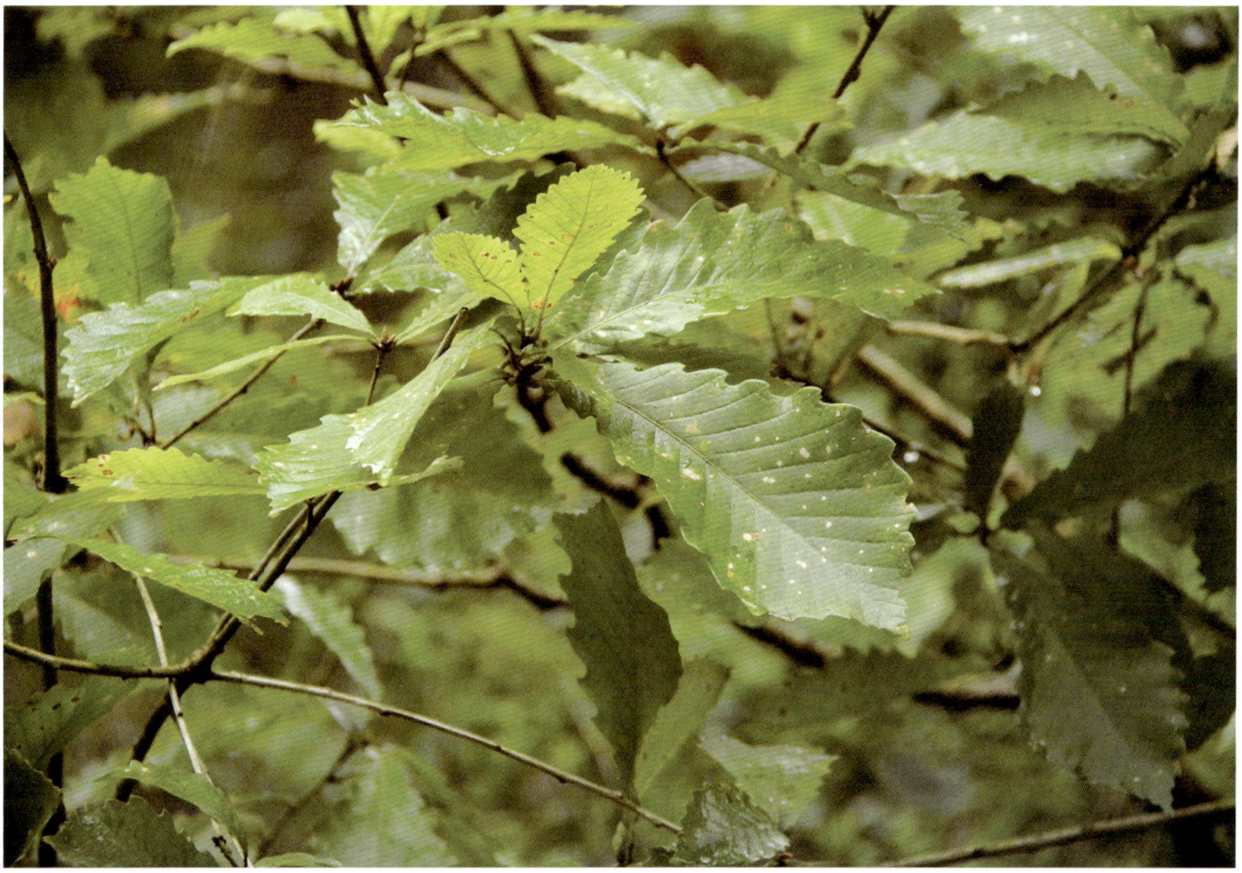

Det yel xok 栓皮栎

【Bit hsenb 俗名】红麻栎、软皮栎、粗皮栎、厚皮青杠。

【Dios kob deis 基源】为壳斗科植物栓皮栎 *Quercus variabilis* Bl. 的斗碗或果实。

【Niangb bet deis 生长环境】生于坡塝杂木林中、农地周围。分布于各地苗乡。

【Jox hsub 性味属经】性平,味苦涩,属冷热两经药,入两经。

【Qet diel xid 功能主治】功能:tiod nat mangs buk dux 健脾和胃,hxub hvuk dangf ghad dongk 收敛止痢。主治:ait ngol 咳嗽,dix khangd ghad 痔疮,khob jangx gangb xongx 头癣,zal ghad 腹泻。

【Ed not xus 用法用量】内服,煎汤,15～20 g。外用,研末调敷。

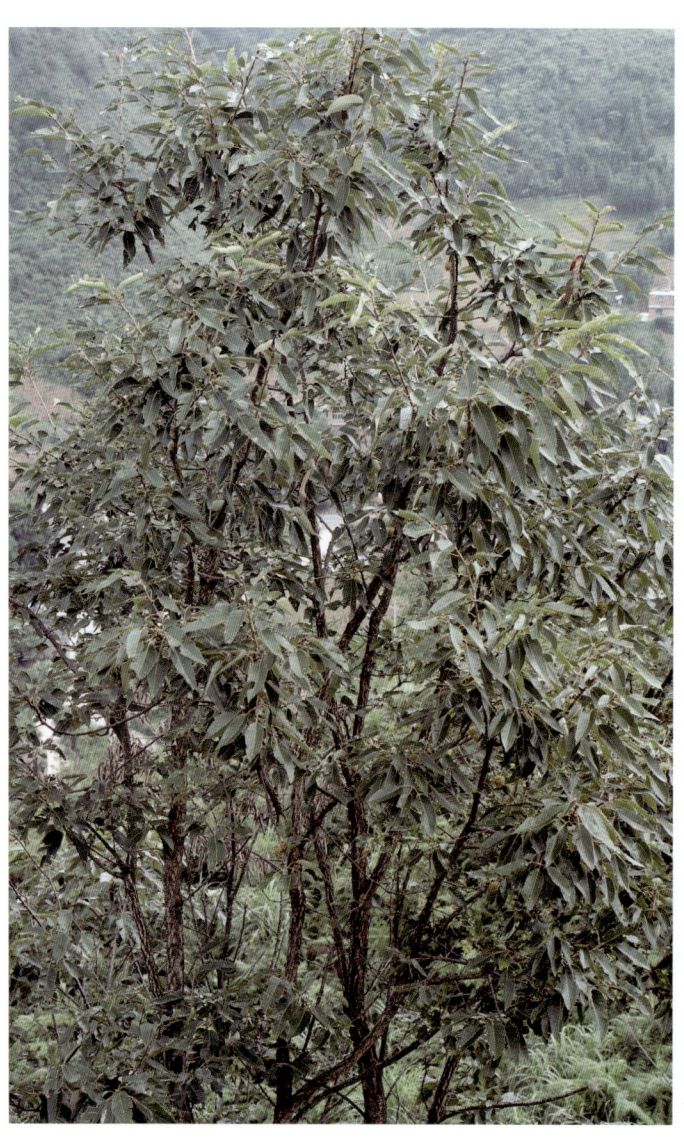
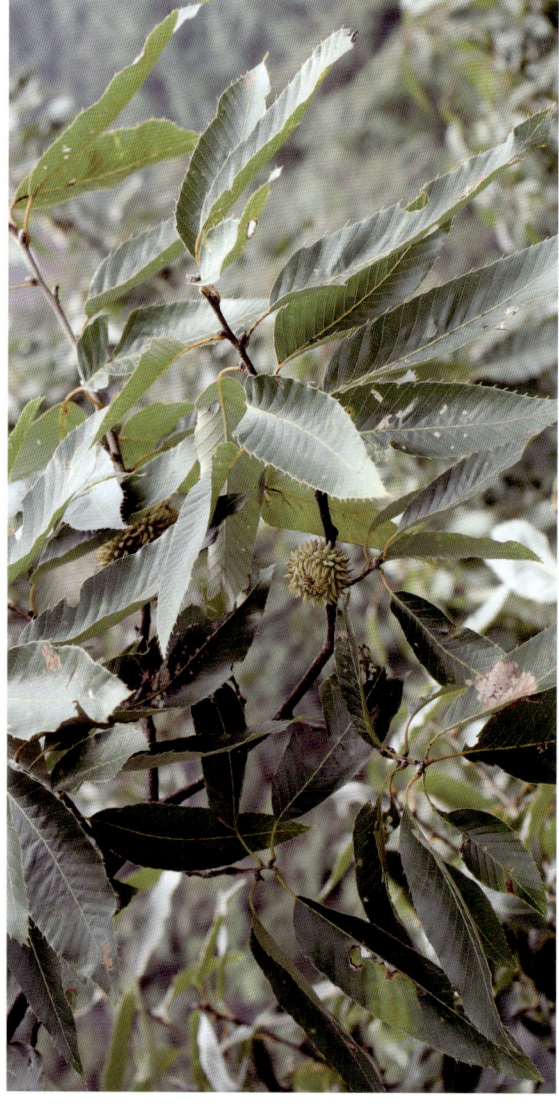

Det ghat dlub 高山栎

【Bit hsenb 俗名】白麻栎、栓皮栎、粗皮栎、软木栎。

【Dios kob deis 基源】为壳斗科植物高山栎 Quercus semicarpifolia Smith. 的种仁、花、树皮、根。

【Niangb bet deis 生长环境】生于向阳干燥沙质土壤中。分布于各地苗乡。

【Jox hsub 性味属经】性冷，味苦涩，属冷药，入热经。

【Qet diel xid 功能主治】功能：tiod nat los net 健脾利湿，net ghad ghof tongb ghad 润肠通便。主治：neit ngix neit hxid 软组织损伤，mongb diub mongb guf 腰背疼痛，mongb gangb hmid 虫牙痛，zal ghad 腹泻。

【Ed not xus 用法用量】内服，炒食或与瘦肉同煮吃；或煎汤，15～25 g。

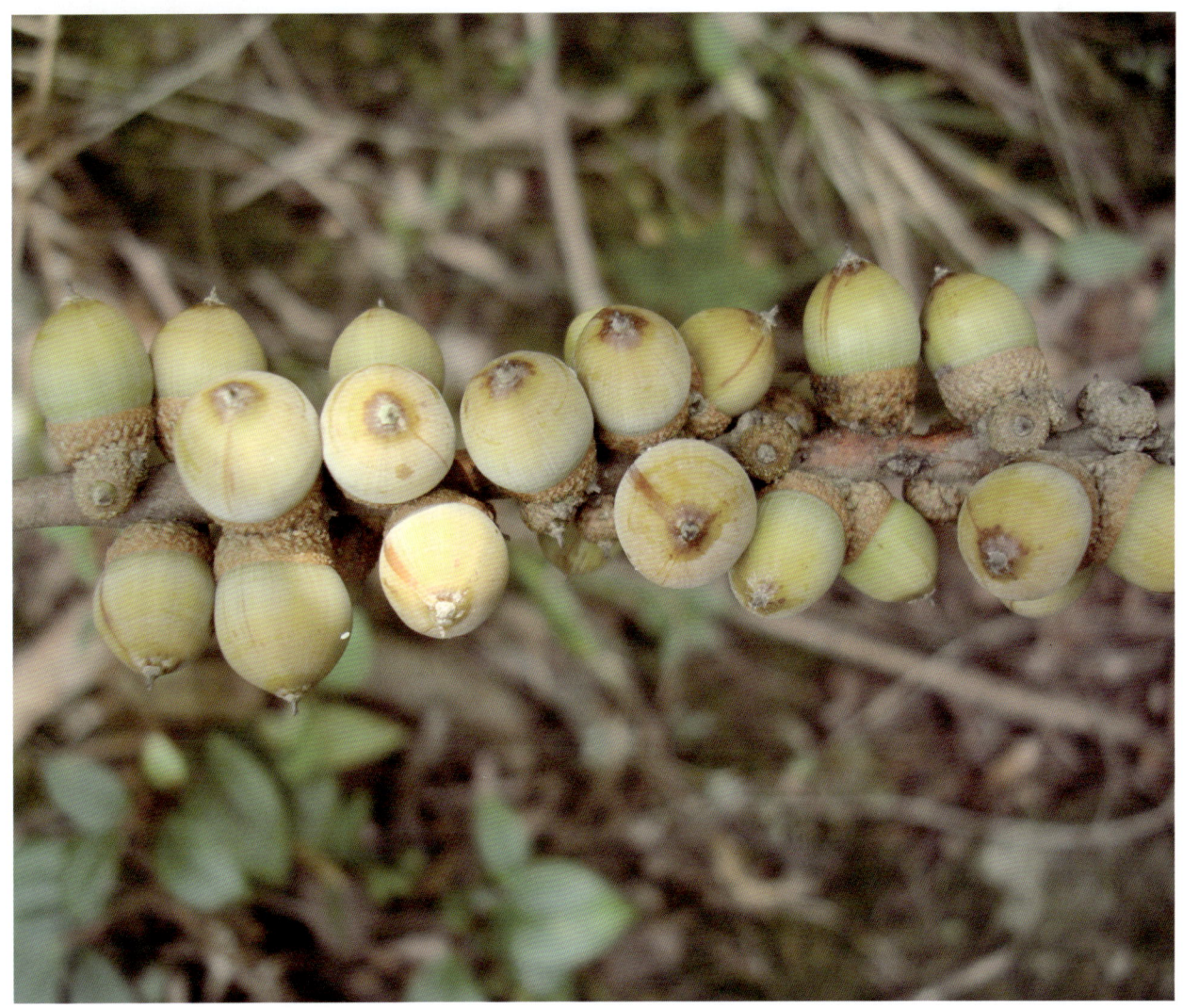

Zend yel pit 板栗

【Bit hsenb 俗名】栗、栗子、大板栗、家栗、风栗、大籽栗、栗果。

【Dios kob deis 基源】为壳斗科植物板栗 *Castanea mollissima* Bl. 的花序、种仁、外果皮。

【Niangb bet deis 生长环境】生于山坡杂木林中、寨旁，有栽培。分布于各地苗乡。

【Jox hsub 性味属经】性热，味甜，属热药，入冷经。

【Qet diel xid 功能主治】功能：yis buk dux tiod nat 养胃健脾，hxub hvuk dangf ghad dongk

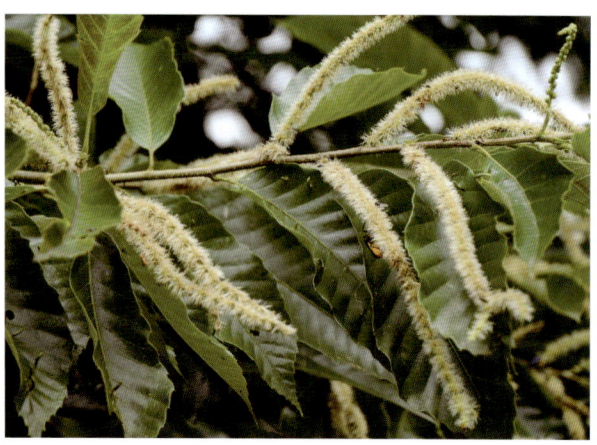

收敛止痢。主治：ghab naix hmid angt xok 牙龈红肿，langk ghangk 噎嗝，diongx ghongd fis hsongd nail 鱼骨鲠喉，vangl dail ongd hsongd 子宫炎，yens hseik 漆疮，zal ghad dongk dlub xok 赤白痢。

【Ed not xus 用法用量】内服，水煎，10～20 g。

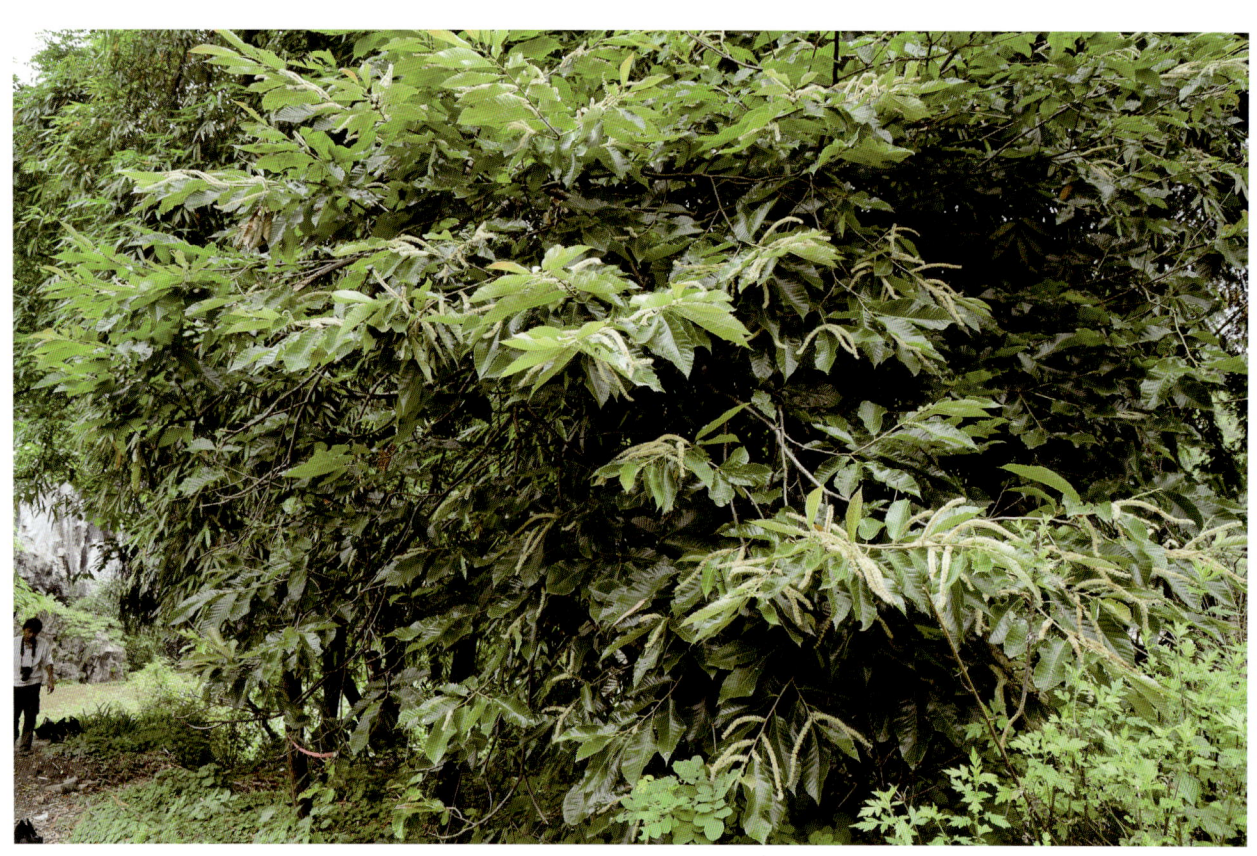

Det yel laib 茅栗

【Bit hsenb 俗名】金栗、榔栗、栵栗、野毛栗、野栗子。

【Dios kob deis 基源】为壳斗科植物茅栗 Castanea seguinii Dode. 的种仁、树皮或根。

【Niangb bet deis 生长环境】生于高山地区杂木林内、灌木丛中。分布于各地苗乡。

【Jox hsub 性味属经】性平,味淡,属冷热两经药,入两经。

【Qet diel xid 功能主治】功能：hxub kib net nais pot 清热润肺, hxenk od nul dangf mongb 消炎止痛。主治：bit ax dangx 失眠, nais pot od

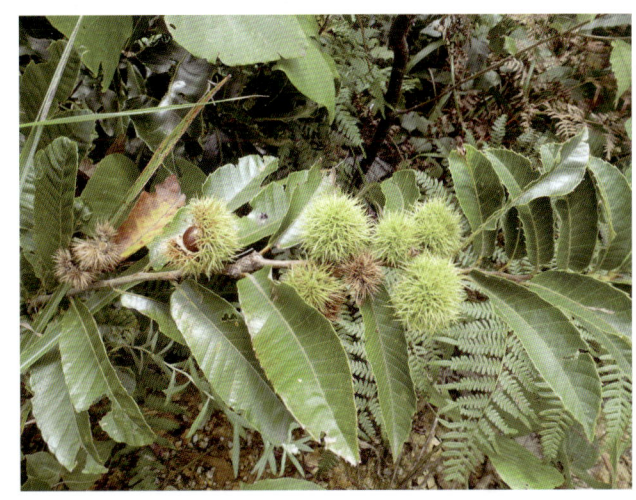

nul 肺炎, nais pot yens jab 肺结核, xangb hlet bus ngix 铁片入肉, jangx ghab dliax gangb 毒疮, fal gangb xok 丹毒。

【Ed not xus 用法用量】内服,煎汤,15～25 g。外用,捣烂敷或煎水洗。

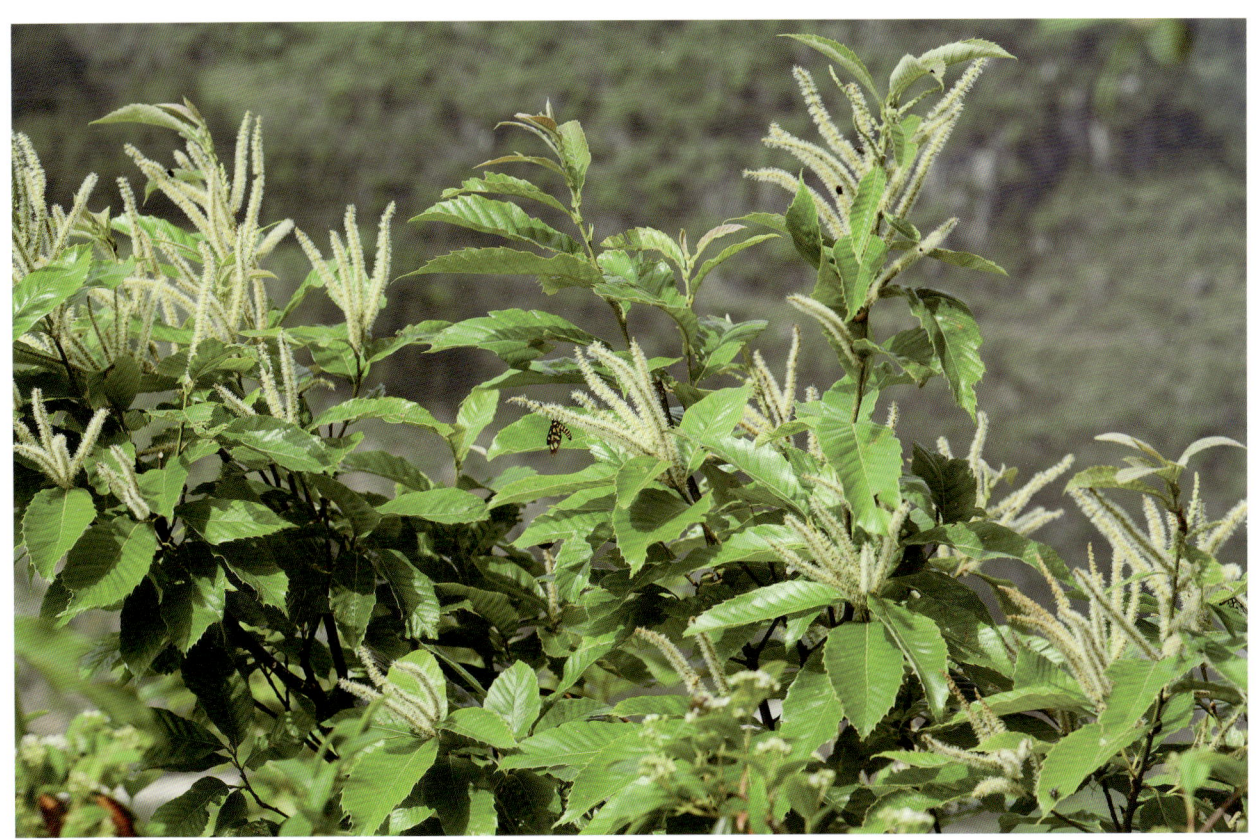

Det khab 多穗柯

【Bit hsenb 俗名】甜茶、青枫、甜叶茶、甜茶树。

【Dios kob deis 基源】为壳斗科植物多穗柯 *Lithocarpus polystachyas* Rehd. 的根、叶、果。

【Niangb bet deis 生长环境】生于暖湿地区山地。分布于各地苗乡。

【Jox hsub 性味属经】性冷,味甜,属冷药,入热经。

【Qet diel xid 功能主治】功能:hxub kib mais dit 清热降压,bod hfub nais bod diuf 滋补肝肾。主治:diuf xus dlial ves mongb diub 肾虚腰痛,nit diongx hxangd 高血压,zal ghad dongk 痢疾。

【Ed not xus 用法用量】内服,煎汤,15～30 g。

Det yel gangd 厚斗柯

【Bit hsenb 俗名】青枫、公麻栗、白青枫树、厚壳青枫。

【Dios kob deis 基源】为壳斗科植物厚斗柯 *Lithocarpus elizabethae*(Tutch)Rehd. 的种子和壳斗。

【Niangb bet deis 生长环境】生于山坡密林中。分布于各地苗乡。

【Jox hsub 性味属经】性冷,味苦涩,属冷药,入热经。

【Qet diel xid 功能主治】功能:jongt ghad dangf zal 固肠止泻。主治:kib eb kib dul 水火烫伤,zal ghad 腹泻,zal ghad dongk 痢疾。

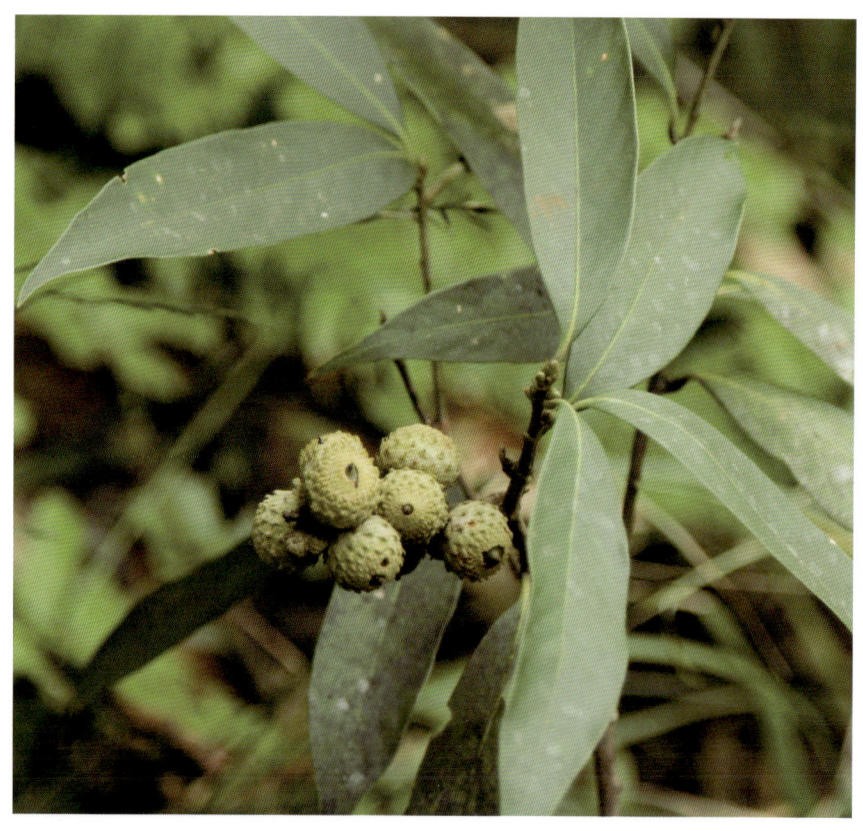

【Ed not xus 用法用量】内服,煎汤,25～35 g。

榆 科

Det gaf zat 小叶朴

【Bit hsenb 俗名】朴榆、朴树、棒棒木、黑弹朴。

【Dios kob deis 基源】为榆科植物小叶朴 *Celtis bungeana* Bl. 的树皮、枝条或叶。

【Niangb bet deis 生长环境】生于低山地区坡塝杂木林中、林缘。分布于部分苗乡。

【Jox hsub 性味属经】性冷，味苦涩，属冷药，入热经。

【Qet diel xid 功能主治】功能：xongf hxend tiod hsongd 强筋壮骨，ves hxangd hsot ud vut 活血调经。主治：mongb diub 腰痛，hek bongt ngol 哮喘，dliangb dul ghab hfat 荨麻疹，yens hseik 漆疮，hsot ud ax jangx hxib 月经不调。

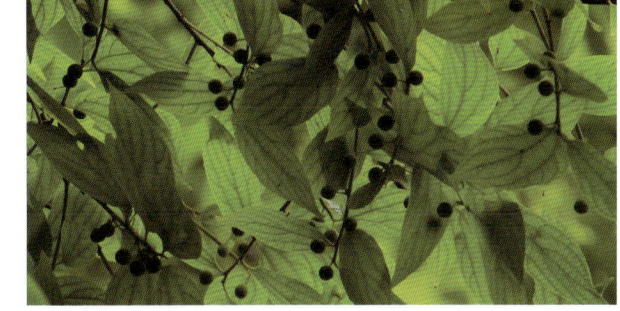

【Ed not xus 用法用量】内服，煎汤，10～15 g。外用，捣烂取汁涂。

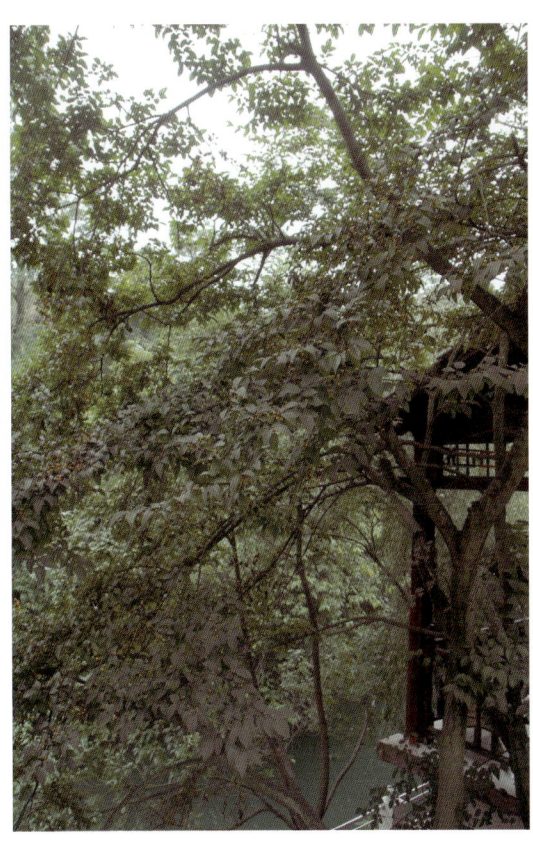

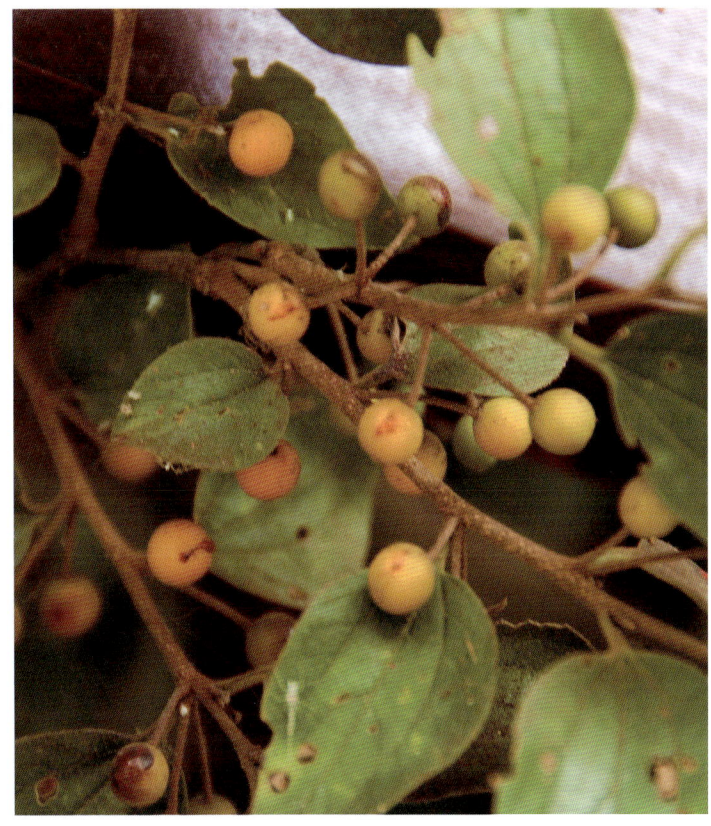

Det gangd 榆

【Bit hsenb 俗名】白榆、家榆、钱榆、榆树、零榆、钻天榆、榆钱树。

【Dios kob deis 基源】为榆科植物榆树 Ulmus pumila L. 的树皮、树根韧皮部、树叶。

【Niangb bet deis 生长环境】生于坡塝山谷冲沟、河边沙地。分布于各地苗乡。

【Jox hsub 性味属经】性平，味甘，属冷热两经药，入两经。

【Qet diel xid 功能主治】功能：seil hxangd dangf hxangd 凉血止血，los eb hxenk angt 利水消肿，tongb wal zangx yangx 利尿通淋。主治：pob wox 浮肿，kib eb kib dul 水火烫伤，guf dix guf 背花，ait niak baix lol hxangd bongt 堕胎后大出血，xud wal hxangd 尿血。

【Ed not xus 用法用量】内服，煎汤，10～15 g。外用，煎水洗，捣烂敷或研末调敷。

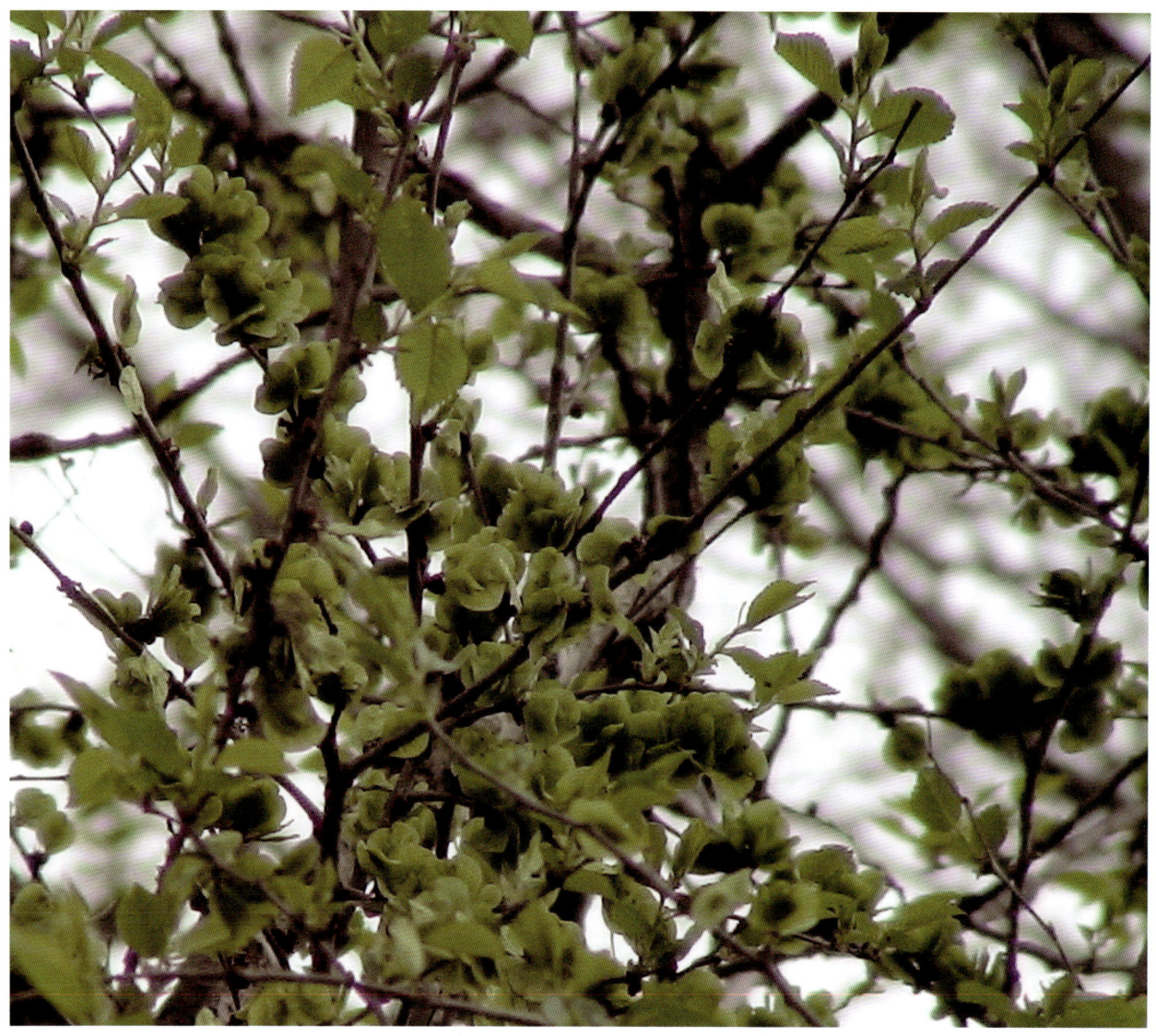

Det gangd nef 多脉榆

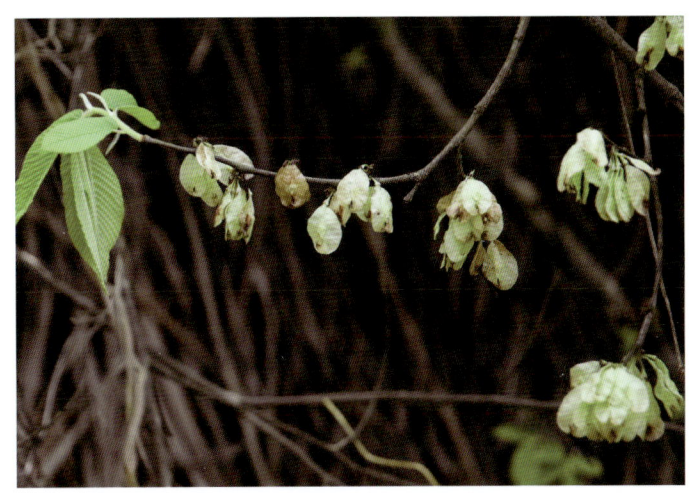

【Bit hsenb 俗名】刀烟木、鼻利朗、羊子树、玄榔皮。

【Dios kob deis 基源】为榆科植物多脉榆 *Ulmus multinervis* Cheng 的叶、根皮。

【Niangb bet deis 生长环境】生于坡塝路边或山冲两旁。分布于部分苗乡。

【Jox hsub 性味属经】性冷,味苦,属冷药,入热经。

【Qet diel xid 功能主治】功能:seil hxangd dangf hxangd 凉血止血,yaf xit 催产。主治:yens xit 刀伤,deik ghongd daib 难产,hxongb nangl 瘰疬,dix guf 背花,ngol hvuk 喘咳。

【Ed not xus 用法用量】内服,煎汤,15～20 g。外用,捣烂敷或煎水洗。

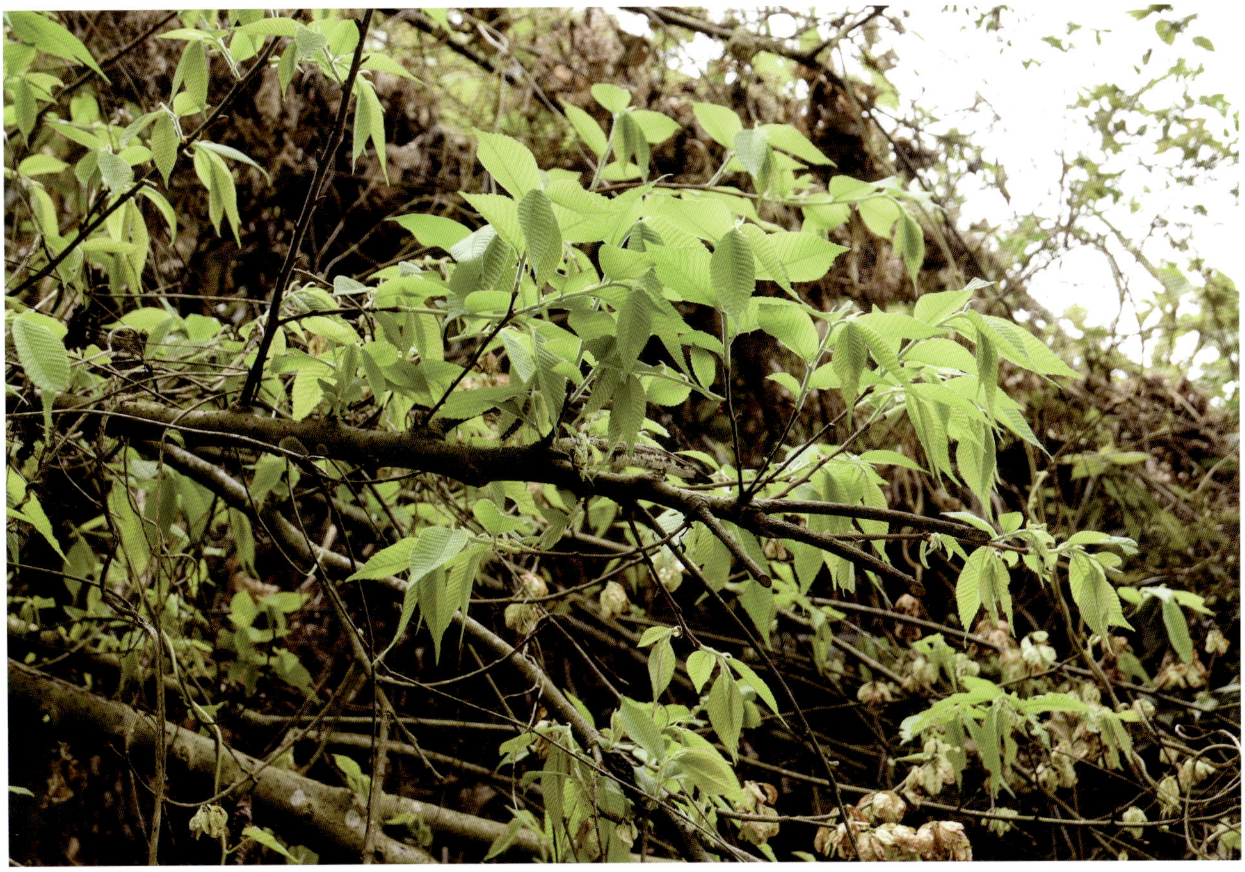

Det gangd eb 大果榆

【Bit hsenb 俗名】毛榆、黄榆、柳榆、豹皮榆仁、山榆子、山榆仁。

【Dios kob deis 基源】为榆科植物大果榆 *Ulmus macrocarpa* Hance. 的果实或根皮。

【Niangb bet deis 生长环境】生于山凹、坡脚疏林间。分布于各地苗乡。

【Jox hsub 性味属经】性热，味苦辛，属热药，入冷经。

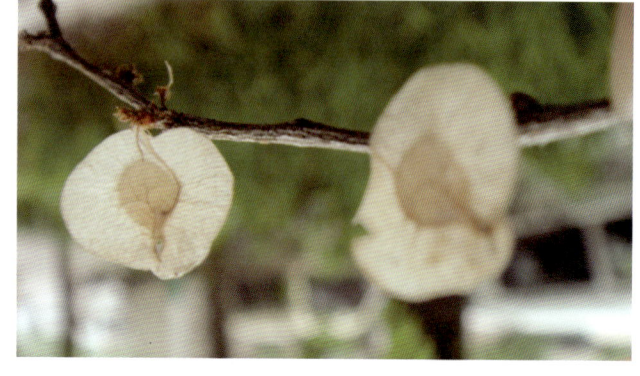

【Qet diel xid 功能主治】功能：hxenk od nul dangf mongb 消炎止痛，tiod nat yangx qub gad 健脾化食。主治：dinx gad xangd dit 食积饱胀，mongb gangb hmid 虫牙痛，gangb not mongb qub 虫积腹痛，dix guf 背花，kib eb kib dul 水火烫伤，zal ghad dongk 痢疾。

【Ed not xus 用法用量】内服，煎汤，15～20 g。外用，捣蓉敷或浸汁涂擦，研末调敷。

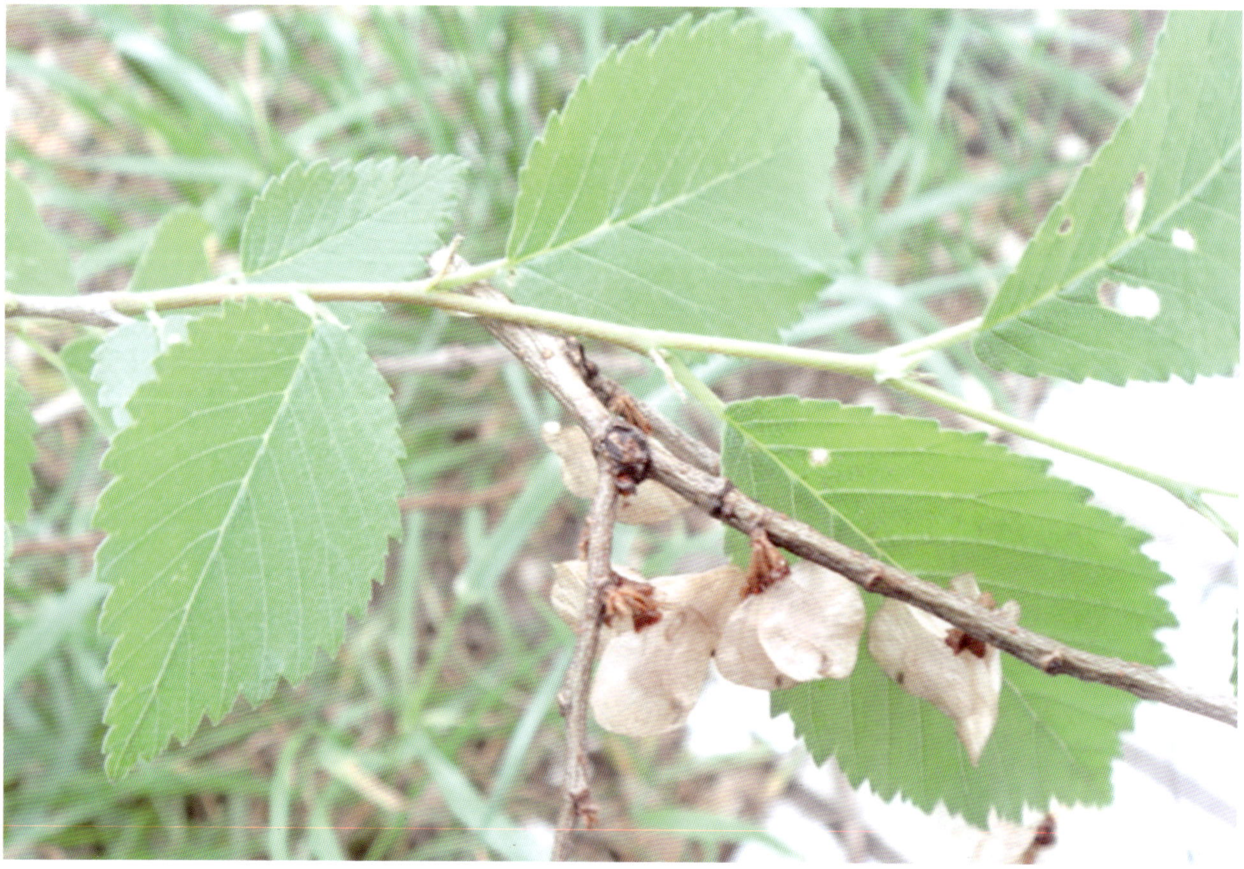

Det gangd bix 山黄麻

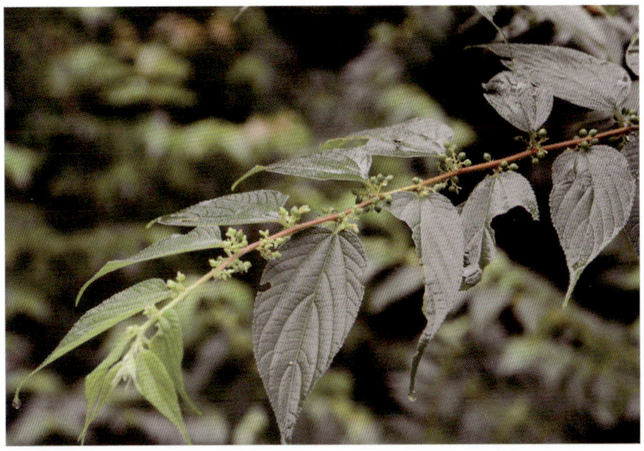

【Bit hsenb 俗名】全禾麻、硬壳郎、滑榔树、木本红禾麻、光叶山黄麻。

【Dios kob deis 基源】为榆科植物山黄麻 Trema orientalis（L.）Bl 的根或全株。

【Niangb bet deis 生长环境】生于溪沟、河边湿地。分布于各地苗乡。

【Jox hsub 性味属经】性平，味微苦，属冷热两经药，入两经。

【Qet diel xid 功能主治】功能：tat jit hxangd liangs ngix 化瘀生新，tat jab 解毒，tiod nat los net 健脾利湿。主治：yens jent mongb 风湿痛，lod hsongd pob mongb 骨折肿痛，gangb lax bus pob mongb 疮痈肿毒，zal ghad 腹泻。

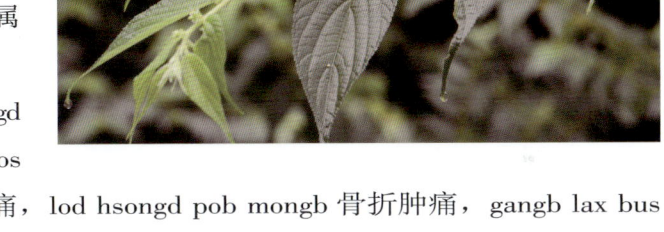

【Ed not xus 用法用量】内服，水煎，20～50 g；或泡酒饮。外用，捣蓉敷。

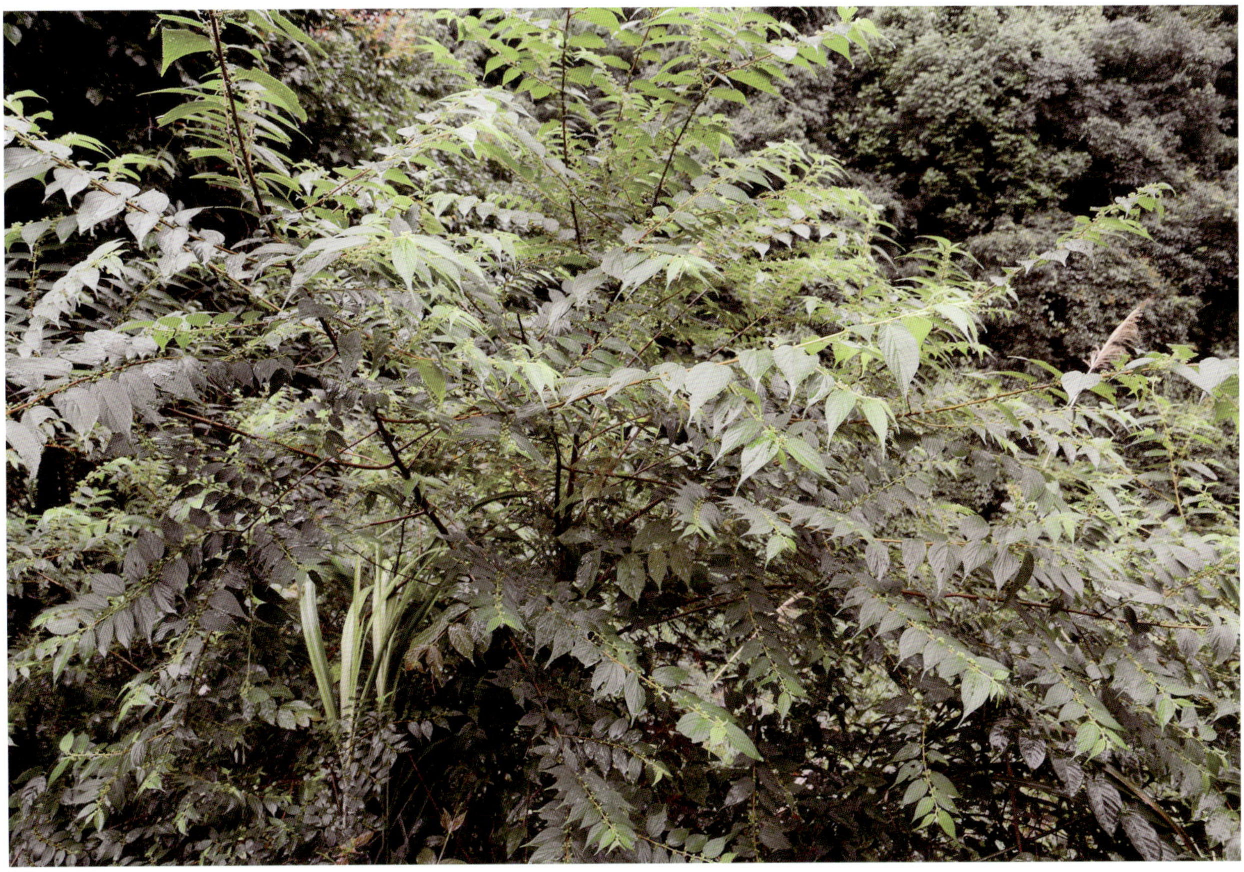

Det gangd yut 光叶山黄麻

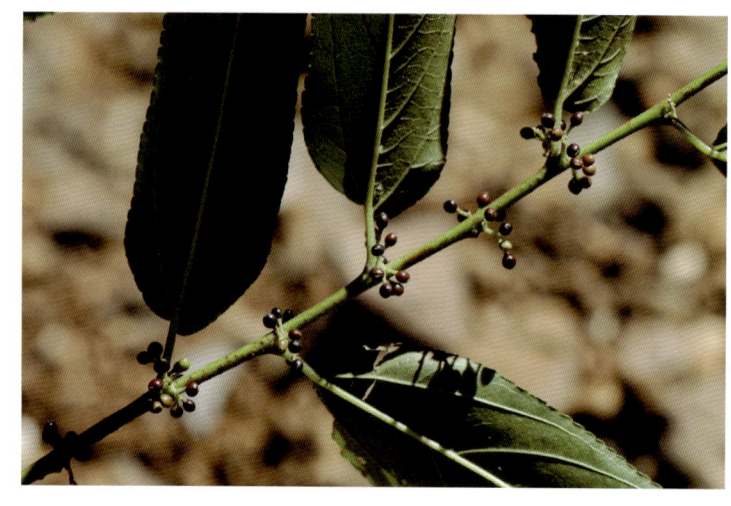

【Bit hsenb 俗名】山黄麻、滑朗树、硬壳朗。

【Dios kob deis 基源】为榆科植物光叶山黄麻 Trema cannabina Lour. 的根皮。

【Niangb bet deis 生长环境】喜生于灌木丛、疏林、路边、溪沟边。分布于各地苗乡。

【Jox hsub 性味属经】性平，味甘微酸，属冷热两经药，入两经。

【Qet diel xid 功能主治】功能：tiod nat 健脾，liangs ngix 生新。主治：lod hsongd 骨折，mongb qub zal ghad 腹痛腹泻。

【Ed not xus 用法用量】内服，煎汤，10～15 g。外用，捣烂敷患处。

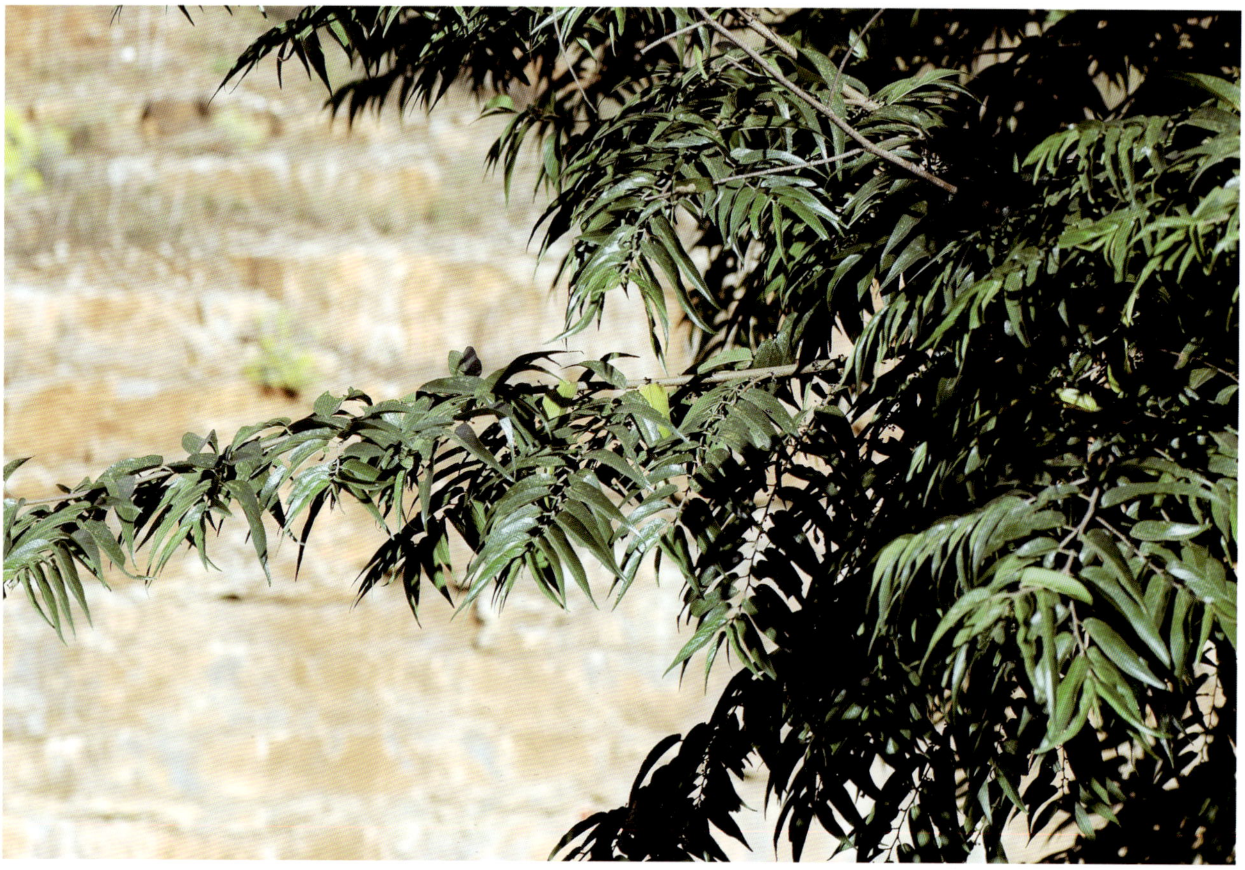

Det lax vangl 青檀

【Bit hsenb 俗名】矮檀、檀树、翼朴、小檀木、青檀树。

【Dios kob deis 基源】为榆科植物青檀 *Pteroceltis tatarinowii* Maxim. 的树皮。

【Niangb bet deis 生长环境】常生于岩石山地区、河滩溪旁。分布于部分苗乡。

【Jox hsub 性味属经】性热，味辛，属热药，入冷经。

【Qet diel xid 功能主治】功能：xongf hxend tiod hsongd 强筋壮骨，dias bus hxenk dix 排脓消痈。主治：mongb ghab dlad mongb bab 腰腿疼痛，dix gangb 疔疮，dix eb bus 脓疱疮，od 呕吐。

【Ed not xus 用法用量】内服，煎汤，10～15 g。外用，捣烂包敷患处。

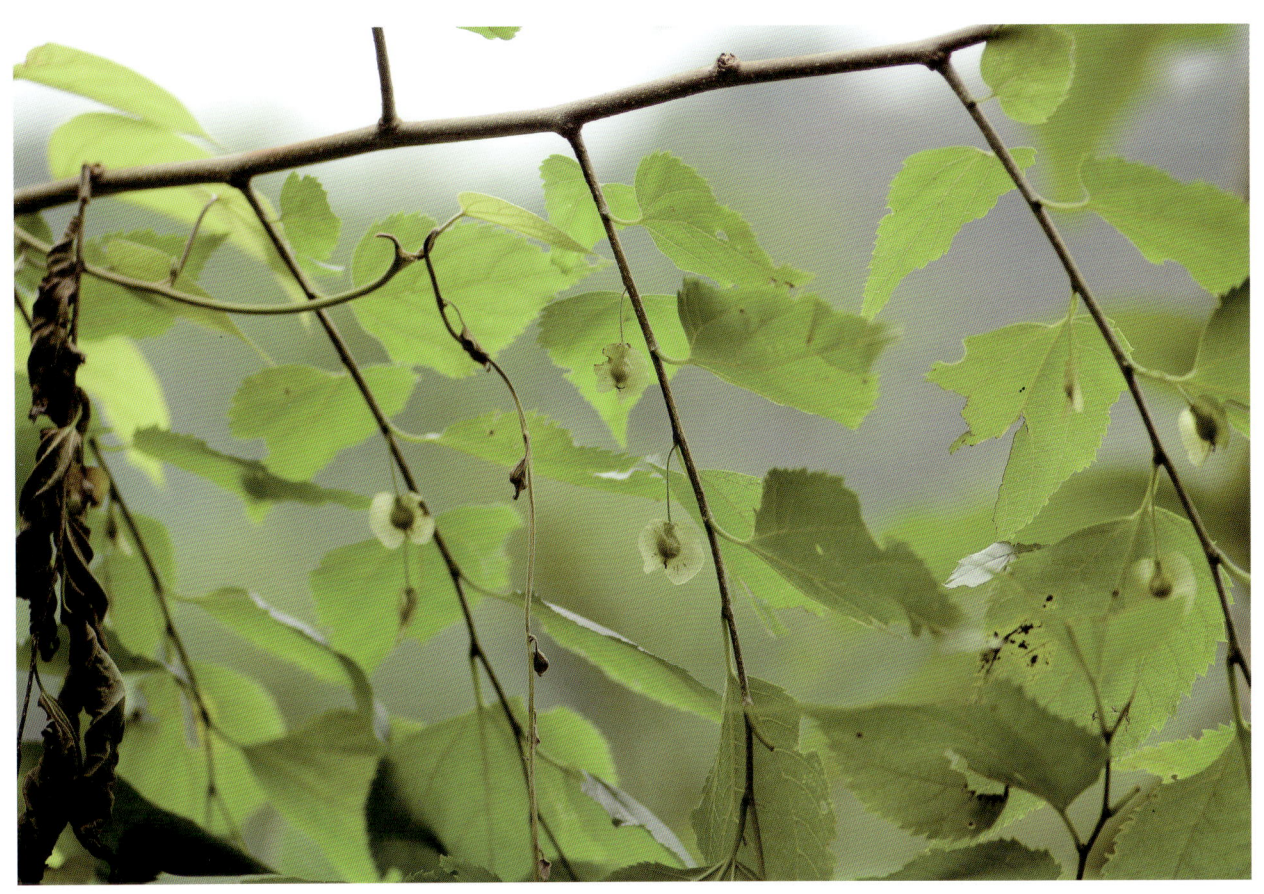

Det gangd zat 大叶榉树

【Bit hsenb 俗名】血榉、榉榆、榉木。

【Dios kob deis 基源】为榆科植物大叶榉树 Zelkova schneideriana Hand.-Mazz. 的树皮或根皮。

【Niangb bet deis 生长环境】生于岩石山坡杂木林中。分布于部分苗乡。

【Jox hsub 性味属经】性冷，味苦涩，属冷药，入热经。

【Qet diel xid 功能主治】功能：hxub kib tat jab 清热解毒，tongb eb dlax xuf 利水渗湿。主治：hniub mais jit hxangd 眼睛充血，pob lob pob bil 手脚水肿，zal ghad 腹泻，xud ghab dongk 脓便，jib daib zal ghad dongk hxangd 小儿血痢。

【Ed not xus 用法用量】内服，煎汤，15～20 g；或入丸、散。

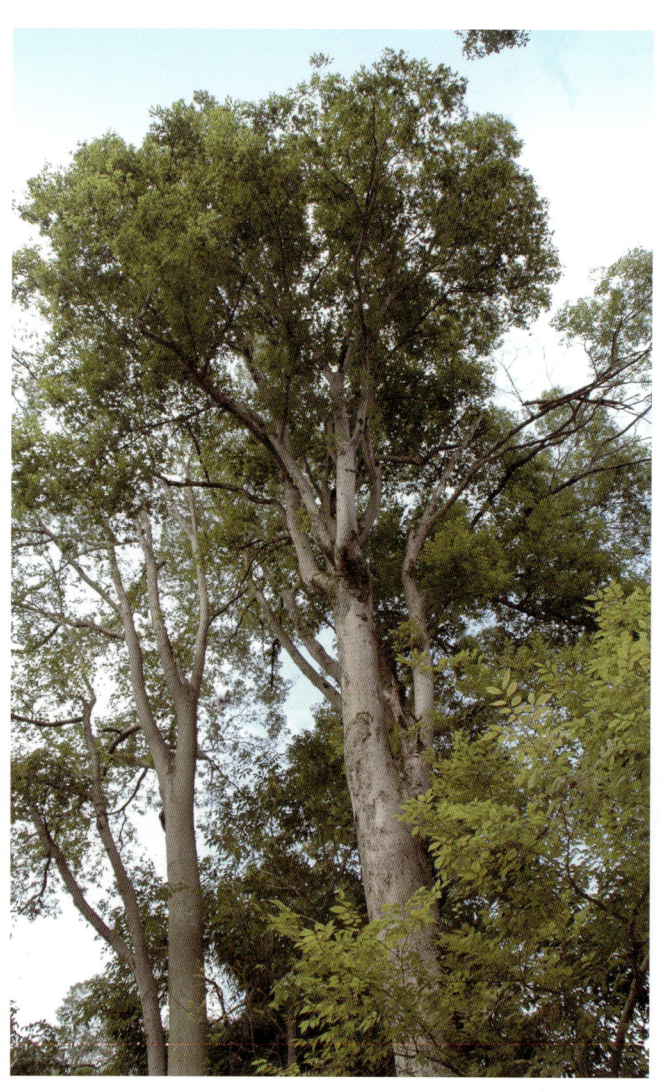 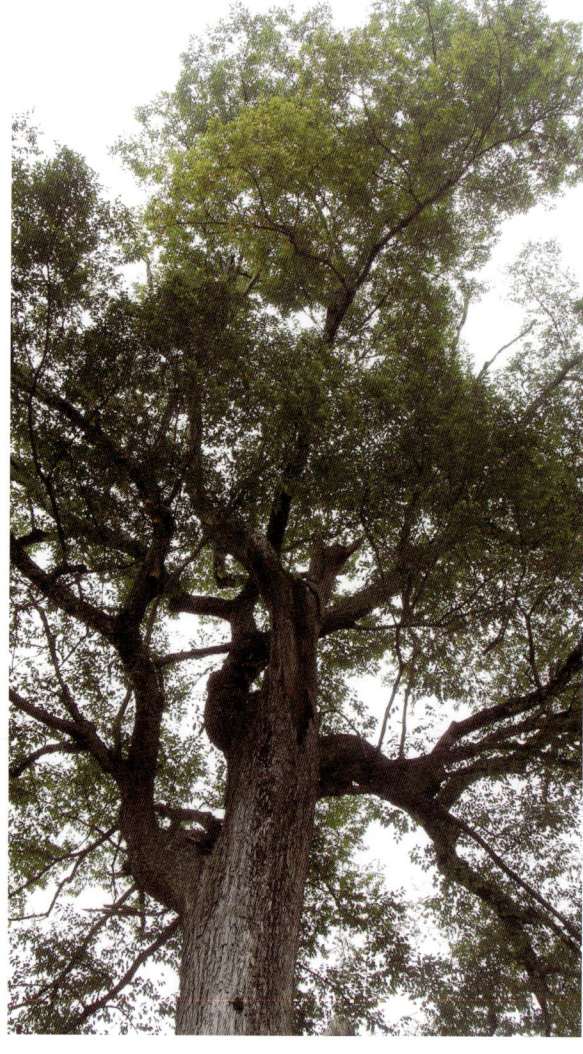

桑 科

Det vob gangb 桑树

【Bit hsenb 俗名】桑、桑椹、家桑、荆桑、蚕子桑、桑叶树、铁扇子、桑椹树。

【Dios kob deis 基源】为桑科植物桑树 *Morus alba* L. 的叶、嫩枝、根皮、桑椹、树皮。

【Niangb bet deis 生长环境】生于土壤肥沃园地、村寨边。各地苗乡均有栽培。

【Jox hsub 性味属经】性冷，味苦涩，属冷药，入热经。

【Qet diel xid 功能主治】功能：hxub kib net nais pot 清热润肺，lal nais jongt xend mais 清肝明目，bod hfub nais bod diuf 滋补肝肾。主治：nit diongx hxangd 高血压，niel khob was mais 头晕目眩，dliangd bil dib sangb 跌打损伤，yens jent mongb 风湿痛，hfud nais pot kib ait ngol 肺虚热咳嗽，ghab diux ghongd pob xok 咽喉红肿。

【Ed not xus 用法用量】内服，煎汤，15～25 g；或入丸、散。外用，煎水洗或捣烂敷。

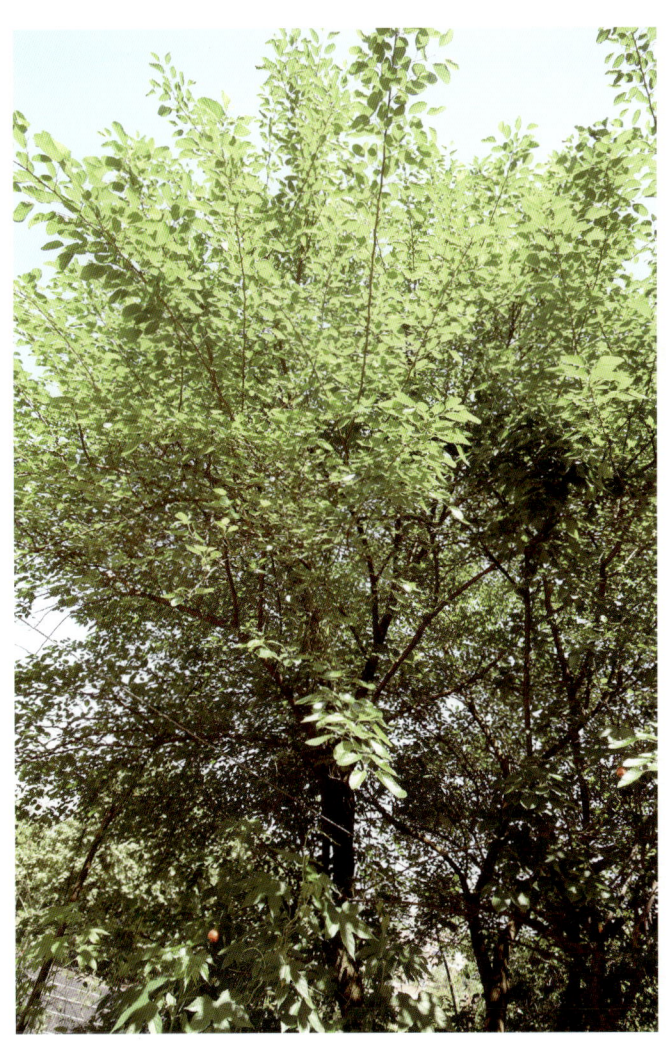
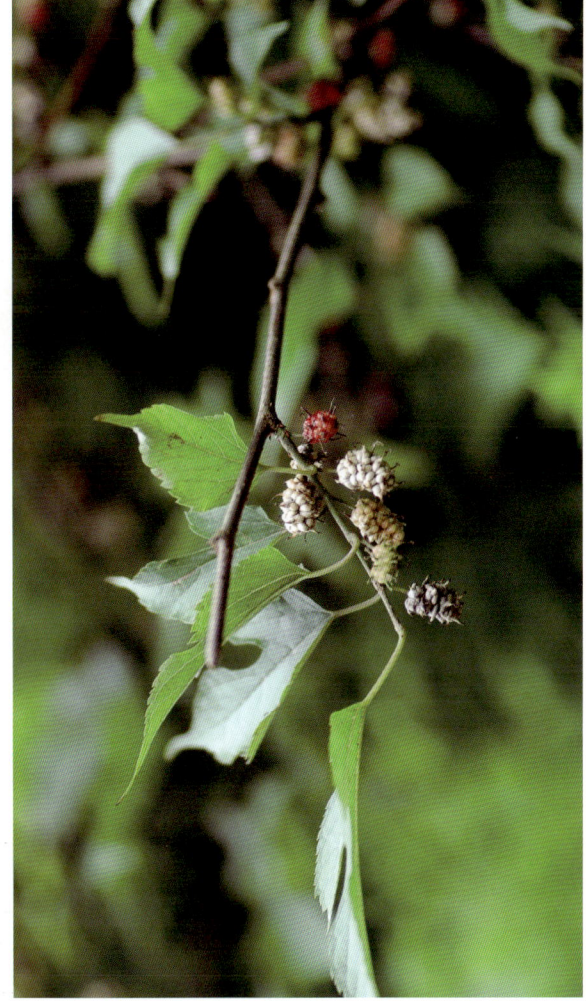

Det vob gangb vud 蒙桑

【Bit hsenb 俗名】荆桑、黄桑、野桑、山桑树。

【Dios kob deis 基源】为桑科植物蒙桑 *Morus monqolica* Schneid. 的根皮、叶、果实。

【Niangb bet deis 生长环境】生于向阳山坡、平原和低凹地。分布于各地苗乡。

【Jox hsub 性味属经】性冷，味苦涩，属冷药，入热经。

【Qet diel xid 功能主治】功能：hxub jent hxub kib 祛风清热，lal nais jongt xend mais 清肝明目。主治：mangb hfud ait ngol 感冒咳嗽，niel khob was mais 头晕目眩，ghab naix hmid pob mongb 牙龈肿痛，hniub mais pob xok mongb 目赤肿痛，pob lob pob bil 手脚水肿，bit dangx lol hniangk 体虚盗汗。

【Ed not xus 用法用量】内服，煎汤，10～15 g；或入丸、散。

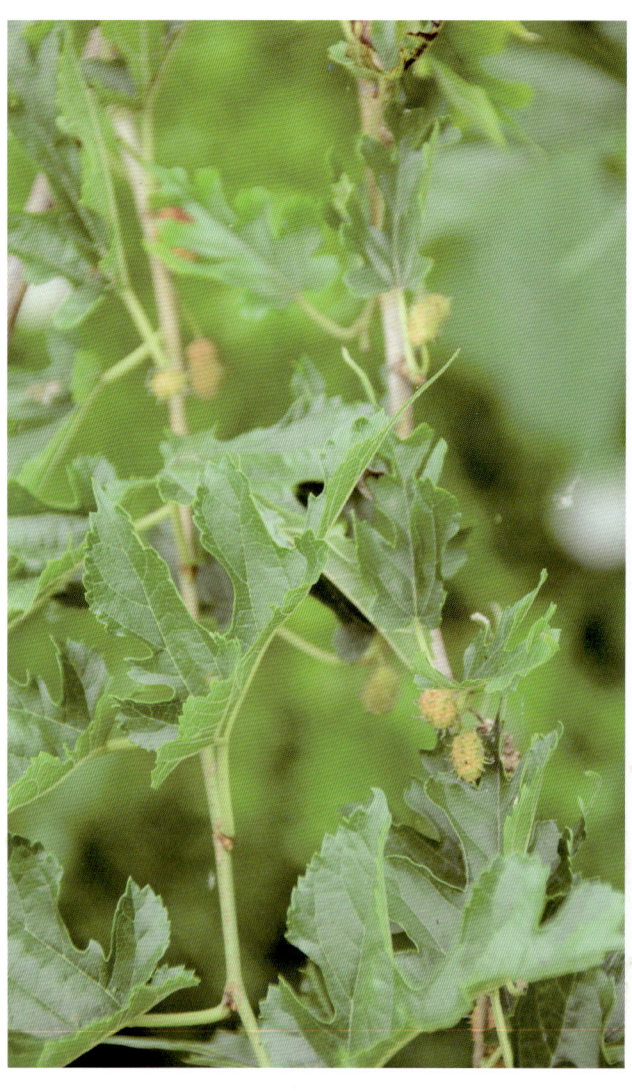
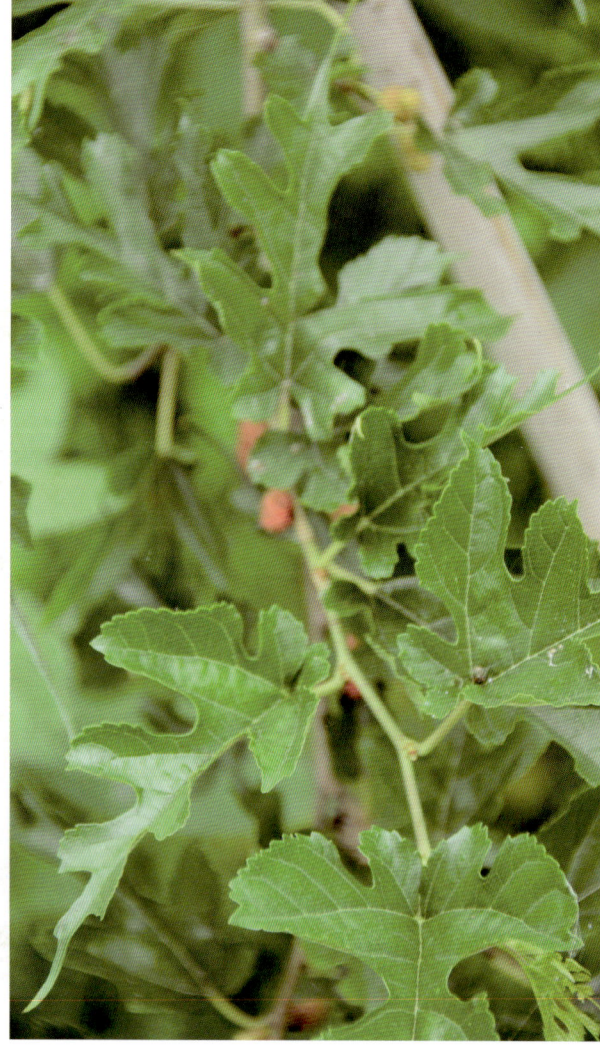

Det wob gangb bet 华桑

【Bit hsenb 俗名】荆桑、桑枝、桑白皮。

【Dios kob deis 基源】为桑科植物华桑 *Morus cathayana* Hemsl. 的果、叶、树皮。

【Niangb bet deis 生长环境】生于向阳山坡和沟旁、园边。分布于各地苗乡。

【Jox hsub 性味属经】性冷，味苦，属冷药，入热经。

【Qet diel xid 功能主治】功能：seil hxangd xend mais 凉血明目，hxub jent hxub kib 祛风清热。主治：dib yens jit hxangd angt mongb 跌打瘀血肿痛，yens jent mongb 风湿痛，ghab naix hmid pob mongb 牙龈肿痛，xok hniub lol eb mais 沙眼，hluk dul 火烫伤，dlif ghab neib ghangb 脱肛。

【Ed not xus 用法用量】内服，煎汤，15～20 g；或入丸、散。外用，煎汤熏洗患处。

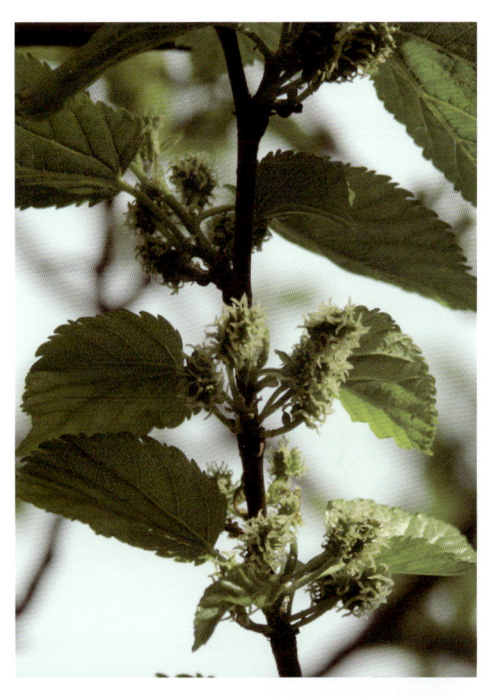

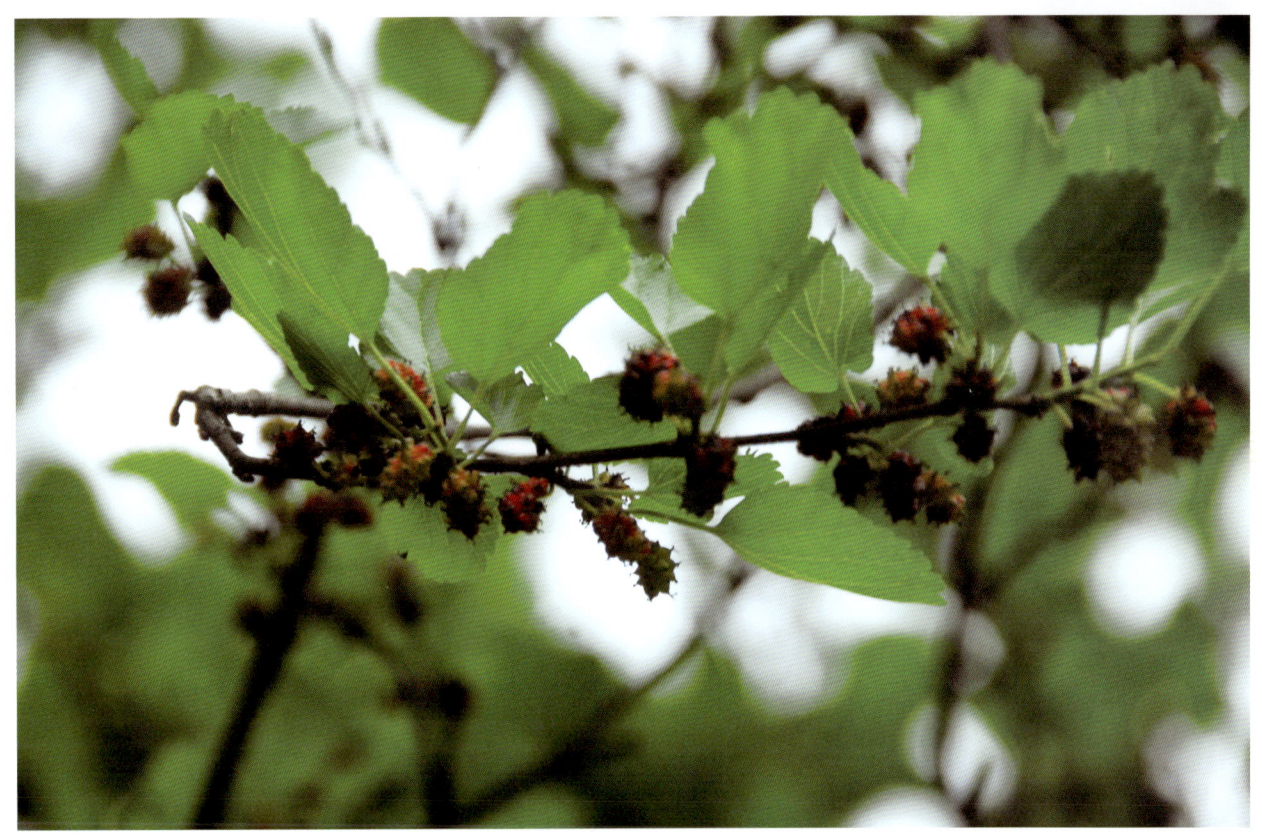

Det vob gangb nangx 鸡桑

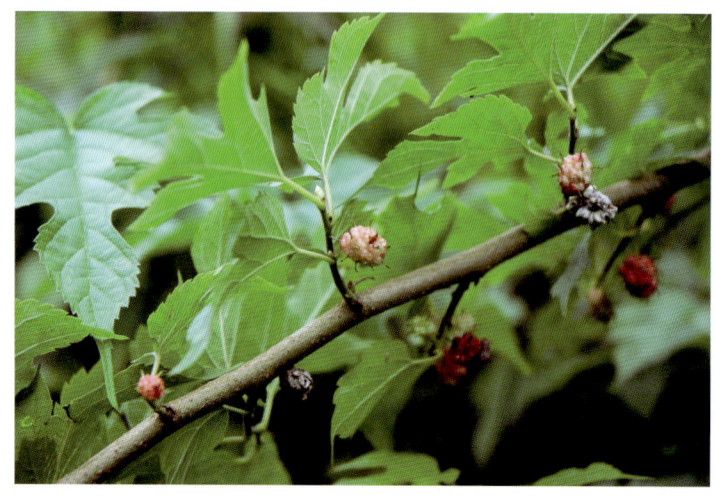

【Bit hsenb 俗名】野桑、小叶桑、小岩桑、小桑叶。

【Dios kob deis 基源】为桑科植物鸡桑 *Morus australis* Poir. 的叶、根皮。

【Niangb bet deis 生长环境】生于岩石山上或坡塝杂木林中。分布于部分苗乡。

【Jox hsub 性味属经】性冷，味甘，属冷药，入热经。

【Qet diel xid 功能主治】功能：hxub kib tad dud kib 清热解表。主治：mangb hfud ait ngol 感冒咳嗽，mangb hfud kib jid 感冒发烧，kib eb kib dul 水火烫伤。

【Ed not xus 用法用量】内服，煎汤，15～20 g。

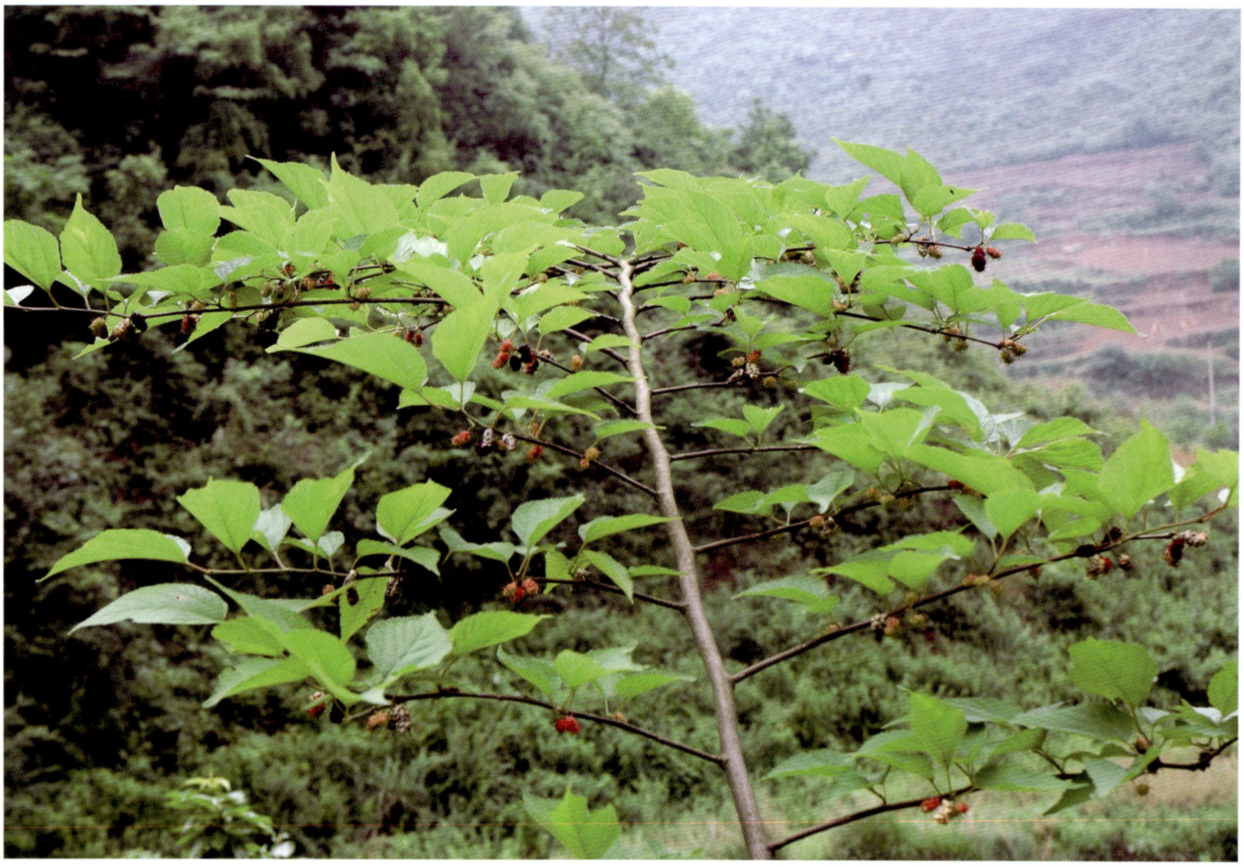

Nos mangx 大麻

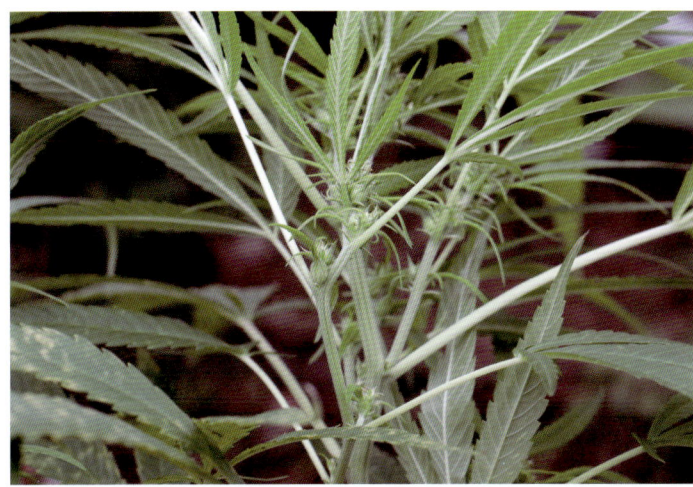

【Bit hsenb 俗名】汉麻、黄麻、大麻子、火麻仁、白麻子、冬麻子、麻子仁。

【Dios kob deis 基源】为桑科植物大麻 *Cannabis sativa* L. 的种仁。

【Niangb bet deis 生长环境】农作物之一，有栽培。分布于部分苗乡。

【Jox hsub 性味属经】性平，味甘，属冷热两经药，入两经。

【Qet diel xid 功能主治】功能：net ghad ghof tongb ghad 润肠通便，ves hxangd tongb hxud 活血通络。主治：sot gangt 消瘦，langk ghangk 噎嗝，kib eb kib dul 水火烫伤，hsot ud ax jangx hxib 月经不调，xud wal lol bus 淋病，jib ghad 便秘，zal ghad dongk 痢疾。

【Ed not xus 用法用量】内服，煎汤，10～15 g；或入丸、散。外用，捣烂敷或榨油涂。

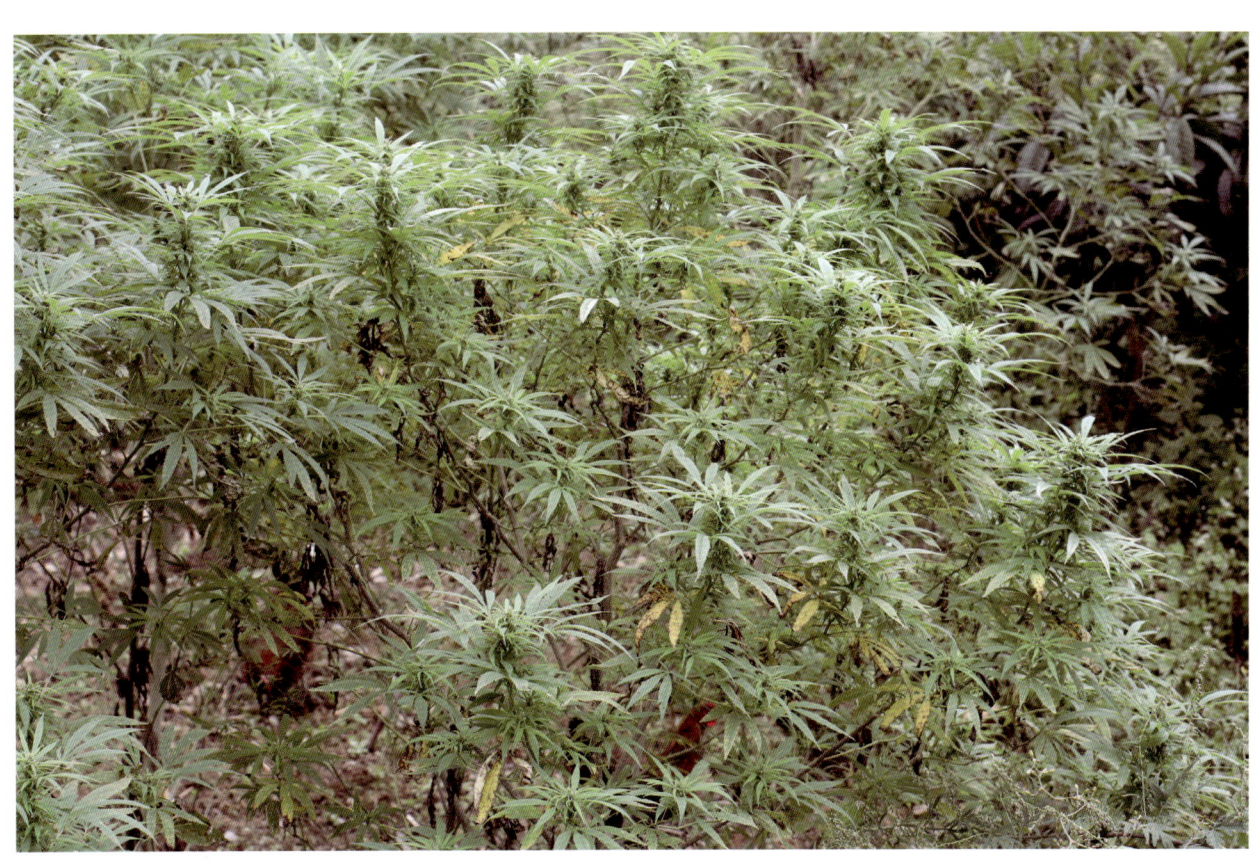

Det dlox jel 天仙果

【Bit hsenb 俗名】牛奶甫、山牛奶、牛奶柴、野枇杷。

【Dios kob deis 基源】为桑科植物天仙果 *Ficus beecheyana* Hook. et Arn 的果实。

【Niangb bet deis 生长环境】生于阴湿杂木林中。分布于部分苗乡。

【Jox hsub 性味属经】性冷，味苦，属冷药，入热经。

【Qet diel xid 功能主治】功能：hxub jent hxenk net 祛风除湿，hxub kib tat jab 清热解毒。主治：dix khangd ghad lol hxangd 痔疮出血，xud wal hxangd 尿血，jib ghad 便秘。

【Ed not xus 用法用量】内服，煎汤，10～15 g。

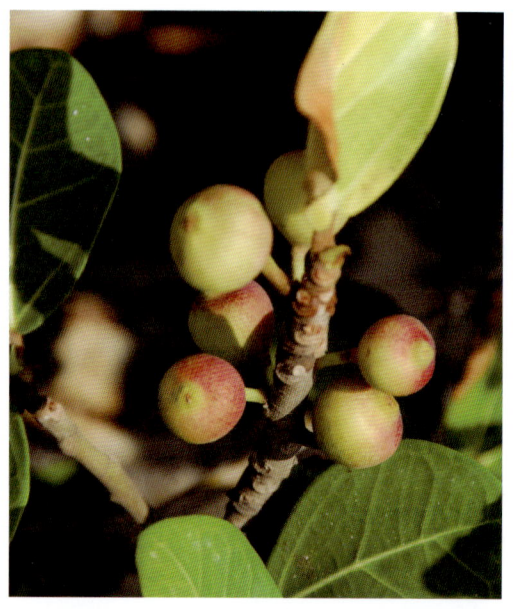

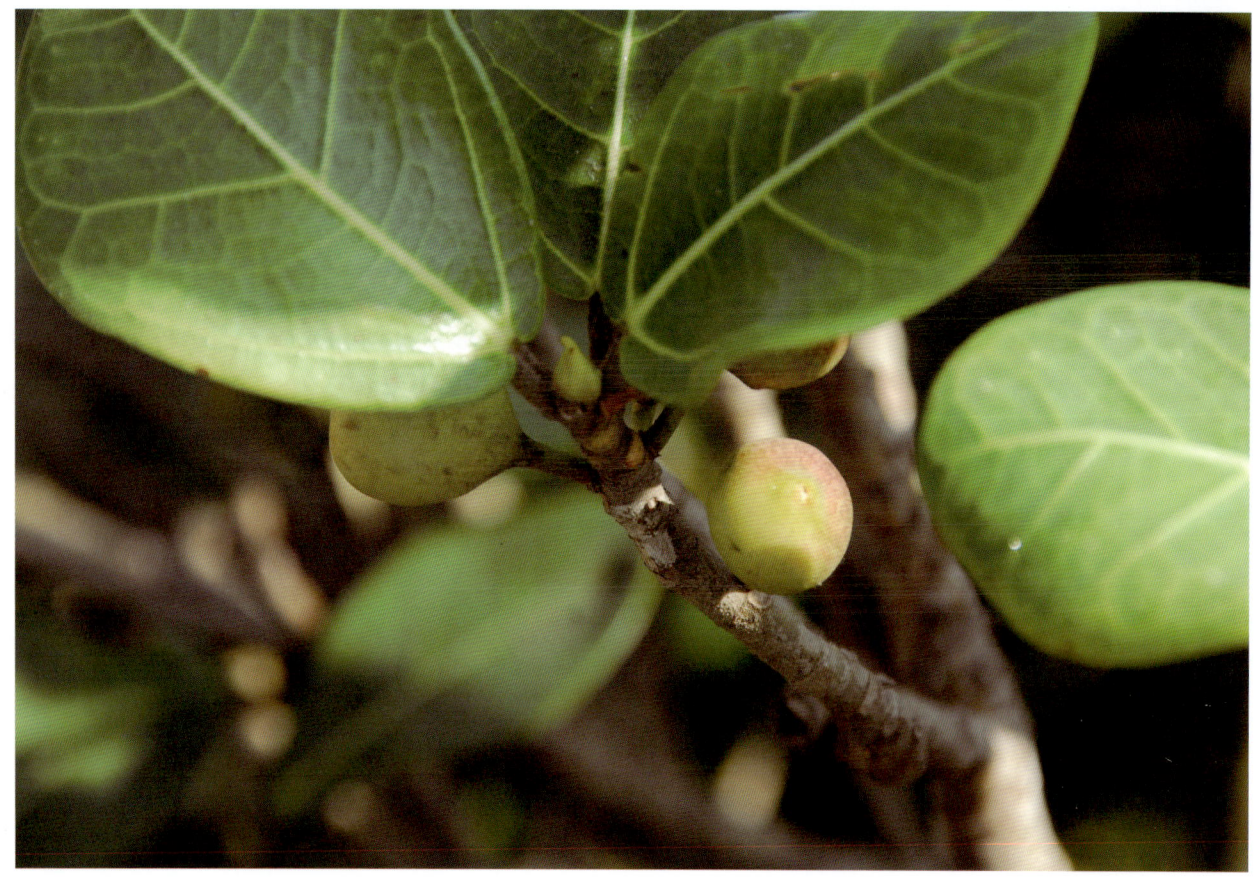

Zend yex ax maix hniub 无花果

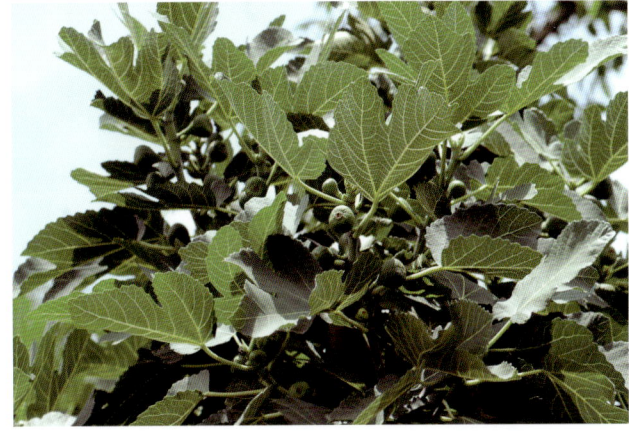

【Bit hsenb 俗名】文仙果、无生子、奶浆果、品仙果。

【Dios kob deis 基源】为桑科植物无花果 *Ficus carica* Linn. 的花托、叶、根。

【Niangb bet deis 生长环境】为观赏和药用植物。部分苗乡有栽培。

【Jox hsub 性味属经】性热，味甜，属热药，入冷经。

【Qet diel xid 功能主治】功能：hxenk angt dangf mongb 消肿止痛，tiod nat mangs buk dux 健脾和胃，hxub kib tat jab 清热解毒。主治：ghab diux ghongd qangb mongb 咽喉刺痛，ax lol eb wel 乳汁不通，dlif ghab neib ghangb 脱肛，dix khangd ghad 痔疮，zal ghad ax dangf 腹泻不止。

【Ed not xus 用法用量】内服，煎汤，10～25 g。外用，煎水洗，研末调敷或吹喉。

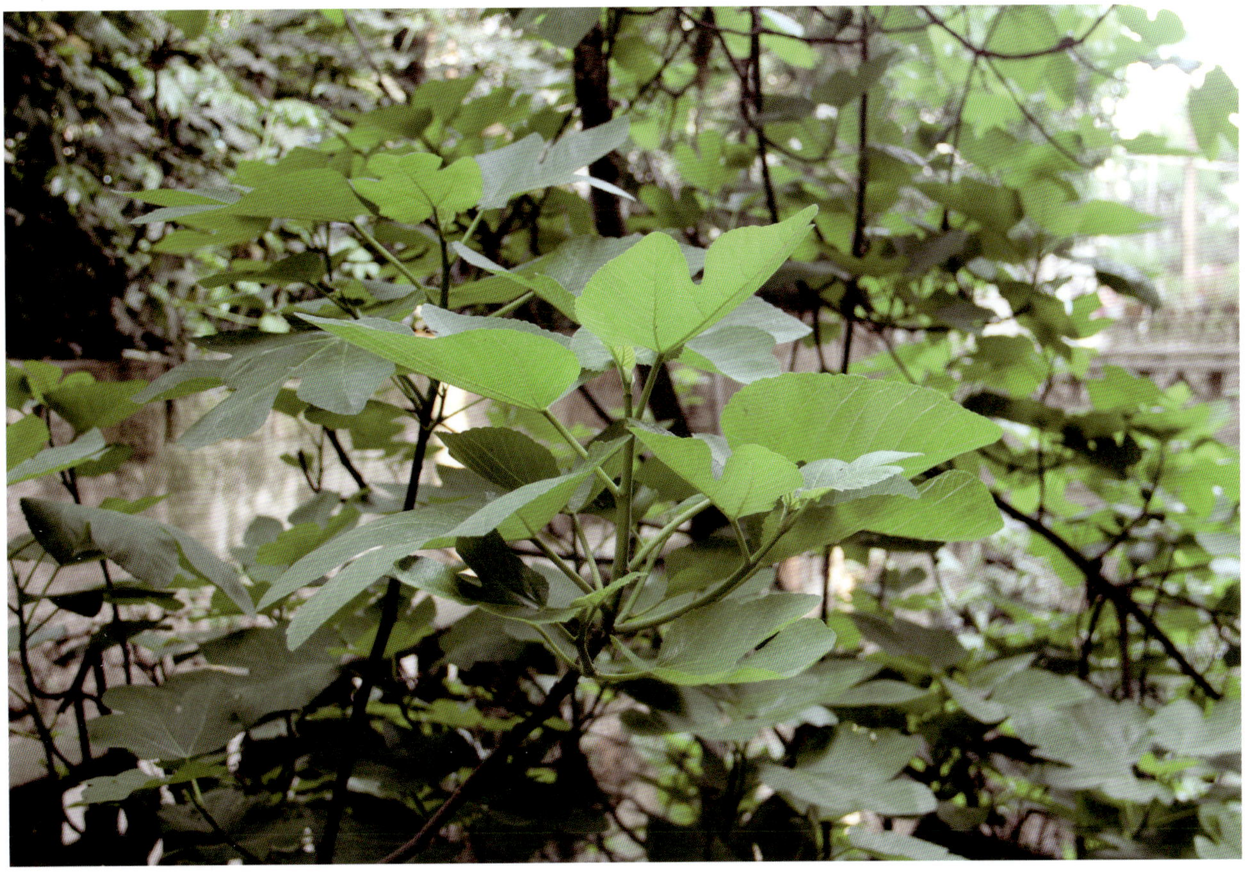

Bas vax vib 地瓜

【Bit hsenb 俗名】牛马藤、过山龙、地榔果、地枇杷、秋枇杷、钻地龙、铺地蜈蚣。

【Dios kob deis 基源】为桑科植物地瓜 *Ficus tikoua* Bur. 的果实、根、藤。

【Niangb bet deis 生长环境】生于荒山、疏林下、田坎、路旁。分布于各地苗乡。

【Jox hsub 性味属经】性冷，味苦涩，属冷药，入热经。

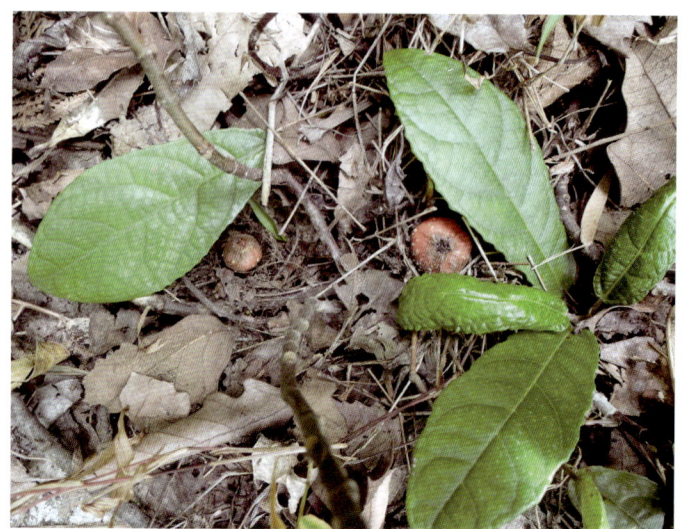

【Qet diel xid 功能主治】功能：ves hxangd tongb hxud 活血通络，hxub kib los xuf 清热利湿，hxub kib tat jab 清热解毒。主治：yens jent xuf mongb 风湿疼痛，mongb ghongd niangs 咽喉痛，ngol lol hxangd 咳血，pob lob pob bil 手脚水肿，dix khangd ghad lol hxangd 痔疮出血，niangb hsab pob mongb 无名肿毒。

【Ed not xus 用法用量】内服，煎汤，15～25 g。外用，捣烂敷。

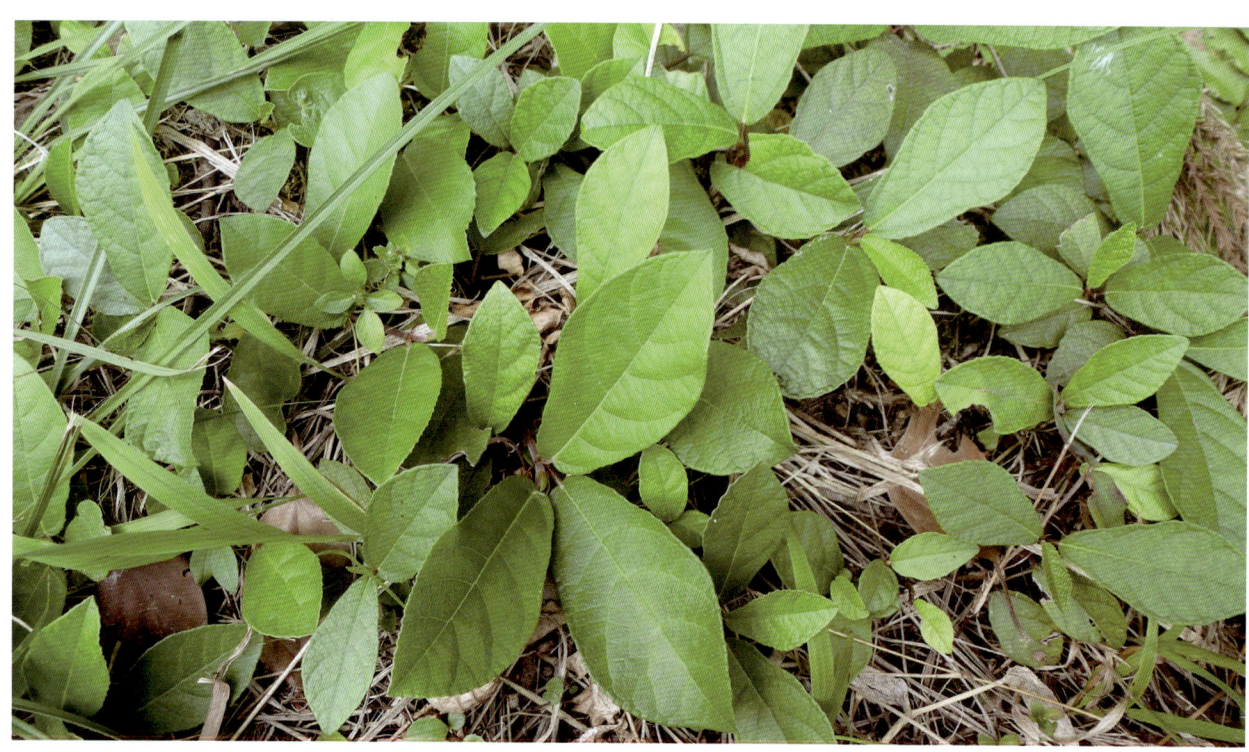

Det vob lax 柘树

【Bit hsenb 俗名】刺桑、柞刺、九重皮、山荔枝、野梅子、黄疸树、柞腮树。

【Dios kob deis 基源】为桑科植物柘树 *Cudrania tricuspidate*（Carr.）Bur. ex Lavallee. 的根皮、树皮。

【Niangb bet deis 生长环境】生于沟谷灌木林内或疏林中。分布于各地苗乡。

【Jox hsub 性味属经】性热，味甘，属热药，入冷经。

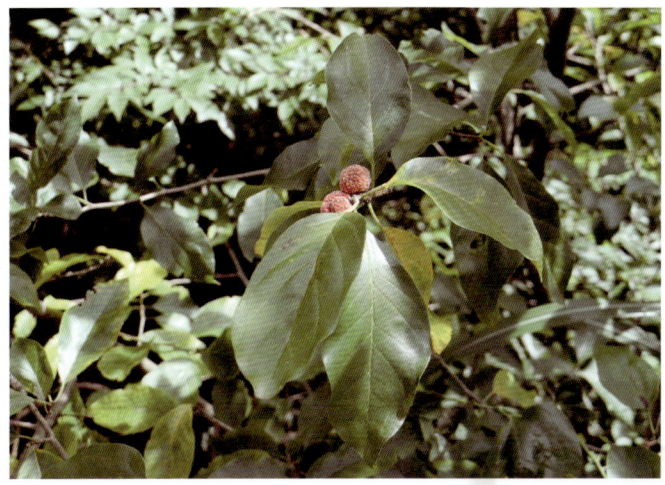

【Qet diel xid 功能主治】功能：tad hxid dlongs lis 舒筋活络，hxenk od nul dangf mongb 消炎止痛，hxub jent ves hxangd 祛风活血。主治：dliangd bil dib sangb 跌打损伤，mongb diub 腰痛，buk dux mongb 胃炎，hxangb gangb vas muf mais 飞丝入目，ngol lol hxangd 咳血，hsot ud bongt 月经过多。

【Ed not xus 用法用量】内服，水煎，10～15 g；或泡酒饮。外用，煎水洗。

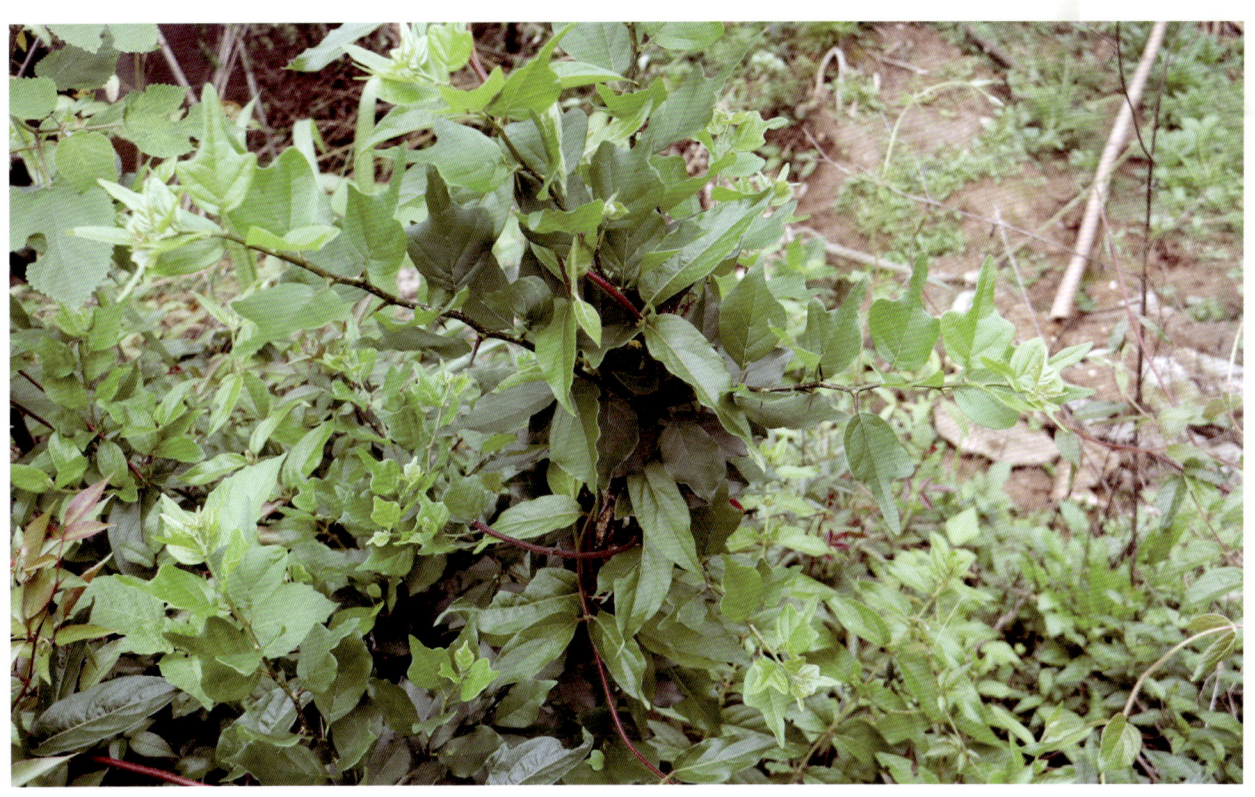

Det vob lax yut 构棘

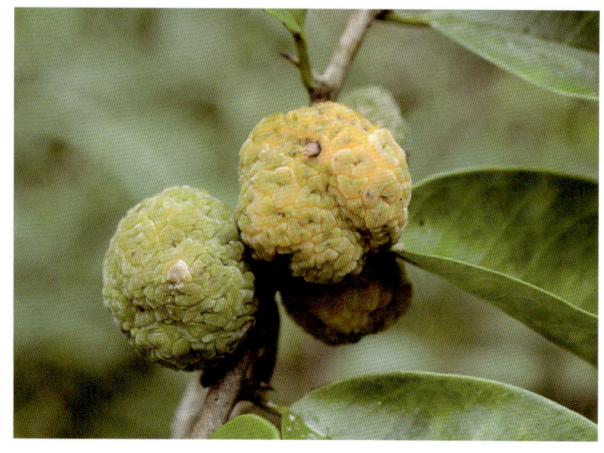

【Bit hsenb 俗名】山黄蛇、野梅子、假荔枝、地棉根。

【Dios kob deis 基源】桑科植物构棘 *Cudrania cochinchinensis*（Lour.）Kudo et Masam. 的根。

【Niangb bet deis 生长环境】生于低海拔地区山坡、溪边、灌木丛中。分布于各地苗乡。

【Jox hsub 性味属经】性冷，味微苦，属冷药，入热经。

【Qet diel xid 功能主治】功能：ves hxangd tongb hxud 活血通经，vut xuf tongb eb liax linf 利湿通淋。主治：yens xit 刀伤，yens jent mongd ghut hsongb 风湿性关节炎，ait gheb bal jid od hxangd 劳伤吐血，nais pot yens jab 肺结核，ngol lol hxangd 咳血，mongb git ghab naix 腮腺炎，ghad eb dlub lol not 白带过多。

【Ed not xus 用法用量】内服，煎汤，10～20 g；或浸酒饮。外用，捣烂敷。

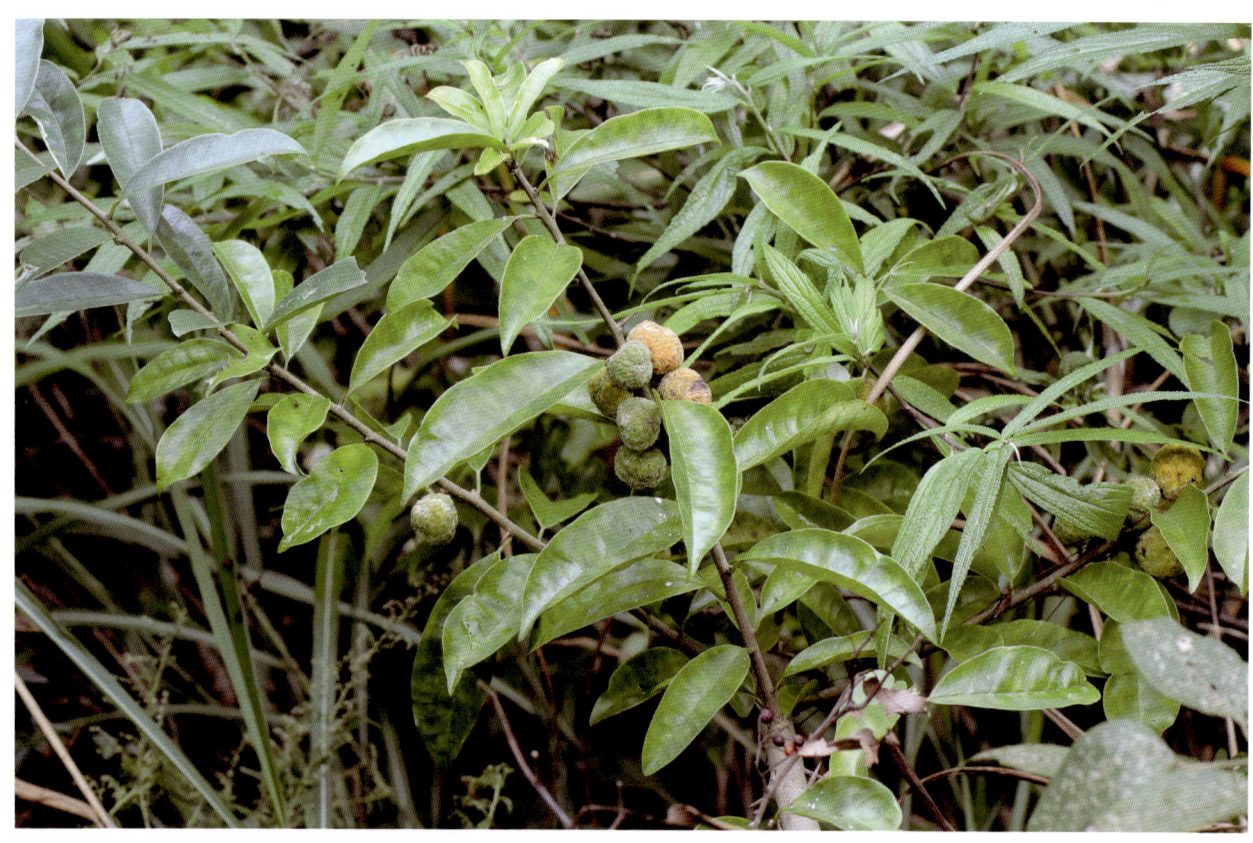

Det ghad yud dlongl 构树

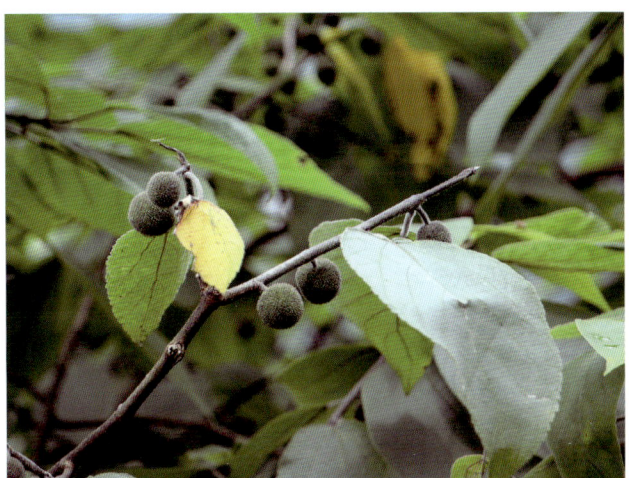

【Bit hsenb 俗名】壳树、楮树、楮桑、沙纸木、谷浆树、楮桃树、野杨梅子。

【Dios kob deis 基源】为桑科植物构树 Broussonetia papyrifera（Linn.）L'Hér. ex Vent. 的果实、树白皮、根。

【Niangb bet deis 生长环境】生于坡塝林缘、灌木丛、路边。分布于各地苗乡。

【Jox hsub 性味属经】性冷，味甘，属冷药，入热经。

【Qet diel xid 功能主治】功能：lal nais jongt xend mais 清肝明目，seil hxangd tat jit hxangd 凉血化瘀，lal eb lol xuf 行水利湿。主治：dliangd bil dib sangb 跌打损伤，hsongd hxid hxub mongb 筋骨酸痛，los ghab hlat mais dlub 眼翳，nais pot lax bus 肺痈，diongx ghongd fis hsongd nail 鱼骨鲠喉。

【Ed not xus 用法用量】内服，煎汤，10～15 g。外用，捣汁涂，捣烂敷患处。

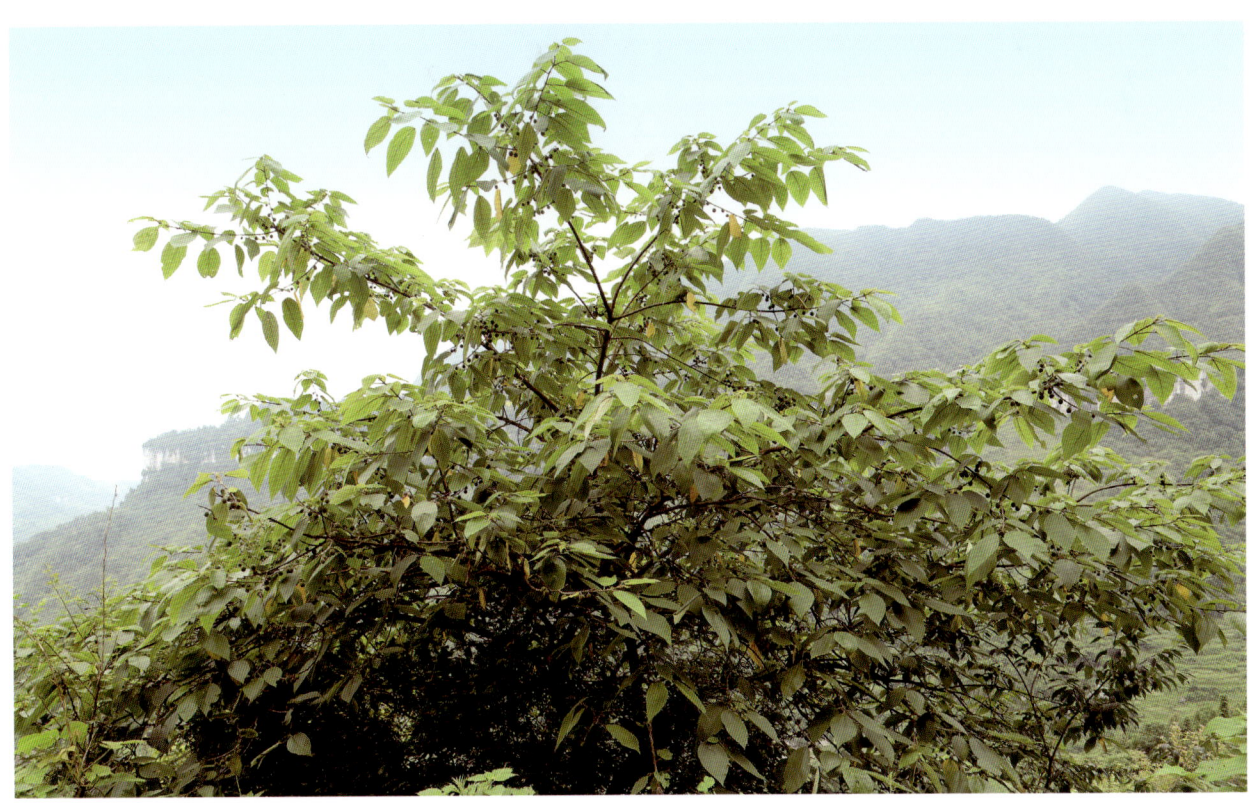

Det ghad yud 小构树

【Bit hsenb 俗名】楮皮、葡蟠、九层皮、老鼠刺、尖叶楮、构皮麻、酱叶树、黄金刺。

【Dios kob deis 基源】为桑科植物小构树 *Broussonetia kazinoki* Sieb. et Zucc. 的嫩枝叶、树汁或根皮。

【Niangb bet deis 生长环境】生于中山地区灌木丛中、路旁。分布于各地苗乡。

【Jox hsub 性味属经】性冷，味苦涩，属冷药，入热经。

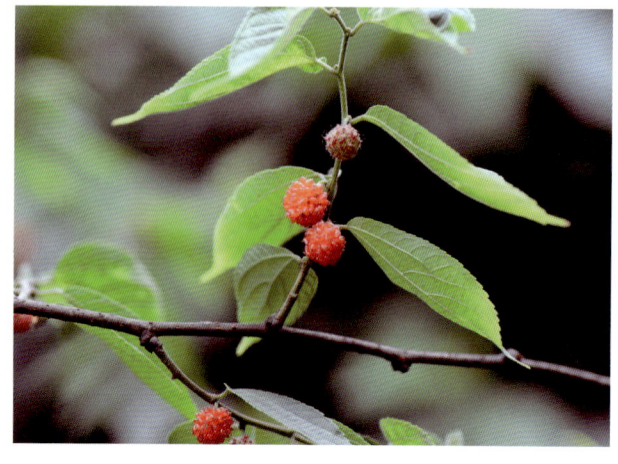

【Qet diel xid 功能主治】功能：hxub jent hxenk net 祛风除湿，tongb wal zangx yangx 利尿通淋。主治：dliangd bil dib sangb 跌打损伤，yens jent mongb 风湿痛，heb ves pob wox 虚弱浮肿，gangb vas ghed dlot 牛皮癣。

【Ed not xus 用法用量】内服，煎汤，10～15 g；或煎水冲酒饮。外用，捣汁擦患处。

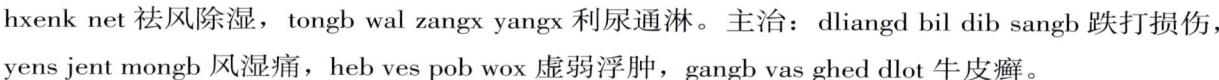

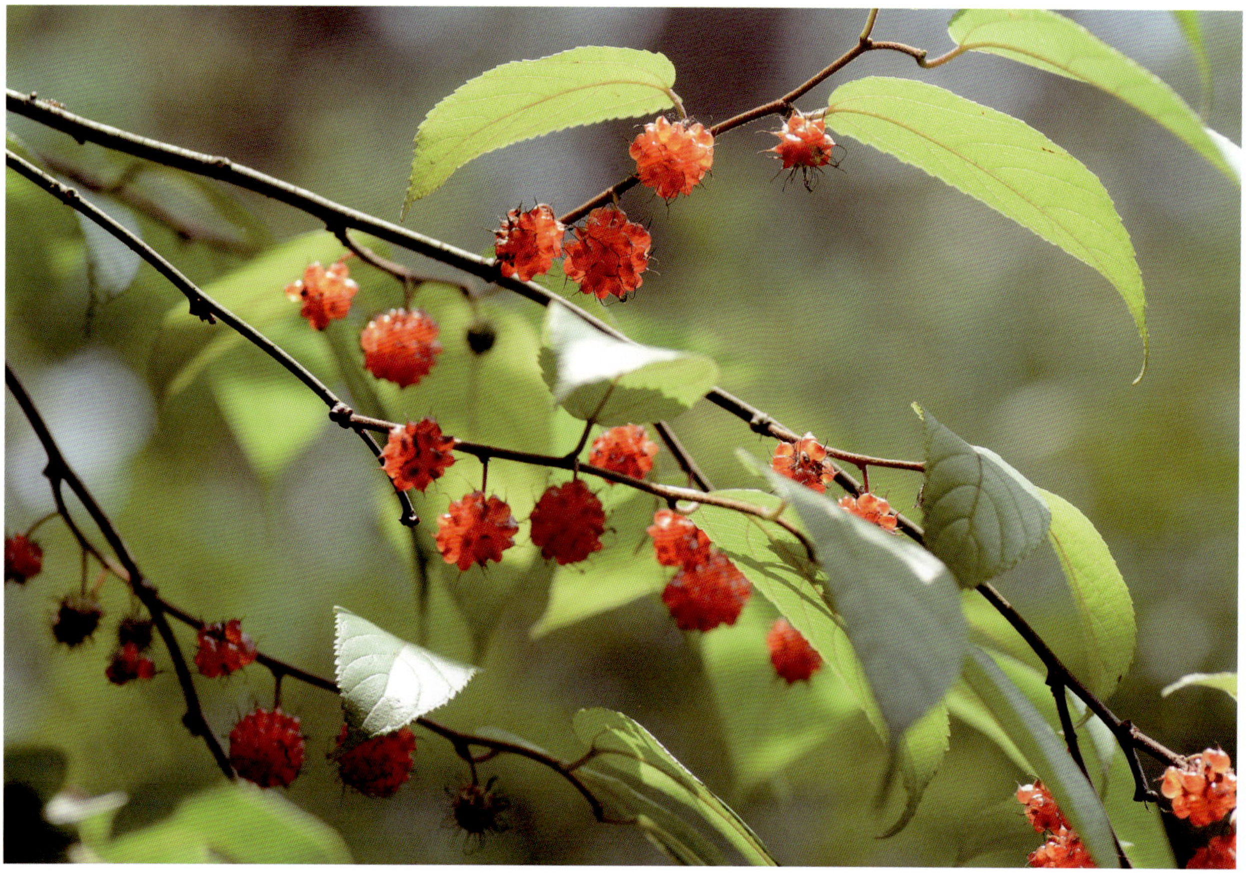

Vob jiut 葎草

【Bit hsenb 俗名】五爪龙、来莓草、苦瓜藤、拉拉藤、葛葎蔓、割人藤、锯锯藤。
【Dios kob deis 基源】为桑科植物葎草 *Humulus scandens*（Lour.）Merr. 的全草。
【Niangb bet deis 生长环境】生于低海拔地区沟边、路旁、荒地、菜地。分布于各地苗乡。
【Jox hsub 性味属经】性冷，味苦涩，属冷药，入热经。
【Qet diel xid 功能主治】功能：hxub kib tat jab 清热解毒，tat jit hxangd hxenk angt 散瘀消肿，tongb wal zangx yangx 利尿通淋。主治：nais pot yens jab 肺结核，xud wal lol ax hvit 小便不利，xud wal lol bus 淋病，ghab liut dud qut qat 皮肤瘙痒，lax gangb xongx 癞疮（癣），yens gangb hniub bangd 蜂子蜇伤。
【Ed not xus 用法用量】内服，煎汤，15～20 g；或鲜品捣汁饮。外用，捣烂敷或煎水熏洗。

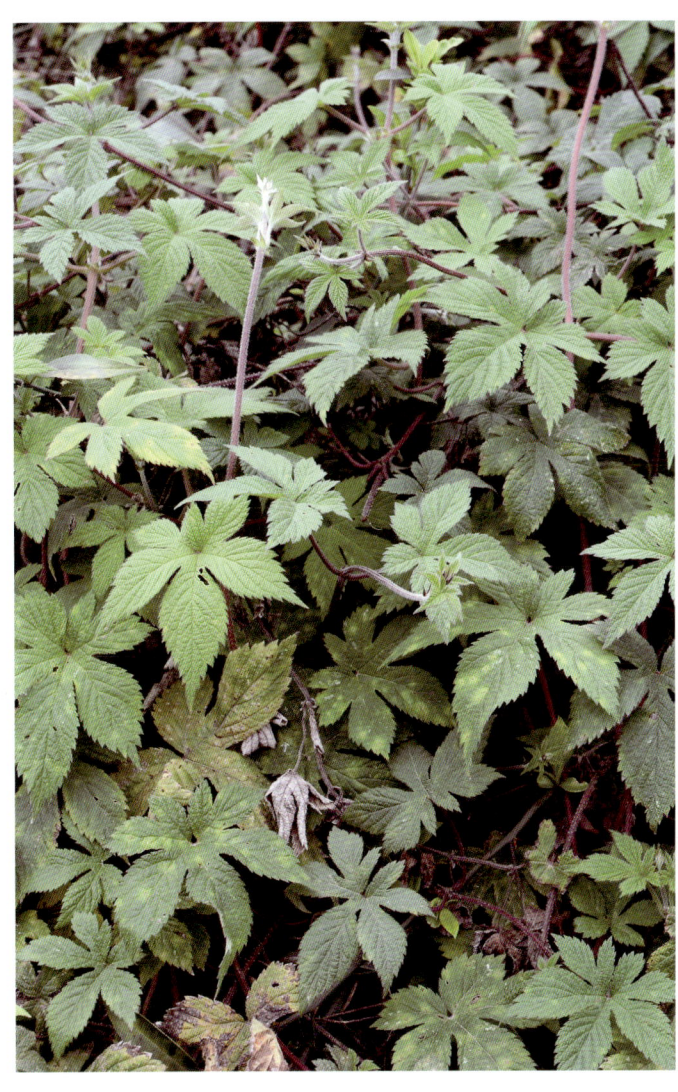
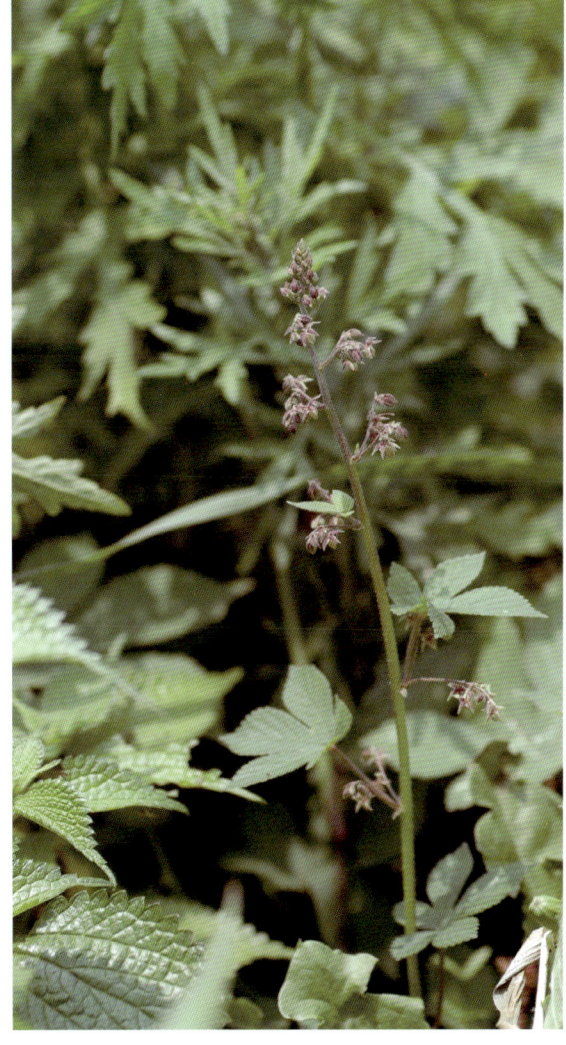

Det ab xob 榕树

【Bit hsenb 俗名】正榕、榕须、不死树、吊风根、细叶榕、倒生树、榕树气根。

【Dios kob deis 基源】为桑科植物榕树 Ficus microcarpa Linn. f. 的须根、叶、树皮、果实、胶汁。

【Niangb bet deis 生长环境】生于低山地区河边、坡边、村边。分布于部分苗乡。

【Jox hsub 性味属经】性冷，味苦涩，属冷药，入热经。

【Qet diel xid 功能主治】功能：hxub jent hxub kib 祛风清热，ves hxangd tat jab 活血解毒。主治：mangb hfud 感冒，los link ghongd 吊小舌，dliangd bil dib sangb 跌打损伤，yens jent mongb ghut hsongd 风湿性关节炎，dlif ghab jed vangl daib 子宫脱垂，gangb vas ghed dlot 牛皮癣。

【Ed not xus 用法用量】内服，煎汤，15～25 g；或浸酒饮。外用，捣碎酒炒敷或煎水洗。

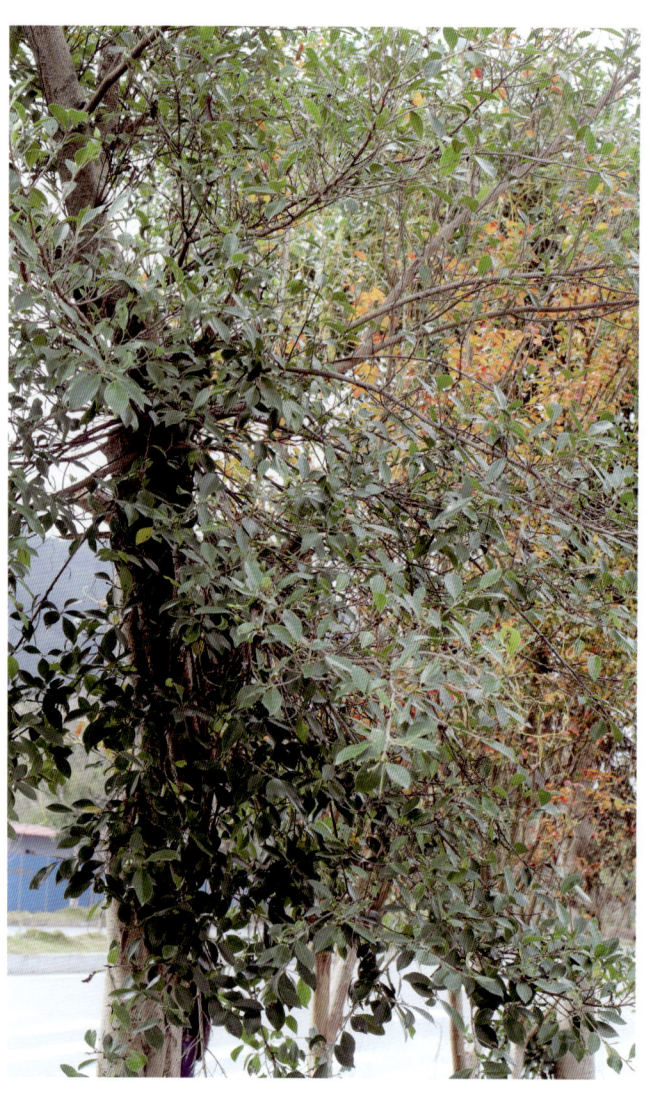
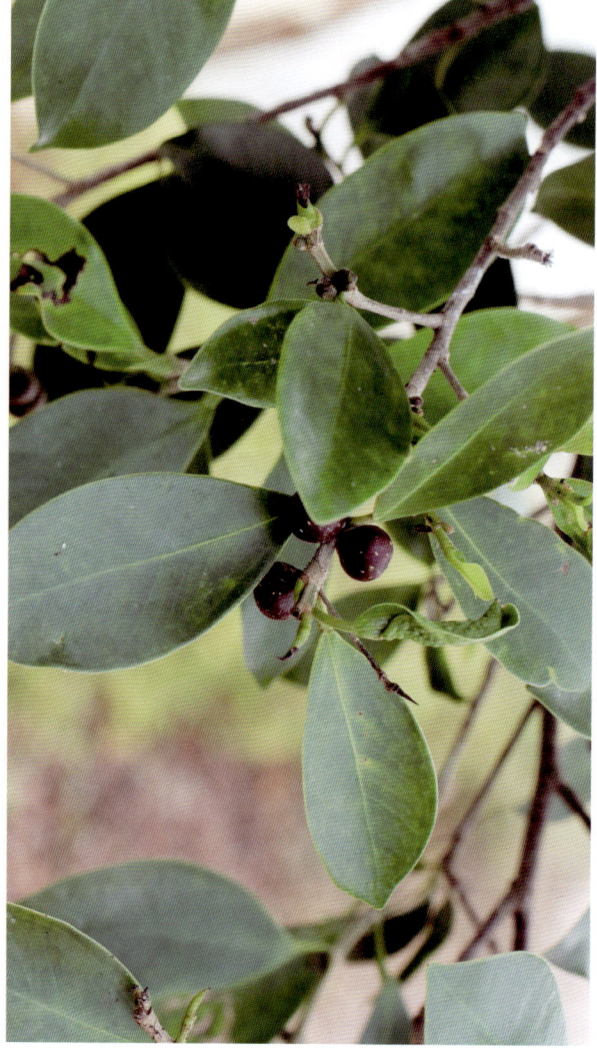

Ded yax xed bil 高山榕

【Bit hsenb 俗名】山榕树、小榕树、野榕树。

【Dios kob deis 基源】为桑科植物高山榕 *Ficus altissima* Bl. 的果和根皮。

【Niangb bet deis 生长环境】生于山坡丛林中或庭园栽培。分布于部分苗乡。

【Jox hsub 性味属经】性热，味甘微苦，属热药，入冷经。

【Qet diel xid 功能主治】功能：hxub jent hxenk net 祛风除湿，yis hxangd vut bongt 补血益气。主治：yens jent mongb 风湿痛，ait gheb bal jid 劳伤，od hxangd 吐血，zal ghad dongk 痢疾。

【Ed not xus 用法用量】内服，煎汤，10～15 g；或浸酒饮。

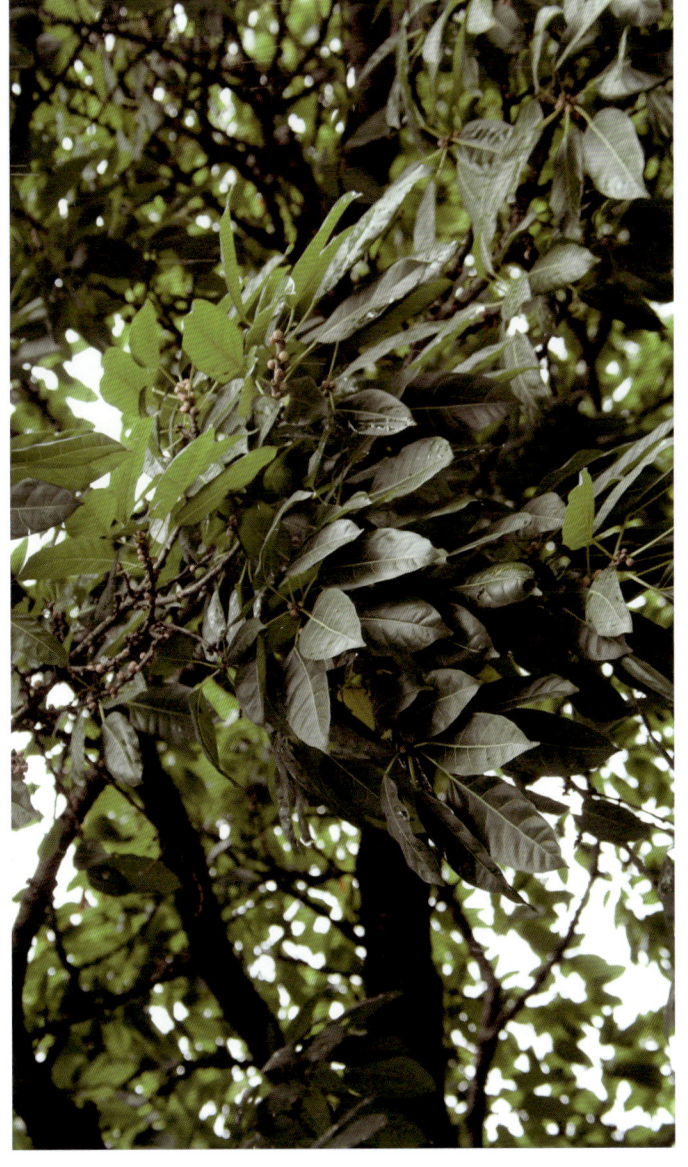
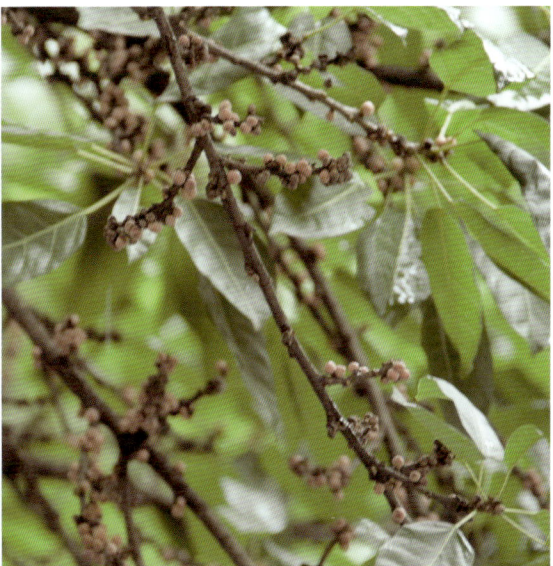
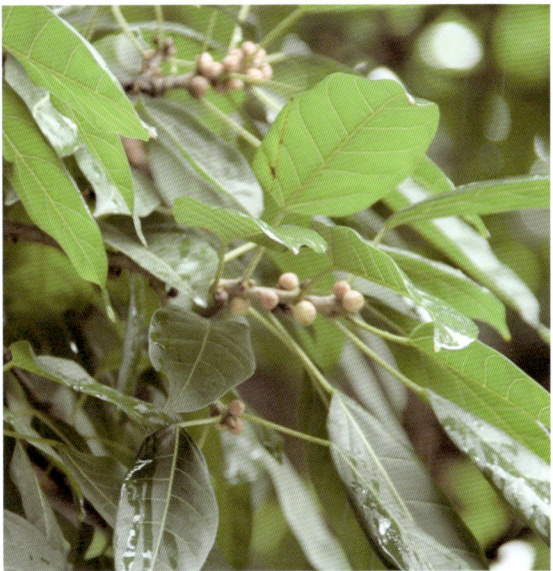

Det wub liod 对叶榕

【Bit hsenb 俗名】牛奶子、牛奶稔、乳汁木、猪母茶。

【Dios kob deis 基源】为桑科植物对叶榕 *Ficus hispida* Linn. f. 的皮、叶。

【Niangb bet deis 生长环境】生于山谷、溪边杂木林中。分布于部分苗乡。

【Jox hsub 性味属经】性冷，味甘，属冷药，入热经。

【Qet diel xid 功能主治】功能：hangb bongt tat jit hxangd 行气化瘀，tat jent zangl kib 疏风散热。主治：mangb hfud kib jid 感冒发烧，ghab jed diongx hfud nais pob od nul 支气管炎，dliangd bil dib yens pot mongb 跌打肿痛，yens jent mongb ghut hsongd 风湿性关节炎，hot ax yangx gad 消化不良。

【Ed not xus 用法用量】内服，煎汤，15～25 g。外用，捣烂敷患处或煎水洗。

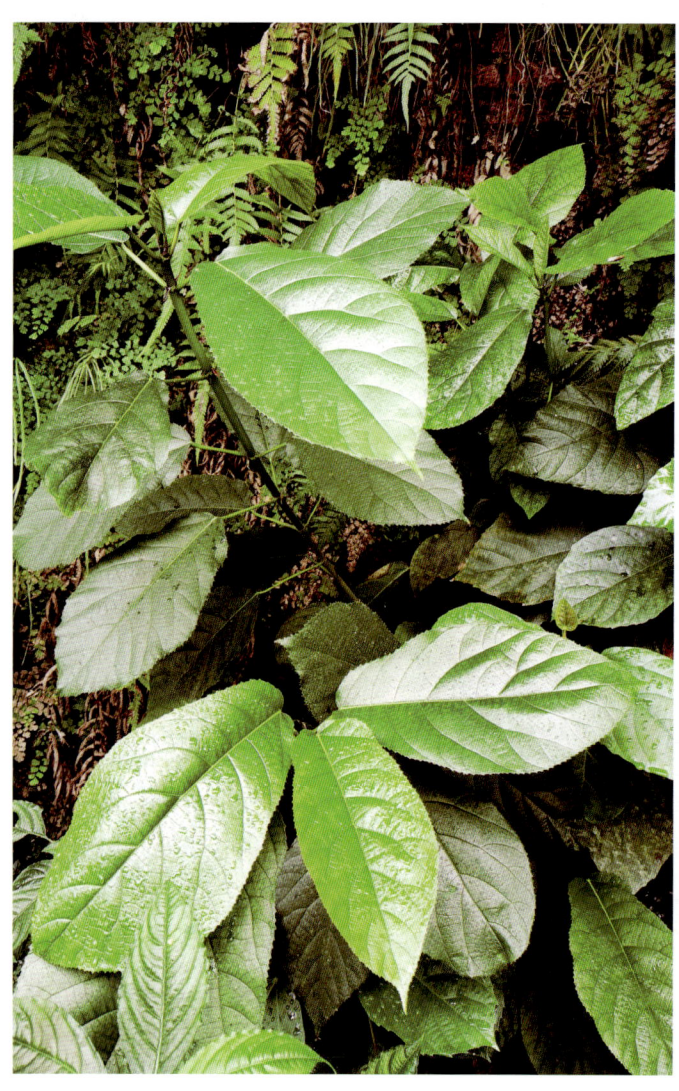
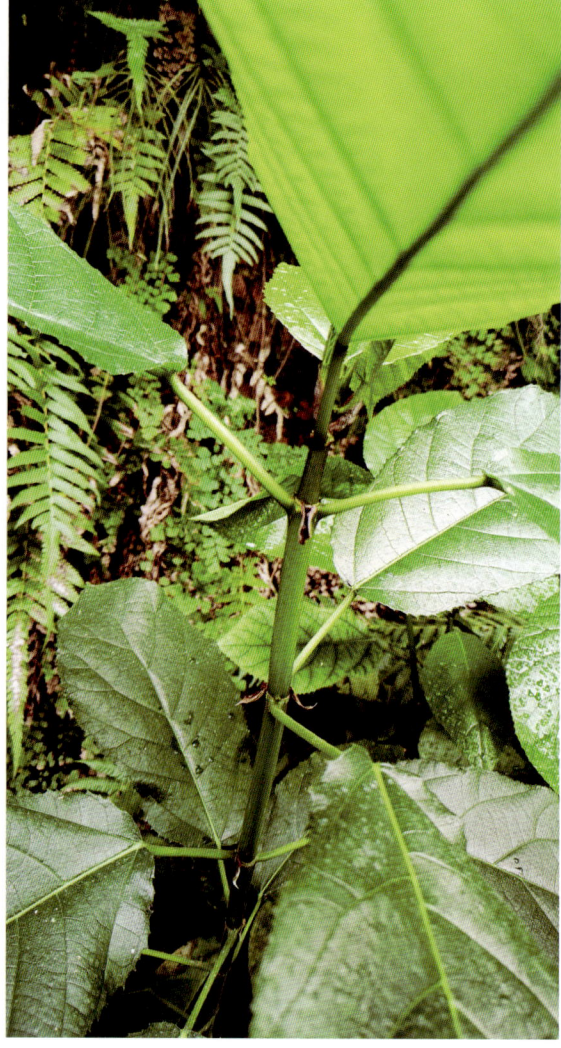

zenb wub liod 异叶榕

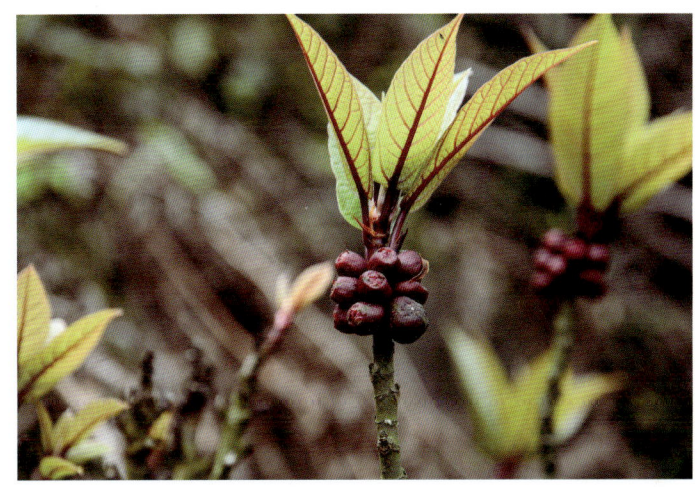

【Bit hsenb 俗名】牛奶子、大山枇杷、大班鸠食子。

【Dios kob deis 基源】为桑科植物异叶榕 *Ficus heteromorpha* Hemsl. 的果实。

【Niangb bet deis 生长环境】生于高山地区杂木林中。分布于各地苗乡。

【Jox hsub 性味属经】性热，味苦涩，属热药，入冷经。

【Qet diel xid 功能主治】功能：yis hxangd vut bongt 补血益气，yangx gad los gangd 消食化积。主治：ax maix wel lol 缺乳，nat sul buk dux heb jangb 脾胃虚弱，dinx gad xangd dit 食积饱胀。

【Ed not xus 用法用量】内服，煎汤，25～50 g；或炖肉吃。

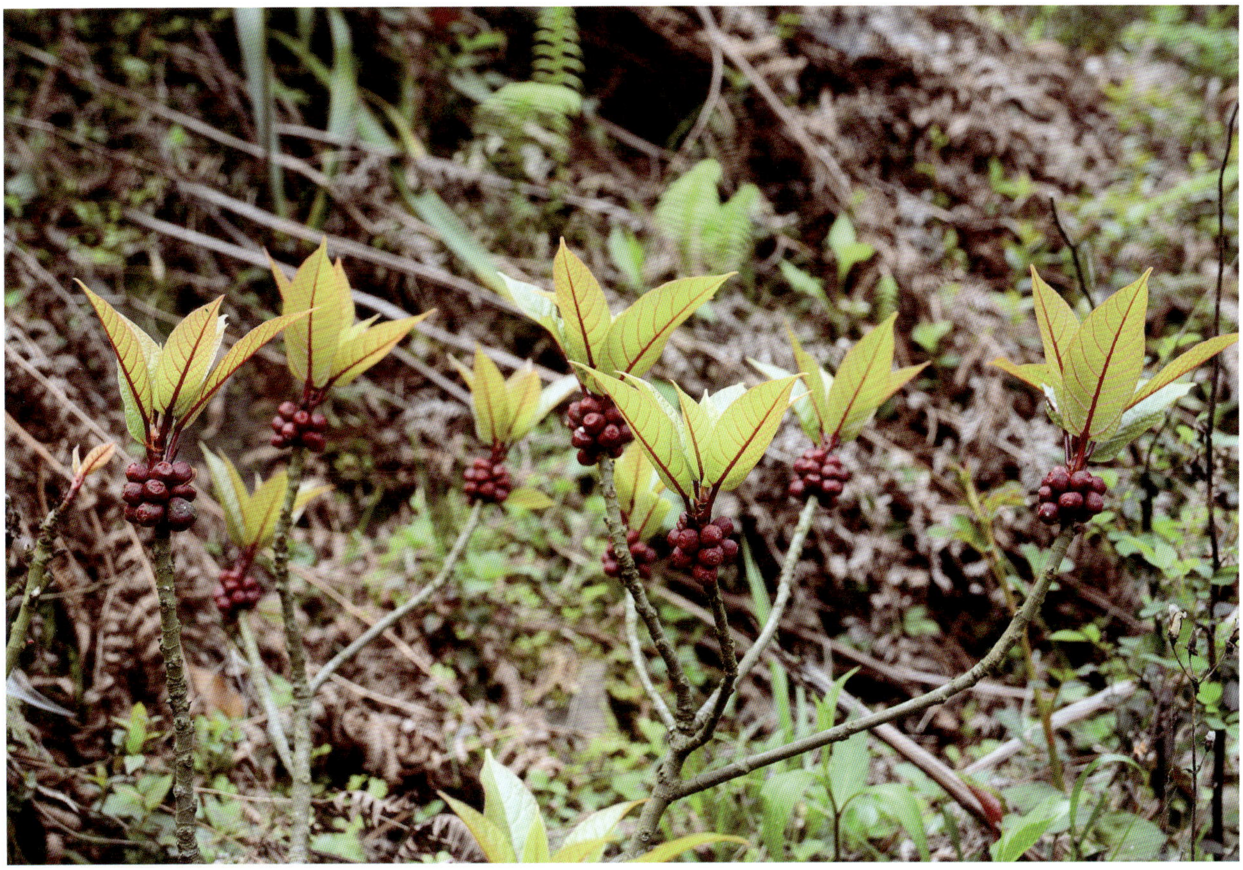

Bas yax xed 爬藤榕

【Bit hsenb 俗名】小木莲、狭叶薜荔、小叶大风藤。

【Dios kob deis 基源】为桑科植物爬藤榕 *Ficus martini* Lévl. et Vant 的根或藤。

【Niangb bet deis 生长环境】生于阔叶林中，常攀援于它树或岩崖上。分布于部分苗乡。

【Jox hsub 性味属经】性冷，味苦涩，属冷药，入热经。

【Qet diel xid 功能主治】功能：hxenk angt dangf mongb 消肿止痛，hxub jent hxenk net 祛风除湿。主治：ghut hsongd mongb jangx bod 痛风，yens jent mongb ghut hsongd 风湿性关节炎，dliangd bil dib sangb 跌打损伤。

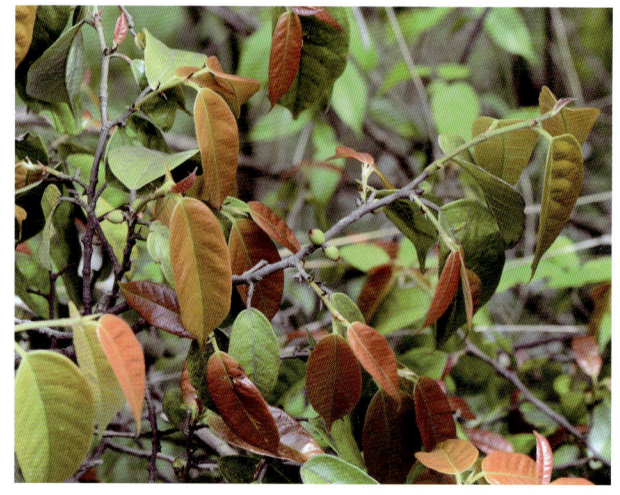

【Ed not xus 用法用量】内服，煎汤，15～25 g。外用，捣烂敷。

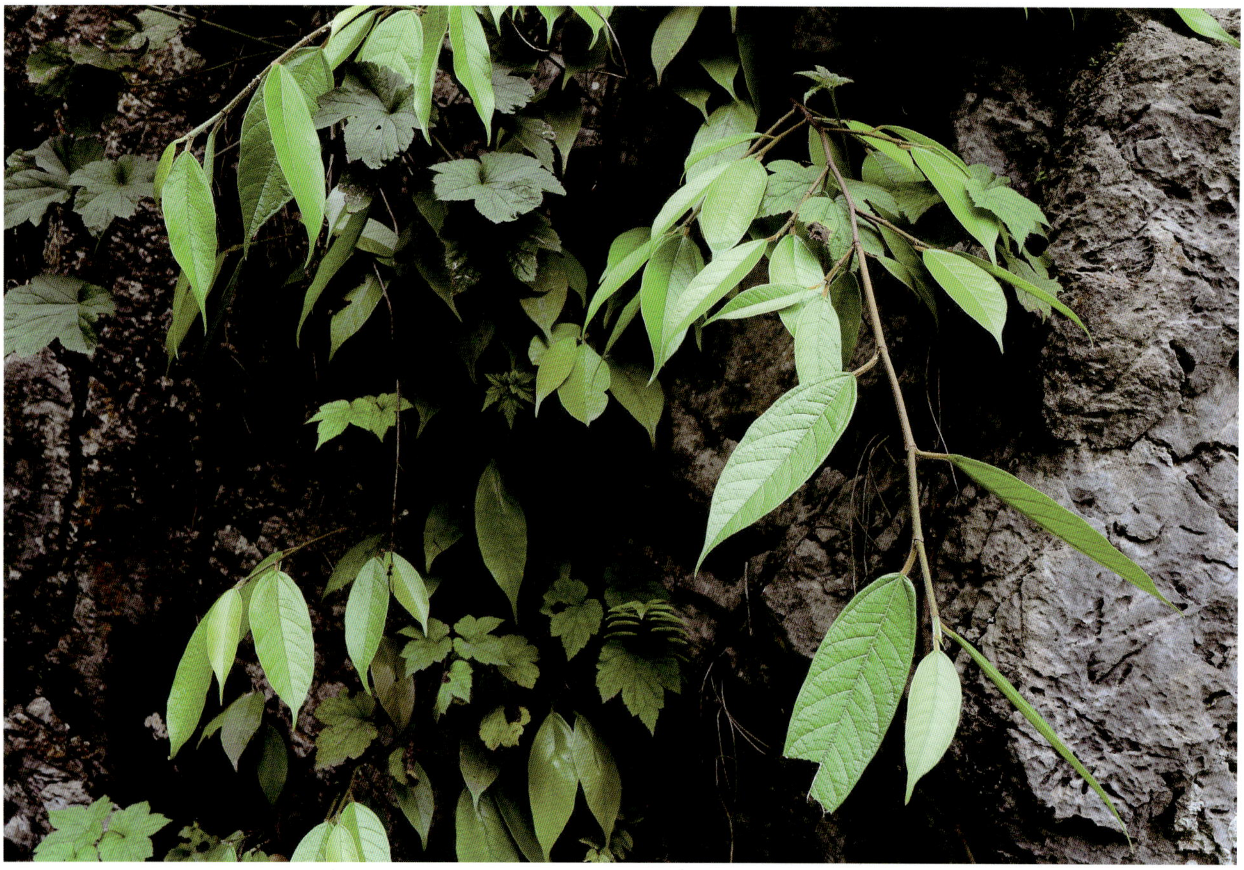

Det yax xed mangf 丛毛榕

【Bit hsenb 俗名】毛崇榕、毛毛榕、奶汁草、尖叶牛奶木。

【Dios kob deis 基源】为桑科植物丛毛榕 *Ficus comata* Hand.-Mazz 的根或叶。

【Niangb bet deis 生长环境】生于山谷湿润森林中。分布于部分苗乡。

【Jox hsub 性味属经】性热，味甘辛，属热药，入冷经。

【Qet diel xid 功能主治】功能：hxub jent hxenk net 祛风除湿，tiod nat yangx qub gad 健脾化食。主治：hot ax yangx gad 消化不良，yens jent mongb ghut hsongd 风湿性关节炎，ait gheb bal jid lal ves 劳伤乏力，yens gangb gik ax vut 虫咬伤口不愈合，jangx gub gangb 皮肤疖子。

【Ed not xus 用法用量】内服，煎汤，15～20 g。外用，捣烂敷。

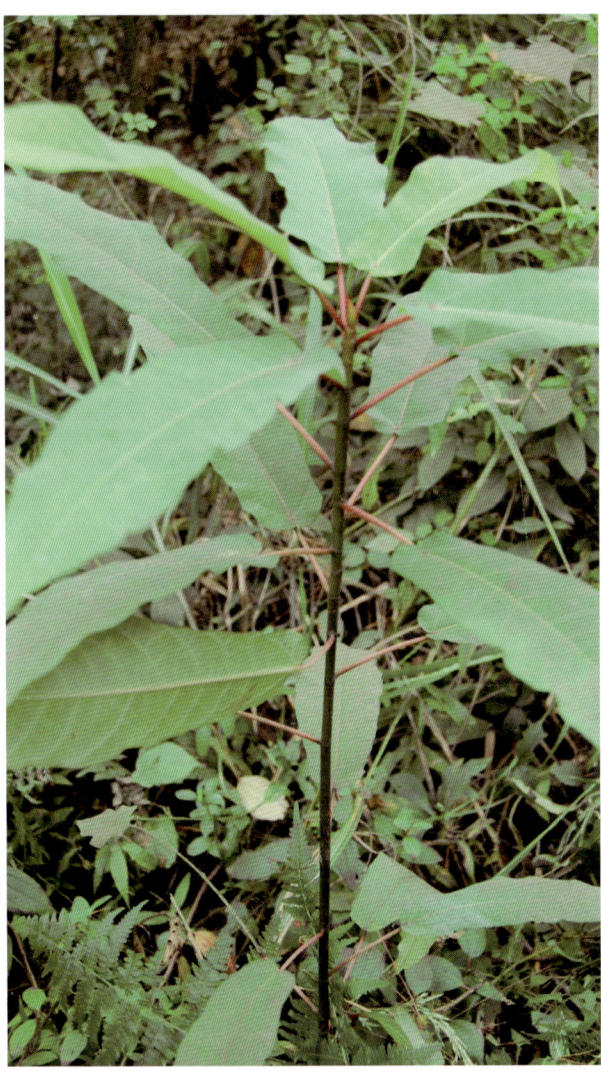 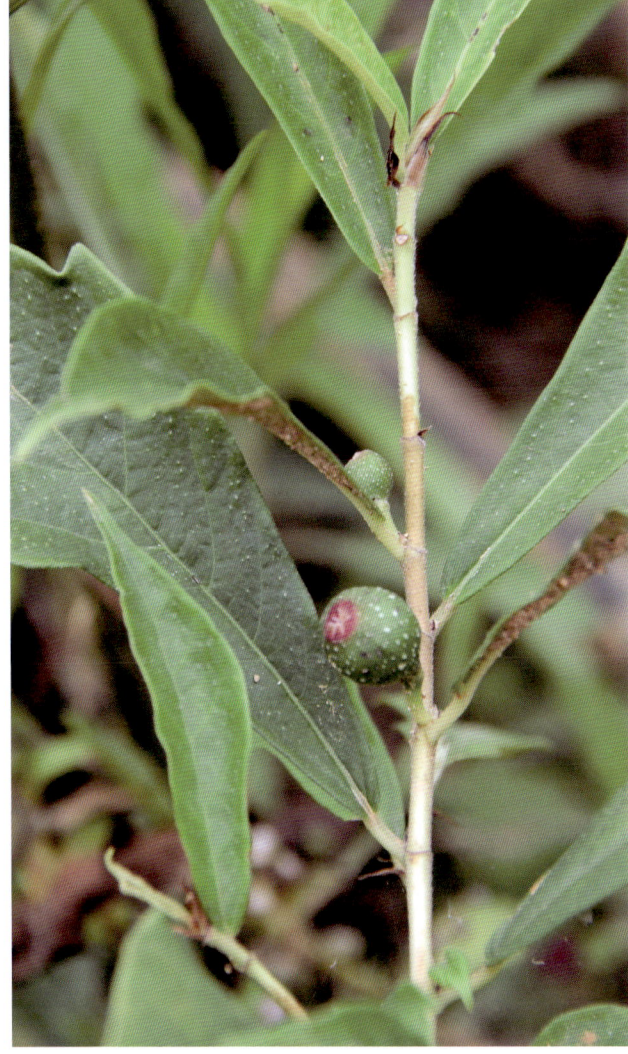

Jab xenb xit 条叶榕

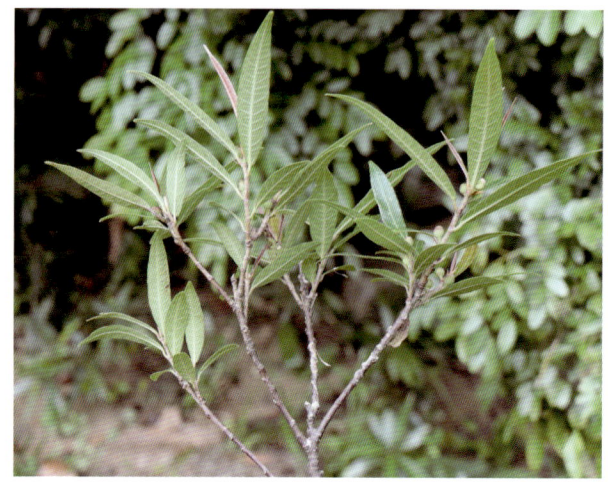

【Bit hsenb 俗名】山地榕、水边柳、狭叶榕、野榕树、竹叶牛奶树。

【Dios kob deis 基源】为桑科植物条叶榕 *Ficus stenophylla* Hemsl. 的根或嫩叶。

【Niangb bet deis 生长环境】喜生于阔叶林中或灌木丛中。分布于部分苗乡。

【Jox hsub 性味属经】性冷，味苦甘，属冷药，入热经。

【Qet diel xid 功能主治】功能：hxub jent hxenk net 祛风除湿，yangx ghad ngol dangf khangk 化痰止咳。主治：yens jent mongb ghut hsongd 风湿性关节炎，ait gheb bal jid 劳伤，dliangd bil dib yens pot mongb 跌打肿痛，ait ngol mongb hfud gangb 咳嗽胸痛，ax maix wel lol 缺乳，jangx gangb dlot vas 皮肤顽癣。

【Ed not xus 用法用量】内服，煎汤，15～30 g；或泡酒服。外用，捣烂敷或煎水洗。

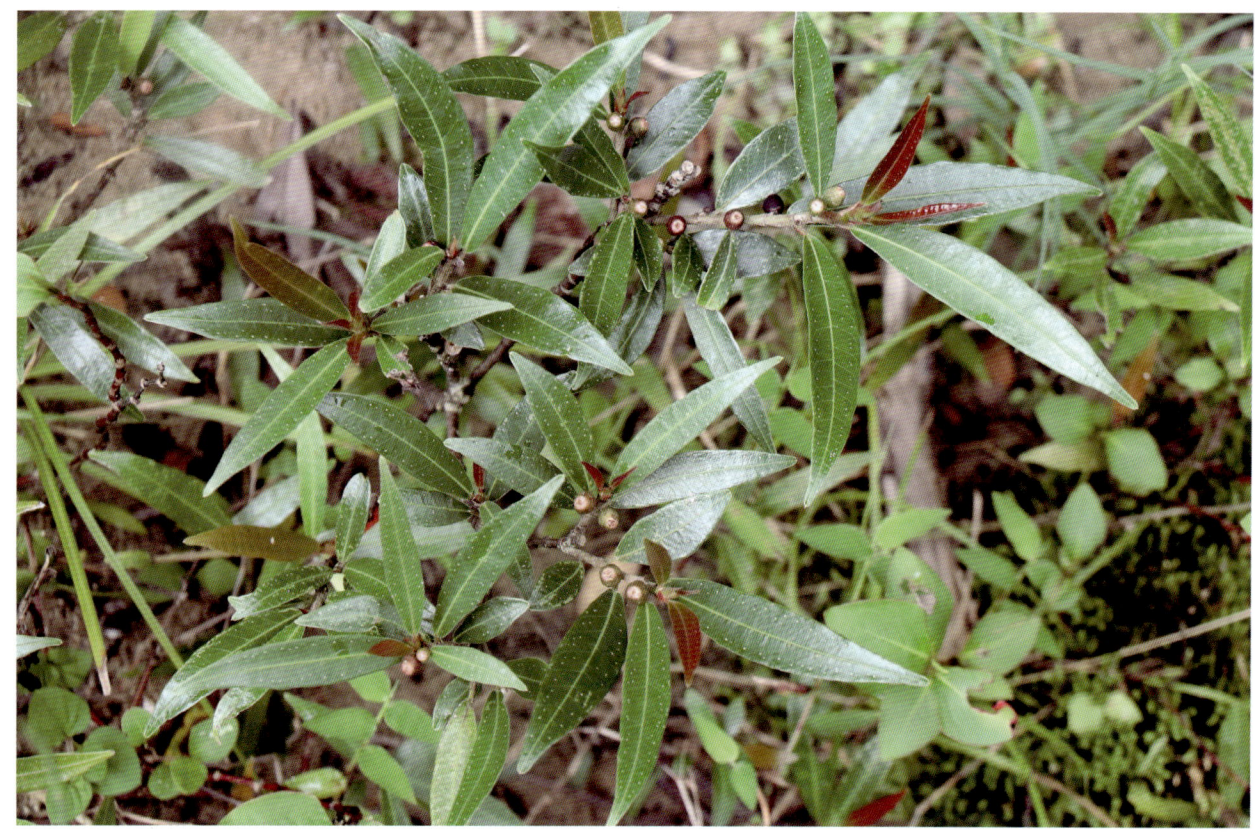

Jab xenb yax 大果榕

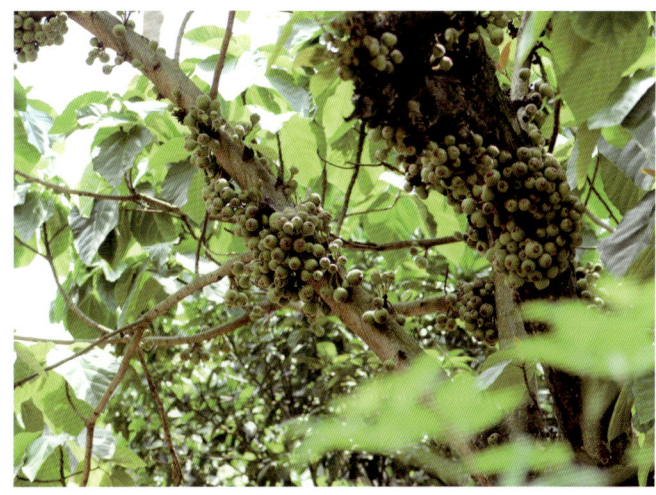

【Bit hsenb 俗名】无花果、山果榕、山榕树、馒头果。

【Dios kob deis 基源】为桑科植物大果榕 *Ficus auriculata* Lour. 的根。

【Niangb bet deis 生长环境】生于山谷山涧两旁、林缘。分布于部分苗乡。

【Jox hsub 性味属经】性冷，味苦涩，属冷药，入热经。

【Qet diel xid 功能主治】功能：ves hxangd hxub jent 活血祛风，langl gangb hxenk ongd hsongb 抗菌消炎。主治：kib jid bongt 高热，los link ghongd 吊小舌，mongb gangb hmid 虫牙痛，hot ax yangx gad 消化不良，jangx gub gangb 皮肤疖子，xud wal lol ax hvit 小便不利。

【Ed not xus 用法用量】内服，煎汤，15 ~ 25 g。

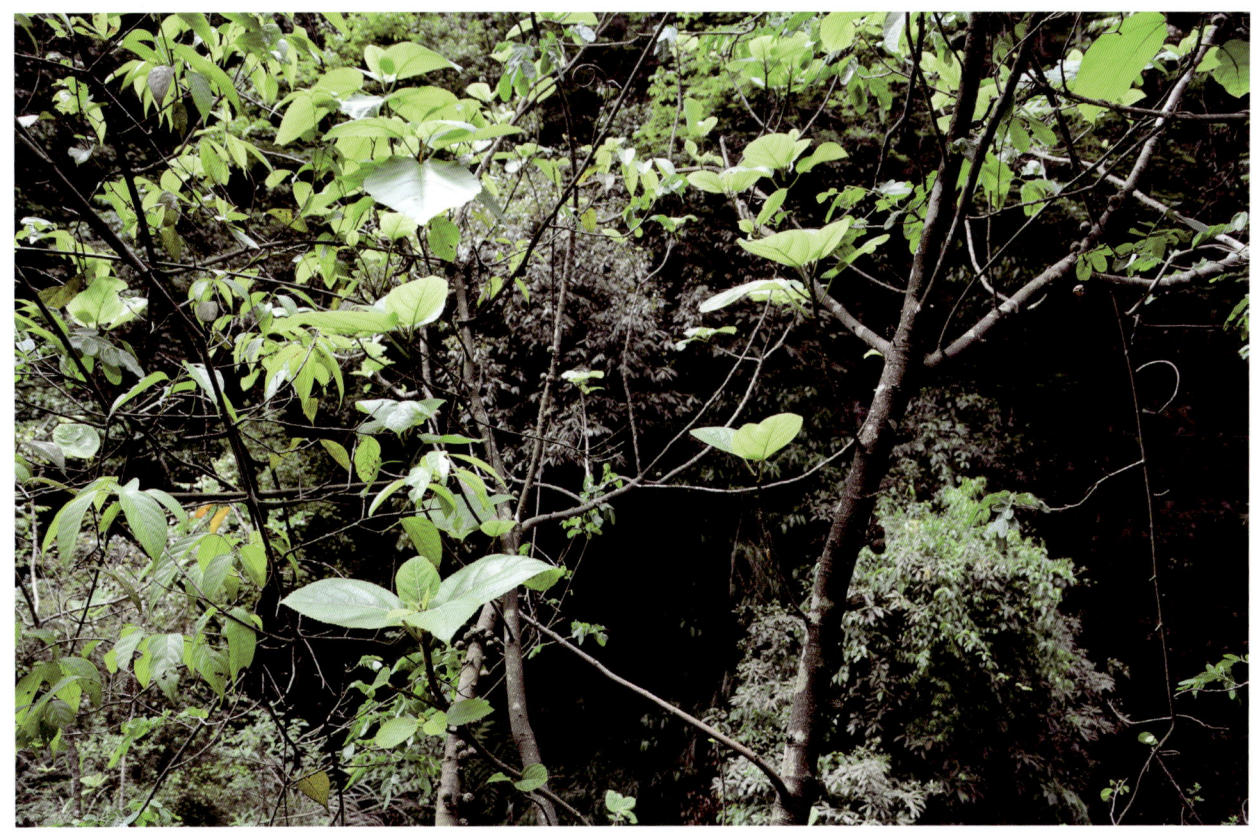

Zend liangf fenx 薜荔

【Bit hsenb 俗名】木瓜藤、补血王、凉粉藤、石龙藤、壁石虎、石壁莲、追骨风。

【Dios kob deis 基源】为桑科植物薜荔 *Ficus pumila* Linn. 的叶、根、茎秆。

【Niangb bet deis 生长环境】生于杂木林下或断墙破壁上。分布于部分苗乡。

【Jox hsub 性味属经】性冷,味酸,属冷药,入热经。

【Qet diel xid 功能主治】功能:hxub jent hxenk net 祛风除湿,tad hxend tongb hxud 舒筋通络,ves hxangd dangf hxangd 活血止血。

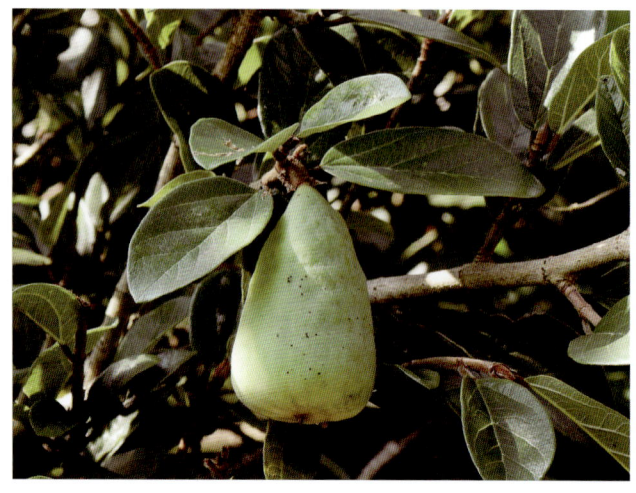

主治:dliangd bil dib sangb 跌打损伤,yens jent mongb 风湿痛,niel khob was mais 头晕目眩,jib daib sot gangt heb jangb 小儿瘦弱,diongx eb wal qangb mongb 尿道刺痛,los ghad ghof 疝气。

【Ed not xus 用法用量】内服,煎汤,15～25 g;或浸酒饮;或捣汁服。

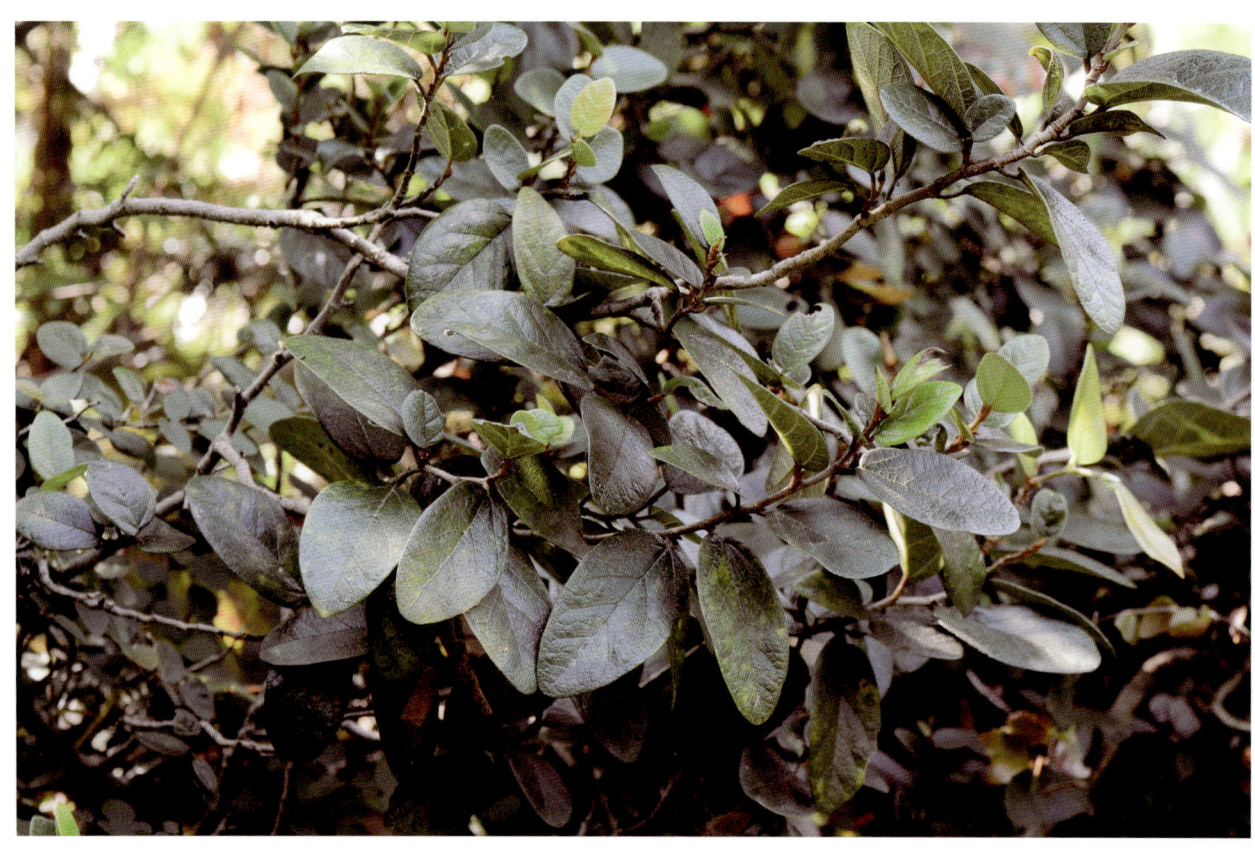

Det hxed yax 黄葛树

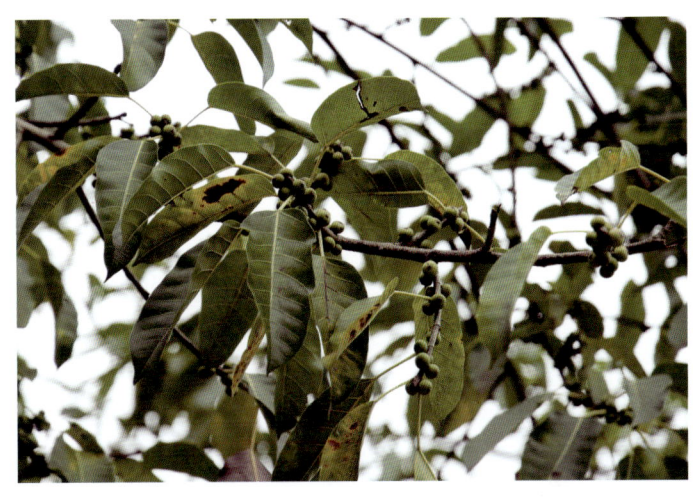

【Bit hsenb 俗名】大叶榕、马尾榕、万年阴、红龙须、婆罗树、黄桷树。

【Dios kob deis 基源】为桑科植物黄葛树 *Ficus lacor* Buch.-Ham. 的根、叶、树皮、树浆。

【Niangb bet deis 生长环境】生于杂木树林缘或疏林中。分布于部分苗乡。

【Jox hsub 性味属经】性平，味苦涩，属冷热两经药，入两经。

【Qet diel xid 功能主治】功能：hxub jent hxenk net 祛风除湿，hsenk hsongd hsenk hxend 续筋接骨。主治：dliangd bil dib sangb 跌打损伤，ait gheb bal jid 劳伤，yens jent mongb 风湿痛，mongb hsongd not hniut 陈年骨痛，mongb git ghab naix 腮腺炎，jib daib los ghad ghof 小儿疝气。

【Ed not xus 用法用量】内服，煎汤，10～15 g；或浸酒饮。外用，捣烂敷。

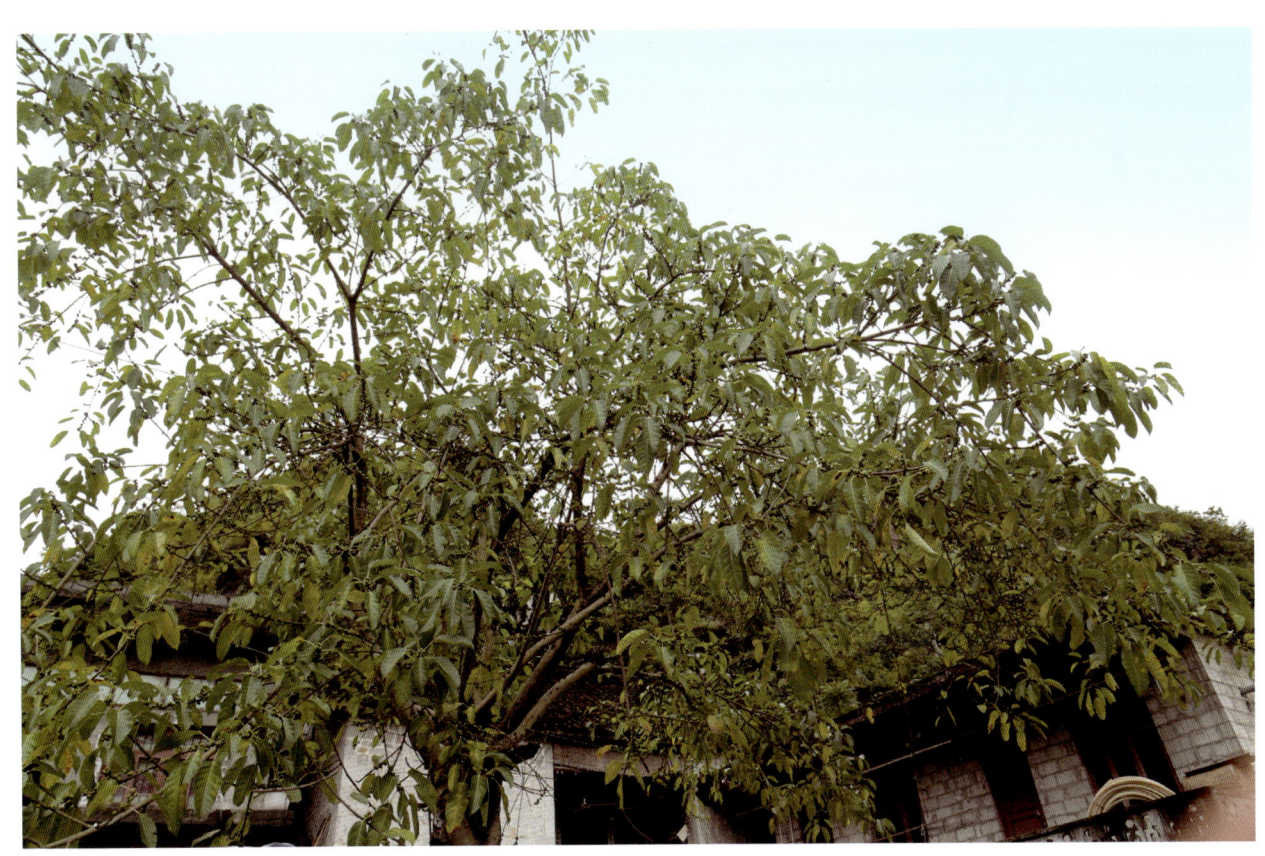

荨麻科

Nos 苎麻

【Bit hsenb 俗名】麻、家麻、苧麻、园麻、天青地白。

【Dios kob deis 基源】为荨麻科植物苎麻 *Boehmeria niuta*（L.）Gaudich. 的根、叶、花。

【Niangb bet deis 生长环境】野生于村寨边、山沟、路旁，有栽培。分布于各地苗乡。

【Jox hsub 性味属经】性冷，味甘，属冷药，入热经。

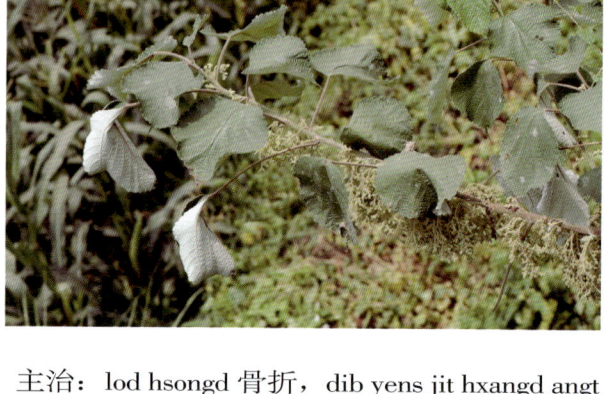

【Qet diel xid 功能主治】功能：tat jit hxangd dangf hxangd 散瘀止血，hxub kib tat jab 清热解毒。主治：lod hsongd 骨折，dib yens jit hxangd angt mongb 跌打瘀血肿痛，xud wal hxangd 尿血，diongx ghongd fis hsongd nail 鱼骨鲠喉，niak qub niangb ax dangf 胎动不安，niangb hsab pob mongb 无名肿毒，yens nangb gik 毒蛇咬伤。

【Ed not xus 用法用量】内服，煎汤，8～25 g；或捣汁饮。外用，捣烂敷或煎水洗。

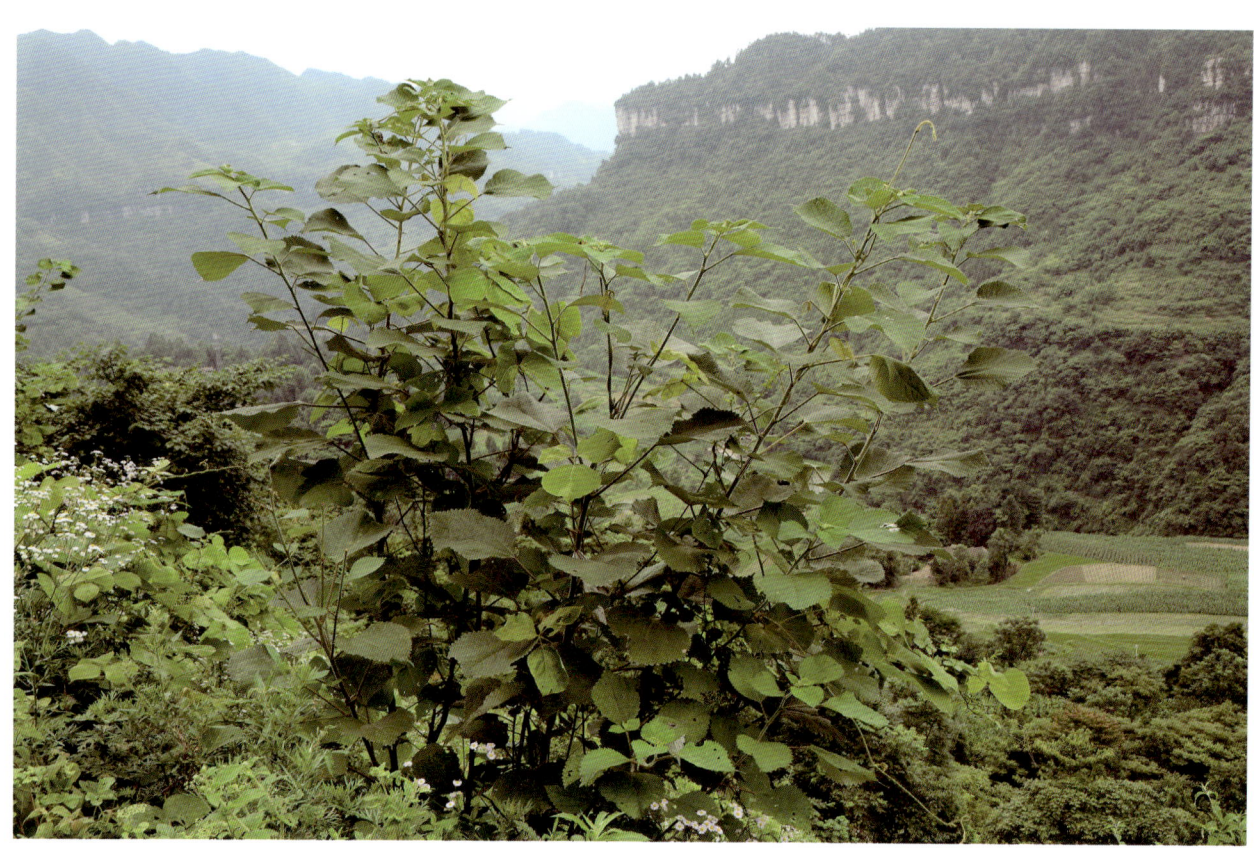

Nos ghab nex hlieb 大叶苎麻

【Bit hsenb 俗名】山麻、水禾麻、水苏麻、大水麻、水麻叶、土甘草。

【Dios kob deis 基源】为荨麻科植物大叶苎麻 Boehmeria grandifolia Wedd. 的根、枝叶。

【Niangb bet deis 生长环境】生于阴湿山沟、林缘。分布于各地苗乡。

【Jox hsub 性味属经】性热，味淡，属热药，入冷经。

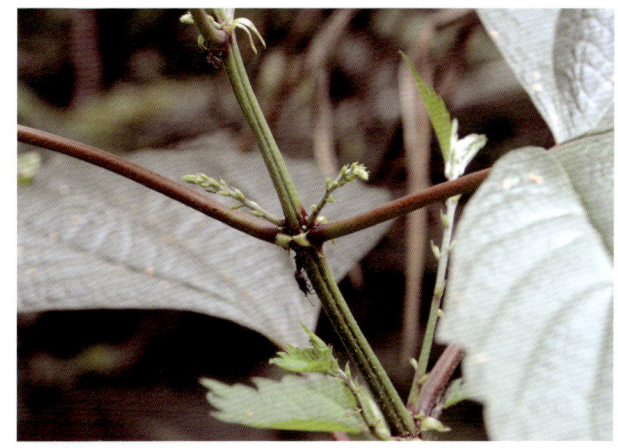

【Qet diel xid 功能主治】功能：hxub jent hxenk net 祛风除湿，tad dud tat seil 解表散寒。主治：yens jent mongb hsongd 风湿骨痛，lod hsongd 骨折，dliangd bil dib sangb 跌打损伤，mongb khob kib jid 头痛发热，zaid wel jangx dix bus 乳痈。

【Ed not xus 用法用量】内服，水煎，10～30 g；或泡酒饮。外用，捣烂敷。

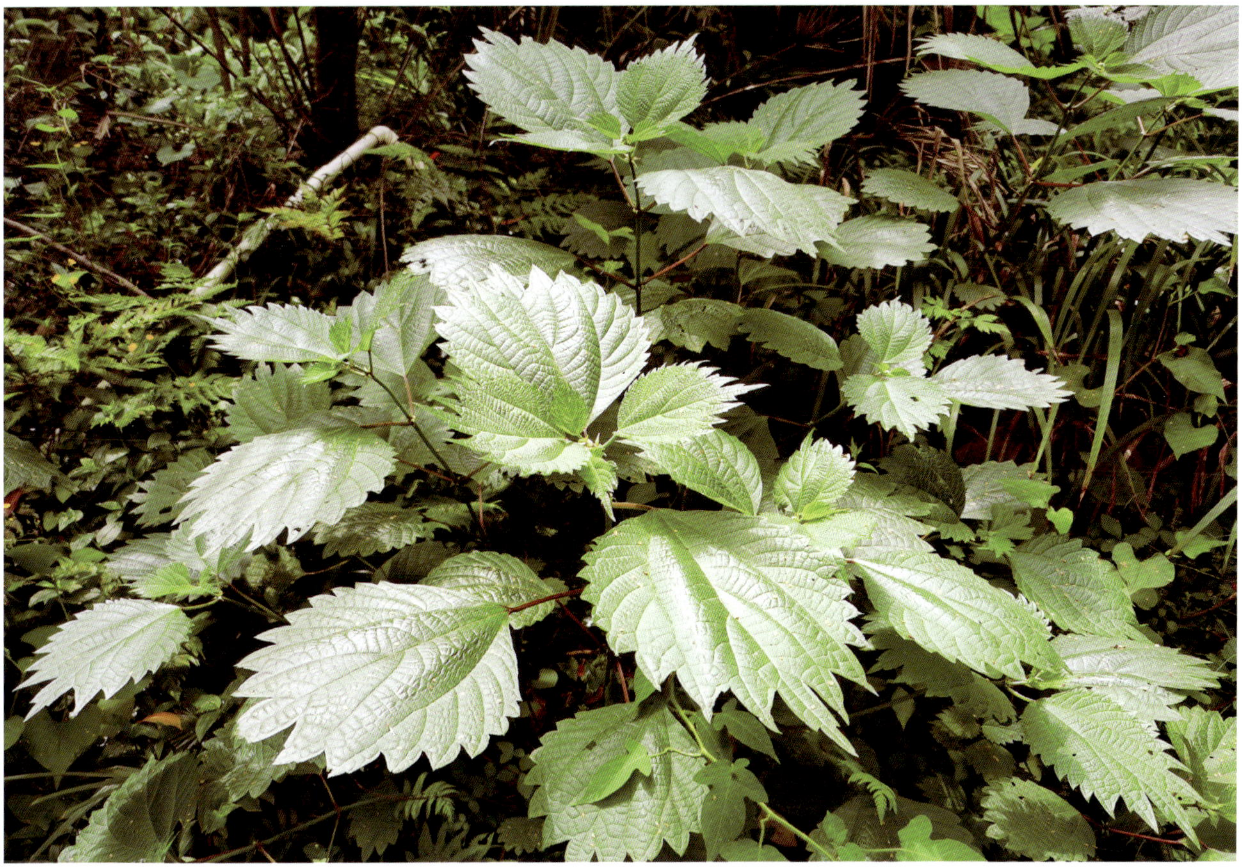

Vob nos eb 细野麻

【Bit hsenb 俗名】小荨麻、麦麦夫草。

【Dios kob deis 基源】为荨麻科植物细野麻 Boehmeria gracilis C. H. Wright. 的根或全草。

【Niangb bet deis 生长环境】生于沟谷、荒地、溪边阴湿处。分布于各地苗乡。

【Jox hsub 性味属经】性平，味苦涩，属冷热两经药，入两经。

【Qet diel xid 功能主治】功能：hxub kib tat jab 清热解毒，hxub jent dangf qut qat 祛风止痒。主治：dliangd bil dib sangb 跌打损伤，niangb hsab pob mongb 无名肿毒，dix khangd ghad 痔疮。

【Ed not xus 用法用量】内服，煎汤，10～15 g。外用，捣烂敷或煎水洗。

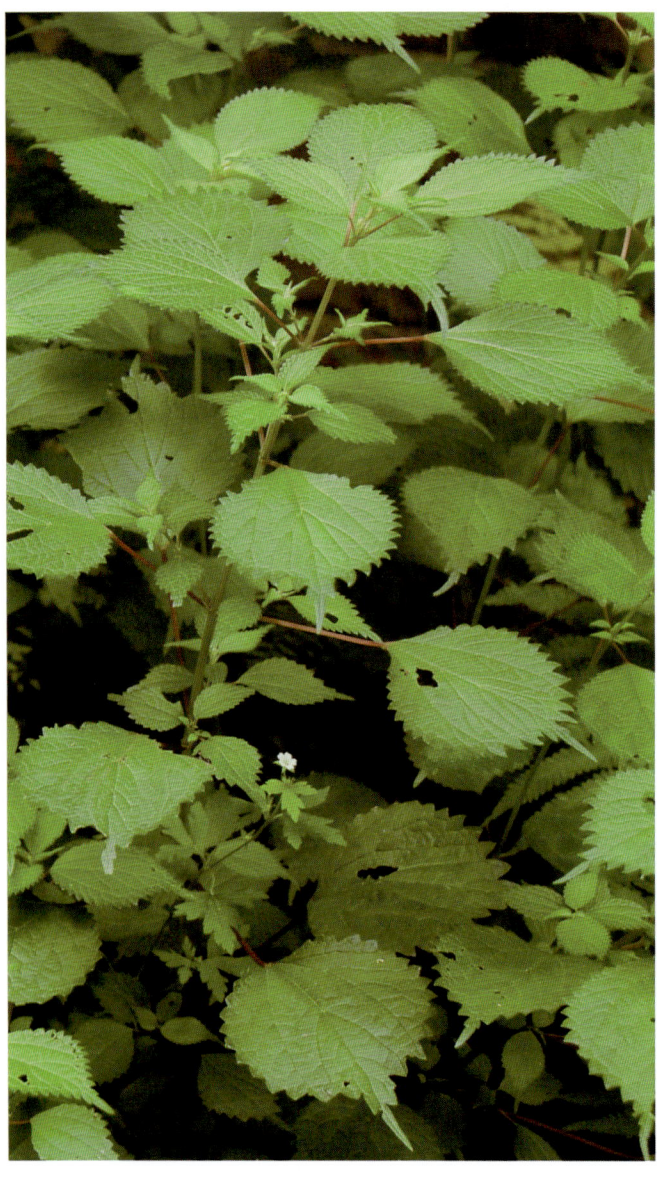
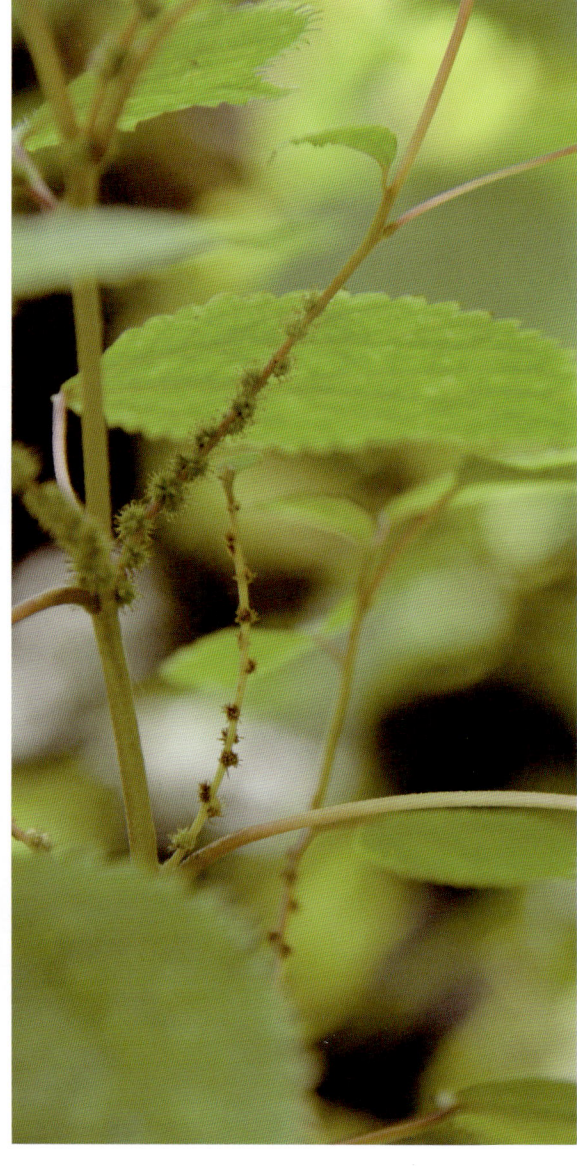

Det nos vud 水麻

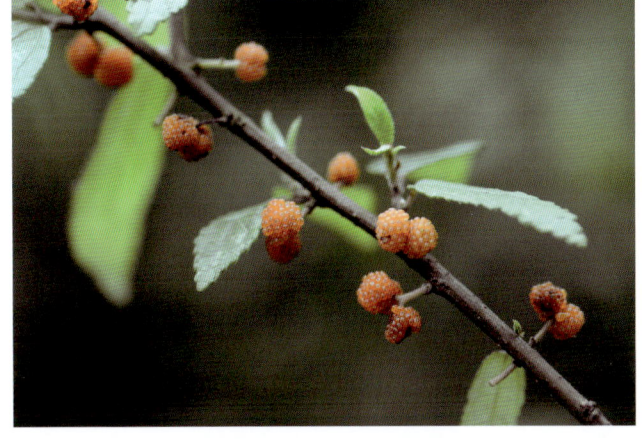

【Bit hsenb 俗名】柳麻、柳莓、水麻柳、水苏麻。

【Dios kob deis 基源】为荨麻科植物水麻 Delregeasia ebulis（Sieb. et. Zucc.）Wedd. 的叶、根。

【Niangb bet deis 生长环境】生于山野田土边、路旁、林缘。分布于各地苗乡。

【Jox hsub 性味属经】性热，味甜，属热药，入冷经。

【Qet diel xid 功能主治】功能：hxub kib tat jab 清热解毒，hxub jent hxenk net 祛风除湿，seil hxangd dangf hxangd 凉血止血。主治：yens jent mongb ghut hsongd 风湿性关节炎，dliangd bil dib sangb 跌打损伤，jib daib hxib jent yut 小儿急惊风，ngol lol hxangd 咳血，niangb hsab pob mongb 无名肿毒。

【Ed not xus 用法用量】内服，煎汤，15～25 g；或捣汁饮。外用，捣烂敷或煎水洗。

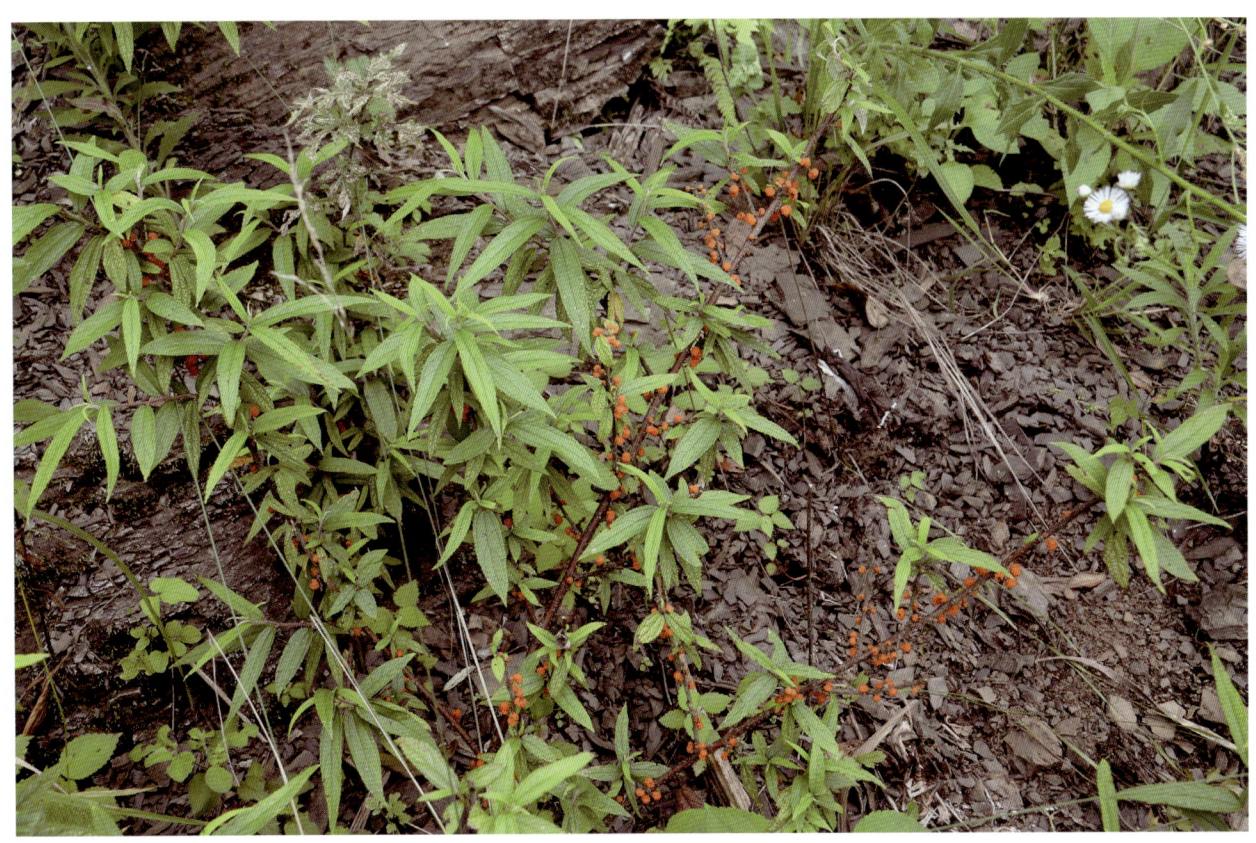

Det nos nex dles 紫麻

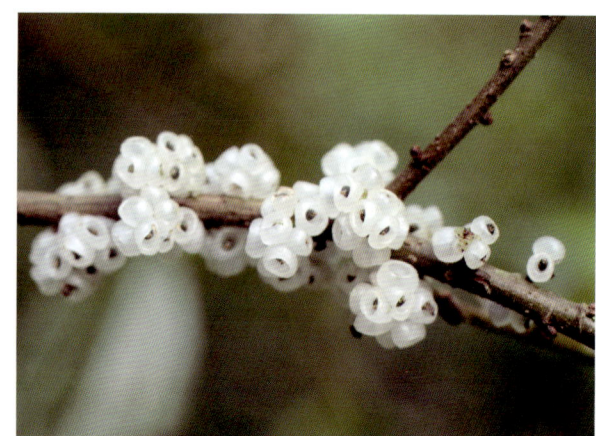

【Bit hsenb 俗名】野麻、小麻叶、水麻叶、大叶麻、大毛叶、紫苎麻、白水苎麻。

【Dios kob deis 基源】为荨麻科植物紫麻 *Oreocnide frutescens* (Thunb.) Miq. 的全草。

【Niangb bet deis 生长环境】生于山谷、溪边、林下潮湿处。分布于各地苗乡。

【Jox hsub 性味属经】性热，味甜，属热药，入冷经。

【Qet diel xid 功能主治】功能：yis hsongd tiod hxend 补骨强筋，seil hxangd dangf hxangd 凉血止血。主治：dliangd bil dib sangb 跌打损伤，jib daib ait gheb 小儿麻疹，vangl dail ongd hsongd 子宫炎。

【Ed not xus 用法用量】内服，煎汤，15～25 g。

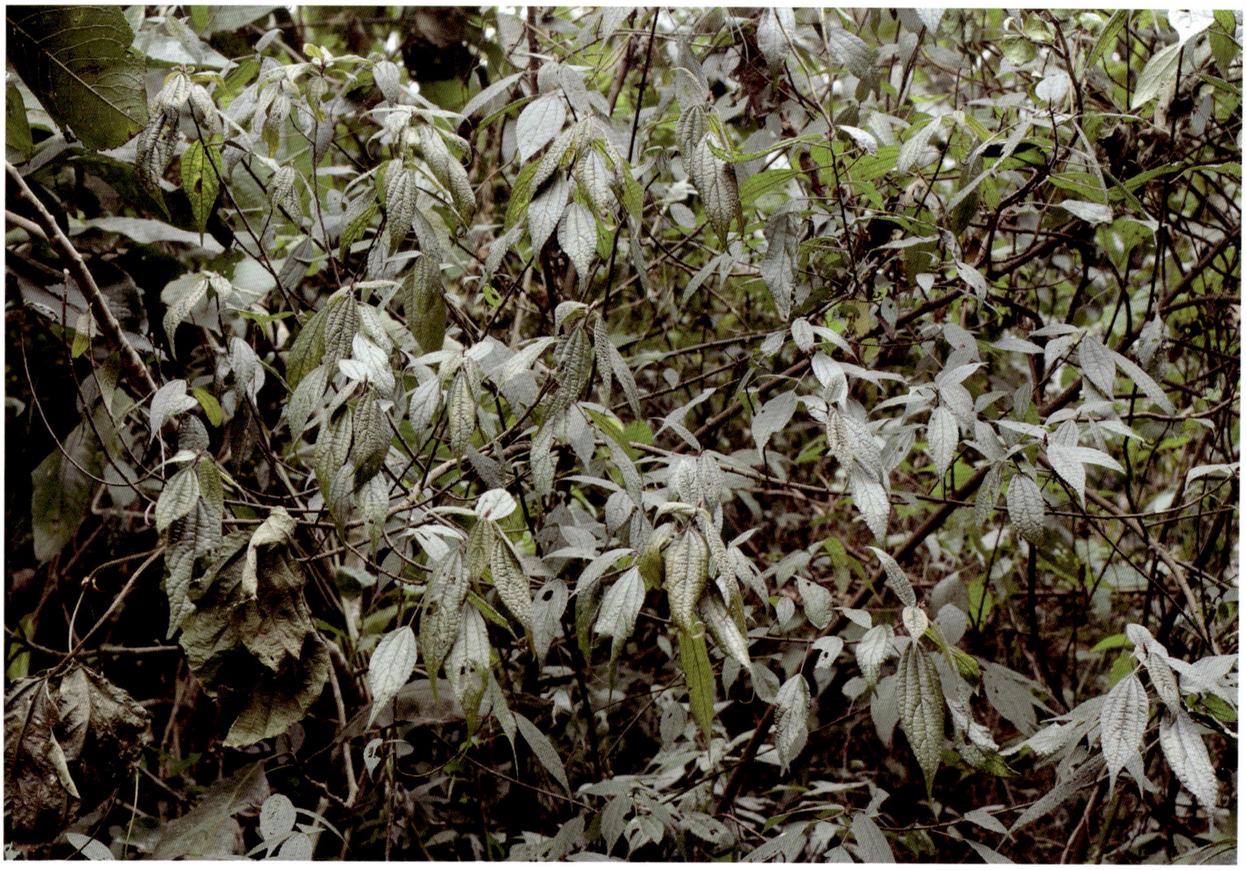

Bas nos xok 藤麻

【Bit hsenb 俗名】苎麻、红线麻、藤艾麻、大序艾麻、红藤蝎子草。

【Dios kob deis 基源】为荨麻科植物藤麻 *Laportea macrostachya*（Maxim.）的全草。

【Niangb bet deis 生长环境】生于林下或沟边阴湿地带。分布于各地苗乡。

【Jox hsub 性味属经】性冷，味苦涩，属冷药，入热经。

【Qet diel xid 功能主治】功能：hxub jent tongb hxud 祛风通络。主治：yens jent mongb 风湿痛，pob lob pob bil 手脚水肿，yens nangb gik 毒蛇咬伤。

【Ed not xus 用法用量】内服，煎汤，10～20 g；或泡酒饮。外用，煎水洗或捣烂敷。

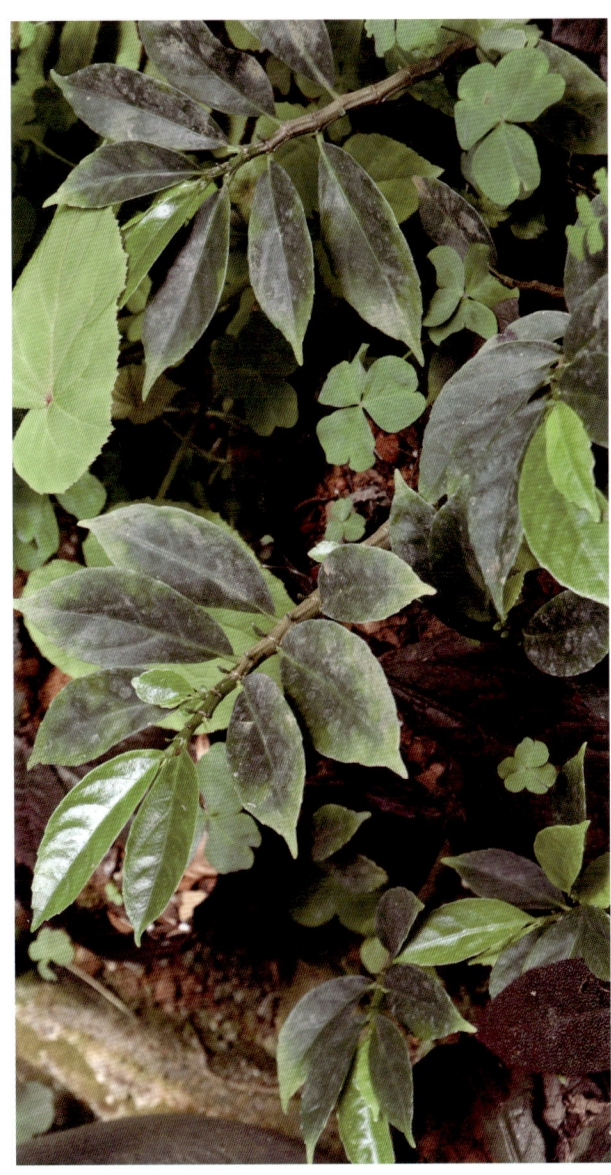
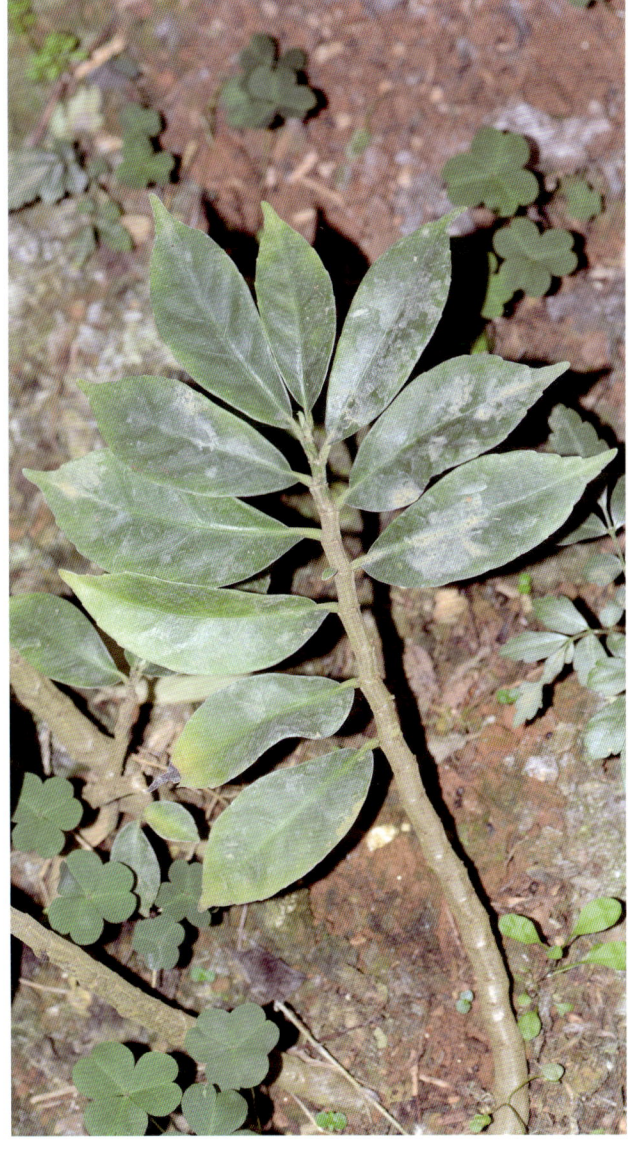

Vob nos vud 红雾水葛

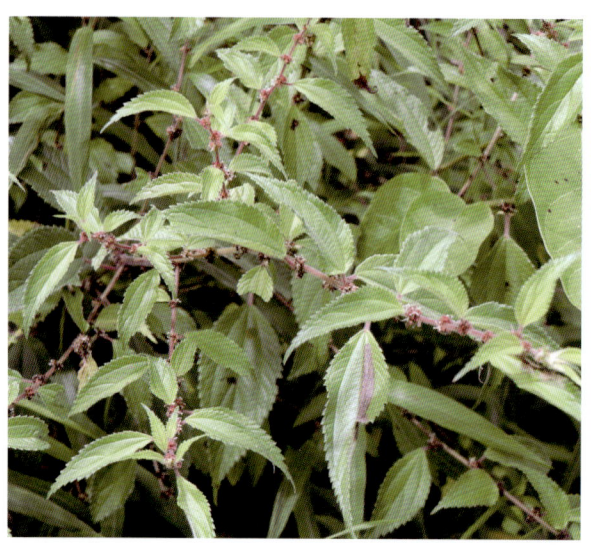

【Bit hsenb 俗名】籽藤、大粘药、青白麻叶、软毛水麻。

【Dios kob deis 基源】为荨麻科植物红雾水葛 *Pouzolzia sanguinea*（Bl.）Merr. 的全草。

【Niangb bet deis 生长环境】生于坡塝树林中、路边。分布于各地苗乡。

【Jox hsub 性味属经】性热，味麻，属热药，入冷经。

【Qet diel xid 功能主治】功能：hxub jent tongb hxud 祛风通络，tad hxid dlongs lis 舒筋活络。主治：lod hsongd 骨折，yens jent mongb hsongd 风湿骨痛，ghof jus pob mongb 鹤膝风。

【Ed not xus 用法用量】内服，煎汤，10～20 g；或泡酒饮。外用，捣蓉敷或捣汁擦患处。

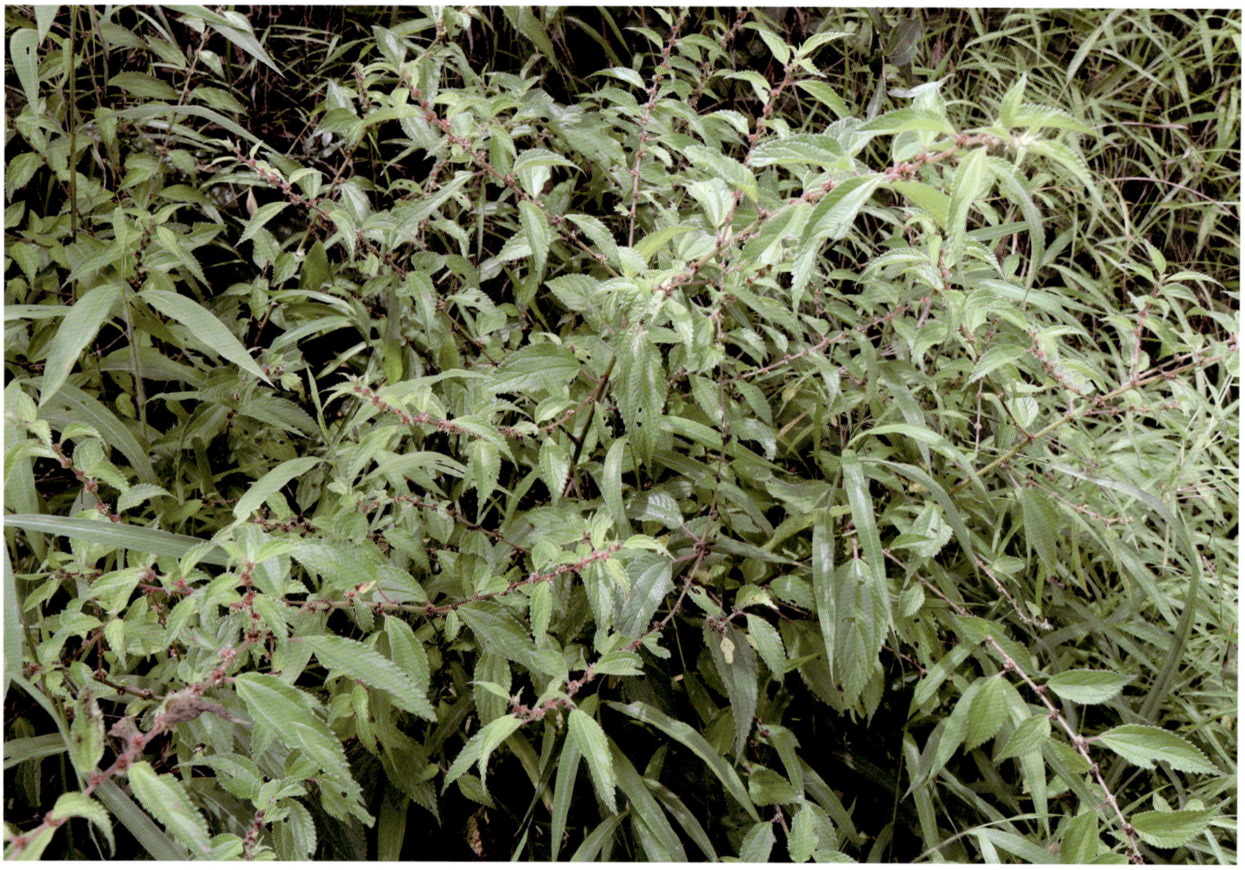

Vob xab dingl 庐山楼梯草

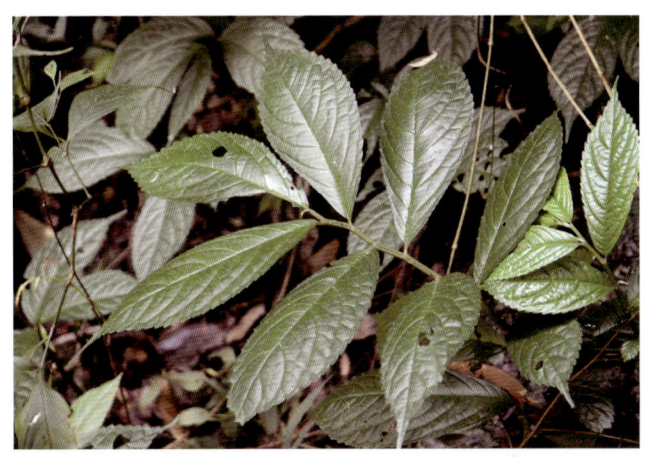

【Bit hsenb 俗名】乌骨麻、白龙骨、冷坑兰、痱痒草、接骨草。

【Dios kob deis 基源】为荨麻科植物庐山楼梯草 *Elatostema stewardii* Merr. 的根茎或全草。

【Niangb bet deis 生长环境】生于低海拔地区阴湿林下、沟边及山谷灌木丛中。分布于部分苗乡。

【Jox hsub 性味属经】性热，味苦辛，属热药，入冷经。

【Qet diel xid 功能主治】功能：hxenk angt dangf mongb 消肿止痛，ves hxangd tat jit hxangd 活血化瘀，dangf ngol 止咳。主治：dliangd bil neit mongb 跌打扭伤，lod hsongd 骨折，nais pot yens jab kib jid 肺结核发烧，ait ngol 咳嗽，ax hsot ud 闭经，mongb git ghab naix 腮腺炎。

【Ed not xus 用法用量】内服，煎汤，15～25 g。外用，捣蓉敷患处或煎水洗。

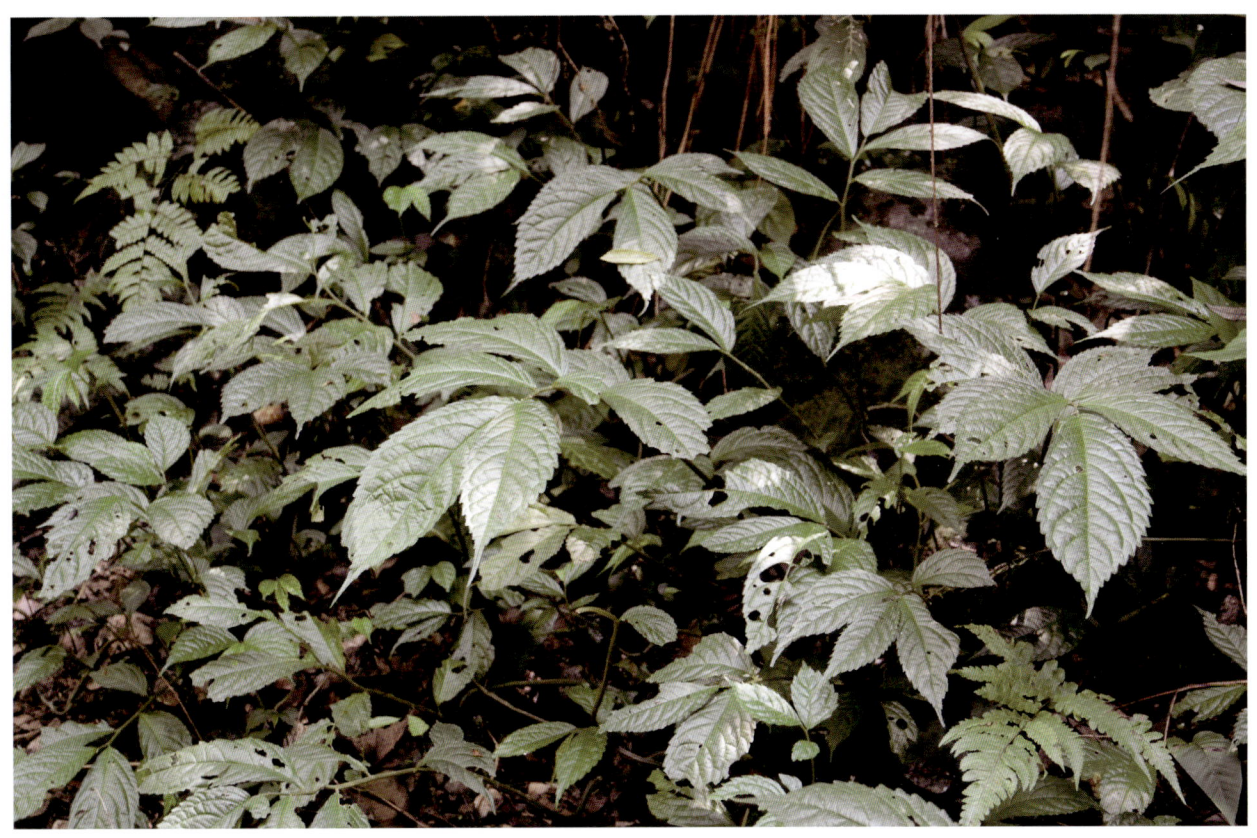

Vob xanb sot zat 楼梯草

【Bit hsenb 俗名】小锦枝、石边采、半边伞、到老嫩、细水麻叶、赤车使者。

【Dios kob deis 基源】为荨麻科植物楼梯草 *Elatostema rupestre*（Hanr.）Wedd. 的全草。

【Niangb bet deis 生长环境】生于山谷沟边或林下潮湿处。分布于部分苗乡。

【Jox hsub 性味属经】性热，味苦辛，属热药，入冷经。

【Qet diel xid 功能主治】功能：ves hxangd tat jit hxangd 活血化瘀，yis hsongd tiod hxend 补骨强筋，yangx ghad ngol dangf khangk 化痰止咳。主治：jib daib hxib jent 小儿惊风，neit lis 扭伤，ait ngol 咳嗽，ax hsot ud 闭经，mongb git ghab naix 腮腺炎。

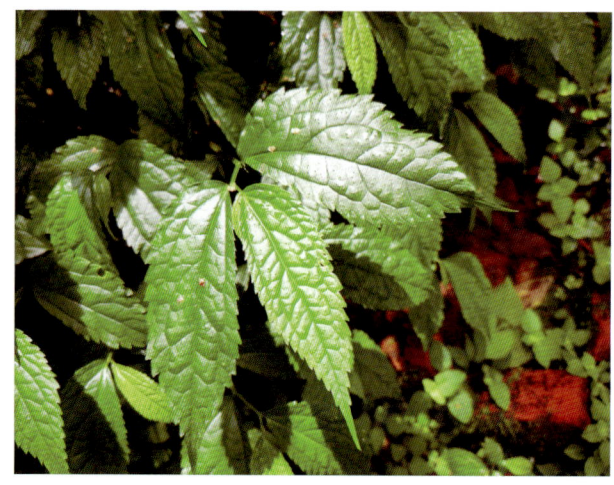

【Ed not xus 用法用量】内服，煎汤，15～25 g。外用，捣蓉敷患处或煎水洗。

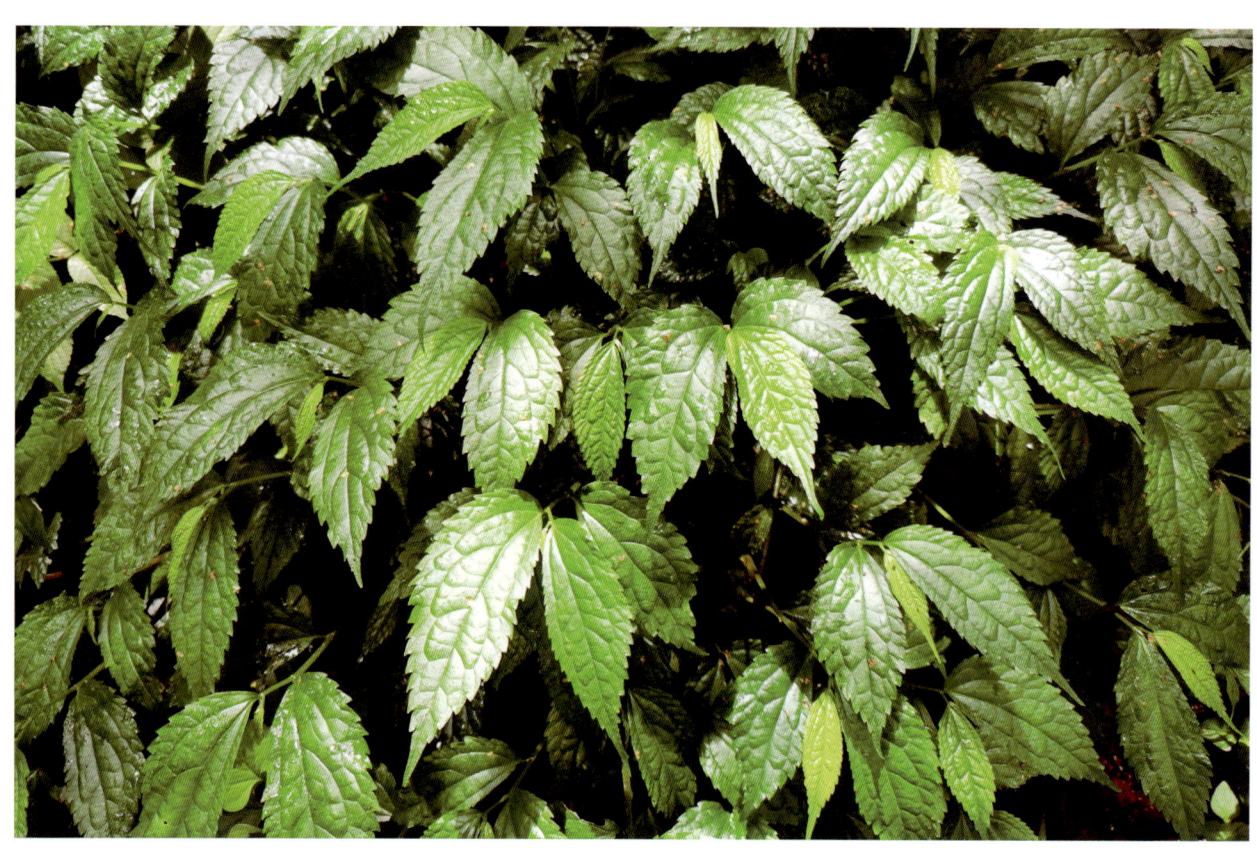

Vob det hlot xok 赤车

【Bit hsenb 俗名】小铁木、吊血丹、岩下青、阴蒙藤、拔血红、凤阳草、冷坑青。

【Dios kob deis 基源】为荨麻科植物赤车 *Pellionia radicans*（Sieb. et Zucc.）Wedd. 的全草。

【Niangb bet deis 生长环境】生于阴湿林下、沟边、溪边。分布于各地苗乡。

【Jox hsub 性味属经】性热，味苦辛，属热药，入冷经。

【Qet diel xid 功能主治】功能：tat jit hxangd hxenk angt 散瘀消肿，tat jab dangf mongb 解毒镇痛。主治：xongl yens jit hxangd pob angt 挫伤瘀肿，mongb gangb hmid 虫牙痛，yens nangb gik 毒蛇咬伤，jangx dix gangb 疖肿。

【Ed not xus 用法用量】内服，煎汤，25 g；或煎鸡蛋汤服。

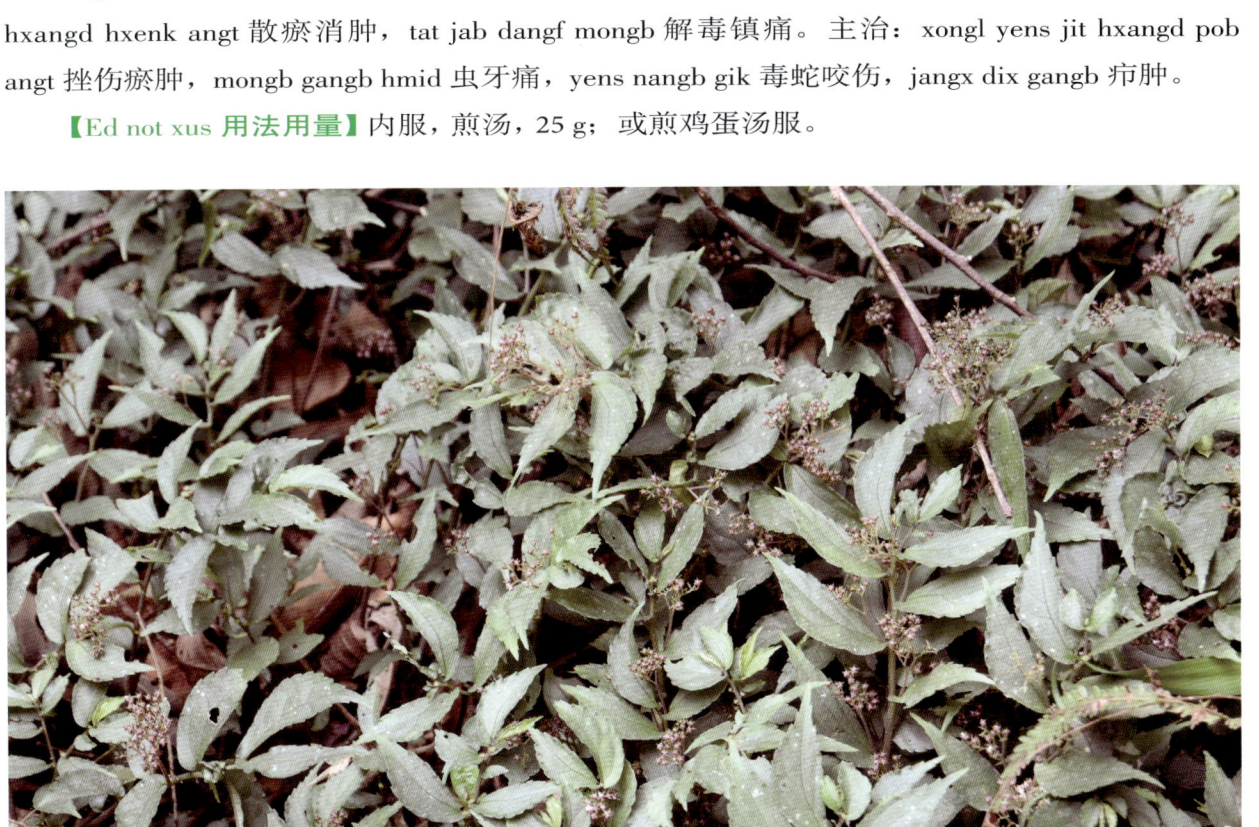

Vob det hlot 三裂赤车

【Bit hsenb 俗名】赤车、半边伞、半边山、到老嫩、岩下青、拔血红、吊血丹。

【Dios kob deis 基源】为荨麻科植物三裂赤车 *Pellionia trilobulota* Hay. 的全草。

【Niangb bet deis 生长环境】生于沟边或林下。分布于部分苗乡。

【Jox hsub 性味属经】性冷，味苦，属冷药，入热经。

【Qet diel xid 功能主治】功能：ves hxangd tat jit hxangd 活血化瘀，hxub kib tat jab 清热解毒，hxub jent hxenk net 祛风除湿。主治：dliangd bil dib yens pot mongb 跌打肿痛，ghut hsongd qend mongb 急性关节炎，jangx ghab dliax gangb 毒疮。

【Ed not xus 用法用量】内服，煎汤，10～15 g。外用，捣烂敷。

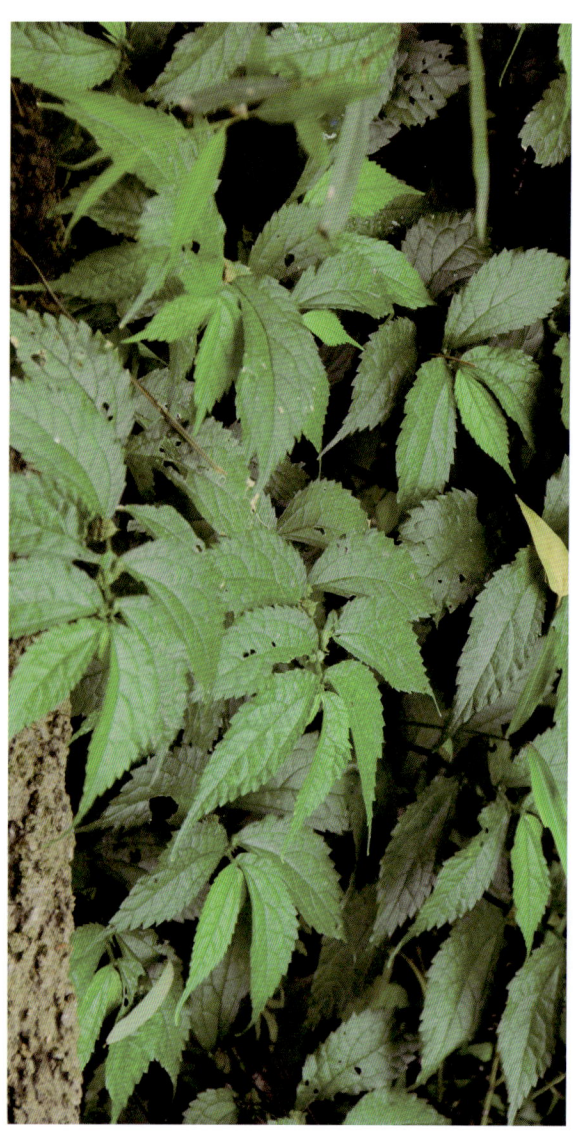
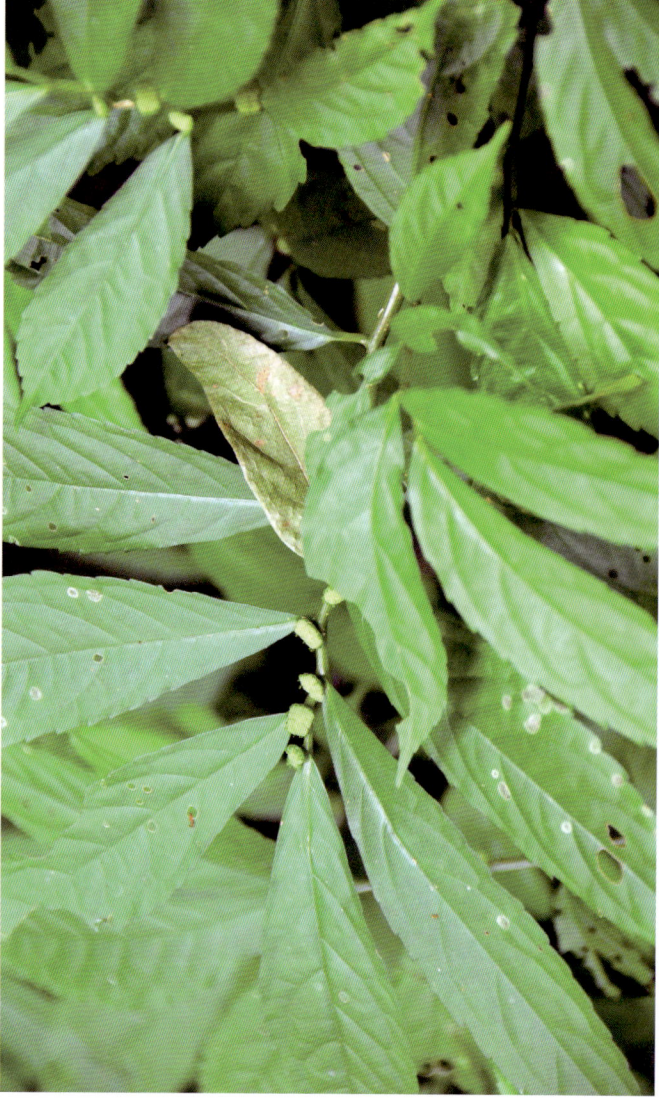

Vob xanb sot xok 赤车使者

【Bit hsenb 俗名】小锦枝、老来嫩、半边伞、半边山、到老嫩、大楼梯草、细叶水麻。

【Dios kob deis 基源】为荨麻科植物赤车使者 *Elatostema umbellatum* Bl. var. *majus* Maxim. 的全草或根。

【Niangb bet deis 生长环境】生于沟谷间阴湿地或溪边。分布于部分苗乡。

【Jox hsub 性味属经】性平，味微苦，属冷热两经药，入两经。

【Qet diel xid 功能主治】功能：yis hsongd tiod hxend 补骨强筋，ves hxangd hxub jent 活血祛风，hxenk angt dangf mongb 消肿止痛。主治：lod hsongd 骨折，yens jent xuf mongb 风湿疼痛，pob lob pob bil 手脚水肿，niangb hsab pob mongb 无名肿毒，zal ghad dongk xok 细菌性痢疾。

【Ed not xus 用法用量】内服，煎汤，10～15 g。外用，捣烂敷。

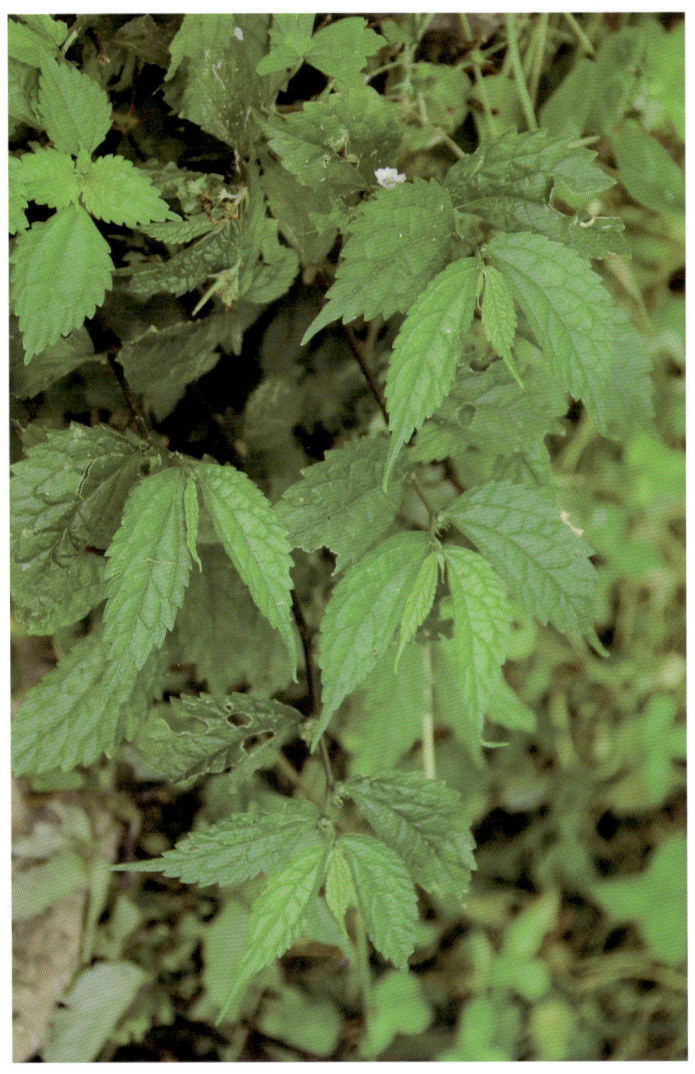
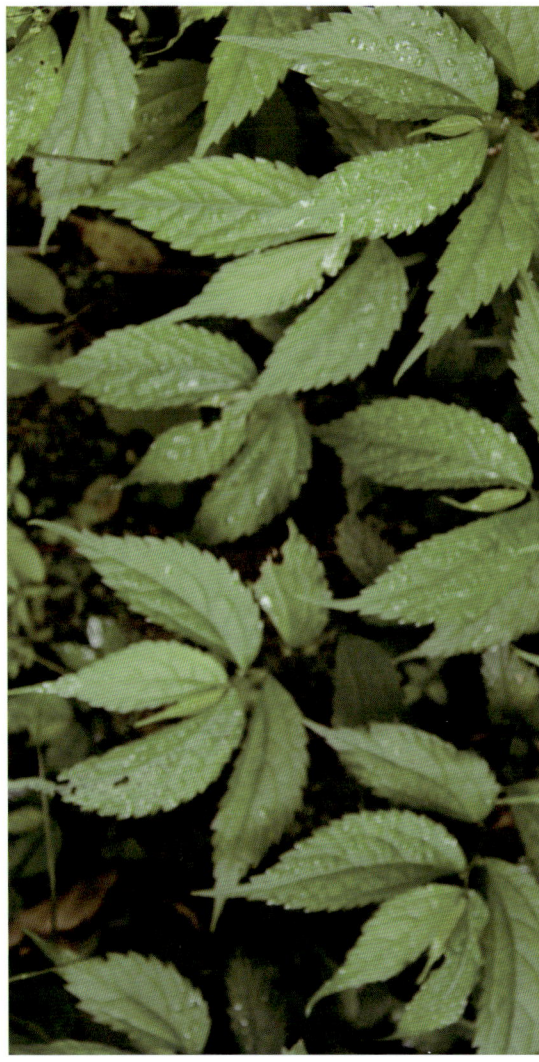

Vob gaf 蝎子草

【Bit hsenb 俗名】大荃麻、白禾麻、荨麻草、细梗禾麻。

【Dios kob deis 基源】为荨麻科植物蝎子草 *Girardinia cuspidata* Wedd. 的根、叶。

【Niangb bet deis 生长环境】生于村寨边、农地边土壤较肥沃地区。分布于部分苗乡。

【Jox hsub 性味属经】性冷，味苦涩，属冷药，入热经。

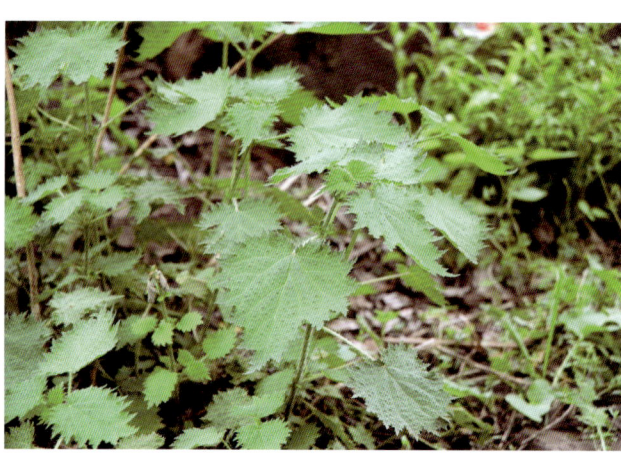

【Qet diel xid 功能主治】功能：tongb eb dlax xuf 利水渗湿，hxed ghab ghof dangf zal 温肠止泻。主治：mangb hfud seil 风寒感冒，hfud nais pot kib ait ngol 肺虚热咳嗽，zal ghad dongk 痢疾。

【Ed not xus 用法用量】内服，煎汤，10～15 g。

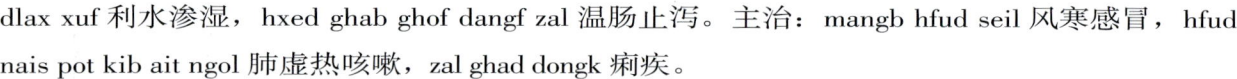

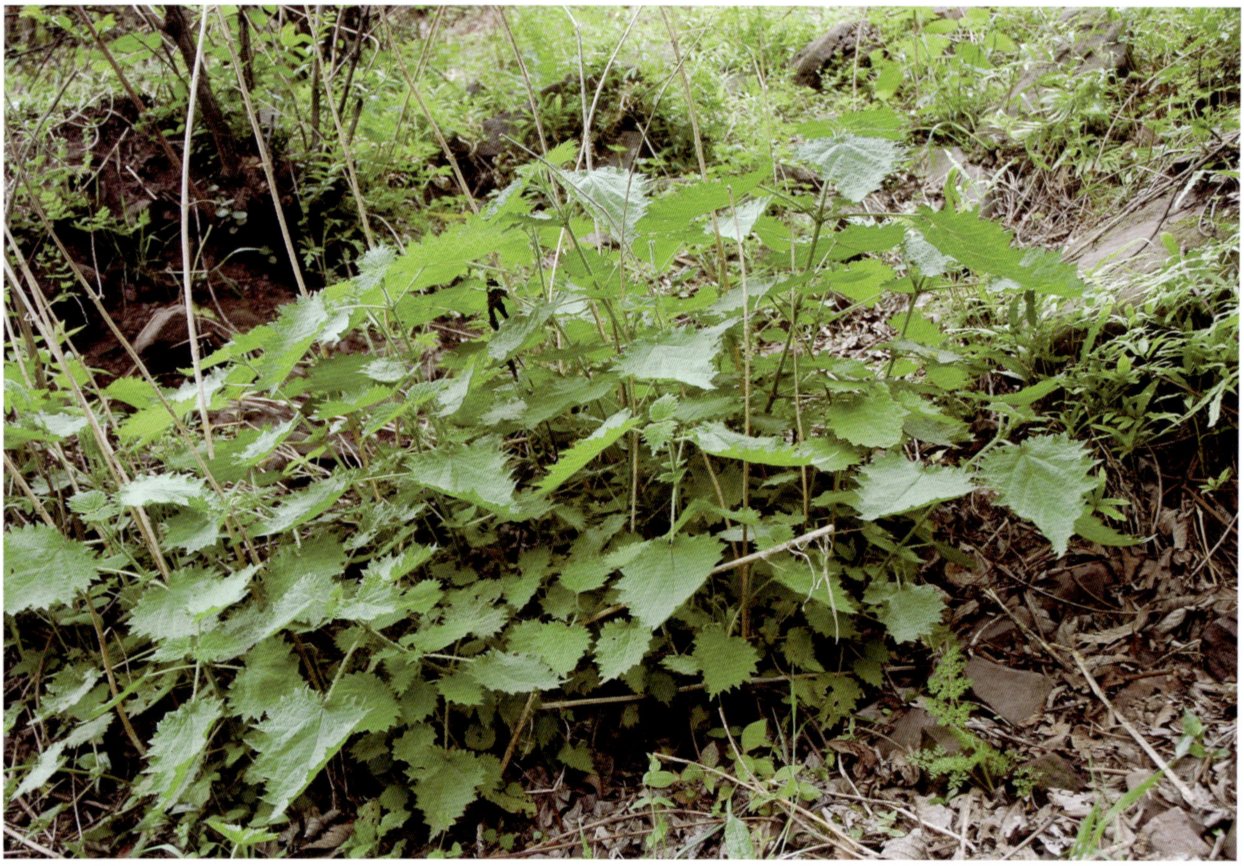

Vob gaf xok 大蝎子草

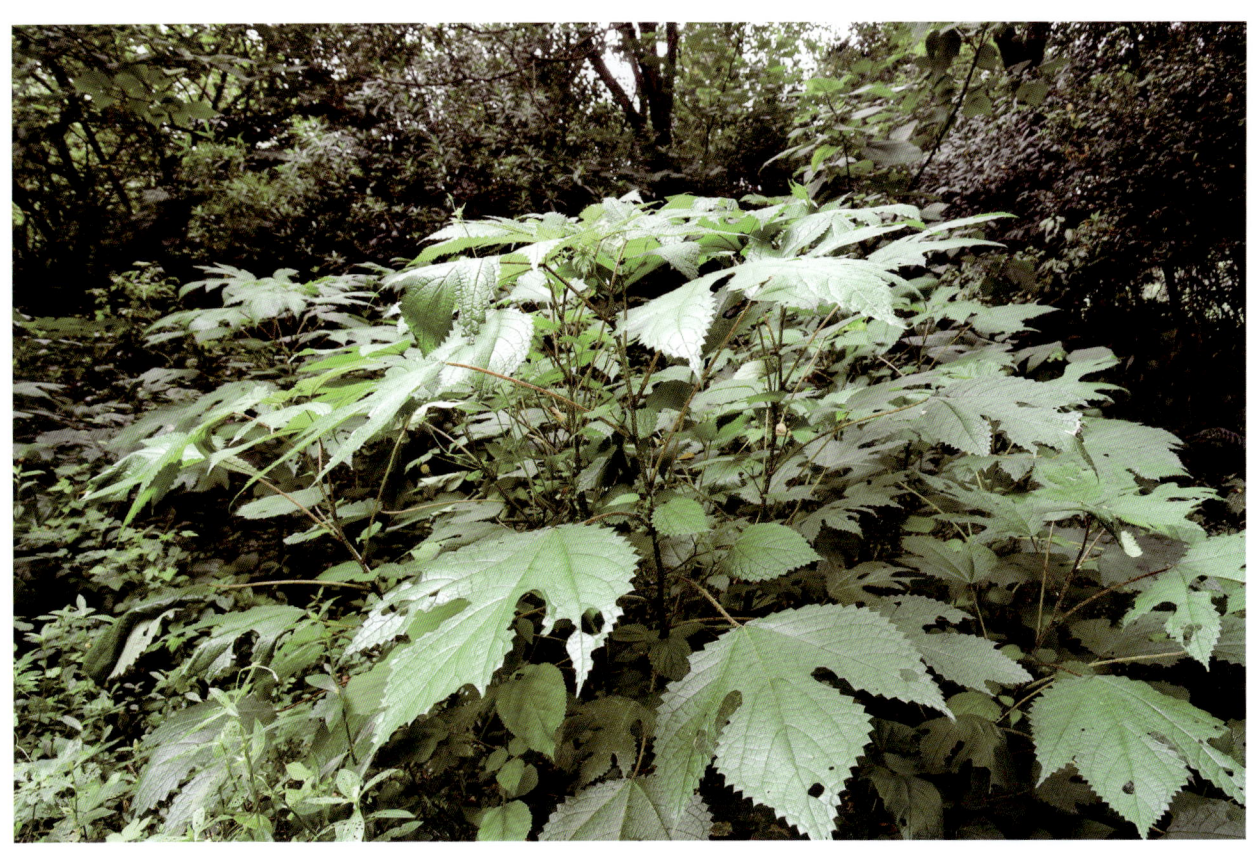

【Bit hsenb 俗名】梗麻、荨麻、大茎麻、大钱麻、红禾麻、蝎子草、老虎禾麻。

【Dios kob deis 基源】为荨麻科植物大蝎子草 *Girardinia palmata*（Forsk.）Gaud. 的全草或根。

【Niangb bet deis 生长环境】生于寨边阴湿处或山谷灌木丛边。分布于各地苗乡。

【Jox hsub 性味属经】性冷，味苦涩，属冷药，入热经。

【Qet diel xid 功能主治】功能：hxub jent hxenk net 祛风除湿，hfud nais pot kib ait ngol 肺虚热咳嗽，tad dud yux zangl 解表发散。主治：yens jent seil ait ngol 风寒咳嗽，pob lob pob bil 手脚水肿，jib daib hxib jent 小儿惊风，ghad liut dud qut qat 皮肤发痒，jangx ghab dliax gangb 毒疮。

【Ed not xus 用法用量】内服，煎汤，10～15 g。外用，捣烂敷患处。

Vob det dend 艾麻

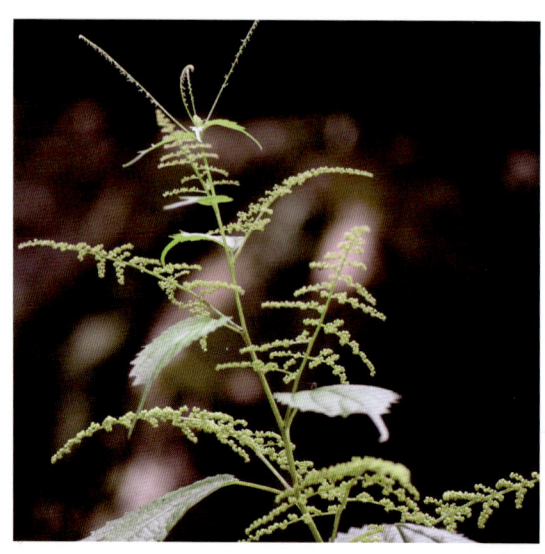

【Bit hsenb 俗名】山苎麻、艾麻草、红头麻、禾麻草、蝎子草。

【Dios kob deis 基源】为荨麻科植物艾麻 *Laportea macrostachya*（Maxim.）Ohwi. 的根或全草。

【Niangb bet deis 生长环境】生于山谷沟边或林边。分布于各地苗乡。

【Jox hsub 性味属经】性冷，味苦辛，属冷药，入热经。

【Qet diel xid 功能主治】功能：tat jab hxenk angt 解毒消肿，hxub jent hxenk net 祛风除湿，tongb hxend dlongs lis 通经活络。主治：hsongd hxend juk jik 筋骨麻木，yens jent mongb hsongd 风湿骨痛，mongb ghab dlad mongb bab 腰腿疼痛，pob lob pob bil 手脚水肿，pob wox 浮肿，dix khangd ghad 痔疮。

【Ed not xus 用法用量】内服，煎汤，10～15 g。外用，捣蓉，酒炒热外敷。

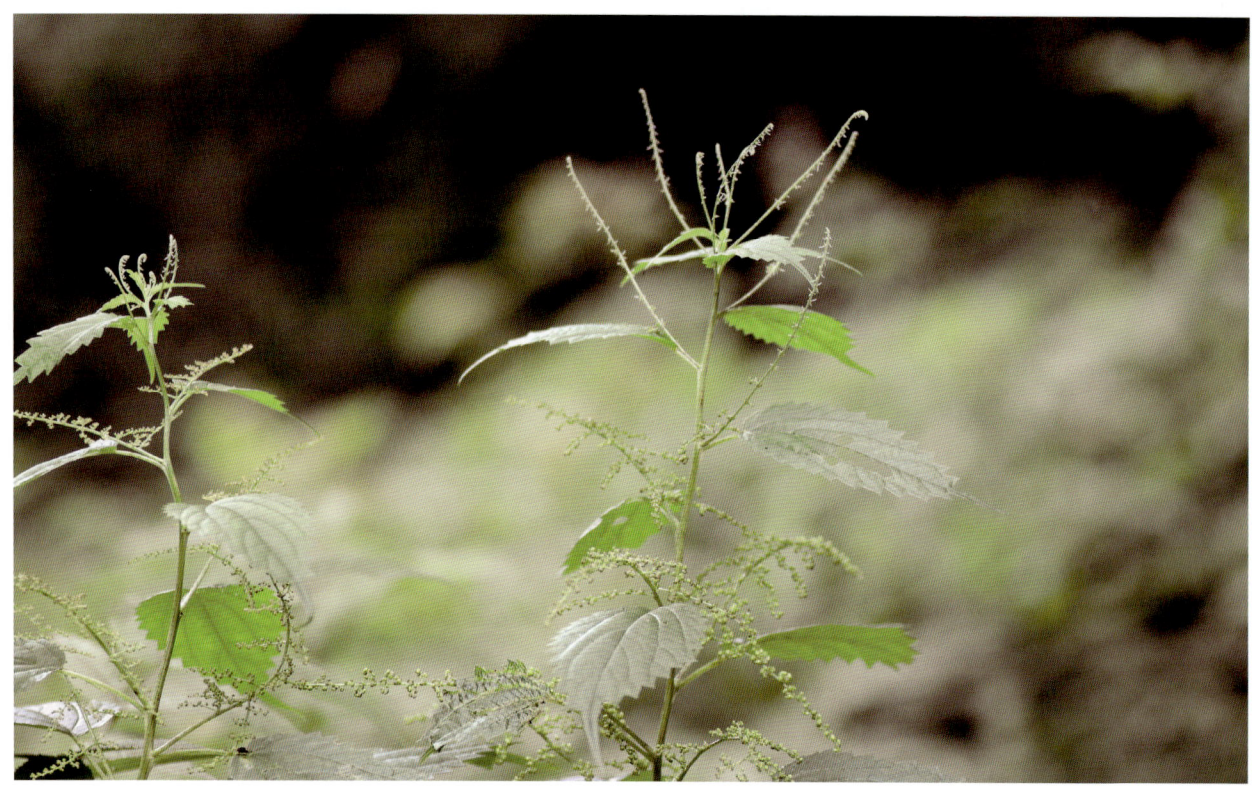

Vob det dend vud 珠芽艾麻

【Bit hsenb 俗名】艾麻草、禾麻草、红禾麻、野绿麻、螯麻子、零余子荨麻。

【Dios kob deis 基源】为荨麻科植物珠芽艾麻 *Laportea bulbifera*（Sieb. et Zucc.）Wedd. 的全草。

【Niangb bet deis 生长环境】生于山间草地阴湿处。分布于部分苗乡。

【Jox hsub 性味属经】性冷，味苦涩，属冷药，入热经。有小毒。

【Qet diel xid 功能主治】功能：hxub jent hxenk net 祛风除湿，hxenk angt dangf mongb 消肿止痛。主治：ait gheb 麻疹，yens jent juk jik 风湿麻木，yens jent mongb ghut hsongd 风湿性关节炎，pob lob pob bil 手脚水肿，jib daib ngas naix mais 小儿疳积。

【Ed not xus 用法用量】内服，煎汤，10～15 g。

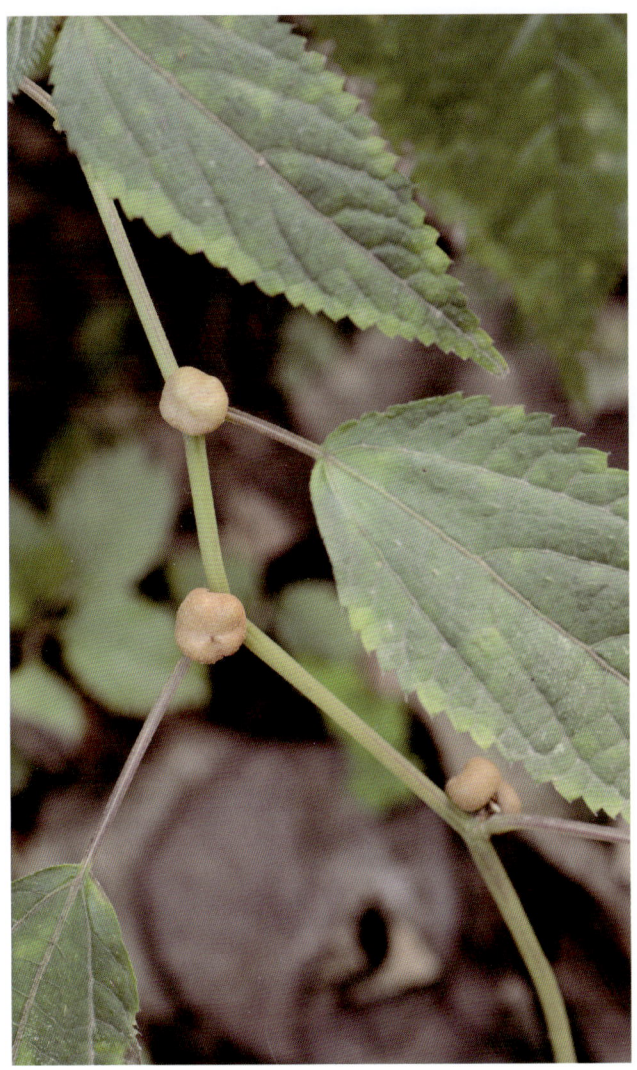
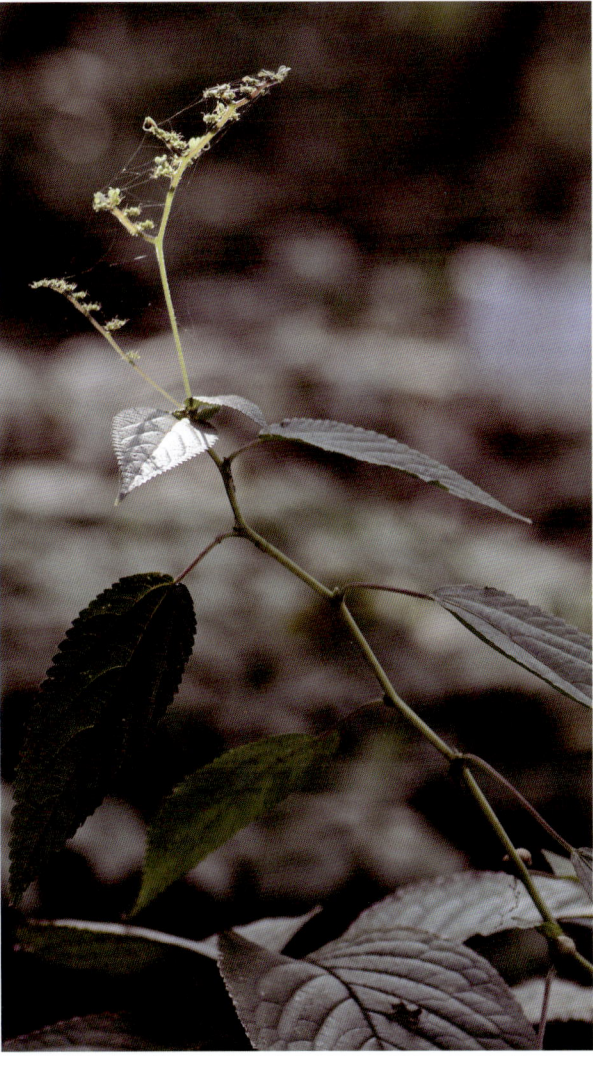

Vob det dend dlub 华艾麻草

【Bit hsenb 俗名】小野麻、小麻叶、小荨麻、艾麻草。

【Dios kob deis 基源】为荨麻科植物华艾麻草 *Laportea sinensis* C. H. Wright 的根。

【Niangb bet deis 生长环境】生于阴湿杂木林下、灌木丛中。分布于部分苗乡。

【Jox hsub 性味属经】性冷，味苦涩，属冷药，入热经。

【Qet diel xid 功能主治】功能：yis lal ves jongt bend 补虚固涩，yis dliangl tiod jid 滋补强壮。主治：ait gheb bal jid 劳伤，bongt gheb lal ves 过劳乏力，pob lob pob bil 手脚水肿，dix khangd ghad 痔疮。

【Ed not xus 用法用量】内服，煎汤，10～15 g，黄酒送服。

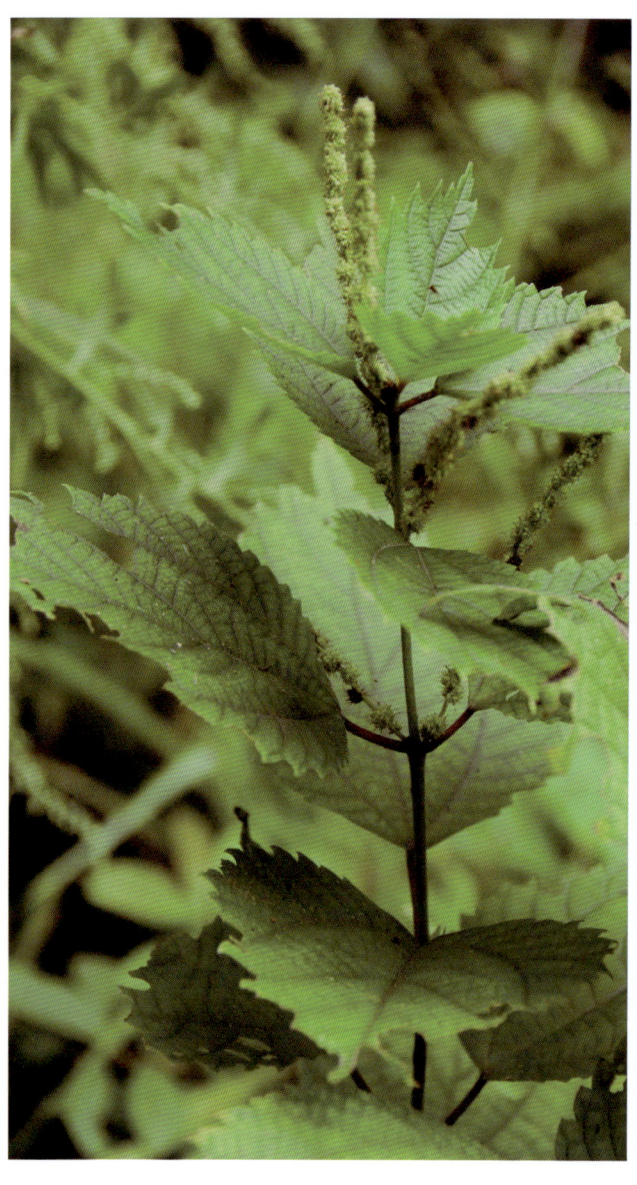
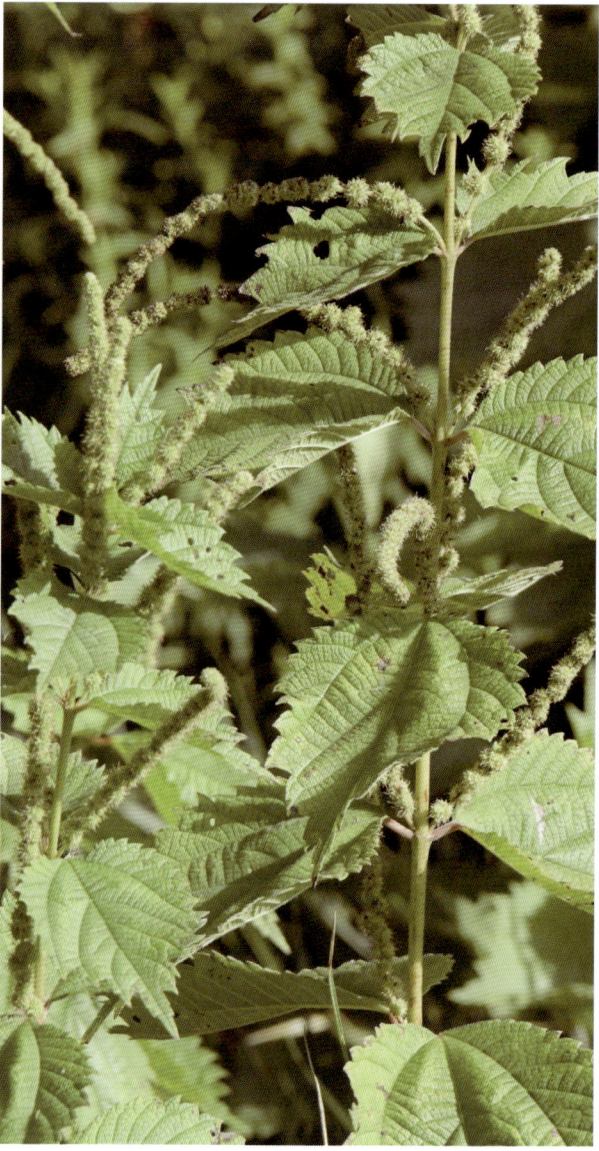

Vob wik nef 糯米团

【Bit hsenb 俗名】玄麻根、生扯拢、红米藤、糯米藤、蔓苎麻、糯米草、铁箍蔓草。

【Dios kob deis 基源】为荨麻科植物糯米团 *Memoriiali hirta*（Bl.）Wedd. 的带根全草。

【Niangb bet deis 生长环境】生于水沟边、农地边或溪谷阴湿处。分布于各地苗乡。

【Jox hsub 性味属经】性冷，味甘苦，属冷药，入热经。

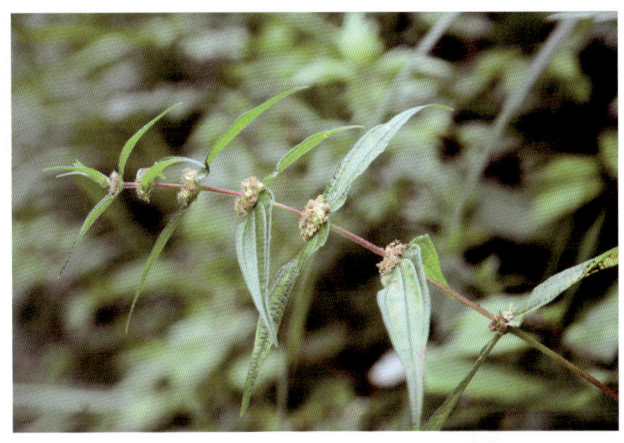

【Qet diel xid 功能主治】功能：tiod nat mangs buk dux 健脾和胃，yis bongt dangf hxangd 益气止血，hxub kib tat jab 清热解毒。主治：yens xit lol hxangd 刀伤出血，od hxangd 吐血，dinx gad xangd dit 食积饱胀，hsot ud mongb qub 痛经，ghad eb dlub lol not 白带过多，jangx gangb nangb 带状疱疹。

【Ed not xus 用法用量】内服，煎汤，10～25 g；或炖肉。外用，捣烂敷。

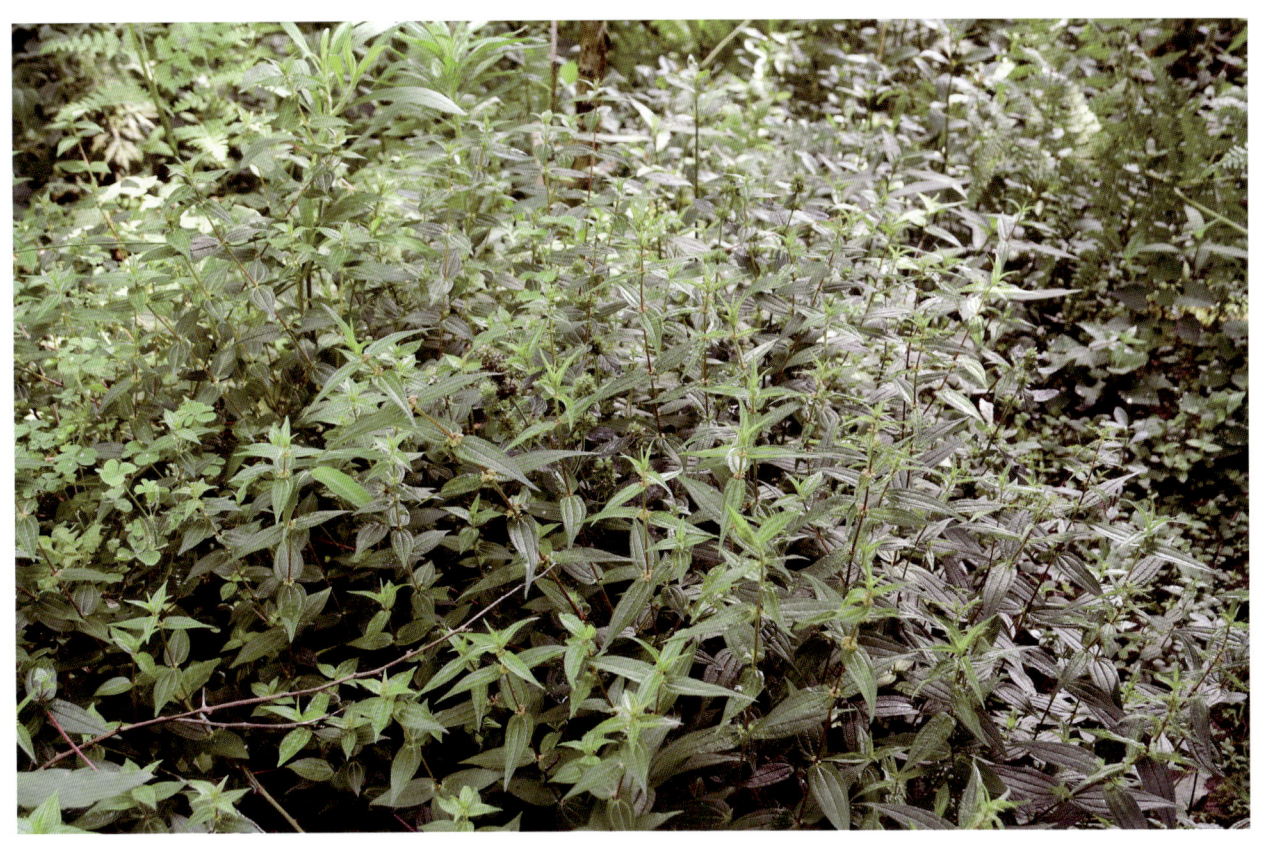

Vob bat diangl eb 冷水花

【Bit hsenb 俗名】土甘草、水麻叶、冷冻草、打不死、水肥猪菜。

【Dios kob deis 基源】为荨麻科植物冷水花 *Pilea notata* C. H. Wright. 的全草。

【Niangb bet deis 生长环境】生于沟谷阴湿处或岩石缝隙间。分布于各地苗乡。

【Jox hsub 性味属经】性冷，味淡微苦，属冷药，入热经。

【Qet diel xid 功能主治】功能：hxub kib los xuf 清热利湿，tak jid fangx 退黄。主治：nais pot yens jab 肺结核，jox jid liut dud fangx 全身发黄，jib daib ngas naix mais 小儿疳积。

【Ed not xus 用法用量】内服，煎汤，10～15 g；或浸酒饮。外用，捣烂敷。

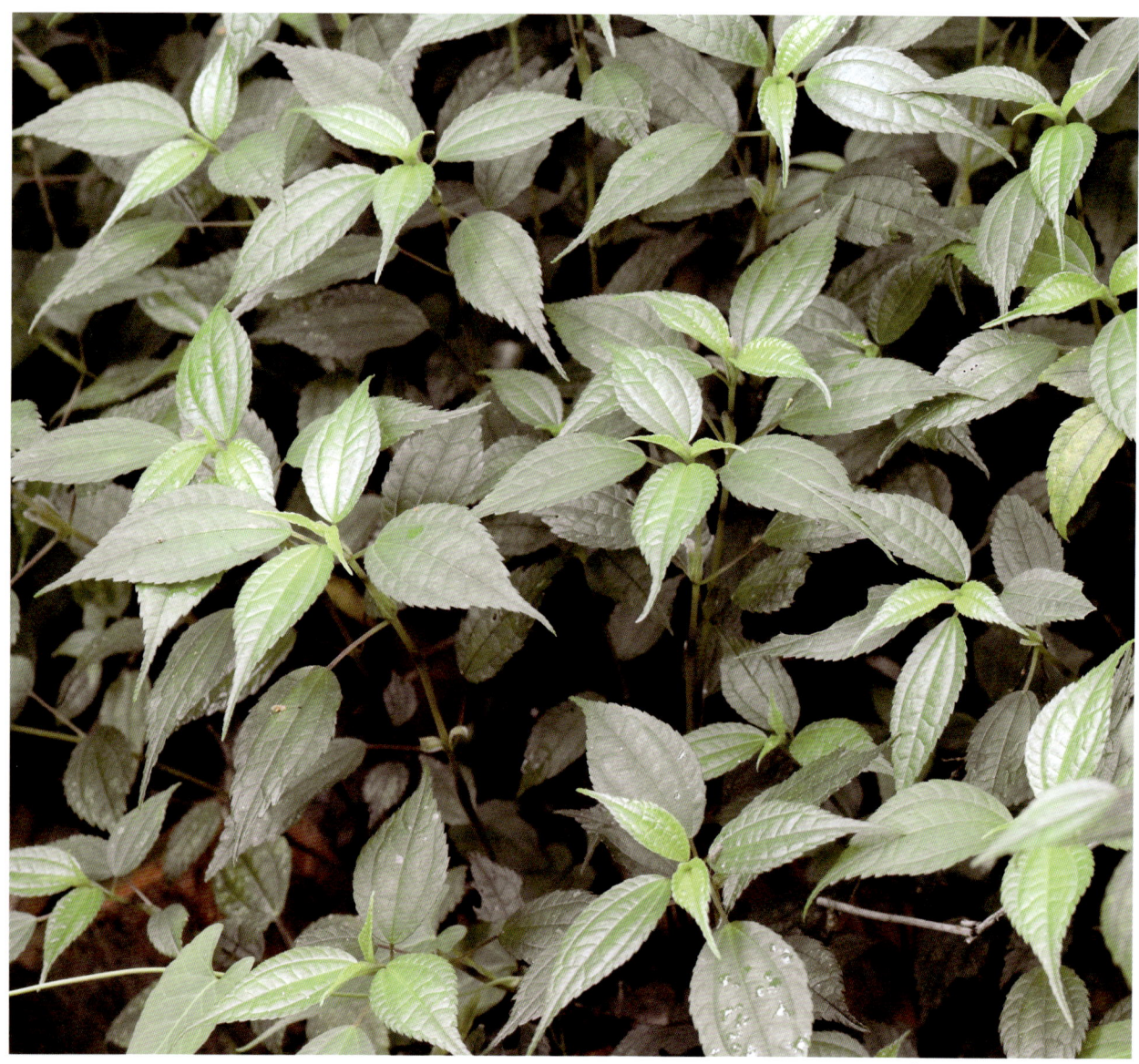

Vob bat diangl yut 波缘冷水花

【Bit hsenb 俗名】疳积草、石花菜、冷冻草、打不死、石苋菜、肥猪菜。

【Dios kob deis 基源】为荨麻科植物波缘冷水花 *Pilea cavaleriei* Lévl. 的全草。

【Niangb bet deis 生长环境】生于低海拔地区沟谷岩石山阴湿处。分布于各地苗乡。

【Jox hsub 性味属经】性冷，味淡，属冷药，入热经。

【Qet diel xid 功能主治】功能：hxub kib tat jab 清热解毒，yangx ghad ngol dangf khangk 化痰止咳，ves hxangd tat jit hxangd 活血化瘀。主治：dliangd bil dib sangb 跌打损伤，nais pot yens jab 肺结核，nais pot kib ait ngol 肺热咳嗽，jib daib ngas naix mais 小儿疳积，jangx ghab dliax gangb 毒疮。

【Ed not xus 用法用量】内服，煎汤，10～15 g。外用，捣烂敷。

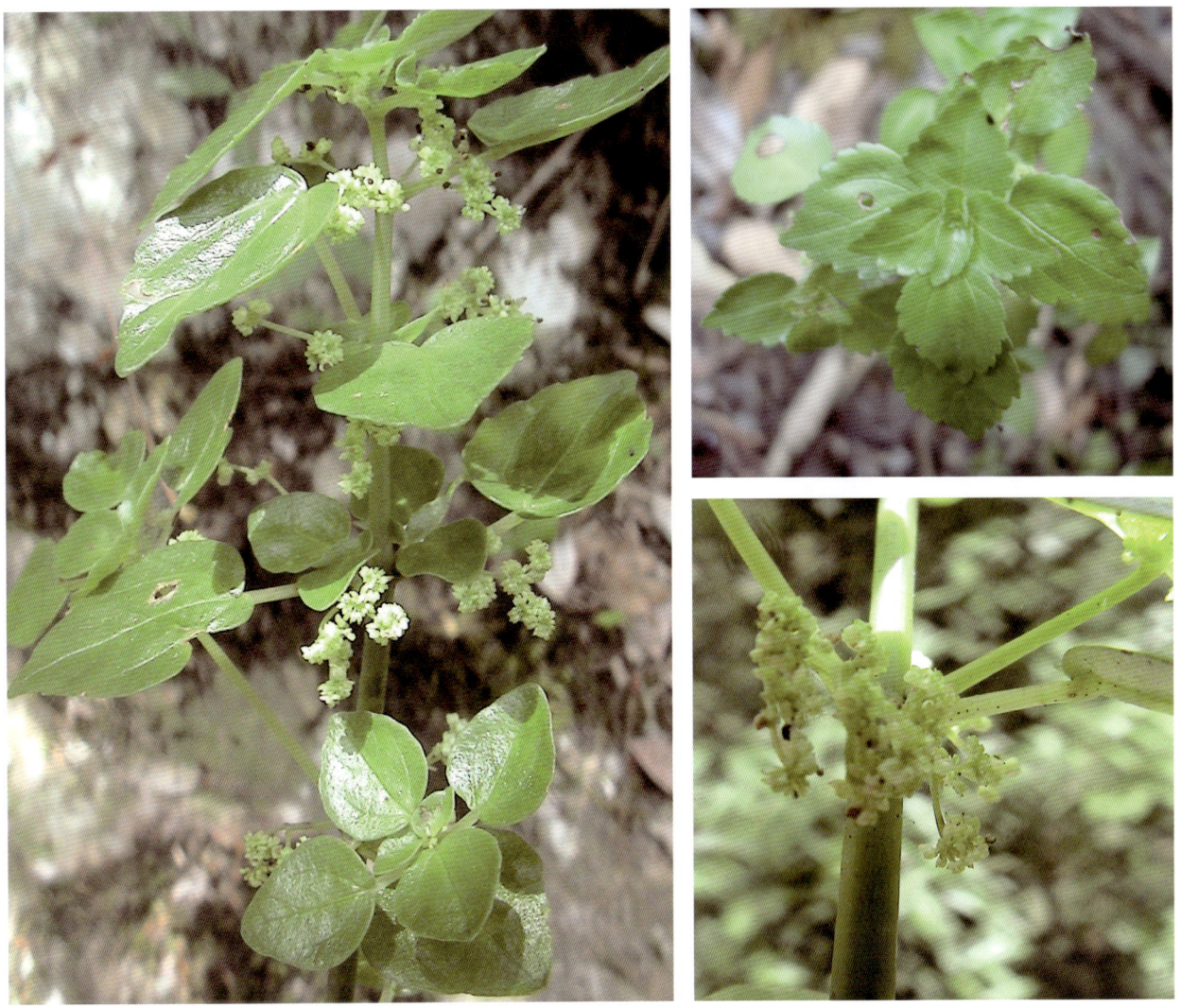

Vob bat diangl eb lal 透茎冷水花

【Bit hsenb 俗名】冷水花、软枝三股筋、草木三股筋。

【Dios kob deis 基源】为荨麻科植物透茎冷水花 *Pilea mongolico* Wedd. 的根、茎、叶。

【Niangb bet deis 生长环境】生于阴湿林下、沟谷阴湿处。分布于各地苗乡。

【Jox hsub 性味属经】性冷，味苦涩，属冷药，入热经。

【Qet diel xid 功能主治】功能：vut eb wal tat kid 利尿解热，ves hxangd dangf hxangd 活血止血，dins niak qub 安胎。主治：dib yens jit hxangd 跌打瘀血，niak qub niangb ax dangf 胎动不安，dlif ghab jed vangl daib 子宫脱垂，diongx wal od nul 尿道炎，khak eb bus jid 糖尿病。

【Ed not xus 用法用量】内服，煎汤，15～20 g。外用，捣蓉敷患处。

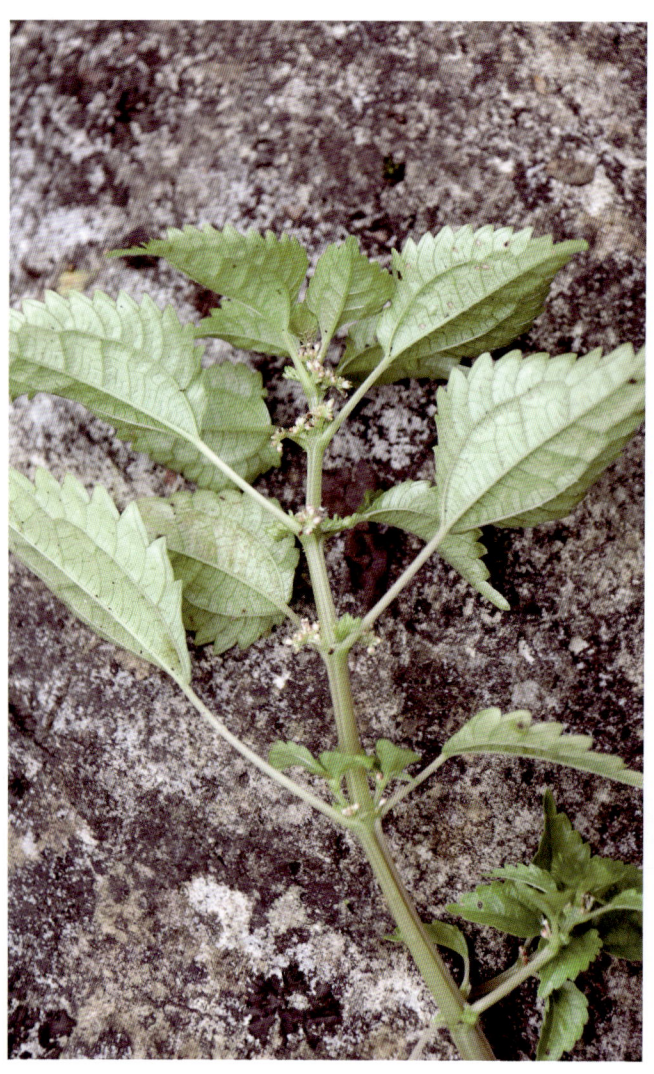
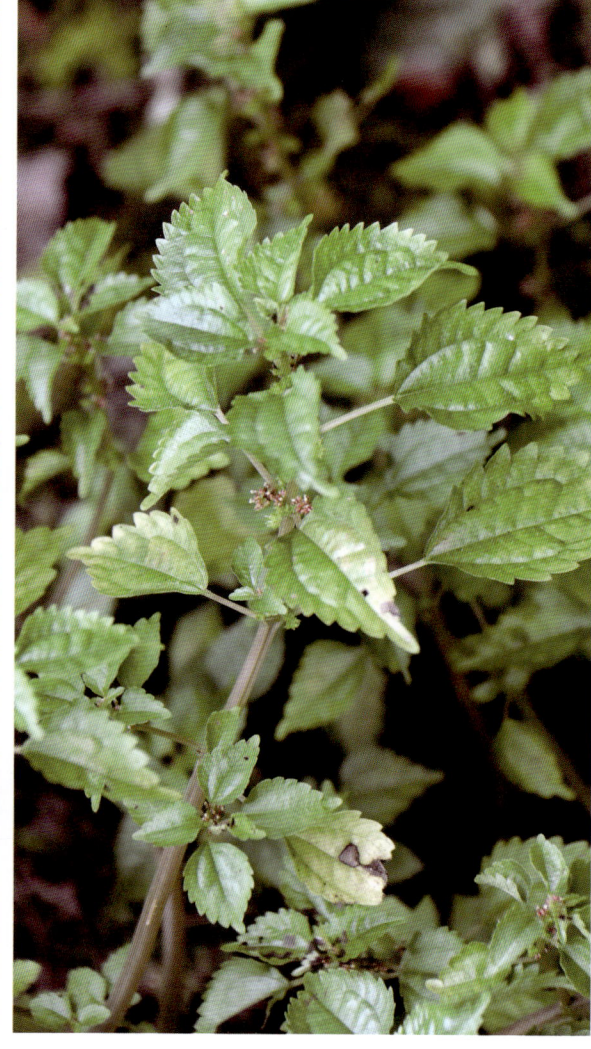

Vob fef hsaob 粗齿冷水花

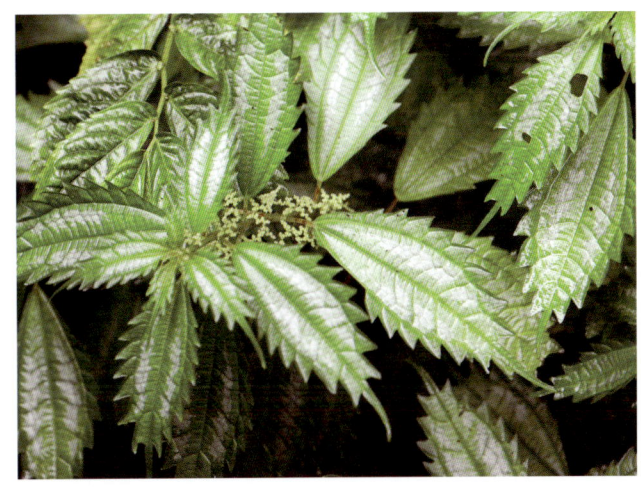

【Bit hsenb 俗名】青药、水麻叶、土甘草、冷水花。

【Dios kob deis 基源】为荨麻科植物粗齿冷水花 *Pilea sinofasciata* C. J. Chen 的全草。

【Niangb bet deis 生长环境】生于低海拔地区山谷林下阴湿处。分布于各地苗乡。

【Jox hsub 性味属经】性热，味香，属热药，入冷经。

【Qet diel xid 功能主治】功能：ves hxangd hxub jent 活血祛风，qet bongt dangf mongb 理气止痛。主治：buk dux qib bongt mongb 胃气痛，jit hxangd 瘀血，jib daib ngas naix mais 小儿疳积。

【Ed not xus 用法用量】内服，煎汤，10～15 g。外用，捣烂敷。

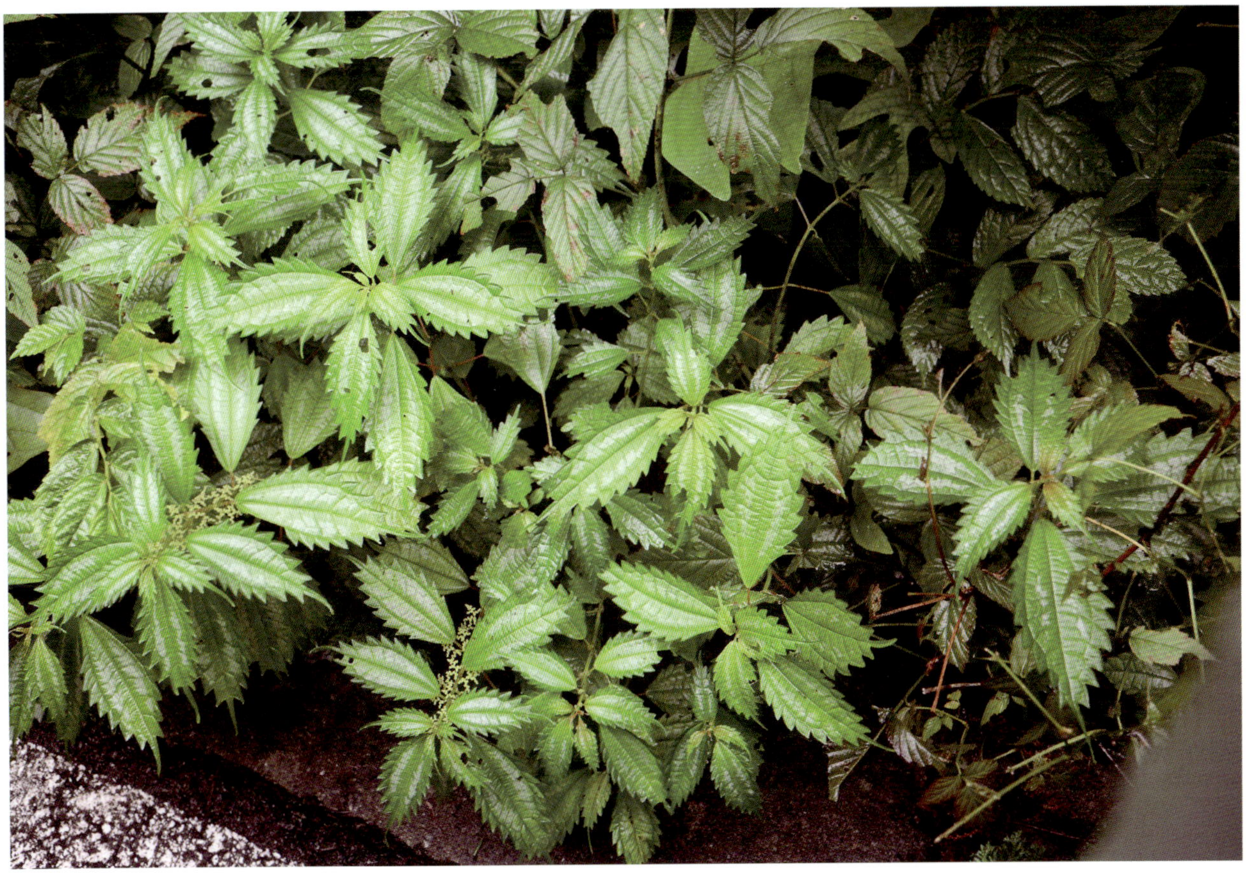

Vob fef hsaob bad 西南冷水花

【Bit hsenb 俗名】三股筋、石稔草、软枝三股筋、草木三股筋。

【Dios kob deis 基源】为荨麻科植物西南冷水花 *Pilea plataniflora* C. H. Wright 的全草。

【Niangb bet deis 生长环境】生于山野潮湿处或林下岩石上。分布于各地苗乡。

【Jox hsub 性味属经】性热，味辣，属热药，入冷经。

【Qet diel xid 功能主治】功能：tat seil dangf mongb 散寒止痛，yis hsongd tiod hxend 补骨强筋。主治：yens jent mongb 风湿痛，mongb hsongd hxend 筋骨疼痛，lob bil juk jik 四肢麻木。

【Ed not xus 用法用量】内服，煎汤，25～50 g；或浸酒。外用，捣烂敷或煎水洗。

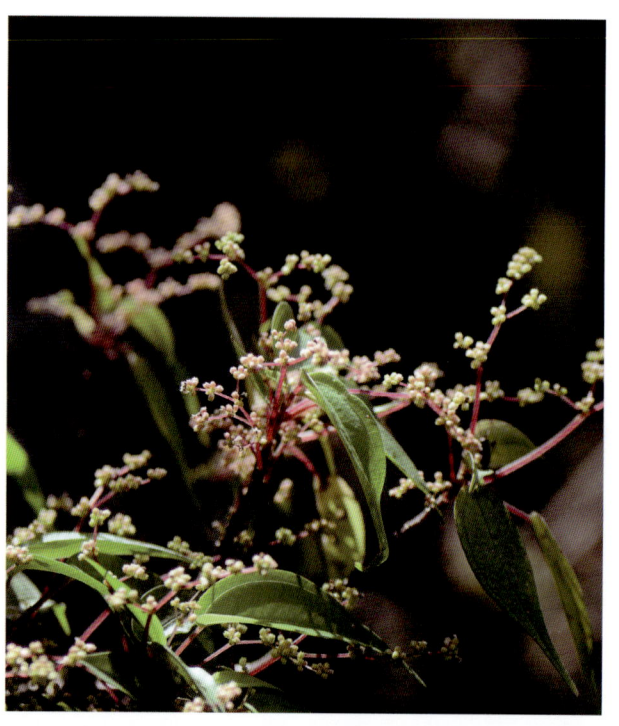

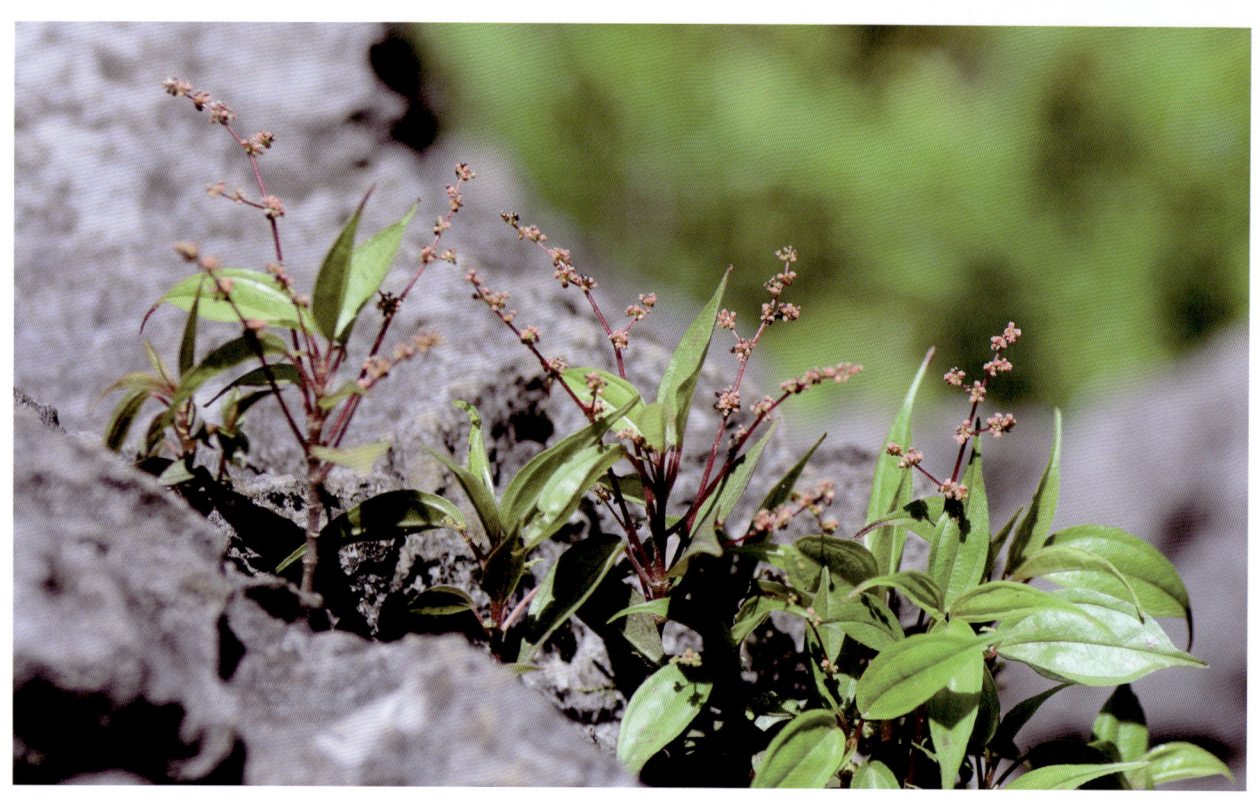

Vob bat hxub 紫绿草

【Bit hsenb 俗名】石稔草。

【Dios kob deis 基源】为荨麻科植物紫绿草 *Pilea fasciata* Fr. 的全草。

【Niangb bet deis 生长环境】生于深山潮湿地区岩石边。分布于部分苗乡。

【Jox hsub 性味属经】性平，味辛，属冷热两经药，入两经。

【Qet diel xid 功能主治】功能：qet bongt dangf mongb 理气止痛。主治：buk dux qib bongt mongb 胃气痛，mongb hsongd hxend 筋骨疼痛。

【Ed not xus 用法用量】内服，煎汤，10～15 g。外用，捣烂敷。

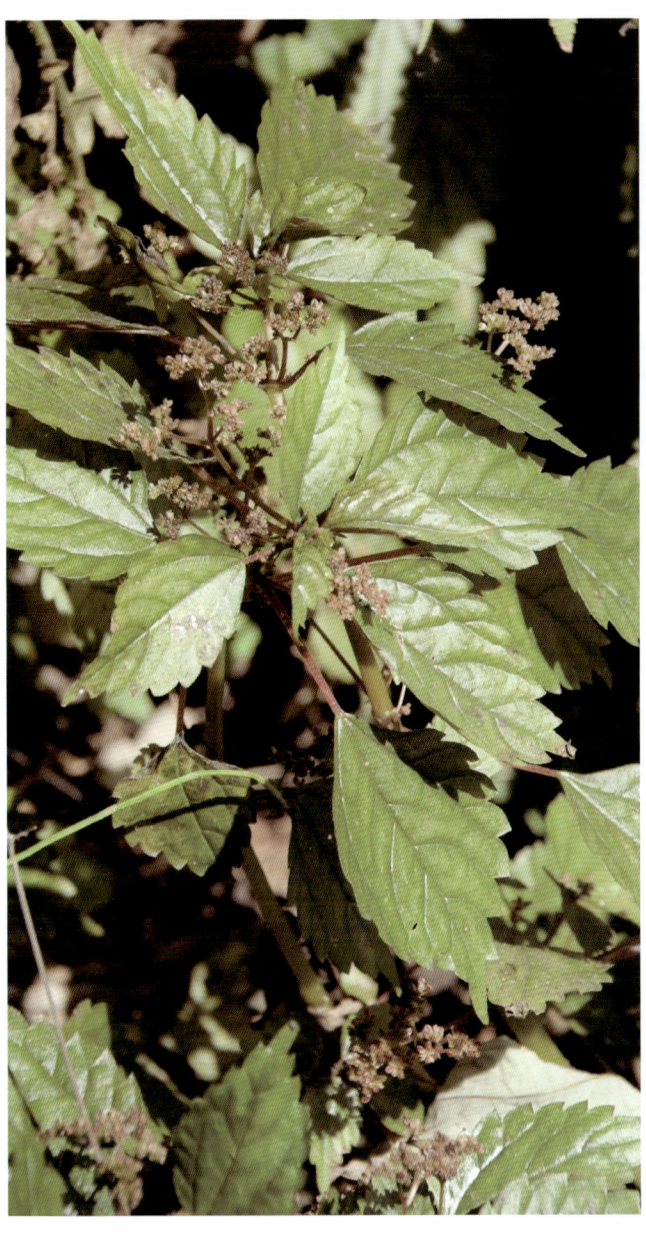
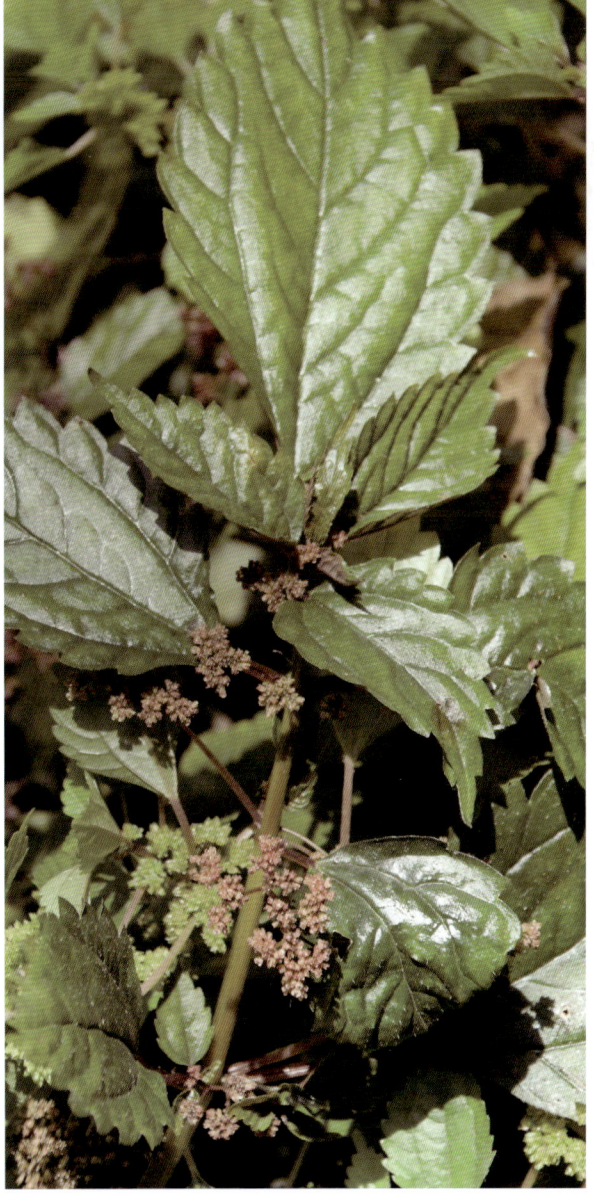

Vob gaf 焮麻

【Bit hsenb 俗名】草麻、新麻、草麻叶、蝎子草、螫麻子、麻叶荨麻。

【Dios kob deis 基源】为荨麻科植物焮麻 Urtica cannabina L. 的全草。

【Niangb bet deis 生长环境】生于干燥山坡或沙丘上。分布于部分苗乡。

【Jox hsub 性味属经】性冷,味苦辛,属冷药,入热经。

【Qet diel xid 功能主治】功能:seil hxangd ves hxangd 凉血活血,hxub jent hxenk net 祛风除湿。主治:yens jent xuf mongb 风湿疼痛,nit diongx hxangd 高血压,jib daib hxib jent 小儿惊风,lax dliangb lix 麻风病,dliangb dul ghab hfat 荨麻疹,gangb daid eb 湿疹。

【Ed not xus 用法用量】内服,煎汤,10~15 g;或浸酒饮。外用,捣烂敷。

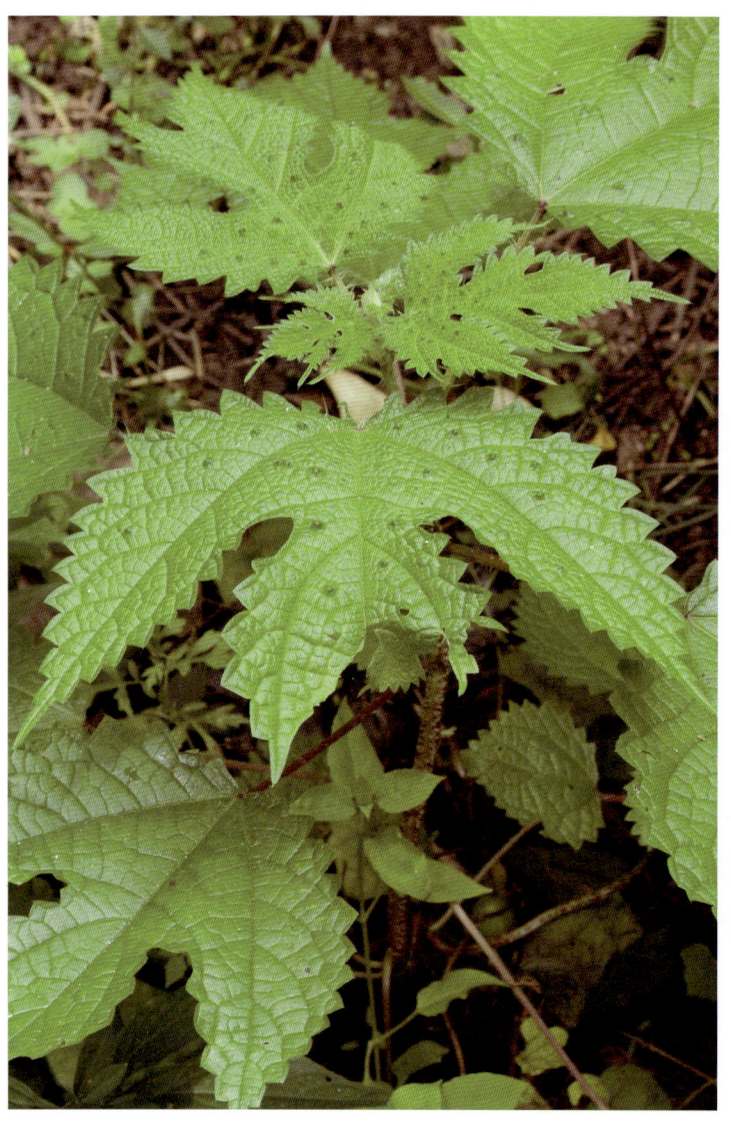
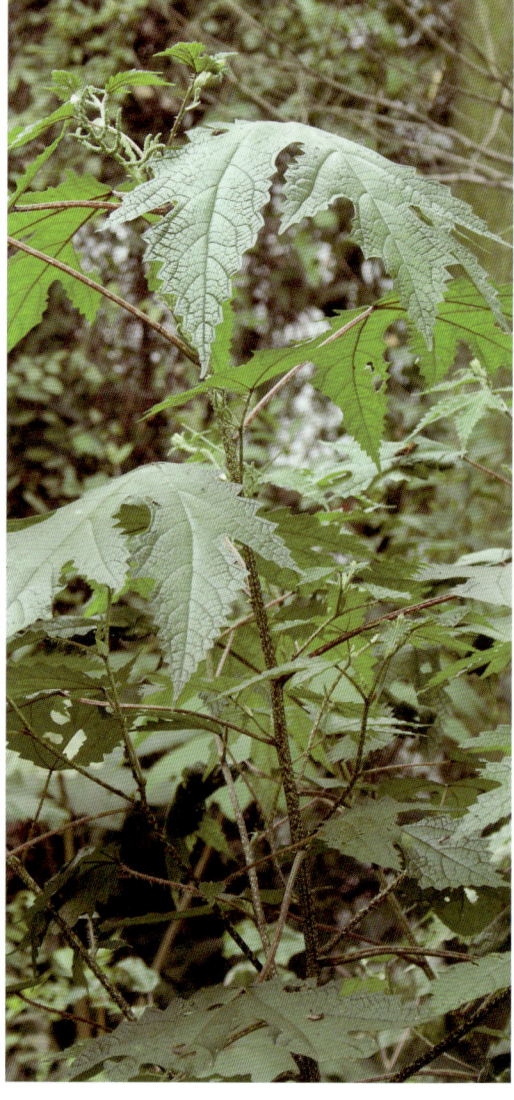

Vob gaf mif 裂叶荨麻

【Bit hsenb 俗名】荨麻、燉麻、蝎子草、小荨麻、狭叶荨麻、麻叶荨麻。

【Dios kob deis 基源】为荨麻科植物裂叶荨麻 Urtica fissa Pritz. 的全草。

【Niangb bet deis 生长环境】生于杂木林中、路边。分布于各地苗乡。

【Jox hsub 性味属经】性热，味香，属热药，入冷经。有小毒。

【Qet diel xid 功能主治】功能：seil hxangd ves hxangd 凉血活血，hxub jent hxenk net 祛风除湿。主治：yens jent xuf mongb 风湿疼痛，nit diongx hxangd 高血压，jib daib hxib jent 小儿惊风，xit daib mongb hfud 产后伤风，dliangb dul ghab hfat 荨麻疹。

【Ed not xus 用法用量】内服，煎汤，5～15 g。外用，捣汁涂擦或煎水熏洗。

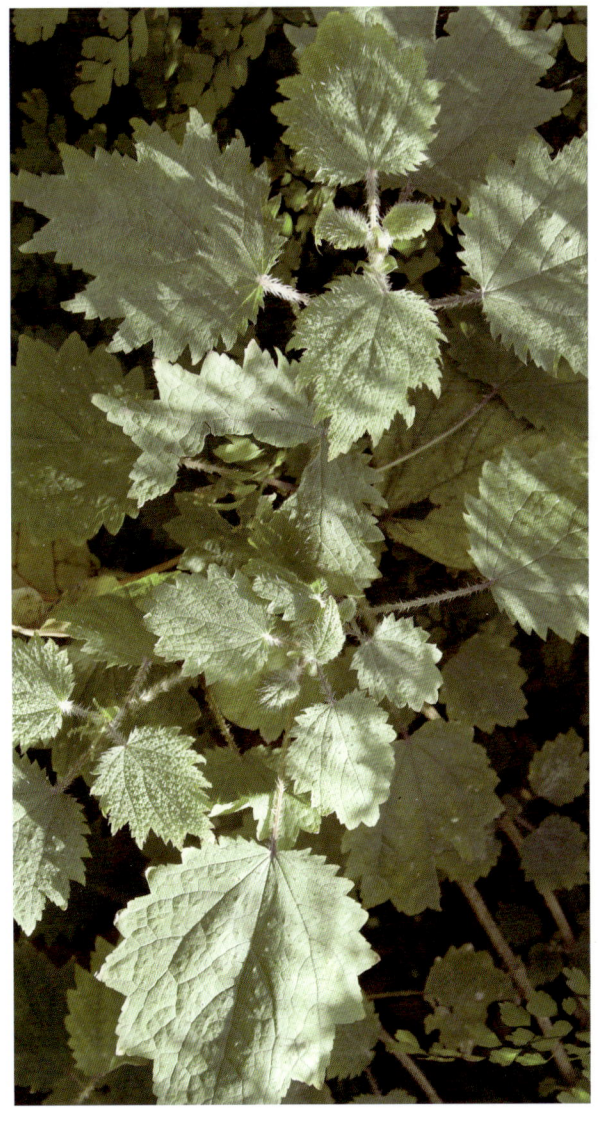
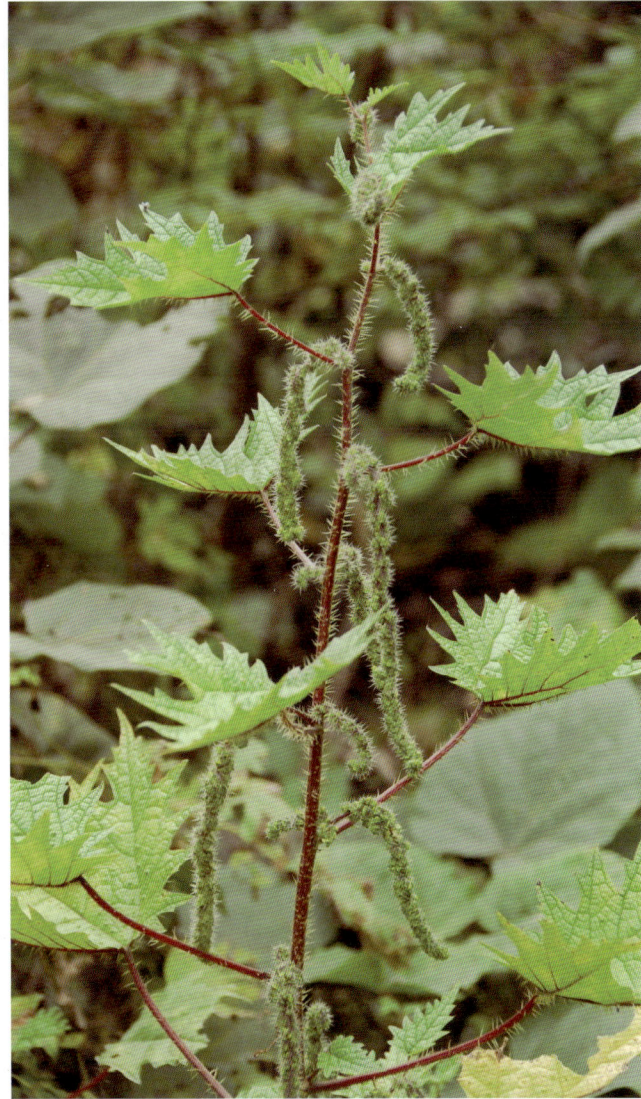

Vob gaf hlieb 宽叶荨麻

【Bit hsenb 俗名】山麻、水苏麻、大水麻、野苎麻、大叶苎麻。

【Dios kob deis 基源】为荨麻科植物宽叶荨麻 Urtica laetevirens Maxim. 的全草。

【Niangb bet deis 生长环境】生于山沟、路旁、杂木林中。分布于部分苗乡。

【Jox hsub 性味属经】性热，味辛，属热药，入冷经。

【Qet diel xid 功能主治】功能：hxub jent hxenk net 祛风除湿，tat seil dangf mongb 散寒止痛。主治：yens jent mongb hsongd 风湿骨痛，jib daib hxib jent 小儿惊风，ait gheb 麻疹，yens nangb gik 毒蛇咬伤。

【Ed not xus 用法用量】内服，煎汤，10～15 g；或炖肉。外用，捣汁涂或煎水洗。

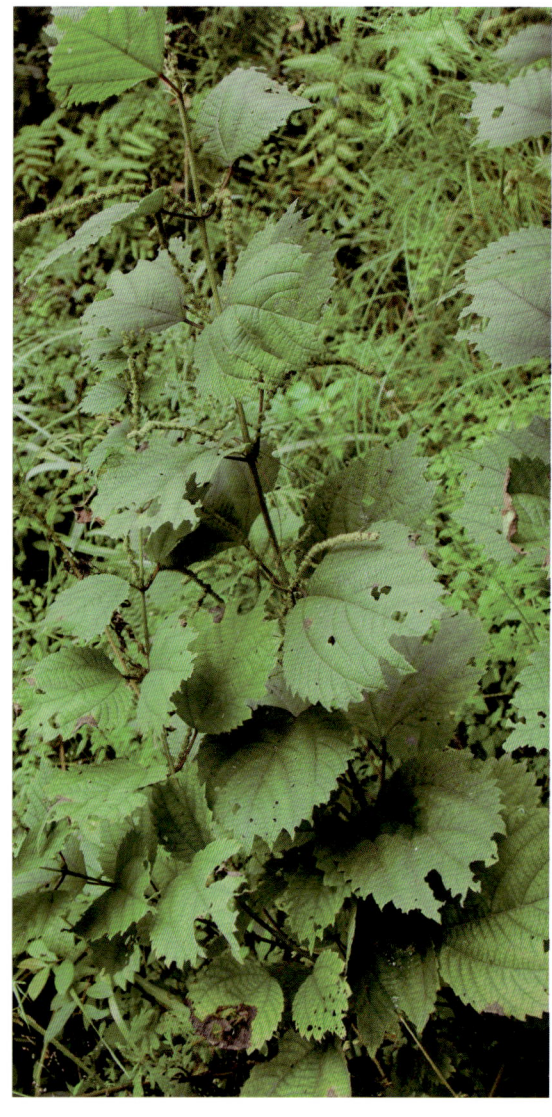
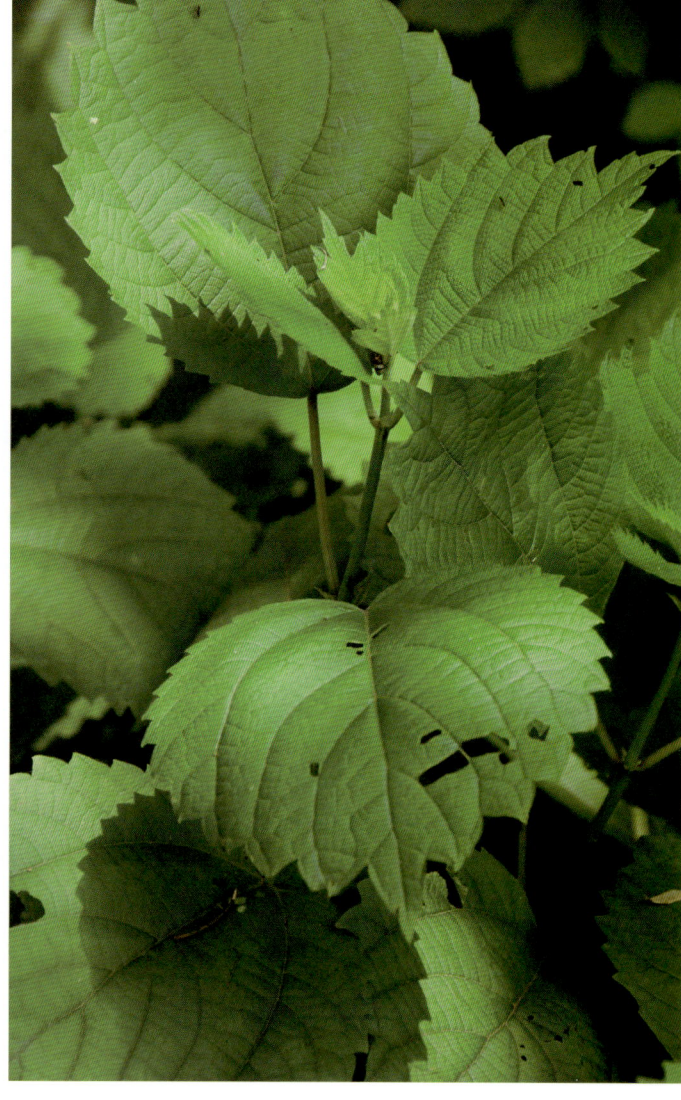

Vob beb sul 花点草

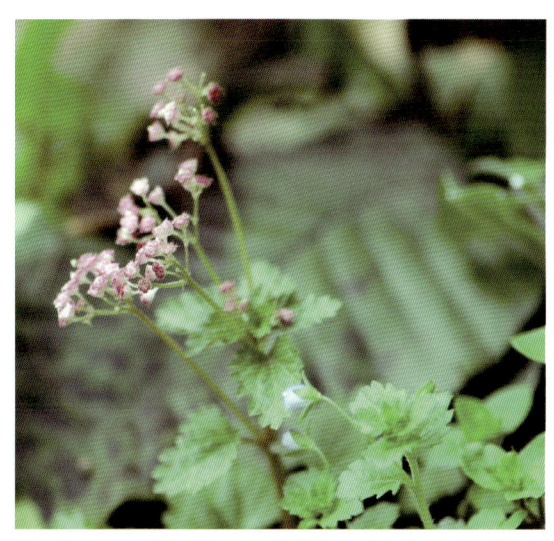

【Bit hsenb 俗名】高墩草、细麻叶草。

【Dios kob deis 基源】为荨麻科植物花点草 Nanocnide japonica Bl. 的全草。

【Niangb bet deis 生长环境】生于深山沟谷两旁。分布于部分苗乡。

【Jox hsub 性味属经】性热，味辛，属热药，入冷经。

【Qet diel xid 功能主治】功能：tad dud tat seil 解表散寒，yangx ghad ngol dangf khangk 化痰止咳。主治：mangb hfud kib jid 感冒发烧，dib yens jit hxangd 跌打瘀血，ait ngol ghad ngol hxangd 咳嗽痰血，khak eb bus jid 糖尿病。

【Ed not xus 用法用量】内服，煎汤，10～15 g。外用，捣烂加酒糟敷患处。

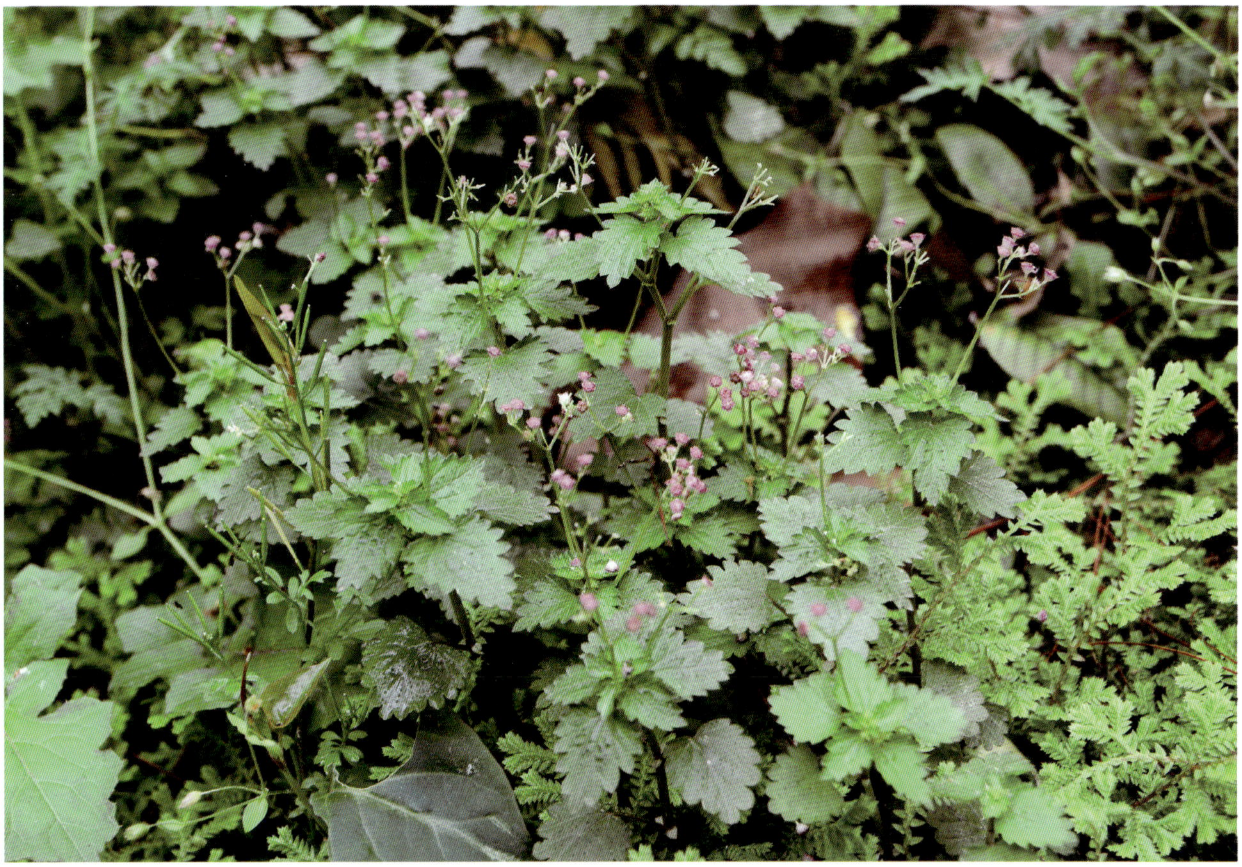

Vob beb sul dlub 毛花点草

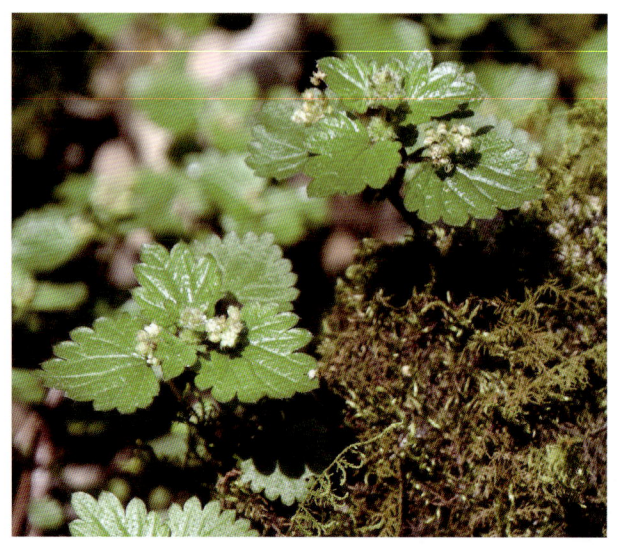

【Bit hsenb 俗名】雪药、波丝草、透骨消。

【Dios kob deis 基源】为荨麻科植物毛花点草 *Nanocnide pilosa* Migo. 的全草。

【Niangb bet deis 生长环境】生于荒野阴湿草丛中。分布于部分苗乡。

【Jox hsub 性味属经】性冷，味苦辛，属冷药，入热经。

【Qet diel xid 功能主治】功能：hxub kib tat jab 清热解毒，ves hxangd tongb hxud 活血通络。主治：kib eb kib dul 水火烫伤，nais pot yens jab ait ngol 肺痨咳嗽，gangb eb hniangk 痱子，jangx ghab dliax gangb 毒疮。

【Ed not xus 用法用量】内服，煎汤，10～15 g。外用，捣烂敷或浸茶油外敷。

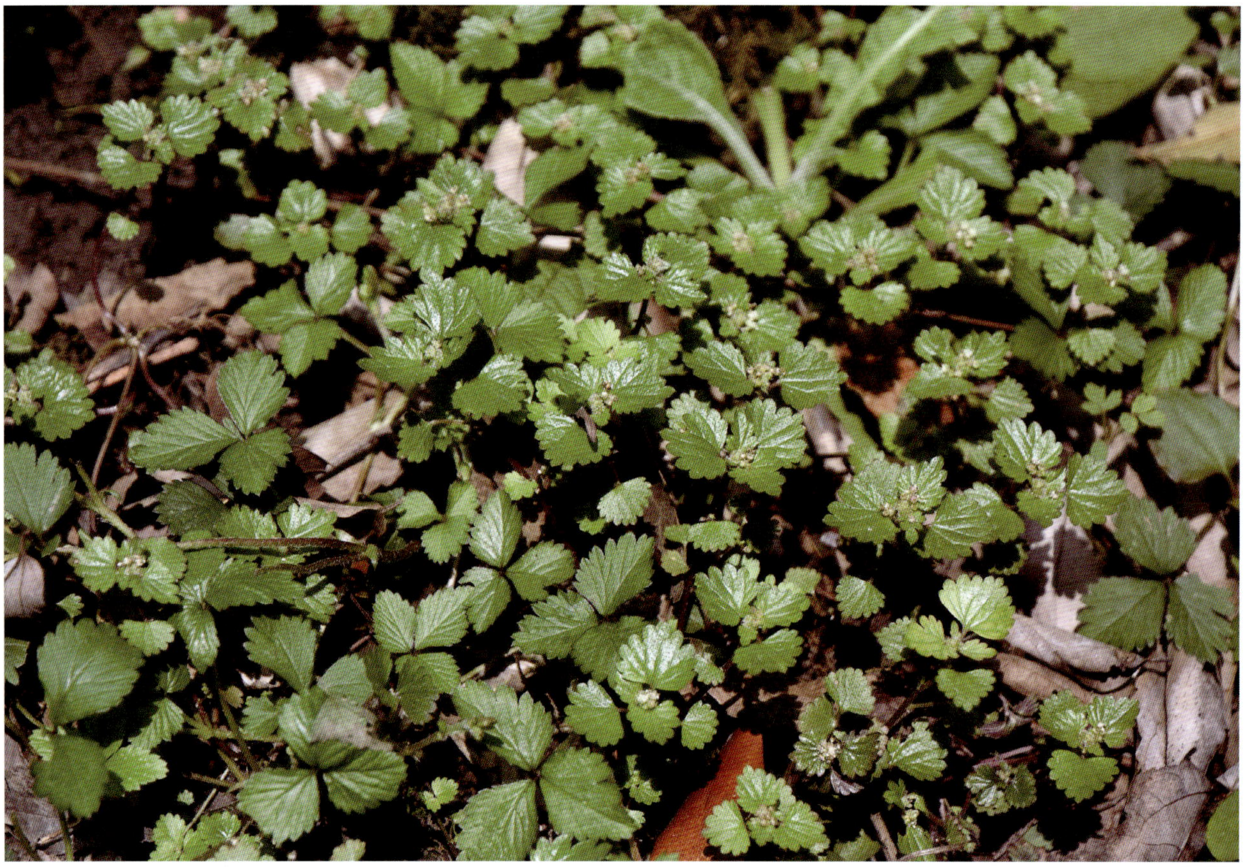

Vob dad hxangd 虫蚁菜

【Bit hsenb 俗名】张麻、见血清、止血草、张叶麻。
【Dios kob deis 基源】为荨麻科植物虫蚁菜 *Chamabainia cuspidata* Wight. 的全草。
【Niangb bet deis 生长环境】生于园地边、荒地、林下、水沟边。分布于各地苗乡。
【Jox hsub 性味属经】性冷，味苦，属冷药，入热经。
【Qet diel xid 功能主治】功能：los xuf hangb eb 利湿行水，seil hxangd dangf hxangd 凉血止血，vuk gangb liangs ngix 敛疮生肌。主治：yens xit 刀伤，pob lob pob bil 手脚水肿，dix gangb 疔疮，zal ghad dongk 痢疾。
【Ed not xus 用法用量】内服，煎汤，10～15 g。外用，捣烂敷。

檀香科

Zend ongt xongs 百蕊草

【Bit hsenb 俗名】酒草、九龙草、山柏枝、白乳草、地石榴、珍珠草、绿珊瑚。
【Dios kob deis 基源】为檀香科植物百蕊草 *Thesium chinense* Turcz. 的全草。
【Niangb bet deis 生长环境】生于荒坡草丛中、疏林下。分布于部分苗乡。

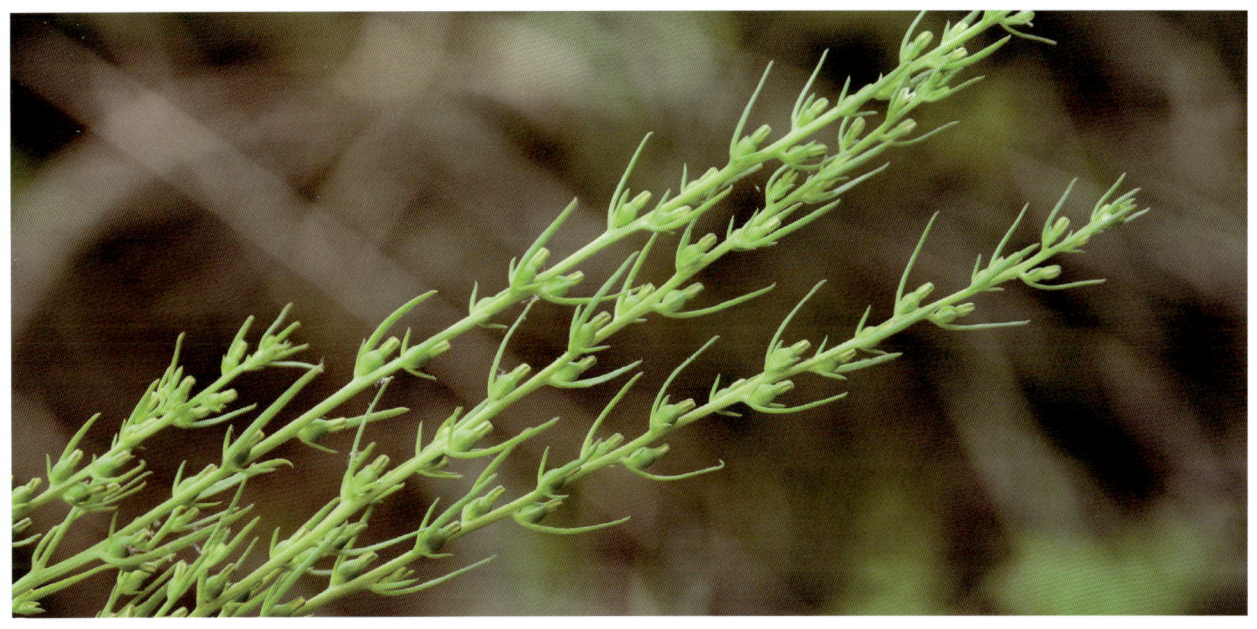

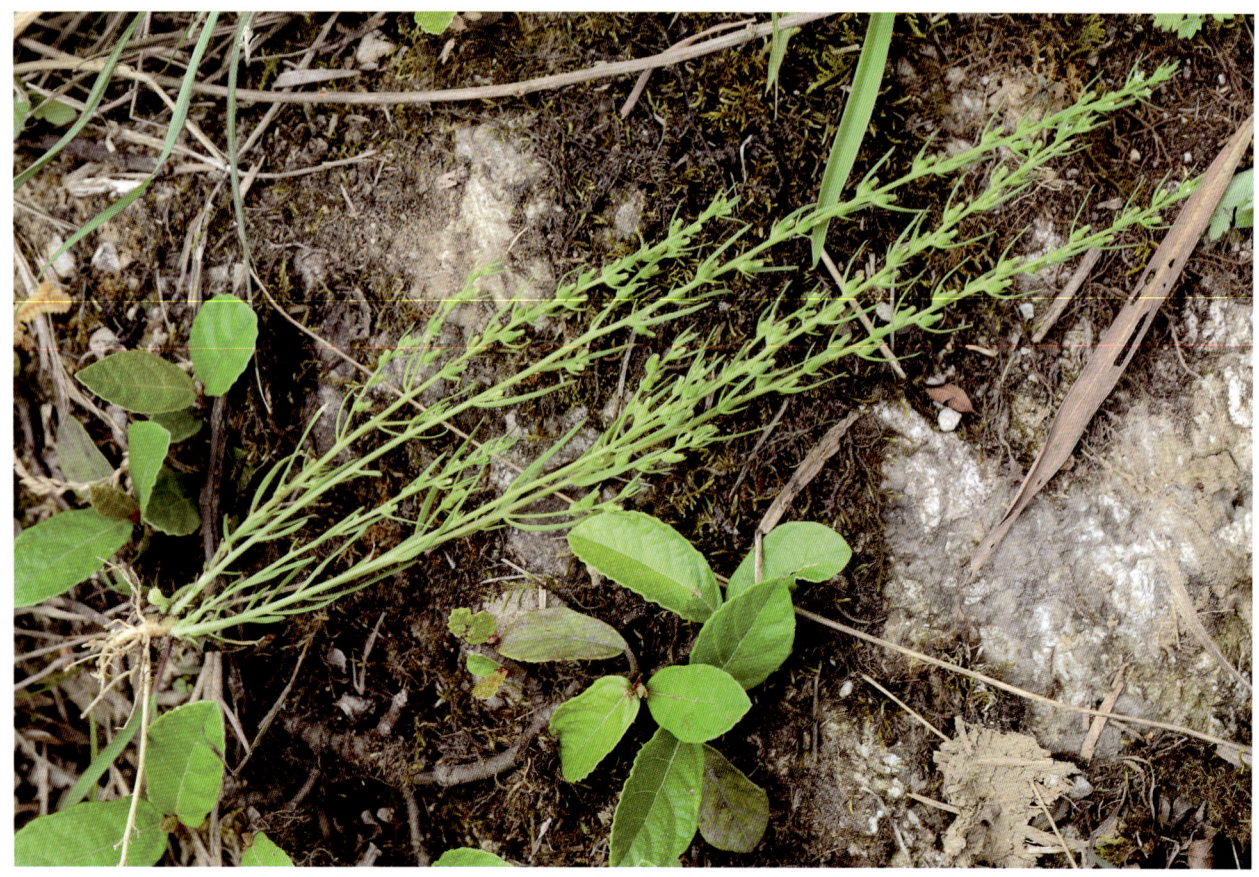

【Jox hsub 性味属经】性冷,味苦辛,属冷药,入热经。

【Qet diel xid 功能主治】功能:hxub kib tat jab 清热解毒,yis diuf jingt eb ghad got 补肾涩精。主治:nais pot od nul 肺炎,diuf xus dlial ves mongb diub 肾虚腰痛,jib daib hxib jent 小儿惊风,zaid wel ongd hsongd bongt 急性乳腺炎,dal ghad got 遗精症。

【Ed not xus 用法用量】内服,煎汤,10～15 g;或蒸鸡蛋服。

Zend ongt xongs vib 檀梨

【Bit hsenb 俗名】百乳草、地石榴、油葫芦、小梨子树。

【Dios kob deis 基源】为檀香科植物檀梨 *Pyrularia edulis*(Wall.) A. DC. 的全草。

【Niangb bet deis 生长环境】生于山坡疏林中、林缘。分布于部分苗乡。

【Jox hsub 性味属经】性冷,味苦,属冷药,入热经。

【Qet diel xid 功能主治】功能:yis diuf gek bend 补肾固涩,hxub kid tat jab 清热解毒。主治:diuf xus dliangl ves wab naix 肾虚耳鸣,mongb diub 腰痛,niel khob 头晕,zaid wel ongd hsongd bongt 急性乳腺炎,los link ghongd 吊小舌,dal ghad got 遗精症。

【Ed not xus 用法用量】内服,煎汤,10～15 g;或泡酒饮。外用,捣烂敷。

桑寄生科

Qeb det vob ganb 桑寄生

【Bit hsenb 俗名】桑树寄生、桑上寄生、桃木寄生、沙梨寄生。

【Dios kob deis 基源】为桑寄生科植物桑寄生 Loranthus parasiticus（L.）Merr. 的茎、叶。

【Niangb bet deis 生长环境】寄生于桑科、山茶科、壳斗科、芸香科等植物上。分布于各地苗乡。

【Jox hsub 性味属经】性平，味苦甘，属冷热两经药，入两经。

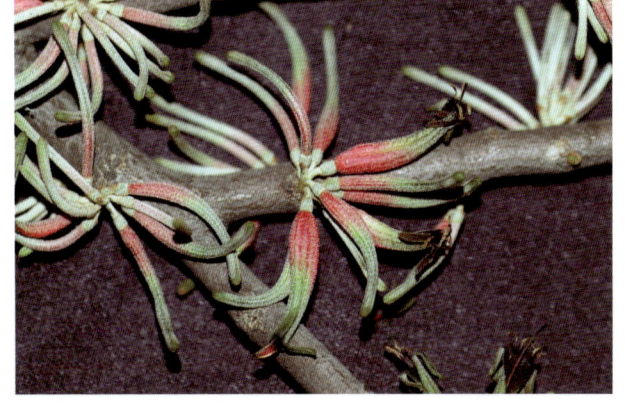

【Qet diel xid 功能主治】功能：yis hfud nais yis diuf 补肝补肾，ves hxangd tongb hxud 活血通络，xongf hxend tiod hsongd 强筋壮骨。主治：niel khob was mais 头晕目眩，diub guf hxub mongb 腰酸背痛，lob bil juk jik 四肢麻木，yens jent xuf mongb 风湿疼痛，bal dliangl ves 伤元气，jib daib hvuk hxud 小儿抽搐，niak qub niangb ax dangf 胎动不安，zal ghad dongk 痢疾。

【Ed not xus 用法用量】内服，煎汤，15～20 g；或入散剂，浸酒饮，捣汁服。

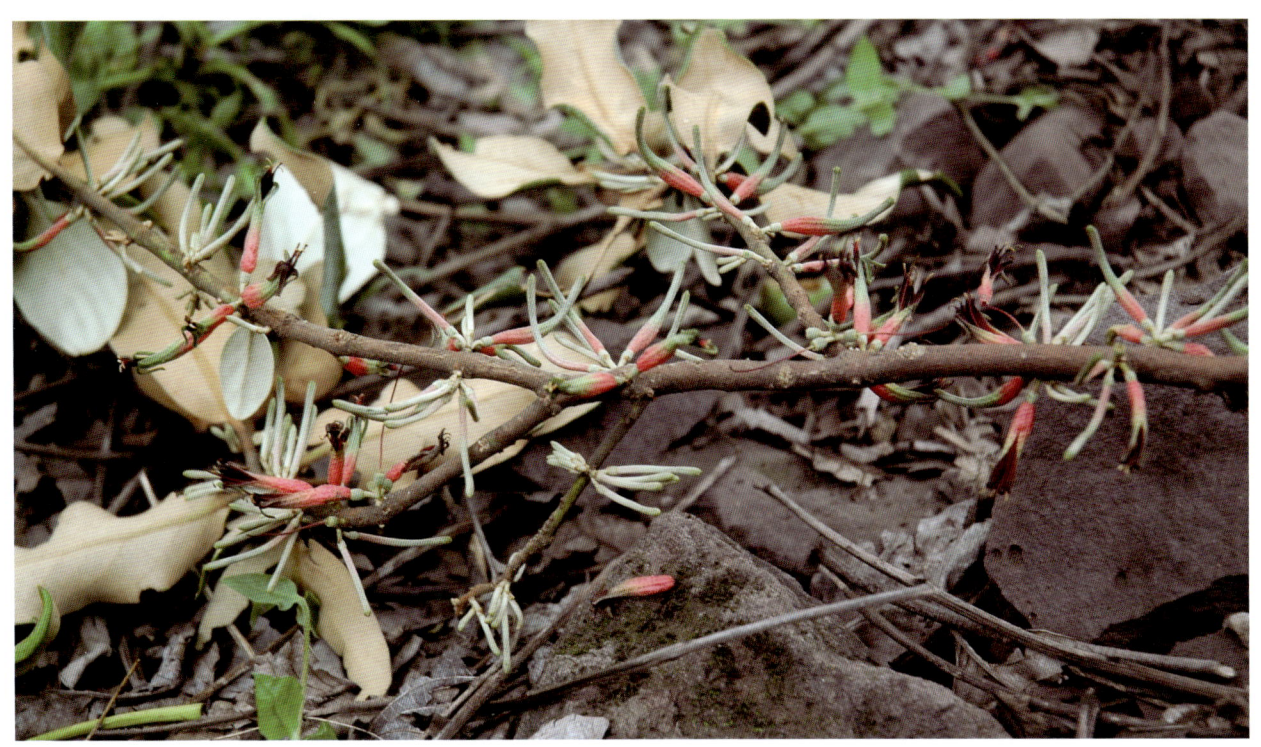

Jab qeb det 大苞桑寄生

【Bit hsenb 俗名】寓木、寄屑、寄生草、寄生树、冰粉树。

【Dios kob deis 基源】为桑寄生科植物大苞桑寄生 Loranthus maclurei Merr. 的茎、叶。

【Niangb bet deis 生长环境】寄生于山毛榉科等乔木上。分布于各地苗乡。

【Jox hsub 性味属经】性热，味麻，属热药，入冷经。

【Qet diel xid 功能主治】功能：xongf hxend tiod hsongd 强筋壮骨，hxub jent hxenk net 祛风除湿。主治：mangb hfud kib jid 感冒发烧，jib daib kib jid hvuk hxud 小儿高烧抽搐，lob bil juk jik 四肢麻木，yens jent mongb ghut hsongd 风湿性关节炎，ghad eb dlub lol not 白带过多。

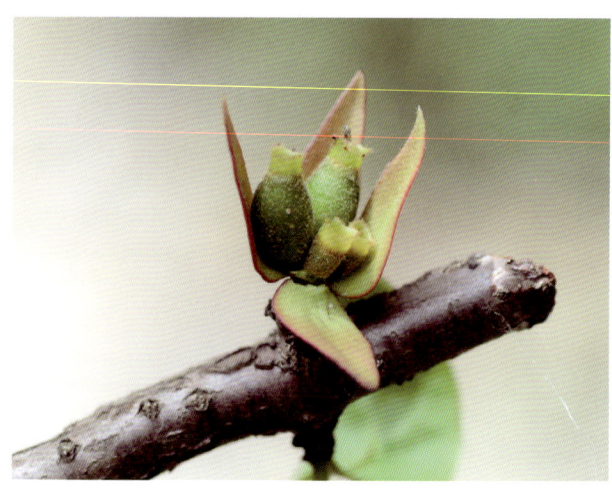

【Ed not xus 用法用量】内服，煎汤，10～15 g。

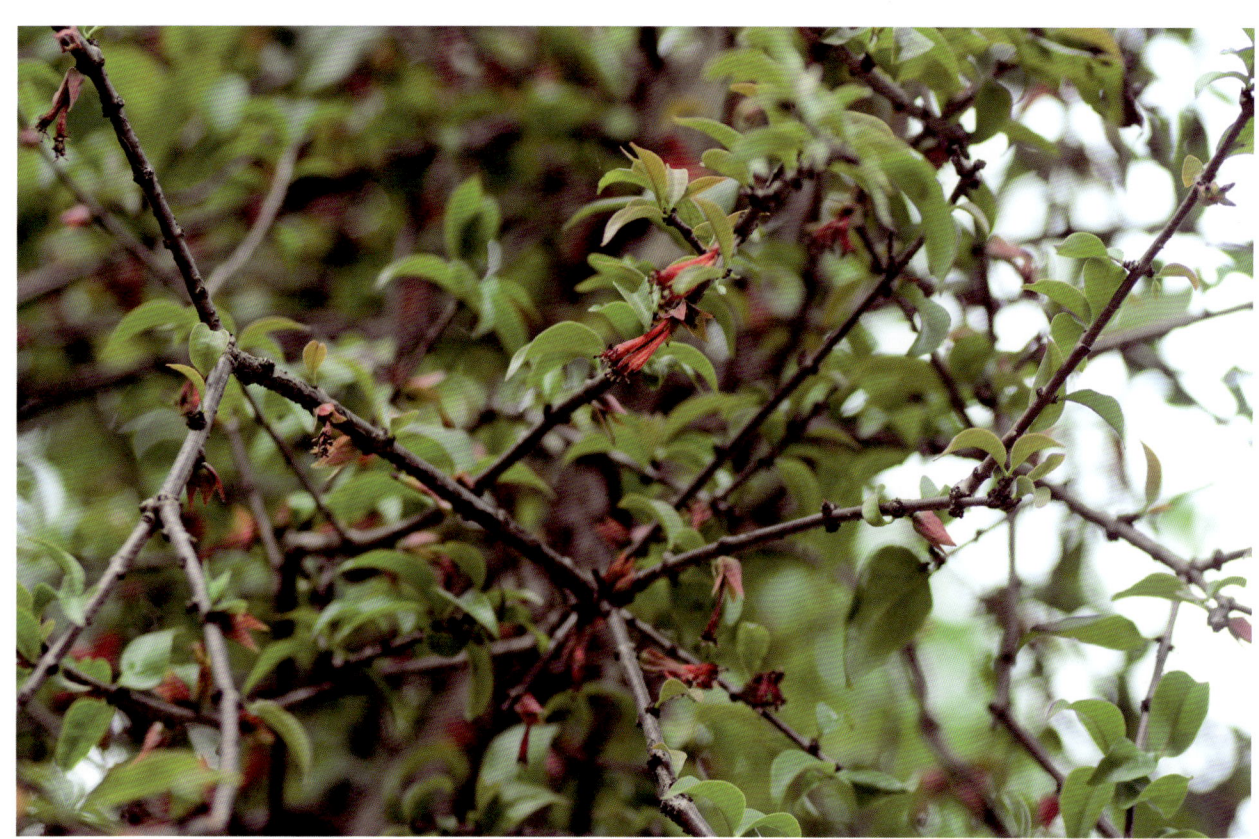

Qeb det dleb 毛叶桑寄生

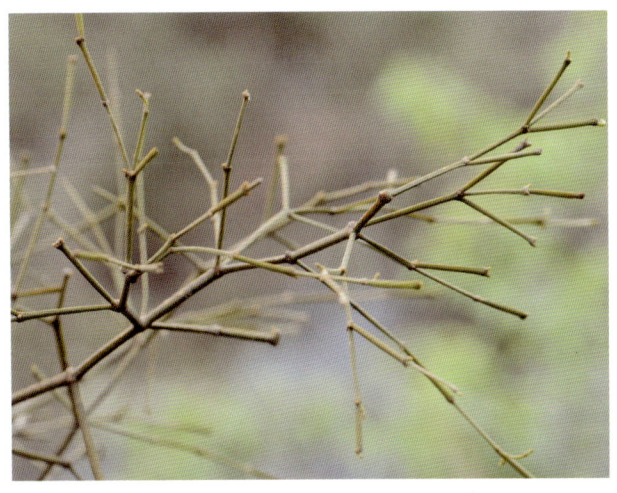

【Bit hsenb 俗名】寄屑、柿寄生、寄生树、樟寄生、板栗寄生、梨树寄生草。

【Dios kob deis 基源】为桑寄生科植物毛叶桑寄生 *Loranthus yadoriki* Sieb. 的枝、叶。

【Niangb bet deis 生长环境】寄生于樟科、壳斗科及梨树等树上。分布于各地苗乡。

【Jox hsub 性味属经】性热，味甜，属热药，入冷经。

【Qet diel xid 功能主治】功能：bud nais pob yis diuf 补肝益肾，xongf hxend tiod hsongd 强筋壮骨，ves hxangd tongb hxud 活血通络。主治：niel khob was mais 头晕目眩，diub guf hxub mongb 腰酸背痛，jib daib kib jid hvuk hxud 小儿高烧抽搐，lob bil juk jik 四肢麻木，yens jent mongb 风湿痛，zal ghad dongk 痢疾。

【Ed not xus 用法用量】内服，煎汤，10～15 g；或浸酒饮，捣汁服。

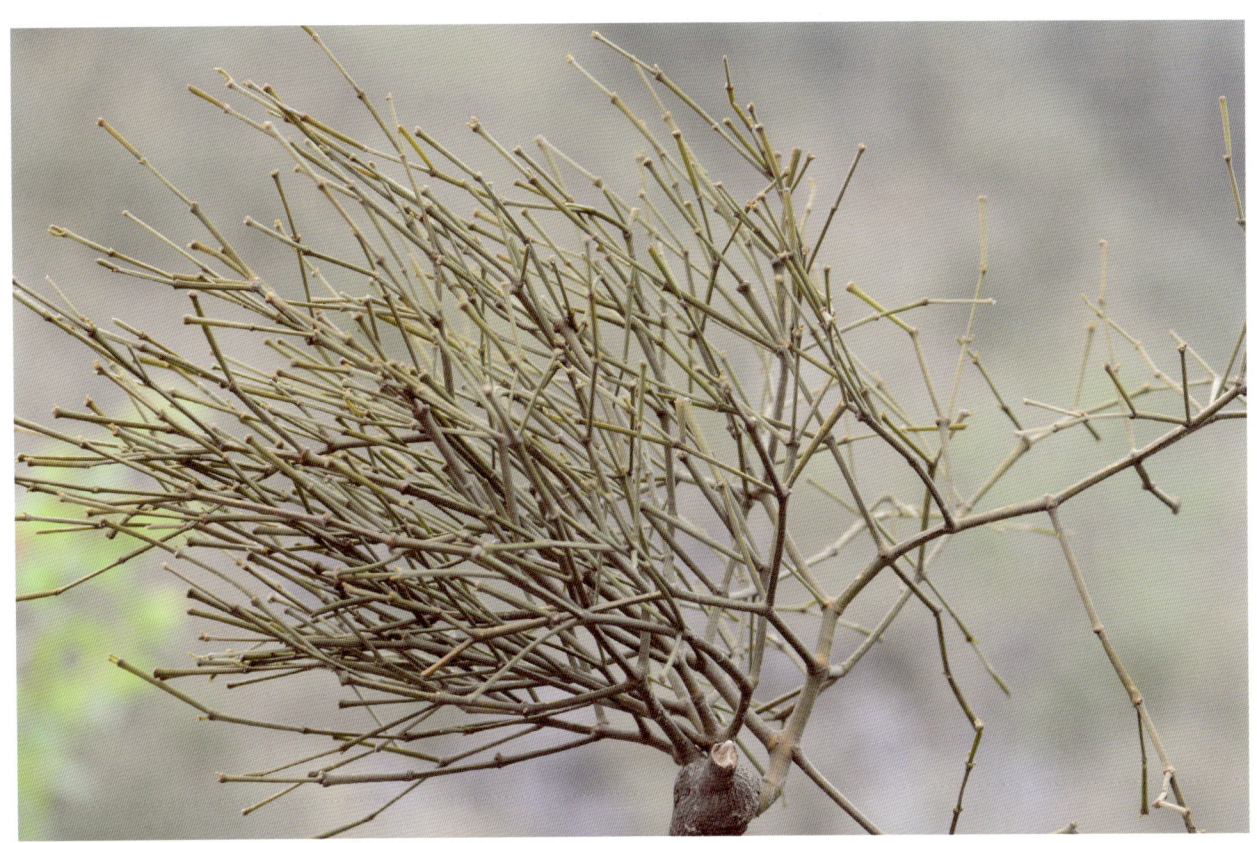

Qeb det mangx 扁枝槲寄生

【Bit hsenb 俗名】枫香寄生、果树桑寄生、枫木槲寄生、茑风饭寄生、路路通寄生。
【Dios kob deis 基源】为桑寄生科植物扁枝槲寄生 Viscum articulatum Burm. f. 的枝、叶。
【Niangb bet deis 生长环境】寄生于枫香树、果树、柿树等树上。分布于各地苗乡。
【Jox hsub 性味属经】性热，味苦辛，属热药，入冷经。
【Qet diel xid 功能主治】功能：hxub jent hxenk net 祛风除湿，ves hxangd hsot ud vut 活血调经。主治：ghab dlad ghab bab hxub mongb 腰腿酸痛，yens jent mongb 风湿痛，ait gheb bal jid ait ngol 劳伤咳嗽，xit daib jit hxangd mongb qub 产后瘀血腹痛，ghad eb dlub lol not 白带过多，gangb vas ghed dlot 牛皮癣。
【Ed not xus 用法用量】内服，煎汤，10～15 g；或炖肉服；或浸酒饮。外用，煎水洗或研末调涂。

Qeb det yel 北桑寄生

【Bit hsenb 俗名】栎寄生、螃蟹夹、油茶寄生、百子痰梗。
【Dios kob deis 基源】为桑寄生科植物北桑寄生 Loranthus europaeus Jacq. 的枝、叶。
【Niangb bet deis 生长环境】寄生于栎树、榆树等植物上。分布于各地苗乡。
【Jox hsub 性味属经】性热，味甘辛，属热药，入冷经。
【Qet diel xid 功能主治】功能：yis hfud nais yis diuf 补肝补肾，xongf hxend tiod hsongd 强筋壮骨。主治：dlad jus hxub mongb 腰膝酸软，lob bil juk jik 四肢麻木，ax maix wel lol 缺乳，ghad eb dlub lol not 白带过多。
【Ed not xus 用法用量】内服，煎汤，10～15 g；或浸酒饮。

Qeb det mil 粟寄生

【Bit hsenb 俗名】柿寄生、栎寄生、杨树寄生、油桐寄生。
【Dios kob deis 基源】为桑寄生科植物粟寄生 Korthalsella japonica (Thunb.) Engl 的茎、枝。
【Niangb bet deis 生长环境】寄生于柿、油桐及壳斗科等植物上。分布于各地苗乡。
【Jox hsub 性味属经】性平，味苦辛，属冷热两经药，入两经。
【Qet diel xid 功能主治】功能：yis hfud nais yis diuf 补肝补肾，xongf hxend tiod hsongd 强

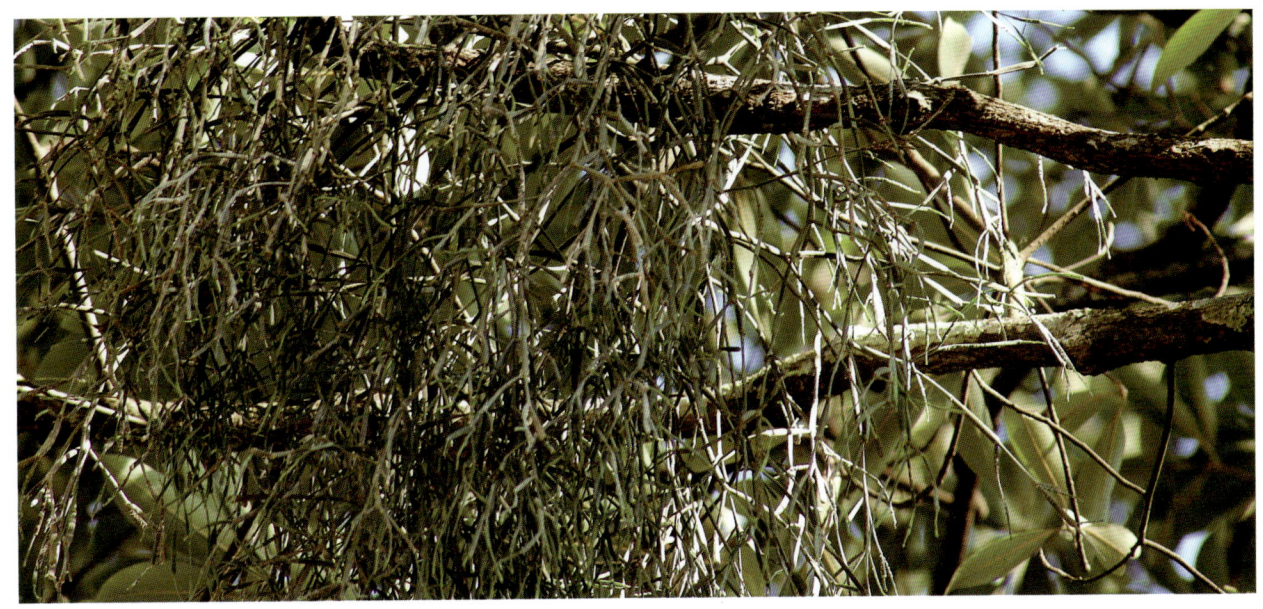

筋壮骨，tongb hxud 通络。主治：dlad jus hxub mongb 腰膝酸软，yens jent mongb ghut hsongd 风湿性关节炎，nit diongx hxangd 高血压，mongb qub 腹痛，niak qub niangb ax dangf 胎动不安，ax maix wel lol 缺乳。

【Ed not xus 用法用量】内服，煎汤，10～15 g；或浸酒饮，捣汁服。

Qeb det vax 槲寄生

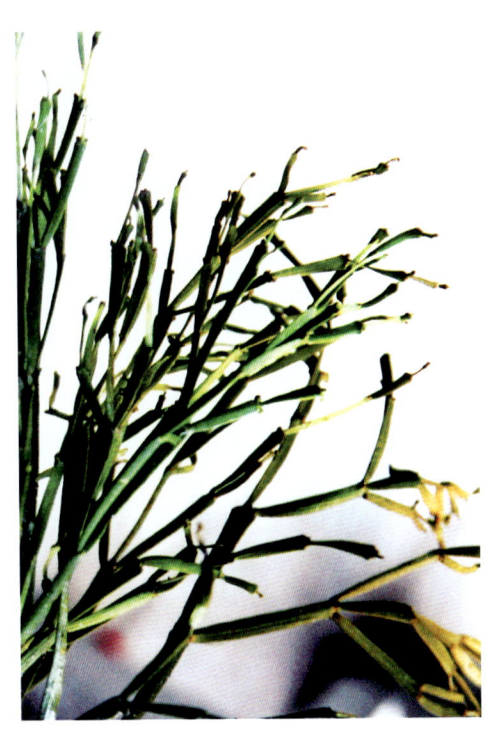

【Bit hsenb 俗名】北寄生、寄生子、寄生苞、扁枝寄生草、梨树寄生、枇杷寄生。

【Dios kob deis 基源】为桑寄生科植物槲寄生 *Viscum coloratum*（Kom.）Nakai 的枝、叶。

【Niangb bet deis 生长环境】寄生于梨树、枇杷、柳、杨、桦等树上。分布于各地苗乡。

【Jox hsub 性味属经】性平，味苦辛，属冷热两经药，入两经。

【Qet diel xid 功能主治】功能：yis hfud nais yis diuf 补肝补肾，xongf hxend tiod hsongd 强筋壮骨，tongb hxud 通络。主治：diub guf hxub mongb 腰酸背痛，lob bil juk jik 四肢麻木，yens jent mongb 风湿痛，jib daib hvuk hxud 小儿抽搐，zal ghad dongk 痢疾。

【Ed not xus 用法用量】内服，煎汤，10～15 g；或浸酒饮，捣汁服。

马兜铃科

Jab nix knaib 细辛

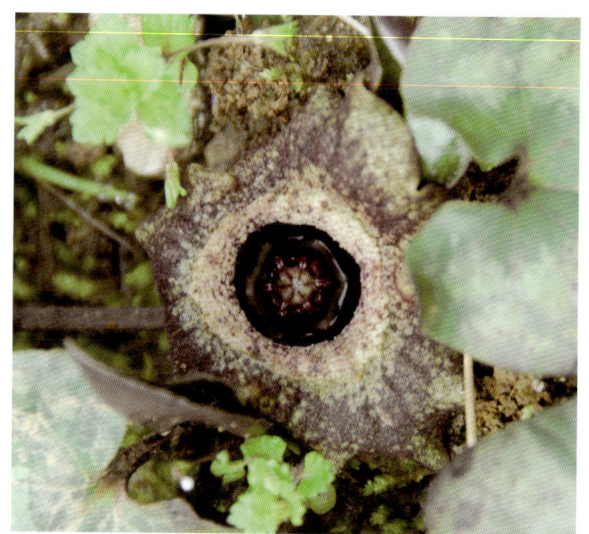

【Bit hsenb 俗名】大药、华细辛、魂筒草、铁螃蟹、白三百棒、白马蹄香。

【Dios kob deis 基源】为马兜铃科植物细辛 *Asarum sieboldii* Miq. 的全株。

【Niangb bet deis 生长环境】喜生于杂木林下、沟谷阴湿处。分布于各地苗乡。

【Jox hsub 性味属经】性热，味辛，属热药，入冷经。

【Qet diel xid 功能主治】功能：hxub jent zangl seil 祛风散寒，dangf mongb 止痛。主治：seil kib 伤寒，yens jent seil hsangd nais 伤风鼻塞，mongb pit khob 偏头痛，dlongx naix 耳聋，ghab naix hmid pob mongb 牙龈肿痛，mongb hmid 牙痛，jib daib jangx gangb lot 小儿口疮。

【Ed not xus 用法用量】内服，煎汤，10～15 g。外用，研末调敷或煎水洗。

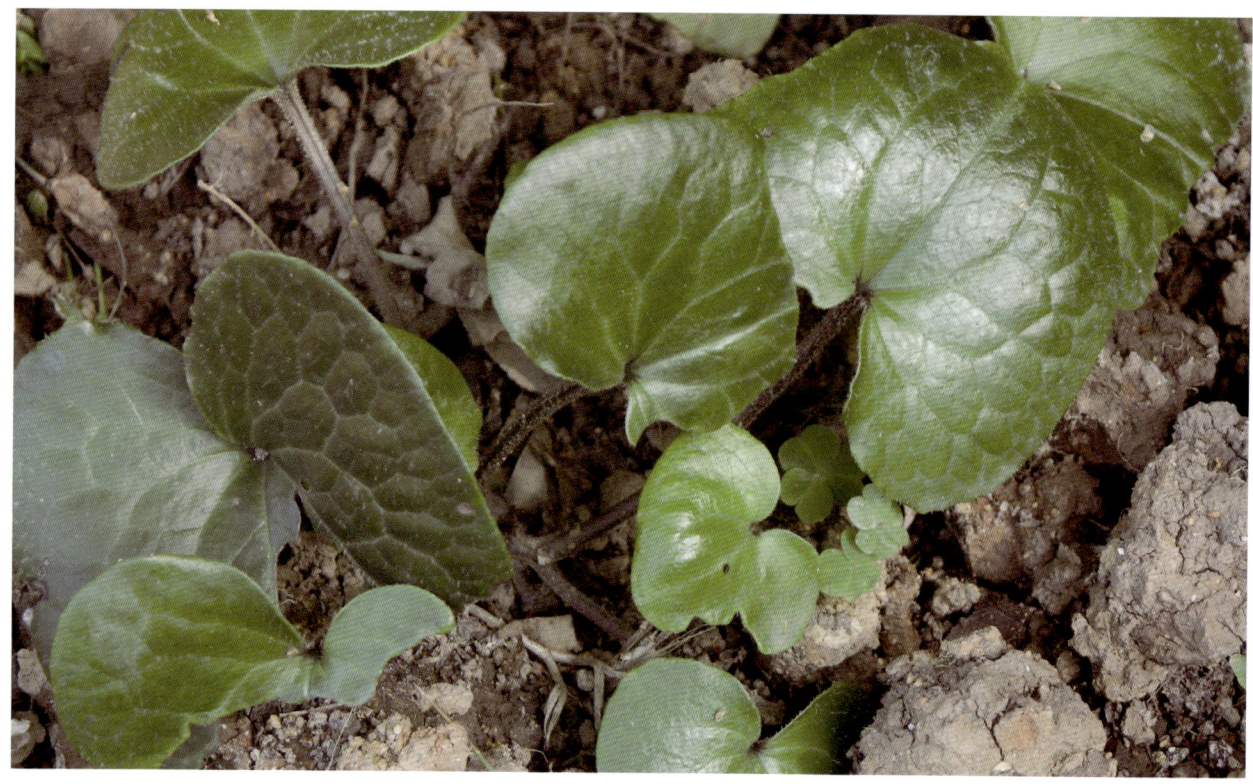

Jab nix khaib vud 土细辛

【Bit hsenb 俗名】小辛、少辛、山人参、野细辛、独叶草、金盆草、圆叶细辛。

【Dios kob deis 基源】为马兜铃科植物土细辛 Asarum caudiqerum Hance. 的根和根状茎。

【Niangb bet deis 生长环境】生于林下阴湿处。分布于部分苗乡。

【Jox hsub 性味属经】性热，味辛，属热药，入冷经。有毒。

【Qet diel xid 功能主治】功能：hxed jid zangl seil 温通散寒，dangf ngol vut bongt 止咳平喘。主治：mangb hfud ait ngol 感冒咳嗽，yens jent seil mongb khob 风寒头痛，neit lis 扭伤，mongb hmid 牙痛。

【Ed not xus 用法用量】内服，煎汤，10～15 g。外用，捣烂敷。

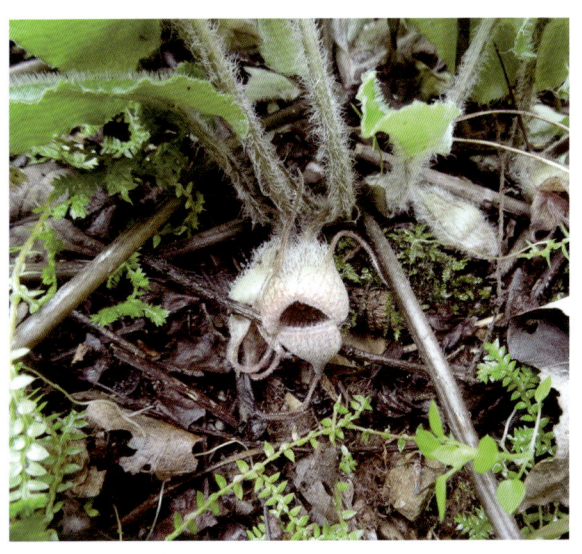

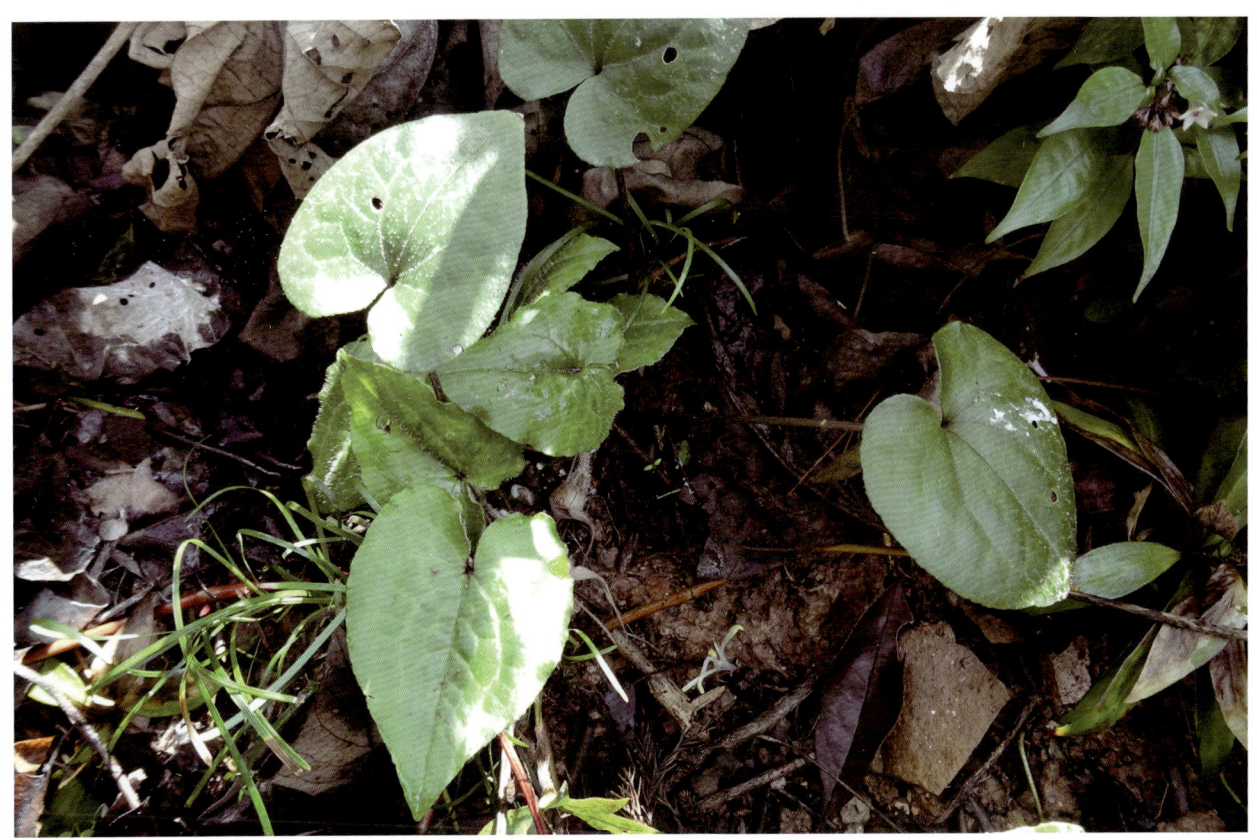

Jab nix khaib 五岭细辛

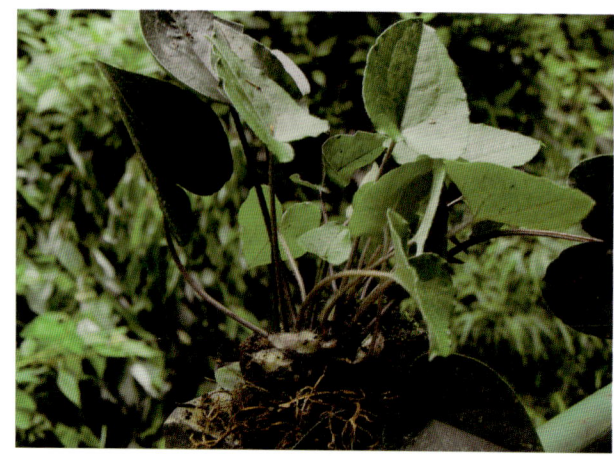

【Bit hsenb 俗名】万病草、土细辛、山人参、西细辛、白细辛、苕叶细辛。

【Dios kob deis 基源】为马兜铃科植物五岭细辛 Asarum wulingense C. F. Liang 的全草。

【Niangb bet deis 生长环境】生于山谷溪涧湿润岩石堆上。分布于部分苗乡。

【Jox hsub 性味属经】性热，味辛，属热药，入冷经。有毒。

【Qet diel xid 功能主治】功能：tat seil dangf mongb 散寒止痛，dangf ngol vut bongt 止咳平喘。主治：mongb pit khob 偏头痛，yens jent xuf mongb 风湿疼痛，mongb hmid 牙痛，hsangd nais 鼻塞。

【Ed not xus 用法用量】内服，煎汤，5～10 g。

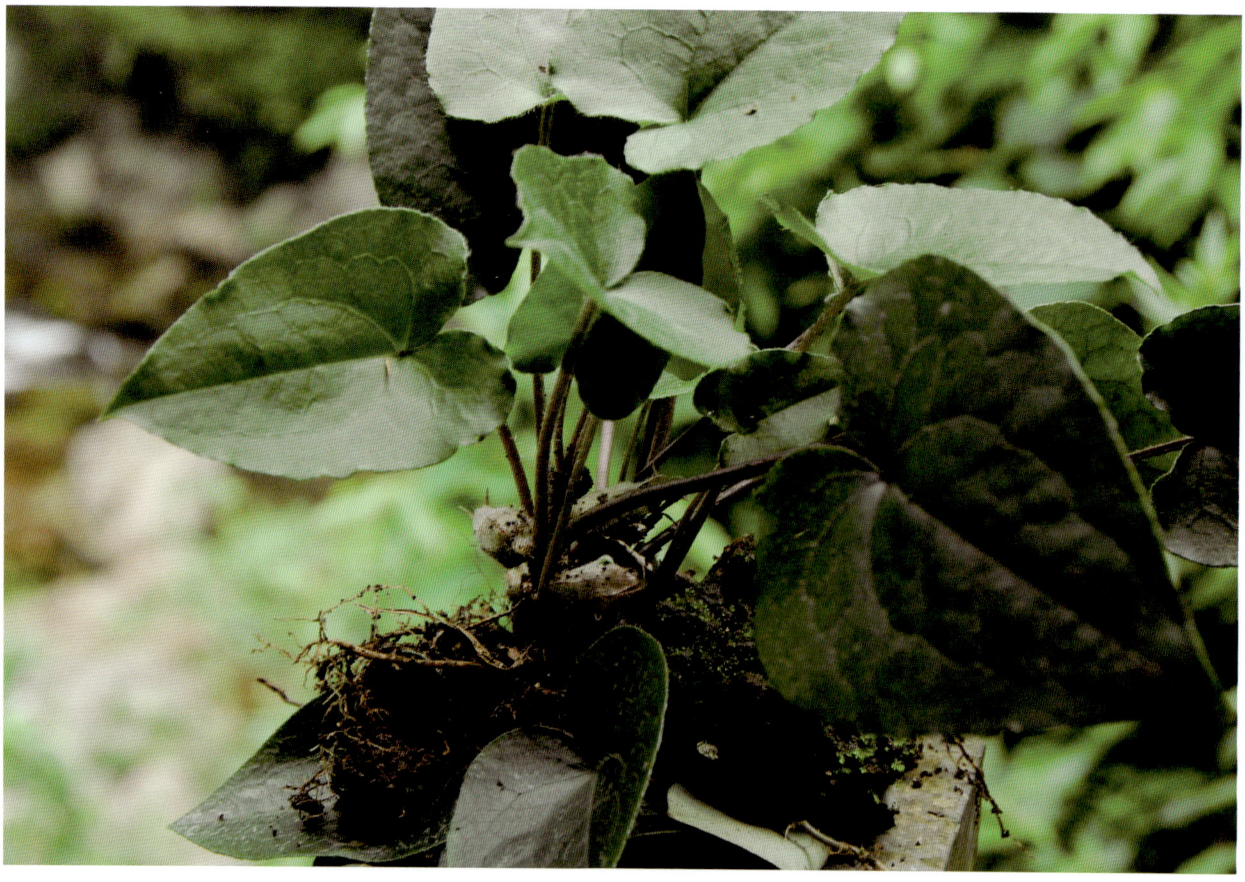

Jab nix khaib nios 大花细辛

【Bit hsenb 俗名】水马蹄、花脸猫、翻天印、马蹄细辛、地花细辛、花叶细辛。

【Dios kob deis 基源】为马兜铃科植物大花细辛 *Asarum maximum* Hemsl. 的根、茎、叶。

【Niangb bet deis 生长环境】生于坡塝林下阴湿处。分布于部分苗乡。

【Jox hsub 性味属经】性热，味辛，属热药，入冷经。有毒。

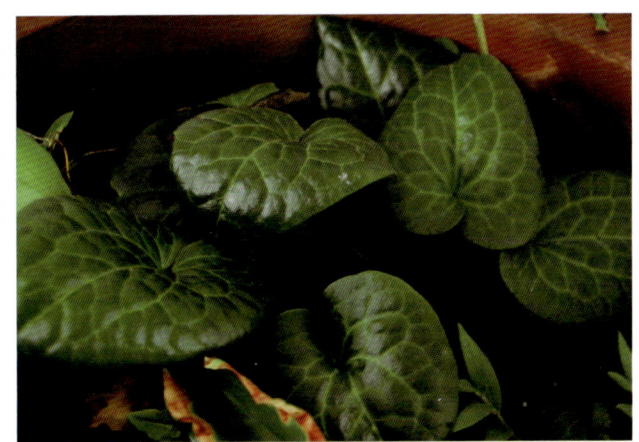

【Qet diel xid 功能主治】功能：hxed diongb zangl seil 温中散寒，dangf ngol dins heik bongt 止咳定喘。主治：dliangd bil dib sangb 跌打损伤，mangb hfud seil 风寒感冒，mongb khob 头痛，mongb jox ghab jid 浑身疼痛，ngol hvuk 喘咳，jit hxangd 瘀血。

【Ed not xus 用法用量】内服，煎汤，10～15 g。

Jab nix khaib ib 杜衡

【Bit hsenb 俗名】杜葵、土细辛、马蹄莲、南细辛、茗叶细辛、土里开花、苦叶细辛。

【Dios kob deis 基源】为马兜铃科植物杜衡 *Asarum forbesii* Maxim. 的茎、根或全草。

【Niangb bet deis 生长环境】生于坡塝草丛中或疏林下。分布于部分苗乡。

【Jox hsub 性味属经】性热，味辛，属热药，入冷经。

【Qet diel xid 功能主治】功能：hxub jent hxenk net 祛风除湿，ves hxangd dangf mongb 活血止痛，dangf ngol dangf hek bongt 镇咳平喘。主治：fal sab 痧证，ngol hvuk 喘咳，yens jent seil mongb khob 风寒头痛，mongb gangb hmid 虫牙痛，yens nangb gik 毒蛇咬伤。

【Ed not xus 用法用量】内服，煎汤，10～15 g；或浸酒；或入散剂。

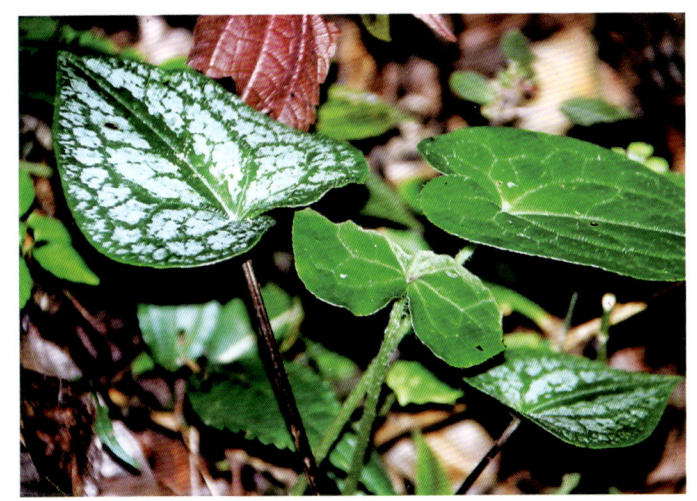

Jab jongx mongf 马兜铃

【Bit hsenb 俗名】痧药、蛇参、青木香、青香藤、百两金。

【Dios kob deis 基源】为马兜铃科植物马兜铃 Aristolochia debilis Sieb. et Zucc. 的果实、根。

【Niangb bet deis 生长环境】生于深山沟谷阴湿处或丛林下。分布于部分苗乡。

【Jox hsub 性味属经】性冷，味苦，属冷药，入热经。

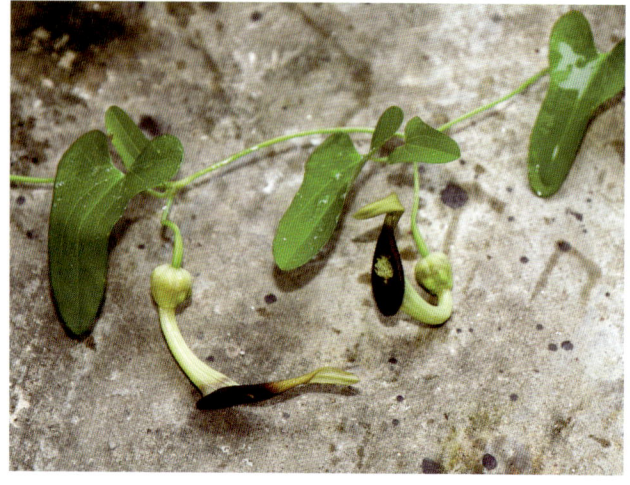

【Qet diel xid 功能主治】功能：hxub kib net nais pot 清热润肺，yangx ghad ngol dangf khangk 化痰止咳，los eb hxenk angt 利水消肿。主治：pob wux qub 水臌病，ait ngol heik bongt 咳嗽痰喘，ghab jed diongx hfud nais pob od nul 支气管炎，ngol lol hxangd 咳血，mongb dliud 心绞痛，dix khangd ghad angt mongb 痔疮肿痛。

【Ed not xus 用法用量】内服，煎汤，5～15 g。外用，50 g，煎水熏洗患处。

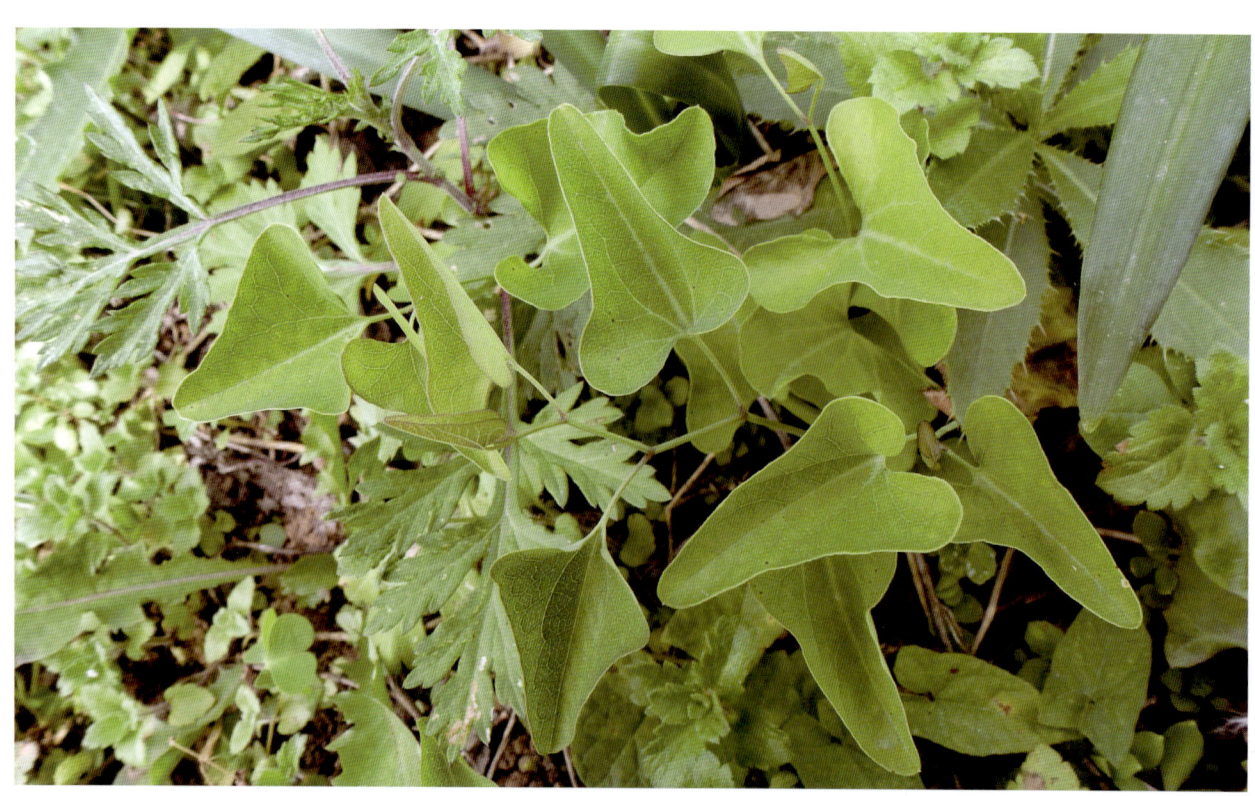

Jab jongx mongf vud 管花马兜铃

【Bit hsenb 俗名】千金薯、小青藤、藤细辛、鼻血连。

【Dios kob deis 基源】为马兜铃科植物管花马兜铃 *Aristolochia tubiflora* Dunn 的肉质根。

【Niangb bet deis 生长环境】喜生于低海拔地区深山丛林中。分布于部分苗乡。

【Jox hsub 性味属经】性冷，味苦，属冷药，入热经。

【Qet diel xid 功能主治】功能：hxub kib tat jab 清热解毒，hxenk od nul dangf mongb 消炎止痛。主治：mongb daif gad 胃痛（胸口痛），ait ngol heik bongt 咳嗽痰喘，yens nangb gik 毒蛇咬伤。

【Ed not xus 用法用量】内服，煎汤，25～30 g；或浸酒。外用，煎水洗。

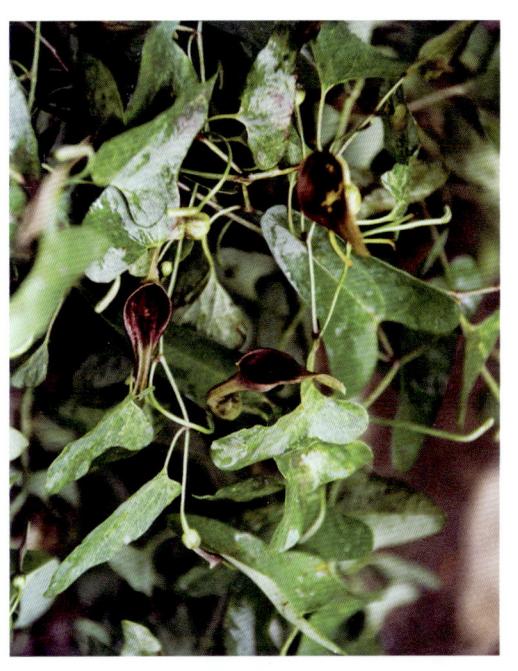

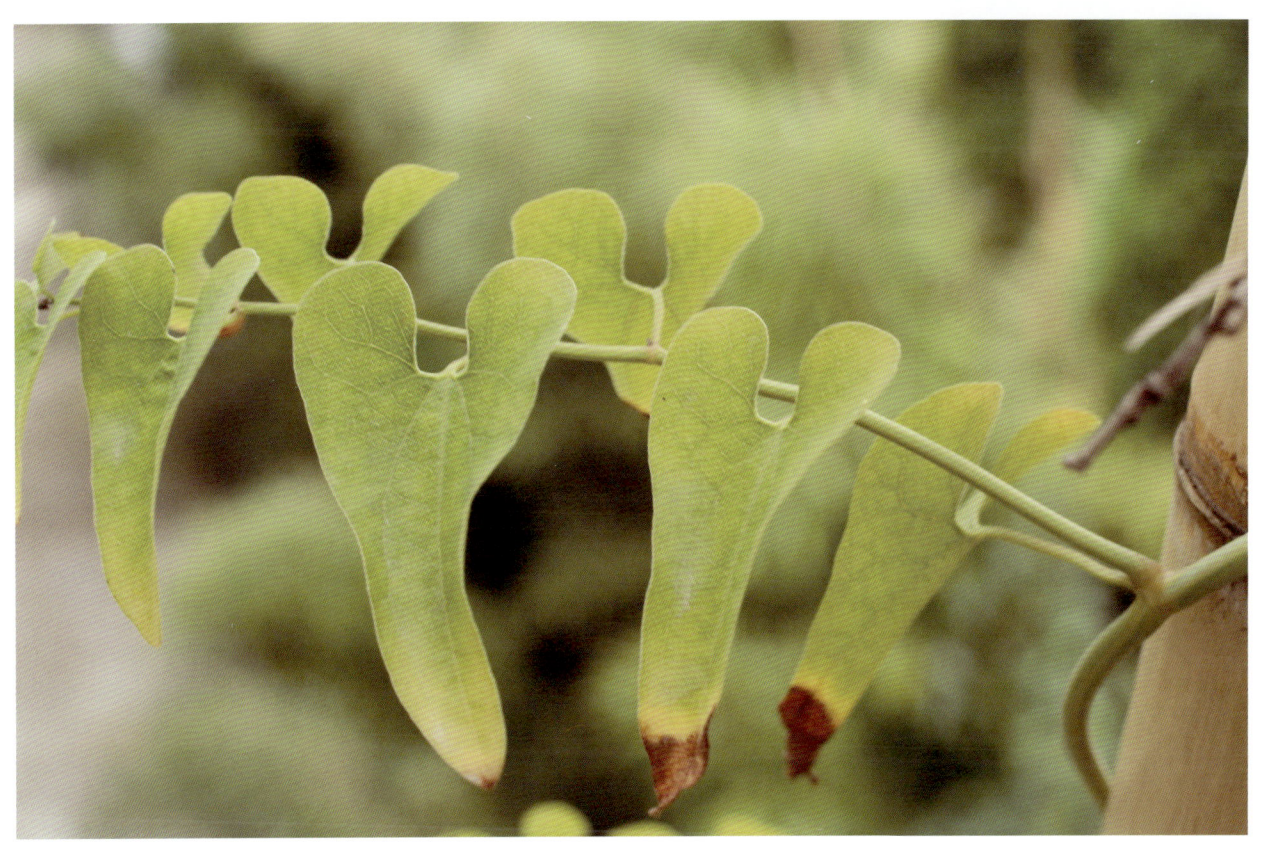

Jab jongx mongf hlieb 卵叶马兜铃

【Bit hsenb 俗名】土木香、青木香、马兜铃、红三百棒、高脚细辛、双叶细辛、卵叶雷公藤。

【Dios kob deis 基源】为马兜铃科植物卵叶马兜铃 *Asarum tagala* Champ. 的根、叶。

【Niangb bet deis 生长环境】生于低海拔地区山坡林下阴湿处。分布于各地苗乡。

【Jox hsub 性味属经】性热，味辛，属热药，入冷经。

【Qet diel xid 功能主治】功能：hxub kib tat jab 清热解毒，hxub jent zangl seil 疏风散寒。主治：mongb daif gad 胃痛（胸口痛），diux ghongd od nul 咽喉炎，niangb hsab pob mongb 无名肿毒，dix gangb 疔疮，yens nangb gik 毒蛇咬伤，zal ghad dongk 痢疾。

【Ed not xus 用法用量】内服，煎汤，10～15 g。外用，捣烂敷患处。

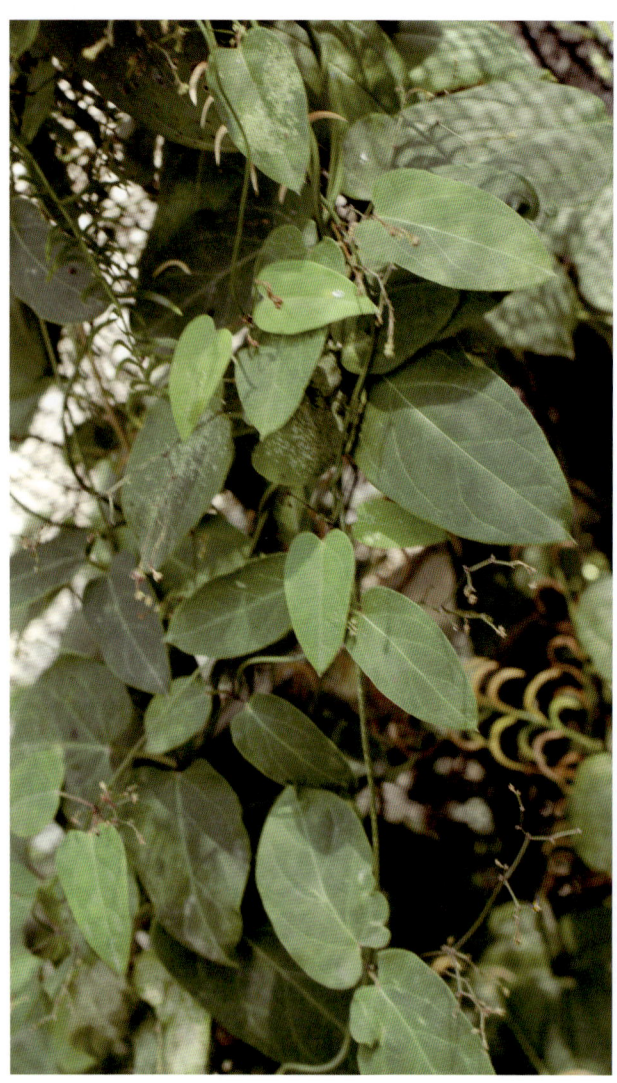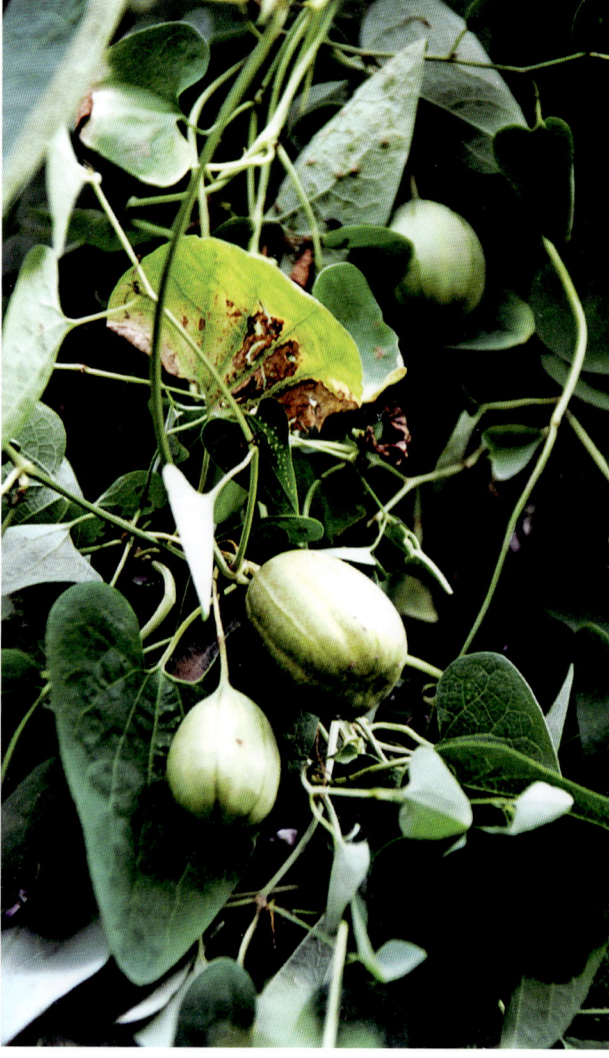

Vob jof bil 圆叶马兜铃

【Bit hsenb 俗名】青木香、大青木香、萝卜防己、圆叶山总管。

【Dios kob deis 基源】为马兜铃科植物圆叶马兜铃 *Aristolochia contorta* Bge. 的成熟果实。

【Niangb bet deis 生长环境】生于山沟、溪边或林缘的灌木丛间。分布于部分苗乡。

【Jox hsub 性味属经】性冷，味苦，属冷药，入热经。

【Qet diel xid 功能主治】功能：hvent ves tat kib 清凉退热，tat jit hxangd liangs ngix 散瘀生肌，hangb bongt dangf mongb 行气止痛。主治：dliangd bil dib sangb 跌打损伤，yens xit 刀伤，mongb ghongd niangs 咽喉痛，niel khob 头晕，mongb daif gad 胃痛（胸口痛），mongb qub 腹痛，gangb xent 疥疮。

【Ed not xus 用法用量】内服，煎汤，5～15 g。外用，捣烂敷患处。

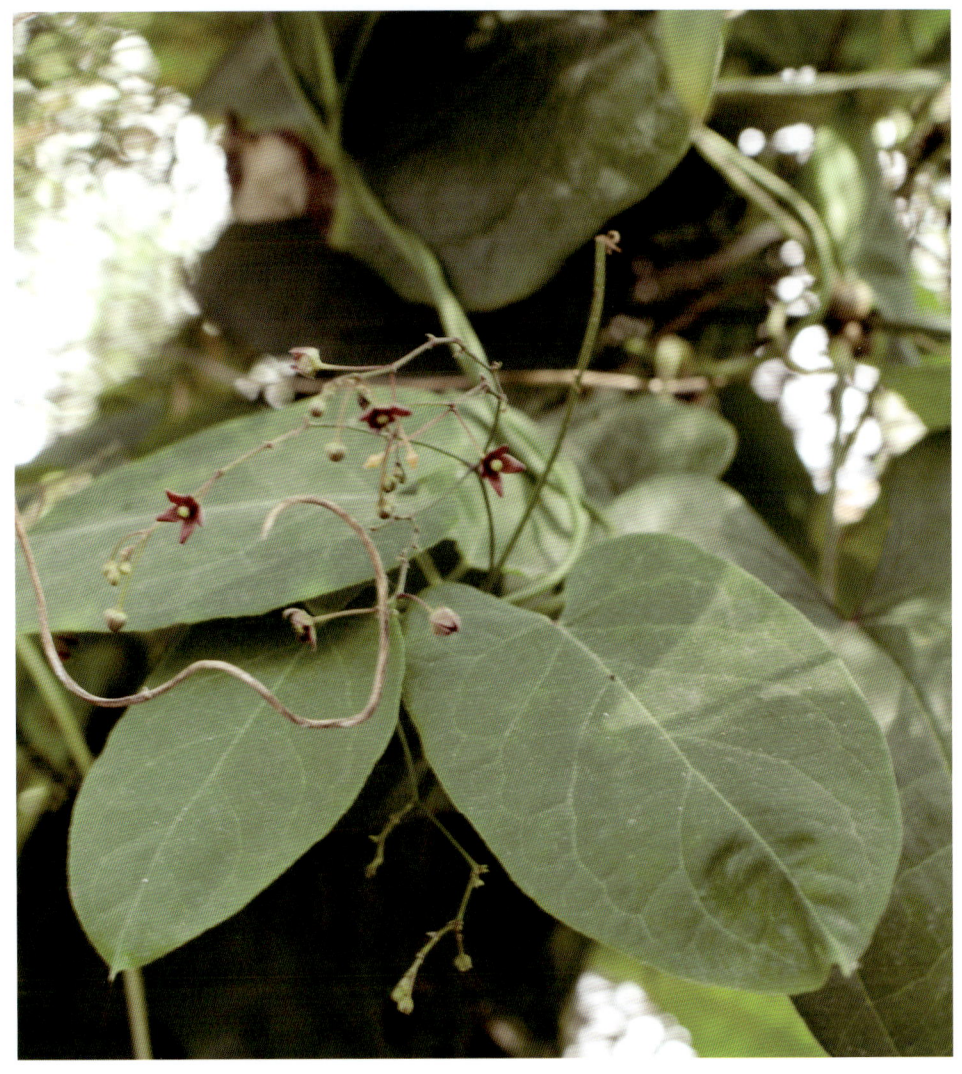

蛇菰科

Yaob zix xenx 蛇菰

【Bit hsenb 俗名】葛菌、葛乳、葛蕈、红血莲、寄生荚、葛花菜、螺丝起。

【Dios kob deis 基源】为蛇菰科植物蛇菰 *Balanophora japonica* Makino 的全草。

【Niangb bet deis 生长环境】多寄生于阔叶林中腐朽树根上。分布于部分苗乡。

【Jox hsub 性味属经】性冷，味苦甘，属冷药，入热经。

【Qet diel xid 功能主治】功能：hxub kib tat jab 清热解毒，seil hxangd dangf hxangd 凉血止血。主治：nais pot kib ngol hxangd 肺热咳血，od hxangd 吐血，fangx mais fangx jid 黄疸，jib daib laib got pob angt 小儿阴茎肿大，hxongb lax 九子疡，dix khangd ghad 痔疮。

【Ed not xus 用法用量】内服，煎汤，10～15 g；或炖肉服。外用，捣烂敷。

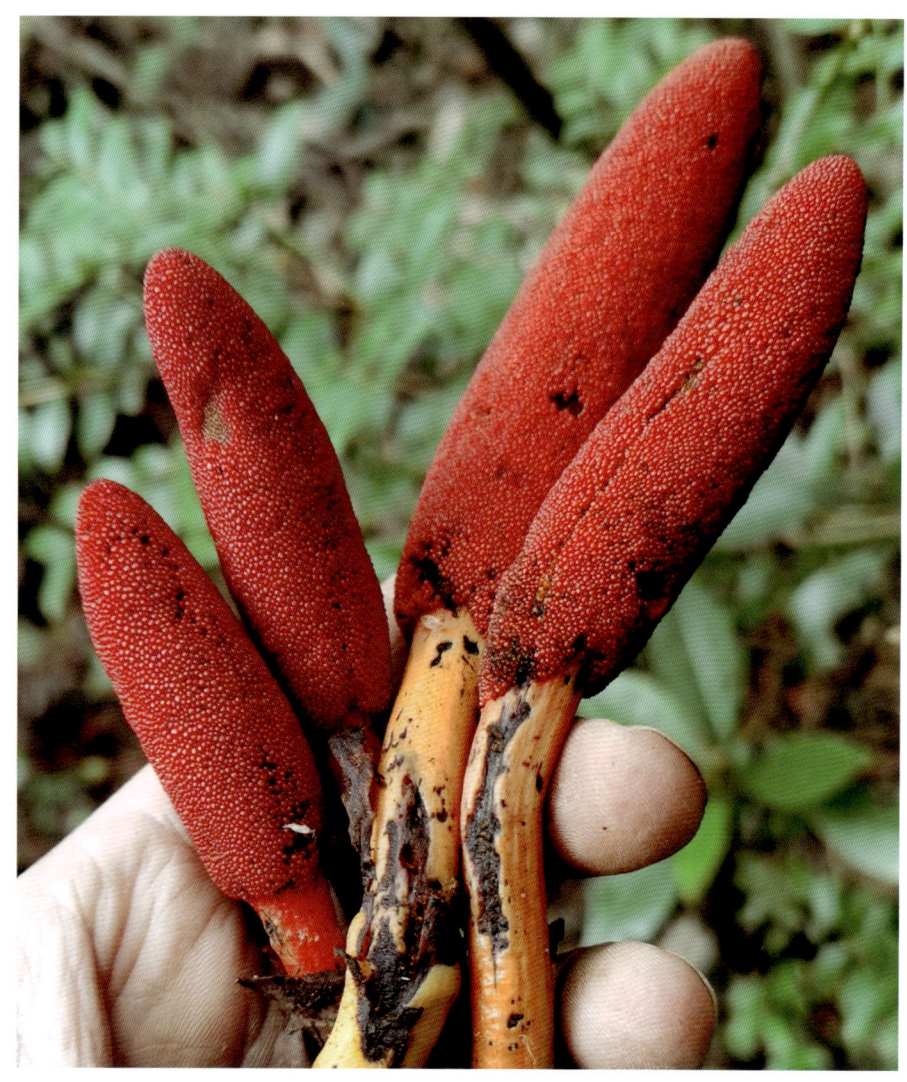

Yaob zix leix 筒鞘蛇菰

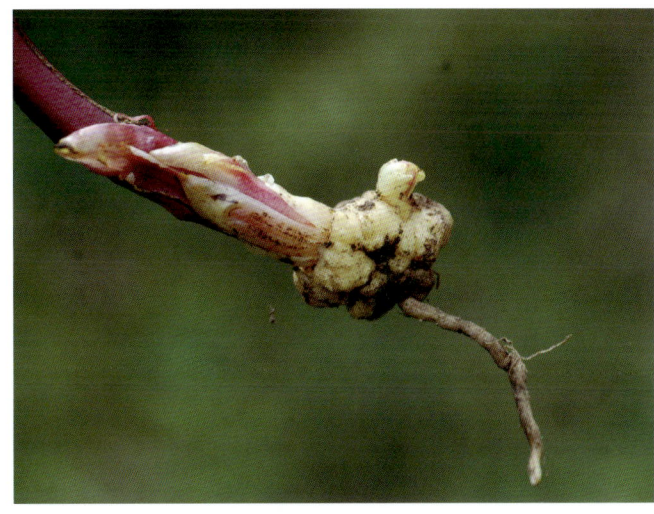

【Bit hsenb 俗名】草狗肾、草寄生、寄生黄。

【Dios kob deis 基源】为蛇菰科植物筒鞘蛇菰 *Balanophora involucrata* Hook. f. 的全株。

【Niangb bet deis 生长环境】寄生于阔叶林中木本植物树根上、草坡上。分布于各地苗乡。

【Jox hsub 性味属经】性平，味苦辛，属冷热两经药，入两经。

【Qet diel xid 功能主治】功能：hxub ghad kid seil hxangd 清热凉血，tat jab hxenk angt 解毒消肿，dangf mongb 止痛。主治：fangx mais fangx jid 黄疸，hxongb lax 九子疡，ngol lol hxangd 咳血，got ax gek 阳痿，dix khangd ghad 痔疮。

【Ed not xus 用法用量】内服，水煎，10～15 g。

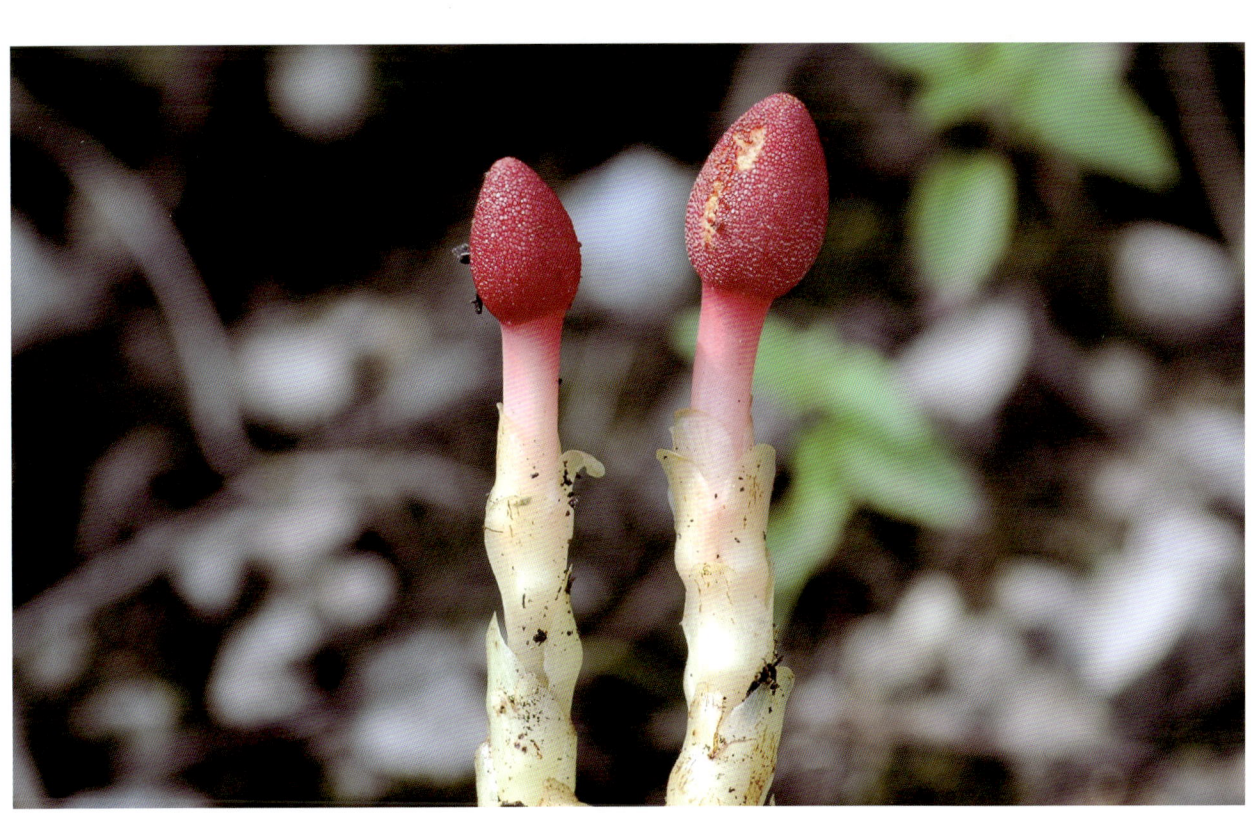

蓼 科

Vob haib 大黄

【Bit hsenb 俗名】川军、黄良、南大黄、药用大黄。

【Dios kob deis 基源】为蓼科植物大黄 *Rheum officinale* Baill. 的块根。

【Niangb bet deis 生长环境】生于土壤肥沃的荒地、菜园边、路边，有栽培。分布于部分苗乡。

【Jox hsub 性味属经】性冷，味苦，属冷药，入热经。

【Qet diel xid 功能主治】功能：hxub kib tat jab 清热解毒，ves hxangd tat jit hxangd 行血散瘀，yangx gad los gangd 消食化积。主治：bal ves od hxangd 虚劳吐血，lol hxangd nais 鼻衄，dinx gad xangd dit 食积饱胀，lax gangb lot 口疮糜烂，kib eb kib dul 水火烫伤，ax hsot ud 闭经，ud niak ax lol 胎衣不下。

【Ed not xus 用法用量】内服，煎汤，10～15 g。

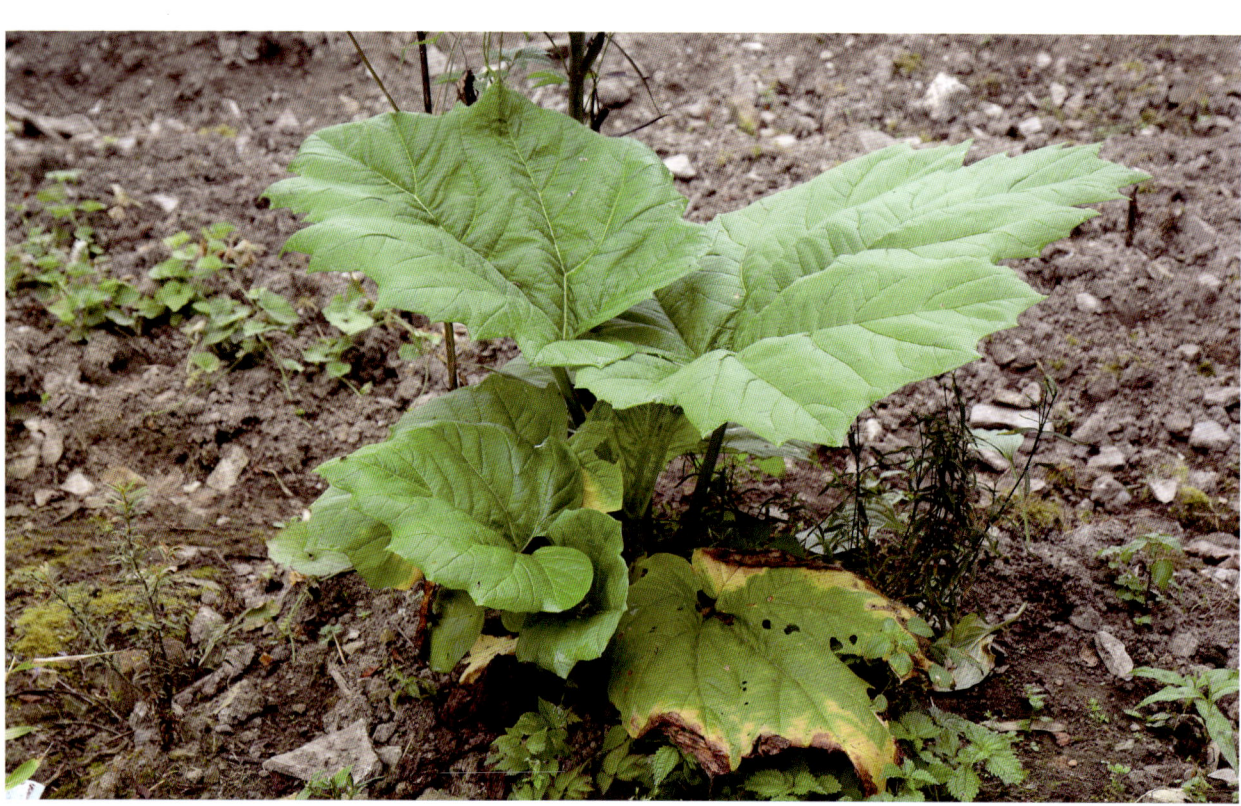

Vob haib vud 土大黄

【Bit hsenb 俗名】大晕药、化血莲、止血草、吐血草、金不换、血当归、救命王、红筋大黄。

【Dios kob deis 基源】为蓼科植物土大黄 *Rumex madaio* Mak. 的根。

【Niangb bet deis 生长环境】生于山野荒地、园地边、村寨边。分布于各地苗乡。

【Jox hsub 性味属经】性冷，味苦辛，属冷药，入热经。

【Qet diel xid 功能主治】功能：hxub kib tat jab 清热解毒，hangb bongt tat jit hxangd 行气化瘀。主治：dliangd bil dib sangb 跌打损伤，ait gheb bal jid od hxangd 劳伤吐血，mongb hlaib khob dlangb bil 脑炎，mongb git ghab naix 腮腺炎，nais pot lax bus 肺痈，kib eb kib dul 水火烫伤，jib ghad 便秘。

【Ed not xus 用法用量】内服，煎汤，10～15 g。外用，捣烂敷或磨汁涂。

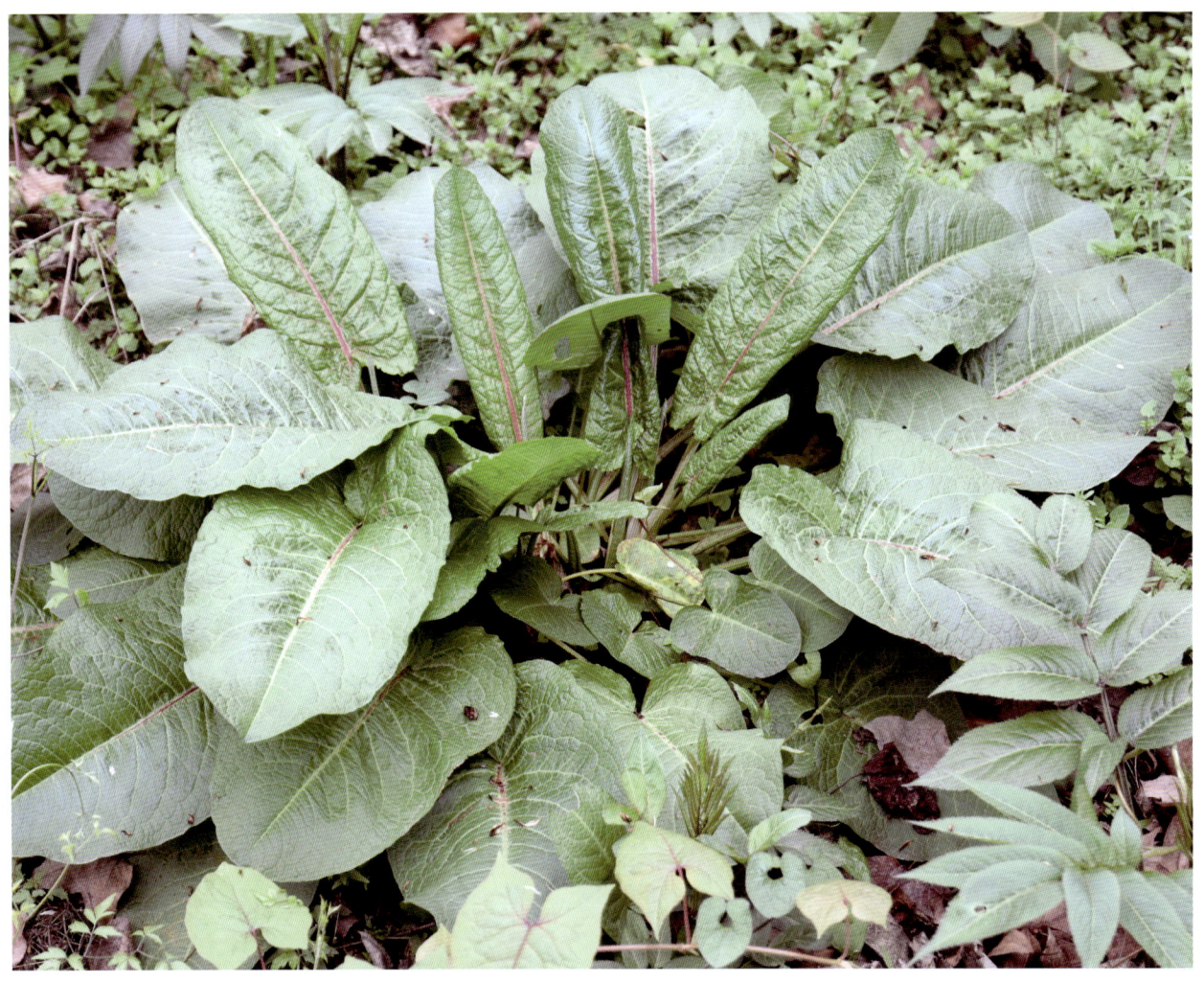

Vob haib dlub 羊蹄

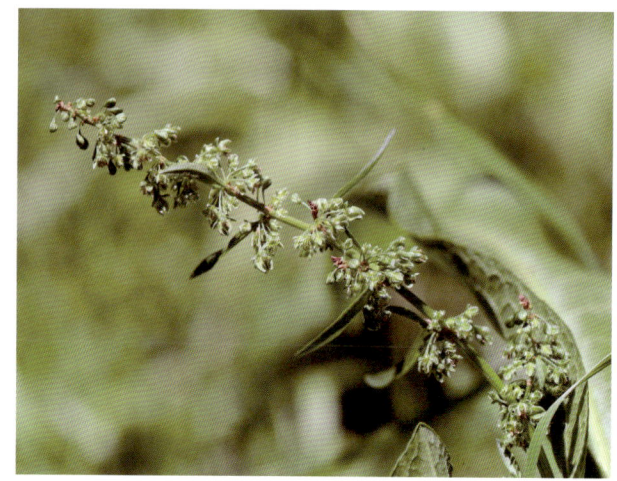

【Bit hsenb 俗名】山羊蹄、大头黄、猪耳朵、败毒菜、羊耳朵、黄根根、野菾莶、牛舌大黄。

【Dios kob deis 基源】为蓼科植物羊蹄 *Rumex japonicus* Houtt. 的根。

【Niangb bet deis 生长环境】生于山野荒地、河边湿地、路旁。分布于各地苗乡。

【Jox hsub 性味属经】性冷，味苦，属冷药，入热经。有小毒。

【Qet diel xid 功能主治】功能：tongb eb dlax xuf 利水渗湿，net ghad ghof tongb ghad 润肠通便，dib gangb 杀虫。主治：dliangd bil dib sangb 跌打损伤，net kib fangx jid 湿热黄疸，gangb vas eb hniangk 汗斑，dlangx khob ax maix dliub 秃顶，ghab dlot khob 头皮屑，xud ghad hxangd 肠风下血，khangd ghad ongd hsongd 肛周炎。

【Ed not xus 用法用量】内服，煎汤，10～15 g。外用，捣烂敷，磨汁涂，熬膏涂，煎水洗。

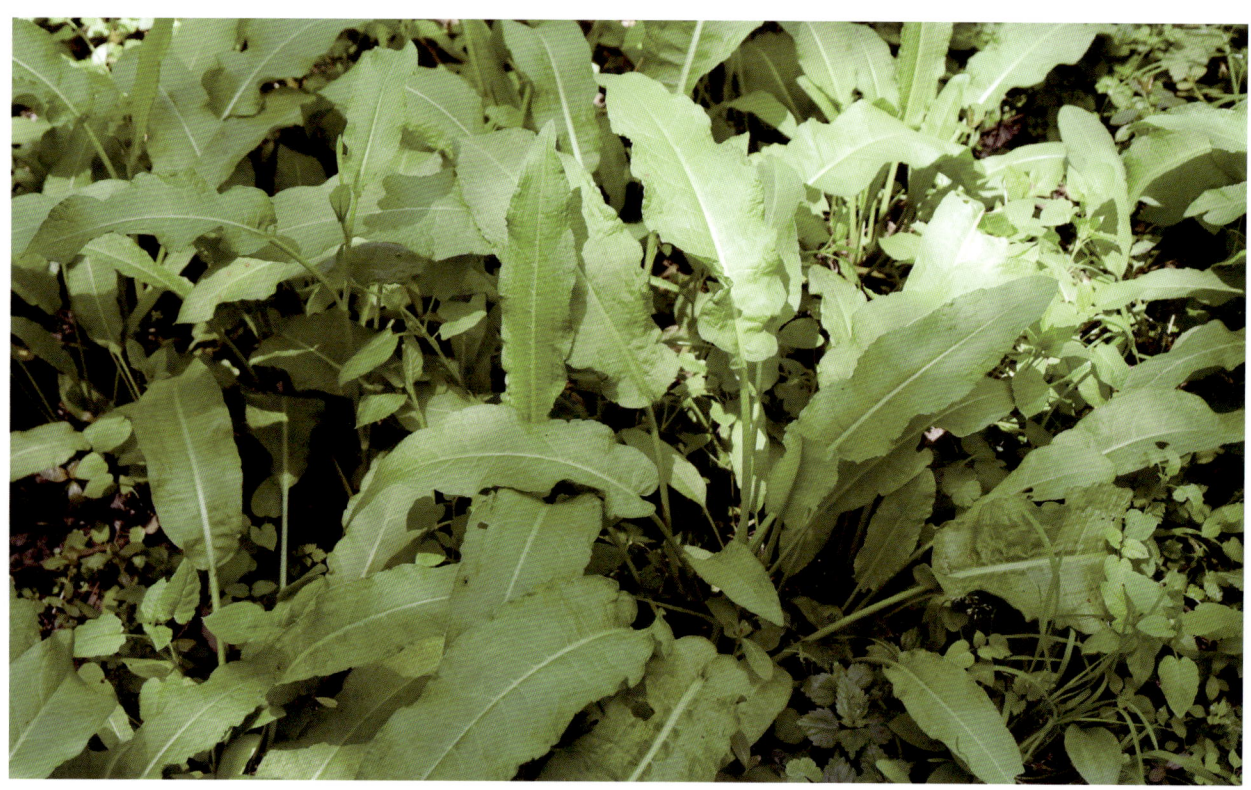

Vob haib hxub 酸模

【Bit hsenb 俗名】土大黄、小当药、羊舌片、酸汤菜、黄根根、牛耳大黄、巴天酸模。

【Dios kob deis 基源】为蓼科植物酸模 *Rumex acetosa* L. 的根。

【Niangb bet deis 生长环境】生于土壤较肥沃地区荒地、园地边、村寨边。分布于各地苗乡。

【Jox hsub 性味属经】性冷，味酸，属冷药，入热经。

【Qet diel xid 功能主治】功能：tongb wal zangx yangx 利尿通淋，hxub kib seil hxangd 清热凉血。主治：hniub mais pob xok mongb 目赤肿痛，od hxangd 吐血，gangb xent 疥疮，xud wal lol bus 淋病，juk jik lol ax hvit 小便不利，zal ghad dongk 痢疾，jib ghad 便秘。

【Ed not xus 用法用量】内服，煎汤，10～15 g；或捣汁饮。外用，捣烂敷。

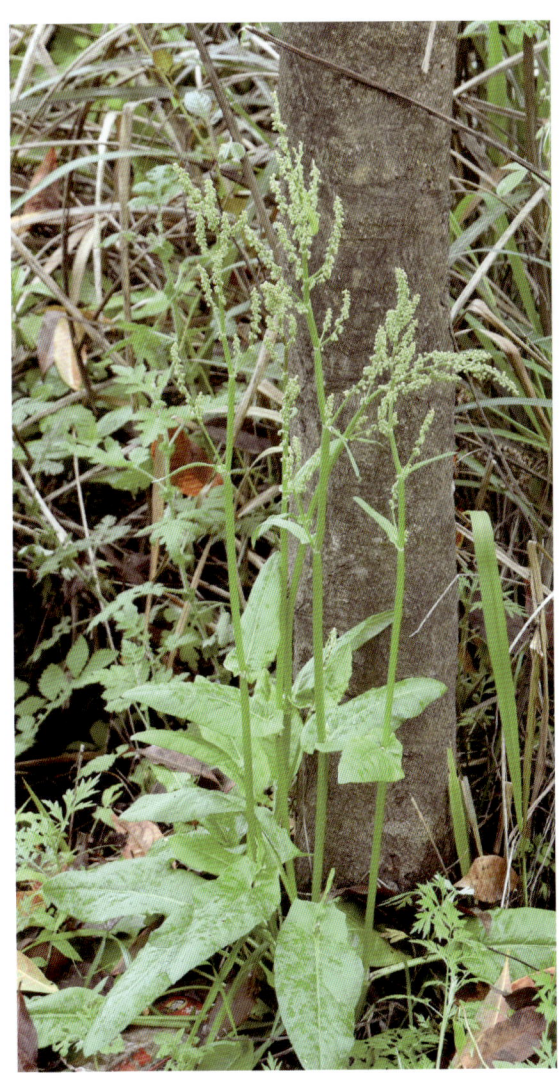
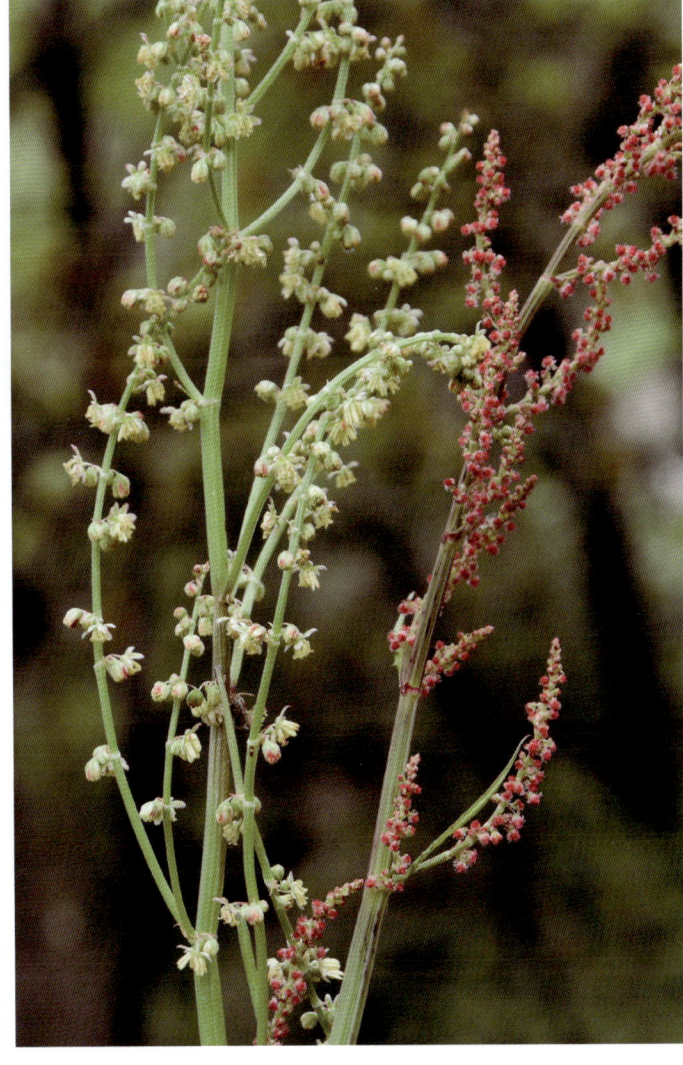

Vob haib hxub yeb 齿果酸模

【Bit hsenb 俗名】牛舌草、牛舌条、牛舌片、土大黄、羊蹄根。

【Dios kob deis 基源】为蓼科植物齿果酸模 *Rumex dentatus* L. 的根。

【Niangb bet deis 生长环境】生于荒坡荒地、水边潮湿地区。分布于各地苗乡。

【Jox hsub 性味属经】性冷，味苦，属冷药，入热经。

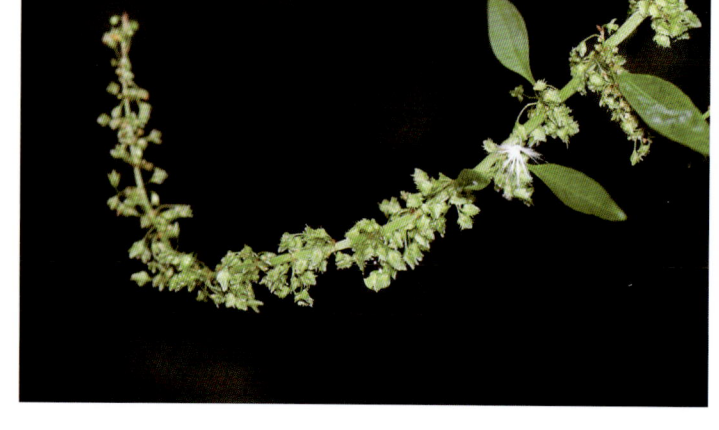

【Qet diel xid 功能主治】功能：hxub kid tat jab 清热解毒，seil hxangd tat jit hxangd 凉血化瘀，net ghad ghof tongb ghad 润肠通便。主治：dib yens jit hxangd 跌打瘀血，yens dul kib 烧伤，jil wel pob xok 乳房红肿，jib ghad 便秘。

【Ed not xus 用法用量】内服，煎汤，10～20 g。外用，研末调敷或捣烂敷。

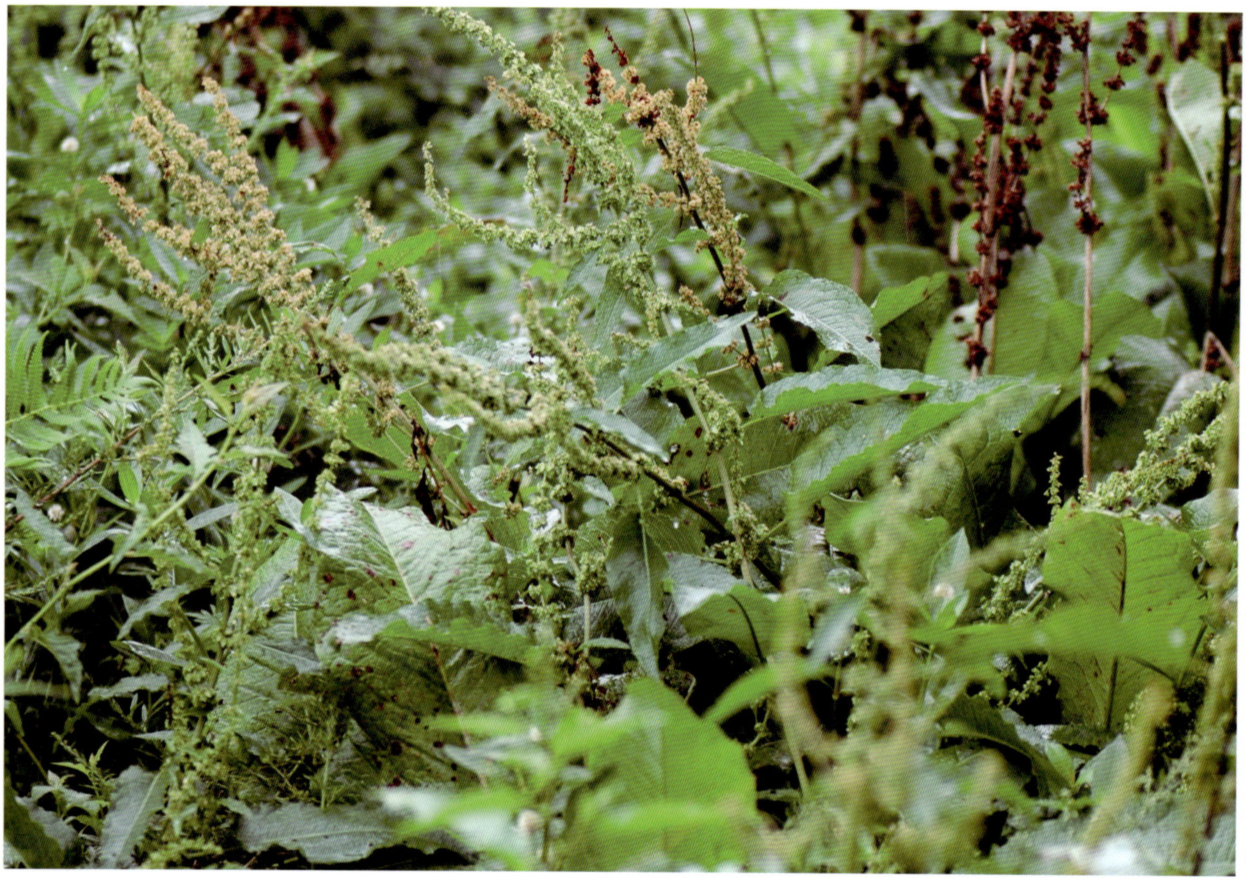

Vob haib hxub hlieb 皱叶酸模

【Bit hsenb 俗名】羊蹄草、牛舌片、土大黄、火风棠、牛耳大黄、四季根菜、皱叶羊蹄。

【Dios kob deis 基源】为蓼科植物皱叶酸模 *Rumex crispus* L. 的根。

【Niangb bet deis 生长环境】生于低山地区水塘旁、沟边、寨边、河岸边。分布于各地苗乡。

【Jox hsub 性味属经】性冷，味苦，属冷药，入热经。

【Qet diel xid 功能主治】功能：hxub ghad kid seil hxangd 清热凉血，net ghad ghof tongb ghad 润肠通便，dib gangb 杀虫。主治：nais jongt od nul 肝炎，buk dux lol hxangd 胃出血，xud wal lol bus 淋病，gangb xent 疥疮，dix gangb 疔疮，zal ghad dongk 痢疾。

【Ed not xus 用法用量】内服，煎汤，10～15 g。外用，捣烂敷、磨汁涂或煎水洗。

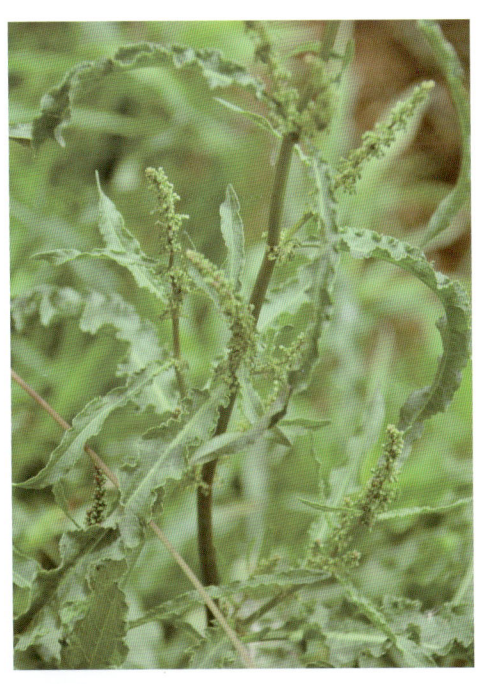

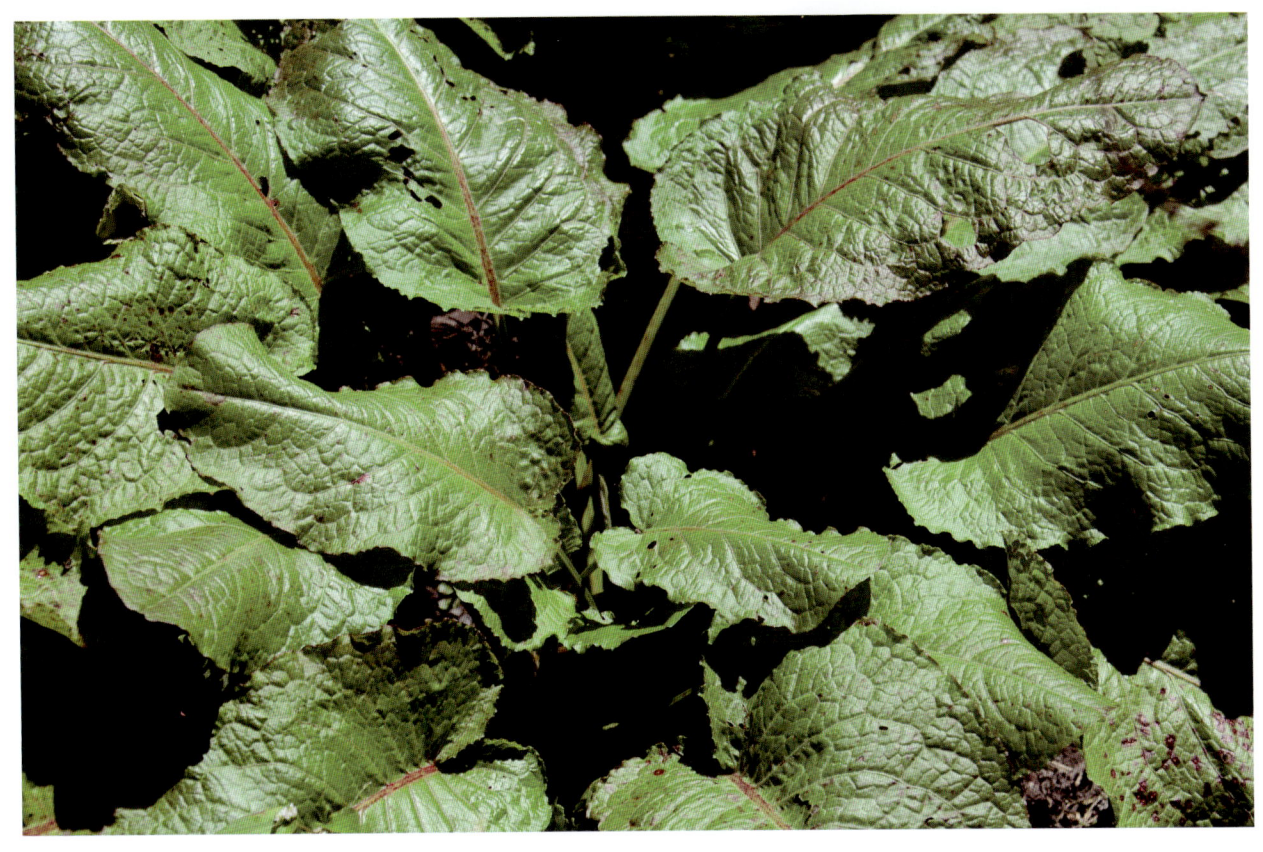

Vob haib hxub nox 尼泊尔酸模

【Bit hsenb 俗名】土大黄、天王叶、牛舌根、东方宿、牛儿黄草、尼泊尔羊蹄。

【Dios kob deis 基源】为蓼科植物尼泊尔酸模 *Rumex nepalensis* Spreng. 的根。

【Niangb bet deis 生长环境】生于低山地区路旁及沟谷边。分布于各地苗乡。

【Jox hsub 性味属经】性冷，味苦，属冷药，入热经。有小毒。

【Qet diel xid 功能主治】功能：hxub kib net ngas gangt 清热润燥，tongb eb dlax xuf 利水渗湿，net ghad ghof tongb ghad 润肠通便。主治：net kib fangx jid 湿热黄疸，dliangd bil dib sangb 跌打损伤，mongb diux ghongd hsangd ghongd 喉痹失音，khob jangx gangb xongx 头癣，hfak pob angt mongb 阴肿疼痛，dix khangd ghad xud ghad hxangd 痔疮便血。

【Ed not xus 用法用量】内服，煎汤，15～25 g；或捣汁、熬膏。外用，捣烂敷、磨汁涂或煎水洗。

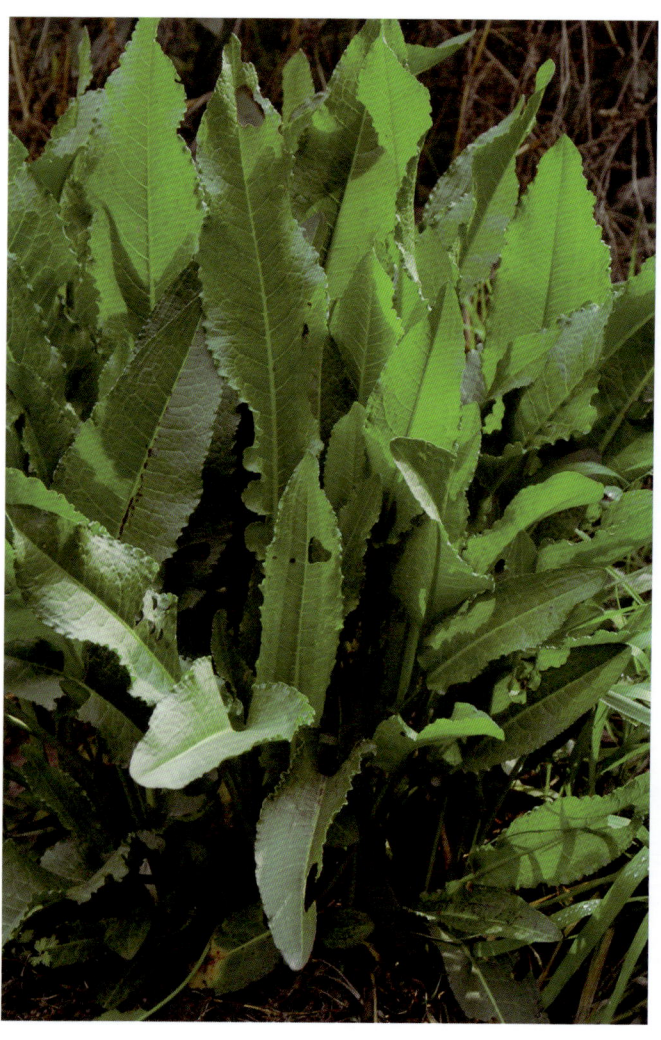
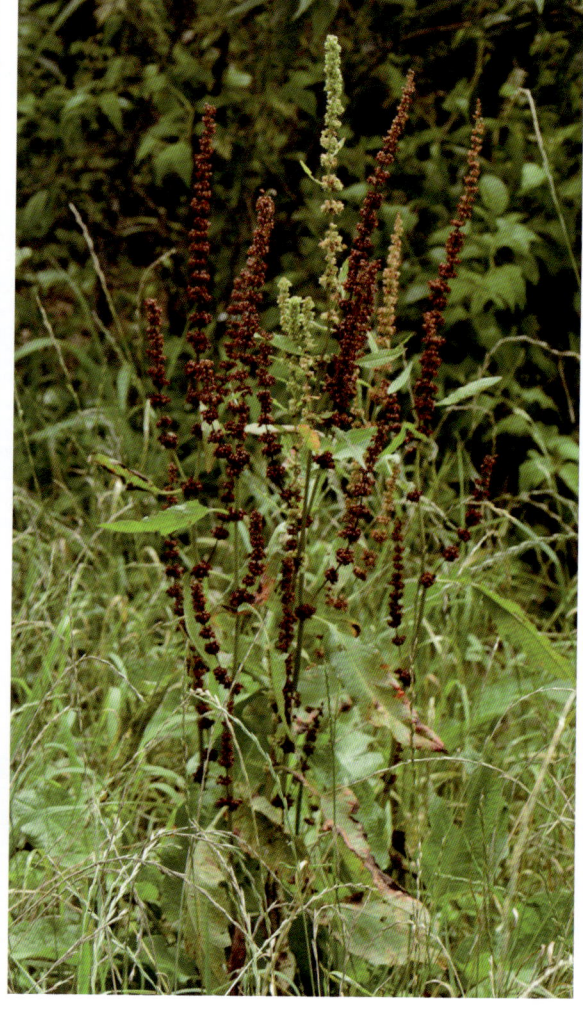

Vob gongx liongl 虎杖

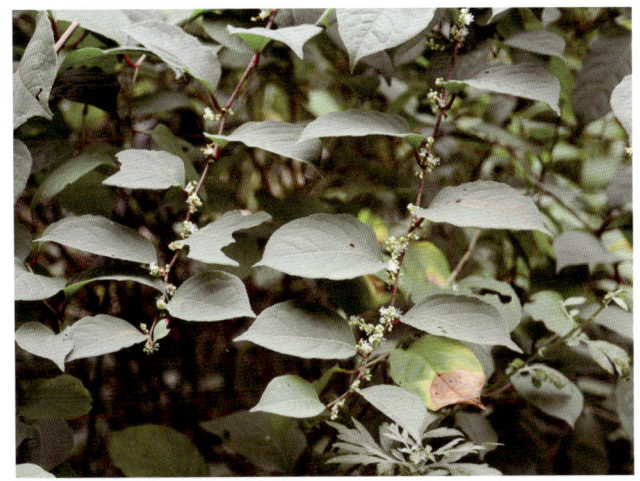

【Bit hsenb 俗名】九龙根、大活血、酸汤杆、黄地榆、蛇总管、雄黄莲、阴阳莲。

【Dios kob deis 基源】为蓼科植物虎杖 Polygonum cuspidatum Sieb. et Zucc. 的根、茎。

【Niangb bet deis 生长环境】生于山谷两边、冲沟旁、灌木丛、溪河边。分布于各地苗乡。

【Jox hsub 性味属经】性平，味苦酸，属冷热两经药，入两经。

【Qet diel xid 功能主治】功能：dangf hxangd tat jit hxangd 止血散瘀，hxub jent hxenk net 祛风除湿，ves hxangd tongb hxud 活血通经。主治：nais pot od nul 肺炎，bus diangd 骨髓炎，mongb ghut hsongd 关节炎，xenb nies vib 胆囊结石，diongx eb wal jangx vib 尿道结石，ax hsot ud 闭经，xit daib jit hxangd mongb qub 产后瘀血腹痛。

【Ed not xus 用法用量】内服，煎汤，10～15 g；或浸酒饮；或入丸、散。外用，研末或烧灰撒，熬膏涂；或煎水熏洗。

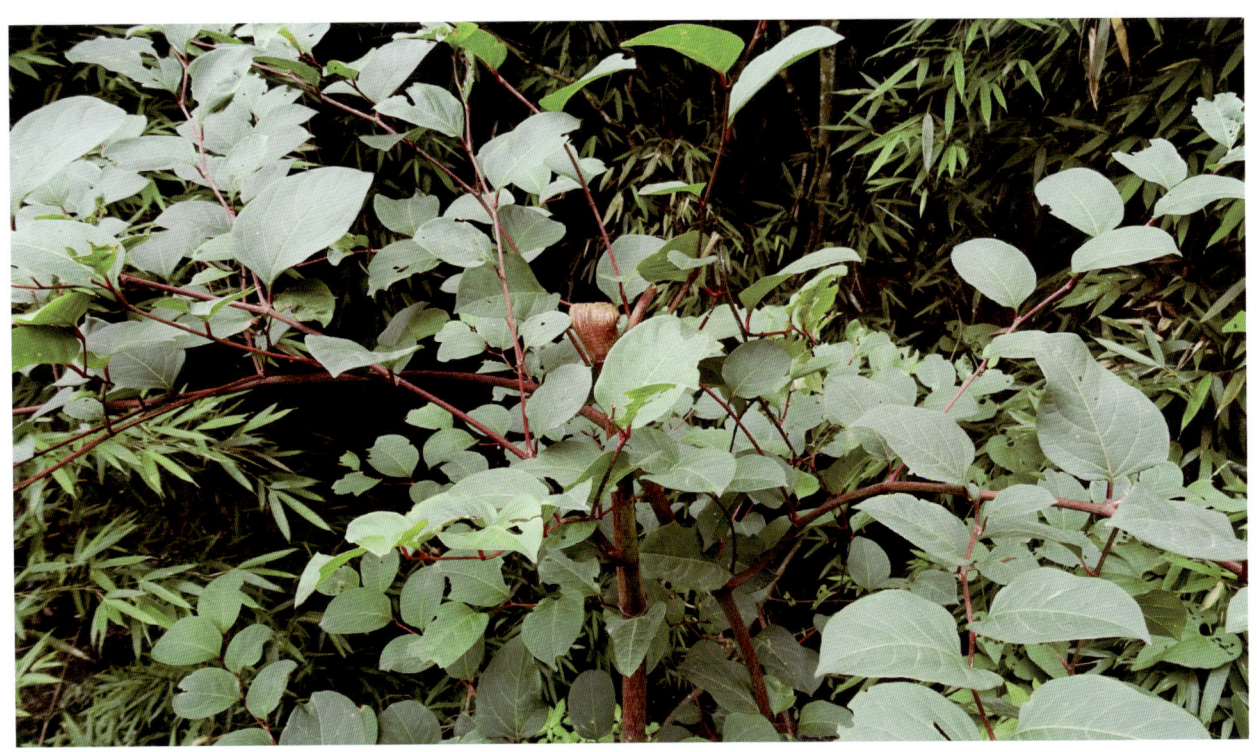

Vob daid mix 金线草

【Bit hsenb 俗名】一串红、人字草、白马鞭、捶不烂、触壳草、毛蓼。

【Dios kob deis 基源】为蓼科植物金线草 Antenoron filiforme（Thunb.）Roberty et Vautier 的全草或根。

【Niangb bet deis 生长环境】生于中山地区深山丛林中、沟谷阴湿处。分布于部分苗乡。

【Jox hsub 性味属经】性热，味麻，属热药，入冷经。

【Qet diel xid 功能主治】功能：hxub jent hxenk net 祛风除湿，qet bongt dangf mongb 理气止痛，tat jit hxangd dangf hxangd 散瘀止血。主治：yens jent mongb hsongd 风湿骨痛，dliangd bil dib sangb 跌打损伤，nais pot yens jab khang hxangd 肺痨咯血，hsot ud mongb qub 经期腹痛，xit dail lol mongb qub 产后腹痛，jif hxongb 淋巴结结核，lax liut dud 皮肤糜烂。

【Ed not xus 用法用量】内服，煎汤，10～15 g。外用，煎水洗，捣烂敷。

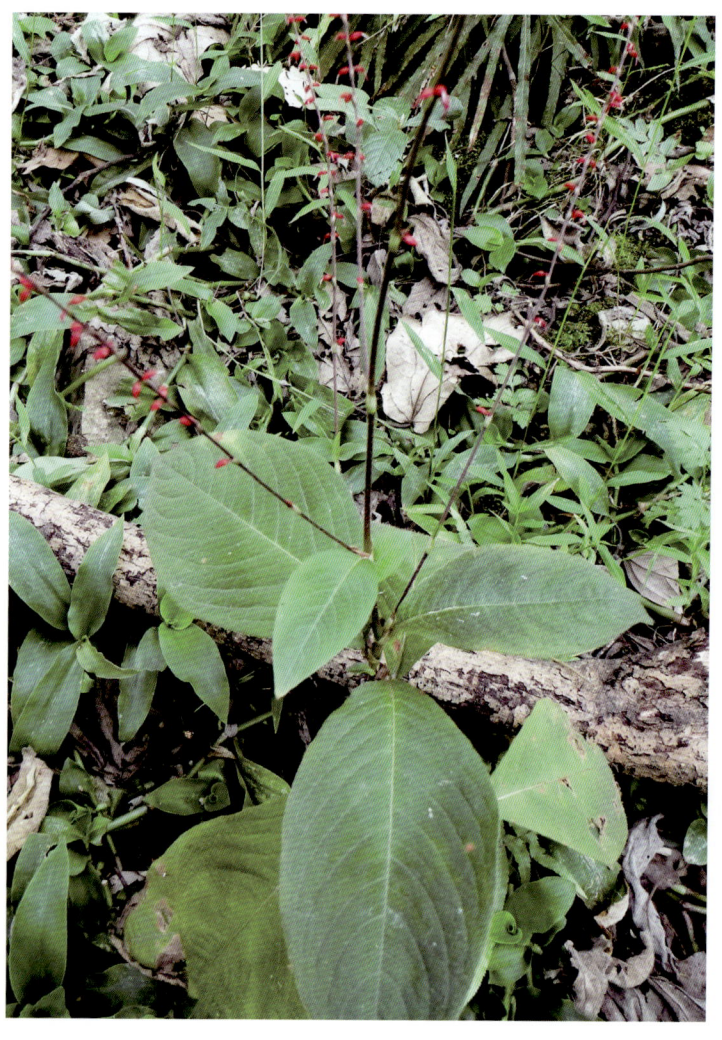
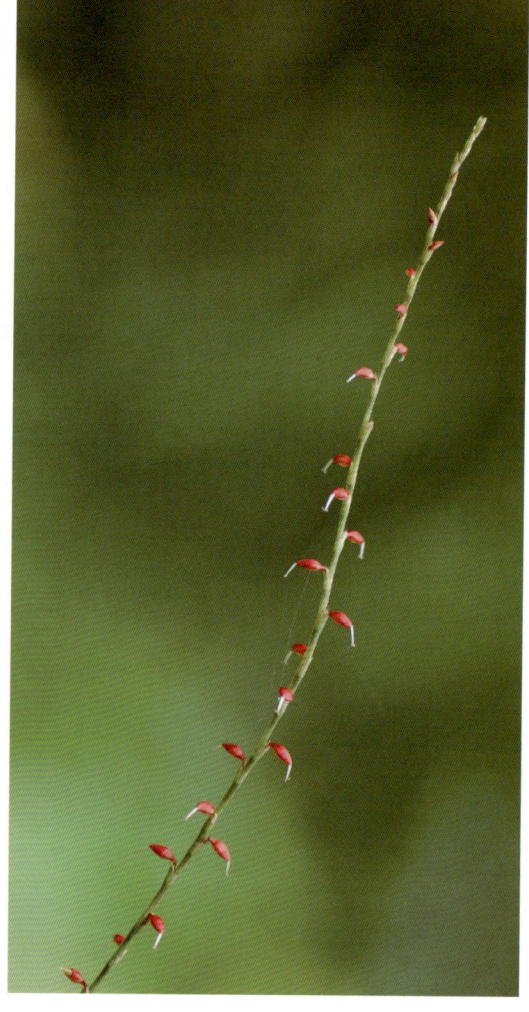

Vob daid mix liof 短毛金线草

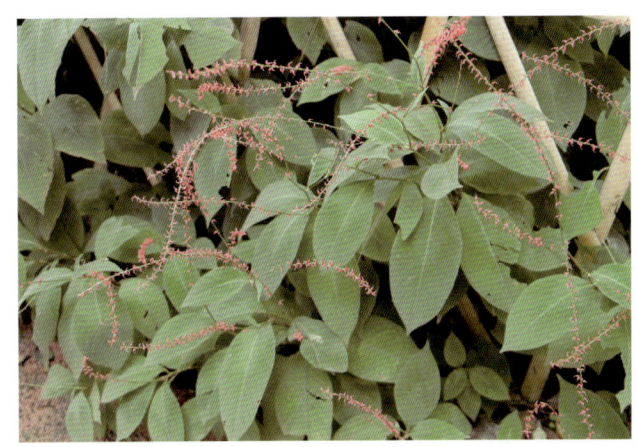

【Bit hsenb 俗名】土三七、金线草、蓼子七、重阳柳、铁拳头、铁箍散。

【Dios kob deis 基源】为蓼科植物短毛金线草 Anlenoron neofiliforme（Nakai.）Hala. 的全草或根。

【Niangb bet deis 生长环境】生于中山地区深山丛林中、沟谷阴湿处。分布于各地苗乡。

【Jox hsub 性味属经】性热，味辛，属热药，入冷经。

【Qet diel xid 功能主治】功能：hxub jent hxenk net 祛风除湿，qet bongt dangf mongb 理气止痛，dangf hxangd tat jit hxangd 止血散瘀。主治：mongb daif gad 胃痛（胸口痛），nais pot yens jab khang hxangd 肺痨咯血，yens jent mongb hsongd 风湿骨痛，mongb diub 腰痛，hsot ud ax jangx hxib 月经不调，yens nangb gik 毒蛇咬伤。

【Ed not xus 用法用量】内服，煎汤，10～15 g。外用，煎水洗，捣烂敷。

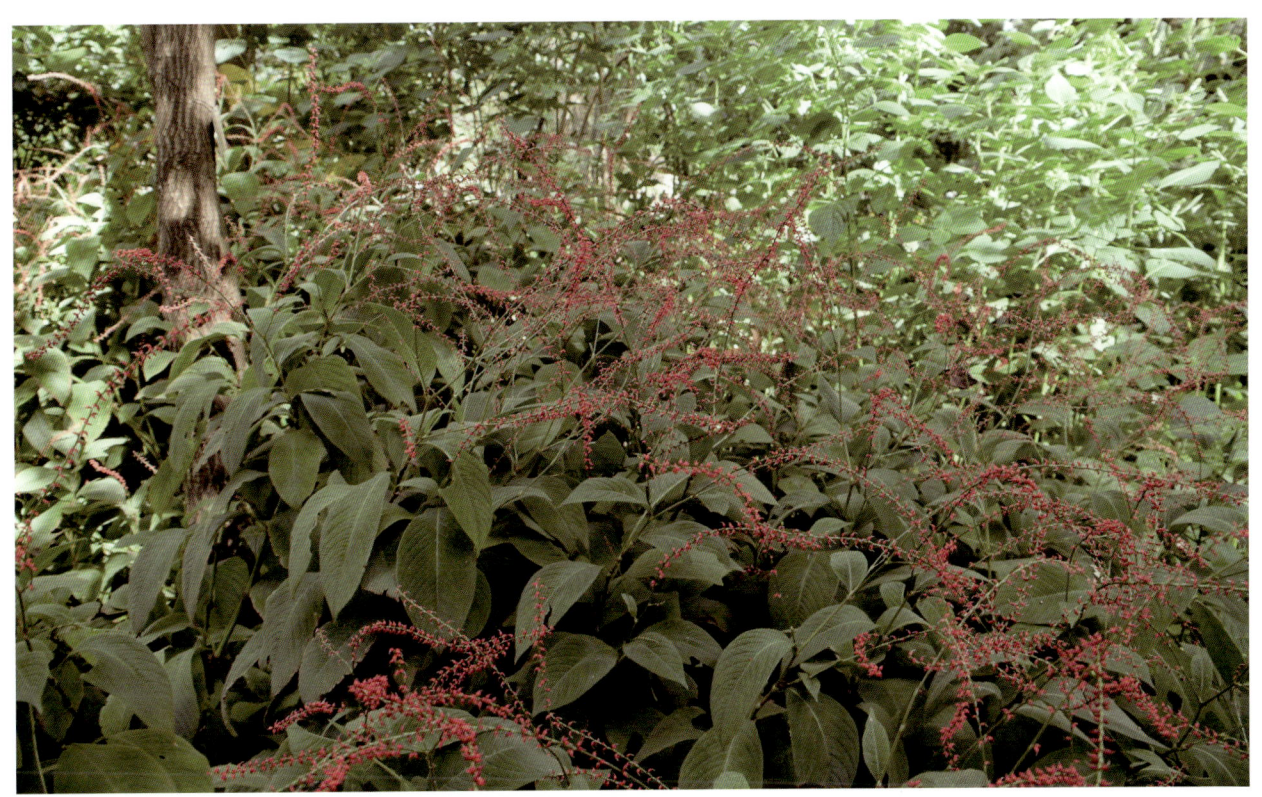

Jab gangb qangf bad 萹蓄

【Bit hsenb 俗名】牛筋草、牛鞭草、疳积药、扁竹蓼、道生草、虫蚁草、野铁扫把。

【Dios kob deis 基源】为蓼科植物萹蓄 Polygonum aviculare L. 的全草。

【Niangb bet deis 生长环境】生于田园边、河溪边、路边荒地。分布于各地苗乡。

【Jox hsub 性味属经】性冷，味苦，属冷药，入热经。

【Qet diel xid 功能主治】功能：hxub kib 清热，did gangb 杀虫，vut eb wal 利尿。主治：jib daib ngas naix mais 小儿疳积，fangx mais fangx jid 黄疸，ghad eb dlub lol not 白带过多，gangb jongb jangx 蛔虫病，gangb daid eb 湿疹，dix khangd ghad angt mongb 痔疮肿痛，khangd ghad xuf qut qat 肛门湿痒。

【Ed not xus 用法用量】内服，煎汤，10～15 g；或捣汁饮。外用，捣烂敷或煎水洗。

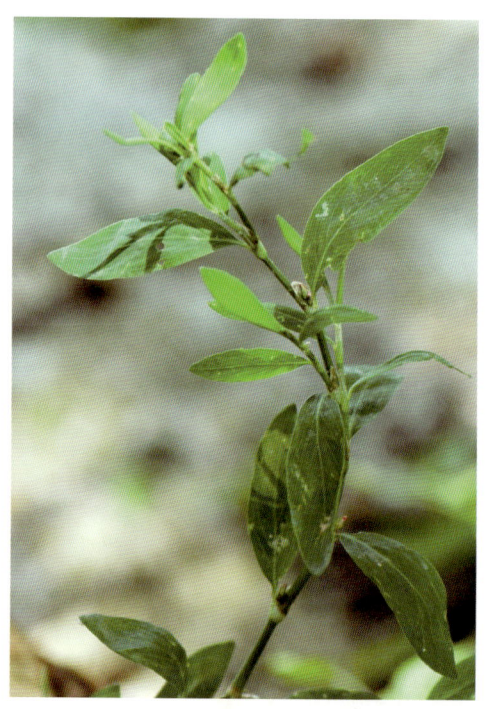

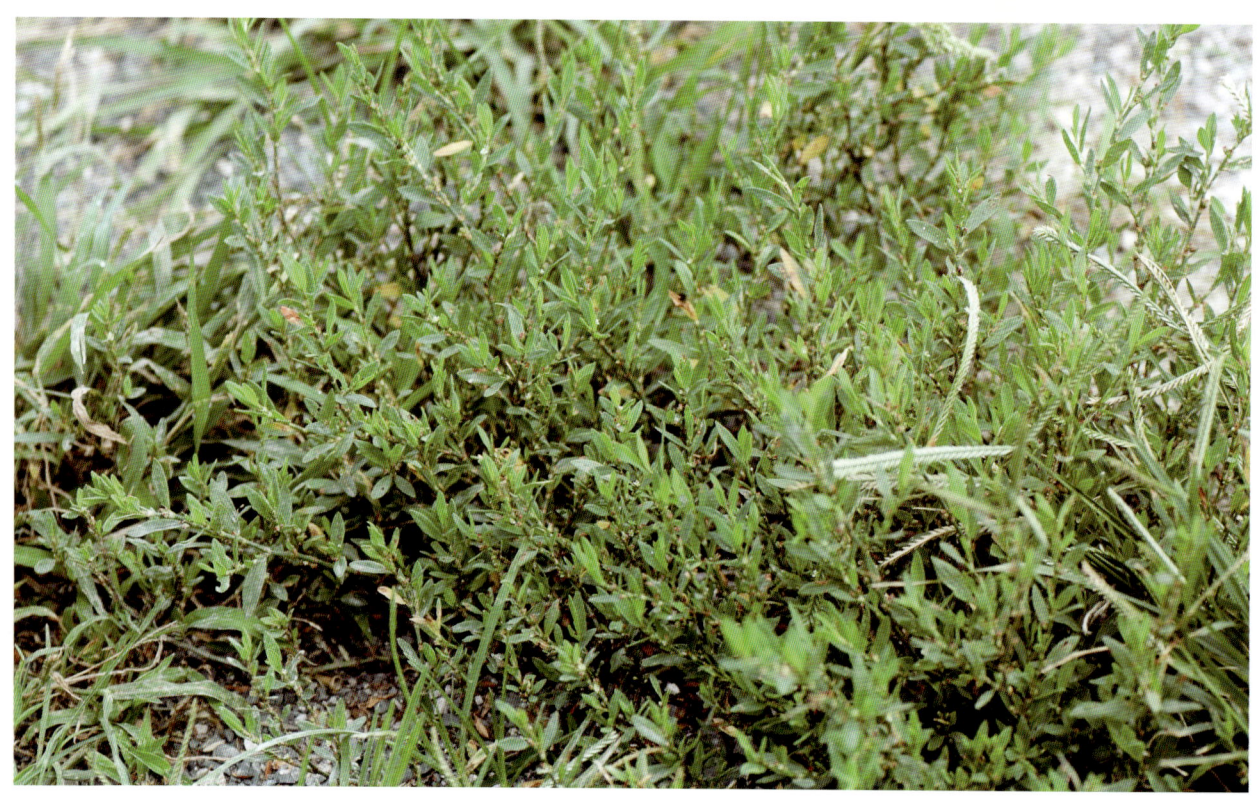

Jab gangb qangf lul 萹蓄变种

【Bit hsenb 俗名】竹草、鸟蓼、萹蔓、路柳、七星草、竹节草、扁竹蓼、路边柳、扁猪牙。

【Dios kob deis 基源】为蓼科植物萹蓄变种 *Polygonum aviculare* L. var. *vegtum* Ledeb. 的全草。

【Niangb bet deis 生长环境】生于山野荒地、水边湿地、村寨边。分布于部分苗乡。

【Jox hsub 性味属经】性冷，味苦，属冷药，入热经。

【Qet diel xid 功能主治】功能：tongb wal zangx yangx 利尿通淋，hxub kib tat jab 清热解毒。主治：jib daib ngas naix mais 小儿疳积，gangb jongb jangx 蛔虫病，xud wal lol bus 淋病。

【Ed not xus 用法用量】内服，煎汤，10～15 g；或捣汁饮。外用，捣烂敷或煎水洗。

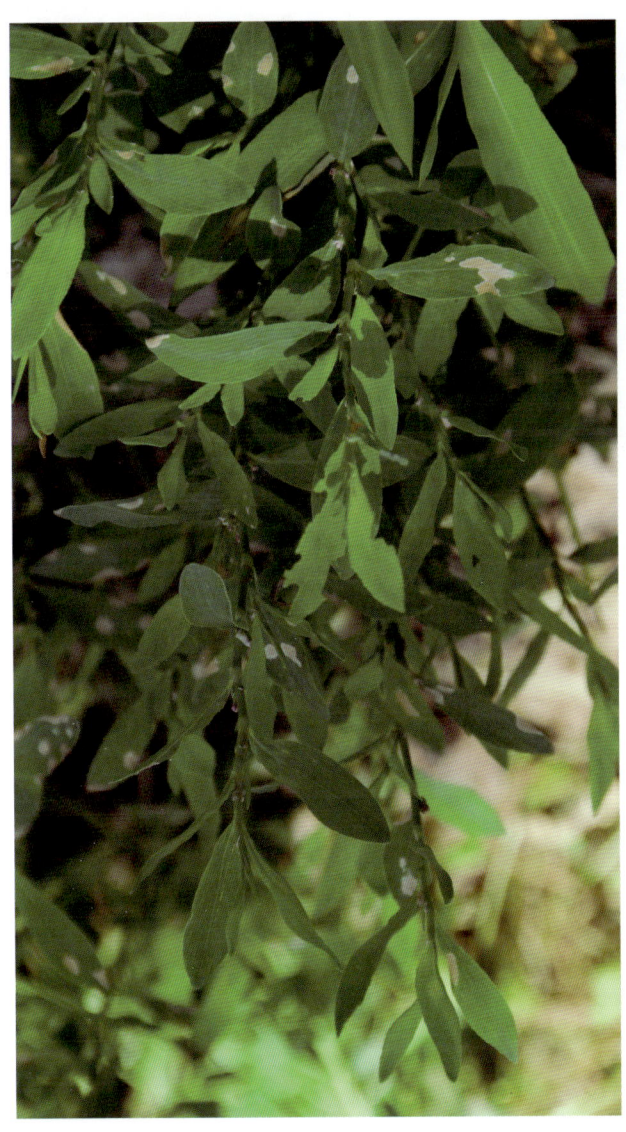
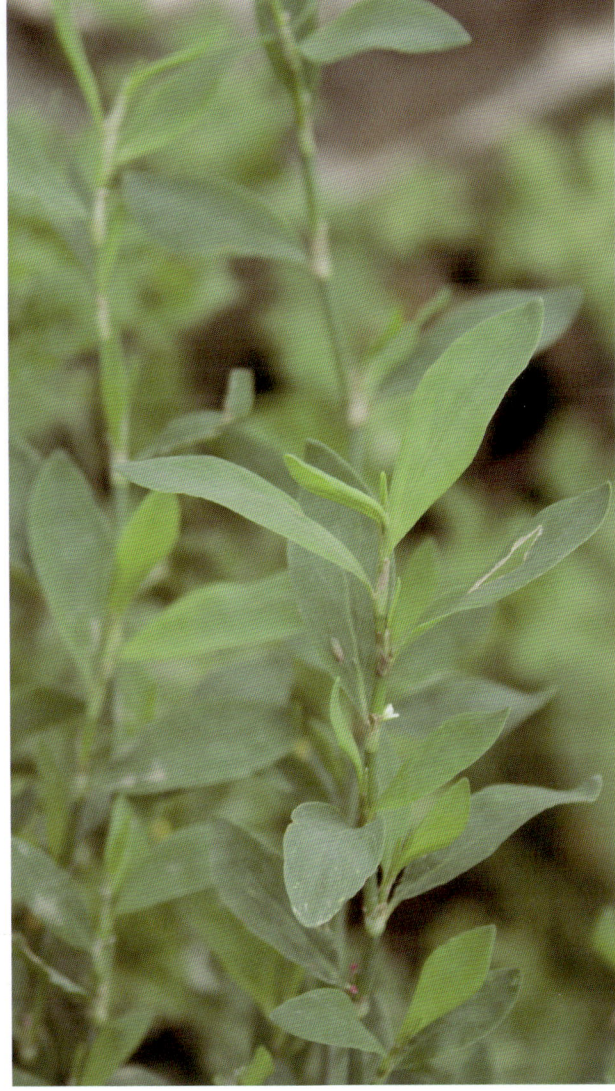

Vob bas xok 何首乌

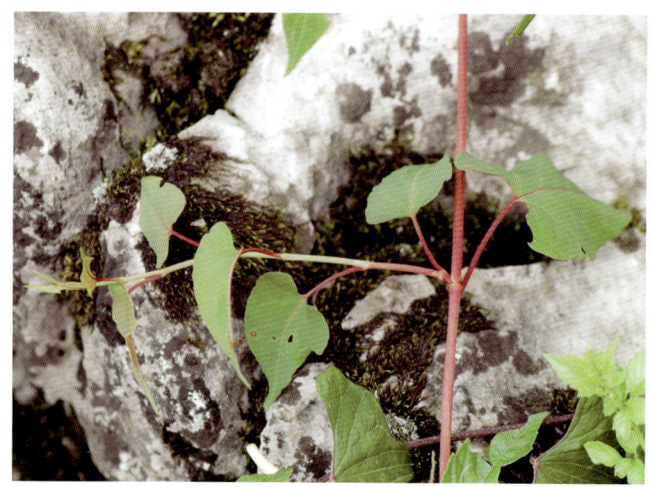

【Bit hsenb 俗名】首乌、地精、夜交藤、红内消、桃柳藤、紫乌藤。

【Dios kob deis 基源】为蓼科植物何首乌 *Polygonum multiflorum* Thunb. 的块根、茎。

【Niangb bet deis 生长环境】生于低山地区菜园田埂、路边、石隙及灌木丛。分布于各地苗乡。

【Jox hsub 性味属经】性热，味苦涩，属热药，入冷经。

【Qet diel xid 功能主治】功能：yis hxangd vut bongt ait gheb 养血益气，yis hfud nais yis diuf 补肝补肾。主治：kib seil 疟疾，hsongd hxid hxub mongb 筋骨酸痛，ghab diux ghongd pob xok 咽喉红肿，niak ghad ghab liut dab 新生儿厚皮症，nongf lol eb hniangk 自汗不止，dal ghad got 遗精症，gangb dix qut qat mongb 疮疖痛痒。

【Ed not xus 用法用量】内服，煎汤，15～25 g；或熬膏、浸酒、入丸。外用，煎水洗，研末调敷。

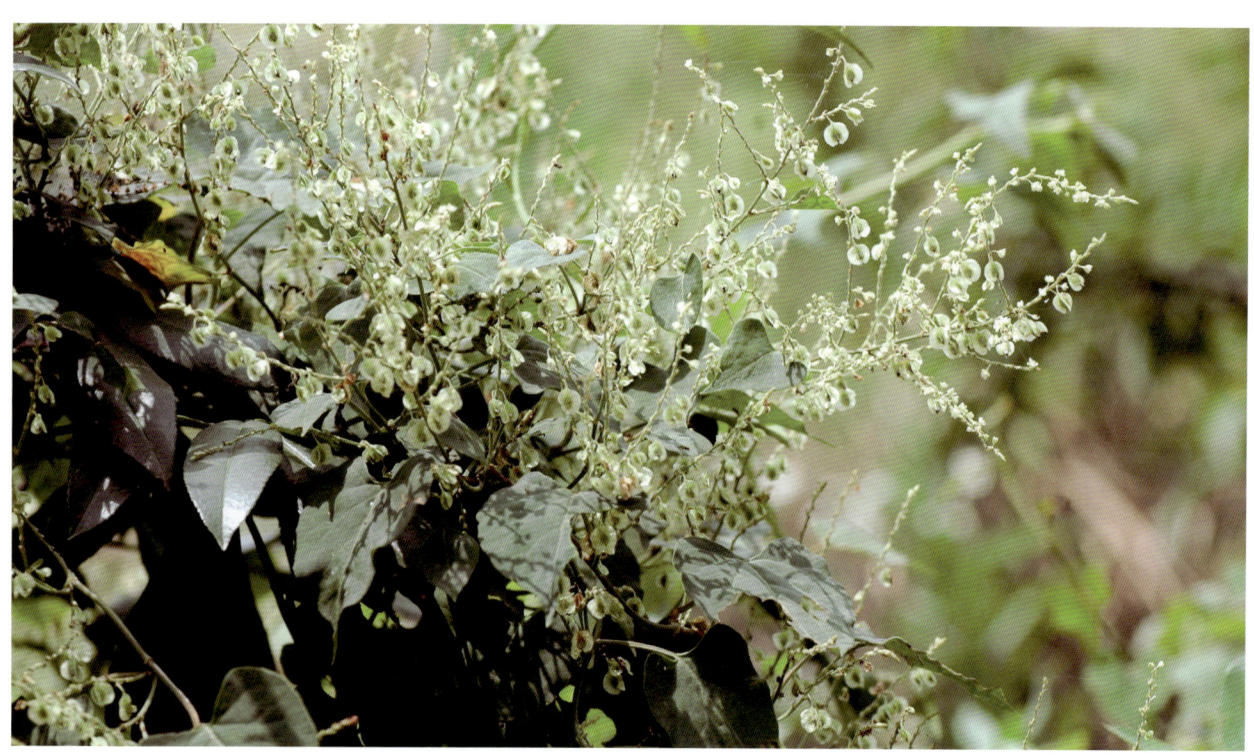

Jab gangb bax liof 赤胫散

【Bit hsenb 俗名】小晕药、红泽兰、土竭力、荞子莲、散血莲、花脸荞、南蛇头、草见血。

【Dios kob deis 基源】为蓼科植物赤胫散 *Polygonum runcinatum* Buch.-Ham. 的全草。

【Niangb bet deis 生长环境】生于林下或路边、沟边、草丛阴凉处，有栽培。分布于各地苗乡。

【Jox hsub 性味属经】性冷，味酸苦，属冷药，入热经。

【Qet diel xid 功能主治】功能：ves hxangd hxenk angt 活血消肿，hxub kib tat jab 清热解毒。主治：dliangd bil dib sangb 跌打损伤，mongb qub 腹痛，ax hsot ud 闭经，jil wel od nul 乳腺炎，ghad eb dlub lol not 白带过多，gangb dix 疮疖，zal ghad dongk 痢疾。

【Ed not xus 用法用量】内服，煎汤，10～15 g。外用，捣烂敷。

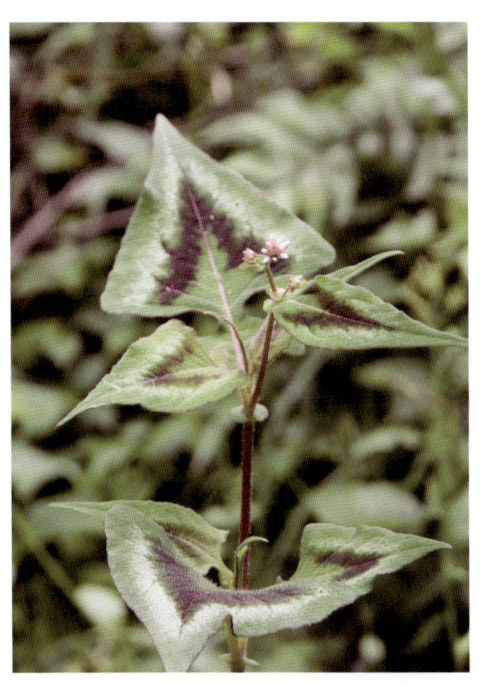

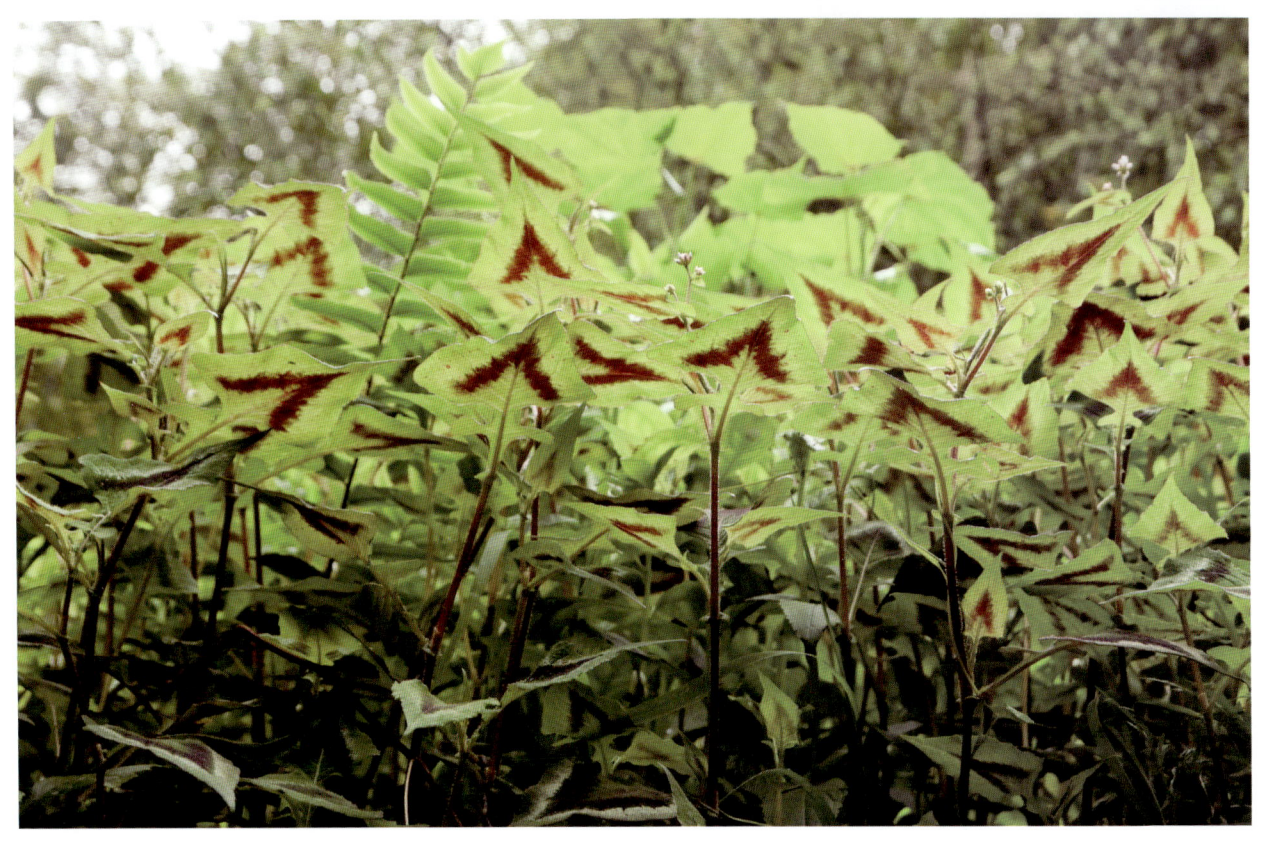

Jab eb wal nangb 杠板归

【Bit hsenb 俗名】五毒草、蛇倒退、刺酸浆、地葡萄、犁头刺藤。

【Dios kob deis 基源】为蓼科植物杠板归 *Polygonum perfoliatum* L. 的全草。

【Niangb bet deis 生长环境】生于沟谷灌木丛中、水沟旁、荒地。分布于各地苗乡。

【Jox hsub 性味属经】性冷，味酸，属冷药，入热经。

【Qet diel xid 功能主治】功能：ves hxangd hangb hxangd 活血行血，los eb hxenk angt 利水消肿，hxub kib tat jab 清热解毒。主治：lob ghut hsongd angt mangb 脚关节肿痛，diuf od nul pob jid 肾炎水肿，los link ghongd 吊小舌，gangb eb fangx 黄水疮，gangb daid eb 湿疹，yens nangb gik 毒蛇咬伤，yens gangb hniub bangd 蜂子蜇伤。

【Ed not xus 用法用量】内服，煎汤，10～15 g。外用，捣烂敷，研末调敷。

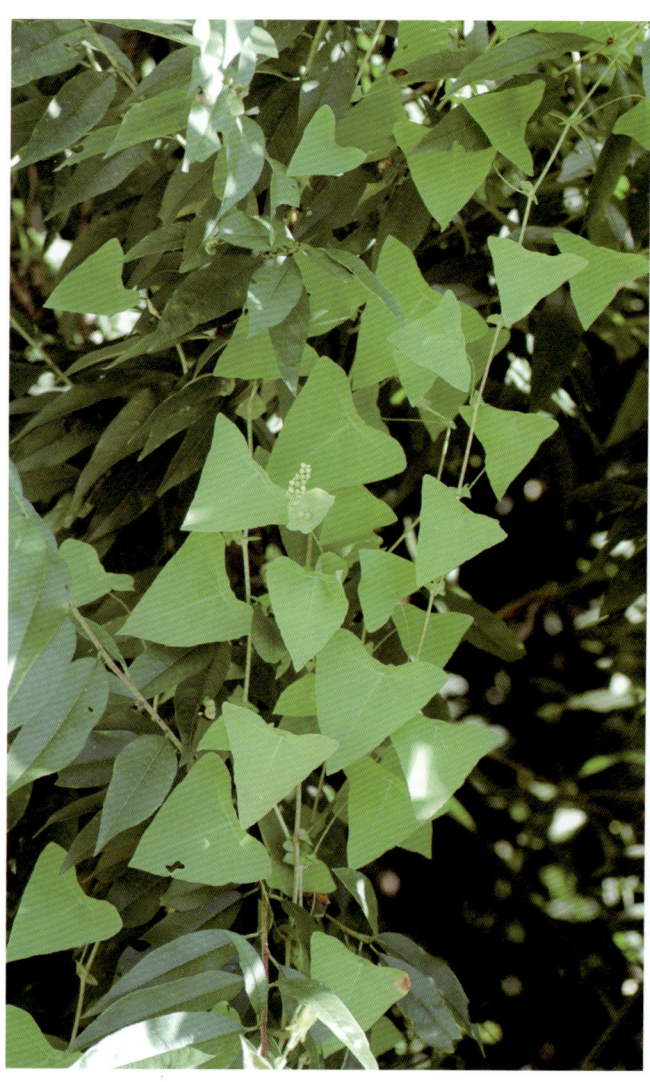
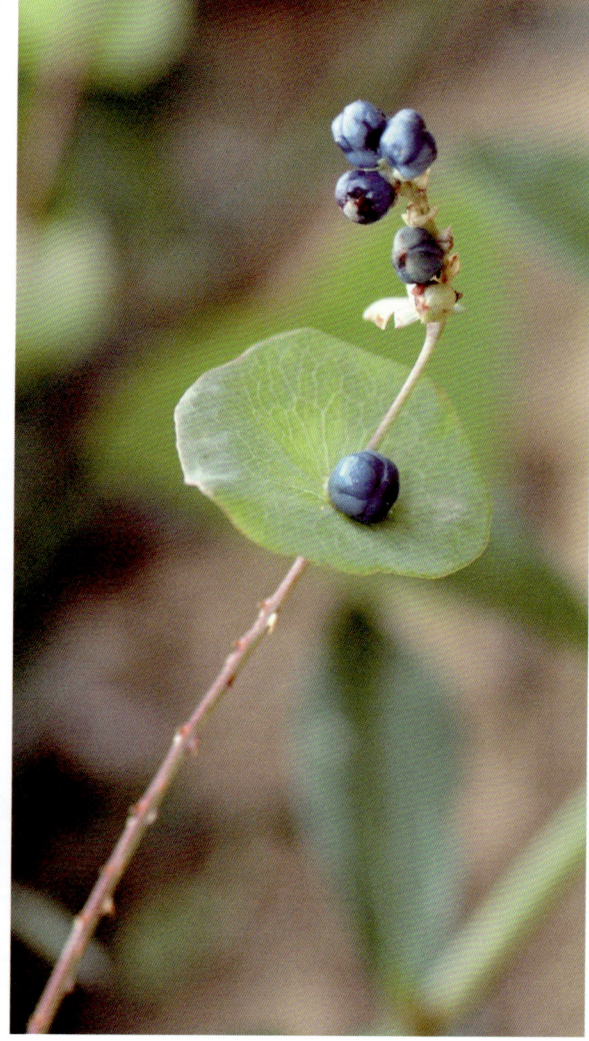

Sob dongd xok 头花蓼

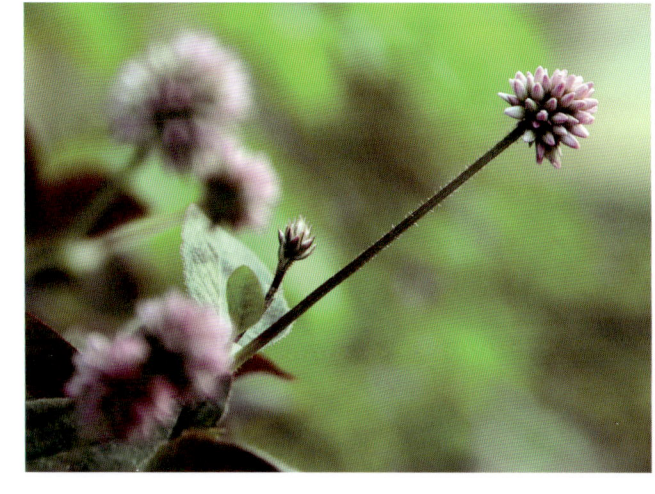

【Bit hsenb 俗名】太阳草、小红草、石辣蓼、四季红、火溜草、惊风草、绣球草。

【Dios kob deis 基源】为蓼科植物头花蓼 *Polygonum capitatum* Buch.-Ham. ex D. Don 的全草。

【Niangb bet deis 生长环境】生于中山地区湿润的岩石上、屋边岩石上。分布于各地苗乡。

【Jox hsub 性味属经】性热，味苦辛，属热药，入冷经。

【Qet diel xid 功能主治】功能：tat jit hxangd hxenk angt 散瘀消肿，tongb wal zangx yangx 利尿通淋。主治：yens jent mongb 风湿痛，dib yens jit hxangd angt mongb 跌打瘀血肿痛，gangb eb fangx 黄水疮，niangb hsab pob mongb 无名肿毒，lax dliangb lix 麻风病，cad wal nies vib 膀胱结石，zal ghad dongk 痢疾。

【Ed not xus 用法用量】内服，煎汤，10～15 g。外用，捣烂敷、煎水洗或熬膏涂。

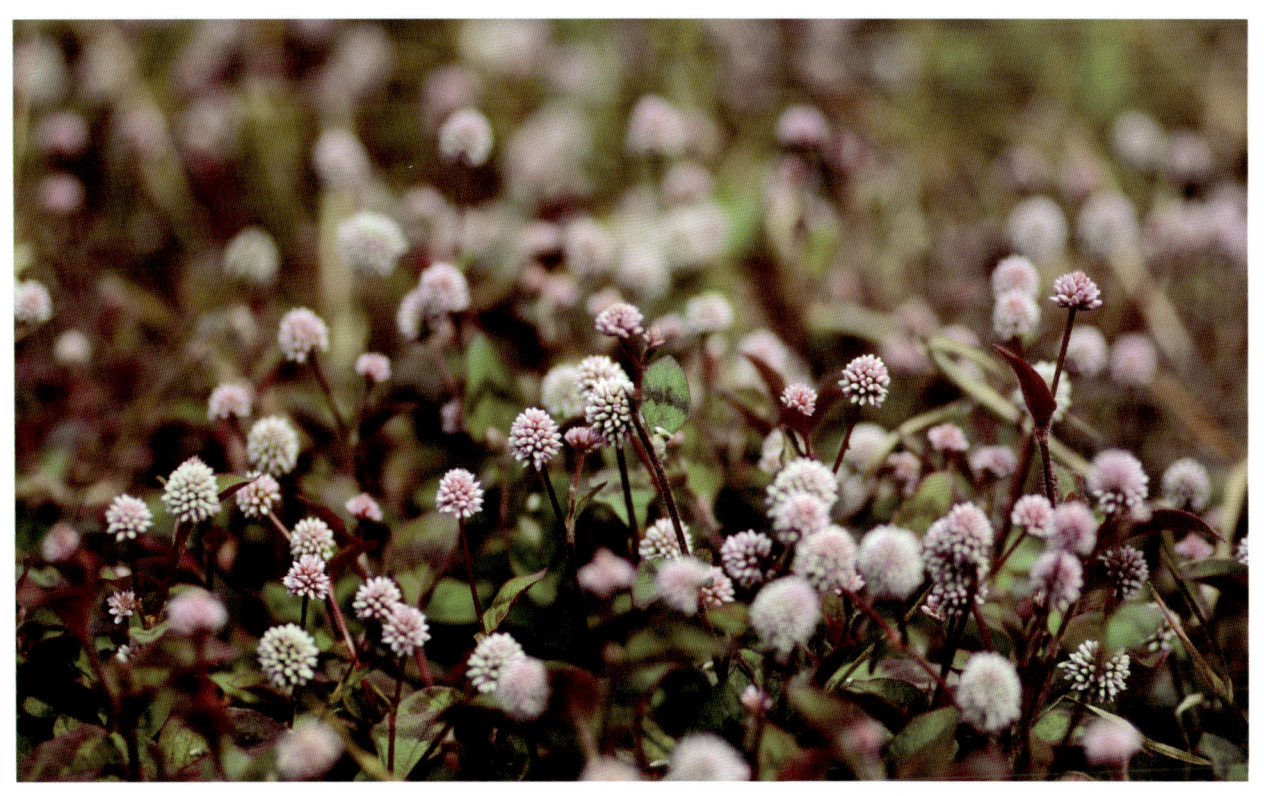

Vob liof 辣蓼

【Bit hsenb 俗名】红辣蓼、斑蕉草、辣马蓼、辣柳草、蓼子草、蝙蝠草。

【Dios kob deis 基源】为蓼科植物辣蓼 *Polygonum flaccidum* Meisn. 的全草。

【Niangb bet deis 生长环境】生于村寨边、田边、路旁、溪沟边。分布于各地苗乡。

【Jox hsub 性味属经】性热，味辛，属热药，入冷经。

【Qet diel xid 功能主治】功能：hxub kib tat jab 清热解毒，dangf hxangd tat jit hxangd 止血散瘀。主治：dib yens jit hxangd angt mongb 跌打瘀血肿痛，mongb ghut hsongd 关节炎，buk dux qib bongt mongb 胃气痛，mongb hmid 牙痛，yens dlad zeb nex gik 狂犬咬伤，xud ghad hxangd 便血，zal ghad dongk 痢疾。

【Ed not xus 用法用量】内服，煎汤，10～15 g；或捣汁服；或含服。外用，煎水洗或捣烂敷。

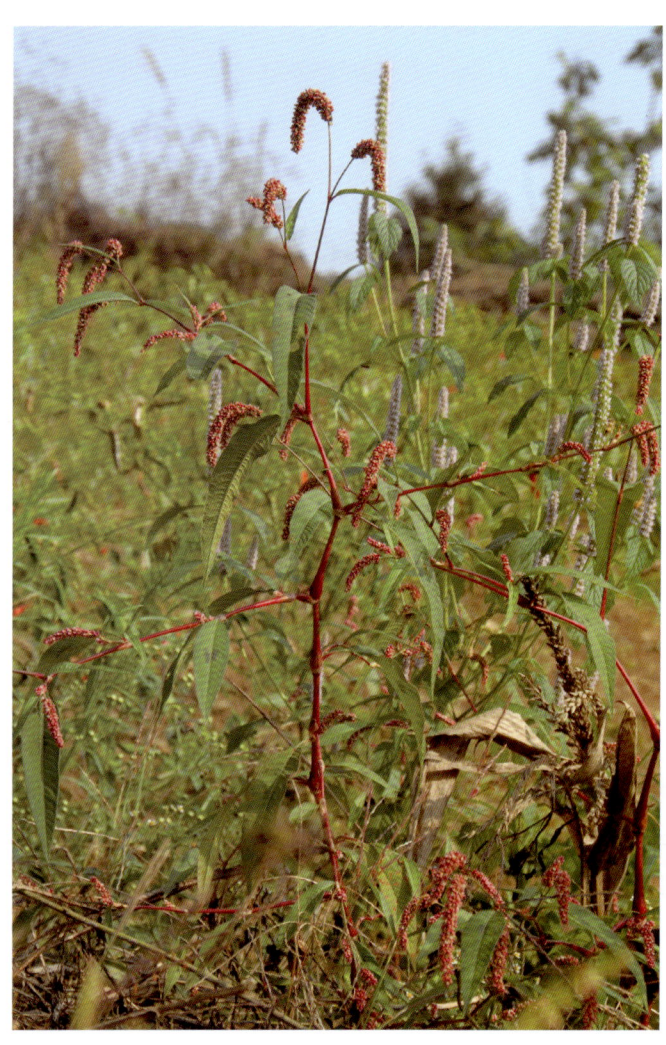
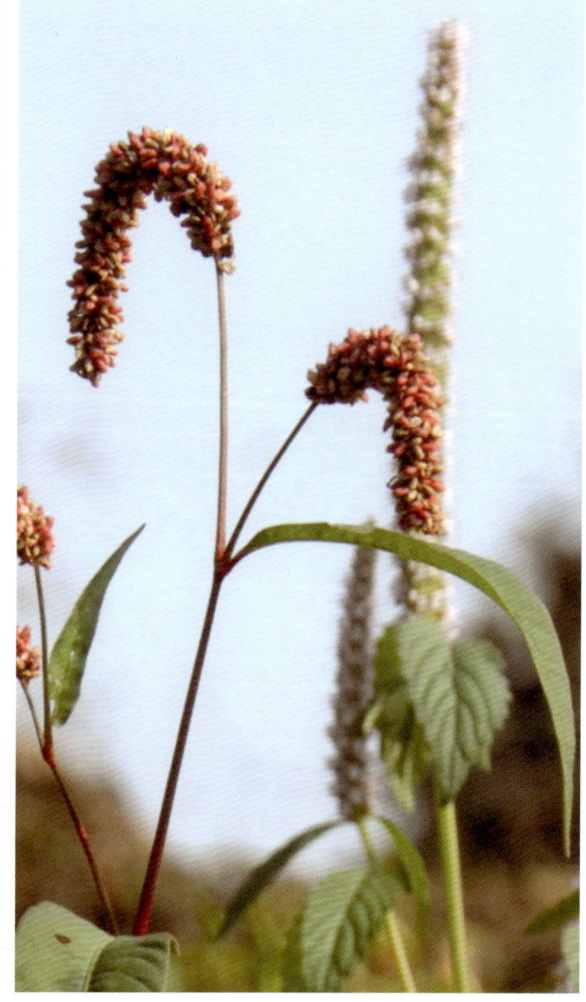

Vob liof xok 红蓼

【Bit hsenb 俗名】天蓼、八字蓼、大毛蓼、大接骨、水荭花、荭草花、追风草。

【Dios kob deis 基源】为蓼科植物红蓼 *Polygonum orientale* L. 的果和全草。

【Niangb bet deis 生长环境】生于村寨边、园地边、路旁和近水边。分布于各地苗乡。

【Jox hsub 性味属经】性冷，味辛，属冷药，入热经。有毒。

【Qet diel xid 功能主治】功能：hxub kib tat jab 清热解毒，hxub jent hxenk net 祛风除湿。主治：yens jent mongb ghut hsongd 风湿性关节炎，ghab hsangb ongd hsongd 伤口发炎，kib seil 疟疾，gangb lax ongd hsongd 疮烂发炎，yens gangb gik 毒虫咬伤。

【Ed not xus 用法用量】内服，煎汤，5～15 g。外用，捣烂敷，煎水洗。

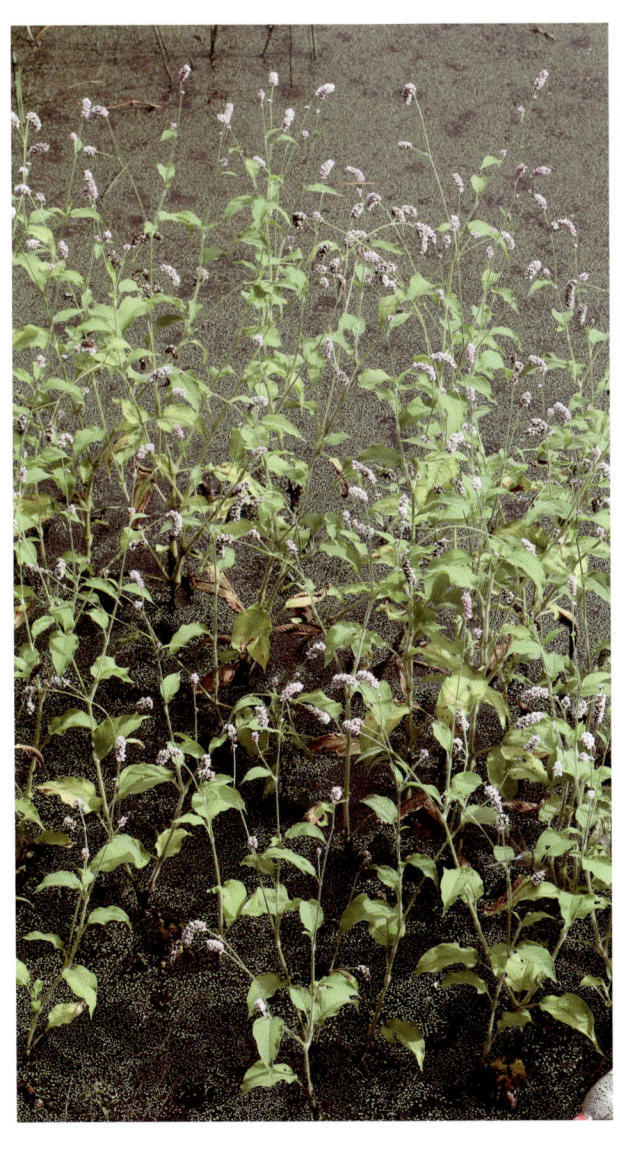 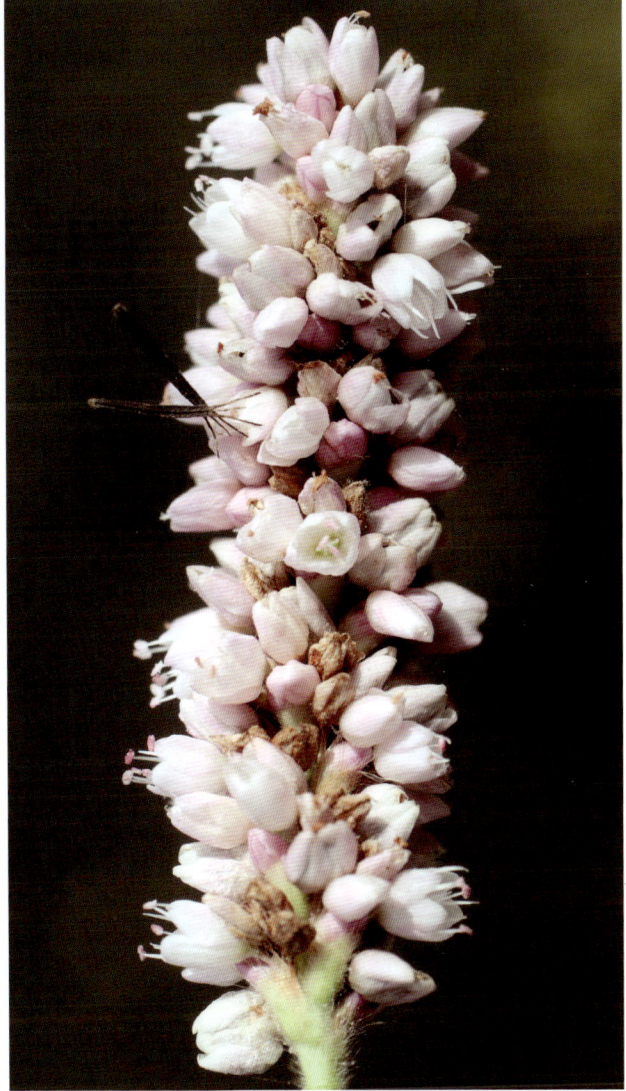

Vob liof eb 水蓼

【Bit hsenb 俗名】辣蓼、水辣蓼、红辣蓼、柳叶蓼、罗宫母、辣蓼母、酒花草、蓼子草。
【Dios kob deis 基源】为蓼科植物水蓼 *Polygonum hydropiper* L. 的全草。
【Niangb bet deis 生长环境】生于沟谷湿地、近水边或山洼湿地。分布于各地苗乡。
【Jox hsub 性味属经】性冷，味苦，属冷药，入热经。
【Qet diel xid 功能主治】功能：hxub jent hxenk net 祛风除湿，dangf mongb 止痛。主治：dliangd bil dib sangb 跌打损伤，mongd seil kib jid 伤寒发烧，mongb qub 腹痛，jib daib ngas naix mais 小儿疳积，mongb qub zal ghad 腹痛腹泻，zal ghad dongk 痢疾，gangb xent 疥疮。
【Ed not xus 用法用量】内服，煎汤，10～15 g；或捣汁饮。外用，煎水洗或捣烂敷。

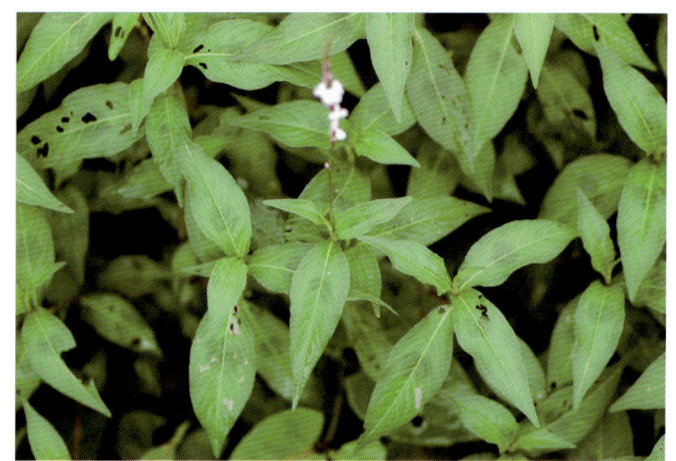
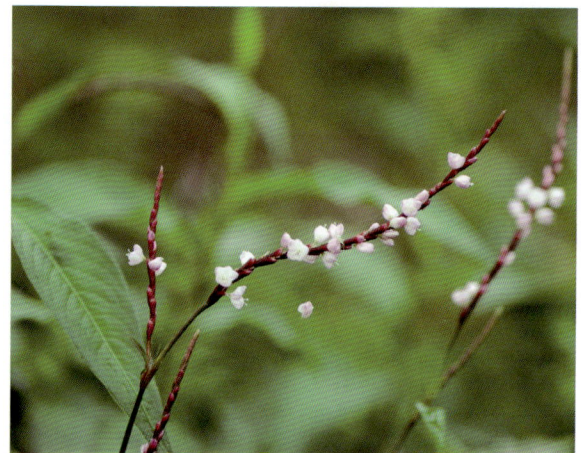

Vob liof dab 革叶蓼

【Bit hsenb 俗名】小拳参、马蜂七、伴蛇莲、鸡爪大王。
【Dios kob deis 基源】为蓼科植物革叶蓼 *Polygonum coriaceum* Sam. 的根茎。
【Niangb bet deis 生长环境】生于高山阴湿沟谷处。分布于部分苗乡。
【Jox hsub 性味属经】性平，味苦涩，属冷热两经药，入两经。
【Qet diel xid 功能主治】功能：hxub kib tat jab 清热解毒，dias lax liangs ngix 祛腐生肌。主治：kib eb kib dul 水火烫伤，dix khangd ghad 痔疮，dix yangf 恶疮，zal ghad dongk 痢疾，zal ghad 腹泻。
【Ed not xus 用法用量】内服，煎汤，10～15 g。外用，捣烂敷或研末调敷。

Vob nix liof 蓼蓝

【Bit hsenb 俗名】蓝子、靛蓼、菘蓝、蓼子蓝。

【Dios kob deis 基源】为蓼科植物蓼蓝 *Polygonum tinctorium* Ait. 的果实或全草。

【Niangb bet deis 生长环境】生于荒地或近水边，有栽培。分布于各地苗乡。

【Jox hsub 性味属经】性冷，味甘酸，属冷药，入热经。

【Qet diel xid 功能主治】功能：hxub kib tat jab 清热解毒。主治：mongb ghongd niangs 咽喉痛，niangb hsab pob mongb 无名肿毒，gangb dix 疮疖，yens gangb hniub bangd 蜂子蜇伤。

【Ed not xus 用法用量】内服，煎汤，15～25 g。外用，捣烂敷或研末调敷。

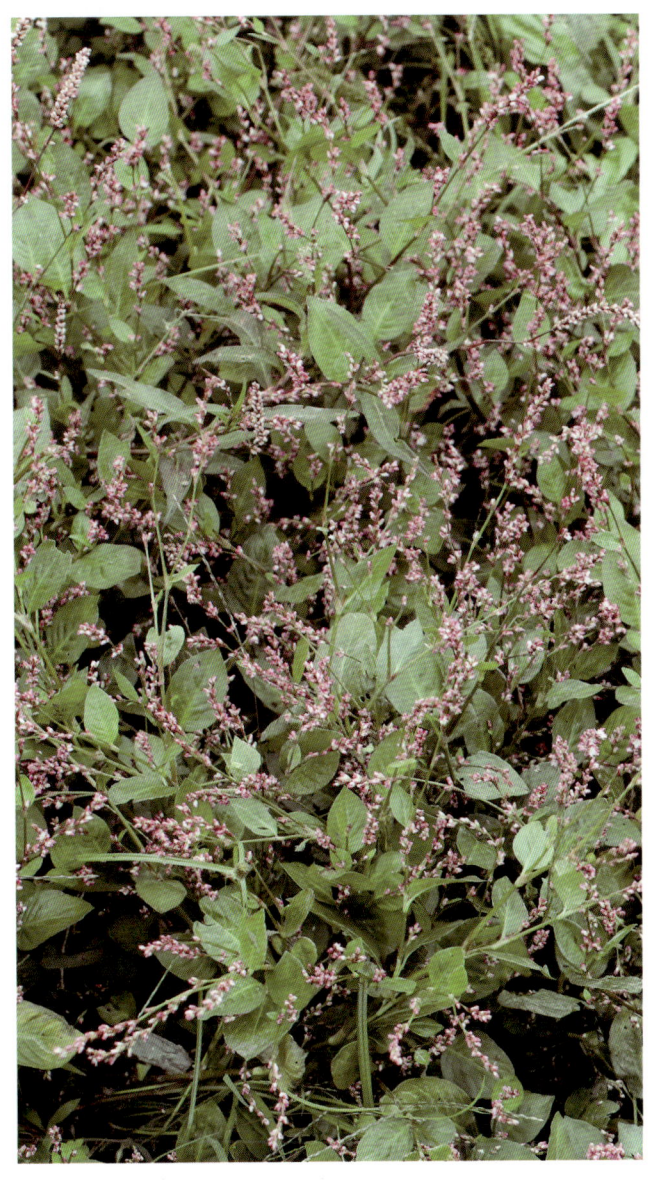
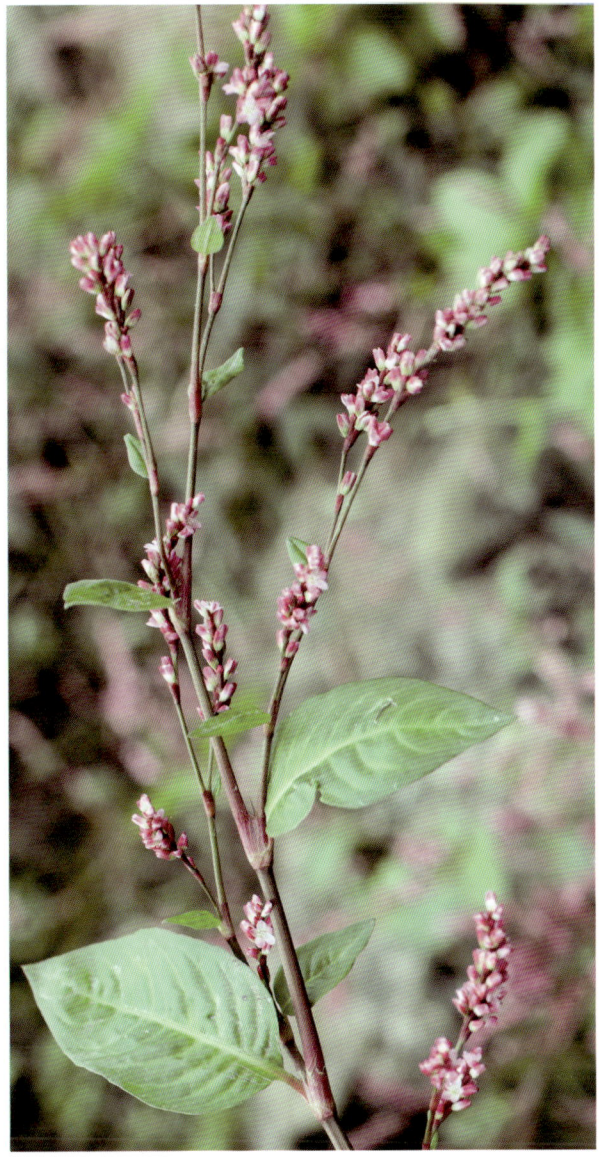

Vob liof hlieb 大花蓼

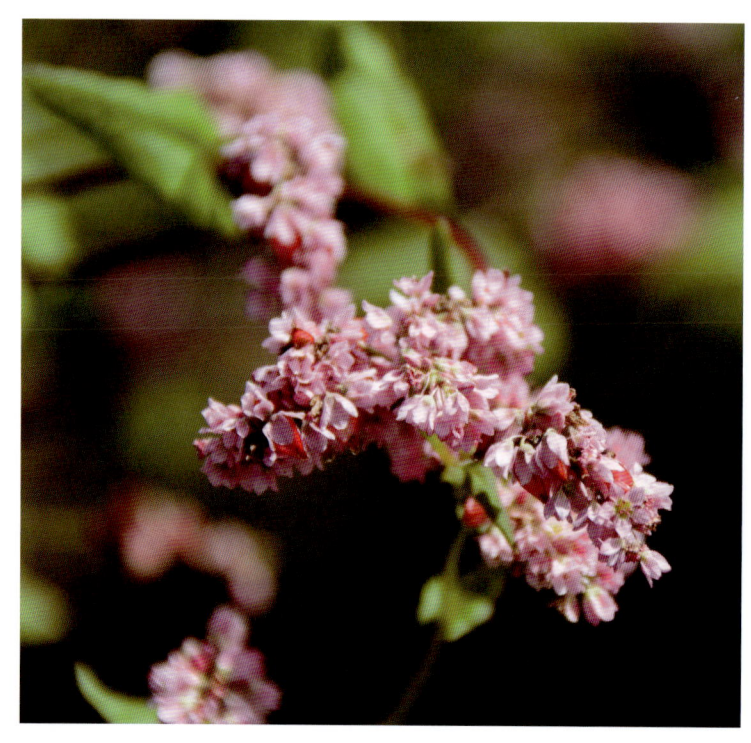

【Bit hsenb 俗名】辣蓼、大叶蓼、大辣蓼。

【Dios kob deis 基源】为蓼科植物大花蓼 Polygonum macranthum Meisn. 的全草。

【Niangb bet deis 生长环境】生于溪沟边、田边、路旁。分布于各地苗乡。

【Jox hsub 性味属经】性热，味苦辛，属热药，入冷经。

【Qet diel xid 功能主治】功能：diangd nins hvib lol 开窍回苏，ves hxangd hsot ud vut 活血调经。主治：nidl nangl gos dab 昏厥，buk dux mongb 胃炎，hsot ud ax jangx hxib 月经不调，kib eb kib dul 水火烫伤，yens gangb gik 毒虫咬伤，zal ghad dongk 痢疾。

【Ed not xus 用法用量】内服，煎汤，10～15 g；或捣汁服。外用，煎水洗或捣烂敷。

Nax xob vud 毛脉蓼

【Bit hsenb 俗名】朱砂七、朱砂莲、血三七、毛葫芦、红药子、猴血七、黄药子。

【Dios kob deis 基源】为蓼科植物毛脉蓼 Polygonum ciliinerve（Nakai.）Ohwi. 的块根。

【Niangb bet deis 生长环境】多生于荒地、乱石堆、沟谷。分布于部分苗乡。

【Jox hsub 性味属经】性冷，味苦涩，属冷药，入热经。

【Qet diel xid 功能主治】功能：langl gangb hxenk ongd hsongb 抗菌消炎，seil hxangd dangf hxangd 凉血止血，dangf mongb 止痛。主治：ghab hsangb ongd hsongd 外伤感染，yens jent mongb ghab dlad ghab bab 风湿腰腿痛，lol hxangd nais 鼻衄，los link ghongd 吊小舌，mongb daif gad 胃痛（胸口痛），hsot ud ax jangx hxib 月经不调。

【Ed not xus 用法用量】内服，煎汤，15～25 g；或浸酒饮。

Vob liof zok 柳叶蓼

【Bit hsenb 俗名】山辣蓼、辣蓼草、锦毛叶蓼。

【Dios kob deis 基源】为蓼科植物柳叶蓼 *Polygonum lapathifolium* L. var. *salicifolium* Sibth. 的全草。

【Niangb bet deis 生长环境】生于山野阴湿处、溪沟边、沼泽边。分布于部分苗乡。

【Jox hsub 性味属经】性热，味辛，属热药，入冷经。

【Qet diel xid 功能主治】功能：hxenk angt dangf mongb 消肿止痛，dangf ghad dongk dangf zal 止痢止泻。主治：kib eb kib dul 水火烫伤，mongb qub 腹痛，dix yangf 恶疮，hxongb lax 九子疡，zal ghad dongk 痢疾。

【Ed not xus 用法用量】内服，煎汤，15～25 g。外用，捣烂敷或研末调敷。

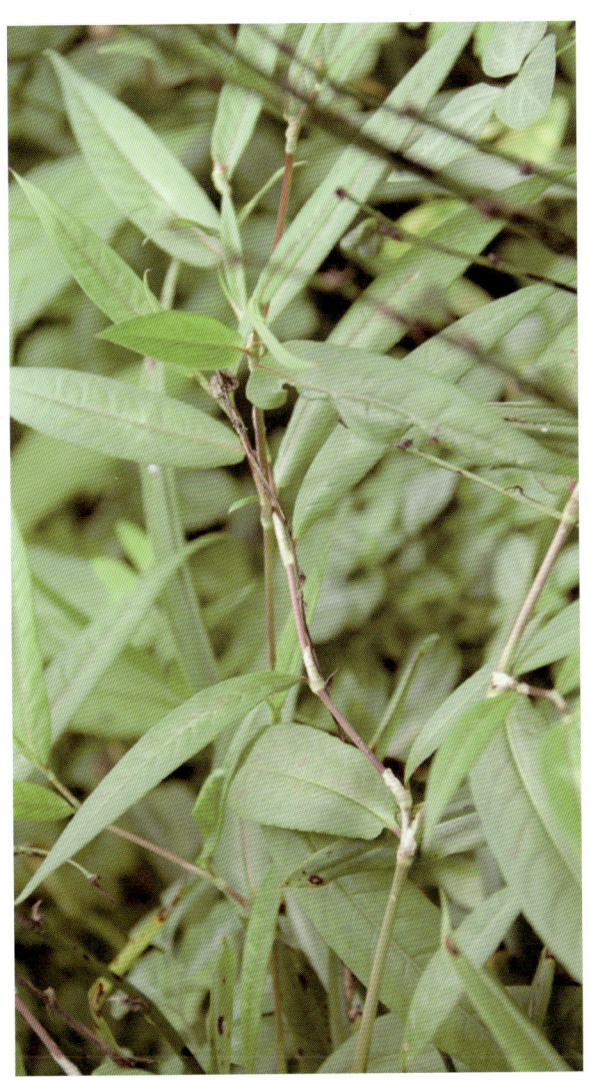
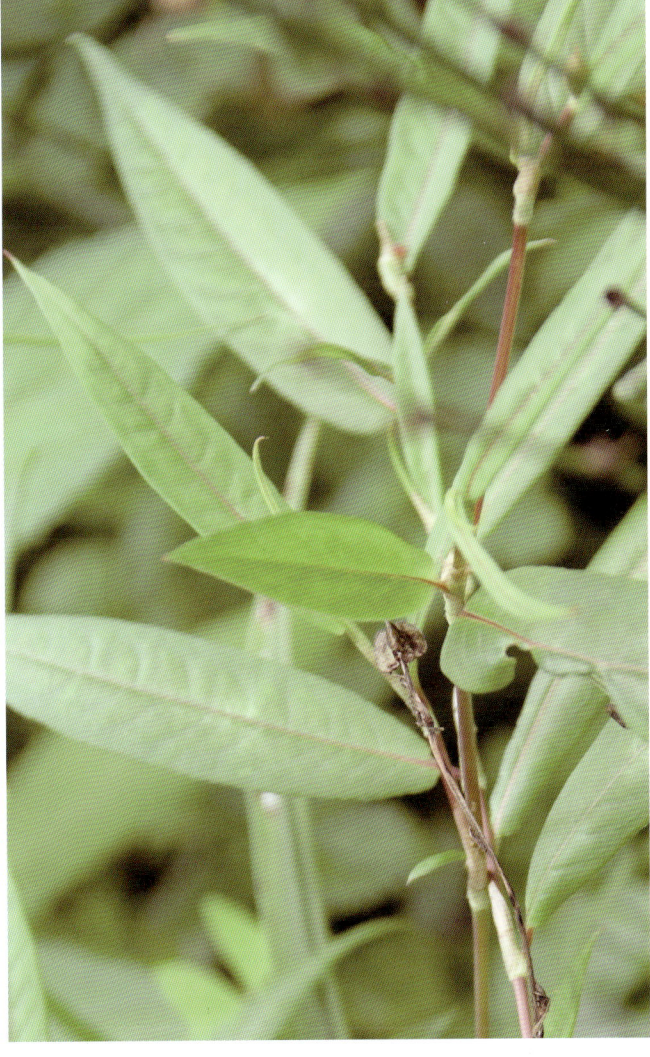

Vob liof jab xok 圆穗蓼

【Bit hsenb 俗名】红粉、血当归、鸡脚七、皂药根、野高粱、红蝎子七。

【Dios kob deis 基源】为蓼科植物圆穗蓼 *Polygonum sphaerostachyum* Meisn. 的全草。

【Niangb bet deis 生长环境】生于山野草丛、沟边阴湿处。分布于各地苗乡。

【Jox hsub 性味属经】性冷，味苦涩，属冷药，入热经。

【Qet diel xid 功能主治】功能：ves hxangd tat jit hxangd 活血化瘀，hxenk angt dangf mongb 消肿止痛，dangf ghad dongk dangf zal 止痢止泻。主治：mongb khob 头痛，dib yens jit hxangd angt mongb 跌打瘀血肿痛，jit hxangd mongb 瘀血疼痛，hfak bangb hxangd 血崩，jil wel angt mongb 乳房胀痛，gangb dix 疮疖，zal ghad dongk 痢疾，zal ghad 腹泻。

【Ed not xus 用法用量】内服，煎汤，10～15 g。外用，捣烂敷。

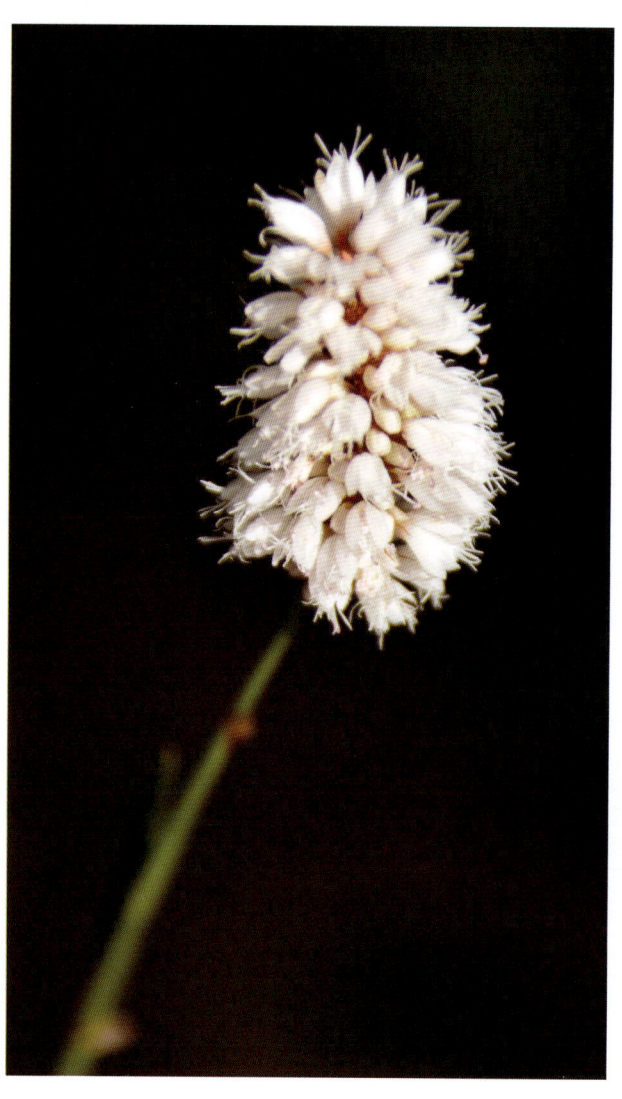
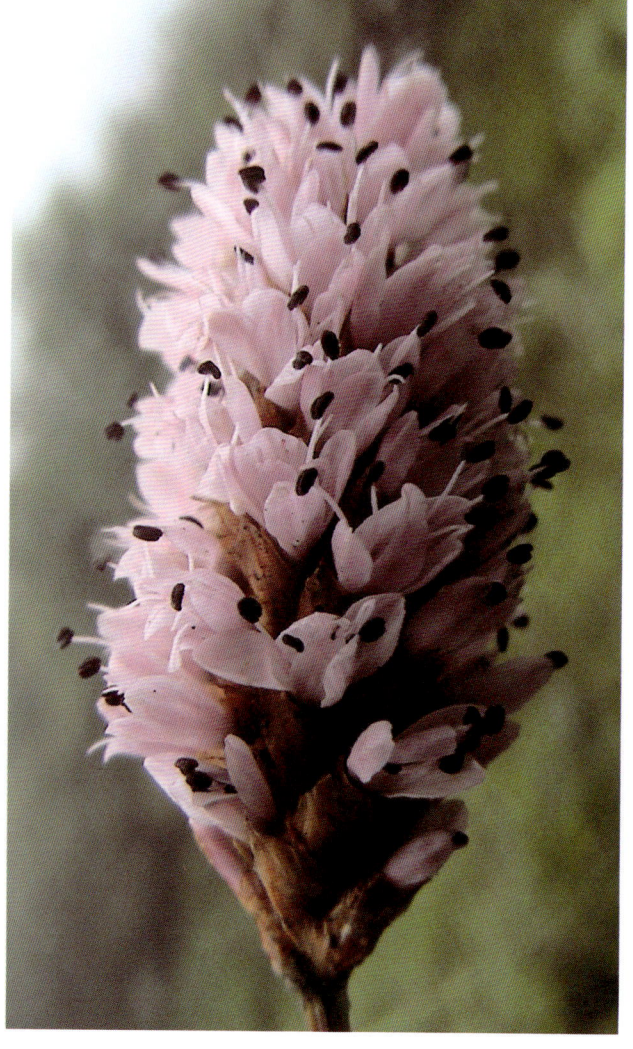

Vob liof eb 毛蓼

【Bit hsenb 俗名】水辣蓼、水辣草、四季青、辣蓼草。

【Dios kob deis 基源】为蓼科植物毛蓼 *Polygonum barbatum* L. 的全草或根。

【Niangb bet deis 生长环境】生于低山地区溪沟边、田边、路边。分布于各地苗乡。

【Jox hsub 性味属经】性热，味辛，属热药，入冷经。

【Qet diel xid 功能主治】功能：dias lax liangs ngix 祛腐生肌，hxenk angt dangf mongb 消肿止痛。主治：ghab liut dud qut qat 皮肤瘙痒，lax gangb liax 脚湿气（脚癣），fal gangb xok 丹毒，dix eb bus 脓疱疮。

【Ed not xus 用法用量】内服，煎汤，10～15 g。外用，捣烂敷或研末调敷。

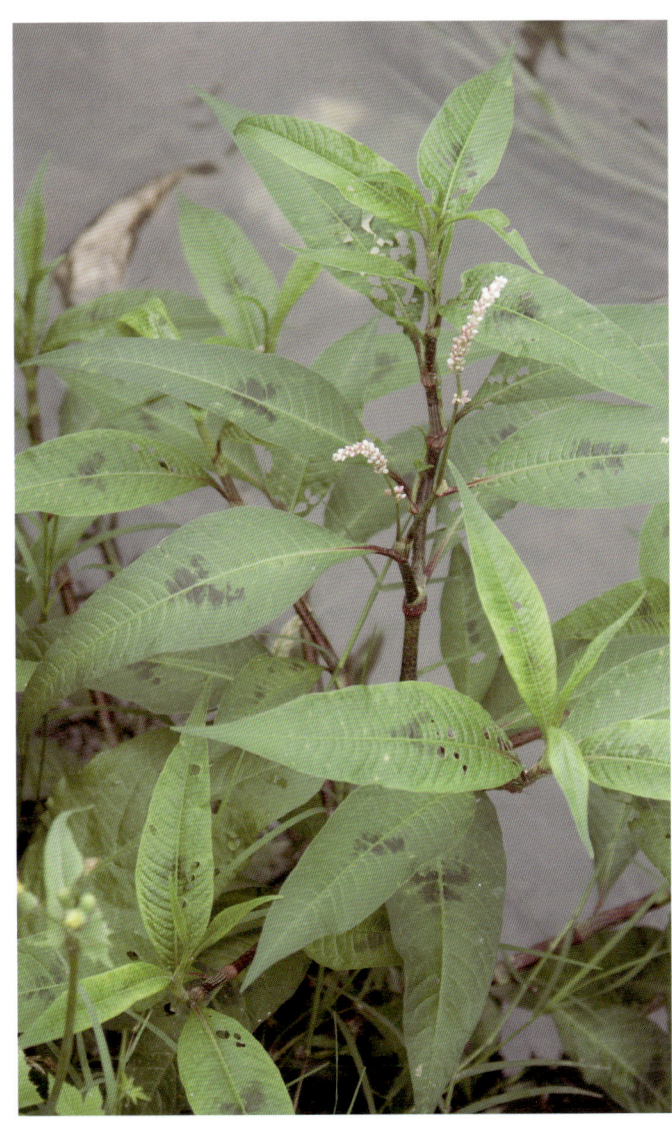
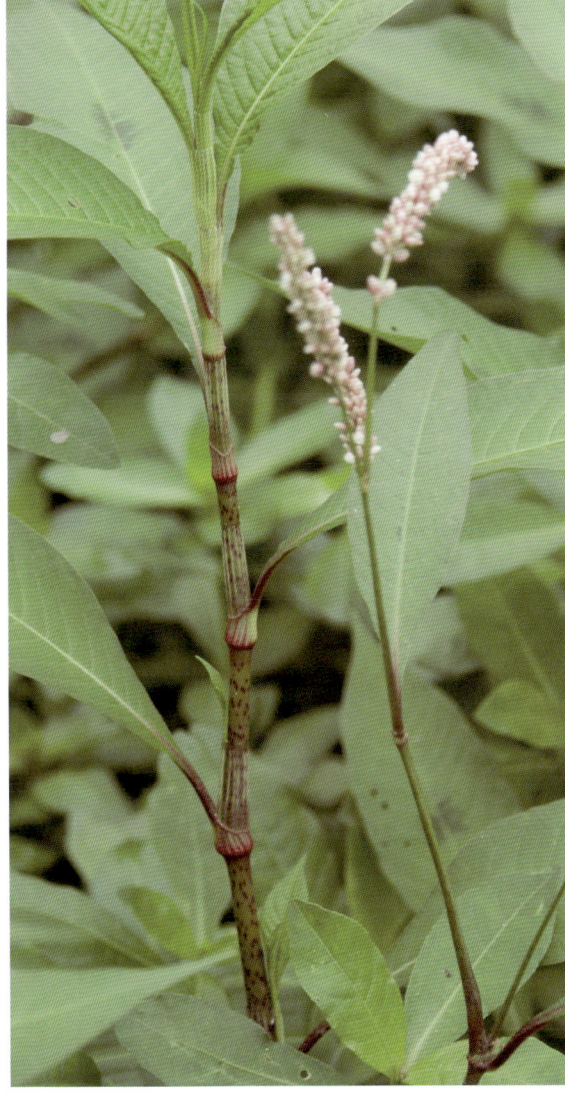

Vob liof bus 丛枝蓼

【Bit hsenb 俗名】川蓼、柳蓼、泽蓼、簇蓼、水红蓼、辣蓼草、红辣蓼。

【Dios kob deis 基源】为蓼科植物丛枝蓼 *Polygonum caespitosum* Bl. 的全草。

【Niangb bet deis 生长环境】生于沟塘近水边、山野阴湿处。分布于各地苗乡。

【Jox hsub 性味属经】性冷，味苦，属冷药，入热经。

【Qet diel xid 功能主治】功能：hxenk od nul dangf mongb 消炎止痛，dangf ghad dongk dangf zal 止痢止泻。主治：mongb qub zal ghad 腹痛腹泻，zal ghad dongk 痢疾。

【Ed not xus 用法用量】内服，煎汤，10～15 g。

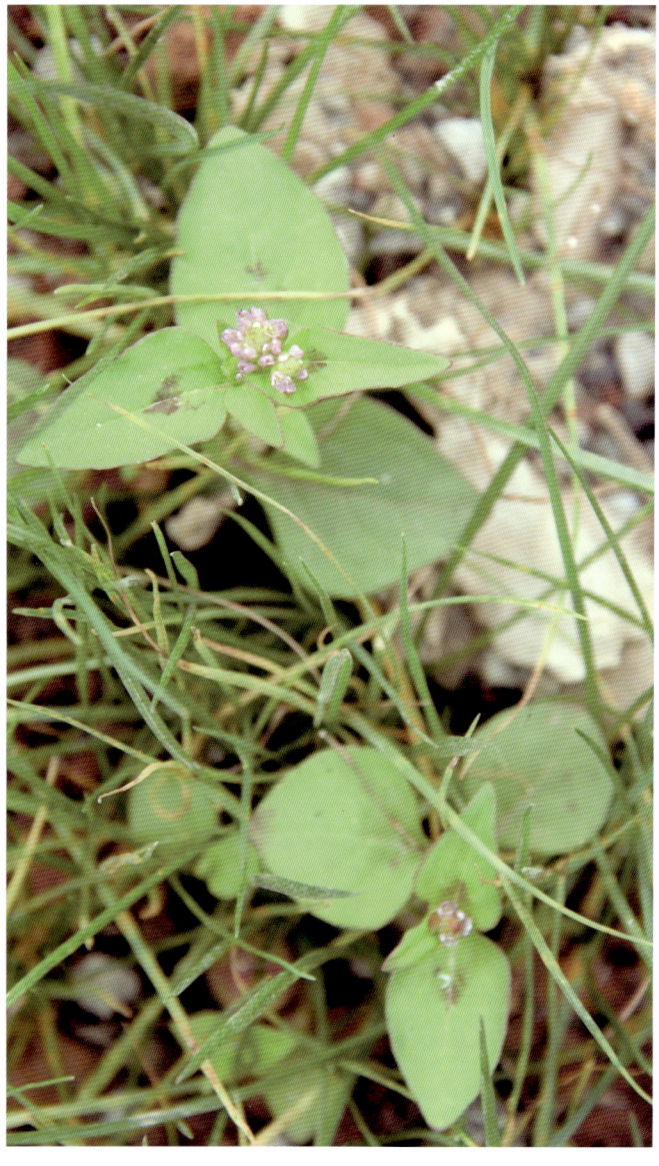
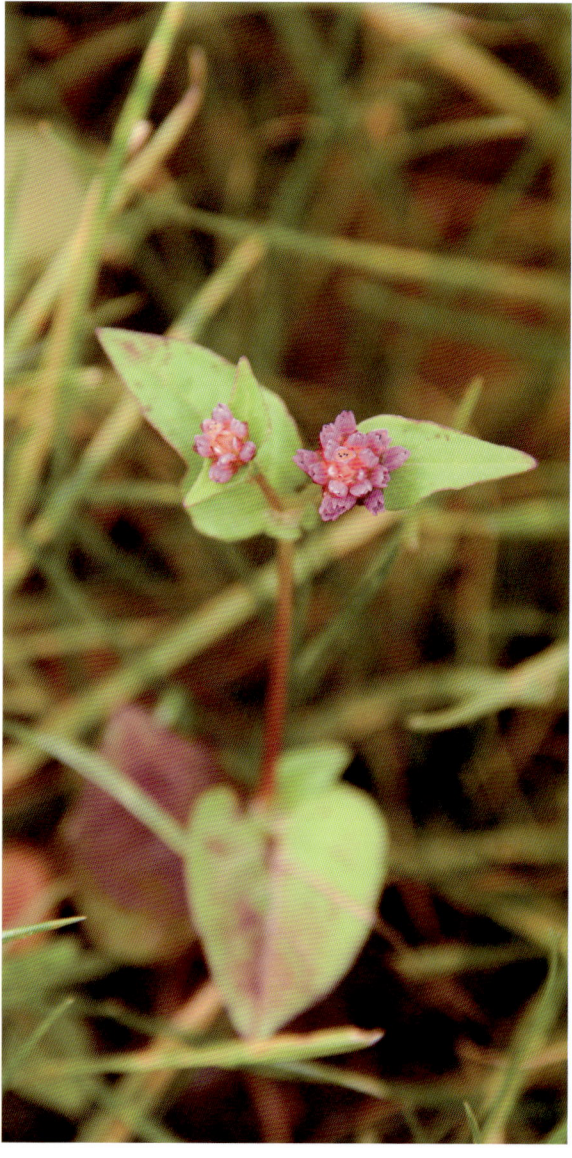

Vob liof hxangt 钟花蓼

【Bit hsenb 俗名】钟子蓼、猪蓼子草。

【Dios kob deis 基源】为蓼科植物钟花蓼 *Polygonum campanulatum* Hook. f. 的全草。

【Niangb bet deis 生长环境】生于山区沟谷潮湿处草丛中、山凹草地上。分布于部分苗乡。

【Jox hsub 性味属经】性冷，味苦，属冷药，入热经。

【Qet diel xid 功能主治】功能：dus hxangd tat jit hxangd 破血散瘀，hxenk angt dangf mongb 消肿止痛。主治：bit ax dangx 失眠，eb hniangk lol not 汗多，vangl dail ongd hsongd 子宫炎，jif hxongb 淋巴结结核，niangb hsab pob mongb 无名肿毒。

【Ed not xus 用法用量】内服，煎汤，10～15 g。外用，捣烂敷。

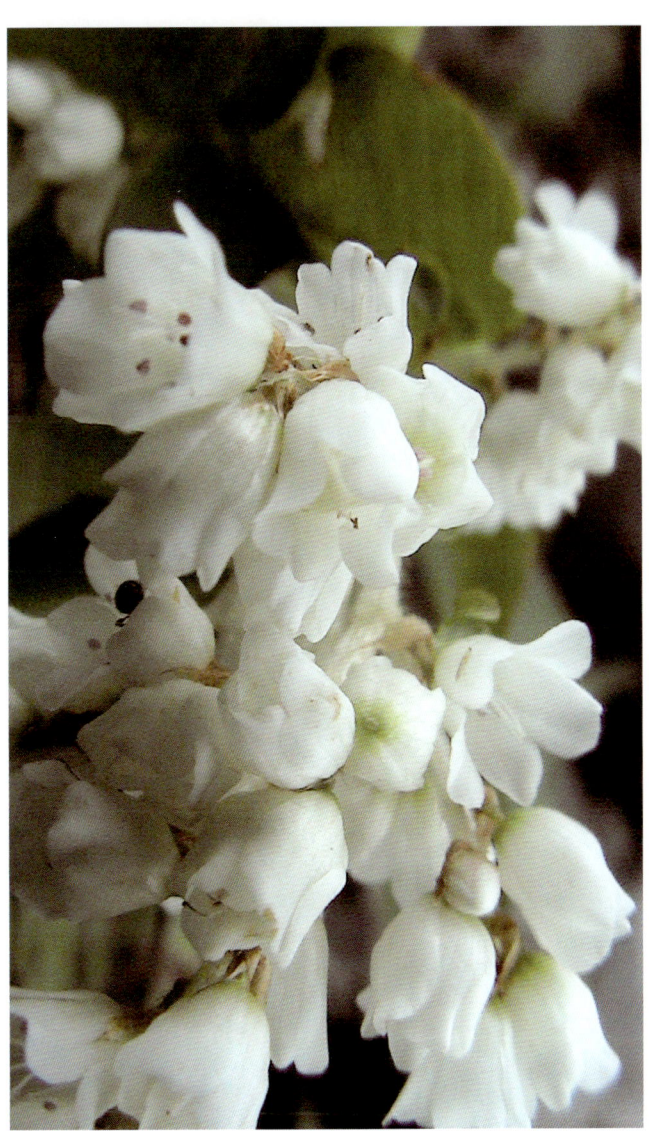
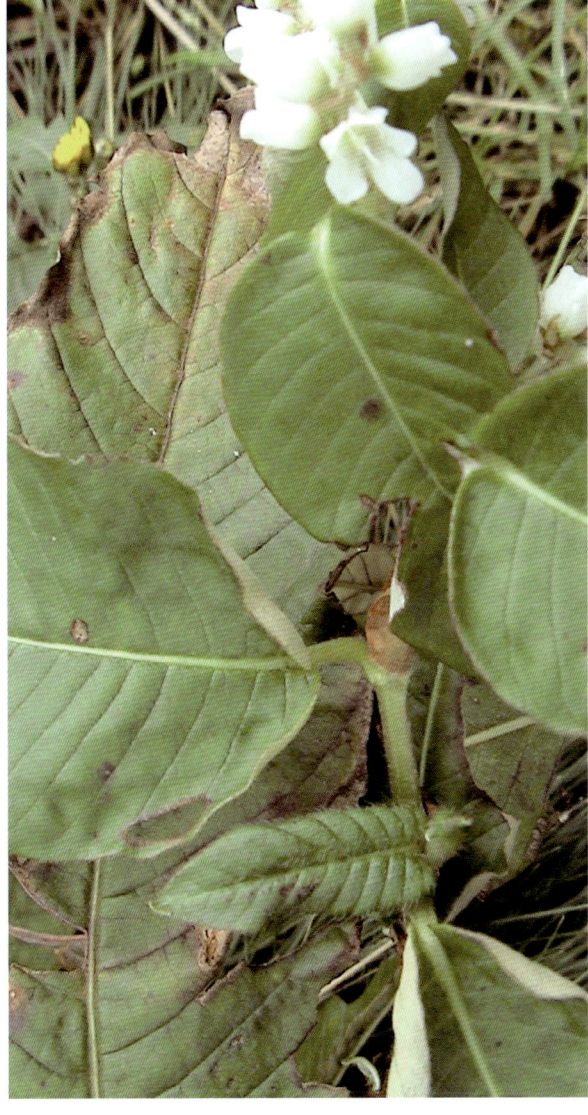

Vob liof bix 节蓼

【Bit hsenb 俗名】大马蓼、流注草、山辣蓼。

【Dios kob deis 基源】为蓼科植物节蓼 *Polygonum nodosum* Pers. 的全草。

【Niangb bet deis 生长环境】生于路边、沟渠边、河谷水湿地。分布于部分苗乡。

【Jox hsub 性味属经】性平，味淡，属冷热两经药，入两经。

【Qet diel xid 功能主治】功能：hxenk angt dangf mongb 消肿止痛，tat jit hxangd 散瘀。主治：jit hxangd 瘀血，vangl dail ongd hsongd 子宫炎，jil wel jangx bod 乳房中包块，niangb hsab pob mongb 无名肿毒，jif hxongb 淋巴结结核。

【Ed not xus 用法用量】内服，煎汤，10～15 g。外用，捣烂敷。

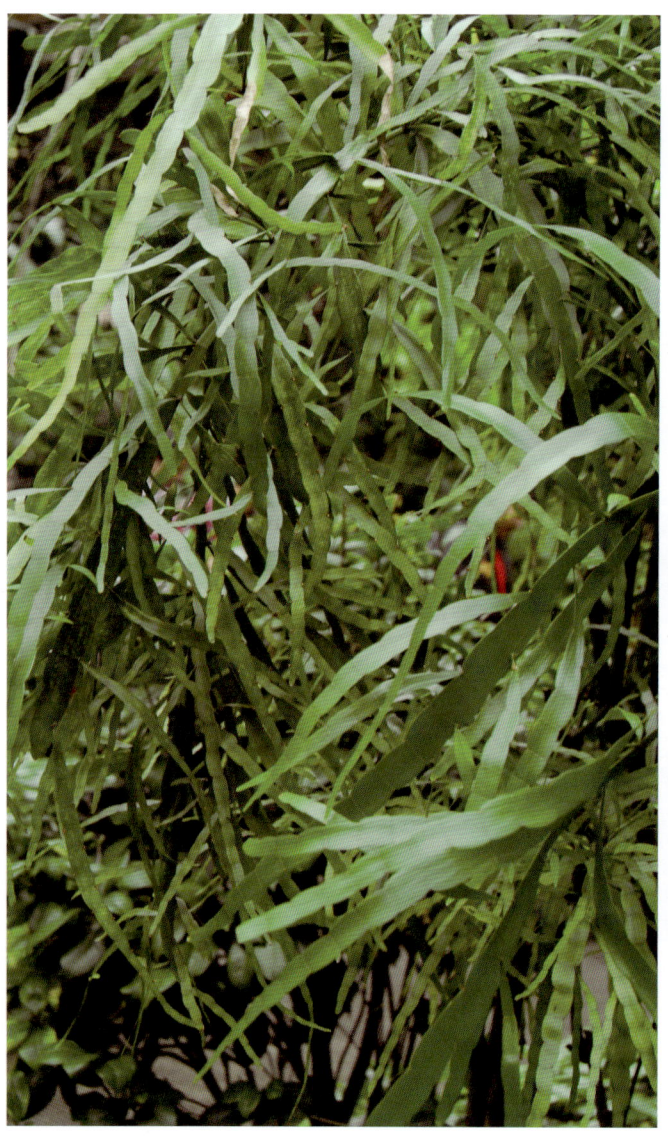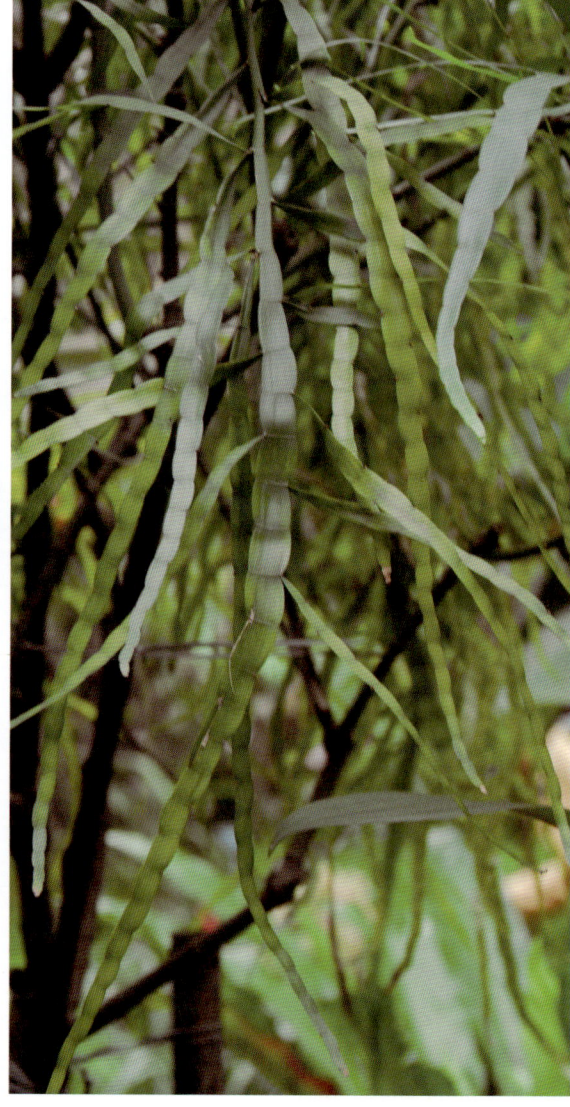

Vob liof baid 支柱蓼

【Bit hsenb 俗名】九节雷、血三七、扭子七、赶山鞭、蜈蚣七、螺丝七。

【Dios kob deis 基源】为蓼科植物支柱蓼 *Polygonum suffultum* Maxim. 的全草。

【Niangb bet deis 生长环境】生于林区阴湿地或水沟边。分布于部分苗乡。

【Jox hsub 性味属经】性冷，味苦涩，属冷药，入热经。

【Qet diel xid 功能主治】功能：dangf mongd liangs ngix 止痛生肌，tat hxangd dangf hxangd 散血止血，ves hxangd hsot ud vut 活血调经。主治：dliangd bil dib sangb 跌打损伤，yens jent pob ghut hsongd mongb 类风湿性关节炎，hsot ud ax jangx hxib 月经不调，xud wal lol bus 淋病，ghad eb dlub lol not 白带过多。

【Ed not xus 用法用量】内服，煎汤，10～15 g；或浸酒饮。外用，捣烂敷，煎水洗。

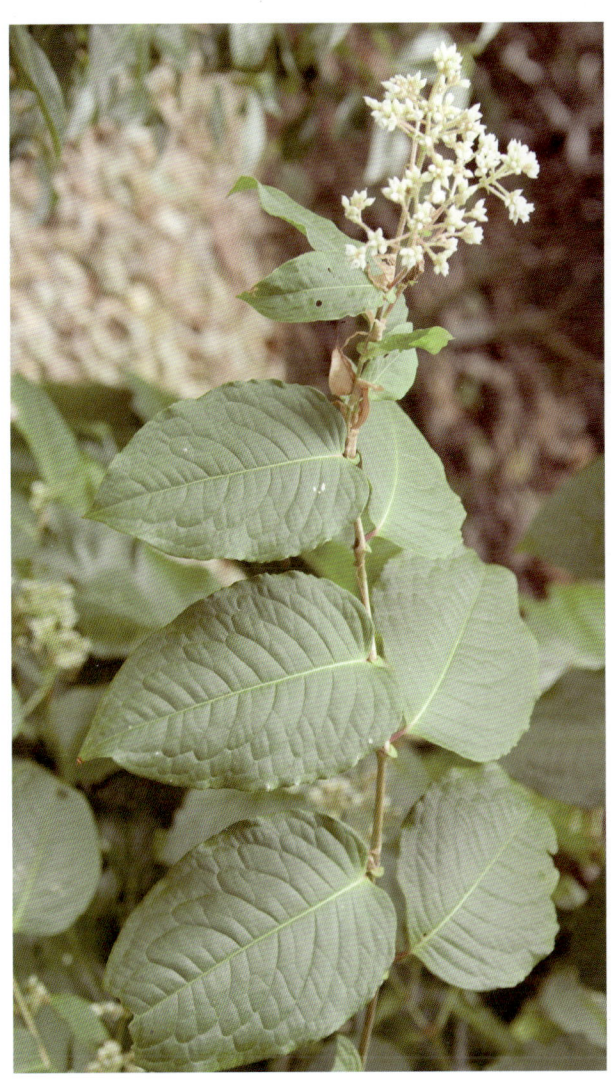
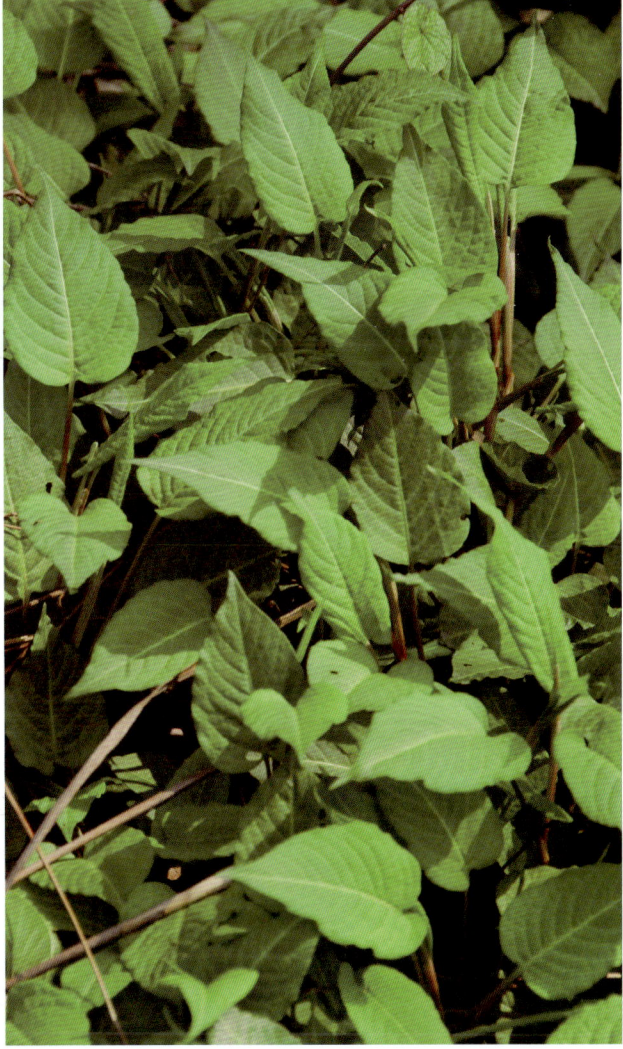

Vob liof bel 刺蓼

【Bit hsenb 俗名】蛇倒退、猫舌草、蛇不钻、猫儿刺、南蛇草。

【Dios kob deis 基源】为蓼科植物刺蓼 *Polygonum senticosum*（Meisn.）Franch. et Sav. 的全草。

【Niangb bet deis 生长环境】生于低海拔地区山谷灌木丛边、溪沟边、农地边。分布于各地苗乡。

【Jox hsub 性味属经】性平，味苦辛，属冷热两经药，入两经。

【Qet diel xid 功能主治】功能：hxenk angt dangf mongb 消肿止痛，hxub kib tat jab 清热解毒，tat jit hxangd hxenk angt 散瘀消肿。主治：dliangd bil dib sangb 跌打损伤，khangd naix ongd hsongd 中耳炎，yens hseik 漆疮，gangb daid eb qut qat mongb 湿疹痛痒，dix khangd ghad 痔疮，yens nangb gik 毒蛇咬伤。

【Ed not xus 用法用量】内服，煎汤，10～15 g。外用，捣烂敷、煎水洗或研末调敷患处。

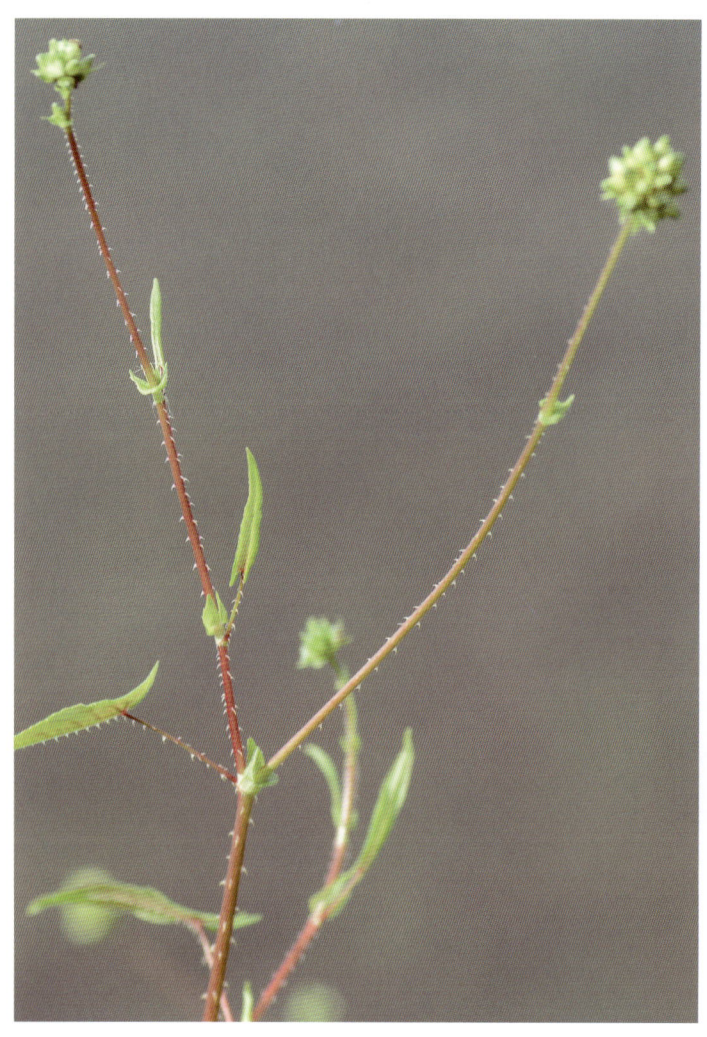
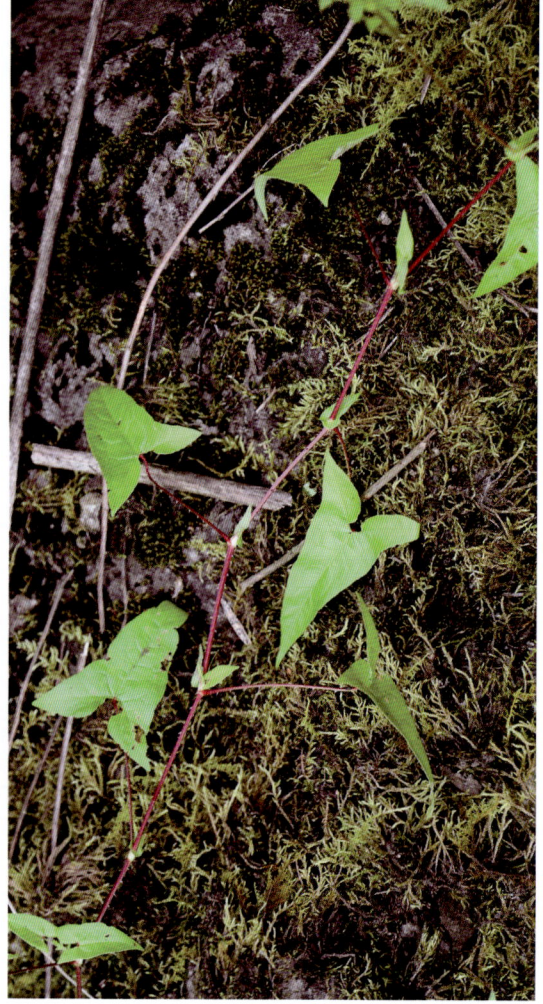

Vob liof bix 翼蓼

【Bit hsenb 俗名】荞麦七、石天荞、白药子、红药子。

【Dios kob deis 基源】为蓼科植物翼蓼 *Pteroxygonum giraldii* Damm. et Diels 的全草。

【Niangb bet deis 生长环境】生于坡塝草丛中或杂木林下。分布于部分苗乡。

【Jox hsub 性味属经】性冷，味苦涩，属冷药，入热经。

【Qet diel xid 功能主治】功能：dias xuf tat jab 除湿解毒，seil hxangd dangf hxangd 凉血止血。主治：mongb ghab dlad mongb bab 腰腿疼痛，yens jent mongb 风湿痛，od hxangd 吐血，lol hxangd nais 鼻衄，yens dul kib 烧伤，yens dlad zeb nex gik 狂犬咬伤，xud ghad hxangd 便血。

【Ed not xus 用法用量】内服，煎汤，15～25 g；或捣汁冲水服。外用，捣烂敷患处。

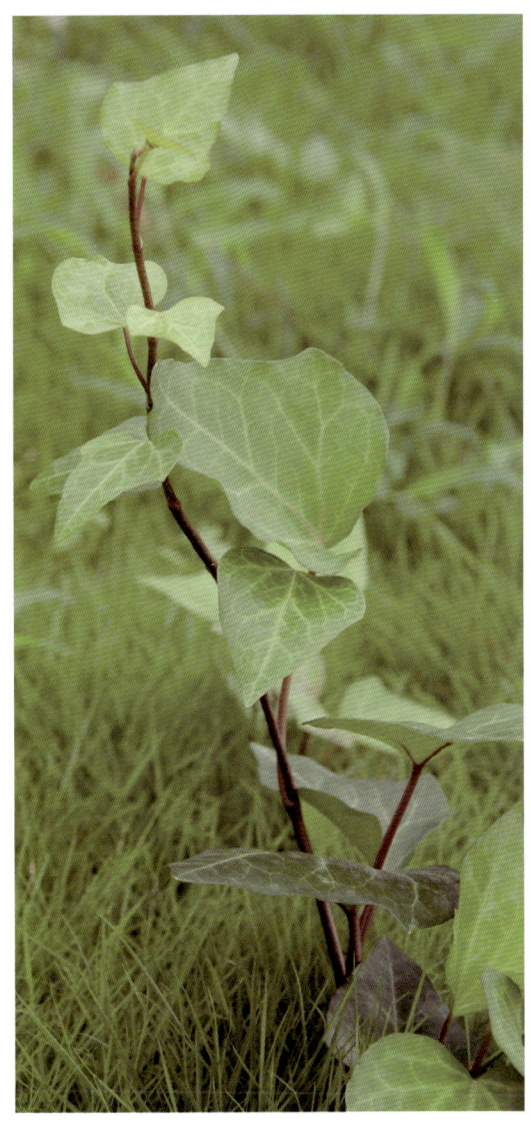
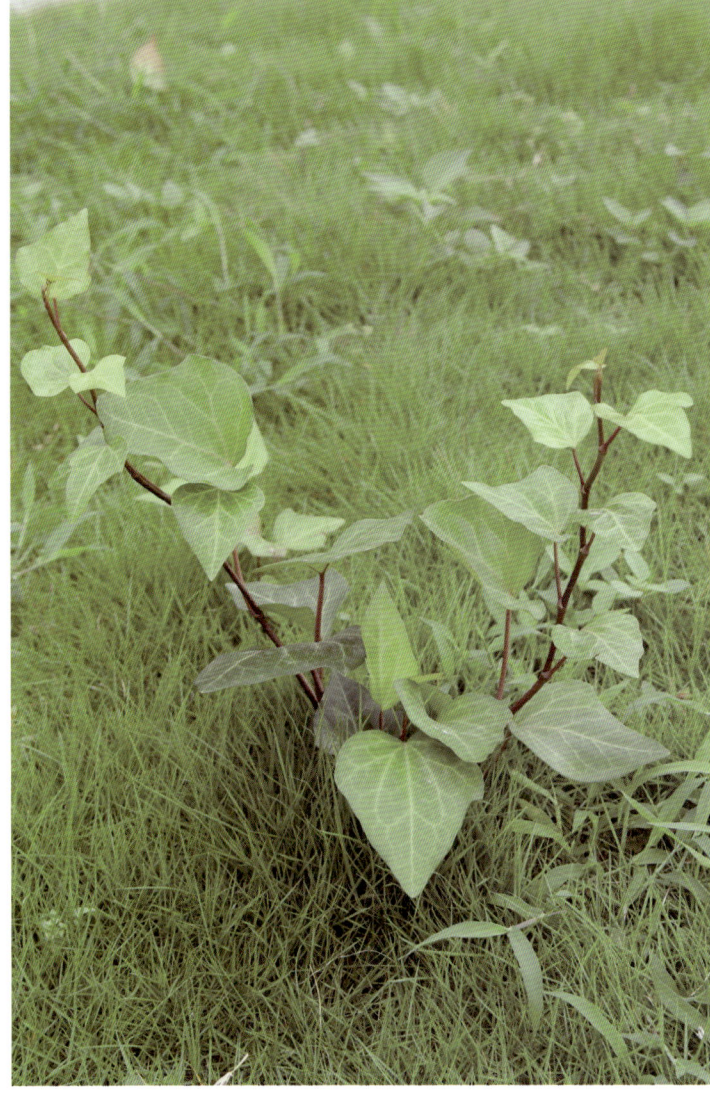

Vob liof bad 珠芽蓼

【Bit hsenb 俗名】山高粱、山辣蓼、蝎子七、渊头鸡、猴子七、野高粱、红蝎子七。

【Dios kob deis 基源】为蓼科植物珠芽蓼 *Polygonum viviparum* L. 的根或叶。

【Niangb bet deis 生长环境】生于高山湿地或深山丛林中空地。分布于部分苗乡。

【Jox hsub 性味属经】性冷，味苦涩，属冷药，入热经。

【Qet diel xid 功能主治】功能：ves hxangd dangf hxangd 活血止血，dangf zal 止泻。主治：dliangd bil dib sangb 跌打损伤，yens xit lol hxangd 刀伤出血，od hxangd 吐血，lol hxangd nais 鼻衄，hfak bangb hxangd 血崩，ghad eb dlub lol not 白带过多，zal ghad 腹泻。

【Ed not xus 用法用量】内服，煎汤，10～15 g。外用，捣烂敷患处。

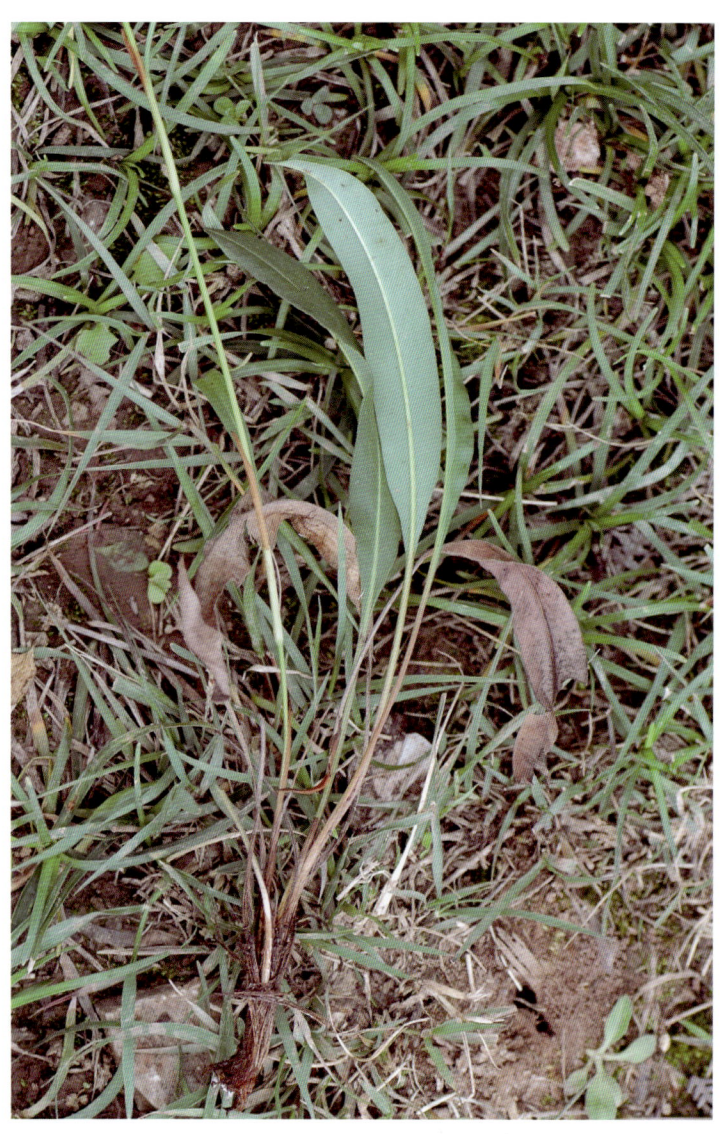
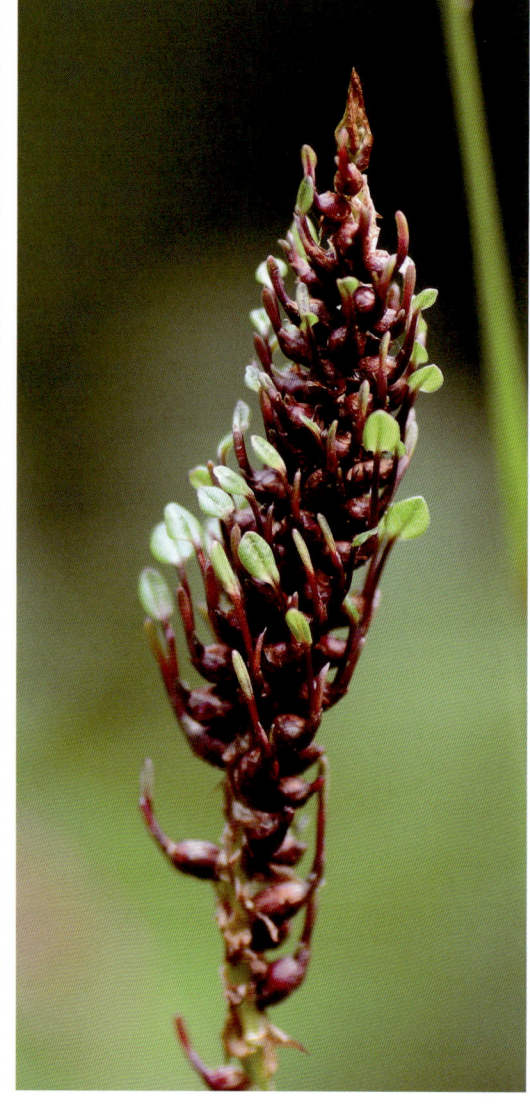

Vob liof dongk 两栖蓼

【Bit hsenb 俗名】小黄药。

【Dios kob deis 基源】为蓼科植物两栖蓼 *Polygonum amphibium* L. 的全草。

【Niangb bet deis 生长环境】喜生于池塘边、溪沟边、湿地中。分布于各地苗乡。

【Jox hsub 性味属经】性平，味苦，属冷热两经药，入两经。

【Qet diel xid 功能主治】功能：hxub kib los xuf 清热利湿。主治：lob pob wox 脚浮肿，dix gangb 疔疮，zal ghad dongk 痢疾。

【Ed not xus 用法用量】内服，煎汤，15～30 g。外用，捣烂敷患处。

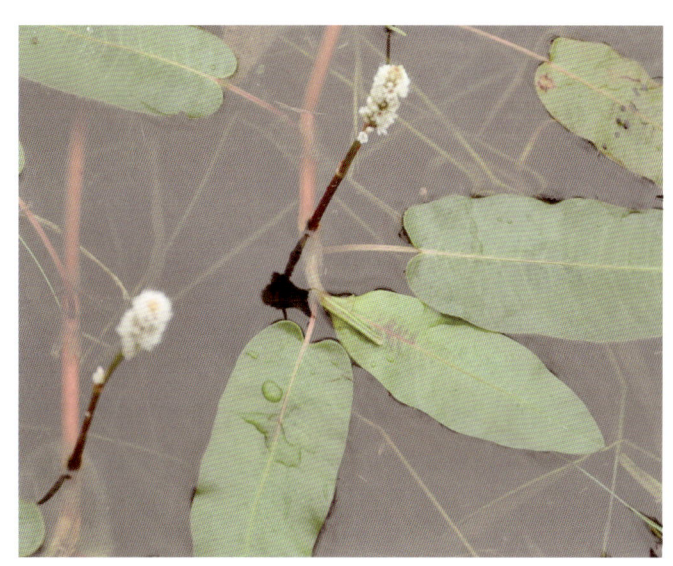

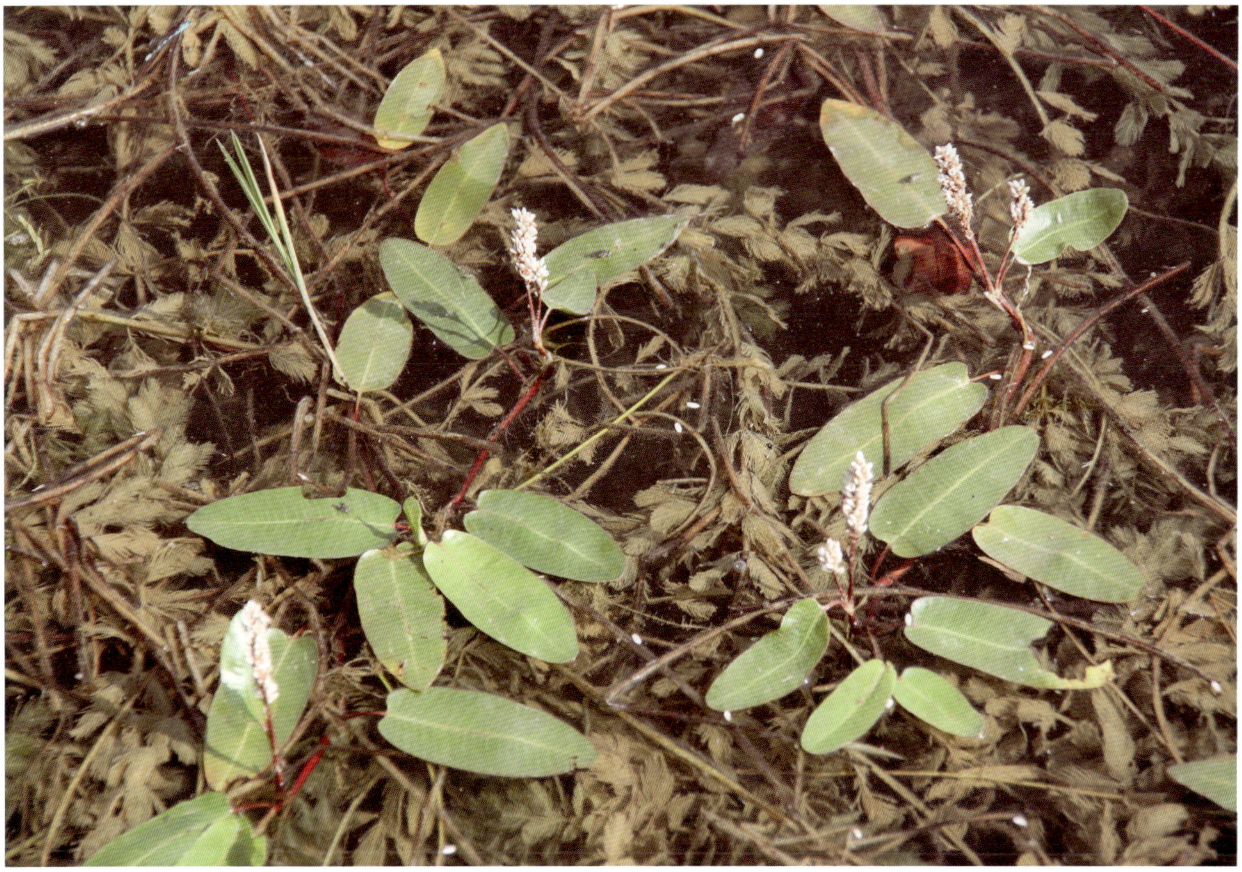

Vob liof jiof 牛皮消蓼

【Bit hsenb 俗名】云钩莲、毛血藤、百解药、胖血藤、荞叶细辛。

【Dios kob deis 基源】为蓼科植物牛皮消蓼 *Polygonum cynanchoides* Hemsl. 的全草。

【Niangb bet deis 生长环境】生于灌木丛中、路边、沟谷两侧。分布于各地苗乡。

【Jox hsub 性味属经】性冷，味酸涩，属冷药，入热经。

【Qet diel xid 功能主治】功能：dangf ngol yangx ghad ngol 止咳化痰，tiod buk dux yangx gad 健胃消食。主治：yens jent mongb 风湿痛，ait gheb bal jid ait ngol 劳伤咳嗽，nais pot yens jab ait ngol 肺痨咳嗽，ngol yenx hnaib 百日咳，dinx gad xangd dit 食积饱胀，gangb dix ghab hsangb ax hvit hsuk hsangb 疮疖伤口久不愈合。

【Ed not xus 用法用量】内服，煎汤，15～25 g。外用，捣烂敷。

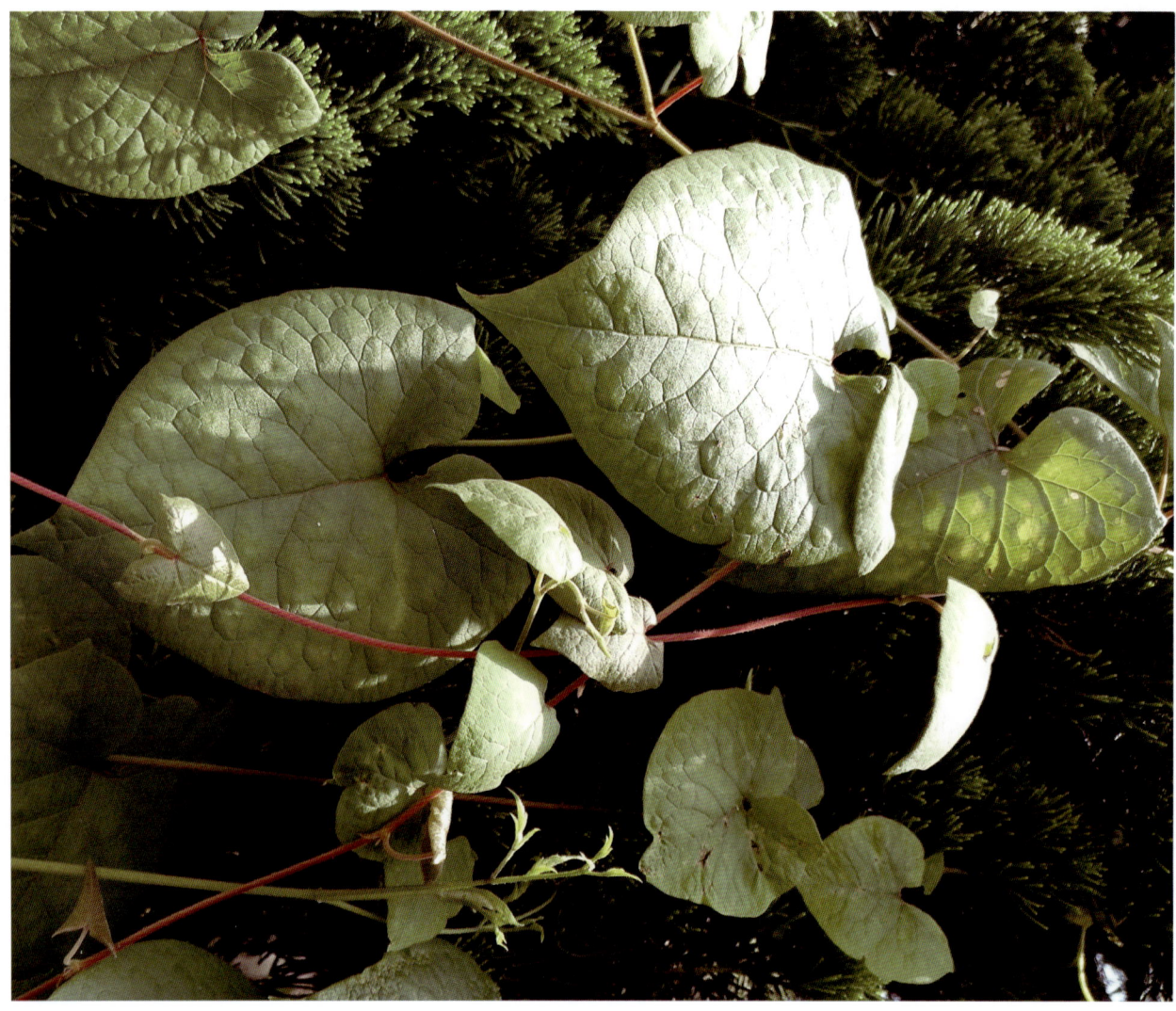

Vob liof diel 尼泊尔辣蓼

【Bit hsenb 俗名】水荭子、小猫眼、辣柳草、蓼子草、猫儿眼、野荞子。

【Dios kob deis 基源】为蓼科植物尼泊尔辣蓼 Polygonum nepalense Meisn. 的全草。

【Niangb bet deis 生长环境】生于农地边、路边、干塘中。分布于各地苗乡。

【Jox hsub 性味属经】性冷，味苦，属冷药，入热经。

【Qet diel xid 功能主治】功能：tat jit hxangd hxenk angt 散瘀消肿，hxub kib tat jab 清热解毒。主治：mongb daif gad 胃痛（胸口痛），dliangd bil dib sangb 跌打损伤，xok hniub mais 目赤，mongb ghongd niangs 咽喉痛，ghab naix hmid pob mongb 牙龈肿痛，zal ghad dongk 痢疾。

【Ed not xus 用法用量】内服，煎汤，15～30 g；或入丸、散。外用，捣烂敷，煎水含嗽。

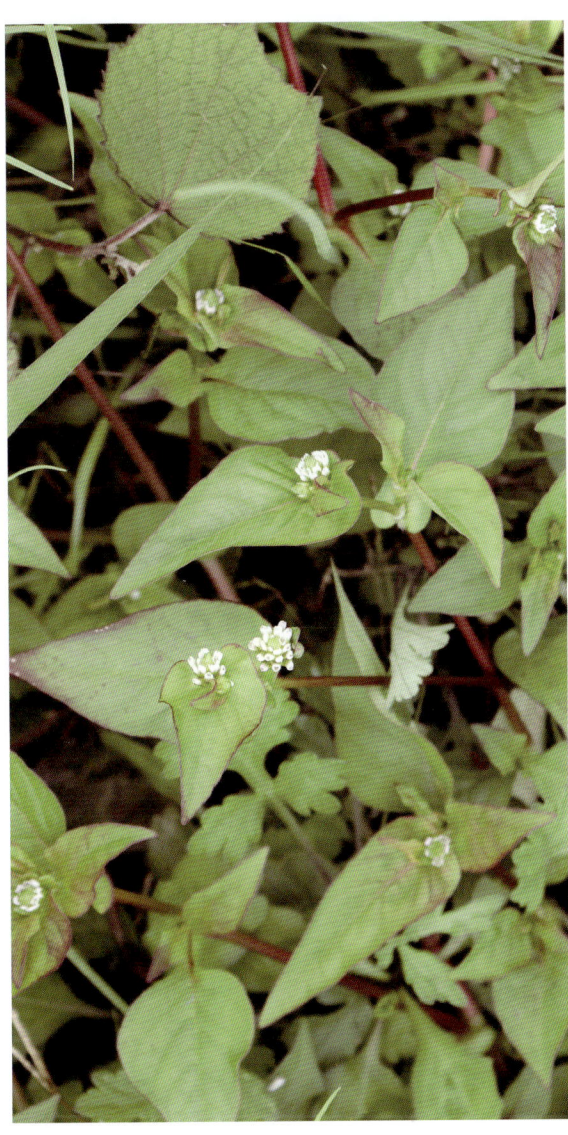
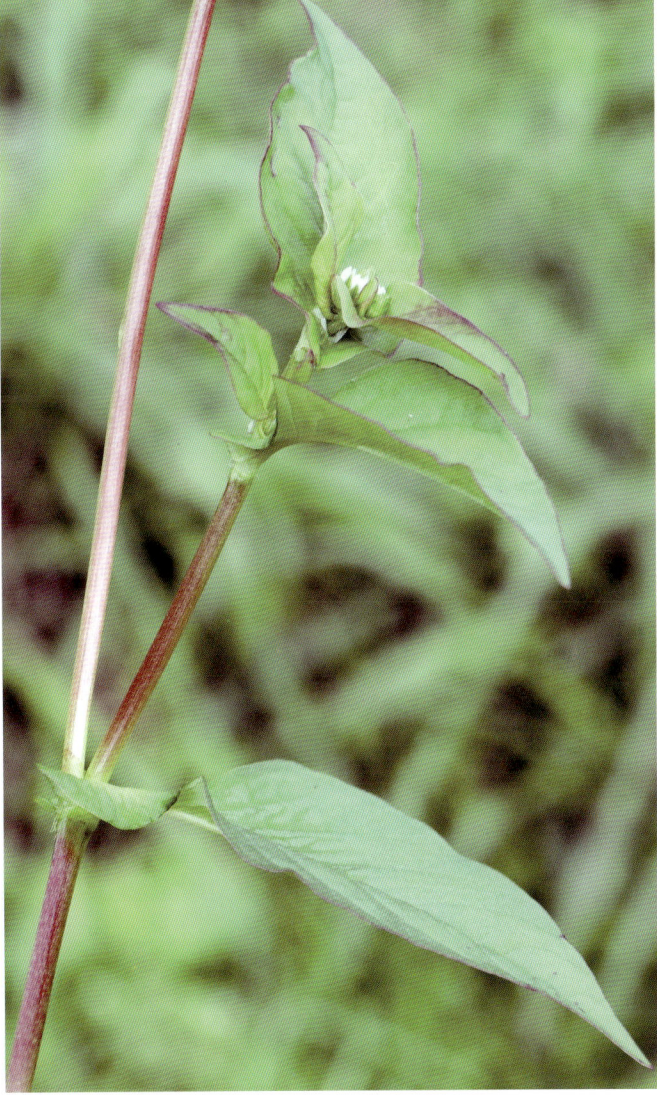

Vob liof niel 酸模叶蓼

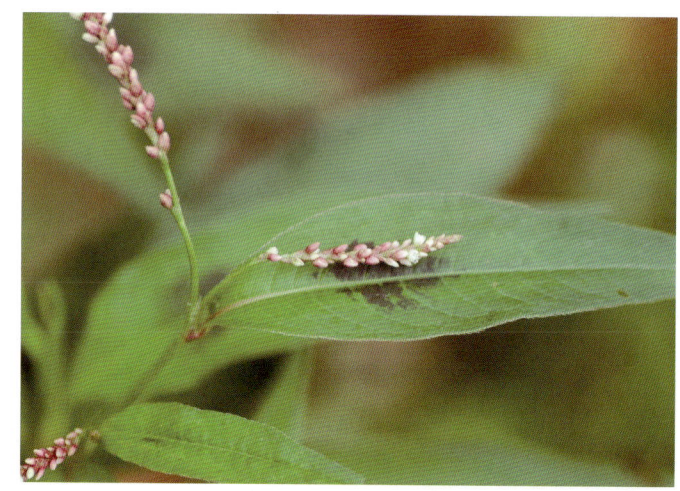

【Bit hsenb 俗名】大马蓼、白辣蓼、旱苗蓼、拟辣蓼、假酸模

【Dios kob deis 基源】为蓼科植物酸模叶蓼 *Polygonum lapathifolium* L. 的全草。

【Niangb bet deis 生长环境】生于山洼湿地或池塘边。分布于各地苗乡。

【Jox hsub 性味属经】性热，味辛，属热药，入冷经。

【Qet diel xid 功能主治】功能：hxenk angt dangf mongb 消肿止痛。主治：kib jid ax khad 高烧不退，mongb qub 腹痛，ait gheb ax bongx 麻疹不透，gangb lax bus pob mongb 疮痈肿毒。

【Ed not xus 用法用量】内服，煎汤，15～25 g。外用，捣烂敷。

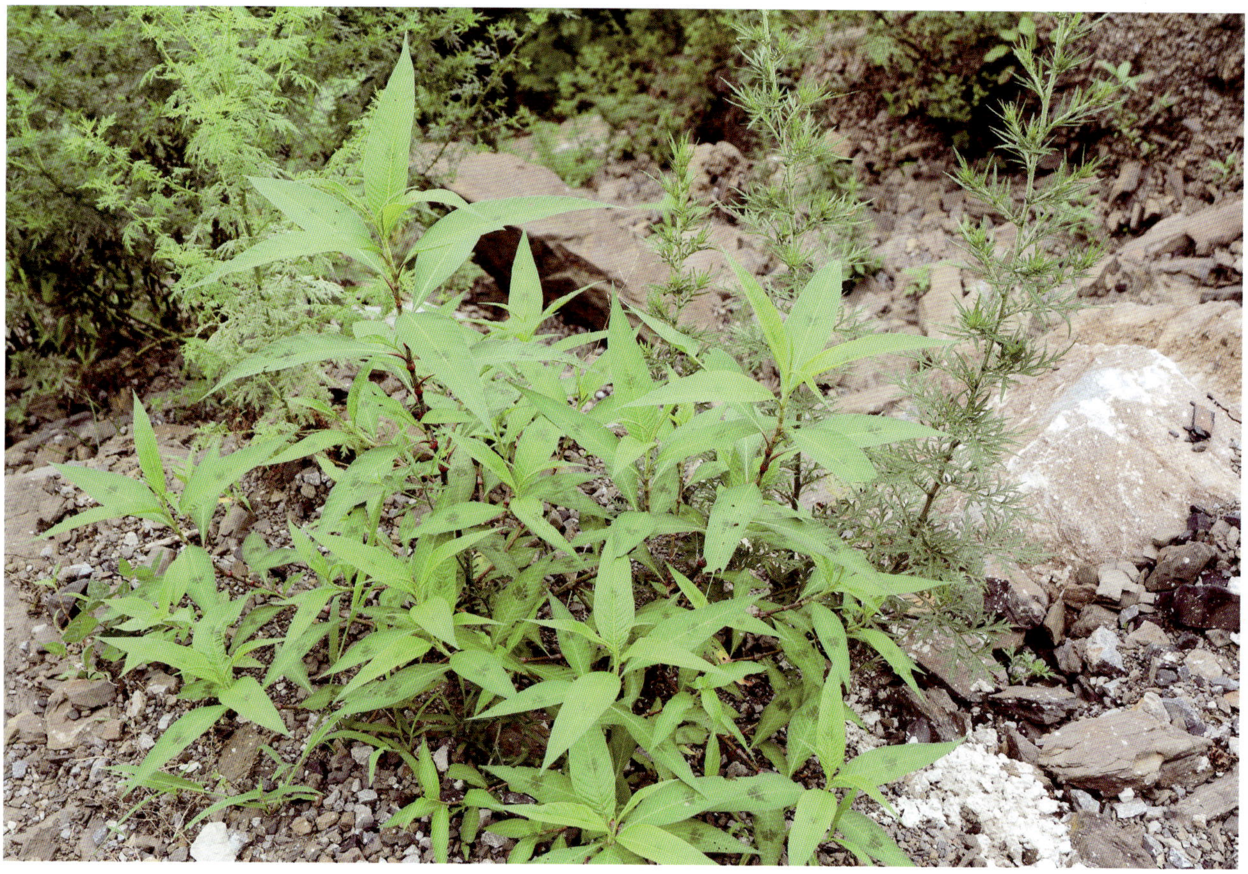

Vob liof lab 箭叶蓼

【Bit hsenb 俗名】去母、廊茵、蛇倒退、蓼箭风、倒刺林。

【Dios kob deis 基源】为蓼科植物箭叶蓼 *Polygonum sieboldii* Meisn. 的果实或全草。

【Niangb bet deis 生长环境】生于山谷水流边、田边、山洼湿地。分布于部分苗乡。

【Jox hsub 性味属经】性冷，味酸辛，属冷药，入热经。有毒。

【Qet diel xid 功能主治】功能：hxenk angt dangf mongb 消肿止痛，hxub kib tat jab 清热解毒，dias xuf dangf qut qat 除湿止痒。主治：gangb lax bus pob mongb 疮痈肿毒，jangx gangb nangb 带状疱疹，liut dud ongd hsongd 皮炎，ghab liut dud qut qat 皮肤瘙痒，yens dlad zeb nex gik 狂犬咬伤，dix khangd ghad 痔疮。

【Ed not xus 用法用量】内服，煎汤，15～20 g。外用，捣烂敷或捣汁涂。

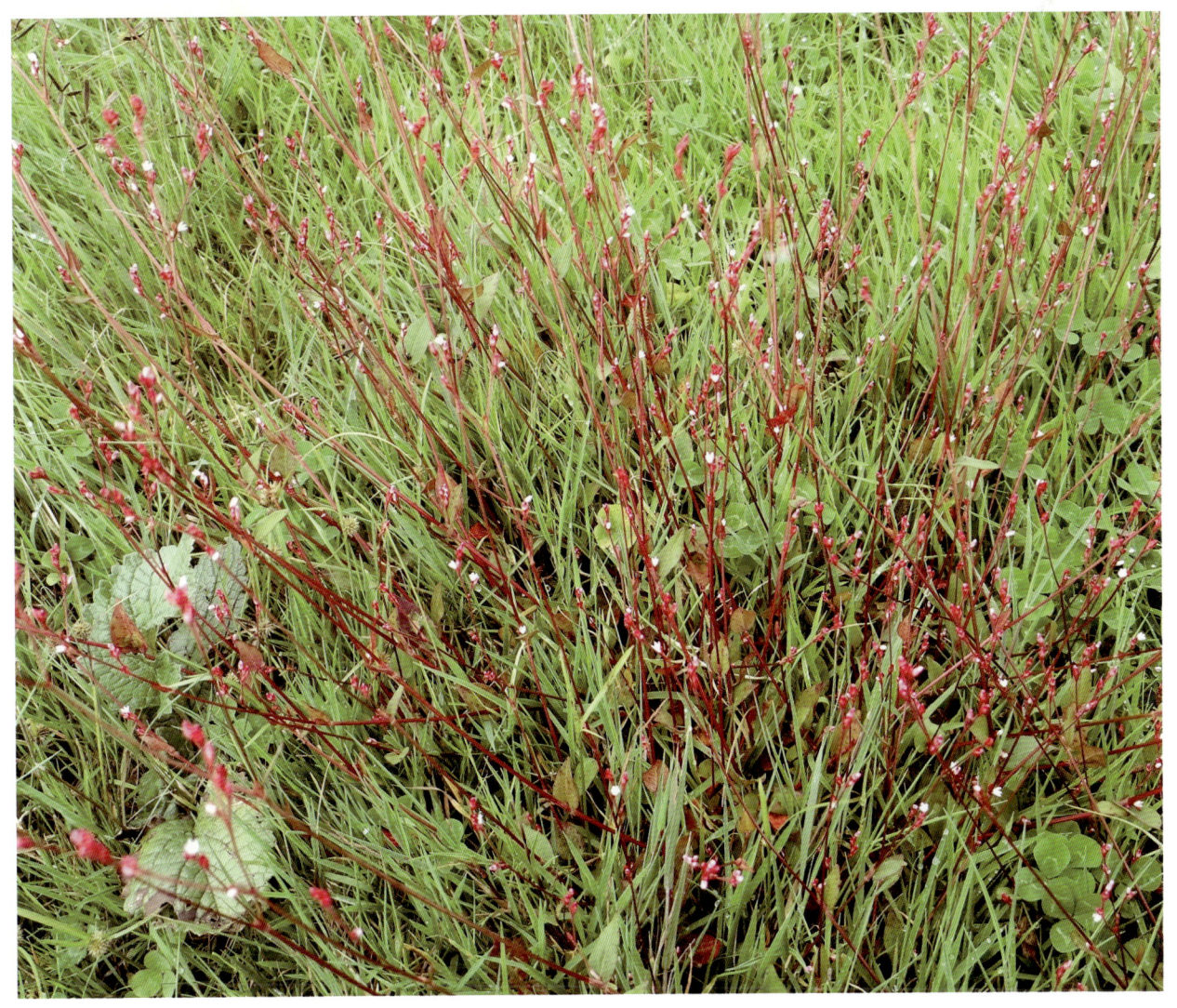

Gangb hniub dab 拳参

【Bit hsenb 俗名】石蚕、刀枪药、山虾子、马蜂七、破伤药、疙瘩参、倒根草。

【Dios kob deis 基源】为蓼科植物拳参 *Polygonum bistorta* L. 的根茎。

【Niangb bet deis 生长环境】生于荒坡草地荫蔽处。分布于部分苗乡。

【Jox hsub 性味属经】性冷,味苦,属冷药,入热经。

【Qet diel xid 功能主治】功能:hxub kib dangf qangt 清热镇惊,los xuf hxenk angt 利湿消肿。主治:lob bil hvuk hxud 手足抽搐,hluk dul 火烫伤,lax lot nif 口舌糜烂,ghab hsangb yens jent od nul 破伤风,jif hxongb lax 淋巴结结核溃烂,diongx eb wal ongd hsongd 尿路感染。

【Ed not xus 用法用量】内服,煎汤,10～30 g。外用,捣烂敷或研末调敷。

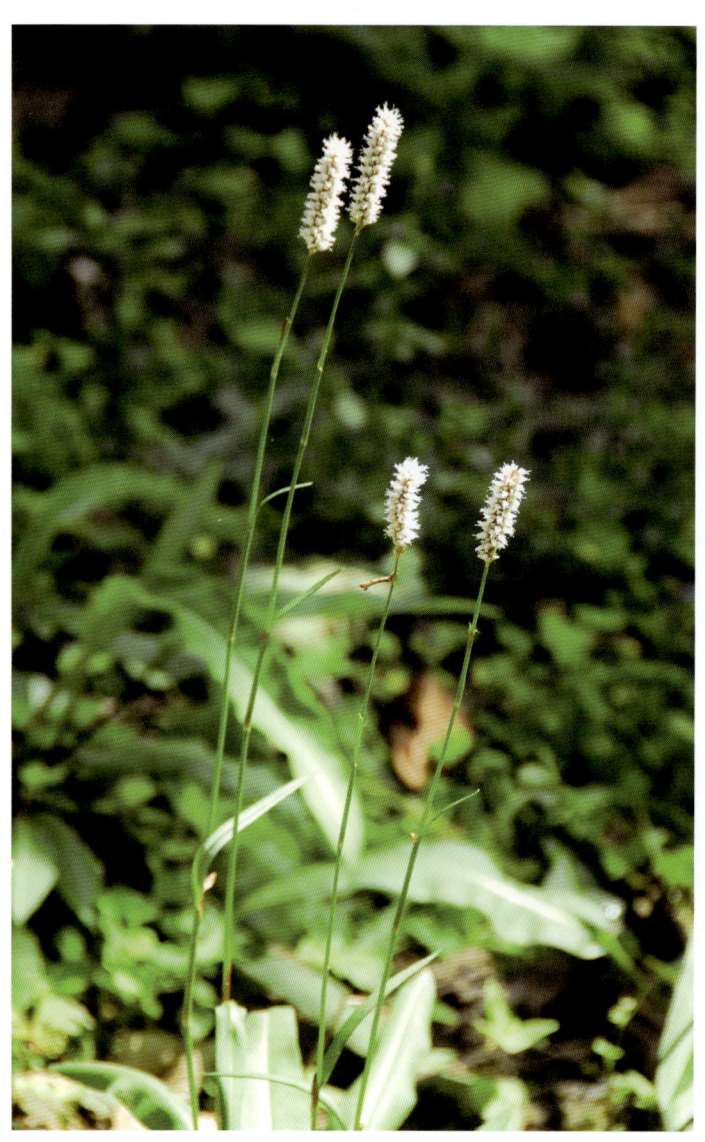
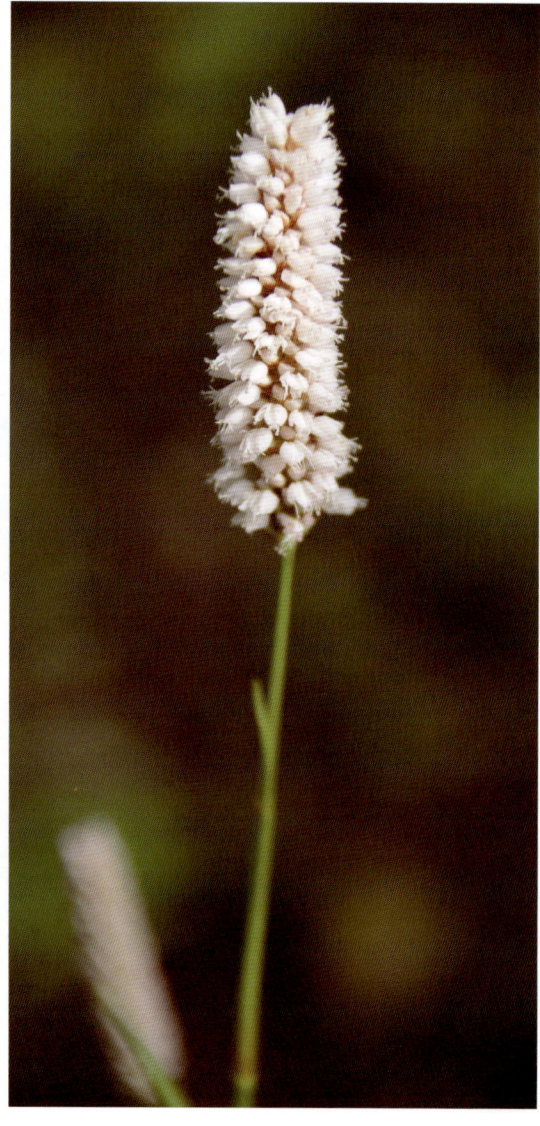

Vob denk nex 火炭母

【Bit hsenb 俗名】晕药、乌饭藤、乌炭子、山荞麦、猪辣蓼、黄鳝藤、红梅子叶。

【Dios kob deis 基源】为蓼科植物火炭母 *Polygonum chinense* L. 的全草或根。

【Niangb bet deis 生长环境】生于山谷林边、路旁湿地、田边。分布于各地苗乡。

【Jox hsub 性味属经】性冷,味酸甘,属冷药,入热经。

【Qet diel xid 功能主治】功能:seil hxangd tat jab 凉血解毒,hxub kib los xuf 清热利湿,yangx gad los gangd 消食化积。主治:dliangd bil dib sangb 跌打损伤,net kib fangx jid 湿热黄疸,hot ax yangx gad 消化不良,dit qub 腹胀,ghad eb dlub lol not 白带过多,zaid wel jangx dix bus 乳痈。

【Ed not xus 用法用量】内服,煎汤,25～35 g;或捣汁饮。外用,捣烂敷或煎水洗。

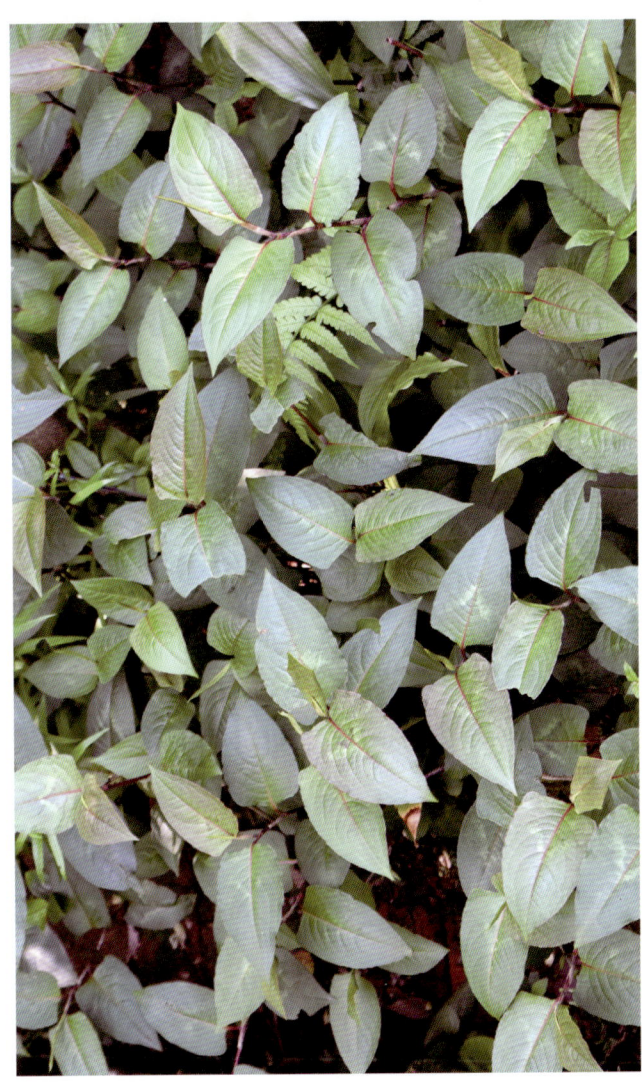
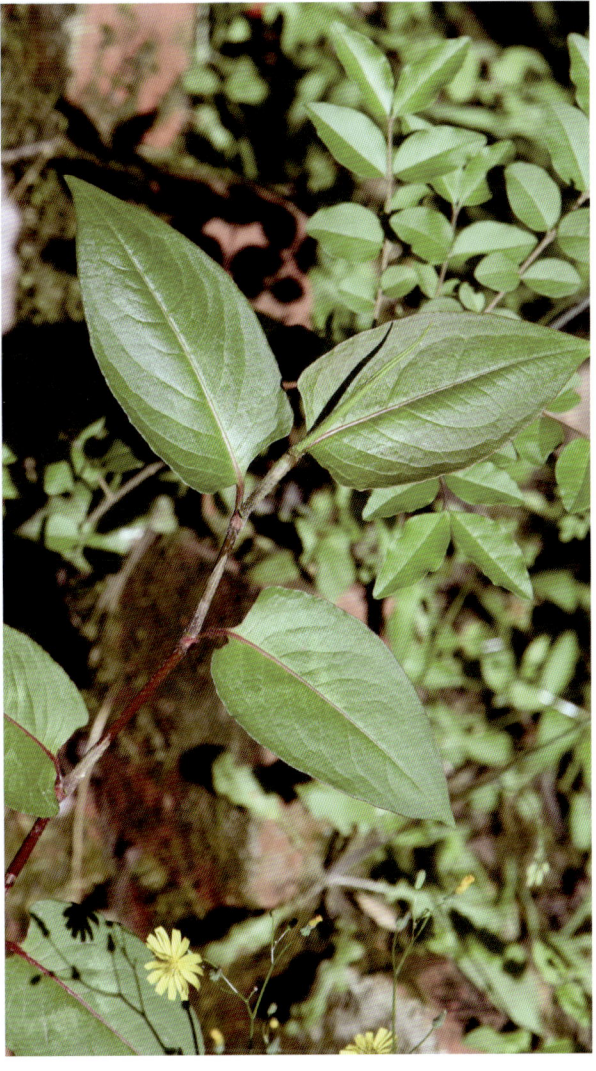

Vob tad nex dlenx 粗毛火炭母

【Bit hsenb 俗名】火炭母、黑蓼、水退痧、黄鳝藤、乌饭藤。

【Dios kob deis 基源】为蓼科植物粗毛火炭母 Polygonum chinense L. var. hispida Hook. F. 的根。

【Niangb bet deis 生长环境】生于山野荒地、灌木丛边、溪沟边。分布于各地苗乡。

【Jox hsub 性味属经】性冷，味酸甘，属冷药，入热经。

【Qet diel xid 功能主治】功能：seil hxangd dangf hxangd 凉血止血，dangf ghad dongk dangf zal 止痢止泻。主治：yens xit lol hxangd 刀伤出血，lol hxangd nais 鼻衄，zal ghad dongk 痢疾，zal ghad 腹泻，zal ghad ax dangf 腹泻不止。

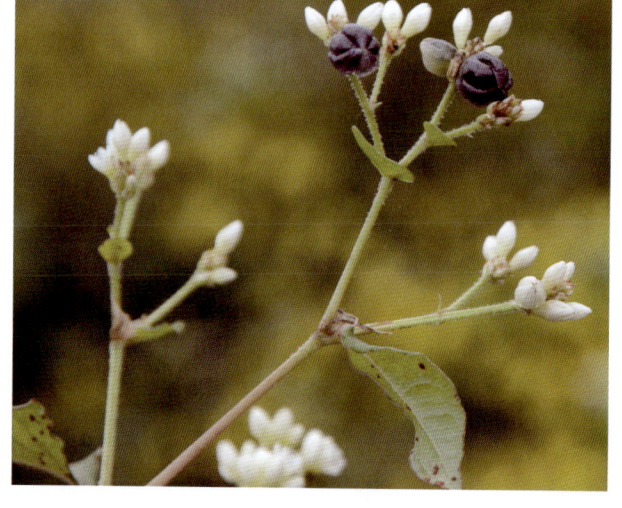

【Ed not xus 用法用量】内服，煎汤，15～25 g。

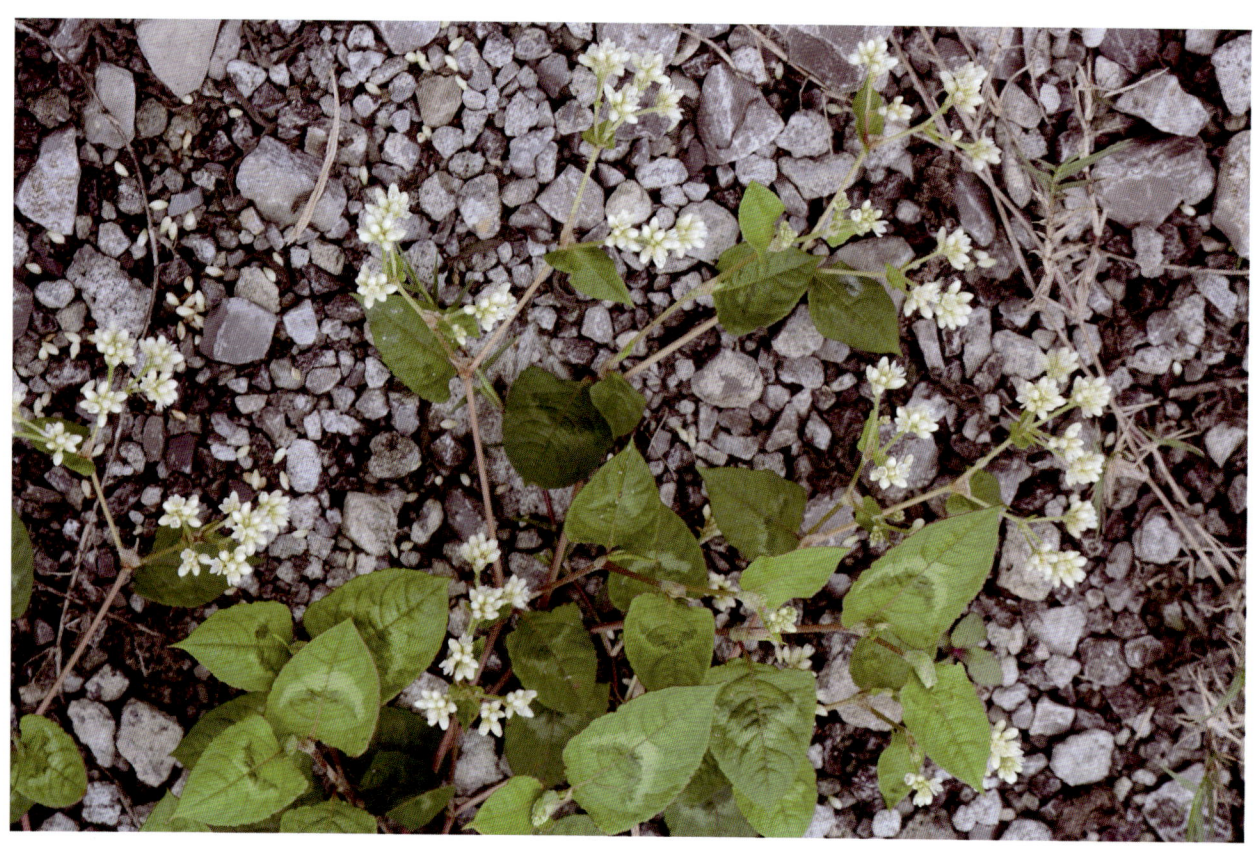

Vob bangb 荞麦

【Bit hsenb 俗名】荞子、甜荞、净肠草、鹿蹄草、花脸荞、散血莲、蝴蝶草。

【Dios kob deis 基源】为蓼科植物荞麦 *Fagopyrum esculentum* Moench 的种子或根。

【Niangb bet deis 生长环境】属农作物之一。部分苗乡有栽培。

【Jox hsub 性味属经】性冷，味甘，属冷药，入热经。

【Qet diel xid 功能主治】功能：tiod nat mangs buk dux 健脾和胃，yangx gad los gangd 消食化积，vuk gangb liangs ngix 敛疮生肌。主治：od hxangd 吐血，fal sab mongb gad ghof 绞肠痧，dix guk 背痛，kib eb kib dul 水火烫伤，gangb def lax 痘疹溃烂，zal ghad dongk 痢疾，xud wal dlub 尿白浊。

【Ed not xus 用法用量】内服，煎汤，25～50 g；荞麦烧灰淋汁，入锅内煎取白霜 5 g 内服；或捣汁服。外用，研末撒或调敷。

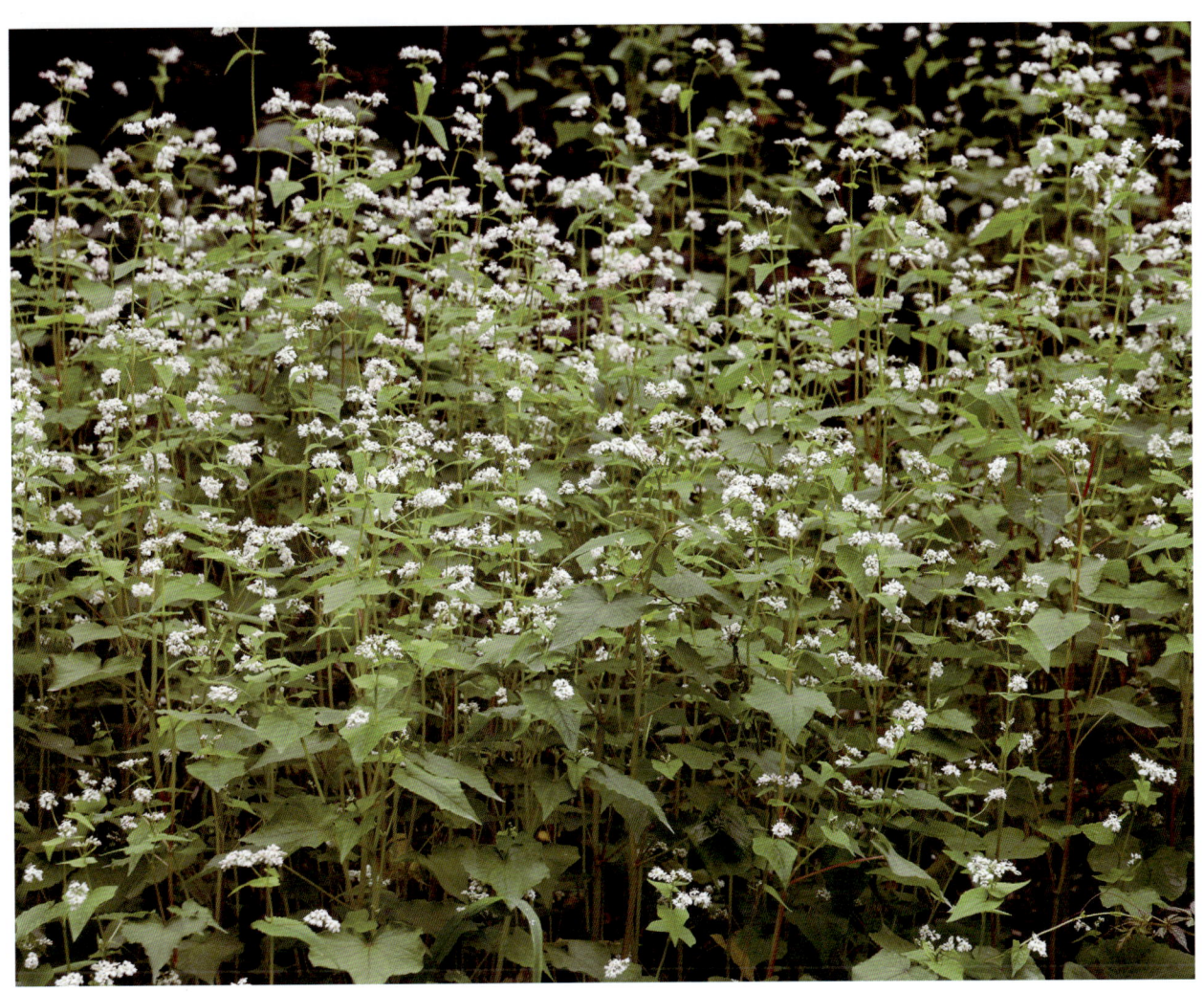

Vob bangb ib 苦荞麦

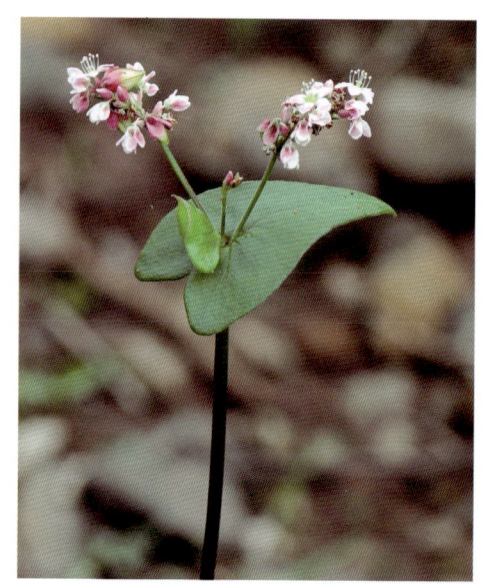

【Bit hsenb 俗名】万年荞、苦荞头、荞叶七、野荞麦、鞑靼草、野南荞。

【Dios kob deis 基源】为蓼科植物苦荞麦 *Fagopyrum tataricum*（L.）Gaertn. 的根及根茎。

【Niangb bet deis 生长环境】生于村寨边、农地边、草地，有栽培。分布于部分苗乡。

【Jox hsub 性味属经】性平，味甘苦，属冷热两经药，入两经。

【Qet diel xid 功能主治】功能：tat jab hxenk angt 解毒消肿，hxub jent yangx ghad ngol 祛风化痰，tiod nat mangs buk dux 健脾和胃。主治：dliangd bil dib sangb 跌打损伤，mongb ghab dlad mongb bab 腰腿疼痛，mongb daif gad 胃痛（胸口痛），dinx gad xangd dit 食积饱胀，jib daib ngas naix mais 小儿疳积，yens dlad zeb nex gik 狂犬咬伤。

【Ed not xus 用法用量】内服，煎汤，15～35 g；或浸酒饮。外用，捣烂敷或研末调敷。

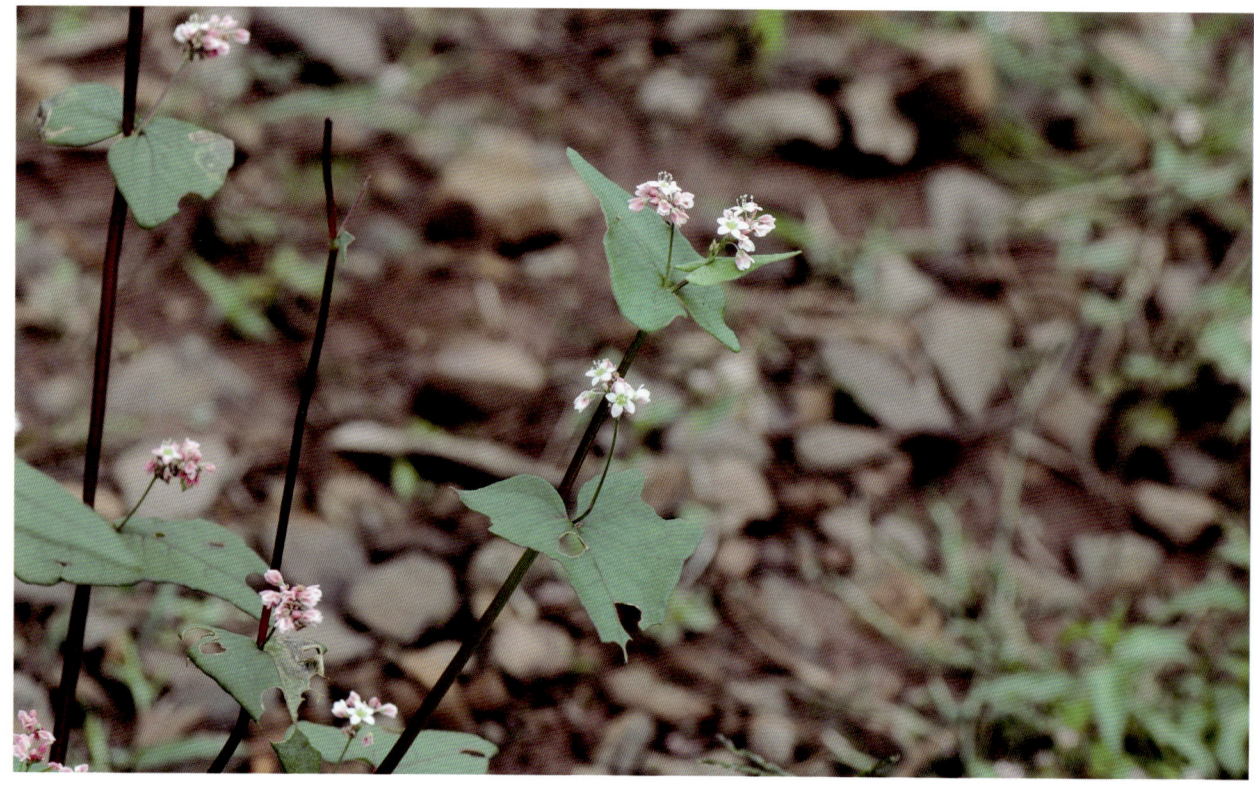

Vob bangb vud 天荞麦

【Bit hsenb 俗名】五毐、五毒草、透骨消、蓝荞头、苦荞麦、野荞子、酸荞麦。

【Dios kob deis 基源】为蓼科植物天荞麦 *Fagopyrum cymosum* Meisn. 的全草或根。

【Niangb bet deis 生长环境】生于荒山草地、疏林地、农地边。分布于部分苗乡。

【Jox hsub 性味属经】性冷，味苦酸，属冷药，入热经。

【Qet diel xid 功能主治】功能：hxub jent hxenk net 祛风除湿，tat jab hxenk angt 解毒消肿。主治：ghut hsongb pob mongb 关节肿痛，hsongd hxid hxub mongb 筋骨酸痛，dliangd bil dib yens pot mongb 跌打肿痛，ghab diux ghongd angt mongb 咽喉肿痛，mongb pit khob 偏头痛，mongb daif gad 胃痛（胸口痛），jib daib not eb niux 小儿流口水。

【Ed not xus 用法用量】内服，煎汤，15～25 g。外用，捣烂敷，研末调敷。

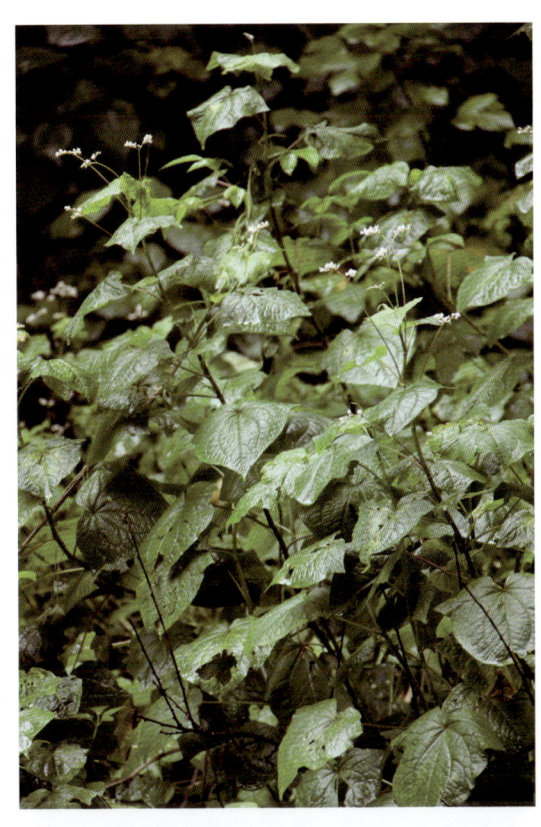

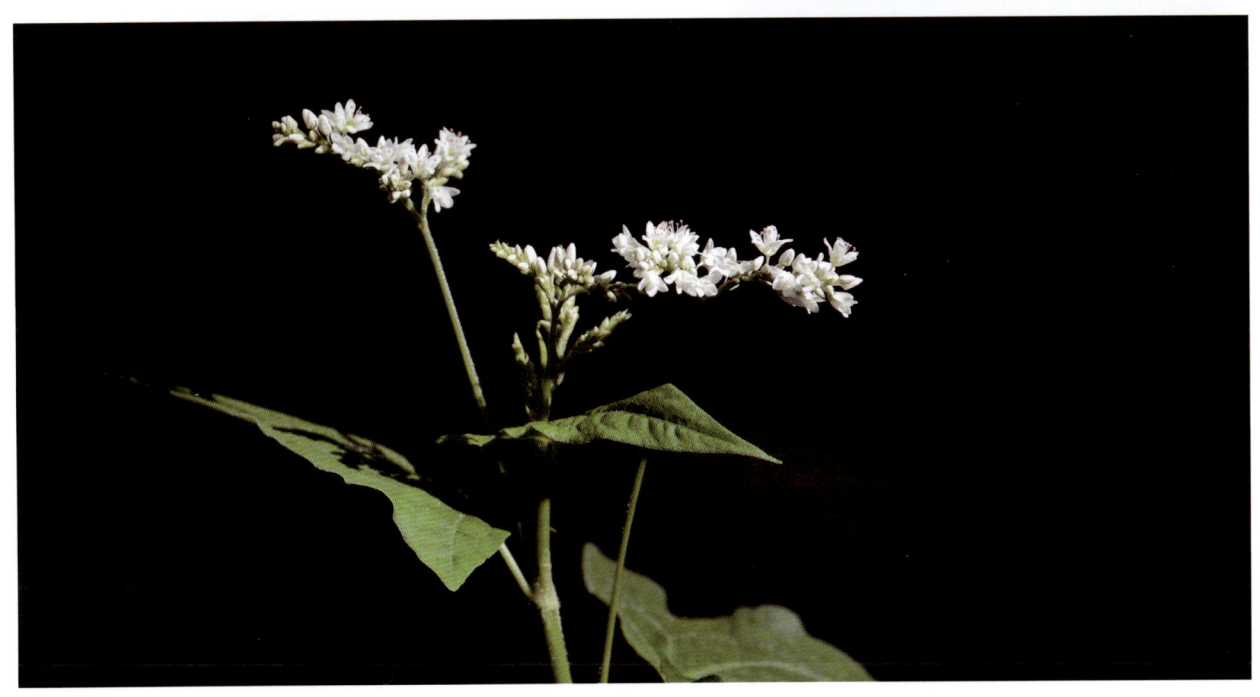

Bas vob bangb 荞麦蔓

【Bit hsenb 俗名】毛血藤、云扣莲、胖血藤、野荞麦、荞叶细辛。

【Dios kob deis 基源】为蓼科植物荞麦蔓 *Polygonum convolvulus* L. 的根。

【Niangb bet deis 生长环境】喜生于山野荒地、路旁、山沟。分布于各地苗乡。

【Jox hsub 性味属经】性冷，味苦，属冷药，入热经。

【Qet diel xid 功能主治】功能：tat jab dangf mongb 解毒镇痛，dangf ngol 止咳。主治：nais pot yens jab khang hxangd 肺痨咯血，buk dux qib bongt mongb 胃气痛，dix gangb 疗疮。

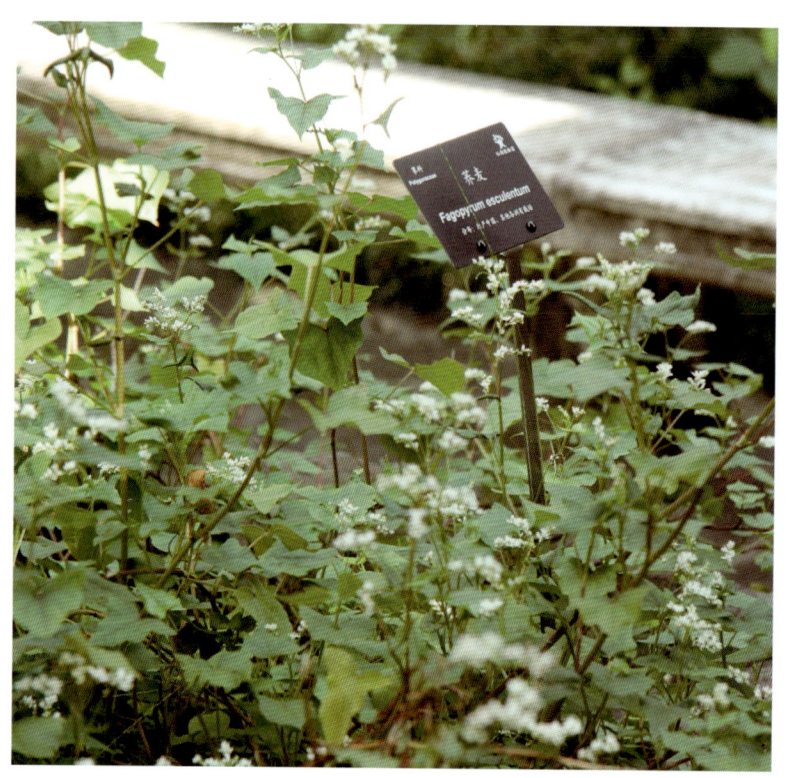

【Ed not xus 用法用量】内服，煎汤，20～30 g。外用，捣烂敷患处。

Vob liof gheib 九节蓼

【Bit hsenb 俗名】九节莲、九牯牛。

【Dios kob deis 基源】为蓼科植物九节蓼 *Polygonum rude* Meisn. 的全草。

【Niangb bet deis 生长环境】喜生于池塘边、水沟边、溪涧边。分布于各地苗乡。

【Jox hsub 性味属经】性热，味辛微甘，属热药，入冷经。

【Qet diel xid 功能主治】功能：ves hxangd hsot ud vut 活血调经，qet bongt dangf mongb 理气止痛。主治：ait gheb bal jid 劳伤，hsot ud ax jangx hxib 月经不调，niangb hsab pob mongb 无名肿毒。

【Ed not xus 用法用量】内服，煎汤，15～30 g。外用，捣烂敷或研末调敷。

Vob had yeb 草血竭

【Bit hsenb 俗名】一口血、土血竭、回头草、草血结、地黑蜂、蛇疙瘩、紫花根。

【Dios kob deis 基源】为蓼科植物草血竭 *Polygonum paleaceum* Wall. ex HK. f. 的根茎。

【Niangb bet deis 生长环境】生于山野荒地、山谷石隙、疏林下。分布于各地苗乡。

【Jox hsub 性味属经】性热，味苦涩，属热药，入冷经。

【Qet diel xid 功能主治】功能：mangs bongt dangf mongb 顺气止痛，tat hxangd dangf hxangd 散血止血，ves hxangd hsot ud vut 活血调经。主治：yens xit lol hxangd 刀伤出血，dliangd bil dib sangb 跌打损伤，buk dux ghad ghof lax nial 胃及十二指肠溃疡，hsot ud ax jangx hxib 月经不调，pob wox 浮肿，qub niangs jangx bod 腹中痞块，zal ghad dongk 菌痢。

【Ed not xus 用法用量】内服，水煎，15～25 g。

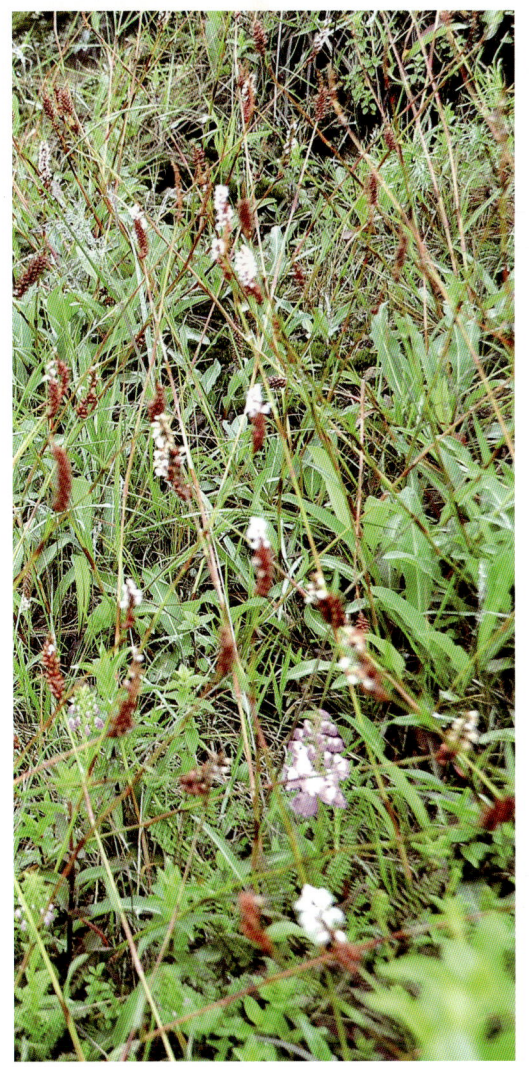
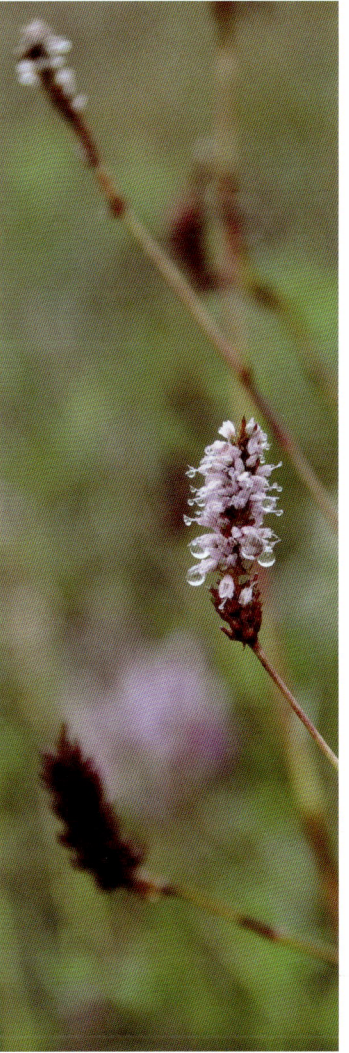
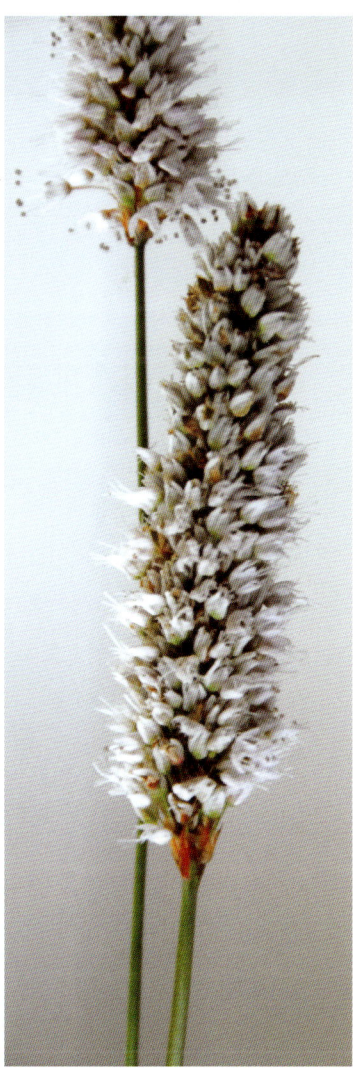

藜 科

Vob bangf dangf 甜菜

【Bit hsenb 俗名】甜萝卜、糖萝卜。

【Dios kob deis 基源】为藜科植物甜菜 *Beta vulgaris* L. 的全草。

【Niangb bet deis 生长环境】生于土壤较肥沃的荒地、农地边等,有栽培。分布于部分苗乡。

【Jox hsub 性味属经】性热,味甘,属热药,入冷经。

【Qet diel xid 功能主治】功能:tongb hxud ves hxid lis 通络活脉,tiod buk dux yangx gad 健胃消食。主治:jit hxangd 瘀血,dinx gad xangd dit 食积饱胀,langk ghangk 噎嗝。

【Ed not xus 用法用量】内服,生食,50～100 g。外用,捣烂敷。

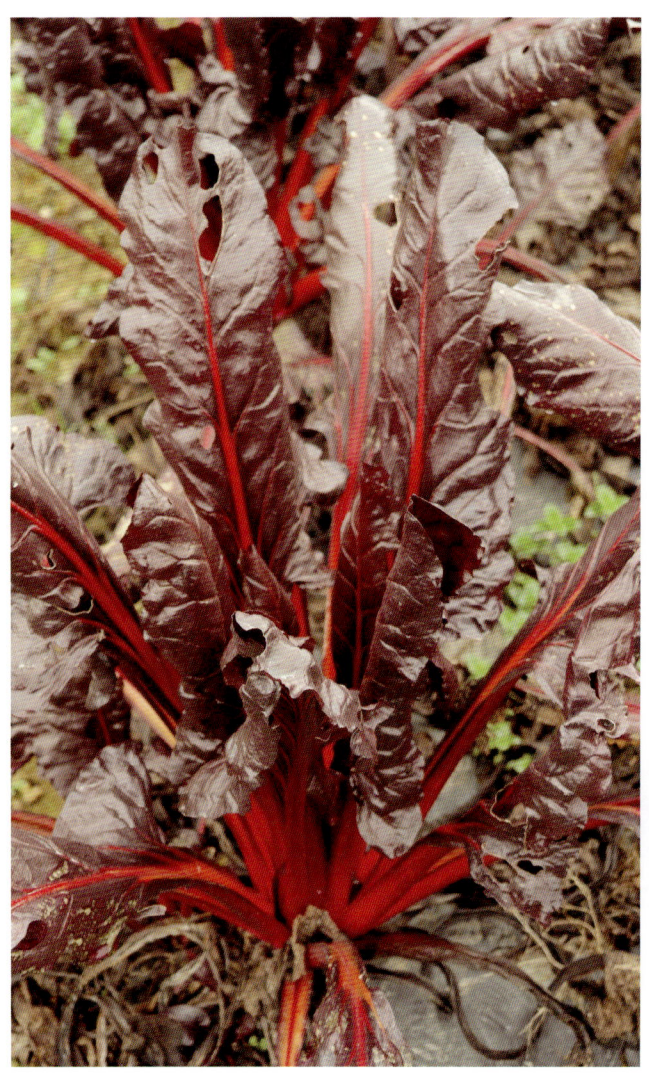
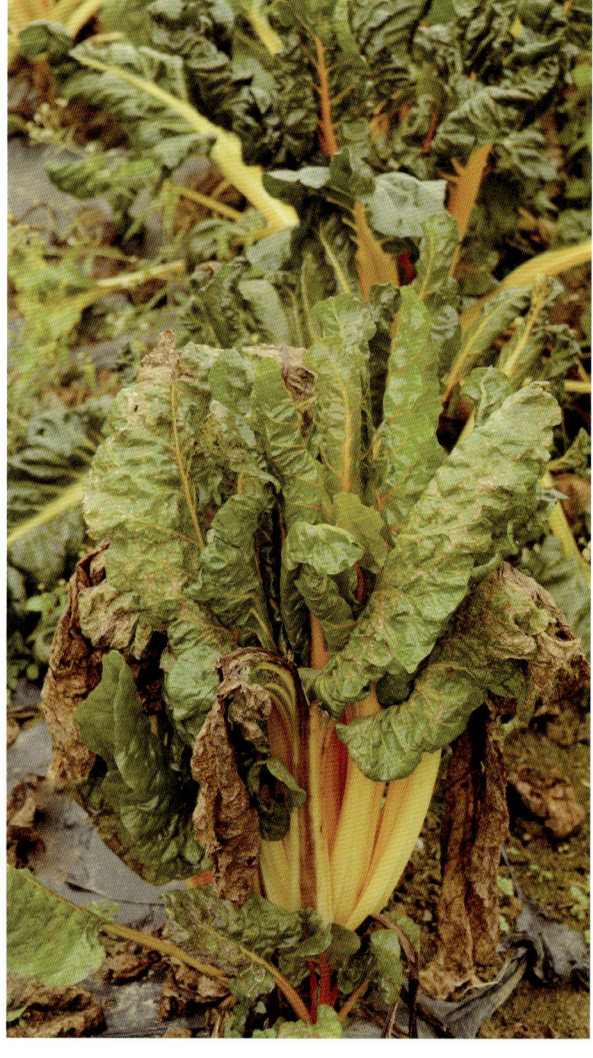

Vob ghab naix ninx 莙达菜

【Bit hsenb 俗名】光菜、甜菜、杓菜、荙菜、牛皮菜、红荙菜、猪母菜。

【Dios kob deis 基源】为藜科植物莙达菜 *Beta vulgaris* L. var. *cicla* L. 的茎、叶或种子。

【Niangb bet deis 生长环境】为蔬菜作物之一，各地苗乡均有栽培。

【Jox hsub 性味属经】性冷，味甘，属冷药，入热经。

【Qet diel xid 功能主治】功能：hxub kib tat jab 清热解毒，ves hxangd tongb hxud 活血通经。主治：od hxangd 吐血，ait gheb ax bongx 麻疹不透，ax hsot ud 闭经，khangd ghad pob mongb 肛门肿痛。

【Ed not xus 用法用量】内服，煎汤，25～50 g。外用，捣烂敷。

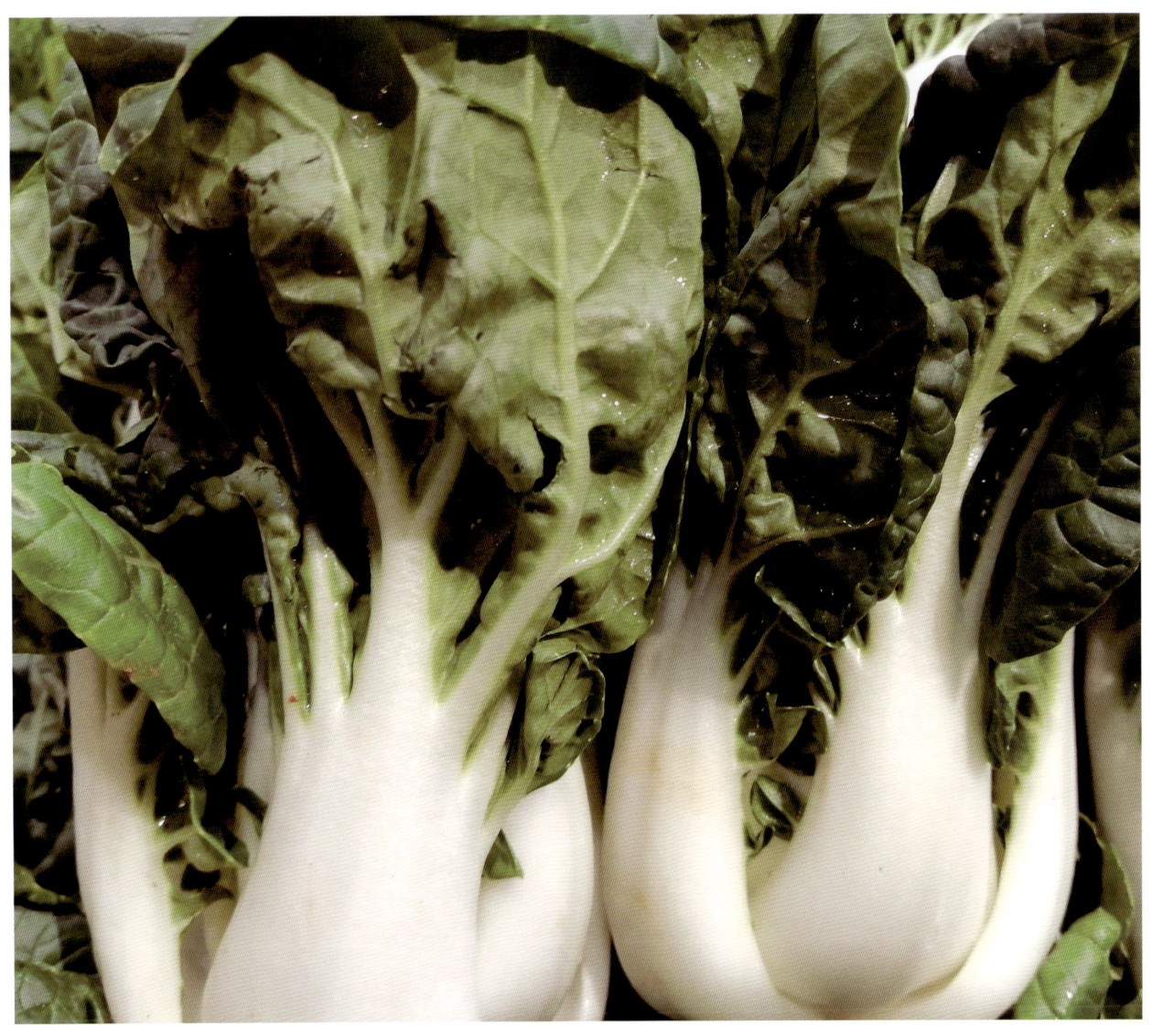

Vob bob caid 菠菜

【Bit hsenb 俗名】角菜、赤根菜、红根菜、波棱菜、鹦鹉菜、鼠根菜。

【Dios kob deis 基源】为藜科植物菠菜 Spinacia oleracea L. 的带根全草及果实。

【Niangb bet deis 生长环境】为蔬菜作物之一，各地苗乡均有栽培。

【Jox hsub 性味属经】性冷，味甘，属冷药，入热经。

【Qet diel xid 功能主治】功能：hxub kib net ngas gangt 清热润燥，yis hxangd dangf hxangd 养血止血。主治：xus hxangd 贫血，khak eb bus jid 糖尿病，lol hxangd nais 鼻衄，xud ghad hxangd 便血，niad jud 酒精中毒。

【Ed not xus 用法用量】内服，适量，煮食，籽研末服用。

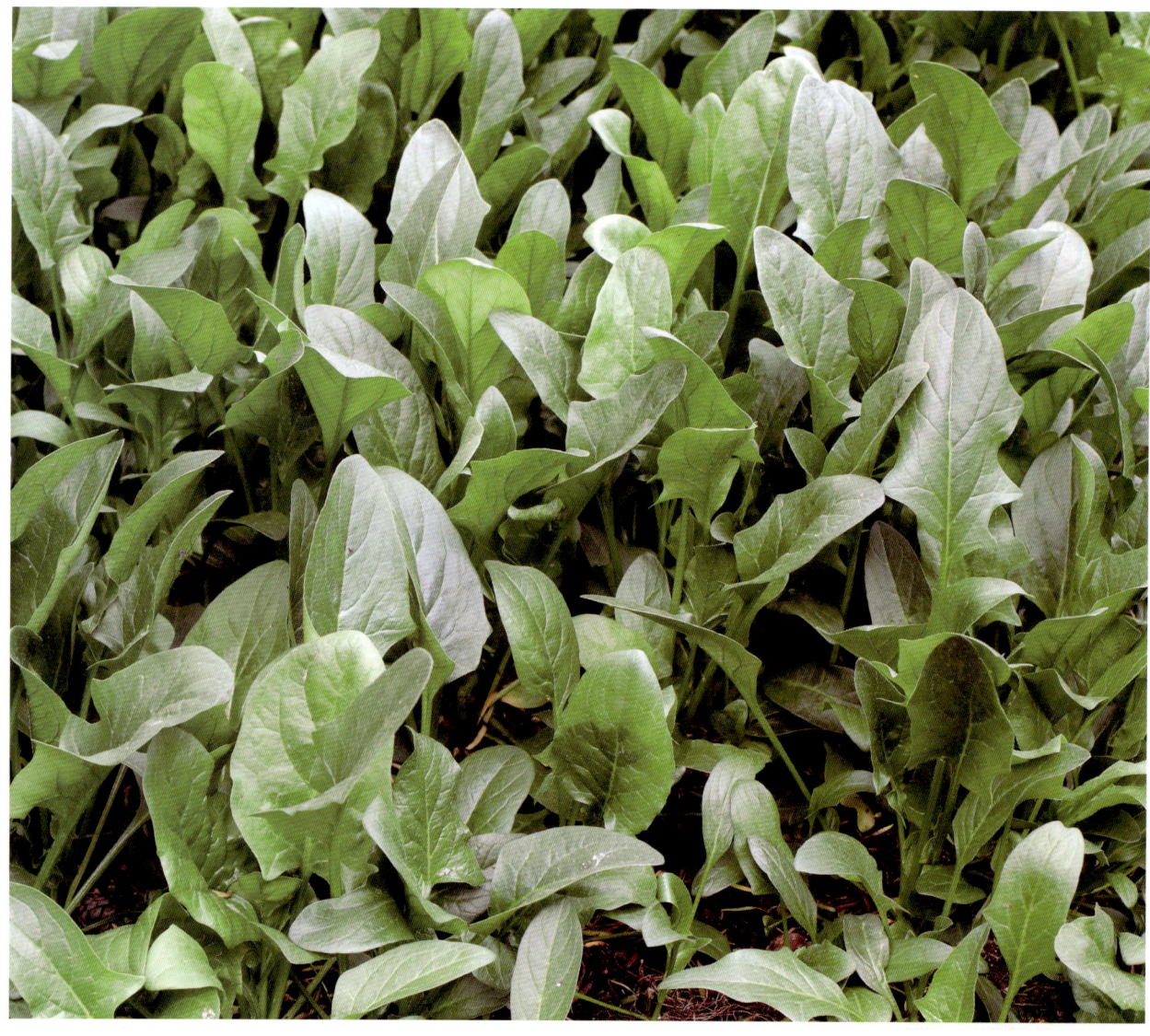

Jab zangs gad 土荆芥

【Bit hsenb 俗名】臭蒿、红泽兰、杀虫芥、狗咬癀、虎骨香、钩虫草、鹅脚草。

【Dios kob deis 基源】为藜科植物土荆芥 *Chenopodium ambrosioides* L. 带有果穗的全草。

【Niangb bet deis 生长环境】生于村寨边、旷地、路旁，有栽培。分布于各地苗乡。

【Jox hsub 性味属经】性热，味辛，属热药，入冷经。

【Qet diel xid 功能主治】功能：hxub jent dangf mongb 祛风止痛，seil hxangd dangf hxangd 凉血止血，dib gangb 杀虫。主治：yens jent mongb 风湿痛，yens xit lol hxangd 刀伤出血，gangb jongb jangx 蛔虫病，gangb daid eb 湿疹，gangb daid 虱子，dlif ghab neib ghangb 脱肛，dlif ghab jed vangl daib 子宫脱垂。

【Ed not xus 用法用量】内服，煎汤，15～20 g；或入丸、散。外用，煎水洗或捣烂敷患处。

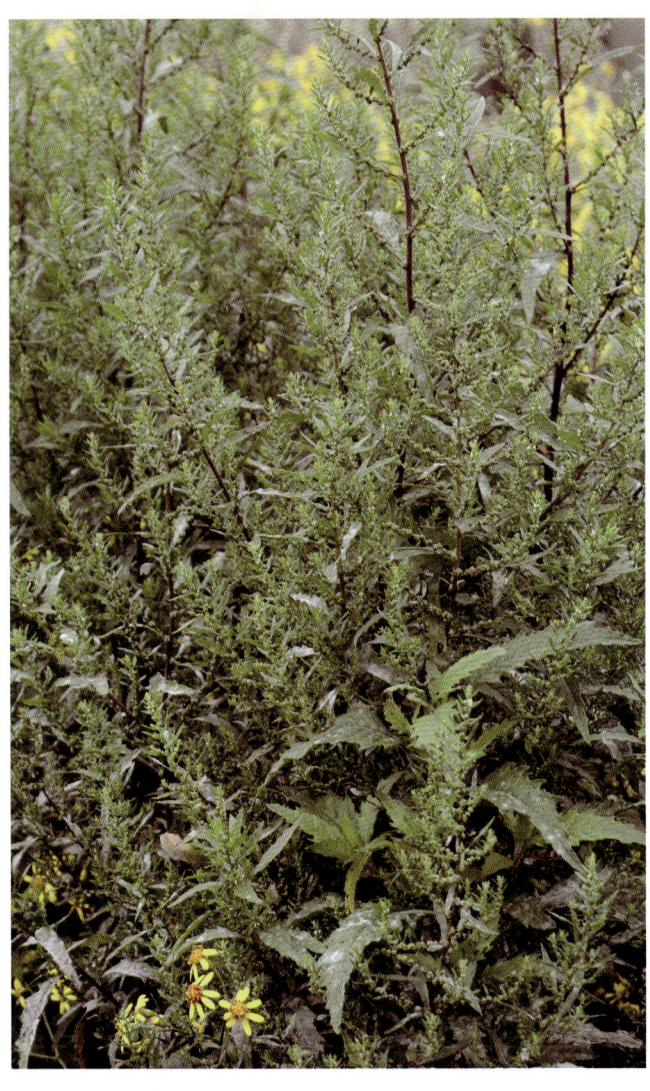
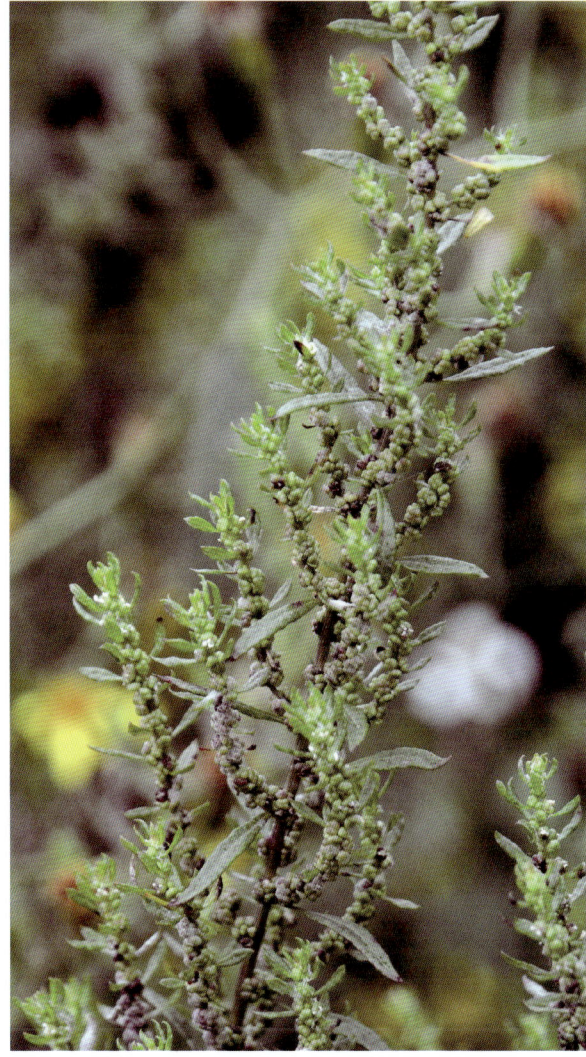

Det al hmaib 地肤

【Bit hsenb 俗名】地面草、铁扫把、扫帚菜、独扫帚、地黄蒿、鸭舌草。

【Dios kob deis 基源】为藜科植物地肤 *Kochia scoparia* （L.）Schrad. 的果实及种子。

【Niangb bet deis 生长环境】生于荒地、田野、路旁，有栽培。分布于各地苗乡。

【Jox hsub 性味属经】性冷，味甘苦，属冷药，入热经。

【Qet diel xid 功能主治】功能：tongb los eb wal 通利小便，hxub kib zangl xuf 清热除湿。主治：mongb hsongd dangd 胁痛，hniub mais pob mongb 眼肿痛，xud wal lol bus 淋病，jangx ghab dliax gangb 毒疮，dix guk 背痛，xud wal lol ax hvit 小便不利，zal ghad dongk hxangd ax dangf 血痢不止。

【Ed not xus 用法用量】内服，煎汤，15～25 g。外用，煎水洗或捣烂敷患处。

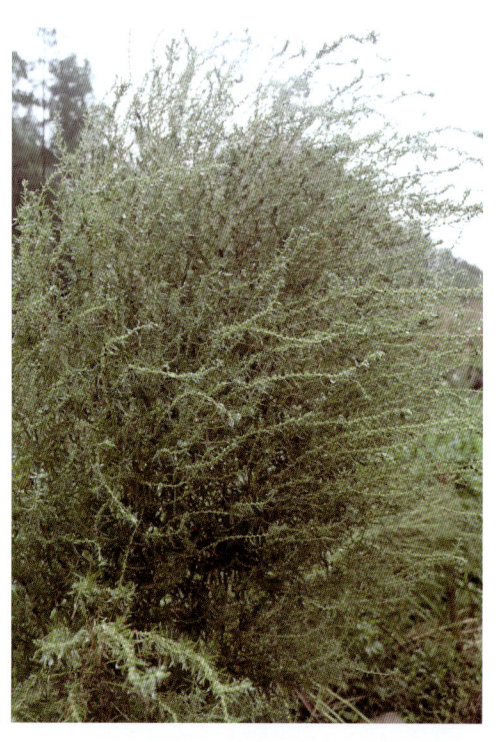

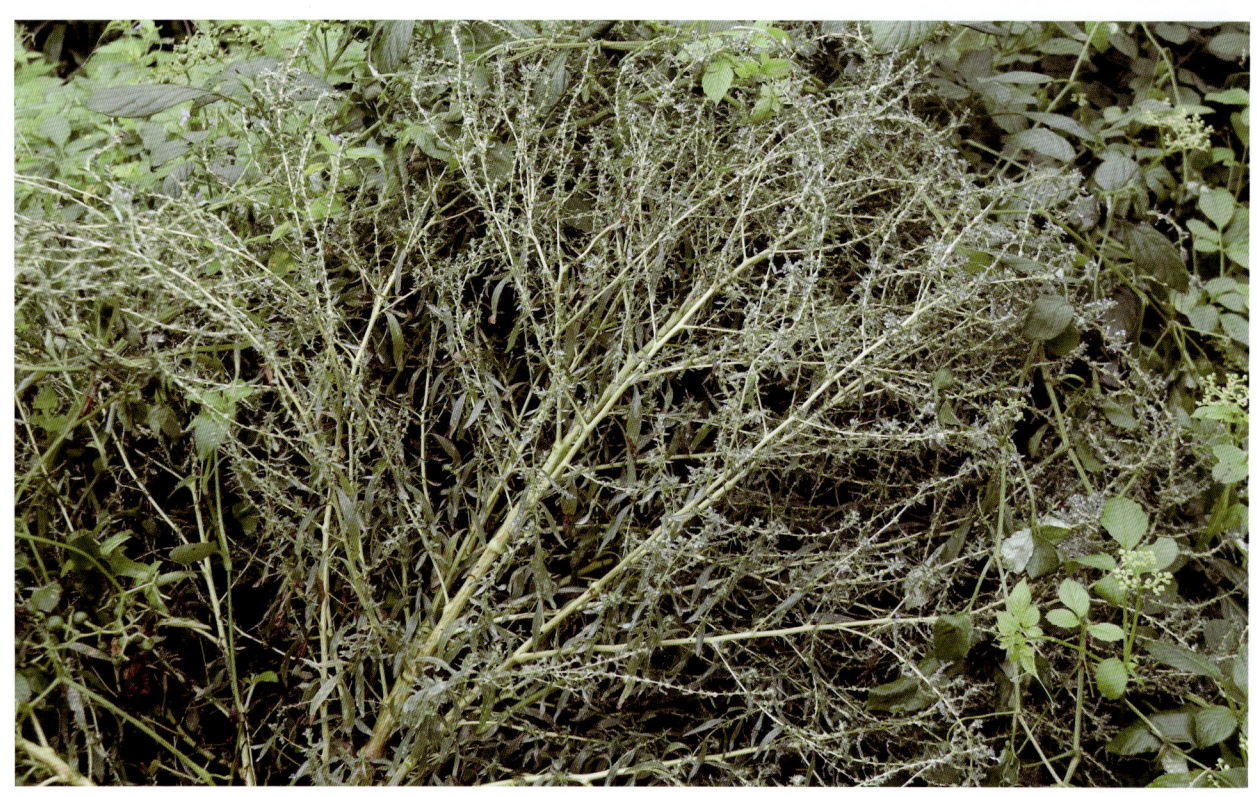

Vob gis dlub 藜

【Bit hsenb 俗名】小藜、白藜、灰藋、灰菜、灰灰菜、灰苋菜、灰条菜、金锁天。

【Dios kob deis 基源】为藜科植物藜 *Chenopodium album* L. 的幼嫩全草。

【Niangb bet deis 生长环境】生于荒地、路旁、荒山，有栽培。分布于部分苗乡。

【Jox hsub 性味属经】性平，味甘，属冷热两经药，入两经。

【Qet diel xid 功能主治】功能：hxub kib los xuf 清热利湿，dib gangb dangf qut qat 杀虫止痒。主治：hek bomgt jab bal jid 毒气引起内伤，mongb gangb hmid 虫牙痛，jangx gangb qut qat 疮痒，yens gangb gik 毒虫咬伤，zal ghad 腹泻。

【Ed not xus 用法用量】内服，煎汤，25～50 g。外用，煎水嗽口，熏洗或捣汁涂。

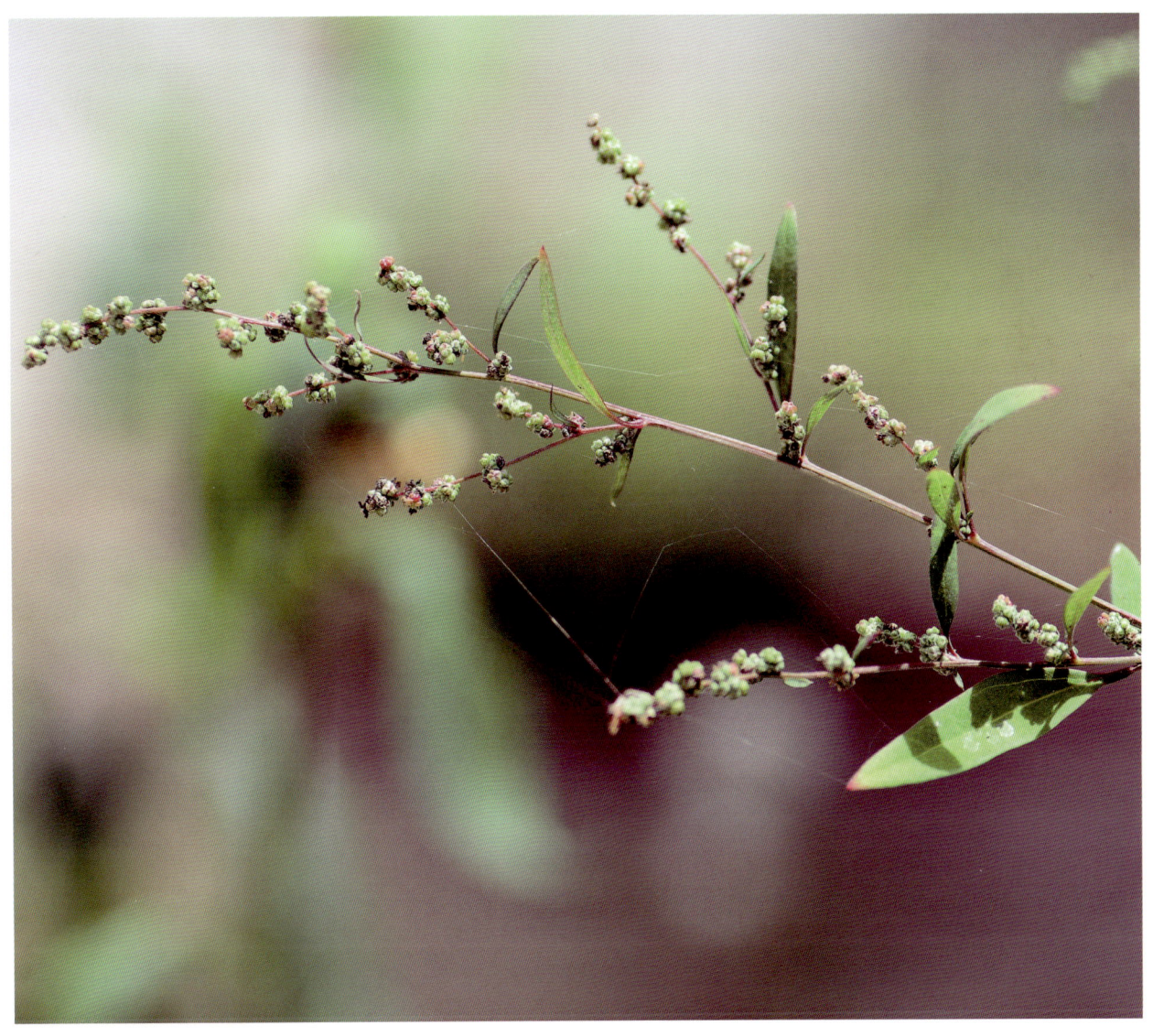

Vob gaib det baid 猪毛菜

【Bit hsenb 俗名】扎蓬果、猪毛缨、刺蓬。

【Dios kob deis 基源】为藜科植物猪毛菜 Salsola collina Pall. 的全草。

【Niangb bet deis 生长环境】生于草山、荒地、山沟。分布于部分苗乡。

【Jox hsub 性味属经】性冷，味甘。属冷药，入热经。

【Qet diel xid 功能主治】功能：dlongs diongx hxangd 降血压。主治：nit diongx hxangd mongb khob 高血压头痛，nit diongx hxangb niel khob 高血压头晕，bit ax dangx 失眠。

【Ed not xus 用法用量】内服，煎汤，25～30 g。

Vob bangb hlieb 荞菜

【Bit hsenb 俗名】荞子菜、荞麦菜、荞旱菜、大荞麦菜。

【Dios kob deis 基源】为藜科植物荞菜 Beta vulgaris H. 的根及种子。

【Niangb bet deis 生长环境】为蔬菜作物，部分苗乡有栽培。

【Jox hsub 性味属经】性冷，味苦，属冷药，入热经。

【Qet diel xid 功能主治】功能：hxub kib tongb hxud hxid 清热通经络。主治：yens dul kib 烧伤，kib jid ax khad 高烧不退。

【Ed not xus 用法用量】内服，煎汤，15～25 g。外用捣汁涂。

苋 科

Jab ghut ngangs 牛膝

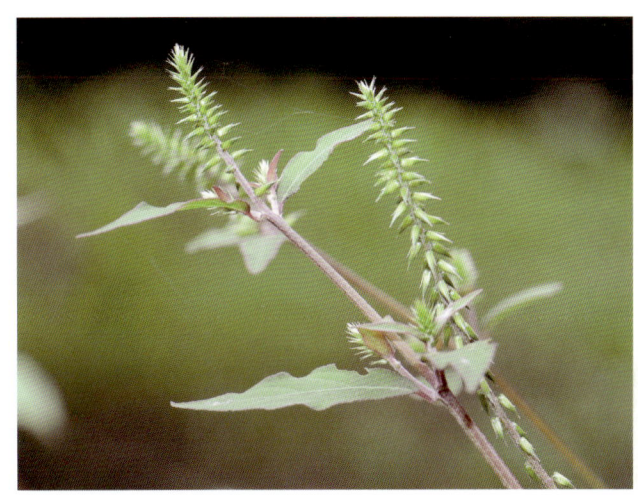

【Bit hsenb 俗名】牛夕、百倍、牛克膝、土牛膝、鸡胶骨、白牛膝、怀牛膝。

【Dios kob deis 基源】为苋科植物牛膝 Achyranthes bidentata Blume 的根。

【Niangb bet deis 生长环境】生于荒地、路旁、土坎，有栽培。分布于各地苗乡。

【Jox hsub 性味属经】性平，味甘酸，属冷热两经药，入两经。

【Qet diel xid 功能主治】功能：tat jit hxangd dangf hxangd 散瘀止血，hxenk angt dangf mongb 消肿止痛。主治：dliangd bil dib sangb 跌打损伤，mongb ghongd niangs 咽喉痛，xit dail lol mongb qub 产后腹痛，ud niak ax lol 胎衣不下，ax hsot ud 闭经，ghab hsangb hlet mongb 金疮疼痛。

【Ed not xus 用法用量】内服，煎汤，15～25 g；或浸酒饮；或熬膏；或入丸、散。外用，捣烂敷。

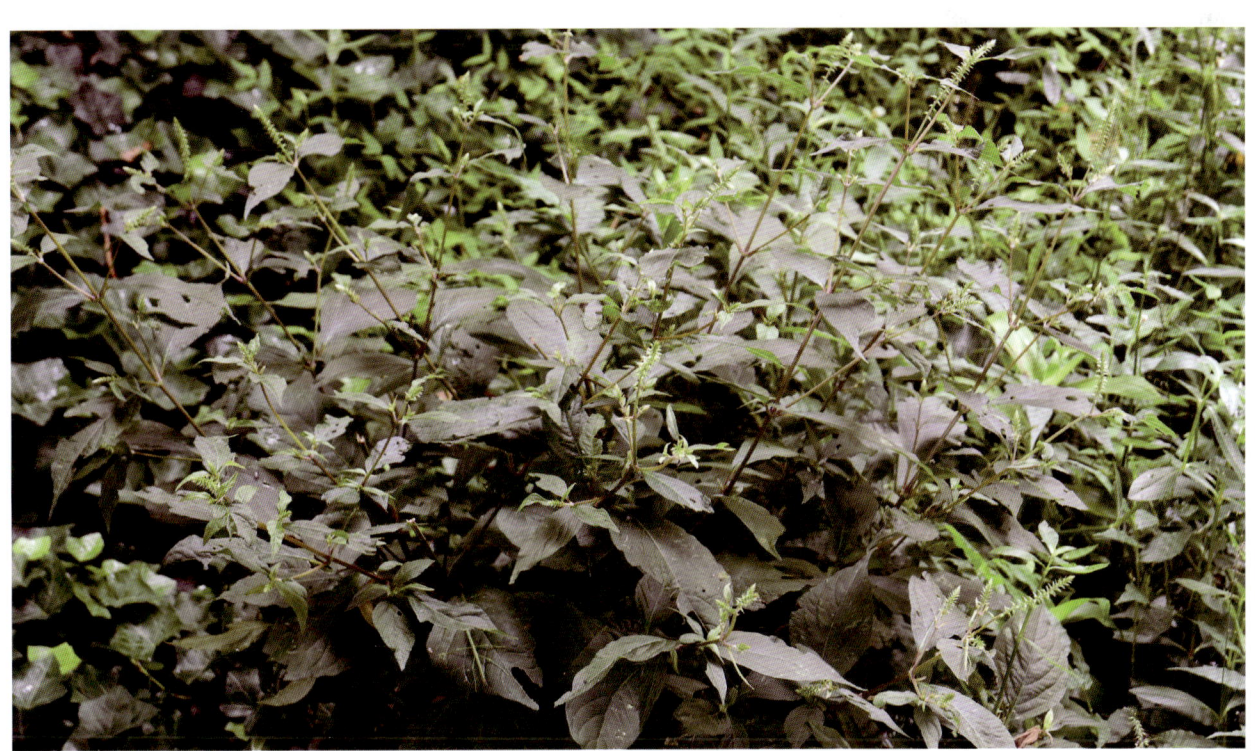

Jab ghut ngangs niub 川牛膝

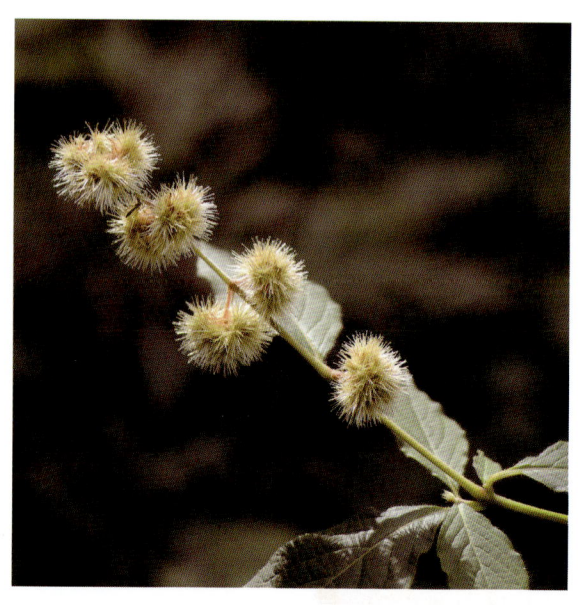

【Bit hsenb 俗名】牛夕、牛膝、牛克膝、红牛夕、麻牛膝。

【Dios kob deis 基源】为苋科植物川牛膝 *Cyathula officinalis* Kuan.（Roth.）Moq. 的根。

【Niangb bet deis 生长环境】生于荒地、林缘、草丛中，有栽培。分布于各地苗乡。

【Jox hsub 性味属经】性平，味甘苦，属冷热两经药，入两经。

【Qet diel xid 功能主治】功能：ves hxangd tongb hxud 活血通络，hxub jent hxenk net 祛风除湿。主治：yens jent dlad jus hxub mongb 风湿性腰膝酸软，hvuk hxud lob 脚转筋，ax hsot ud 闭经，xud wal lol bus 淋病，xud wal hxangd 尿血。

【Ed not xus 用法用量】内服，煎汤，10～20 g；或浸酒饮；或入丸、散。

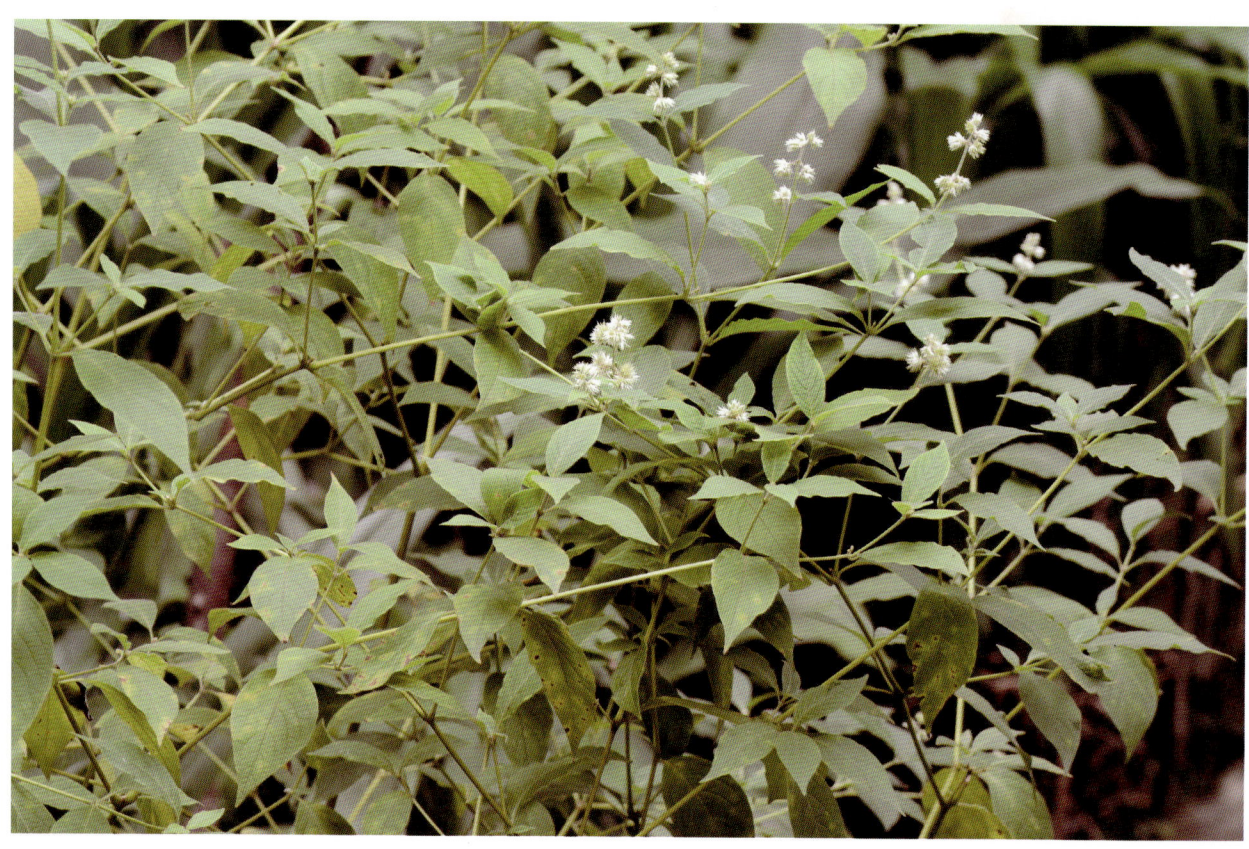

Jab ghut ngangs yub 柳叶牛膝

【Bit hsenb 俗名】土牛膝、山牛膝、白牛膝、剪刀牛膝。

【Dios kob deis 基源】为苋科植物柳叶牛膝 *Achyranthes longifolia*（Makino）Makino 的根和根茎。

【Niangb bet deis 生长环境】生于荒地、路边、土坎。分布于各地苗乡。

【Jox hsub 性味属经】性平，味苦酸，属冷热两经药，入两经。

【Qet diel xid 功能主治】功能：ves hxangd tat jit hxangd 活血化瘀，hxub kib tat jab 清热解毒，hxub xuf vut eb wal 祛湿利尿。主治：kib seil 疟疾，dliangd bil dib sangb 跌打损伤，yens jent mongb ghut hsongb 风湿性关节炎，pob lob pob bil 手脚水肿，xud wal hxangd 尿血，ax hsot ud 闭经，mongb ghongd dlub 白喉。

【Ed not xus 用法用量】内服，煎汤，15～25 g。外用，捣烂敷或研末吹喉。

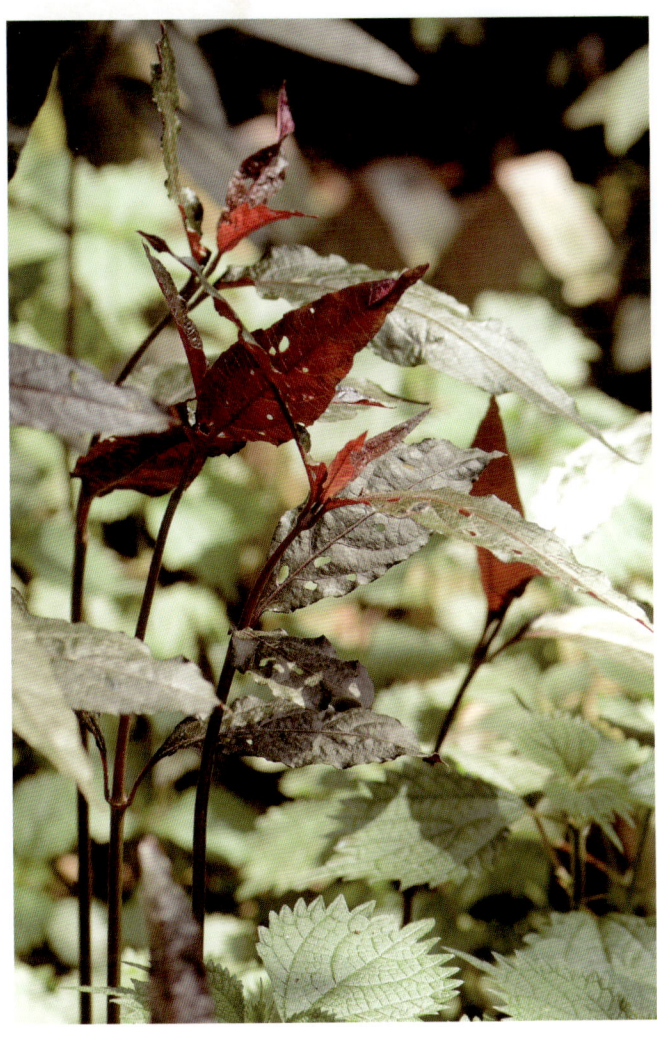
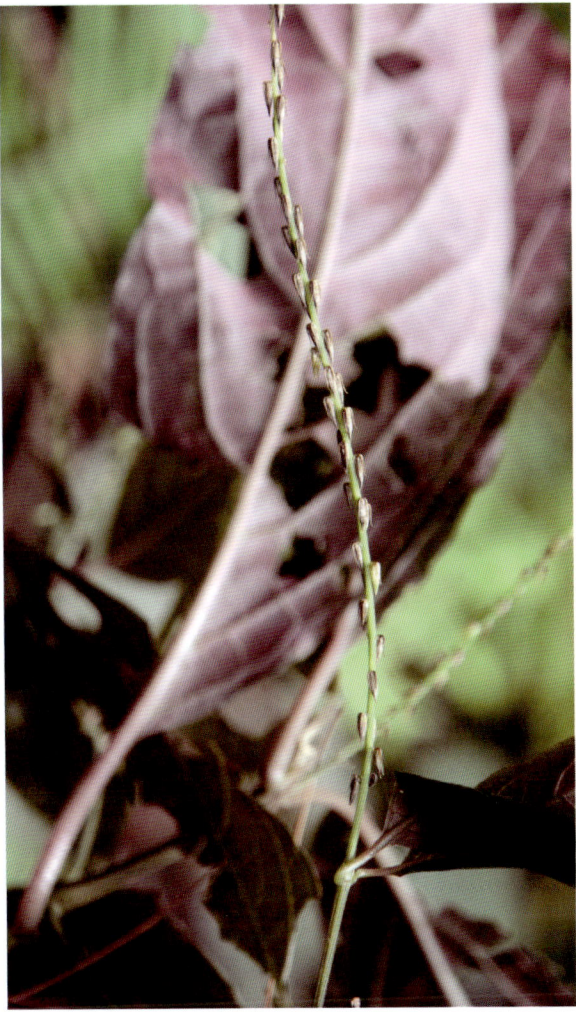

Jab ghut angt niub 土牛膝

【Bit hsenb 俗名】鹅膝、白牛七、粘身草、虎鞭草、鱼鳞菜、倒勒草、倒梗草。

【Dios kob deis 基源】为苋科植物土牛膝 Achyranthes aspera L. 的全草。

【Niangb bet deis 生长环境】生于荒山、荒地、山沟、农地边、疏林下。分布于各地苗乡。

【Jox hsub 性味属经】性冷，味苦，属冷药，入热经。

【Qet diel xid 功能主治】功能：hxub kib tad dud kib 清热解表，ves hxangd tat jit hxangd 活血化瘀，tongb eb dlax xuf 利水渗湿。主治：dliangd bil dib sangb 跌打损伤，mangb hfud kib jid 感冒发烧，mongb ghongd niangs 咽喉痛，pob lob pob bil 手脚水肿，xud wal lol bus 淋病，zal ghad dongk 痢疾。

【Ed not xus 用法用量】内服，煎汤，15～25 g。外用，煎水洗或捣烂敷。

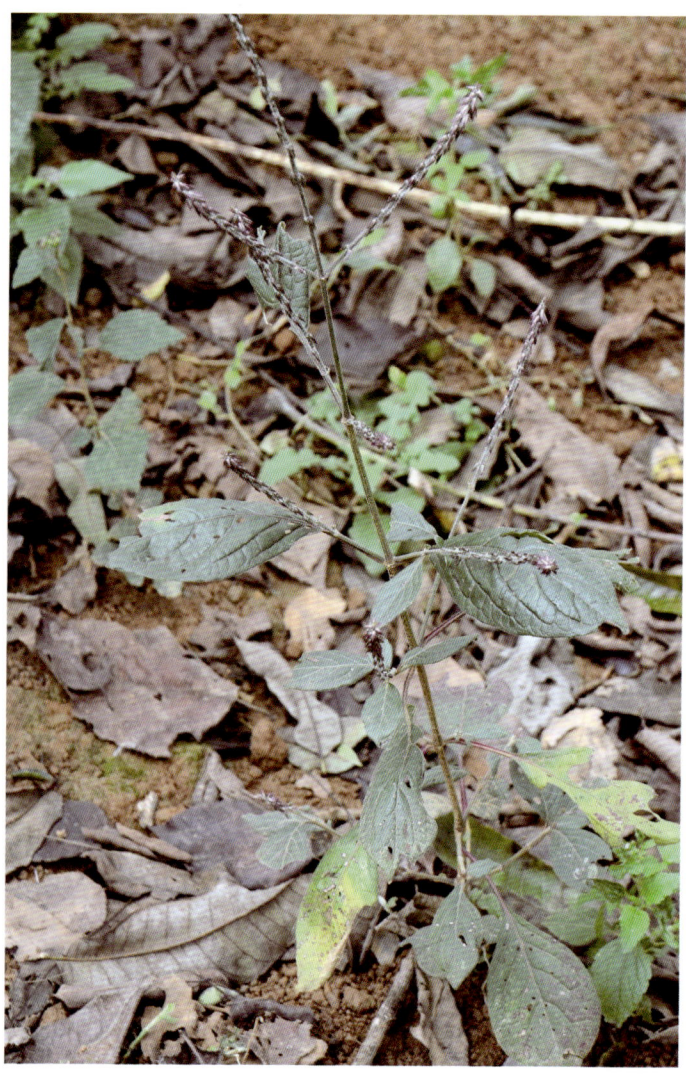
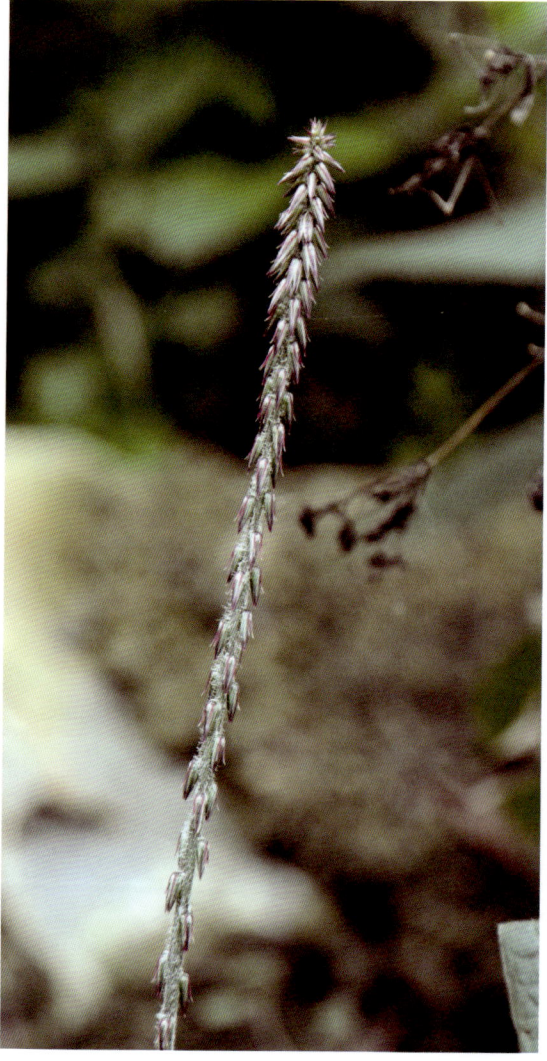

Nangx bed kob 莲子草

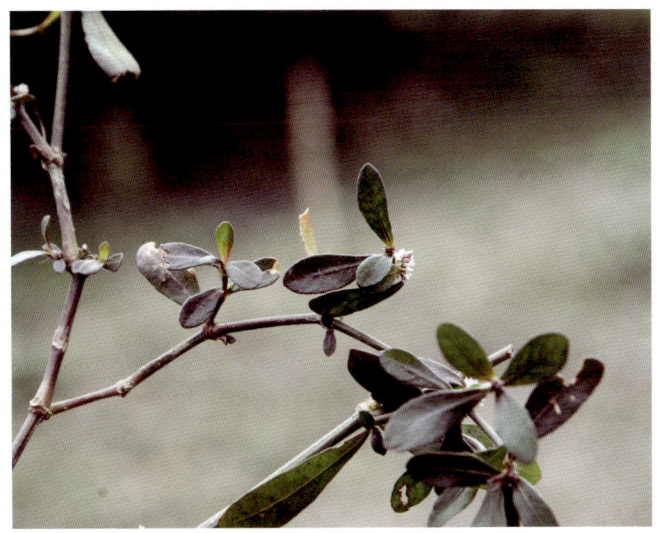

【Bit hsenb 俗名】水牛膝、水金铃、白花仔、飞疗草、虾钳菜、满天星、耐惊花、曲节草。

【Dios kob deis 基源】为苋科植物莲子草 Alternanthera sessilis（L.）DC. 的全草或带根全草。

【Niangb bet deis 生长环境】生于水边、田边等潮湿地带。分布于部分苗乡。

【Jox hsub 性味属经】性冷，味苦，属冷药，入热经。

【Qet diel xid 功能主治】功能：hxub kib tat jab 清热解毒，tongb wal zangx yangx 利尿通淋。主治：kib seil 疟疾，mongb hmid 牙痛，ngol lol hxangd 咳血，jangx bod 痞块，xud wal lol bus 淋病，xub wal mongb 小便疼痛，zal ghad dongk 痢疾。

【Ed not xus 用法用量】内服，煎汤，15～25 g。外用，捣烂敷或煎水洗。

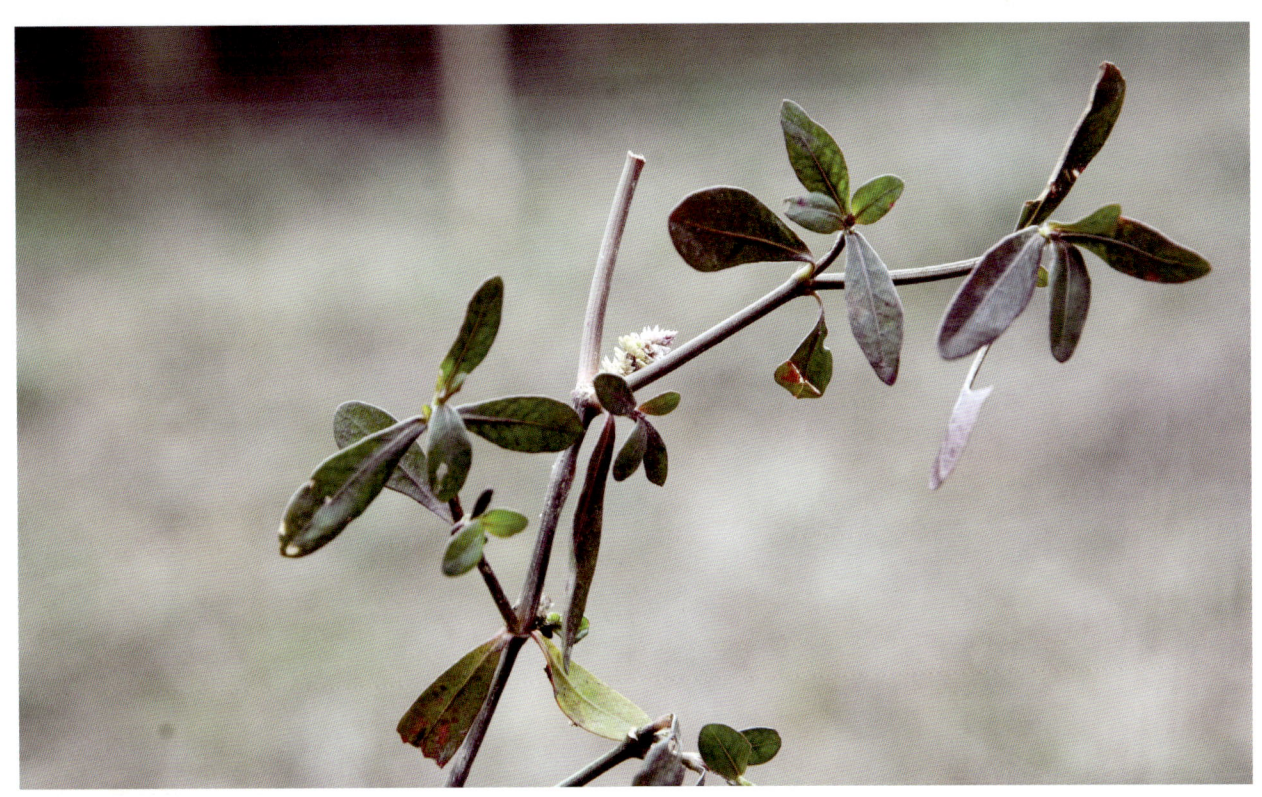

Nangx bod kongb 空心莲子草

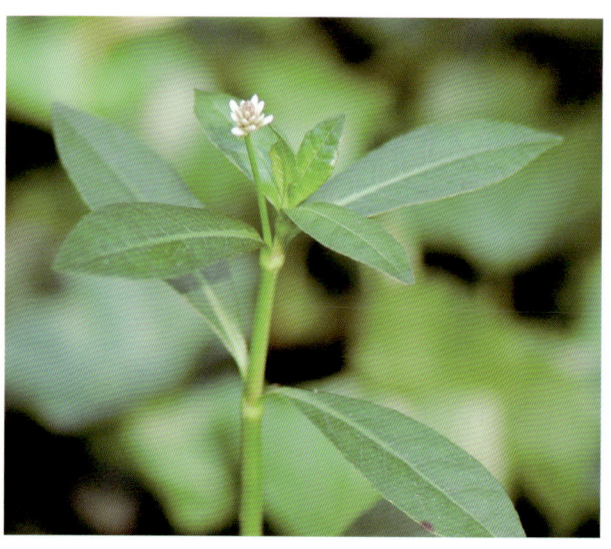

【Bit hsenb 俗名】水花生、螃蜞菊、水蕹菜、革命草、喜旱莲子草、空心蕹藤菜。

【Dios kob deis 基源】为苋科植物空心莲子草 Alternanthera philoxeroides（Mart.）Griseb. 的根或茎叶。

【Niangb bet deis 生长环境】生于田野荒地、池沼、水沟等处。分布于部分苗乡。

【Jox hsub 性味属经】性冷，味苦，属冷药，入热经。

【Qet diel xid 功能主治】功能：tongb wal zangx yangx 利尿通淋，hxub kib tat jab 清热解毒，seil hxangd 凉血。主治：ait gheb 麻疹，nais pot yens jab khangk hxangd 肺结核咯血，dix gangb 疔疮，jangx gangb nangb 带状疱疹，yens nangb gik 毒蛇咬伤。

【Ed not xus 用法用量】内服，煎汤，10～20 g；或捣汁饮。外用，捣烂敷或捣汁涂。

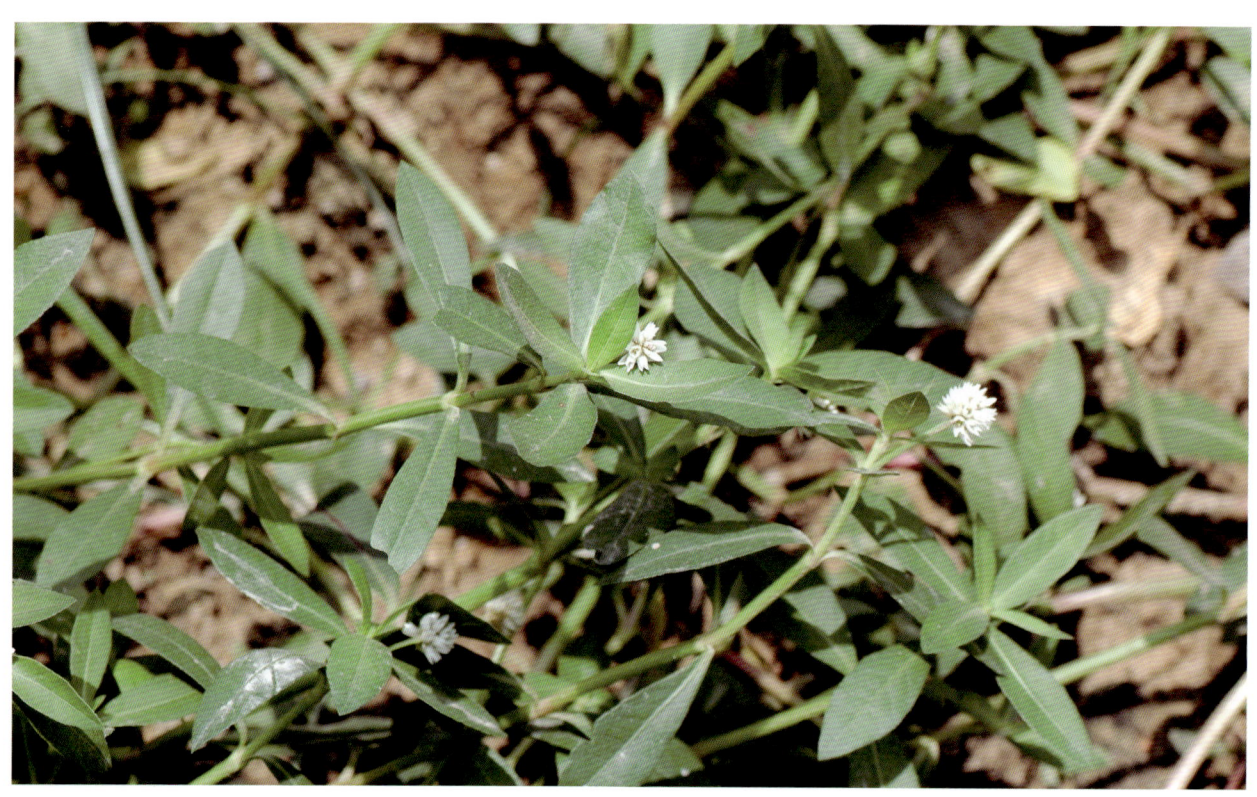

Vob gis xok 苋

【Bit hsenb 俗名】苋菜、老来红、老少年、红苋菜、后庭花、青香苋、雁来红。

【Dios kob deis 基源】为苋科植物苋 *Amaranthus tricolor* L. 的根、茎叶或子实。

【Niangb bet deis 生长环境】喜生于村寨边，有栽培。分布于各地苗乡。

【Jox hsub 性味属经】性冷，味甜，属冷药，入热经。

【Qet diel xid 功能主治】功能：lal nais jongt xcnd mais 清肝明目，dangf hxangd tat jit hxangd 止血散瘀，tongb khangd niangs 通窍。主治：dliangd bil dib sangb 跌打损伤，los ghab hlat mais dlub 眼翳，mongb hmid 牙痛，yens hseik qut qat 漆疮瘙痒，xit daib lol zal ghad dongk 产后痢疾，jib ghad 便秘，ax lol wal 尿闭。

【Ed not xus 用法用量】内服，煎汤，15～50 g。外用，煎水含嗽或熬膏点眼。

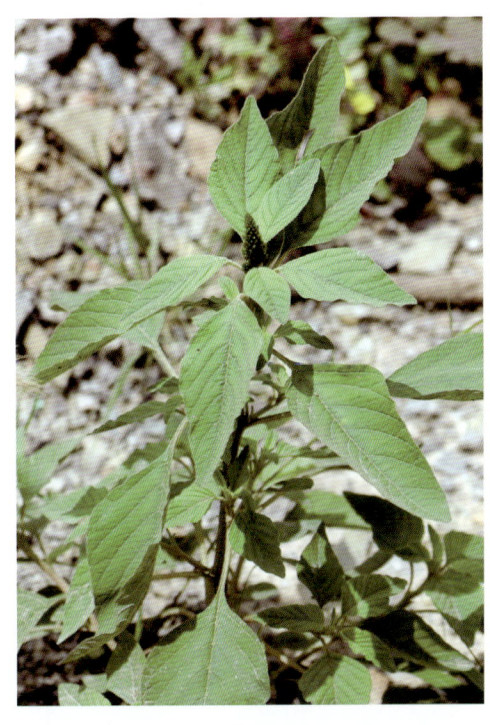

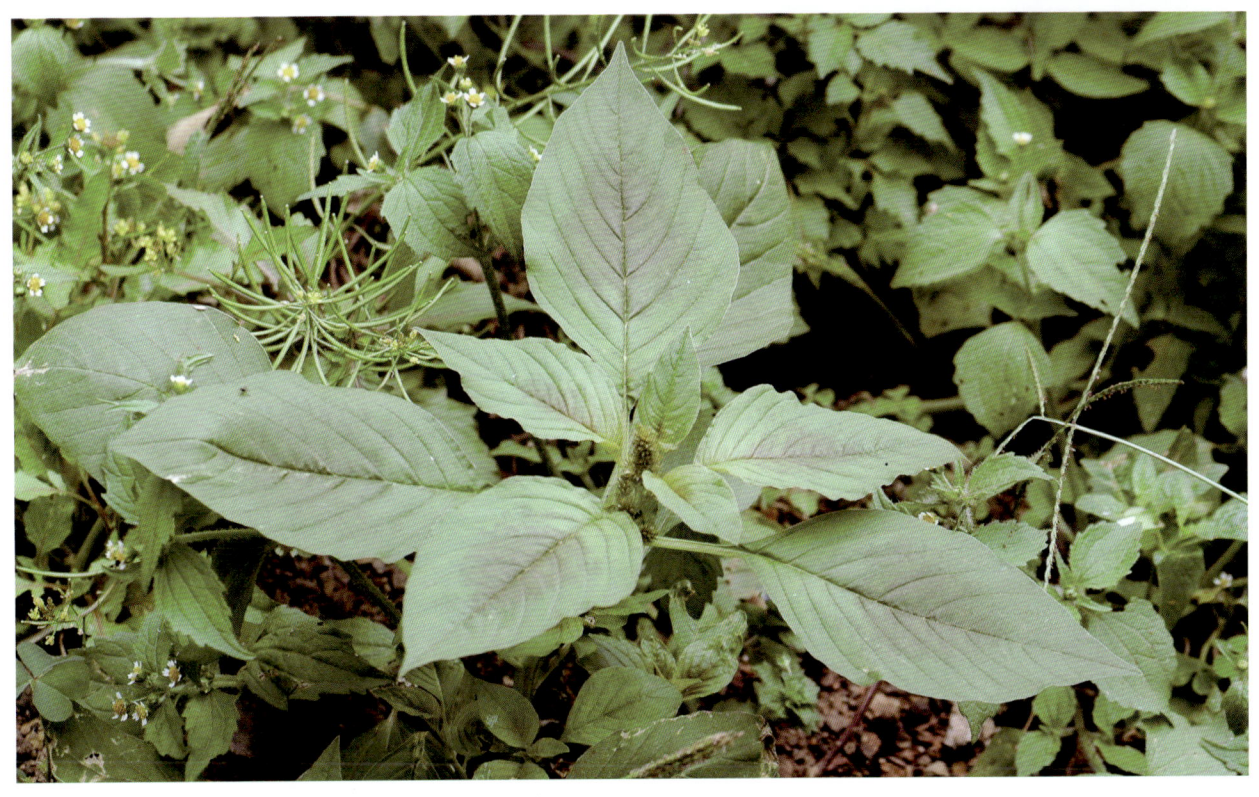

Vob gis nox 尾穗苋

【Bit hsenb 俗名】老枪谷、天星米、尾穗花。

【Dios kob deis 基源】为苋科植物尾穗苋 *Amaranthus caudatus* L. 的根。

【Niangb bet deis 生长环境】生于土壤较肥沃地区。各地苗乡均有栽培。

【Jox hsub 性味属经】性冷，味甘，属冷药，入热经。

【Qet diel xid 功能主治】功能：yis dliangl tiod jid 滋补强壮。主治：lob bil lal ves 四肢无力，niel khob 头晕，heb ves 体虚，jib daib ngas naix mais 小儿疳积。

【Ed not xus 用法用量】内服，煎汤，30～50 g。

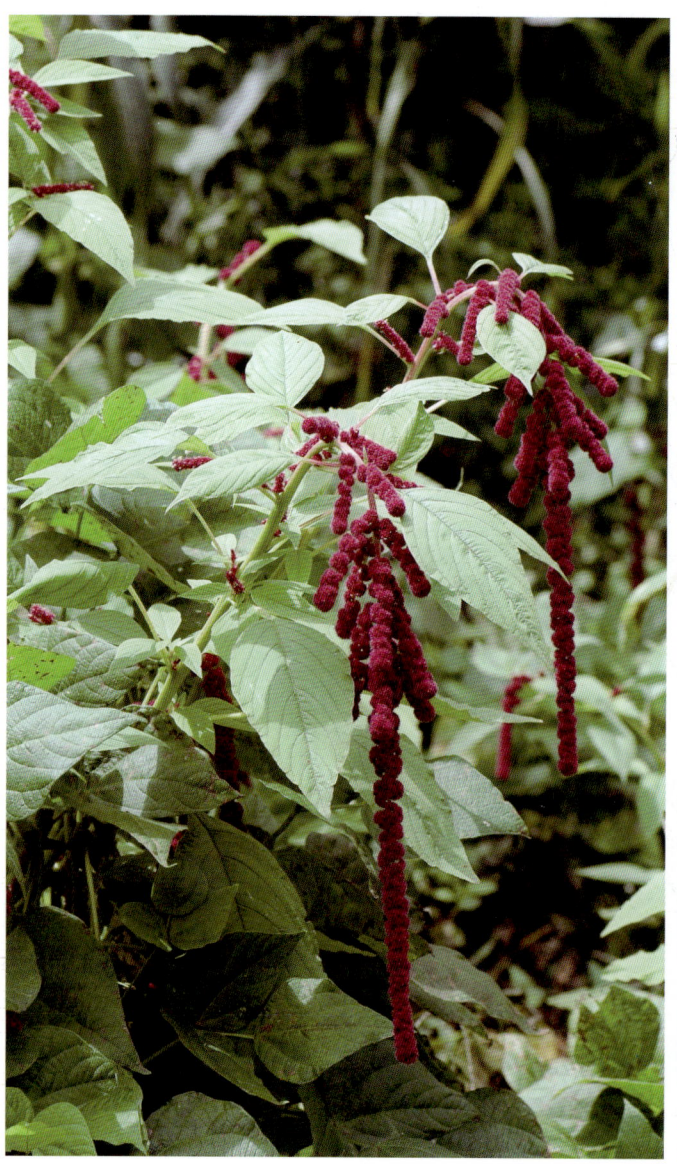 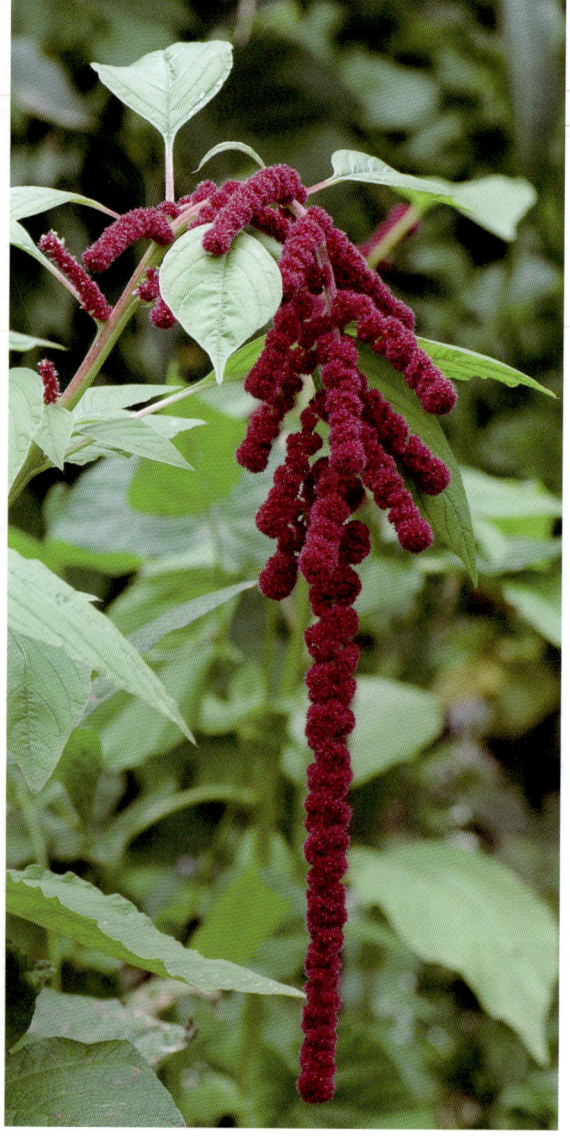

Vob gis mik 繁穗苋

【Bit hsenb 俗名】苋菜、多穗苋、白苋菜。

【Dios kob deis 基源】为苋科植物繁穗苋 *Amaranthus paniculatus* L. 的根茎、种子。

【Niangb bet deis 生长环境】生于土壤较肥沃地区荒地，有栽培。分布于各地苗乡。

【Jox hsub 性味属经】性平，味淡，属冷热两经药，入两经。

【Qet diel xid 功能主治】功能：hxub kib tat jab 清热解毒，seil hxangd tad dud 凉血解表。主治：dliangd bil dib sangb 跌打损伤，yens hseik qut qat 漆疮瘙痒，xit daib lol zal ghad dongk 产后痢疾，jib ghad 便秘。

【Ed not xus 用法用量】内服，煎汤，25～50 g。外用，捣汁涂患处。

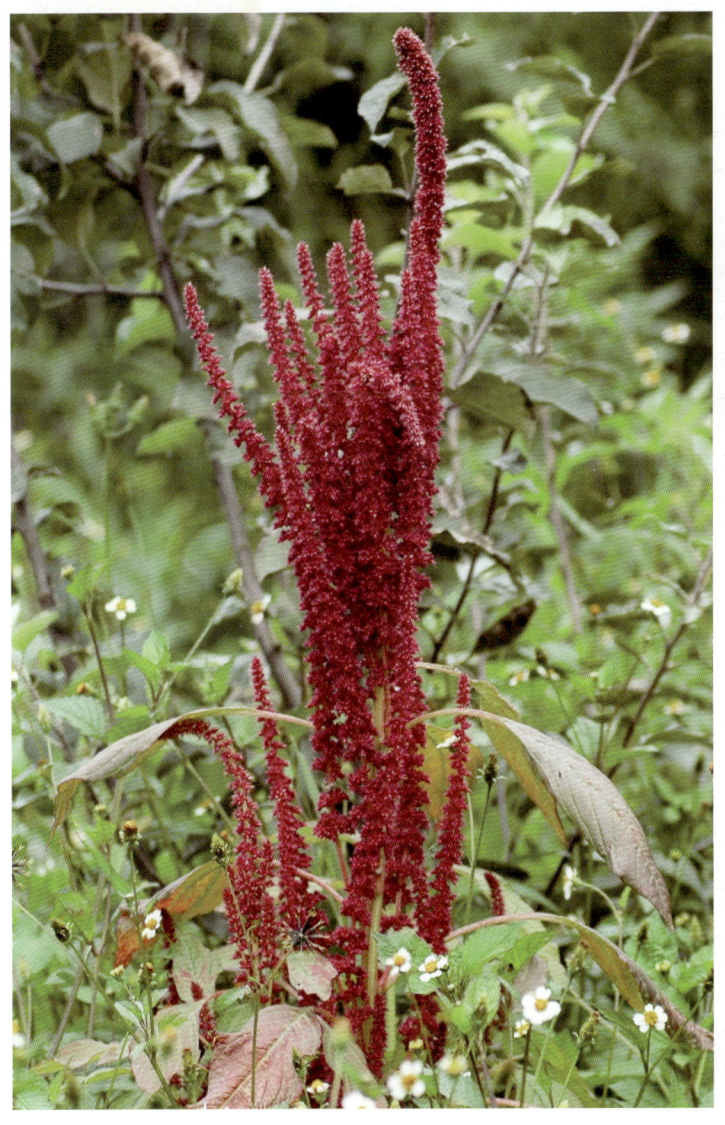
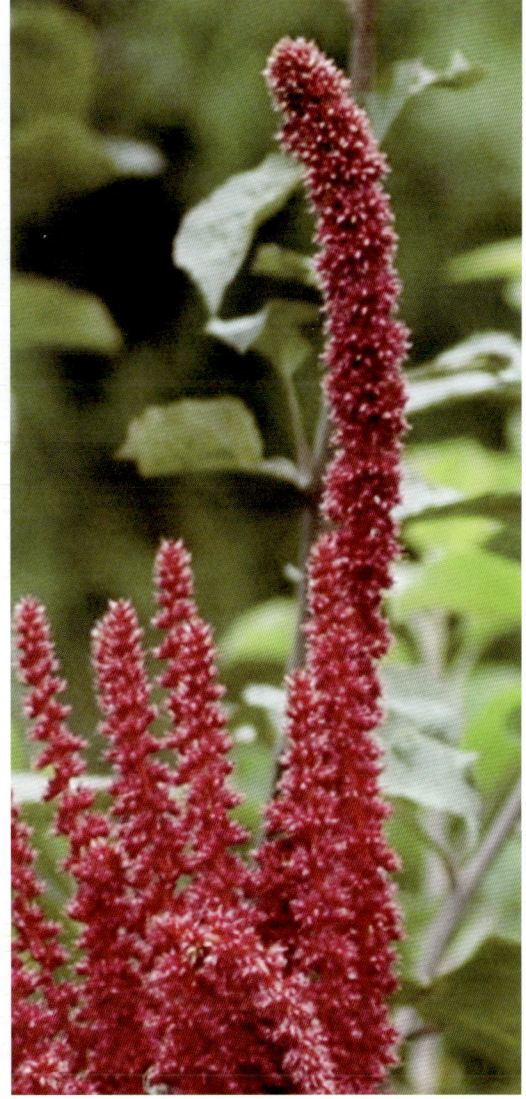

Vob gis vud 反枝苋

【Bit hsenb 俗名】红苋菜、野苋菜、野苋草。

【Dios kob deis 基源】为苋科植物反枝苋 Amaranthus retroflexus L. 的全草或根。

【Niangb bet deis 生长环境】生于土壤肥沃园地、寨边。分布于各地苗乡。

【Jox hsub 性味属经】性温，味甘，属热药，入冷经。

【Qet diel xid 功能主治】功能：hxub jent hxenk net 祛风除湿，xongf hxend tiod hsongd 强筋壮骨。主治：mongb hsongd hxend 筋骨疼痛，yens hseik qut qat 漆疮瘙痒，xit daib lol zal ghad dongk 产后痢疾，jib ghad 便秘。

【Ed not xus 用法用量】内服，煎汤，25～50 g。外用，捣汁涂患处。

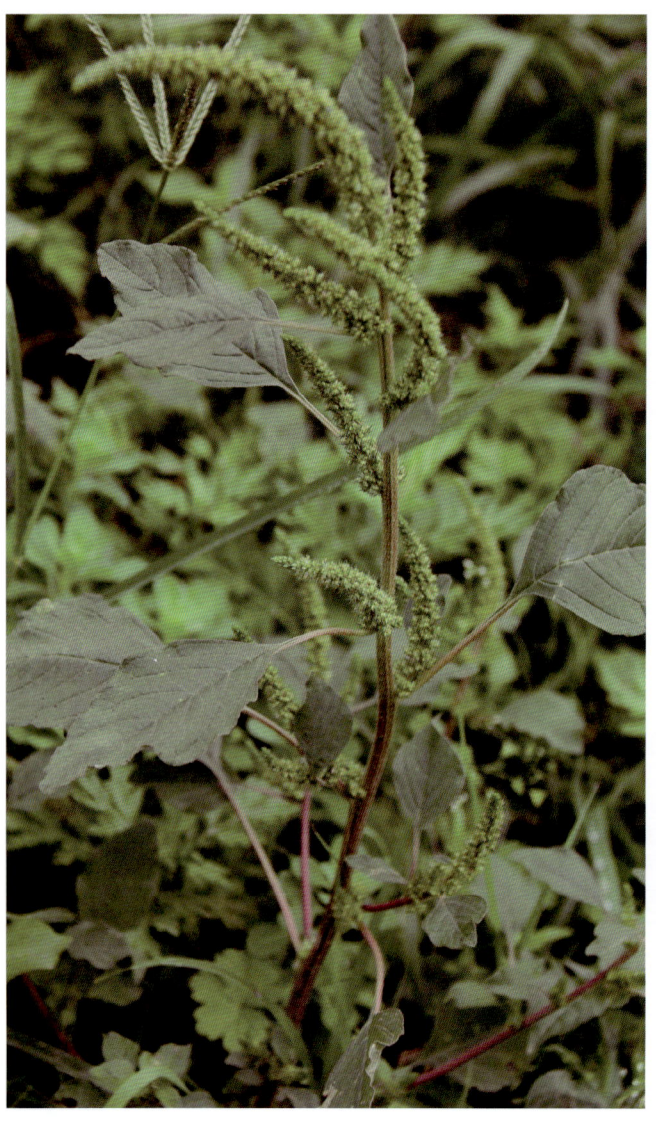
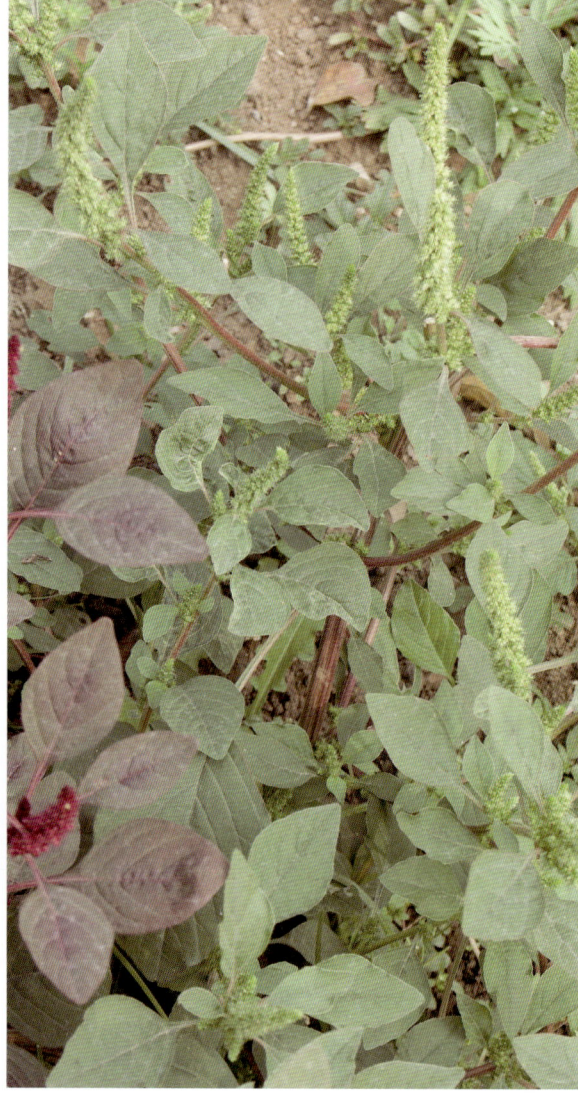

Vob gis bat 凹头苋

【Bit hsenb 俗名】山苋、野苋菜。

【Dios kob deis 基源】为苋科植物凹头苋 *Amaranthus ascenders* Loisel. 的全草及种子。

【Niangb bet deis 生长环境】生于田野、村寨边、园地边。分布于各地苗乡。

【Jox hsub 性味属经】性冷，味甘，属冷药，入热经。

【Qet diel xid 功能主治】功能：hxub kib tat jab 清热解毒。主治：hniub mais pob xok mongb 目赤肿痛，zaid wel jangx dix bus 乳痈，dix khangd ghad angt mongb 痔疮肿痛，zal ghad dongk 痢疾，yens nangb gik 毒蛇咬伤。

【Ed not xus 用法用量】内服，煎汤，15～25 g。外用，捣烂敷患处。

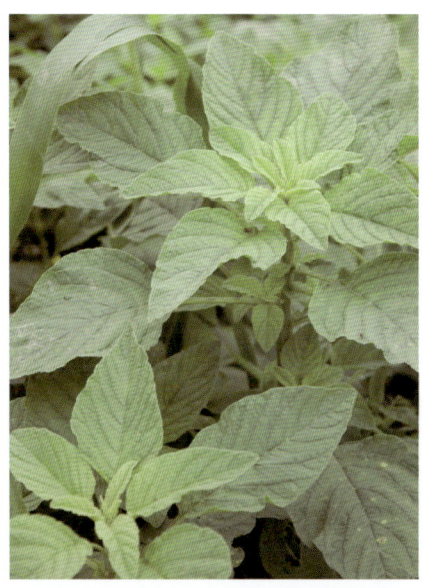

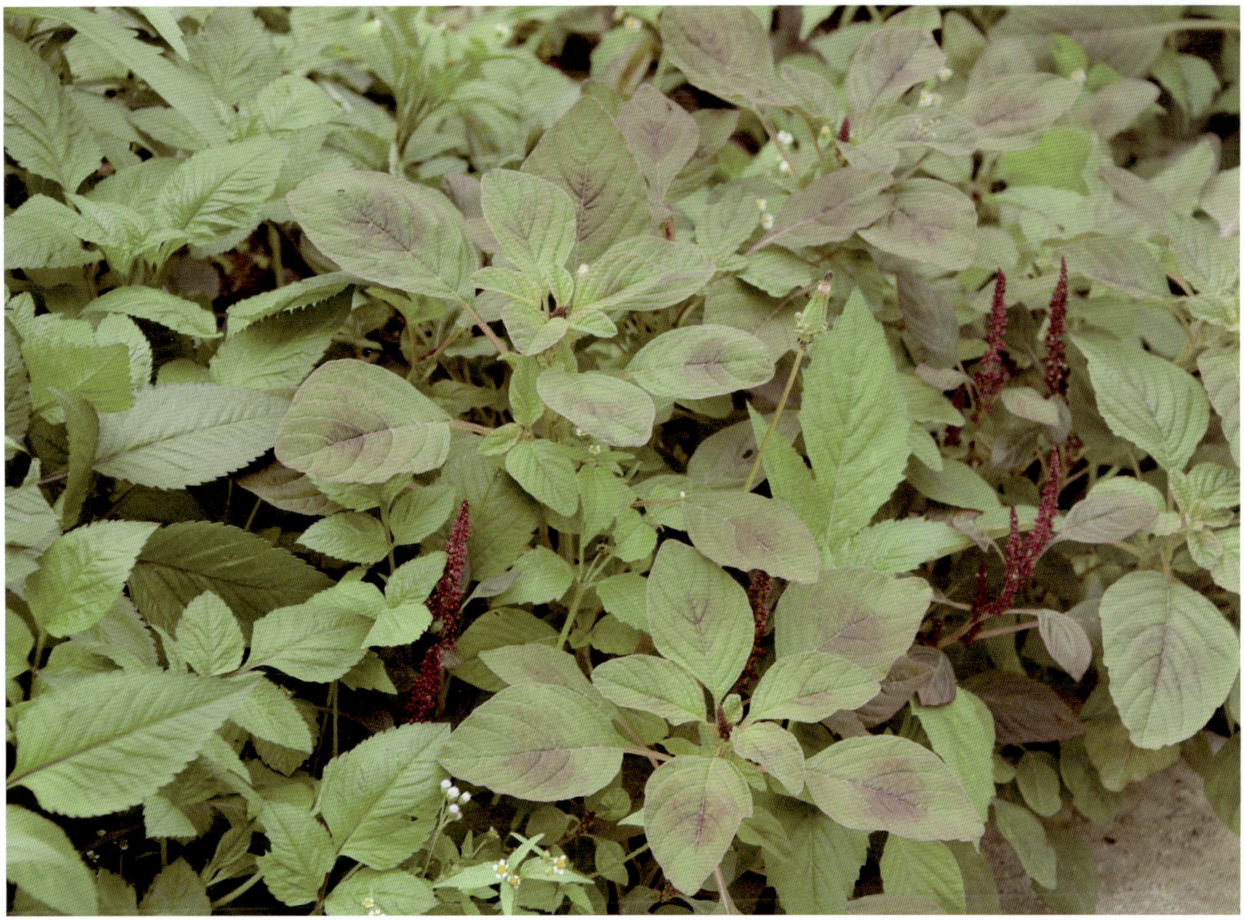

Vob gis hxub 绢毛苋

【Bit hsenb 俗名】苋菜、地筋、土牛膝、有毛苋。
【Dios kob deis 基源】为苋科植物绢毛苋 *Aerva sanguinolenta*（L.）Blume 的根。
【Niangb bet deis 生长环境】生于山野、路旁山地。分布于各地苗乡。
【Jox hsub 性味属经】性平，味苦酸，属冷药，入热经。
【Qet diel xid 功能主治】功能：hxenk angt dangf mongb 消肿止痛，tat jit hxangd dangf hxangd 散瘀止血。主治：dlad jus hxub mongb 腰膝酸软，od hxangd 吐血，xud ghad hxangd 便血，dliangd bil dib sangb 跌打损伤，zal ghad dongk 痢疾。
【Ed not xus 用法用量】内服，煎汤，8～15 g；或浸酒。外用，捣烂敷或捣汁涂。

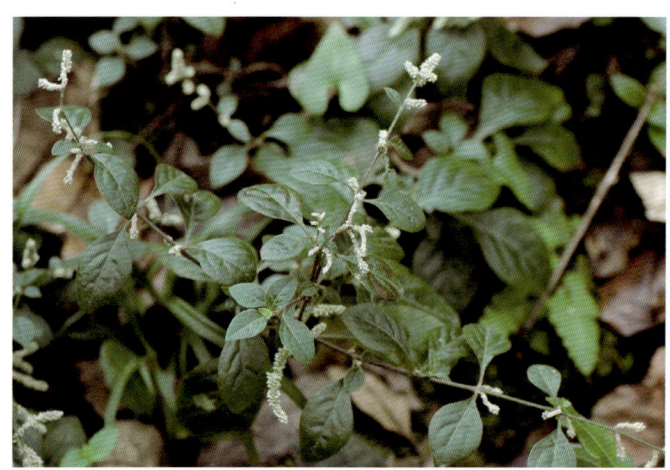
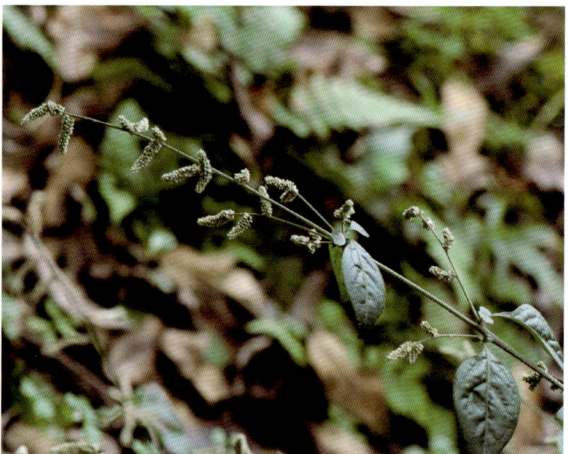

Jab ghut ngangs liof 头花蒽草

【Bit hsenb 俗名】毛药、糯芝花、麻牛膝。
【Dios kob deis 基源】为苋科植物头花蒽草 *Cyathula capitata*（Wall.）Moq. 的根。
【Niangb bet deis 生长环境】生于山野草丛中，有栽培。分布于部分苗乡。
【Jox hsub 性味属经】性平，味苦酸，属冷热两经药，入两经。
【Qet diel xid 功能主治】功能：ves hxangd tongb hxud 活血通络，hxub jent hxenk net 祛风除湿。主治：yens jent dlad jus hxub mongb 风湿性腰膝酸软，hvuk hxud lob 脚转筋，ax hsot ud 闭经，xud wal lol bus 淋病，xud wal hxangd 尿血。
【Ed not xus 用法用量】内服，煎汤，10～15 g；或浸酒饮；或入丸、散。

Vob gis dles 皱果苋

【Bit hsenb 俗名】野苋、老少年、青香苋、白苋苛、猪苋菜、假苋菜。

【Dios kob deis 基源】为苋科植物皱果苋 *Amaranthus viridis* L. 的全草。

【Niangb bet deis 生长环境】生于农地边、路旁、荒地，分布于各地苗乡。

【Jox hsub 性味属经】性冷，味甘淡，属冷药，入热经。

【Qet diel xid 功能主治】功能：hxub kib tat jab 清热解毒，hxenk angt dangf mongb 消肿止痛。主治：liangs hmid gangx 走马疳，gangb lax bus pob mongb 疮痈肿毒，yens gangb hniub bangd 蜂子蜇伤。

【Ed not xus 用法用量】内服，煎汤，20～25 g。外用，捣烂敷或捣汁涂。

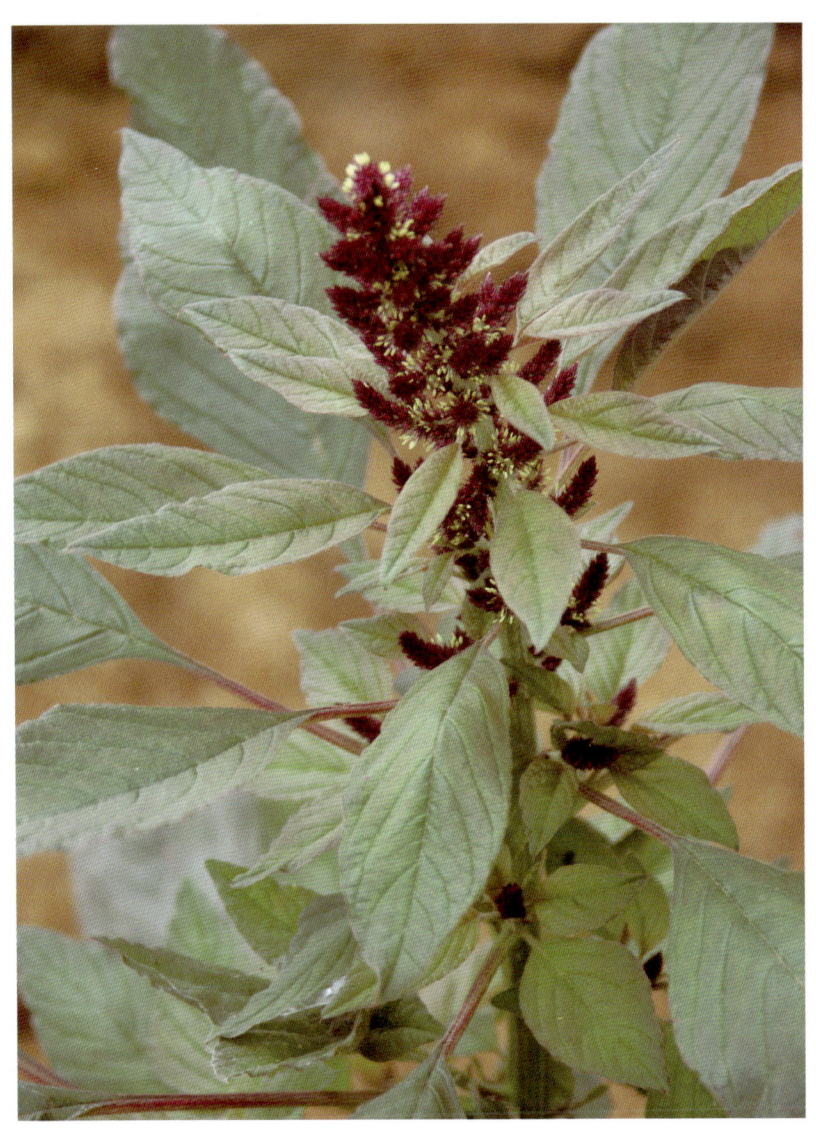
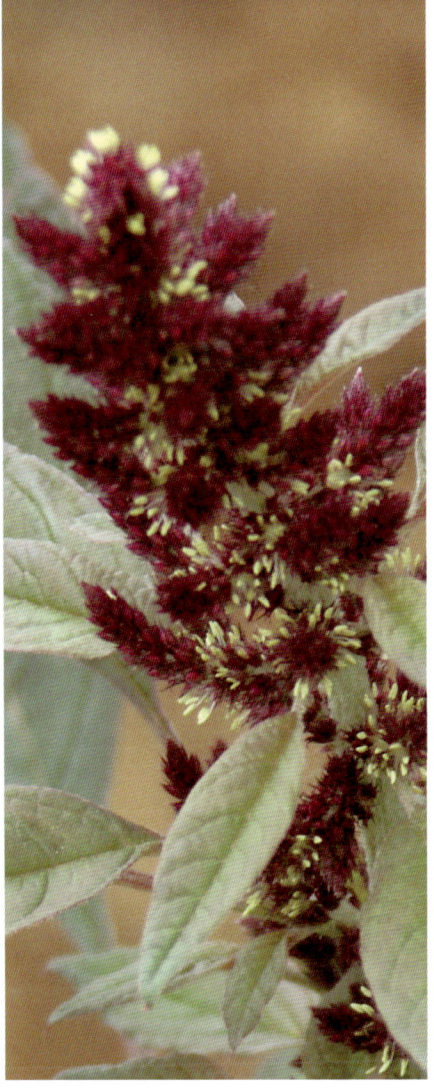

Bangx niak yenb yut 千日红

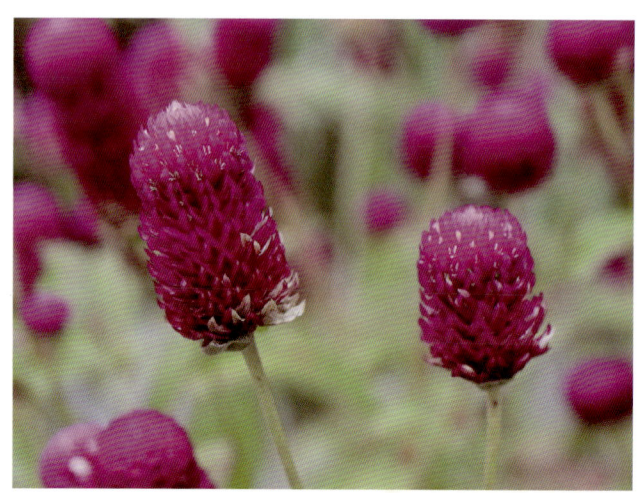

【Bit hsenb 俗名】千金红、百日红、沸水菊、长生花、蜻蜓红、球形鸡冠花。

【Dios kob deis 基源】为苋科植物千日红 Gomphrena globosa L. 的花序。

【Niangb bet deis 生长环境】生于荒地、路边、园地边，有栽培。分布于各地苗乡。

【Jox hsub 性味属经】性平，味甘，属冷热两经药，入两经。

【Qet diel xid 功能主治】功能：dangf ngol vut bongt 止咳平喘，lal nais jongt xend mais 清肝明目，ves hxangd hsot ud vut 活血调经。主治：hek bongt ngol 哮喘，jib daib hxib jent 小儿惊风，jib daib genx diongb hmangt 小儿夜啼，hsot ud ax jangx hxib 月经不调。

【Ed not xus 用法用量】内服，水煎，15～20 g。

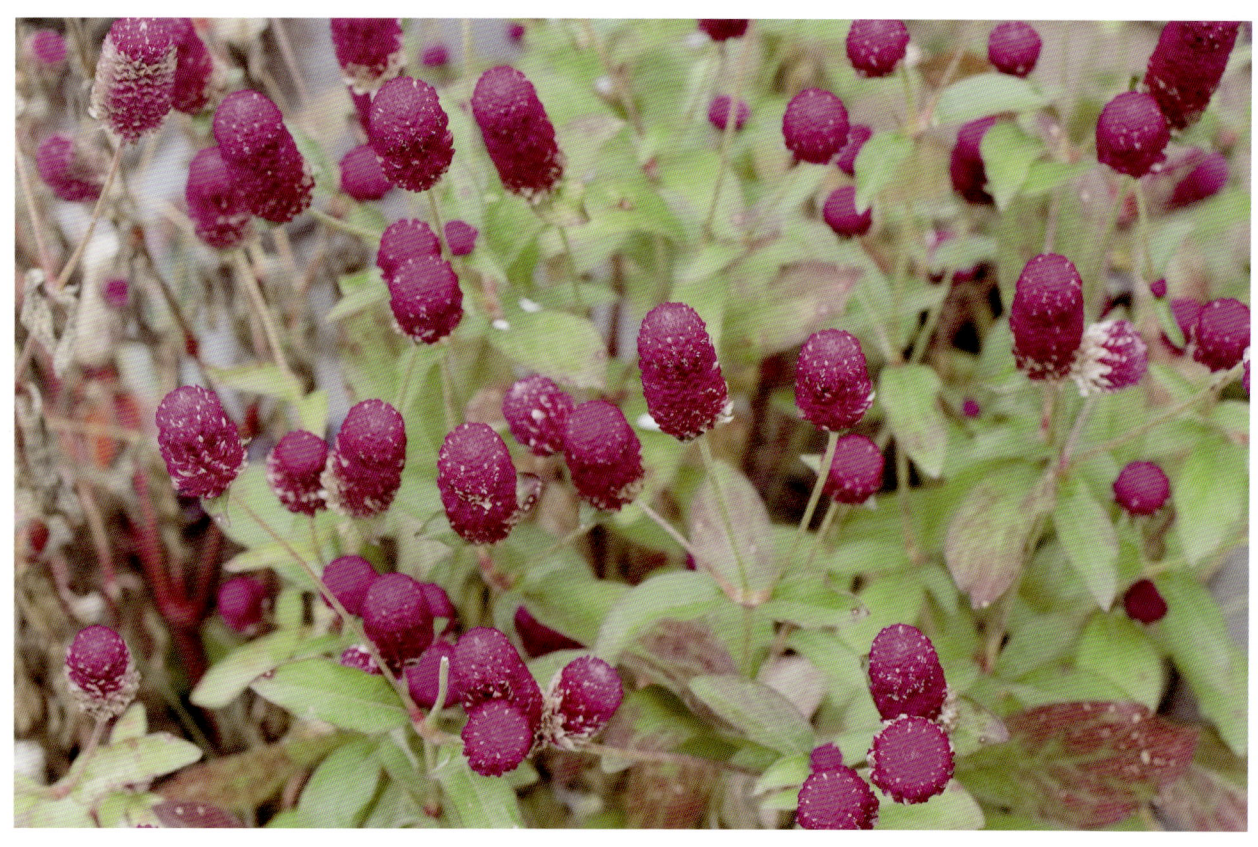

Bangx hniub gheib 鸡冠花

【Bit hsenb 俗名】鸡冠苋、红鸡冠花、白鸡冠花、鸡公花、鸡角枪、红鸡冠。

【Dios kob deis 基源】为苋科植物鸡冠花 *Celosia cristata* L. 的花序、茎、种子。

【Niangb bet deis 生长环境】生于土壤较肥沃庭园、村寨边。各地苗乡均有栽培。

【Jox hsub 性味属经】性冷，味甘，属冷药，入热经。

【Qet diel xid 功能主治】功能：hxub kib tat jab 清热解毒，seil hxangd dangf hxangd 凉血止血。主治：dliul mais vangt 青光眼，od hxangd 吐血，hfak bangb hxangd 血崩，dliangb dul jent 风疹，xit daib lol mongb qub 产后腹痛，ghad eb dlub lol not 白带过多，xud ghad hxangd 便血。

【Ed not xus 用法用量】内服，煎汤，15～25 g。外用，煎水熏洗。

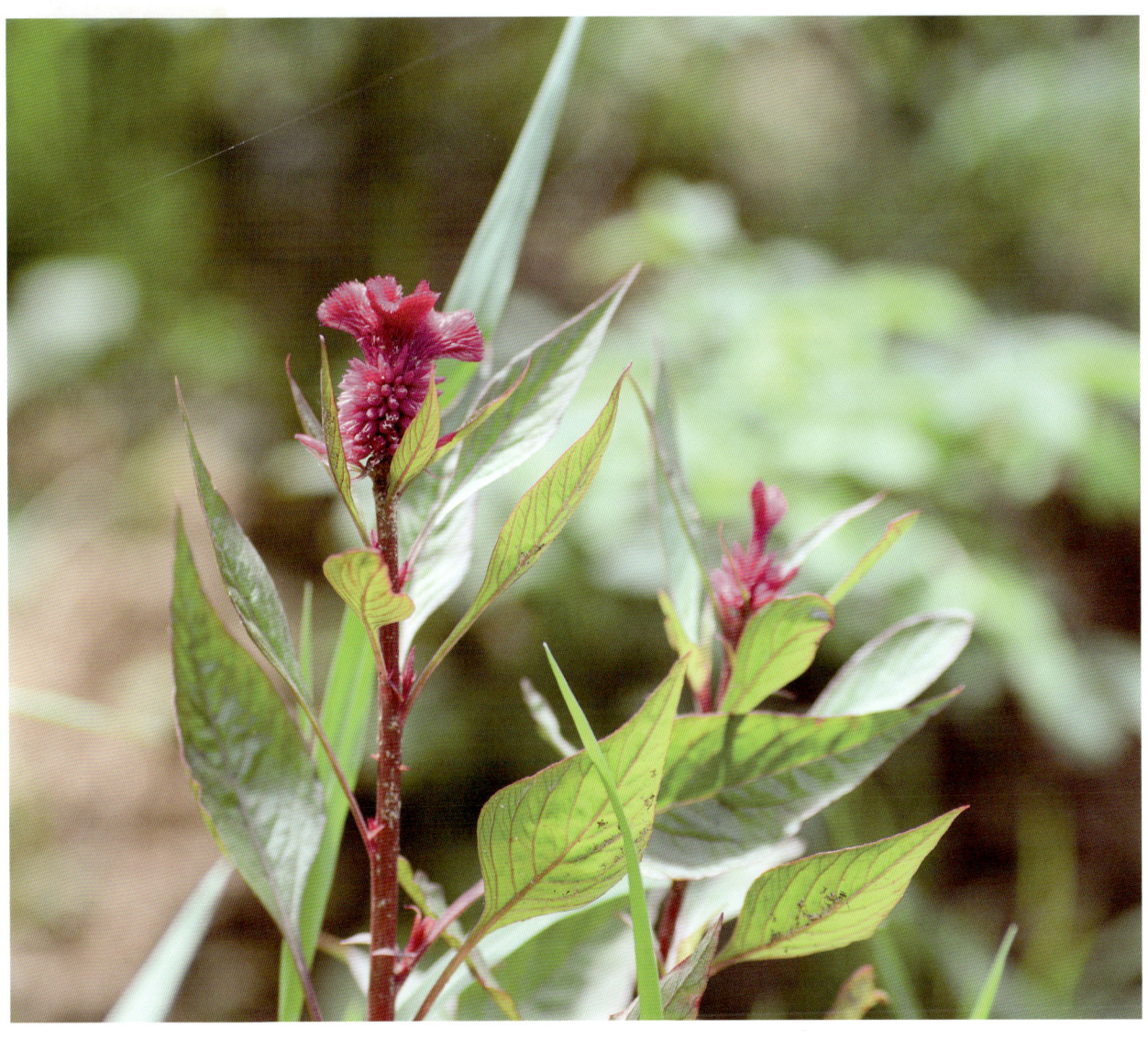

Bangx hniub gheib yut 青葙

【Bit hsenb 俗名】土鸡冠、鸡冠菜、鸡冠苋、昆仑草、狐狸尾、野鸡冠花。

【Dios kob deis 基源】为苋科植物青葙 *Celosia argentea* L. 的茎叶及根。

【Niangb bet deis 生长环境】生于荒野路旁、农地边、河滩、沙丘上。分布于各地苗乡。

【Jox hsub 性味属经】性冷，味苦，属冷药，入热经。

【Qet diel xid 功能主治】功能：hxub kib gangt xuf 清热燥湿，dib gangb dangf qut qat 杀虫止痒。主治：yens jent mongb jid 风湿周身疼痛，yens xit lol hxangd 刀伤出血，hfak qut qat 妇人阴痒，dix khangd ghad lol hxangd 痔疮出血。

【Ed not xus 用法用量】内服，煎汤，20～30 g；或鲜品捣汁服。外用，捣烂敷。

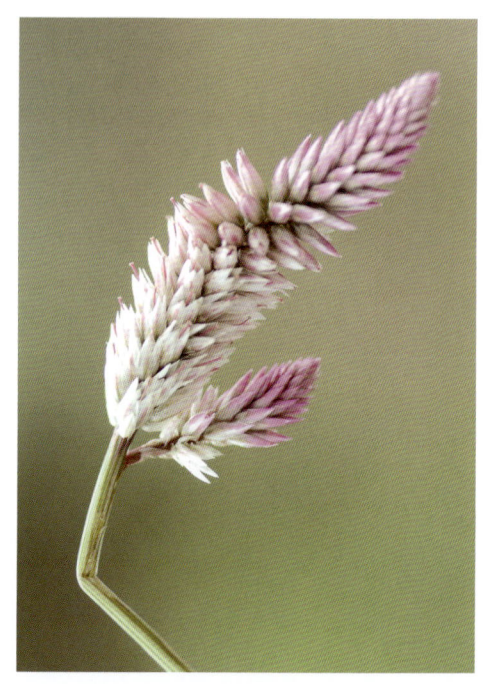

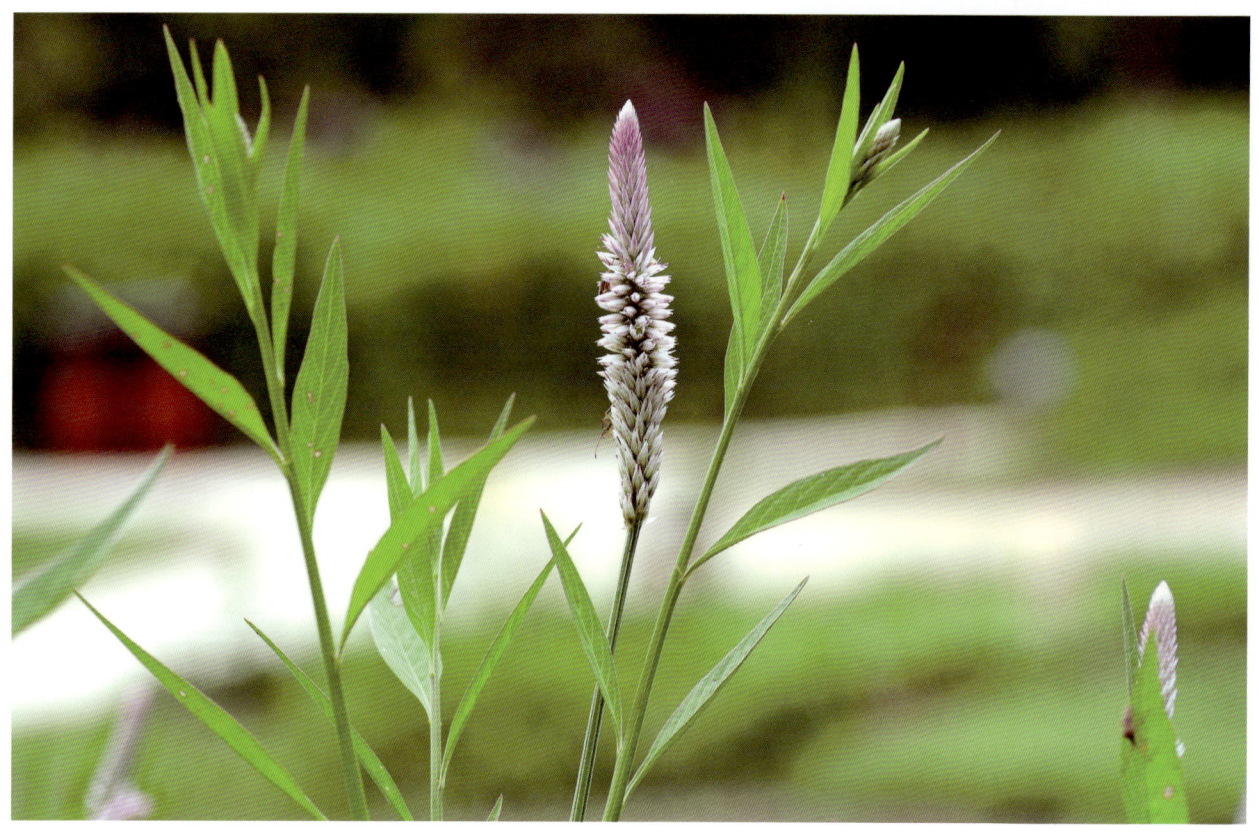

紫茉莉科

Bangx fangb 紫茉莉

【Bit hsenb 俗名】长春花、粉团花、胭脂花、野茉莉、水粉子花。

【Dios kob deis 基源】为紫茉莉科植物紫茉莉 *Mirabilis jalapa* L. 的块根和全草。

【Niangb bet deis 生长环境】生于村寨边荒地，有栽培。分布于部分苗乡。

【Jox hsub 性味属经】性平，味甘苦，属冷热两经药，入两经。

【Qet diel xid 功能主治】功能：ves hxangd tat jit hxangd 活血化瘀，tongb wal zangx yangx 利尿通淋。主治：yens jent mongb ghut hsongd 风湿性关节炎，dix guk 背痛，hfak bangb hxangd 血崩，xud wal lol bus 淋病，ghad eb dlub lol not 白带过多。

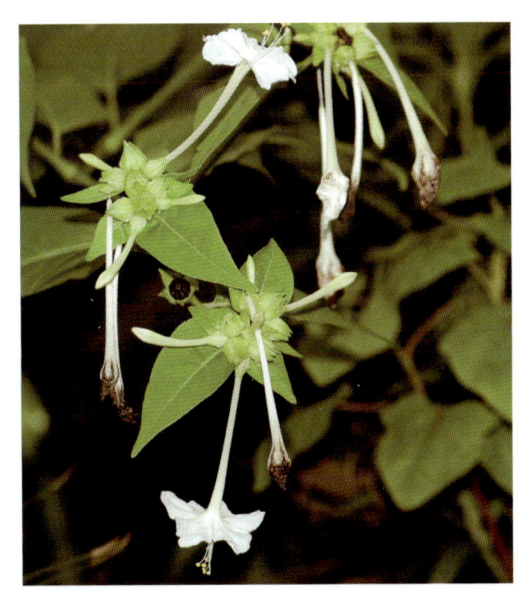

【Ed not xus 用法用量】内服，煎汤，15～30 g。外用，捣烂敷。

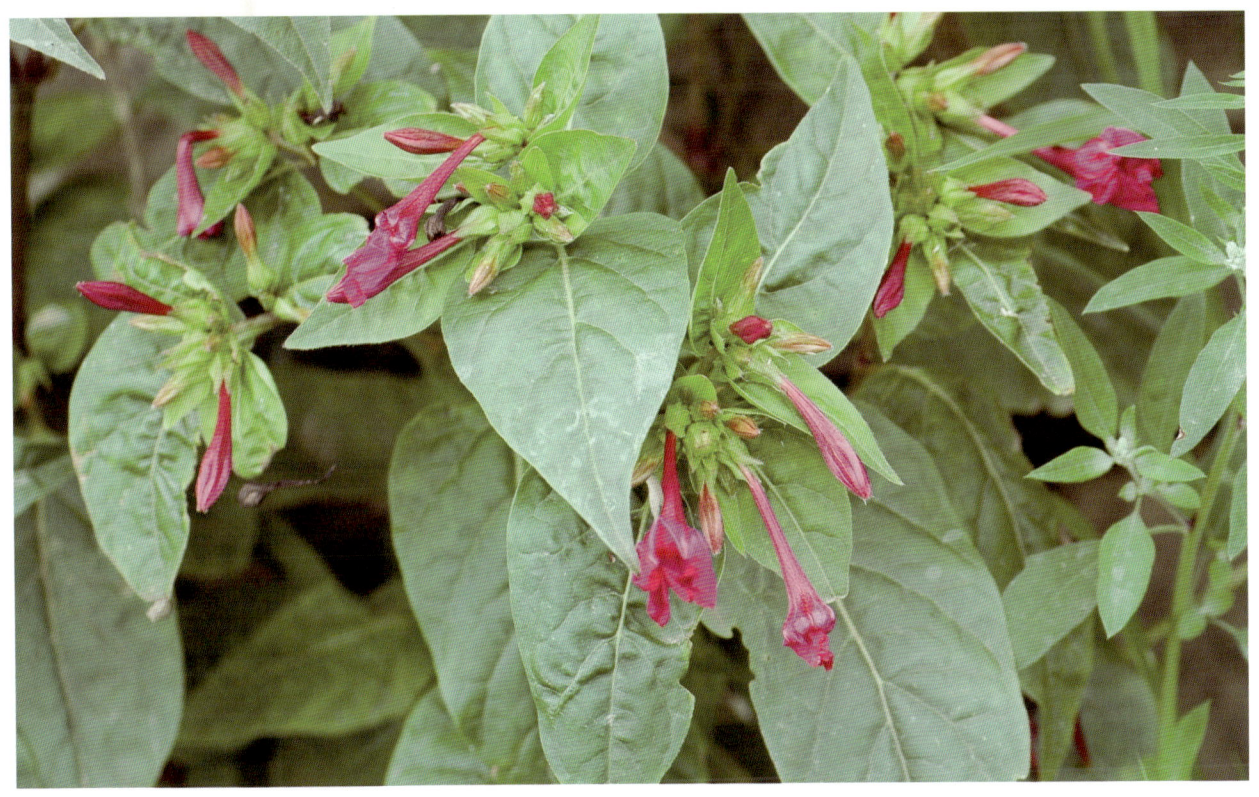

商陆科

Vob bid gangb 商陆

【Bit hsenb 俗名】大苋菜、山萝卜、见肿消、长不老、牛萝卜、胖婆娘、湿萝卜。

【Dios kob deis 基源】为商陆科植物商陆 Phytolacca acinosa Roxb. 的花、根。

【Niangb bet deis 生长环境】生于杂木疏林下、林缘、山沟湿地，有栽培。分布于部分苗乡。

【Jox hsub 性味属经】性冷，味苦，属冷药，入热经。有毒。

【Qet diel xid 功能主治】功能：zangl bod hangb hxangd 散结行瘀，tongb ghad zal eb 通便泻水。主治：dliangd bil dib sangb 跌打损伤，pob lob pob bil 手脚水肿，mongb ghongd niangs 咽喉痛，xit daib jit hxangd mongb 产后瘀血疼痛，jif hxongb 淋巴结结核，niangb hsab pob mongb 无名肿毒。

【Ed not xus 用法用量】内服，煎汤，8～15 g。外用，捣烂敷。

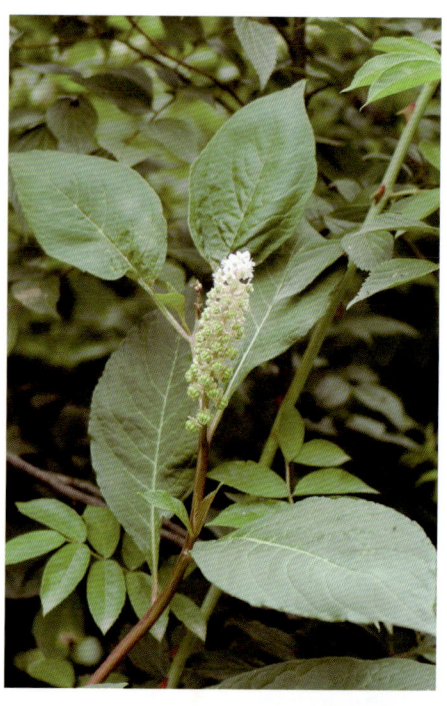

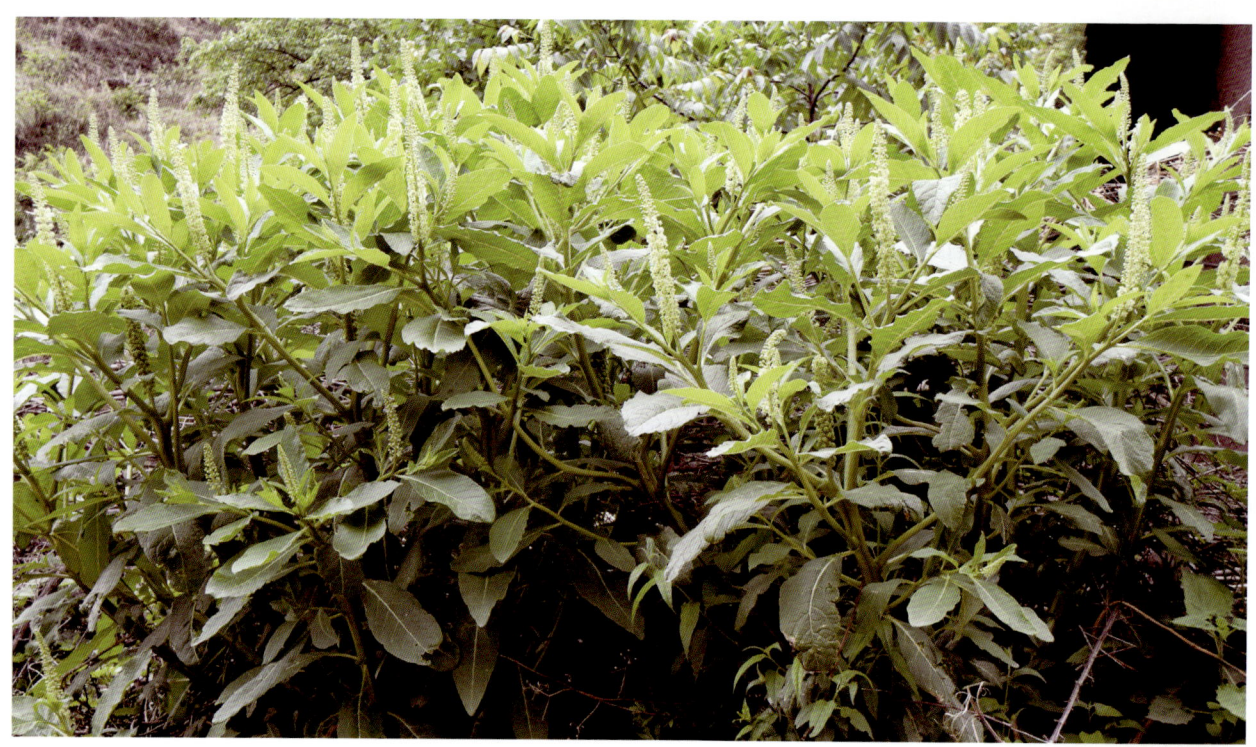

Vob bid gangb yut 垂序商陆

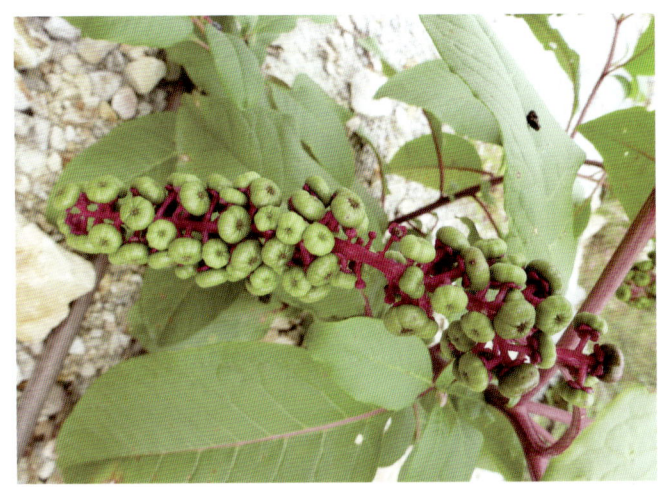

【Bit hsenb 俗名】山萝卜、金七娘、胖婆娘、章柳、猪母耳、野羊红。

【Dios kob deis 基源】为商陆科植物垂序商陆 Phytolacca americana L. 的块根。

【Niangb bet deis 生长环境】生于土壤较肥沃地区的荒地、山沟湿地。分布于部分苗乡。

【Jox hsub 性味属经】性冷，味苦，属冷药，入热经。

【Qet diel xid 功能主治】功能：zangl bod hangb hxangd 散结行瘀，tongb ghad zal eb 通便泻水。主治：dliangd bil dib yens pot mongb 跌打肿痛，pob lob pob bil 手脚水肿，jif hxongb 淋巴结结核，niangb hsab pob mongb 无名肿毒。

【Ed not xus 用法用量】内服，煎汤，5～15 g。外用，捣烂敷。

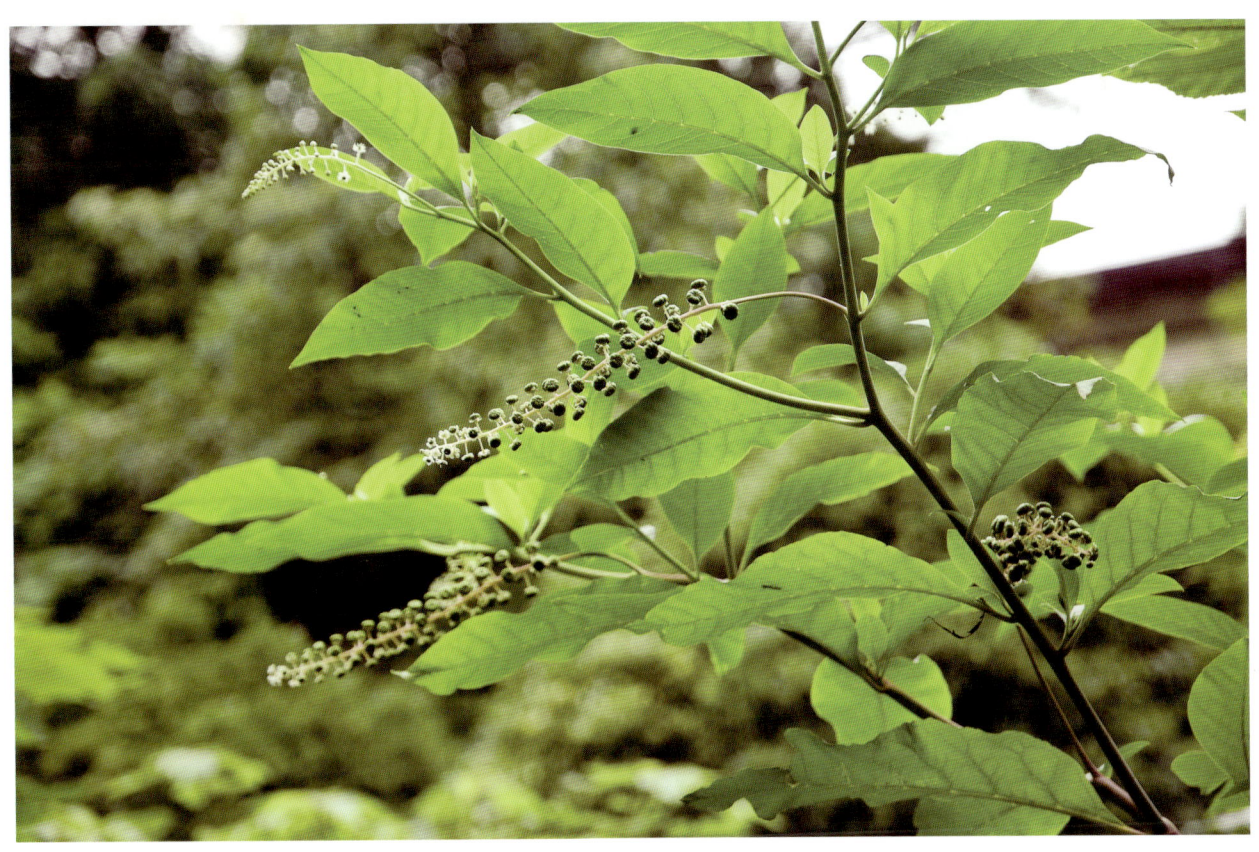

番杏科

Vob zid ruax 粟米草

【Bit hsenb 俗名】地杉树、地麻黄、鸭脚瓜子草。

【Dios kob deis 基源】为番杏科植物粟米草 *Mollugo pentaphylla* L. 的全草。

【Niangb bet deis 生长环境】生于低山地区荒地、沙土中、河沟边。分布于部分苗乡。

【Jox hsub 性味属经】性平，味淡涩，属冷热两经药，入两经。

【Qet diel xid 功能主治】功能：hxub kib tat jab 清热解毒。主治：mongb qub zal ghad 腹痛腹泻，dliangb dul jent 风疹，mongb ghad nial mais 风火眼。

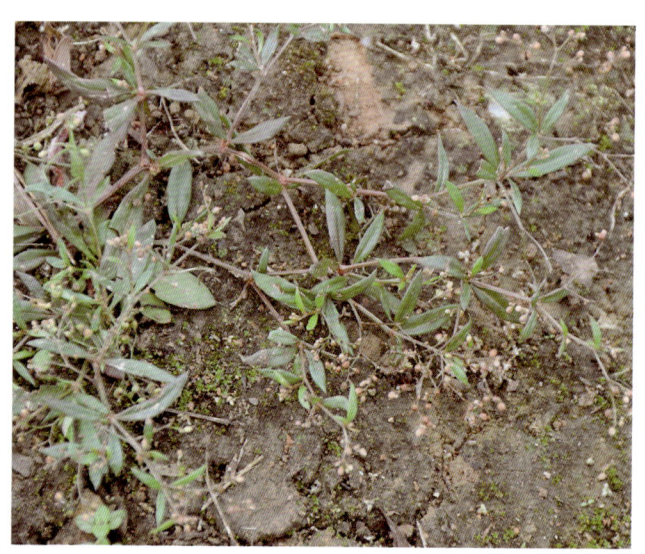

【Ed not xus 用法用量】内服，煎汤，15～30 g。外用，捣烂包寸口或塞鼻。

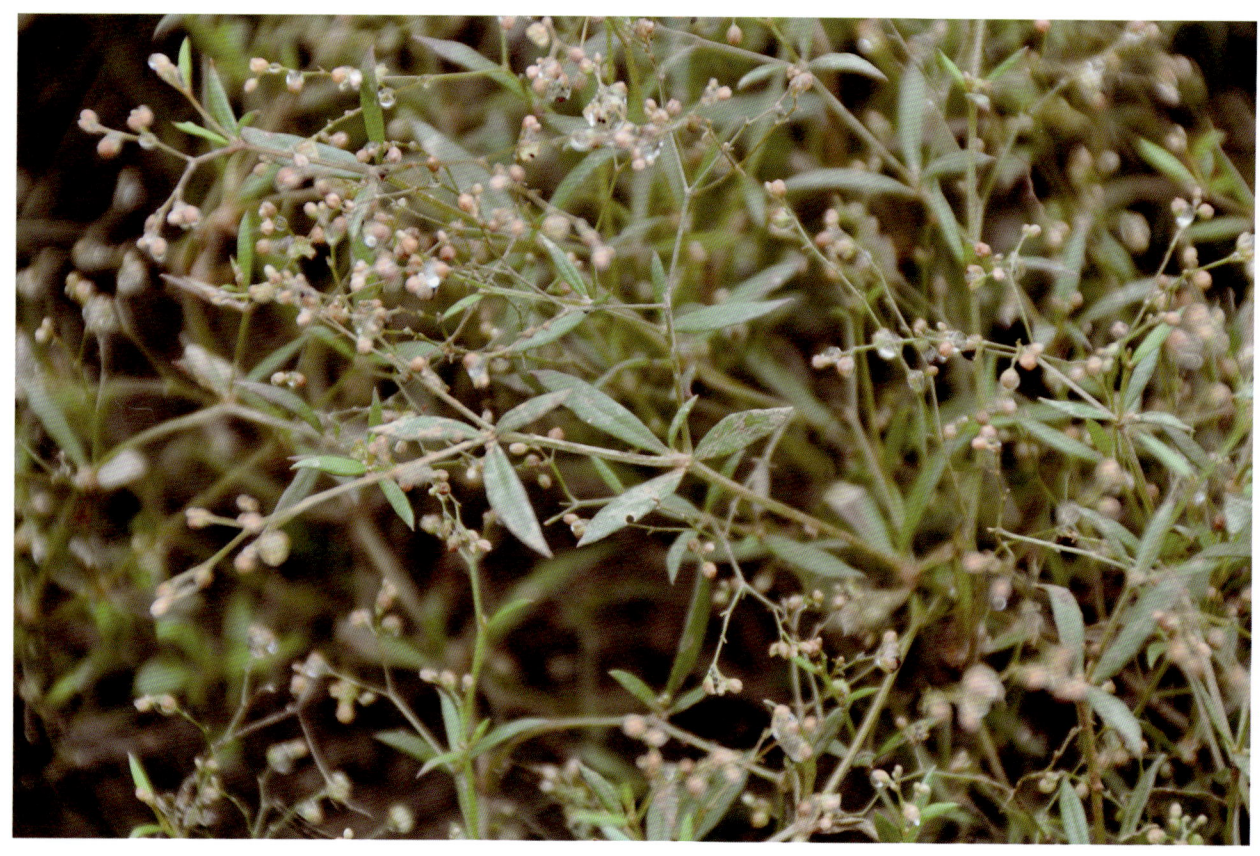

马齿苋科

Vob hmid mal 马齿苋

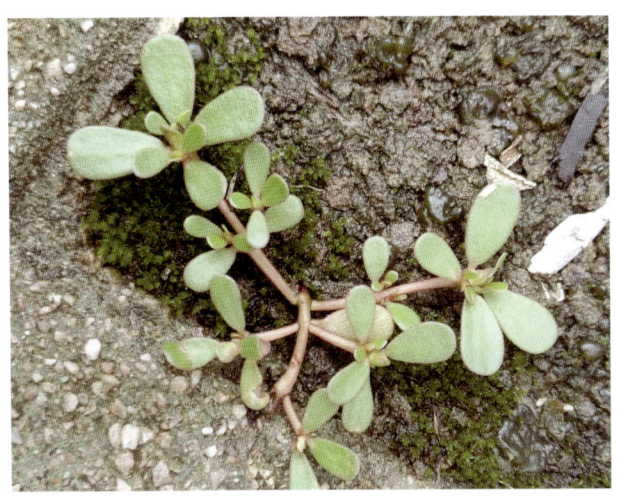

【Bit hsenb 俗名】马苋、长寿菜、马齿菜、安乐菜、酸咪菜、马蛇子菜。

【Dios kob deis 基源】为马齿苋科植物马齿苋 *Portulaca oleracea* L. 的全草。

【Niangb bet deis 生长环境】生于较潮湿地区荒地、路旁、岩石堆边。分布于各地苗乡。

【Jox hsub 性味属经】性冷，味酸，属冷药，入热经。

【Qet diel xid 功能主治】功能：hxub kib tat jab 清热解毒，tat jit hxangd hxenk angt 散瘀消肿。主治：mongb ghab bik 阑尾炎，jangx gangb nangb 带状疱疹，ghad eb xok 赤带，dix yangf 恶疮，yens gangb kuk gik 蜈蚣咬伤，jib daib zal ghad 小儿腹泻，zal ghad dongk hxangd 血痢。

【Ed not xus 用法用量】内服，煎汤，15～25 g；或捣汁饮。外用，捣敷，烧灰调敷或煎水洗。

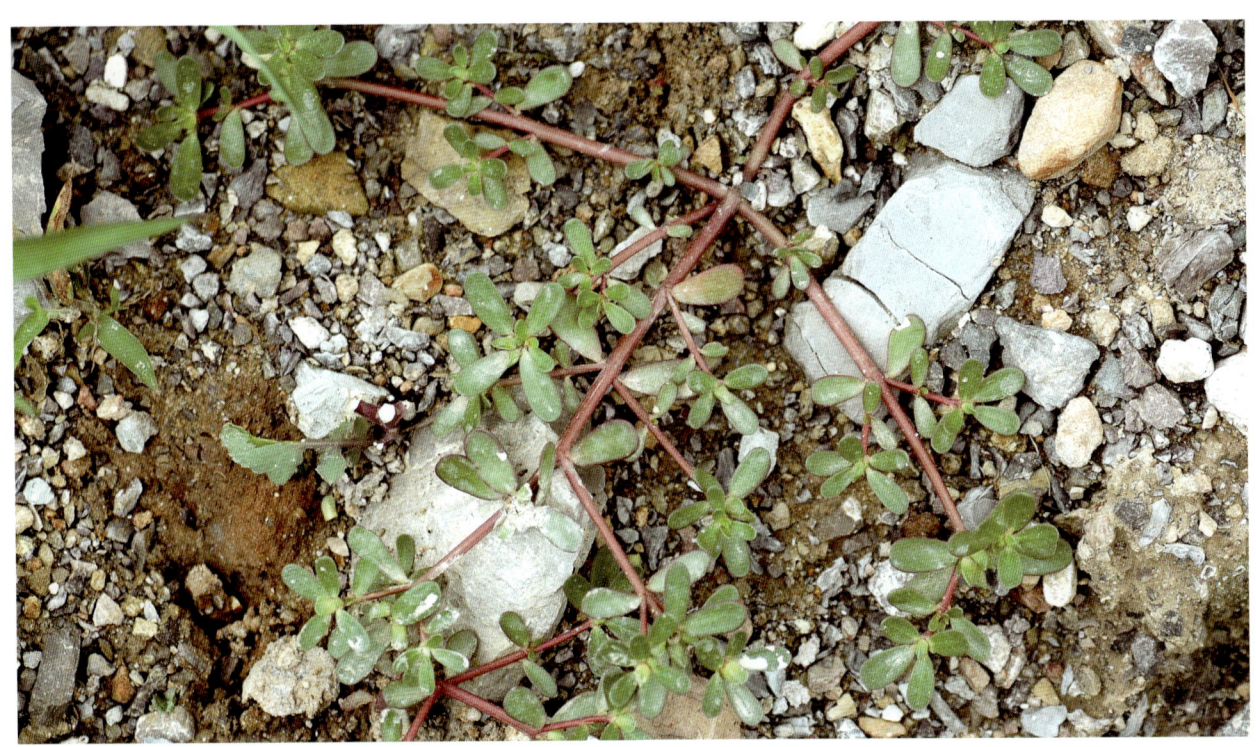

Vob eb wel 土人参

【Bit hsenb 俗名】栌兰、福参、土洋参、花及参、假人参、申时花、土高丽参。

【Dios kob deis 基源】为马齿苋科植物土人参 *Talinum paniculatum*（Jacq.）Gaertn. 的根。

【Niangb bet deis 生长环境】喜生于屋边、岩坎等阴湿地，有栽培。分布于部分苗乡。

【Jox hsub 性味属经】性平，味甘，属冷热两经药，入两经。

【Qet diel xid 功能主治】功能：net nais pot dangf ngol 润肺止咳，qet hsot ud dangf ghad eb 调经止带。主治：bit dangx lol hniangk 体虚盗汗，hsab lol eb hniangk 自汗，bal ves ait ngol 虚劳咳嗽，hsot ud ax jangx hxib 月经不调，wal xus xud not lind 尿频尿急。

【Ed not xus 用法用量】内服，煎汤，25～50 g。外用，捣烂敷。

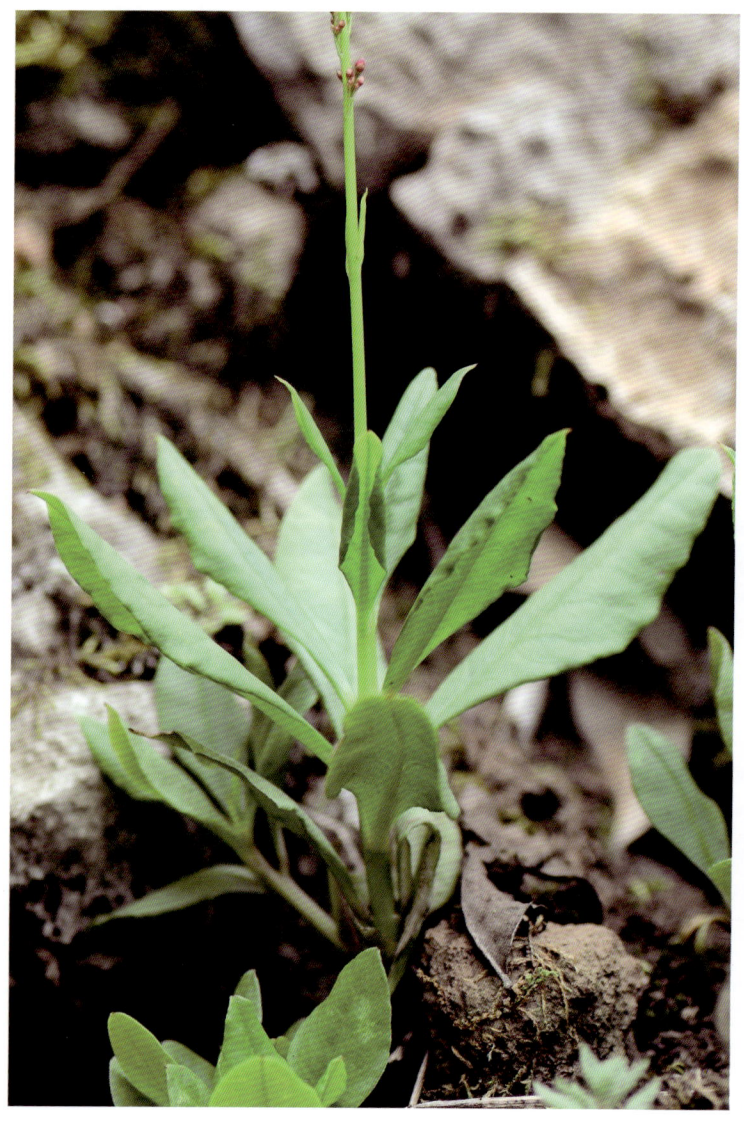
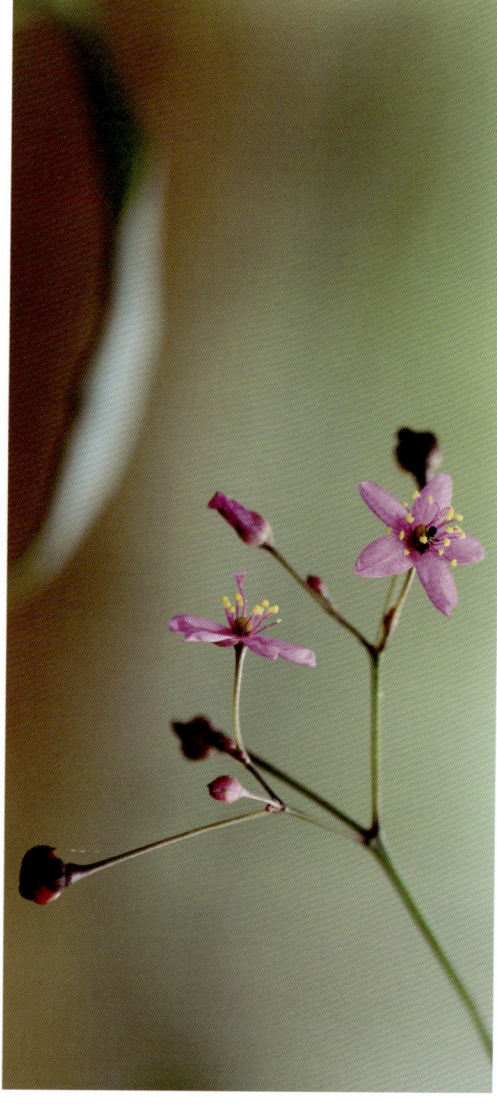

落葵科

Vob ghab naix baif 落葵

【Bit hsenb 俗名】御菜、藤菜、木耳菜、西洋菜、红藤菜、滑腹菜、紫豆藤。

【Dios kob deis 基源】为落葵科植物落葵 *Basella rubra* L. 的叶或全草。

【Niangb bet deis 生长环境】属蔬菜之一，多为人工栽培。分布于部分苗乡。

【Jox hsub 性味属经】性冷，味酸，属冷药，入热经。

【Qet diel xid 功能主治】功能：net ghad ghof tongb ghad 润肠通便，seil hxangd tat dud 凉血解表，hxub kib tat jab 清热解毒。主治：dix gangb 疔疮，jib ghad 便秘，xub ghad hxangd 便血，zal ghad dongk 痢疾，juk niuk wal 结尿。

【Ed not xus 用法用量】内服，煎汤，15～30 g。外用，捣烂敷或捣汁擦。

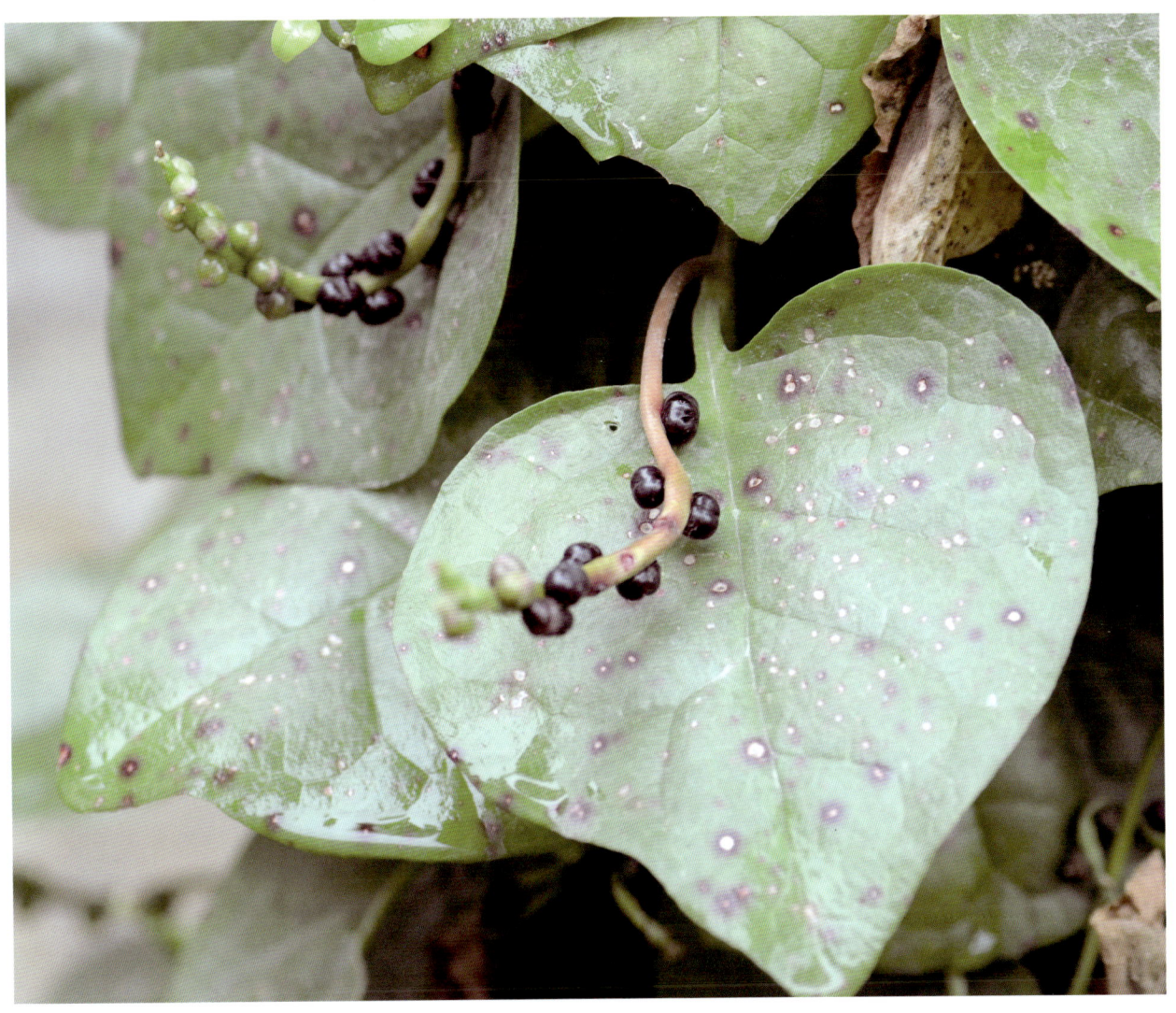

石竹科

Jab gaix ngnad 石竹

【Bit hsenb 俗名】锈竹、山瞿麦、木蝶花、石柱花、竹节草、剪绒花、鹅毛石竹。

【Dios kob deis 基源】为石竹科植物石竹 *Dianthus chinensis* L. 的带花全草。

【Niangb bet deis 生长环境】生于阴湿岩石山间,有栽培。分布于部分苗乡。

【Jox hsub 性味属经】性冷,味苦,属冷药,入热经。

【Qet diel xid 功能主治】功能:hxub kib los xuf 清热利湿,ves hxangd tongb hxud 活血通经。主治:hniub mais pob xok mongb 目赤肿痛,pob lob pob bil 手脚水肿,xud wal lol bus 淋病,ax hsot ud 闭经,ax lol wal 尿闭。

【Ed not xus 用法用量】内服,煎汤,8～15 g。外用,研末调敷。

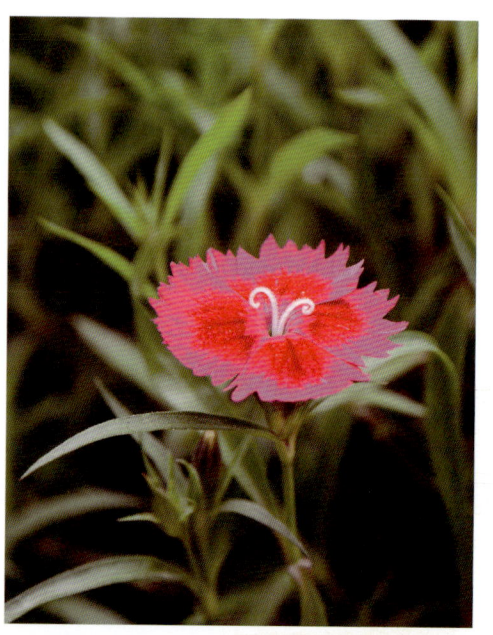

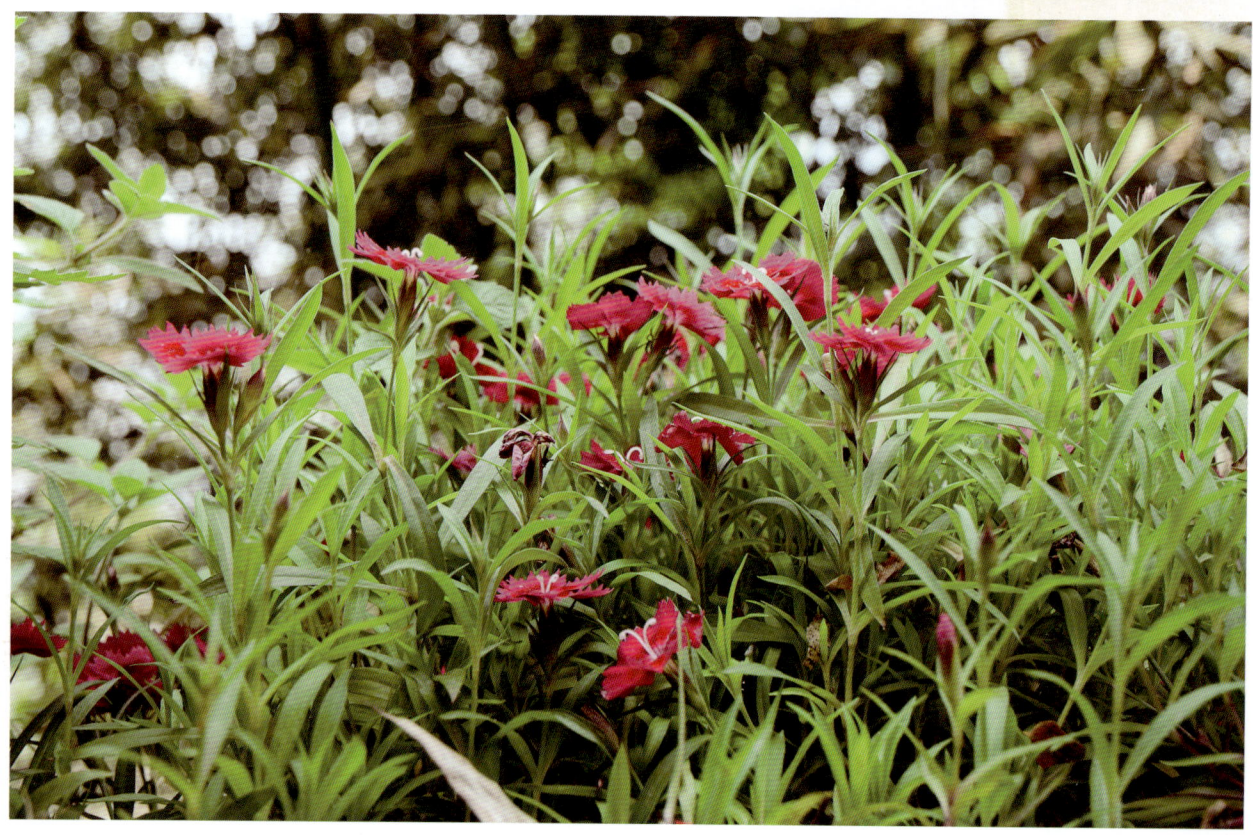

Vob ghut hlod 瞿麦

【Bit hsenb 俗名】大兰、石竹、野麦、竹节草、十样景、剪绒花、红花瞿麦。

【Dios kob deis 基源】为石竹科植物瞿麦 *Dianthus superbus* L. 的带花全草。

【Niangb bet deis 生长环境】生于山野荒地、山谷、阔叶林下。分布于部分苗乡。

【Jox hsub 性味属经】性冷，味苦，属冷药，入热经。

【Qet diel xid 功能主治】功能：hxub kib los xuf 清热利湿，ves hxangd tongb hxud 活血通经。主治：hniub mais pob xok mongb 目赤肿痛，xud wal lol bus 淋病，ax hsot ud 闭经，ax lol wal 尿闭，xud wal hxangd 尿血，jangx ghab dliax gangb 毒疮。

【Ed not xus 用法用量】内服，煎汤，8～15 g。外用，捣烂敷。

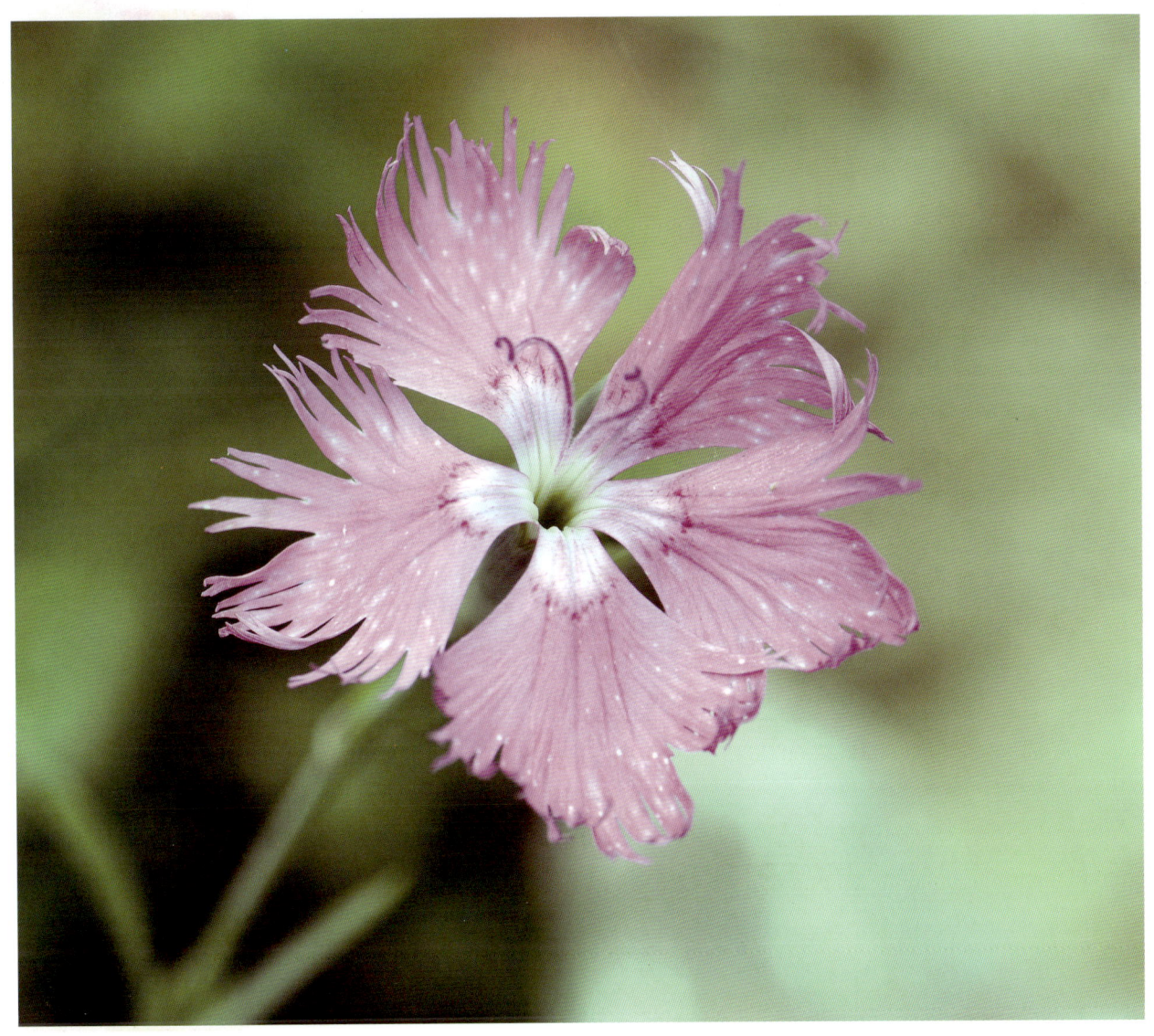

Liul panb hlob 太子参

【Bit hsenb 俗名】子参、童参、孩儿参、假繁缕。

【Dios kob deis 基源】为石竹科植物太子参 *Pseudostellaria heterophylla*（Miq.）Pax 的块根。

【Niangb bet deis 生长环境】喜生于树林中腐殖质比较深厚的地区，有栽培。分布于部分苗乡。

【Jox hsub 性味属经】性热，味甘苦，属热药，入冷经。

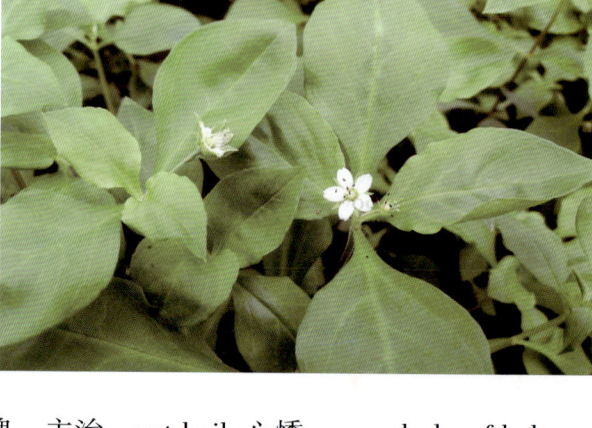

【Qet diel xid 功能主治】功能：yis dliangl tiod jid 滋补强壮，yis nais pot 补肺，tiod nat 健脾。主治：vut hxib 心悸，mongb dangf heb ves 病后体虚，lal ghad bit ax dangx 神经衰弱，jib daib nongf lol hniangk 小儿虚汗，ax hlib nongx gad 不思饮食，hfud nais pot xus dliangl ves ngol 肺虚咳嗽。

【Ed not xus 用法用量】内服，煎汤，10～20 g。

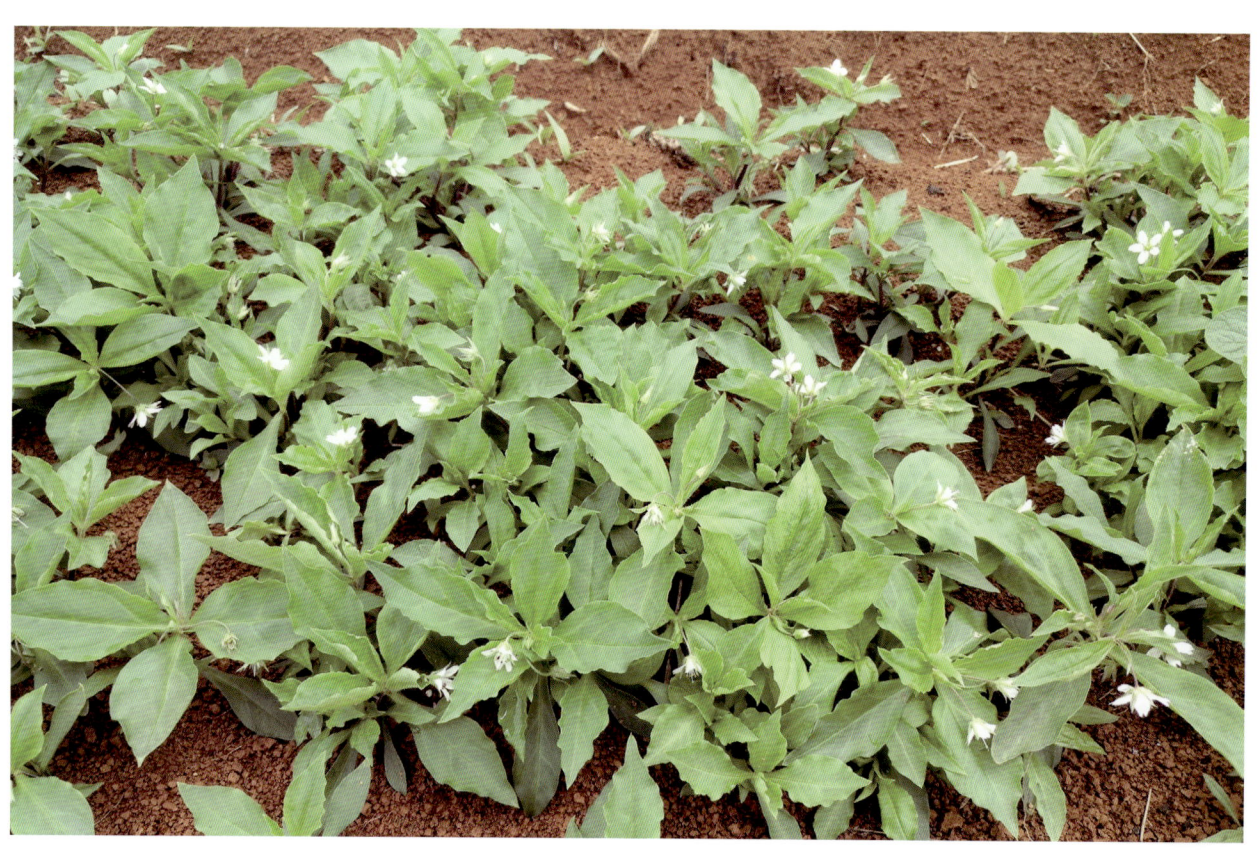

Vob yax nens 蚤缀

【Bit hsenb 俗名】雀儿蛋、铃铃草、鸡肠子草、鹅不食草。

【Dios kob deis 基源】为石竹科植物蚤缀 *Arenaria serpyllifolia* L. 的全草。

【Niangb bet deis 生长环境】生于村寨中荒地、农地埂上、河边荒地。分布于部分苗乡。

【Jox hsub 性味属经】性冷，味苦，属冷药，入热经。

【Qet diel xid 功能主治】功能：hxub kib tat jab 清热解毒，lal nais jongt xend mais 清肝明目。主治：nais pot yens jab ait ngol 肺痨咳嗽，ghab naix hmid ongd hsongd 牙龈炎，xok hniub mais 目赤，los ghab hlat mais dlub 眼翳。

【Ed not xus 用法用量】内服，煎汤，15～30 g。外用，捣烂绞汁滴或含漱。

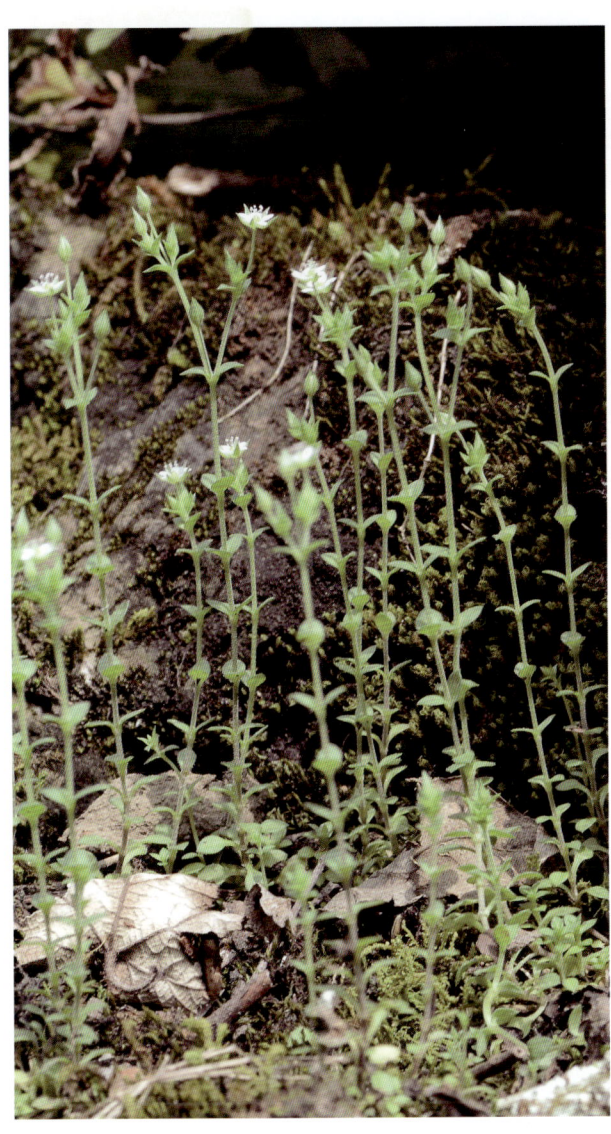
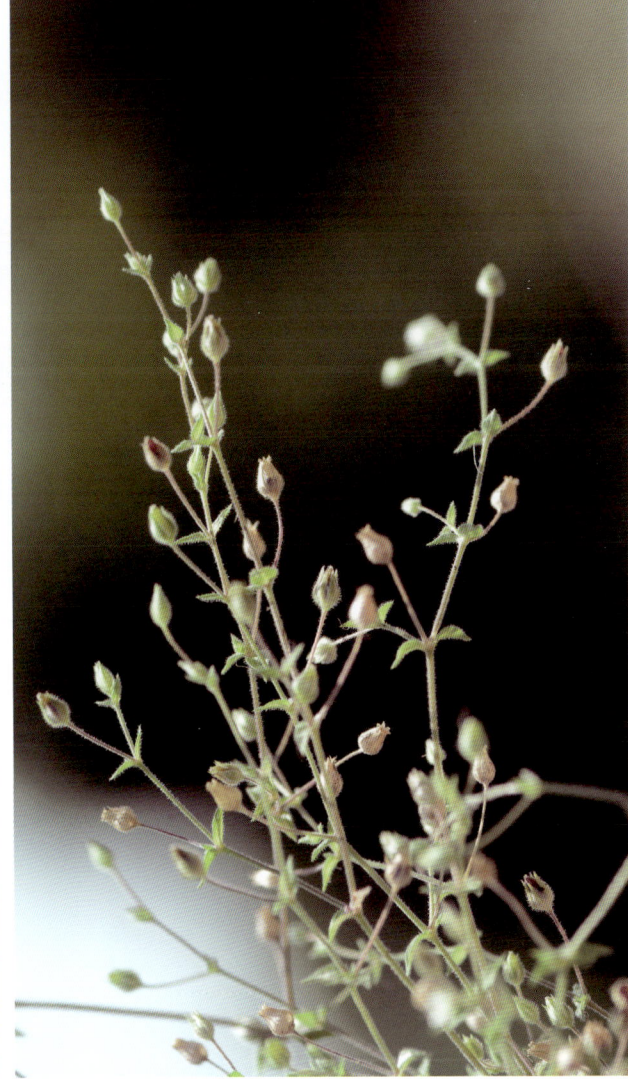

Vob mub genb 剪夏罗

【Bit hsenb 俗名】山茶母、剪红罗、剪春罗、雄黄花、剪金花、阔叶鲤鱼胆。

【Dios kob deis 基源】为石竹科植物剪夏罗 *Lychnis coronata* Thunb. 的全草或根。

【Niangb bet deis 生长环境】生于疏林或林缘草丛中、山沟阴湿处，有栽培。分布于部分苗乡。

【Jox hsub 性味属经】性冷，味甘，属冷药，入热经。

【Qet diel xid 功能主治】功能：hxub jent zangl seil 祛风散寒，hxenk od nul dangf mongb 消炎止痛。主治：yens seil mangb hfud kib jid 受寒感冒发烧，ghut hsongb pob mongb 关节肿痛，jangx gangb nangb 带状疱疹，bit ax dangx 失眠，zal ghad 腹泻。

【Ed not xus 用法用量】内服，煎汤，15～25 g。外用，花或叶研成细末，蜂蜜调敷或茶油调涂。

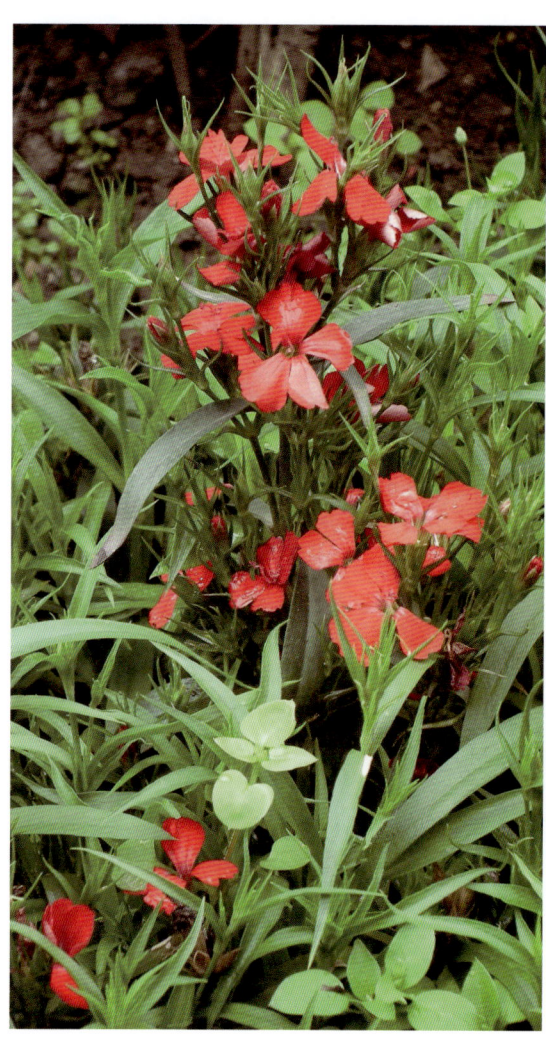
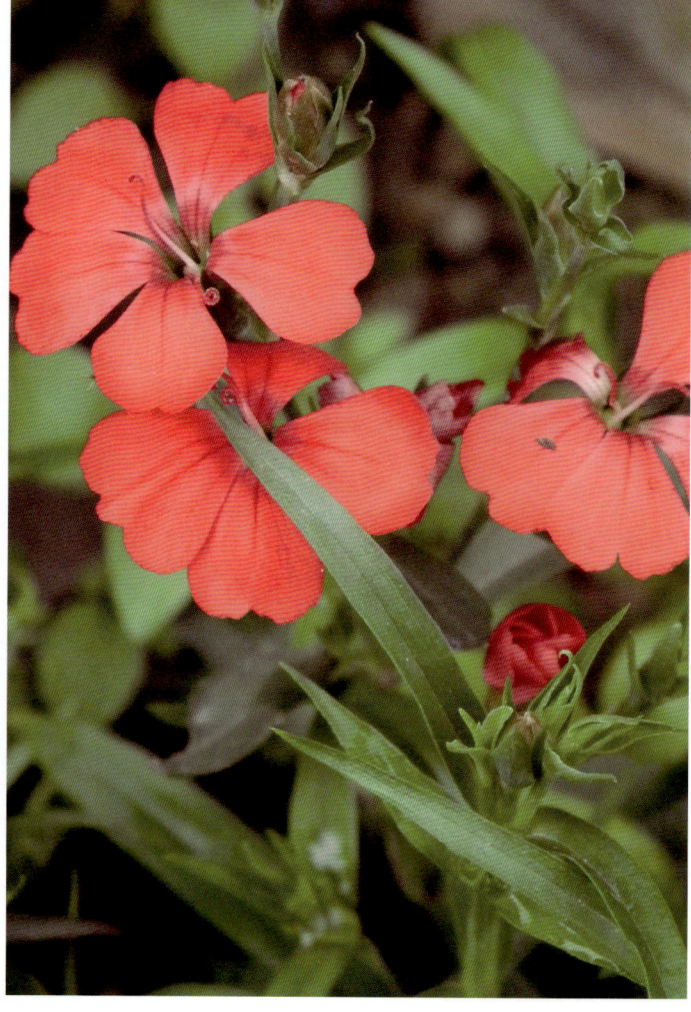

Vob yil yeb 雀舌草

【Bit hsenb 俗名】吴檀、寒草、天蓬草、瓜子草、滨繁缕、雪里开花。

【Dios kob deis 基源】为石竹科植物雀舌草 *Stellaria alsine* Grimm. 的全草或根。

【Niangb bet deis 生长环境】生于农地边、溪边潮湿地区。分布于各地苗乡。

【Jox hsub 性味属经】性热，味甘苦，属热药，入冷经。

【Qet diel xid 功能主治】功能：hxub jent zangl seil 祛风散寒，yis hsongd tiod hxend 补骨强筋。主治：yens seil mangb hfud 伤风感冒，dliangd bil dib sangb 跌打损伤，dix gangb 疔疮，yens nangb gik 毒蛇咬伤，dix khangd ghad 痔疮，zal ghad dongk 痢疾。

【Ed not xus 用法用量】内服，煎汤，15～30 g。外用，捣烂敷或研末调敷。

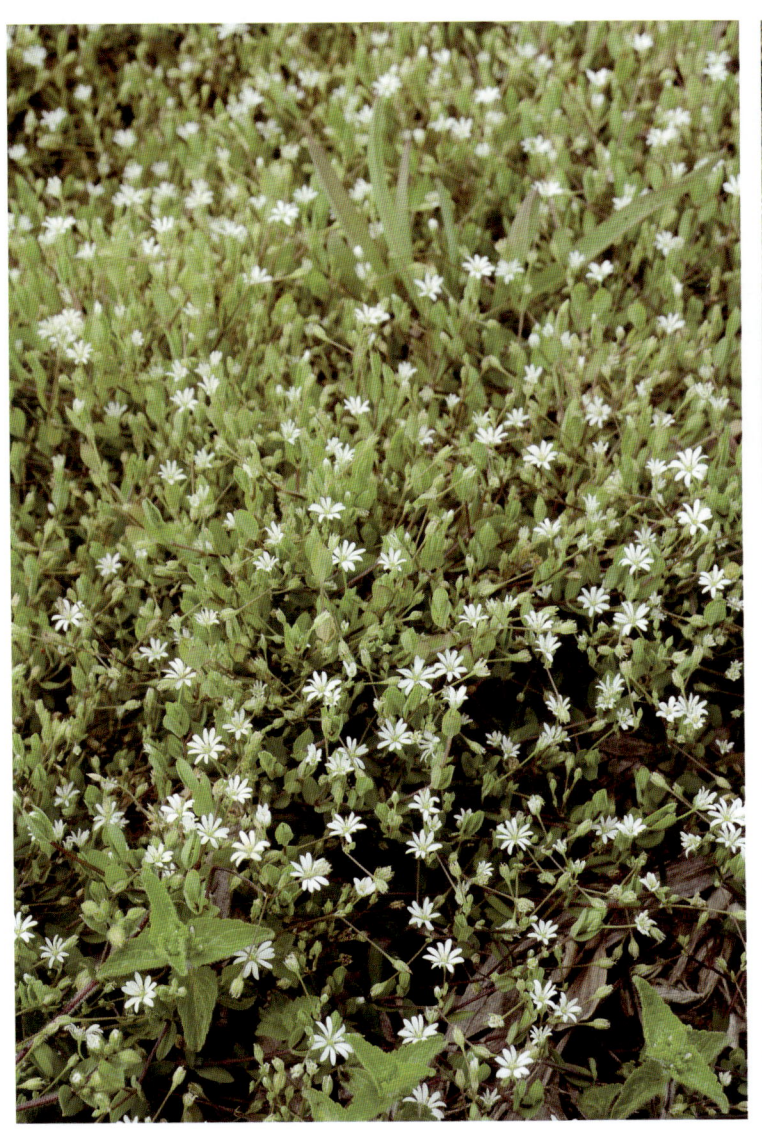
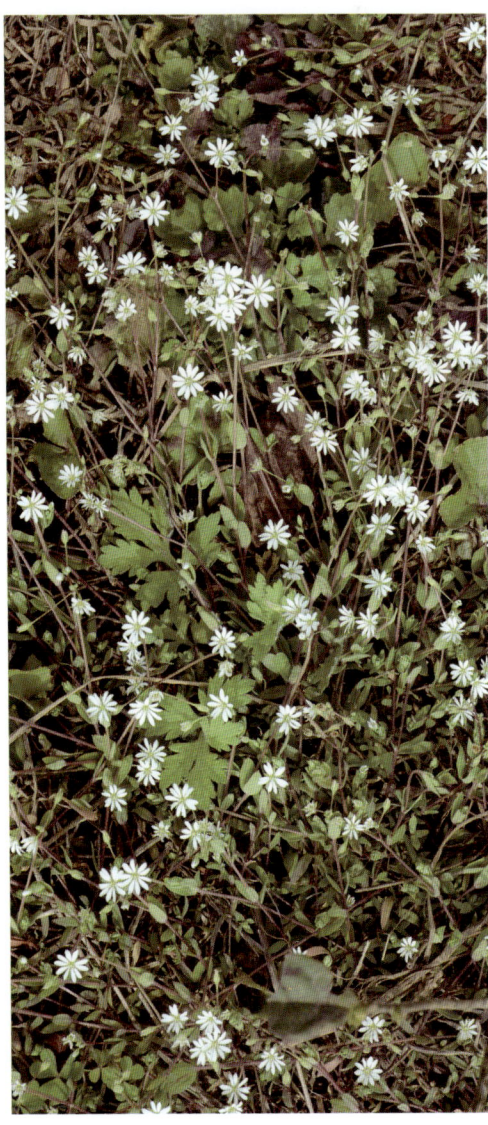

Vob zux zail 繁缕

【Bit hsenb 俗名】五爪龙、鹅儿肠、狗蚤菜、鹅肠草、鹅肠菜。

【Dios kob deis 基源】为石竹科植物繁缕 *Stellaria media*（L.）Cyr. 的茎、叶。

【Niangb bet deis 生长环境】生于园地、荒地、农地埂坎、路边。分布于各地苗乡。

【Jox hsub 性味属经】性平，味甘咸，属冷热两经药，入两经。

【Qet diel xid 功能主治】功能：ves hxangd tat jit hxangd 活血化瘀，vuk gangb liangs ngix 敛疮生肌。主治：dliangd bil dib sangb 跌打损伤，od 呕吐，hxangd not diangx 高血脂，xit daib jit hxangd mongb qub 产后瘀血腹痛，xud wal lol bus 淋病，hfud got jangx gangb 龟头生疮，niangb hsab pob mongb 无名肿毒。

【Ed not xus 用法用量】内服，煎汤，25～50 g；或捣汁饮。外用，捣烂敷或烧存性研末调敷。

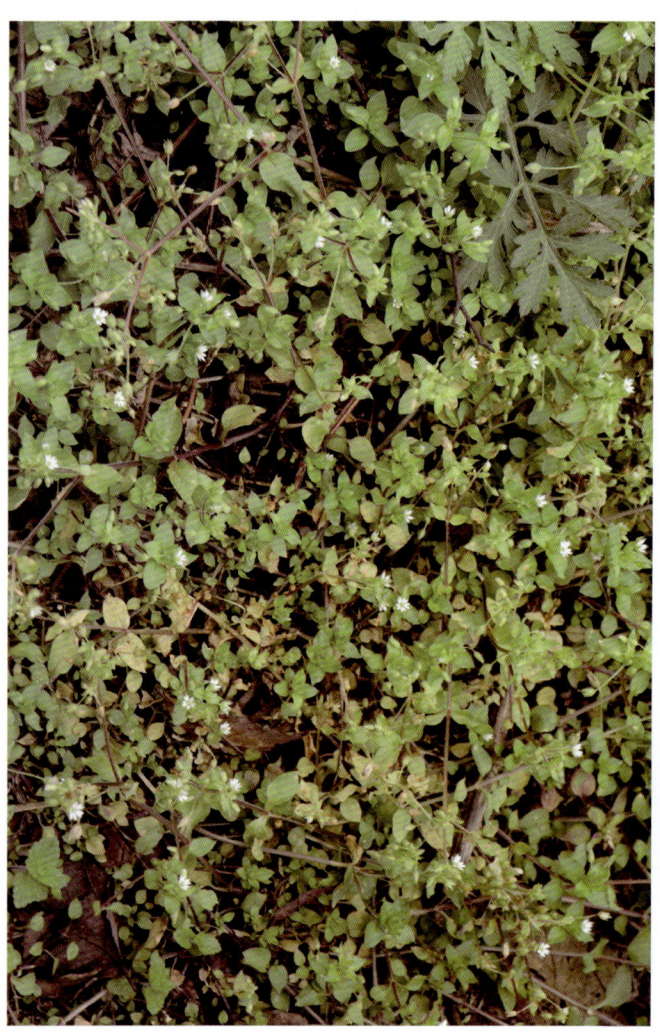
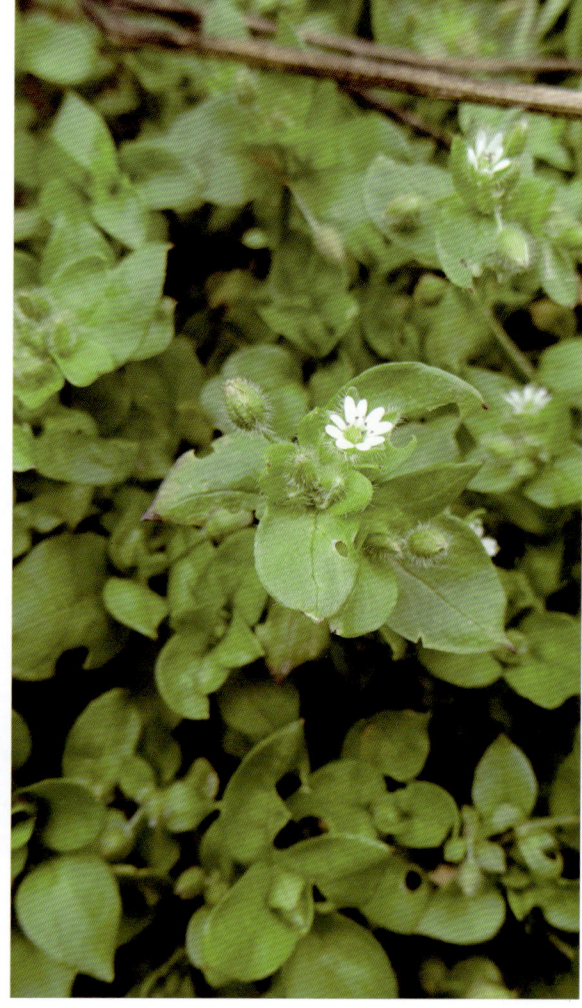

Vob zux zail hlieb 大繁缕

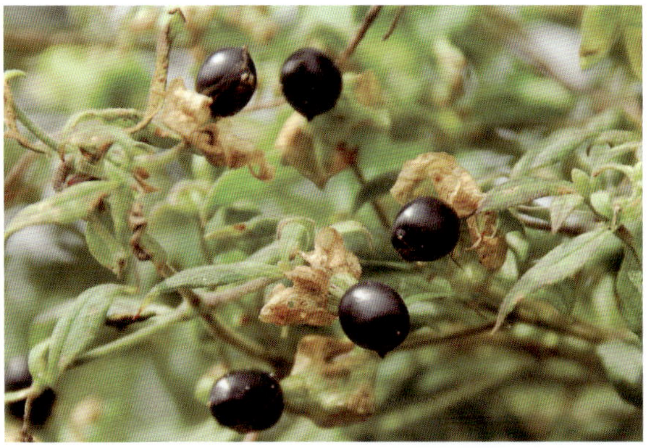

【Bit hsenb 俗名】寸金草、老鹳精、通经草、黑牵牛、大种鹅儿肠。

【Dios kob deis 基源】为石竹科植物大繁缕 *Stellaria panuculigera* Mak. 的全草。

【Niangb bet deis 生长环境】生于山坡草丛、荒地、沟谷。分布于各地苗乡。

【Jox hsub 性味属经】性平，味辛，属冷热两经药，入两经。

【Qet diel xid 功能主治】功能：ves hxangd tat jit hxangd pob 活血消瘀肿，hxub kib tat jab 清热解毒。主治：ghut hsongb pob mongb 关节肿痛，jox jid hxub mongb 周身酸痛，jib daib gad ax los 小儿食积，fangx mais fangx jid 黄疸，hsot ud ax jangx hxib 月经不调，dix gangb 疔疮。

【Ed not xus 用法用量】内服，煎汤，25～30 g；或捣汁饮。外用，研末调敷或捣烂敷。

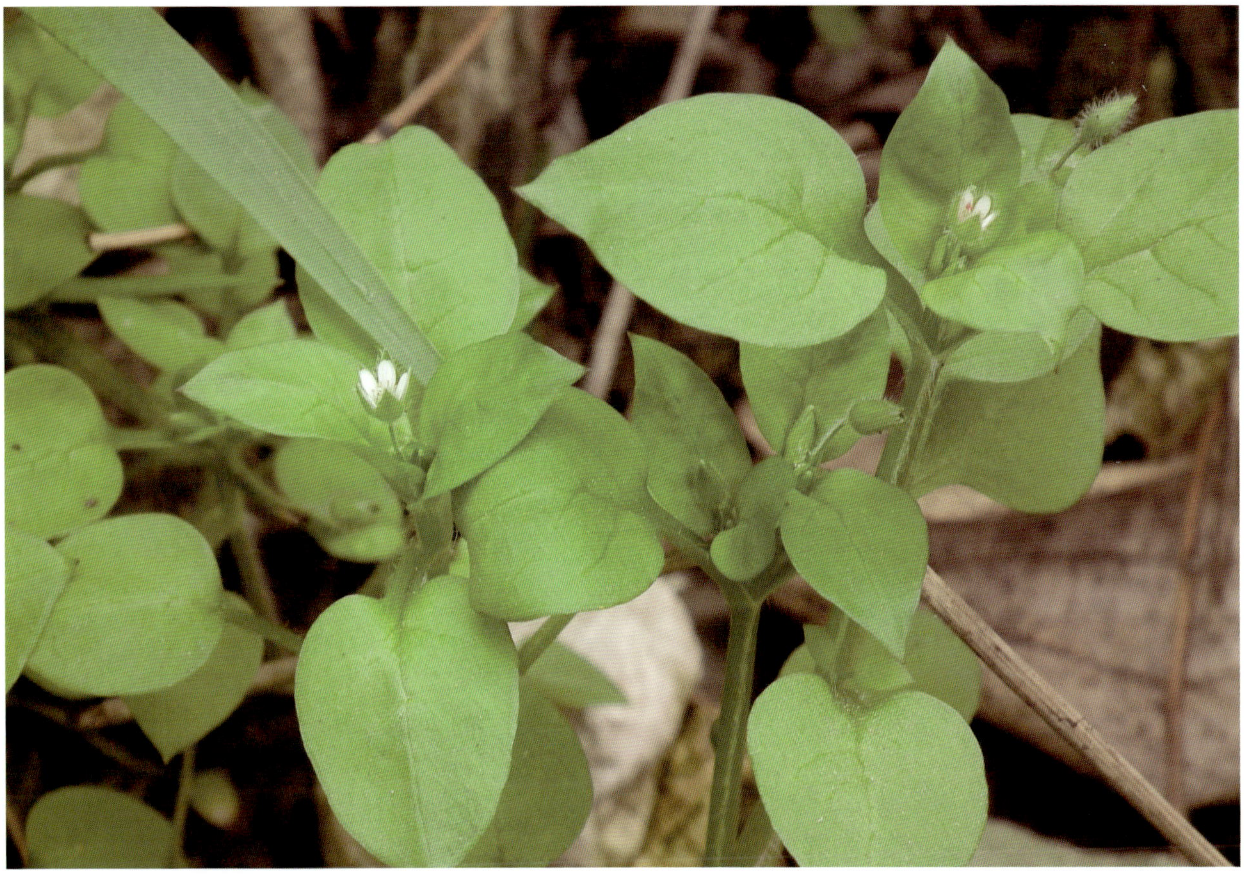

Vob zux zail lul 牛繁缕

【Bit hsenb 俗名】老鹳精、壮筋丹、黑牵牛、抽筋草、伸筋藤、大种鹅儿肠。

【Dios kob deis 基源】为石竹科植物牛繁缕 Stellaria apuaticum（L.）Fries 的全草。

【Niangb bet deis 生长环境】生于路边、农地埂、园地中、草丛。分布于各地苗乡。

【Jox hsub 性味属经】性平，味甘淡，属冷热两经药，入两经。

【Qet diel xid 功能主治】功能：ves hxangd tat jit hxangd pob 活血消瘀肿，hxub kib tat jab 清热解毒。主治：mongb hmid 牙痛，nit diongx hxangd 高血压，dix gangb 疔疮，hsot ud ax jangx hxib 月经不调，dix khangd ghad angt mongb 痔疮肿痛，zal ghad dongk 痢疾。

【Ed not xus 用法用量】内服，煎汤，15～30 g；或捣汁饮。外用，研末调敷或捣烂敷。

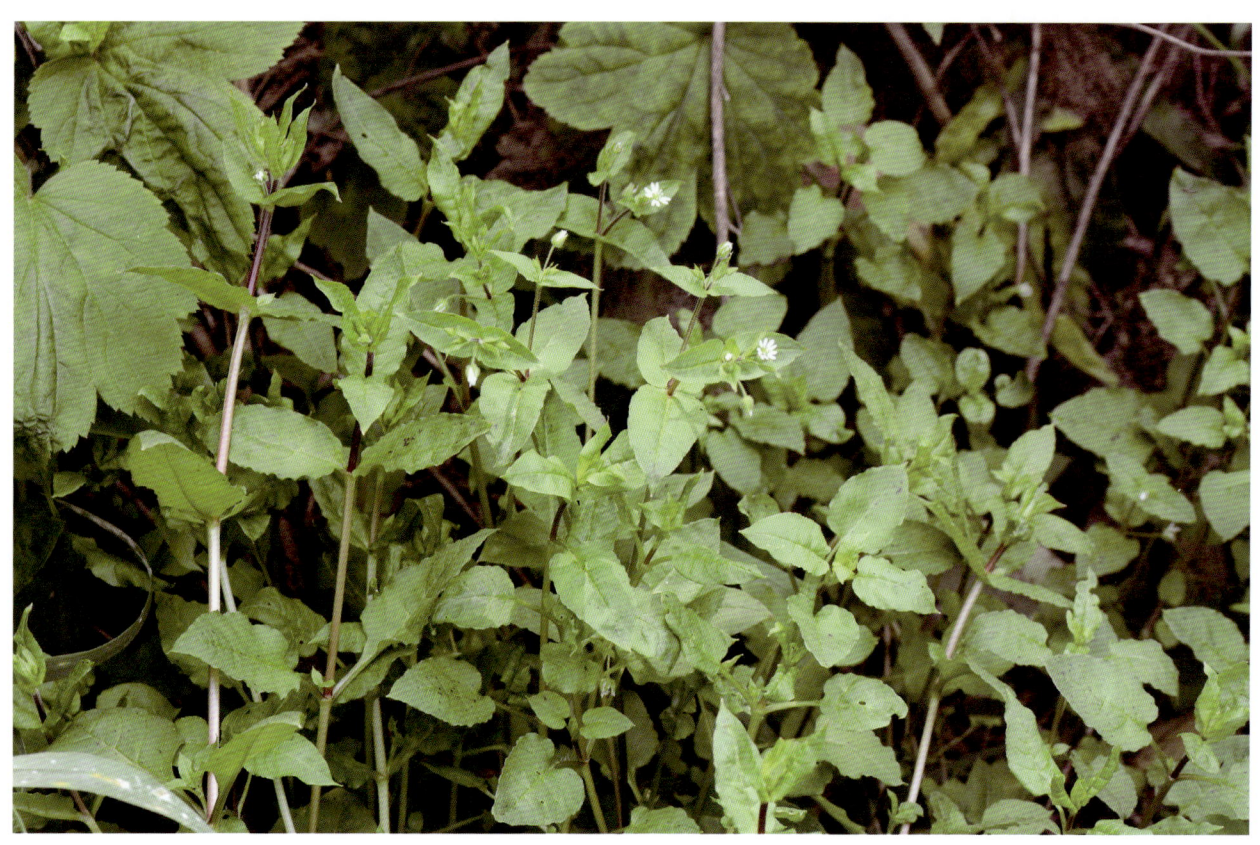

Vob zux zail zat 石生繁缕

【Bit hsenb 俗名】青菇草、被单草、金缠菜、抽筋草、筋骨菜、滇繁缕。

【Dios kob deis 基源】为石竹科植物石生繁缕 *Stellaria saxatilis* Buch-Ham. 的全草。

【Niangb bet deis 生长环境】生于路边、农地埂、园地中、草丛。分布于各地苗乡。

【Jox hsub 性味属经】性平，味甘淡，属冷热两经药，入两经。

【Qet diel xid 功能主治】功能：hxub nais jongt dangf jent 清肝熄风，xongf hxend tiod hsongd 强筋壮骨。主治：nit diongx hxangd 高血压，mongd seil kib jid 伤寒发烧，mongb hsongd hxend 筋骨疼痛，lod hsongd 骨折，wix lot nenk mais 口眼㖞斜，ghab daib hxib jent yut kib jid 小儿惊风发烧。

【Ed not xus 用法用量】内服，煎汤，15～30 g；或捣汁饮。外用，研末调敷或捣烂敷。

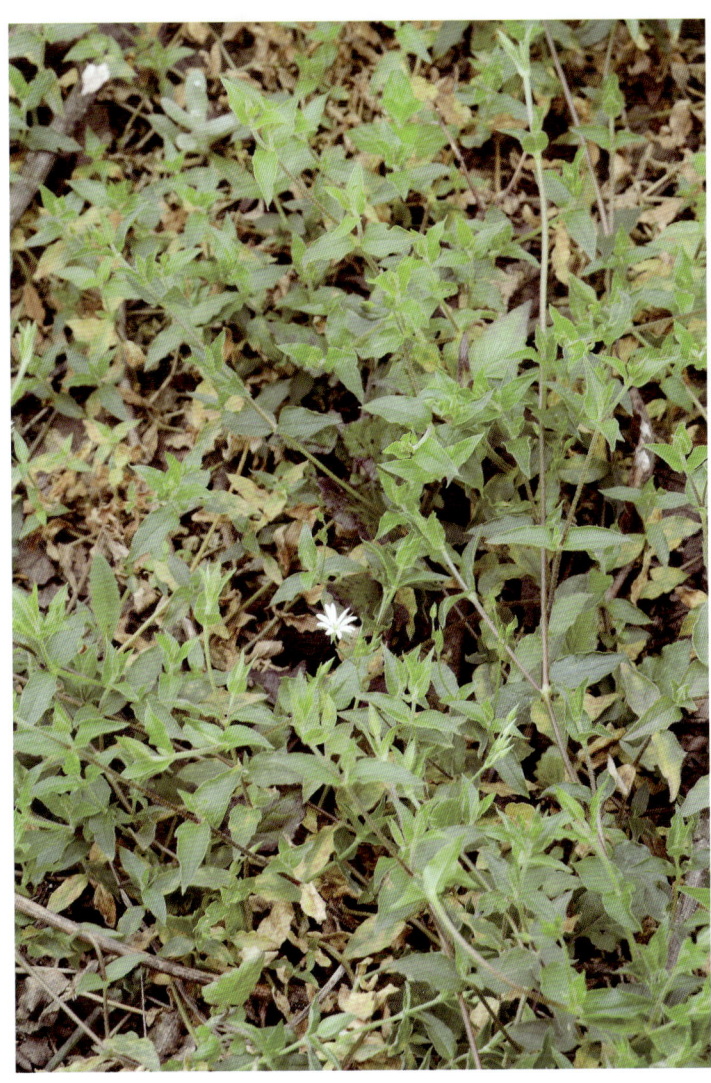
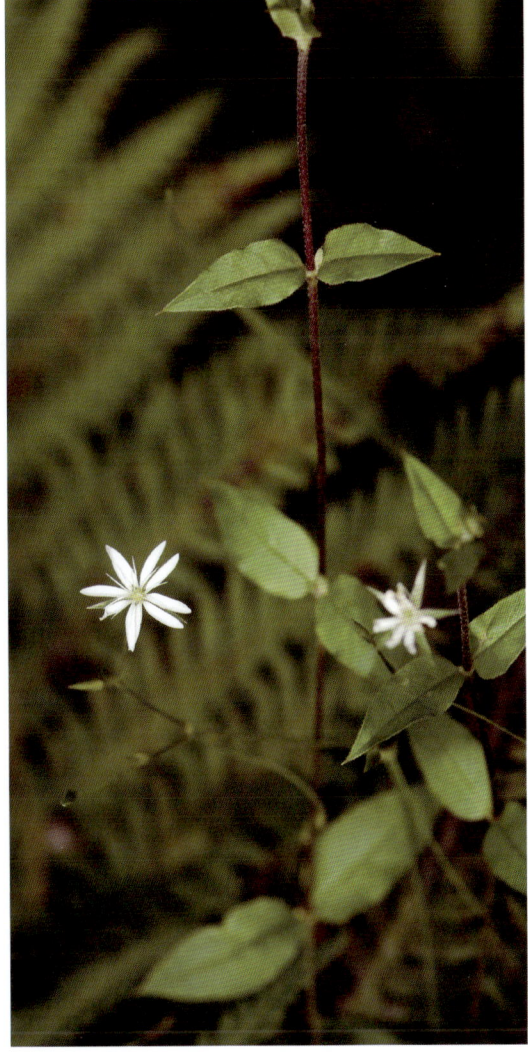

Vob lex nail 女娄菜

【Bit hsenb 俗名】对叶菜、对叶草、瓦罐花、罐罐花。

【Dios kob deis 基源】为石竹科植物女娄菜 Melandrium apricum（Turcz.）Rohrb. 的全草。

【Niangb bet deis 生长环境】生于荒山草地、山沟两旁。分布于各地苗乡。

【Jox hsub 性味属经】性冷，味苦，属冷药，入热经。

【Qet diel xid 功能主治】功能：ves hxangd hsot ud vut 活血调经，tiod nat hangb eb 健脾行水。主治：hsot ud ax jangx hxib 月经不调，ax maix wel lol 缺乳，jib daib ngas naix mais 小儿疳积，dix bus angt 痈肿。

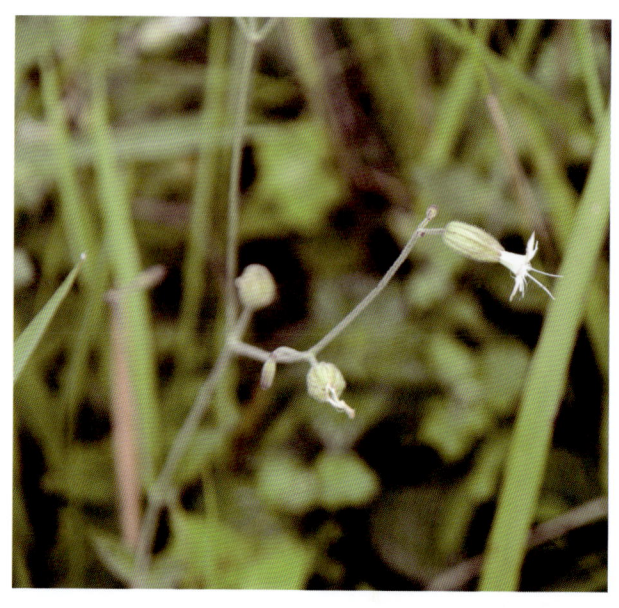

【Ed not xus 用法用量】内服，煎汤，15～25 g；或研末服。外用，捣烂敷。

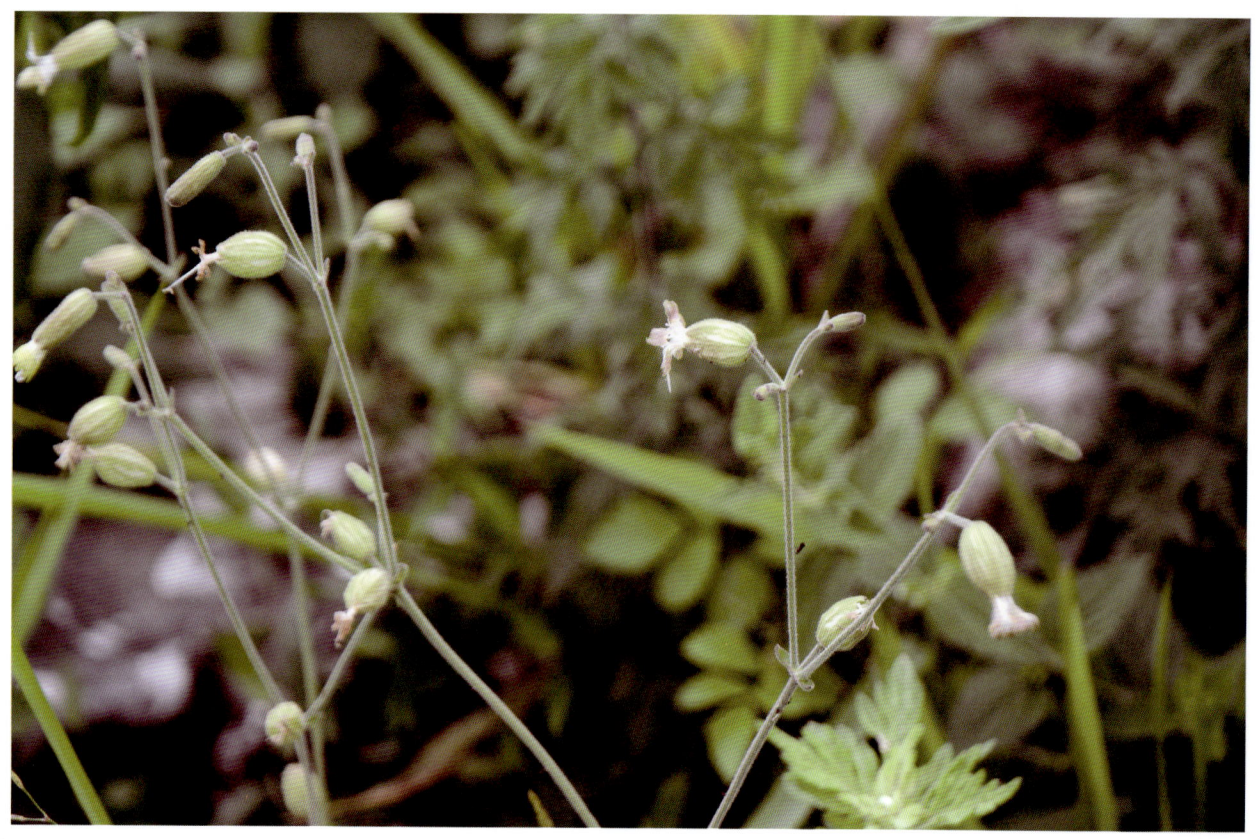

Vob ged fenx 瓦草

【Bit hsenb 俗名】麦瓶草、香炉草、罐罐花、对叶草、梅花瓶。

【Dios kob deis 基源】为石竹科植物瓦草 *Melandrium viscidlum*（Franch.）Hand-Mazz. var. *szechuanense*（Wills）Hand-Mazz. 的根。

【Niangb bet deis 生长环境】生于山野荒地及草地。分布于部分苗乡。

【Jox hsub 性味属经】性冷，味辛苦，属冷药，入热经。有毒。

【Qet diel xid 功能主治】功能：hxub nais pot kib 清肺热，yangx ghad ngol dangf khangk 化痰止咳，hxub jent hxenk net 祛风除湿。主治：yens jent mongb hsongd 风湿骨痛，yens xit mongb 外伤疼痛，nais pot kib ait ngol 肺热咳嗽，mongb qub 腹痛，xud wal lol bus 淋病。

【Ed not xus 用法用量】内服，煎汤，15～25 g；或研末。外用，捣烂敷。

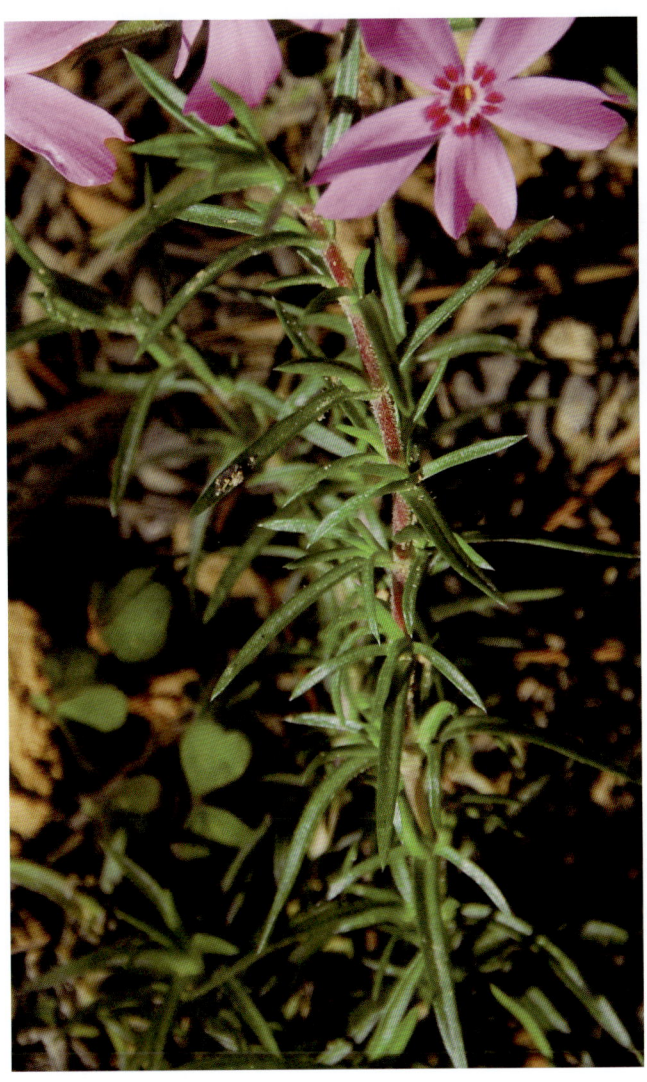
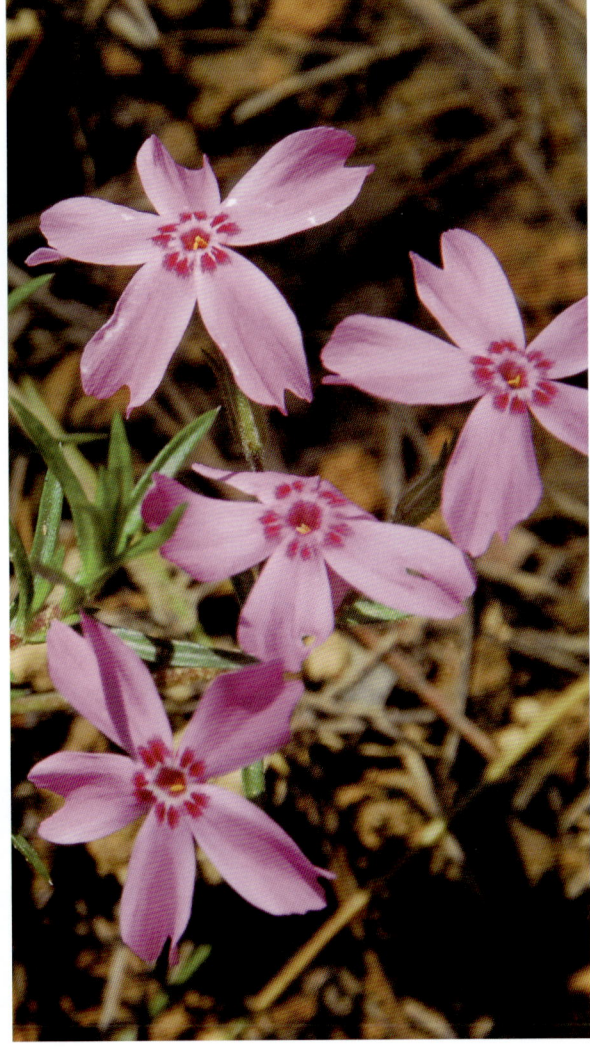

Vob ghad nes 狗筋蔓

【Bit hsenb 俗名】水筋骨、太极草、狗爪菜、高果果、鹅肠菜、小九股牛。

【Dios kob deis 基源】为石竹科植物狗筋蔓 *Cucubalus baccifer* L. 的全草。

【Niangb bet deis 生长环境】生于林缘、灌木林中阴湿地、河边。分布于各地苗乡。

【Jox hsub 性味属经】性平，味淡，属冷热两经药，入两经。

【Qet diel xid 功能主治】功能：tat jit hxangd dangf mongb 散瘀止痛，hsenk hsongd liangs ngix 接骨生肌。主治：dliangd bil dib sangb 跌打损伤，lod hsongd 骨折，yens jent mongb ghut hsongd 风湿性关节炎，hsot ud lol hxangd nais 月经期鼻衄。

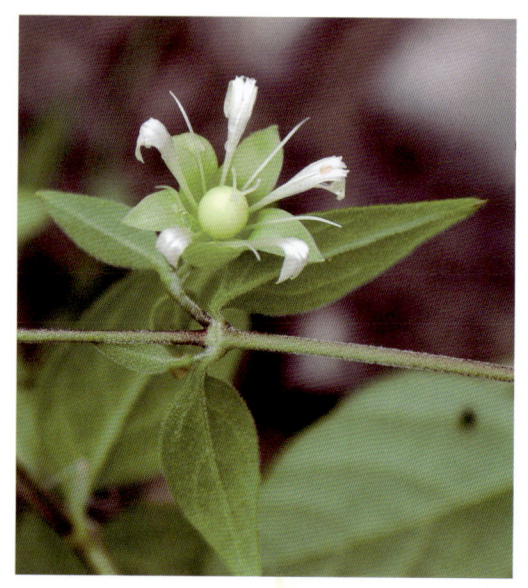

【Ed not xus 用法用量】内服，煎汤，15～25 g。外用，捣烂敷。

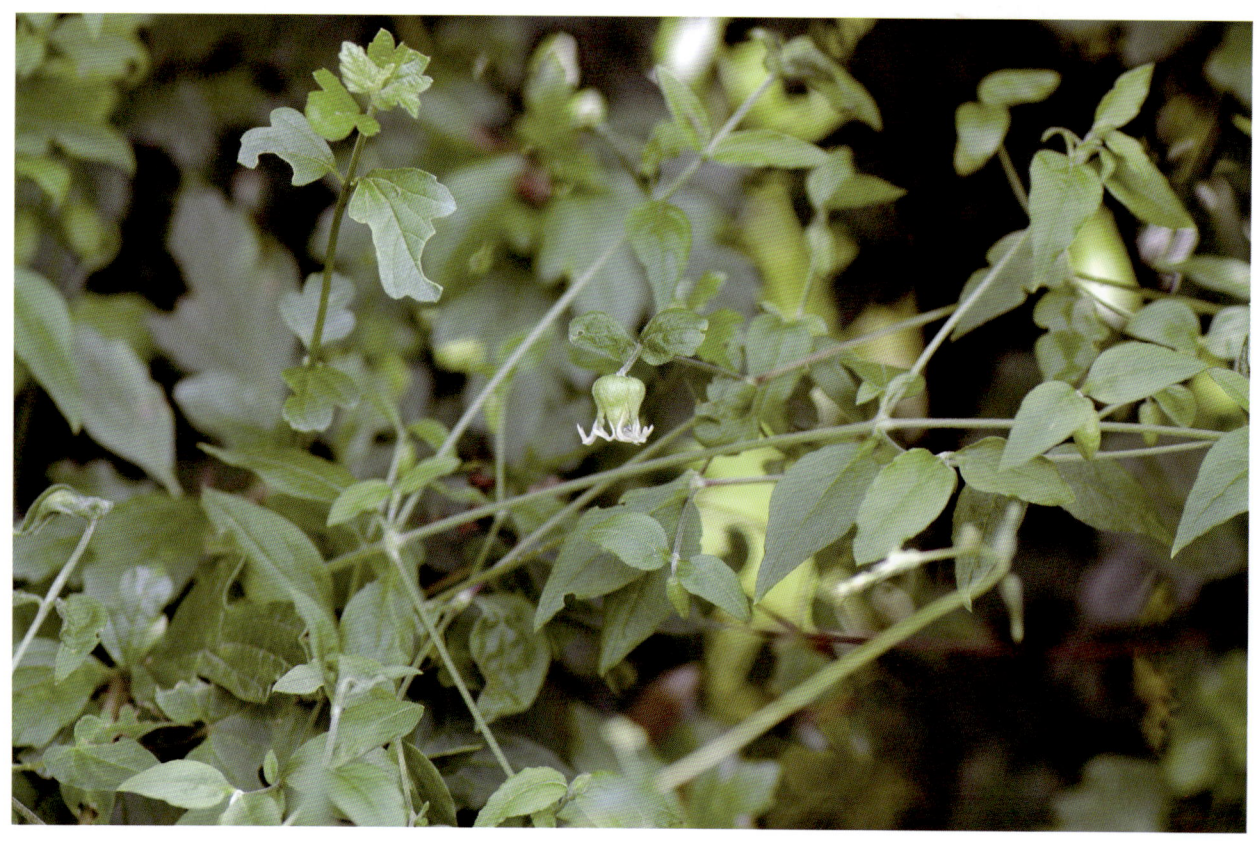

Vob zail sed 簇生卷耳

【Bit hsenb 俗名】卷耳、瓜子草、粘毛卷耳、高脚鼠耳草。

【Dios kob deis 基源】为石竹科植物簇生卷耳 *Cerastium caespitosum* Giliy. 的全草。

【Niangb bet deis 生长环境】生于深山林缘、溪沟边、路旁。分布于部分苗乡。

【Jox hsub 性味属经】性热，味甜，属热药，入冷经。

【Qet diel xid 功能主治】功能：hxub kib tad dud kib 清热解表，vuk gangb hxenk dix bus 敛疮消痈。主治：mangb hfud kib jid 感冒发烧，jil wel od nul 乳腺炎，dix eb bus 脓疱疮。

【Ed not xus 用法用量】内服，煎汤，15～25 g。外用，捣烂敷。

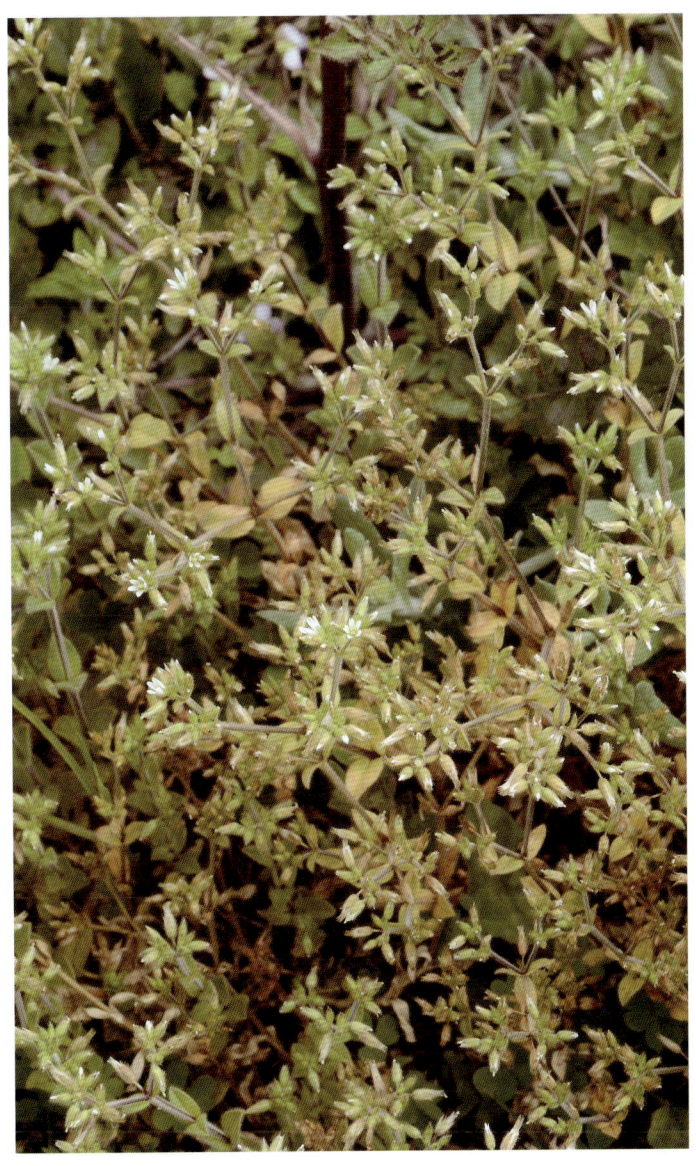
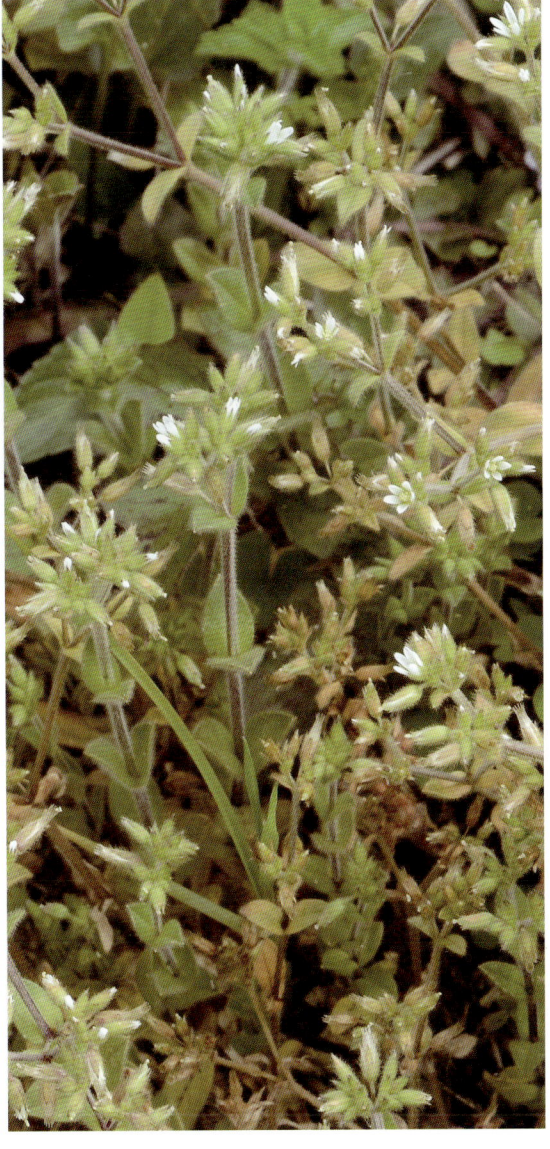

Vob def dab 荷莲豆

【Bit hsenb 俗名】水冰片、水蓝青、地花生、痞子草、串钱草、有米菜、团叶鹅儿肠。

【Dios kob deis 基源】为石竹科植物荷莲豆 *Drymaria cordata*（L.）willd. 的全草。

【Niangb bet deis 生长环境】生于山坡低凹地区草丛、冲沟侧。分布于部分苗乡。

【Jox hsub 性味属经】性冷，味苦，属冷药，入热经。

【Qet diel xid 功能主治】功能：hxub kib tat jab 清热解毒，hxenk angt dangf mongb 消肿止痛。主治：kib seil 疟疾，fangx mais fangx jid 黄疸，jangx bod 痞块，dix khangd ghad 痔疮。

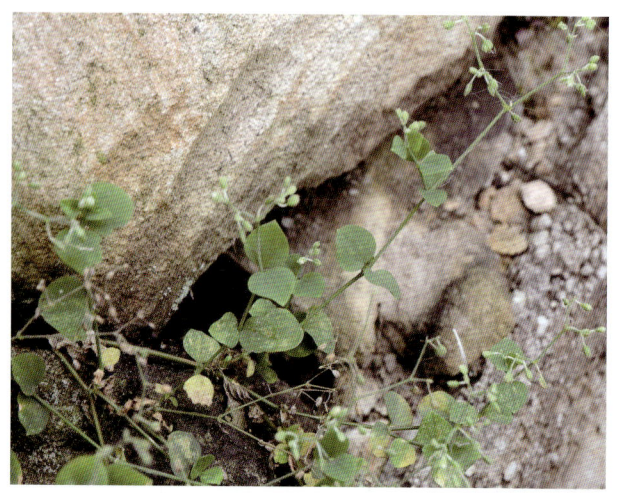

【Ed not xus 用法用量】内服，煎汤，10～25 g。外用，捣烂敷或煎水熏洗。

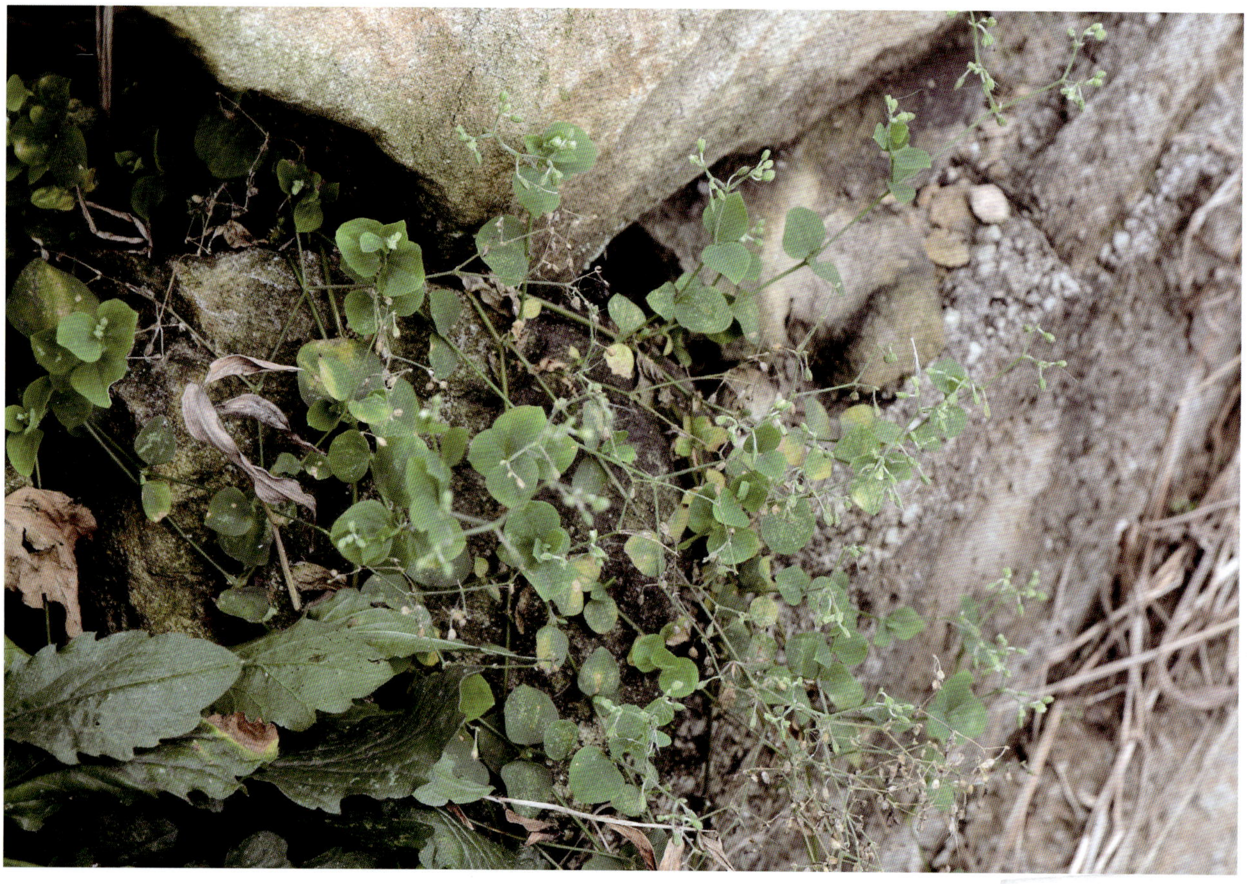

Jangx lod vongx dail 漆姑草

【Bit hsenb 俗名】地松、漆菇、大龙叶、牛毛粘、羊儿草、瓜槌草。

【Dios kob deis 基源】为石竹科植物漆姑草 *Sagina japonica*（Sw.）Ohwi 的全草。

【Niangb bet deis 生长环境】生于山凹荒地、路旁阴湿处。分布于部分苗乡。

【Jox hsub 性味属经】性冷，味苦辛，属冷药，入热经。

【Qet diel xid 功能主治】功能：yis hsongd tiod hxend 补骨强筋，hxub kib tat jab 清热解毒。主治：dliangd bil bal jid niangs 跌摔内伤，mongb gangb hmid 虫牙痛，yens hseik 漆疮，yens nangb gik 毒蛇咬伤，gangb dix 疮疖。

【Ed not xus 用法用量】内服，煎汤，15～25 g；或研末服。外用，捣汁涂或捣烂敷。

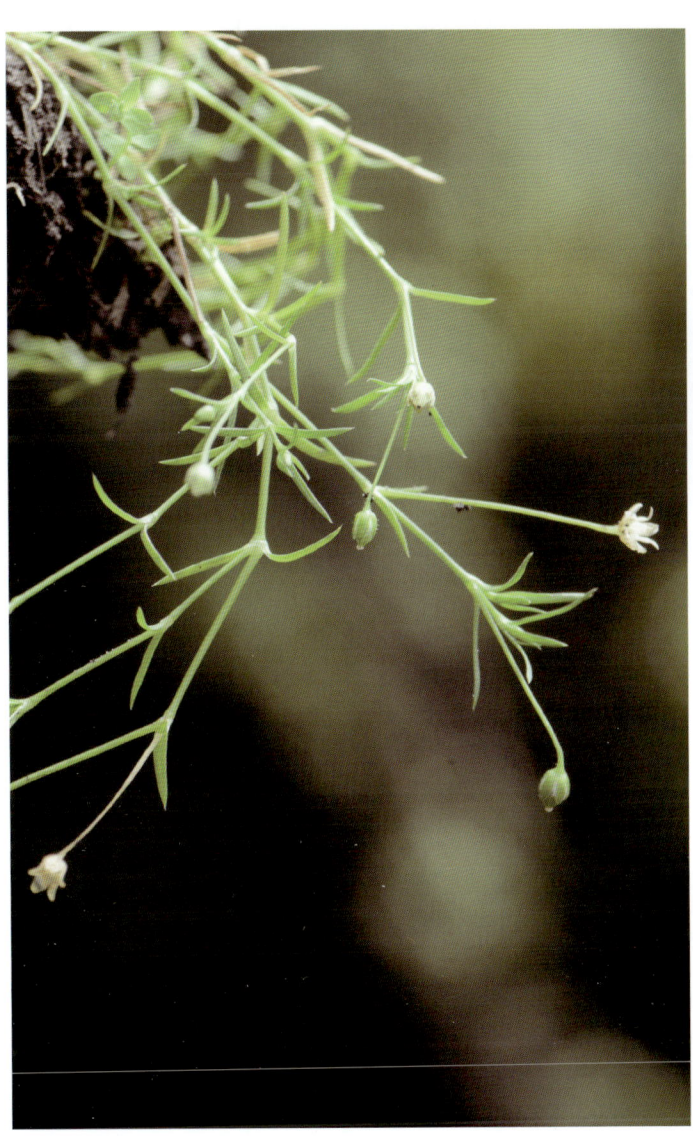
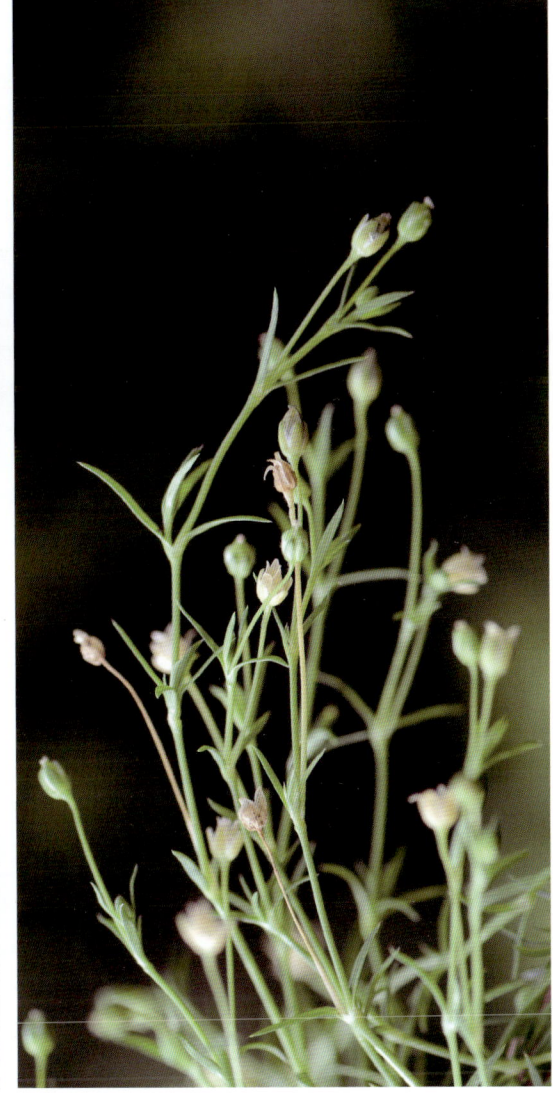

Vob dliangb liob 麦蓝菜

【Bit hsenb 俗名】大麦牛、麦加菜、兔儿草、禁宫花、剪金花、王不留行、金盏银台。

【Dios kob deis 基源】为石竹科植物麦蓝菜 *Vaccaria segetalis*（Neck.）Garcke 的种子。

【Niangb bet deis 生长环境】生于田边、农地附近、路边。分布于部分苗乡。

【Jox hsub 性味属经】性平，味苦，属冷热两经药，入两经。

【Qet diel xid 功能主治】功能：yaf xit lol eb wel 催产下乳，ves hxangd dangf hxangd 活血止血。主治：yens xit 刀伤，yens xit lol hxangd 刀伤出血，lol hxangd nais 鼻衄，deik ghongd daib 难产，ab lol eb wel 不下乳，dix gangb 疔疮，niangb hsab pob mongb 无名肿毒。

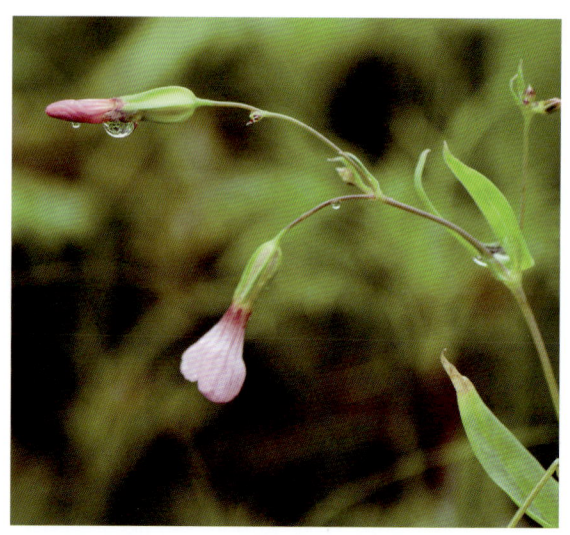

【Ed not xus 用法用量】内服，煎汤，10～25 g；或入丸、散。外用，研末调敷。

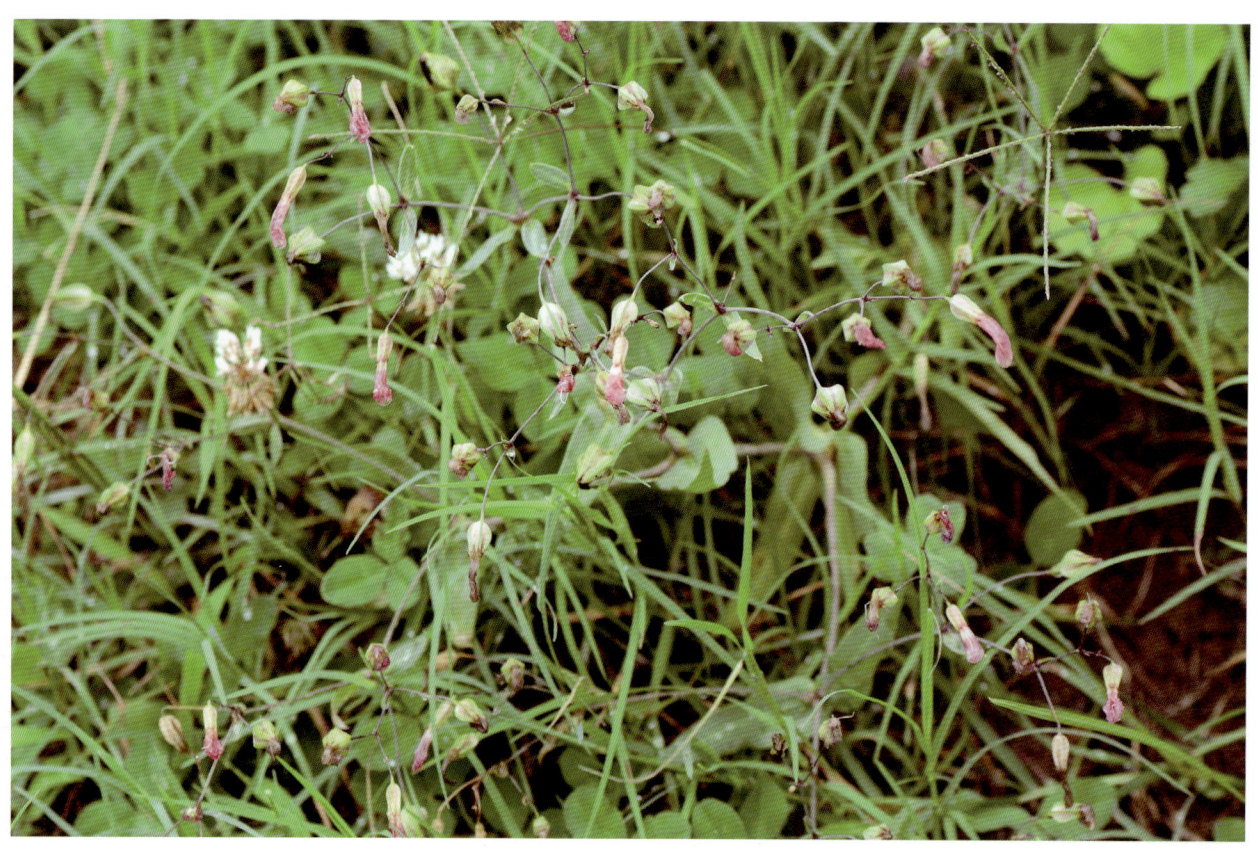

睡莲科

Bangx naix ongd 芡实

【Bit hsenb 俗名】芡、芰、卵菱、水鸡头、鸡头米、刺莲藕、刺莲蓬实。

【Dios kob deis 基源】为睡莲科植物芡实 Euryale ferox Salisb. 的成熟种仁、茎叶和根。

【Niangb bet deis 生长环境】生于沼池、静水沟中、烂泥田里。分布于部分苗乡。

【Jox hsub 性味属经】性平，味甘涩，属冷热两经药，入两经。

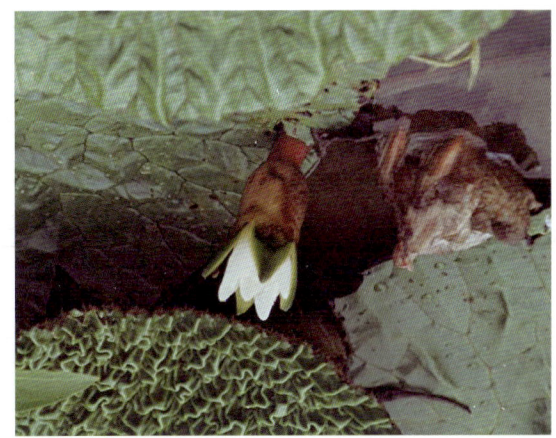

【Qet diel xid 功能主治】功能：yis nat dangf zal 补脾止泻，yis diuf gek bend 补肾固涩。主治：ud niak ax lol 胎衣不下，dal ghad got 遗精症，heb ves pob wox 虚弱浮肿，niangb hsab pob mongb 无名肿毒，dal wal 遗尿，xud wal dlub 尿白浊。

【Ed not xus 用法用量】内服，煎汤，15～25 g；或入丸、散。

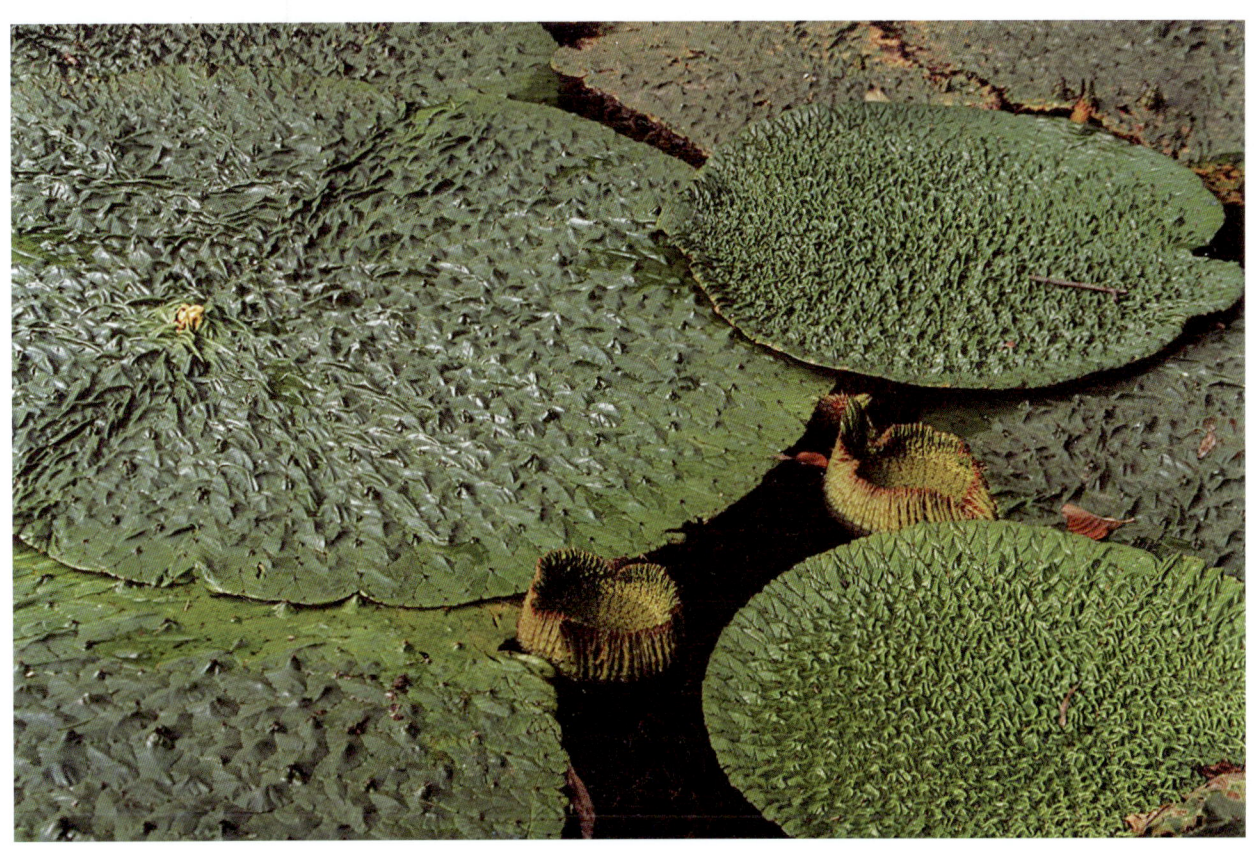

Bangx naix eb 莲

【Bit hsenb 俗名】荷、荷花、莲花、藕实、莲实、莲子、水芝丹。

【Dios kob deis 基源】为睡莲科植物莲 *Nelumbo nucifera* Gaertn. 的果实、藕、花。

【Niangb bet deis 生长环境】生于池塘、烂泥田内，有栽培。分布于部分苗乡。

【Jox hsub 性味属经】性平，味甘涩，属冷热两经药，入两经。

【Qet diel xid 功能主治】功能：yis hmongb dangf hnind 养心安神，seil hxangd dangf hxangd 凉血止血。主治：od hxangd 吐血，ud niak ax lol 胎衣不下，dal ghad got 遗精症，hsot ud lol ax dangf 经血不止，xud wal lol bus 淋病，xud wal lol ax hvit 小便不利。

【Ed not xus 用法用量】内服，煎汤，10～20 g；或入丸、散。

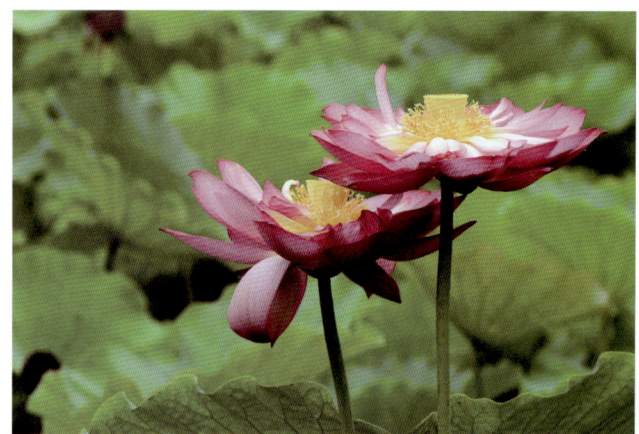
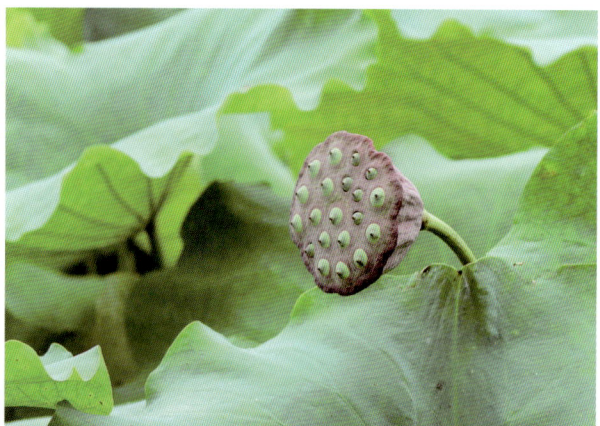
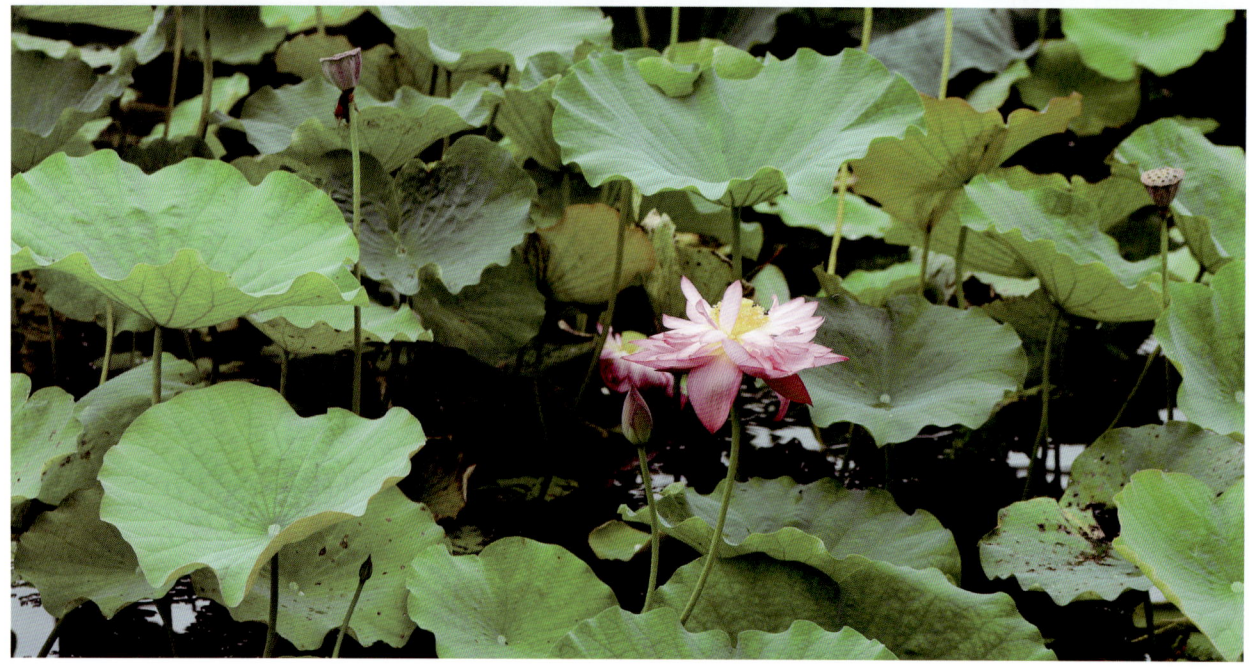

Bangx naix eb yut 睡莲

【Bit hsenb 俗名】水花、莲花、莲衣、菌萏、泽芝、子午莲、小荷花、水耗子。

【Dios kob deis 基源】为睡莲科植物睡莲 *Nymphaea tetragona* Georgi 的花、根状茎。

【Niangb bet deis 生长环境】生于池沼、湖泊中。分布于部分苗乡。

【Jox hsub 性味属经】性平，味甘淡，属冷热两经药，入两经。

【Qet diel xid 功能主治】功能：yis dliangl tat kib 滋阴降火，ves hxangd hsot ud vut 活血调经。主治：jib daib hxib jent 小儿惊风，hsot ud ax jangx hxib 月经不调，hsot ud bongt 经血过多。

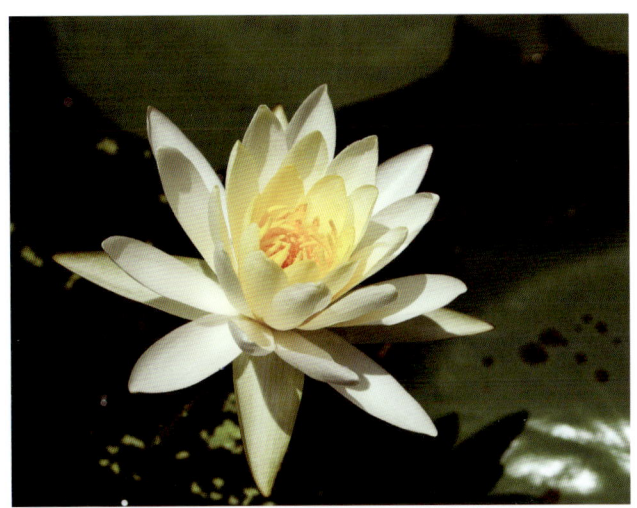

【Ed not xus 用法用量】内服，煎汤，根状茎 50～100 g，花 7～14 朵。

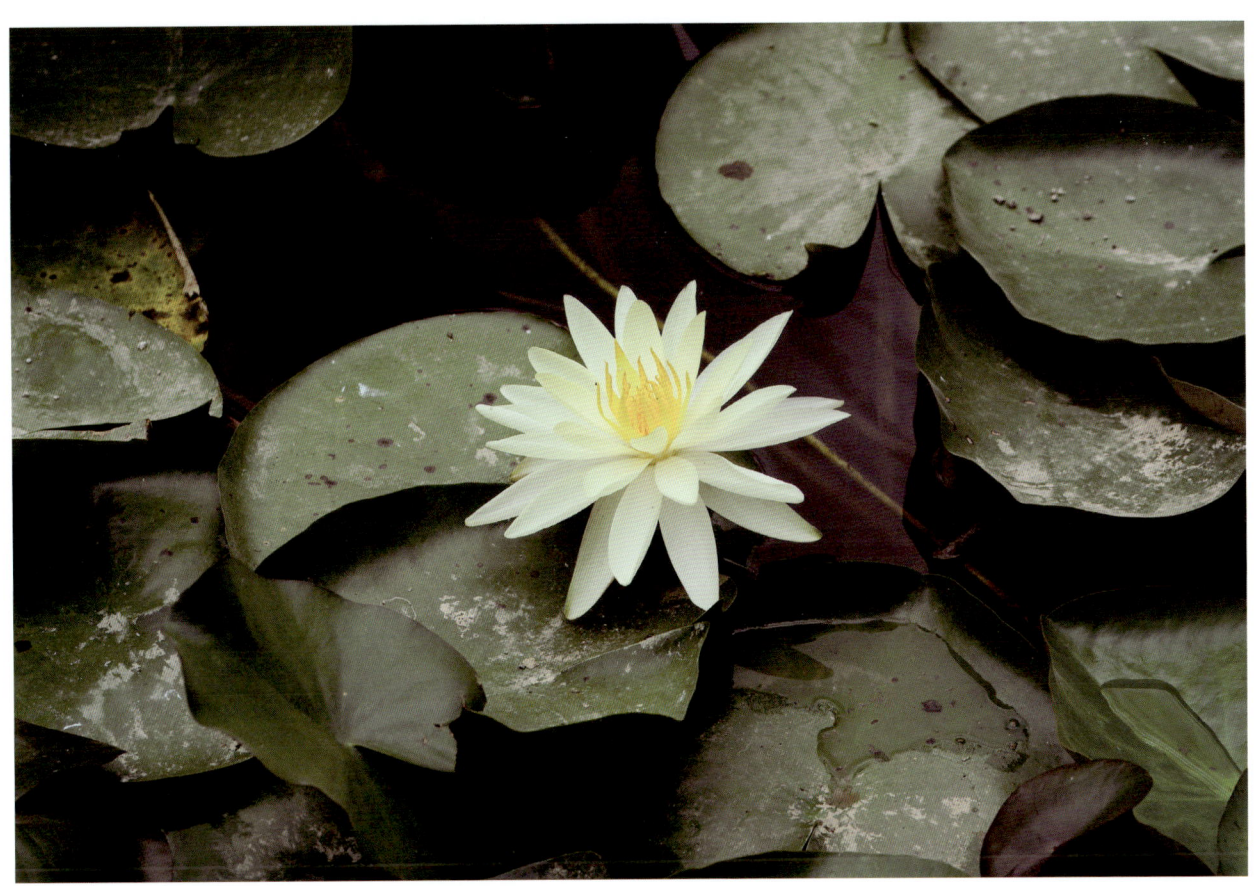

Vob bit eb 萍蓬草

【Bit hsenb 俗名】水粟、水萍蓬、萍蓬莲、萍蓬子、矮萍蓬、黄金莲。

【Dios kob deis 基源】为睡莲科植物萍蓬草 *Nuphar pumilum*（Hoffm.）DC. 的种仁和根状茎。

【Niangb bet deis 生长环境】生于池塘、河流静水段浅水中。分布于各地苗乡。

【Jox hsub 性味属经】性平，味甘涩，属冷热两经药，入两经。

【Qet diel xid 功能主治】功能：tiod nat yis diongb 健脾补中，yis dliangl tiod jid 滋补强壮。主治：mongb vut xus dliangl ves 病后虚弱，mongb ghab dlad mongb bab 腰腿疼痛，hot ax yangx gad 消化不良，hsot ud ax jangx hxib 月经不调。

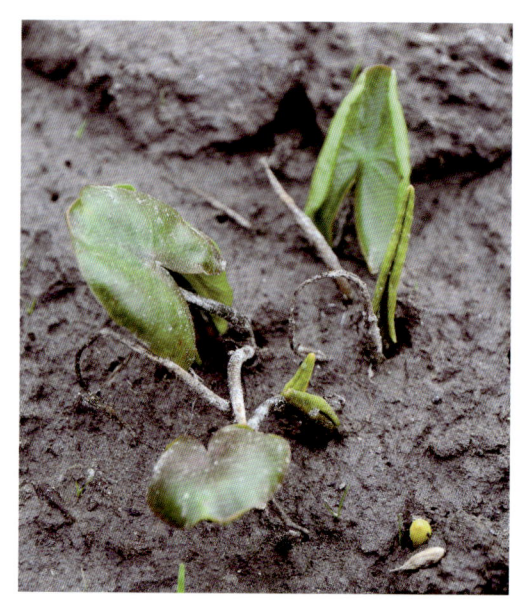

【Ed not xus 用法用量】内服，煎汤，50～100 g；或入丸、散；或捣汁服。

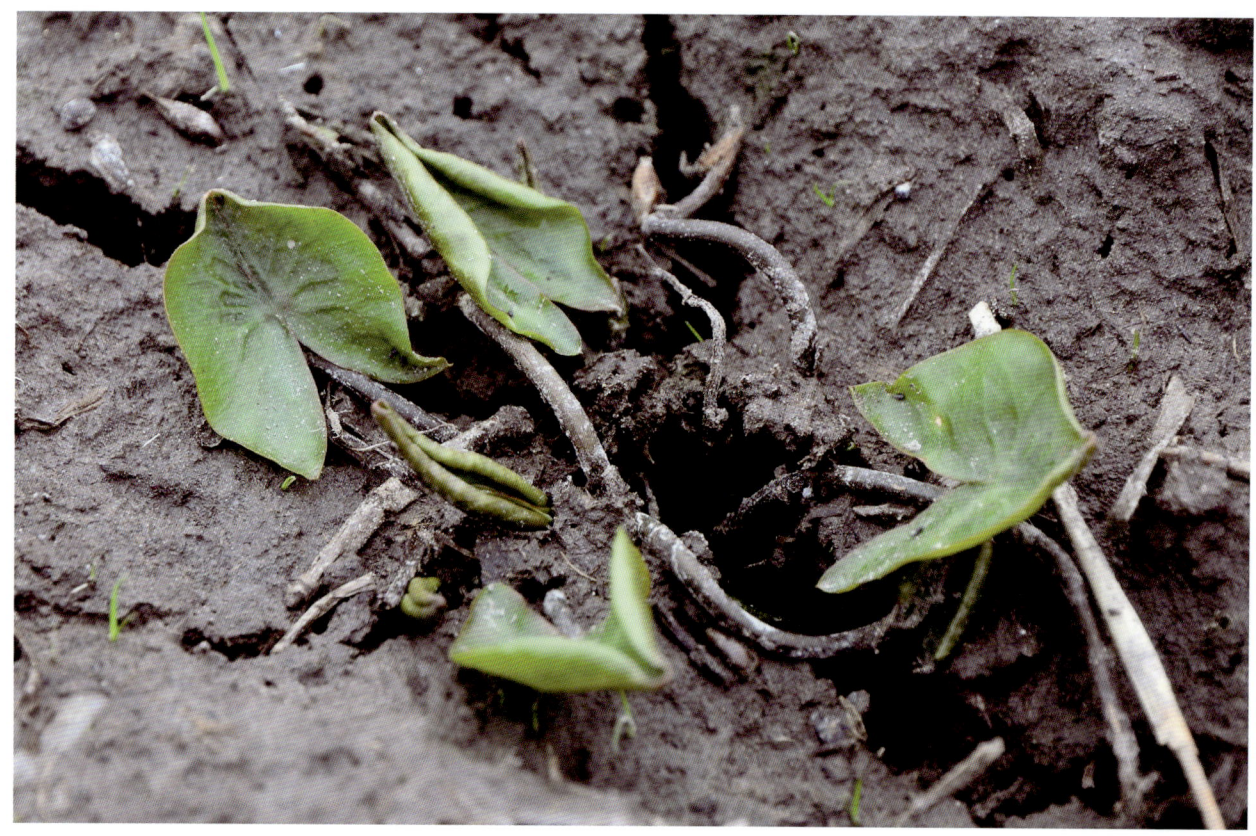

Vob bit eb niul 中华萍蓬草

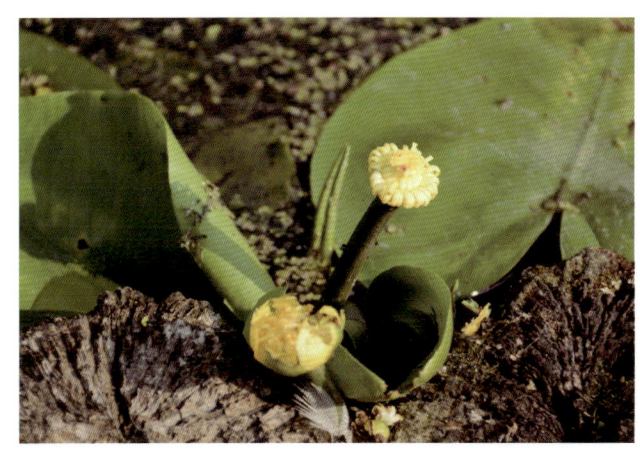

【Bit hsenb 俗名】水萍蓬、萍蓬草、蓬莲草、黄金莲。

【Dios kob deis 基源】为睡莲科植物中华萍蓬草 Nuphar sinensis Hand.-Mazz. 的种仁和根茎。

【Niangb bet deis 生长环境】生于池塘、水库、河流静水段浅水中。分布于部分苗乡。

【Jox hsub 性味属经】性平，味甘涩，属冷热两经药，入两经。

【Qet diel xid 功能主治】功能：tiod nat yis diongb 健脾补中，yis dliangl tiod jid 滋补强壮。主治：mongb vut xus dliangl ves 病后虚弱，mongb ghab dlad mongb bab 腰腿疼痛，hot ax yangx gad 消化不良，hsot ud ax jangx hxib 月经不调。

【Ed not xus 用法用量】内服，煎汤，50～100 g；或入丸、散；或捣汁服。

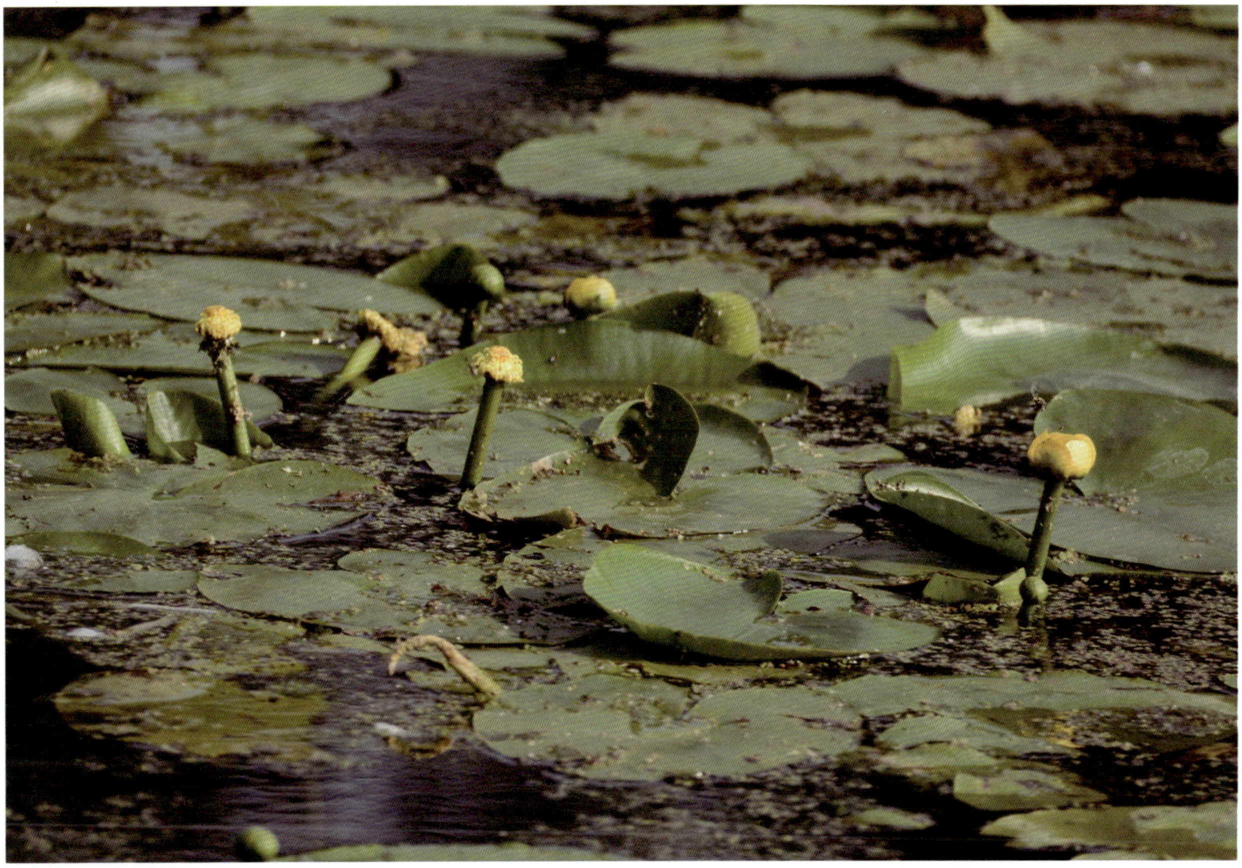

金鱼藻科

Vob niot eb 金鱼藻

【Bit hsenb 俗名】藻、细草、松藻、软草、鱼草、金鱼草。

【Dios kob deis 基源】为金鱼藻科植物金鱼藻 *Ceratophyllum demersum* L. 的全草。

【Niangb bet deis 生长环境】生于沟渠、水塘及溪河中。分布于各地苗乡。

【Jox hsub 性味属经】性冷，味淡，属冷药，入热经。

【Qet diel xid 功能主治】功能：seil hxangd dangf hxangd 凉血止血。主治：od hxangd 吐血，mongb niangs od hxangd 内伤吐血，xud wal lol bus 淋病。

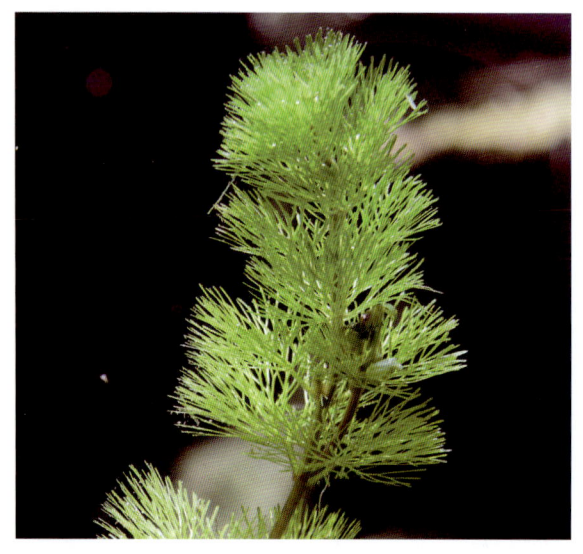

【Ed not xus 用法用量】内服，煎汤，15～30 g；或入丸、散。

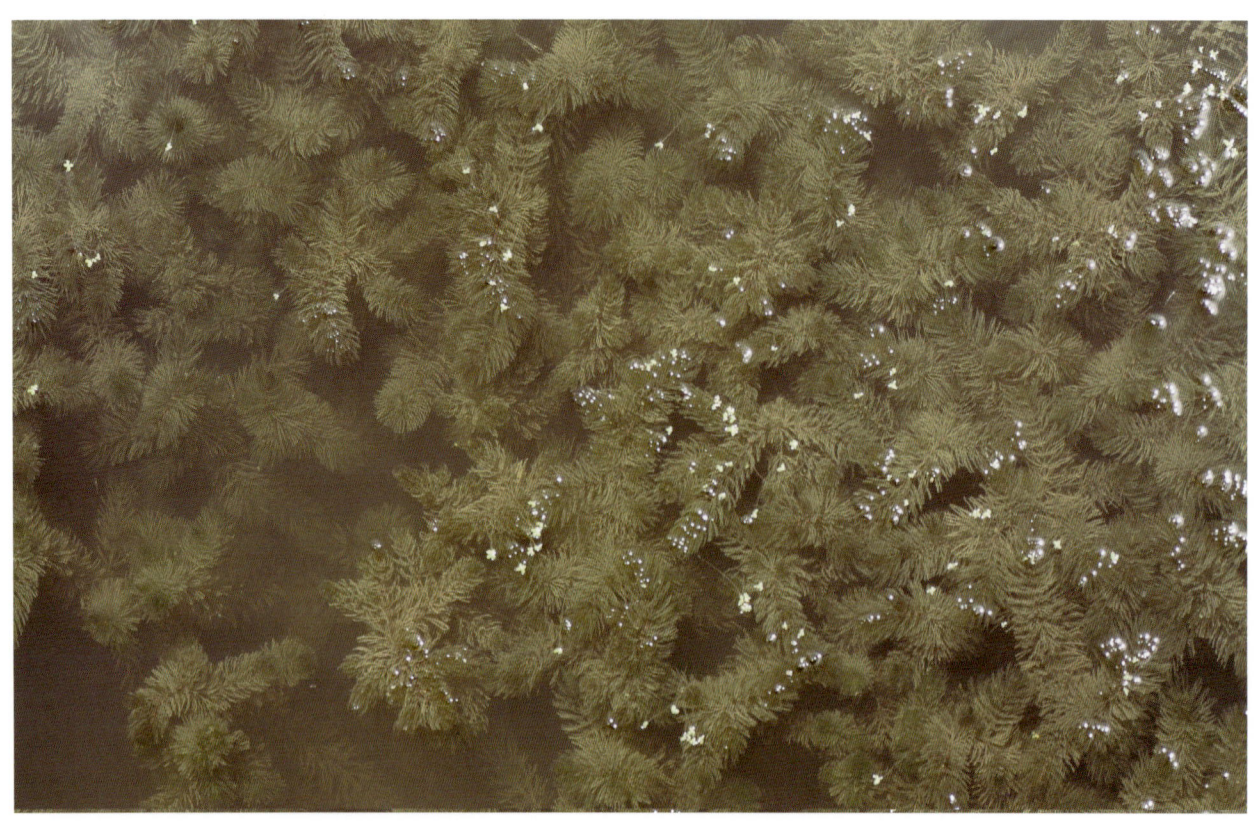

毛茛科

Vob bangx jenb 毛茛

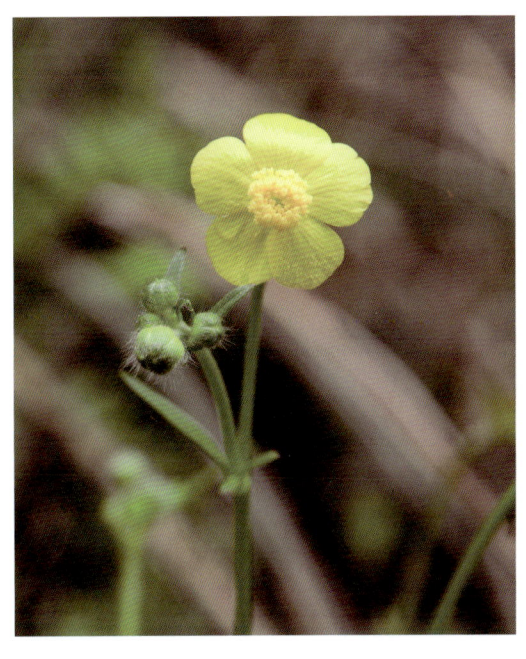

【Bit hsenb 俗名】水茛、一包针、毛脚鸡、臀子草、朴地棕、辣椒草、老虎脚迹。

【Dios kob deis 基源】为毛茛科植物毛茛 *Ranunculus japonicus* Thunb. 的全草及根。

【Niangb bet deis 生长环境】生于山沟、农地边、溪边等阴湿草丛中。分布于各地苗乡。

【Jox hsub 性味属经】性热，味辛，属热药，入冷经。有毒。

【Qet diel xid 功能主治】功能：hxub jent hxenk net 祛风除湿，hxenk angt dangf mongb 消肿止痛。主治：fangx mais fangx jid 黄疸，yens jent mongb ghut hsongd 风湿性关节炎，mongb pit khob 偏头痛，mongb daif gad 胃痛（胸口痛），xok hniub mais 红眼病，mongb hmid 牙痛。

【Ed not xus 用法用量】内服，煎汤，10～20 g。外用，捣烂敷或煎水洗。

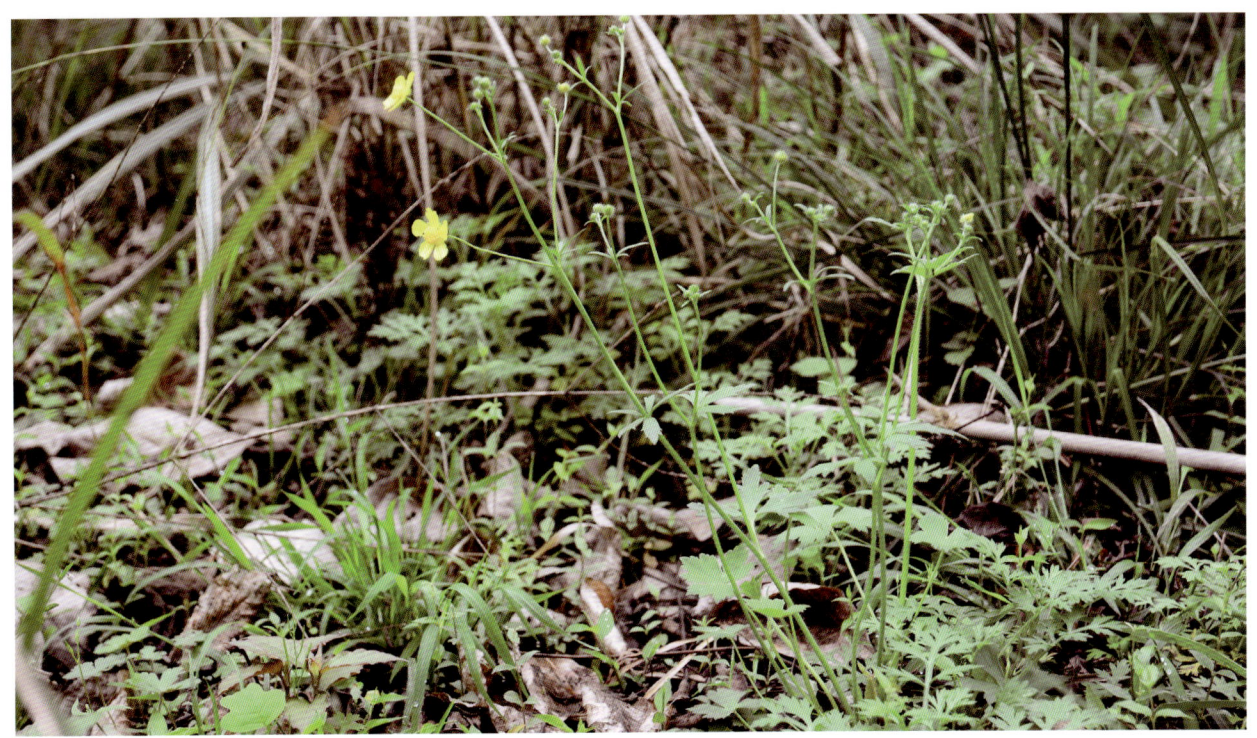

Vob bangx jenb yut 扬子毛茛

【Bit hsenb 俗名】小毛茛、水辣菜、辣子草、野芹菜、小毛茛草、鸭脚板草。

【Dios kob deis 基源】为毛茛科植物扬子毛茛 *Ranunculus sieboldii* Miq. 的全草。

【Niangb bet deis 生长环境】生于溪沟边、灌木丛边、农地边等阴湿地。分布于部分苗乡。

【Jox hsub 性味属经】性热，味苦，属热药，入冷经。有毒。

【Qet diel xid 功能主治】功能：hxenk angt dangf mongb 消肿止痛，seil hxangd dangf hxangd 凉血止血。主治：dliangd bil dib sangb 跌打损伤，dliangd bil dib sangb lol hxangd 跌伤出血，kib seil 疟疾，jangx ghab dliax gangb 毒疮。

【Ed not xus 用法用量】内服，煎汤，10～20 g。外用，捣烂敷。

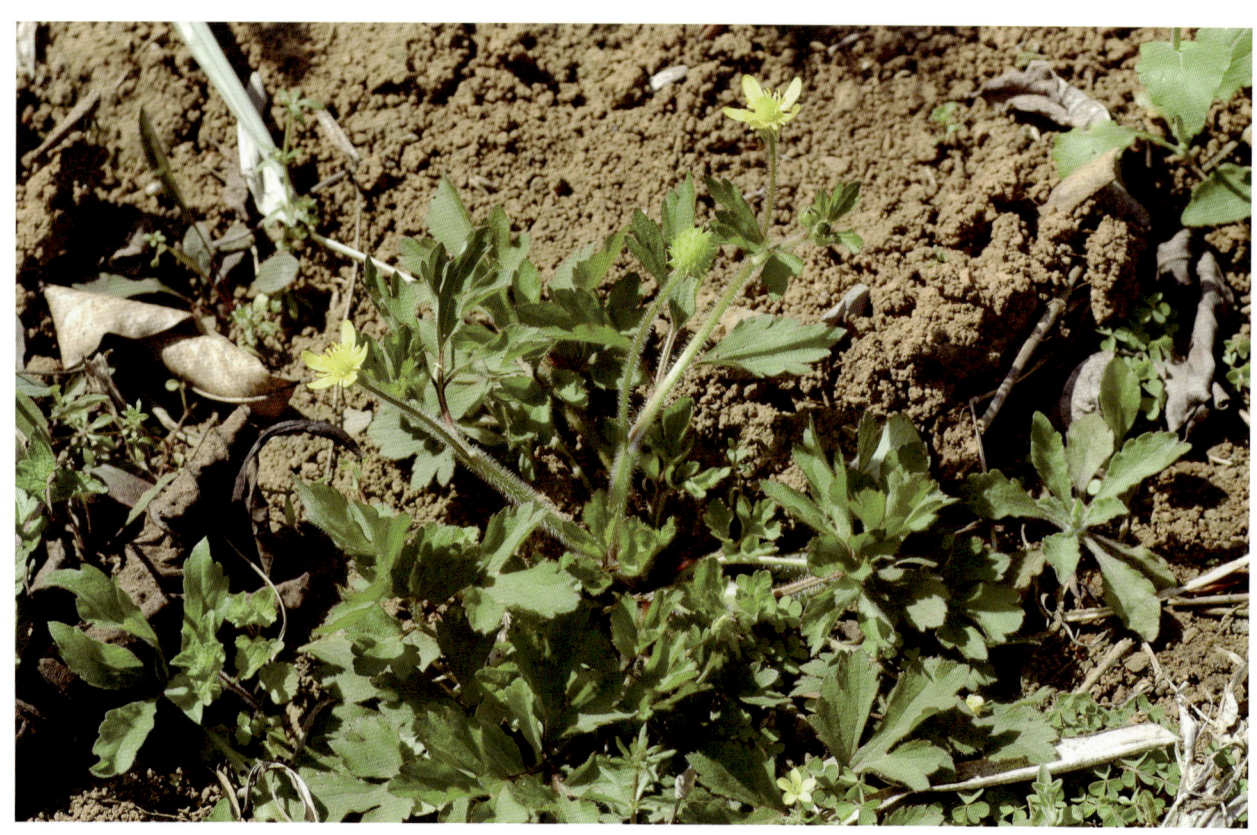

Vod yid eb 石龙芮

【Bit hsenb 俗名】水姜、水堇、胡椒菜、鬼见愁、野堇菜、黄花菜、鸡脚爬草。

【Dios kob deis 基源】为毛茛科植物石龙芮 Ranunculus sceleratus L. 的全草。

【Niangb bet deis 生长环境】生于荒土、溪沟边、小河边、山谷草丛中。分布于部分苗乡。

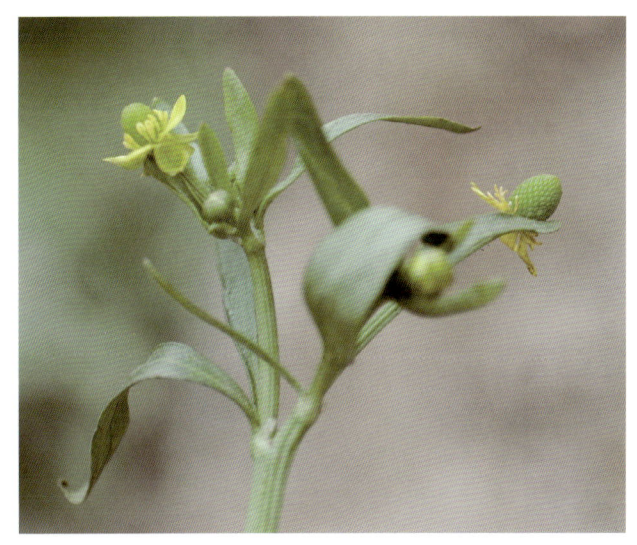

【Jox hsub 性味属经】性冷，味苦辛，属冷药，入热经。有小毒。

【Qet diel xid 功能主治】功能：hxub kib tat jab 清热解毒，hxenk angt zangl bod 消肿散结。主治：kib seil 疟疾，nais pot yens jab 肺结核，nais jongt od nul 肝炎，gangb lax bus pob mongb 疮痈肿毒，yens nangb gik 毒蛇咬伤。

【Ed not xus 用法用量】内服，水煎，20～30 g。外用，捣烂敷。

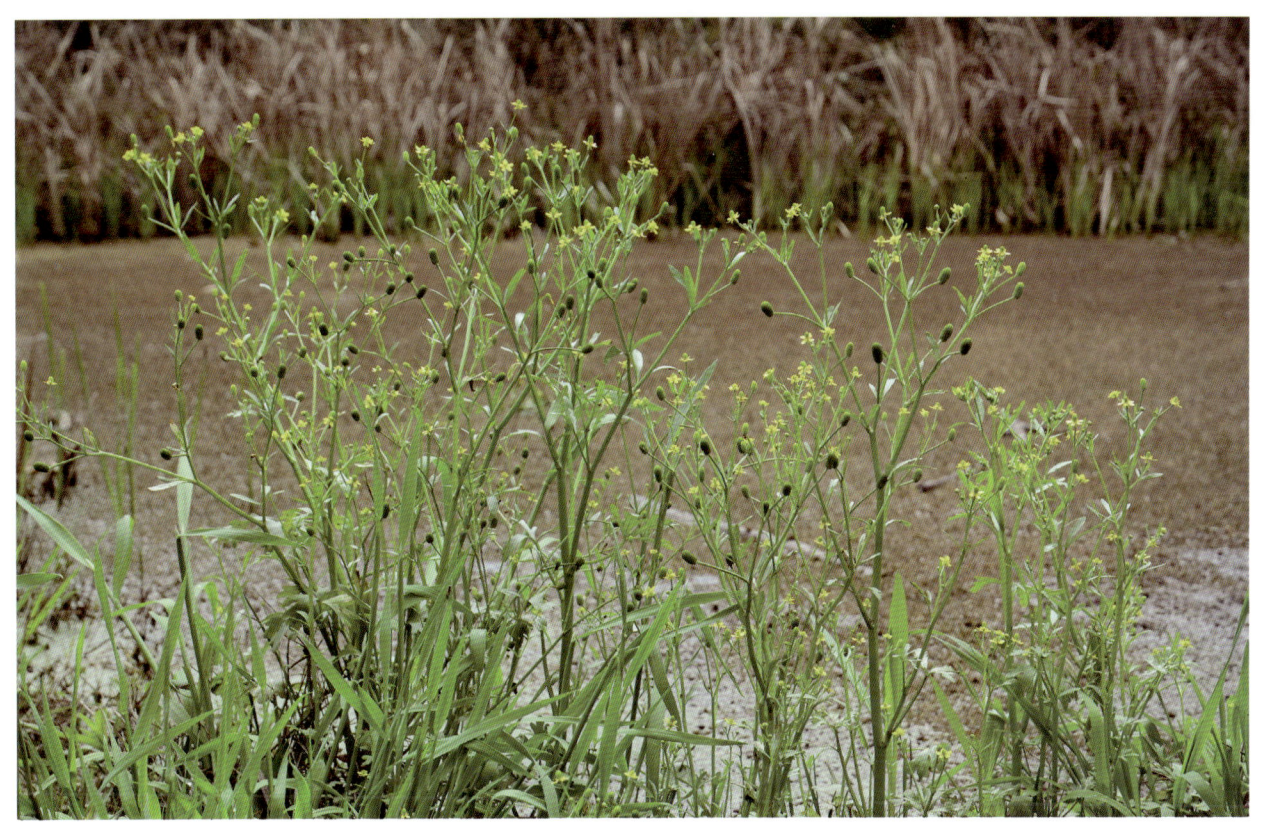

Vob zongb fenx 茴茴蒜

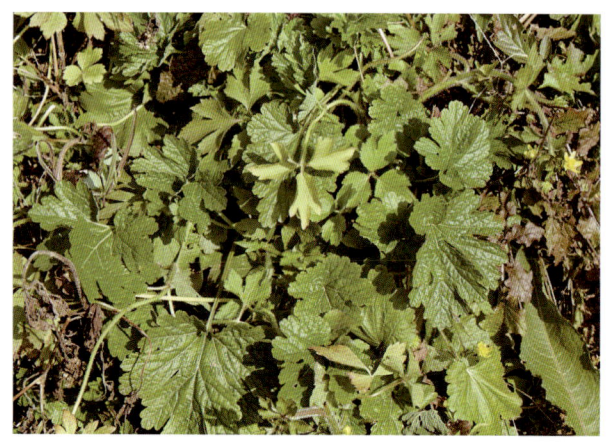

【Bit hsenb 俗名】小胡椒、土细辛、水杨梅、黄花草、蒜毛茛、糯虎掌、鹅巴掌。

【Dios kob deis 基源】为毛茛科植物茴茴蒜 Ranunculus chinensis Bunge 的全草。

【Niangb bet deis 生长环境】生于荒山草坡、山凹荒地。分布于各地苗乡。

【Jox hsub 性味属经】性热，味淡，属热药，入冷经。有毒。

【Qet diel xid 功能主治】功能：tat jab tat fangx 解毒退黄，hxenk od nul hxenk angt 消炎消肿，dib gangb 杀虫。主治：nais jongt od nul fangx jid 黄疸型肝炎，mos dliangb vongx 肝硬化腹水，mongb hmid 牙痛，diongb hmangt ait mais gheib 夜盲症，jangx gangb vas 癣，gangb vas ghed dlot 牛皮癣。

【Ed not xus 用法用量】内服，水煎，8～15 g；或泡酒、泡醋。外用，泡醋外擦，捣烂敷。

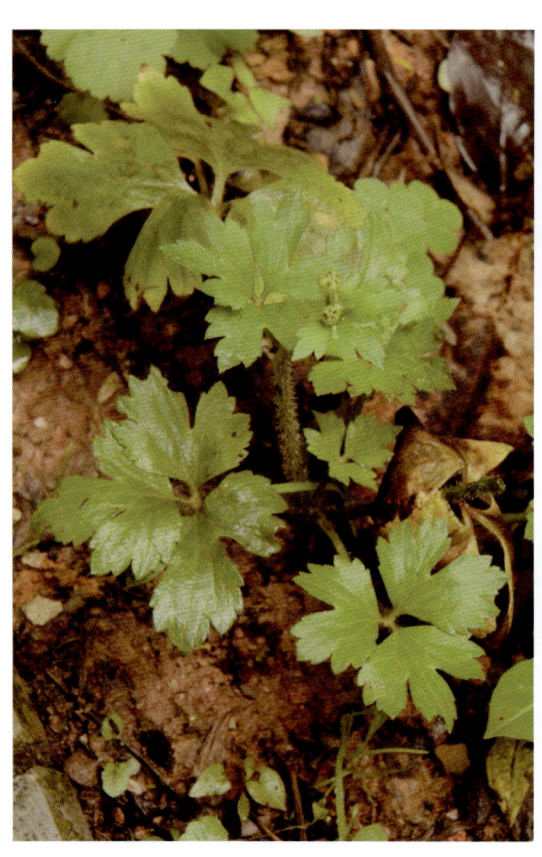

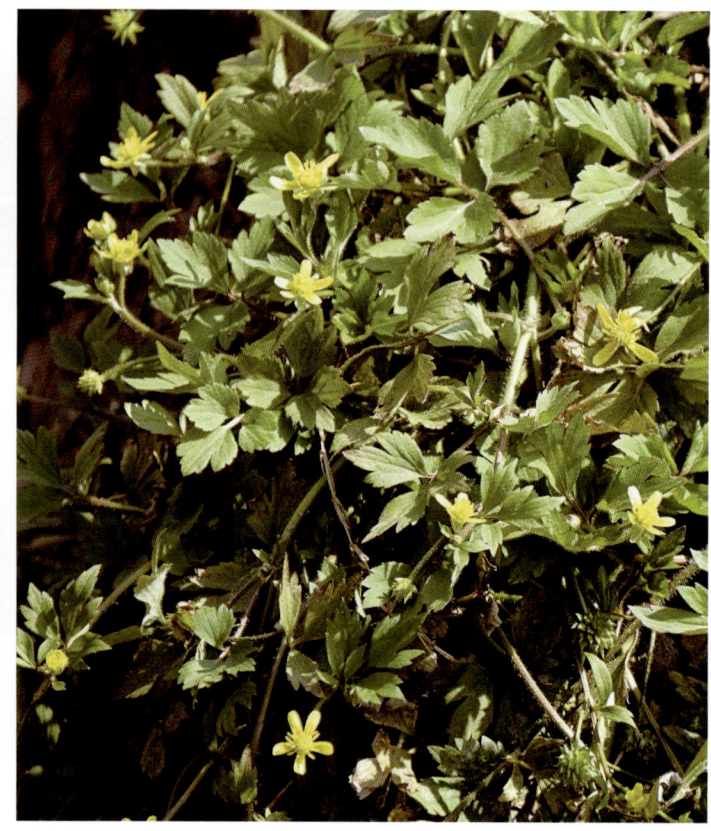

Bas fangb dliub 小木通

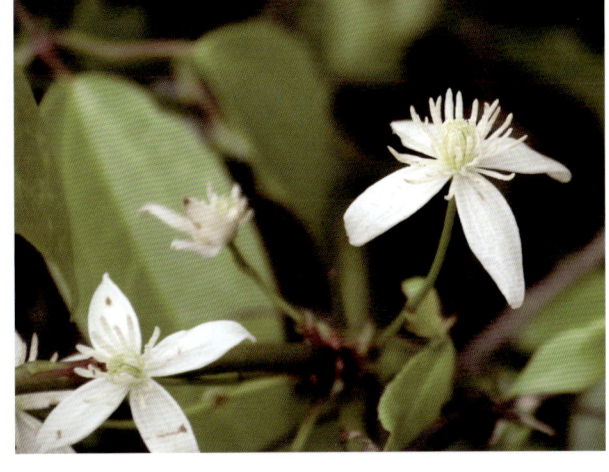

【Bit hsenb 俗名】土木通、油木通、老虎须、四朵梅、淮木通、绣球藤、白花木通。

【Dios kob deis 基源】为毛茛科植物小木通 *Clematis armandii* Franch. 的木质茎。

【Niangb bet deis 生长环境】生于山凹林缘、灌木丛等半阴凉地区。分布于部分苗乡。

【Jox hsub 性味属经】性冷，味苦，属冷药，入热经。

【Qet diel xid 功能主治】功能：ves hxangd hsot ud vut 活血调经，hxub kib tongb eb 清热利水。主治：diuf od nul pob jid 肾炎水肿，dinx wel 闭乳，ax hsot ud 闭经，xud wal lol bus 淋病，diuf od nul xub wal lol ax hvit 肾炎小便不利。

【Ed not xus 用法用量】内服，煎汤，10～15 g。

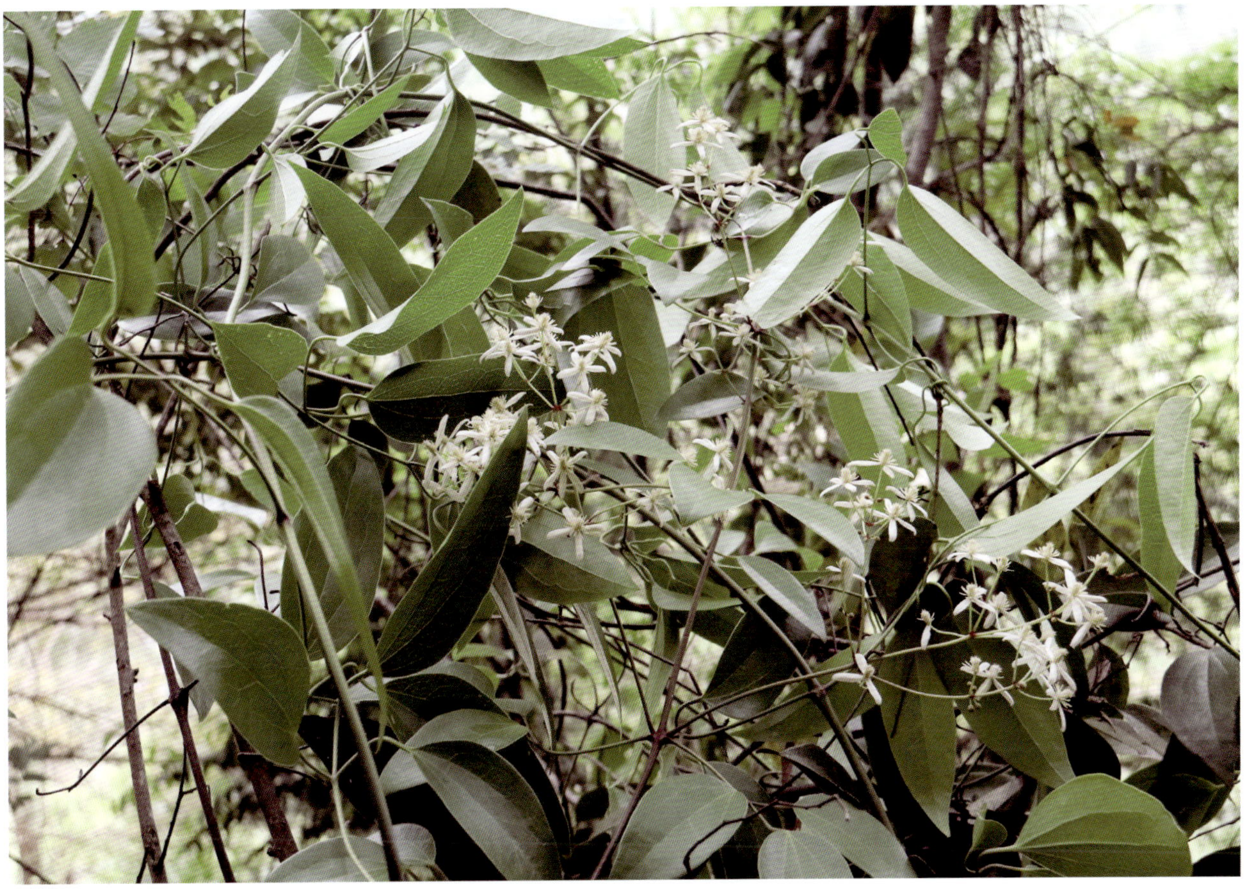

Bas fangb yib 山木通

【Bit hsenb 俗名】千金拔、大木通、万年藤、冲倒山、天仙菊、蓑衣藤。

【Dios kob deis 基源】为毛茛科植物山木通 *Clematis finetiana* Lévl. et Vaniot 的根、茎、叶。

【Niangb bet deis 生长环境】生于坡塝丛林间、山间路旁。分布于部分苗乡。

【Jox hsub 性味属经】性冷，味苦，属冷药，入热经。

【Qet diel xid 功能主治】功能：hxub kib los xuf 清热利湿，ves hxangd hsot ud vut 活血调经。主治：ax maix wel lol 缺乳，ax hsot ud 闭经，xud wal lol bus 淋病，diuf od nul xub wal lol ax hvit 肾炎小便不利。

【Ed not xus 用法用量】内服，煎汤，15～25 g；或研末用。外用，鲜叶塞鼻。

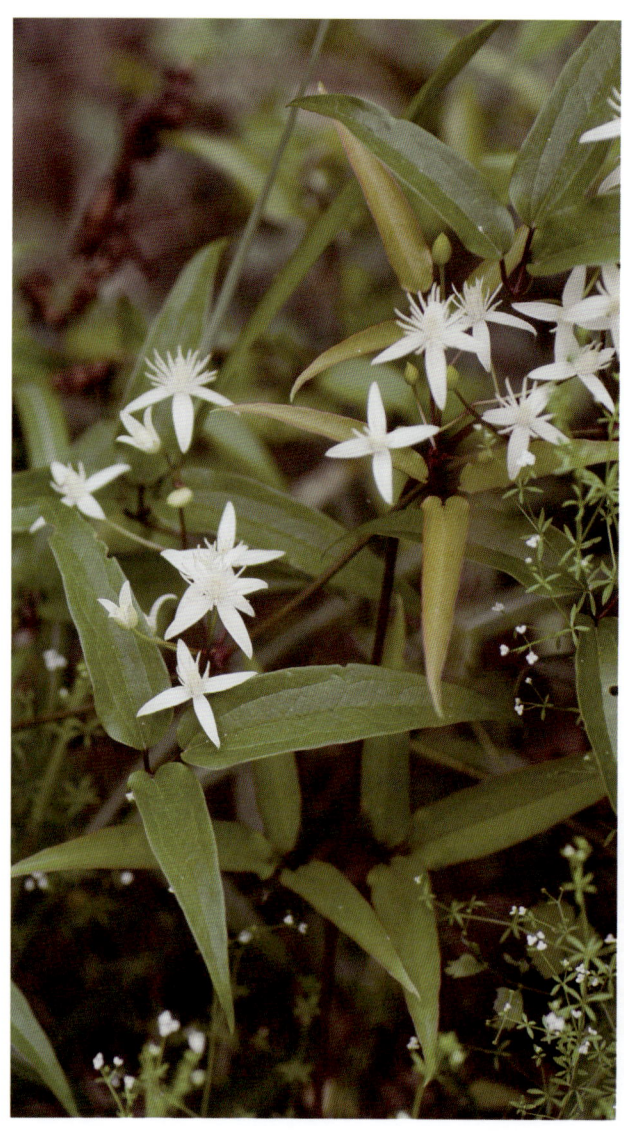
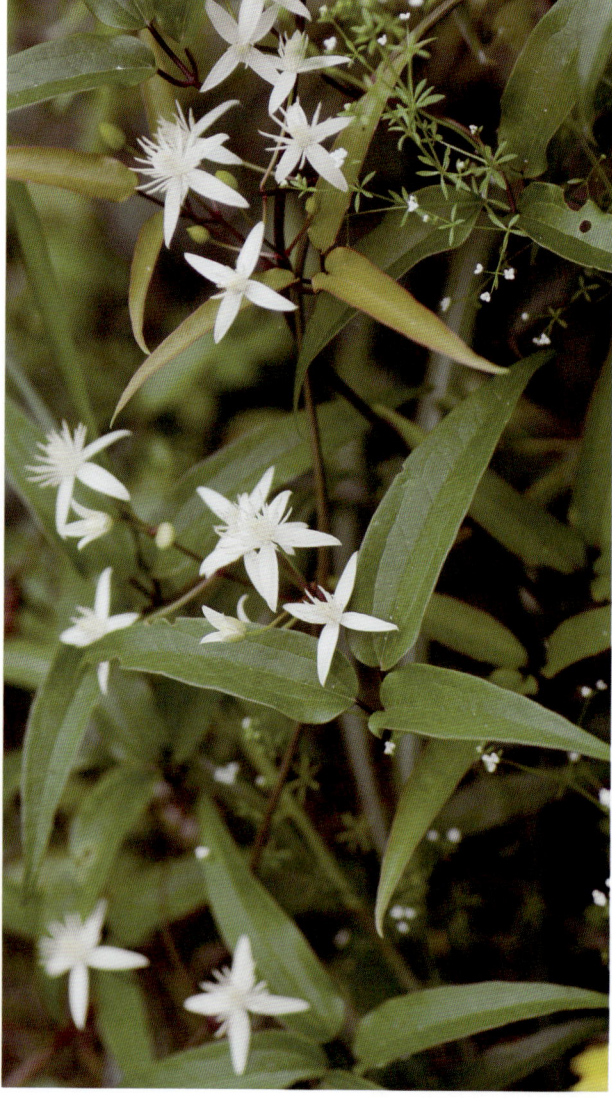

Bas fangb dliub baob 绣球藤

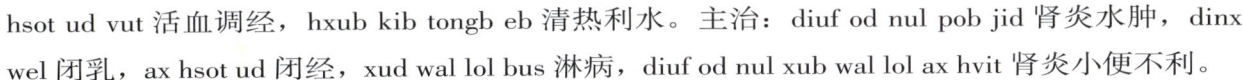

【Bit hsenb 俗名】土木通、四朵梅、花木通、白花木通、山铁线莲。

【Dios kob deis 基源】为毛茛科植物绣球藤 Clematis montana Buh-Ham. ex DC. 的木质茎。

【Niangb bet deis 生长环境】生于林缘、灌木丛等半荫蔽地区。分布于部分苗乡。

【Jox hsub 性味属经】性冷，味苦，属冷药，入热经。

【Qet diel xid 功能主治】功能：ves hxangd hsot ud vut 活血调经，hxub kib tongb eb 清热利水。主治：diuf od nul pob jid 肾炎水肿，dinx wel 闭乳，ax hsot ud 闭经，xud wal lol bus 淋病，diuf od nul xub wal lol ax hvit 肾炎小便不利。

【Ed not xus 用法用量】内服，煎汤，10～15 g。

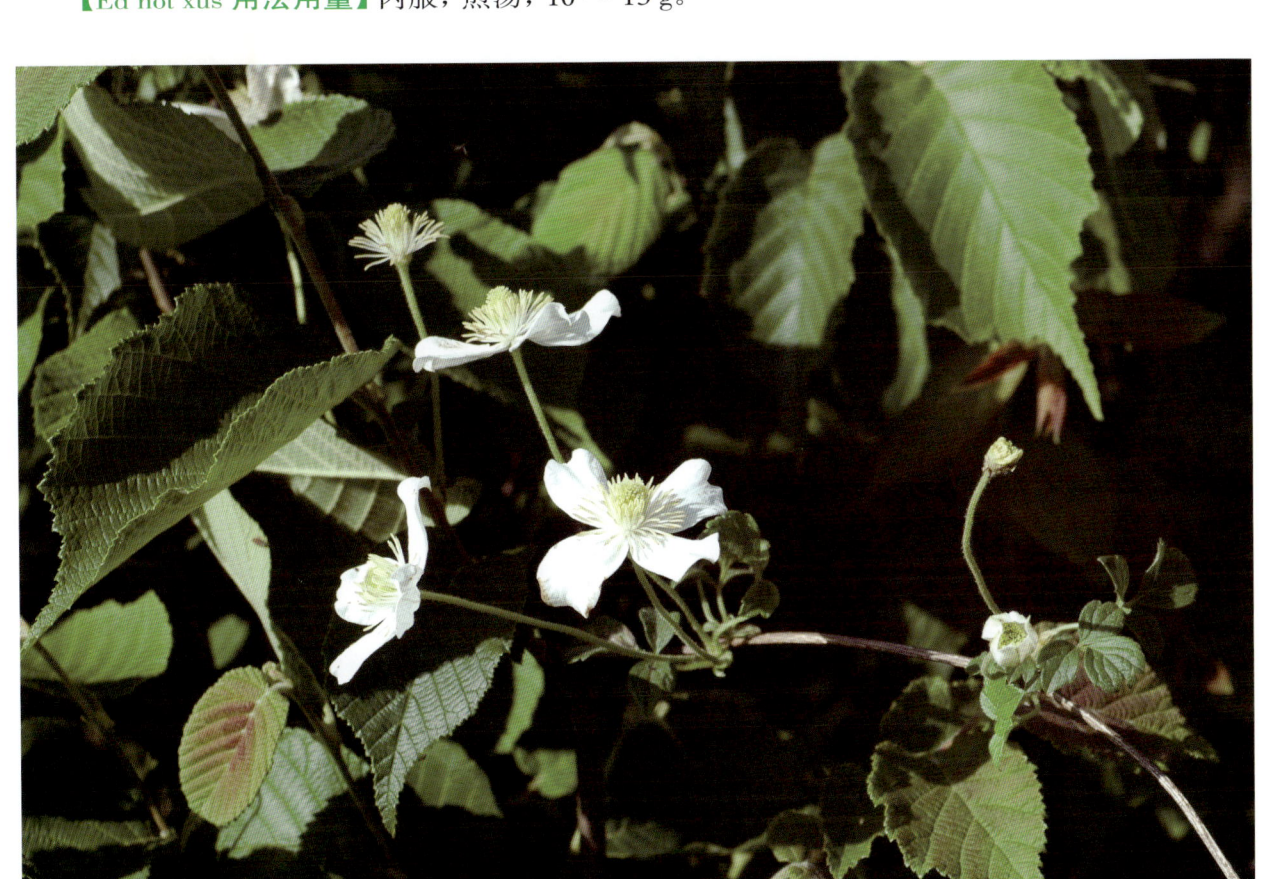

Bas geef ngaof 女萎

【Bit hsenb 俗名】木通草、白木通、牡丹蔓、苏木通、钥匙藤、穿山藤。

【Dios kob deis 基源】为毛茛科植物女萎 *Clematis apiifolia* DC. 的茎、根。

【Niangb bet deis 生长环境】生于山野灌木丛边，有栽培。分布于部分苗乡。

【Jox hsub 性味属经】性热，味辛，属热药，入冷经。

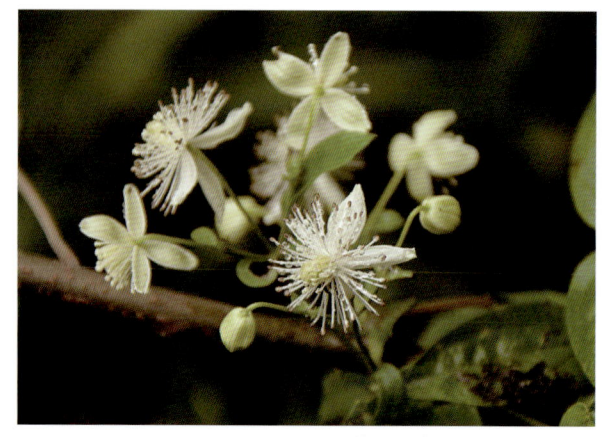

【Qet diel xid 功能主治】功能：tat seil dangf mongb 散寒止痛，jongt ghad dangf zal 固肠止泻。主治：mongb hsongd hxend 筋骨疼痛，bab daib pob wox 孕娘浮肿，hsab lol eb hniangk 自汗，dlif ghab neib ghangb 脱肛，zal ghad dongk 痢疾。

【Ed not xus 用法用量】内服，煎汤，15～25 g；或入丸、散。外用，煎汤熏洗。

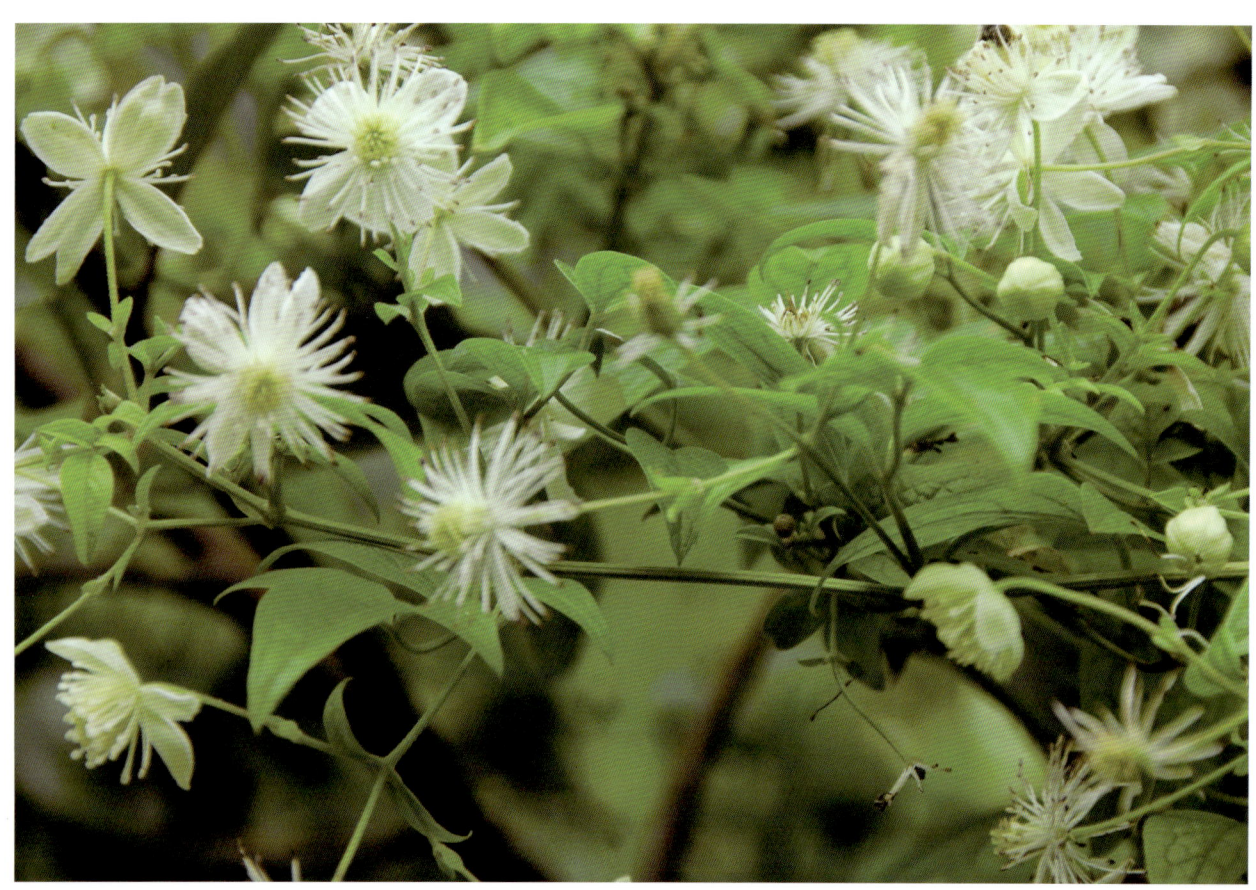

Jab seix nail 云南翠雀花

【Bit hsenb 俗名】小草乌、月下参、蓑衣藤、倒提壶、鸡脚草乌、云南飞燕草。

【Dios kob deis 基源】为毛茛科植物云南翠雀花 *Delphinium yunnanense* Franch. 的块根。

【Niangb bet deis 生长环境】生于林下或灌木丛中。分布于部分苗乡。

【Jox hsub 性味属经】性热，味苦辛，属热药，入冷经。

【Qet diel xid 功能主治】功能：hxub jent hxenk net 祛风除湿，tongb hxud tat jit hxangd 通络化瘀。主治：dliangd bil dib sangb 跌打损伤，yens jent mongb ghut hsongd 风湿性关节炎，ghab jed diongx nais pob od nul 慢性气管炎，mongb buk dux ghad ghof 胃肠痛，gangb xent 疥疮，xud wal ax lol 小便不通。

【Ed not xus 用法用量】内服，煎汤，15～20 g。外用，煎汤熏洗。

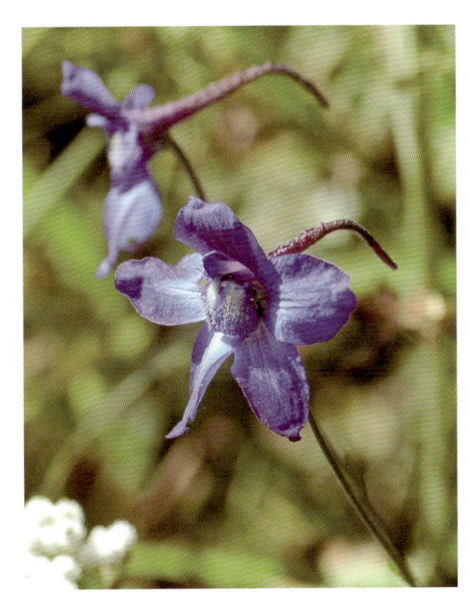

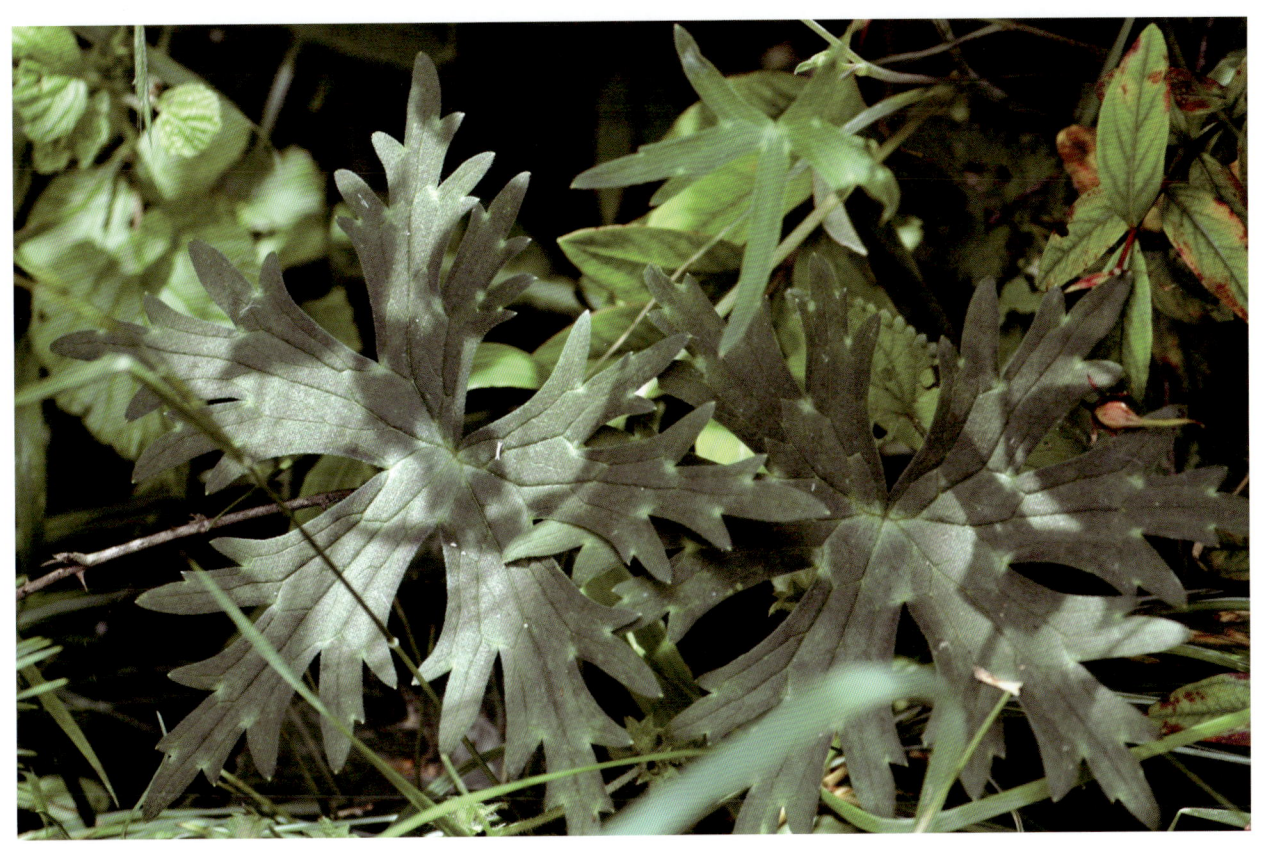

Jab ghad nangl 天葵

【Bit hsenb 俗名】小乌头、老鼠屎、夏无踪、雷丸草、紫背天葵、千年耗子屎。

【Dios kob deis 基源】为毛茛科植物天葵 *Semiaquilegia adoxoides*（DC.）Makino 的全草。

【Niangb bet deis 生长环境】生于林下、石隙、草丛阴湿处。分布于各地苗乡。

【Jox hsub 性味属经】性冷，味甘涩，属冷药，入热经。

【Qet diel xid 功能主治】功能：los eb hxenk angt 利水消肿，hxub kib tat jab 清热解毒。主治：jif hxongb 淋巴结结核，los ghad ghof 疝气，vuk hfak 缩阴症，yens nangb gik 毒蛇咬伤，xud wal lol ax hvit 小便不利。

【Ed not xus 用法用量】内服，煎汤，15～25 g。外用，捣烂敷。

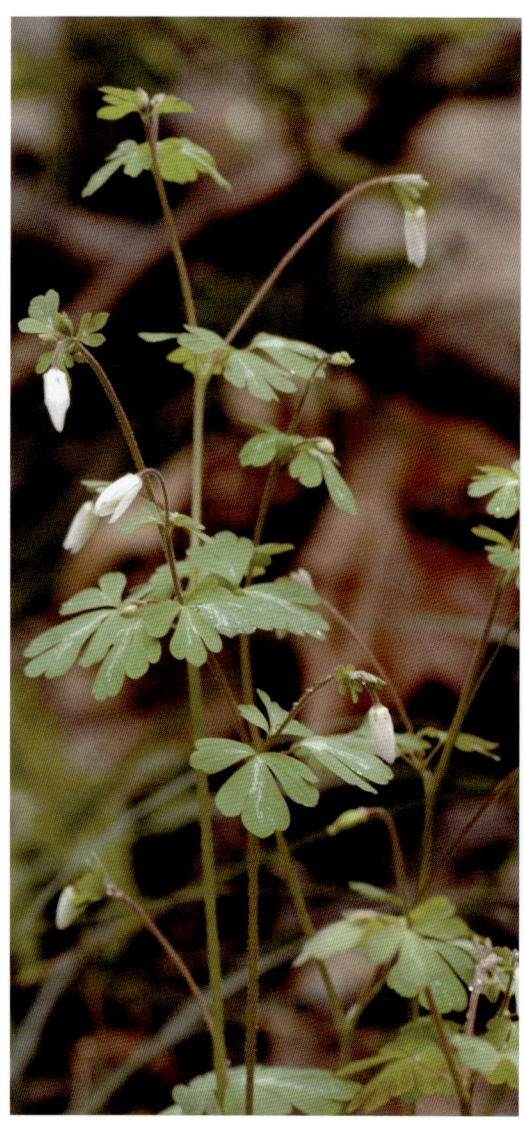
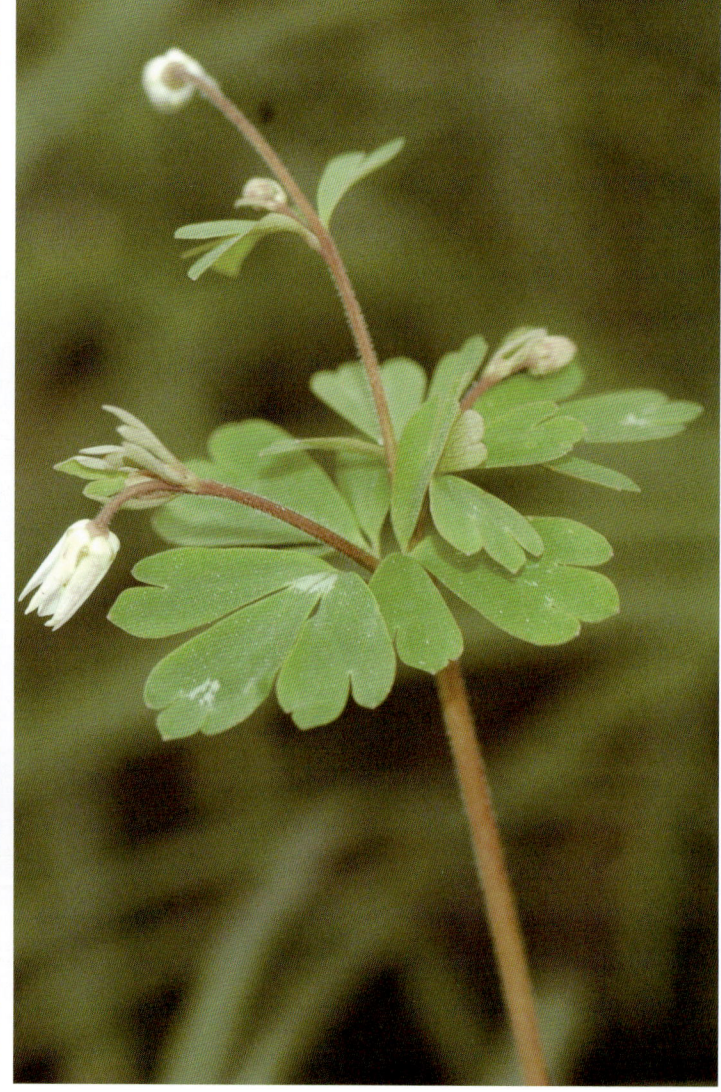

Vob xangb niux 唐松草

【Bit hsenb 俗名】马尾莲、草黄莲、马尾黄莲、多叶唐松草、贝加尔唐松草。

【Dios kob deis 基源】为毛茛科植物唐松草 *Thalictrum aquilegifolium* Linn. var. *sibiricum* Regel et Tiling 的全草或根及根茎。

【Niangb bet deis 生长环境】生于林缘草地及河岸灌木丛中。分布于部分苗乡。

【Jox hsub 性味属经】性冷，味苦，属冷药，入热经。

【Qet diel xid 功能主治】功能：hxub kib tat jab 清热解毒，hxenk od nul dangf mongb 消炎止痛。主治：jib daib mangb hfud kib jid 小儿感冒发烧，mongb ghad nial mais 风火眼，los link ghongd 吊小舌，lot nif jangx gangb 口舌生疮，mongb qub zal ghad 腹痛腹泻。

【Ed not xus 用法用量】内服，煎汤，10～15 g；或煎汤含漱。

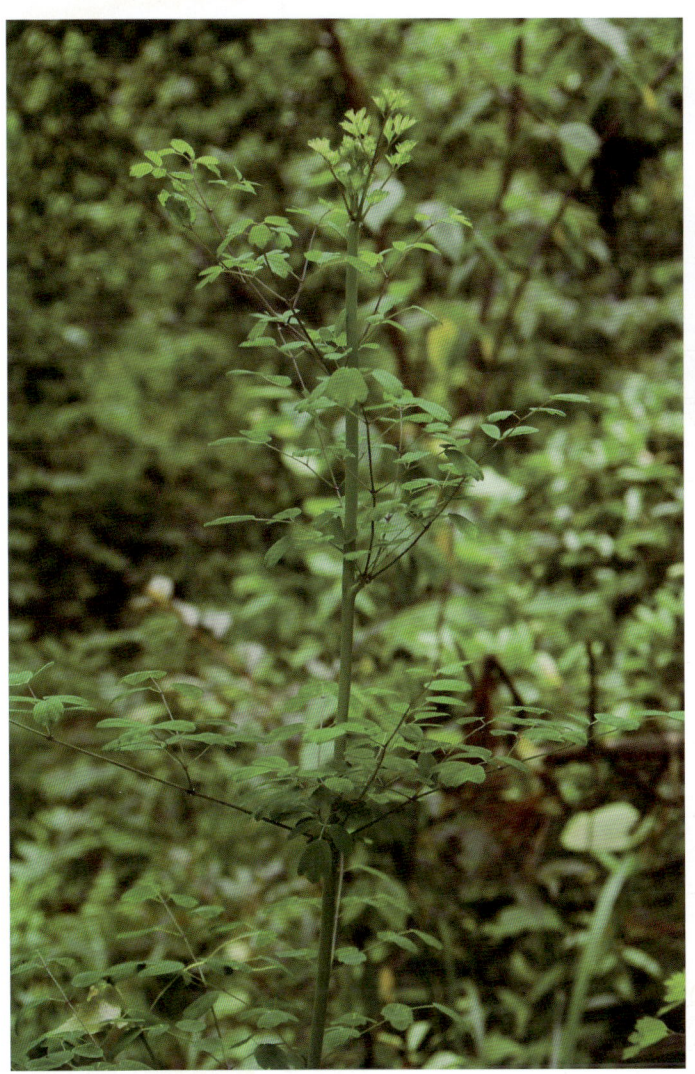
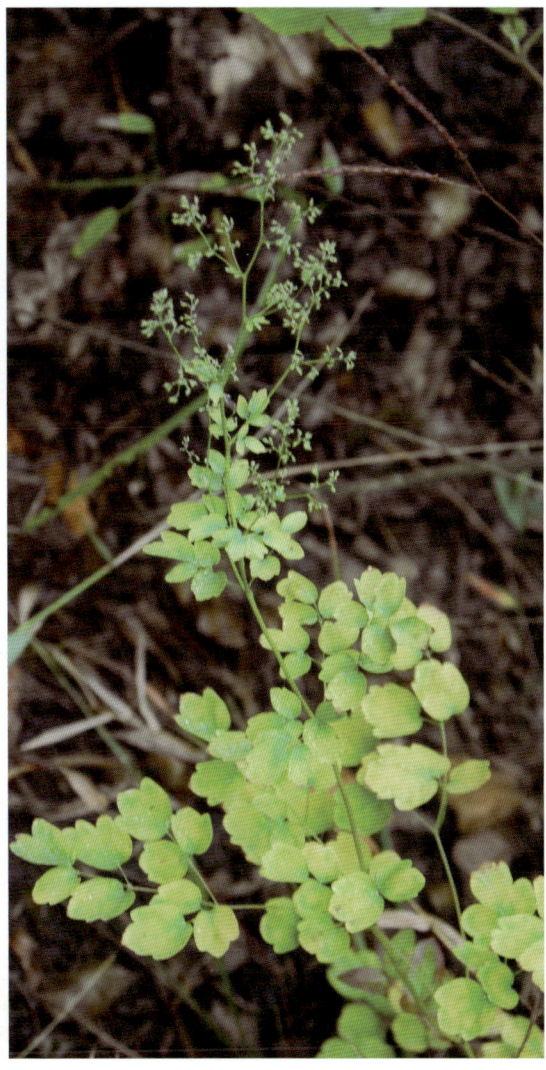

Vob xangb niux yut 多叶唐松草

【Bit hsenb 俗名】土黄莲、马尾莲、水黄莲、龙眼草、铁脚鸡、马尾黄莲、金丝黄莲。

【Dios kob deis 基源】为毛茛科植物多叶唐松草 *Thalictrum foliolosum* DC. 的全草或根。

【Niangb bet deis 生长环境】生于山坡林中、溪边、路旁、石缝阴湿处。分布于部分苗乡。

【Jox hsub 性味属经】性冷，味苦，属冷药，入热经。

【Qet diel xid 功能主治】功能：hxub kib tat jab 清热解毒，hxenk od nul dangf mongb 消炎止痛。主治：jib daib mangb hfud kib jid 小儿感冒发烧，mongb ghad nial mais 风火眼，los link ghongd 吊小舌，lot nif jangx gangb 口舌生疮，mongb qub zal ghad 腹痛腹泻，ait gheb ax bongx 麻疹不透。

【Ed not xus 用法用量】内服，煎汤，10～15 g。外用，捣烂敷。

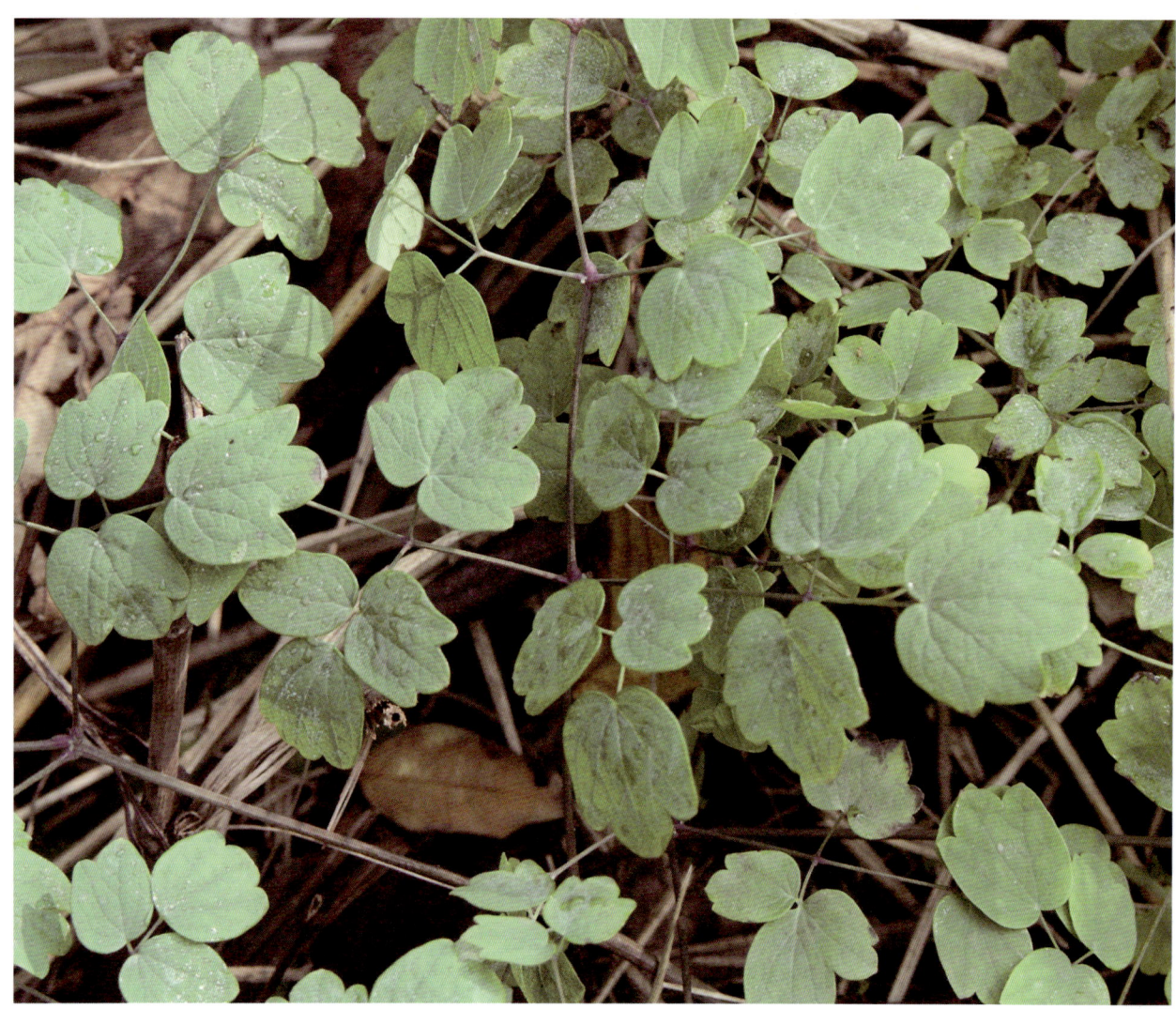

Vob xangb niux hlieb 盾叶唐松草

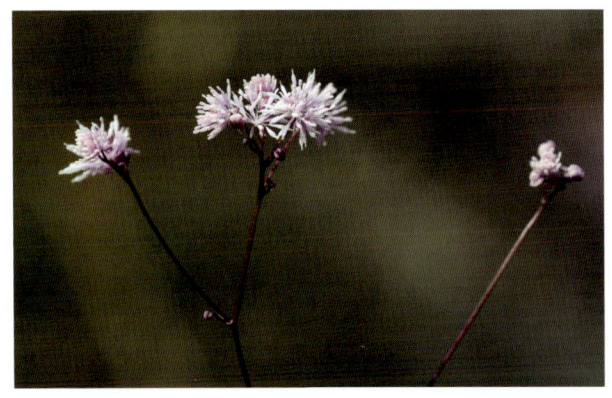

【Bit hsenb 俗名】羊耳、水香草、龙眼草、马尾莲、马尾草、岩扫把。

【Dios kob deis 基源】为毛茛科植物盾叶唐松草 Thalictrum ichangense Lecoy. ex Oliv. 的全草或根。

【Niangb bet deis 生长环境】生于溪边、路旁石缝中、林中阴湿岩石上。分布于部分苗乡。

【Jox hsub 性味属经】性冷，味苦，属冷药，入热经。

【Qet diel xid 功能主治】功能：hxub kib tat jab 清热解毒，hxub jent tongb hxud 祛风通络。主治：jox jid liut dud fangx 全身发黄，jib daib hxib jent yut hvuk hxud 小儿惊风抽搐，dlongx naix 耳聋，jib daib jangx gangb lot 小儿口疮，ait gheb ax bongx 麻疹不透，fal gangb xok 丹毒。

【Ed not xus 用法用量】内服，煎汤，12～15 g；或研末用。外用，煎水洗患处。

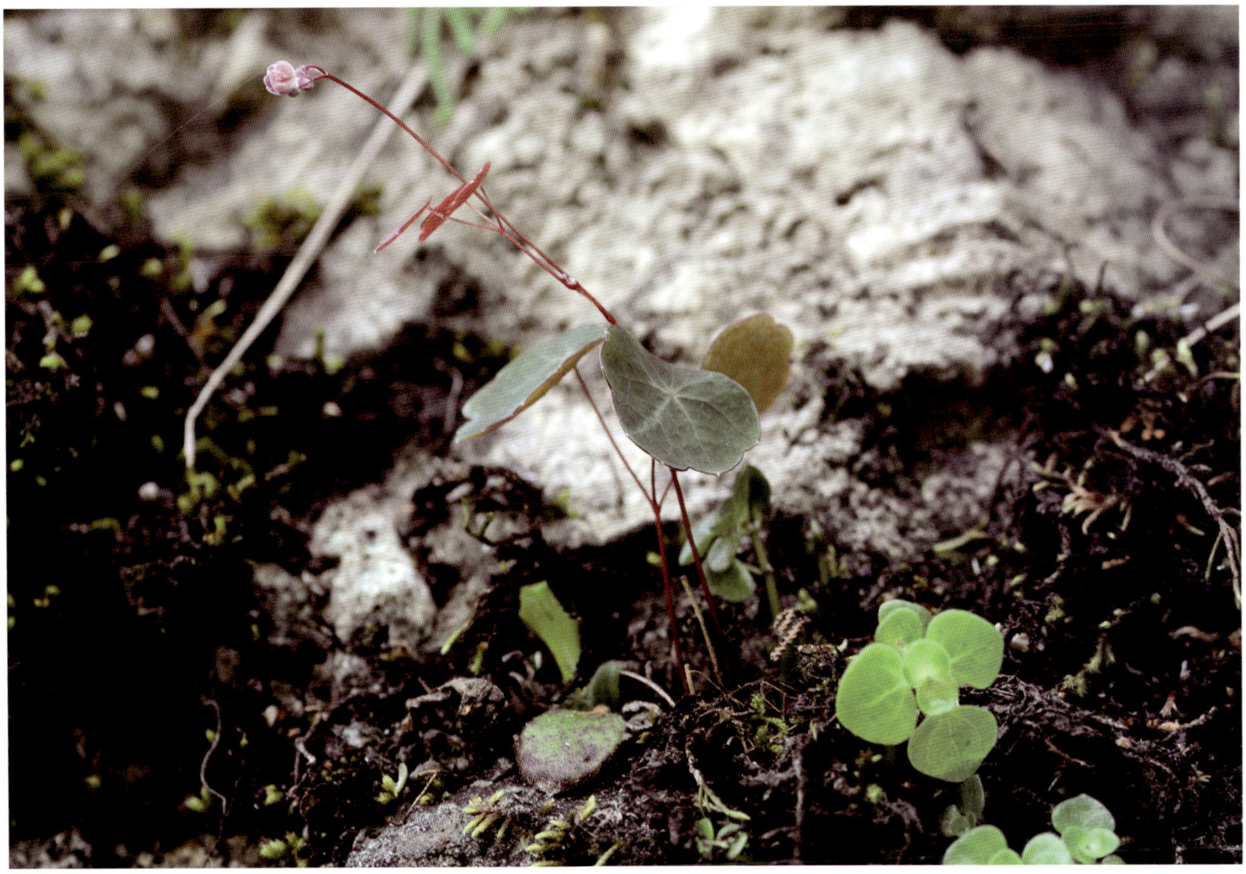

Maof lis baid 升麻

【Bit hsenb 俗名】马尿秆、火筒秆、绿升麻、鬼脸升麻、鸡骨升麻、大三叶升麻。

【Dios kob deis 基源】为毛茛科植物升麻 *Cimicifuga foetida* L. 的根状茎。

【Niangb bet deis 生长环境】生于坡塝空地草丛中。分布于部分苗乡。

【Jox hsub 性味属经】性冷，味苦辛，属冷药，入热经。

【Qet diel xid 功能主治】功能：yis dliangl nol ves 养阴扶阳，tad dud yux zangl 解表发散。主治：seil kib 伤寒，mongb khob 头痛，mongb ghongd niangs 咽喉痛，mongb hmid 牙痛，hfak bangb hxangd 血崩，ait gheb ax bongx 麻疹不透。

【Ed not xus 用法用量】内服，煎汤，5～15 g。外用，煎水含漱。

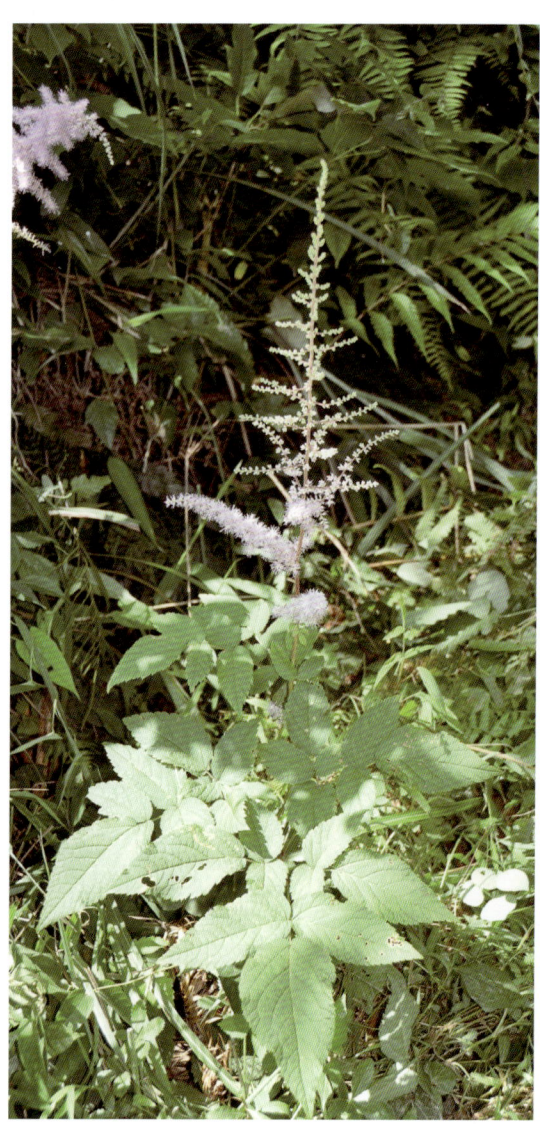
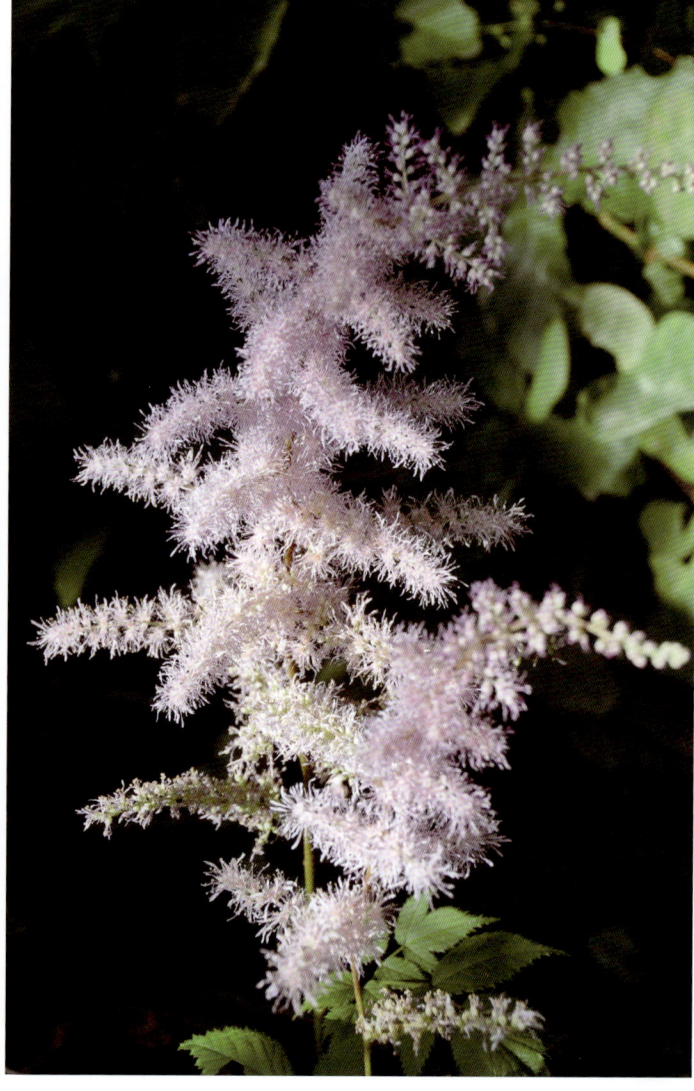

Maof lis baid yut 类叶升麻

【Bit hsenb 俗名】小升麻、马尾升麻、绿豆升麻。

【Dios kob deis 基源】为毛茛科植物类叶升麻 *Actaea asiatica* Hara 的根茎。

【Niangb bet deis 生长环境】生于灌木林中、沟谷草丛中、沟边荫蔽处。分布于各地苗乡。

【Jox hsub 性味属经】性冷，味苦，属冷药，入热经。

【Qet diel xid 功能主治】功能：hxub kib dangf ngol 清热镇咳，hxub jent zangl seil 祛风散寒。主治：seil kib 伤寒，mangb hfud kib jid 感冒发烧，yens jent seil ait ngol 风寒咳嗽，ngol yenx hnaib 百日咳，yens dlad zeb nex gik 狂犬咬伤。

【Ed not xus 用法用量】内服，煎汤，15～25 g。外用，捣烂敷。

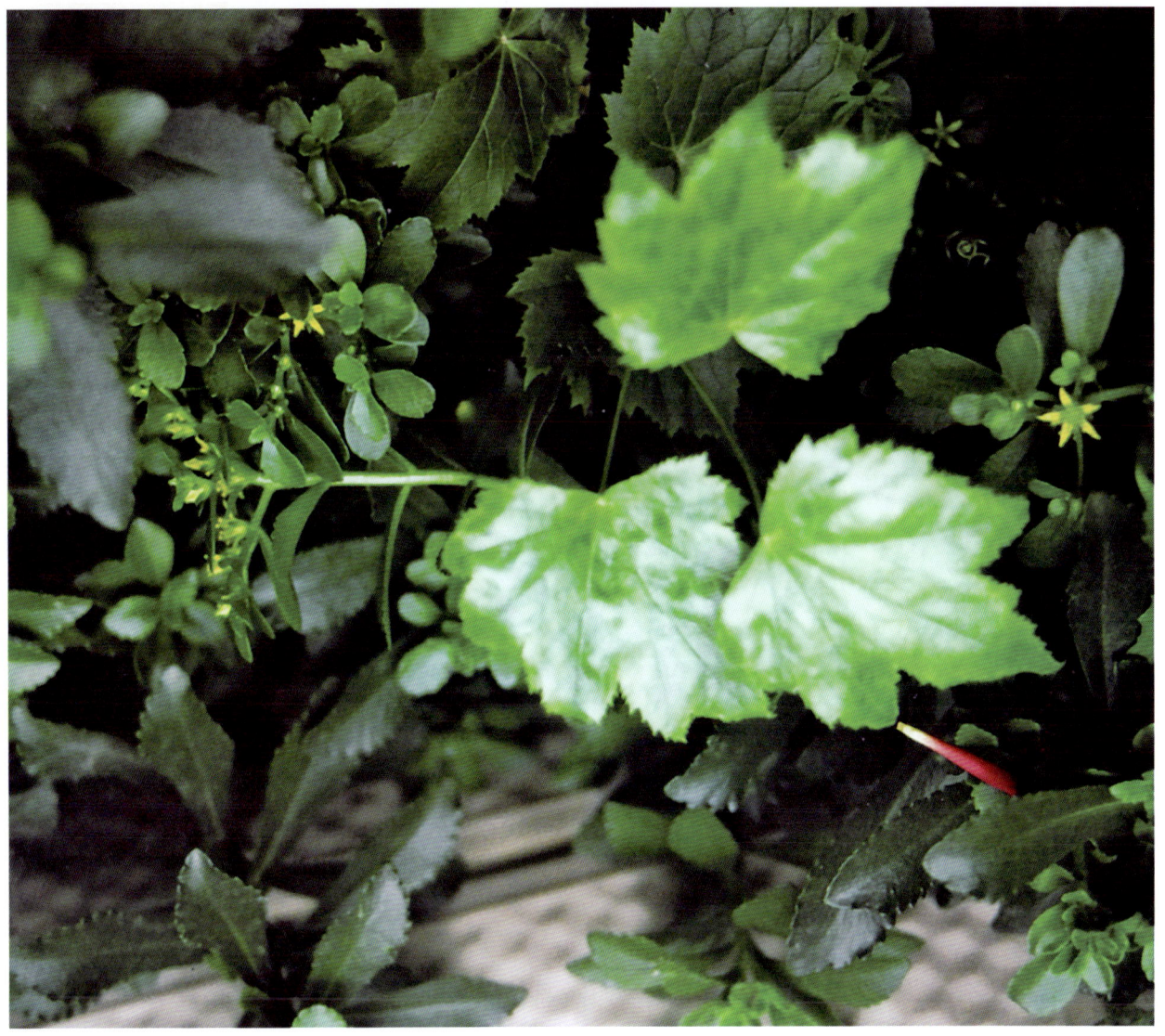

Maof lis baid vud 单叶升麻

【Bit hsenb 俗名】白细辛、贝茜花、野升麻。

【Dios kob deis 基源】为毛茛科植物单叶升麻 Beesia calthifolia（Maxim.）Ulbr. 的全草或根茎。

【Niangb bet deis 生长环境】生于森林中阴湿处。分布于各地苗乡。

【Jox hsub 性味属经】性热，味辛涩，属热药，入冷经。

【Qet diel xid 功能主治】功能：hxub jent tongb hxud 祛风通络，tat seil dangf mongb 散寒镇痛。主治：yens jent mongb hsongd hxend 风湿筋骨痛，ghab dlad ghab bab hxub mongb 腰腿酸痛，mongb ghongd niangs 咽喉痛，niel khob 头晕，mongb hmid 牙痛。

【Ed not xus 用法用量】内服，煎汤，5～15 g；或浸酒。外用，煎汤含漱。

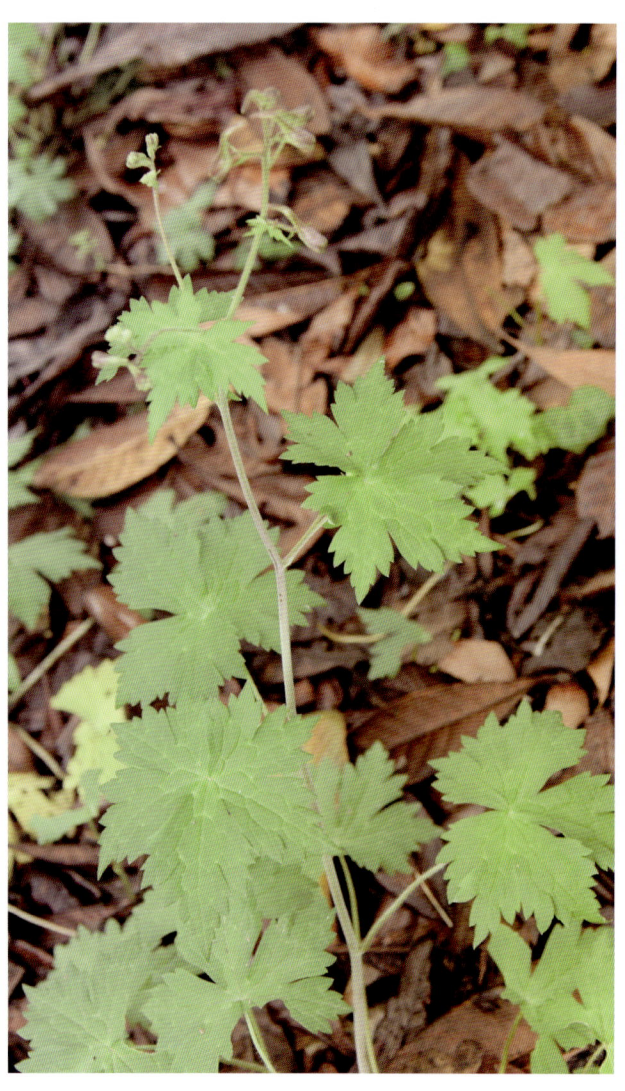
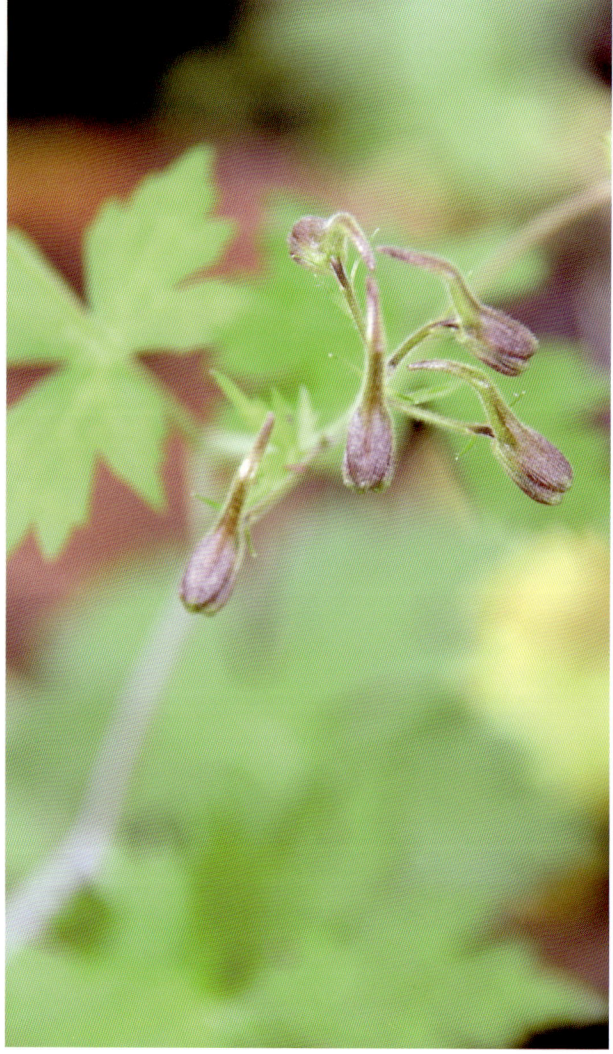

Jab kaid det 驴蹄草

【Bit hsenb 俗名】水八角、水葫芦、驴蹄菜、马蹄叶、小马蹄当归。

【Dios kob deis 基源】为毛茛科植物驴蹄草 *Caltha palustris* L. 的全草。

【Niangb bet deis 生长环境】生于坡塝林下阴凉处、灌木丛中。分布于各地苗乡。

【Jox hsub 性味属经】性热，味辛，属热药，入冷经。

【Qet diel xid 功能主治】功能：tat jab dangf mongb 解毒镇痛，hxub jent zangl seil 祛风散寒。主治：fal sab 痧证，mongb diub mongb jid 周身疼痛，neit lis 扭伤，niel khob was mais 头晕目眩。

【Ed not xus 用法用量】内服，煎汤，20～30 g；或泡酒。

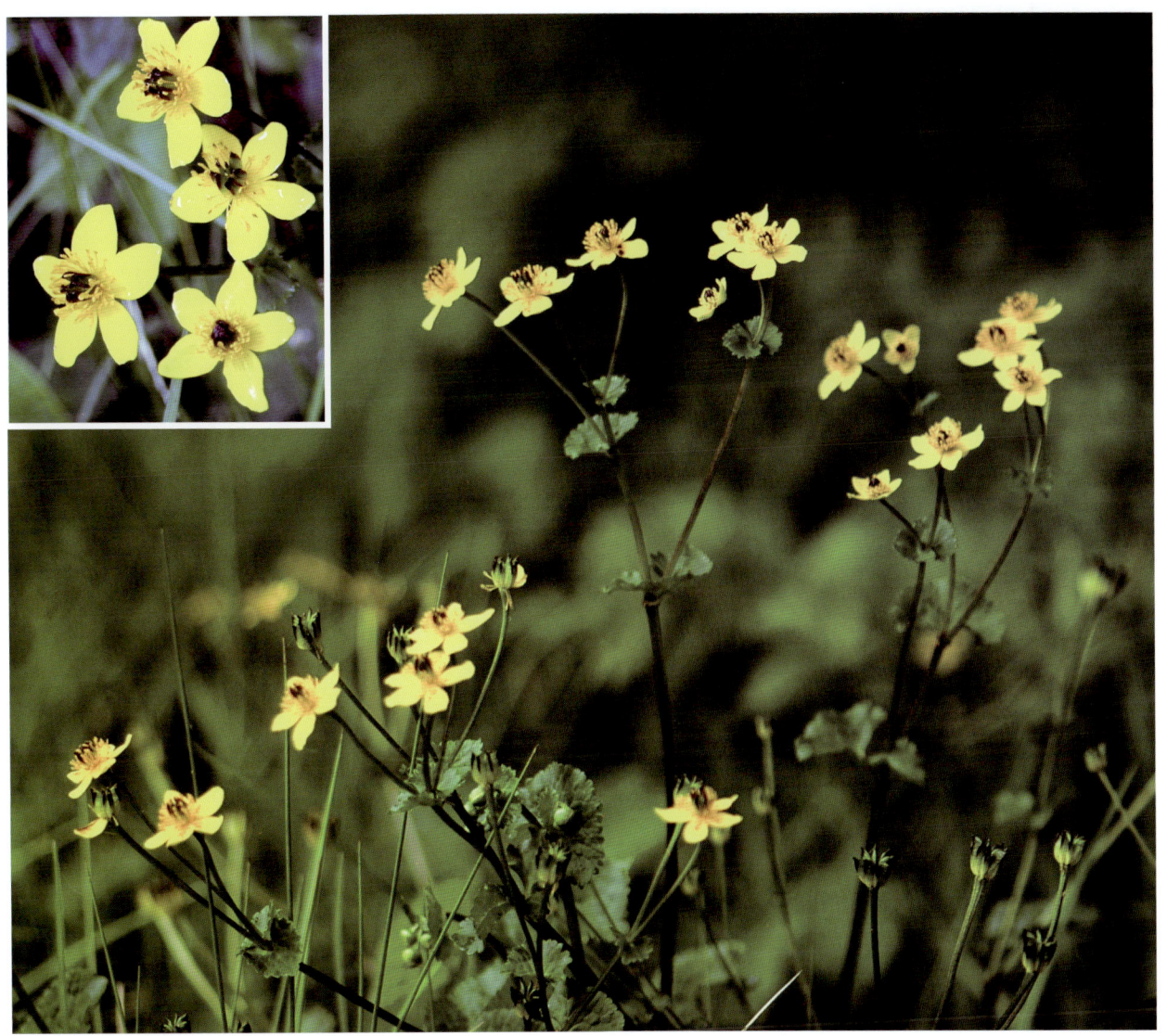

Jab det genk zongb 威灵仙

【Bit hsenb 俗名】能消、九草阶、灵仙藤、老虎须、黑骨头、黑木通、铁脚威灵仙。

【Dios kob deis 基源】为毛茛科植物威灵仙 Clematis chinensis Osbeck 的根。

【Niangb bet deis 生长环境】生于灌木丛、田埂及路旁。分布于各地苗乡。

【Jox hsub 性味属经】性热，味辛咸，属热药，入冷经。

【Qet diel xid 功能主治】功能：hxub jent hxenk net 祛风除湿，tongb hxud dangf mongb 通络止痛。主治：kib seil 疟疾，mongb ghab dlad mongb bab 腰腿疼痛，yens dib xit mongb 损伤疼痛，mongb hmid 牙痛，pob hsongd fis ghongd 诸骨鲠喉，ghab hsangb yens jent od nul 破伤风，dix khangd ghad angt mongb 痔疮肿痛。

【Ed not xus 用法用量】内服，煎汤，10～15 g，浸酒或入丸、散。外用，捣烂敷。

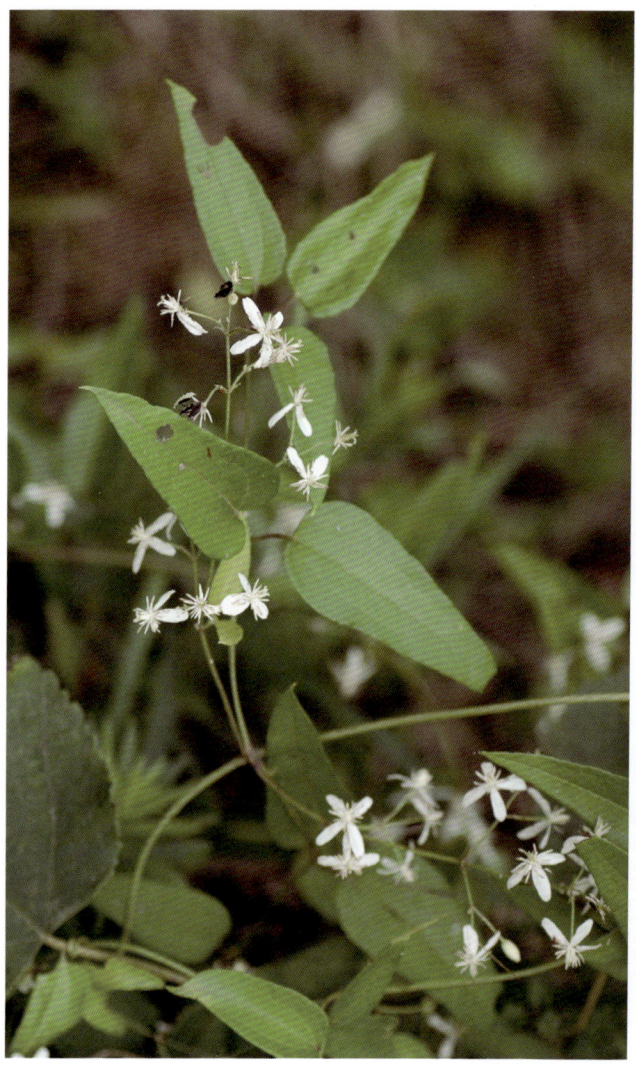
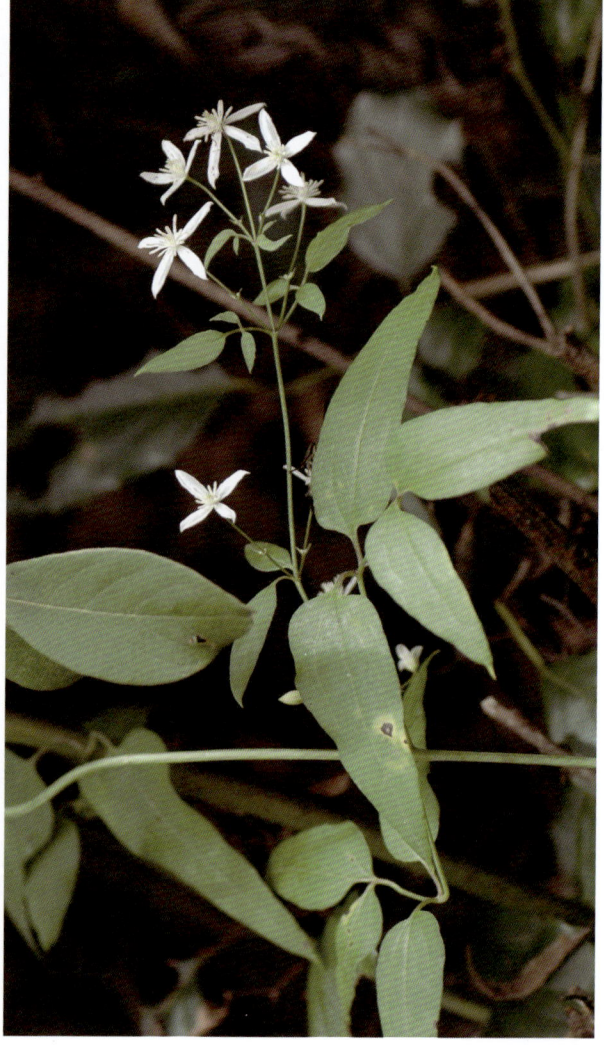

Jab jangb tongb 单叶铁线莲

【Bit hsenb 俗名】拐子药、地雷根、蛇菝子、雪里开。

【Dios kob deis 基源】为毛茛科植物单叶铁线莲 Clematis henryi Oliv. 的根或叶。

【Niangb bet deis 生长环境】生于阴面山坡林缘或溪边灌木丛中。分布于部分苗乡。

【Jox hsub 性味属经】性热，味苦辛，属热药，入冷经。

【Qet diel xid 功能主治】功能：hxenk od nul dangf mongb 消炎止痛，hangb bongt ves hxangd 行气活血。主治：dliangd bil dib sangb 跌打损伤，mongb daif gad 胃痛（胸口痛），mongb ghongd niangs 咽喉痛，mongb ghongd gus ait ngol 急性气管炎，niel nangl ceeb od gad 晕车呕吐，dix gangb 疔疮。

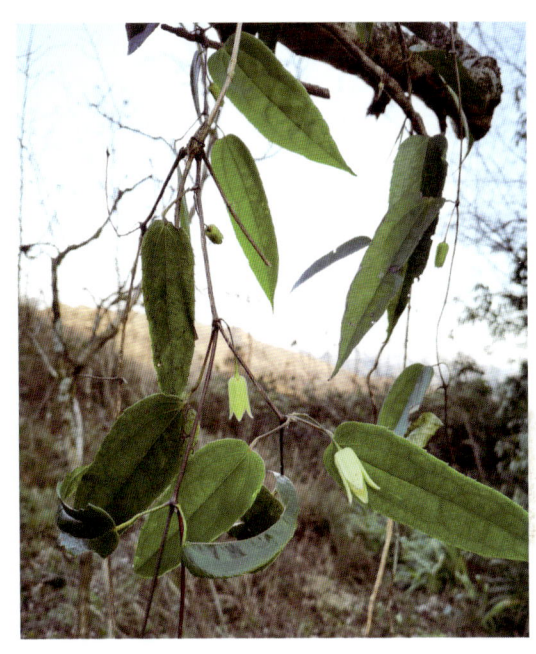

【Ed not xus 用法用量】内服，煎汤，5～15 g。外用，酒磨液敷或捣烂敷。

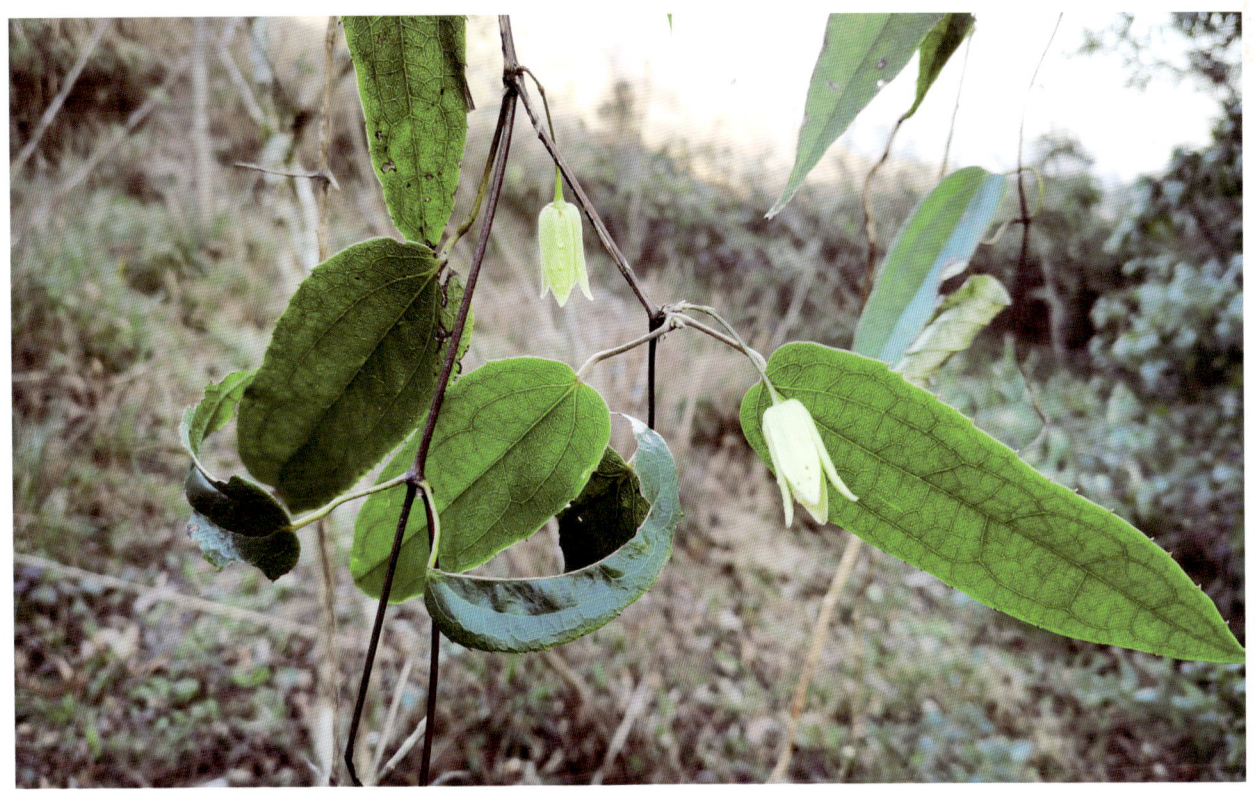

Jab jangb tongb xok 锈毛铁线莲

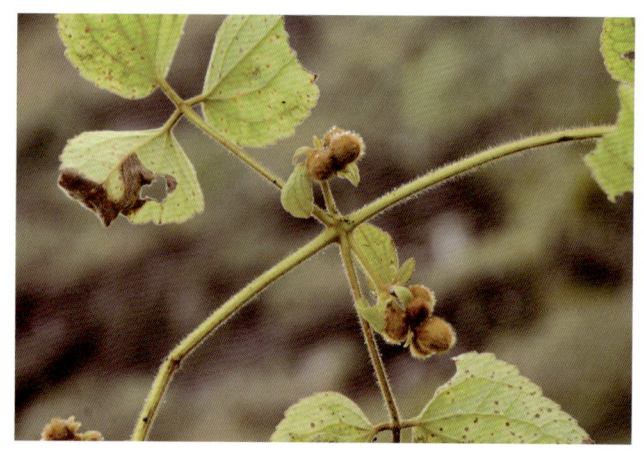

【Bit hsenb 俗名】大木通、毛木通、线木通、毛茛木通、大花威灵仙。

【Dios kob deis 基源】为毛茛科植物锈毛铁线莲 Clematis leschenaultiana DC. 的根或茎叶。

【Niangb bet deis 生长环境】生于灌木丛中、林下、山沟。分布于部分苗乡。

【Jox hsub 性味属经】性冷，味苦涩，属冷药，入热经。

【Qet diel xid 功能主治】功能：hxenk od nul dangf mongb 消炎止痛，hxub kib tat jab 清热解毒。主治：ghut hsongd mongb jangx bod 痛风，kangt ghongd 声音嘶哑，los ghab hlat mais dlub 眼翳，fangx mais fangx jid 黄疸，mongb hmid 牙痛。

【Ed not xus 用法用量】内服，煎汤，5～15 g。外用，煎汤含漱。

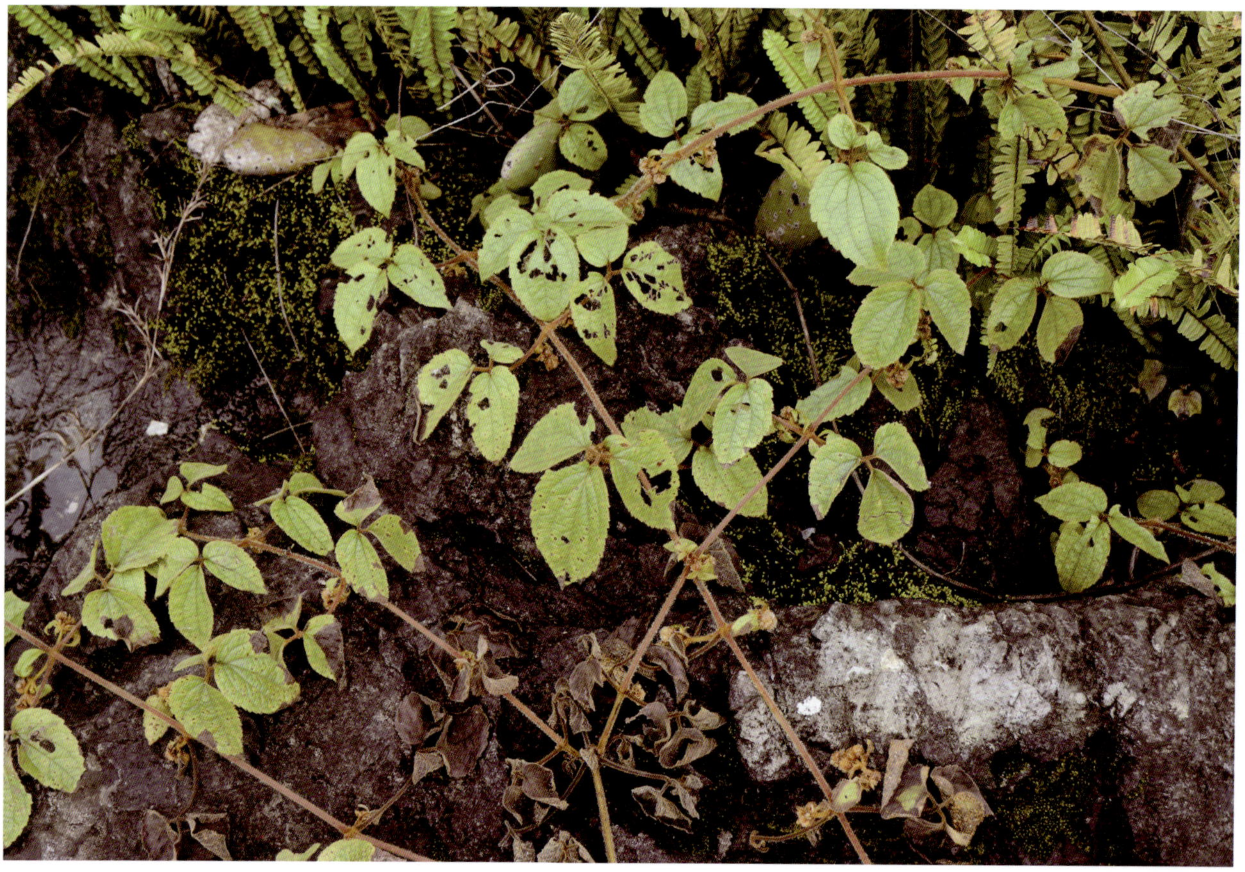

Jab jangb tongb yut 钝齿铁线莲

【Bit hsenb 俗名】铁线莲、透骨草、大花威灵仙。

【Dios kob deis 基源】为毛茛科植物钝齿铁线莲 *Clematis obiusidentata*（Reh. et wios）Hi Eichler 的根或茎叶。

【Niangb bet deis 生长环境】生于低山地区林缘、荒山草丛。分布于部分苗乡。

【Jox hsub 性味属经】性平，味涩，属冷热两经药，入两经。

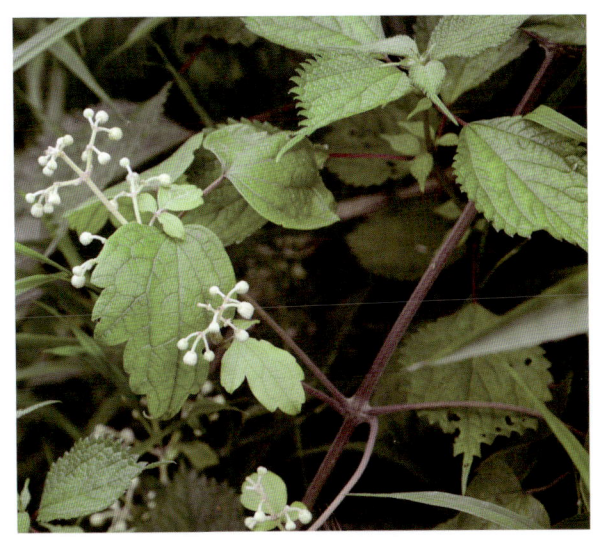

【Qet diel xid 功能主治】功能：tat jab dib gangb 解毒杀虫，hxenk angt dangf mongb 消肿止痛，yaf xit 催产。主治：bab daib pab wox 孕娘浮肿，deik ghongd daib 难产，kangt ghongd 声音嘶哑，gangb vas 癣，dix gangb 疔疮。

【Ed not xus 用法用量】内服，煎汤，15～25 g。外用，煎水洗，捣蓉外敷。

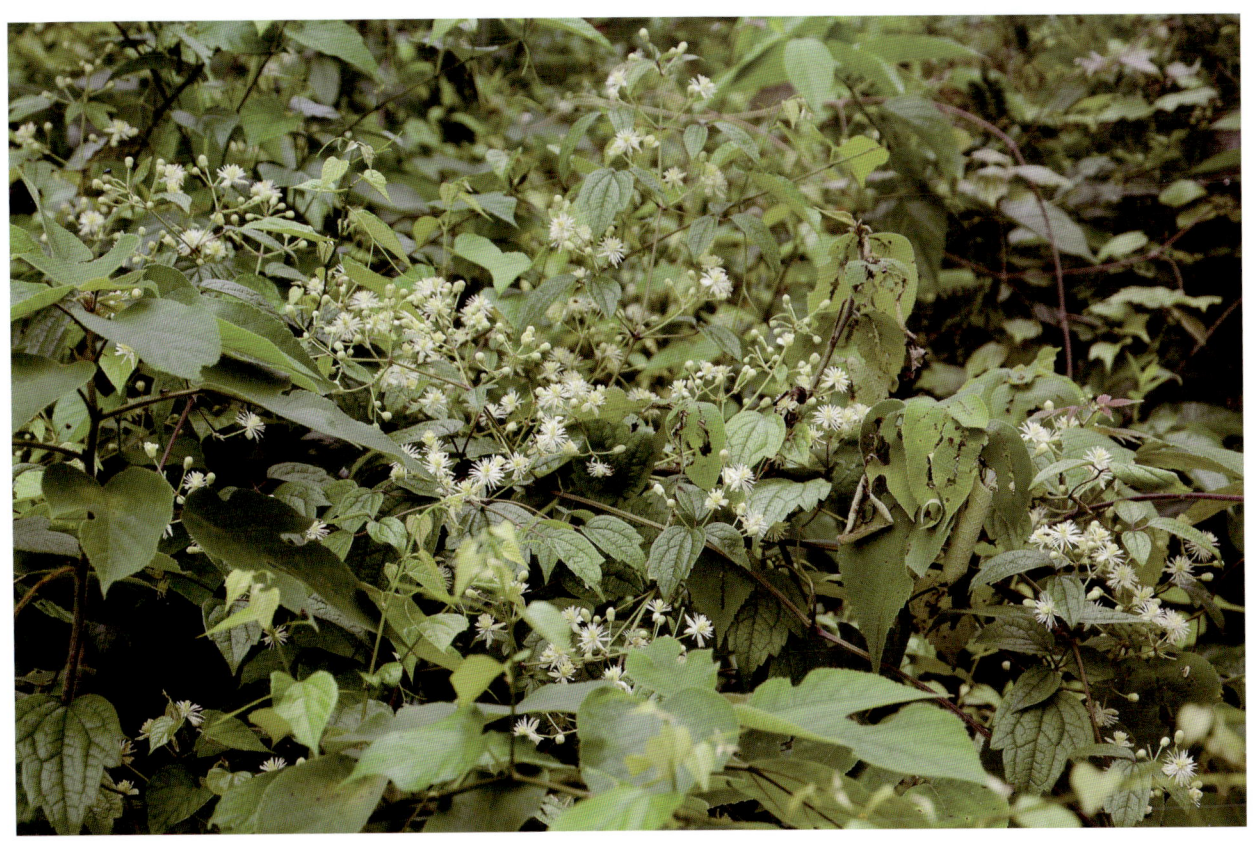

Jab jangb tongb hsab 粗齿铁线莲

【Bit hsenb 俗名】大木通、毛木通、线木通。

【Dios kob deis 基源】为毛茛科植物粗齿铁线莲 Clematis argentilucida（Lévl. et Vant.）W. T. Wang 的根或茎叶。

【Niangb bet deis 生长环境】生于灌木丛中、杂木林下、沟谷两侧。分布于部分苗乡。

【Jox hsub 性味属经】性平，味涩，属冷热两经药，入两经。

【Qet diel xid 功能主治】功能：tat jab dib gangb 解毒杀虫，hxenk angt dangf mongb 消肿止痛，yaf xit 催产。主治：deik ghongd daib 难产，kangt ghongd 声音嘶哑，gangb vas 癣，dix gangb 疔疮。

【Ed not xus 用法用量】内服，煎汤，15～25 g。外用，煎水洗，捣蓉外敷。

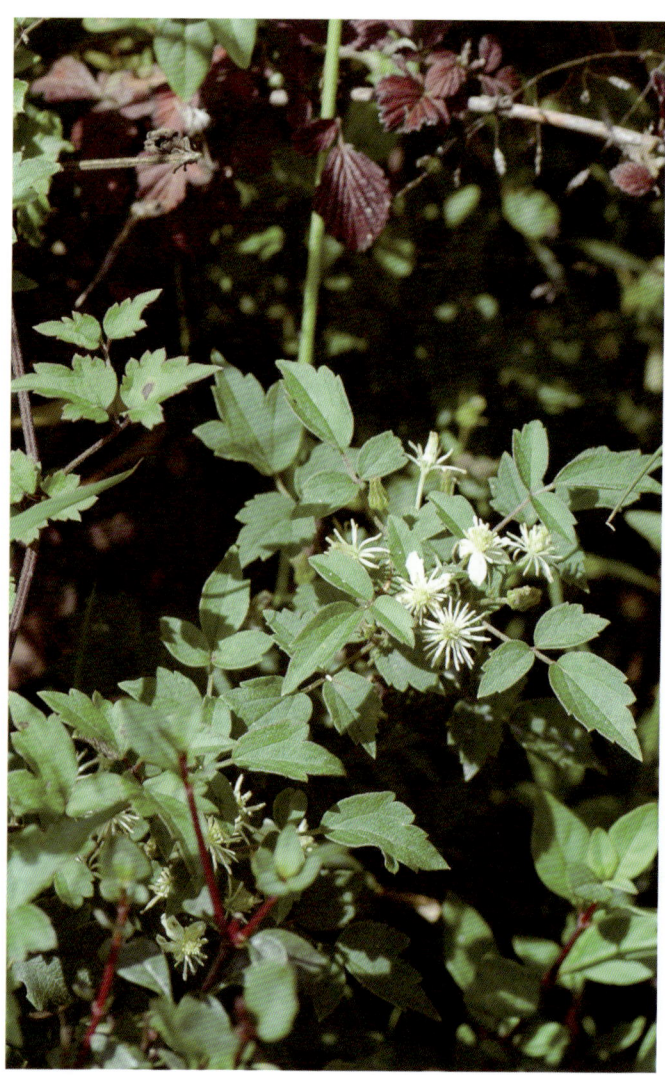
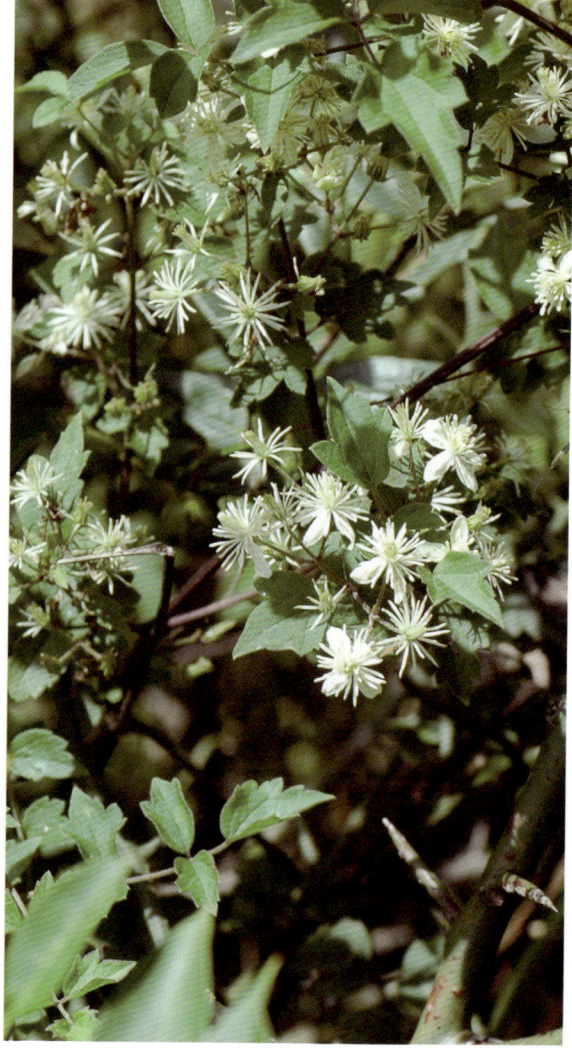

Bangx sab yak 芍药

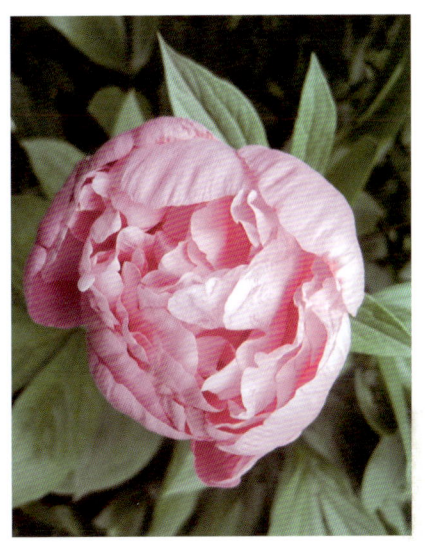

【Bit hsenb 俗名】赤芍、木芍药、赤芍药、草芍药、参幌子、毛果芍药。

【Dios kob deis 基源】为毛茛科植物芍药 *Paeonia lactiflora* Pall. 的根。

【Niangb bet deis 生长环境】生于山野沟谷灌木丛中、空地草丛中，有栽培。分布于部分苗乡。

【Jox hsub 性味属经】性冷，味苦酸，属冷药，入热经。

【Qet diel xid 功能主治】功能：tat jit hxangd dangf mongb 散瘀止痛，yis hxangd vut bongt 养血益气。主治：mongb hfud dliud hsongd dangd gangb 脘胁疼痛，ax maix dlangl ves 虚弱，hsot ud mongb qub 痛经，xit daib jit hxangd mongb qub 产后瘀血腹痛。

【Ed not xus 用法用量】内服，煎汤，15～20 g；或入丸、散。

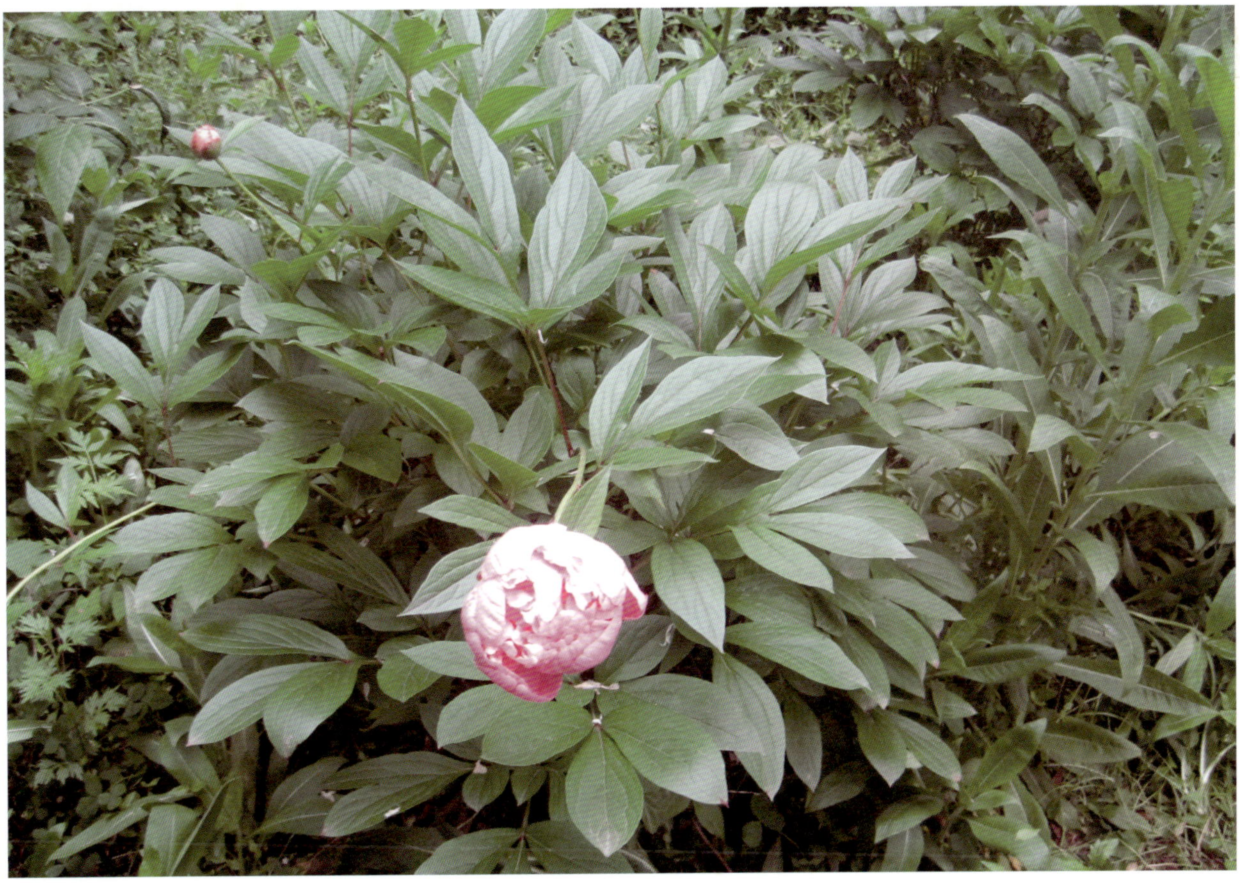

Bangx sot yak dlub 草芍药

【Bit hsenb 俗名】土白芍、山芍药、金芍药、没骨花、野芍药。

【Dios kob deis 基源】为毛茛科植物草芍药 *Paeonia obovata* Maxim. 的根。

【Niangb bet deis 生长环境】生于低海拔地区阔叶林下草丛中或草地上。分布于部分苗乡。

【Jox hsub 性味属经】性冷，味酸苦，属冷药，入热经。有毒。

【Qet diel xid 功能主治】功能：ves hxangd tat jit hxangd 活血化瘀，hxub kib seil hxangd 清热凉血。主治：dib yens jit hxangd 跌打瘀血，lol hxangd nais 鼻衄，hfak bangb hxangd 血崩，mongb qub 腹痛，hsod ud mongb qub 痛经，zaid wel ongd hsongd bongt 急性乳腺炎。

【Ed not xus 用法用量】内服，煎汤，10～15 g；或入丸、散。外用，捣蓉敷。

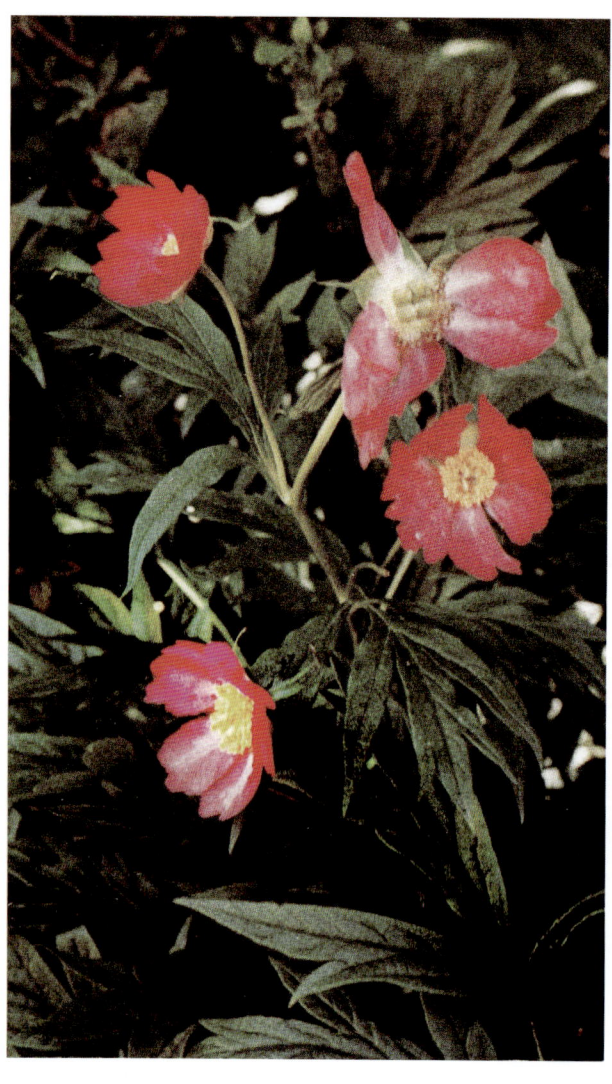
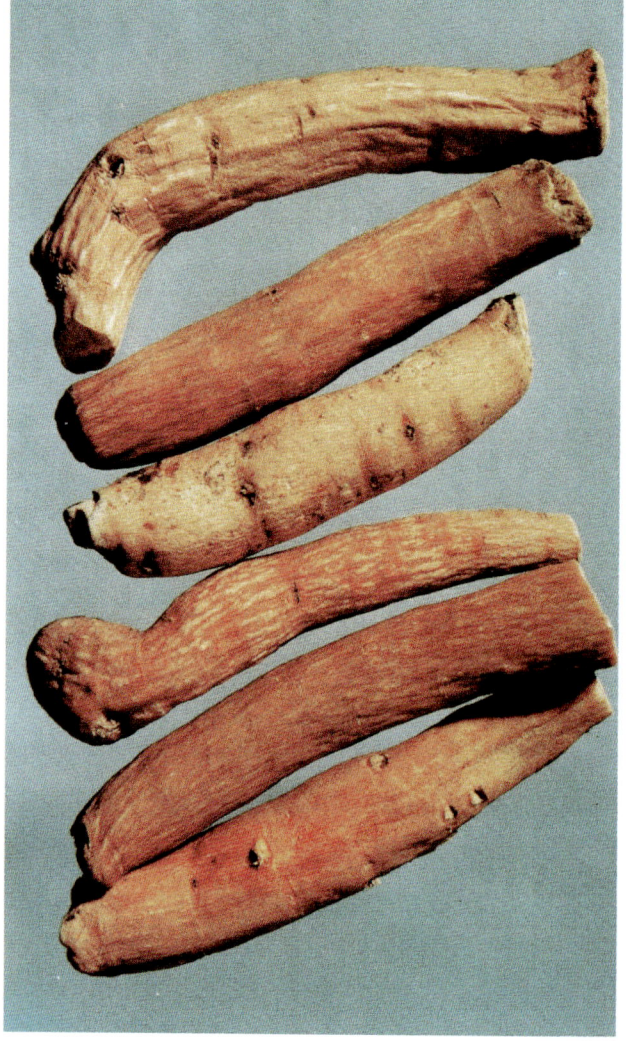

Bangx sab yak xok 川赤芍

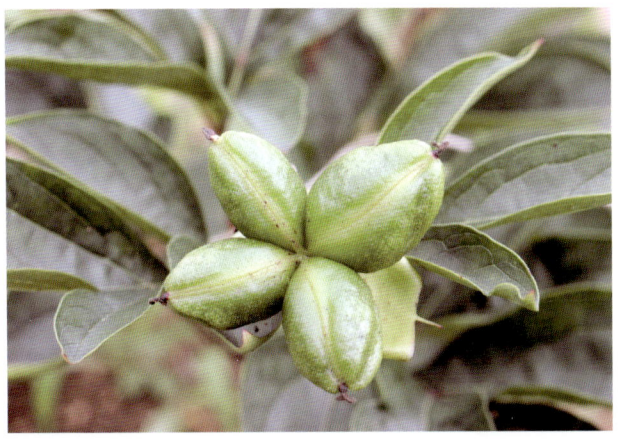

【Bit hsenb 俗名】白术、鼠姑、百两金、铁角牛、野牡丹。

【Dios kob deis 基源】为毛茛科植物川赤芍 *Paeonia veitchii* Lynch 的根。

【Niangb bet deis 生长环境】生于山坡丛林下、草坡上。分布于部分苗乡。

【Jox hsub 性味属经】性冷，味苦酸，属冷药，入热经。

【Qet diel xid 功能主治】功能：tat jit hxangd dangf mongb 散瘀止痛，yis hxangd vut bongt ait gheb 养血益气。主治：mongb hfud dliud hsongd dangd gangb 脘胁疼痛，ax maix dlangl ves 虚弱，hsot ud mongb qub 痛经，xit daib jit hxangd mongb qub 产后瘀血腹痛。

【Ed not xus 用法用量】内服，煎汤，10～15 g；或入丸、散。

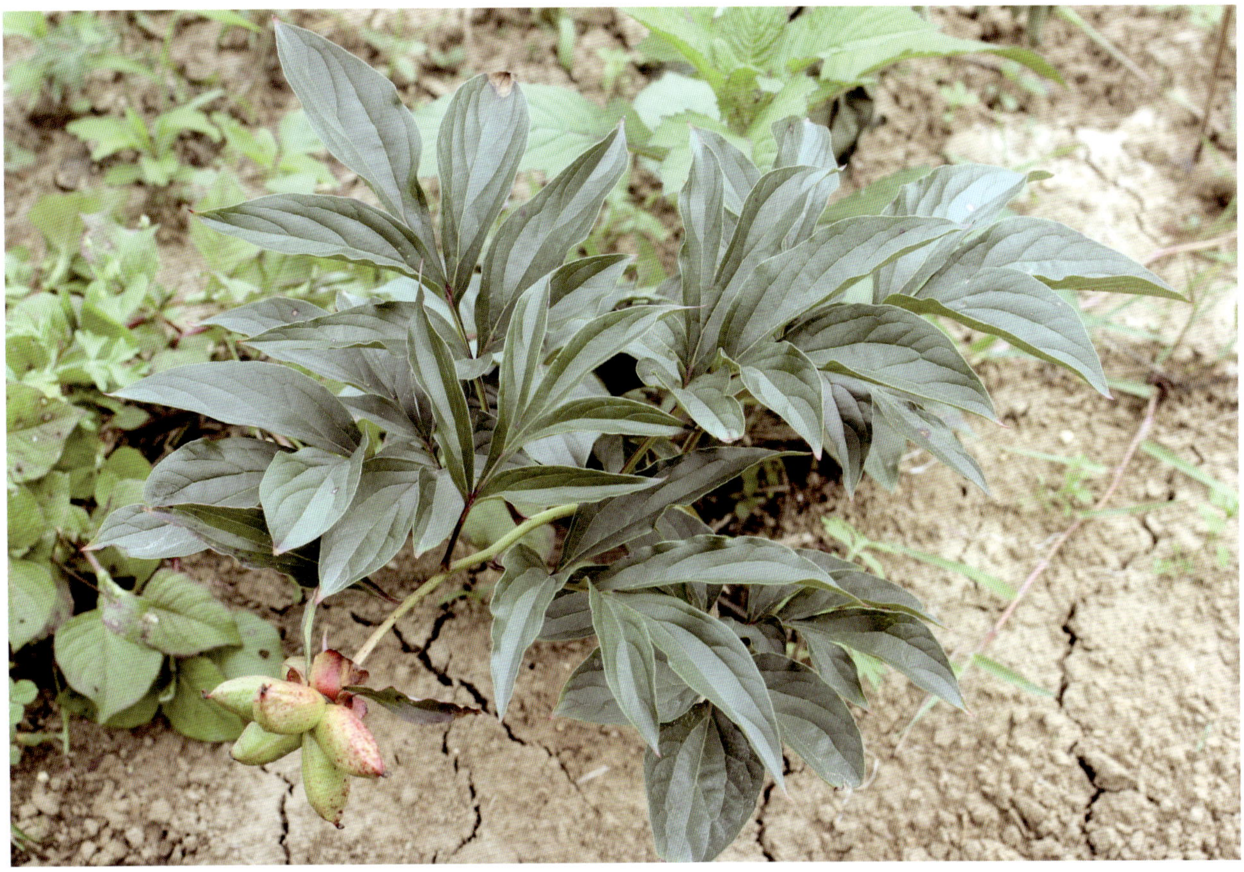

Jab mox lix 纵肋人字果

【Bit hsenb 俗名】人字果、草黄瓜、野黄瓜。

【Dios kob deis 基源】为毛茛科植物纵肋人字果 *Dichocarpum fargesil* (Franch.) W. T. Wang et Hsiao 的全草。

【Niangb bet deis 生长环境】生于潮湿地草丛中。分布于各地苗乡。

【Jox hsub 性味属经】性平，味微甘，属冷热两经药，入两经。

【Qet diel xid 功能主治】功能：tiod nat yis buk dux 健脾益胃，hxub kib xend mais 清热明目。主治：mongb ghad nial mais 风火眼，hot ax yangx gad 消化不良。

【Ed not xus 用法用量】内服，煎汤，15～20 g。

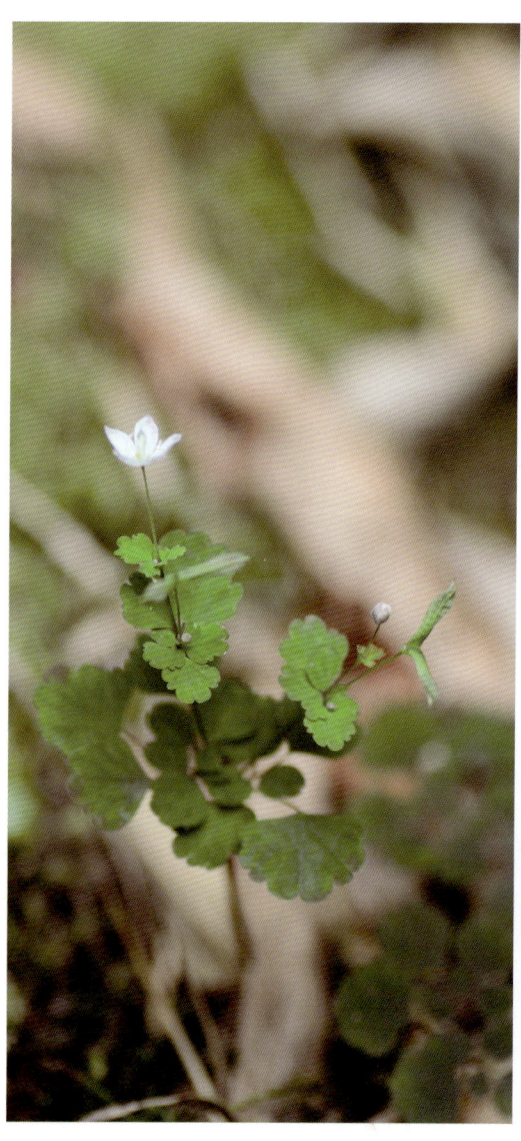
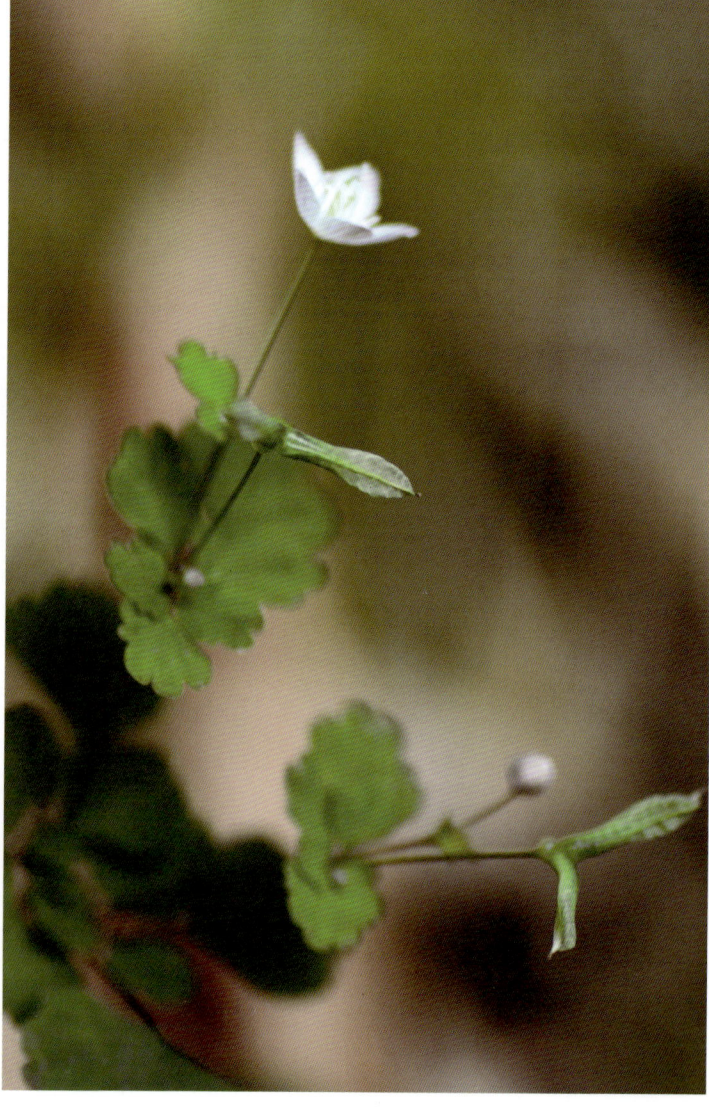

Bangx des did 打破碗花花

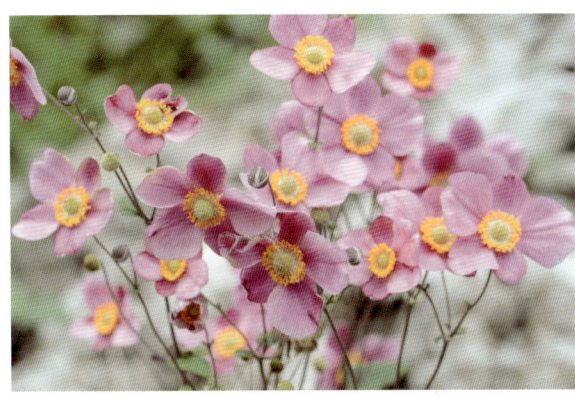

【Bit hsenb 俗名】大头翁、山棉花、打碗花、假牡丹、野棉花。

【Dios kob deis 基源】为毛茛科植物打破碗花花 Anemone hupehensis Lem. 的根。

【Niangb bet deis 生长环境】生于山凹、沟谷边、农地旁。分布于各地苗乡。

【Jox hsub 性味属经】性冷，味苦辛，属冷药，入热经。有小毒。

【Qet diel xid 功能主治】功能：tat jit hxangd hxenk angt 散瘀消肿，yangx gad los gangd 消食化积，dib gangb 杀虫。主治：kib seil 疟疾，dliangd bil dib sangb 跌打损伤，jib daib ngas naix mais 小儿疳积，mongb daif gad 胃痛（胸口痛），niangb hsab pob mongb 无名肿毒，gangb dix 疮疖。

【Ed not xus 用法用量】内服，煎汤，10～20 g；或研末。外用，煎水洗或捣烂敷。

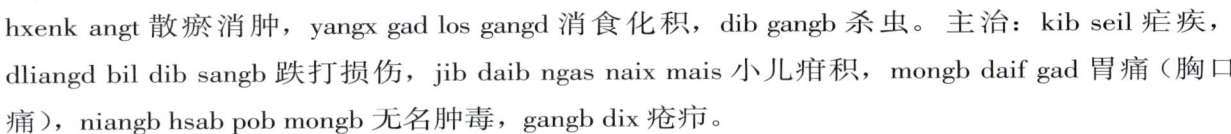

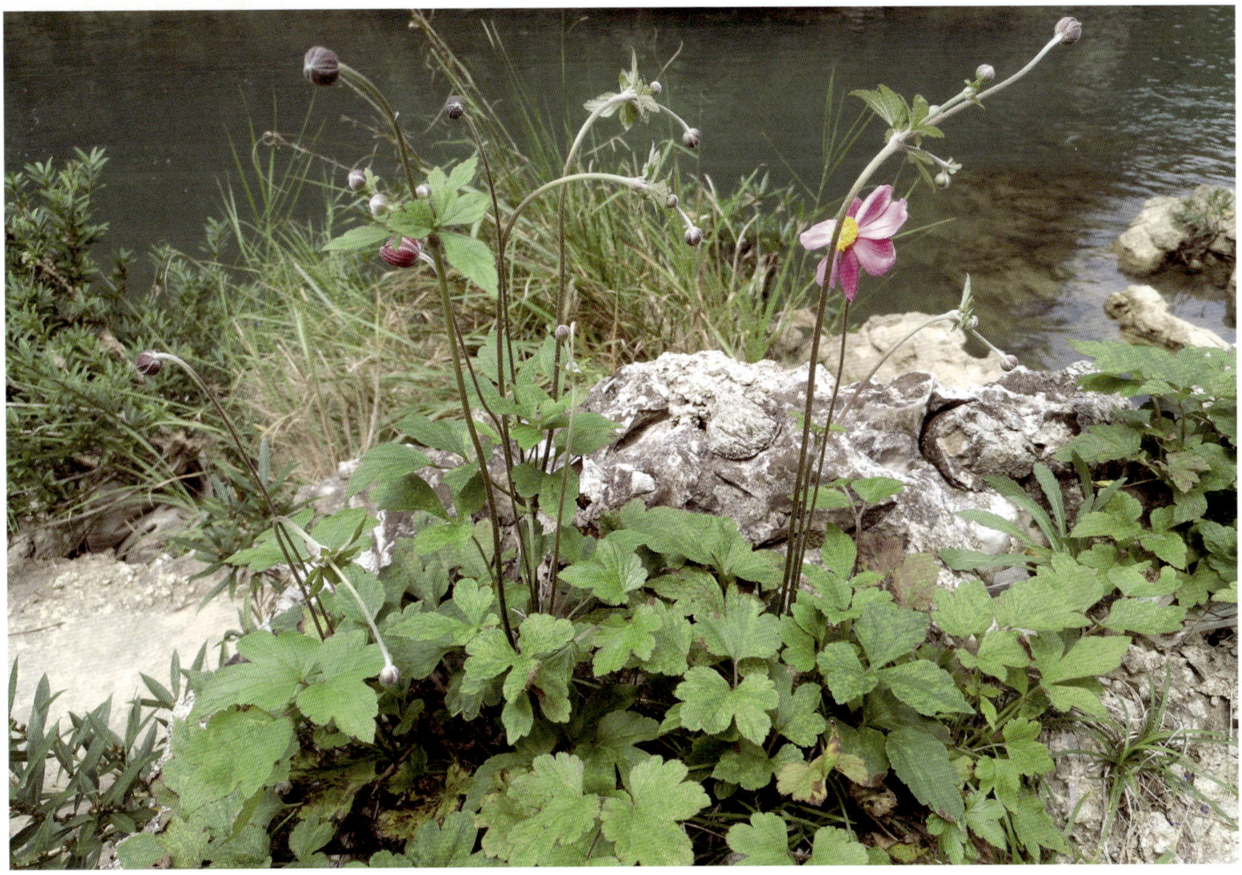

Zend liul nangb 草玉梅

【Bit hsenb 俗名】土黄芩、五朵云、见风蓝、狗脚迹、溪畔银莲花。

【Dios kob deis 基源】为毛茛科植物草玉梅 Anemone rivularis Buch.-Ham. 的根或全草。

【Niangb bet deis 生长环境】生于山沟、荒坡、路旁、疏林中。分布于部分苗乡。

【Jox hsub 性味属经】性冷，味苦，属冷药，入热经。有毒。

【Qet diel xid 功能主治】功能：tad hxid dlongs lis 舒筋活络，hxub kib tat jab 清热解毒。主治：nais jongt gek gab 肝硬化，yens jent mongb 风湿痛，kib seil 疟疾，los link ghongd 吊小舌，diux ghongd od nul 咽喉炎。

【Ed not xus 用法用量】内服，煎汤，10～15 g；或浸酒饮。

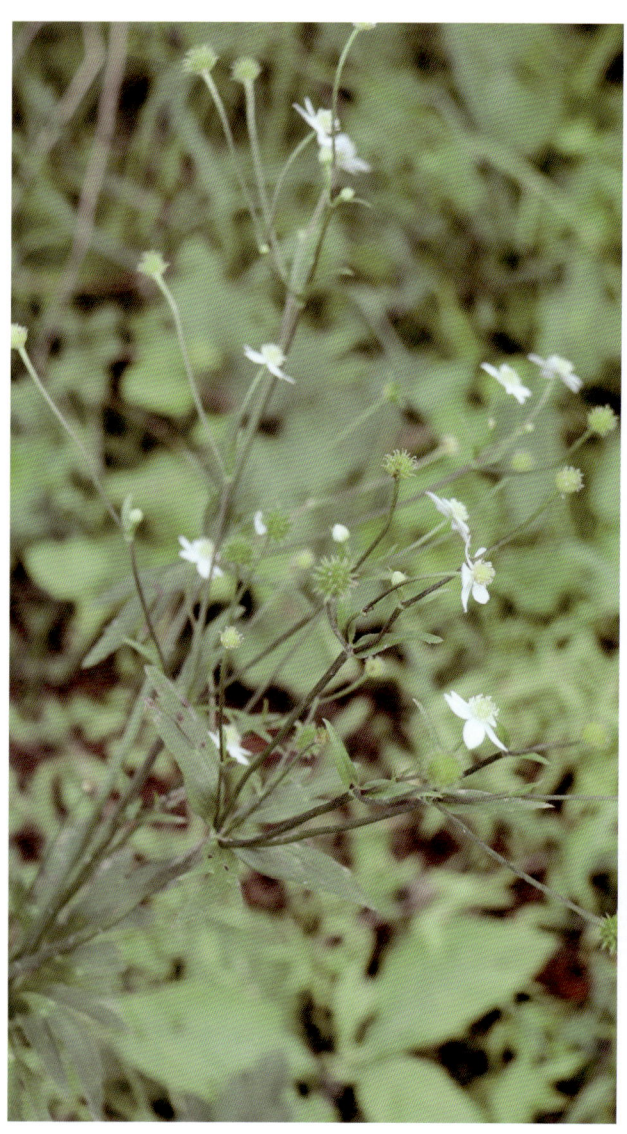
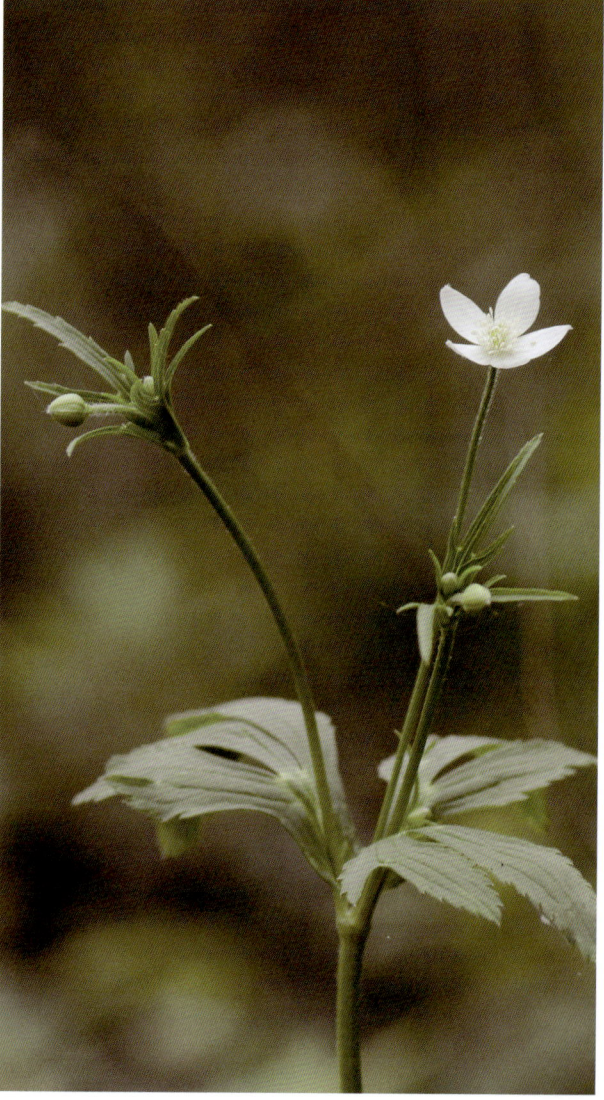

Vob lob gaid 大火草

【Bit hsenb 俗名】大头翁、山破碗、土白头翁、野棉花根。

【Dios kob deis 基源】为毛茛科植物大火草 *Anemone tomentosa*（Maxim.）Pei 的根或全草。

【Niangb bet deis 生长环境】生于荒地、山沟、林缘、路旁。分布于部分苗乡。

【Jox hsub 性味属经】性热，味苦，属热药，入冷经。有小毒。

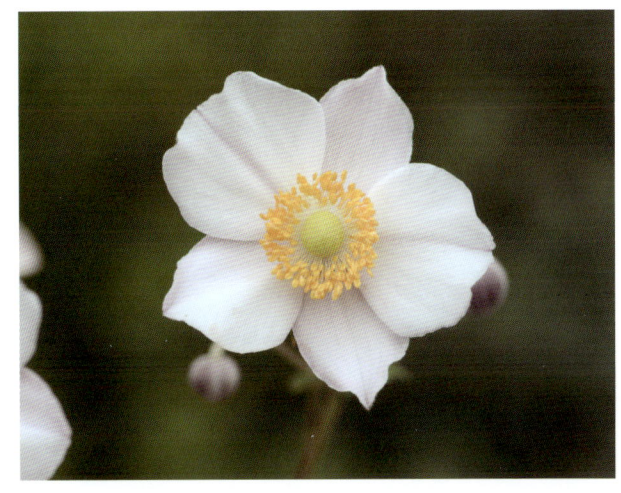

【Qet diel xid 功能主治】功能：tat jit hxangd hxenk angt 散瘀消肿，yangx ghad ngol dangf khangk 化痰止咳，dib gangb 杀虫。主治：kib seil 疟疾，ait gheb bal jid ait ngol 劳伤咳嗽，jangx ghab dliax gangb 毒疮，niangb hsab pob mongb 无名肿毒。

【Ed not xus 用法用量】内服，煎汤，10～15 g。外用，捣烂敷、捣汁涂或煎膏涂。

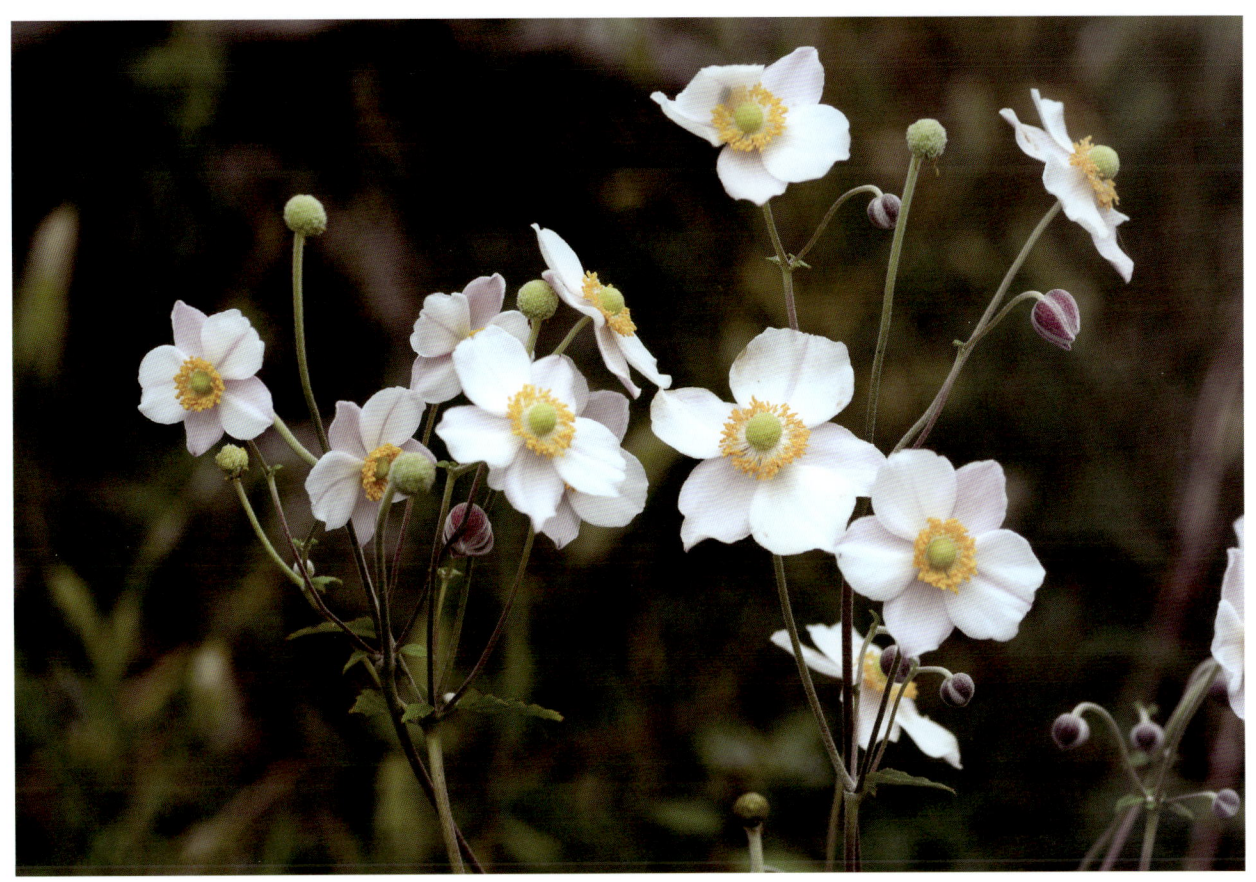

Niangx nif zeb 林荫银莲花

【Bit hsenb 俗名】地乌、二轮草、黑地雪、金串珠、鹅掌草、蜈蚣三七。

【Dios kob deis 基源】为毛茛科植物林荫银莲花 Anemone flaccida Fr. Schmidt. 的根、茎及叶。

【Niangb bet deis 生长环境】生于林下荫蔽处或溪边灌木丛中。分布于各地苗乡。

【Jox hsub 性味属经】性热，味辛微苦，属热药，入冷经。

【Qet diel xid 功能主治】功能：hxub jent hxenk net 祛风除湿。主治：yens jent mongb 风湿痛，dliangd bil dib sangb 跌打损伤，dib yens hsongd hxid 损伤筋骨，mongb hsongd dangd 胁痛。

【Ed not xus 用法用量】内服，煎汤，5～10 g；或浸酒饮。

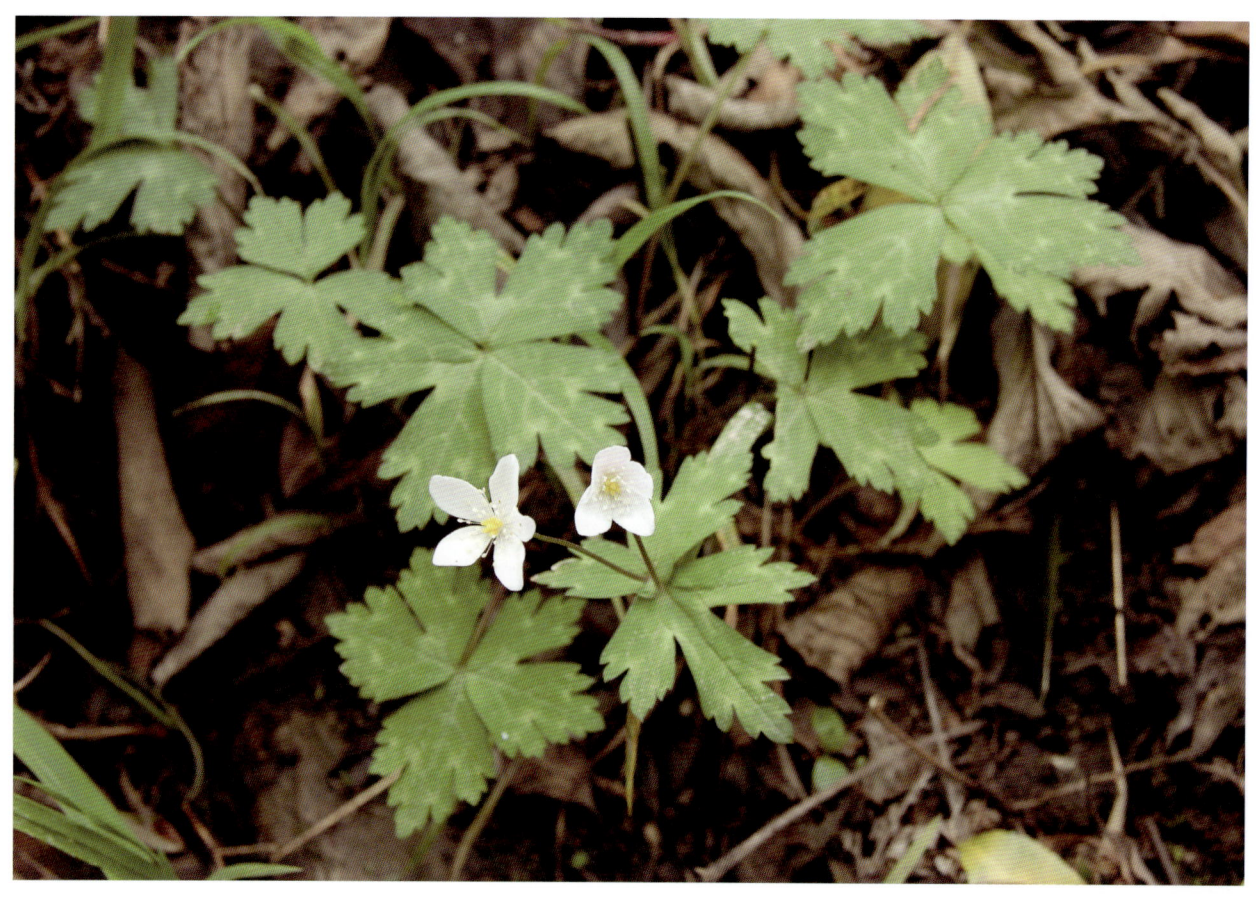

Niangx nif zeb yut 西南银莲花

【Bit hsenb 俗名】血乌、疗药、钻骨风、戛戛羊、棉絮头、白接骨连、红接骨连。

【Dios kob deis 基源】为毛茛科植物西南银莲花 *Anemone davidii* Franch. 的根、茎及叶。

【Niangb bet deis 生长环境】生于沟谷边荫蔽处、溪边灌木丛中、山谷杂木林中。分布于各地苗乡。

【Jox hsub 性味属经】性热，味苦，属热药，入冷经。

【Qet diel xid 功能主治】功能：ves hxangd tat jab 活血解毒，hxenk angt dangf mongb 消肿止痛。主治：yens jent mongb 风湿痛，dliangd bil dib sangb 跌打损伤，dib yens hsongd hxid 损伤筋骨，yens xit 外伤，jangx gangb lot 口疮。

【Ed not xus 用法用量】内服，煎汤，10～15 g；或浸酒饮。外用，捣烂敷。

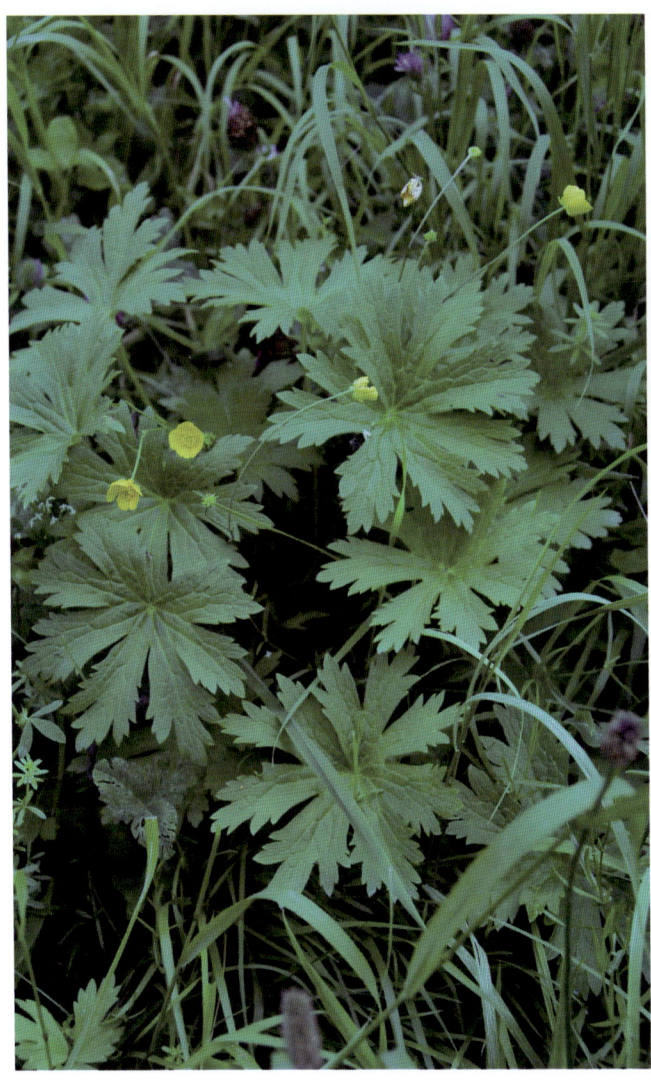
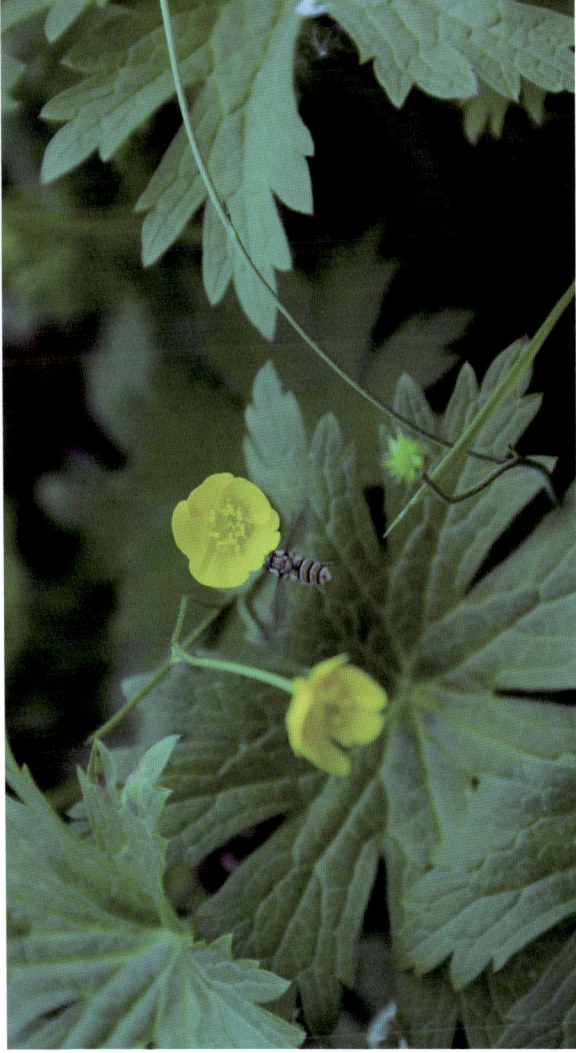

Jab hfud nangl 乌头

【Bit hsenb 俗名】乌兜、草乌、大草乌、耗子头、黄草乌。

【Dios kob deis 基源】为毛茛科植物乌头 Aconitum carmichaelii Debx. 的块根。

【Niangb bet deis 生长环境】生于低山地区荒山、灌木丛、路边草丛中。分布于各地苗乡。

【Jox hsub 性味属经】性热，味辛，属热药，入冷经。有毒。

【Qet diel xid 功能主治】功能：hxed hxid lis dangf mongb 温经止痛，hxub jent hxenk net 祛风除湿。主治：yens jent mongb 风湿痛，hvangb jid zeib ghangb 半身不遂，mongb lob mongb bil 四肢疼痛，dad hniut mongb khob 长年头痛，mongb hmid 牙痛，mongb dliud 心绞痛，gangb xent 疥疮。

【Ed not xus 用法用量】内服，煎汤，5～10 g；或入丸、散。外用，研末调敷。

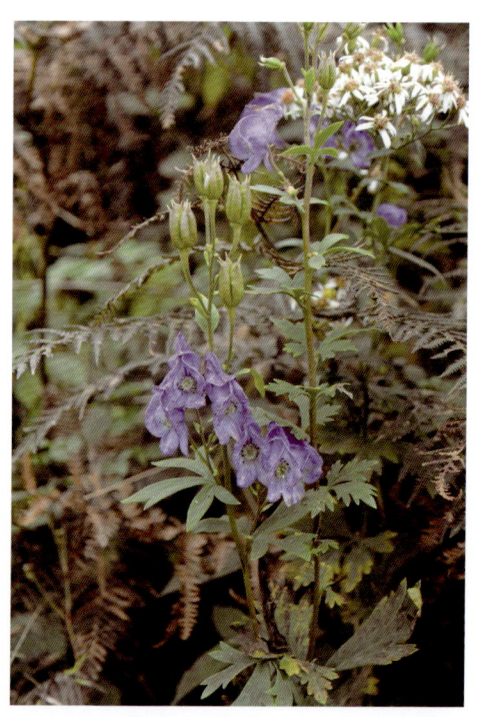

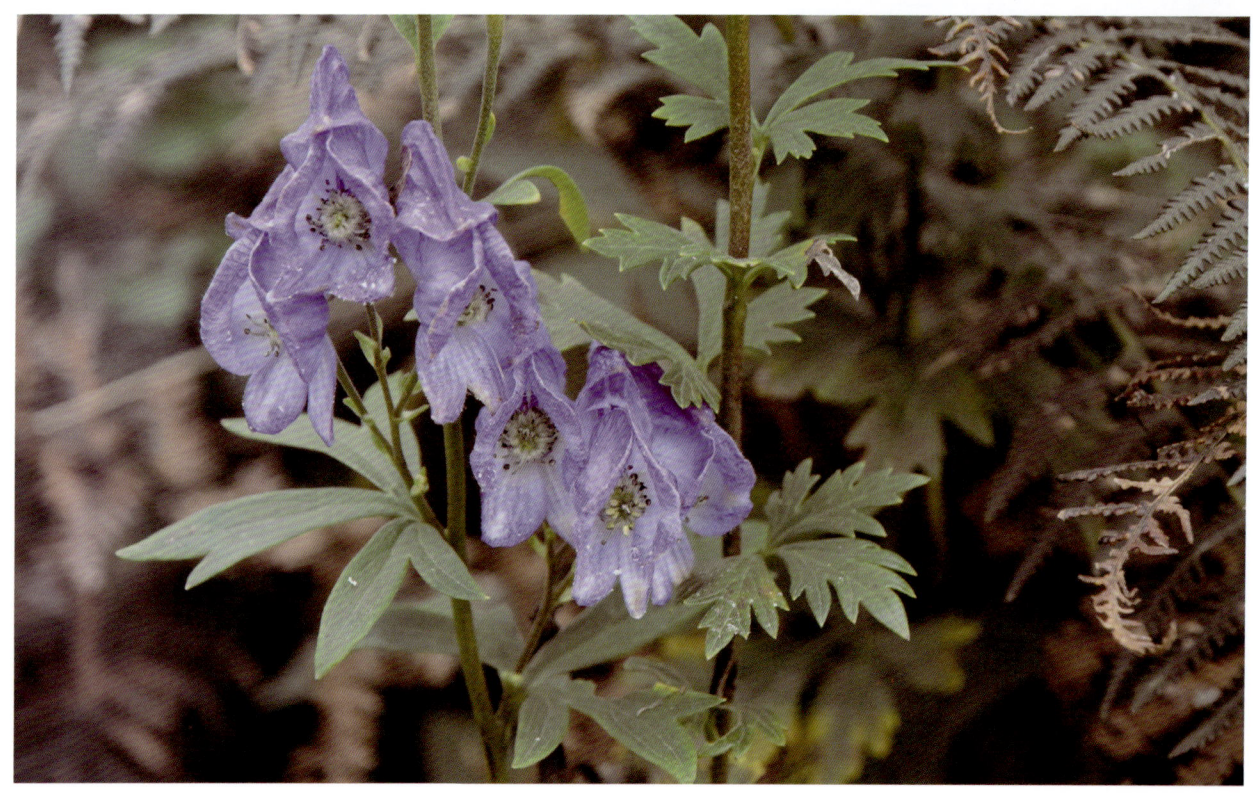

Bas jab hfud nangl 昆明乌头

【Bit hsenb 俗名】大草乌、耗子头、蔓乌头、黄草乌、藤乌头、藤草乌、见血封喉。

【Dios kob deis 基源】为毛茛科植物昆明乌头 *Aconitum vilmorinianum* Kom. 的块根。

【Niangb bet deis 生长环境】生于高原地区灌木丛、疏林下或山谷草丛中。分布于部分苗乡。

【Jox hsub 性味属经】性热，味苦麻，属热药，入冷经。有大毒。

【Qet diel xid 功能主治】功能：tat jit hxangd dangf mongb 散瘀止痛，hxub jent hxenk net 祛风除湿。主治：dliangd bil dib sangb 跌打损伤，mongb lob mongb bil 四肢疼痛，senb lob senb bil 手足厥冷。

【Ed not xus 用法用量】内服，煎汤，5～10 g；或研末；或浸酒饮。

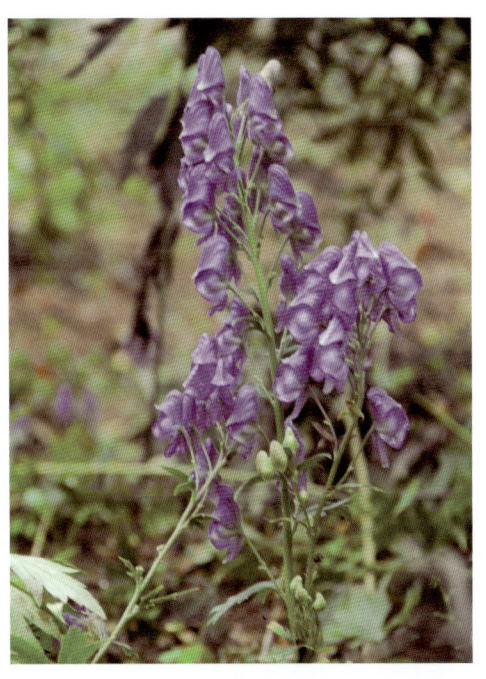

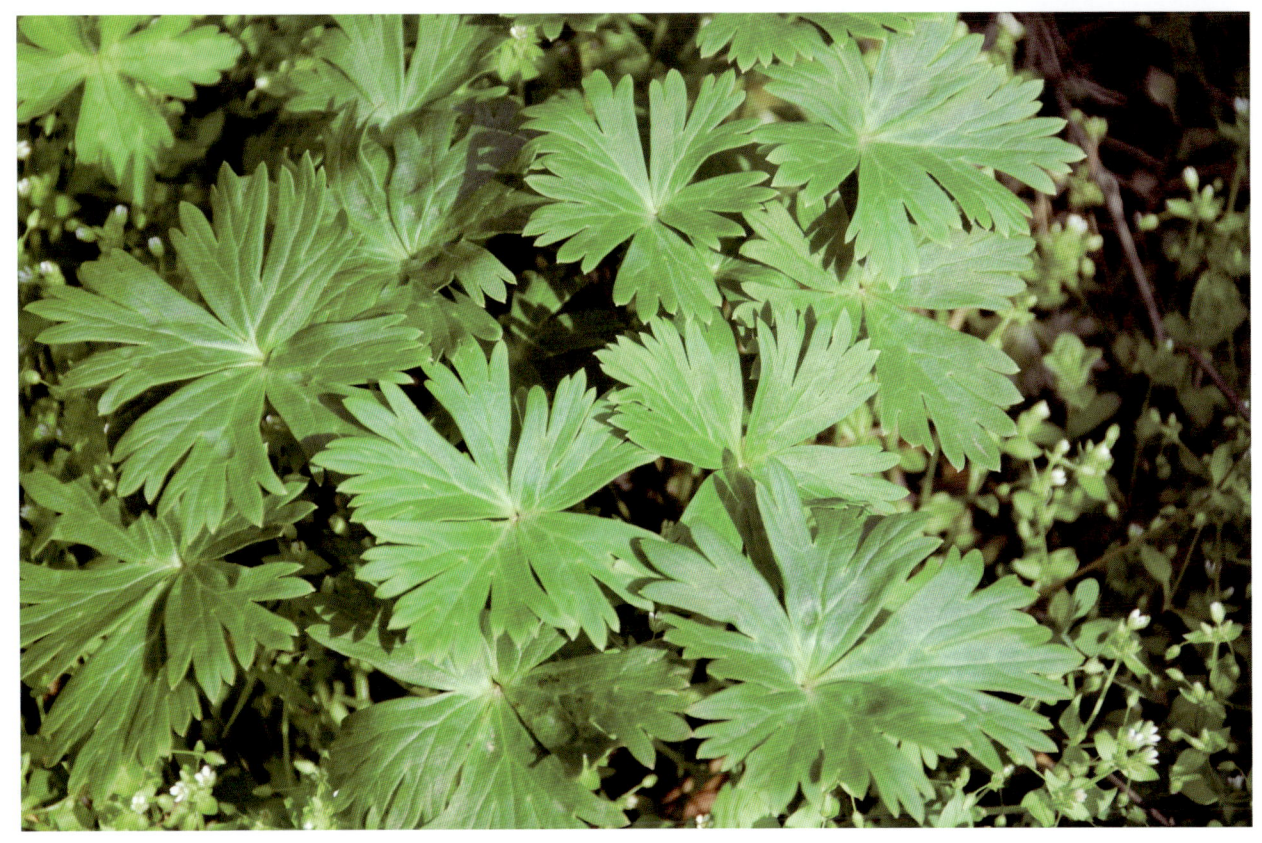

Jab hfud nangl leix 高乌头

【Bit hsenb 俗名】九连环、网子七、麻布袋、破骨七、蓑衣七、穿心莲乌头。

【Dios kob deis 基源】为毛茛科植物高乌头 Aconitum sinomontanum Nakai 的块根。

【Niangb bet deis 生长环境】生于山坡林地、灌木丛、草丛中。分布于部分苗乡。

【Jox hsub 性味属经】性热，味苦辛，属热药，入冷经。有毒。

【Qet diel xid 功能主治】功能：hxub jent hxenk net 祛风除湿，ves hxangd tat jit hxangd 活血化瘀，qet bongt dangf mongb 理气止痛。主治：yens jent mongb ghab dlad ghab bab 风湿腰腿痛，ait gheb bal jid 劳伤，dliangd bil dib sangb 跌打损伤，fal sab mongb qub 痧证腹痛，mongb daif gad 胃痛（胸口痛），vut hxib 心悸，jif hxongb 淋巴结结核。

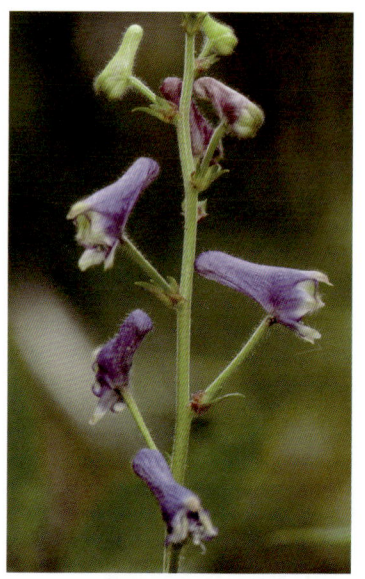

【Ed not xus 用法用量】内服，煎汤，6～10 g；或浸酒饮；或研末成散剂服。外用，捣烂敷患处。

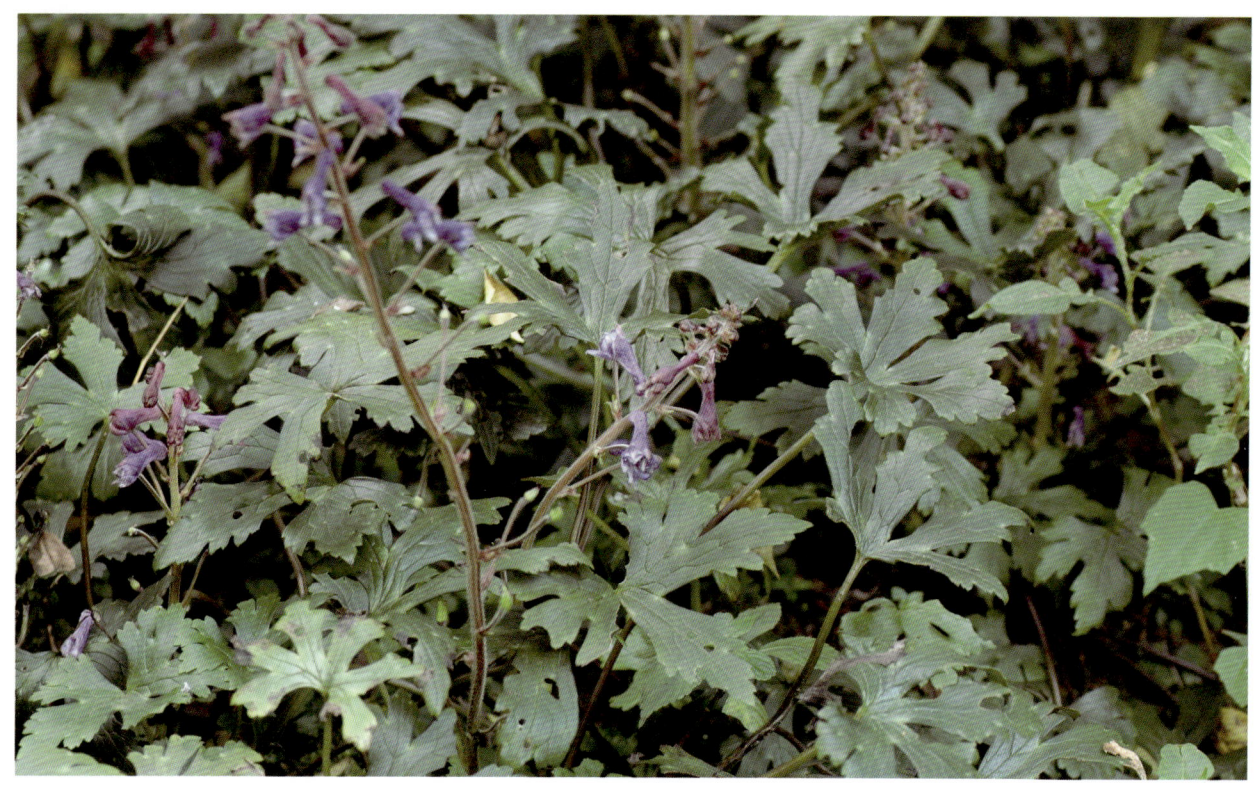

Jab hfud nangl fangx 西南乌头

【Bit hsenb 俗名】血乌、草乌、藤乌头、黄草乌。

【Dios kob deis 基源】为毛茛科植物西南乌头 Aconitum varaltflaum W. T. Wang 的根、叶。

【Niangb bet deis 生长环境】生于林缘、农地边、荒山草丛。分布于部分苗乡。

【Jox hsub 性味属经】性冷,味苦,属冷药,入热经。有毒。

【Qet diel xid 功能主治】功能:tat jit hxangd hxenk angt 散瘀消肿,hxub jent hxenk net 祛风除湿。主治:mongd hxud bob ghangb 坐骨神经痛,dliangd bil dib sangb 跌打损伤,yens jent mongd 风湿痛,gangb lax bus pob mongb 疮痈肿毒。

【Ed not xus 用法用量】内服,煎汤,6～10 g;或泡酒饮。外用,泡酒或磨水擦。

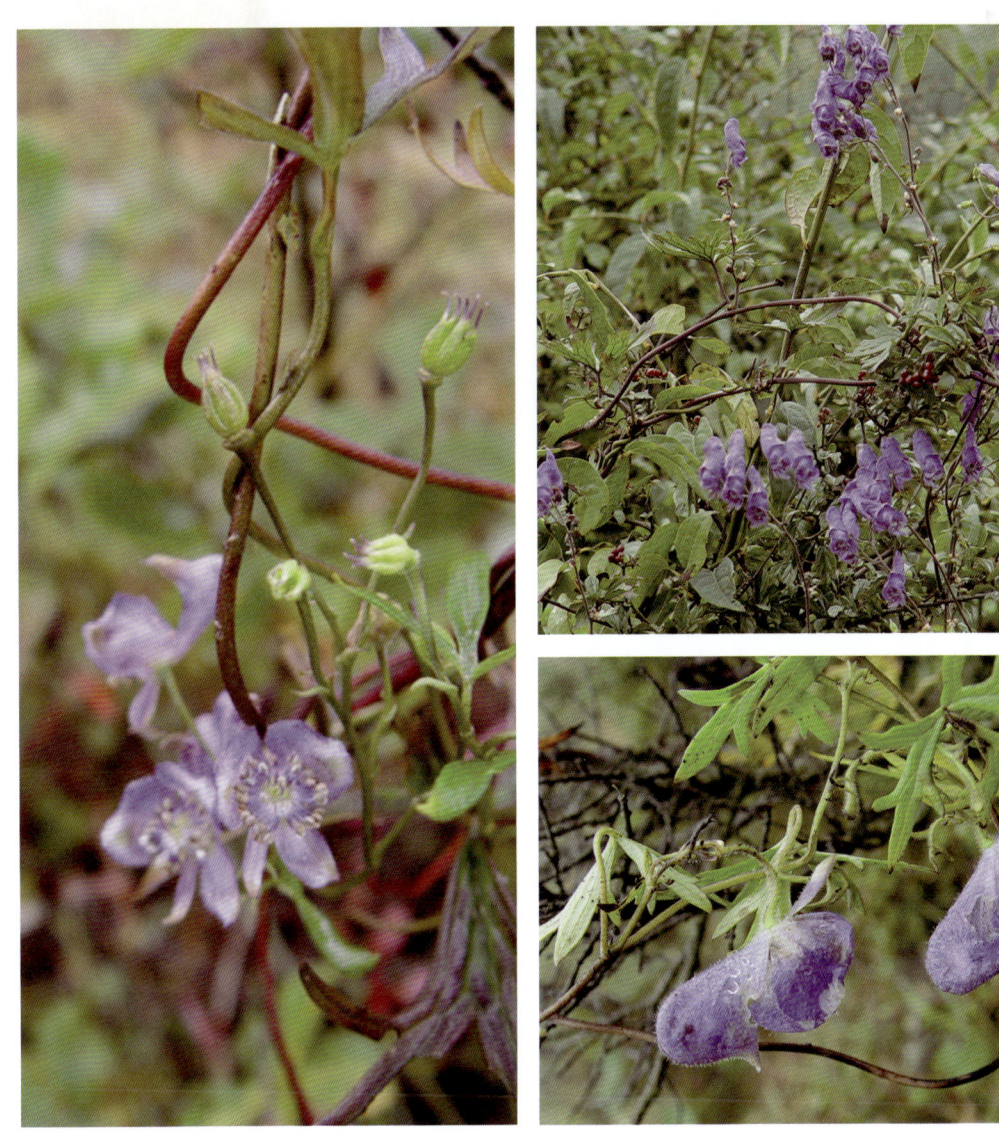

Jab hfud nangl yut 花葶乌头

【Bit hsenb 俗名】芨、土附子、北乌头、独白草、草乌头、竹节乌头。

【Dios kob deis 基源】为毛茛科植物花葶乌头 *Aconitum scaposum* Franch. 的根茎。

【Niangb bet deis 生长环境】生于高山地区林下或山谷阴湿处。分布于部分苗乡。

【Jox hsub 性味属经】性热，味辛，属热药，入冷经。有毒

【Qet diel xid 功能主治】功能：qud kib hxank jab 祛热除毒，hxub jent dangf mongb 祛风止痛。主治：yens jent juk jik 风湿麻木，yens jent mongb diub 风湿腰痛，mongd hmid 牙痛。

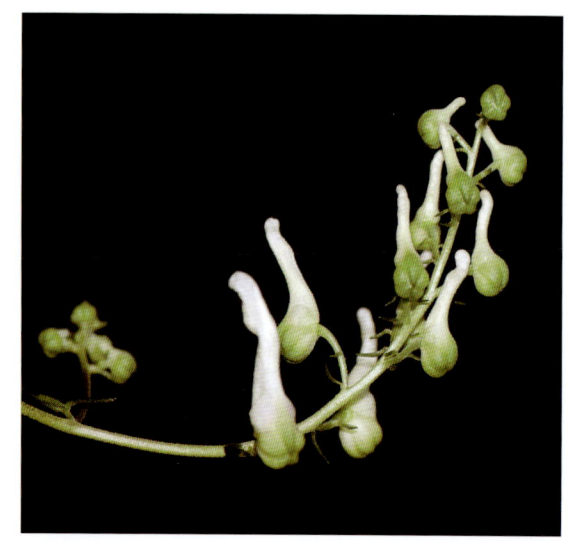

【Ed not xus 用法用量】内服，煎汤，5～10 g；或浸酒饮。

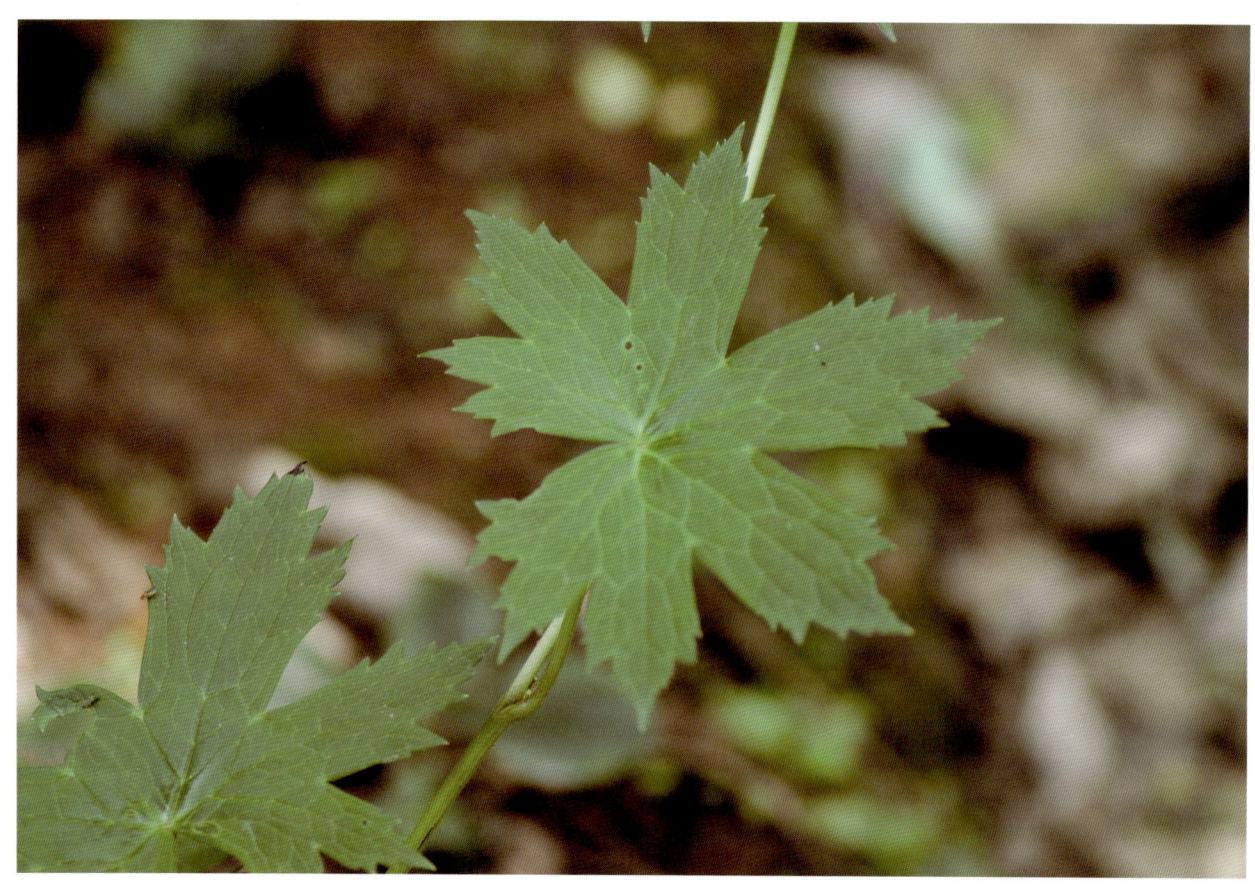

Jab hfud nangl moul 鞘柄乌头

【Bit hsenb 俗名】土沙莲、毛乌头、活血莲、独儿七、鼠乌头。
【Dios kob deis 基源】为毛茛科植物鞘柄乌头 Aconitum vaginatum Pritz. 的根、茎。
【Niangb bet deis 生长环境】生于高山地区深山丛林中。分布于部分苗乡。
【Jox hsub 性味属经】性热，味辛，属热药，入冷经。有毒。
【Qet diel xid 功能主治】功能：ves hxangd hsot ud vut 活血调经。主治：dliangd bil dib sangb 跌打损伤，ait gheb bal jid 劳伤，mongb ghut hsongd 关节痛，hsot ud ax jangx hxib 月经不调，ngol hvuk 喘咳，xud wal lol ax hvit 小便不利。
【Ed not xus 用法用量】内服，煎汤，5～15 g；或浸酒饮。外用，浸酒或磨水擦。

Jab lob gas 裂叶星果草

【Bit hsenb 俗名】山黄连、鸭脚黄连。
【Dios kob deis 基源】为毛茛科植物裂叶星果草 Asteropyrum cavaleriei（Lévl. et Vant）Drumm. et Hutch. 的根茎。
【Niangb bet deis 生长环境】生于高山地区树林下或沟边阴湿处。分布于部分苗乡。
【Jox hsub 性味属经】性冷，味苦，属冷药，入热经。
【Qet diel xid 功能主治】功能：hxub kib los xuf 清热利湿，hxenk od nul dangf mongb 消炎止痛。主治：mongb qub 腹痛，zal ghad dongk 痢疾。
【Ed not xus 用法用量】内服，煎汤，10～15 g。

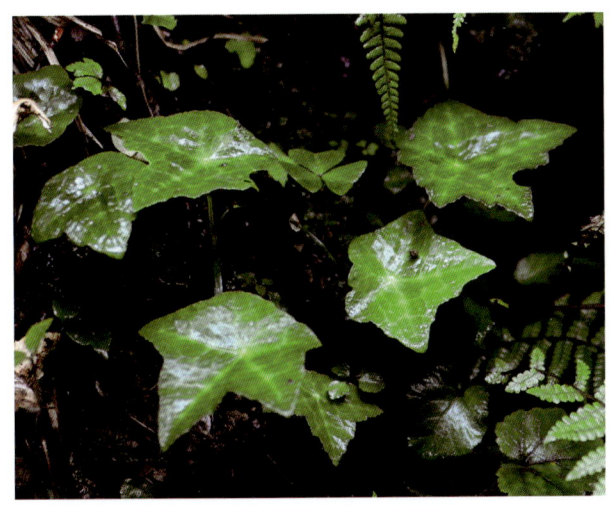
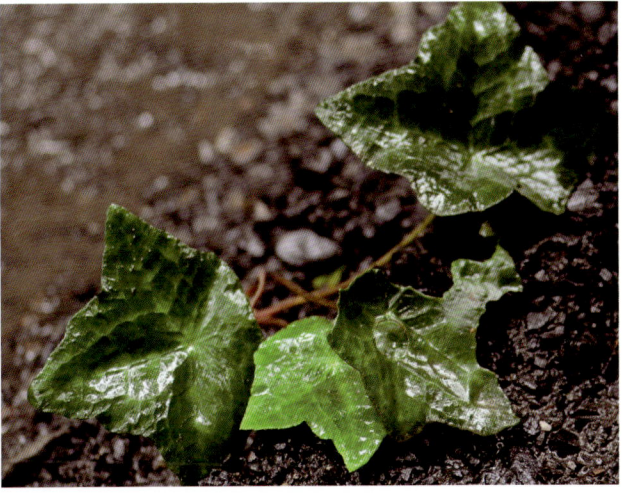

Jat fangx ib 黄连

【Bit hsenb 俗名】王连、枝连、土黄连、三角叶黄连、短萼黄连、峨眉野连。

【Dios kob deis 基源】为毛茛科植物黄连 Coptis chinensis Franch. 的根茎。

【Niangb bet deis 生长环境】生于山地林中阴湿处，有栽培。分布于部分苗乡。

【Jox hsub 性味属经】性冷，味苦，属冷药，入热经。

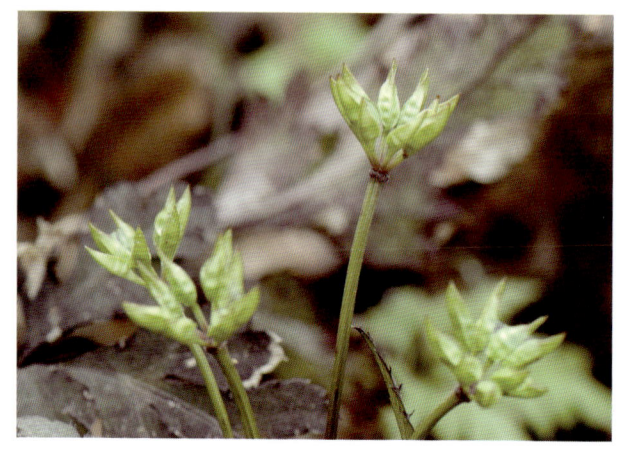

【Qet diel xid 功能主治】功能：tat jab dib gangb 解毒杀虫，zal kib gangt xuf 泻火燥湿。主治：zangs od zal 霍乱，mongb ghongd niangs 咽喉痛，lot nif jangx gangb 口舌生疮，mongb ghad nial mais 风火眼，ngol yenx hnaib 百日咳，kib eb kib dul 水火烫伤，gangb jongb jangx 蛔虫病，zal ghad dongk xok ax dangf 久痢不止。

【Ed not xus 用法用量】内服，煎汤，3～5 g；或入丸、散。外用，研末调敷，煎水洗或浸汁点眼。

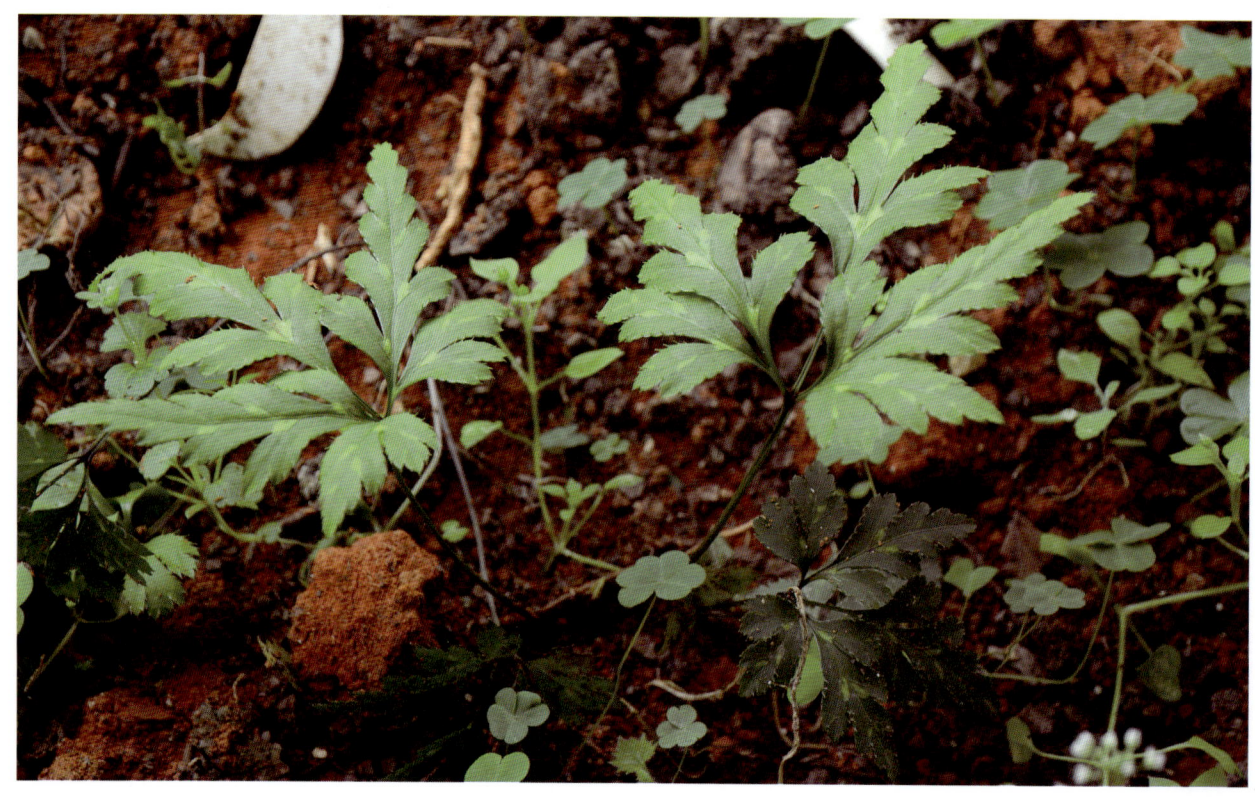

Vob nangx yeex 金龟草

【Bit hsenb 俗名】三面刀、小升麻、开喉箭、帽瓣七、黑细辛、金丝三七、黑八角连。

【Dios kob deis 基源】为毛茛科植物金龟草 *Cimicifuga acerina*（Sieb. et Zucc.）Tanaka 的根茎。

【Niangb bet deis 生长环境】生于山坡林下、林缘、灌木丛边。分布于各地苗乡。

【Jox hsub 性味属经】性冷，味甘苦，属冷药，入热经。有小毒。

【Qet diel xid 功能主治】功能：hxub kib tat jab 清热解毒，ves hxangd net nais pot 活血润肺。主治：ait gheb bal jid 劳伤，mongb ghab dlad mongb bab 腰腿疼痛，mongb ghongd niangs 咽喉痛，jangx dix gangb 疖肿。

【Ed not xus 用法用量】内服，煎汤，5～10 g；或浸酒饮。外用，捣烂敷。

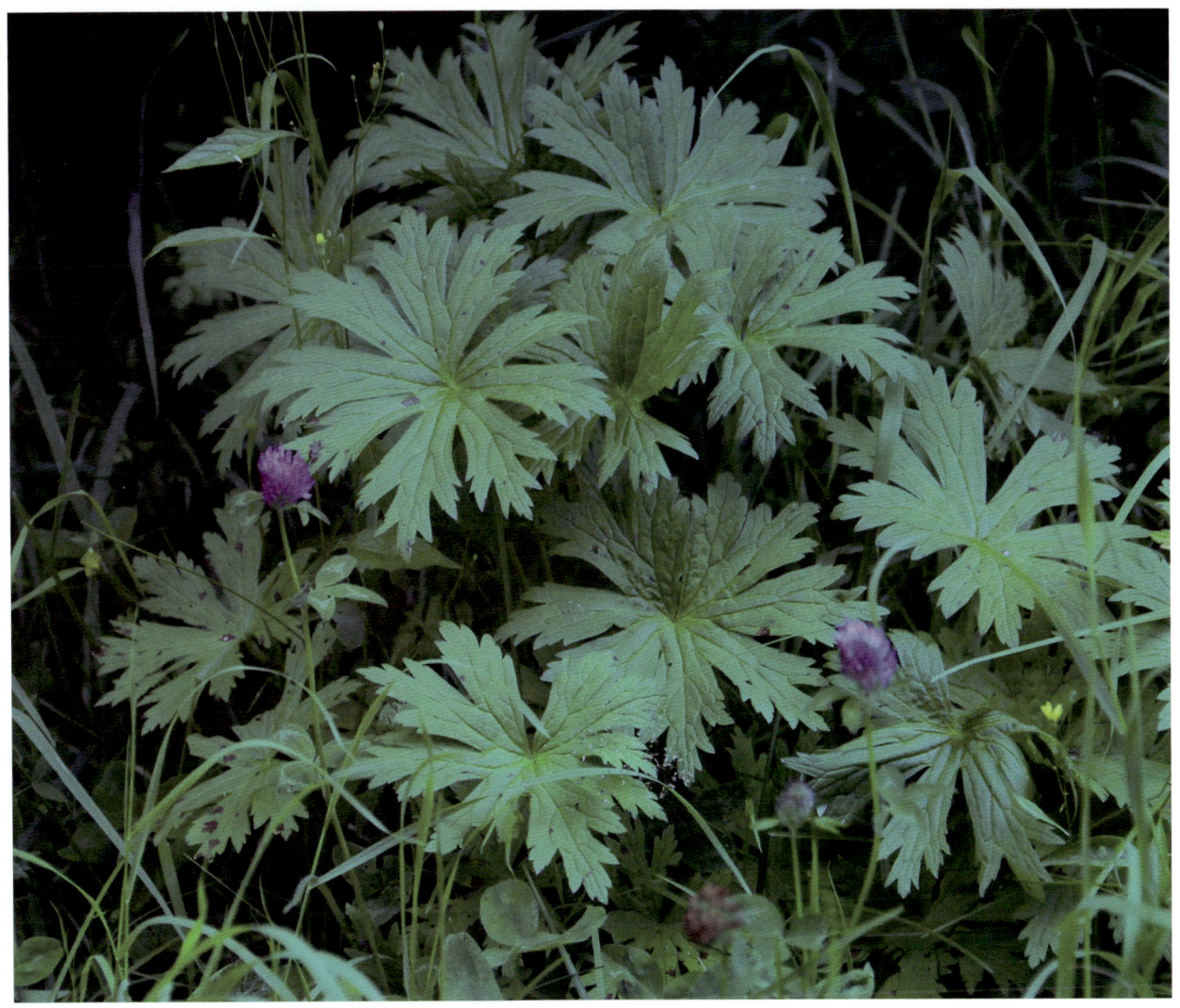

木通科

Zand diuf bat 木通

【Bit hsenb 俗名】八月瓜、八月札、木通子、牛卵子、牛广瓜、地海参。

【Dios kob deis 基源】为木通科植物木通 *Akebia quinata*（Houtt.）Decne. 的果实或根茎。

【Niangb bet deis 生长环境】生于林缘、灌木丛或林间。分布于各地苗乡。

【Jox hsub 性味属经】性冷，味甘，属冷药，入热经。

【Qet diel xid 功能主治】功能：hxub kib hxud hxid 清热除烦，qet bongt dangf mongb 理气止痛。主治：mongb hfud dliud hsongd dangd gangb 脘胁疼痛，mongb diub 腰痛，ghad niangs baid angt 胃肠胀满，hsot ud mongb qub 痛经，los ghab ghof 疝气，jif hxongb 淋巴结结核。

【Ed not xus 用法用量】内服，煎汤，15～20 g；或浸酒饮。外用，捣烂敷。

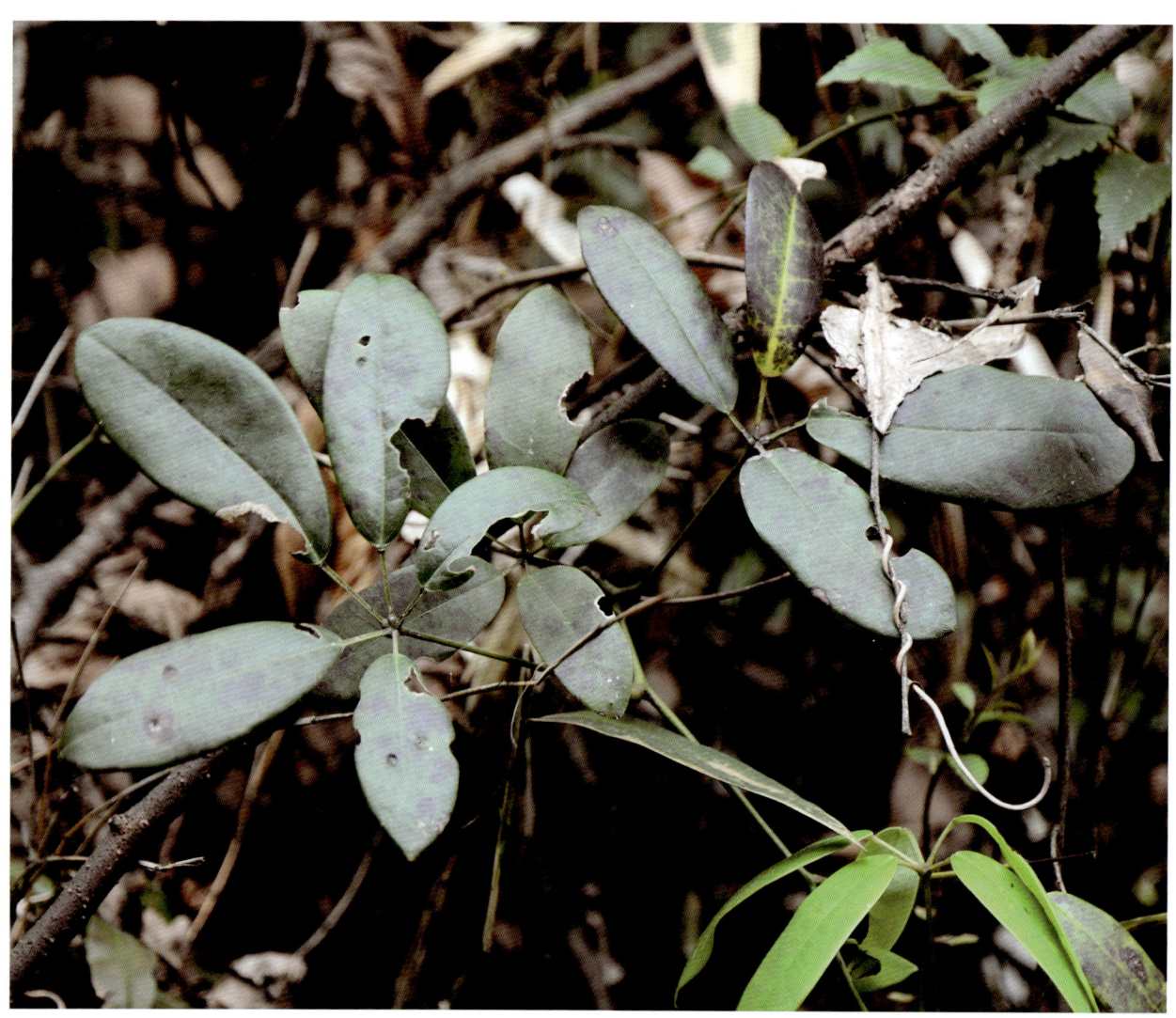

Zand diuf bat yut 三叶木通

【Bit hsenb 俗名】丁翁、木通、通草、八月札、白木通、万牛藤。

【Dios kob deis 基源】为木通科植物三叶木通 *Akebia trifoliata*（Thunb.）Koidz. 的根、藤。

【Niangb bet deis 生长环境】生于山坡、路旁、林边。分布于部分苗乡。

【Jox hsub 性味属经】性冷，味甘，属冷药，入热经。

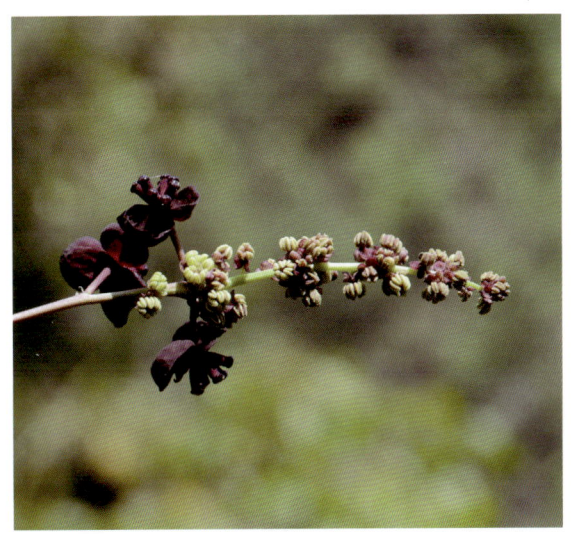

【Qet diel xid 功能主治】功能：hxub kib hxud hxid 清热除烦，qet bongt dangf mongb 理气止痛。主治：mongb hfud dliud hsongd dangd gangb 脘胁疼痛，mongb diub 腰痛，ghad niangs baid angt 胃肠胀满，hsot ud mongb qub 痛经，los ghab ghof 疝气，ax lol eb wel 乳汁不通。

【Ed not xus 用法用量】内服，煎汤，10～15 g；或浸酒饮。外用，捣烂敷。

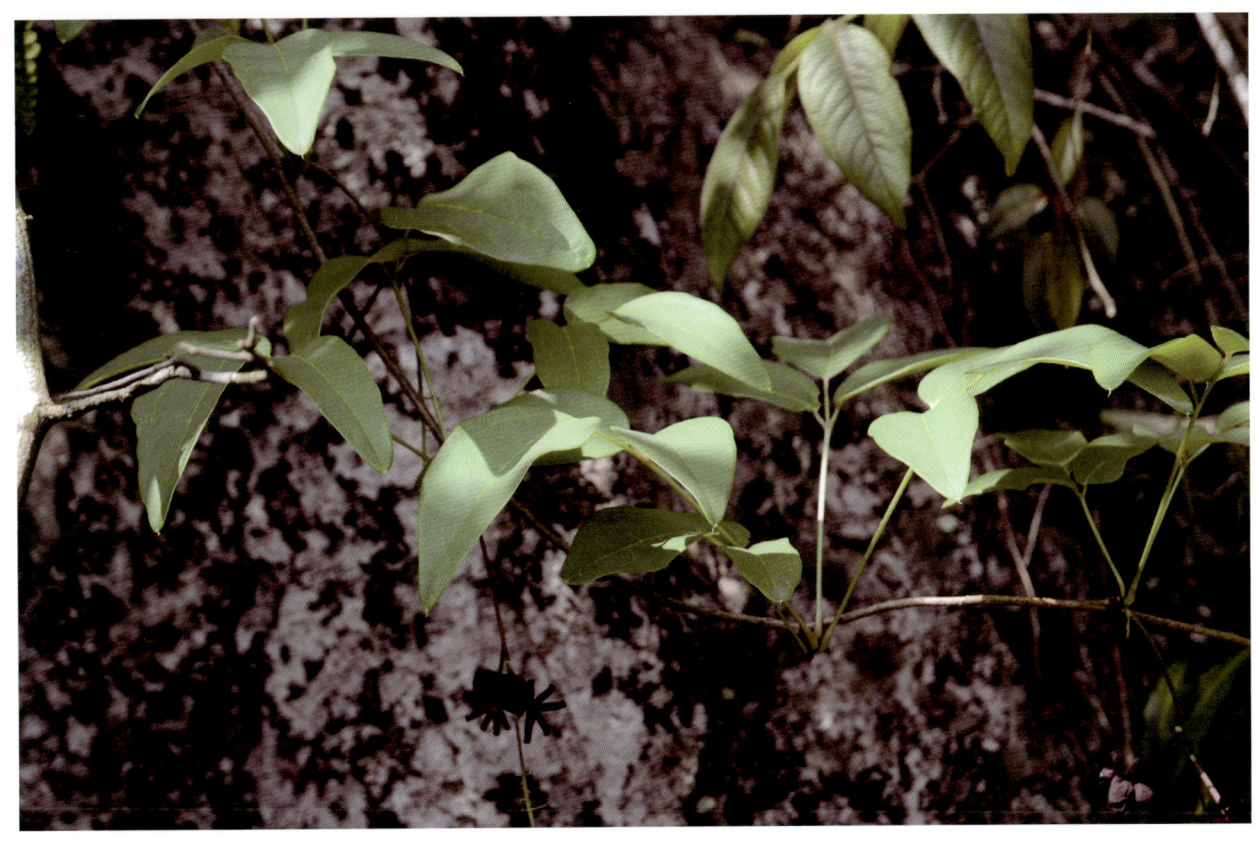

Zand diuf bat bad 白木通

【Bit hsenb 俗名】丁翁、王翁、木通、万年藤、地海参、三叶木通、八月瓜藤。

【Dios kob deis 基源】为木通科植物白木通 Akebia trifoliata（Thunb.）Koidz. subsp. *australis*（Diels）T. Shimizu 的木质茎。

【Niangb bet deis 生长环境】生于疏林下、灌木丛中、溪边矮林中。分布于各地苗乡。

【Jox hsub 性味属经】性冷，味苦，属冷药，入热经。

【Qet diel xid 功能主治】功能：hxub kib zal kib 清热泻火，tongb hxud hxid 通经络。主治：pob lob pob bil 手脚水肿，mongb ghongd niangs 咽喉痛，ax lol eb wel 乳汁不通，dit qub bet qub 腹胀肠鸣，ax hsot ud 闭经，xud wal lol bus 淋病，xud wal hxangd 尿血。

【Ed not xus 用法用量】内服，煎汤，10～20 g；或入丸、散。

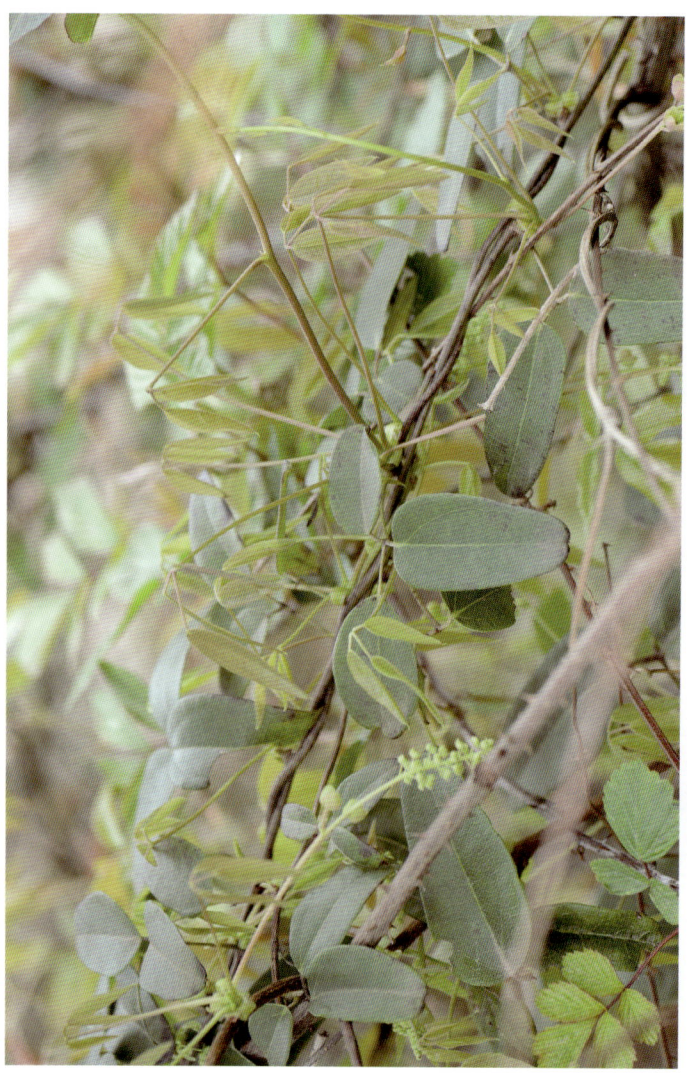
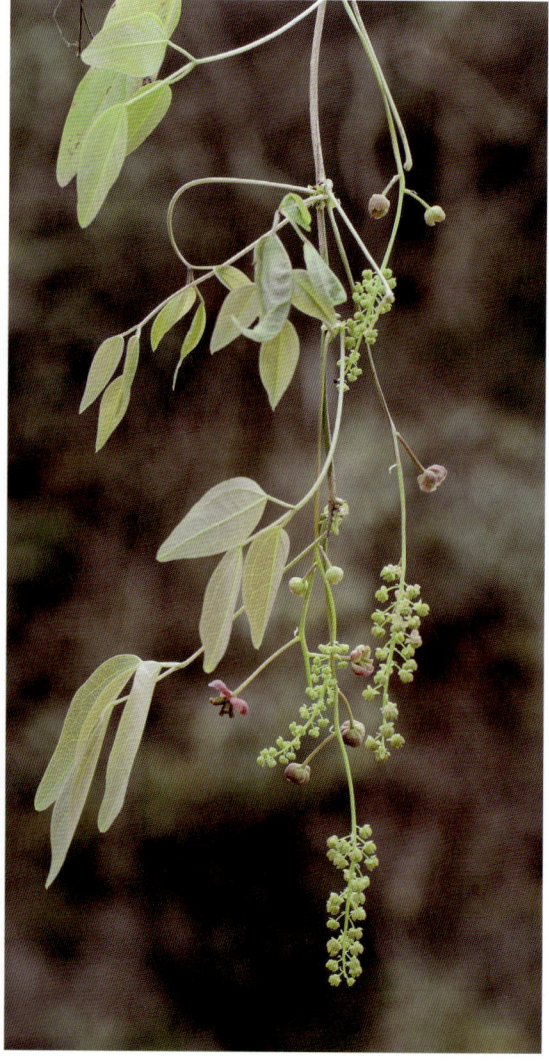

Hlat hsongd hab xok 大血藤

【Bit hsenb 俗名】红藤、血藤、大活血、血木通、黄梗藤、蕨心藤、五花血藤。

【Dios kob deis 基源】为木通科植物大血藤 Sargentodoxa cuneata（Oliv.）Rehd. et Wils. 的茎。

【Niangb bet deis 生长环境】生于山谷灌木丛、林下、坡旁矮林中。分布于各地苗乡。

【Jox hsub 性味属经】性平，味苦，属冷热两经药，入两经。

【Qet diel xid 功能主治】功能：ves hxangd tongb hxud 活血通络，hxub jent dib gangb 祛风杀虫，hxenk od nul hxenk angt 消炎消肿。主治：dliangd bil dib sangb 跌打损伤，yens jent mongb ghab dlad ghab bab 风湿腰腿痛，yens jent mongb hsongd hxend 风湿筋骨痛，mongb ghab bik 阑尾炎，jib daib ngas naix mais 小儿疳积，hfak bangb hxangd 血崩。

【Ed not xus 用法用量】内服，煎汤，15～25 g；或浸酒饮。

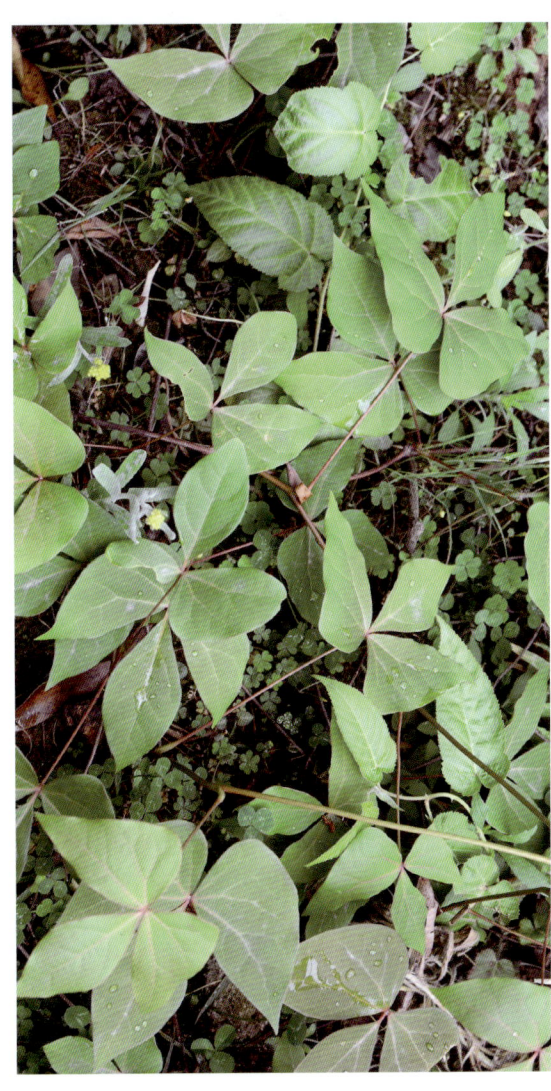
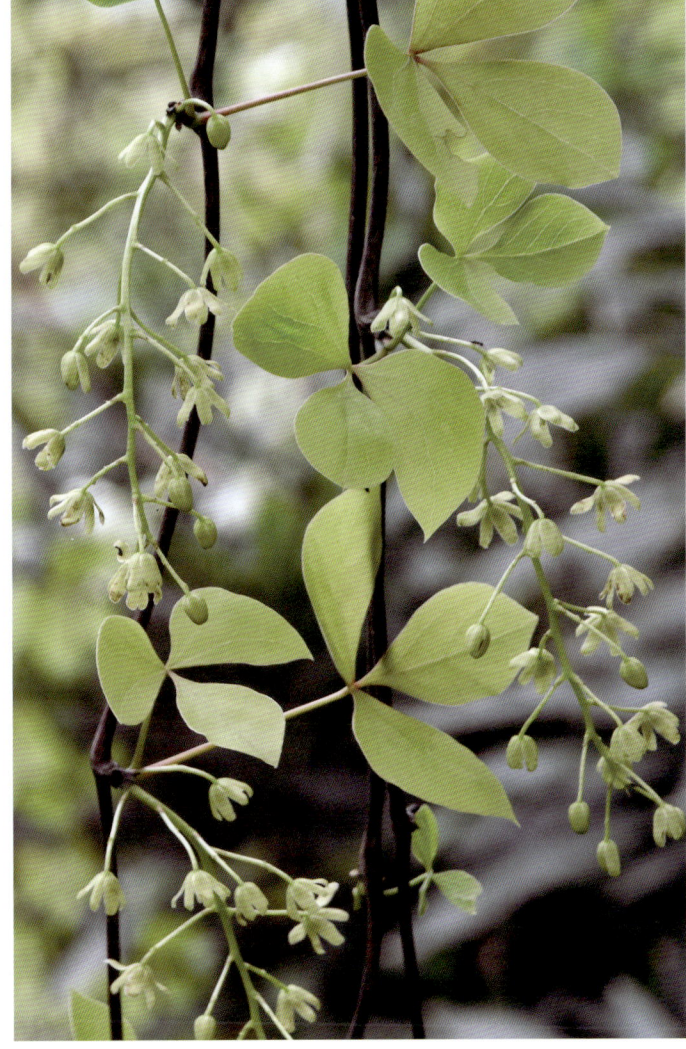

Bas gok gaix 鹰爪枫

【Bit hsenb 俗名】七叶莲、鸭脚莲、鸭脚藤。

【Dios kob deis 基源】为木通科植物鹰爪枫 *Holboellia coriacea* Deils 的全株或根。

【Niangb bet deis 生长环境】喜生于杂木林林缘、疏林中。分布于部分苗乡。

【Jox hsub 性味属经】性热，味甘，属热药，入冷经。

【Qet diel xid 功能主治】功能：hxub kib tat jab 清热解毒，dex jab liangs ngix 拔毒生肌。主治：mongb git ghab naix 腮腺炎，jangx gangb nangb 带状疱疹。

【Ed not xus 用法用量】内服，煎汤，15～20 g。外用，捣烂敷。

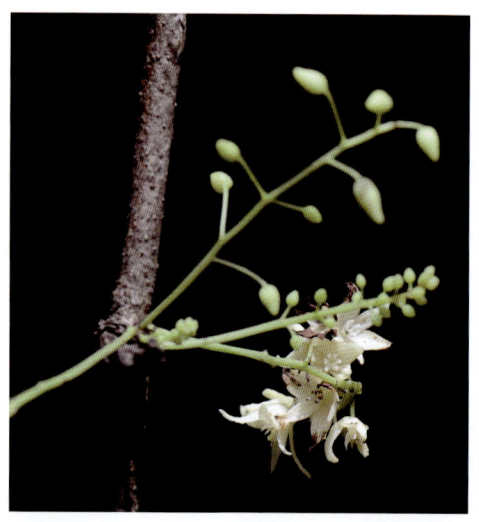

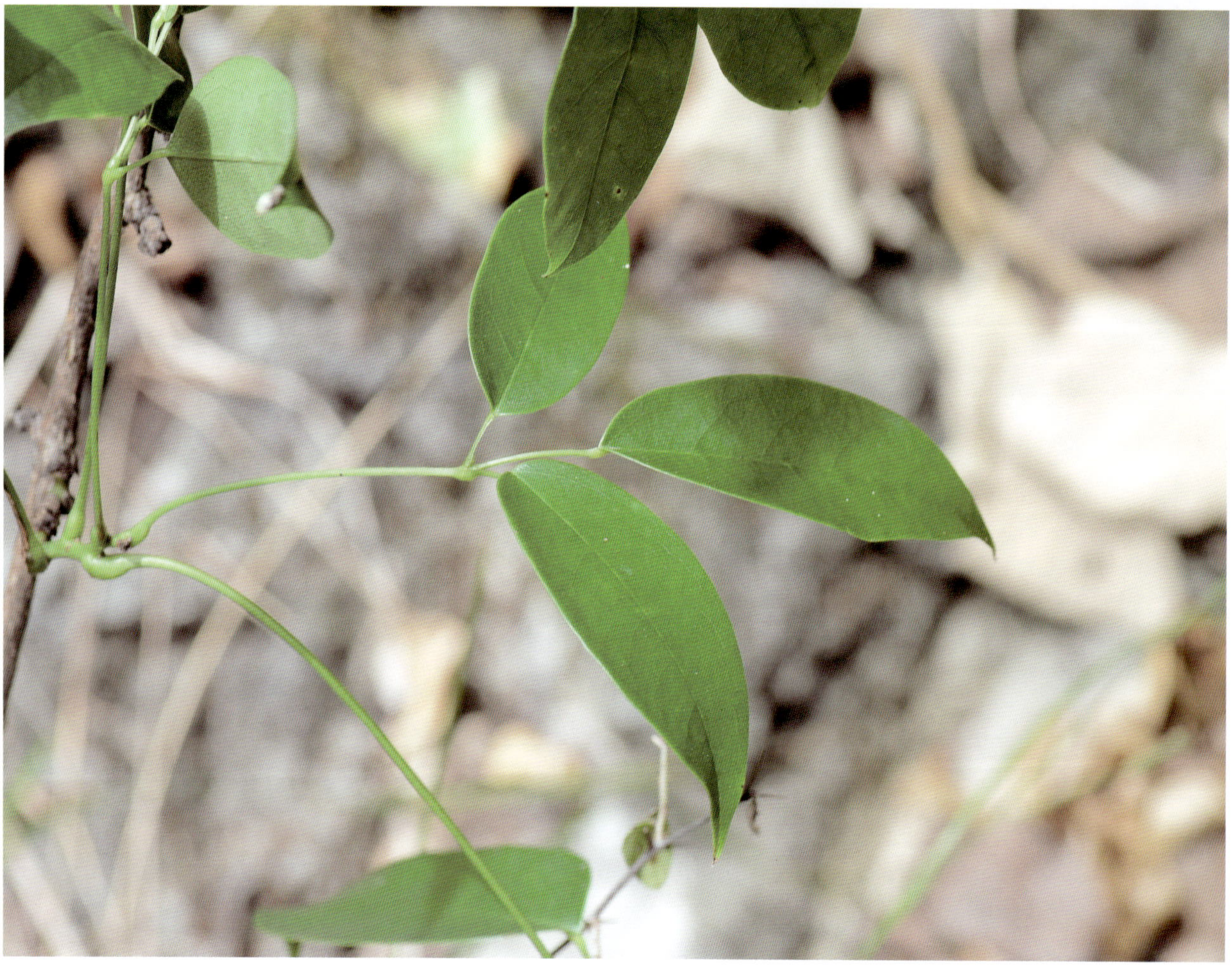

Det gok gaix dlaib 猫儿屎

【Bit hsenb 俗名】猫儿子、猫儿树、猫屎瓜、矮杞树。

【Dios kob deis 基源】为木通科植物猫儿屎 *Decaisnea fargesii* Franch. 的根、果。

【Niangb bet deis 生长环境】生于阴湿山坡、山沟、杂木林下。分布于部分苗乡。

【Jox hsub 性味属经】性平，味甘辛，属冷热两经药，入两经。

【Qet diel xid 功能主治】功能：hxub jent hxenk net 祛风除湿，hxub nais pot dangf ngol 清肺止咳。主治：yens jent mongb ghut hsongd 风湿性关节炎，nais pot yens jab ait ngol 肺痨咳嗽，hfak qut qat 妇人阴痒，lax khangd ghad 肛门溃烂。

【Ed not xus 用法用量】内服，煎汤，15～30 g；或泡酒饮。外用，煮水洗。

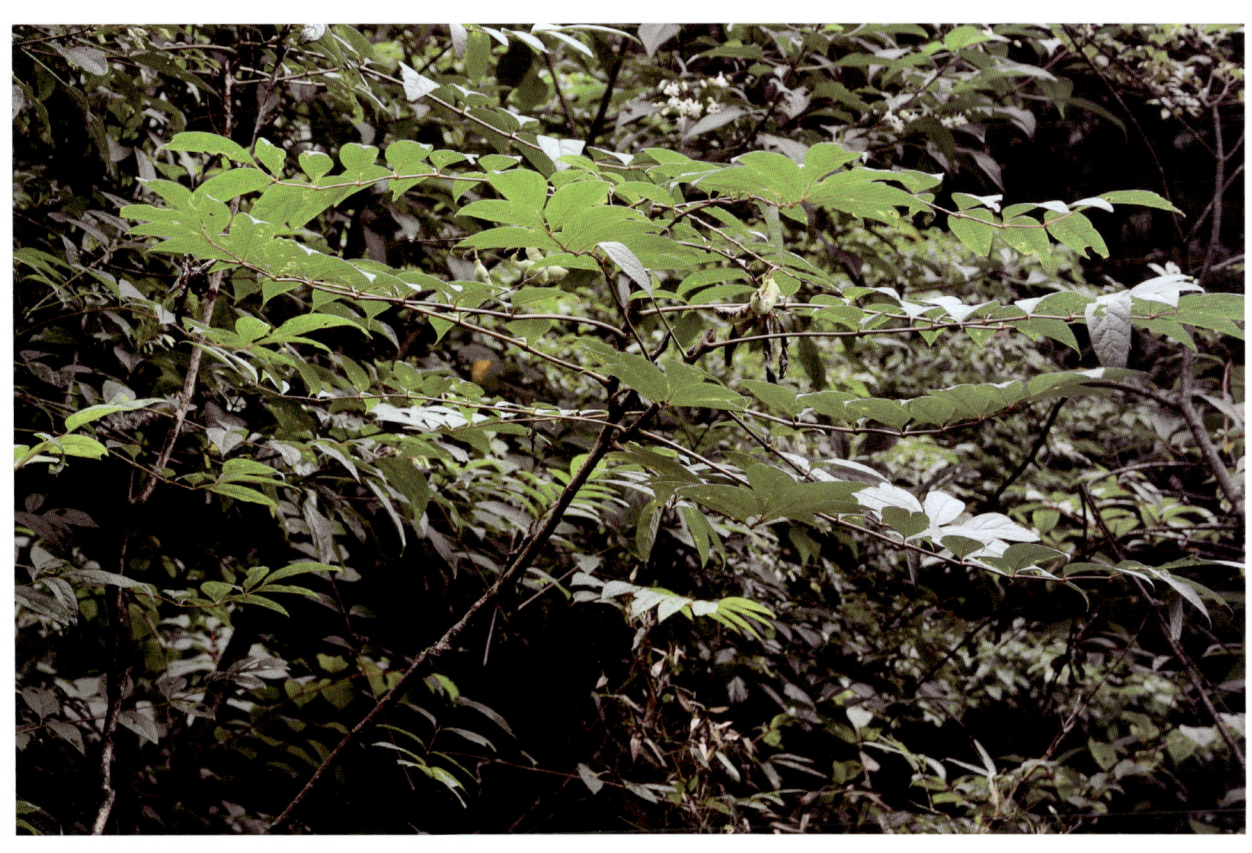

小檗科

vob yaf gib 八角莲

【Bit hsenb 俗名】一把伞、旱八角、叶下花、独叶一枝花。

【Dios kob deis 基源】为小檗科植物八角莲 *Dysosma versipellis*（Hance.）M. Cheng ex Ying 的块根。

【Niangb bet deis 生长环境】生于深山老林中阴湿地区。分布于部分苗乡。

【Jox hsub 性味属经】性平，味苦辛，属冷热两经药，入两经。

【Qet diel xid 功能主治】功能：hxub kib tat jab 清热解毒，tat jit hxangd hxenk angt 散瘀消肿，zangl ghab bod 散结。主治：dliangd bil dib sangb 跌打损伤，ait gheb bal jid ait ngol 劳伤咳嗽，nongf lol hniangk 虚汗，jangx gangb nangb 带状疱疹，los link ghongd 吊小舌，hxongb nangl 瘰疬，yens nangb gik 毒蛇咬伤。

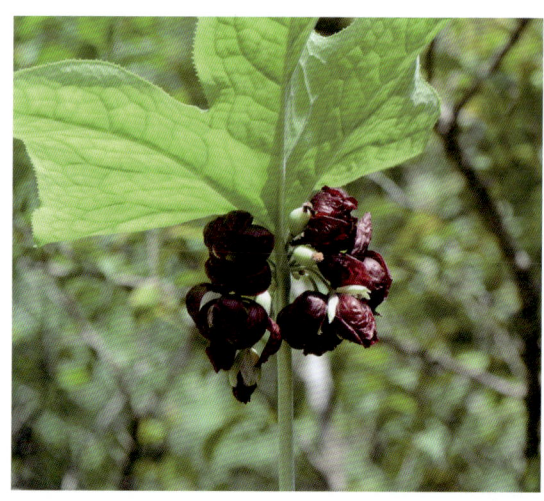

【Ed not xus 用法用量】内服，煎汤，10～20 g；或研末服。外用，研末调敷，浸酒涂敷。

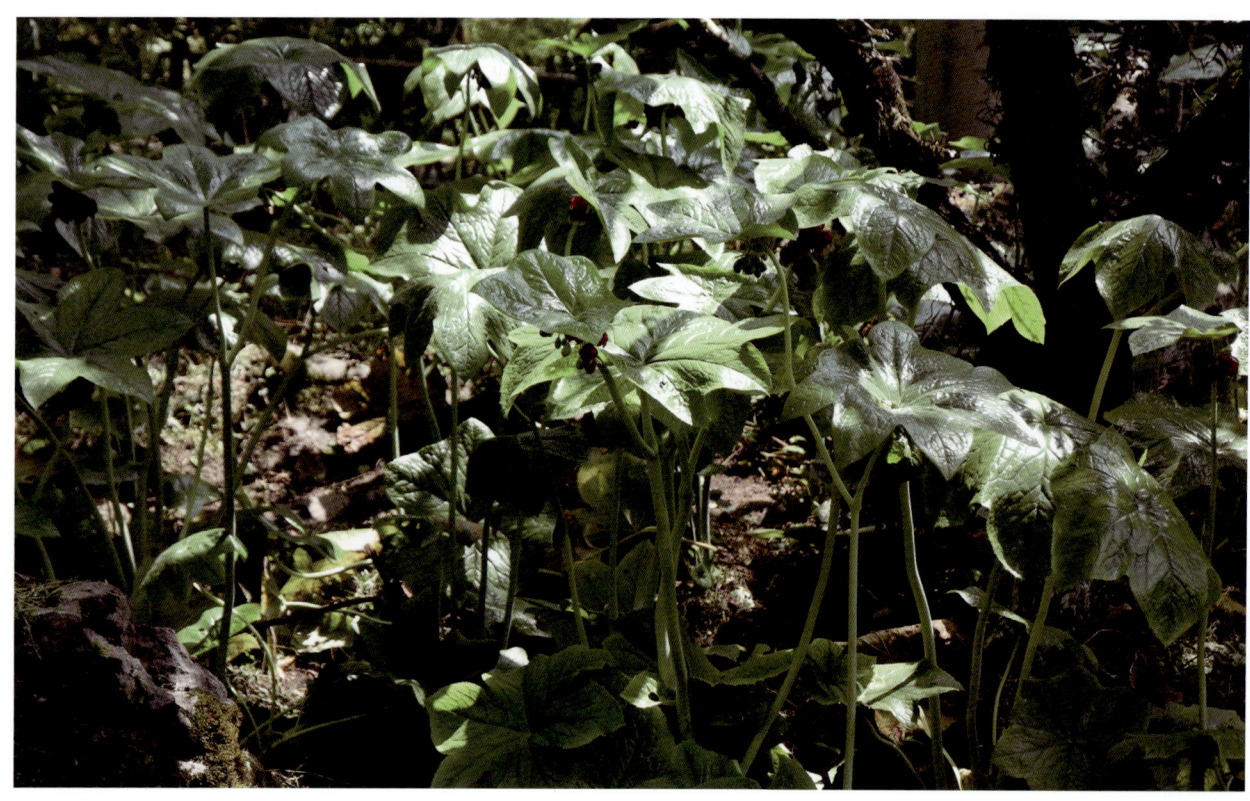

Vob yaf gib 小八角莲

【Bit hsenb 俗名】八角乌、独角莲、害母草、山荷叶、旱荷叶、羞寒花、独荷莲。

【Dios kob deis 基源】为小檗科植物小八角莲 *Dysosma difformis*（Hemsl. et Wils.）T. H. Wang ex Ying 的根状茎。

【Niangb bet deis 生长环境】生于深山密林下潮湿地区。分布于部分苗乡。

【Jox hsub 性味属经】性平，味苦辛，属冷热两经药，入两经。

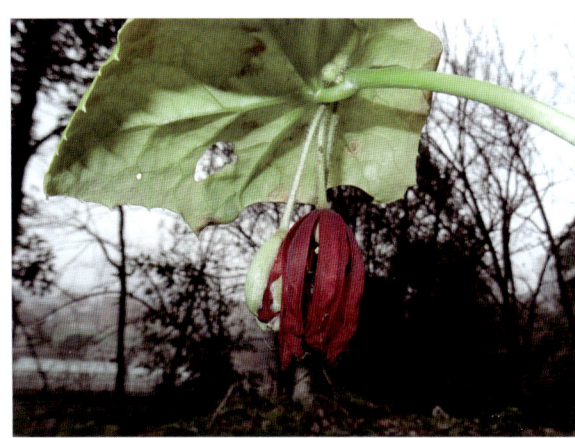

【Qet diel xid 功能主治】功能：tat jit hxangd hxenk angt 散瘀消肿，zangl ghab bod tat jab 散结解毒。主治：dliangd bil dib sangb 跌打损伤，ait gheb bal jid ait ngol 劳伤咳嗽，jangx gangb nangb 带状疱疹，yens nangb gik 毒蛇咬伤，los link ghongd 吊小舌。

【Ed not xus 用法用量】内服，煎汤，5～20 g；或研末服。外用，研末调敷；或浸酒涂敷。

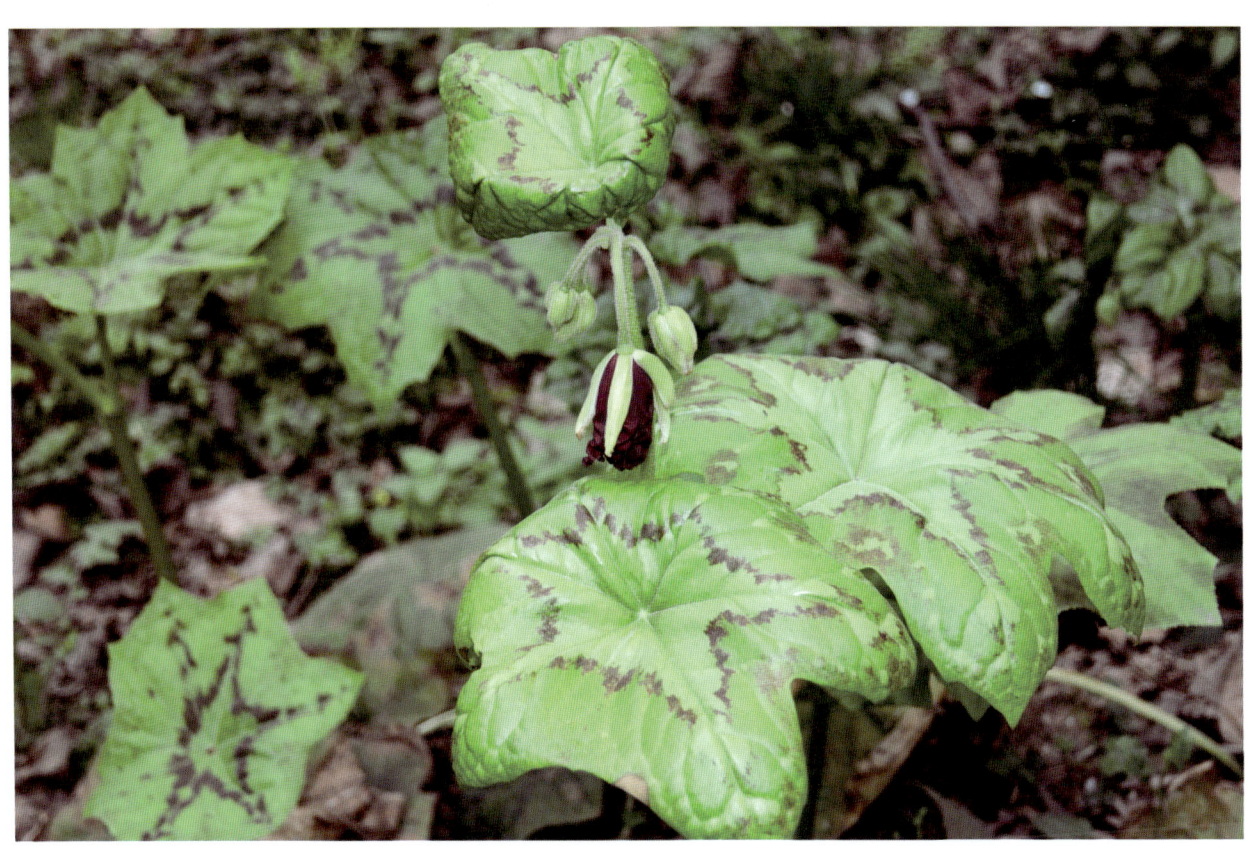

Vob yaf gib dlud 川八角莲

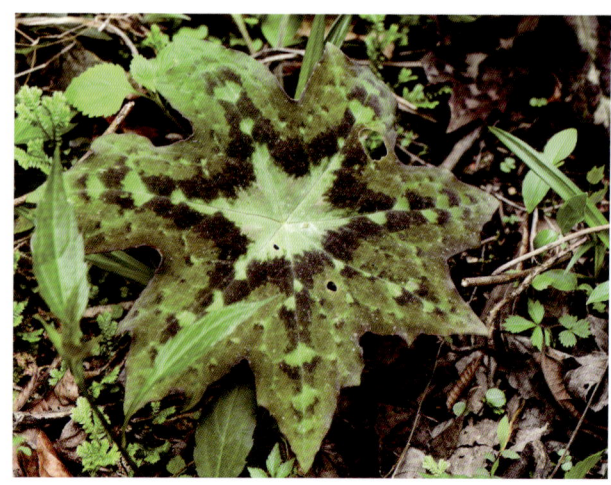

【Bit hsenb 俗名】山荷叶、叶下花、旱八角、金魁莲、独脚莲。

【Dios kob deis 基源】为小檗科植物川八角莲 *Dysosma veitchii*（Hemsl. et Wils.）Fu ex Ying 的根茎。

【Niangb bet deis 生长环境】生于深山密林阴湿处。分布于部分苗乡。

【Jox hsub 性味属经】性平，味苦辛，属冷热两经药，入两经。

【Qet diel xid 功能主治】功能：hxub kib tat jab 清热解毒，tat jit hxangd hxenk angt 散瘀消肿，zangl ghab bod 散结。主治：dliangd bil dib sangb 跌打损伤，ait gheb bal jid ait ngol 劳伤咳嗽，nongf lol hniangk 虚汗，jangx gangb nangb 带状疱疹，los link ghongd 吊小舌，hxongb nangl 瘰疬，yens nangb gik 毒蛇咬伤。

【Ed not xus 用法用量】内服，煎汤，10～20 g；或研末服。外用，研末调敷；或浸酒涂敷。

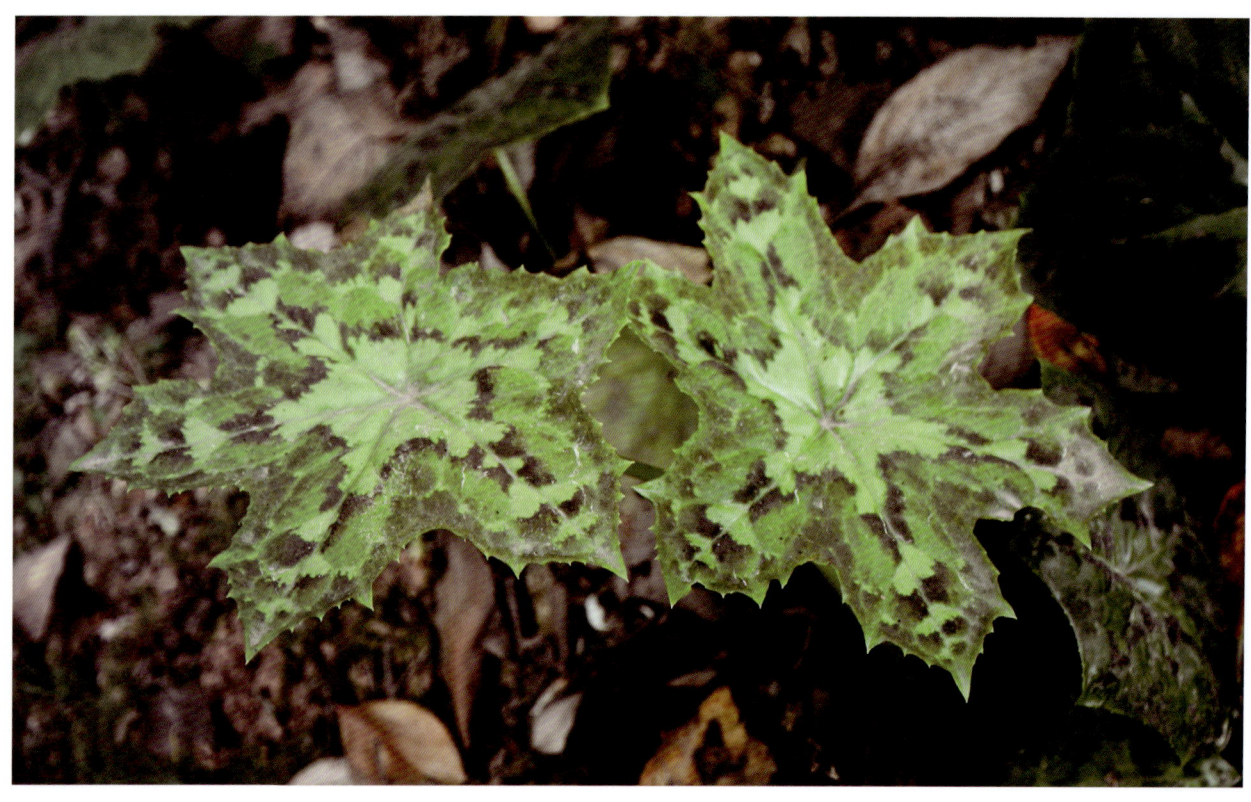

Vob yaf gib nios 贵州八角莲

【Bit hsenb 俗名】小旱荷、独脚莲、山荷叶、梨子草、羞天花、茄模酿梭（苗药名）。

【Dios kob deis 基源】为小檗科植物贵州八角莲 *Dysosma maioenee*（Gagnep）Hsiao et Y. H. Chen 的根状茎。

【Niangb bet deis 生长环境】生于深山林荫下潮湿地区。分布于部分苗乡。

【Jox hsub 性味属经】性冷，味苦，属冷药，入热经。

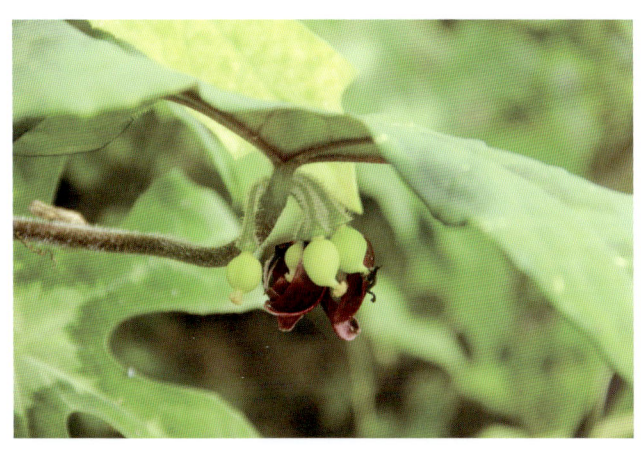

【Qet diel xid 功能主治】功能：tat jit hxangd tat jab 散瘀解毒，zangl ghab pob 散结。主治：mongb daif gad 胃痛（胸口痛），jit hxangd 瘀血，jangx dix gangb 疖肿，hxongb nangl 瘰疬，niangb hsab pob mongb 无名肿毒，yens nangb gik 毒蛇咬伤。

【Ed not xus 用法用量】内服，煎汤，10～20 g；或研末服。外用，捣烂敷或磨汁涂。

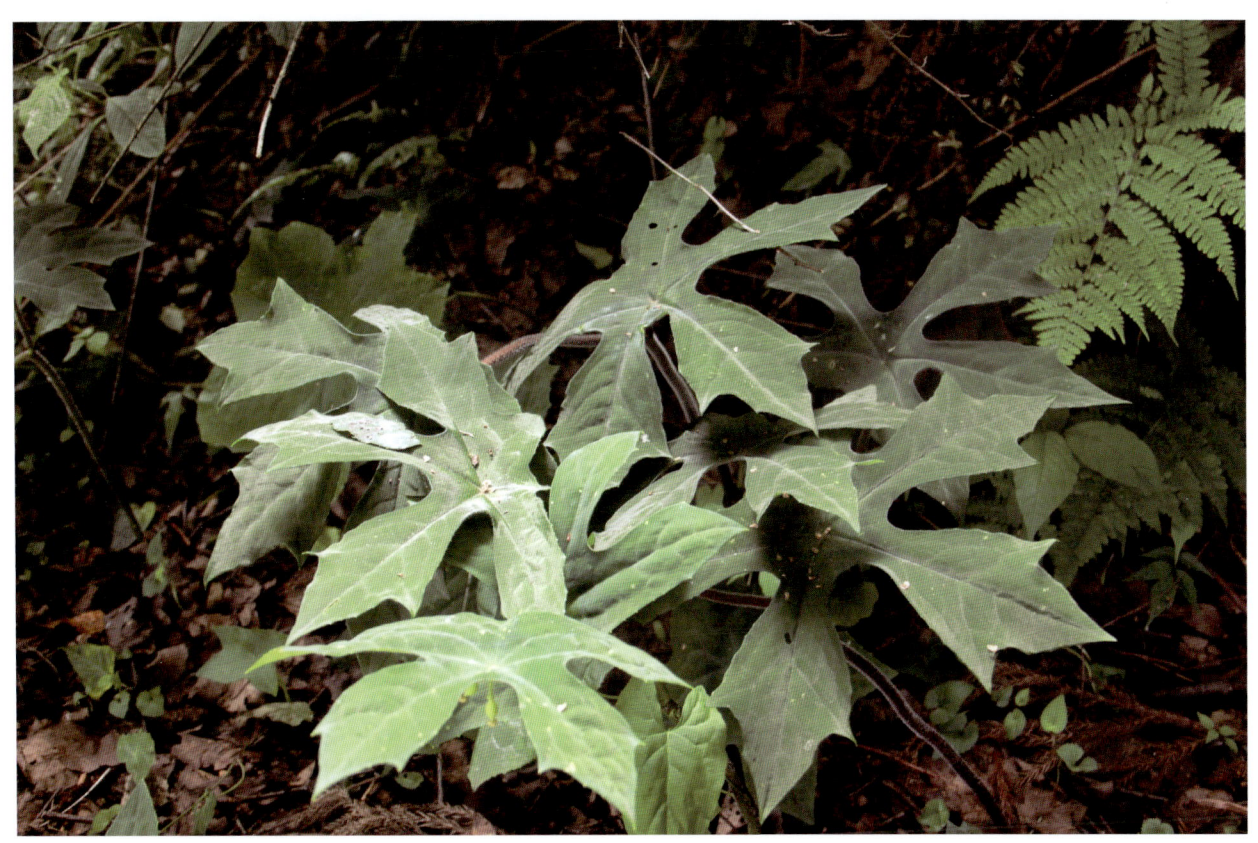

Vob yaf gib vud 六角莲

【Bit hsenb 俗名】叶下花、独脚莲、独角莲、八角银盘、马目毒公、白八角莲。

【Dios kob deis 基源】为小檗科植物六角莲 *Dysosma pleiantha*（Hance.）Woods. 的块根。

【Niangb bet deis 生长环境】生于深山密林中阴凉处。分布于部分苗乡。

【Jox hsub 性味属经】性冷，味苦，属冷药，入热经。

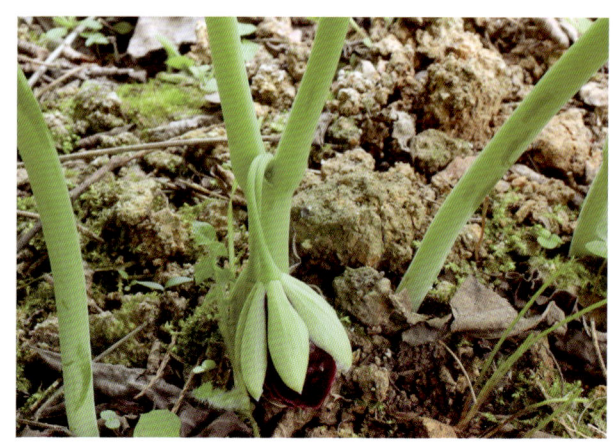

【Qet diel xid 功能主治】功能：tat jit hxangd tat jab 散瘀解毒，hxub kib net nais pot 清热润肺，dib gangb dangf mongb 杀虫止痛。主治：mangb hfud ait ngol 感冒咳嗽，diuf xus dliangl ves wab naix 肾虚耳鸣，yens nangb gik 毒蛇咬伤，jangx ghab dliax gangb 毒疮。

【Ed not xus 用法用量】内服，煎汤，10～15 g；或浸酒服。外用，捣烂敷或磨汁涂。

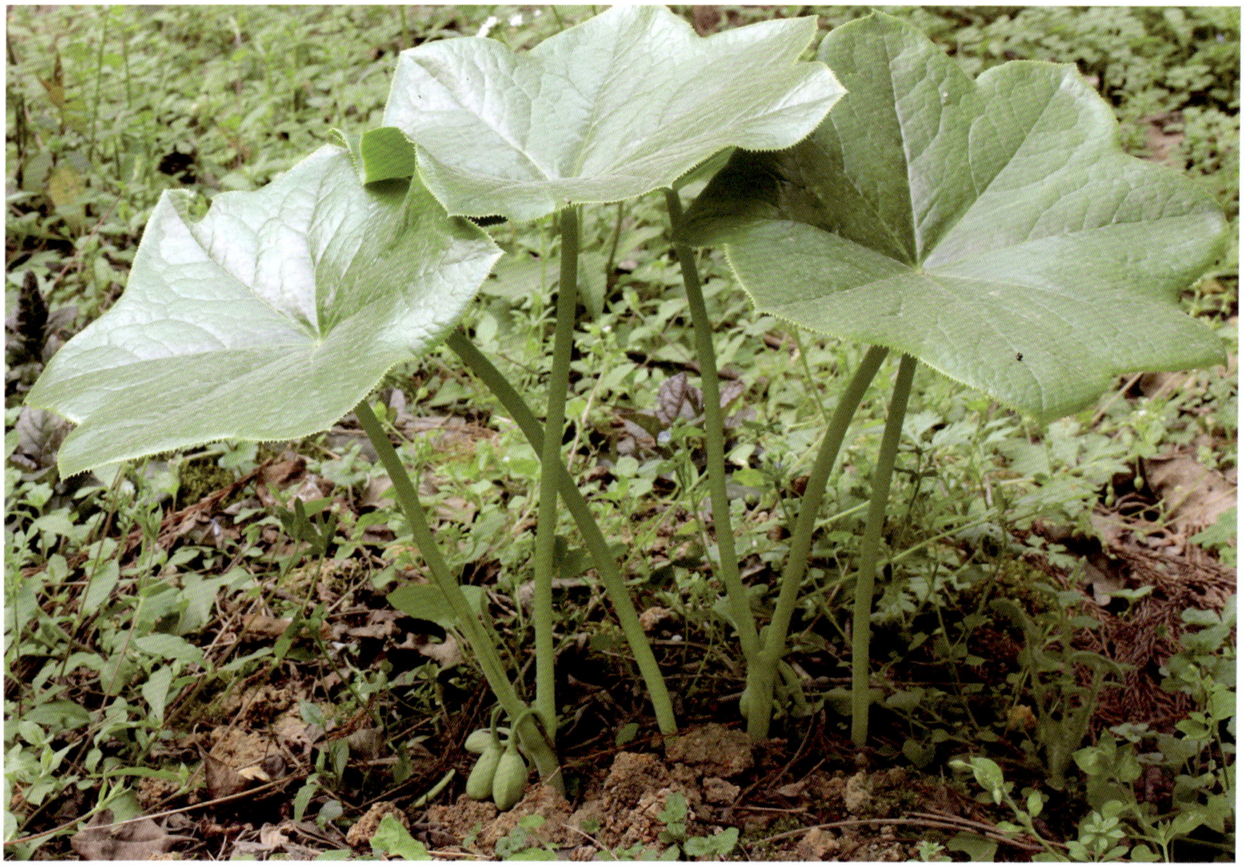

Det hmaib nangl 十大功劳

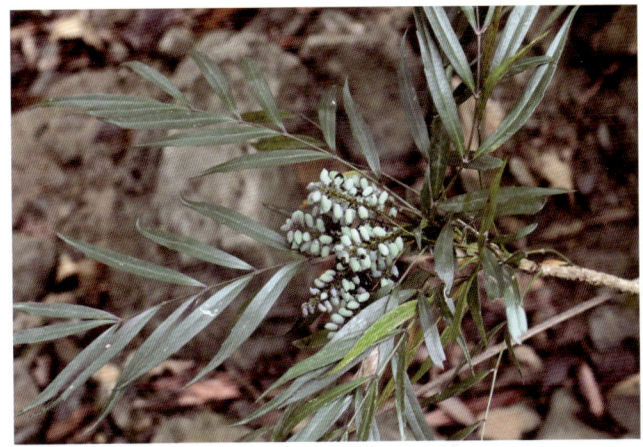

【Bit hsenb 俗名】土黄柏、功劳木、黄天竹、刀瓜山树、狭叶十大功劳。

【Dios kob deis 基源】为小檗科植物十大功劳 Mahonia fortunei（Lindl.）Fedde 的叶、茎、根。

【Niangb bet deis 生长环境】生于山坡灌木丛中，有栽培。分布于部分苗乡。

【Jox hsub 性味属经】性冷，味苦，属冷药，入热经。

【Qet diel xid 功能主治】功能：hxenk angt dangf mongb 消肿止痛，hxub kib hxud hxid 清热除烦。主治：nais pot yens jab 肺结核，kib gangt xad niangb 燥热心烦，diub hxub lob mais ghad 腰酸腿软，hniub mais pob xok mongb 目赤肿痛，mongb hmid 牙痛，xud wal mongb 小便疼痛。

【Ed not xus 用法用量】内服，煎汤，15～25 g。外用，煮水含嗽。

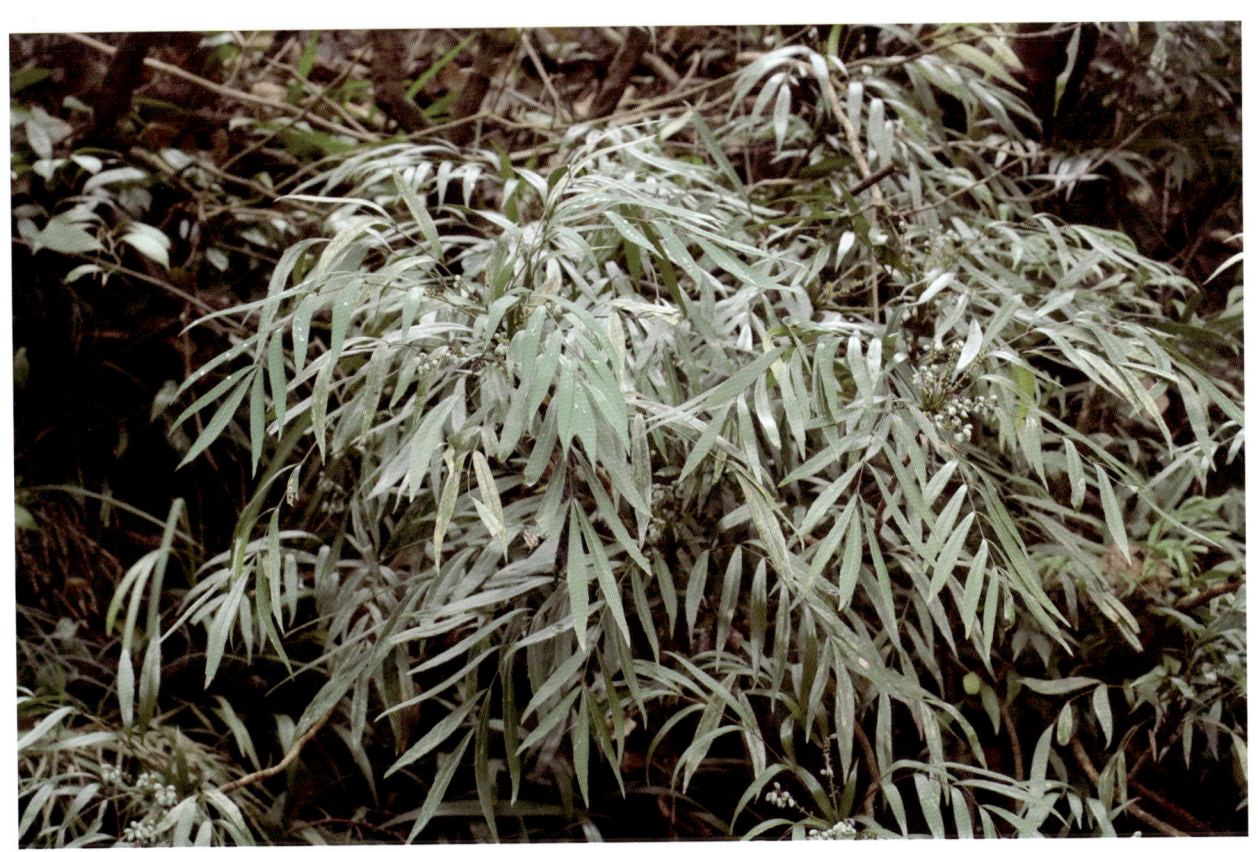

Det hmaib nangl hlieb 阔叶十大功劳

【Bit hsenb 俗名】山黄芩、木黄连、老鼠刺、刺黄柏、野黄芩。

【Dios kob deis 基源】为小檗科植物阔叶十大功劳 Mahonia bealei（Fort.）Carr. 的全株。

【Niangb bet deis 生长环境】生于疏林下或灌木丛中。分布于部分苗乡。

【Jox hsub 性味属经】性冷，味苦，属冷药，入热经。

【Qet diel xid 功能主治】功能：hxub kib tat jab 清热解毒，yangx ghad ngol dangf khangk 化痰止咳。主治：bal ves ait ngol 虚劳咳嗽，kib jid 发烧，xus bongt xus hxangd 气血两虚，hniub mais pob xok mongb 目赤肿痛，mongb hmid 牙痛。

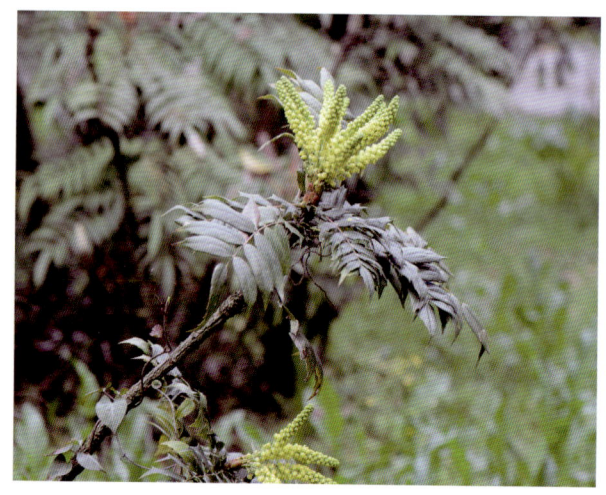

【Ed not xus 用法用量】内服，煎汤，15～20 g；含漱，25～50 g。

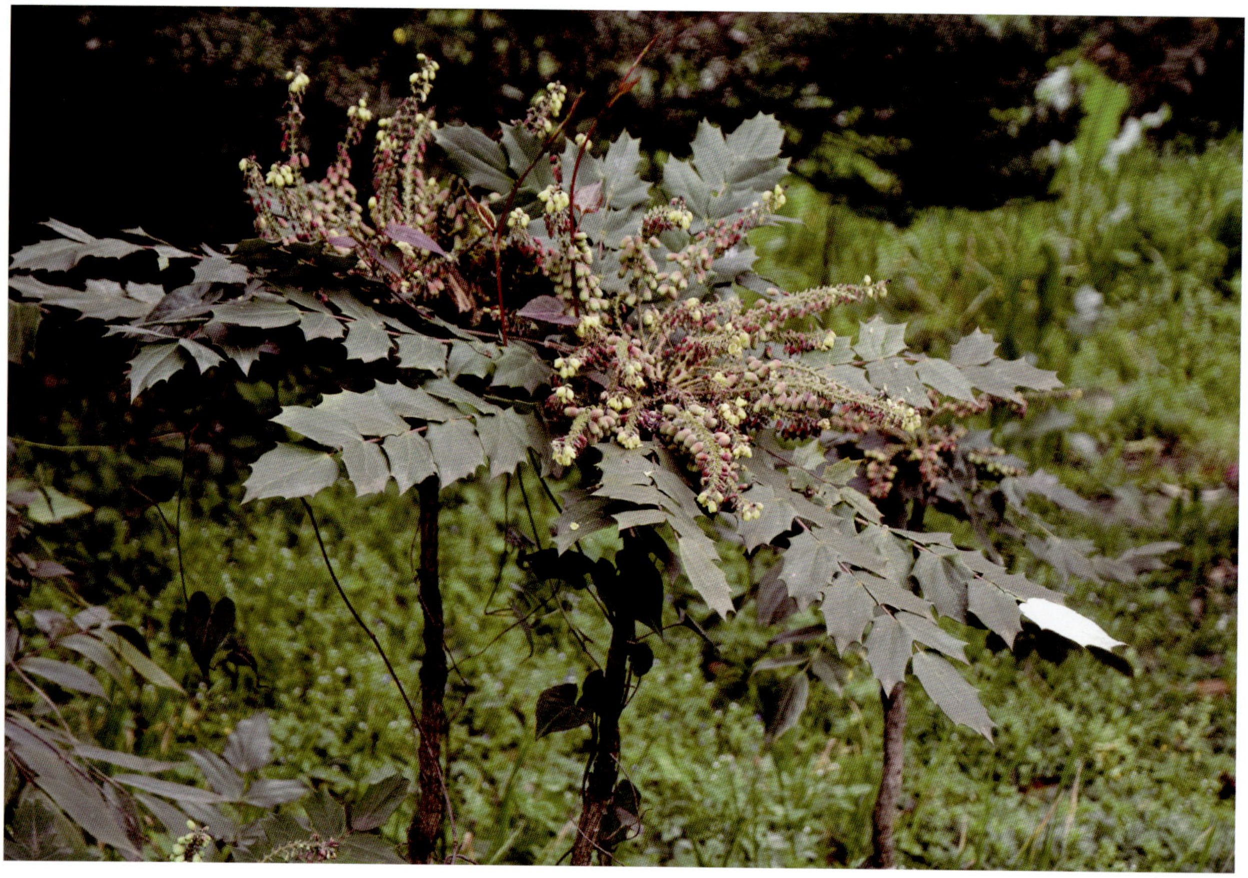

Det hmaib nangl yut 华南十大功劳

【Bit hsenb 俗名】土黄连、功劳木、功劳叶、刺黄芩、刺黄连。

【Dios kob deis 基源】为小檗科植物华南十大功劳 *Mahonia japonica*（Thunb.）DC. 的叶、根。

【Niangb bet deis 生长环境】生于山野杂木林内、灌木丛中。分布于部分苗乡。

【Jox hsub 性味属经】性冷，味苦，属冷药，入热经。

【Qet diel xid 功能主治】功能：hxenk angt dangf mongb 消肿止痛，hxub kib hxud hxid 清热除烦。主治：nais pot yens jab 肺结核，kib gangt xad niangb 燥热心烦，diub hxub lob mais ghad 腰酸腿软，hniub mais pob xok mongb 目赤肿痛，mongb hmid 牙痛，xud wal mongb 小便疼痛。

【Ed not xus 用法用量】内服，煎汤，15～20 g；含漱，25～50 g。

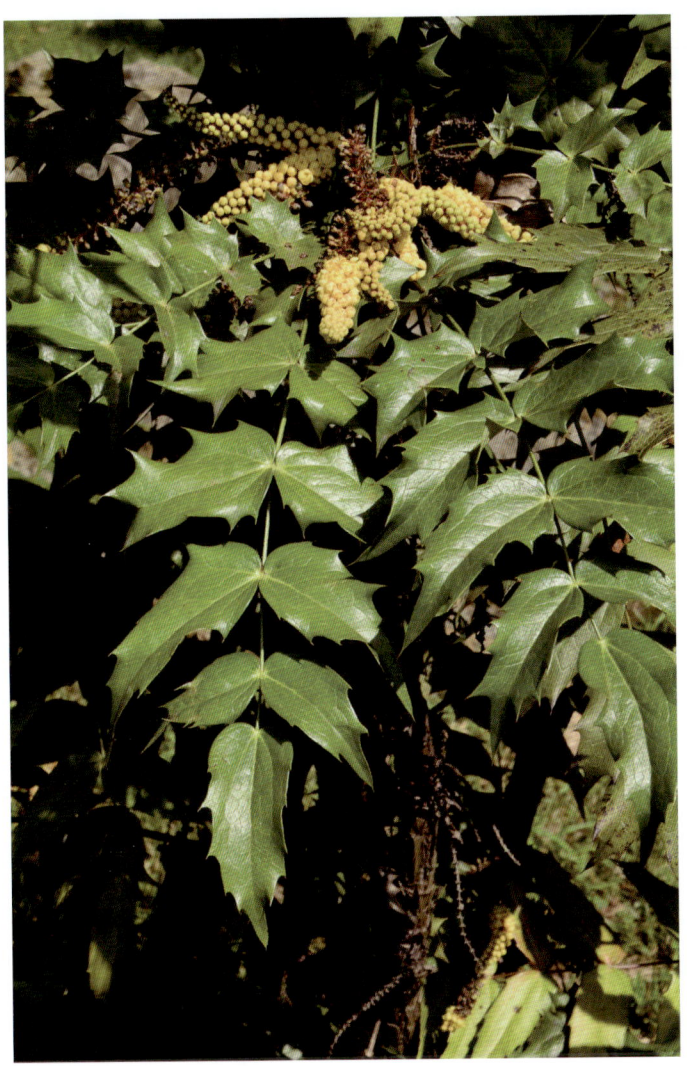
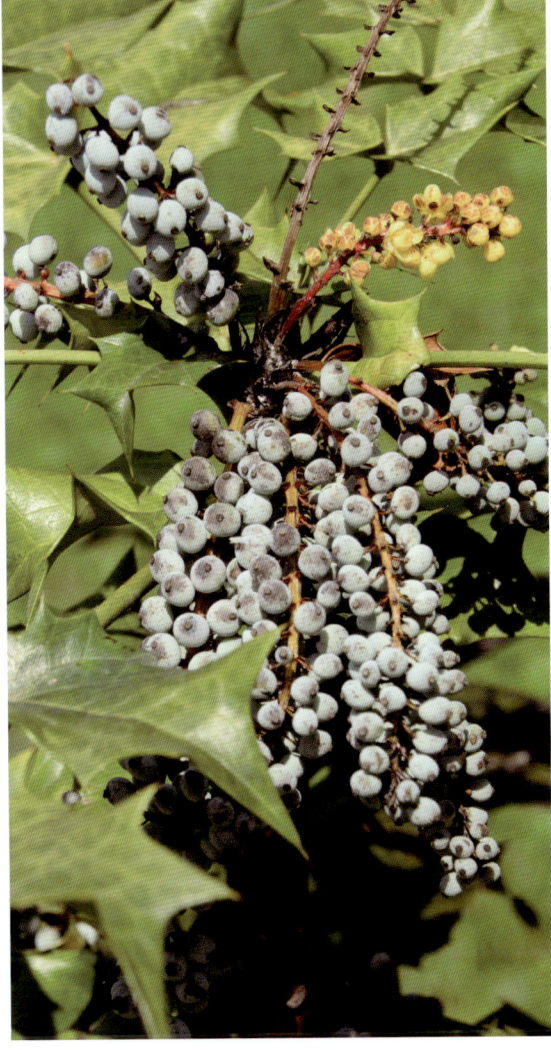

Bel qeb zend 刺红珠

【Bit hsenb 俗名】三颗针、刺黄连、铜针刺、毛叶小檗。

【Dios kob deis 基源】为小檗科植物刺红珠 Berberis dictyophylla Franch. 的根。

【Niangb bet deis 生长环境】生于山坡林下、灌木丛或溪边、路边。分布于部分苗乡。

【Jox hsub 性味属经】性冷，味苦，属冷药，入热经。

【Qet diel xid 功能主治】功能：ves hxangd tat jit hxangd 活血化瘀，hxub kib los xuf 清热利湿。主治：dliangd bil dib sangb 跌打损伤，yens xit 刀伤，mongb ghad nial mais 风火眼，mongb qub zal ghad 腹痛腹泻。

【Ed not xus 用法用量】内服，煎汤，15～25 g。外用，研末调敷。

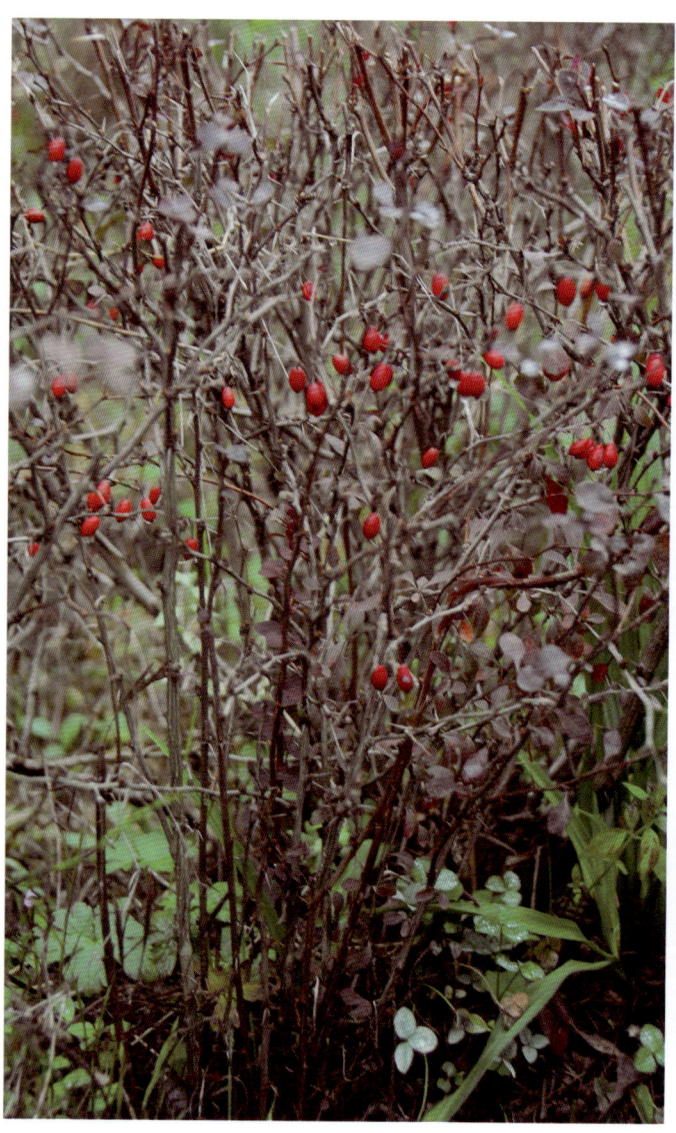
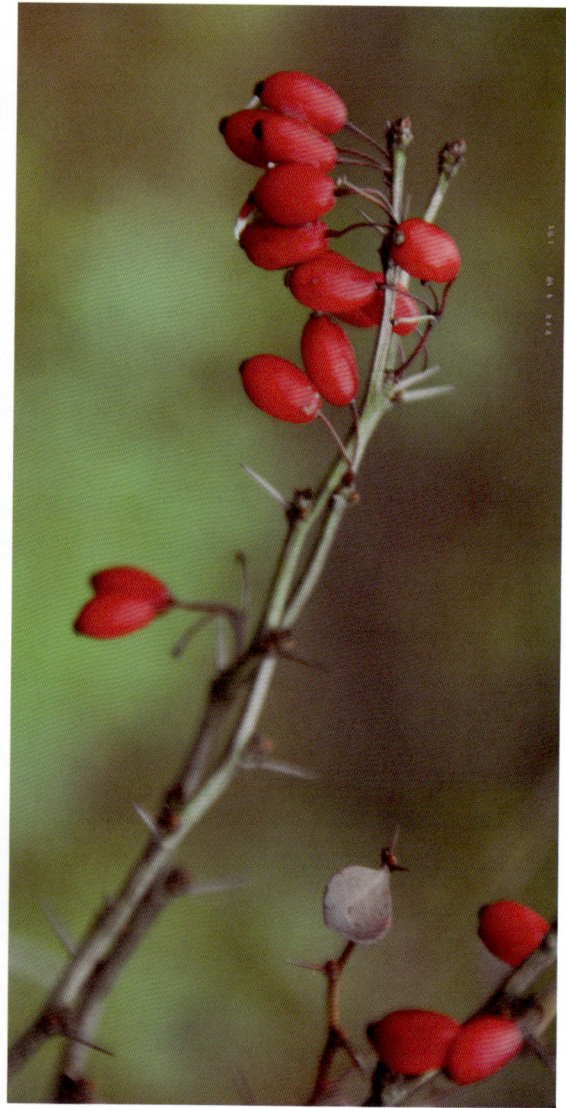

Bel bix qut 刺黑珠

【Bit hsenb 俗名】三颗针、玉妹刺、刺小檗、刺黄芩、刺黄连、安徽小檗。

【Dios kob deis 基源】为小檗科植物刺黑珠 *Berberis sargentiana* Schneid. 的根皮或茎皮。

【Niangb bet deis 生长环境】生于山地灌木丛中。分布于部分苗乡。

【Jox hsub 性味属经】性冷，味苦，属冷药，入热经。

【Qet diel xid 功能主治】功能：hxub kib los xuf 清热利湿，tat jit hxangd dangf mongb 散瘀止痛。主治：fangx mais fangx jid 黄疸，dliangd bil dib sangb 跌打损伤，yens xit 刀伤，mongb ghad nial mais 风火眼，zal ghad dongk 痢疾。

【Ed not xus 用法用量】内服，煎汤，15～25 g；或研末泡酒饮。外用，研末敷。

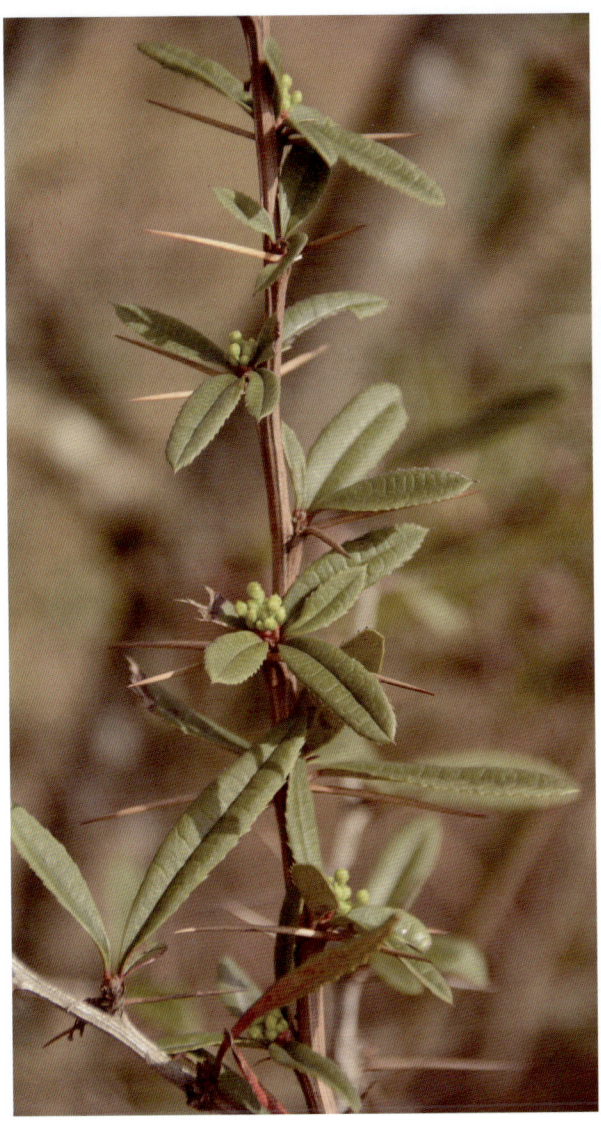
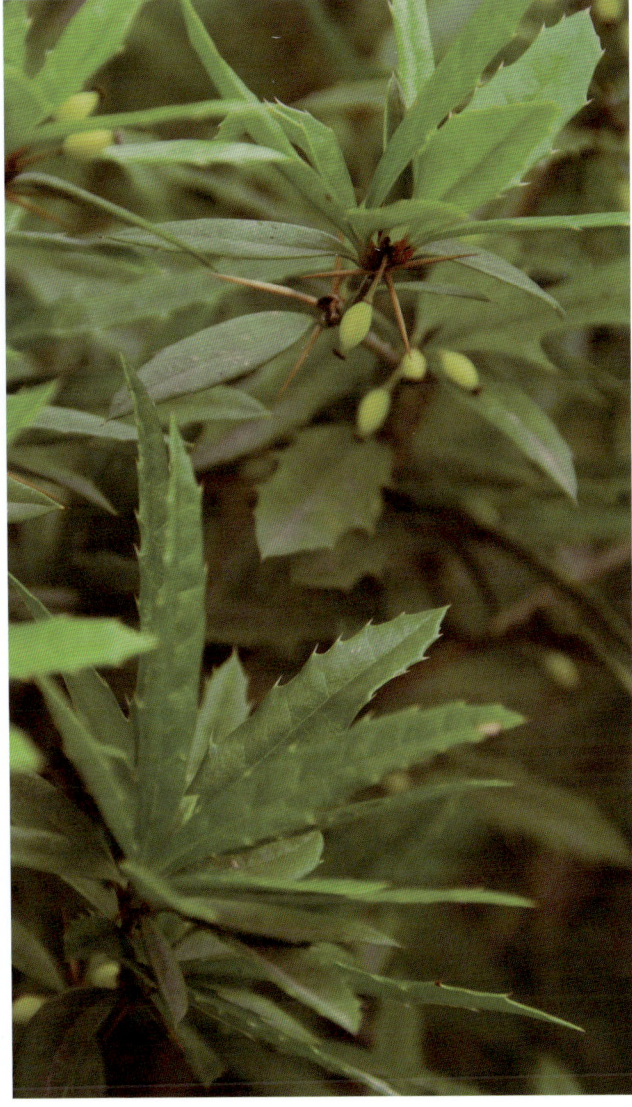

Det bib laib jed 豪猪刺

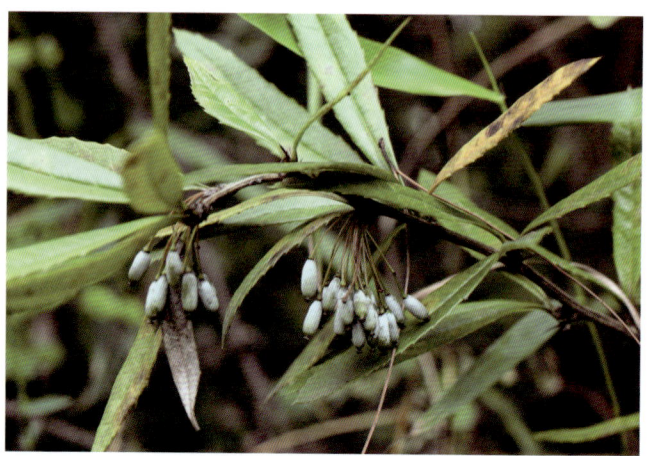

【Bit hsenb 俗名】三颗针、刺黄连、鸡脚刺、大三颗针、长三颗针、羊角花根。

【Dios kob deis 基源】为小檗科植物豪猪刺 *Berberis julianae* Schneid. 的茎叶或根。

【Niangb bet deis 生长环境】生于林缘或灌木丛中。分布于部分苗乡。

【Jox hsub 性味属经】性冷，味苦，属冷药，入热经。

【Qet diel xid 功能主治】功能：hxub kib los xuf 清热利湿，tat jit hxangd dangf mongb 散瘀止痛。主治：dliangd bil dib sangb 跌打损伤，yens xit 刀伤，fangx mais fangx jid 黄疸，mongb ghad nial mais 风火眼，mongb hmid 牙痛，zal ghad dongk 痢疾。

【Ed not xus 用法用量】内服，煎汤，15～20 g，浸酒饮或入丸、散。外用，煎水洗。

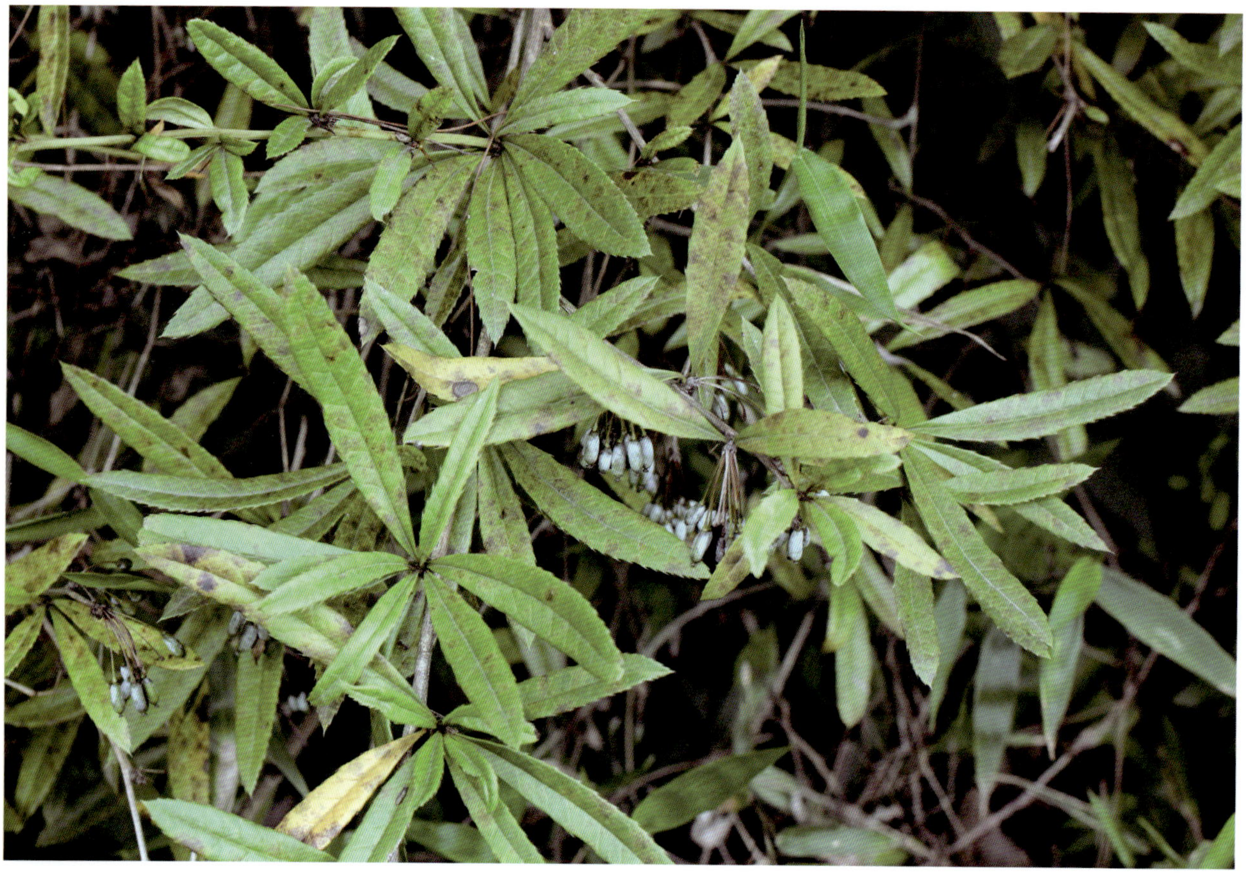

Vob sait qenb 类叶牡丹

【Bit hsenb 俗名】火焰叉、红毛细辛、红毛漆、金丝七、搜山猫、威岩仙。

【Dios kob deis 基源】为小檗科植物类叶牡丹 Leontice rabustum（Maxim.）Diels. 的茎及根。

【Niangb bet deis 生长环境】生于山地灌木丛、疏林下、阴湿砂砾地。分布于部分苗乡。

【Jox hsub 性味属经】性热，味苦辛，属热药，入冷经。有小毒。

【Qet diel xid 功能主治】功能：hxub jent tongb hxud 祛风通络，ves hxangd hsot ud vut 活血调经。主治：ait gheb bal jid 劳伤，mongb ghut hsongd 关节炎，naix lul dlongs ghut hsongd 更年期骨质疏松症，los link ghongd 吊小舌，hsot ud ax jangx hxib 月经不调，xit daib jit hxangd mongb 产后瘀血疼痛。

【Ed not xus 用法用量】内服，煎汤，15～25 g；或入丸、散。外用，熬水洗。

Bul det ib nox 九莲小檗

【Bit hsenb 俗名】三颗针、石妹刺、蚝猪刺、刺黄柏、鸡足黄连。

【Dios kob deis 基源】小檗科植物九莲小檗 Berberis jilianae Schneid. 的根或茎叶。

【Niangb bet deis 生长环境】生于山野灌木丛中或疏林地。分布于部分苗乡。

【Jox hsub 性味属经】性冷，味苦，属冷药，入热经。

【Qet diel xid 功能主治】功能：hxub kib tat jab 清热解毒，tat jit hxangd hxenk angt 散瘀消肿。主治：dib yens jit hxangd angt mongb 跌打瘀血肿痛，ghad nial mais angt mongb 火眼肿痛，fal sab 痧证，diux ghongd od nul 咽喉炎，mongb qub zal ghad 腹痛腹泻，niangb hsab pob mongb 无名肿毒。

【Ed not xus 用法用量】内服，煎汤，15～25 g。外用，用人乳浸泡点眼，煎水洗；或研末调敷。

Bel det ib 安徽小檗

【Bit hsenb 俗名】三颗针、刺黄连、黑石珠、鸡脚刺、假豪猪刺。
【Dios kob deis 基源】为小檗科植物安徽小檗 *Berberis chingii* Cheng 的根。
【Niangb bet deis 生长环境】生于山坡灌木丛中。分布于部分苗乡。
【Jox hsub 性味属经】性冷，味苦，属冷药，入热经。
【Qet diel xid 功能主治】功能：hxub kib tat jab 清热解毒，zal kib gangt xuf 泻火燥湿。主治：fangx mais fangx jid 黄疸，ghad nial mais 结膜炎，lot nif lax 口舌溃烂，jangx ghab dliax gangb 毒疮，zaid wel jangx dix bus 乳痈。
【Ed not xus 用法用量】内服，煎汤，15～25 g。外用，煎水洗，研末调敷。

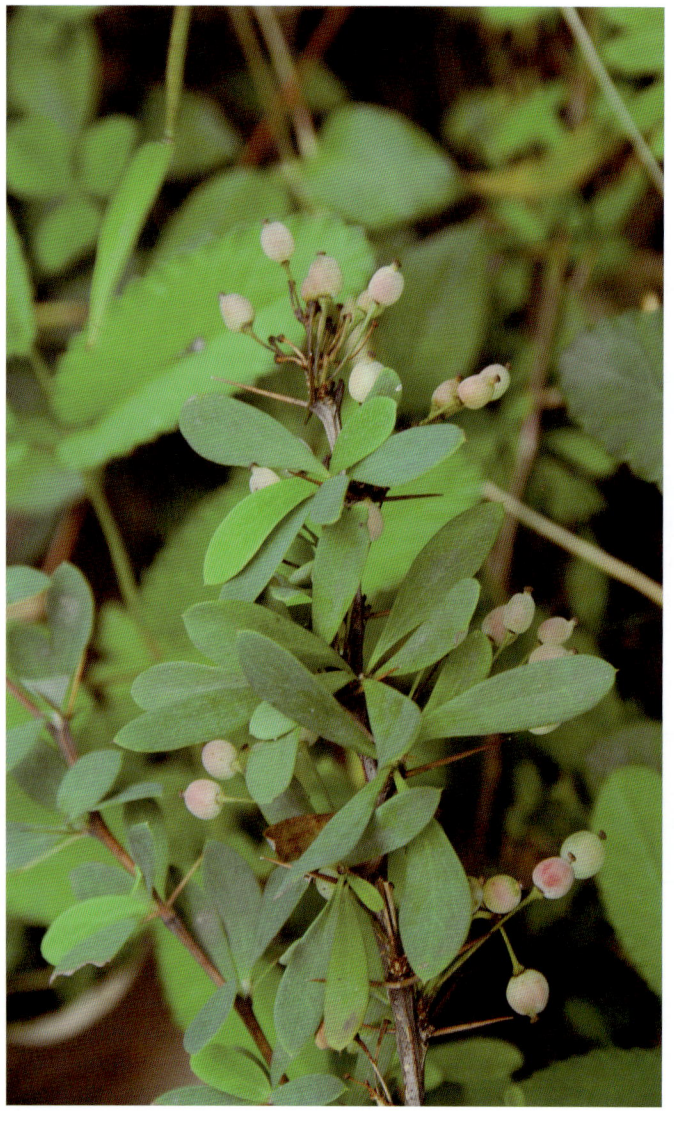
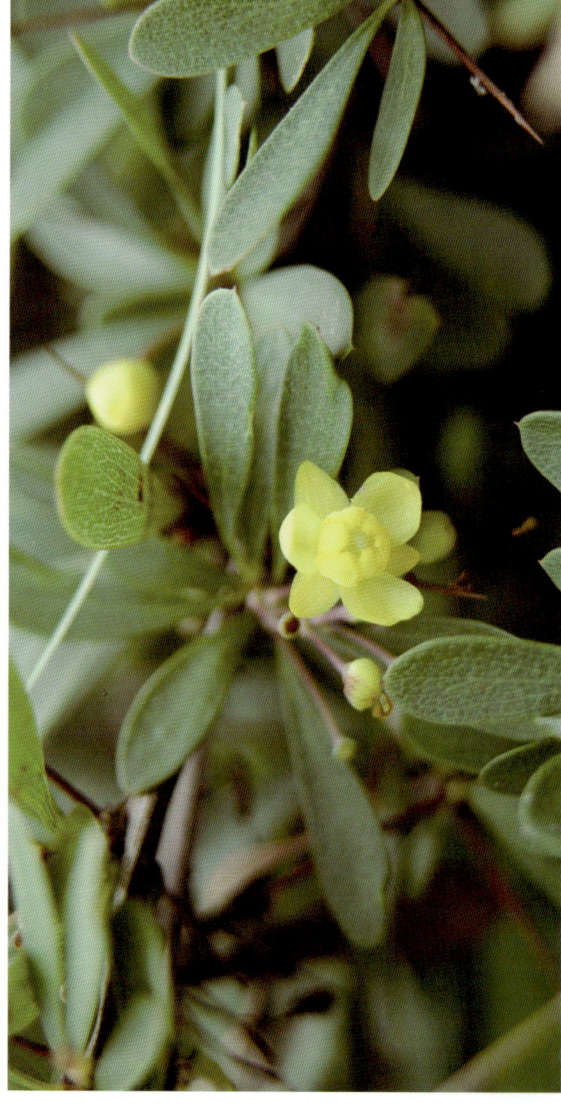

Bel det ib fangx 庐山小檗

【Bit hsenb 俗名】针雀、刺黄柏、疗疮散、小刀口药。

【Dios kob deis 基源】为小檗科植物庐山小檗 *Bcrberis virgetorum* Schneid. 的根茎。

【Niangb bet deis 生长环境】生于山坡林下或灌木林地。分布于部分苗乡。

【Jox hsub 性味属经】性冷，味苦，属冷药，入热经。

【Qet diel xid 功能主治】功能：hxub kib tat jab 清热解毒，zangl bod hangb hxangd 散结行瘀，hxangd bus 化脓。主治：yens xit 刀伤，lot nif lax 口舌溃烂，zaid wel jangx dix bus 乳痈。

【Ed not xus 用法用量】内服，煎汤，5～15 g；或磨汁；或入丸、散。外用，磨汁搽或研末调敷。

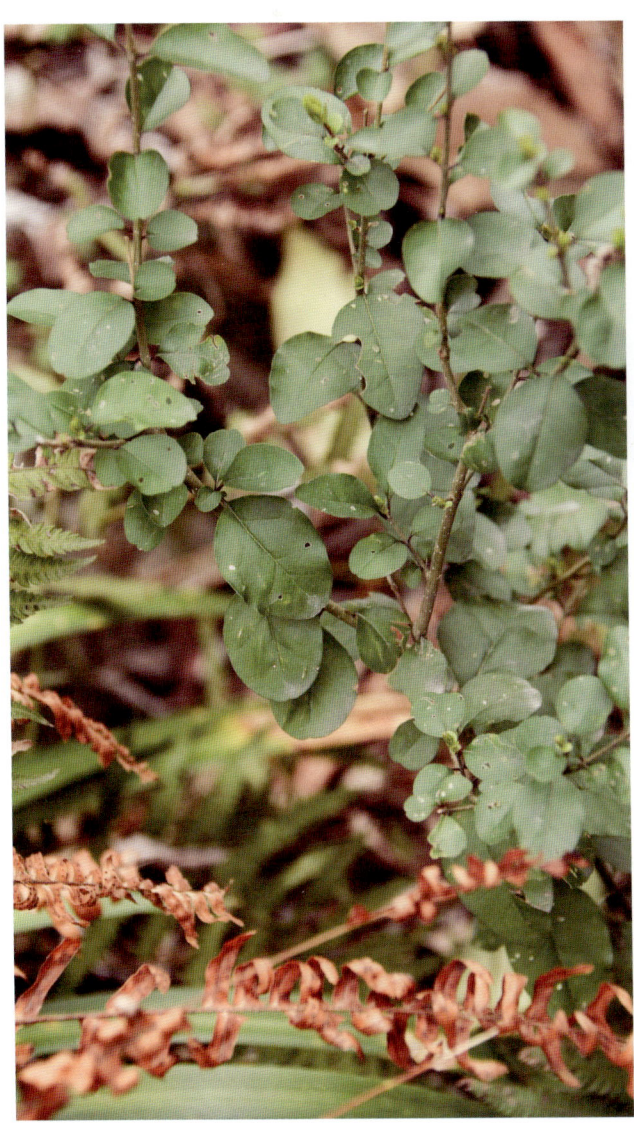 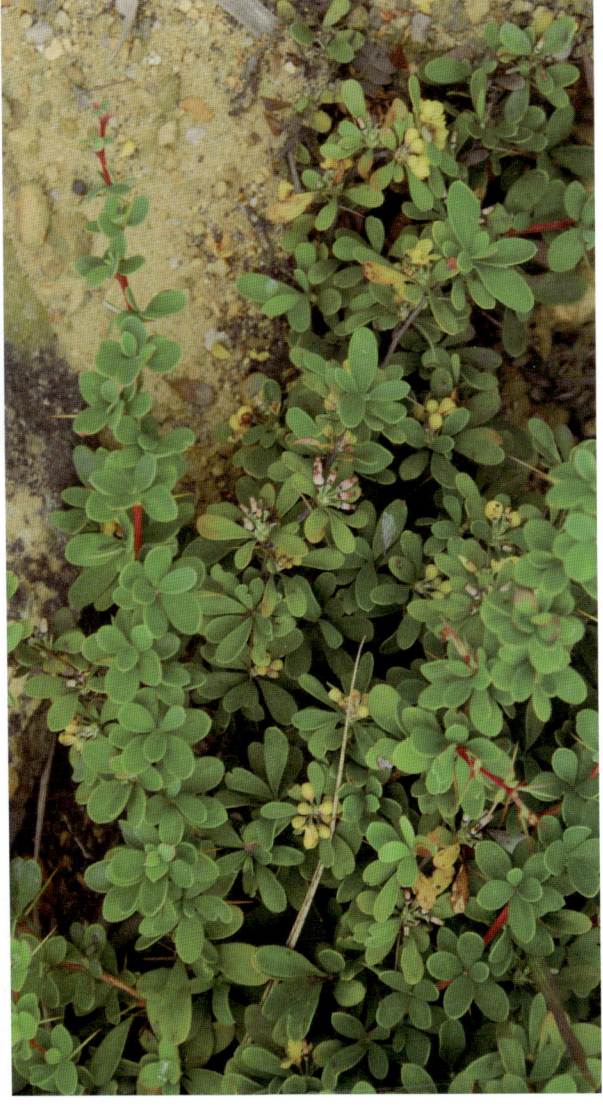

Bel det hsat gheid 蓝果小檗

【Bit hsenb 俗名】木黄连、山黄芩、老鼠刺、刺黄柏、刺黄芩、野黄芩、酸狗奶子。

【Dios kob deis 基源】为小檗科植物蓝果小檗 *Berberis qognepainii* Schneid var. *lanfigolia* Ahrendt. 的根。

【Niangb bet deis 生长环境】生于山坡灌木丛中或疏林地。分布于各地苗乡。

【Jox hsub 性味属经】性冷，味苦，属冷药，入热经。

【Qet diel xid 功能主治】功能：hxub kib los xuf 清热利湿，seil hxangd dangf hxangd 凉血止血，tat jit hxangd hxenk angt 散瘀消肿。主治：jit hxangd 瘀血，zaid wel jangx dix bus 乳痈，zal ghad 腹泻，jangx ghab dliax gangb 毒疮。

【Ed not xus 用法用量】内服，煎汤，15～25 g。外用，煎水洗。

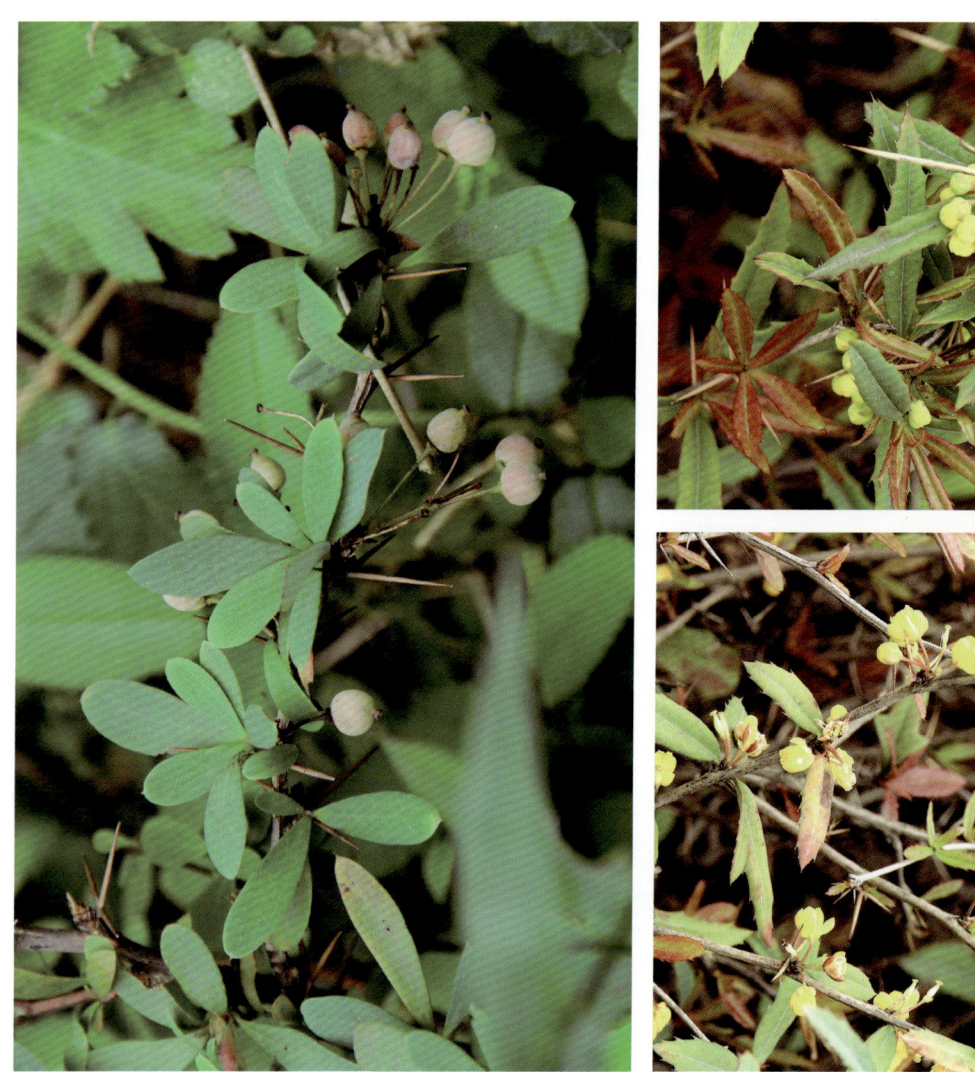

Jab vof xib 淫羊藿

【Bit hsenb 俗名】三叉骨、牛角花、千刀金、仙灵脾、放杖草、钢丝草、黄连祖。

【Dios kob deis 基源】为小檗科植物淫羊藿 *Epimedium grandiflorum* Morr. 的全草或根部。

【Niangb bet deis 生长环境】多生于荫蔽的树林下及灌木丛中。分布于各地苗乡。

【Jox hsub 性味属经】性热，味甜，属热药，入冷经。

【Qet diel xid 功能主治】功能：yis diuf xongf ves 补肾壮阳，hxub jent hxenk net 祛风除湿。主治：ghut hsongd mongb jangx bod 痛风，lob bil juk jik 四肢麻木，nais jongt od nul 肝炎，los ghab hlat mais dlub 眼翳，mongb hsongd hxend 筋骨疼痛，diuf xus dlial ves mongb diub 肾虚腰痛。

【Ed not xus 用法用量】内服，煎汤，15～25 g；或浸酒饮；或熬膏；或入丸、散。外用，煎水洗。

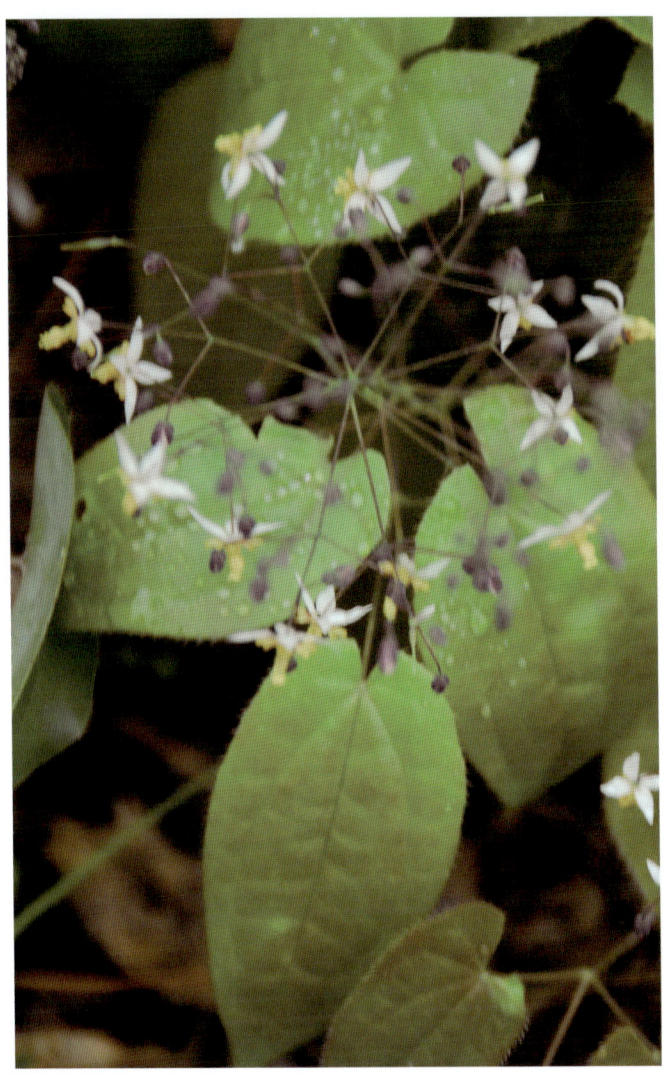
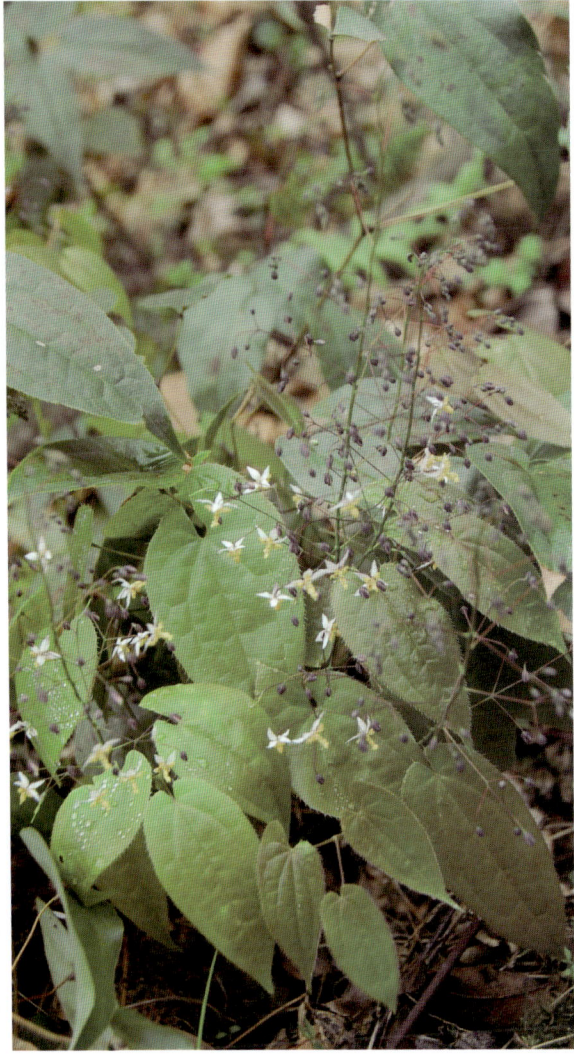

Jab vof xib vud 巫山淫羊藿

【Bit hsenb 俗名】山淫羊、弃杖草、刚前草。

【Dios kob deis 基源】为小檗科植物巫山淫羊藿 Epimedium wushanense Ying 的茎、叶。

【Niangb bet deis 生长环境】生于山坡林下、灌木丛中。分布于各地苗乡。

【Jox hsub 性味属经】性热，味麻，属热药，入冷经。

【Qet diel xid 功能主治】功能：hxub jent hxenk net 祛风除湿，yis diuf xongf ves 补肾壮阳。主治：dlad jus hxub mongb 腰膝酸软，los ghab hlat mais dlub 眼翳，mongb hmid 牙痛，got ax gek 阳痿。

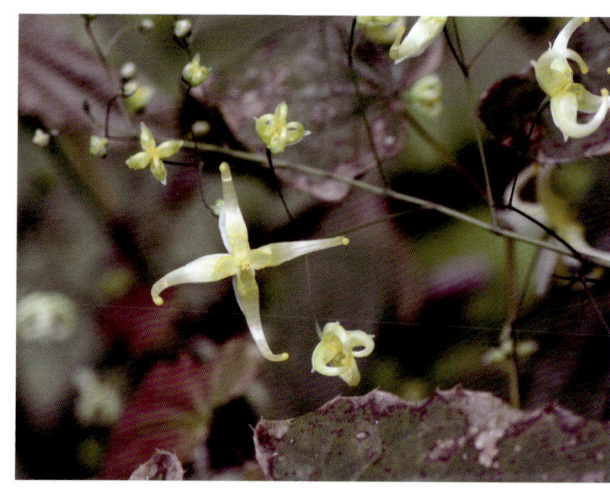

【Ed not xus 用法用量】内服，煎汤，15～25 g；或浸酒饮；或熬膏；或入丸、散。外用，煎水洗。

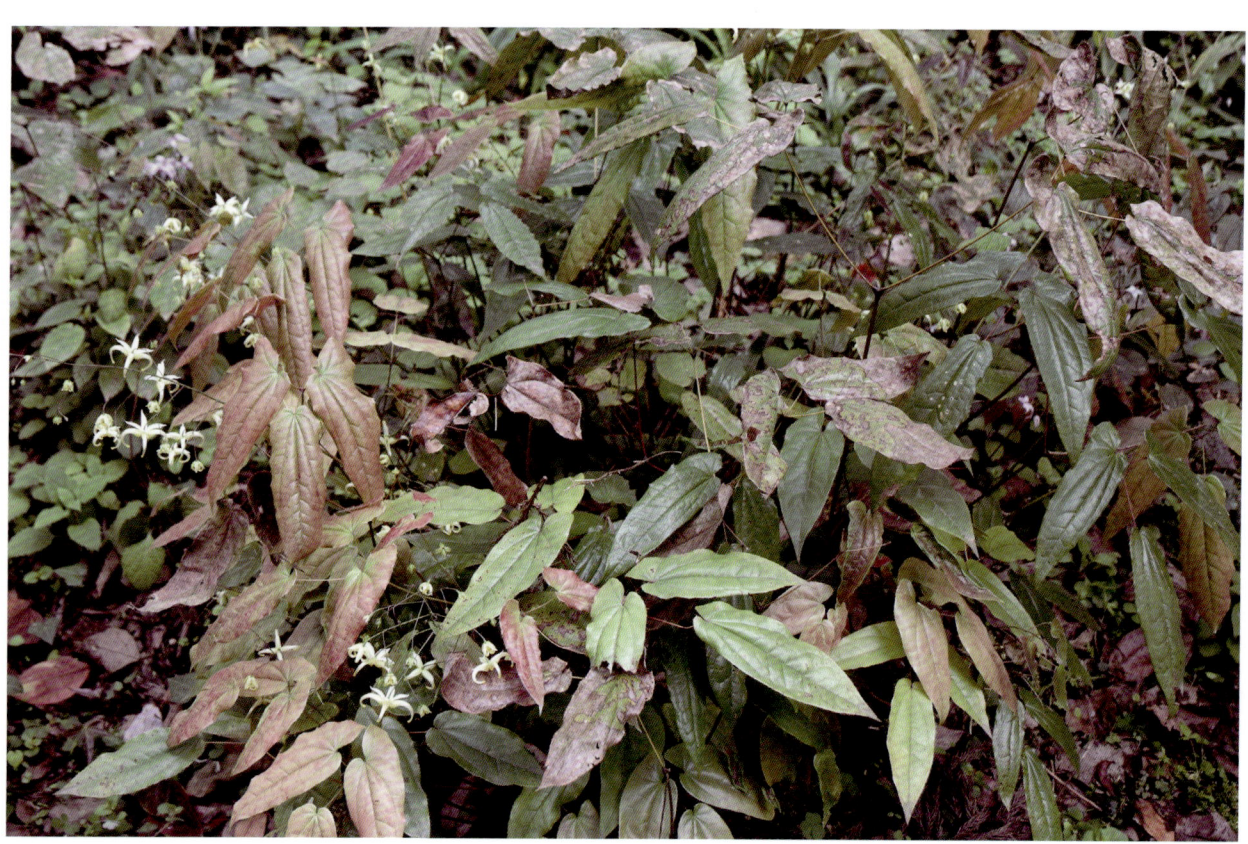

Jab wof xib zaib 箭叶淫羊藿

【Bit hsenb 俗名】三叉骨、干鸡筋、仙灵脾、铁菱角、三枝九叶草、尖叶淫羊藿。

【Dios kob deis 基源】为小檗科植物箭叶淫羊藿 *Epimedium sagittatum*（Sieb. et Zucc.）Maxim. 的全草或根。

【Niangb bet deis 生长环境】生于山坡疏林下、乱石堆旁、路边。分布于各地苗乡。

【Jox hsub 性味属经】性热，味辛甘，属热药，入冷经。

【Qet diel xid 功能主治】功能：yis diuf xongf ves 补肾壮阳，hxub jent hxenk net 祛风除湿。主治：yens jent mongb hsongd 风湿骨痛，lob bil juk jik 四肢麻木，nais jongt od nul 肝炎，los ghab hlat mais dlub 眼翳，mongb hsongd hxend 筋骨疼痛，diuf xus dlial ves mongb diub 肾虚腰痛。

【Ed not xus 用法用量】内服，煎汤，15～25 g；或浸酒饮；或熬膏；或入丸、散。外用，煎水洗。

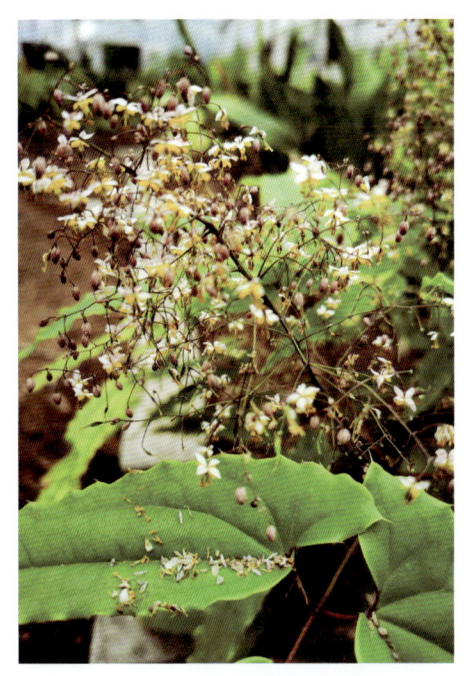

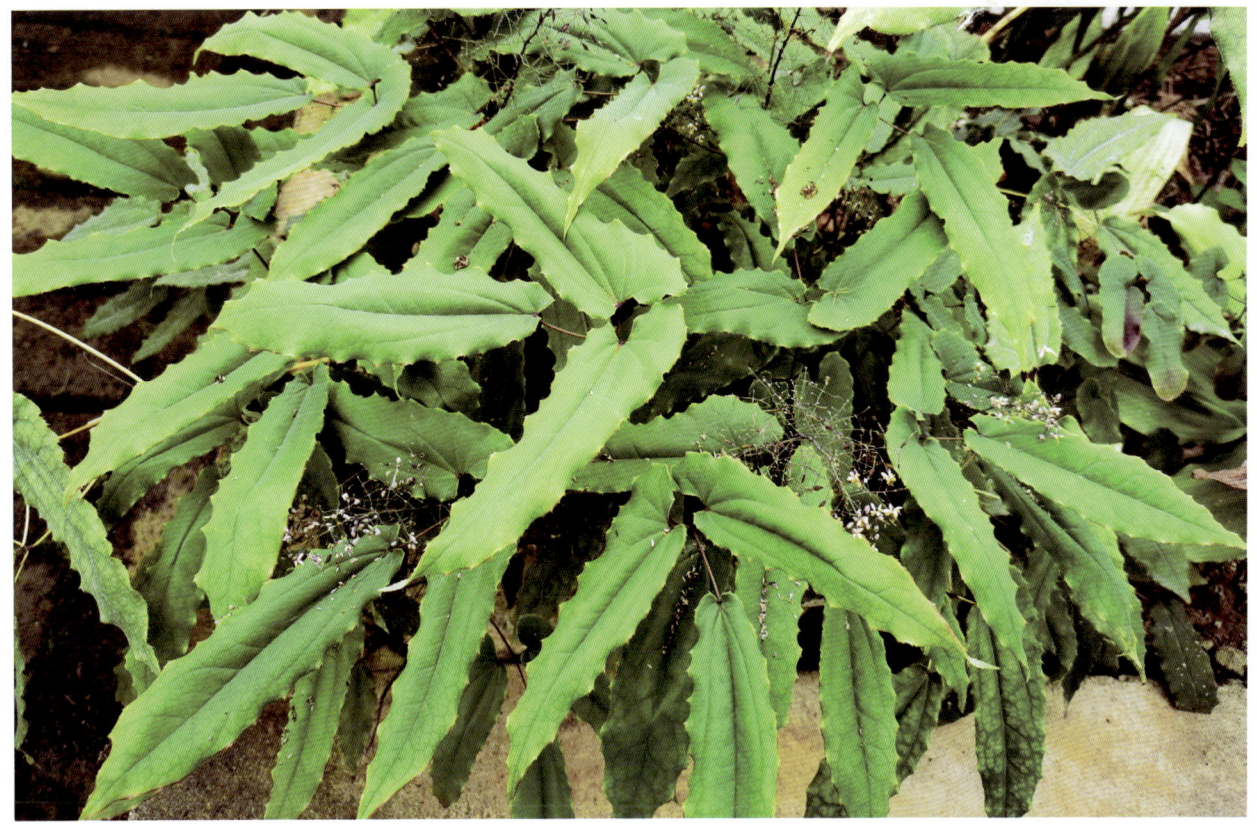

Jab vof xib mongl 柔毛淫羊藿

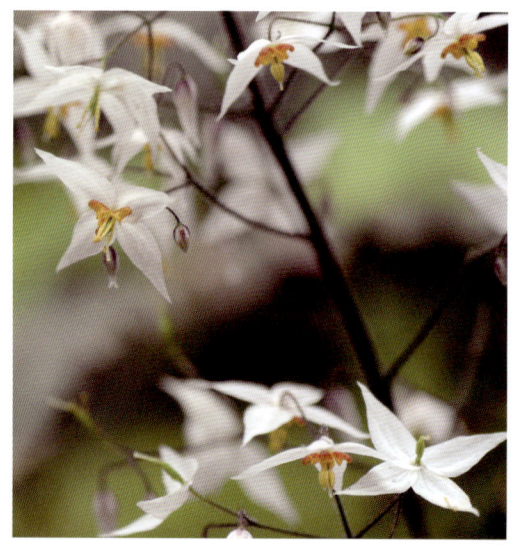

【Bit hsenb 俗名】铁打杵、肺经草、尖叶淫羊藿。

【Dios kob deis 基源】为小檗科植物柔毛淫羊藿 *Epimedium pubescens* Maxim. 的全草或根。

【Niangb bet deis 生长环境】生于低山地区杂木林下、田坎边。分布于各地苗乡。

【Jox hsub 性味属经】性热，味辛甘，属热药，入冷经。

【Qet diel xid 功能主治】功能：hxub jent hxenk net 祛风除湿，yis diuf xongf ves 补肾壮阳。主治：dlad jus hxub mongb 腰膝酸软，mongb hmid 牙痛，got ax gek 阳痿，dix eb bus 脓疱疮，xud wal lol ax hvit 小便不利。

【Ed not xus 用法用量】内服，煎汤，8～15 g；或浸酒；或入丸、散。外用，捣烂敷。

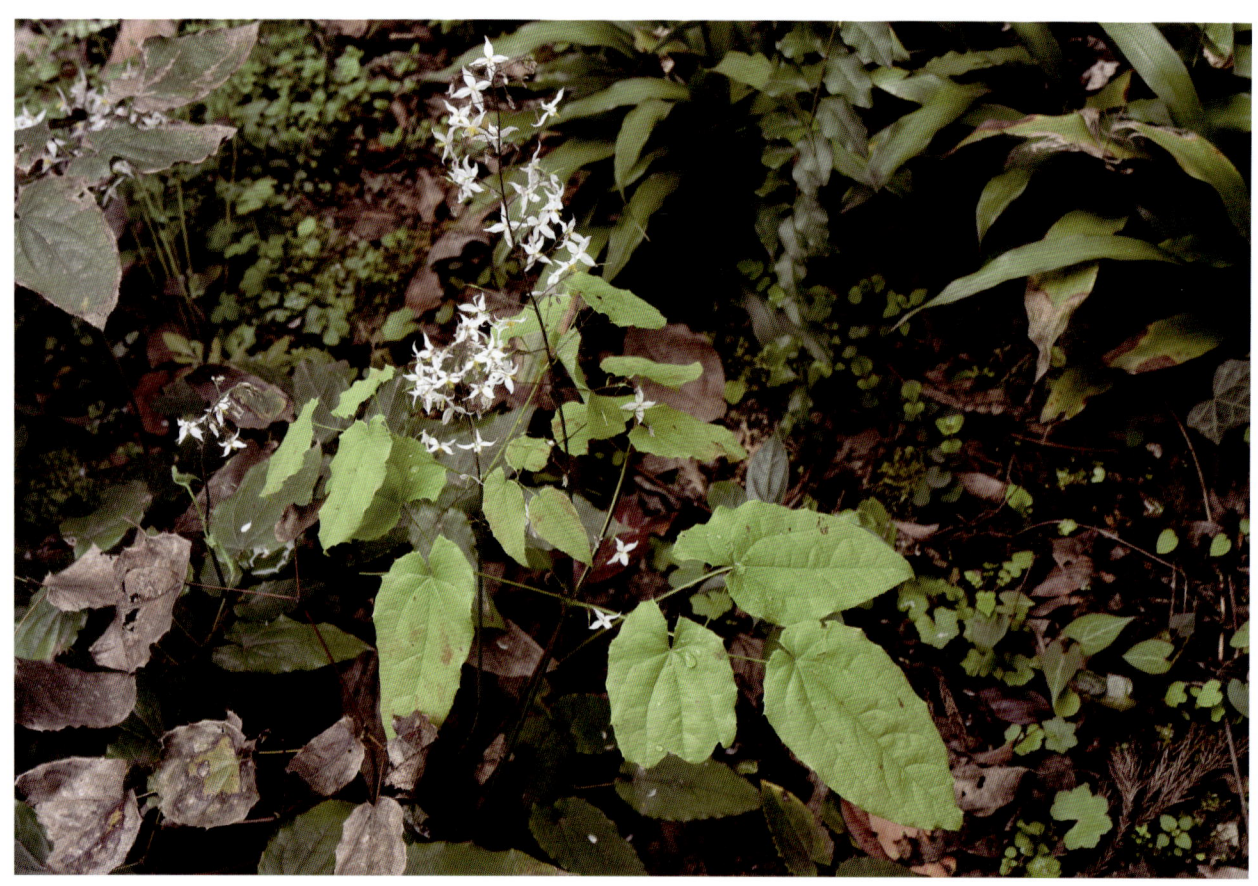

Jab vof xib dad 粗毛淫羊藿

【Bit hsenb 俗名】淫羊藿、壮阳草。

【Dios kob deis 基源】为小檗科植物粗毛淫羊藿 *Epimedium acuminatum* Franch. 的全株。

【Niangb bet deis 生长环境】生于山谷两边、丛林下。分布于部分苗乡。

【Jox hsub 性味属经】性冷，味苦涩，属冷药，入热经。

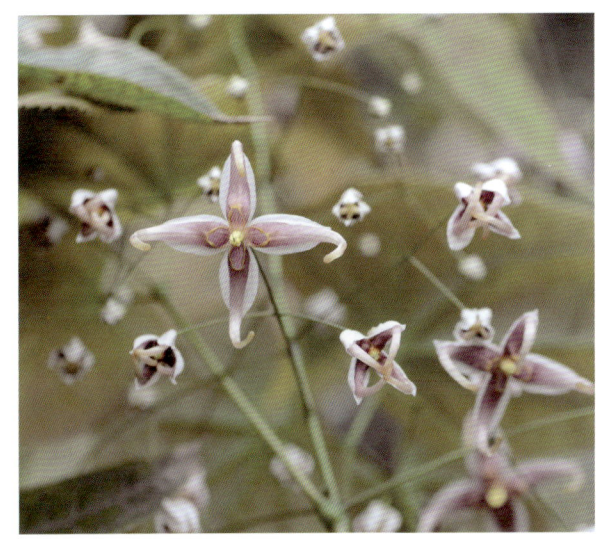

【Qet diel xid 功能主治】功能：yis lal ves jongt bend 补虚固涩，hxub jent dangf mongb 祛风止痛。主治：ait ngol heik bongt 咳嗽痰喘，mongb diub 腰痛，dix eb bus 脓疱疮，got ax gek 阳痿，niangb ax niangb daib 妇人不孕。

【Ed not xus 用法用量】内服，煎汤，15～25 g；或入丸、散。外用，煎水洗。

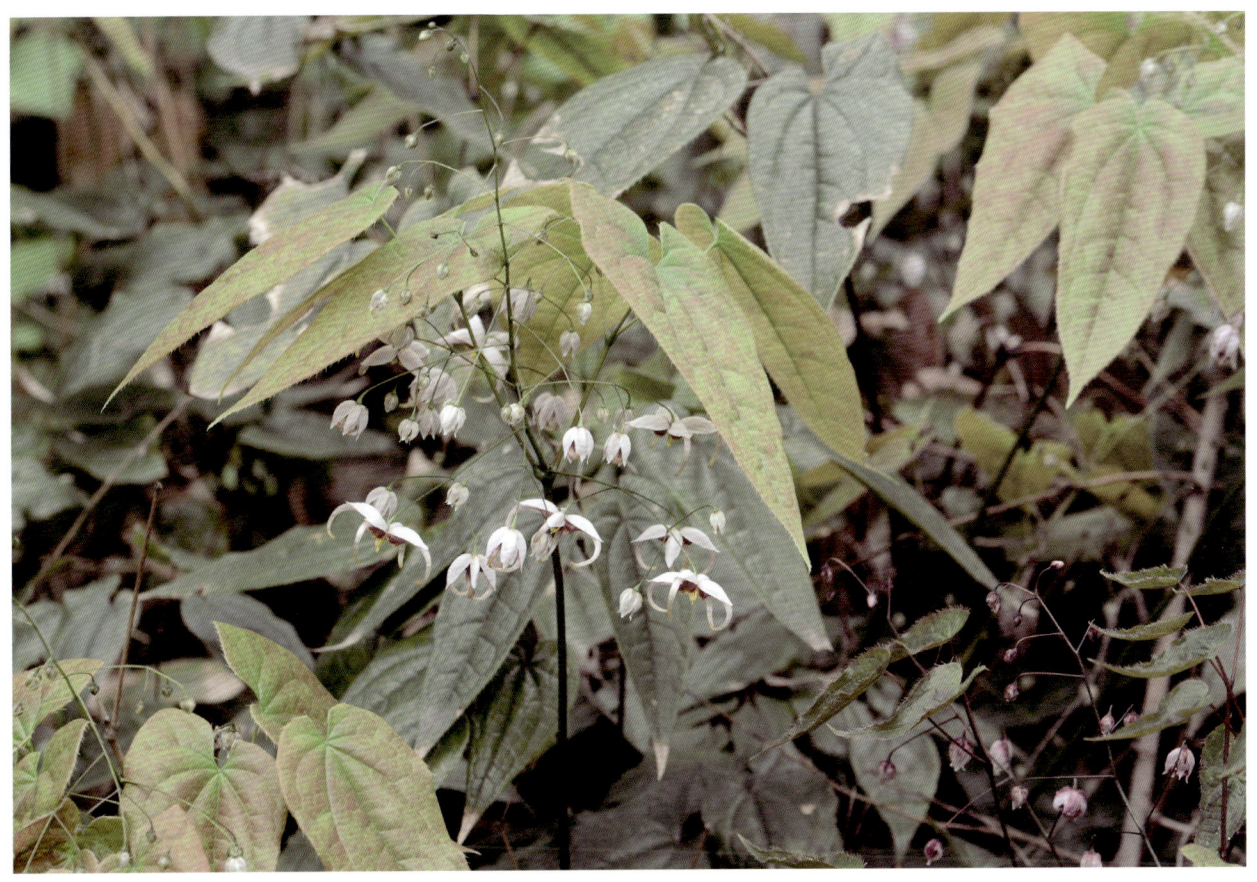

Jab wof xib yeb 黔岭淫羊藿

【Bit hsenb 俗名】小叶淫羊藿、三枝九叶草。

【Dios kob deis 基源】为小檗科植物黔岭淫羊藿 *Epimedium leptorrhizum* Stearn 的全草。

【Niangb bet deis 生长环境】生于疏林下、石山土坎、路边。分布于部分苗乡。

【Jox hsub 性味属经】性热，味甜，属热药，入冷经。

【Qet diel xid 功能主治】功能：hxub jent hxenk net 祛风除湿，dangf ngol yangx ghad ngol 止咳化痰。主治：yens jent mongb hsongd 风湿骨痛，diuf xus dlial ves mongb diub 肾虚腰痛，bal ves ait ngol 虚劳咳嗽，mongb hmid 牙痛，dix eb bus 脓疱疮。

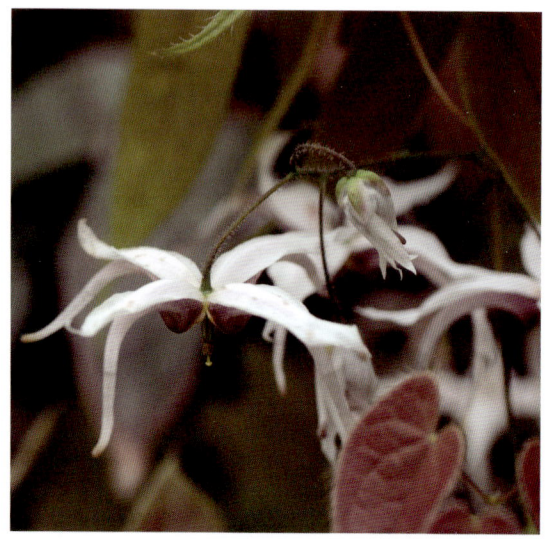

【Ed not xus 用法用量】内服，煎汤，15～25 g；或入丸、散。外用，捣烂敷或煎水洗。

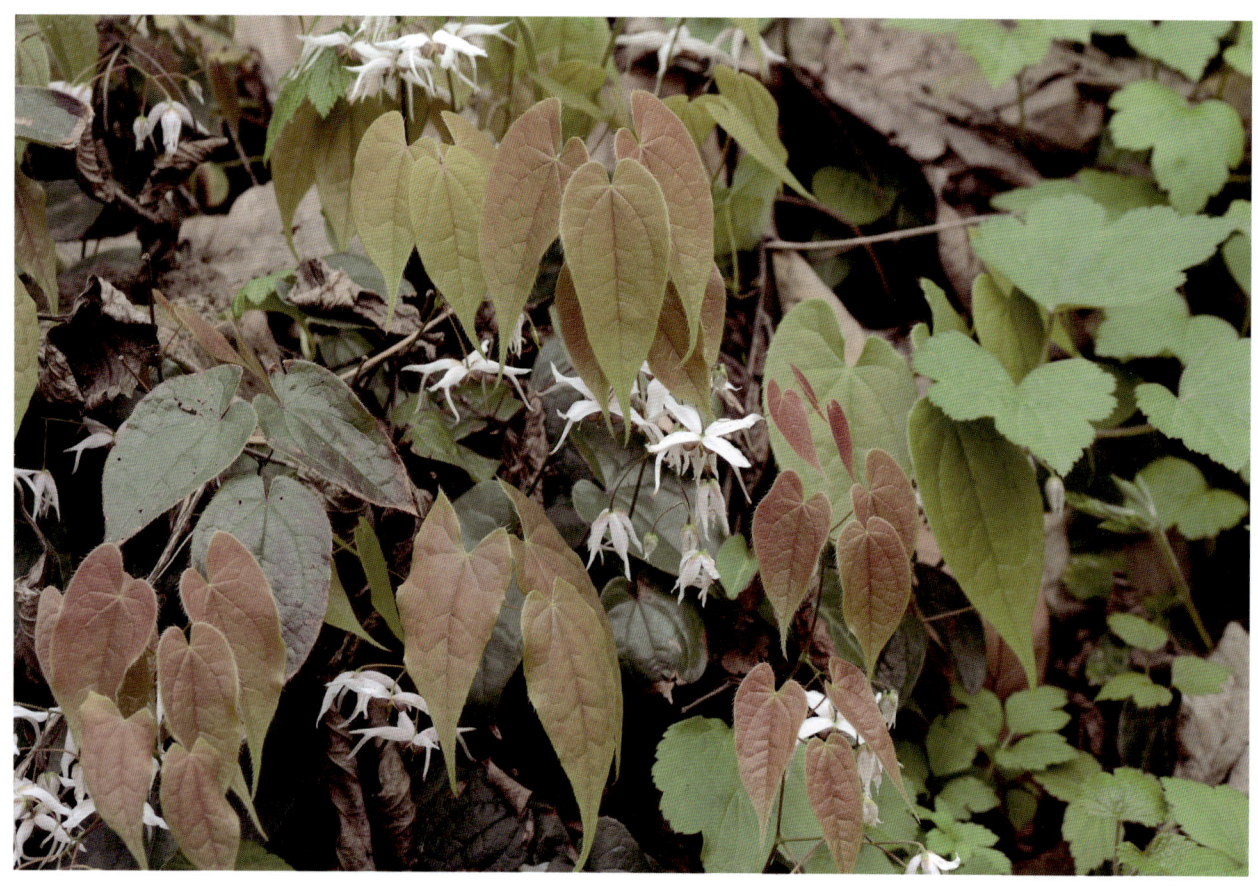

Zangx dliab beid 南天竹

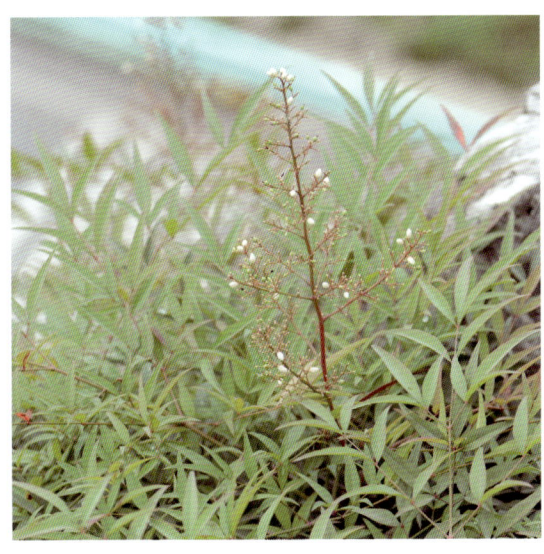

【Bit hsenb 俗名】小铁树、红枸子、南竹子、南竹树、老鼠刺。

【Dios kob deis 基源】为小檗科植物南天竹 *Nandina domestica* Thunb. 的根、叶、果实。

【Niangb bet deis 生长环境】生于山谷阴湿地、溪河边。分布于部分苗乡。

【Jox hsub 性味属经】性平，味甘酸，属冷热两经药，入两经。有毒。

【Qet diel xid 功能主治】功能：lal nais jongt xend mais 清肝明目，net nais pot dangf ngol 润肺止咳。主治：dib yens pob xok 跌打红肿，nais pot kib ait ngol 肺热咳嗽，hek bongt ngol 哮喘，ngol yenx hnaib 百日咳，net kib fangx jid 湿热黄疸，hniub mais pob xok mongb 目赤肿痛，mongd hxud bob ghangb 坐骨神经痛。

【Ed not xus 用法用量】内服，水煎，15～25 g。外用，捣烂敷或煎水洗。

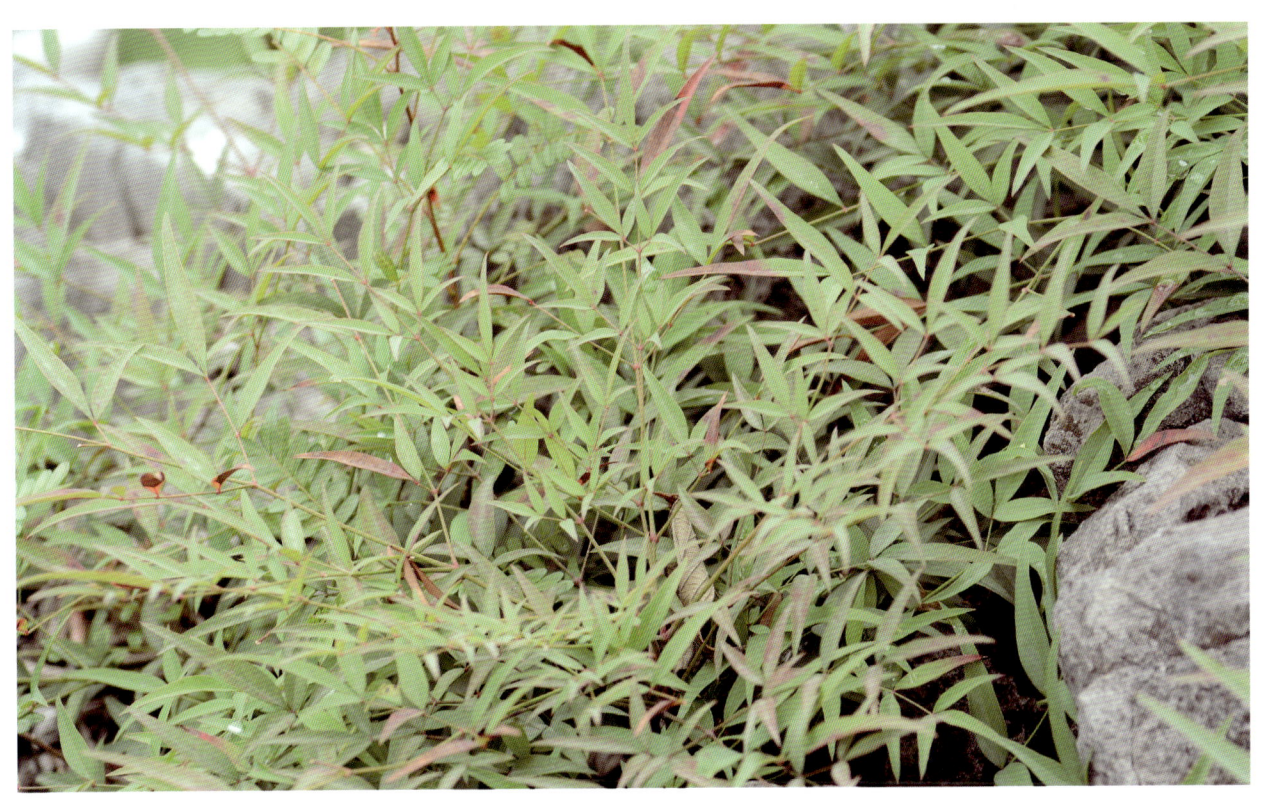

防己科

Ghab bas sab det 木防己

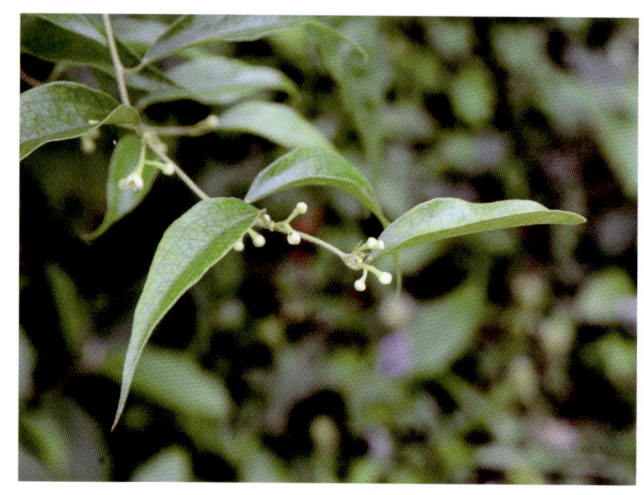

【Bit hsenb 俗名】土木香、牛木香、青藤香、小青藤、排风藤、青檀香、白山番薯。

【Dios kob deis 基源】为防己科植物木防己 Cocculus trilobus（Thunb.）DC. 的根。

【Niangb bet deis 生长环境】生于山脚、冲沟、路旁。分布于各地苗乡。

【Jox hsub 性味属经】性冷，味苦，属冷药，入热经。

【Qet diel xid 功能主治】功能：zal kib hxub kib 泻火祛热，lal eb lol xuf 行水利湿。主治：nais pot dlax khangd ngol hvuk 肺痿咳喘，pob lob pob bil 手脚水肿，pob wux qub 水臌病，ax lol wal 尿闭，dal wal 遗尿。

【Ed not xus 用法用量】内服，煎汤，15～25 g；或入丸、散。

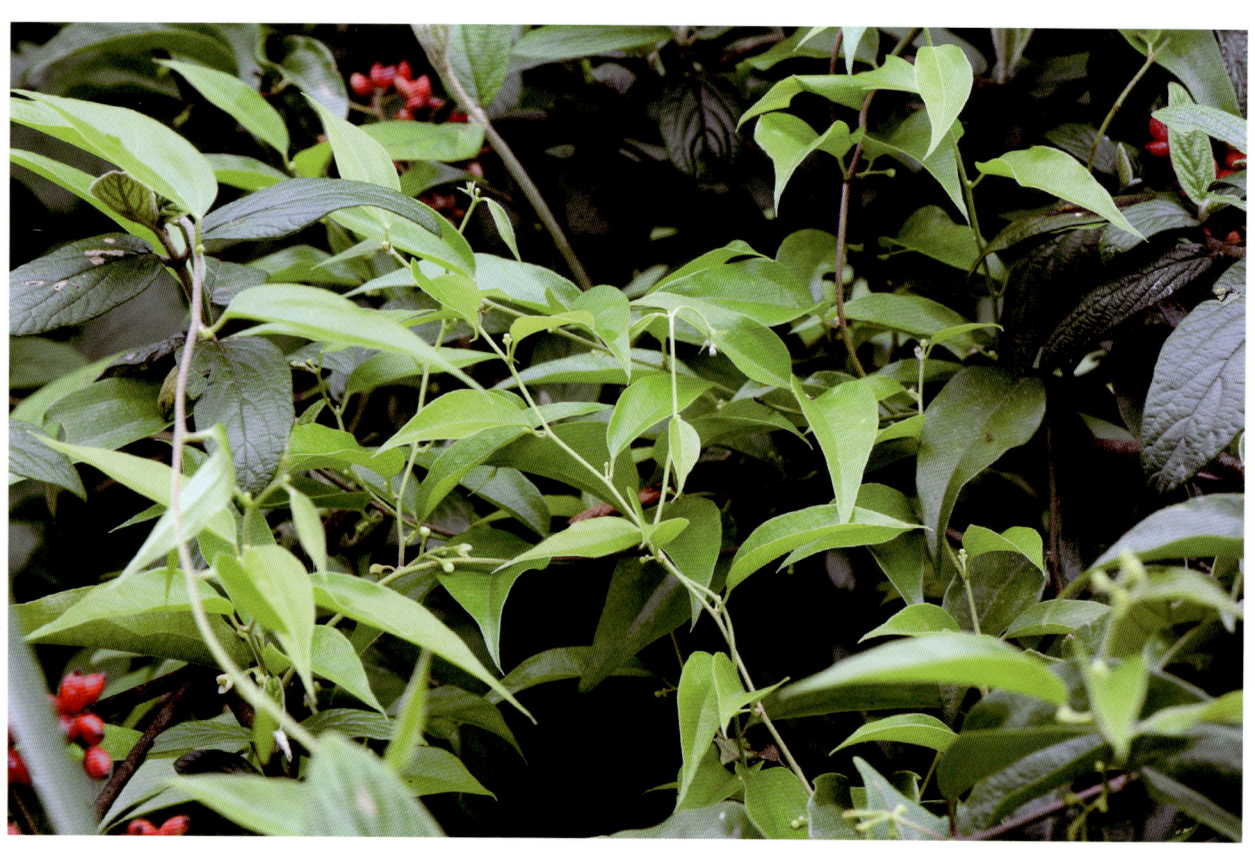

Ghab bas sab det bat 樟叶木防己

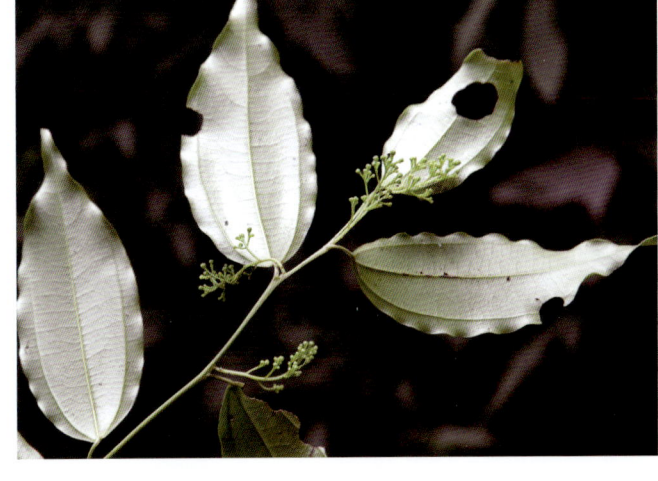

【Bit hsenb 俗名】乌药、十八症、木防己、百蛇基、矮脚樟、消食树。

【Dios kob deis 基源】为防己科植物樟叶木防己 Cocculus laurifolius DC. 的根或全株。

【Niangb bet deis 生长环境】生于森林中荫蔽处、丛林缘。分布于各地苗乡。

【Jox hsub 性味属经】性冷，味苦涩，属冷药，入热经。

【Qet diel xid 功能主治】功能：hxub jent dangf mongb 祛风止痛，tat jit hxangd hxenk angt 散瘀消肿。主治：dliangd bil dib sangb 跌打损伤，yens jent mongb ghab dlad ghab bab 风湿腰腿痛，mongb khob 头痛，mongb qub 腹痛，zal ghad 腹泻。

【Ed not xus 用法用量】内服，煎汤，15～25 g；或入丸、散。

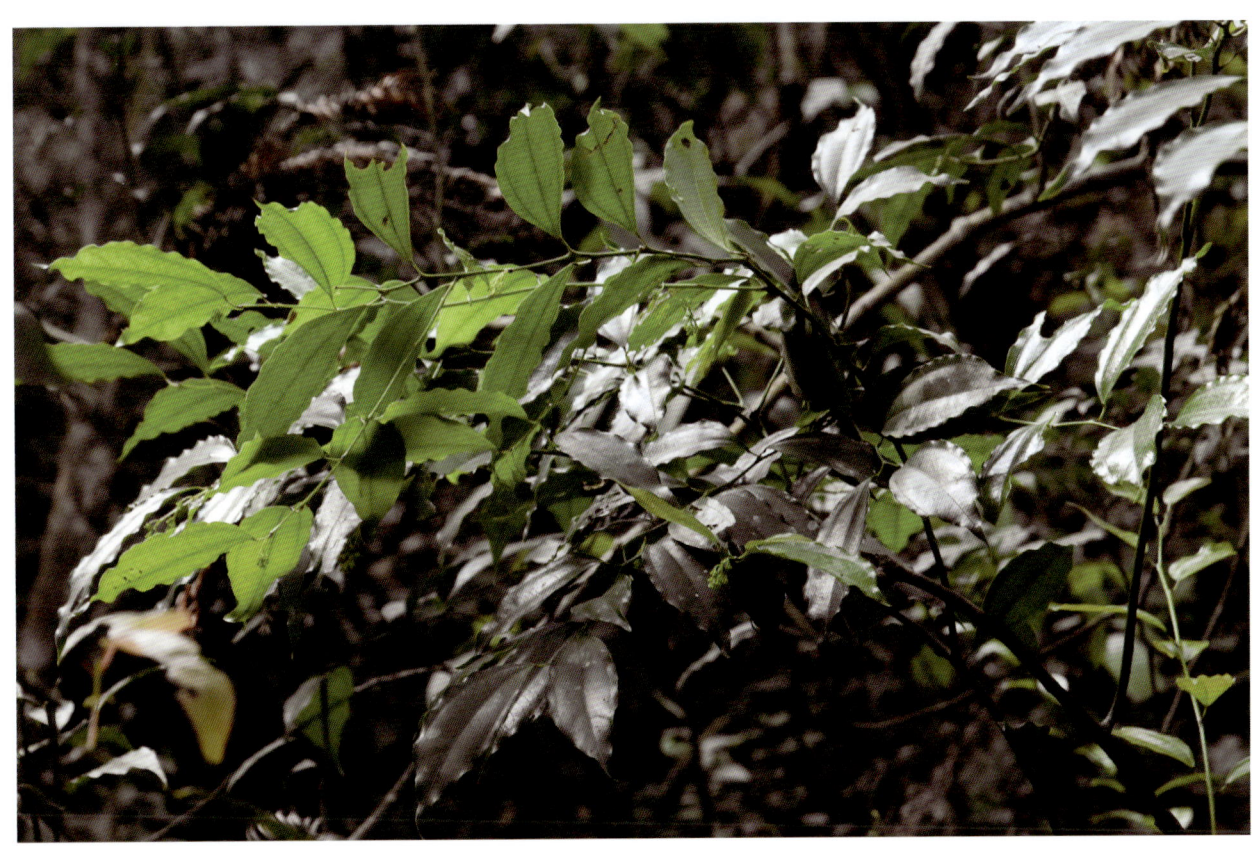

Bas sab det ghab bod 粉防己

【Bit hsenb 俗名】百解、山乌龟、石蟾蜍、汉防己、白木香、倒地拱、金丝吊鳖。

【Dios kob deis 基源】为防己科植物粉防己 Stephania tetrandras S. Moore 的根。

【Niangb bet deis 生长环境】生于山野草丛、低矮树林边缘。分布于部分苗乡。

【Jox hsub 性味属经】性冷，味苦，属冷药，入热经。

【Qet diel xid 功能主治】功能：zal kib hxub kib 泻火祛热，lal eb lol xuf 行水利湿。主治：nais pot dlax khangd ngol hvuk 肺痿咳喘，pob lob pob bil 手脚水肿，pob wux qub 水臌病，lax gangb liax pob mongb 脚气肿痛，dal wal 遗尿。

【Ed not xus 用法用量】内服，煎汤，15～25 g；或入丸、散。

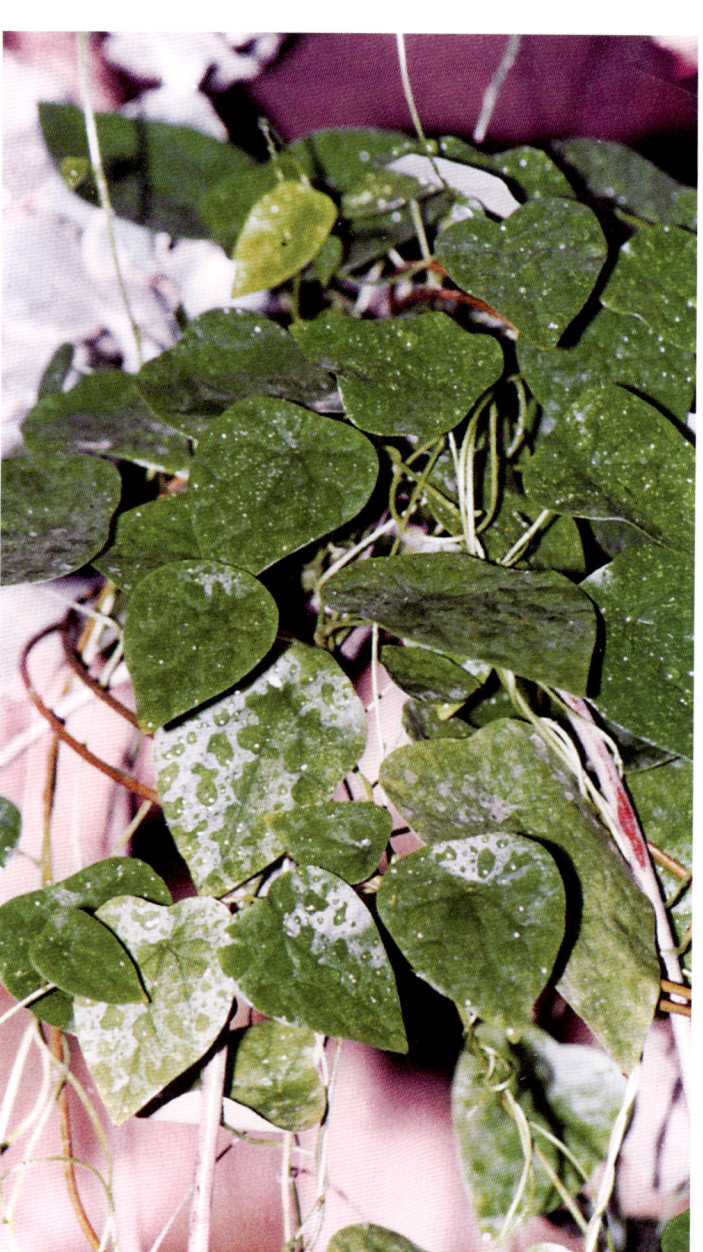

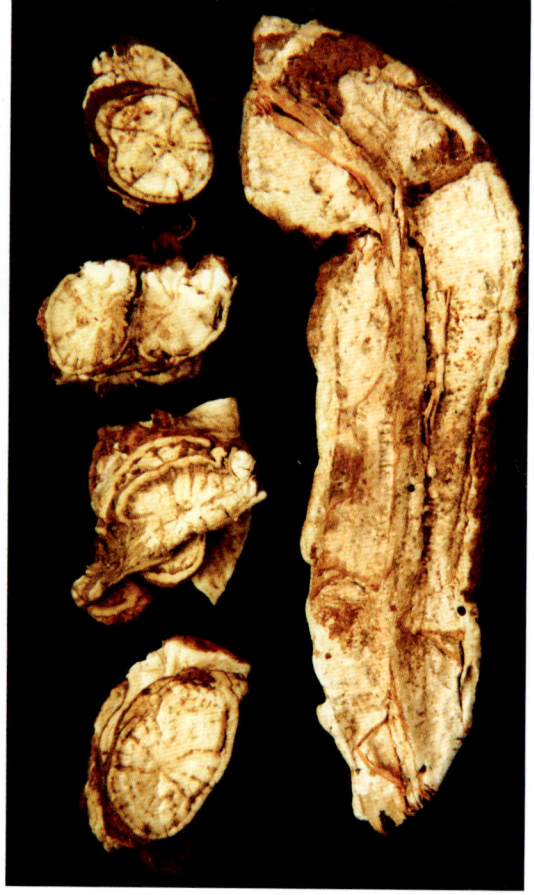

Hlat hmongb nox vud 轮环藤

【Bit hsenb 俗名】青藤、滚天龙、小青藤香、青藤细辛。

【Dios kob deis 基源】为防己科植物轮环藤 *Cyclea racemosa* Oliv. 的根。

【Niangb bet deis 生长环境】生于山野岩石山脚、疏松沙土地区。分布于各地苗乡。

【Jox hsub 性味属经】性热，味苦辛，属热药，入冷经。

【Qet diel xid 功能主治】功能：hxub kib tat jab 清热解毒，hangb bongt dangf mongb 行气止痛。主治：fal sab mongb qub 痧证腹痛，buk dux qib bongt mongb 胃气痛，mongb qub 腹痛，hot ax yangx gad 消化不良，yens nangb gik 毒蛇咬伤，zal ghad 腹泻。

【Ed not xus 用法用量】内服，煎汤，10～15 g；研末，3～8 g。外用，研末调敷。

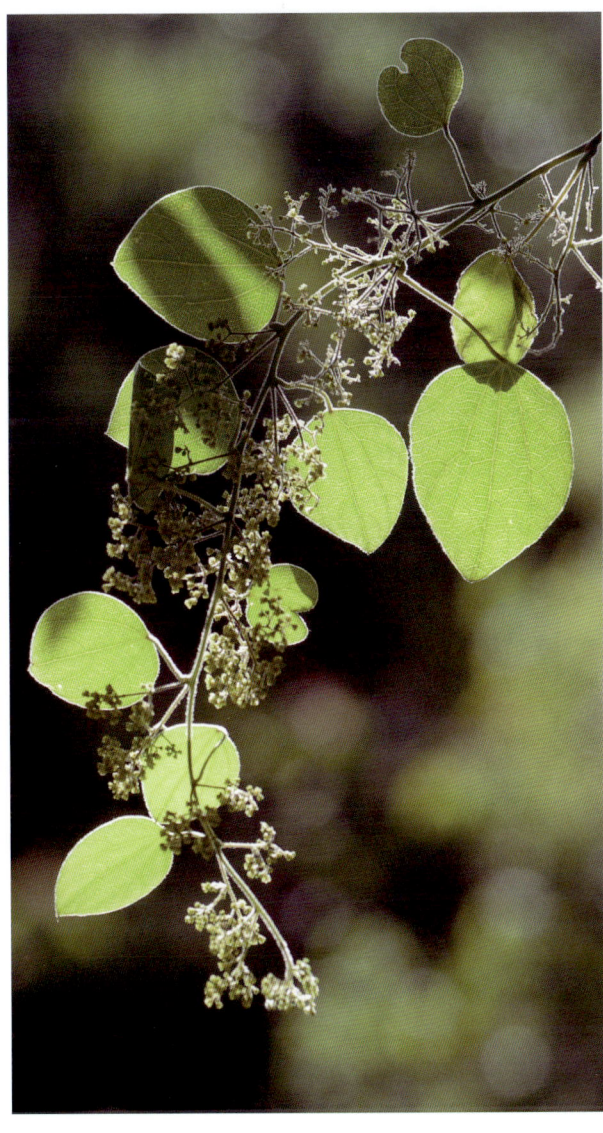
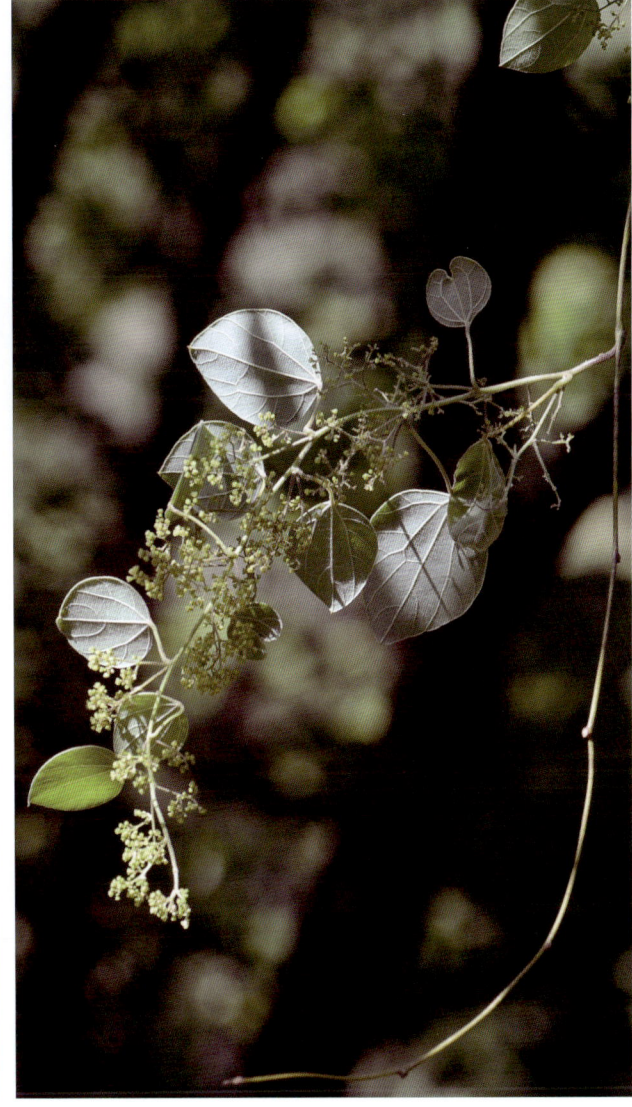

Jab fangx liangx 千金藤

【Bit hsenb 俗名】山乌龟、土香薯、天膏药、粉防己、地乌龟、青藤、金线吊乌龟。

【Dios kob deis 基源】为防己科植物千金藤 *Stephania japonica*（Thunb.）Miers 的根、茎、叶。

【Niangb bet deis 生长环境】生于低山地区山野灌木丛、沟谷两边。分布于部分苗乡。

【Jox hsub 性味属经】性冷，味苦，属冷药，入热经。

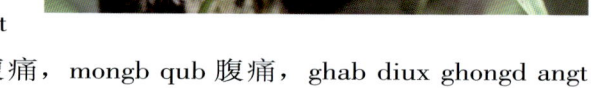

【Qet diel xid 功能主治】功能：hxub kib tat jab 清热解毒，hxub jent lol xuf 祛风利湿。主治：hvangb jid zeib ghangb 偏瘫，yens jent mongb ghut hsongd 风湿性关节炎，fal sab mongb qub 痧证腹痛，mongb qub 腹痛，ghab diux ghongd angt mongb 咽喉肿痛，dlif ghab jed vangl daib 子宫脱垂。

【Ed not xus 用法用量】内服，煎汤，15～20 g；或研末；或浸酒。外用，捣烂敷或煮水熏洗。

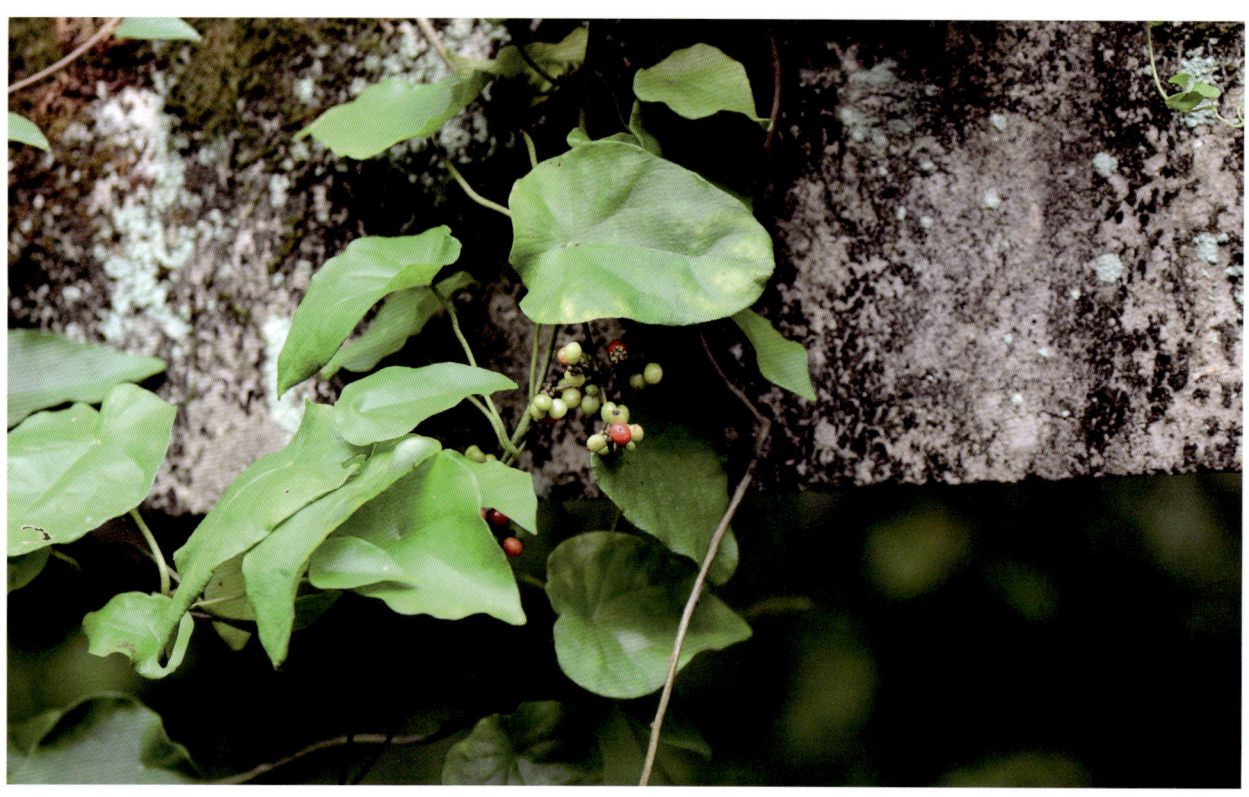

Jab fangx liangx yut 草质千金藤

【Bit hsenb 俗名】山乌龟、石琴薯、地乌龟、金不换、独脚乌桕。

【Dios kob deis 基源】为防己科植物草质千金藤 *Stephania herbacea* Gagnep 的块根。

【Niangb bet deis 生长环境】生于坡塝疏林中、灌木林内、路旁。分布于各地苗乡。

【Jox hsub 性味属经】性冷，味苦，属冷药，入热经。

【Qet diel xid 功能主治】功能：hxub kib tat jab 清热解毒，hxub jent lol xuf 祛风利湿。主治：yens jent mongb ghut hsongd 风湿性关节炎，yens kib mongb qub 中暑腹痛，yens nangb gik 毒蛇咬伤，niangb hsab pob mongb 无名肿毒，jangx ghab dliax gangb 毒疮，zal ghad dongk 痢疾。

【Ed not xus 用法用量】内服，煎汤，13～15 g；或浸酒；或入丸、散。外用，捣烂敷或煮水熏洗。

Bod jex sangx dlub 三筒管

【Bit hsenb 俗名】青藤、千金薯、竹叶薯、百解薯、金银带、白金果榄。

【Dios kob deis 基源】为防己科植物三筒管 *Aristolochia champicneii* Merr. et Chun. 的块根。

【Niangb bet deis 生长环境】生于深山疏林下、灌木丛中。分布于部分苗乡。

【Jox hsub 性味属经】性冷，味苦，属冷药，入热经。

【Qet diel xid 功能主治】功能：hxub kib tat jab 清热解毒，zangl bod hxenk angt 散结消肿。主治：mongb qub zal ghad 腹痛腹泻，zal ghad dongk 痢疾，yens nangb gik 毒蛇咬伤，gangb xent 疥疮，gangb dix angt mongb 疮疖肿痛。

【Ed not xus 用法用量】内服，煎汤，10～15 g。外用，捣烂敷、磨汁涂。

Jab fangx liangx bix 金线吊乌龟

【Bit hsenb 俗名】山乌龟、白药根、地乌龟、小青藤、铁秤砣、金线钩蛤蟆、盘花地不容。

【Dios kob deis 基源】为防己科植物金线吊乌龟 Stephania cephalantha Hayata 的块根。

【Niangb bet deis 生长环境】生于阴湿沙坡、溪涧边、荒山地。分布于各地苗乡。

【Jox hsub 性味属经】性冷，味苦，属冷药，入热经。

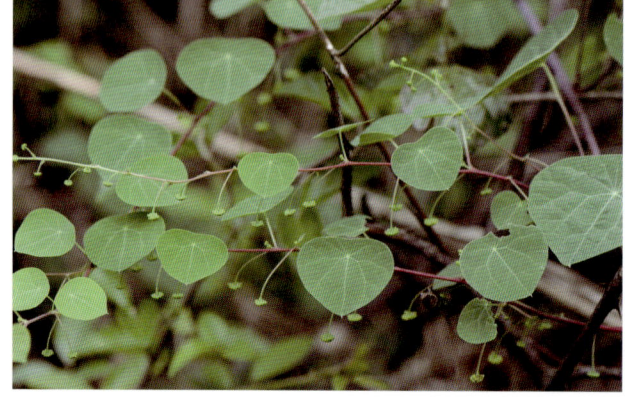

【Qet diel xid 功能主治】功能：hxub kib tat jab 清热解毒，hxenk angt dangf mongb 消肿止痛，seil hxangd dangf hxangd 凉血止血。主治：lol hxangd nais 鼻衄，mos dliangb vongx 肝硬化腹水，buk dux ghad ghof lax nial 胃及十二指肠溃疡，ghab diux ghongd angt mongb 咽喉肿痛，pob hsongd fis ghongd 诸骨鲠喉，ghof jus pob mongb 鹤膝风，niak qub niangb ax dangf 胎动不安。

【Ed not xus 用法用量】内服，煎汤，15～25 g；或入丸、散。外用，捣烂敷或研末撒。

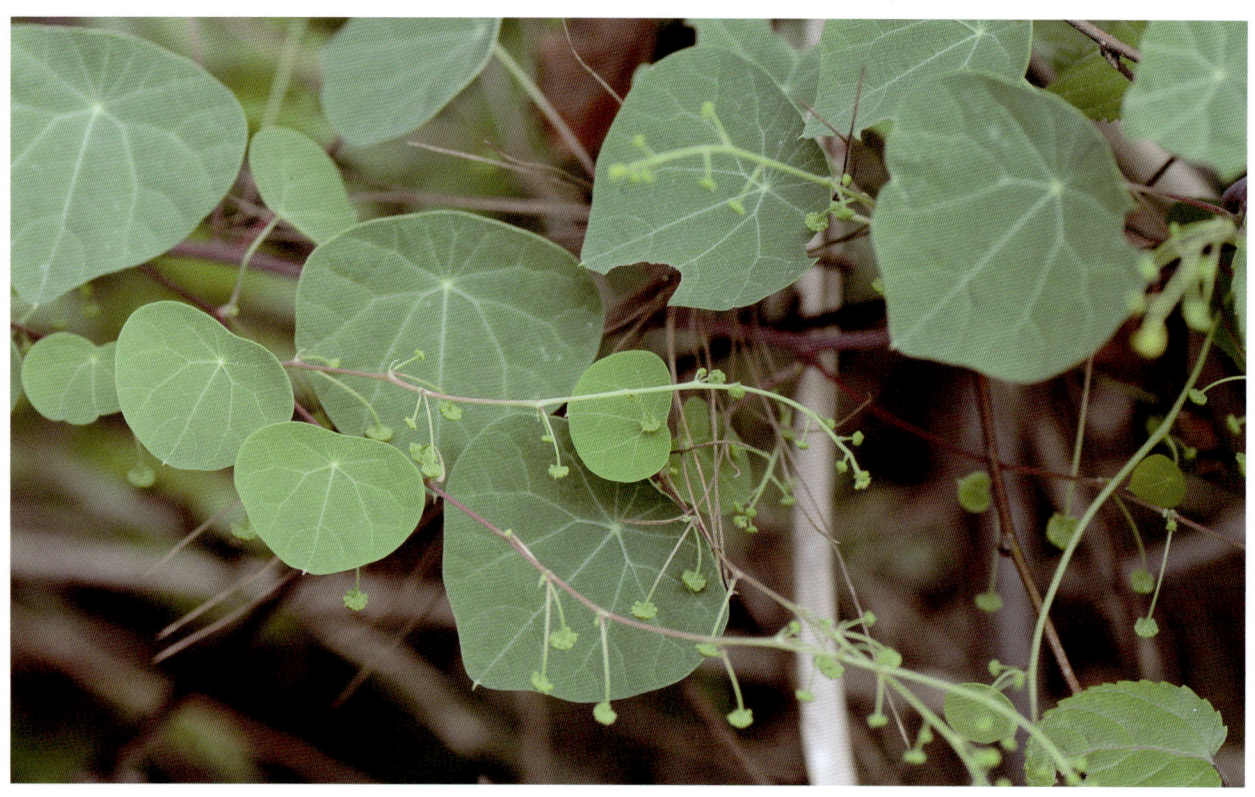

Jab jex sangx 石蟾蜍

【Bit hsenb 俗名】地胆、山乌龟、吊葫芦、地不容、解毒子、金丝荷叶、金线吊乌龟。

【Dios kob deis 基源】为防己科植物石蟾蜍 *Stephania delauayi* Diels. 的块根。

【Niangb bet deis 生长环境】喜生于岩石山地石堆中、荆棘灌木丛中。分布于各地苗乡。

【Jox hsub 性味属经】性冷，味苦，属冷药，入热经。

【Qet diel xid 功能主治】功能：zal kib hxub kib 泻火祛热，lal eb lol xuf 行水利湿。主治：pob lob pob bil 手脚水肿，pob wux qub 水臌病，nais pot dlax khangd ngol hvuk 肺痿咳喘，mongb ghongd niangs 咽喉痛，buk dux mongb 胃炎，dal wal 遗尿。

【Ed not xus 用法用量】内服，煎汤，15～25 g；或入丸、散。

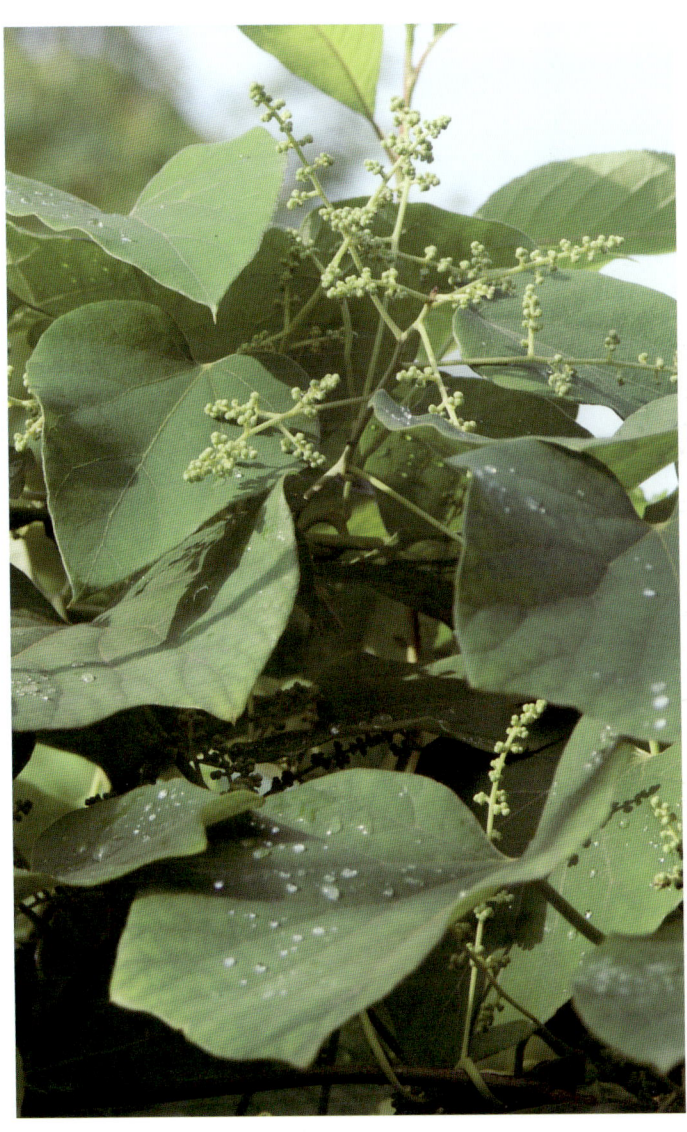
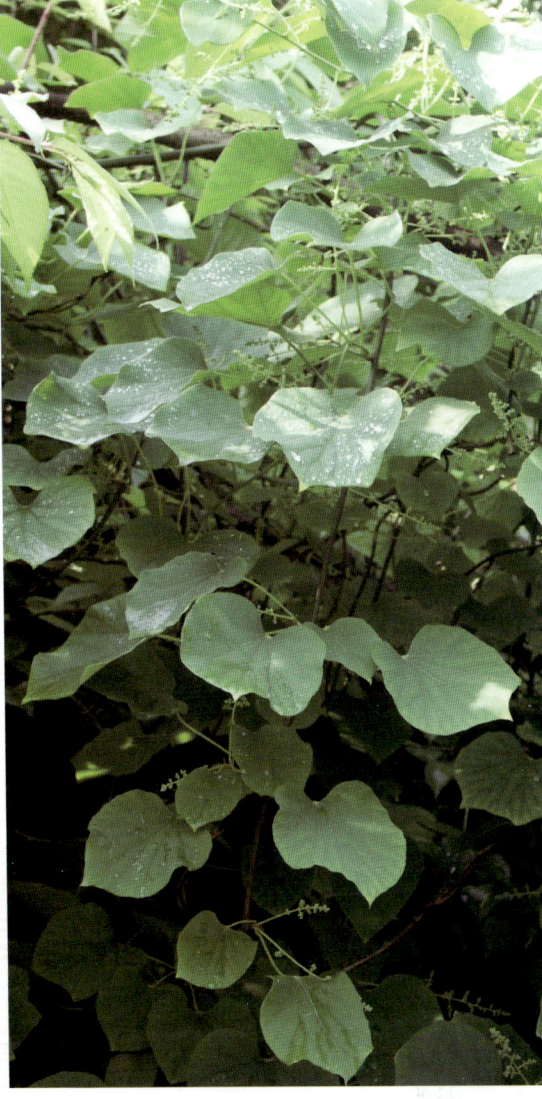

Ghab bob det vob 汝兰

【Bit hsenb 俗名】山乌龟、千金藤、吊金龟、吊蛤蟆、金线吊乌龟。

【Dios kob deis 基源】为防己科植物汝兰 Stephania hernandifolia Walp. 的根。

【Niangb bet deis 生长环境】生于陡坡林缘、溪涧边、山路旁。分布于各地苗乡。

【Jox hsub 性味属经】性冷，味苦辛，属冷药，入热经。

【Qet diel xid 功能主治】功能：hxub kid tat jab 清热解毒，hxub jent hxenk net 祛风除湿。主治：gos kib 中暑，yens jent mongb ghut hsongd 风湿性关节炎，yens jent juk jik 风湿麻木，mongb git ghab naix 腮腺炎，jangx ghab dliax gangb 毒疮，zal ghad dongk 痢疾。

【Ed not xus 用法用量】内服，煎汤，10～25 g；或浸酒；或研末。外用，捣烂敷或磨醋涂。

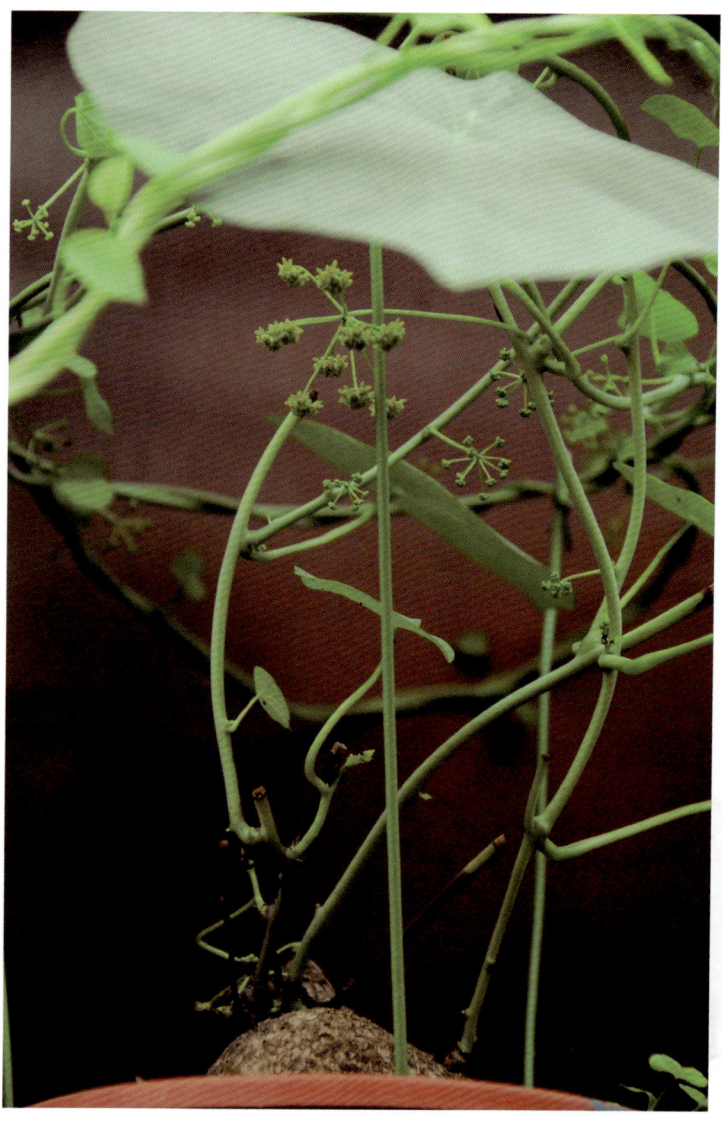
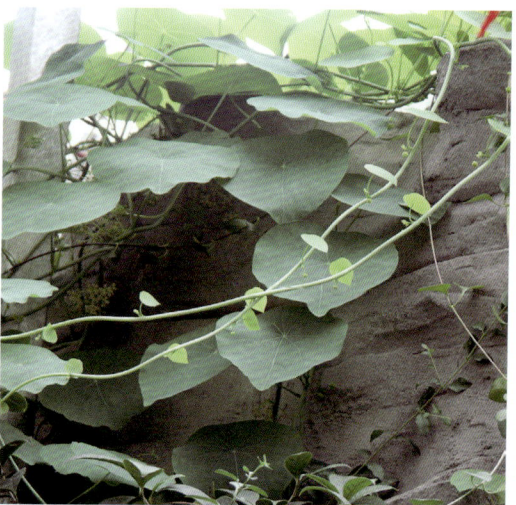
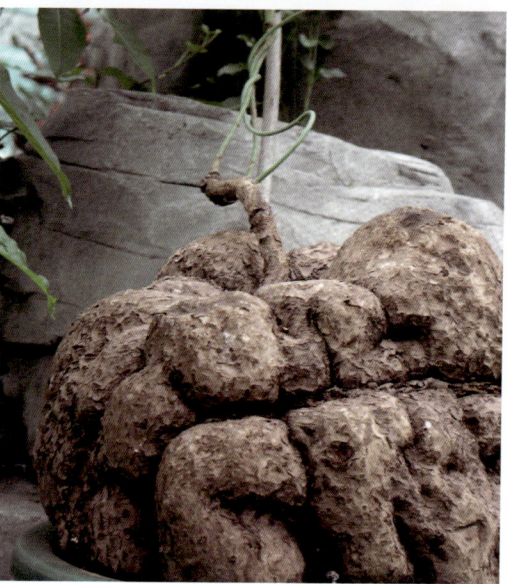

Det leb nix 粪箕笃

【Bit hsenb 俗名】田鸡草、犁壁藤、雷砵嘴、飞天雷公、防己马兜铃、铁板膏药草。

【Dios kob deis 基源】为防己科植物粪箕笃 *Stephania longa* Lour. 的根茎。

【Niangb bet deis 生长环境】喜生于山野林下、灌木丛中、冲沟边。分布于各地苗乡。

【Jox hsub 性味属经】性冷，味苦辛，属冷药，入热经。

【Qet diel xid 功能主治】功能：hxub kib tat jab 清热解毒，vut eb wal tongb ghad 利尿通便，hxenk gangb pob 消疮肿。主治：fangx mais fangx jid 黄疸，mongb qub zal ghad 腹痛腹泻，dlif ghab neib ghangb 脱肛，xud wal hxangd 尿血，jib ghad 便秘，zal ghad dongk 痢疾。

【Ed not xus 用法用量】内服，煎汤，15～25 g。

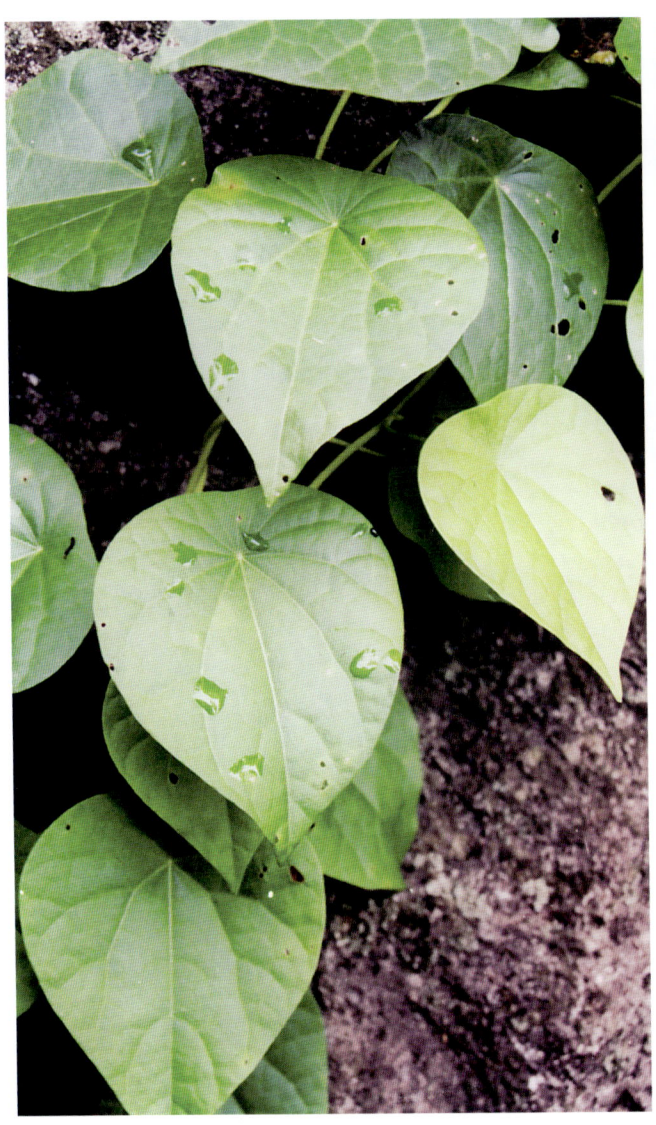
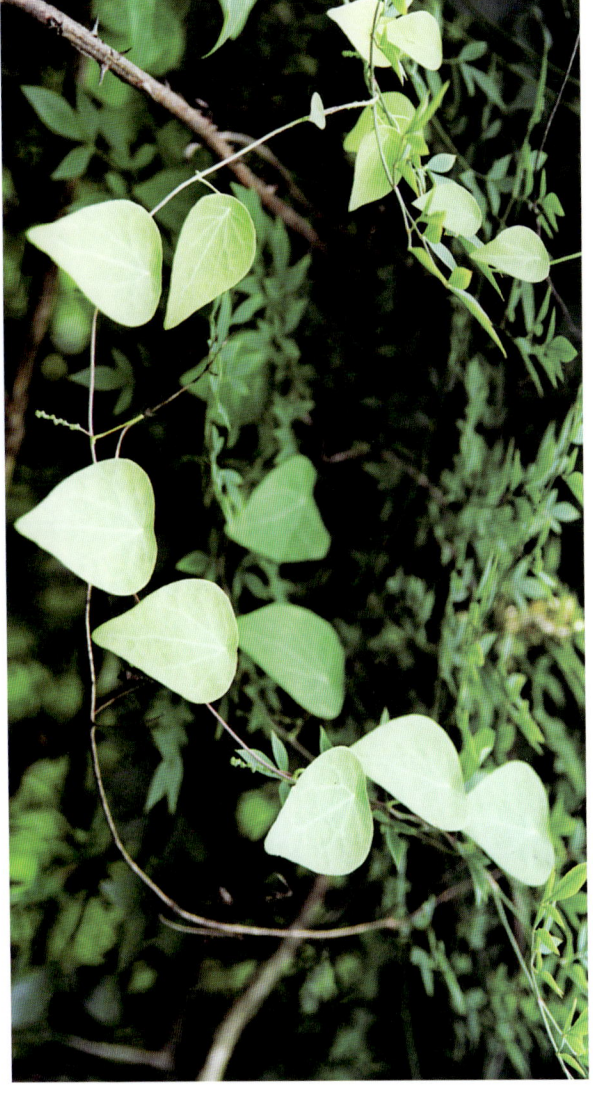

Hlat hmongb nox 青藤

【Bit hsenb 俗名】土藤、穿山藤、排风藤、岩见愁、湘防己、大叶青藤、大青木香。

【Dios kob deis 基源】为防己科植物青藤 Sinomenium acutum（Thunb.）Rehd. et wils. 的藤茎、根。

【Niangb bet deis 生长环境】生于山地疏林下、灌木丛中、岩石山脚。分布于部分苗乡。

【Jox hsub 性味属经】性平，味苦，属冷热两经药，入两经。

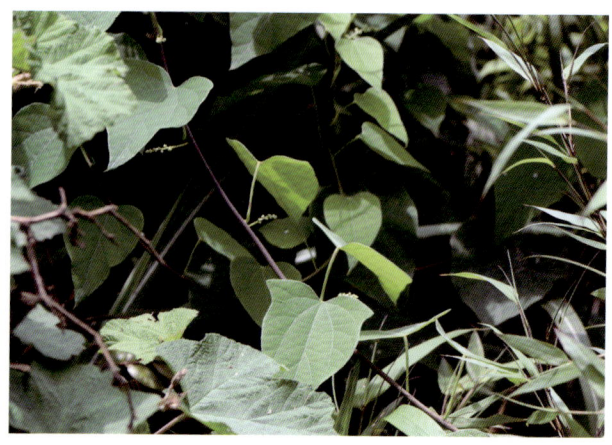

【Qet diel xid 功能主治】功能：hxub jent hxenk net 祛风除湿，tongb los eb wal 通利小便。主治：mongb ghut hsongd 关节痛，yens jent mongb 风湿痛，ghof jus pob mongb 鹤膝风，pob lob pob bil 手脚水肿，dliangb dul jent 风疹，lax gangb liax 脚气。

【Ed not xus 用法用量】内服，煎汤，15～25 g；或浸酒；或熬膏。外用，煎水洗。

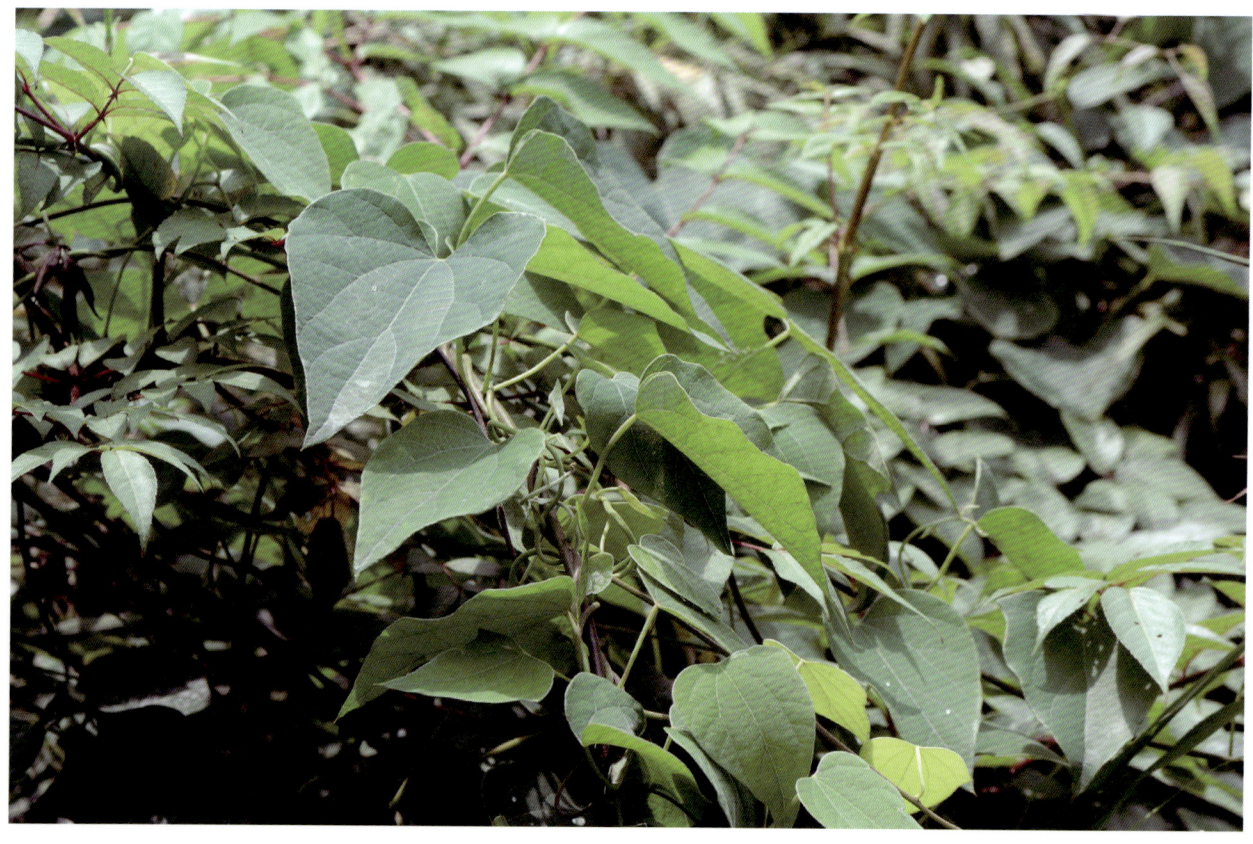

Hlat hmongb nox yut 毛青藤

【Bit hsenb 俗名】青藤、滚天龙、轮环藤、小青藤香、青藤细辛。

【Dios kob deis 基源】为防己科植物毛青藤 Sinomenium acutum（Thunb.）Rehd. et Wils. var. *cindlum*（Dils）Rehd. et Wils. 的根。

【Niangb bet deis 生长环境】生于中山地区疏林下、灌木丛中。分布于各地苗乡。

【Jox hsub 性味属经】性冷，味苦，属冷药，入热经。

【Qet diel xid 功能主治】功能：vut eb wal tongb ghad 利尿通便，hxub jent hxenk net 祛风除湿。主治：buk dux qib bongt mongb 胃气痛，lol hxangd nais 鼻衄，zal ghad dongk 痢疾，xud wal hxangd 尿血。

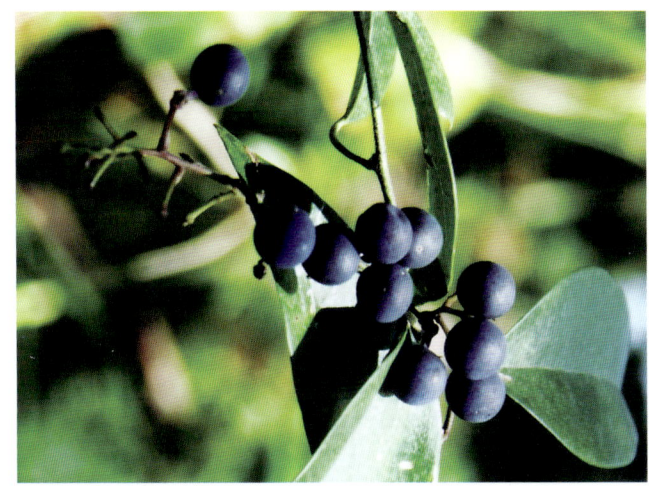

【Ed not xus 用法用量】内服，煎汤，15～20 g。

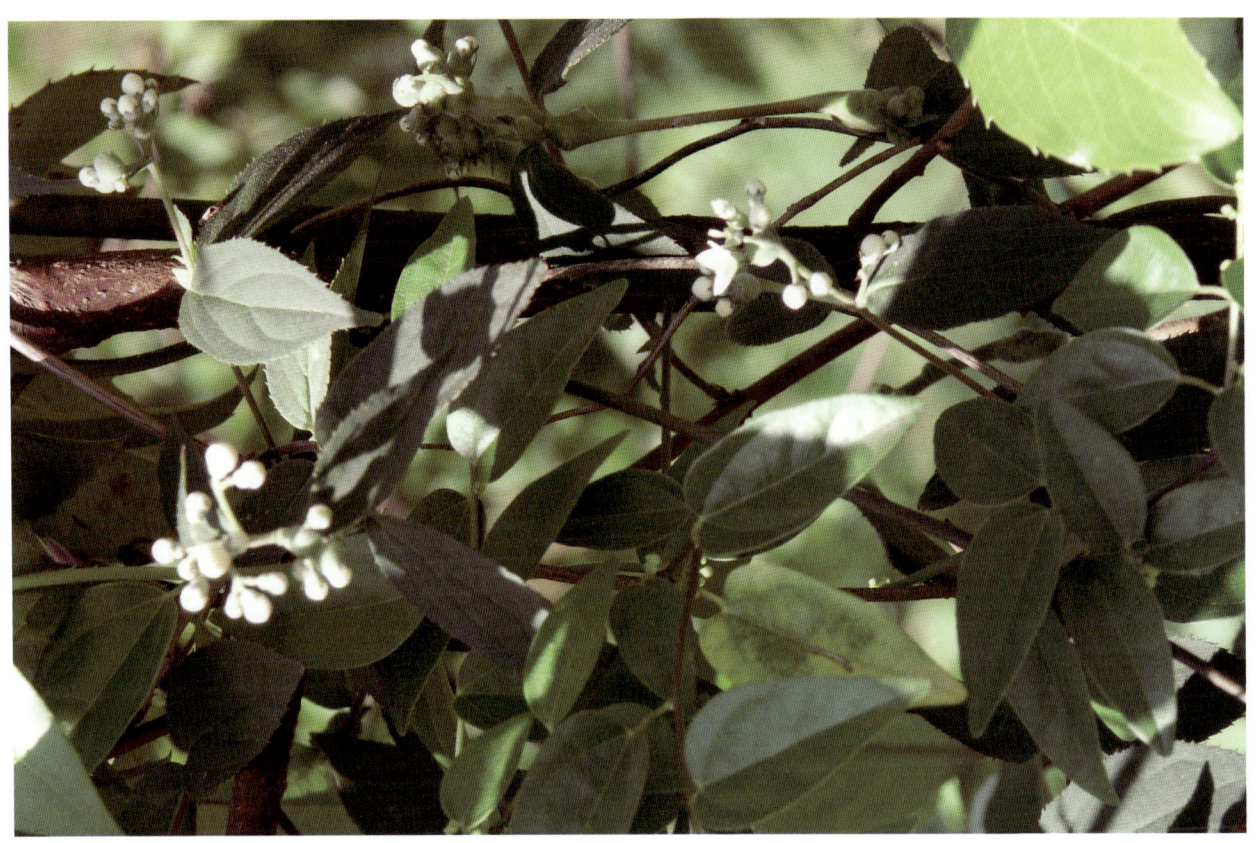

Hlat hmongb nox mongl 细圆藤

【Bit hsenb 俗名】小青藤、马戈罗、金腺风、蛤仔藤、小一支箭、黑风散藤。

【Dios kob deis 基源】为防己科植物细圆藤 Pericampylus glaucus（Lam.）Merr. 的根、茎、叶。

【Niangb bet deis 生长环境】喜生于山脚、沟边阴湿处。分布于各地苗乡。

【Jox hsub 性味属经】性热，味甘微辛，属热药，入冷经。

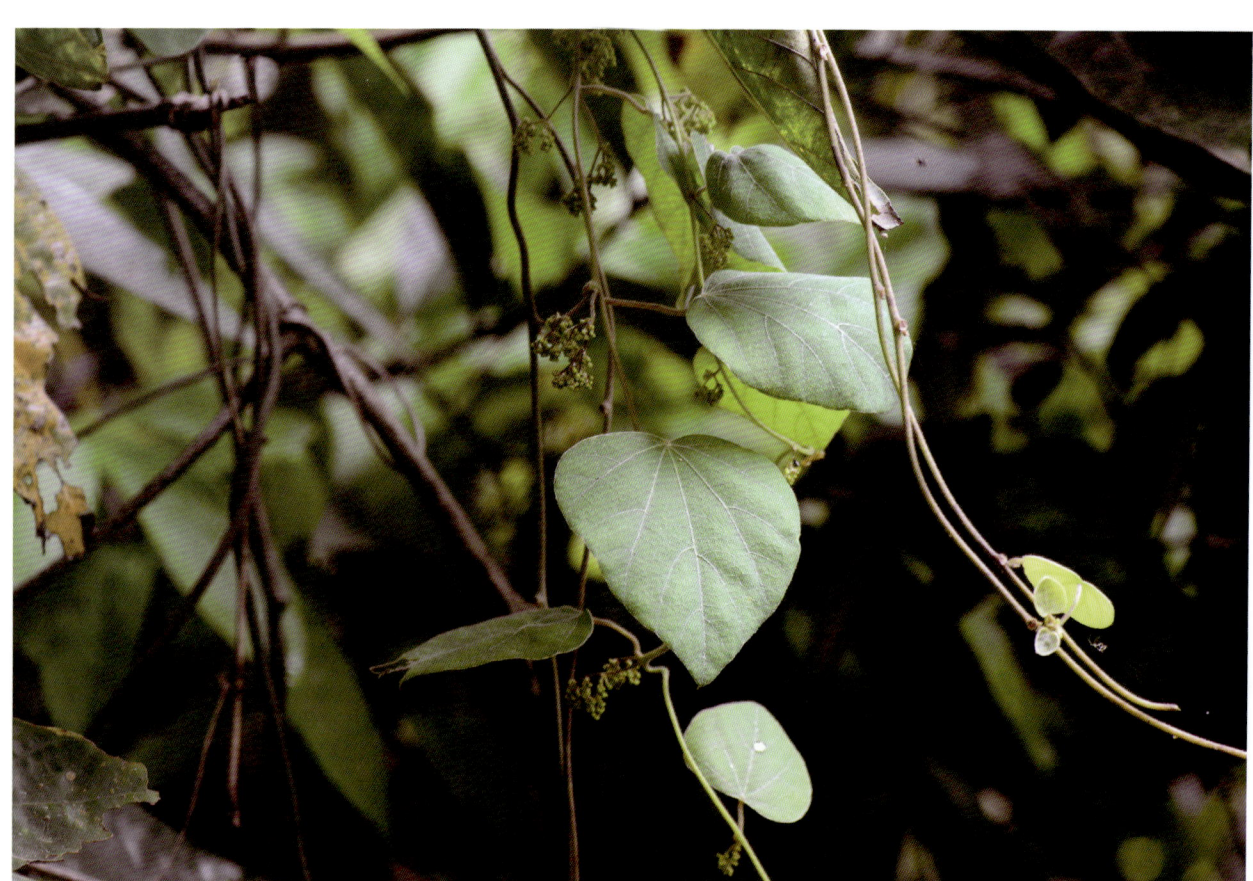

【Qet diel xid 功能主治】功能：hxub kib tat jab 清热解毒，dangf jent dins jenb 息风定惊。主治：liut dud pob eb 皮肤水肿，xit daib seil bongt 产后寒战，jib daib hxib jent 小儿惊风，yens nangb gik 毒蛇咬伤。

【Ed not xus 用法用量】内服，煎汤，15～20 g。

Hmongb lol xongb 青牛胆

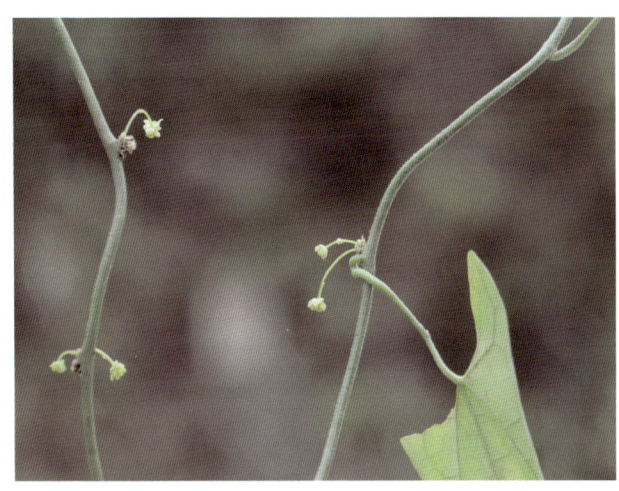

【Bit hsenb 俗名】九牛子、九龙胆、金牛胆、雪里开、金桔榄。

【Dios kob deis 基源】为防己科植物青牛胆 Tinospora sagittata（Oliv.）Gagnep. 的块根。

【Niangb bet deis 生长环境】生于灌木林下石隙间。分布于各地苗乡。

【Jox hsub 性味属经】性冷，味苦，属冷药，入热经。

【Qet diel xid 功能主治】功能：hxub kib tat jab 清热解毒，zangl bod hxenk angt 散结消肿。主治：los link ghongd 吊小舌，diux ghongd od nul 咽喉炎，mongb daif gad 胃痛（胸口痛），mongb git ghab naix 腮腺炎，zaid wel ongd hsongd bongt 急性乳腺炎，mongb ghad bik 阑尾炎，mongb qub zal ghad 腹痛腹泻。

【Ed not xus 用法用量】内服，煎汤，15～20 g；或研末；或磨汁。外用，捣敷；或研末吹喉；或切片含。

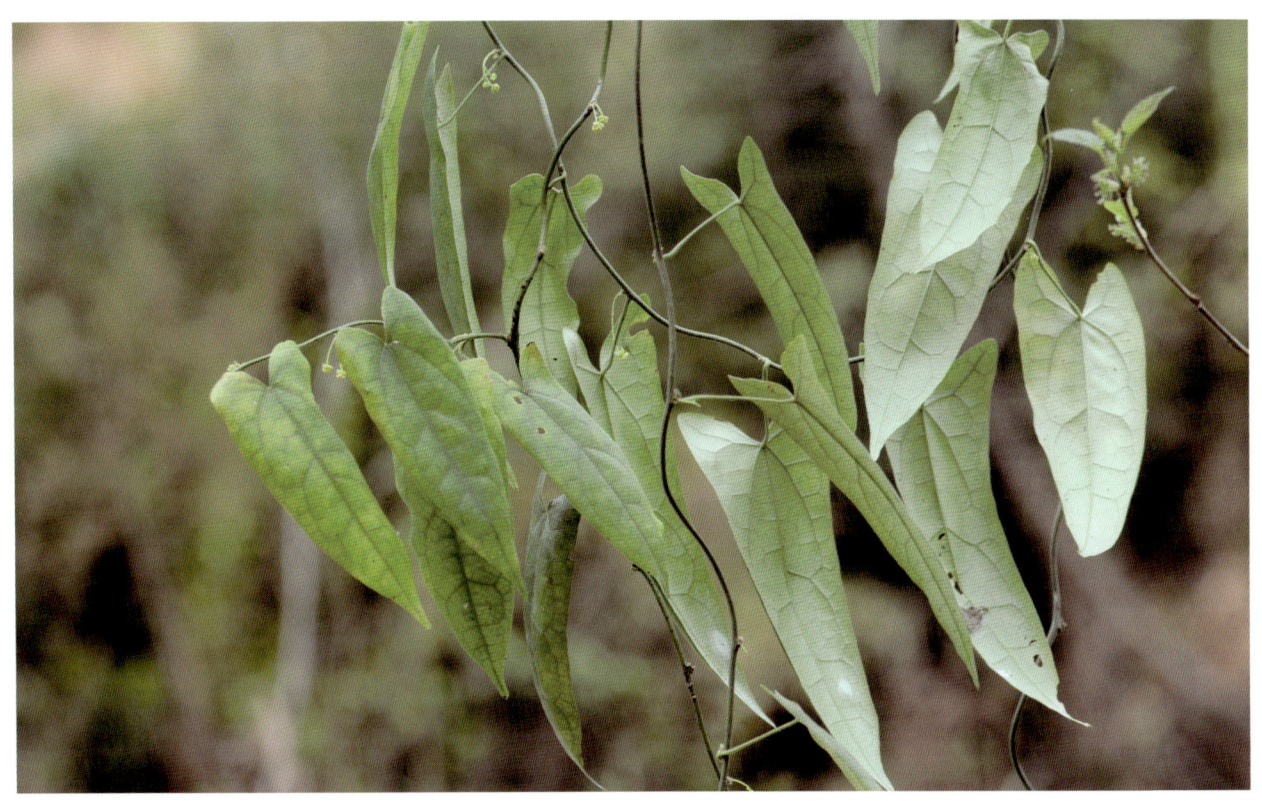

Bod jex sangx fangf 金果榄

【Bit hsenb 俗名】地蛋、地苦胆、金桔榄、破石珠、黄金古、铜秤锤、圆叶金果榄。

【Dios kob deis 基源】为防己科植物金果榄 *Tinospora capillipes* Gagn. 的块根。

【Niangb bet deis 生长环境】生于林下、灌木丛中、岩石边红土上、沙坡地上。分布于各地苗乡。

【Jox hsub 性味属经】性冷，味苦，属冷药，入热经。

【Qet diel xid 功能主治】功能：hxub kib tat jab 清热解毒，zangl bod hxenk angt 散结消肿。主治：diux ghongd od nul 咽喉炎，los link ghongd 吊小舌，mongb git ghab naix 腮腺炎，zaid wel ongd hsongd bongt 急性乳腺炎，mongb ghab bik 阑尾炎，mongb qub zal ghad 腹痛腹泻，mongb daif gad 胃痛（胸口痛）。

【Ed not xus 用法用量】内服，煎汤，15～20 g；或研末；或磨汁。外用，捣敷；或研末吹喉；或切片含。

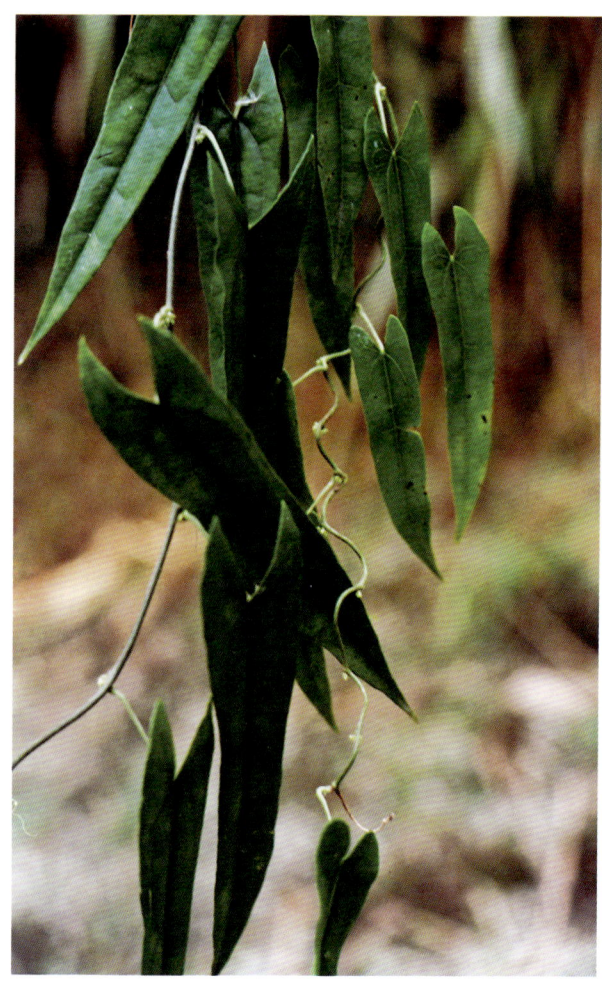
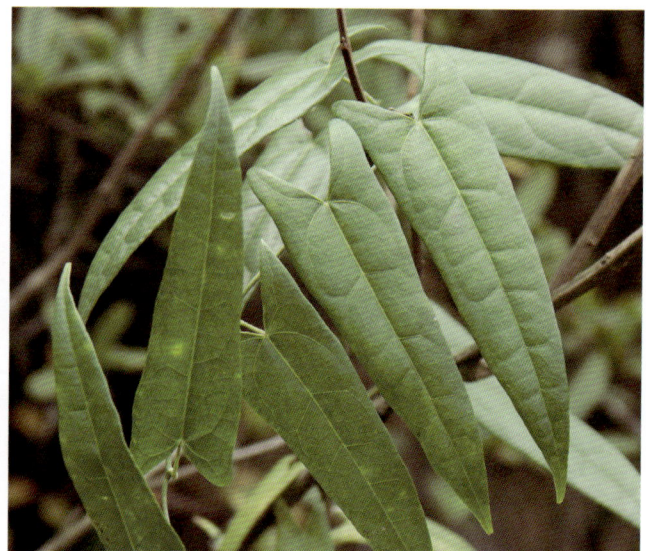
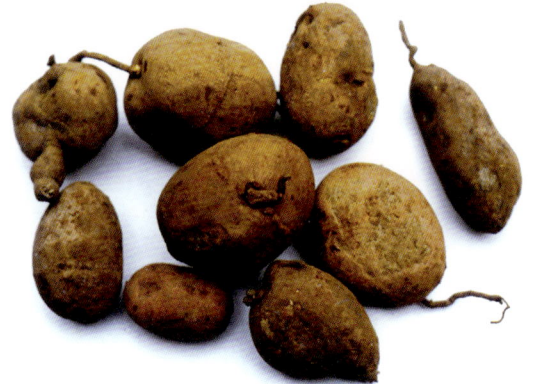

Bas fangx lial 黄藤

【Bit hsenb 俗名】土黄连、大黄藤、黄连藤、藤黄连。

【Dios kob deis 基源】为防己科植物黄藤 *Fibraurea recisa* Pierre 的藤或根。

【Niangb bet deis 生长环境】生于深山老林中疏林处。分布于部分苗乡。

【Jox hsub 性味属经】性冷，味苦，属冷药，入热经，有毒。

【Qet diel xid 功能主治】功能：hxub kib tat jab 清热解毒，vuk gangb liangs ngix 敛疮生肌。主治：nais jongt od nul 肝炎，los link ghongd 吊小舌，ghab diux ghongd angt mongb 咽喉肿痛，mongb qub zal ghad 腹痛腹泻，dix eb bus 脓疱疮。

【Ed not xus 用法用量】内服，煎汤，15～25 g。外用，捣烂敷；或煎水洗患处。

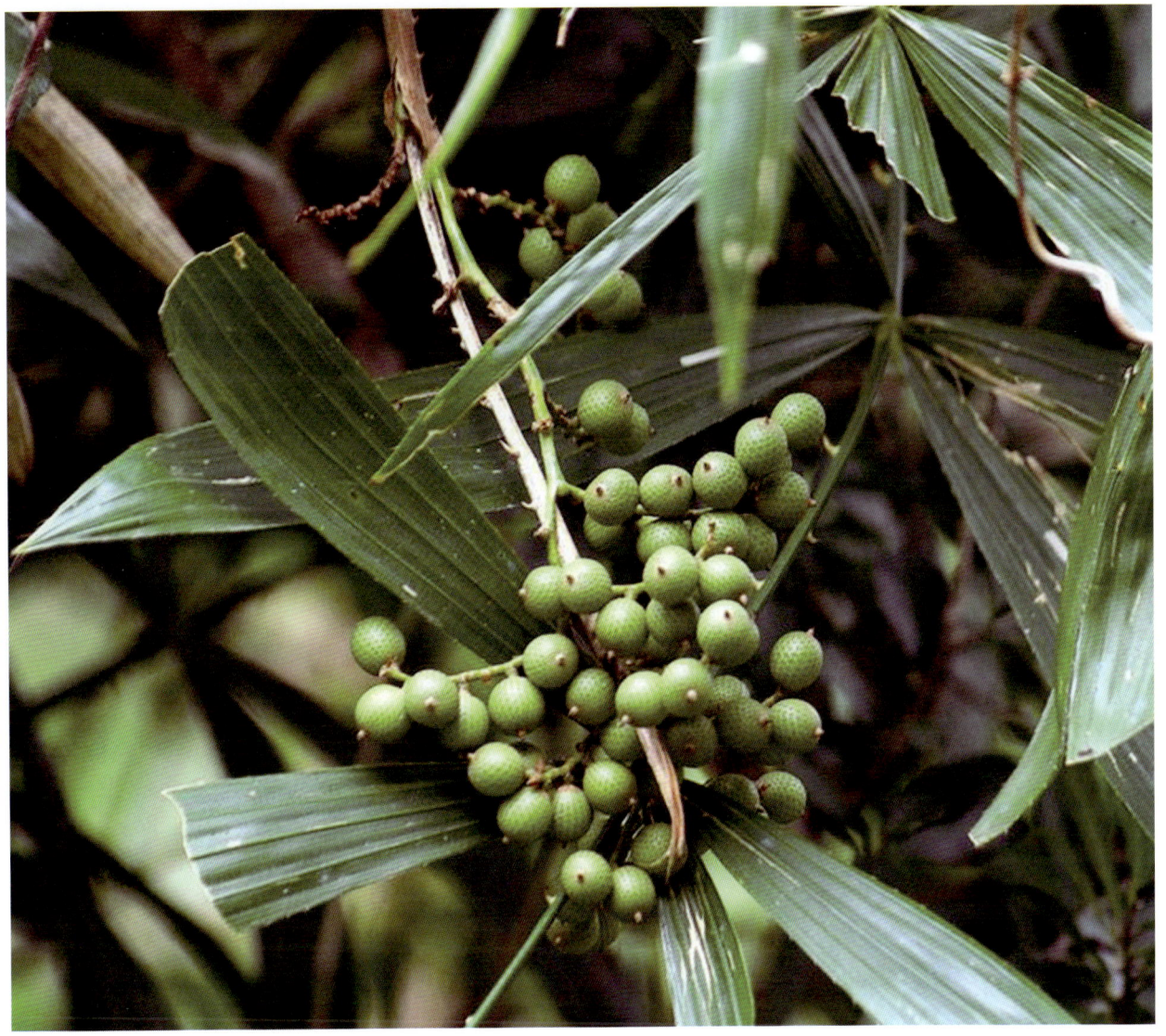

木兰科

Det zend yaf gib 八角

【Bit hsenb 俗名】大八角、大茴香、舶茴香、原油茴、八角大茴、茴香八角珠。

【Dios kob deis 基源】为木兰科植物八角 *Illicium verum* Hook. f. 的果实。

【Niangb bet deis 生长环境】生于深山阴湿地区，有栽培。分布于部分苗乡。

【Jox hsub 性味属经】性热，味香，属热药，入冷经。

【Qet diel xid 功能主治】功能：qet bongt hxed tongb 理气温通，tat seil dangf mongb 散寒止痛。主治：ghab dlad mangb bongt 腰剧痛，diuf xus dlial ves mongb diub 肾虚腰痛，dit qub mongb qub 腹胀腹痛，los ghad ghof 疝气，jib ghad 便秘。

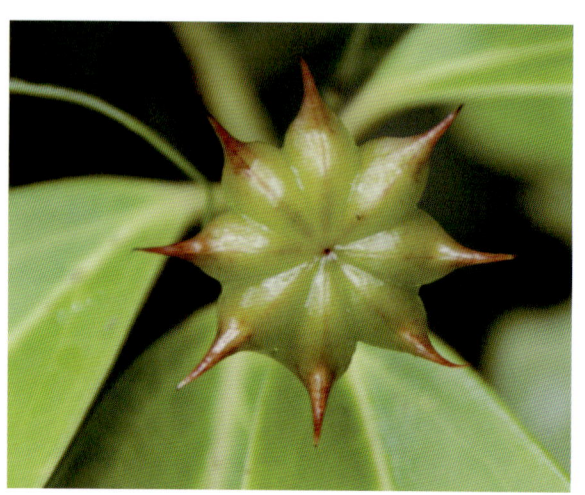

【Ed not xus 用法用量】内服，煎汤，5～10 g；或入丸、散。

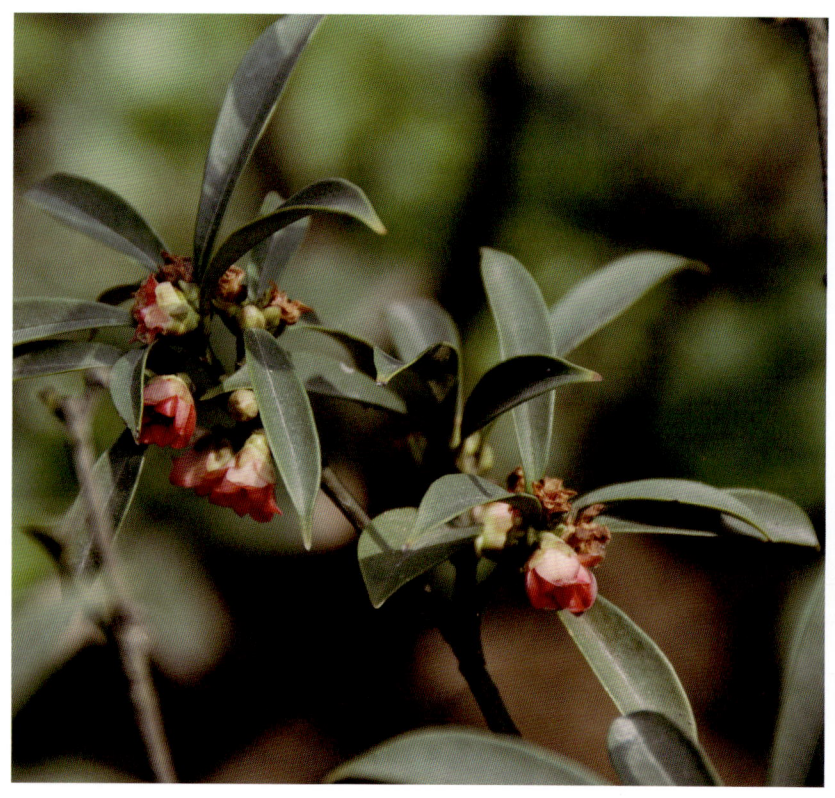
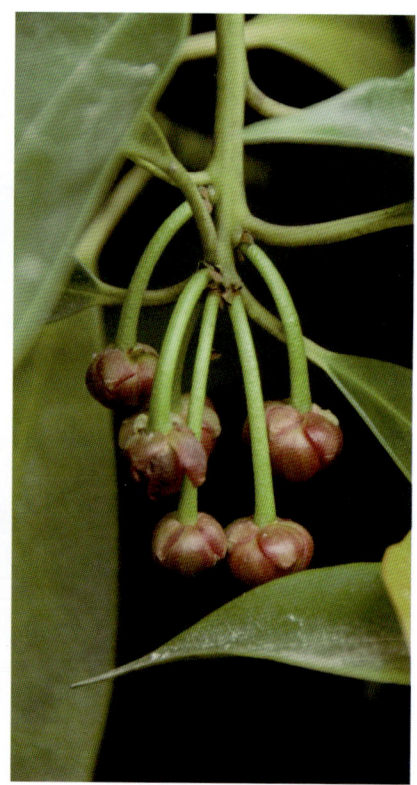

Det seb cod xok 红茴香

【Bit hsenb 俗名】土八角、土大香、云茴香。

【Dios kob deis 基源】为木兰科植物红茴香 *Illicium henryi* Diels 的果实。

【Niangb bet deis 生长环境】生于山谷密林中。分布于部分苗乡。

【Jox hsub 性味属经】性热，味甘辛，属热药，入冷经。

【Qet diel xid 功能主治】功能：dangf od 止呕，hangb bongt dangf mongb 行气止痛。主治：bux dux seil od hliad 胃寒呕吐，baid qub angt gangb 胸腹胀痛，los ghad ghof 疝气。

【Ed not xus 用法用量】内服，煎汤，10～15 g。

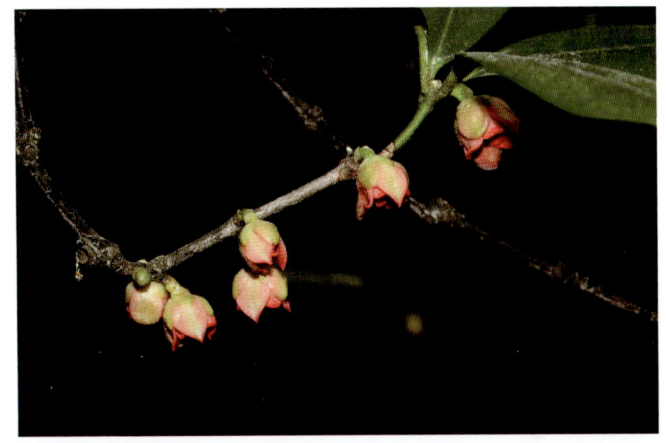

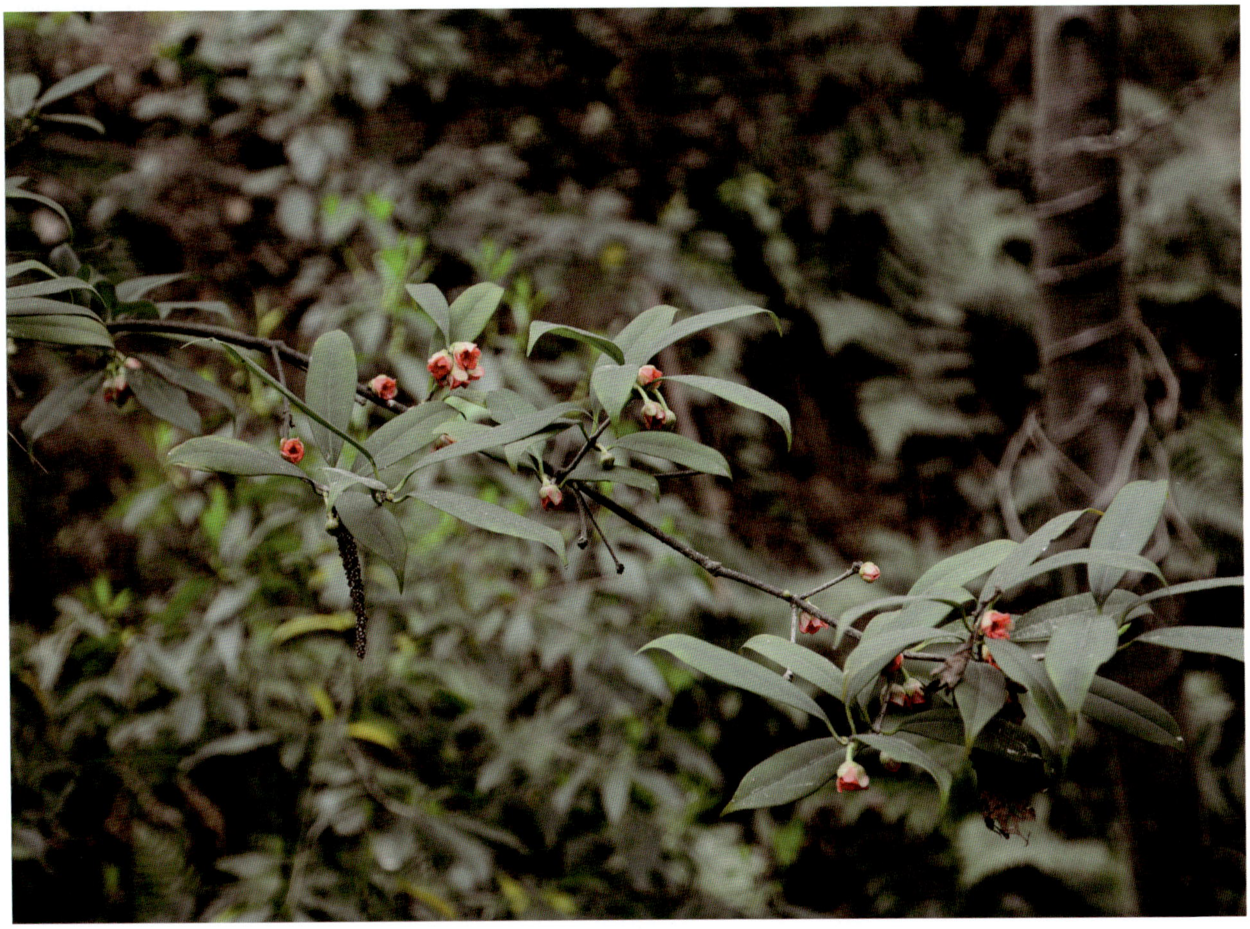

Det seb cod 狭叶茴香

【Bit hsenb 俗名】大茴、莽草、大香树、土大茴、山木蟹、铁苦散、八角脚根。

【Dios kob deis 基源】为木兰科植物狭叶茴香 *Illicium lanceolatum* A. C. Smith. 的根或根皮。

【Niangb bet deis 生长环境】生于深山峡谷杂木林中。分布于部分苗乡。

【Jox hsub 性味属经】性热，味苦，属热药，入冷经。有大毒。

【Qet diel xid 功能主治】功能：hxub jent tongb hxud 祛风通络，tat jit hxangd dangf mongb 散瘀止痛。主治：dliangd bil dib sangb 跌打损伤，jit hxangd angt mongb 瘀血肿痛，bal jid niangs mongb diub 内伤腰痛，yens jent mongb 风湿痛，niangb hsab pob mongb 无名肿毒。

【Ed not xus 用法用量】内服，煎汤，5～10 g；或入丸、散。

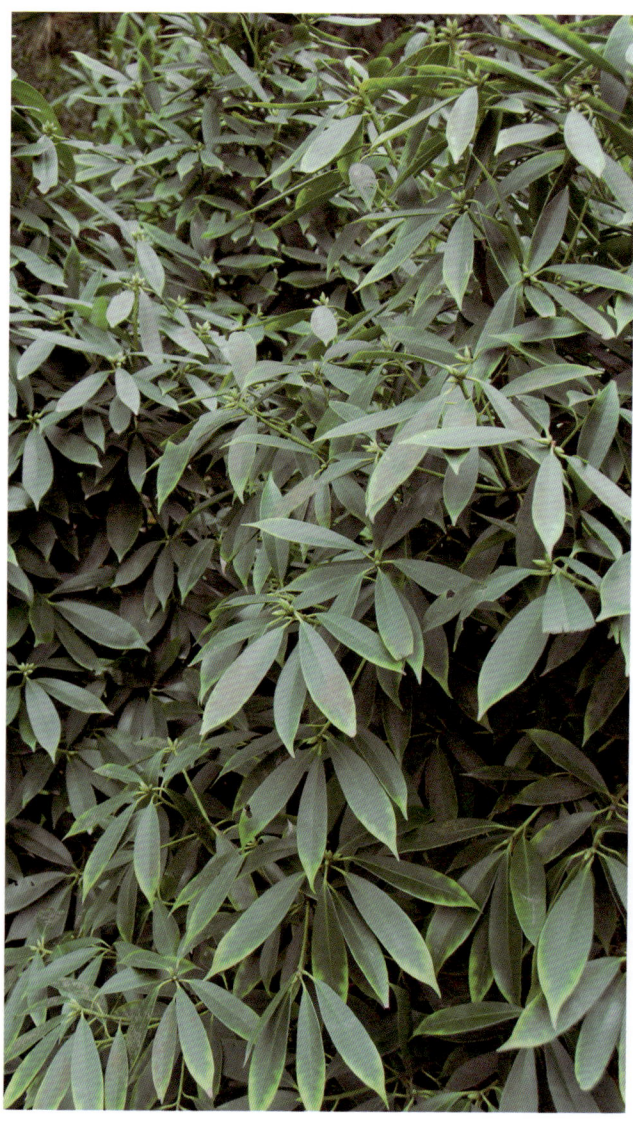
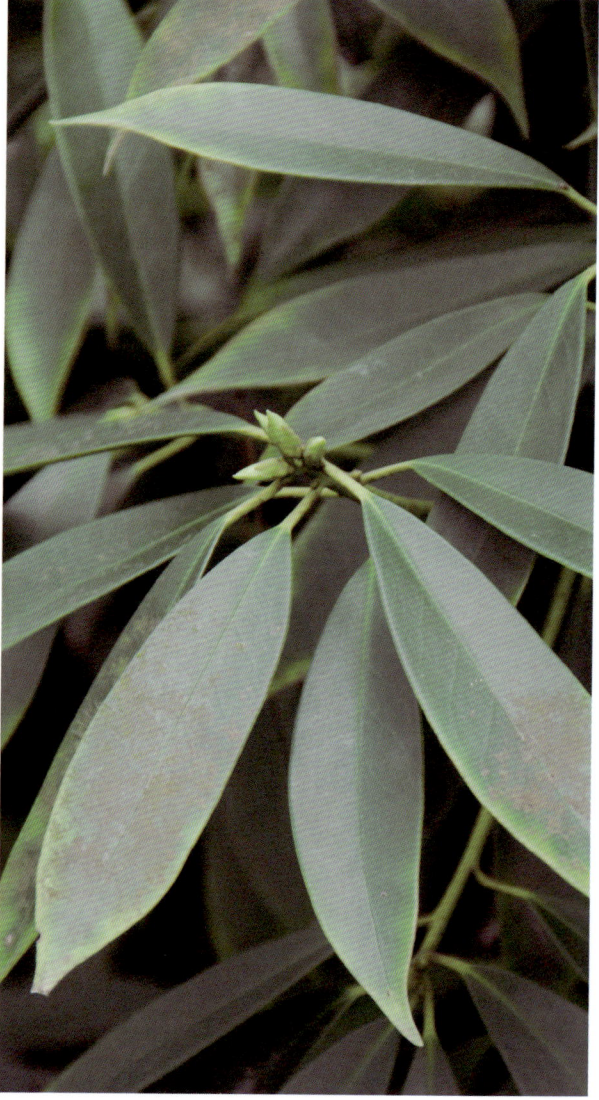

Zend diel vub 五味子

【Bit hsenb 俗名】五梅子、山花椒、面藤、山五味子、南五味子。

【Dios kob deis 基源】为木兰科植物五味子 *Schisandra chinenis*（Turcz.）Baill. 的果实。

【Niangb bet deis 生长环境】生于大山杂木林中，攀缘在其他植物上。分布于部分苗乡。

【Jox hsub 性味属经】性热，味酸，属热药，入冷经。

【Qet diel xid 功能主治】功能：ait gheb yis hfud nais dliud diuf 滋养五脏，vut eb niangs net nais pot 生津润肺。主治：ait gheb bal jid sot gangt 劳伤羸瘦，bal ves ait ngol 虚劳咳嗽，ait ngol heik bongt 咳嗽痰喘，bit dangx lol hniangk 体虚盗汗，lax ghab liut mais 烂眼皮，dal ghad got 遗精症，lax dix bus 疮痈溃烂。

【Ed not xus 用法用量】内服，煎汤，8～15 g；或入丸、散。外用，研末调敷；或煎水洗。

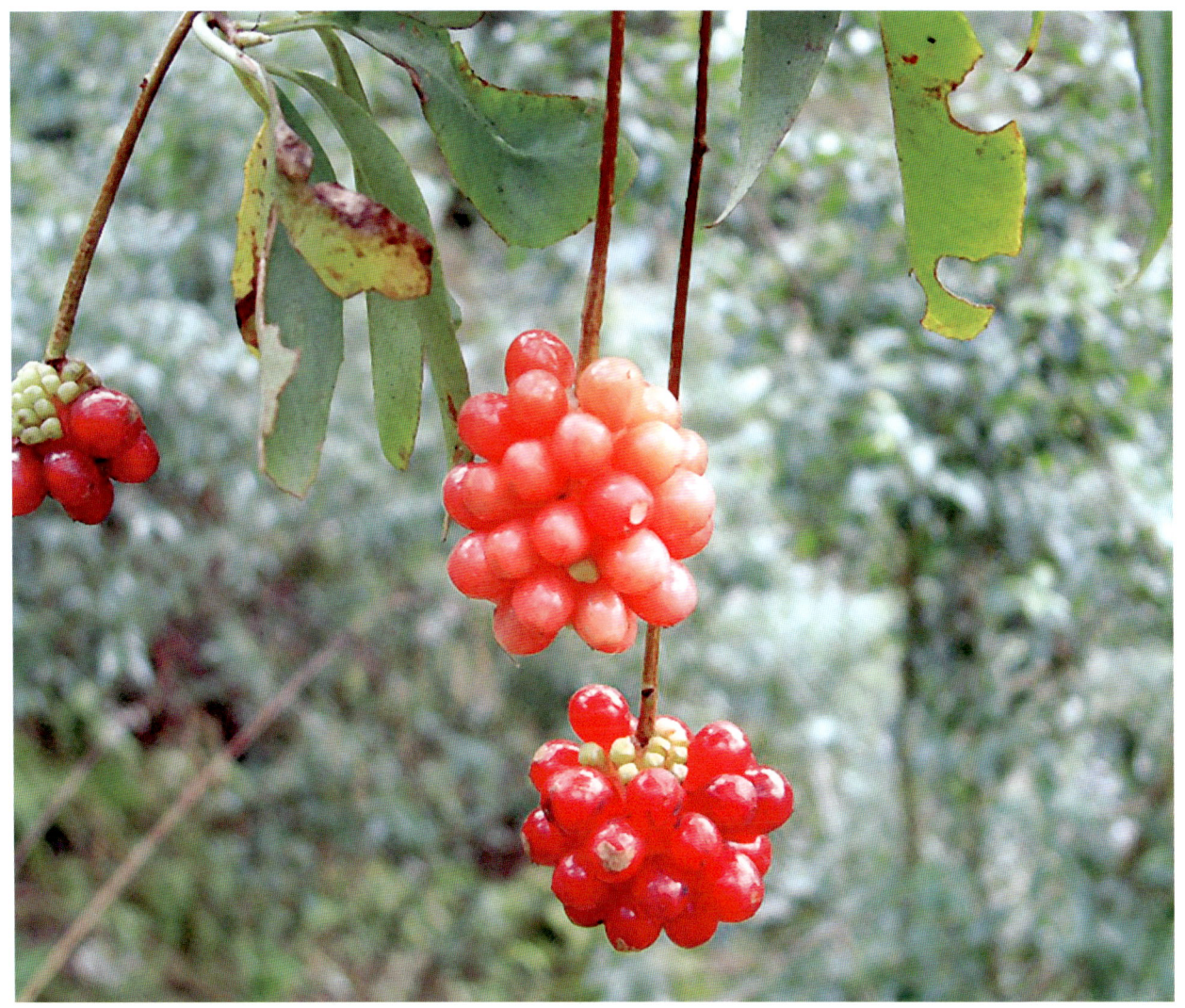

Zend diel vub hlieb 华中五味子

【Bit hsenb 俗名】气藤、大血藤、小血藤、活血藤、铁骨散、黄皮血藤、紫金血藤。

【Dios kob deis 基源】为木兰科植物华中五味子 Schisandra sphenanthera Rehd. et Wils. 的茎、根或果实。

【Niangb bet deis 生长环境】生于大山杂木林中或灌木林中。分布于各地苗乡。

【Jox hsub 性味属经】性热，味辛酸，属热药，入冷经。

【Qet diel xid 功能主治】功能：tad hxid dlongs lis 舒筋活络，ves hxangd tongb hxud 活血通经。主治：dliangd bil dib sangb 跌打损伤，mongb hsongd hxend 筋骨疼痛，lal ghad bit ax dangx 神经衰弱，xus hxangd 贫血，ait gheb bal jid od hxangd 劳伤吐血，yens jent mongb ghut hsongd 风湿性关节炎，mongb diub 腰痛，hsot ud ax jangx hxib 月经不调。

【Ed not xus 用法用量】内服，煎汤，15～25 g；或浸酒饮。

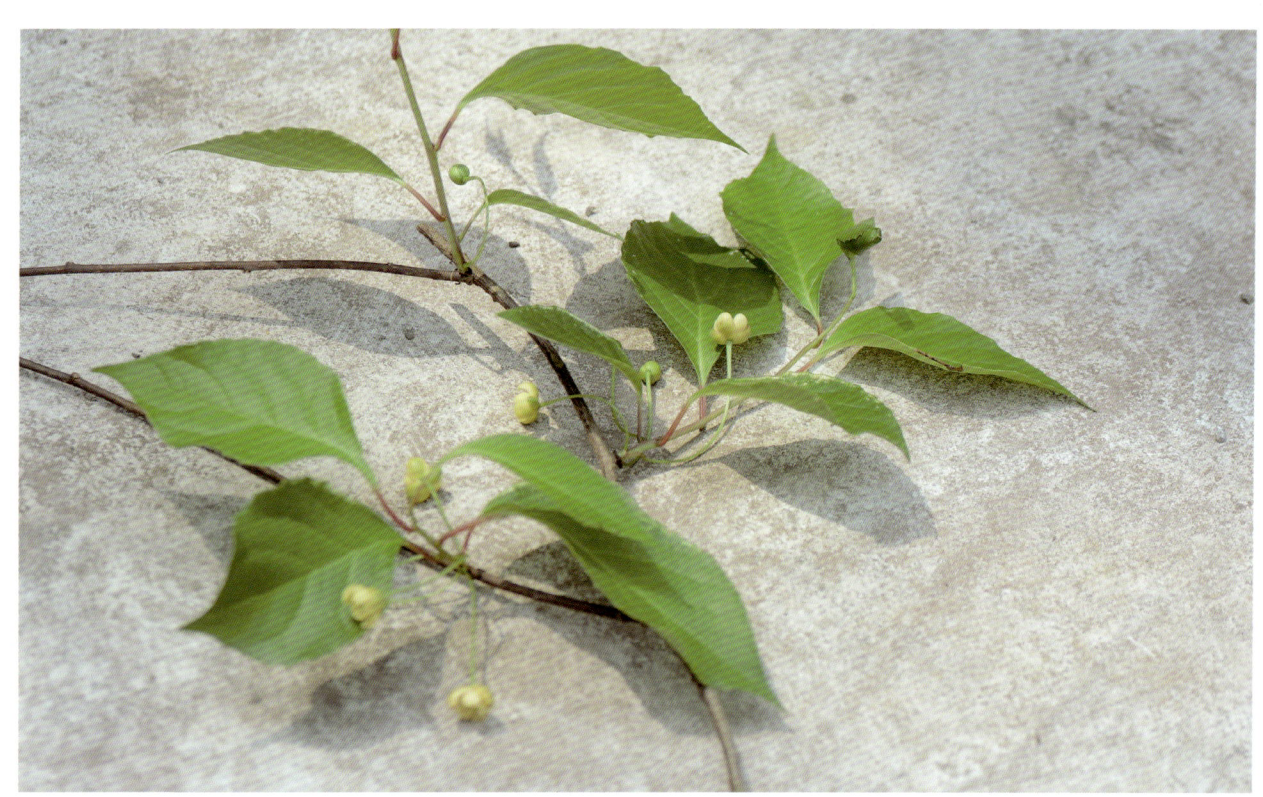

Zend diel vub yut 翼梗五味子

【Bit hsenb 俗名】内风消、铁箍散、猴儿拳、紧骨香、紫金皮、蓝果南五味。

【Dios kob deis 基源】为木兰科植物翼梗五味子 *Schisandra henryi* Clarke. 的藤茎、根或果实。

【Niangb bet deis 生长环境】生于大山坡塝疏林间、山谷两侧。分布于各地苗乡。

【Jox hsub 性味属经】性热，味辛酸，属热药，入冷经。

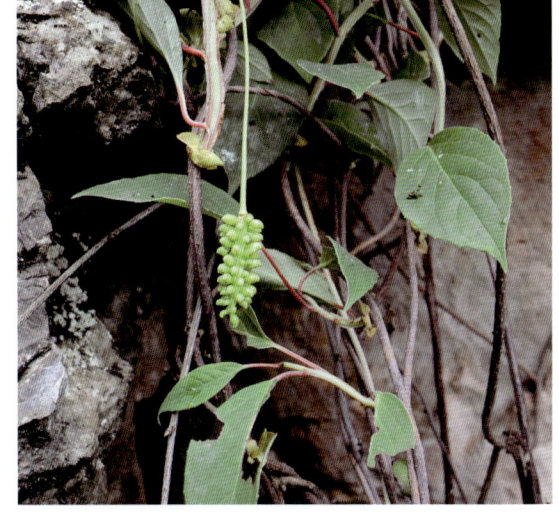

【Qet diel xid 功能主治】功能：tad hxid dlongs lis 舒筋活络，ves hxangd tongb hxud 活血通经。主治：yens jent mongb ghut hsongd 风湿性关节炎，mongb diub 腰痛，mongb hsongd hxend 筋骨疼痛，dliangd bil dib sangb 跌打损伤，lal ghad bit ax dangx 神经衰弱，xus hxangd 贫血，ait gheb bal jid od hxangd 劳伤吐血，hsot ud ax jangx hxib 月经不调。

【Ed not xus 用法用量】内服，煎汤，15～25 g；或浸酒饮。

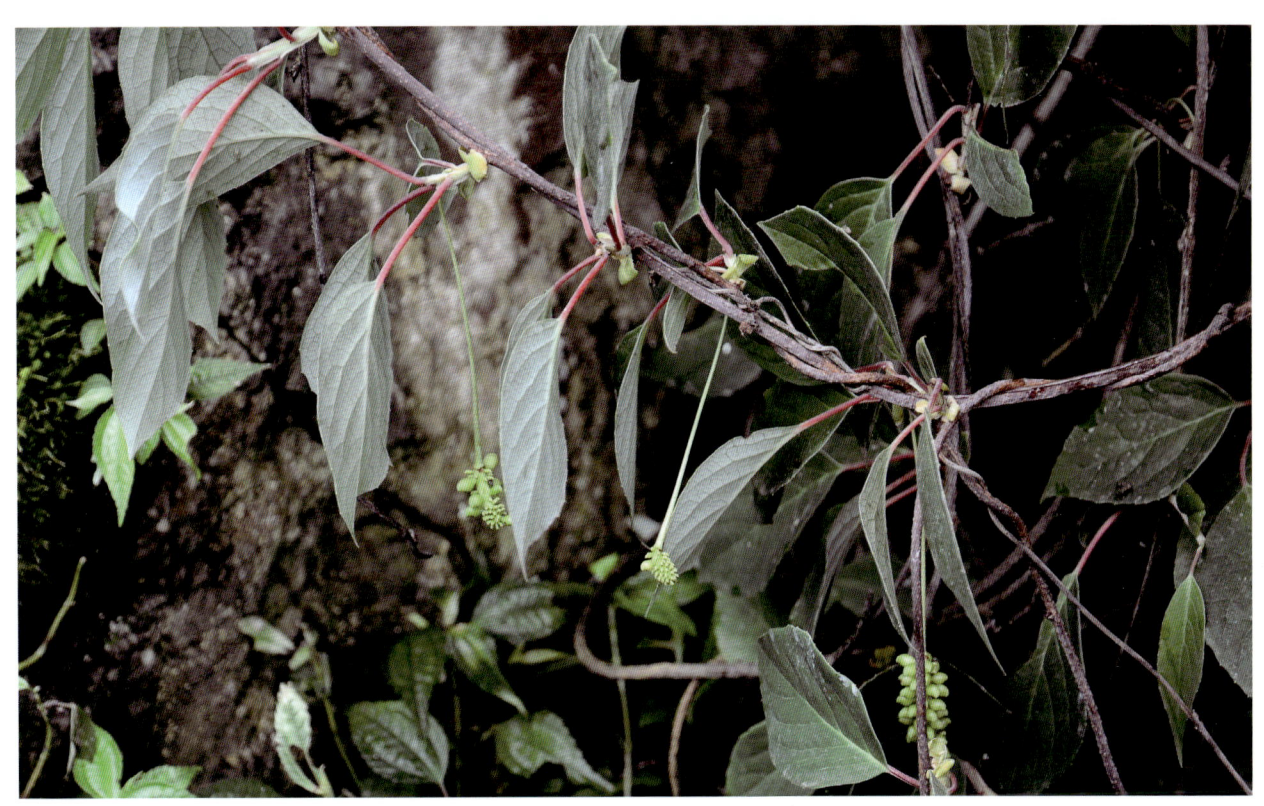

Zend diel vub bad 南五味子

【Bit hsenb 俗名】内红消、内风消、风沙藤、钻骨风、猴儿拳、紫金藤、蓝果南五味子。

【Dios kob deis 基源】为木兰科植物南五味子 Kadsura longipedunculata Finet. et Cagenp. 的藤茎或根。

【Niangb bet deis 生长环境】生于大山阔叶林中或杂木林中。分布于部分苗乡。

【Jox hsub 性味属经】性热，味辛，属热药，入冷经。

【Qet diel xid 功能主治】功能：hangb bongt ves hxangd 行气活血，tat jit hxangd dangf mongb 散瘀止痛，tiod nat mangs buk dux 健脾和胃。主治：dliangd bil dib sangb 跌打损伤，yens xit lol hxangd 刀伤出血，yens jent mongb hsongd hxend 风湿筋骨痛，buk dux ghad ghof lax nial 胃及十二指肠溃疡，gangb jongb jangx 蛔虫病，niangb hsab pob mongb 无名肿毒。

【Ed not xus 用法用量】内服，煎汤，15～25 g；或浸酒饮。外用，研末调敷或熬膏涂。

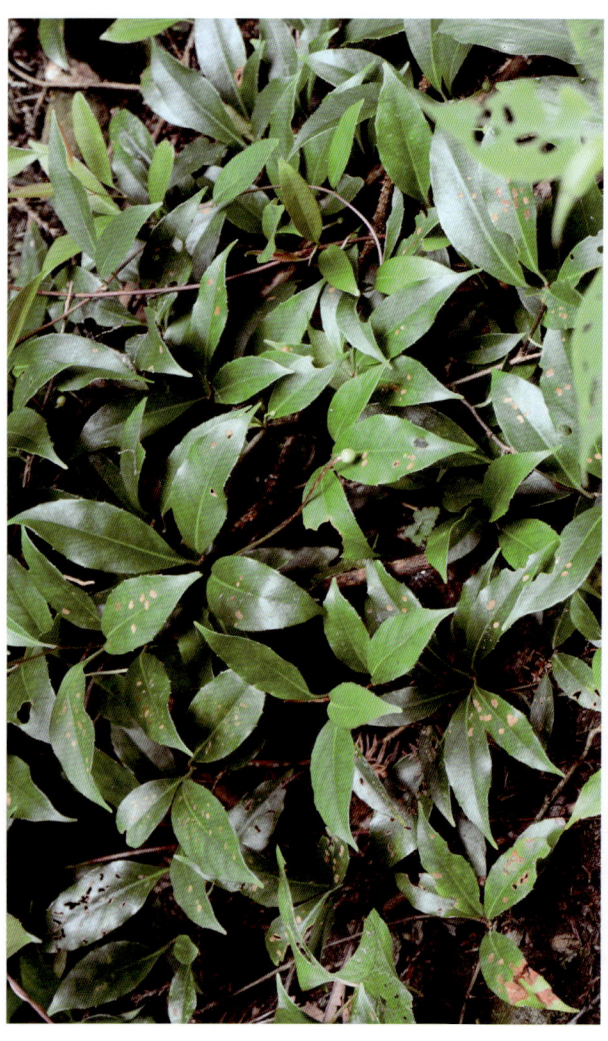
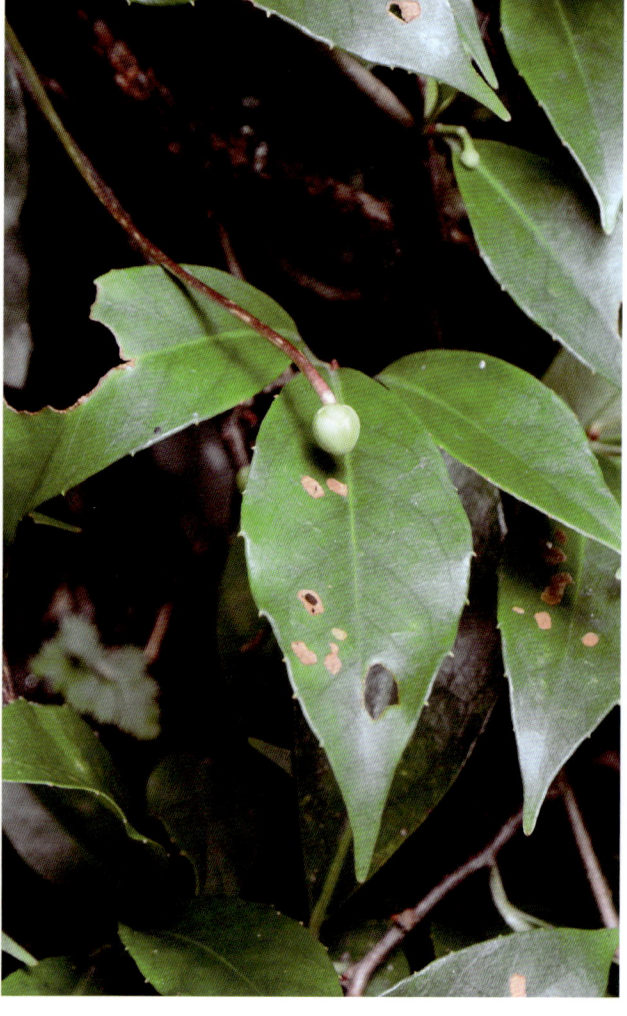

Zend ghod hlieb 冷饭团

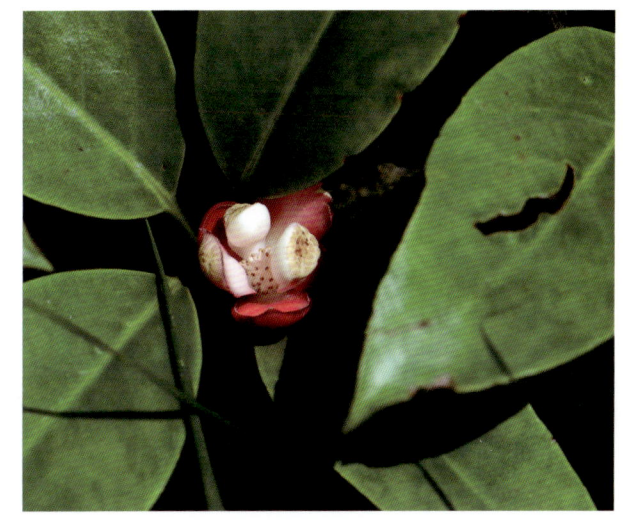

【Bit hsenb 俗名】血藤、风沙藤、大饭团、酒饭团、钻骨风、过山龙藤、入地麝香。

【Dios kob deis 基源】为木兰科植物冷饭团 Kadsura coccinea（Lem.）A. C. Smith 的茎、叶、根。

【Niangb bet deis 生长环境】生于低山地区杂木林内、灌木丛中，常缠绕他树。分布于部分苗乡。

【Jox hsub 性味属经】性热，味甘酸，属热药，入冷经。

【Qet diel xid 功能主治】功能：hangb bongt dangf mongb 行气止痛，tat jit hxangd hxenk angt 散瘀消肿。主治：yens jent mongb hsongd 风湿骨痛，lod hsongd 骨折，dliangd bil dib sangb 跌打损伤，mongb qub 腹痛，xit daib eb wat ax jul mongb qub 产后恶露不净腹痛，ghab hsangb ongd hsongd 伤口感染。

【Ed not xus 用法用量】内服，煎汤，15～25 g；或浸酒饮。外用，捣烂敷或煎水洗。

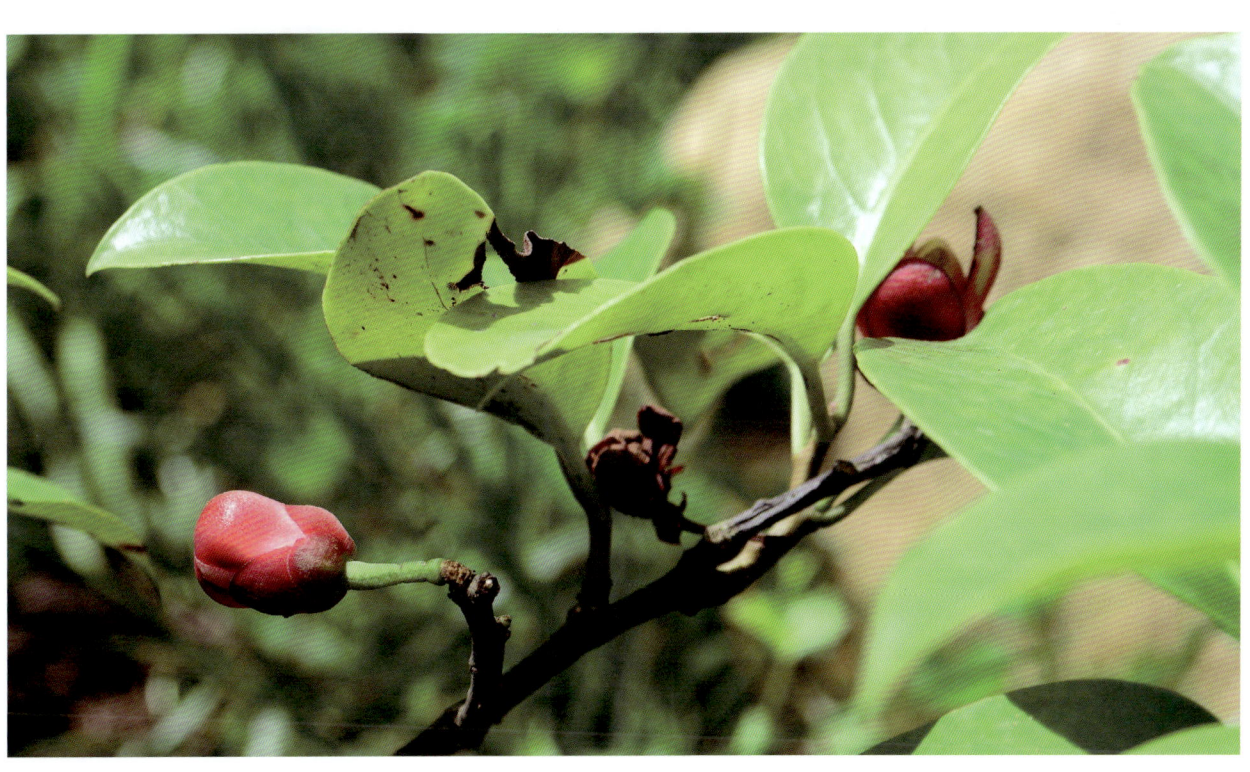

Det lod ngangs 鹅掌楸

【Bit hsenb 俗名】马褂木、双飘树、鹅掌木。

【Dios kob deis 基源】为木兰科植物鹅掌楸 *Liriodendron chinense*（Hemsl.）Sargent. 的树皮或根。

【Niangb bet deis 生长环境】生于山凹杂木林中。分布于部分苗乡。

【Jox hsub 性味属经】性热，味苦，属热药，入冷经。

【Qet diel xid 功能主治】功能：hxub jent zangl seil 祛风散寒，los xuf hxenk angt 利湿消肿。主治：yens jent juk jik 风湿麻木，ngix hvuk yut 肌肉萎缩，dins bongt mongb qub 气滞腹痛，yens jent seil ait ngol 风寒咳嗽。

【Ed not xus 用法用量】内服，水煎，15～30 g。

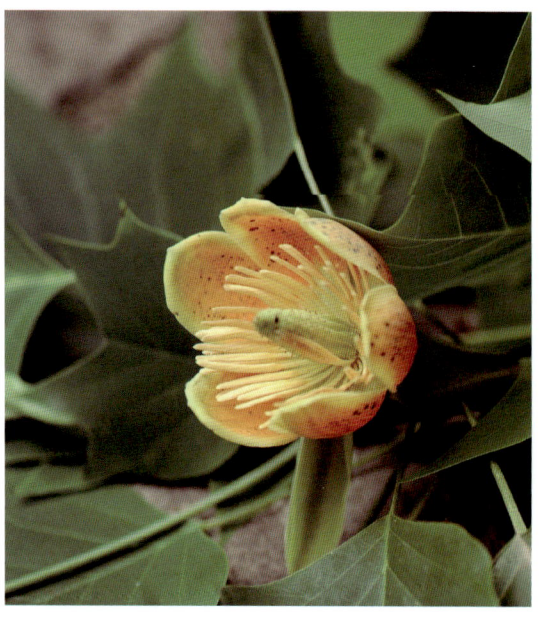

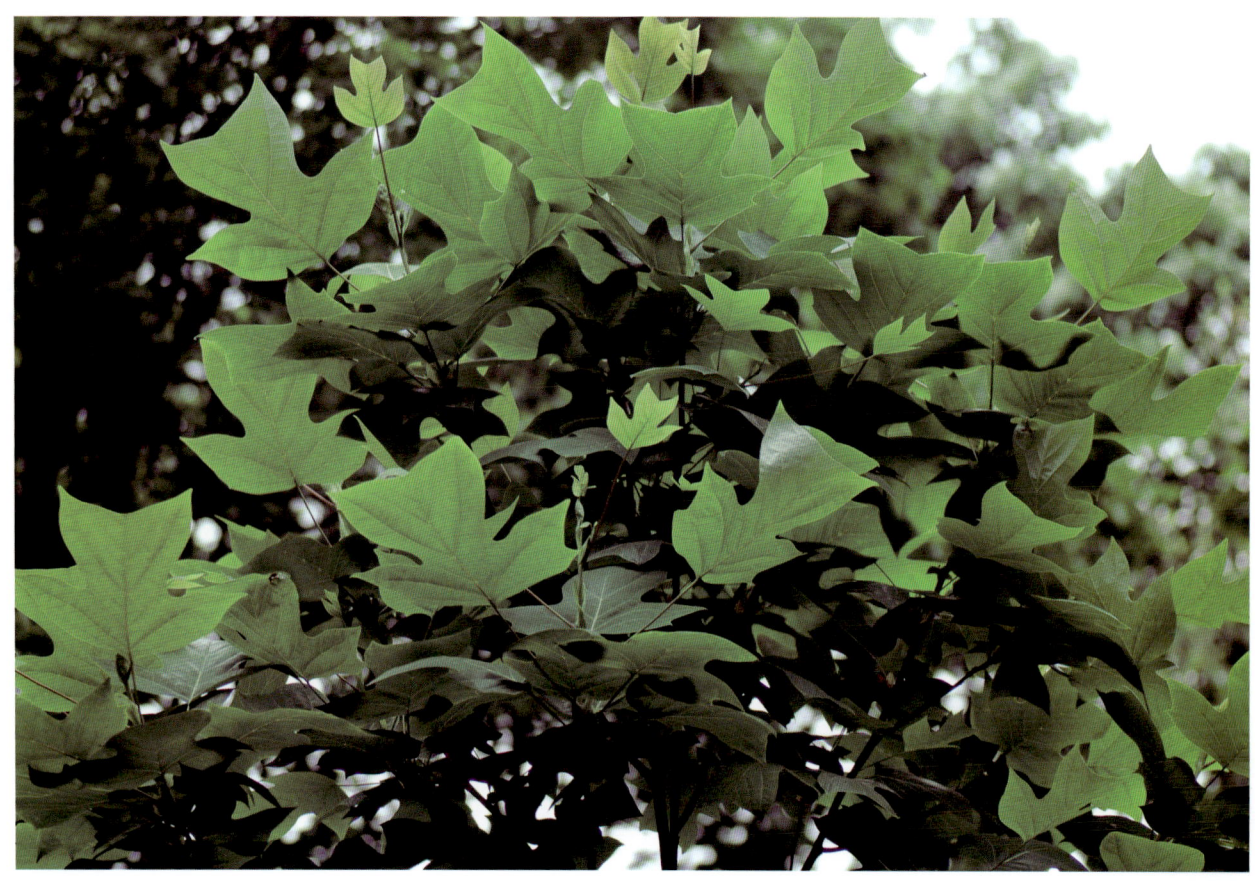

Zend jib 木莲

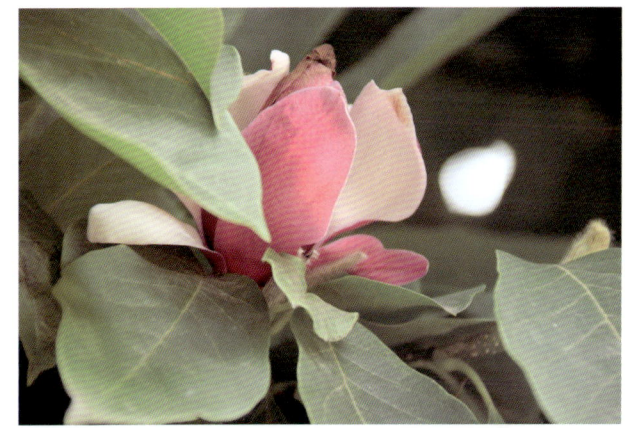

【Bit hsenb 俗名】木莲果、白水莲、树莲、黄心树。

【Dios kob deis 基源】为木兰科植物木莲 *Manglietia fordiana*（Hemsl.）Oliv. 的果实。

【Niangb bet deis 生长环境】生于山谷溪边、坡塝杂林中。分布于部分苗乡。

【Jox hsub 性味属经】性平，味淡，属冷热两经药，入两经。

【Qet diel xid 功能主治】功能：dangf ngol yangx ghad ngol 止咳化痰，net ghad ghof tongb ghad 润肠通便。主治：mangb hfud ait ngol 感冒咳嗽，naix lul ngol hsab 老人干咳，ax lol wal 尿闭，jib ghad 便秘。

【Ed not xus 用法用量】内服，煎汤，15～30 g。

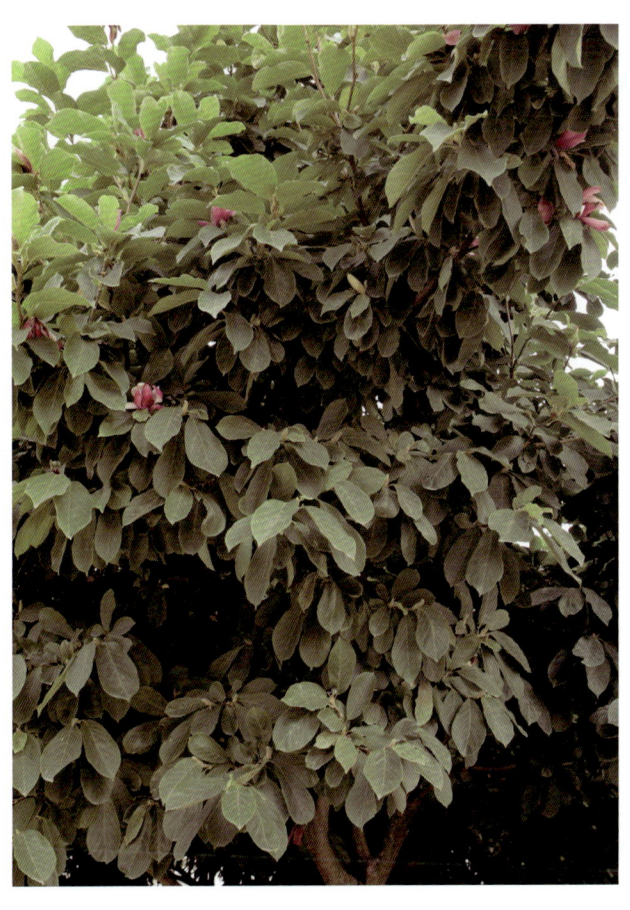
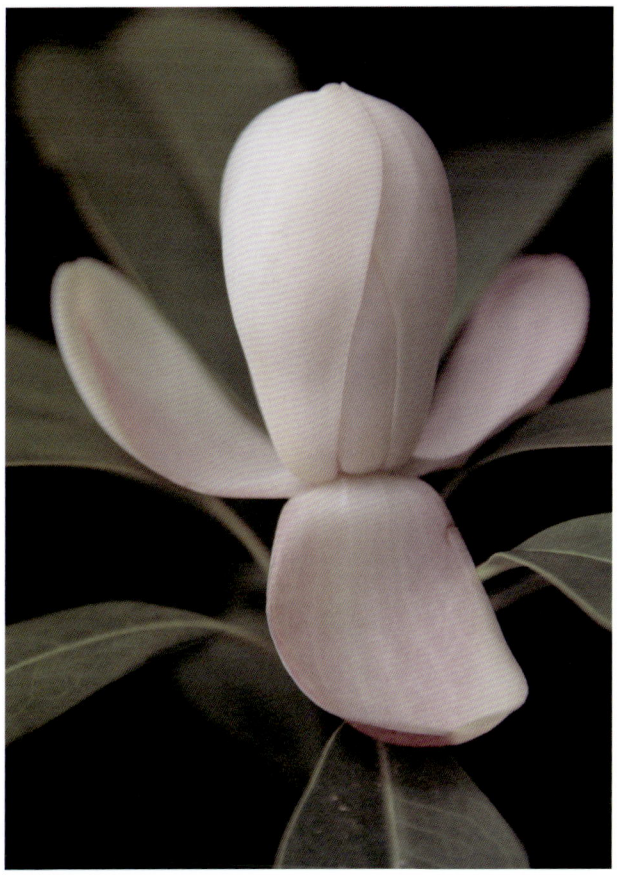

Bangx wik laif 玉兰

【Bit hsenb 俗名】木兰、辛夷、杜兰、木笔花、毛辛夷、应春花、白玉兰、紫玉兰。

【Dios kob deis 基源】为木兰科植物玉兰 *Magnolia denudata* Desr. 或紫玉兰 *Magnolia liliflora* Desr. 的花蕾。

【Niangb bet deis 生长环境】生于深山杂木林中，有栽培。分布于部分苗乡。

【Jox hsub 性味属经】性热，味辛，属热药，入冷经。

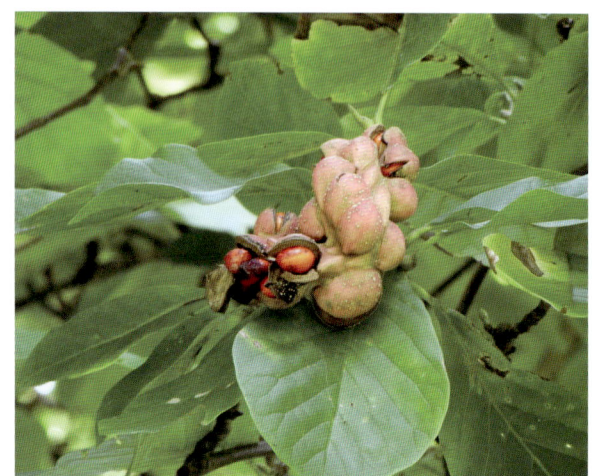

【Qet diel xid 功能主治】功能：hxub jent tongb khangd niangs 祛风通窍，yis bongt dangf mongb 益气止痛。主治：buk dux qib bongt mongb 胃气痛，mongb khob 头痛，niel khob 头晕，mongb hmid 牙痛，khangd nais od nul 鼻炎，hsangd nais 鼻塞，nais jangx gangb 鼻疮。

【Ed not xus 用法用量】内服，煎汤，15～25 g；或入丸、散。

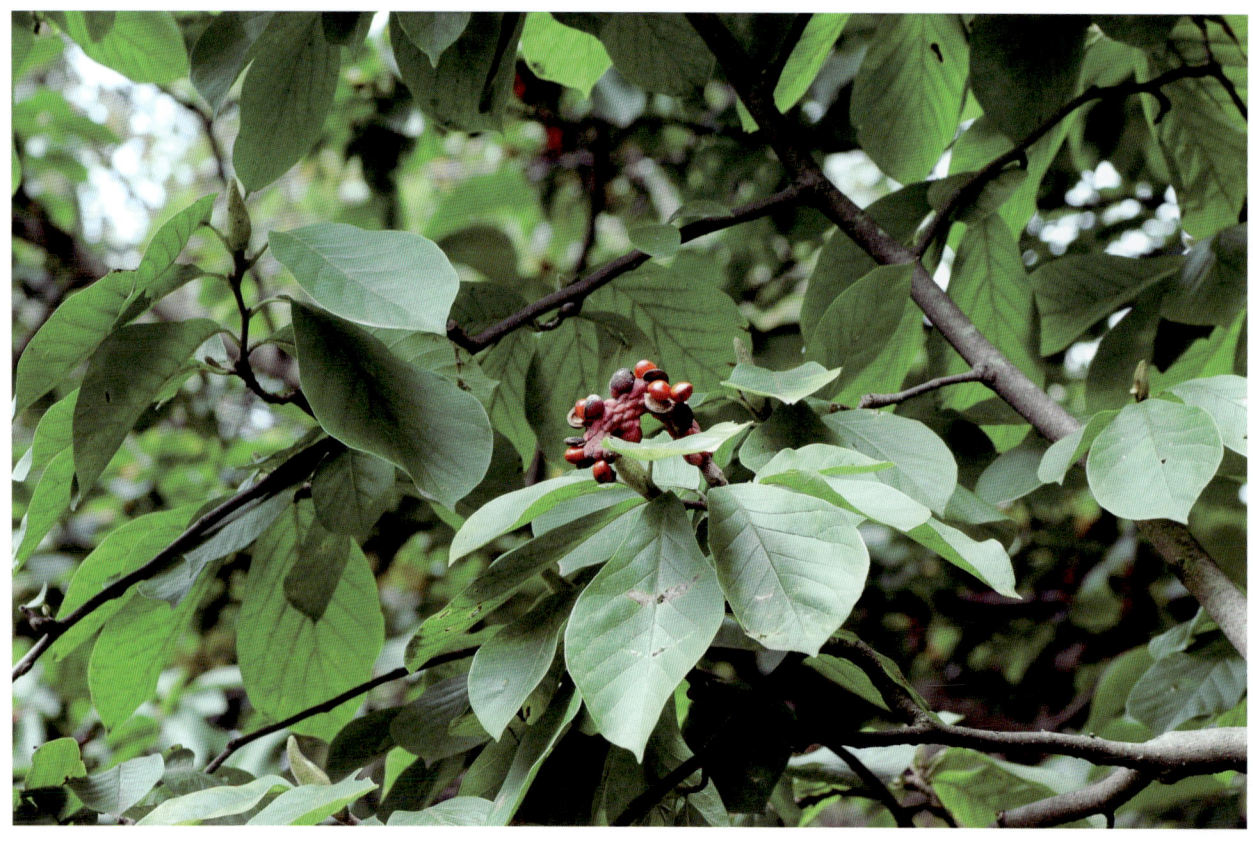

Det jit baid 山玉兰

【Bit hsenb 俗名】辛夷、杜兰、玉兰花、应春花、毛辛夷。

【Dios kob deis 基源】为木兰科植物山玉兰 *Magnolia delavayi* Franch. 的花蕾或根皮。

【Niangb bet deis 生长环境】生于阔叶林中，有栽培。分布于部分苗乡。

【Jox hsub 性味属经】性热，味辣，属热药，入冷经。

【Qet diel xid 功能主治】功能：hxub jent hxenk net 祛风除湿。主治：mongb qub 腹痛，niel khob was mais 头眩晕，hsangd nais 鼻塞。

【Ed not xus 用法用量】内服，煎汤，5～15 g；或入丸、散。

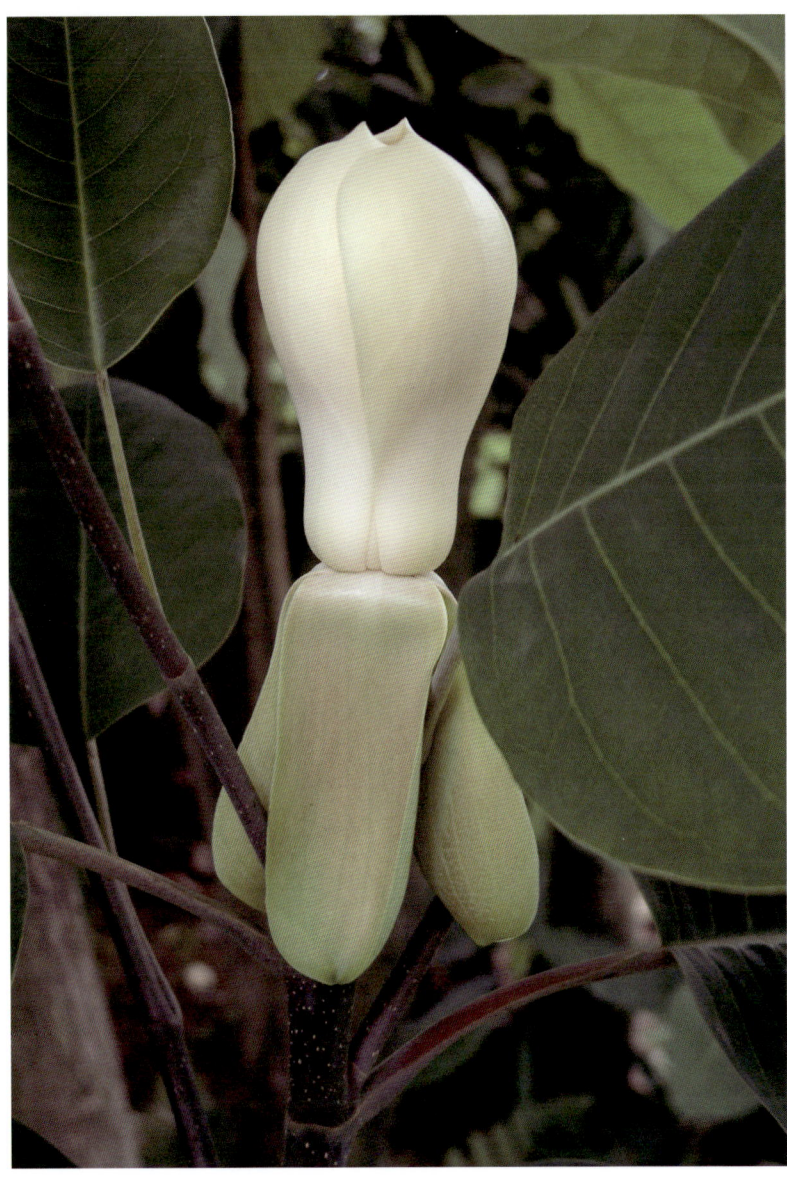
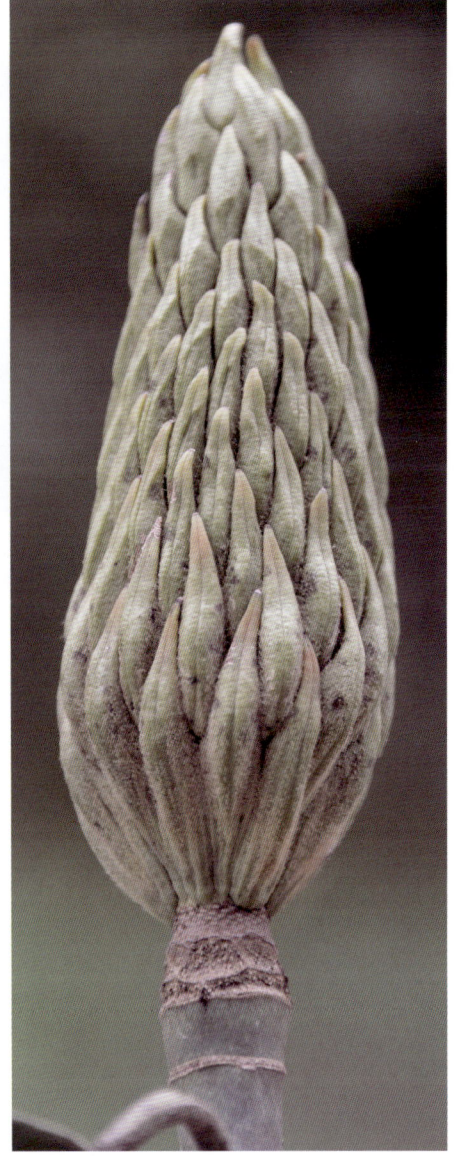

Det dlieb bongl 厚朴

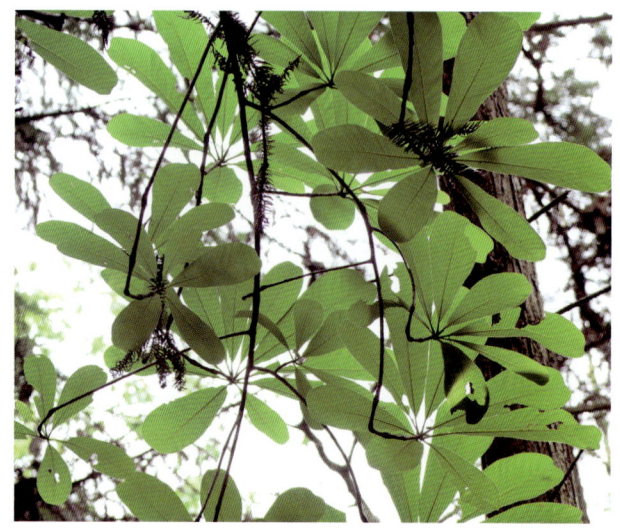

【Bit hsenb 俗名】油朴、重皮、赤朴、烈朴、厚皮、厚朴花、厚朴子。

【Dios kob deis 基源】木兰科植物厚朴 Magnolia officinalis Rehd. et Wils. 的皮、根皮或花果。

【Niangb bet deis 生长环境】生于深山密林间，有栽培。分布于部分苗乡。

【Jox hsub 性味属经】性热，味苦辛，属热药，入冷经。

【Qet diel xid 功能主治】功能：hxub kib net ngas gangt 清热润燥，yangx ghad ngol dangf khangk 化痰止咳。主治：hxud hxangd od 恶心呕吐，ax hlib nongx gad 不思饮食，ait ngol heik bongt 咳嗽痰喘，jib ghad 便秘，zal ghad 腹泻。

【Ed not xus 用法用量】内服，煎汤，10～15 g；或入丸、散。

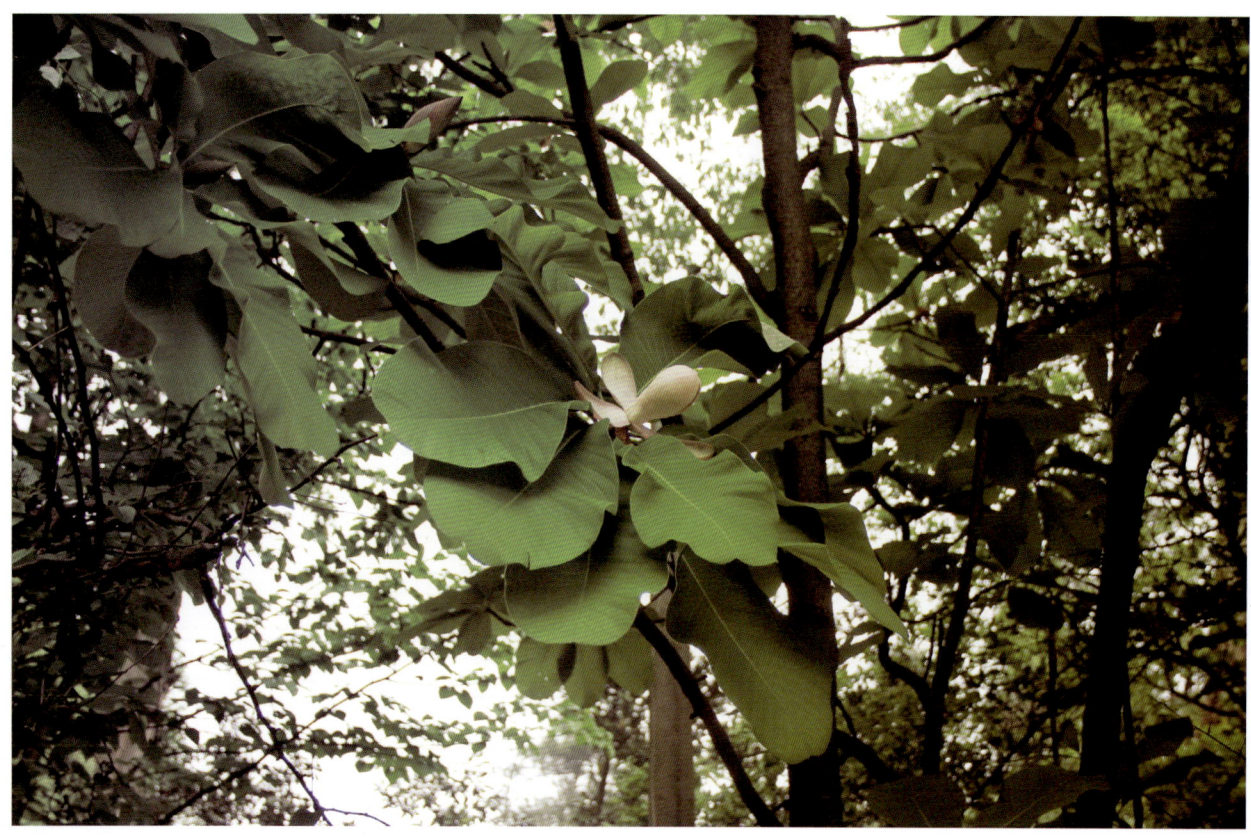

Det dlieb bongl mik 凹叶厚朴

【Bit hsenb 俗名】赤朴、烈朴、厚朴、厚皮、重皮。

【Dios kob deis 基源】为木兰科植物凹叶厚朴 *Magnolia officinalis* Rehd. et Wils. subsp. *biloba*（Rehd. et Wils.）Law 的树皮。

【Niangb bet deis 生长环境】生于深山杂木林中，有栽培。分布于各地苗乡。

【Jox hsub 性味属经】性冷，味苦，属冷药，入热经。

【Qet diel xid 功能主治】功能：hxub kib dias ghad ngol 清热祛痰，hxed diongb yis buk dux 温中养胃。主治：hxud hxangd od 恶心呕吐，jib ghad 便秘，ax hlib nongx gad 不思饮食。

【Ed not xus 用法用量】内服，煎汤，10～15 g；或入丸、散。

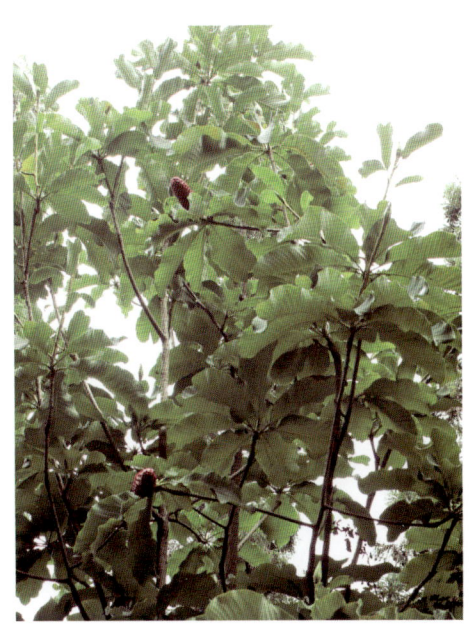

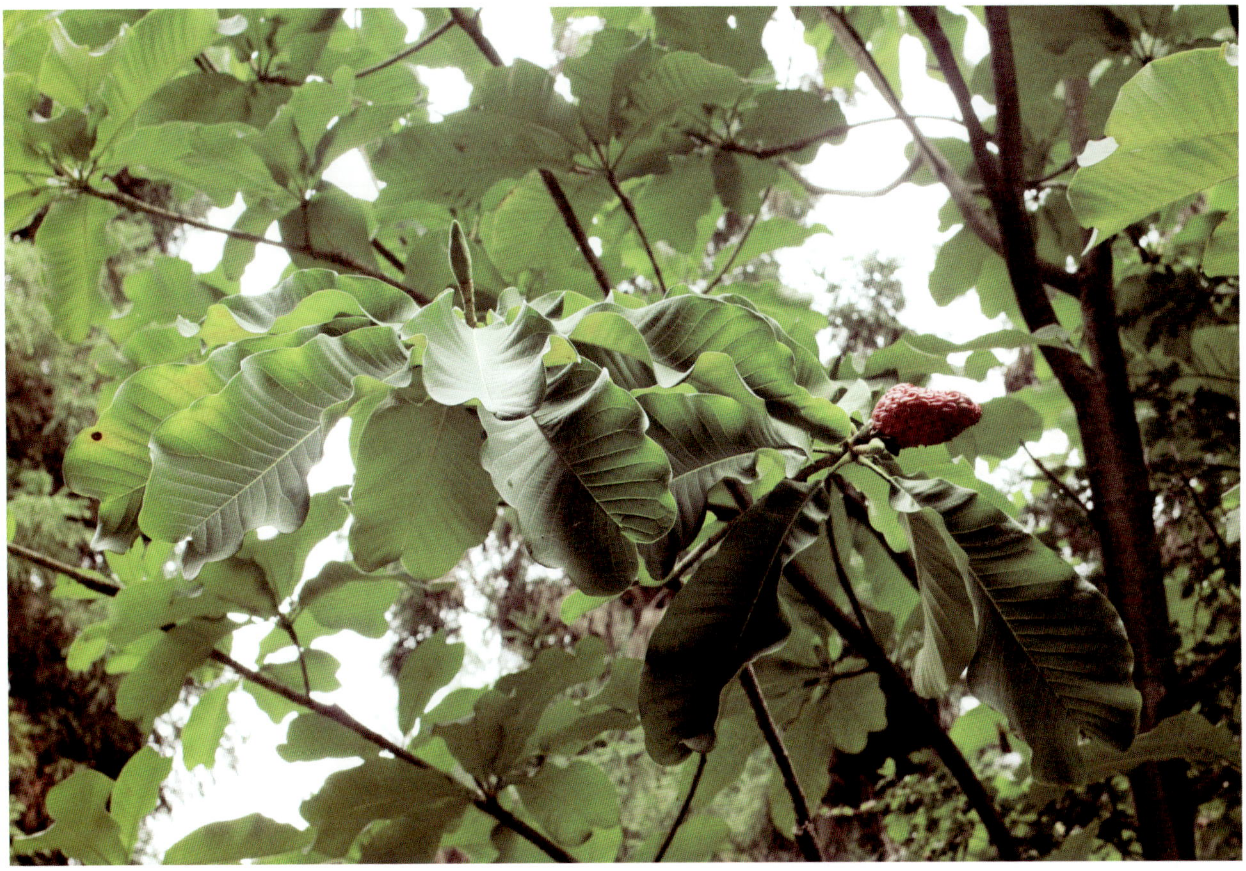

Det naix beid 含笑花

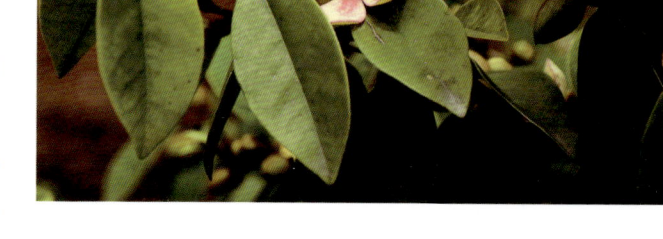

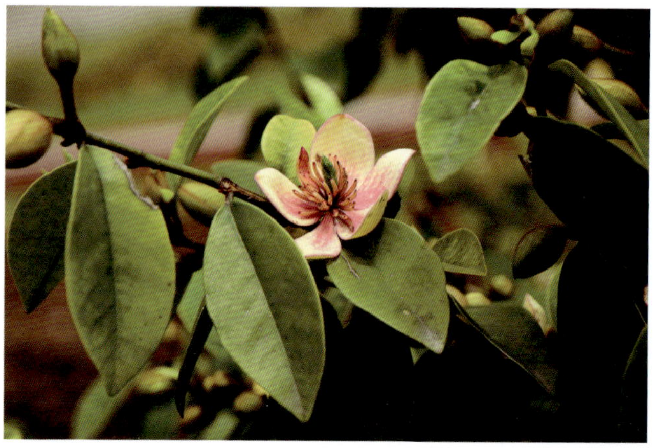

【Bit hsenb 俗名】含笑柴、大通塔、大泡通。

【Dios kob deis 基源】为木兰科植物含笑花 *Michelia figo*（Lour.）Spreng. 的树皮。

【Niangb bet deis 生长环境】生于深山密林或杂生阔叶林中。分布于部分苗乡。

【Jox hsub 性味属经】性热，味辛，属热药，入冷经。

【Qet diel xid 功能主治】功能：hangb bongt ves hxangd 行气活血，vut eb wal tongb ghad 利尿通便。主治：xud wal lol ax hvit 小便不利，dit qub 腹胀，khangd nais od nul 鼻炎，hsangd nais 鼻塞。

【Ed not xus 用法用量】内服，煎汤，15～25 g；或入丸、散。

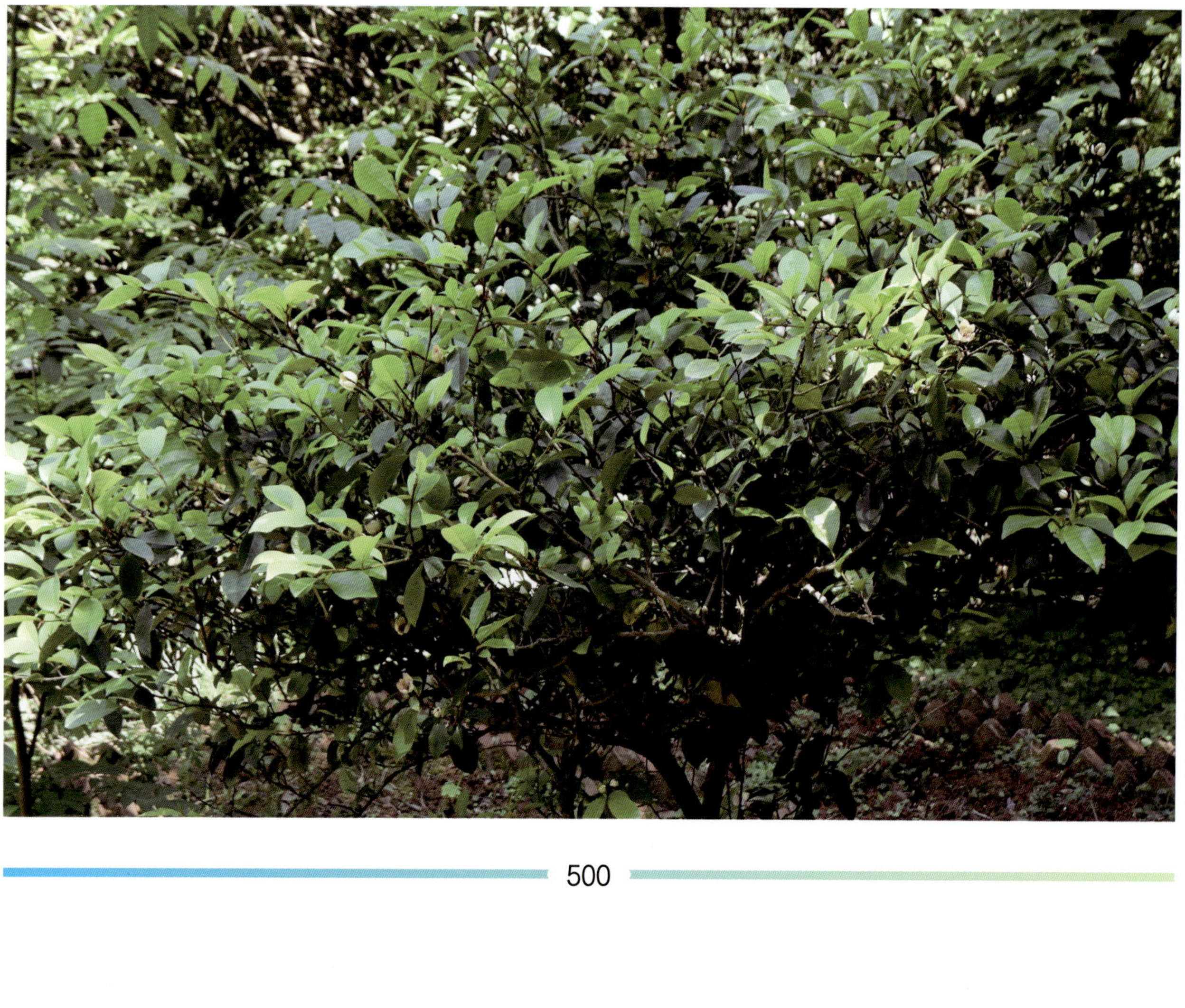

椴树科

Det deid mangx 椴树

【Bit hsenb 俗名】叶上果、青壳榔、青科榔、家鹤儿。

【Dios kob deis 基源】为椴树科植物椴树 *Tilia tuan* Szyszyl. 的根。

【Niangb bet deis 生长环境】生于杂木林或阔叶林中。分布于部分苗乡。

【Jox hsub 性味属经】性热，味苦，属热药，入冷经。

【Qet diel xid 功能主治】功能：hangb bongt ves hxangd 行气活血，vut eb wal tongb ghad 利尿通便。主治：dliangd bil dib sangb 跌打损伤，yens jent juk jik 风湿麻木，hsangd nais 鼻塞。

【Ed not xus 用法用量】内服，煎汤，15～25 g；或浸酒饮及搽患处。

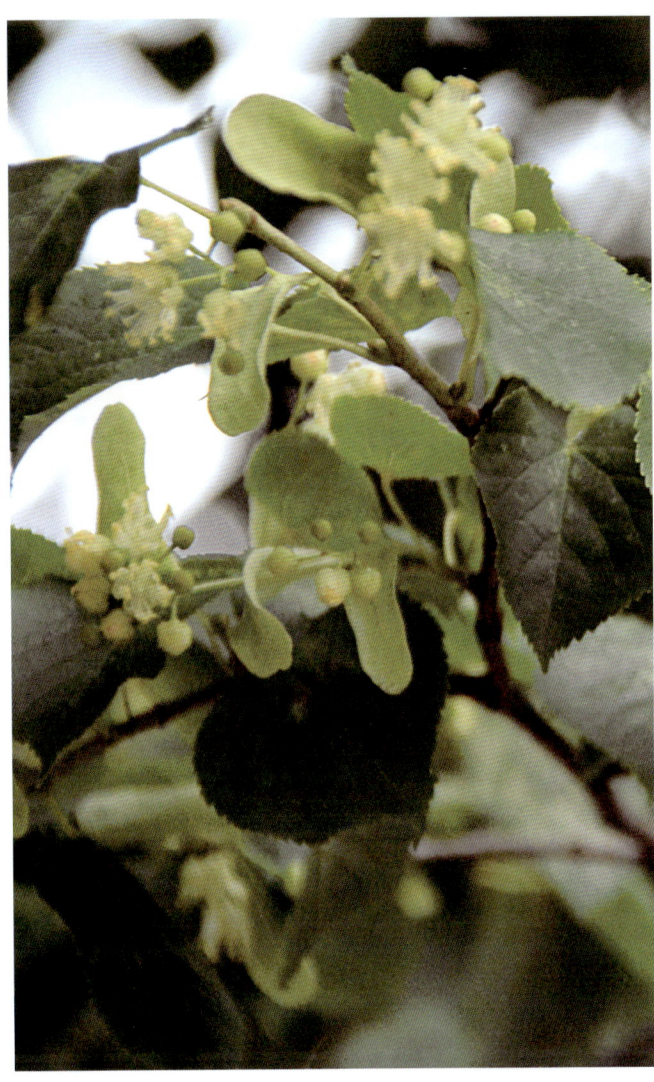
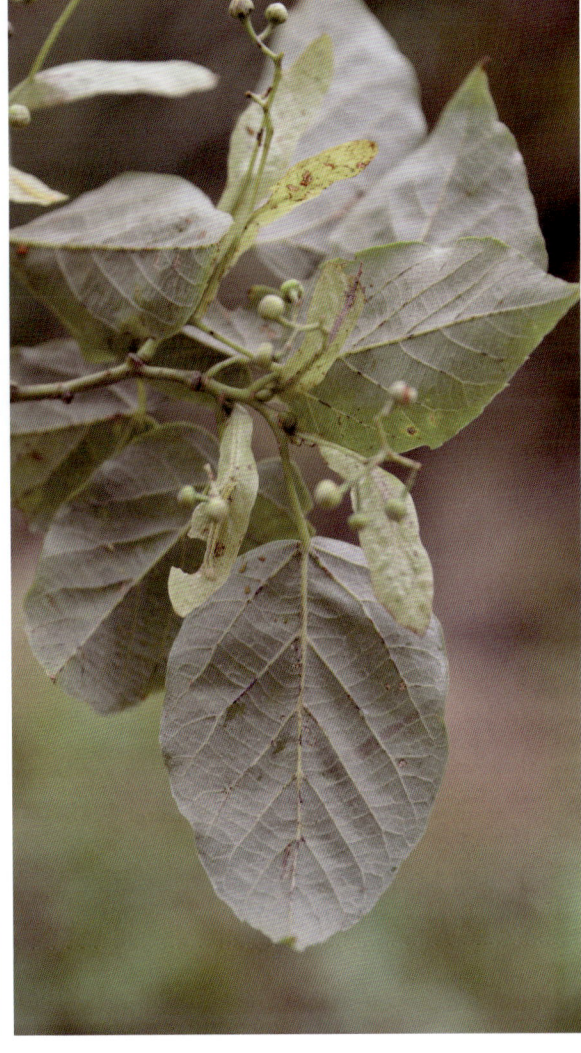

Det diod mangl 毛刺蒴麻

【Bit hsenb 俗名】小铧叶、刺蒴麻。

【Dios kob deis 基源】为椴树科植物毛刺蒴麻 *Triumfetta cana* Bl. 的根。

【Niangb bet deis 生长环境】生于杂木林间、阔叶林中。分布于部分苗乡。

【Jox hsub 性味属经】性热，味辛，属热药，入冷经。

【Qet diel xid 功能主治】功能：hxub jent hxenk net 祛风除湿，los eb hxenk angt 利水消肿。主治：yens jent mongb lob 风湿脚痛，yens jent juk jik 风湿麻木，pob wox 浮肿。

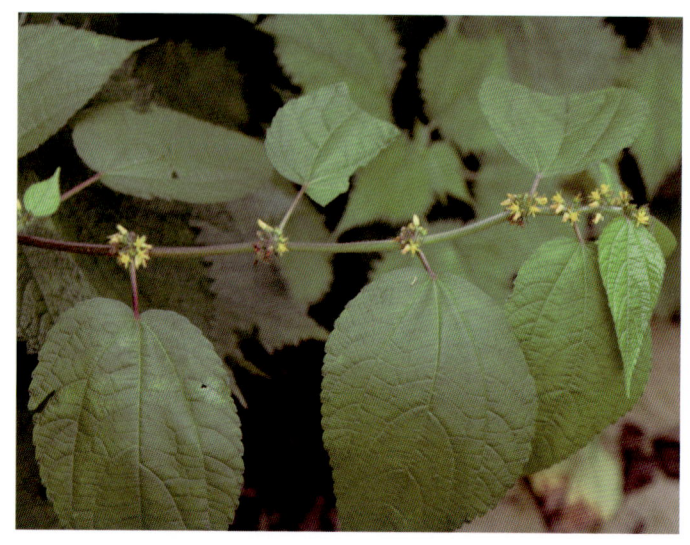

【Ed not xus 用法用量】内服，煎汤，15～25 g；或浸酒饮。

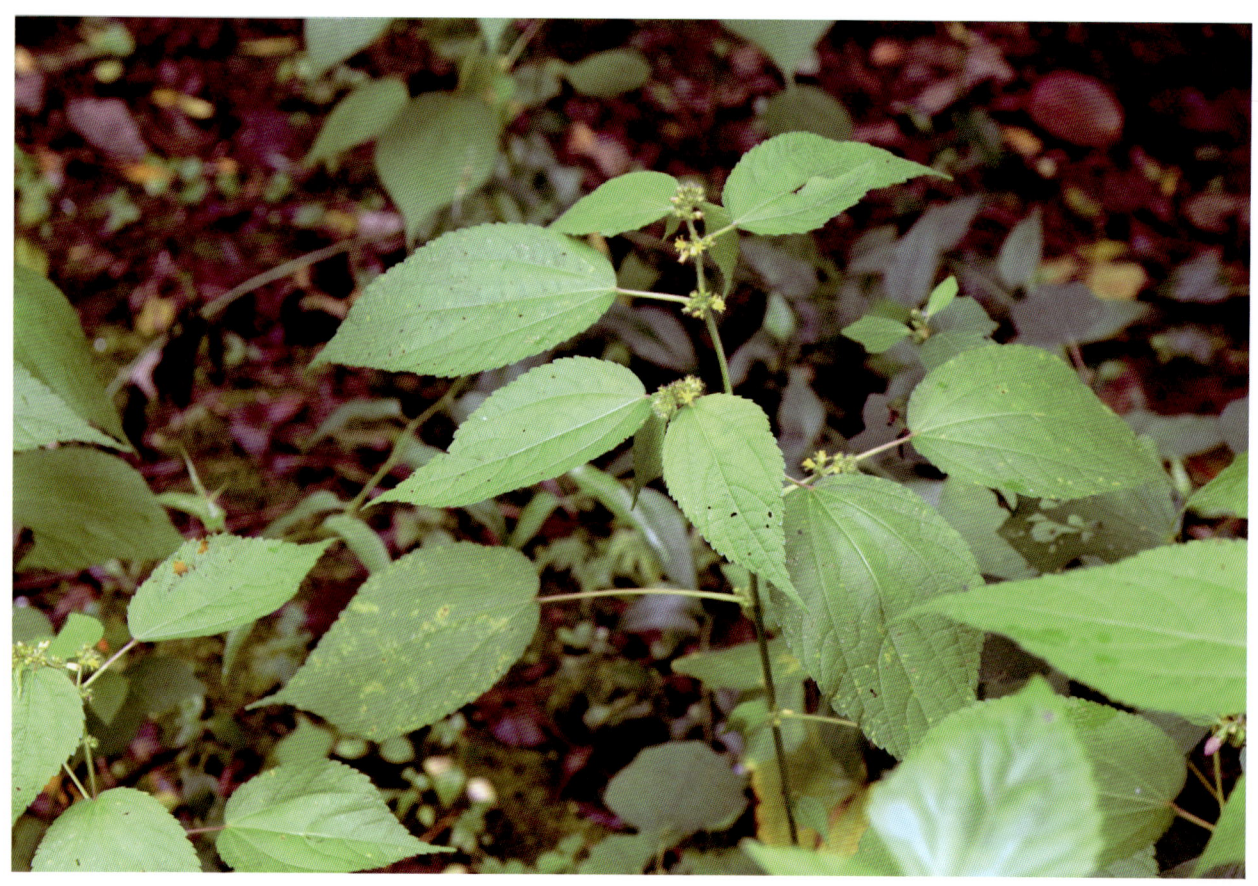

Det vob nos 扁担杆

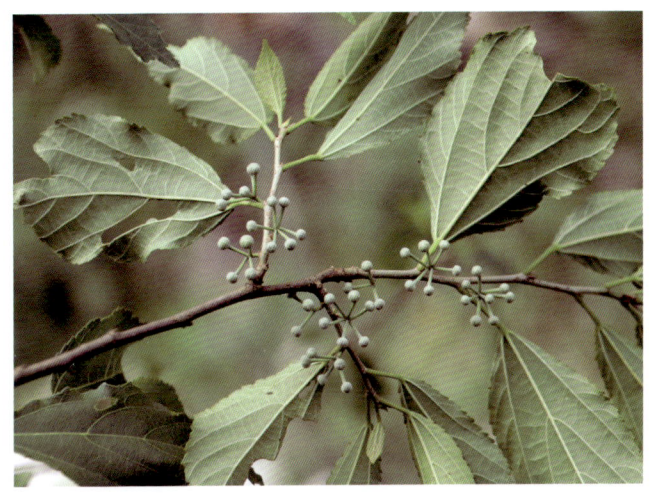

【Bit hsenb 俗名】山络麻、拗山皮、孩儿拳、扁担杆子、棉筋条、葛妃麻。

【Dios kob deis 基源】为椴树科植物扁担杆 *Grewia biloba* G. Don 的根、茎、叶。

【Niangb bet deis 生长环境】生于低海拔地区灌木丛中或林缘，分布于各地苗乡。

【Jox hsub 性味属经】性热，味苦，属热药，入冷经。

【Qet diel xid 功能主治】功能：hxub jent hxenk net 祛风除湿，hangb bongt dangf mongb 行气止痛。主治：hfud qub dit mongb 胃脘胀痛，hot ax yangx gad 消化不良，gangs bangt xus dliangl nongx xus 脾弱食少，yens jent 风湿，jib daib ngas naix mais 小儿疳积。

【Ed not xus 用法用量】内服，煎汤，15～25 g；或浸酒。外用，捣烂敷。

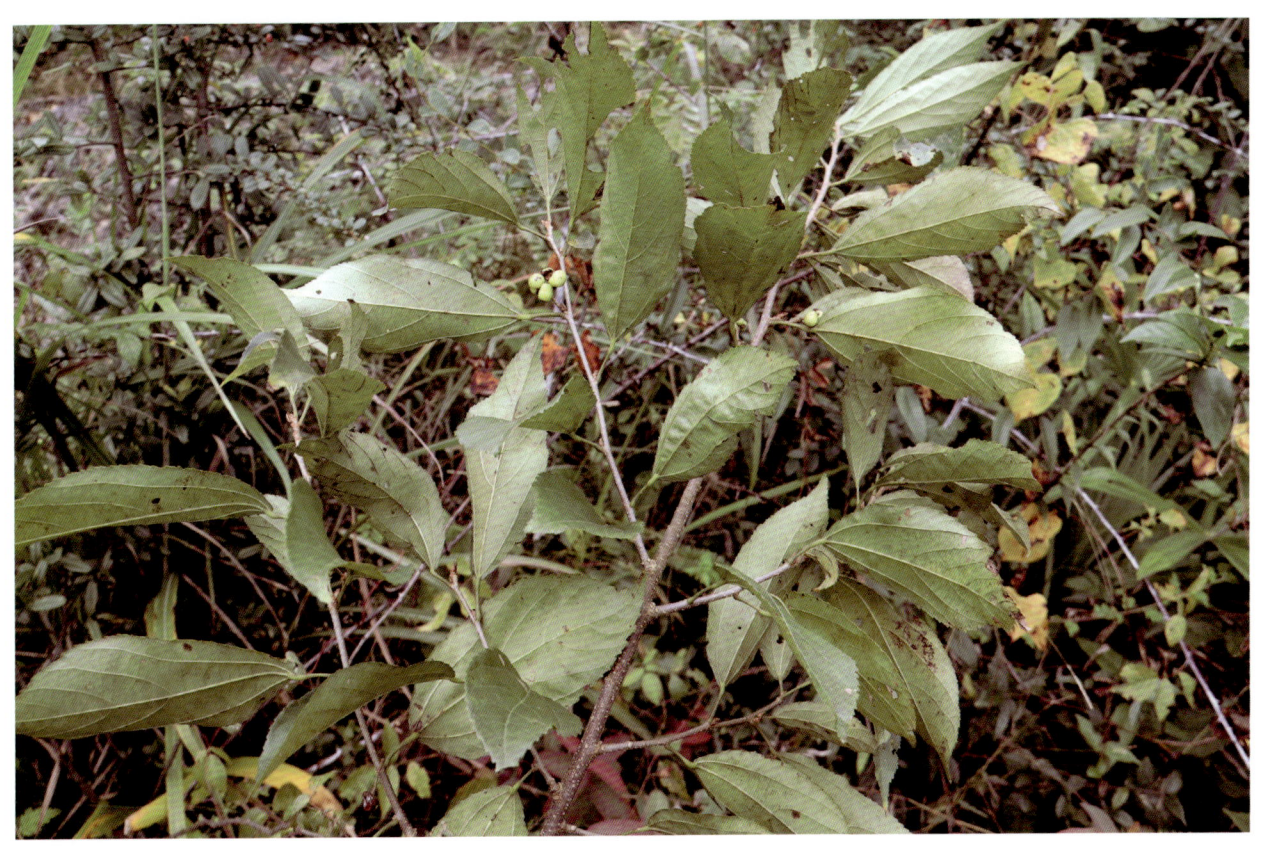

Det nos mongl 黄麻

【Bit hsenb 俗名】天紫苏、络麻、大黄麻、三株草。

【Dios kob deis 基源】为椴树科植物黄麻 *Corchorus capsularis* L. 的根、叶、果实。

【Niangb bet deis 生长环境】为丝织作物之一，有栽培。分布于部分苗乡。

【Jox hsub 性味属经】性热，味香，属热药，入冷经。

【Qet diel xid 功能主治】功能：seil hxangd dangf hxangd 凉血止血，dias bus liangs ngix 排脓生肌。主治：yens xit lol hxangd 刀伤出血，hfak bangb hxangd 血崩，vongl dail lol hxangd 子宫出血，hsot ud ax jangx hxib 月经不调，dix eb bus 脓疱疮，zal ghad dongk 痢疾。

【Ed not xus 用法用量】内服，煎汤，15～25 g。外用，捣烂敷，治外出血用其皮烧灰撒。

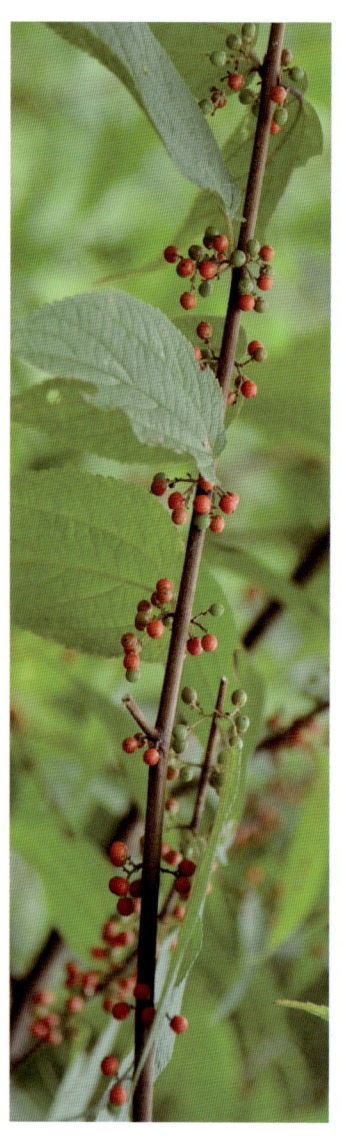
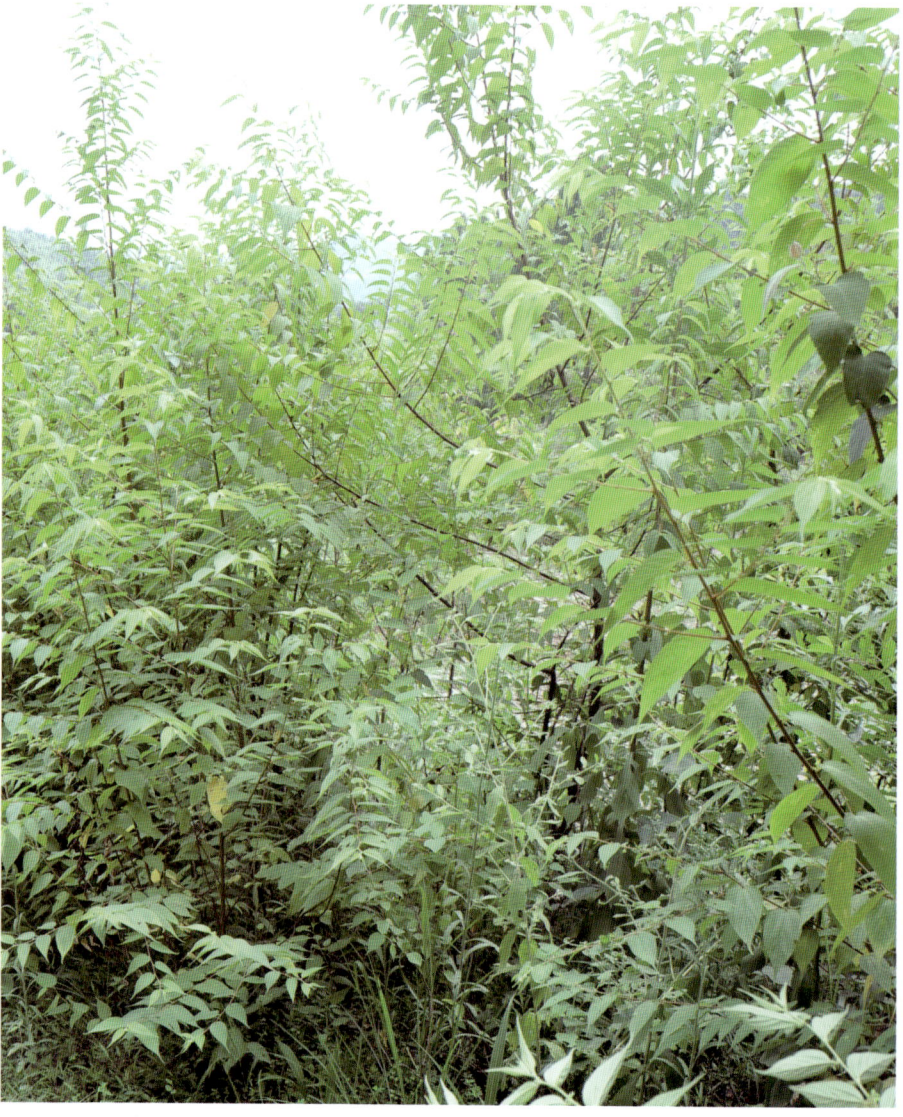

Det nos mongl vud 假黄麻

【Bit hsenb 俗名】甜麻、针筒草、野黄麻、假荨麻。

【Dios kob deis 基源】为椴树科植物假黄麻 Corchorus acutangulus Lam. 的全草或果实。

【Niangb bet deis 生长环境】生于山野林缘、草坡、灌木丛中。分布于部分苗乡。

【Jox hsub 性味属经】性热，味香，属热药，入冷经。

【Qet diel xid 功能主治】功能：hxub kib tat jab 清热解毒，ves hxangd tongb hxud 活血通络。主治：dliangd bil dib sangb 跌打损伤，mongb hsongd hxend 筋骨疼痛，jib daib ngas naix mais 小儿疳积，gangb xent 疥疮。

【Ed not xus 用法用量】内服，煎汤，15～20 g；或入丸、散。

Hlat nos vud 破布叶

【Bit hsenb 俗名】火布麻、布渣叶、布包木、包蔽木、泡卜木、破布树、狗具木。

【Dios kob deis 基源】为椴树科植物破布叶 Microcos paniculata L. 的藤茎或根。

【Niangb bet deis 生长环境】生于山谷丛林中、灌木林缘。分布于部分苗乡。

【Jox hsub 性味属经】性平，味酸，属冷热两经药，入两经。

【Qet diel xid 功能主治】功能：hxub kib tat jab 清热解毒，yangx gad los gangd 消食化积。主治：fangx mais fangx jid 黄疸，mangb hfud seil 风寒感冒，od hxangd 吐血，jib daib bit dangx lol hniangk 小儿体虚盗汗，hot ax yangx gad 消化不良，yens gangb kuk gik 蜈蚣咬伤。

【Ed not xus 用法用量】内服，煎汤，15～25 g。外用，捣烂敷。

蜡梅科

Det wik zat 蜡梅

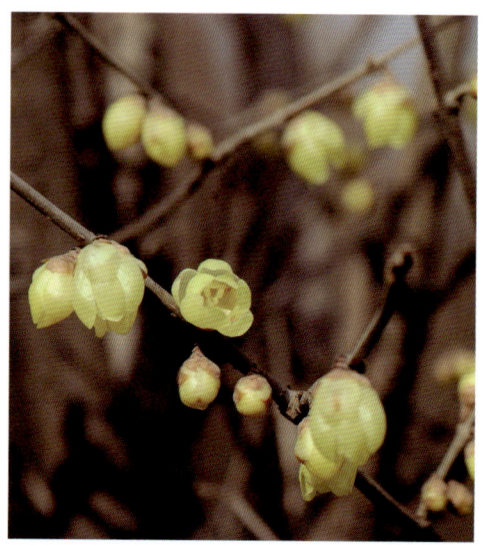

【Bit hsenb 俗名】腊木、瓦乌柴、岩马桑、铁筷花、钻石风、雪里花、蜡梅花。

【Dios kob deis 基源】为蜡梅科植物蜡梅 *Chimonanthus praecox*（Linn.）Link 的花蕾、树根。

【Niangb bet deis 生长环境】生于高山阔叶林间，有栽培。分布于部分苗乡。

【Jox hsub 性味属经】性热，味辛，属热药，入冷经。

【Qet diel xid 功能主治】功能：dangf ngol yangx ghad ngol 止咳化痰，hxub kib vut eb niangs 解暑生津。主治：gangb gek mongb 胸痛，jib daib ait gheb 小儿麻疹，ngol lax hniut 陈年久咳，ngol yenx hnaib 百日咳，yens jent 风湿，kib eb kib dul 水火烫伤。

【Ed not xus 用法用量】内服，煎汤，15～20 g。外用，浸油涂。

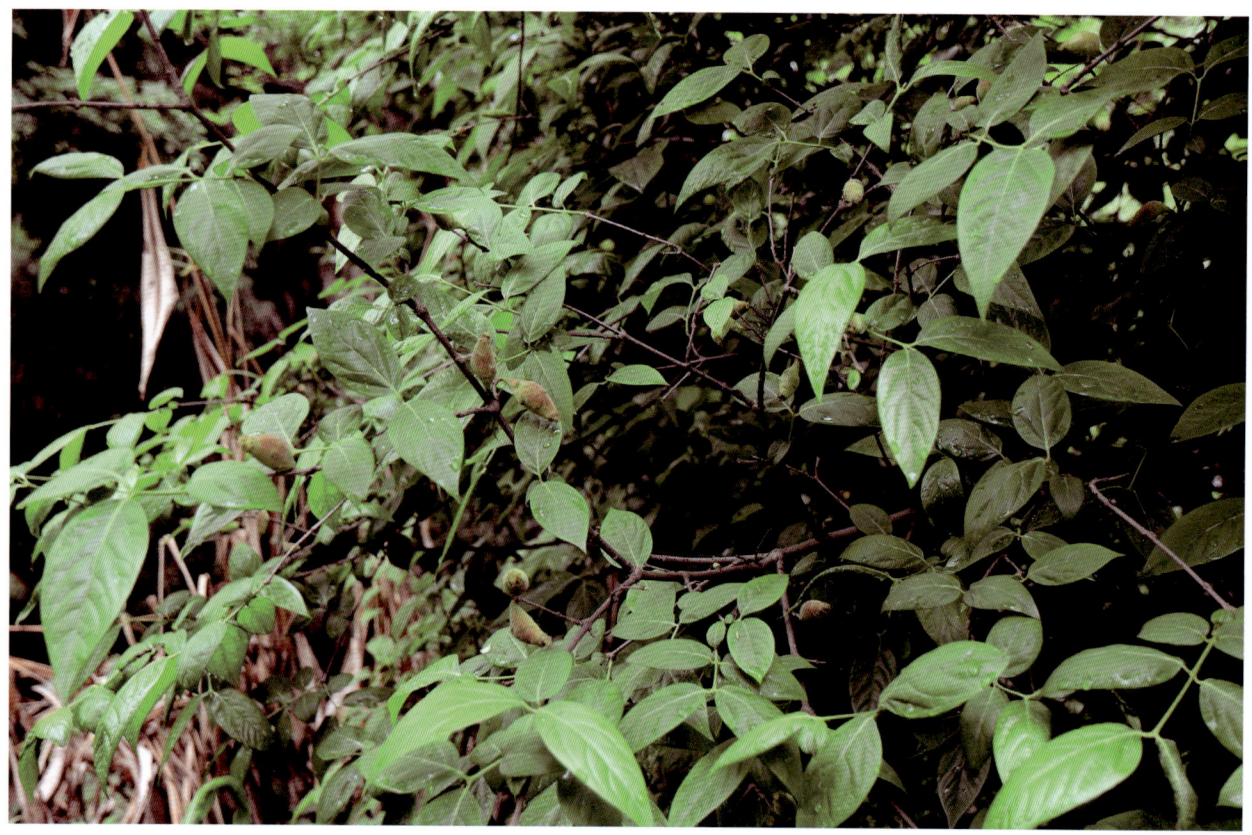

Det wik zat vud 山蜡梅

【Bit hsenb 俗名】岩马桑、铁筷子、臭腊梅、黄龙腊梅。

【Dios kob deis 基源】为蜡梅科植物山蜡梅 *Chimonanthus nitens* Oliv. 的花及根皮。

【Niangb bet deis 生长环境】生于山谷溪涧边岩石旁。分布于各地苗乡。

【Jox hsub 性味属经】性冷，味苦，属冷药，入热经。有小毒。

【Qet diel xid 功能主治】功能：hxub jent hxenk net 祛风除湿，hxub kib tat jab 清热解毒，dangf mongb 止痛。主治：ngol dad jes 久咳，dliangd bil dib sangb 跌打损伤，jib daib ait gheb 小儿麻疹，kib eb kib dul 水火烫伤。

【Ed not xus 用法用量】内服，煎汤，3～8 g；或浸酒。外用，捣烂敷。

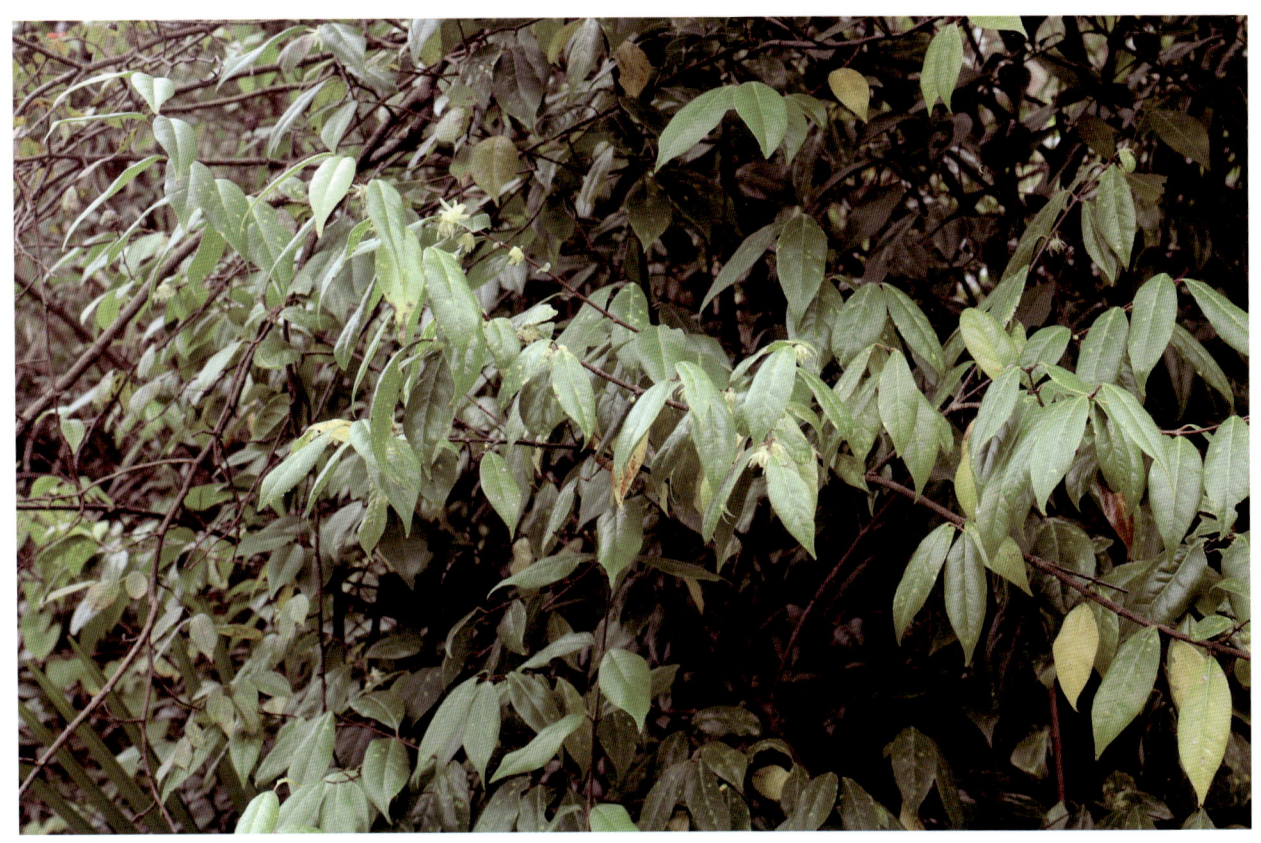

樟 科

Det dleb 樟

【Bit hsenb 俗名】乌樟、芳樟、香樟、樟树、香樟木、樟脑树、樟树子。

【Dios kob deis 基源】为樟科植物樟 Cinnamomum camphora (L.) Presl. 的树皮、木质部、子实、叶。

【Niangb bet deis 生长环境】生于坡塝树林中、溪边，有栽培。分布于各地苗乡。

【Jox hsub 性味属经】性热，味辛，属热药，入冷经。

【Qet diel xid 功能主治】功能：qet bongt hxed jid 理气温中，hxub jent hxenk net 祛风除湿。主治：mangb hfud mongb khob 感冒头痛，dliangd bil dib sangb 跌打损伤，yens jent mongb ghut hsongd 风湿性关节炎，gos jud 醉酒，mongb qub zal ghad 腹痛腹泻，yens gangb kuk gik 蜈蚣咬伤。

【Ed not xus 用法用量】内服，煎汤，15～25 g。外用，捣烂敷。

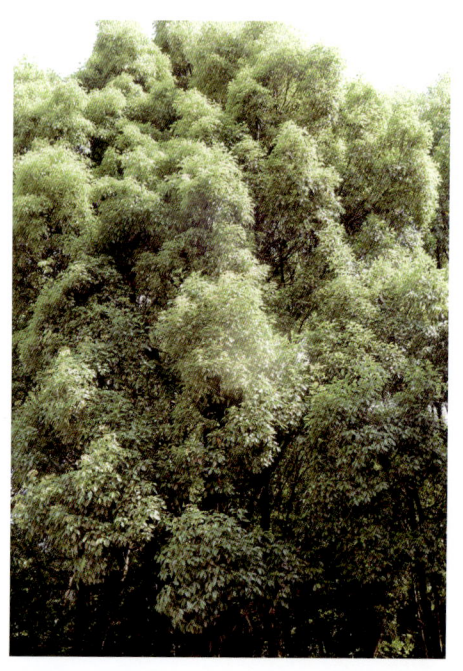

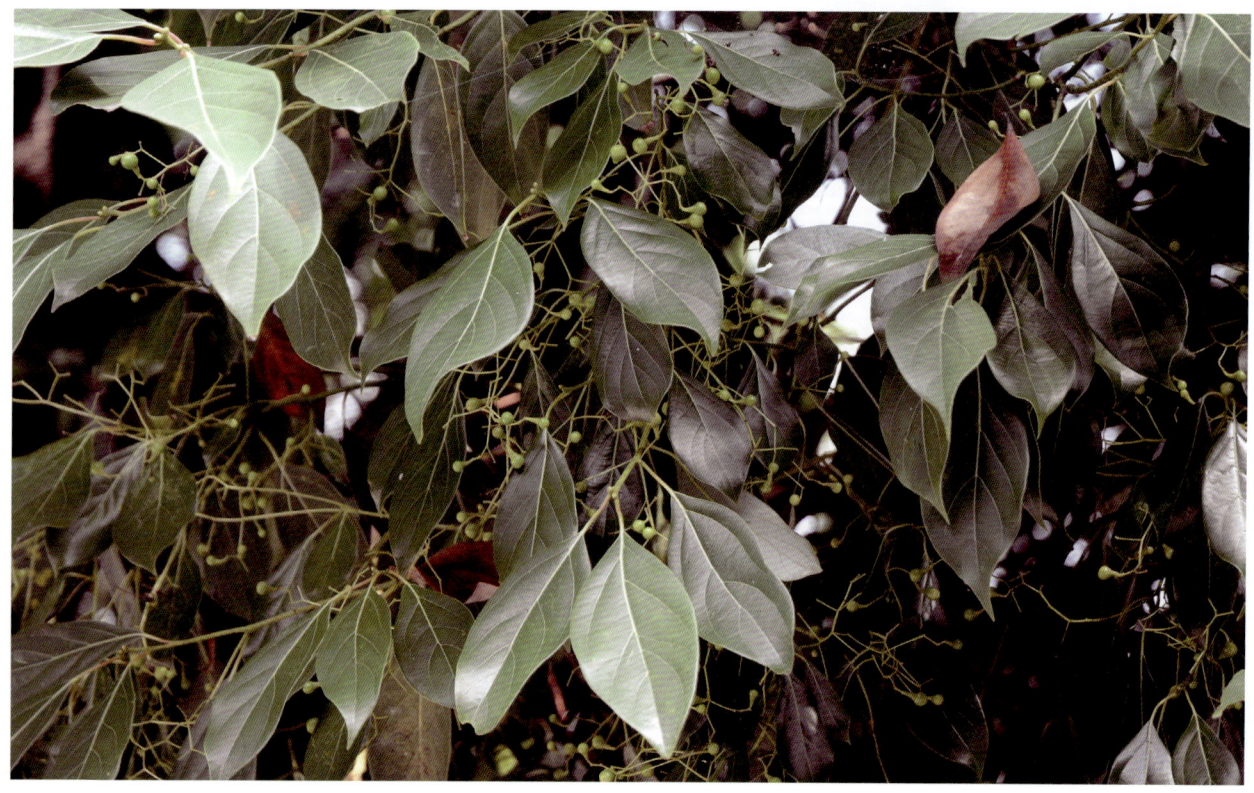

Det dleb fangx 黄樟

【Bit hsenb 俗名】香樟、香通、山沉香、走马胎、樟木树、樟脑树根。

【Dios kob deis 基源】为樟科植物黄樟 *Cinnamomum porrectum*（Roxb.）Kosterm 的根或茎。

【Niangb bet deis 生长环境】生于坡塝疏林间，有栽培。分布于部分苗乡。

【Jox hsub 性味属经】性热，味辛，属热药，入冷经。

【Qet diel xid 功能主治】功能：hxed diongb zangl seil 温中散寒，yangx gad los gangd 消食化积。主治：ngol yenx hnaib 百日咳，mongb qub zal ghad 腹痛腹泻，hot ax yangx gad 消化不良。

【Ed not xus 用法用量】内服，煎汤，15～25 g。

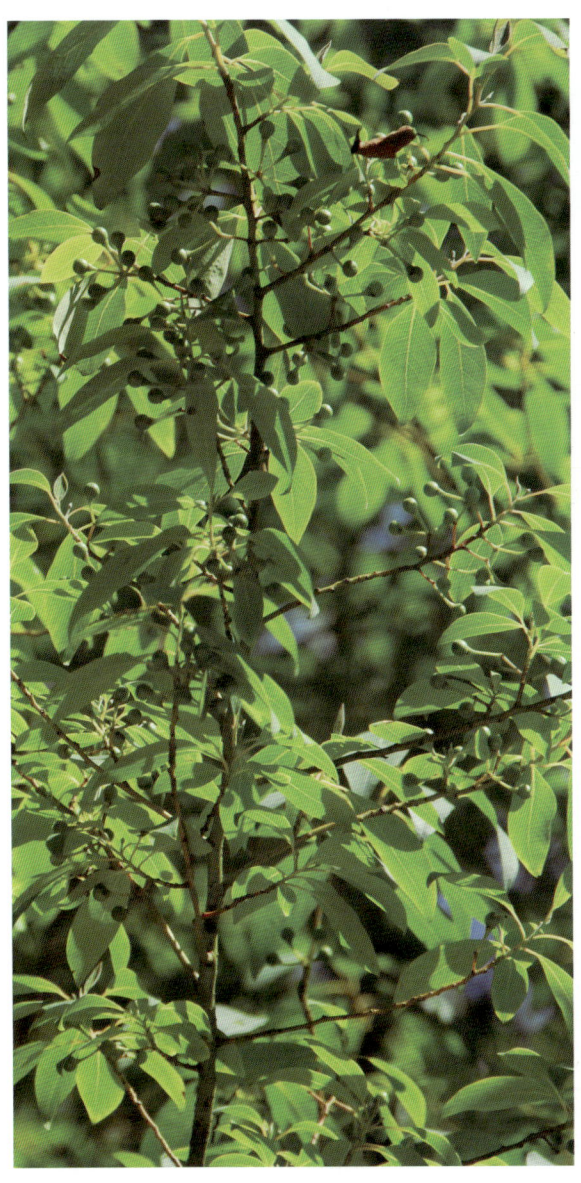
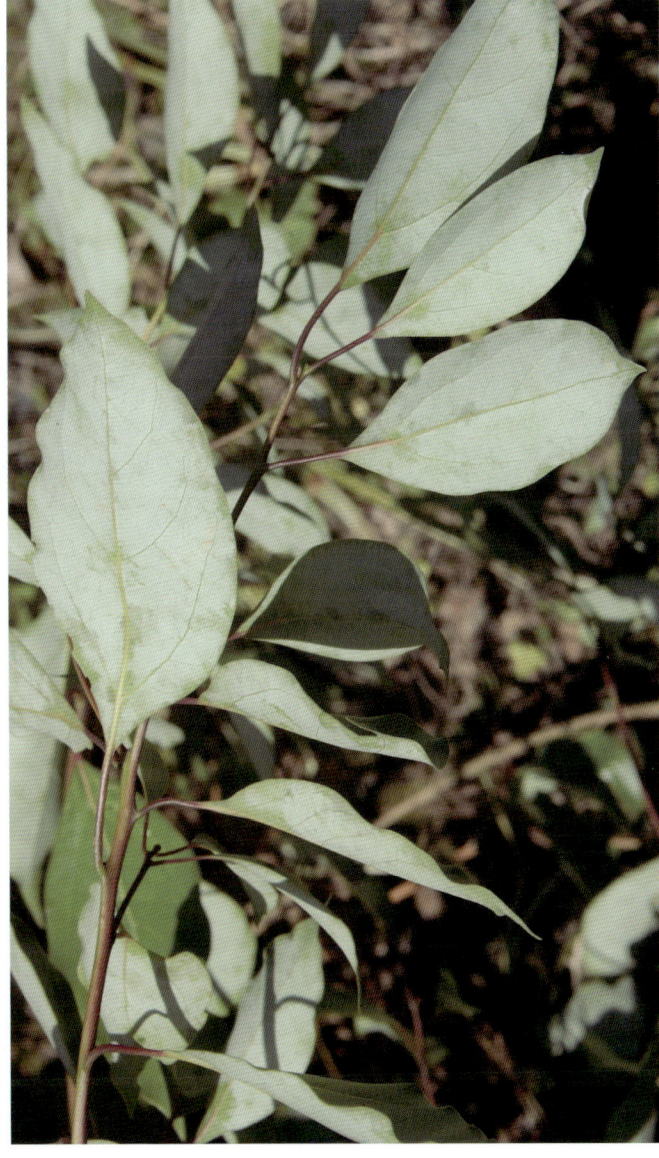

Det dleb hfab 猴樟

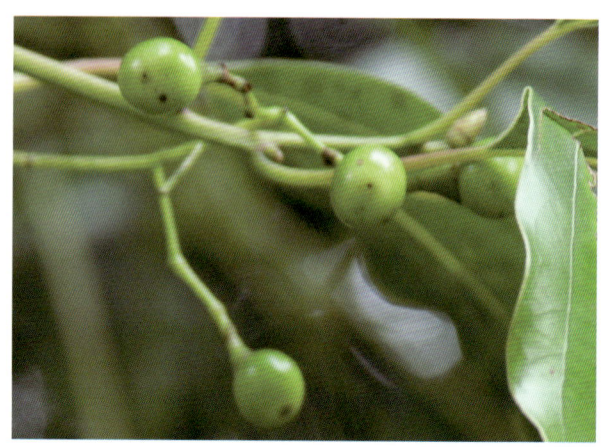

【Bit hsenb 俗名】香樟、香树、楠木、牛荆树、牛筋条、猴狭木。

【Dios kob deis 基源】为樟科植物猴樟 *Cinnamomum bodinieri* Lévl. 的种子、根皮。

【Niangb bet deis 生长环境】生于砂石山疏林中。分布于各地苗乡。

【Jox hsub 性味属经】性热，味辛，属热药，入冷经。

【Qet diel xid 功能主治】功能：hxed diongb zangl seil 温中散寒，hangb bongt dangf mongb 行气止痛。主治：mangb hfud seil 风寒感冒，ait gheb bal jid mongb 劳伤疼痛，qub niangs jangx bod 腹中痞块，mongb qub zal ghad 腹痛腹泻，los ghad ghof mongb 疝气痛。

【Ed not xus 用法用量】内服，煎汤，15～25 g。

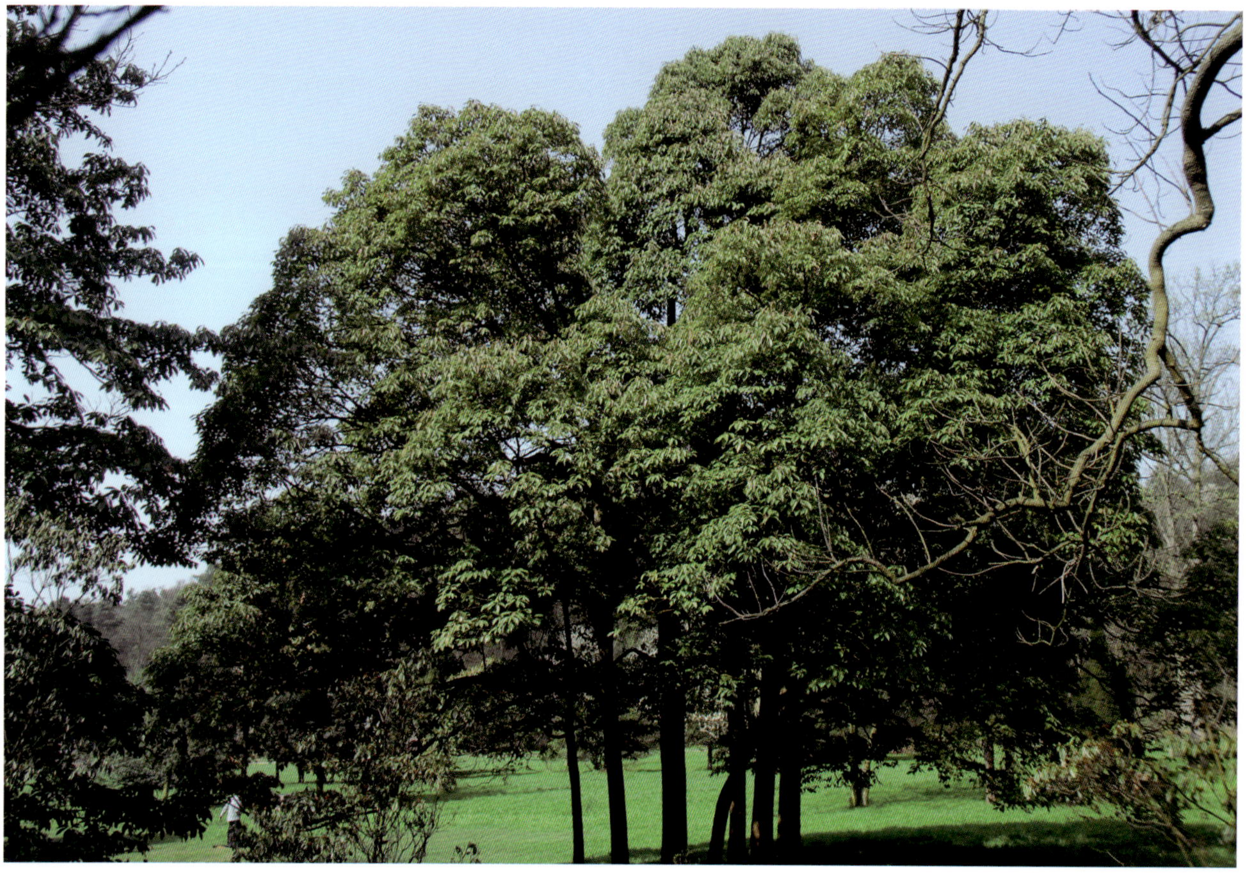

Det dleb bat 狭叶阴香

【Bit hsenb 俗名】大活血、狭叶樟、阴香木。

【Dios kob deis 基源】为樟科植物狭叶阴香 *Cinnamomum burmanni* (Nees et T. Nees) Blume f. *heyneanum* (Nees) H. W. 的根、皮、叶。

【Niangb bet deis 生长环境】生于阔叶林中、林缘、路旁。分布于部分苗乡。

【Jox hsub 性味属经】性热，味辛，属热药，入冷经。

【Qet diel xid 功能主治】功能：tad hxid dlongs lis 舒筋活络，tat seil dangf mongd 散寒止痛。主治：yens jent mongb 风湿痛，dliangd bil dib sangb 跌打损伤，lod hsongd 骨折，neit lis 扭伤，mongb qub 腹痛。

【Ed not xus 用法用量】内服，煎汤，5～10 g。

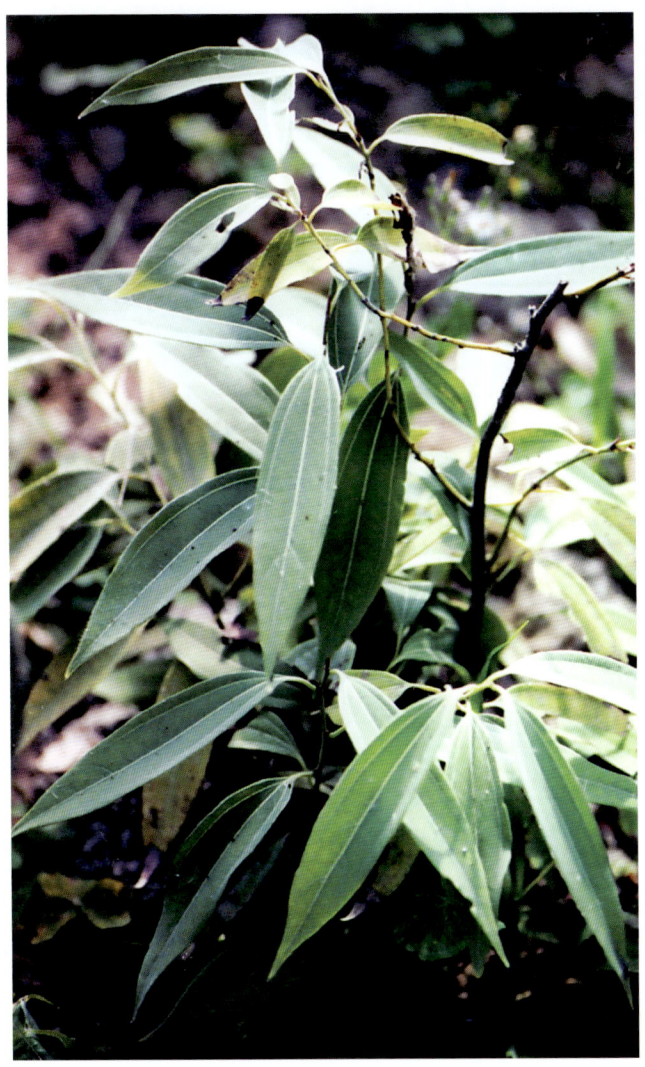
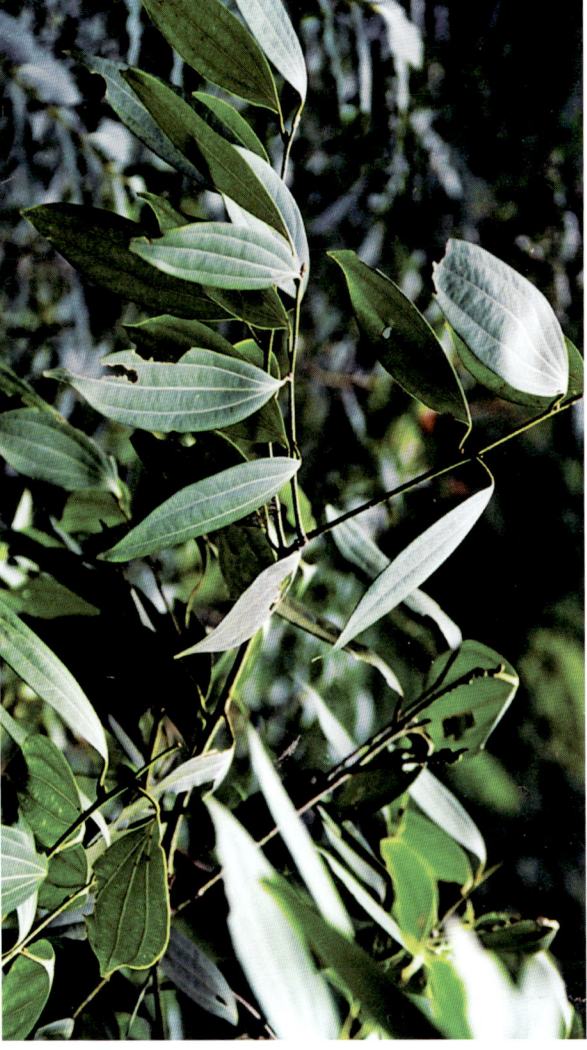

Vob liangl ghab 无根藤

【Bit hsenb 俗名】无头藤、无娘藤、无爷藤、飞天藤、飞扬藤、青丝藤、金灯藤。

【Dios kob deis 基源】为樟科植物无根藤 *Cassytha filiformis* L. 的全草。

【Niangb bet deis 生长环境】生于刺蓬或灌木丛中。分布于部分苗乡。

【Jox hsub 性味属经】性冷，味甘苦，属冷药，入热经。

【Qet diel xid 功能主治】功能：hxub kib tat jab 清热解毒，seil hxangd dangf hxangd 凉血止血。主治：dliangd bil dib sangb 跌打损伤，yens xit lol hxangd 刀伤出血，lol hxangd nais 鼻衄，sot gangt 消瘦，jib daib fangx jid 小儿黄疸，laib got pob angt 阴茎肿大。

【Ed not xus 用法用量】内服，煎汤，15～25 g。外用，捣烂敷；或煎水洗。

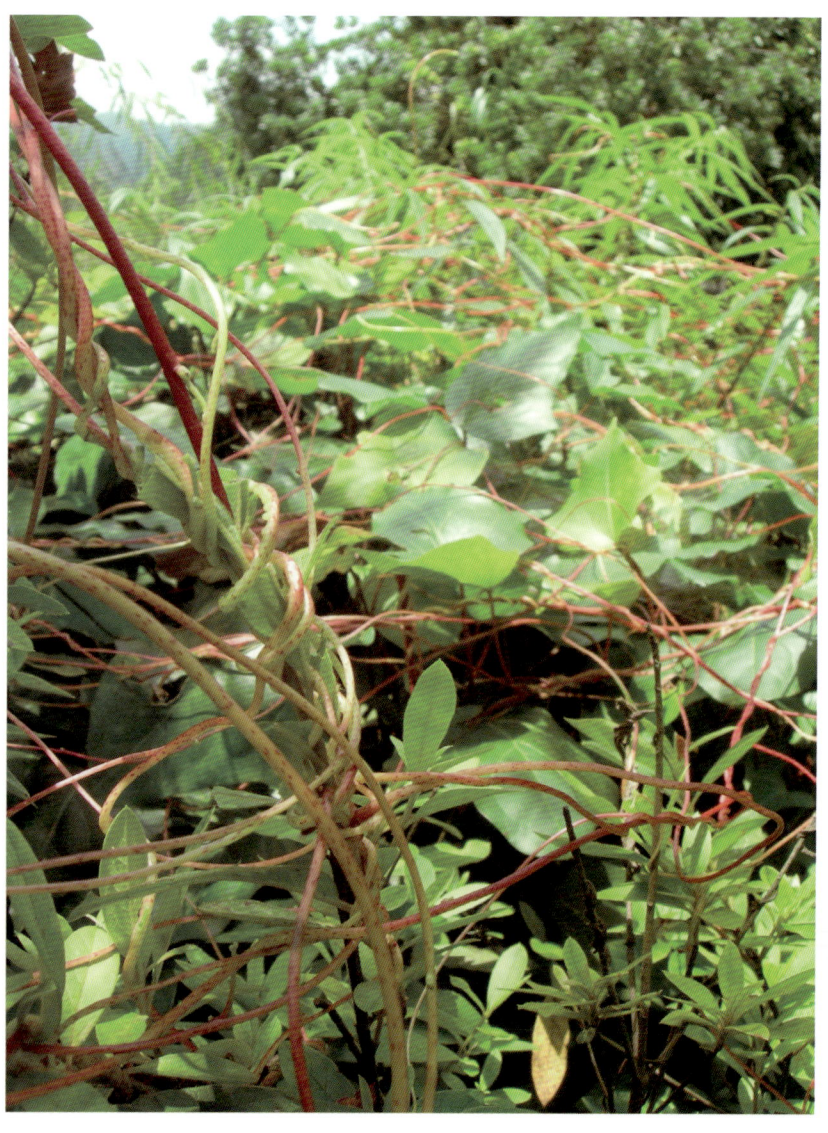
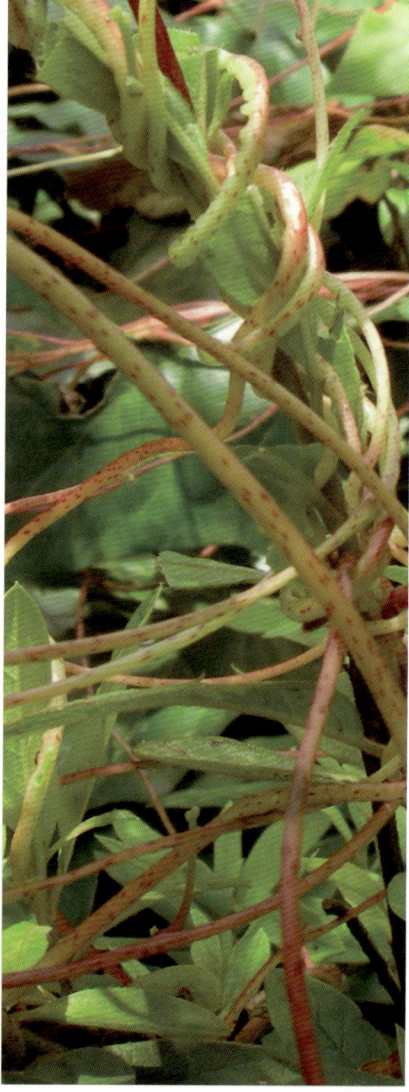

Det seed not 乌药

【Bit hsenb 俗名】旁其、矮樟、白叶柴、青竹香、鱼仔柴、吹风散、香叶子树。

【Dios kob deis 基源】为樟科植物乌药 *Lindera aggregata*（Sims）Kosterm 的根。

【Niangb bet deis 生长环境】生于山坡杂木林中或灌木丛中。分布于部分苗乡。

【Jox hsub 性味属经】性热，味苦辛，属热药，入冷经。

【Qet diel xid 功能主治】功能：qet bongt dangf mongb 理气止痛，hxed diongb zangl seil 温中散寒。主治：dliangd bil dib sangb 跌打损伤，jib daib ngas naix mais 小儿疳积，dit qub 腹胀，los ghad ghof 疝气，xit daib mongb khob 产后头痛，xit daib lol mongb qub 产后腹痛。

【Ed not xus 用法用量】内服，煎汤，15～25 g；或捣汁入丸、散。

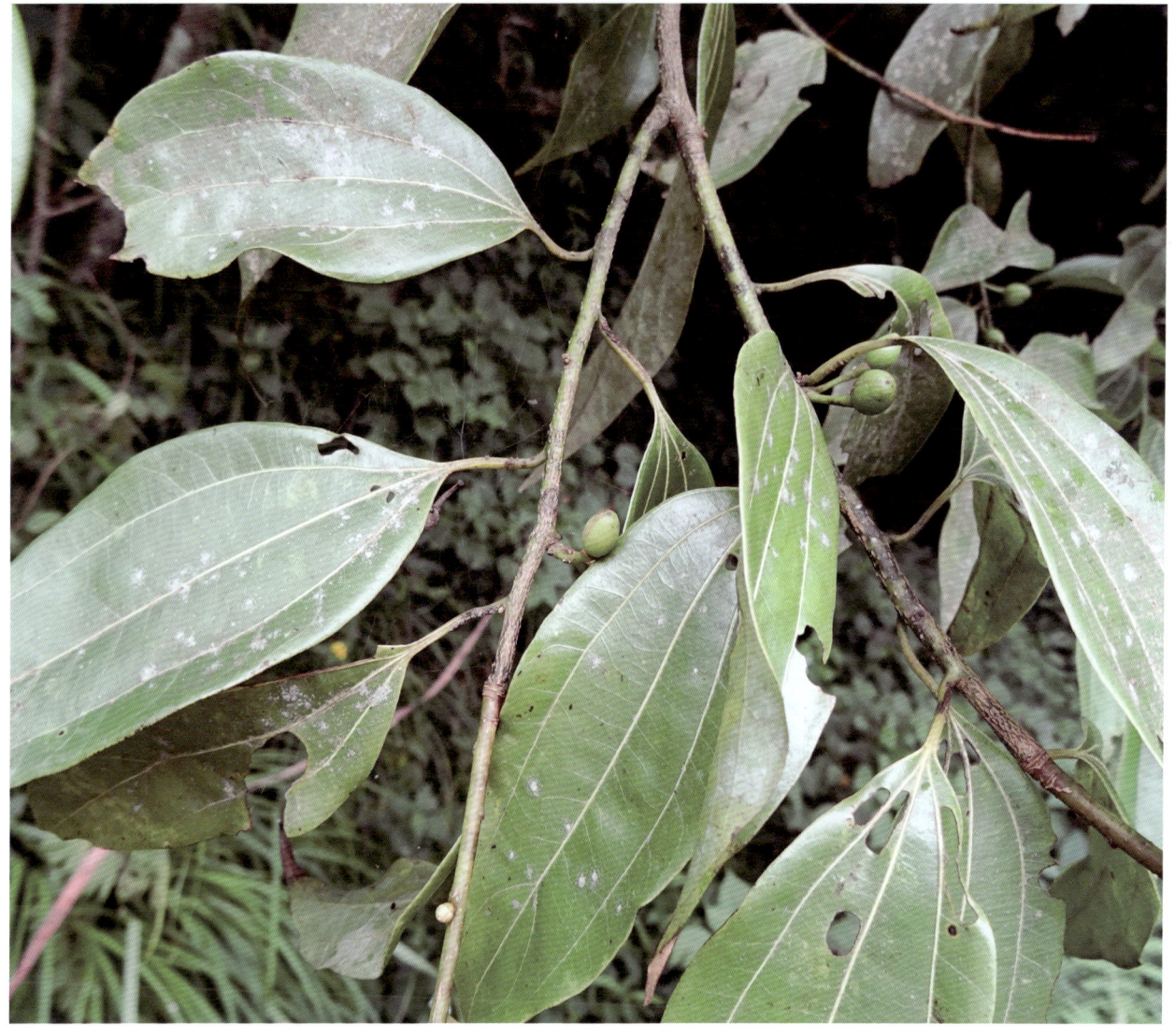

Det seed nex dad 长叶乌药

【Bit hsenb 俗名】白胶木、耙齿钩、铁线树。

【Dios kob deis 基源】为樟科植物长叶乌药 Lindera hemsleyana（Diels）Allen 的根。

【Niangb bet deis 生长环境】生于坡塝灌木丛中、杂木林内。分布于各地苗乡。

【Jox hsub 性味属经】性热，味辛苦，属热药，入冷经。

【Qet diel xid 功能主治】功能：qet bongt dangf mongb 理气止痛，hxed diongb zangl seil 温中散寒。主治：dliangd bil dib sangb 跌打损伤，jib daib ngas naix mais 小儿疳积，dit qub 腹胀，los ghad ghof 疝气，xit daib mongb khob 产后头痛，xit daib lol mongb qub 产后腹痛。

【Ed not xus 用法用量】内服，煎汤，15～25 g；或捣汁入丸、散。

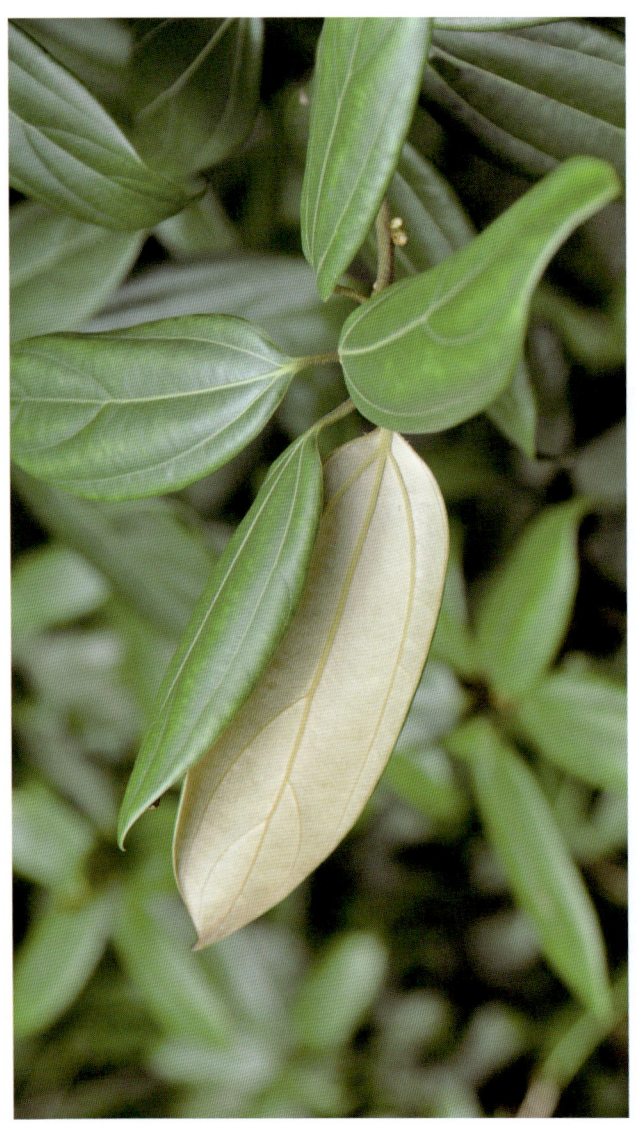 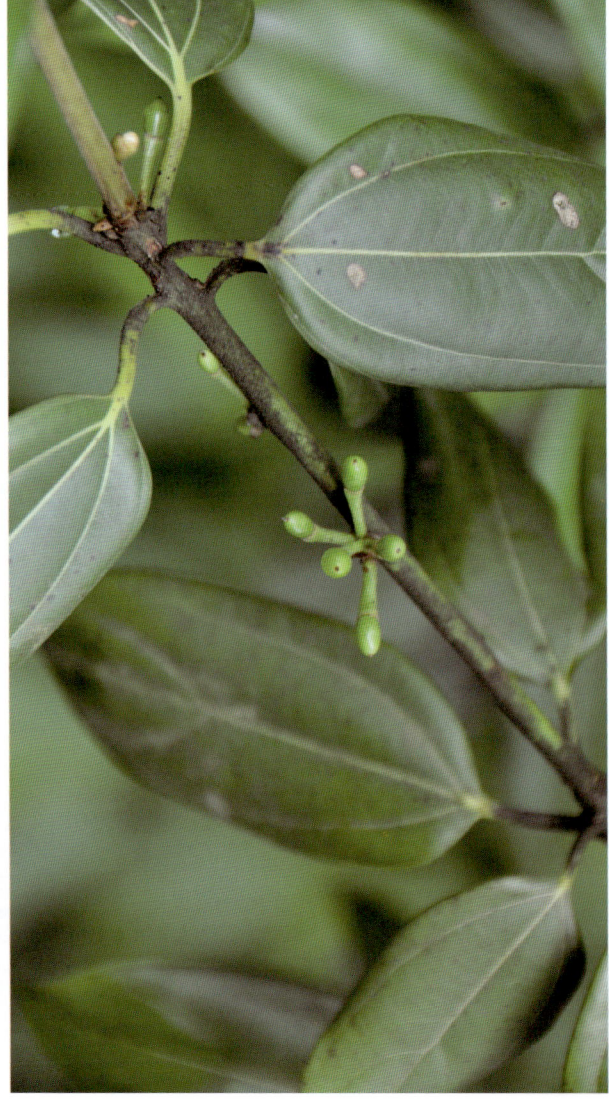

Det dlef vud 山胡椒

【Bit hsenb 俗名】勾樟、山胡椒、老来红、白叶枫、油金楠、牛筋条、假死柴。

【Dios kob deis 基源】为樟科植物山胡椒 Lindera glauca（Sieb. et Zucc.）Bl. 的果实、叶。

【Niangb bet deis 生长环境】生于坡塝灌木丛中、疏林下。分布于各地苗乡。

【Jox hsub 性味属经】性热，味辛，属热药，入冷经。

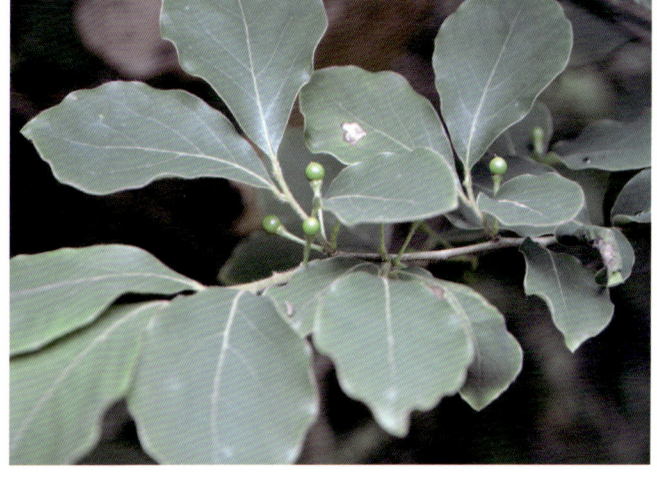

【Qet diel xid 功能主治】功能：hxub kib tat jab 清热解毒，hxub jent tongb khangd niangs 祛风通窍。主治：mongb qub 腹痛，gos dliangb hxangd 中风，hek vuk bongt 气喘。

【Ed not xus 用法用量】内服，煎汤，15～25 g；或捣碎泡开水饮。

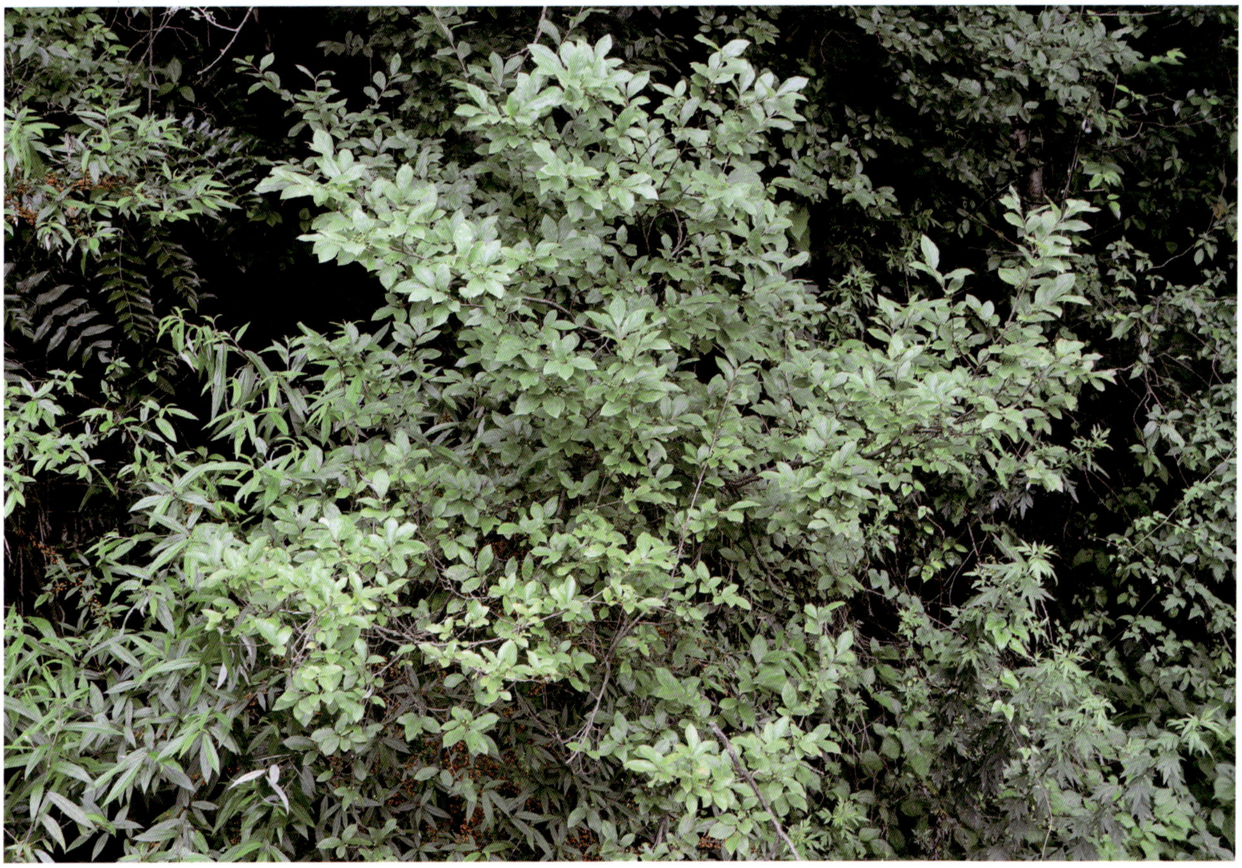

Det zend jangl 木姜子

【Bit hsenb 俗名】山苍子、山鸡椒、山胡椒、木香子、腊梅柴、滑叶树。

【Dios kob deis 基源】为樟科植物木姜子 *Litsea pungens* Hemsl. 的果实、叶子、茎秆。

【Niangb bet deis 生长环境】生于山谷林间、坡塝杂木林缘、农地边，有栽培。分布于各地苗乡。

【Jox hsub 性味属经】性热，味香，属热药，入冷经。

【Qet diel xid 功能主治】功能：gangt xuf zangl seil 燥湿散寒，tiod nat yangx vob gad 健脾消食。主治：mongb ghut hsongd 关节痛，mongb hsongd seil 冷骨风，fal sab mongb qub 痧证腹痛，mongb daif gad 胃痛（胸口痛），hot ax yangx gad 消化不良，dix gangb 疔疮。

【Ed not xus 用法用量】内服，煎汤，15～25 g；或入丸、散。外用，捣烂敷。

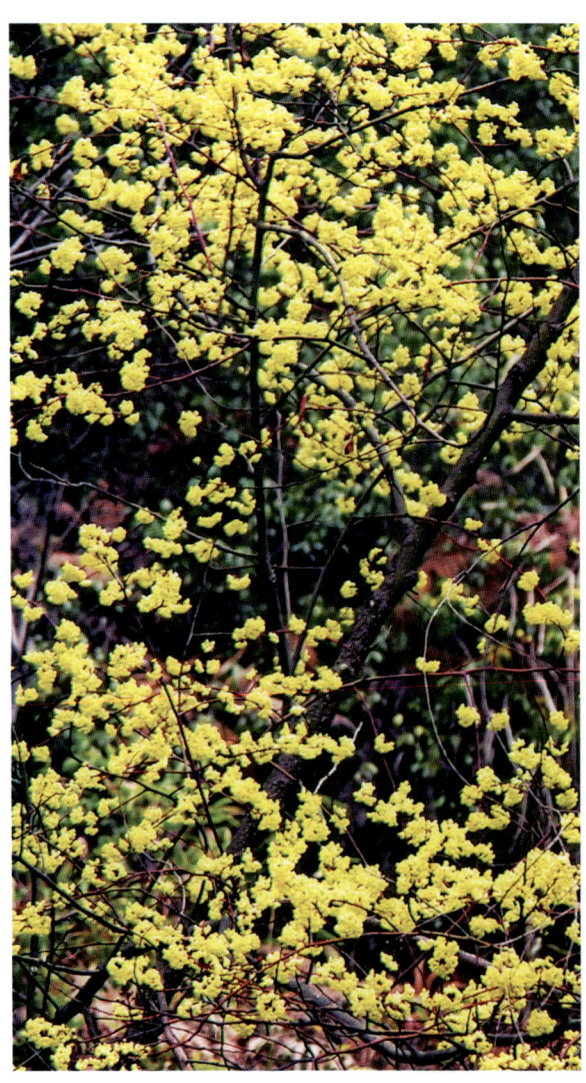
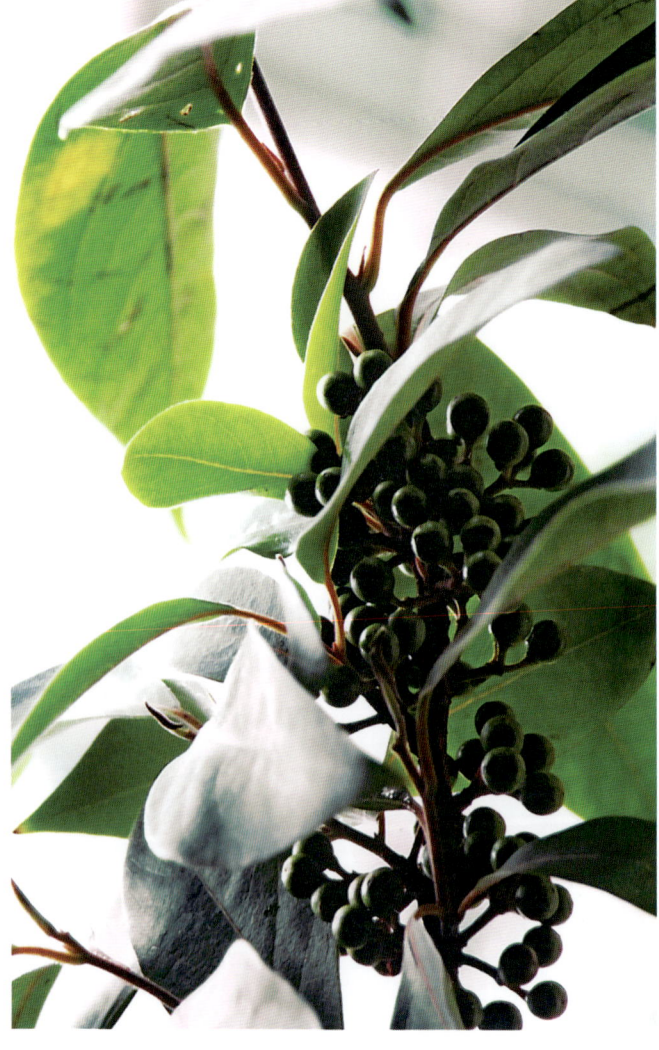

Zend jangl yut 清香木姜子

【Bit hsenb 俗名】小木姜、木姜子、山胡椒、滑叶树。

【Dios kob deis 基源】为樟科植物清香木姜子 Litsea euosma W. W. Sm. 的果实、枝叶。

【Niangb bet deis 生长环境】生于山地阔叶林中。分布于部分苗乡。

【Jox hsub 性味属经】性热，味辛，属热药，入冷经。

【Qet diel xid 功能主治】功能：gangt xuf zangl seil 燥湿散寒，tiod nat yangx vob gad 健脾消食。主治：mongb ghut hsongd 关节痛，mongb hsongd seil 冷骨风，fal sab mongb qub 痧证腹痛，hot ax yangx gad 消化不良，niangb hsab pob mongb 无名肿毒，dit qub 腹胀。

【Ed not xus 用法用量】内服，煎汤，15～25 g。外用，捣烂敷。

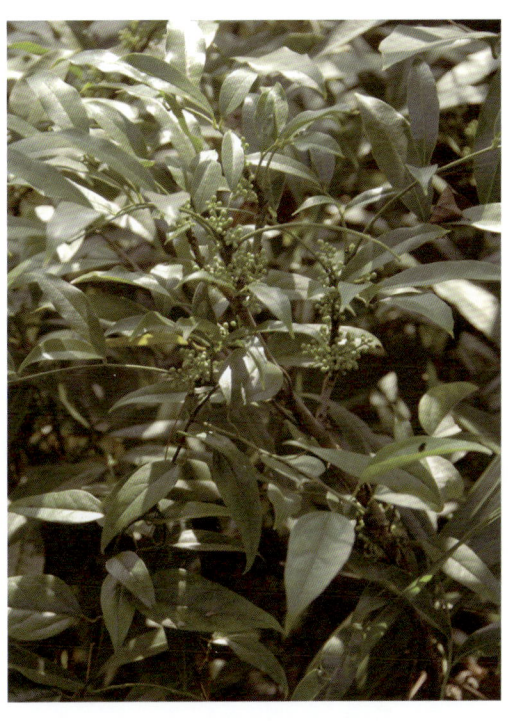

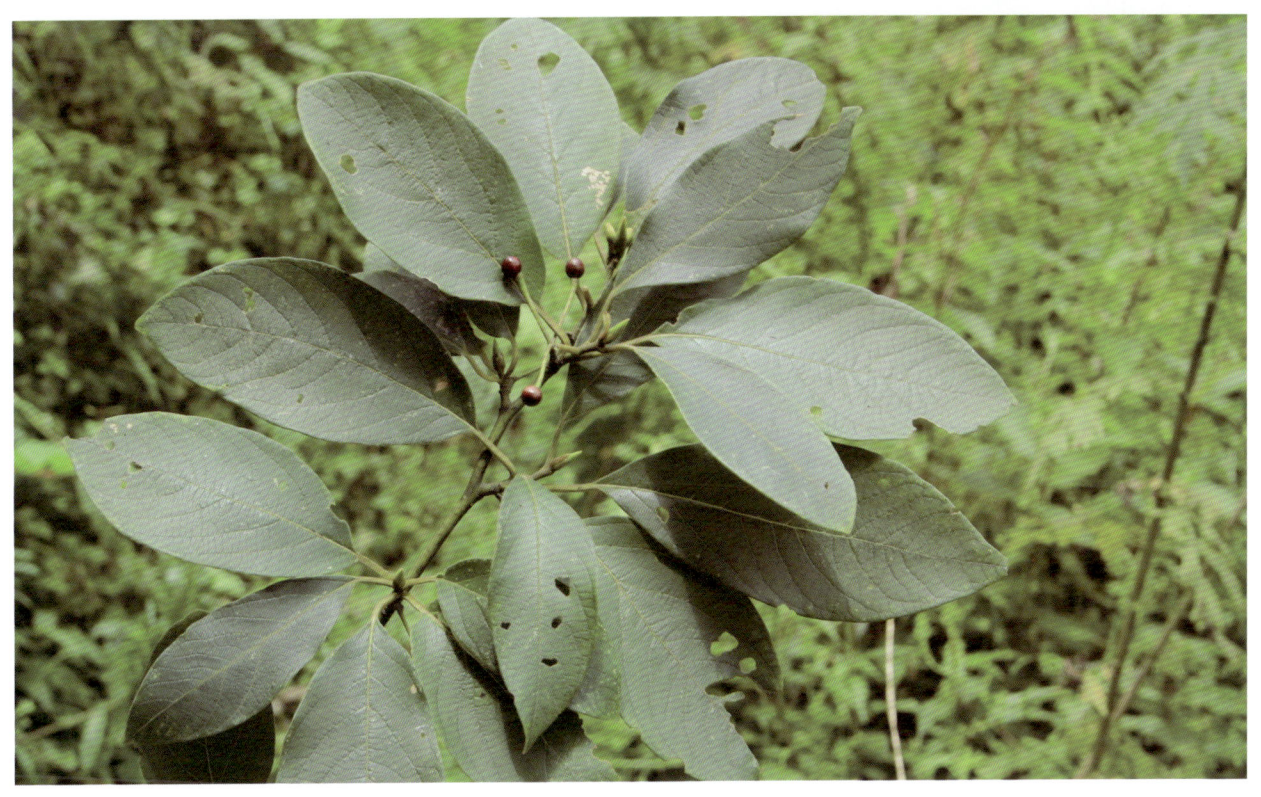

Det seb cot 山鸡椒

【Bit hsenb 俗名】山苍树、木香子、过山香、荜澄茄、满山香、澄匣根、枪子藠。

【Dios kob deis 基源】为樟科植物山鸡椒 *Litsea cubeba* (Lour.) Pers. 的果实、根、茎、叶。

【Niangb bet deis 生长环境】生于向阳山坡及丛林间。分布于各地苗乡。

【Jox hsub 性味属经】性热，味辛，属热药，入冷经。

【Qet diel xid 功能主治】功能：qet bongt dangf mongb 理气止痛，tiod nat yangx vob gad 健脾消食。主治：gos kib 中暑，ax hlib nongx gad 不思饮食，langk ghangk 噎嗝，hek bongt ngol 哮喘，xit daib lol mongb qub 产后腹痛，niangb hsab pob mongb 无名肿毒。

【Ed not xus 用法用量】内服，煎汤，15～25 g。外用，研末加醋调敷患处。

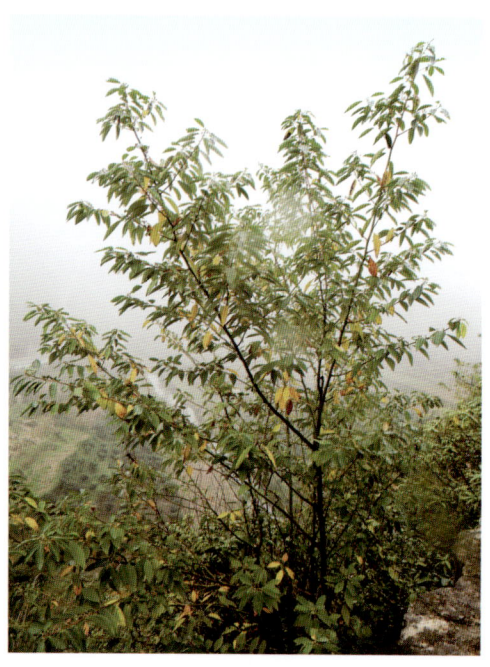

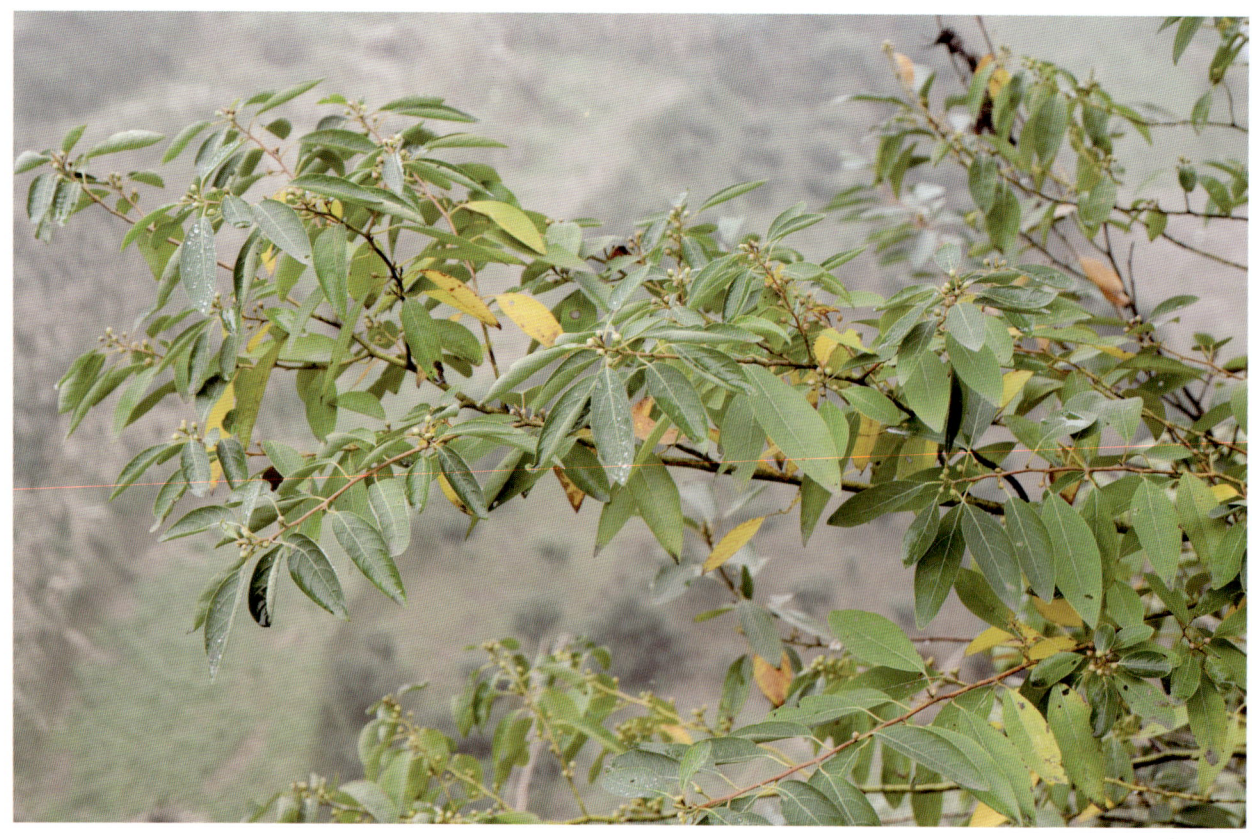

Zend jangl bat 山檀

【Bit hsenb 俗名】米珠子、猪木姜、副山苍、大叶山檀。

【Dios kob deis 基源】为樟科植物山檀 Lindera reflexa Hemsl. 的根或根皮。

【Niangb bet deis 生长环境】生于低海拔地区山间林下、疏林地。分布于部分苗乡。

【Jox hsub 性味属经】性热，味辛，属热药，入冷经。

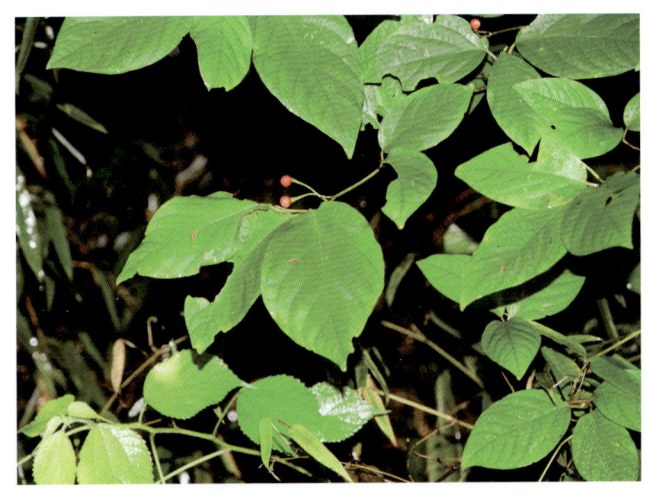

【Qet diel xid 功能主治】功能：hangb bongt dangf mongb 行气止痛，seil hxangd dangf hxangd 凉血止血。主治：yens xit lol hxangd 刀伤出血，mangb hfud seil 风寒感冒，buk dux qib bongt mongb 胃气痛，hot ax yangx gad 消化不良，ghab liut dud qut qat 皮肤瘙痒。

【Ed not xus 用法用量】内服，煎汤，15～25 g。外用，捣烂敷患处。

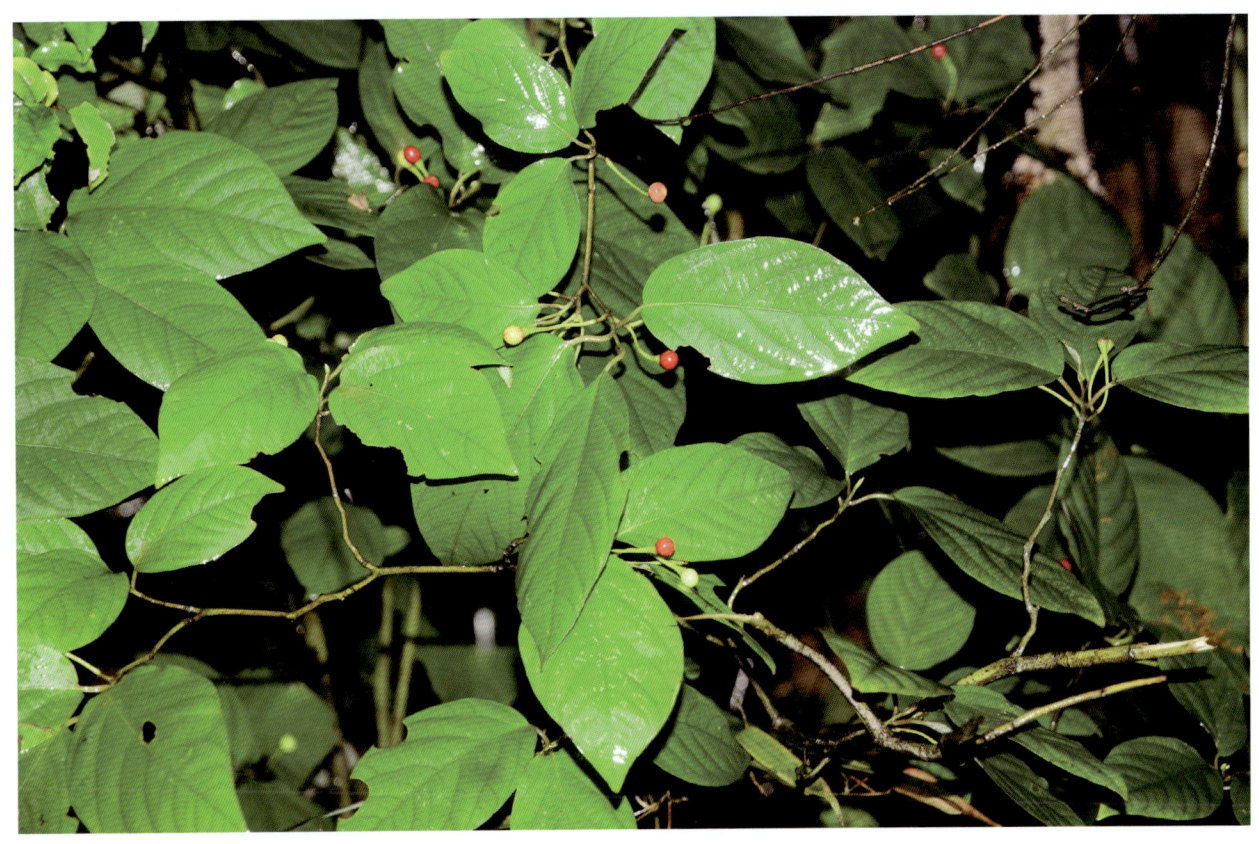

Zend jangl gal 红叶甘檀

【Bit hsenb 俗名】香叶子、桂子树、香叶树、绿绿柴、矮脚枫。

【Dios kob deis 基源】为樟科植物红叶甘檀 *Litsea cercidifolia* Hemsl. 的叶或根。

【Niangb bet deis 生长环境】生于低海拔地区山间林下。分布于部分苗乡。

【Jox hsub 性味属经】性热，味辛，属热药，入冷经。

【Qet diel xid 功能主治】功能：hxed jid nins nat 温中醒脾，vuk gangb liangs ngix 敛疮生肌。主治：mongb qub 腹痛，dit qub 腹胀，gangb yangk 疮毒，gangb daid eb 湿疹。

【Ed not xus 用法用量】内服，煎汤，10～15 g。

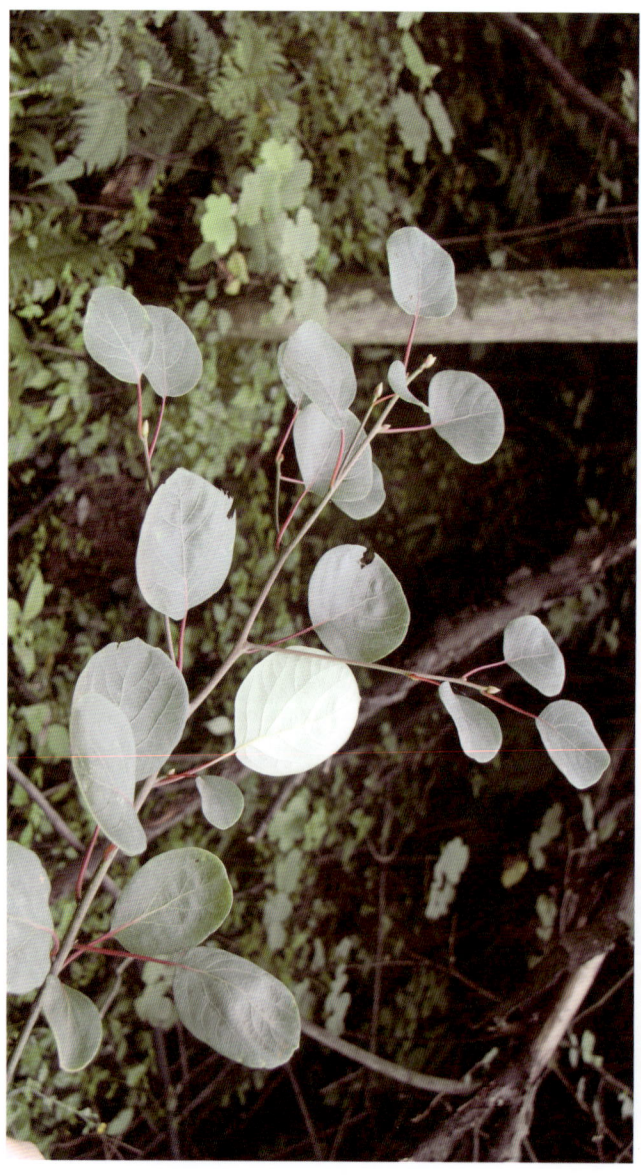
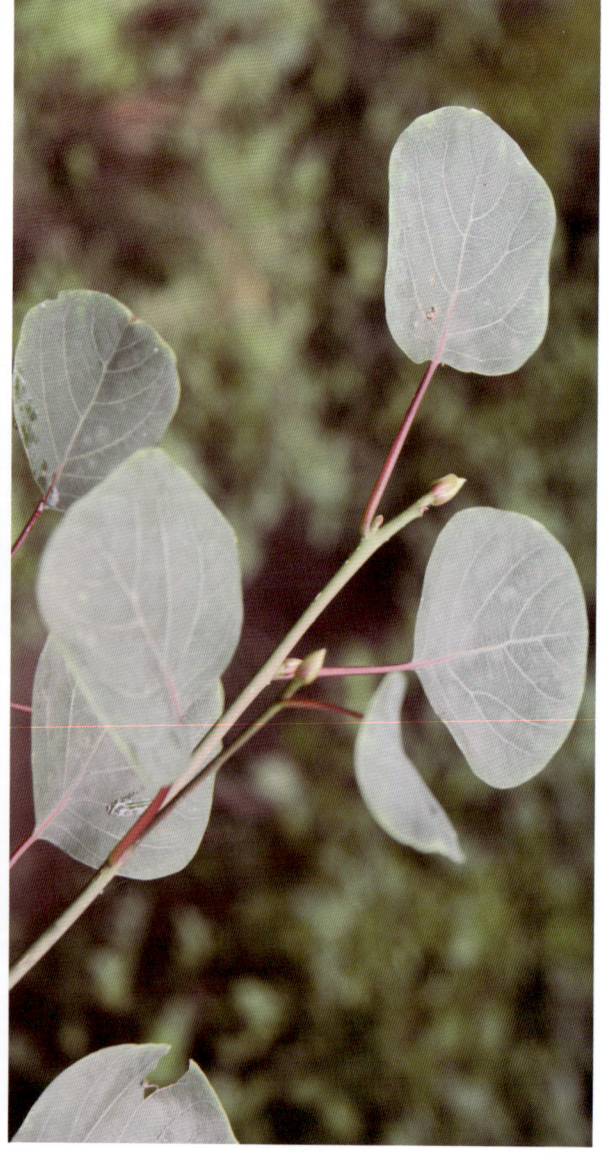

Det ghad liod 狭叶山胡椒

【Bit hsenb 俗名】见风消、五雷消、雷公条、狭叶钩樟、鸡婆子。

【Dios kob deis 基源】为樟科植物狭叶山胡椒 Lindera angustifolia Cheng 的枝、叶或根。

【Niangb bet deis 生长环境】生于野山荒坡灌木丛内、疏林中。分布于各地苗乡。

【Jox hsub 性味属经】性热，味辛，属热药，入冷经。

【Qet diel xid 功能主治】功能：hxub jent qet bongt 祛风理气，dangf hxangd dangf mongb 止血止痛。主治：mongb lob mongb bil 四肢疼痛，hvuk hxid 抽筋，od hxangd 吐血，mongb qub 腹痛，dliangb dul ghab hfat 荨麻疹，angt bus 脓肿。

【Ed not xus 用法用量】内服，煎汤，15～20 g。外用，捣烂敷或研末调敷。

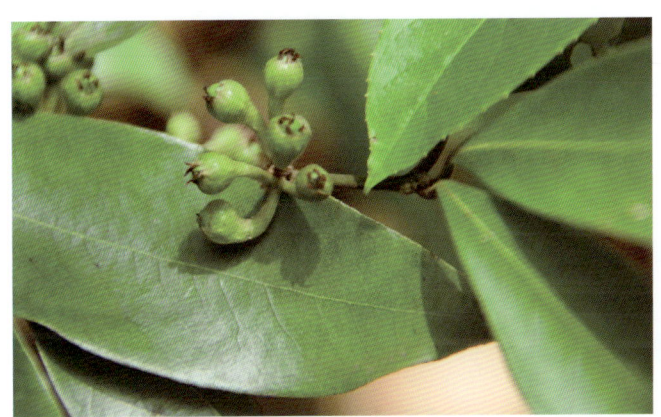
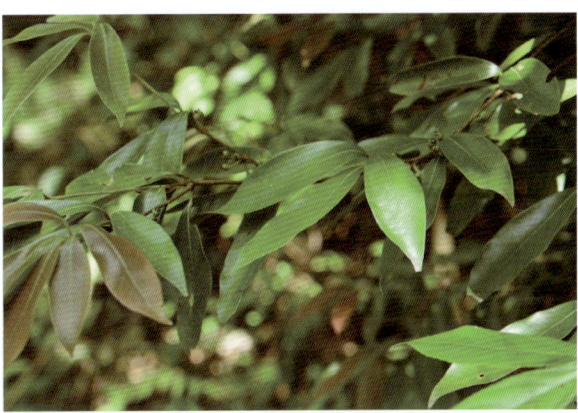
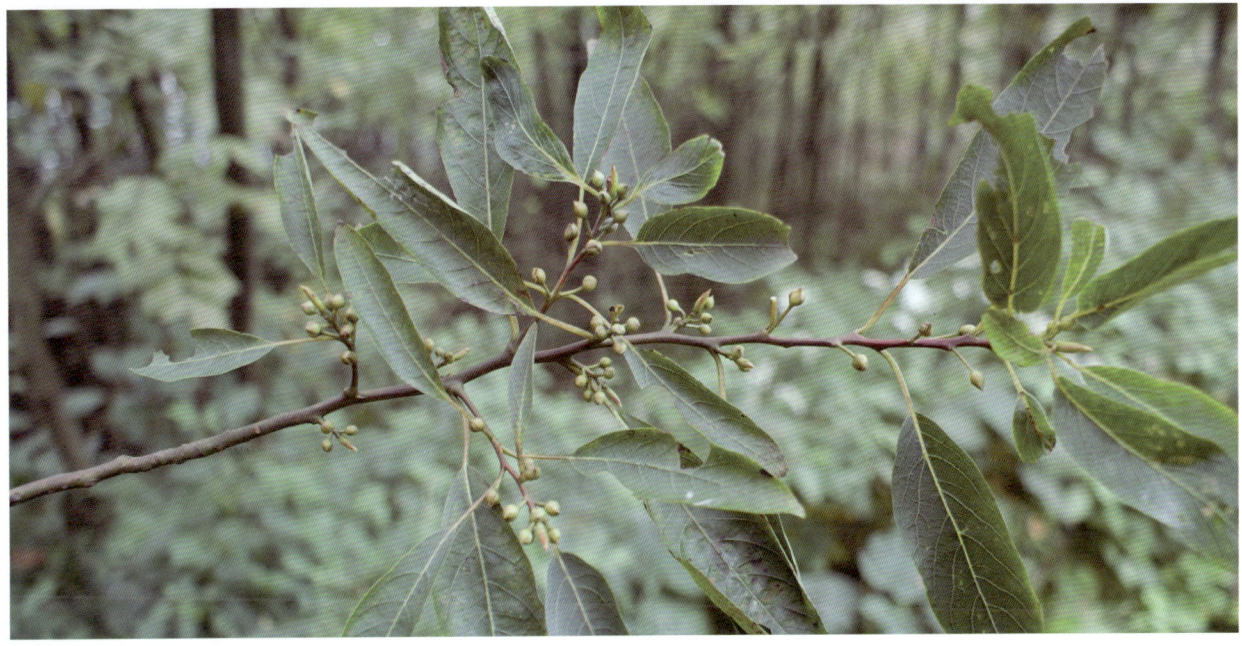

Det cab liod 香叶树

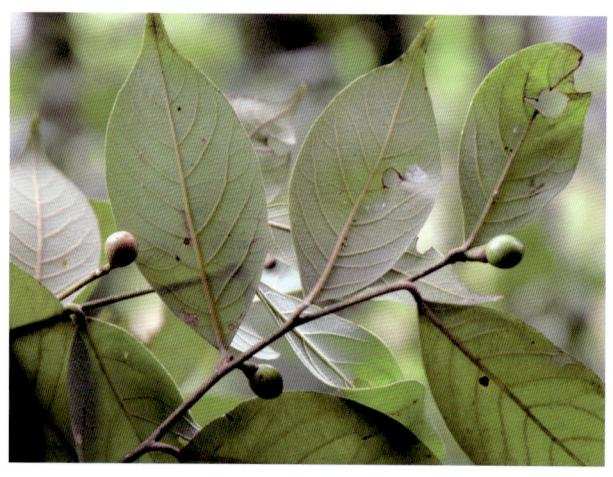

【Bit hsenb 俗名】千金树、小粘叶、冷青子、红油果、臭油果。

【Dios kob deis 基源】为樟科植物香叶树 Lindera communis Hemsl. 的树皮、叶。

【Niangb bet deis 生长环境】生于坡塝下部疏林中或灌木丛中。分布于各地苗乡。

【Jox hsub 性味属经】性热，味涩微苦，属热药，入冷经。

【Qet diel xid 功能主治】功能：xongf hxend tiod hsongd 强筋壮骨，dib gangb dangf qut qat 杀虫止痒。主治：dliangd bil dib sangb 跌打损伤，lod hsongd 骨折，yens xit lol hxangd 刀伤出血，gangb xent 疥疮，gangb dix 疮疖。

【Ed not xus 用法用量】内服，煎汤，15～25 g。外用，捣烂敷或研末调敷。

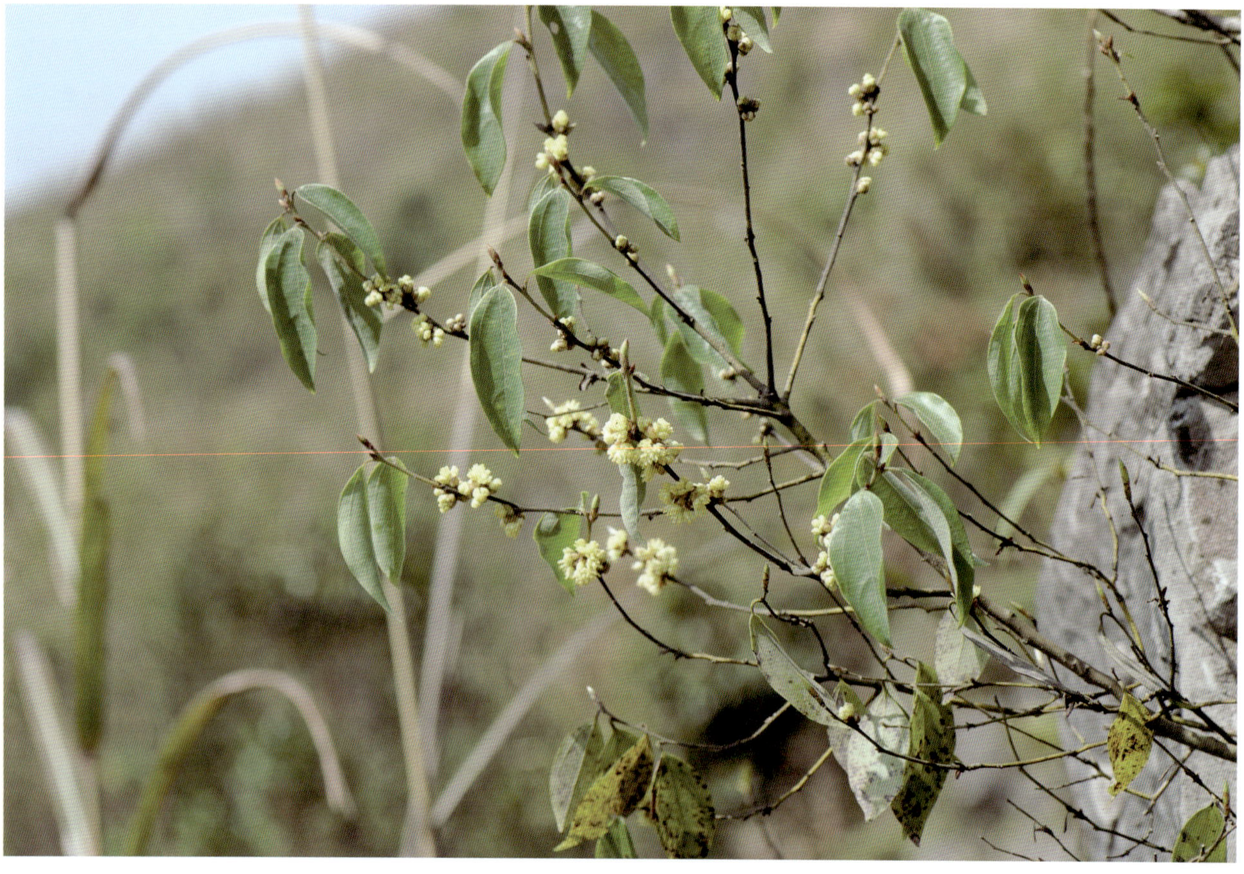

Det cab ongl 香叶子

【Bit hsenb 俗名】香树、香柴火、香叶子树、香叶子根。

【Dios kob deis 基源】为樟科植物香叶子 *Lindera fragrans* Oliv. 的树皮或枝叶。

【Niangb bet deis 生长环境】生于杂木林疏林下及荒山灌木丛中。分布于部分苗乡。

【Jox hsub 性味属经】性冷,味苦涩,属冷药,入热经。

【Qet diel xid 功能主治】功能:hxed hxid tongb hxud 温筋通脉,hangb bongt zangl bod pob 行气散结。主治:mongb daif gad 胃痛(胸口痛),buk dux lax nial 胃溃疡,hot ax yangx gad 消化不良。

【Ed not xus 用法用量】内服,煎汤,15～25 g。

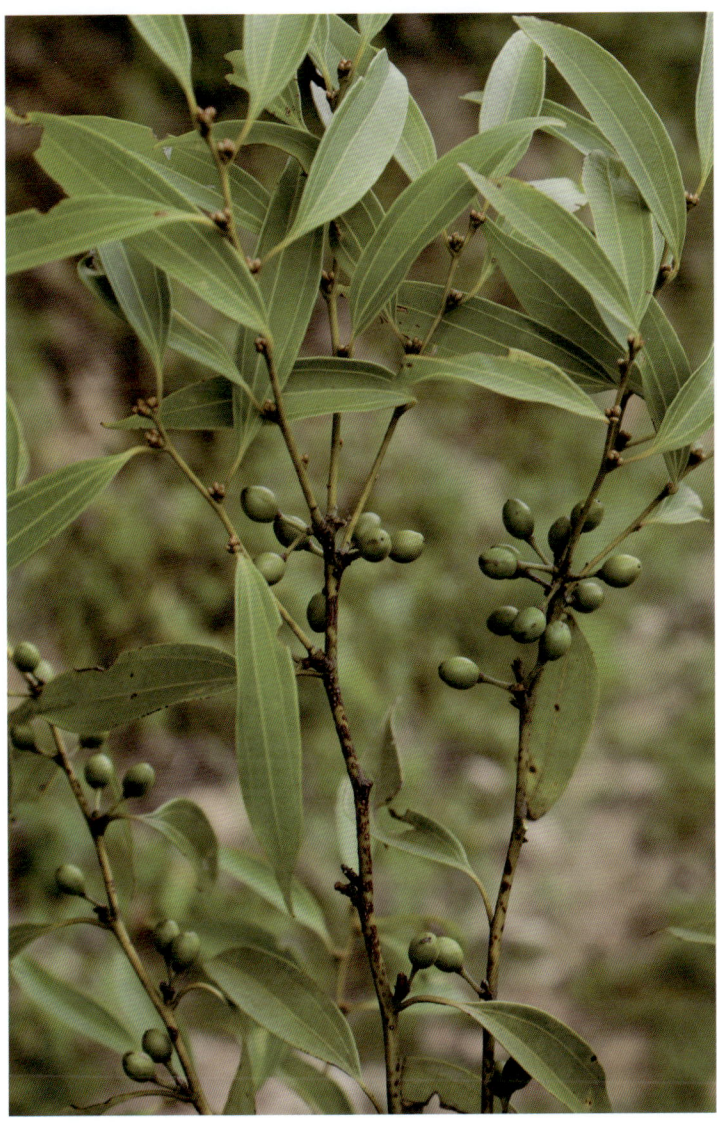
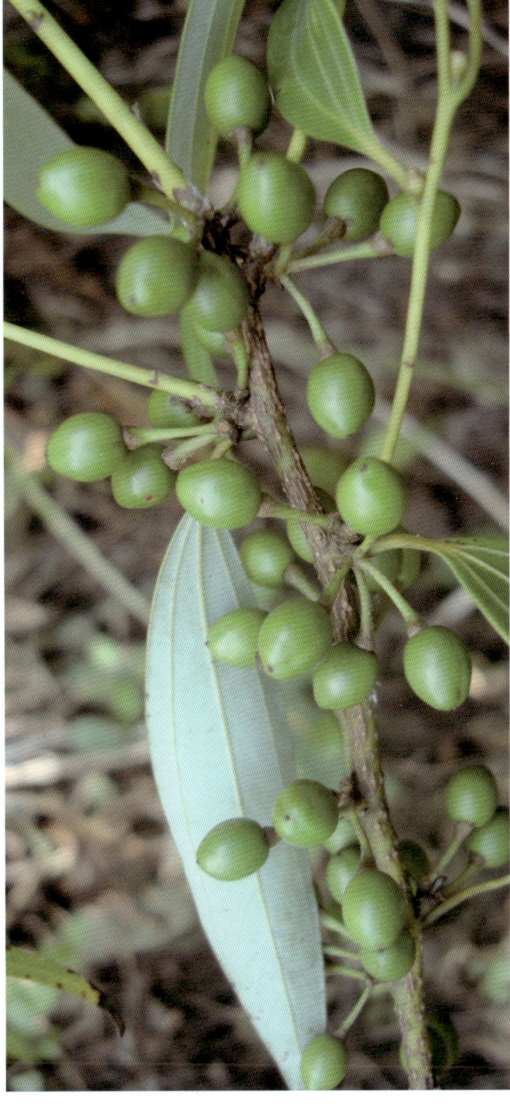

Det wob niaok ved 川桂

【Bit hsenb 俗名】山桂、柴桂、土桂皮、臭马桂。

【Dios kob deis 基源】为樟科植物川桂 *Cinnamomum wilsonii* Gamble. 的树皮。

【Niangb bet deis 生长环境】生于山野土层较疏松地区，有栽培。分布于部分苗乡。

【Jox hsub 性味属经】性热，味香，属热药，入冷经。

【Qet diel xid 功能主治】功能：tongb hxud hxangd 通血脉，hxed buk dux zangl seil 温胃散寒。主治：yens jent mongb 风湿痛，dib yens jit hxangd 跌打瘀血，mongb hsongd hxend 筋骨疼痛，xuf seil mongb qub 寒湿腹痛，langk ghangk 噎嗝，od 呕吐。

【Ed not xus 用法用量】内服，煎汤，15～20 g；或入丸、散。

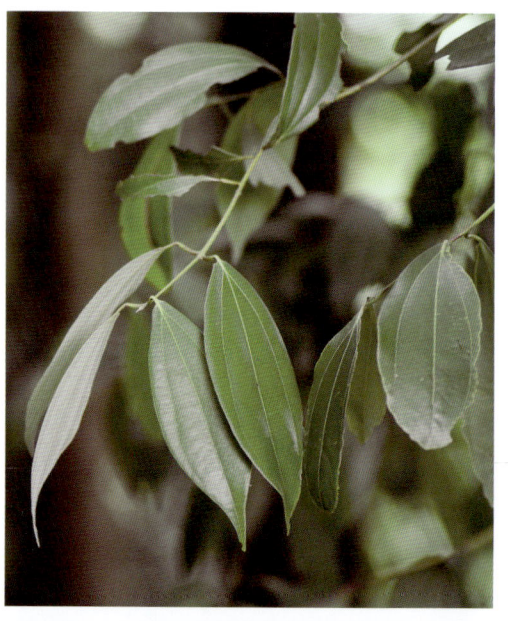

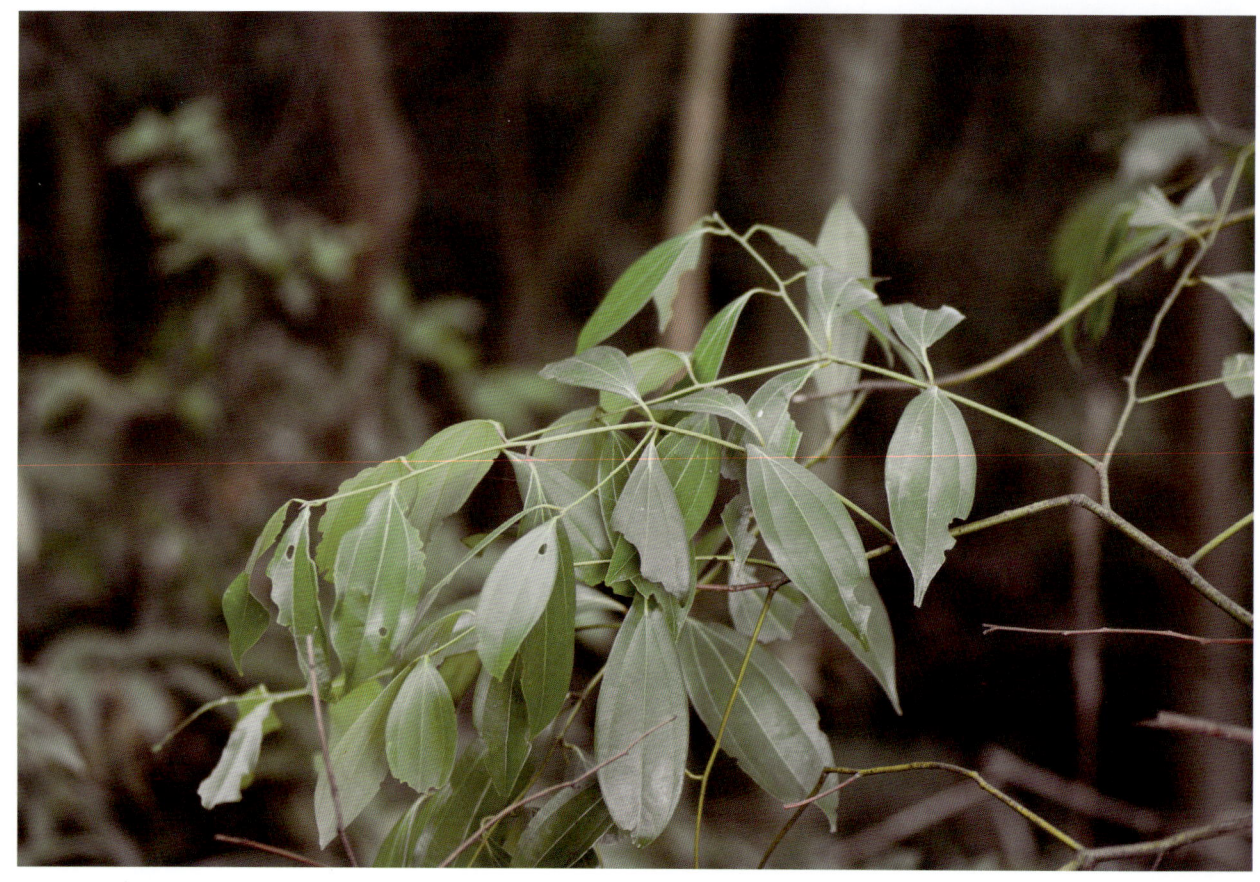

Det cab niul 细叶香桂

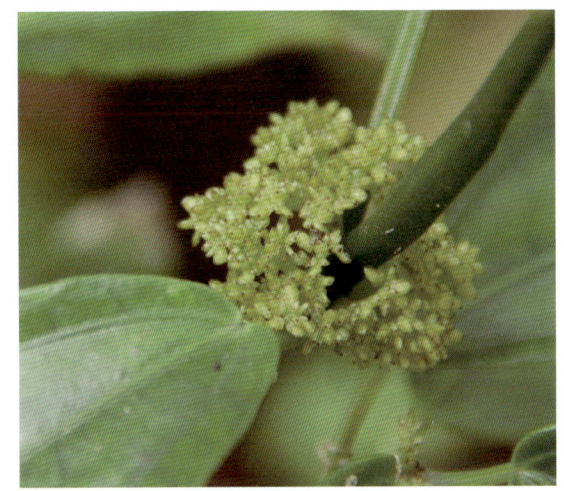

【Bit hsenb 俗名】山桂、月桂、野桂、土桂皮、香树皮、细叶月桂。

【Dios kob deis 基源】为樟科植物细叶香桂 *Cinnamomum subavenium* Miq. 的树皮。

【Niangb bet deis 生长环境】生于低海拔地区疏林或灌木丛中。分布于部分苗乡。

【Jox hsub 性味属经】性热，味辛，属热药，入冷经。

【Qet diel xid 功能主治】功能：hxed buk dux zangl seil 温胃散寒，tad hxend tongb hxud 舒筋通络。主治：zangs od zal 霍乱，dib yens jit hxangd 跌打瘀血，mongb hsongd hxend 筋骨疼痛，dit qub 腹胀，xit daib eb wat lol not 产后恶露不绝。

【Ed not xus 用法用量】内服，煎汤，15～20 g；或入丸、散。

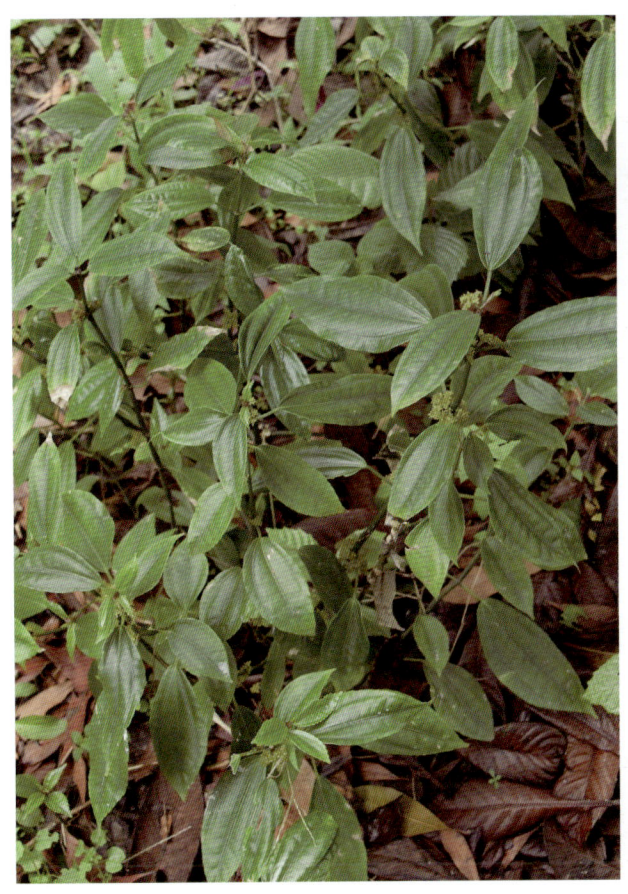
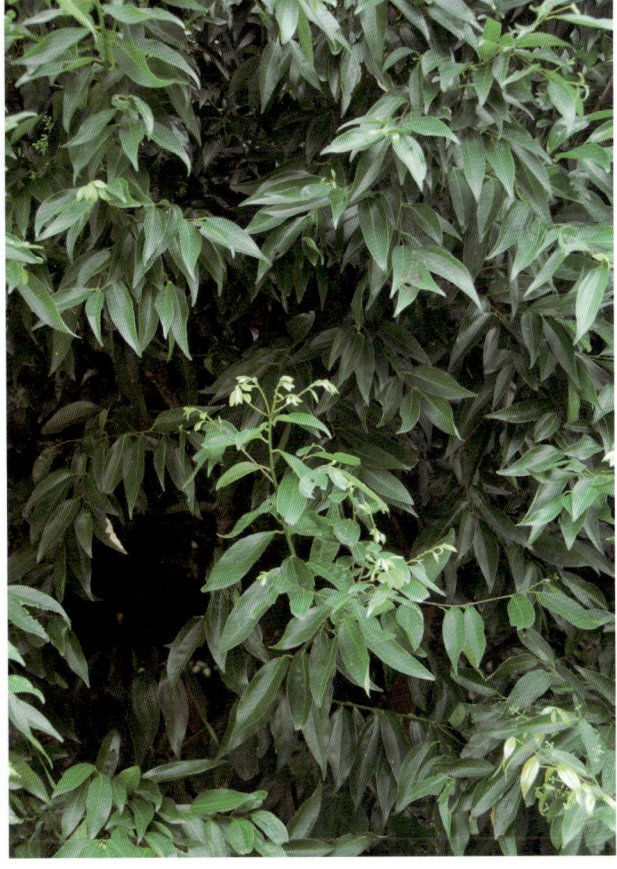

Det sux pab 檫木

【Bit hsenb 俗名】青檫、南树、梓木、半枫樟、天鹅枫、独脚樟、桐梓树、黄秋树。

【Dios kob deis 基源】为樟科植物檫木 Sassafras tzumu（Hemsl.）Hemsl. 的根、枝或叶。

【Niangb bet deis 生长环境】喜生于杂木林中或灌木丛中。分布于部分苗乡。

【Jox hsub 性味属经】性热，味甘淡，属热药，入冷经。

【Qet diel xid 功能主治】功能：hxub jent hxenk net 祛风除湿，tat jit hxangd dangf mongb 化瘀止痛。主治：ghut hsongb seil mongb 关节冷痛，neit yens hxend lis 扭伤筋腱，bal ghab dlad ngix 腰肌劳损，hvangb jid zeib ghangb 半身不遂，yens jent mongb ghut hsongd 风湿性关节炎，mongb daif gad 胃痛（胸口痛）。

【Ed not xus 用法用量】内服，煎汤，15～20 g。外用，捣烂敷或煎水熏洗。

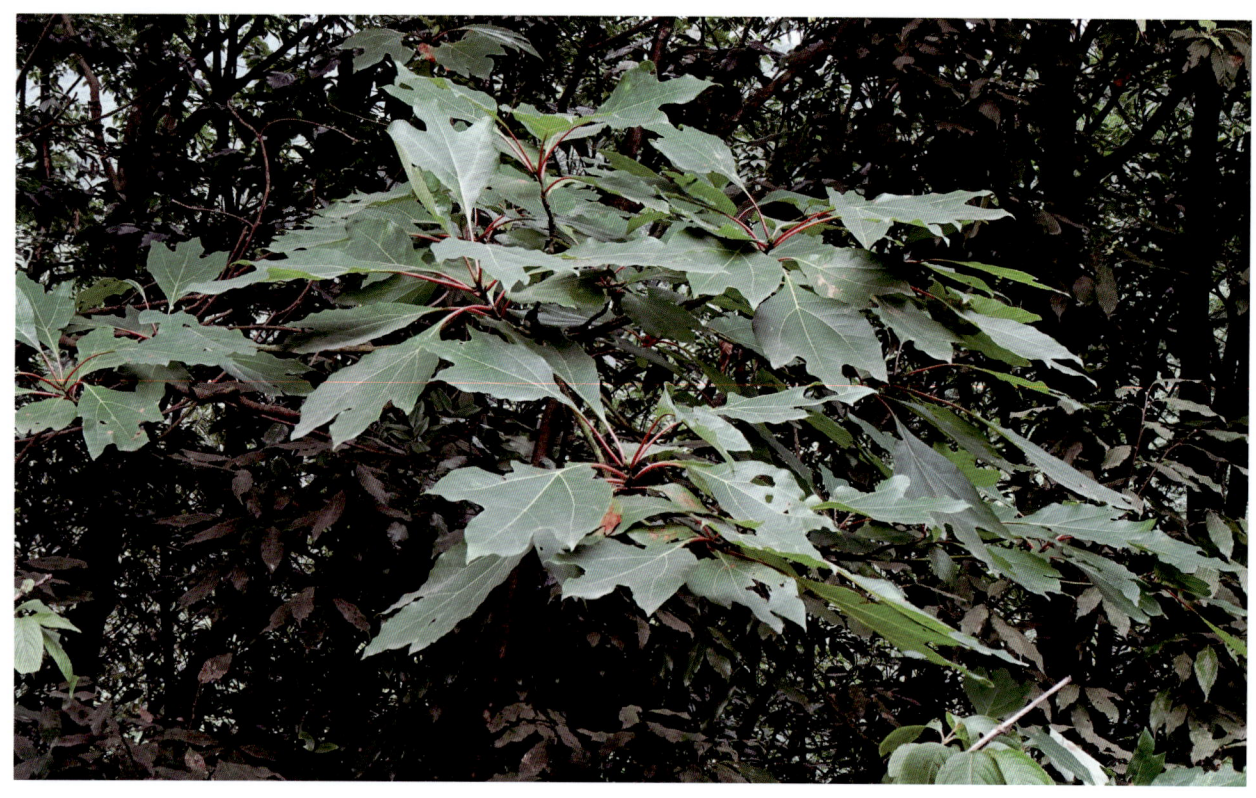

Det hfab niel 楠木

【Bit hsenb 俗名】楠树、雅楠、桢楠、楠材、楠木皮。

【Dios kob deis 基源】为樟科植物楠木 *Phoebe zhennan* S. Lee et F. N. Wei 的木材及枝叶。

【Niangb bet deis 生长环境】生于山区森林中。分布于各地苗乡。

【Jox hsub 性味属经】性热，味辛，属热药，入冷经。

【Qet diel xid 功能主治】功能：hangb bongt dangf mongb 行气止痛，los eb hxenk angt 利水消肿。主治：zangs od zal baid qub 霍乱腹胀，buk dux seil mongb 胃寒疼痛，jib daib od wel 小儿吐乳，pob lob pob bil 手脚水肿，khangd naix lol bus 耳朵流脓。

【Ed not xus 用法用量】内服，煎汤，10～25 g。外用，烧存性研末撒。

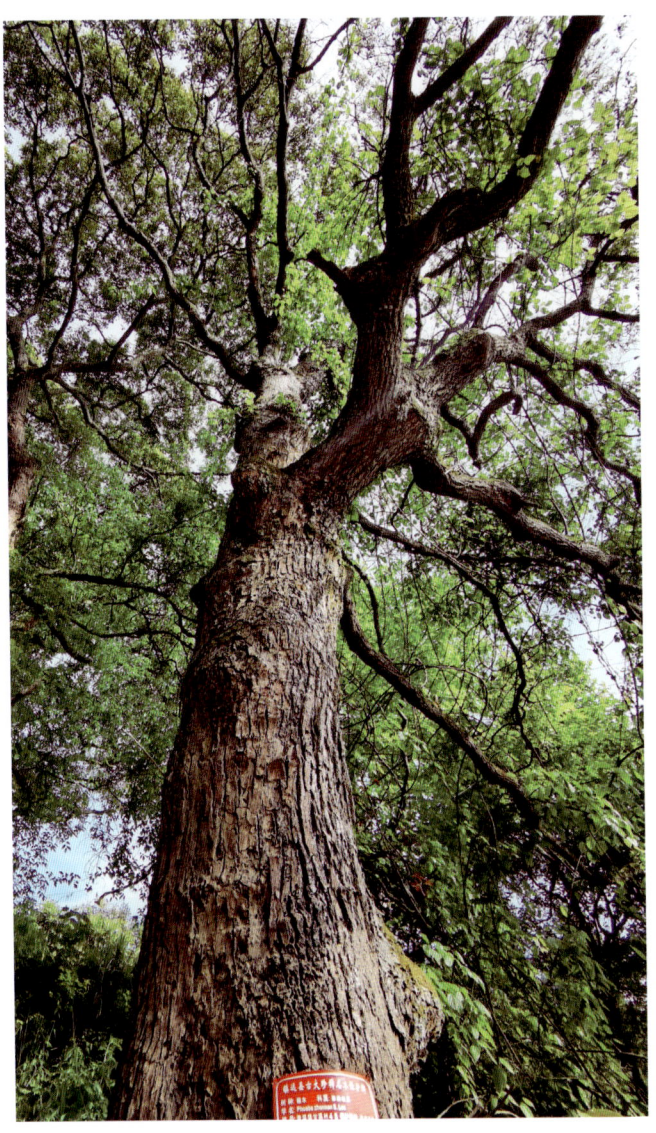 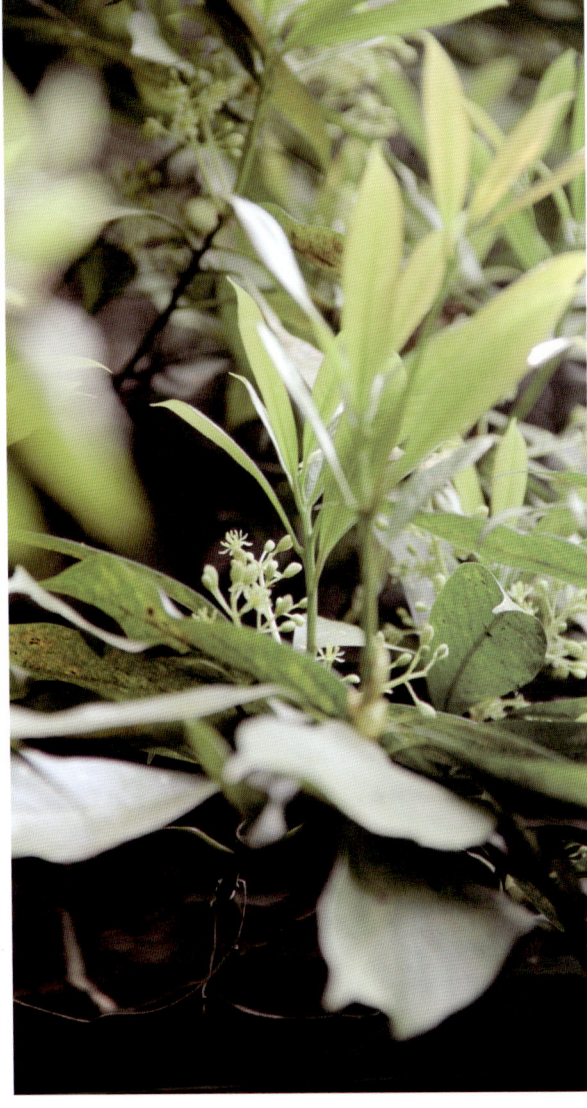

Det hfab dles 紫楠

【Bit hsenb 俗名】岩紫、金丝楠、枇杷木、金心楠、黑壳楠、紫金楠。

【Dios kob deis 基源】为樟科植物紫楠 *Dhoebe sheareri*（Hemsl.）Gamble 的树皮或根。

【Niangb bet deis 生长环境】生于深山密林间。分布于部分苗乡。

【Jox hsub 性味属经】性热，味辛，属热药，入冷经。

【Qet diel xid 功能主治】功能：xongf hxend tiod hsongd 强筋壮骨，hxed buk dux mongs bongt 暖胃顺气，yaf xit 催产。主治：dliangd bil dib sangb 跌打损伤，hvuk hxud lod 脚转筋，dit qub 腹胀，buk dux seil mongb 胃寒疼痛，deik ghongd daib 难产。

【Ed not xus 用法用量】内服，煎汤，15～25 g；或浸酒饮。

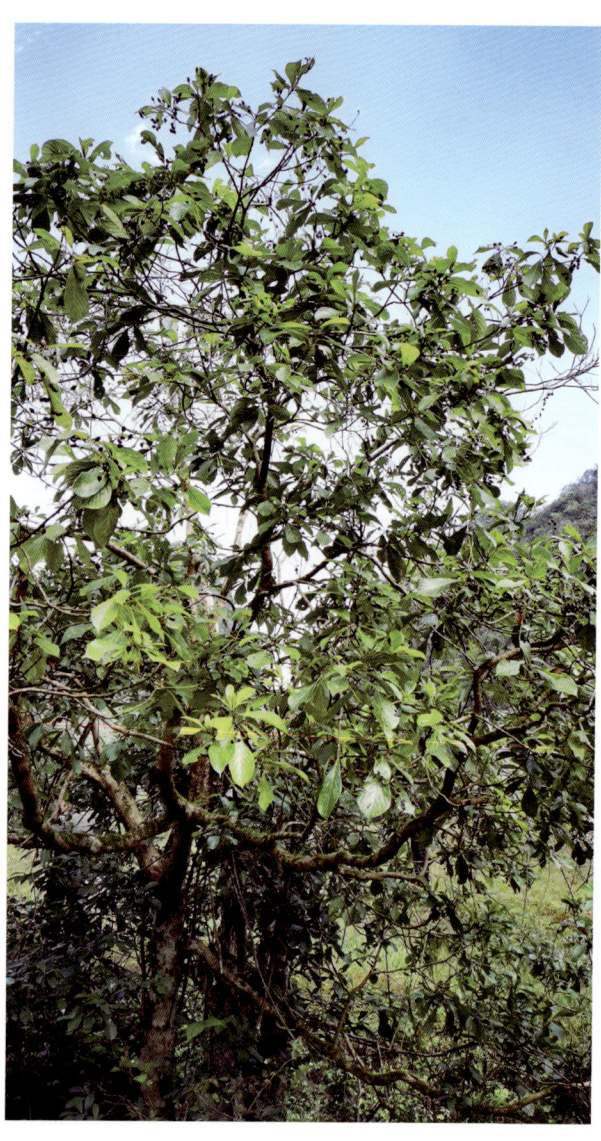
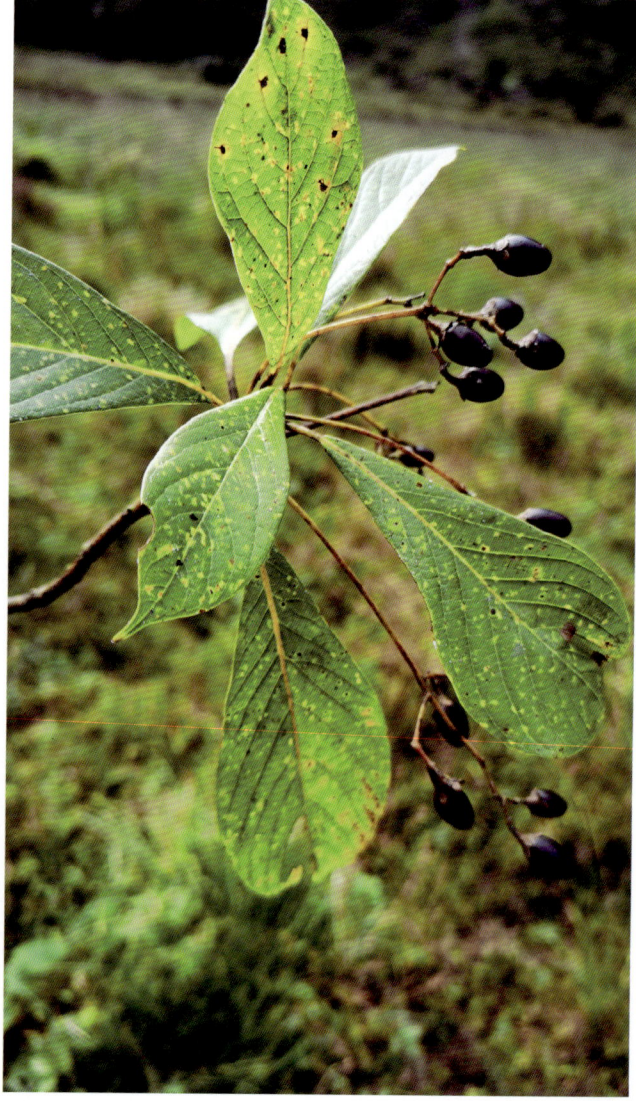

Ded hfab fangx 润楠

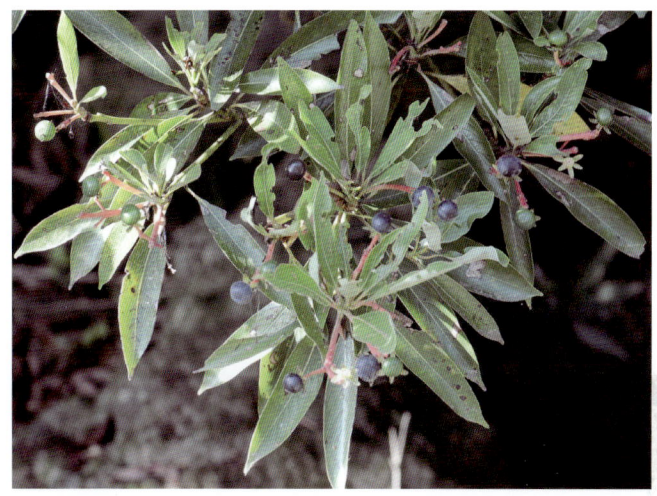

【Bit hsenb 俗名】毛楠、野楠树、狭叶润楠、柳叶润楠。

【Dios kob deis 基源】为樟科植物润楠 *Machilus pingii* Cheng ex Yang 的果实或根。

【Niangb bet deis 生长环境】生于山间疏林中。分布于各地苗乡。

【Jox hsub 性味属经】性热，味香，属热药，入冷经。

【Qet diel xid 功能主治】功能：zangl bod hangb hxangd 散结行瘀，tiod nat mangs buk dux 健脾和胃。主治：diuf od nul 肾炎，mongb daif gad 胃痛（胸口痛），zal ghad dongk 痢疾。

【Ed not xus 用法用量】内服，煎汤，15～20 g；或入丸、散。

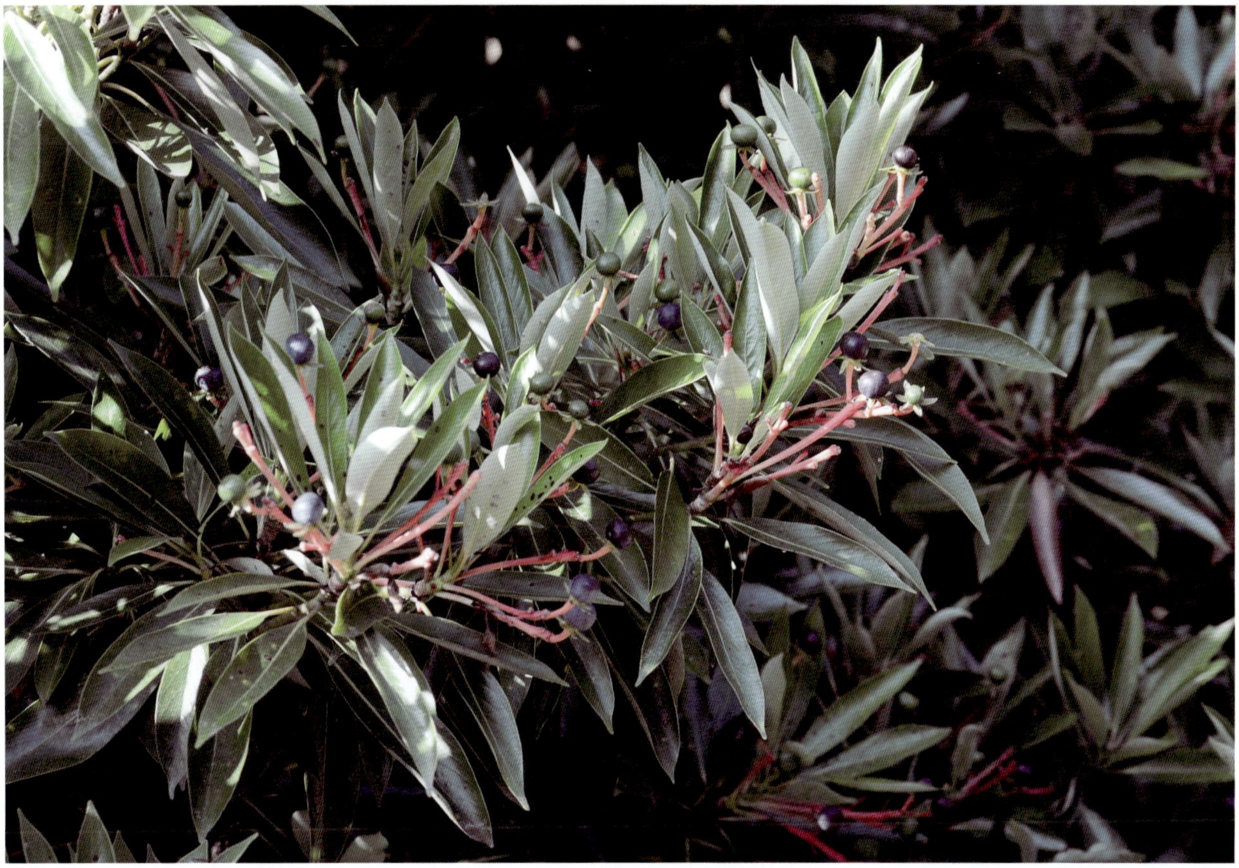

Det hfab xok 红楠

【Bit hsenb 俗名】小楠、乌樟、钓樟、楠柴、白漆柴、狗爪樟、楠子木、猪脚楠。

【Dios kob deis 基源】为樟科植物红楠 *Machilus thunbergii* Sieb. et Zucc. 的树皮或根。

【Niangb bet deis 生长环境】生于低海拔地区坡塝杂木林中。分布于部分苗乡。

【Jox hsub 性味属经】性热，味香，属热药，入冷经。

【Qet diel xid 功能主治】功能：hangb bongt dangf mongb 行气止痛，tad hxid dlongs lis 舒筋活络。主治：neit yens hxend lis 扭伤筋腱，fal sab 痧证，mongb qub zal ghad 腹痛腹泻。

【Ed not xus 用法用量】内服，煎汤，15～20 g。

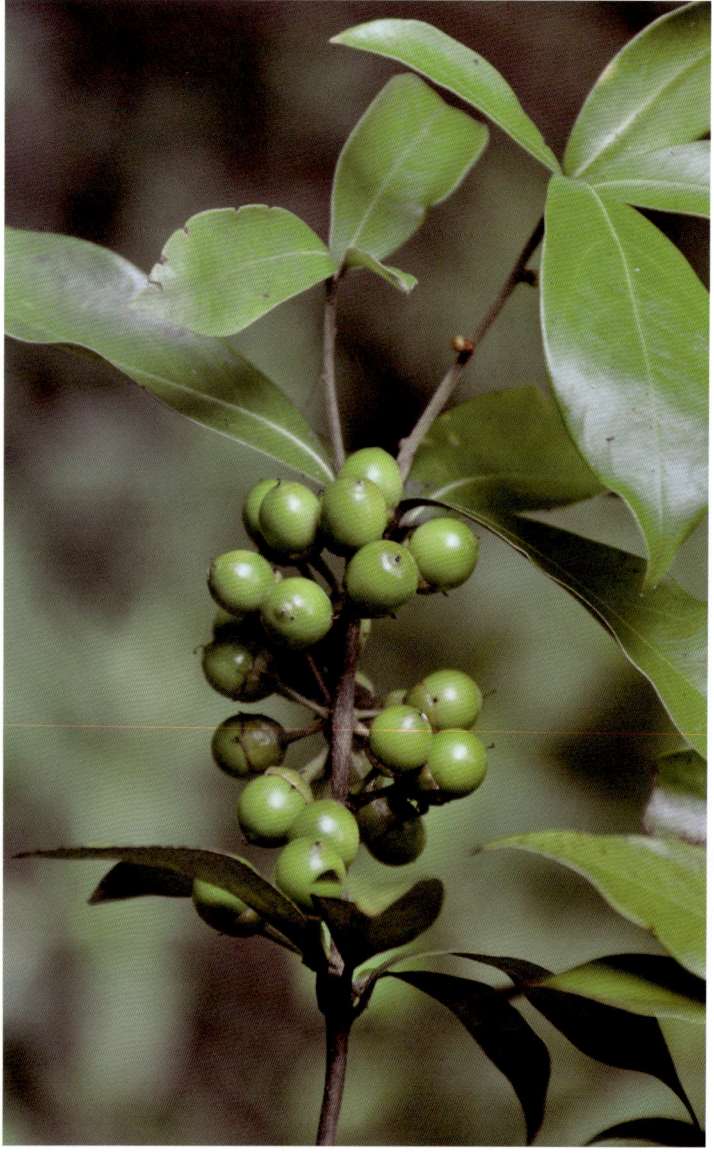
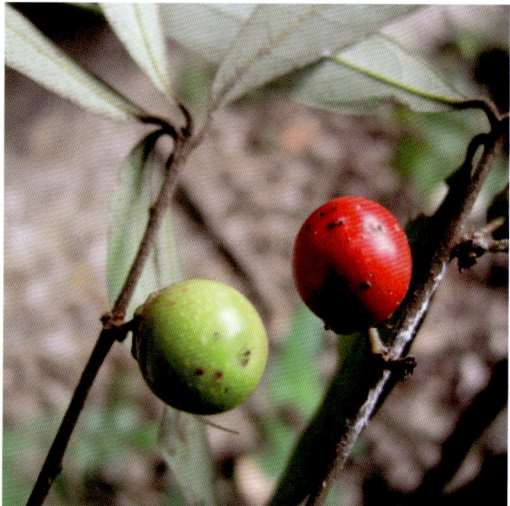
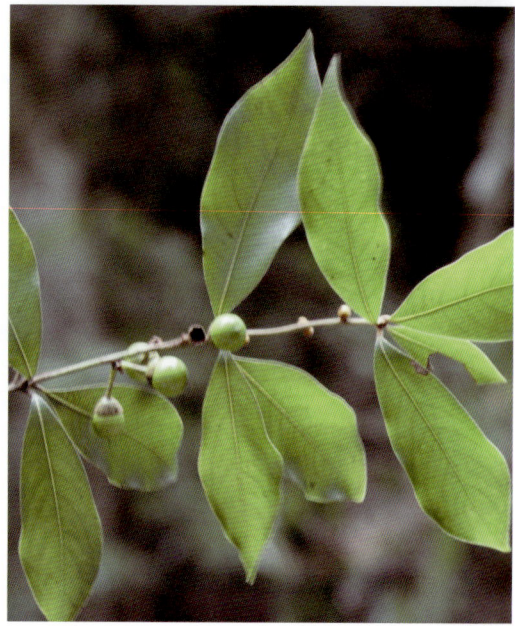

罂粟科

Vob fangx hxangd 血水草

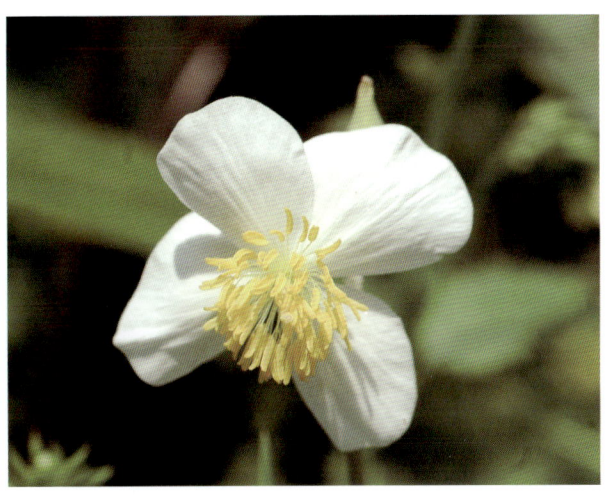

【Bit hsenb 俗名】广扁线、捆仙绳、黄水芋、黄水芋草。

【Dios kob deis 基源】为罂粟科植物血水草 *Eomecon chionantha* Hance. 的全草。

【Niangb bet deis 生长环境】群生于中山地区沟边或低凹湿地。分布于部分苗乡。

【Jox hsub 性味属经】性热，味苦，属热药，入冷经。有小毒。

【Qet diel xid 功能主治】功能：hxub kib tat jab 清热解毒，hangb bongt ves hxangd 行气活血。主治：dliangd bil dib sangb 跌打损伤，ait gheb bal jid mongb diub 劳伤腰痛，jib daib jangx gangb 小儿生疮，jangx gangb qut qat 疮痒，yens nangb gik 毒蛇咬伤。

【Ed not xus 用法用量】内服，煎汤，10～25 g；或浸酒。外用，研末调敷。

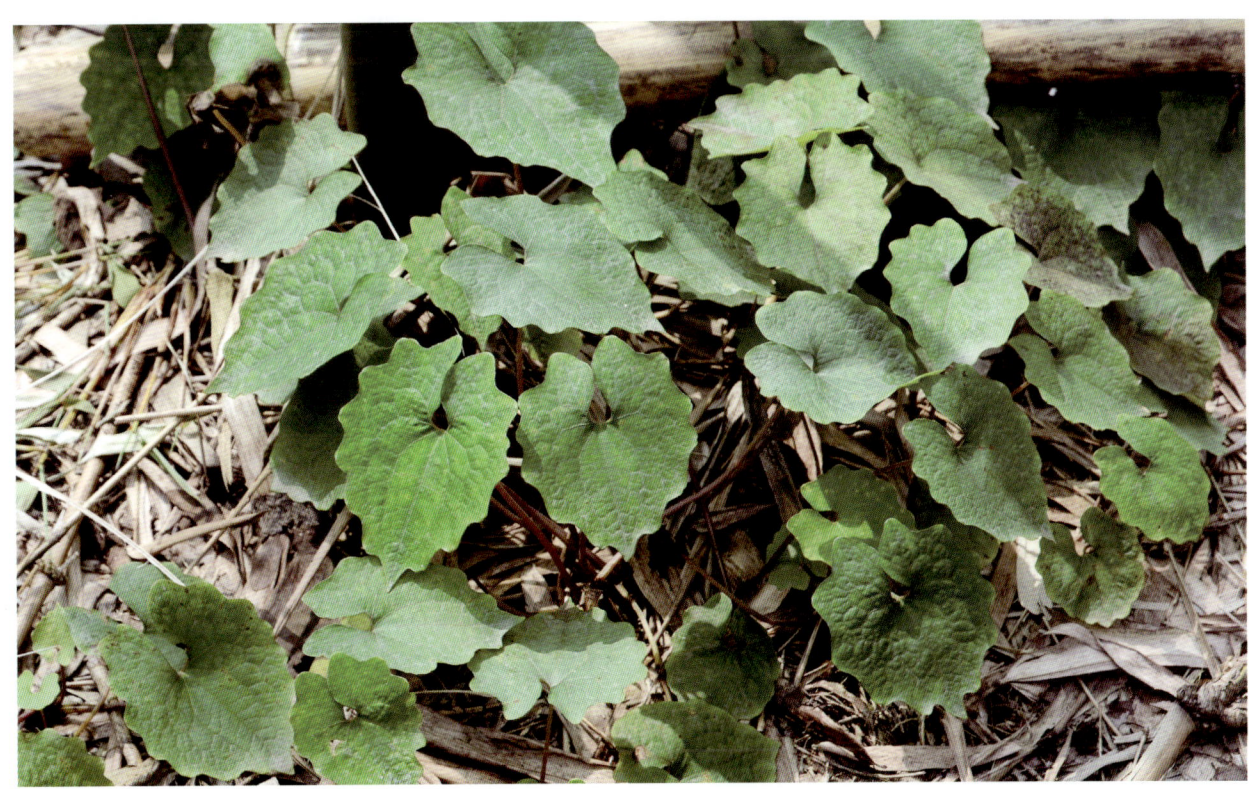

Vob kux zat 岩黄连

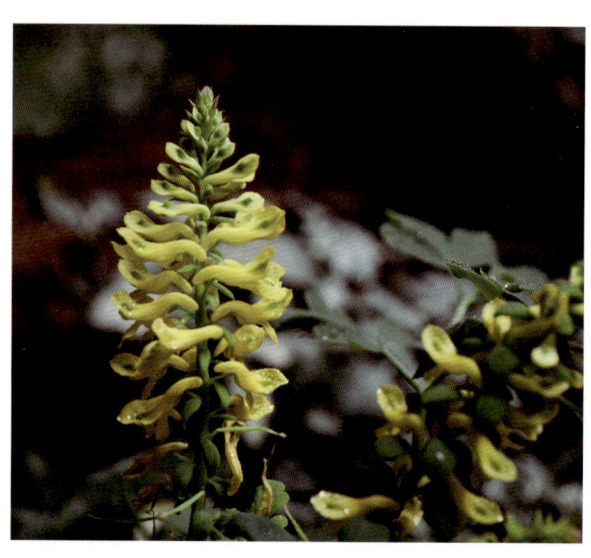

【Bit hsenb 俗名】岩胡、黄连草、野黄连。

【Dios kob deis 基源】为罂粟科植物岩黄连 Corydalis thalictrfolia Franch. 的根。

【Niangb bet deis 生长环境】生于山野岩石上。分布于部分苗乡。

【Jox hsub 性味属经】性冷，味苦，属冷药，入热经。

【Qet diel xid 功能主治】功能：dangf hxangd dangf mongb 止血止痛，hxub kib tat jab 清热解毒。主治：mongb ghab qub 急腹症，mongb ghad nial mais 风火眼，dix khangd ghad lol hxangd 痔疮出血，zal ghad dongk hxangd 血痢。

【Ed not xus 用法用量】内服，煎汤，10～20 g；或浸酒、生吃。

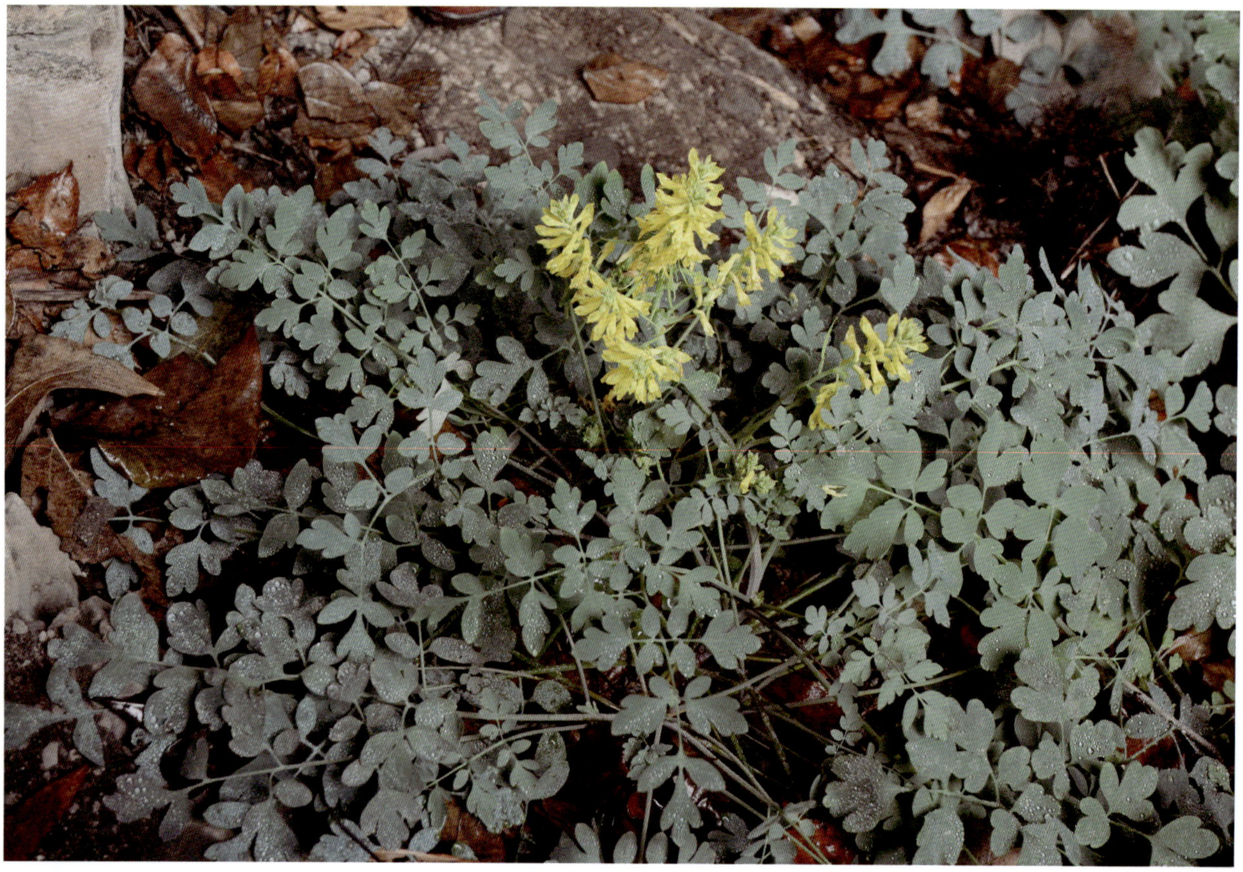

Vob yenf yenx 五味草

【Bit hsenb 俗名】紫堇、地锦苗、金钩如意草、水金钩如意草。

【Dios kob deis 基源】为罂粟科植物五味草 *Corydalis stenantha* Franch. 的全草。

【Niangb bet deis 生长环境】生于疏林下林荫处、荒地草丛中。分布于部分苗乡。

【Jox hsub 性味属经】性冷，味苦，属冷药，入热经。

【Qet diel xid 功能主治】功能：lal nais jongt xend mais 清肝明目，hxub jent hxenk net 祛风除湿。主治：mongb hsongd hxend 筋骨疼痛，mangb hfud ait ngol 感冒咳嗽，hfud nais pot yens jab 肺痨，los ghab hlat mais dlub 眼翳。

【Ed not xus 用法用量】内服，煎汤，15～20 g。

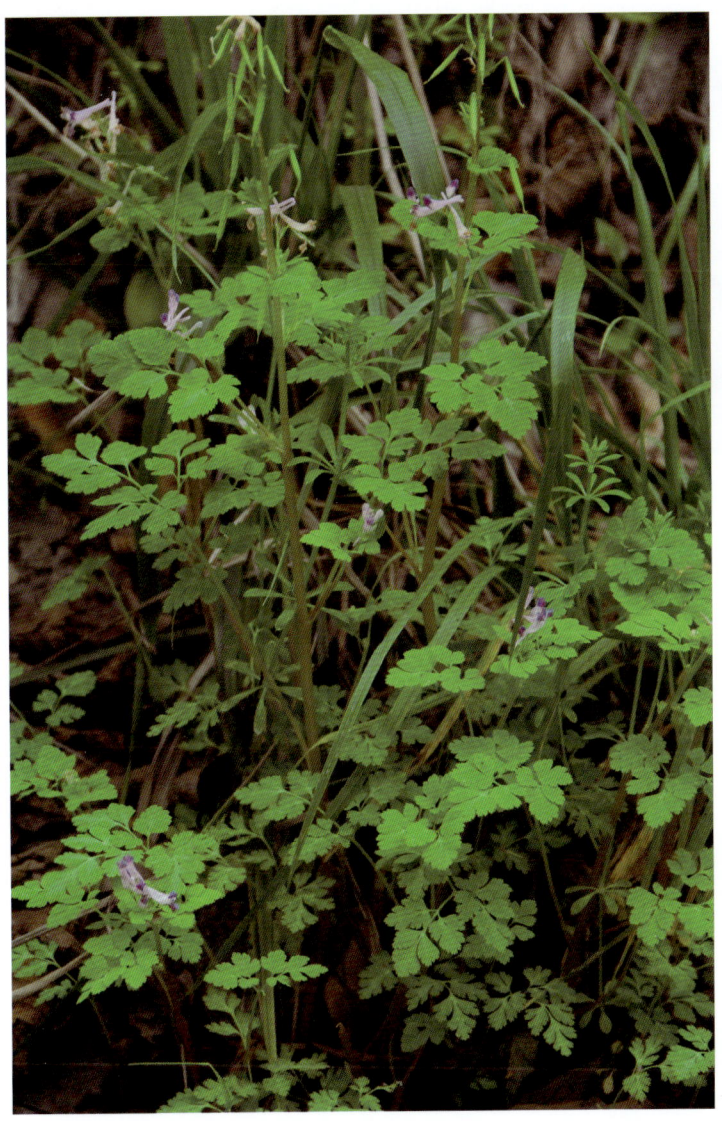
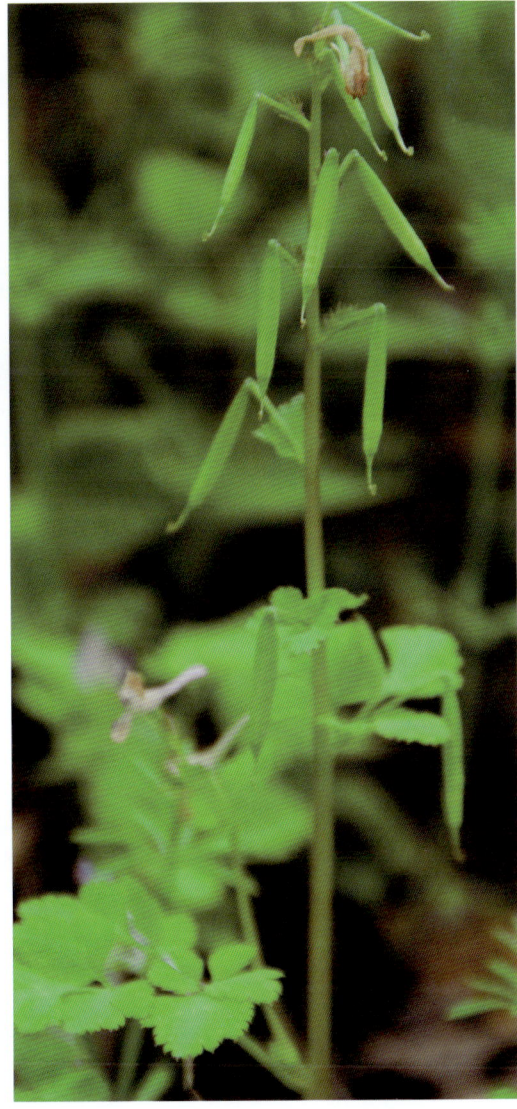

Vob gheib lob 红花鸡距草

【Bit hsenb 俗名】护心胆、鸡距草、紫花荷包牡丹。
【Dios kob deis 基源】为罂粟科植物红花鸡距草 *Corydalis suaveotns* Hance. 的块根。
【Niangb bet deis 生长环境】生于中山地区岩石堆中。分布于部分苗乡。
【Jox hsub 性味属经】性冷，味苦，属冷药，入热经。
【Qet diel xid 功能主治】功能：hxub kib tat jab 清热解毒，hxenk angt dangf mongb 消肿止痛。主治：mongb daif gad 胃痛（胸口痛），dliangd bil dib sangb 跌打损伤，hniub mais pob xok mongb 目赤肿痛，niangb hsab pob mongb 无名肿毒，yens nangb gik 毒蛇咬伤，yens gangb gik 毒虫咬伤。
【Ed not xus 用法用量】内服，煎汤，15～20 g。外用，捣烂敷。

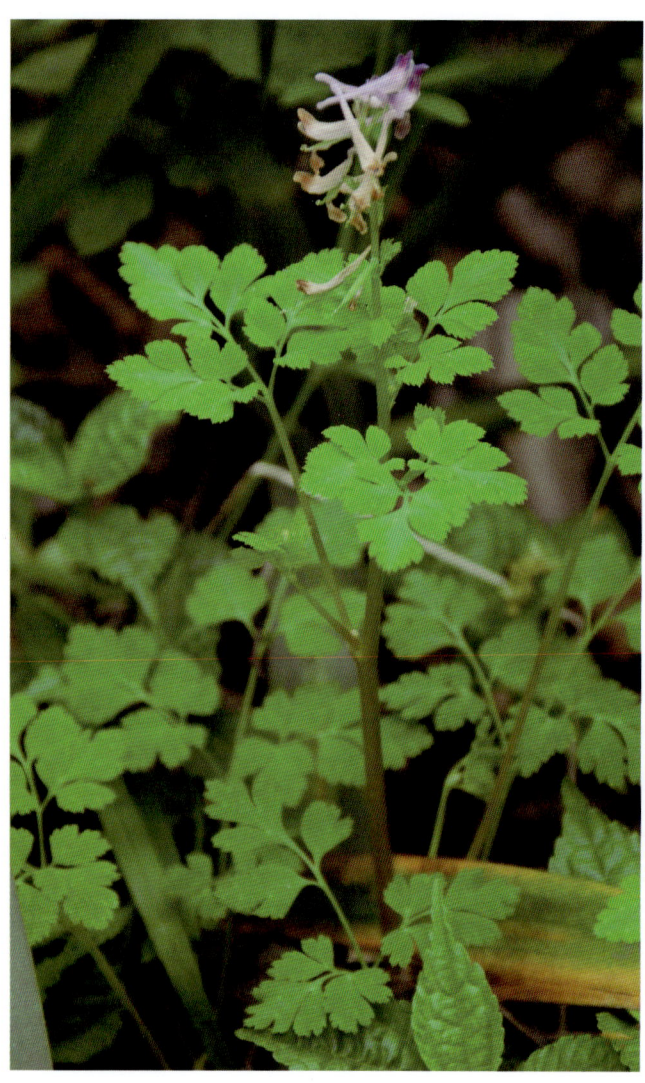
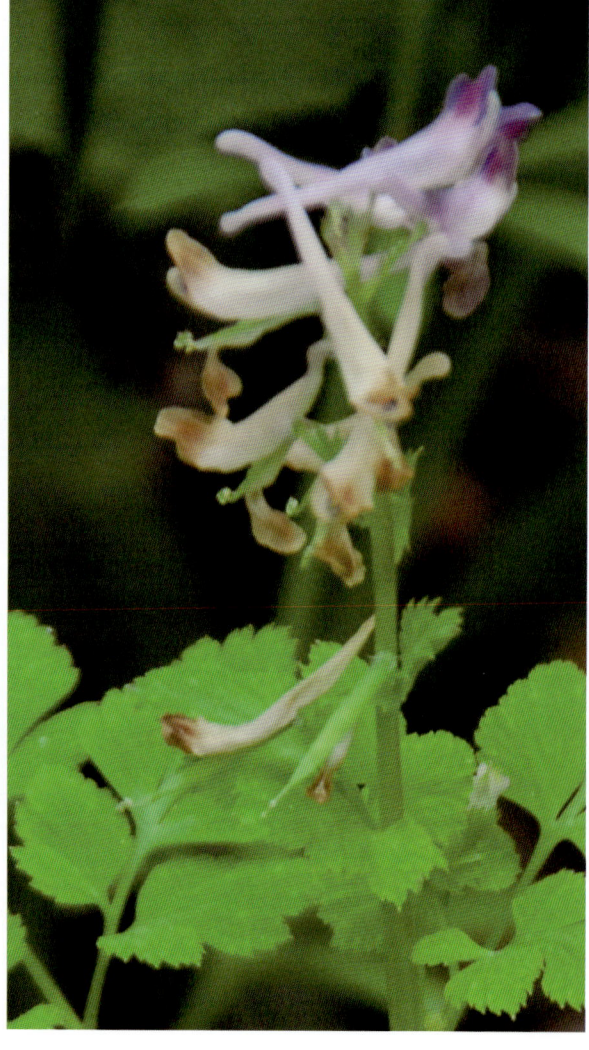

Vob fangx liongl 小花黄堇

【Bit hsenb 俗名】石莲、断肠草、粪桶草、黄花鱼灯草。

【Dios kob deis 基源】为罂粟科植物小花黄堇 *Corydalis racemosa*（Thunb.）Pers. 的全草或根。

【Niangb bet deis 生长环境】生于墙脚边、石缝里或山沟草地。分布于各地苗乡。

【Jox hsub 性味属经】性冷，味苦涩，属冷药，入热经。有毒。

【Qet diel xid 功能主治】功能：hxub kib tat jab 清热解毒，dib gangb dangf qut qat 杀虫止痒。主治：jib daib hxib jent 小儿惊风，nais pot yens jab khang hxangd 肺痨咯血，gangb xent 疥疮，yens nangb gik 毒蛇咬伤，gangb vas ghed dlot 牛皮癣，zal ghad 腹泻。

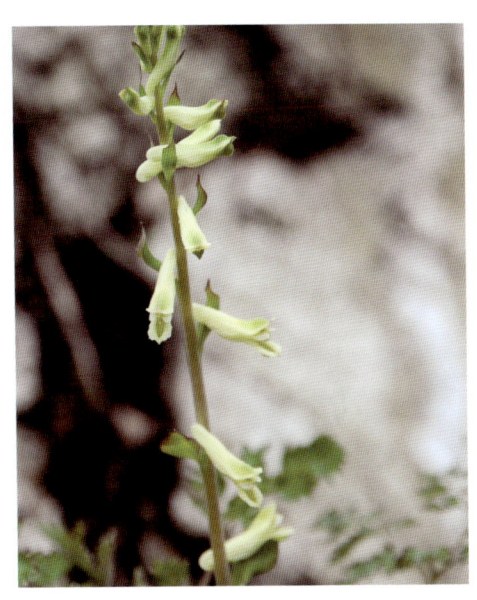

【Ed not xus 用法用量】内服，煎汤，5～15 g；或捣汁饮。外用，捣烂敷；或用根磨醋搽。

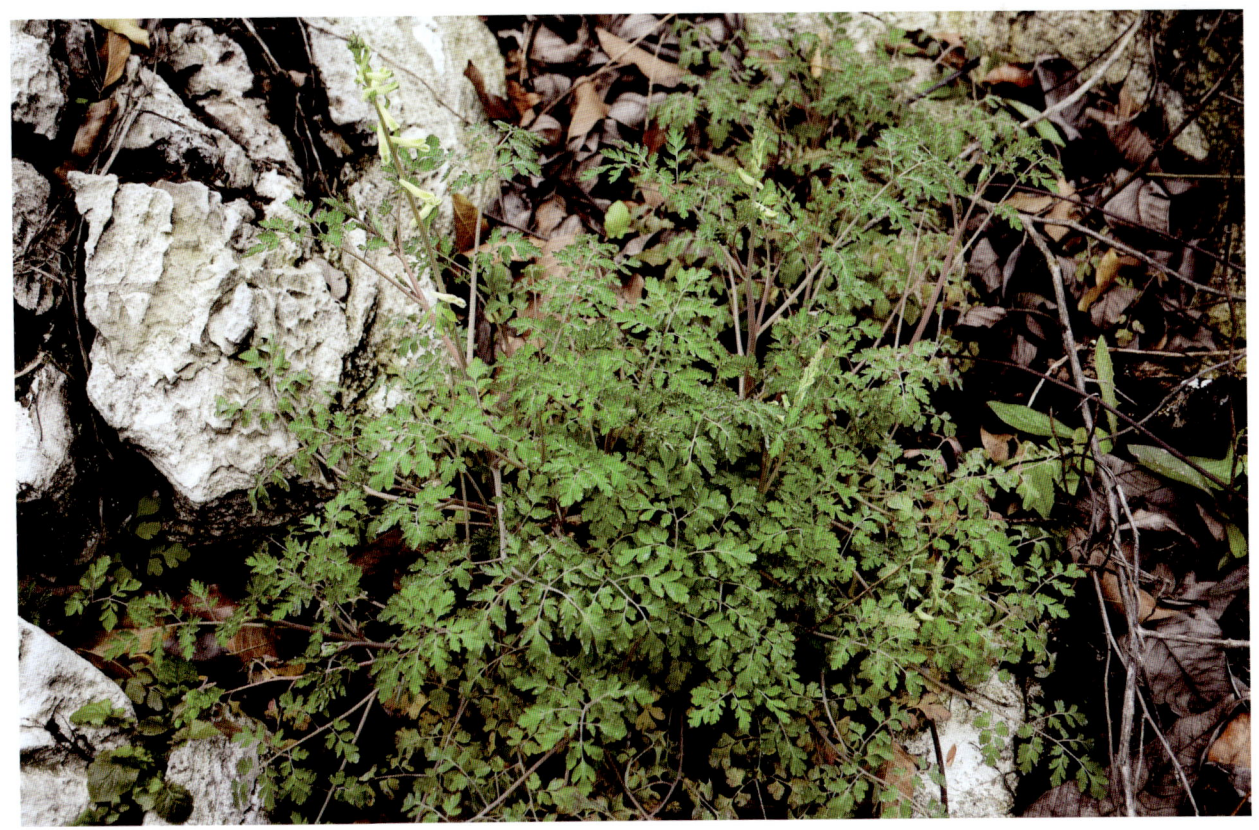

Vob jex nax dles 紫堇

【Bit hsenb 俗名】赤芹、苔菜、楚葵、紫芹、水萝卜、断肠草、闷头花、野花生。

【Dios kob deis 基源】为罂粟科植物紫堇 *Corydalis edulis* Maxim. 的全草及根。

【Niangb bet deis 生长环境】生于阴湿林下、沟边或多石地区。分布于各地苗乡。

【Jox hsub 性味属经】性冷，味苦涩，属冷药，入热经。有毒。

【Qet diel xid 功能主治】功能：hxub kib tat jab 清热解毒，dangf ngol yangx ghad ngol 止咳化痰。主治：nais pot yens jab khang hxangd 肺痨咯血，ngol lol hxangd 咳血，dal ghad got 遗精症，dlif ghab neib ghangb 脱肛，yens nangb gik 毒蛇咬伤，lax gangb khob 癞头疮。

【Ed not xus 用法用量】内服，煎汤，10～15 g。外用，捣烂敷，研末调敷或煎水洗。

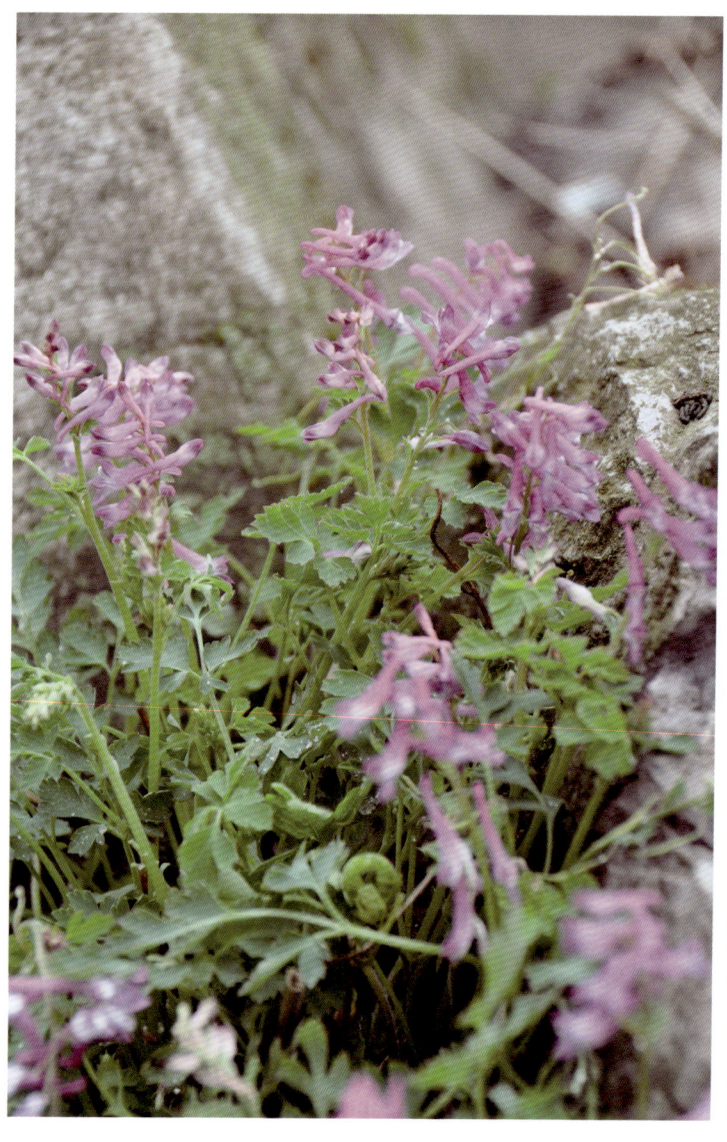
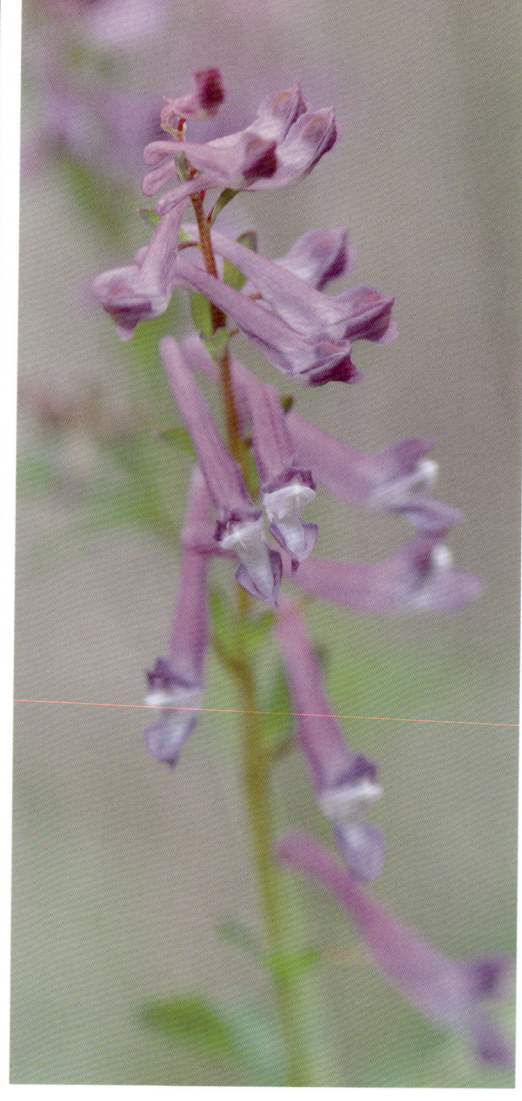

Vob jex nax dles yut 南黄紫堇

【Bit hsenb 俗名】赤芹、苔菜、紫芹、楚葵、水萝卜、闷头花、断肠草、野花生。

【Dios kob deis 基源】为罂粟科植物南黄紫堇 *Corydalis davidii* Franch. 的带根全草。

【Niangb bet deis 生长环境】生于丘陵或低山沟谷及溪边。分布于各地苗乡。

【Jox hsub 性味属经】性冷，味苦，属冷药，入热经。有毒。

【Qet diel xid 功能主治】功能：hxub kib tat jab 清热解毒，dib gangb dangf mongb 杀虫止痛。主治：nais pot yens jab khang hxangd 肺痨咯血，dliangb dul jent 风疹，dal ghad got 遗精症，jangx ghab dliax gangb 毒疮，yens nangb gik 毒蛇咬伤。

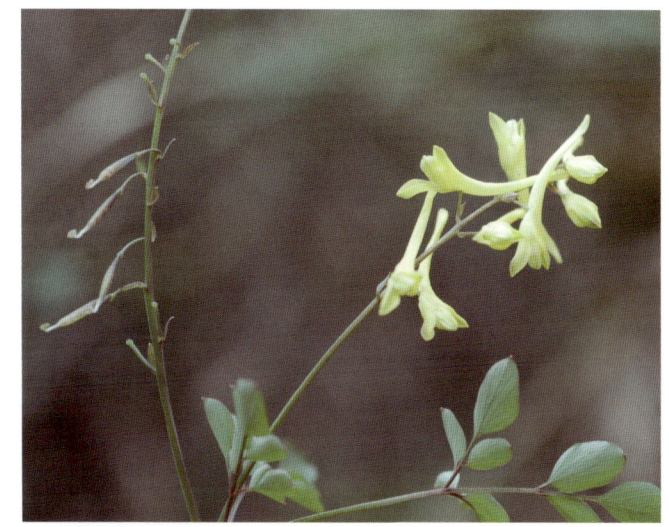

【Ed not xus 用法用量】内服，煎汤，10～15 g。外用，煎水洗；或捣烂敷、研末调敷。

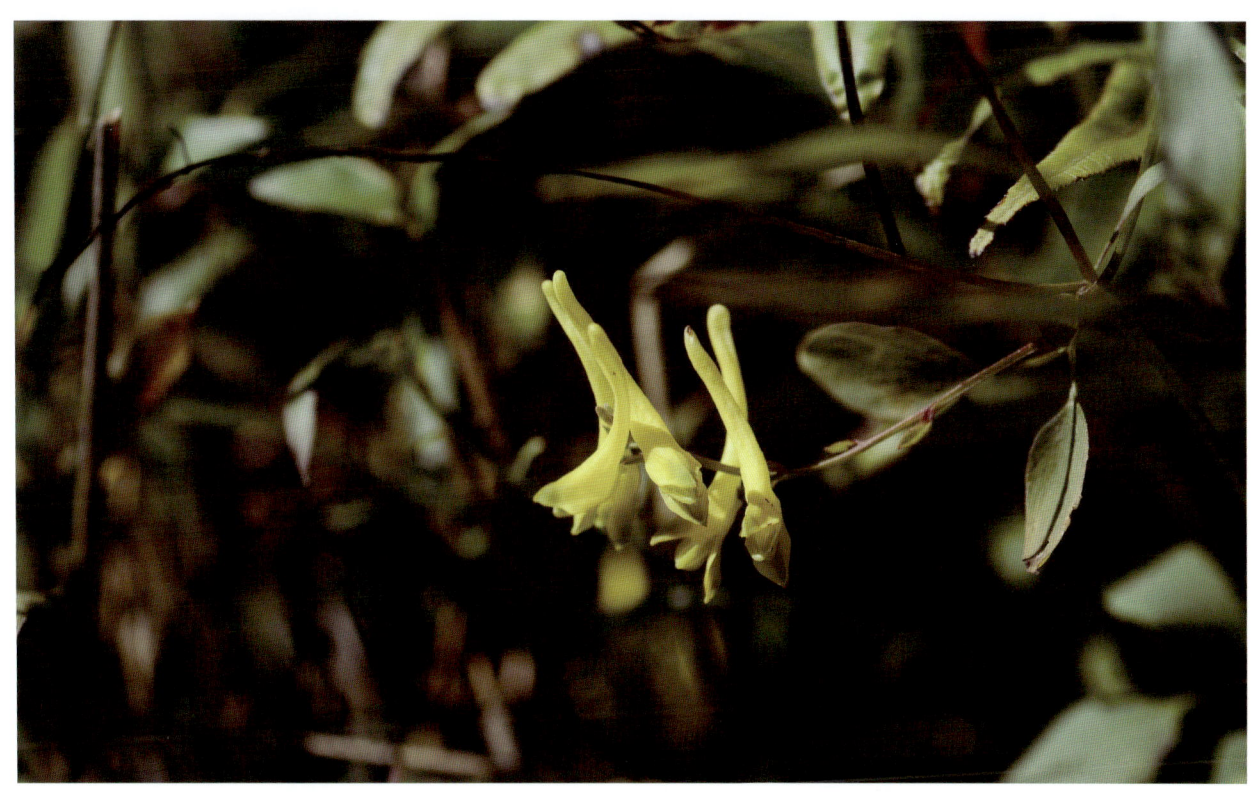

Vob jex nax dles yut 尖距紫堇

【Bit hsenb 俗名】鸭儿花、野粟草。

【Dios kob deis 基源】为罂粟科植物尖距紫堇 Corydalis sheareri S. Moore 的全草。

【Niangb bet deis 生长环境】生于荒地、农地边。分布于各地苗乡。

【Jox hsub 性味属经】性冷，味苦，属冷药，入热经。有小毒。

【Qet diel xid 功能主治】功能：hxub kib tat jab 清热解毒，hxenk angt dangf mongb 消肿止痛。主治：dliangd bil dib sangb 跌打损伤，mongb hfud dliud 胃脘疼痛，ghab diux ghongd angt mongb 咽喉肿痛，hsot ud mongb qub 痛经，dix gangb 疔疮。

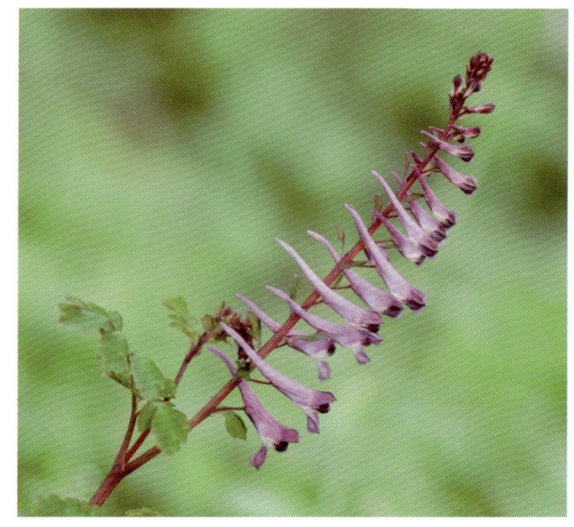

【Ed not xus 用法用量】内服，水煎，8～15 g。外用，捣烂敷。

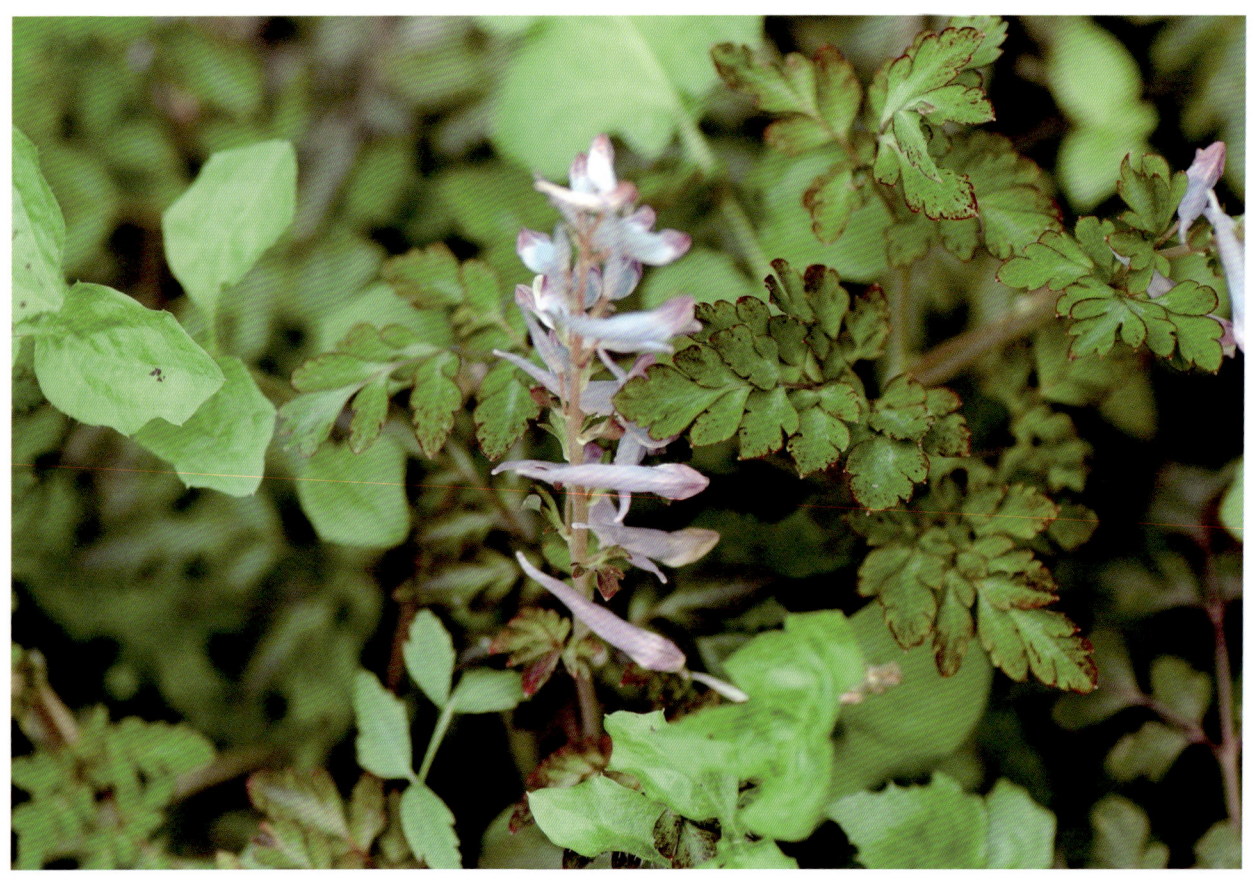

Vob liangl bab 博落回

【Bit hsenb 俗名】山号筒、土霸王、号筒杆、空筒草、勃勒回、黄薄荷。

【Dios kob deis 基源】为罂粟科植物博落回 *Macleaya cordata*（Willd.）R. Br. 的带根全草。

【Niangb bet deis 生长环境】生于山坡、路边及沟边。分布于各地苗乡。

【Jox hsub 性味属经】性热，味辛苦，属热药，入冷经。有毒。

【Qet diel xid 功能主治】功能：hxub kib tat jab 清热解毒，dib gangb hxenk angt 杀虫消肿。主治：los link ghongd 吊小舌，kib eb kib dul 水火烫伤，khangd naix ongd hsongd 中耳炎，dliangb yif dlub 白癜风，jangx dix gangb 疖肿，dix eb bus 脓疱疮，yens gangb hniub bangd 蜂子蜇伤。

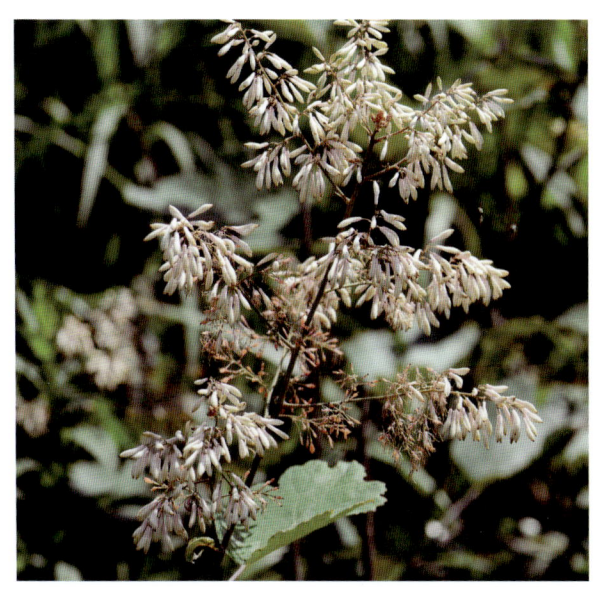

【Ed not xus 用法用量】内服，水煎，8～15 g。外用，捣烂敷、煎水熏洗或研末调敷。

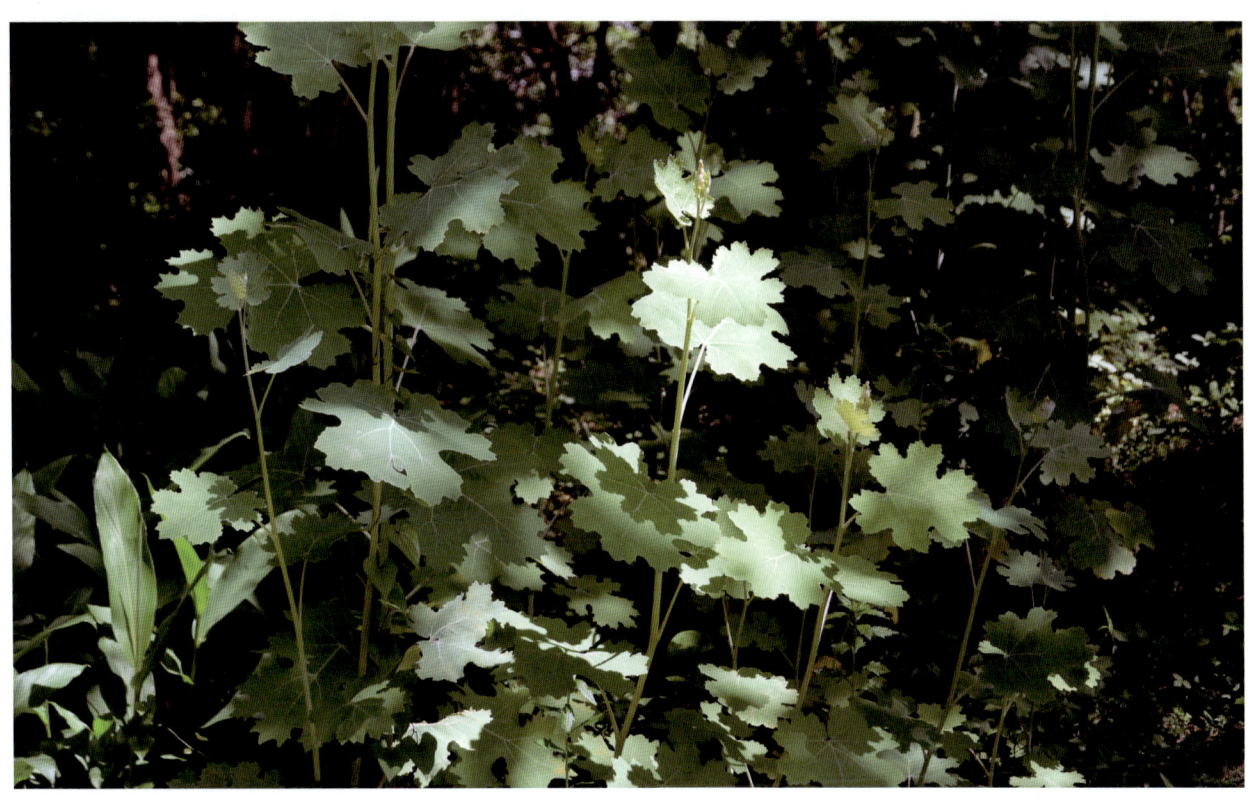

十字花科

Vob bangf 萝卜

【Bit hsenb 俗名】地酥、白萝卜、仙人骨、莱菔子、地枯萝、地骷髅、紫花菘。

【Dios kob deis 基源】为十字花科植物萝卜 Raphanus sativus L. 的新鲜根茎、种子。

【Niangb bet deis 生长环境】蔬菜作物，多栽培。分布于各地苗乡。

【Jox hsub 性味属经】性冷，味甘辛，属冷药，入热经。

【Qet diel xid 功能主治】功能：hangb bongt dias jab 行气排毒，yangx gad los gangd 消食化积。主治：mongb pit khob 偏头痛，mongb hmid 牙痛，ngol lax hniut 陈年久咳，dinx gad xangd dit 食积饱胀，lol hxangd nais 鼻衄，jit hxangd angt mongb 瘀血肿痛，kib eb kib dul 水火烫伤。

【Ed not xus 用法用量】内服，煎汤，50～150 g；或煮食，或捣汁饮。外用，捣烂敷或捣汁滴鼻。

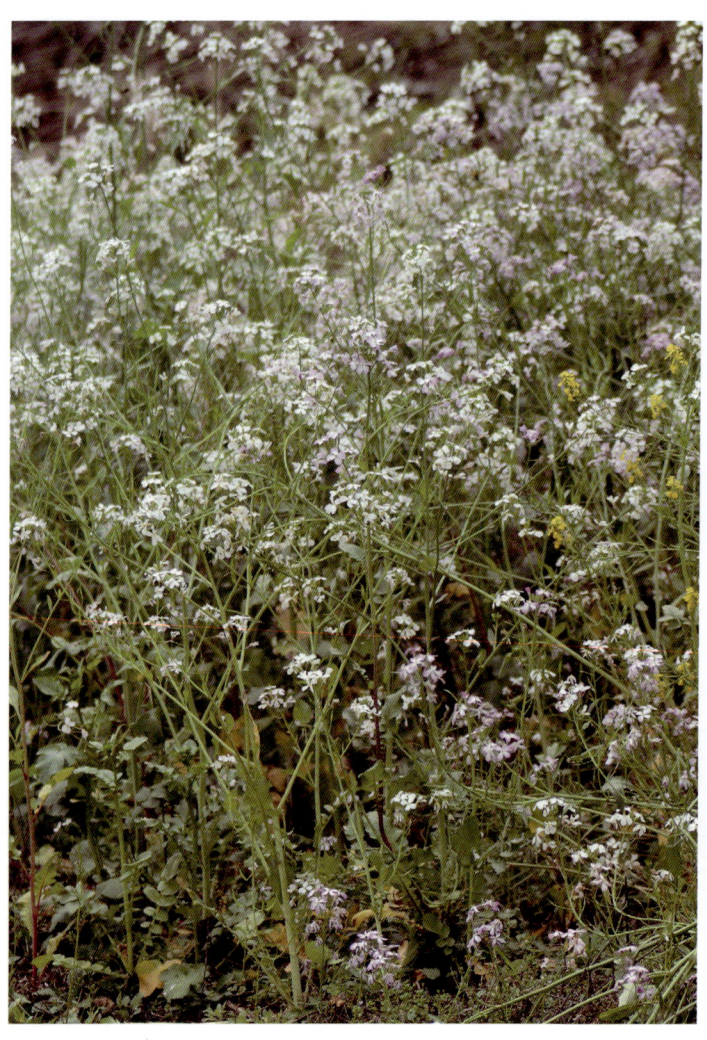
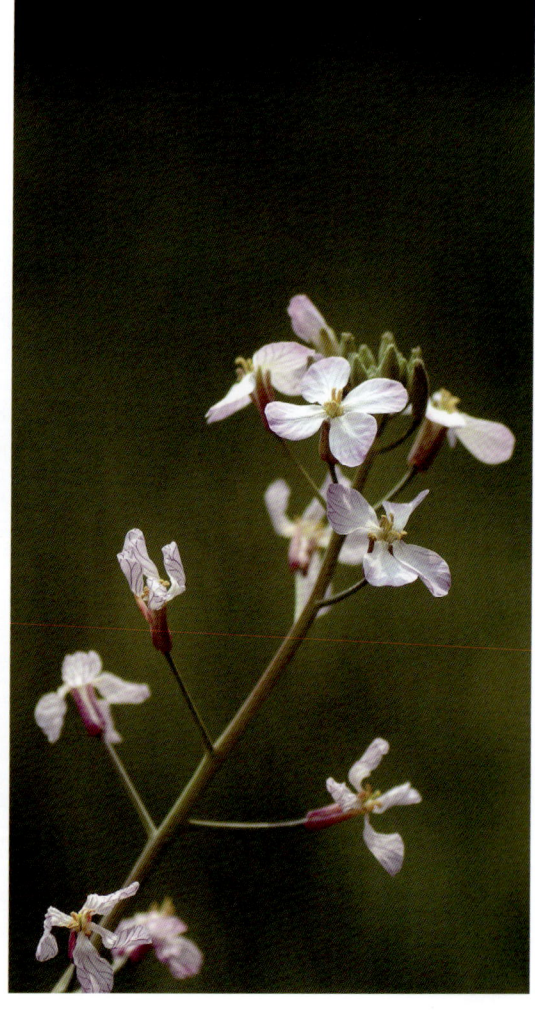

Vob gat yux 油白菜

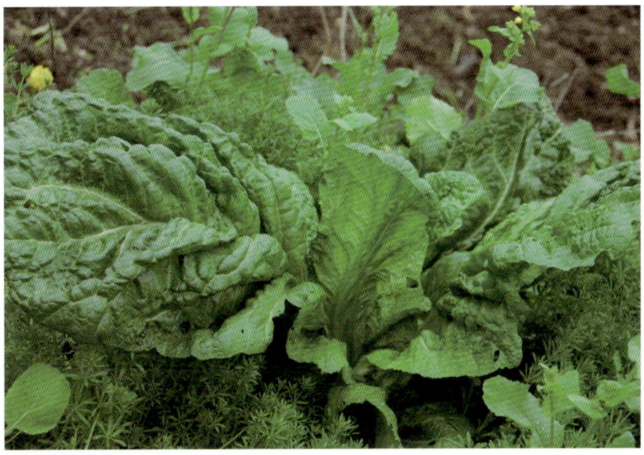

【Bit hsenb 俗名】菘菜、夏菘、干冬菜、霉干菜、江门白菜。

【Dios kob deis 基源】为十字花科植物油白菜 Brassica chinensis L. var. *oeifera* Makino et Nemoto. 的幼株。

【Niangb bet deis 生长环境】蔬菜作物之一，多栽培。分布于各地苗乡。

【Jox hsub 性味属经】性平，味淡，属冷热两经药，入两经。

【Qet diel xid 功能主治】功能：hxub kib hxud hxid 清热除烦，net ghad ghof tongb ghad 润肠通便。主治：hfud nais pot kib ait ngol 肺虚热咳嗽，jib ghad 便秘，fal gangb xok 丹毒。

【Ed not xus 用法用量】内服，煮食；或捣汁饮。外用，捣烂敷。

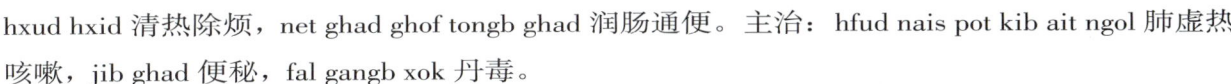

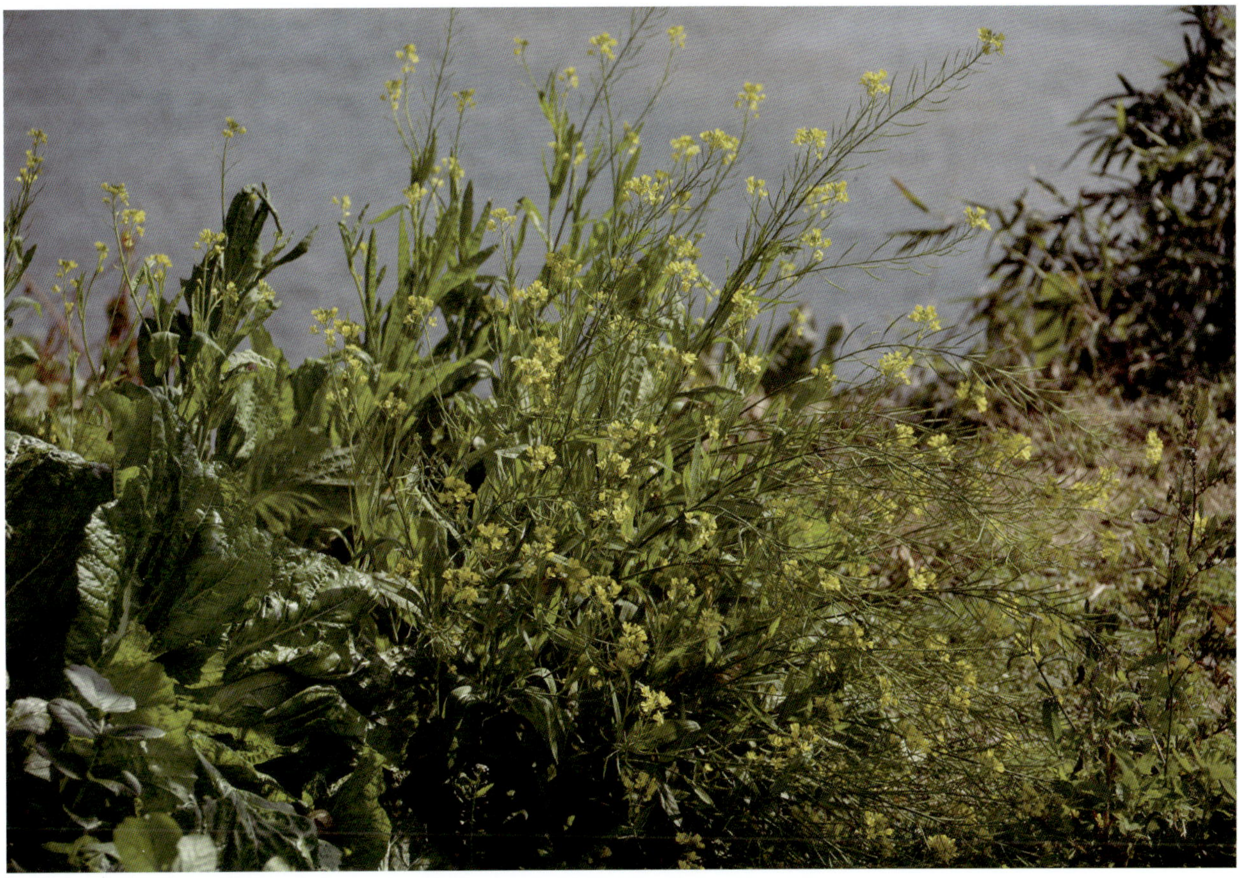

Vob gat fangx 芥菜

【Bit hsenb 俗名】芥、大芥、芥子、黄芥、青菜、雪里蕻、皱叶芥。

【Dios kob deis 基源】为十字花科植物芥菜 *Brassica juncea*（L.）Czern. et Coss. 的嫩茎、叶。

【Niangb bet deis 生长环境】蔬菜作物之一，多栽培。分布于部分苗乡。

【Jox hsub 性味属经】性热，味甘辛，属热药，入冷经。

【Qet diel xid 功能主治】功能：hxub nais pot yangx ghad ngol 清肺消痰，hangb bongt ves hxangd 行气活血。主治：ait ngol heik bongt 咳嗽痰喘，ghab naix hmid pob lax 牙龈肿烂，baid qub angt gangb 胸腹胀痛，dix khangd ghad angt mongb 痔疮肿痛。

【Ed not xus 用法用量】内服，煎汤，50～150 g；或捣汁饮。外用，烧存性研末撒或煎水洗。

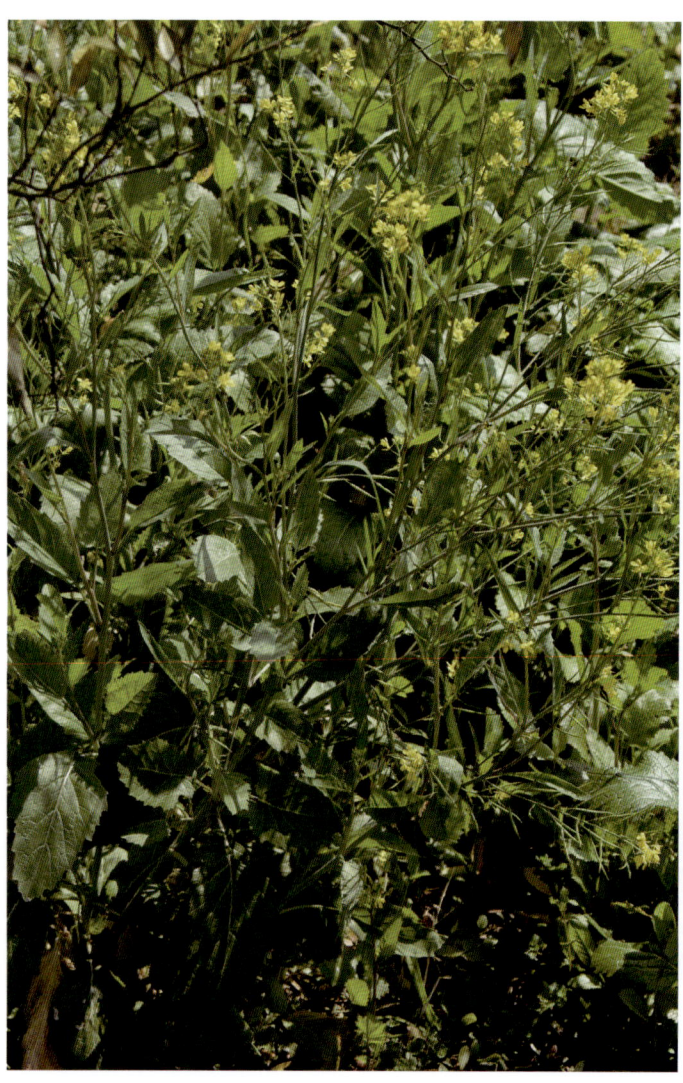 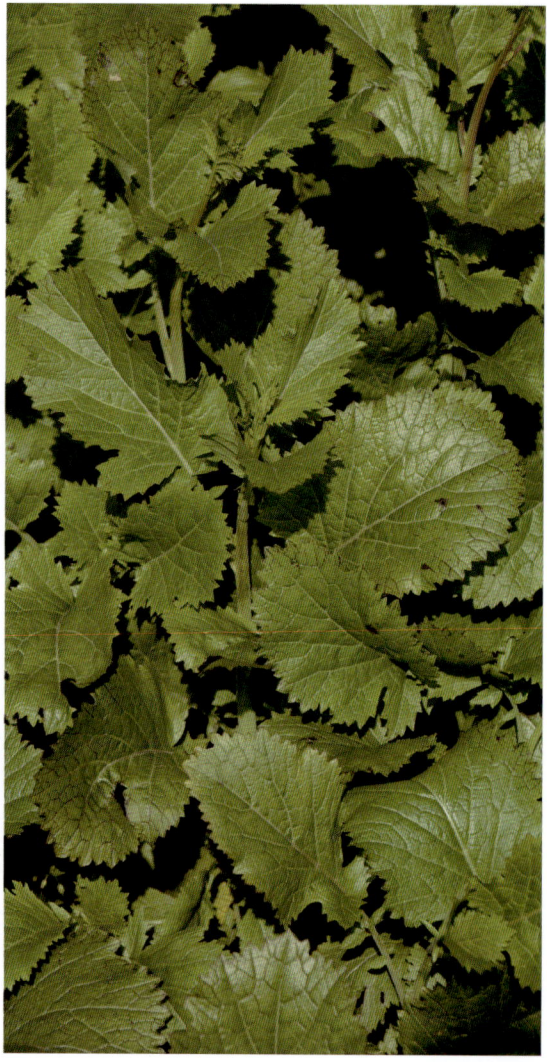

Vob dlub 白菜

【Bit hsenb 俗名】花交菜、卷心白、黄芽菜、卷心白菜。

【Dios kob deis 基源】为十字花科植物白菜 Brassica pekinensis（Lour.）Rupr. 的球叶。

【Niangb bet deis 生长环境】主要蔬菜作物之一，多栽培。分布于各地苗乡。

【Jox hsub 性味属经】性平，味甘，属冷热两经药，入两经。

【Qet diel xid 功能主治】功能：los xuf tongb wal 利湿利尿。主治：pob wox 浮肿，juk niuk wal 结尿，jib ghad 便秘。

【Ed not xus 用法用量】内服，煎汤或煮食，100～150 g。

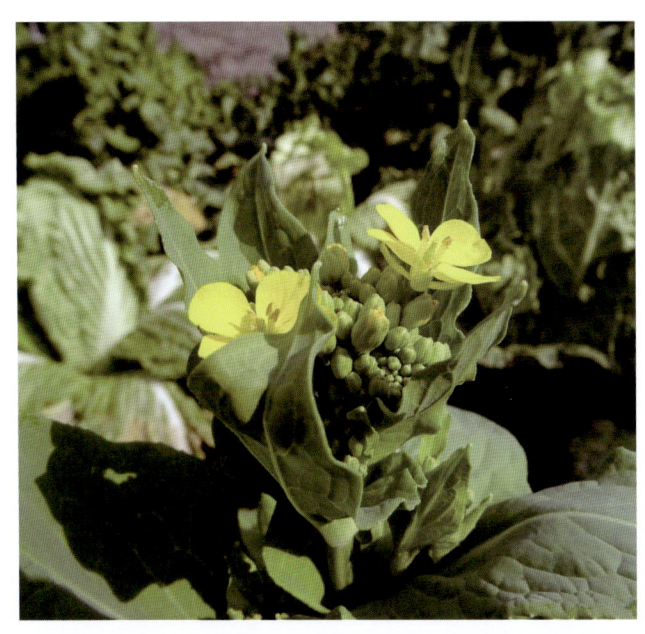

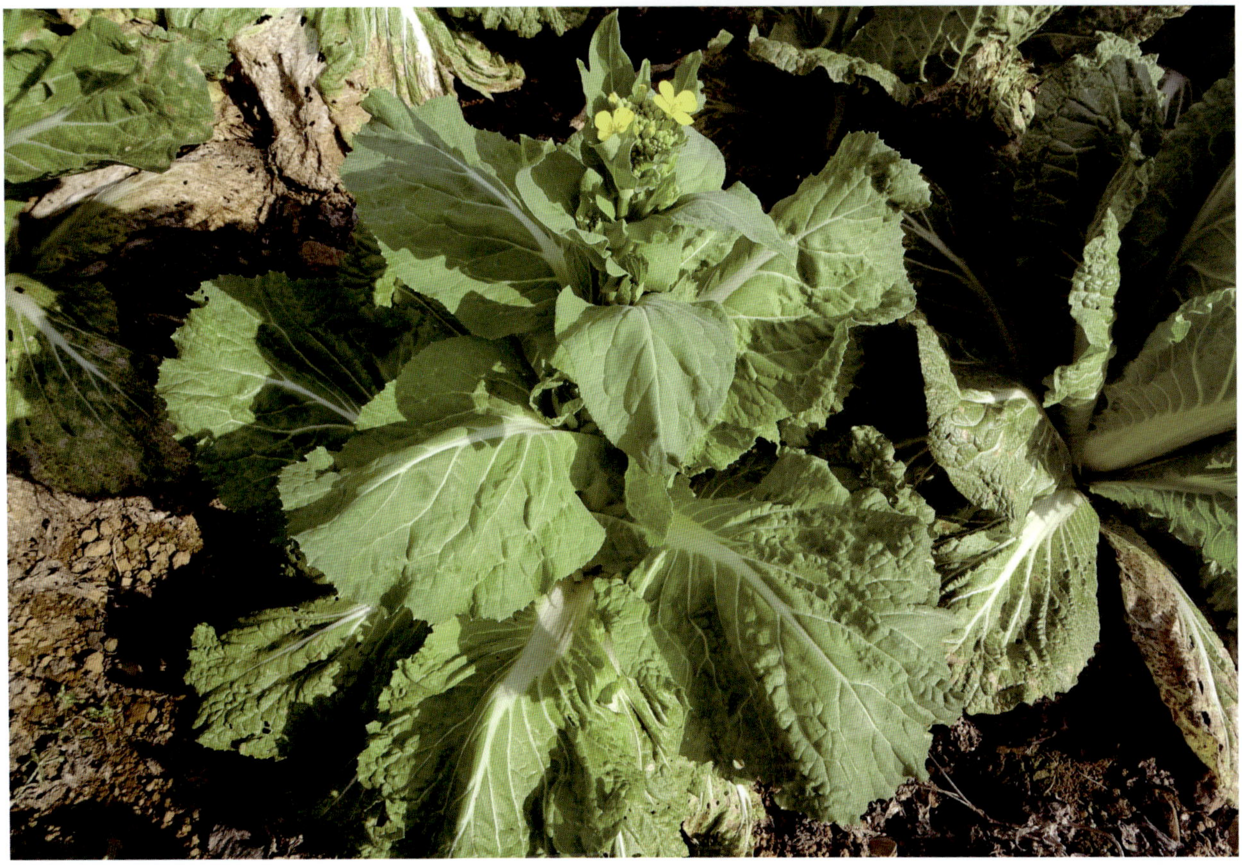

Vob xok ot 紫菜薹

【Bit hsenb 俗名】红菜、紫菜、红白菜、红菜薹。

【Dios kob deis 基源】十字花科植物紫菜薹 Brassica campestris L. var. purpursria L. H. Bailey 的种子、叶。

【Niangb bet deis 生长环境】蔬菜作物之一，多栽培。分布于各地苗乡。

【Jox hsub 性味属经】性热，味甜，属热药，入冷经。

【Qet diel xid 功能主治】功能：hxenk angt dangf mongb 消肿止痛，hangb bongt ves hxangd 行气活血。主治：jib daib hxib jent 小儿惊风，jangx dix khangd ghad 痔漏。

【Ed not xus 用法用量】内服，煎汤或煮食，50～100 g。外用，捣烂敷。

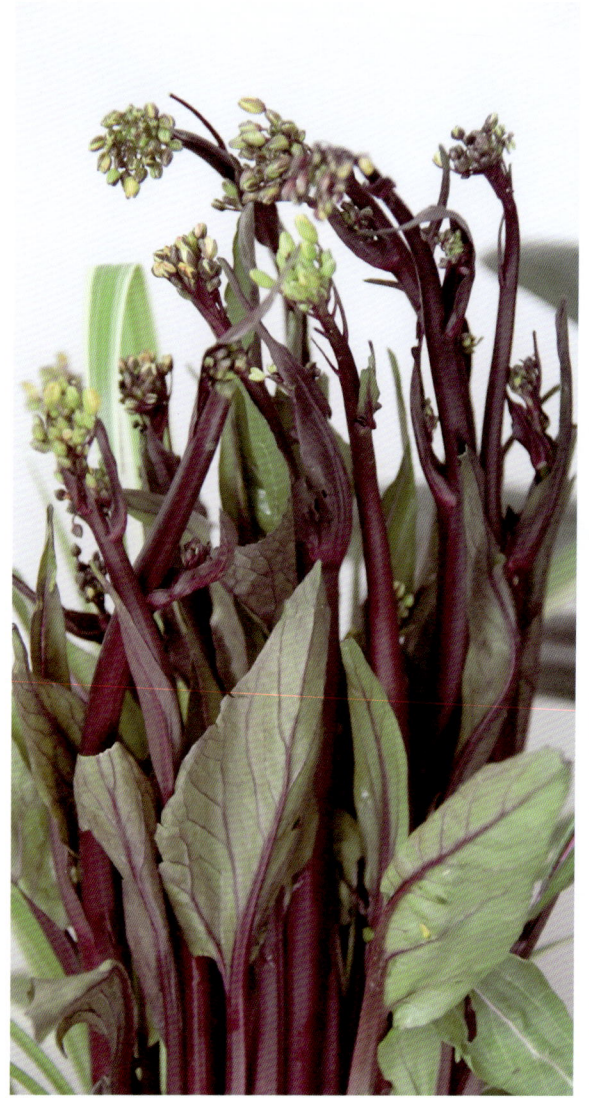
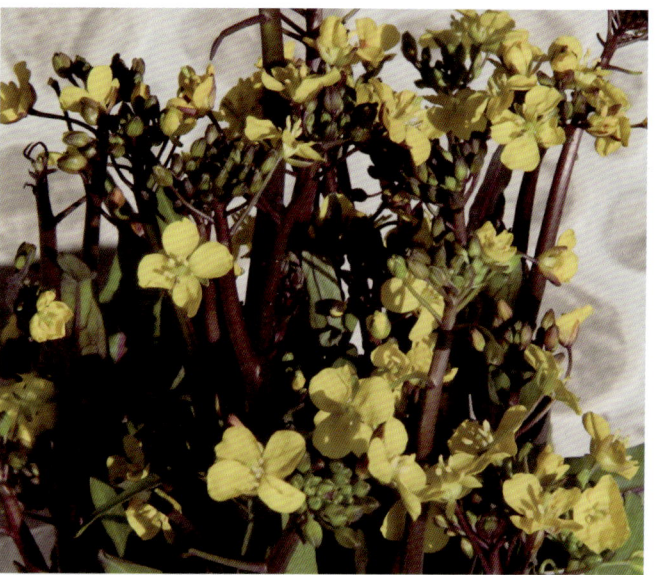
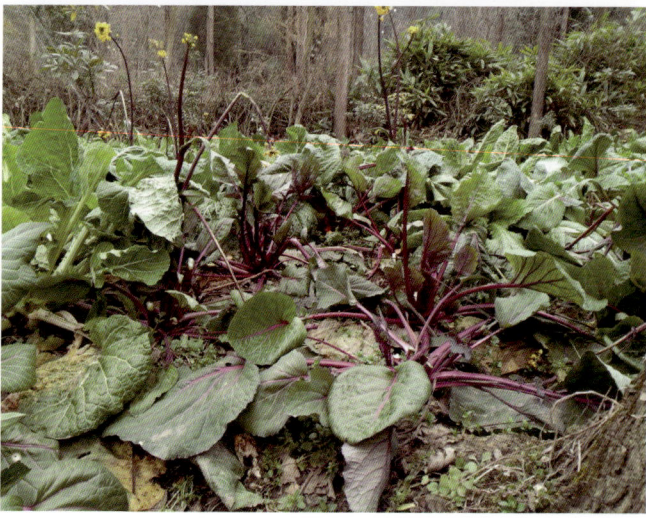

Vob yux 芸苔

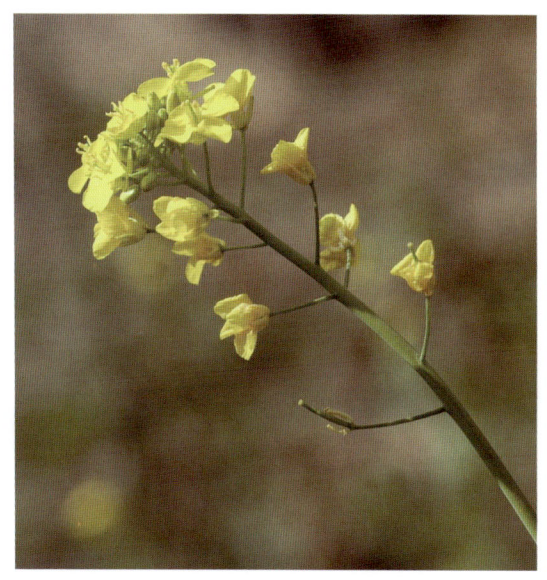

【Bit hsenb 俗名】苔芥、胡菜、台菜、青菜、寒菜、红油菜、油脂菜。

【Dios kob deis 基源】为十字花科植物芸苔 *Brassica campestris* L. 的种子、嫩茎或叶。

【Niangb bet deis 生长环境】油料作物之一，有栽培。分布于各地苗乡。

【Jox hsub 性味属经】性冷，味辛，属冷药，入热经。

【Qet diel xid 功能主治】功能：tat jit hxangd hxenk angt 散瘀消肿，hangb hxangd zangl bod 行血散结。主治：mongb pit khob 偏头痛，ait gheb bal jid od hxangd 劳伤吐血，jil wel angt mongb 乳房胀痛，xit daib eb wat lol not 产后恶露不绝，zal ghad dongk 痢疾。

【Ed not xus 用法用量】内服，煎汤或捣汁，30～50 g。外用，煎水洗或捣烂敷患处。

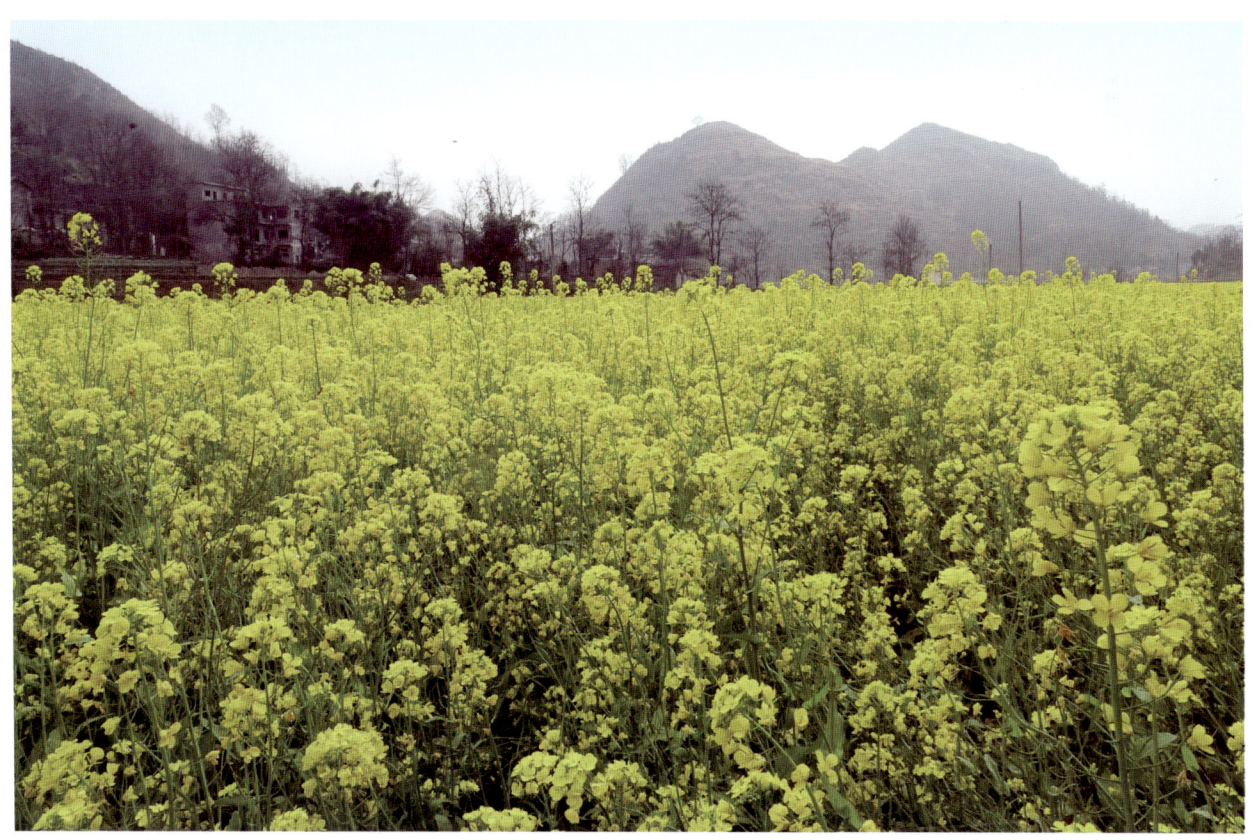

Vob yat 菘蓝

【Bit hsenb 俗名】大蓝、马蓝、板兰根、草大青、靛青根、蓝靛根。

【Dios kob deis 基源】为十字花科植物菘蓝 *Isatis indigotica* Fortune 的根茎及根。

【Niangb bet deis 生长环境】民间染料作物之一，有栽培。分布于各地苗乡。

【Jox hsub 性味属经】性冷，味苦，属冷药，入热经。

【Qet diel xid 功能主治】功能：hxub kib tat jab 清热解毒，hxenk od nul hxenk angt 消炎消肿。主治：nais jongt od nul 肝炎，nais jongt gek gab 肝硬化，mangb hfud 感冒，los link ghongd 吊小舌，mongb git ghab naix 腮腺炎，lol hxangd nais 鼻衄。

【Ed not xus 用法用量】内服，煎汤，15～25 g。

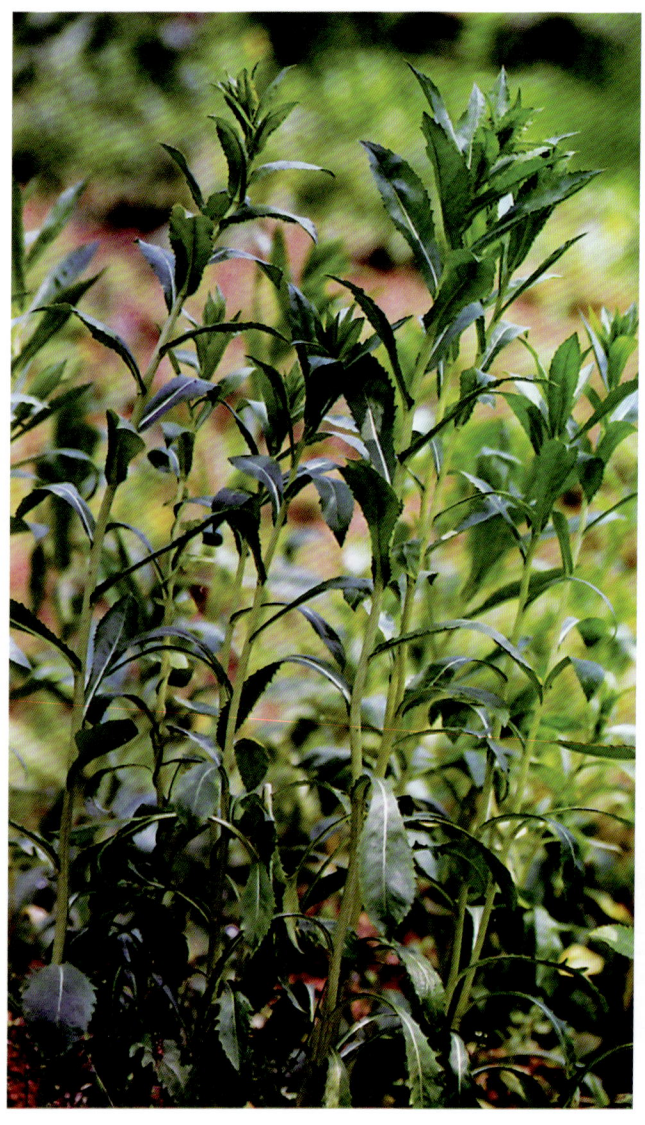
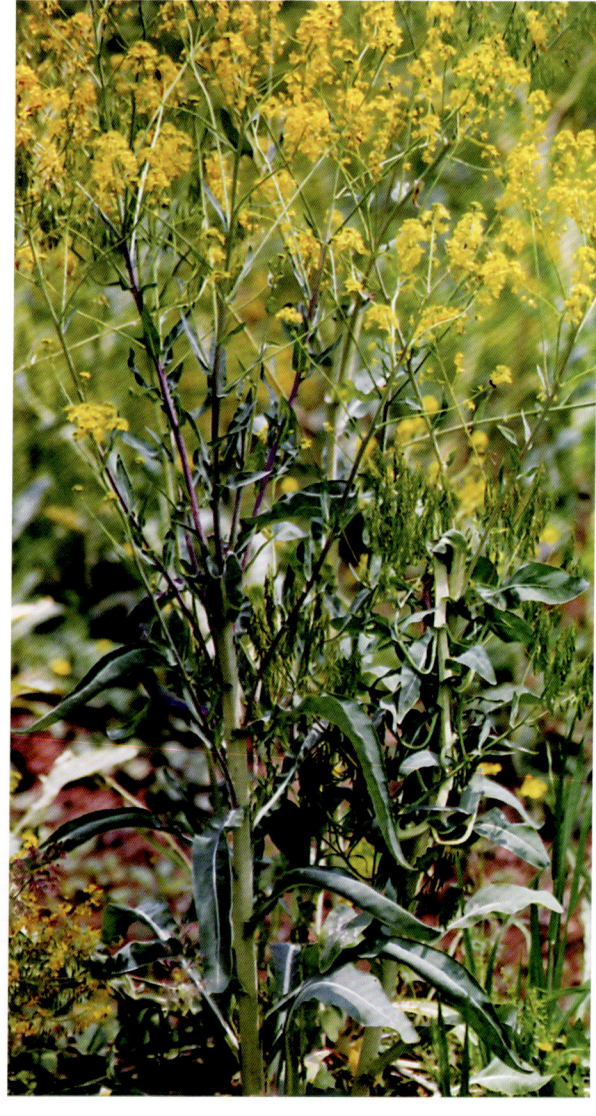

Vob dens nix 板蓝

【Bit hsenb 俗名】大蓝、青蓝、板蓝根、草大青、蓝靛菜。

【Dios kob deis 基源】为十字花科植物板蓝 *Baphicacanthus cusia*（Nees.）Bremek. 的茎叶、根、靛青。

【Niangb bet deis 生长环境】民间染料作物之一，有栽培。分布于部分苗乡。

【Jox hsub 性味属经】性冷，味苦，属冷药，入热经。

【Qet diel xid 功能主治】功能：hxub kib tat jab 清热解毒，seil hxangd dangf hxangd 凉血止血。主治：nais pot od nul 肺炎，ghab diux ghongd angt mongb 咽喉肿痛，mangb hfud 感冒，mongb hlaib khob dlangb bil 脑炎，mongb git ghab naix 腮腺炎，lol hxangd nais 鼻衄，od hxangd 吐血。

【Ed not xus 用法用量】煮食或制成丸、散剂内服。

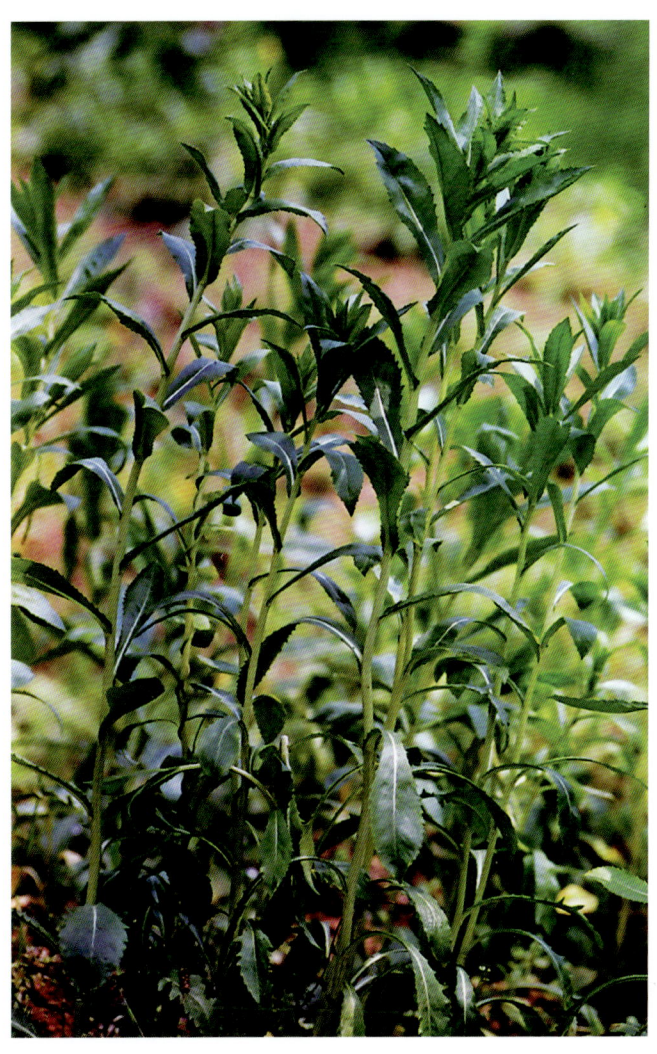
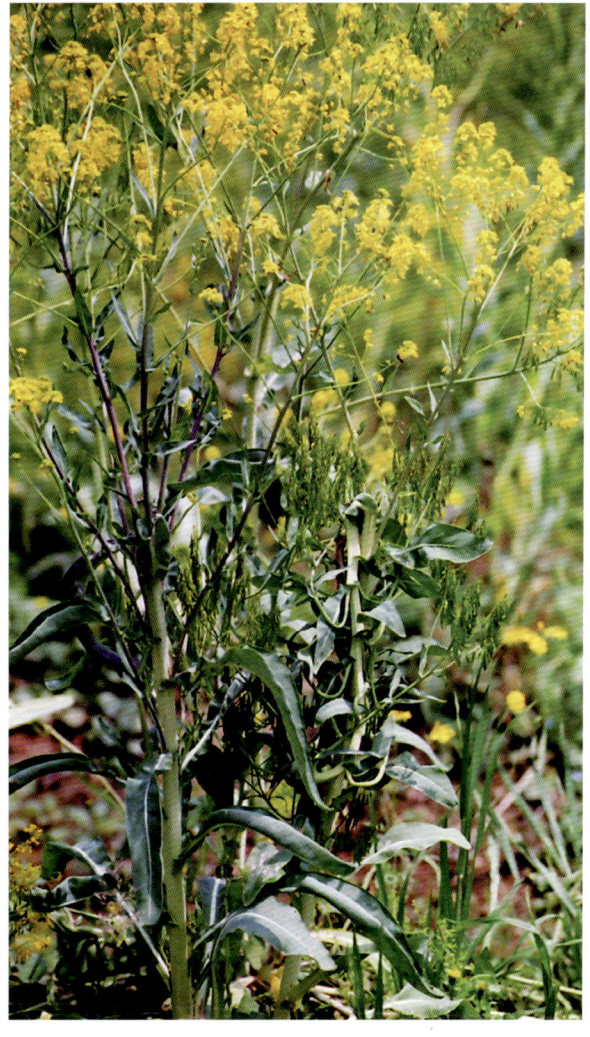

Vob khaid hfud 甘蓝

【Bit hsenb 俗名】包心菜、洋白菜、卷心菜、莲花白、圆白菜、葵花白菜。

【Dios kob deis 基源】为十字花科植物甘蓝 *Brassica olercea* var. *capiata* L. 的茎叶、种子。

【Niangb bet deis 生长环境】蔬菜作物之一，多栽培。分布于各地苗乡。

【Jox hsub 性味属经】性平，味甘，属冷热两经药，入两经。

【Qet diel xid 功能主治】功能：los eb hxenk angt 利水消肿。主治：ax maix dliangl ves 虚弱，buk dux ghad ghof lax nial 胃及十二指肠溃疡，hsuk nik 嗜睡。

【Ed not xus 用法用量】煮食或制成丸、散剂内服。

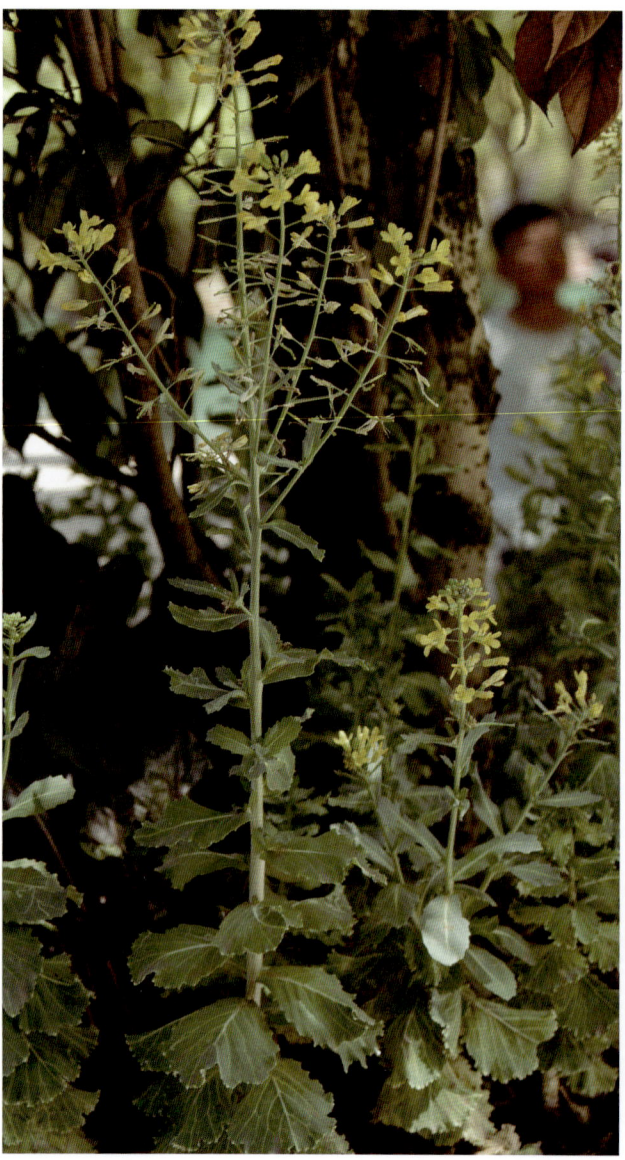
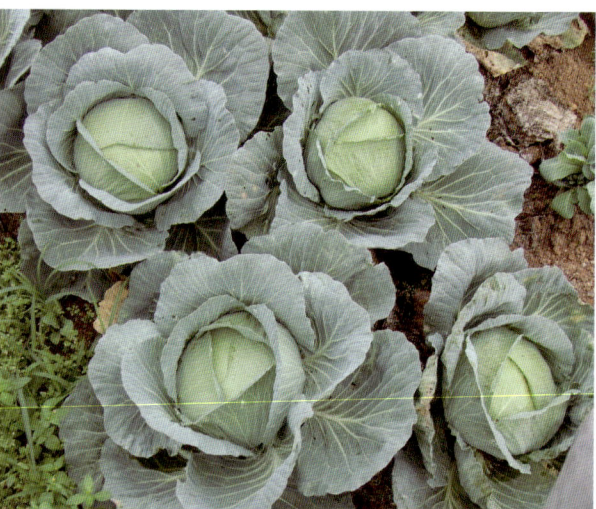
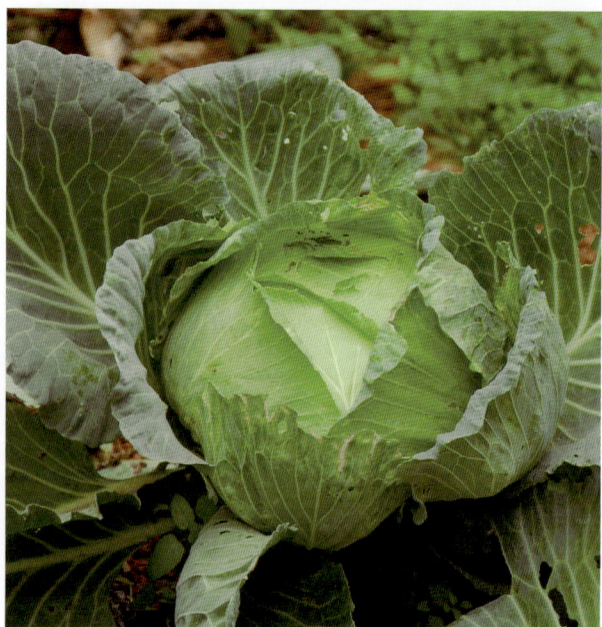

Vob ghab bod 擘蓝

【Bit hsenb 俗名】苤蓝、芥蓝、茄莲、撇蓝、玉蔓青。

【Dios kob deis 基源】为十字花科植物擘蓝 *Brassica caulorapa* Pasq. 的全株。

【Niangb bet deis 生长环境】蔬菜作物之一，多栽培。分布于各地苗乡。

【Jox hsub 性味属经】性冷，味甘辛，属冷药，入热经。

【Qet diel xid 功能主治】功能：los eb hxenk angt 利水消肿，hxub kib tat jab 清热解毒。主治：mongb qub seil 肚腹冷痛，nat heb jangb kib bongt 脾虚火盛，buk dux ghad ghof lax nial 胃及十二指肠溃疡，bid daif got qob angt 阴囊肿大，xud ghad hxangb 大便下血。

【Ed not xus 用法用量】内服，煎汤或煮食，50～100 g。外用，捣烂敷患处。

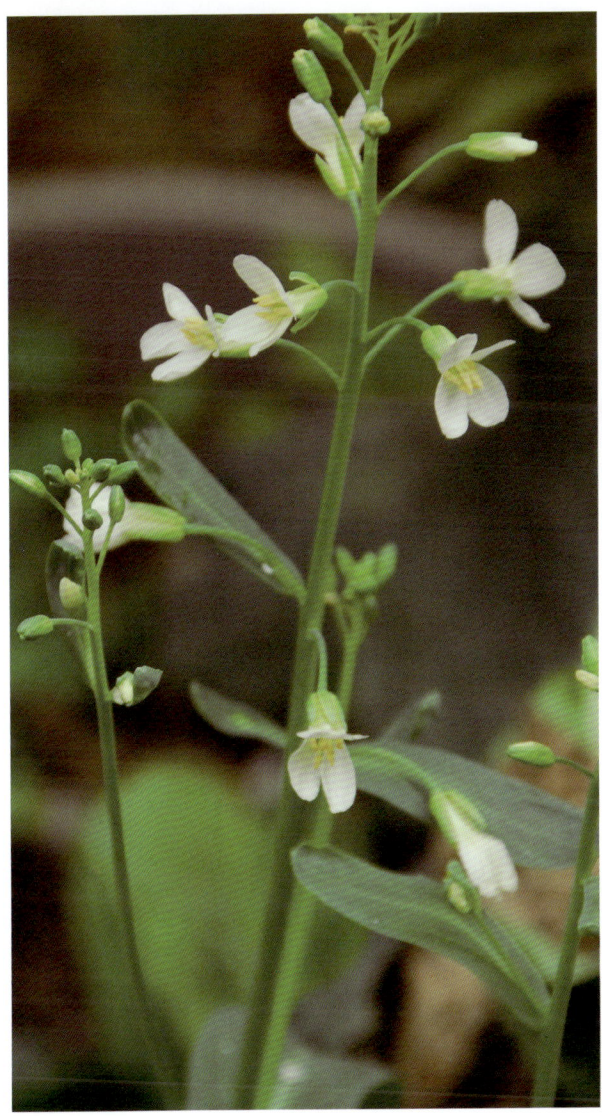
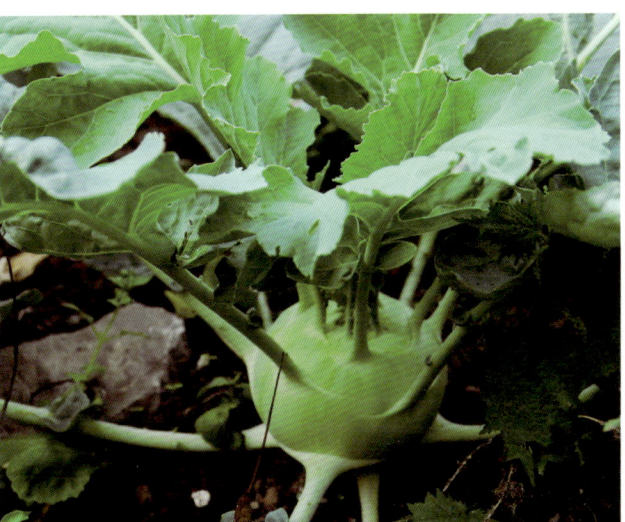
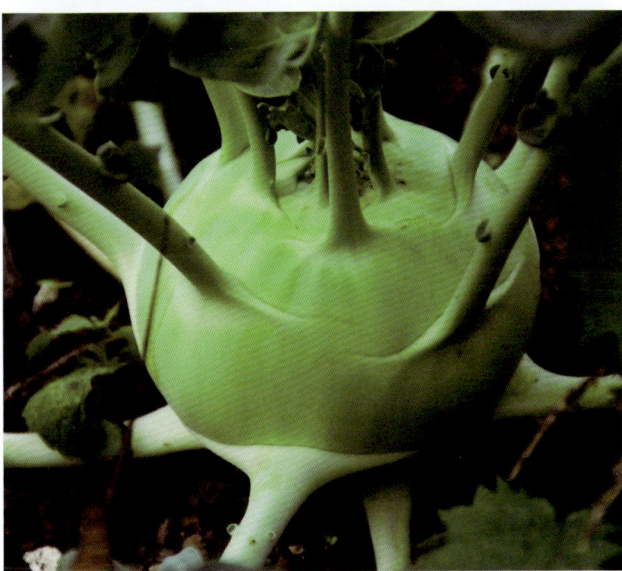

Vob ngak 荠

【Bit hsenb 俗名】芹菜、地米菜、香田荠、地地菜、雀雀菜、鸡脚菜、净肠草。

【Dios kob deis 基源】为十字花科植物荠 *Capsella bursa-pastoris*（Linn.）Medic. 的全草、种子。

【Niangb bet deis 生长环境】生于低海拔地区田野、路边及庭园。分布于各地苗乡。

【Jox hsub 性味属经】性热，味甘，属热药，入冷经。

【Qet diel xid 功能主治】功能：tongb eb dlax xuf 利水渗湿，seil hxangd dangf hxangd 凉血止血。主治：ait gheb kib jid 麻疹高烧，mongb niangs od hxangd 内伤吐血，pob lob pob bil 手脚水肿，hniub mais pob xok mongb 目赤肿痛，hsot ud bongt 经血过多，xit dail lol hxangd 产后流血。

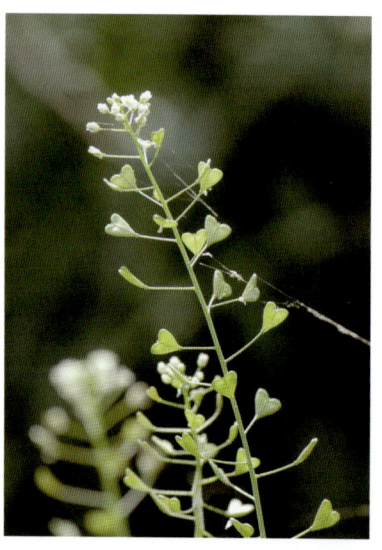

【Ed not xus 用法用量】内服，煎汤，15～25 g。外用，研末调敷；或捣烂敷；或捣汁点眼。

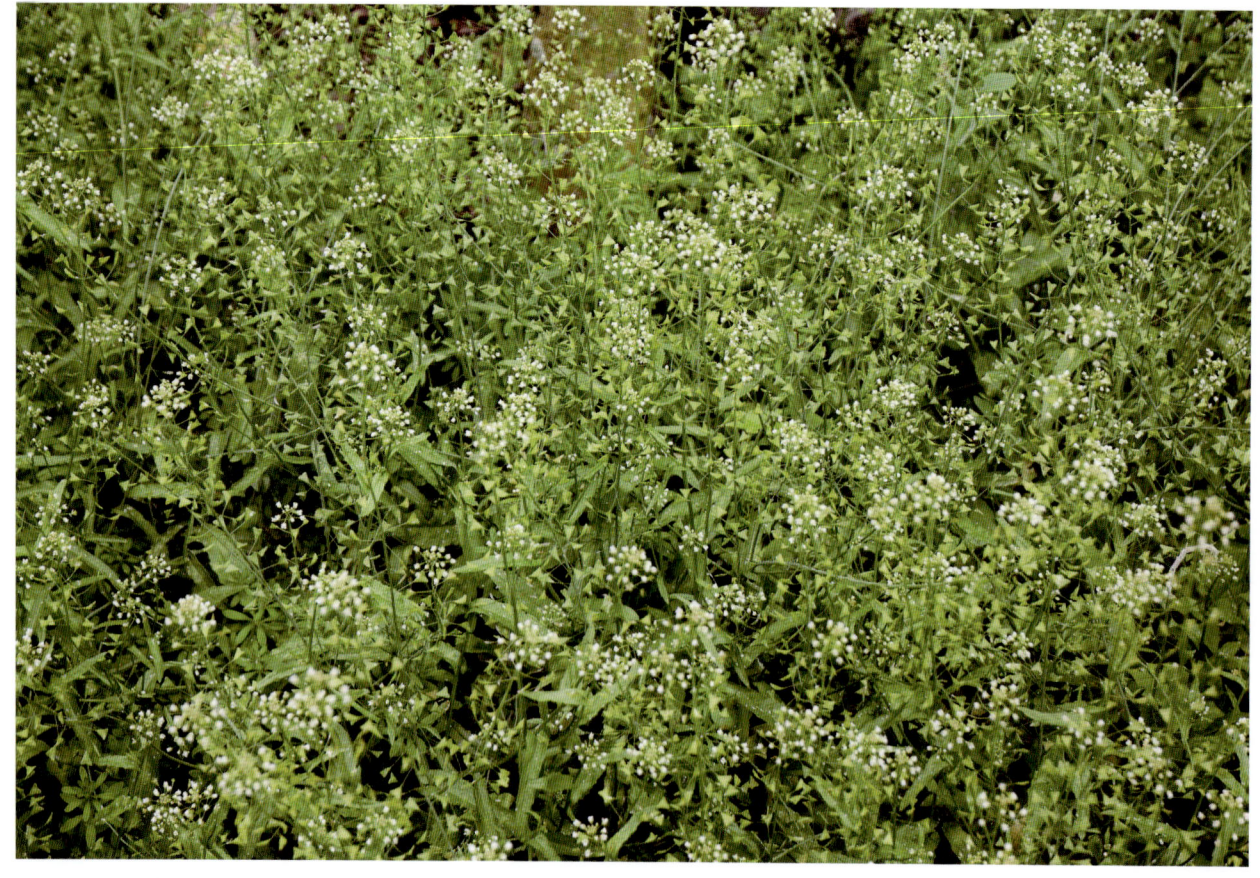

Vob yenb jux 碎米荠

【Bit hsenb 俗名】荠菜、石荠菜、荠米草、碎米草、弯曲碎米荠。

【Dios kob deis 基源】为十字花科植物碎米荠 *Cardamine hirsuta* L. 的全草。

【Niangb bet deis 生长环境】生于园地、荒地、沟边。分布于部分苗乡。

【Jox hsub 性味属经】性平，味甘辛，属冷热两经药，入两经。

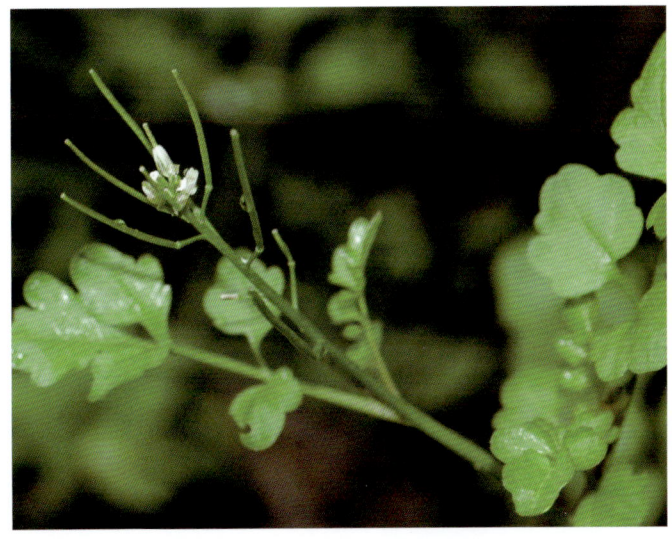

【Qet diel xid 功能主治】功能：los eb gangt xuf 利水燥湿，seil hxangd dangf hxangd 凉血止血。主治：mongb niangs od hxangd 内伤吐血，hniub mais pob xok mongb 目赤肿痛，los ghab hlat mais dlub 眼翳，jib daib ngas naix mais 小儿疳积，hsot ud bongt 经血过多。

【Ed not xus 用法用量】内服，水煎，15～25 g。外用，治眼翳取一小团捣蓉塞鼻。

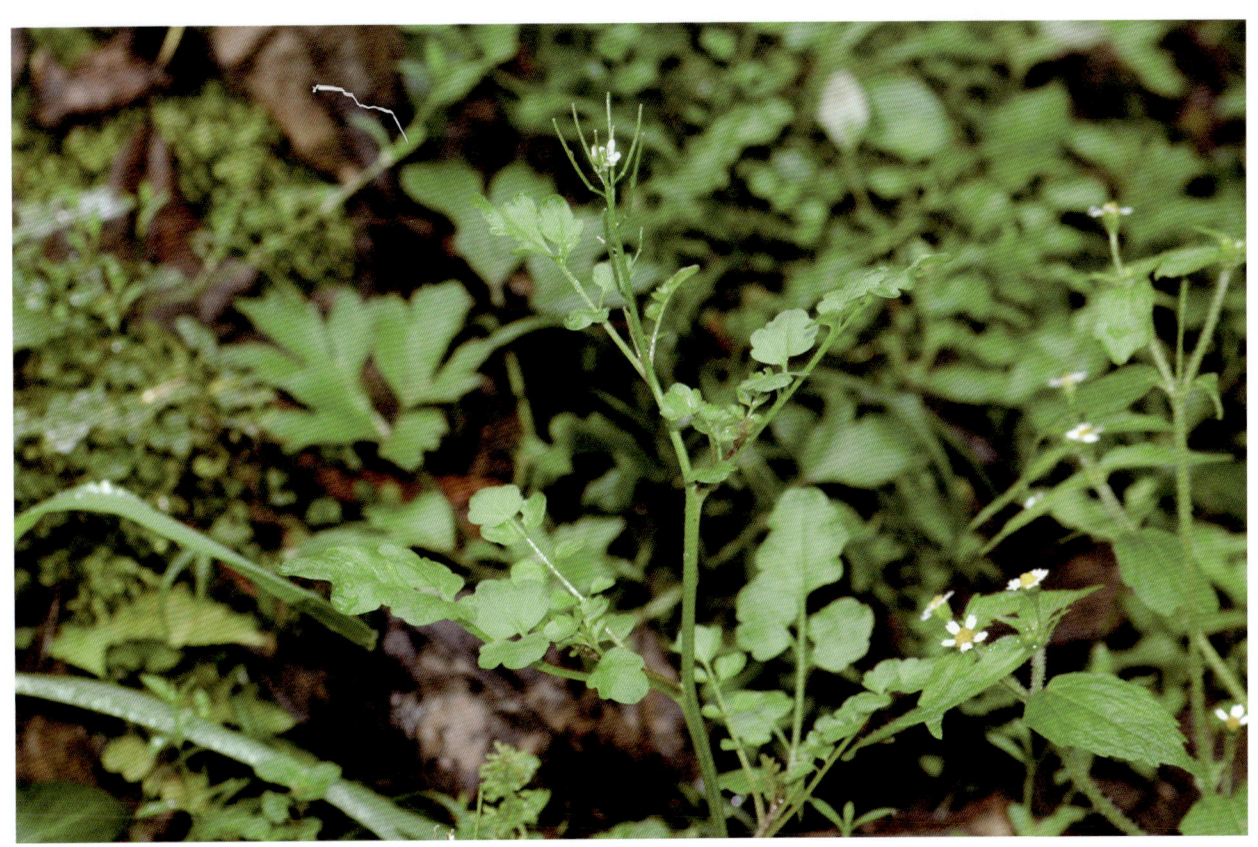

Vob yenb jux eb 水田碎米荠

【Bit hsenb 俗名】碎米荠、碎米草。

【Dios kob deis 基源】为十字花科植物水田碎米荠 *Cardamine lyrata* Bunge 的全草。

【Niangb bet deis 生长环境】生于水田、湿地。分布于各地苗乡。

【Jox hsub 性味属经】性平，味甘辛，属冷热两经药，入两经。

【Qet diel xid 功能主治】功能：hxub kib seil hxangd 清热凉血，ves hxangd hsot ud vut 活血调经。主治：kib seil 疟疾，ait gheb kib jid 麻疹高烧，od hxangd 吐血，hniub mais pob xok mongb 目赤肿痛，los ghab hlat mais dlub 眼翳，hsot ud ax jangx hxib 月经不调。

【Ed not xus 用法用量】内服，煎汤，15～25 g。外用，治眼翳取一小团捣蓉塞鼻。

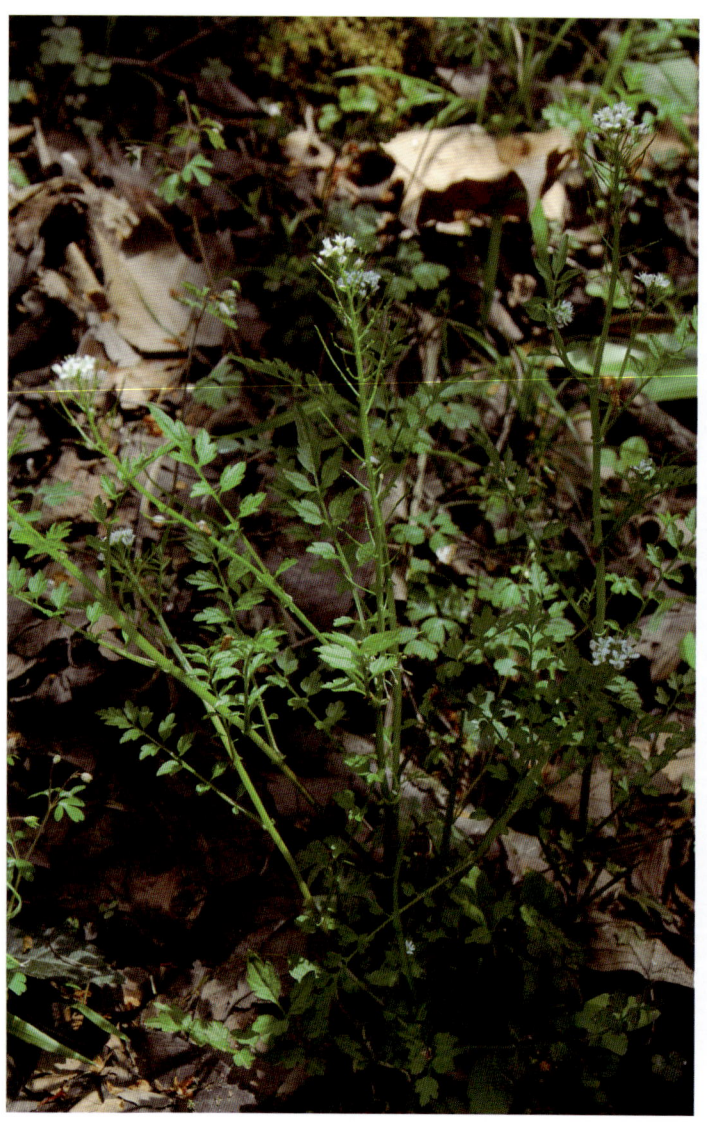
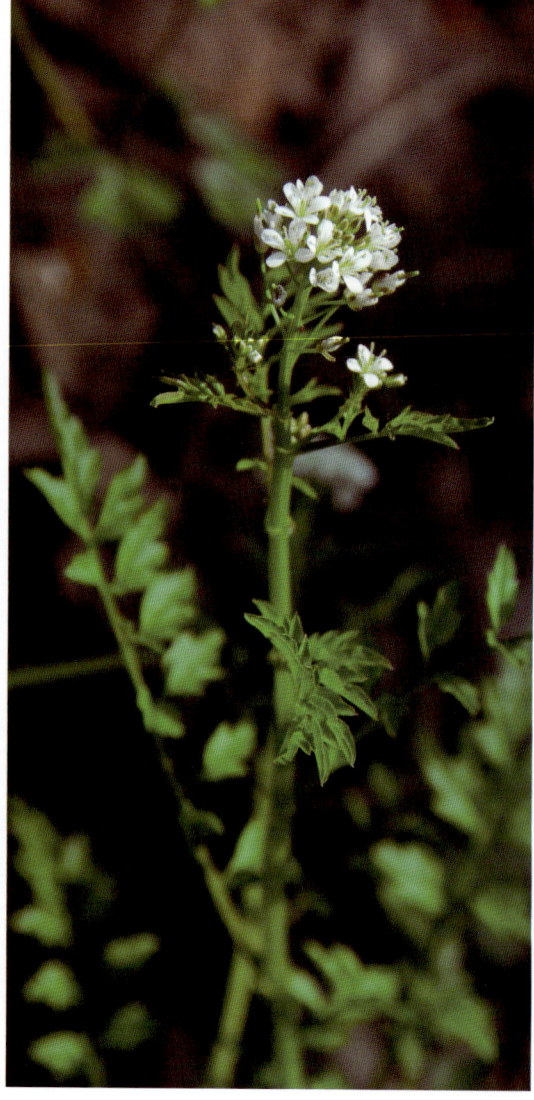

Vob gat dlub 独行菜

【Bit hsenb 俗名】白花草、羊辣罐、辣辣根、拉拉罐。
【Dios kob deis 基源】为十字花科植物独行菜 Lepidium cuneiforme C. Y. Wu 的全草。
【Niangb bet deis 生长环境】喜生于山谷沟边沙质土壤中。分布于部分苗乡。
【Jox hsub 性味属经】性冷，味苦辛，属冷药，入热经。
【Qet diel xid 功能主治】功能：dangf ngol yangx ghad ngol 止咳化痰，nais pot yens jab ait ngol 肺痨咳嗽，los xuf hangb eb 利湿行水。主治：ait ngol heik bongt 咳嗽痰喘，ait ngol 咳嗽，nais pot dlax hxangd ngol bet 肺痿咳喘，pob wux qub 水臌病，hsot ud ax zangx hxib 月经不调。
【Ed not xus 用法用量】内服，煎汤，15～25 g。

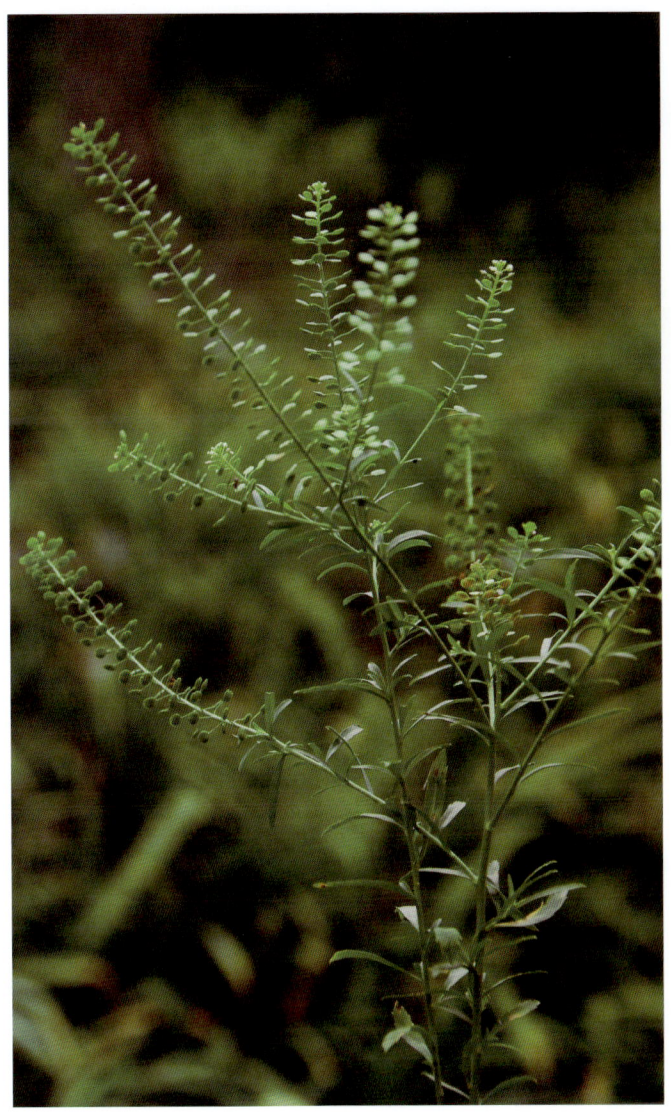
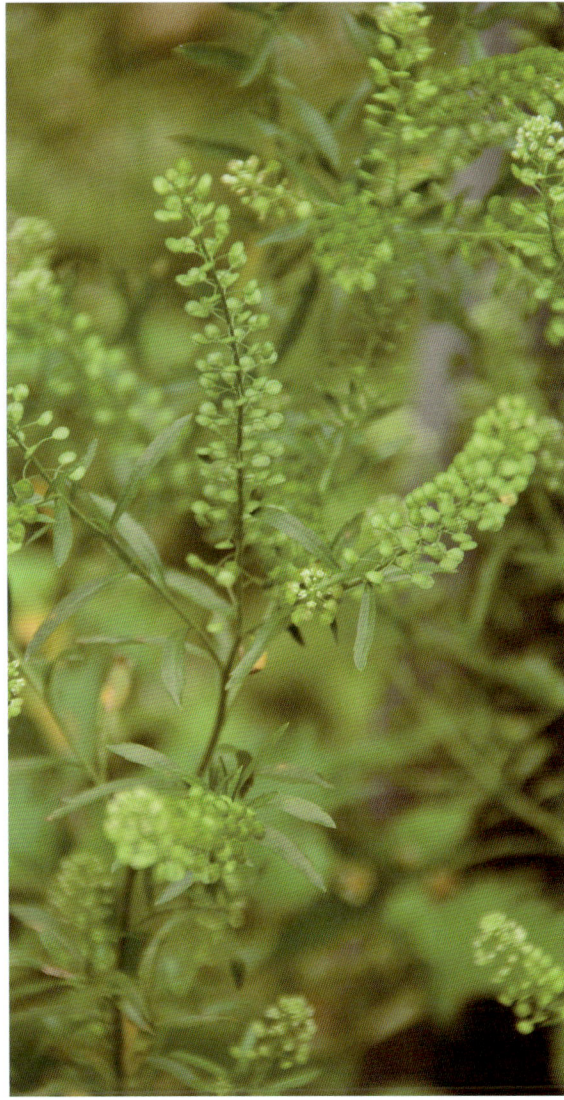

Vob yux lix 播娘蒿

【Bit hsenb 俗名】大适、米蒿、麦蒿、黄蒿、米米蒿、眉毛蒿、美米菜、婆婆蒿。

【Dios kob deis 基源】为十字花科植物播娘蒿 Descurainia sophia（L.）Webb. ex Prantl 的种子。

【Niangb bet deis 生长环境】生于低海拔地区田园间。分布于部分苗乡。

【Jox hsub 性味属经】性冷，味苦辛，属冷药，入热经。

【Qet diel xid 功能主治】功能：dangf ngol yangx ghad ngol 止咳化痰，nais pot yens jab ait ngol 肺痨咳嗽，los xuf hangb eb 利湿行水。主治：ait ngol heik bongt 咳嗽痰喘，ait ngol 咳嗽，jib daib dliangt khob 小儿白秃，pob wux qub 水臌病，lot ngas liak 口干舌燥，jif hxongb 淋巴结结核。

【Ed not xus 用法用量】内服，煎汤，15～25 g。外用，治白秃取药研末，先煎水洗再涂药末。

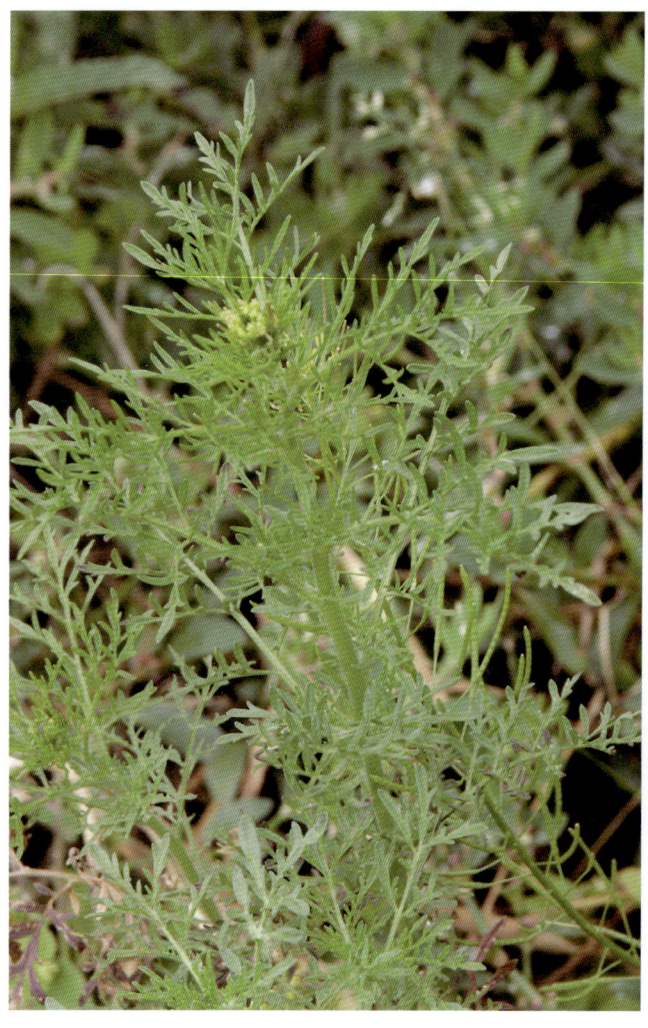
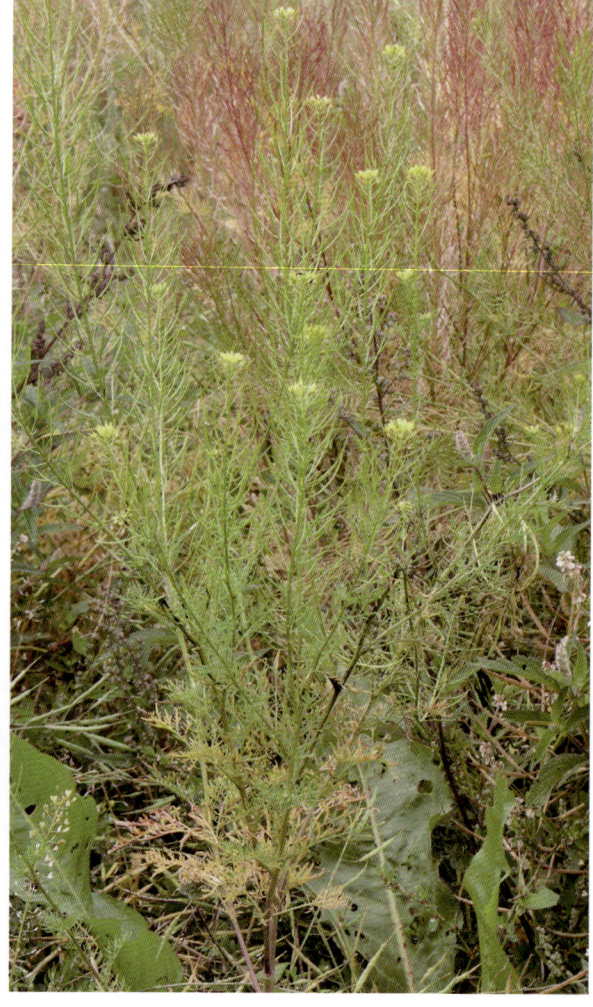

Vob yux vud 葶菜

【Bit hsenb 俗名】卓菜、石豇豆、辣米菜、田葛菜、野油菜、野芥菜、独根菜、金丝荚。

【Dios kob deis 基源】为十字花科植物葶菜 *Rorippa indica*（L.）Hiern. 的全草或花。

【Niangb bet deis 生长环境】生于荒地或田野中。分布于各地苗乡。

【Jox hsub 性味属经】性热，味甜，属热药，入冷经。

【Qet diel xid 功能主治】功能：hxub kib tongb eb wal 清热利尿，ves hxangd tongb hxud 活血通络。主治：mangb hfud seil 风寒感冒，ghab ghongd pob ongt 喉肿，ait gheb ax bongx 麻疹不透，yens jent mongb ghut hsongd 风湿性关节炎，dliangd bil dib yens pot mongb 跌打肿痛，fangx mais fangx jid 黄疸，jangx dix gangb 疖肿。

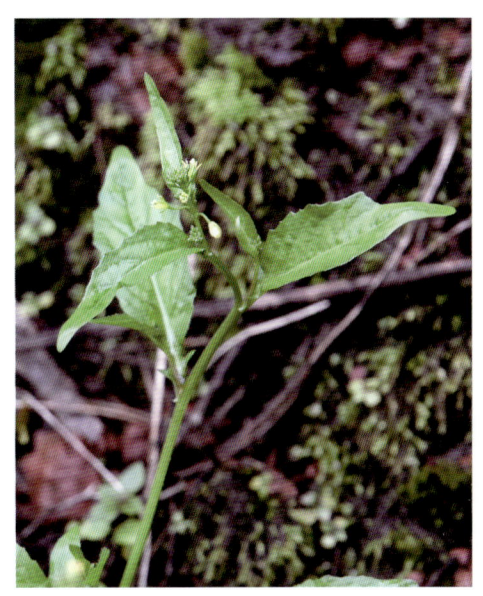

【Ed not xus 用法用量】内服，煎汤，15～30 g。外用，捣烂敷患处。

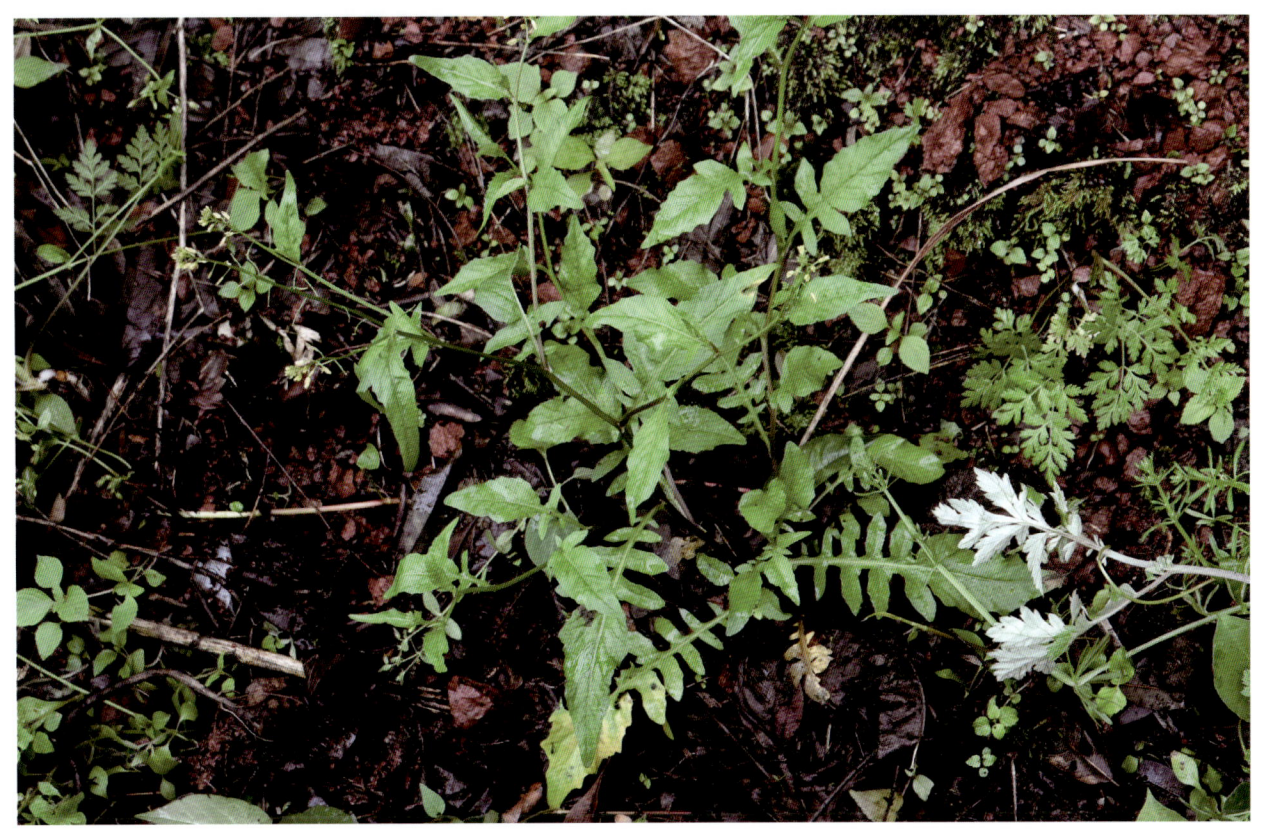

Vob yux eb 豆瓣菜

【Bit hsenb 俗名】水芥菜、水田芥、水蔊菜、西洋菜。

【Dios kob deis 基源】为十字花科植物豆瓣菜 Nasturtium officinale R. Br. 的全草。

【Niangb bet deis 生长环境】生于水田、浅水塘、沼泽地。分布于部分苗乡。

【Jox hsub 性味属经】性冷，味甘辛，属冷药，入热经。

【Qet diel xid 功能主治】功能：mangs nais jongt net nais pot 平肝润肺，dangf ngol yangx ghad ngol 止咳化痰。主治：nais pot yens jab 肺结核，nais pot kib ait ngol 肺热咳嗽，ait ngol 咳嗽，ax hsot ud 闭经。

【Ed not xus 用法用量】内服，煎汤，15～25 g。

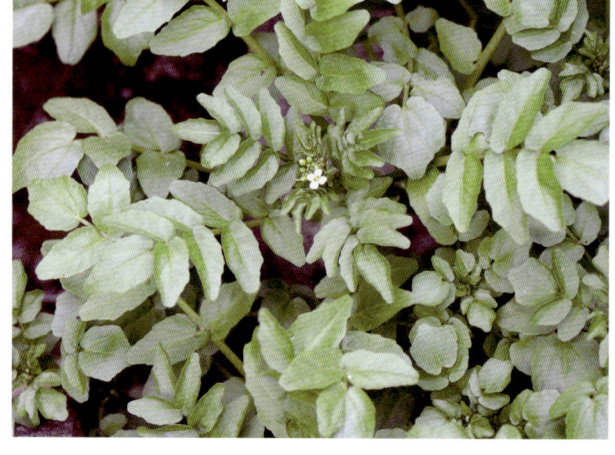

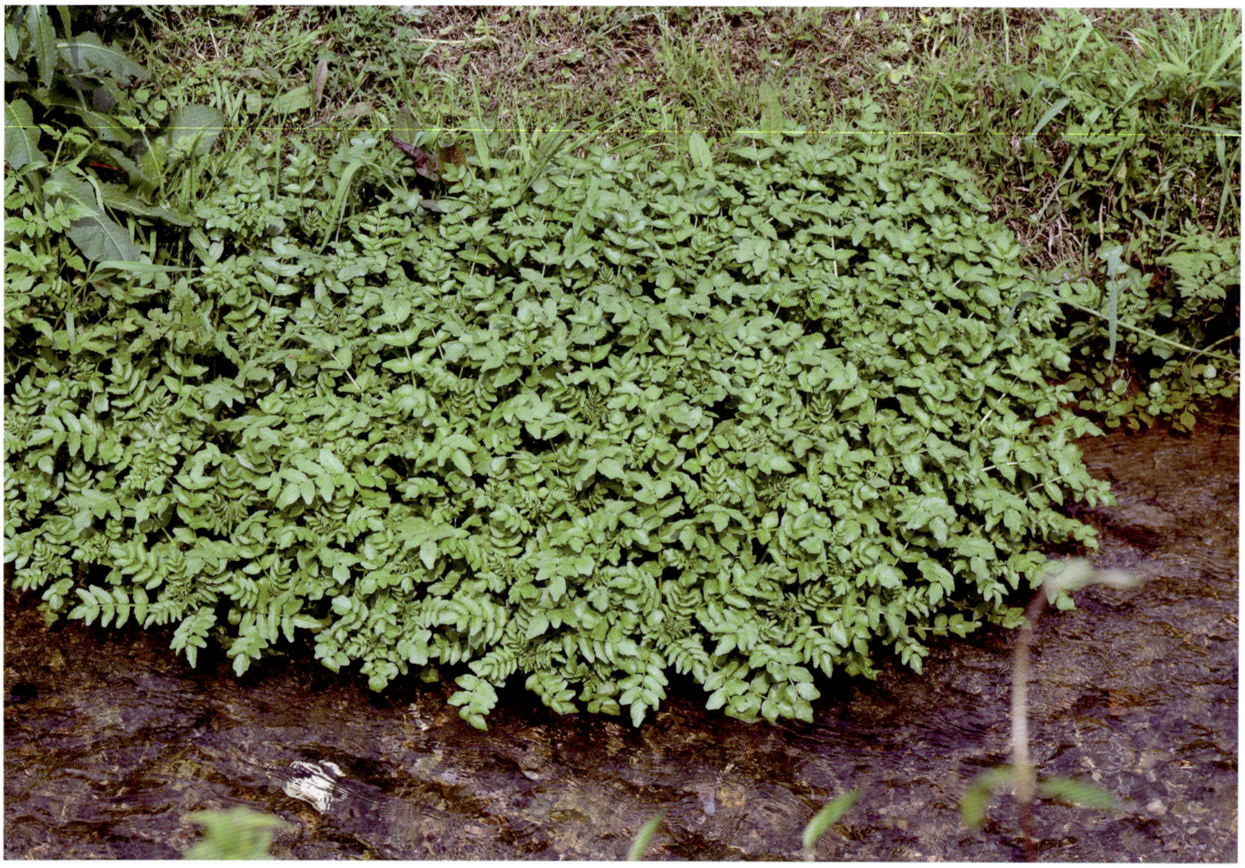

钟萼木科

Det jangd dlongx 钟萼木

【Bit hsenb 俗名】山桃树、伯乐树、钟萼皮、高山钟萼木。
【Dios kob deis 基源】为钟萼木科植物钟萼木 *Bretschneidara sinensis* Hemsl. 的树皮。
【Niangb bet deis 生长环境】生于高山地区杂木林中。分布于部分苗乡。
【Jox hsub 性味属经】性冷，味苦辛，属冷药，入热经。
【Qet diel xid 功能主治】功能：xongf hxend tiod hsongd 强筋壮骨，yis dliangl yis ves 补虚损。主治：dliangd bil dib sangb 跌打损伤，mongb hsongd hxend 筋骨疼痛，ait gheb bal jid mongb 劳伤疼痛。
【Ed not xus 用法用量】内服，煎汤，15～25 g；或浸酒饮。外用，捣蓉包敷患处。

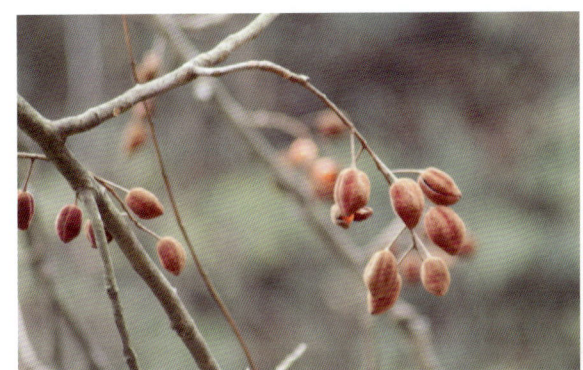
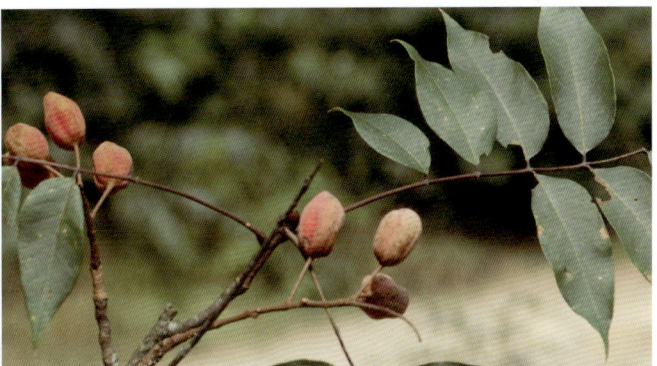
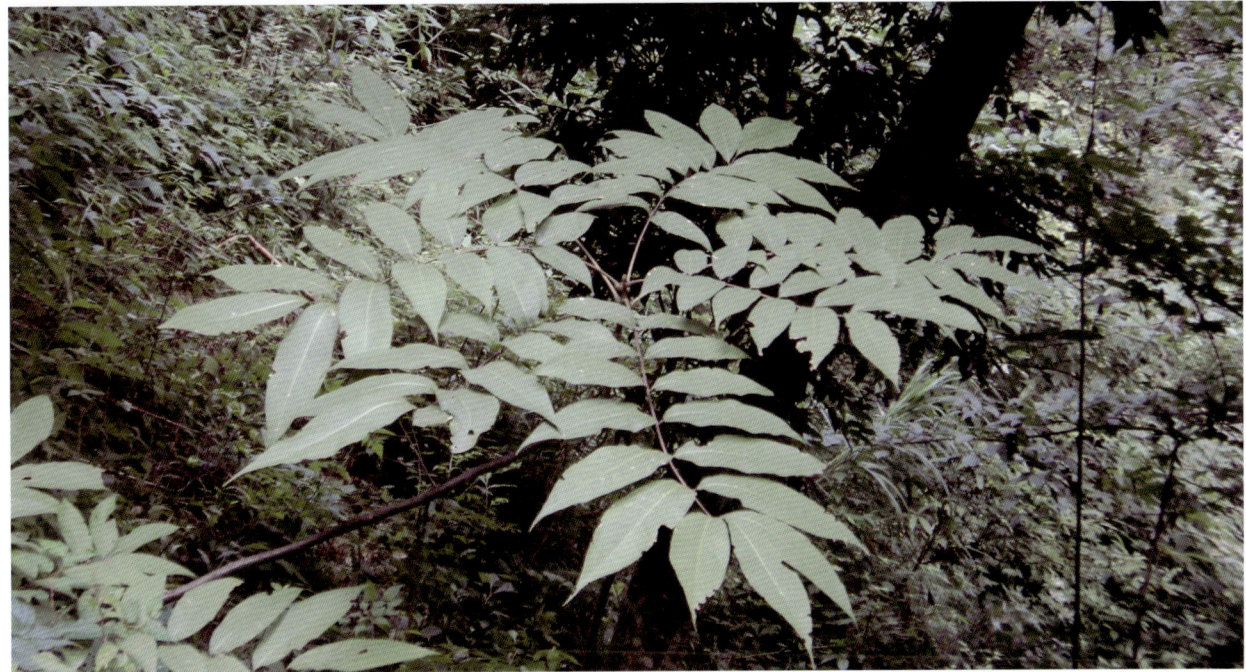

茅膏菜科

Vob gangb nais 新月茅膏菜

【Bit hsenb 俗名】山胡椒、胡椒草、珍珠草、捕蝇草、食虫草、野高粱。

【Dios kob deis 基源】为茅膏菜科植物新月茅膏菜 Drosera peltata Smith var. multisepala Y. Z. Ruan 的全草。

【Niangb bet deis 生长环境】生于密林下空地、坡塝草丛。分布于各地苗乡。

【Jox hsub 性味属经】性平，味甘辛，属冷热两经药，入两经。

【Qet diel xid 功能主治】功能：xongf hxend tiod hsongd 强筋壮骨，hxenk angt dangf mongb 消肿止痛。主治：mangb hfud seil 风寒感冒，dliangd bil dib sangb 跌打损伤，yens xit 刀伤，hsongd hxend seil mongb 筋骨冷痛，mongb diub 腰痛，jib daib ngas naix mais 小儿疳积。

【Ed not xus 用法用量】内服，煎汤，15～25 g；或浸酒饮。

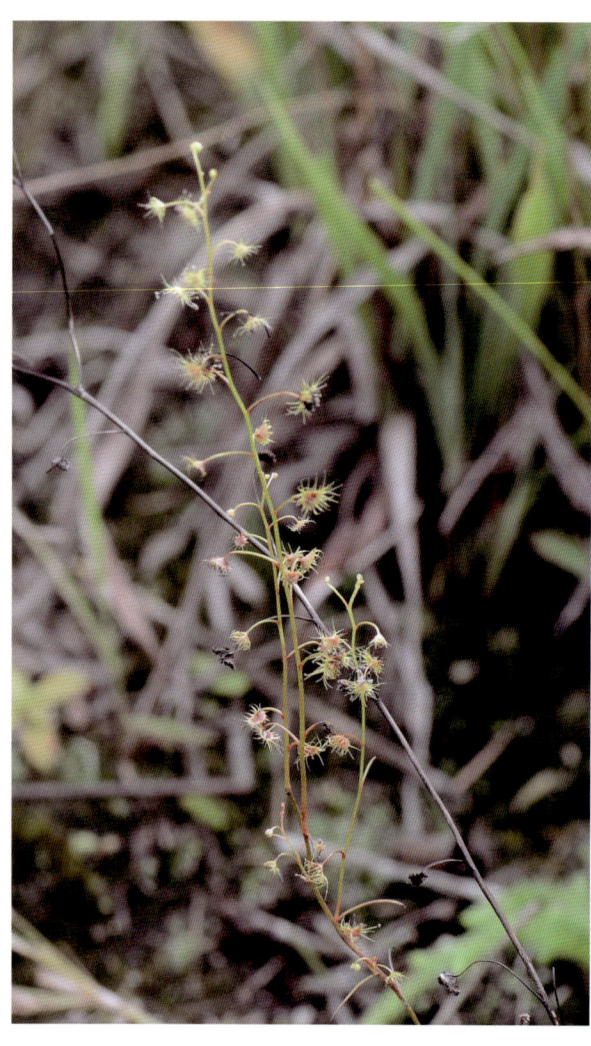
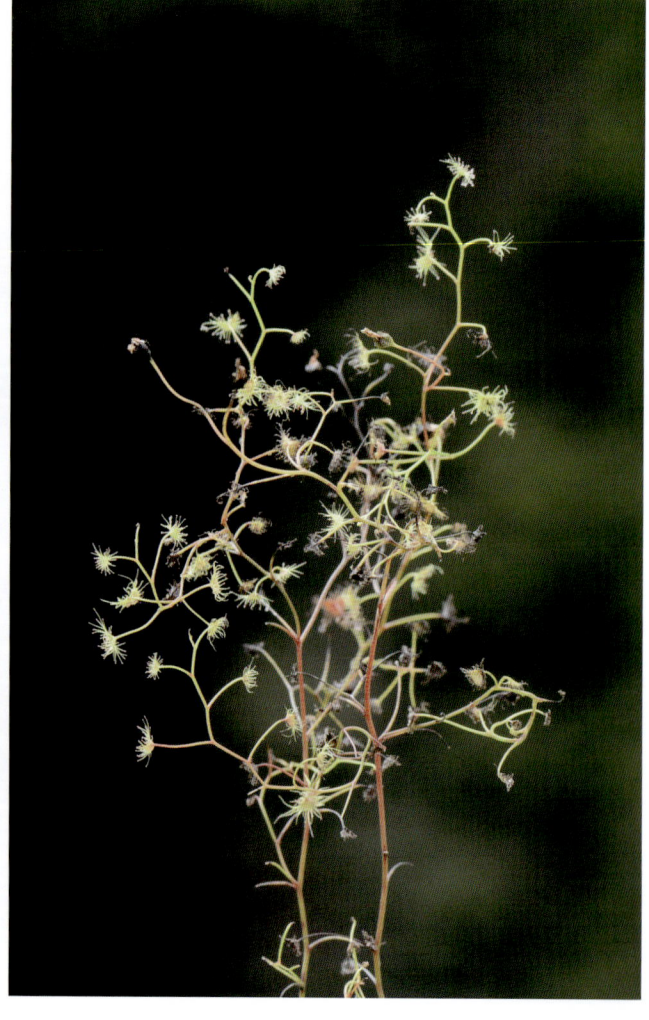

景天科

Vob liangl genk 景天

【Bit hsenb 俗名】八宝、胡豆莲、还阳草、玉蝴蝶、黄花参、活血三七。

【Dios kob deis 基源】为景天科植物景天 *Sedum erythrostieltum* Miq. 的全草。

【Niangb bet deis 生长环境】生于坡塝草地、沟谷两侧。分布于部分苗乡。

【Jox hsub 性味属经】性冷，味苦酸，属冷药，入热经。

【Qet diel xid 功能主治】功能：hxub kib tat jab 清热解毒，seil hxangd dangf hxangd 凉血止血。主治：nais pot od nul 肺炎，ngol lol hxangd 咳血，od hxangd 吐血，los ghab hlat mais dlub 眼翳，yens hseik 漆疮，jib daib kib jid hvuk hxud 小儿高烧抽搐。

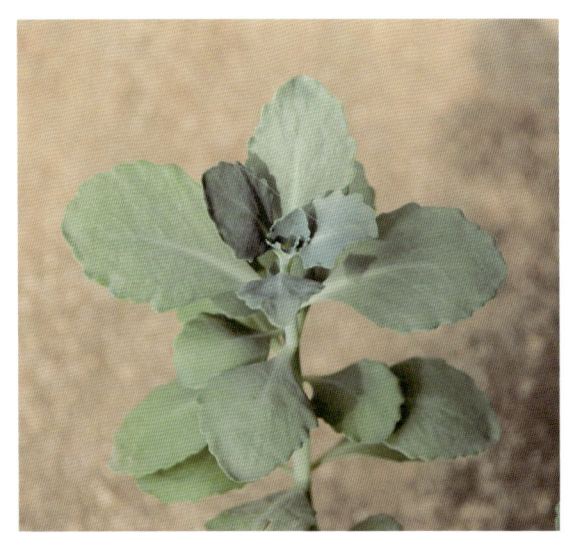

【Ed not xus 用法用量】内服，煎汤，15～30 g；或捣汁饮。外用，捣汁涂或煎水洗。

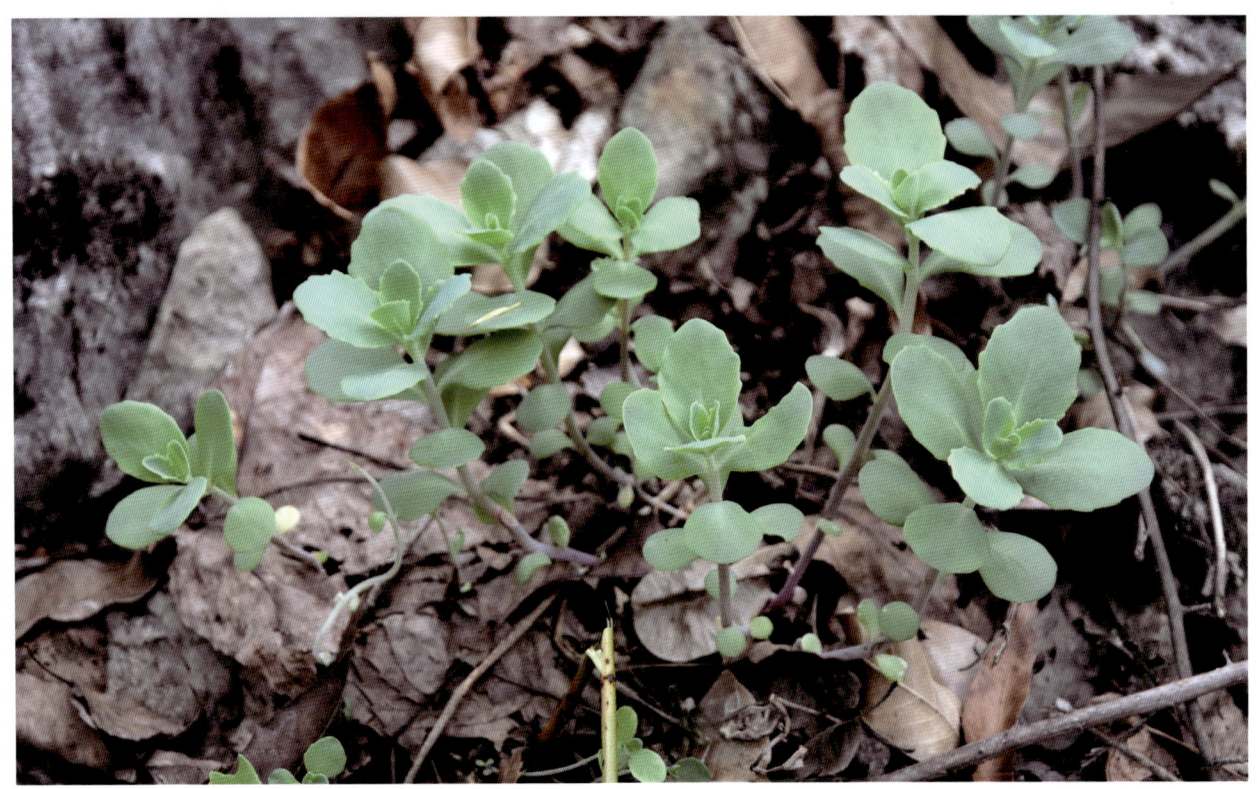

Vob liangl genk yut 珠芽景天

【Bit hsenb 俗名】小箭草、马屎花、佛甲草、珠芽石板菜、珠芽佛甲草。

【Dios kob deis 基源】为景天科植物珠芽景天 Sedum bulbiferum Makino 的全草。

【Niangb bet deis 生长环境】生于中山地区阴湿岩石上、疏林下。分布于部分苗乡。

【Jox hsub 性味属经】性冷，味涩，属冷药，入热经。

【Qet diel xid 功能主治】功能：hxed diongb zangl seil 温中散寒，hxub jent dlongs hxud lis 祛风活络。主治：kib seil 疟疾，nais pot od nul 肺炎，yens jent zeib ghangb 风湿瘫痪，mongb qub 腹痛，od hxangd 吐血。

【Ed not xus 用法用量】内服，煎汤，15～25 g。

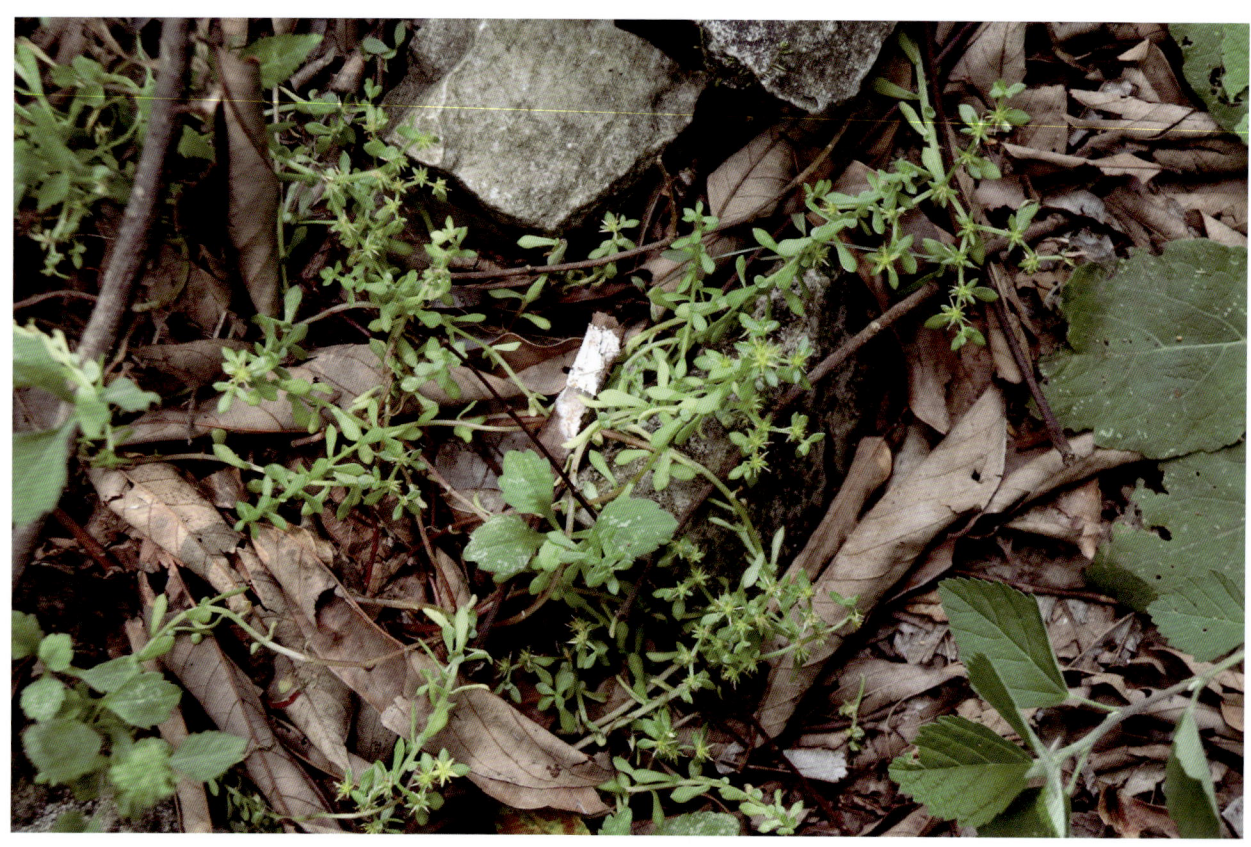

Jab maf liangx mik 凹叶景天

【Bit hsenb 俗名】马牙苋、六月雪、佛甲草、豆瓣草、狗牙齿、旱兰枝、马牙半支。

【Dios kob deis 基源】为景天科植物凹叶景天 *Sedum emarginatum* Migo 的全草。

【Niangb bet deis 生长环境】生于坡塝草丛、沟谷岩石上。分布于各地苗乡。

【Jox hsub 性味属经】性冷，味酸，属冷药，入热经。

【Qet diel xid 功能主治】功能：hxub kib tat jab 清热解毒，los xuf 利湿，dangf hxangd 止血。主治：fal sab 痧证，od hxangd 吐血，lol hxangd nais 鼻衄，pob wux qub 水臌病，jif hxongb 淋巴结结核，yens dlad zeb nex gik 狂犬咬伤。

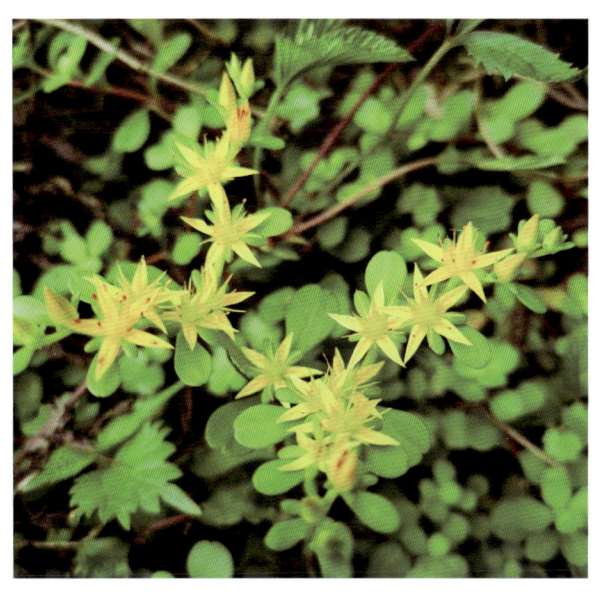

【Ed not xus 用法用量】内服，煎汤，20～30 g；或捣汁饮。外用，捣烂敷患处。

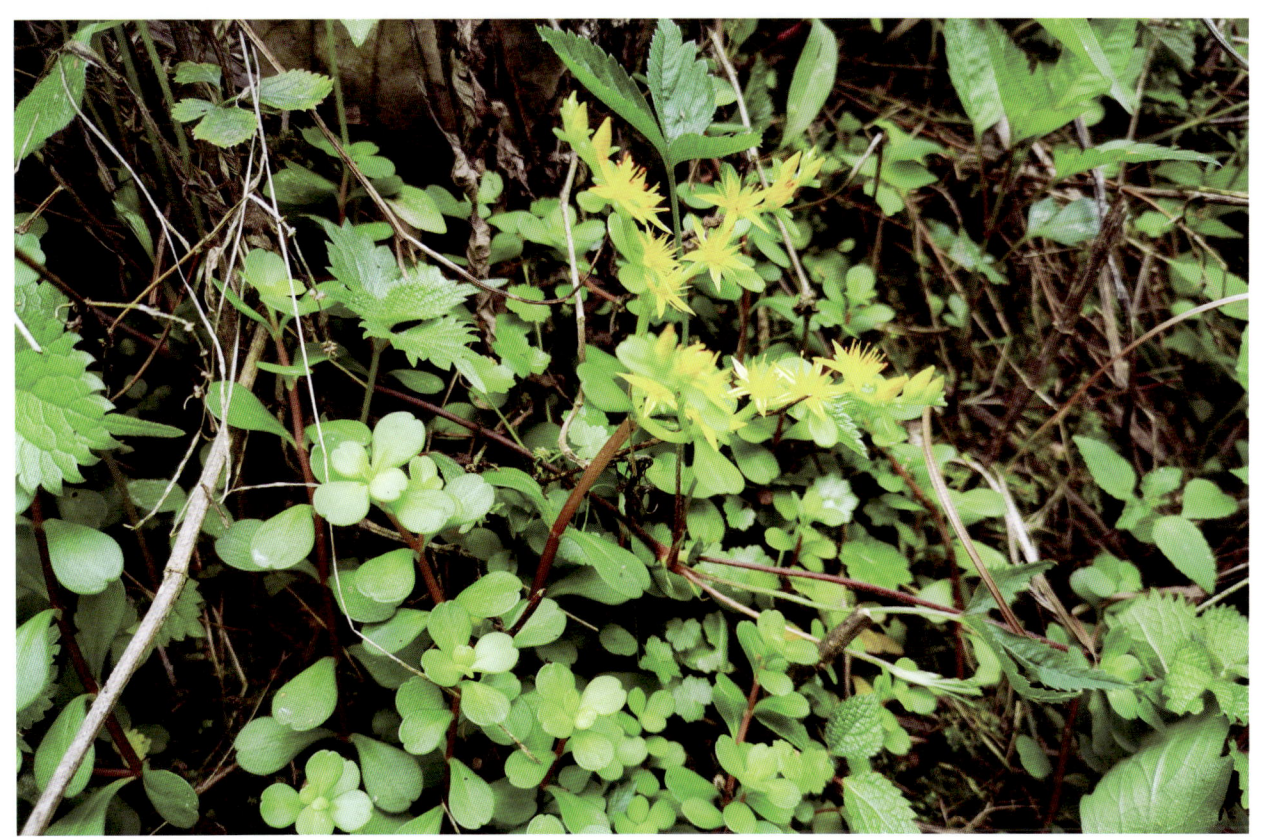

Jab maf liangx xok 云南红景天

【Bit hsenb 俗名】三匹七、还阳草、玉蝴蝶、胡豆莲、黄花参、姜皮矮陀陀。

【Dios kob deis 基源】为景天科植物云南红景天 Rhodiola yunnanensis（Franch.）S. H. Fu 的根。

【Niangb bet deis 生长环境】生于坡塝荫蔽草丛中、疏林下。分布于部分苗乡。

【Jox hsub 性味属经】性冷，味苦涩，属冷药，入热经。

【Qet diel xid 功能主治】功能：hxub kib tat jab 清热解毒，tat jit hxangd dangf hxangd 散瘀止血。主治：bal ves ait ngol 虚弱咳嗽，diux ghongd od nul 咽喉炎，yens xit lol hxangd 刀伤出血，dliangd bil dib sangb 跌打损伤，pob xok angt mongb 红肿疼痛。

【Ed not xus 用法用量】内服，煎汤，15～25 g；或浸酒饮。外用，捣烂敷患处。

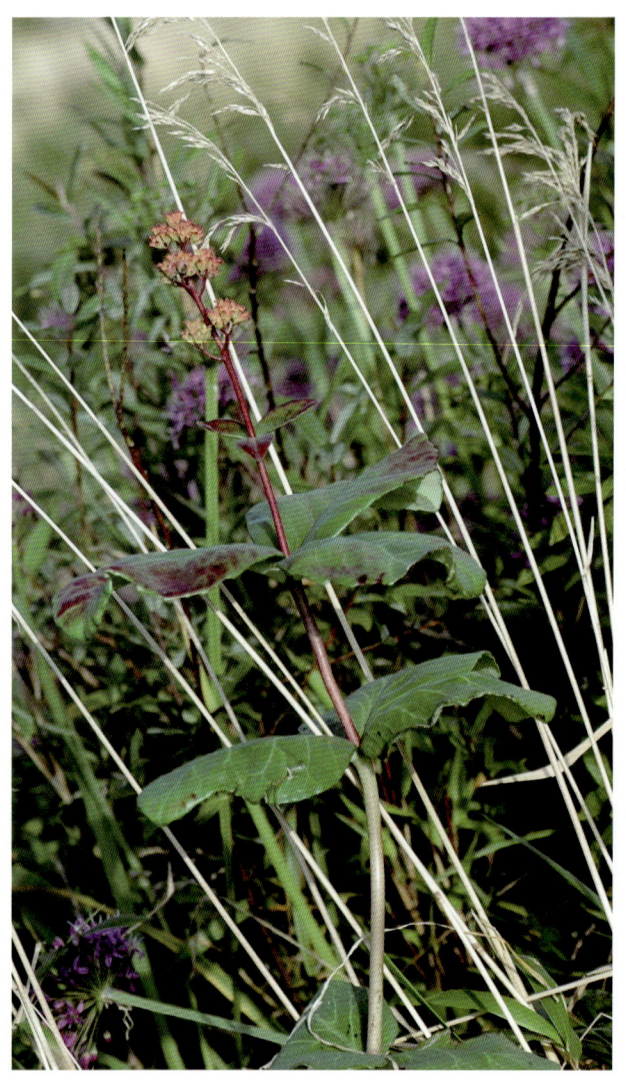
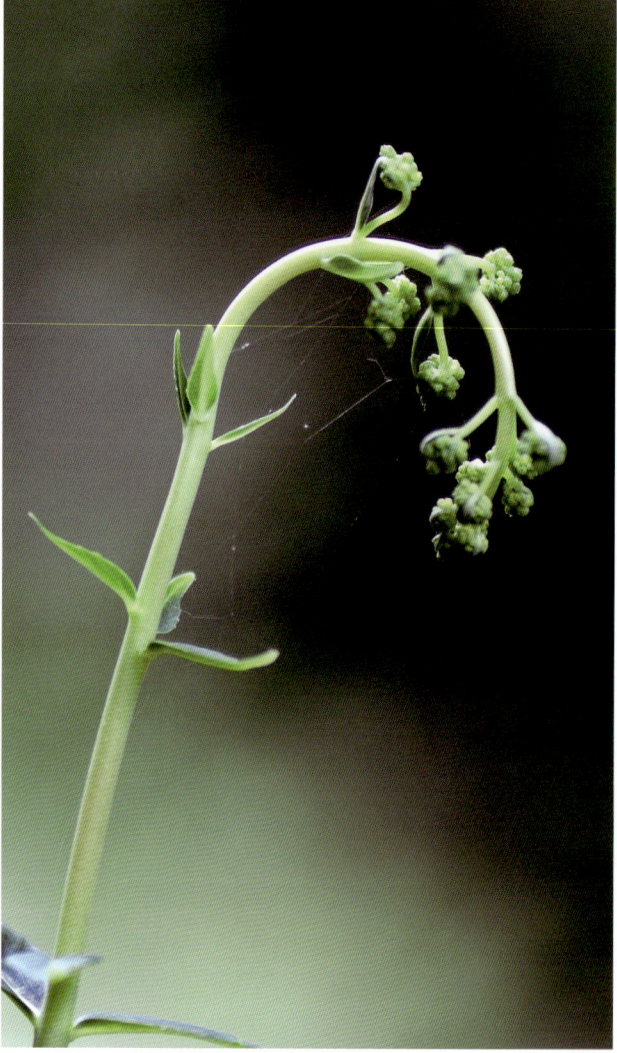

Nangx leix dad 佛甲草

【Bit hsenb 俗名】火焰草、午时花、禾雀利、狗牙瓣、铁指甲、鼠牙半枝莲。

【Dios kob deis 基源】为景天科植物佛甲草 *Sedum lineare* Thunb. 的全草。

【Niangb bet deis 生长环境】生于山野荫蔽地区、山冲岩石上。分布于部分苗乡。

【Jox hsub 性味属经】性冷，味甘，属冷药，入热经。

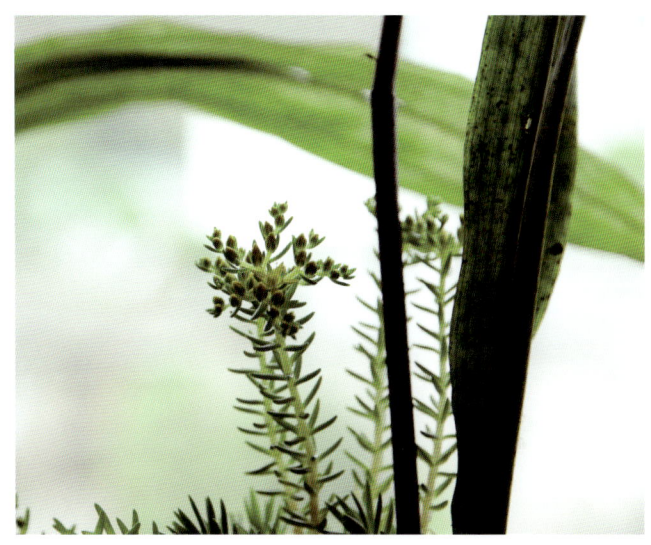

【Qet diel xid 功能主治】功能：hxenk angt dangf mongb 消肿止痛，hxub kib tat jab 清热解毒。主治：fangx mais fangx jid 黄疸，kib eb kib dul 水火烫伤，ghab diux ghongd angt mongb 咽喉肿痛，mongb hmid 牙痛，zaid wel jangx dix bus pob xok 乳痈红肿，niangb hsab pob mongb 无名肿毒，yens hseik 漆疮。

【Ed not xus 用法用量】内服，煎汤，15～25 g；或捣汁饮。外用，捣烂敷或捣汁含嗽。

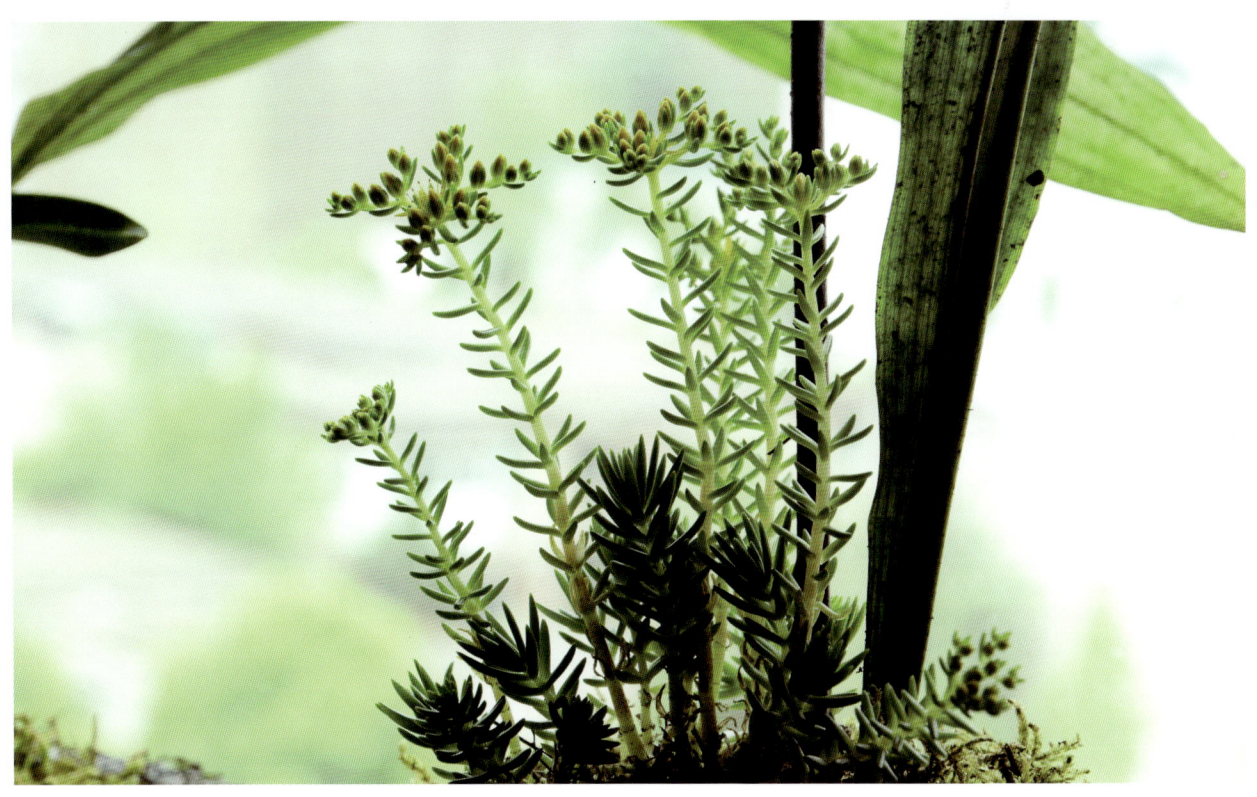

Jab gheik bat 繁缕景天

【Bit hsenb 俗名】景天、土三七、吐血草、滇瓦花、岩如意、见血散、活血丹。

【Dios kob deis 基源】为景天科植物繁缕景天 *Sedum stellariifolium* Franch. 的全草。

【Niangb bet deis 生长环境】生于荒山草坡、山野阴湿地、山冲石缝。分布于各地苗乡。

【Jox hsub 性味属经】性冷，味苦涩，属冷药，入热经。

【Qet diel xid 功能主治】功能：hxub kib tat jab 清热解毒，ves hxangd tat jit hxangd 活血化瘀。主治：nais pot od nul 肺炎，od hxangd 吐血，nios dles 瘀斑，los ghab jed vangl daib 子宫下垂，yens hseik 漆疮，dix gangb 疔疮。

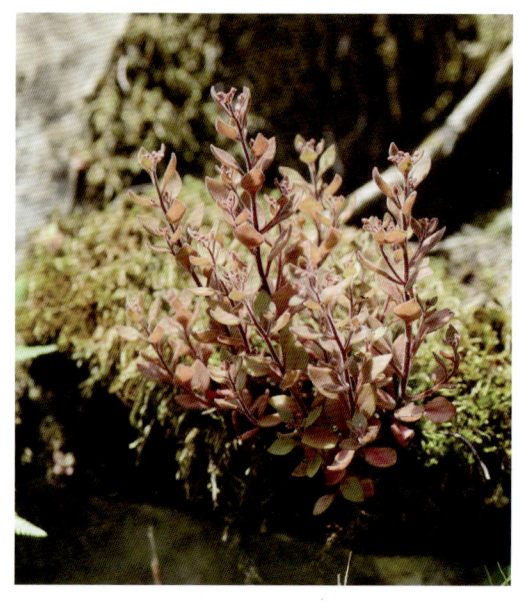

【Ed not xus 用法用量】内服，煎汤，15～25 g；或捣汁饮。外用，捣汁滴或煎水洗。

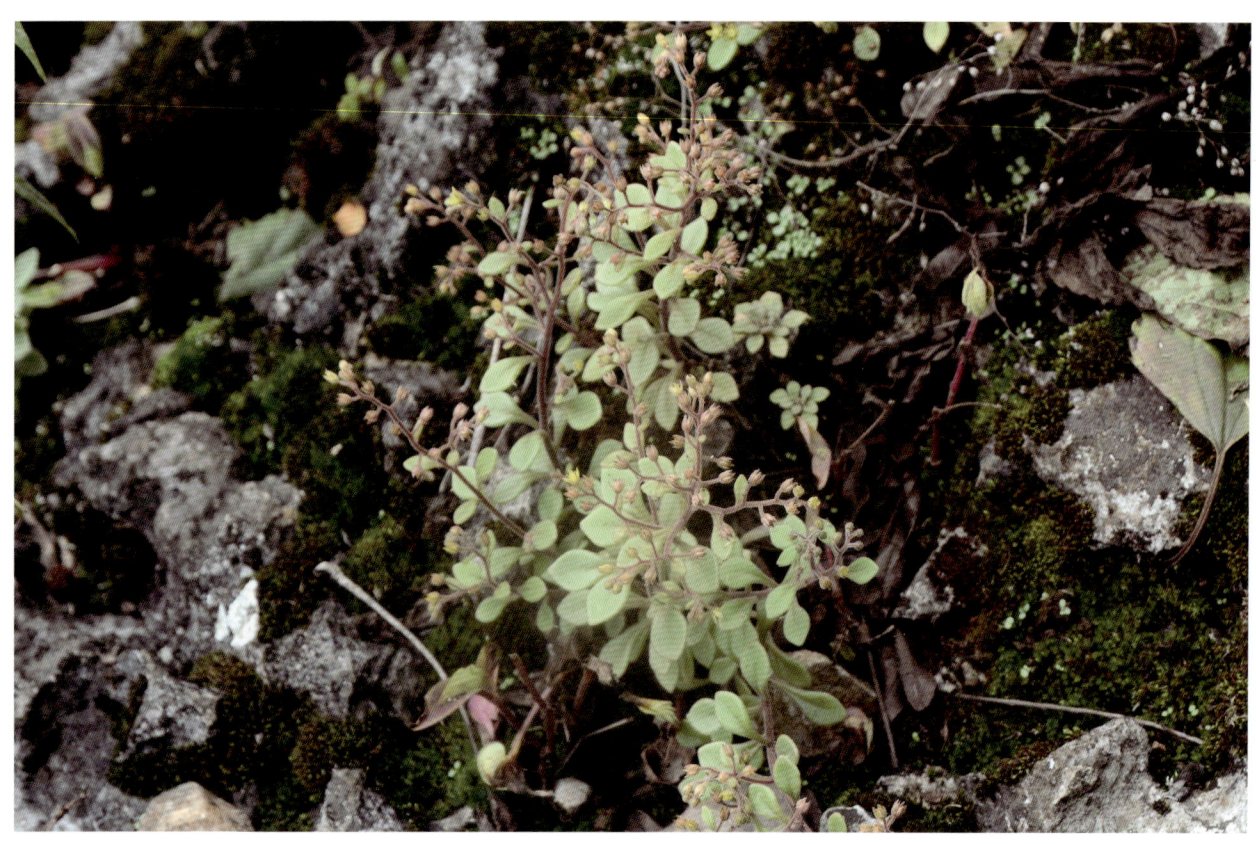

Nangx hniub fab 垂盆草

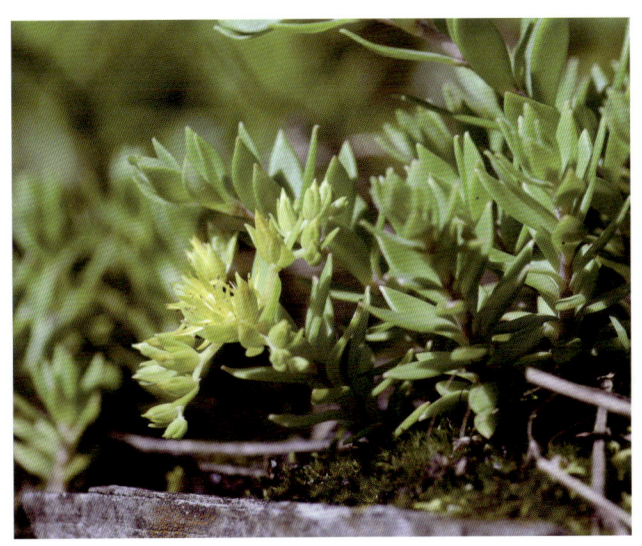

【Bit hsenb 俗名】土三七、太阳草、狗牙齿、狗牙草、狗牙瓣、鸡舌草、佛指甲。

【Dios kob deis 基源】为景天科植物垂盆草 Sedum sarmentosum Bunge 的全草。

【Niangb bet deis 生长环境】生于中山地区凹地、岩石山上。分布于部分苗乡。

【Jox hsub 性味属经】性冷，味甘淡，属冷药，入热经。

【Qet diel xid 功能主治】功能：hxenk angt dangf mongb 消肿止痛，hxub kib tat jab 清热解毒。主治：nais jongt od nul 肝炎，ait gheb bal jid ait ngol 劳伤咳嗽，ghab diux ghongd angt mongb 咽喉肿痛，kib eb kib dul 水火烫伤，yens gangb hniub bangd 蜂子蜇伤。

【Ed not xus 用法用量】内服，煎汤，15～30 g。外用，捣烂敷患处。

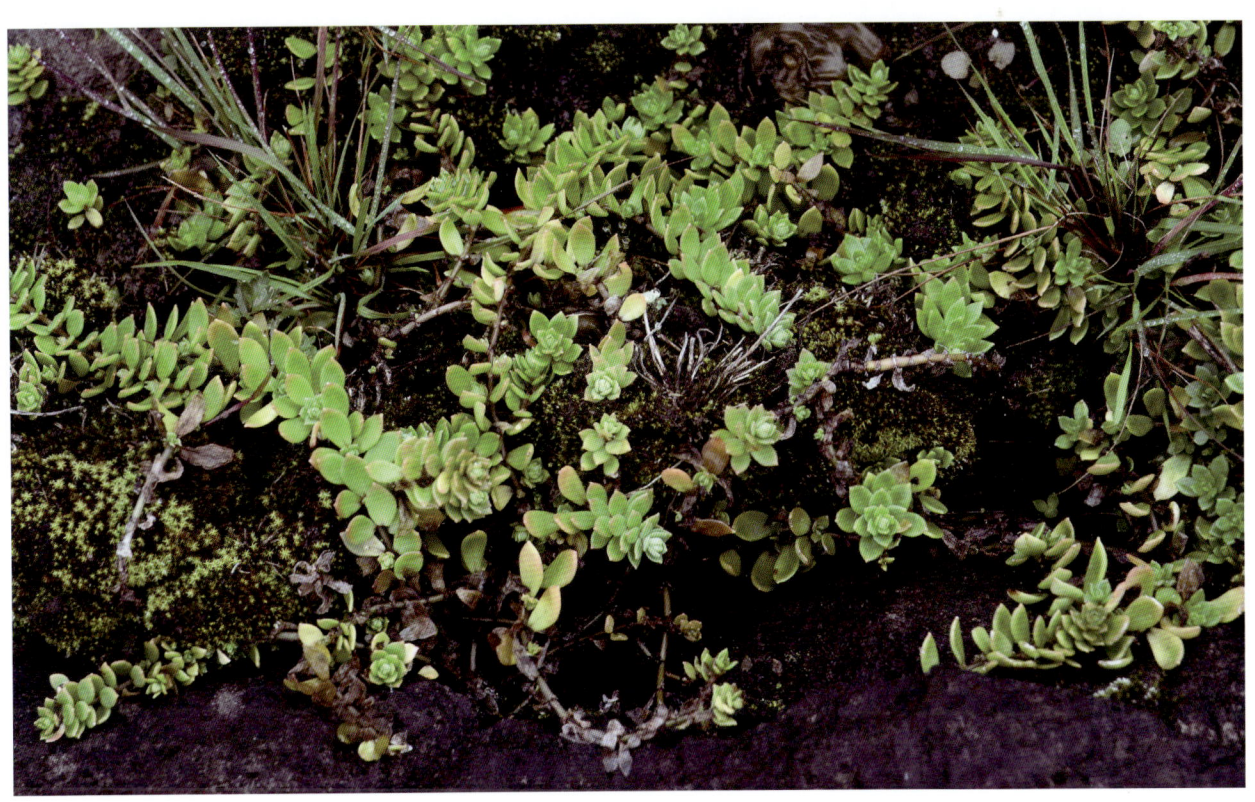

Vob songb gheid 石莲

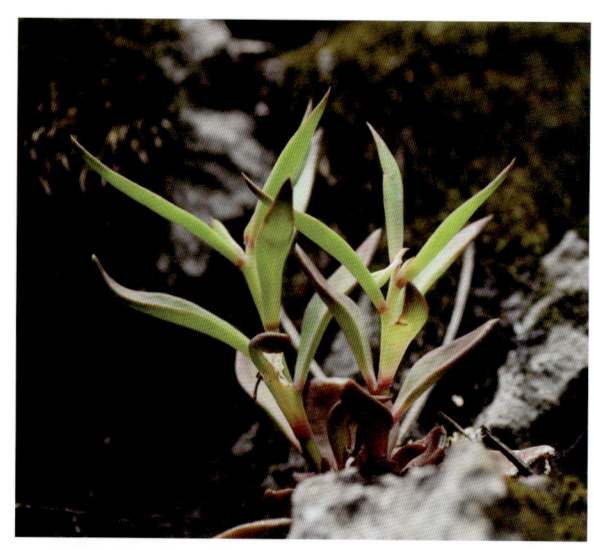

【Bit hsenb 俗名】瓦松、岩松、岩石莲、红花岩松。

【Dios kob deis 基源】为景天科植物石莲 *Sinocrassula indica*（Decne.）Berger 的全草。

【Niangb bet deis 生长环境】生于山坡阴湿地及石缝中。分布于部分苗乡。

【Jox hsub 性味属经】性平，味辛，属冷热两经药，入两经。

【Qet diel xid 功能主治】功能：hxub kib hxenk ongd hsongd 清热消炎。主治：nais jongt od nul 肝炎，khangd naix ongd hsongd 中耳炎，kib eb kib dul 水火烫伤。

【Ed not xus 用法用量】内服，煎汤，15～25 g。外用，捣烂敷；或捣汁滴耳。

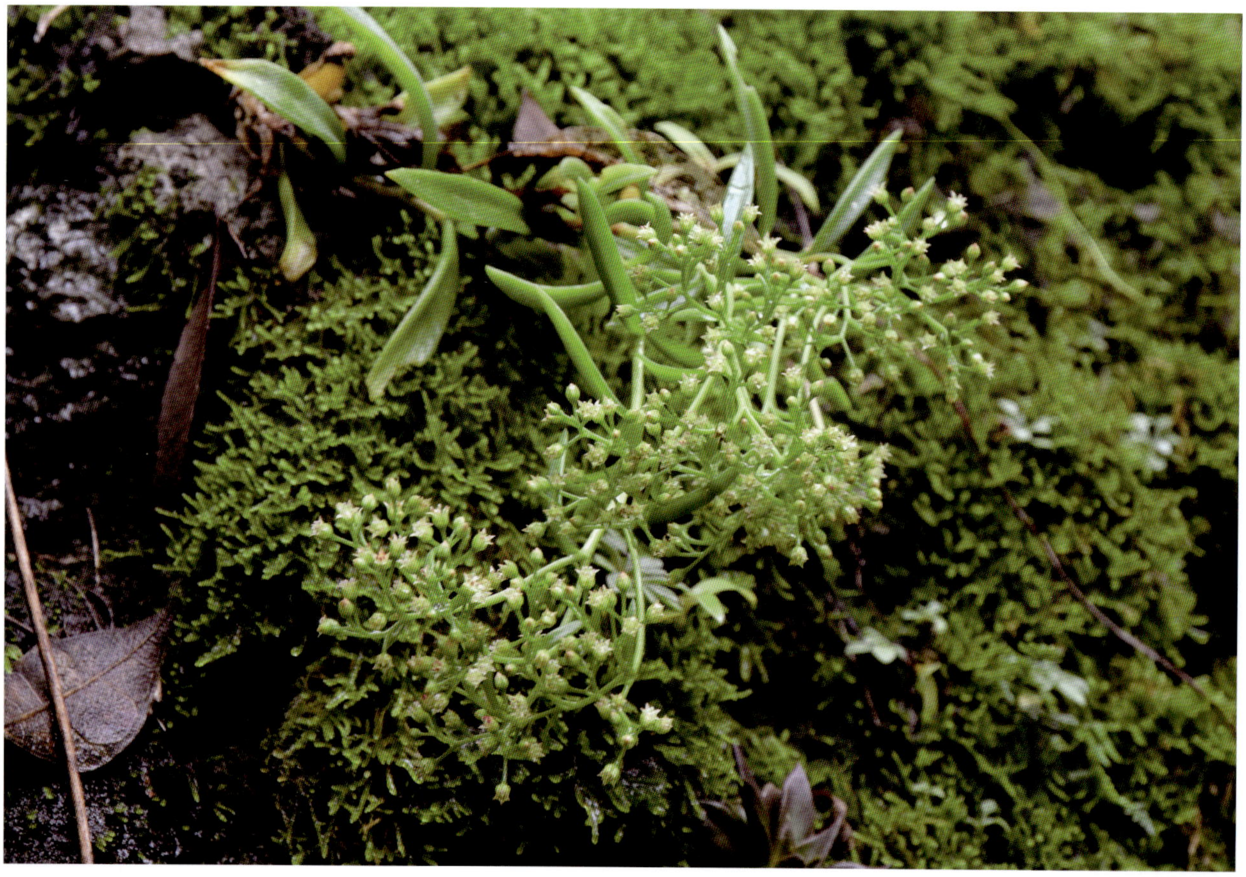

Vob meif nail 费菜

【Bit hsenb 俗名】血草、七叶草、马三七、血三七、回生草、胡椒七、养心草。

【Dios kob deis 基源】为景天科植物费菜 Sedum aizoon L. 的全草或根。

【Niangb bet deis 生长环境】生于中海拔地区岩石上或河沟边。分布于各地苗乡。

【Jox hsub 性味属经】性平，味辛，属冷热两经药，入两经。

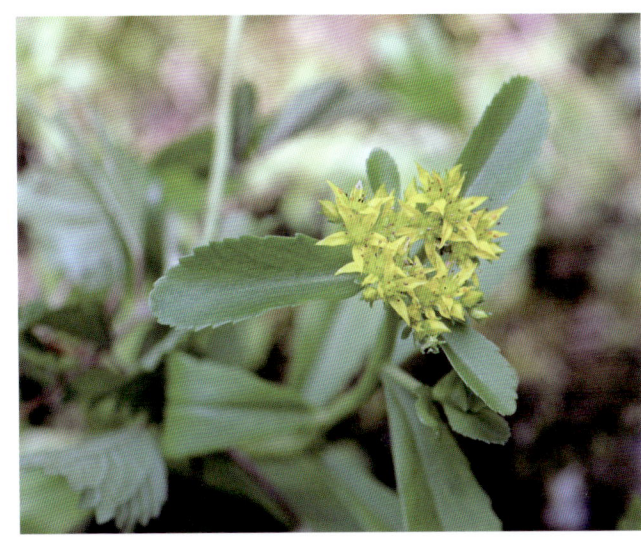

【Qet diel xid 功能主治】功能：yis hsongd tiod hxend 补骨强筋，seil hxangd dangf hxangd 凉血止血。主治：nit diongx hxangd 高血压，dliangd bil dib sangb 跌打损伤，yens xit lol hxangd 刀伤出血，nais pot yens jab khangk hxangd ax dangf 肺结核咯血不止，od hxangd 吐血，xud ghad hxangd 便血，niangb hsab pob mongb 无名肿毒。

【Ed not xus 用法用量】内服，煎汤，15～25 g。外用，捣烂敷患处。

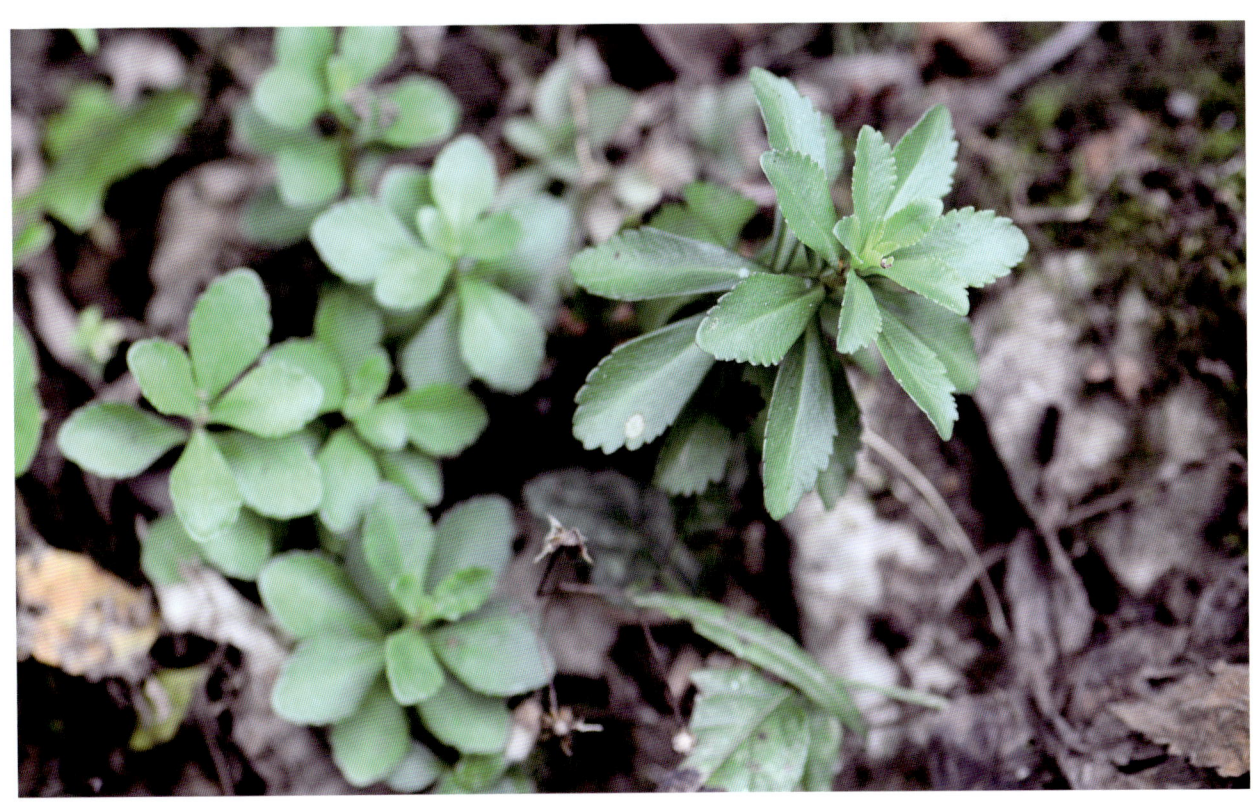

虎耳草科

Vob bix seix dius 虎耳草

【Bit hsenb 俗名】老虎耳、石丹药、红丝络、疼耳草、猪耳草、狮子草、矮虎耳草。

【Dios kob deis 基源】为虎耳草科植物虎耳草 Saxifraga stolonifera Curt. 的全草。

【Niangb bet deis 生长环境】生于溪涧两侧、深山林下阴湿岩石上。分布于各地苗乡。

【Jox hsub 性味属经】性冷，味苦辛，属冷药，入热经。

【Qet diel xid 功能主治】功能：hxub kib tat jab 清热解毒，seil hxangd dangf hxangd 凉血止血。主治：yens xit lol hxangd 刀伤出血，ngol yenx hnaib 百日咳，od hxangd 吐血，khangd naix ongd hsongb 中耳炎，dliangb dul ghab hfat 荨麻疹，hfak bangb hxangd 血崩，dix khangd ghad 痔疮。

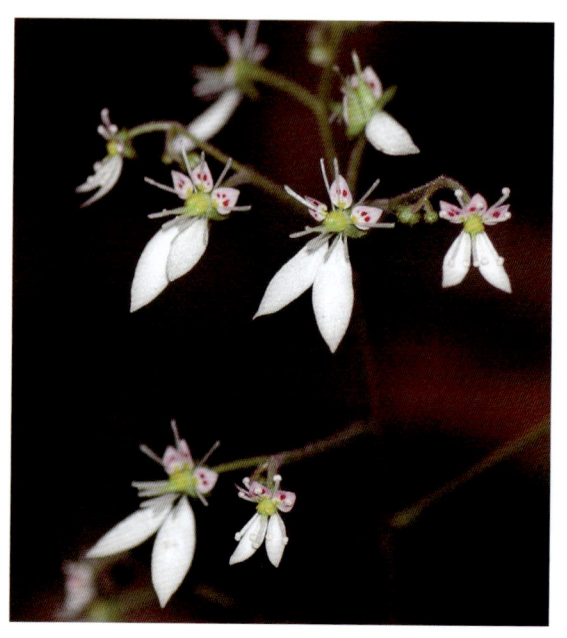

【Ed not xus 用法用量】内服，煎汤，15～25 g。外用，捣汁滴；或煎水熏洗。

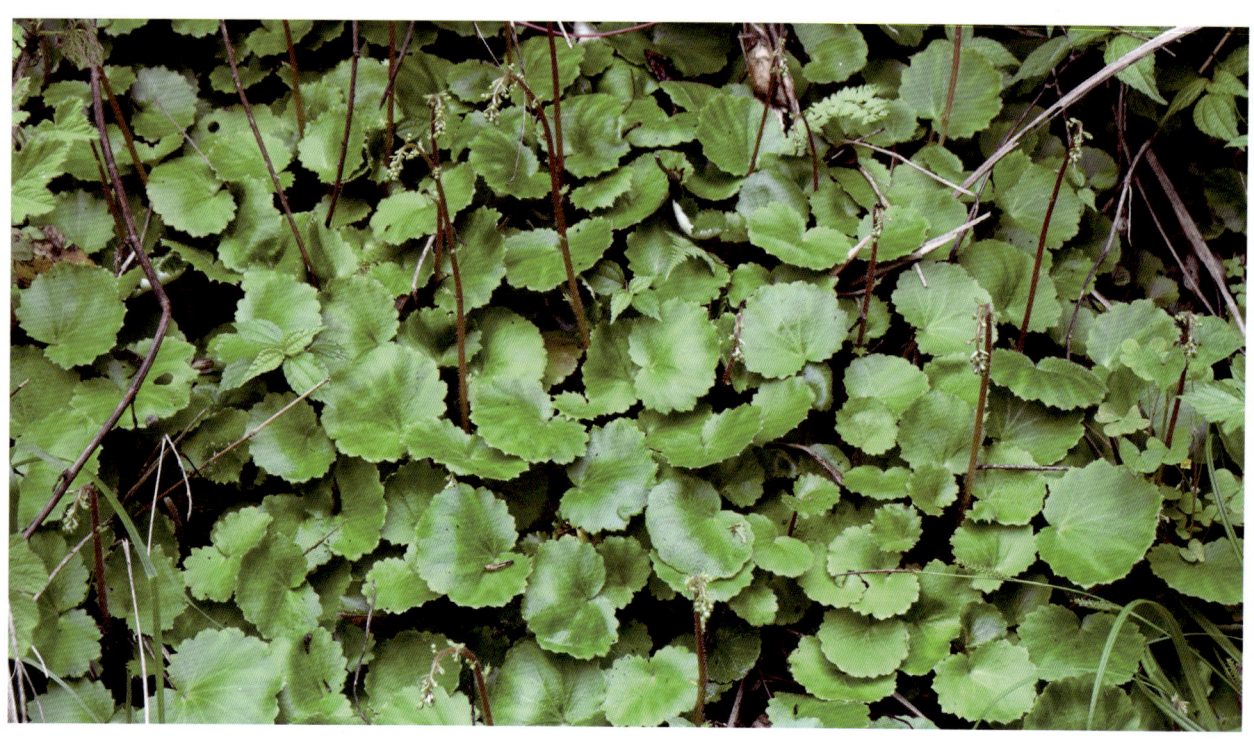

Vob bix seix hlieb 天胡荽金腰

【Bit hsenb 俗名】虎耳草、猫耳朵、红虎耳草、大叶虎耳草。

【Dios kob deis 基源】为虎耳草科植物天胡荽金腰 *Chrysosplenium hydrocotylifolium* Lévl. et Vant 的全草。

【Niangb bet deis 生长环境】生于森林中荫蔽岩石上、山冲两侧。分布于部分苗乡。

【Jox hsub 性味属经】性冷,味苦辛,属冷药,入热经。

【Qet diel xid 功能主治】功能:hxub kib tat jab 清热解毒,hxub jent tad dud 祛风解表。主治:dix gangb 疔疮,dliangb dul ghab hfat 荨麻疹,dix khangd ghad 痔疮,jangx ghab dliax gangb 毒疮。

【Ed not xus 用法用量】内服,煎汤,10～25 g。外用,捣烂敷、捣汁涂搽或煎水洗。

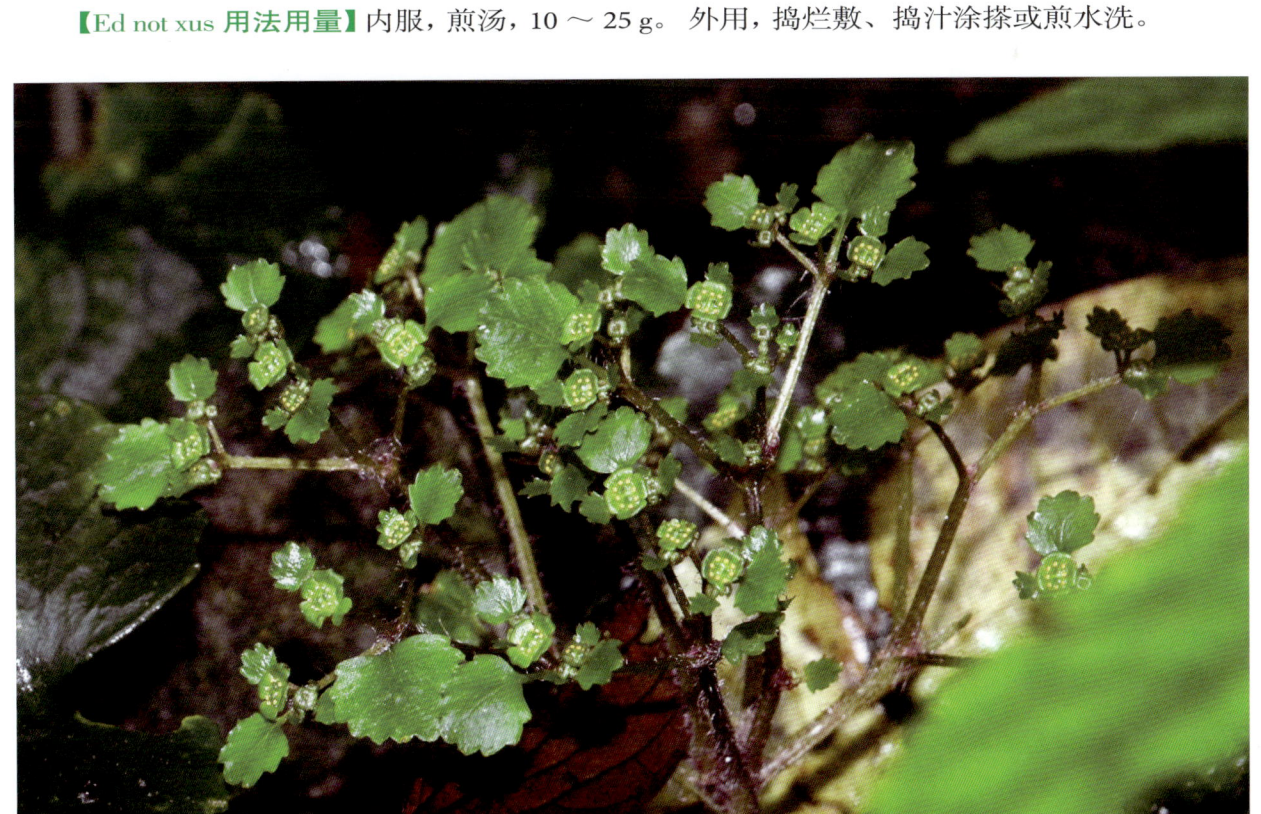

Vob bix seix yut 蒙自虎耳草

【Bit hsenb 俗名】系系叶、猫耳朵、丝棉吊梅、金线吊芙蓉。

【Dios kob deis 基源】为虎耳草科植物蒙自虎耳草 *Saxifraga mengtzeana* Engl. et lrmsch. 的全草。

【Niangb bet deis 生长环境】生于中山地区阴湿岩石上、森林中湿地。分布于部分苗乡。

【Jox hsub 性味属经】性冷，味酸，属冷药，入热经。

【Qet diel xid 功能主治】功能：hxub kib tat jab 清热解毒，seil hxangd dangf hxangd 凉血止血。主治：jib daib hxib jent 小儿惊风，od hxangd 吐血，khangd naix ongd hsongd 中耳炎，dliangb dul ghab hfat 荨麻疹，dix khangd ghad 痔疮，jangx ghab dliax gangb 毒疮。

【Ed not xus 用法用量】内服，煎汤，10～25 g。外用，捣烂敷、捣汁涂搽或煎水洗。

Vob dlub zat 岩白菜

【Bit hsenb 俗名】石蚕、呆白菜、岩壁菜、矮白菜。

【Dios kob deis 基源】为虎耳草科植物岩白菜 *Bergenia purpurascens*（Hook. f. et Thoms.）Engl. 的全草。

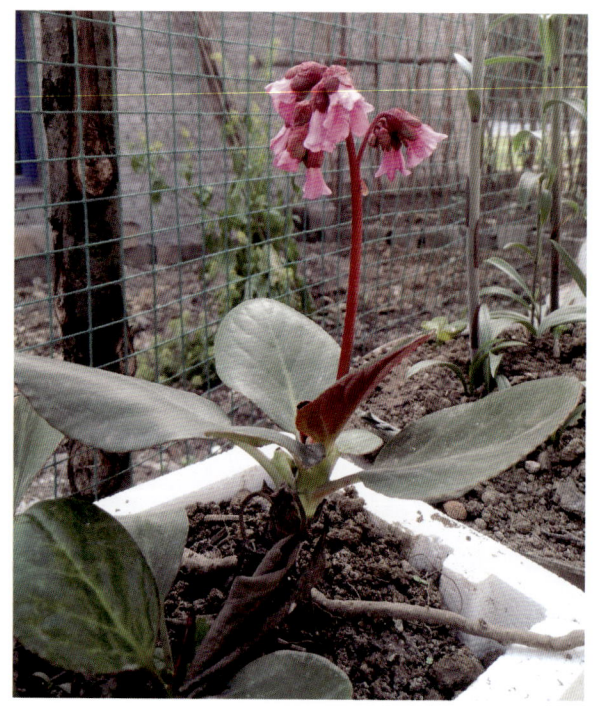

【Niangb bet deis 生长环境】生于高山地区山谷岩石上、溪涧岩石地区。分布于各地苗乡。

【Jox hsub 性味属经】性平，味甘，属冷热两经药，入两经。

【Qet diel xid 功能主治】功能：yis dliangl tiod jid 滋补强壮，yangx ghad ngol dangf khangk 化痰止咳。主治：bal jid niangs 内伤，ait gheb bal jid od hxangd 劳伤吐血，ait gheb bal jid ait ngol 劳伤咳嗽，ngol lol hxangd 咳血，ghab jed diongx hfud nais pob od nul 支气管炎，ghad eb dlub lol not 白带过多，niangb hsab pob mongb 无名肿毒。

【Ed not xus 用法用量】内服，煎汤，15～30 g。

Vob bix seix xok 红毛虎耳草

【Bit hsenb 俗名】虎耳草、大虎耳。

【Dios kob deis 基源】为虎耳草科植物红毛虎耳草 *Saxifraga rufescens* Balf. f. 的全草。

【Niangb bet deis 生长环境】生于林下岩石边、山谷土壤较肥沃地区。分布于各地苗乡。

【Jox hsub 性味属经】性冷，味苦辛，属冷药，入热经。

【Qet diel xid 功能主治】功能：hxub kib tat jab 清热解毒，hxub jent tad dud 祛风解表。主治：dix gangb 疔疮，yens jent fal def 风丹，ait gheb 麻疹。

【Ed not xus 用法用量】内服，煎汤，15～30 g。外用，捣烂敷或调敷、取汁涂。

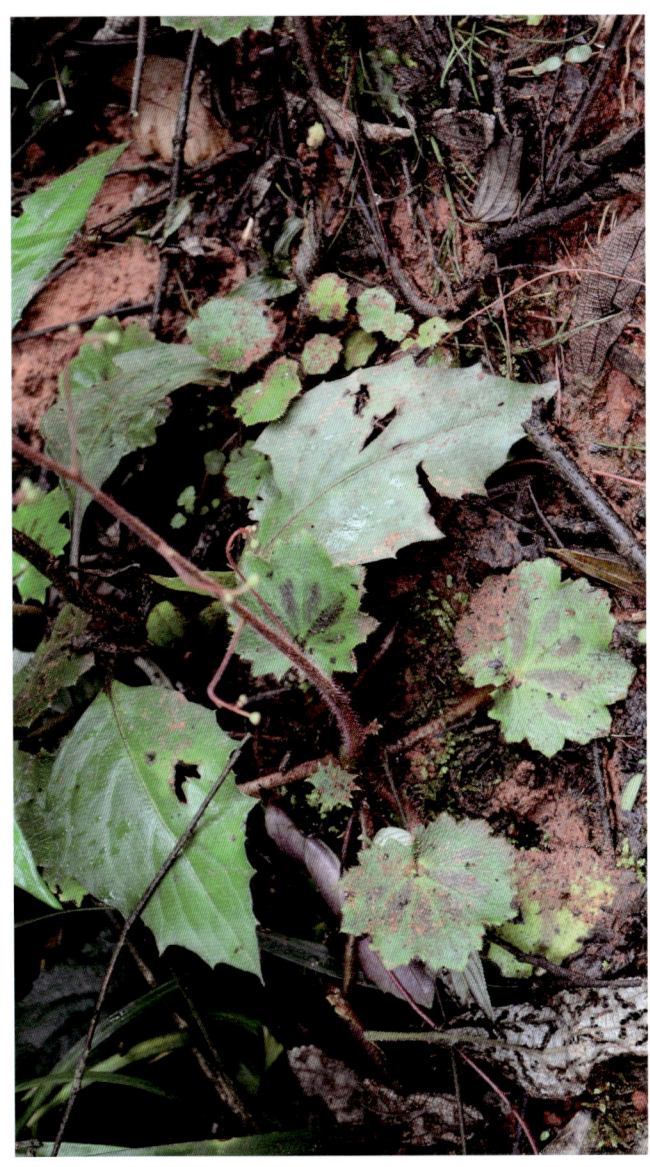
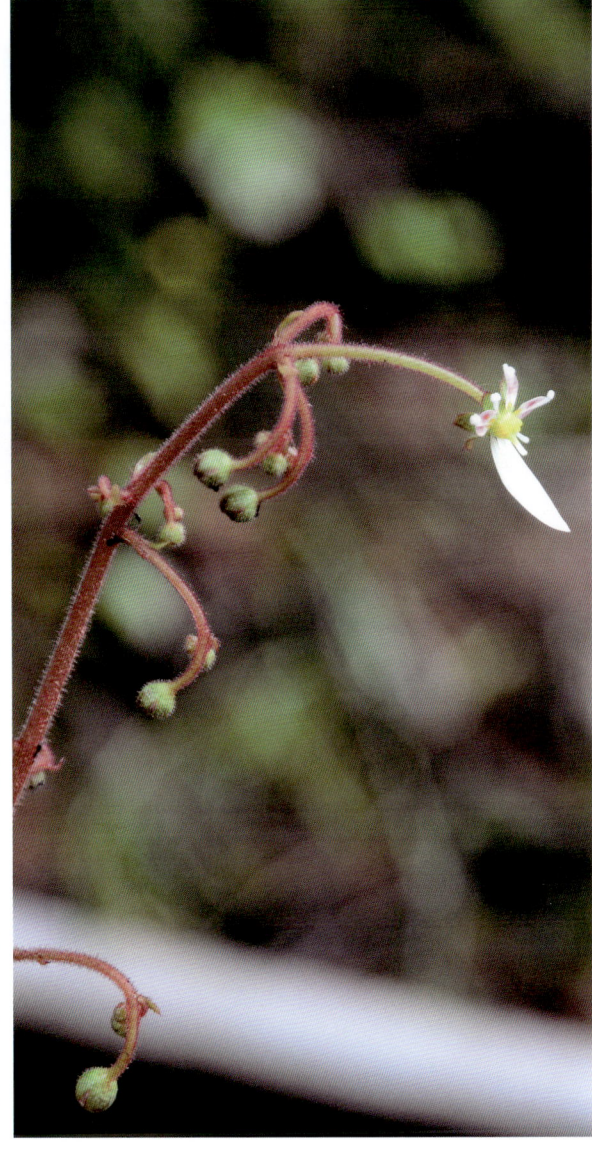

Vob gangb lis hlieb 大叶金腰

【Bit hsenb 俗名】龙香草、牛耳朵、猪耳朵、虎皮草、马耳朵草。

【Dios kob deis 基源】为虎耳草科植物大叶金腰 Chrysosplenium macrophyllum Oliv. 的全草。

【Niangb bet deis 生长环境】生于山地林下、溪沟边阴湿处。分布于部分苗乡。

【Jox hsub 性味属经】性冷，味苦涩，属冷药，入热经。

【Qet diel xid 功能主治】功能：hxub kib tat jab 清热解毒，mangs nais jongt zal kib 平肝泻火。主治：jib daib hxib jent 小儿惊风，jil ngangl lax dix 臁疮，kib eb kib dul 水火烫伤。

【Ed not xus 用法用量】内服，煎汤，15～25 g。外用，捣烂敷或捣汁搽。

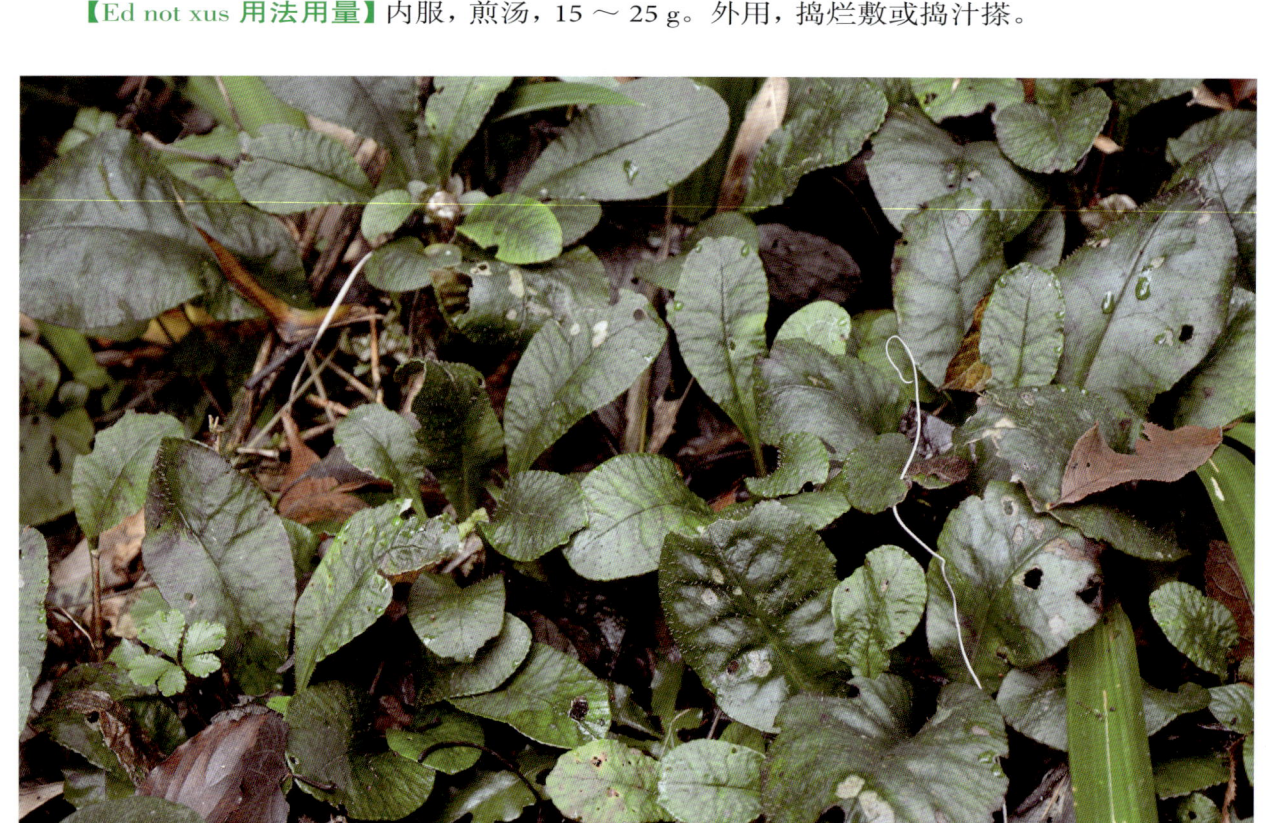

Vob gangb lis 蜕叶金腰

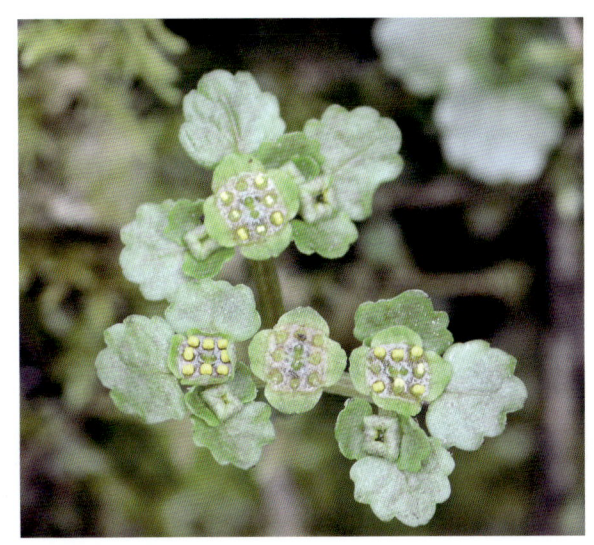

【Bit hsenb 俗名】大叶金腰、虎皮草、猪耳朵、牛耳朵、龙秀草。

【Dios kob deis 基源】为虎耳草科植物蜕叶金腰 Chrysosplenium henryi Franch. 的全草。

【Niangb bet deis 生长环境】生于高海拔地区杂木林中。分布于部分苗乡。

【Jox hsub 性味属经】性冷，味苦涩，属冷药，入热经。

【Qet diel xid 功能主治】功能：hxub kib tat jab 清热解毒，mangs nais jongt zal kib 平肝泻火。主治：jib daib hxib jent 小儿惊风，jil ngangl lax dix 臁疮，kib eb kib dul 水火烫伤。

【Ed not xus 用法用量】内服，煎汤，15～25 g。外用，捣敷或捣汁搽。

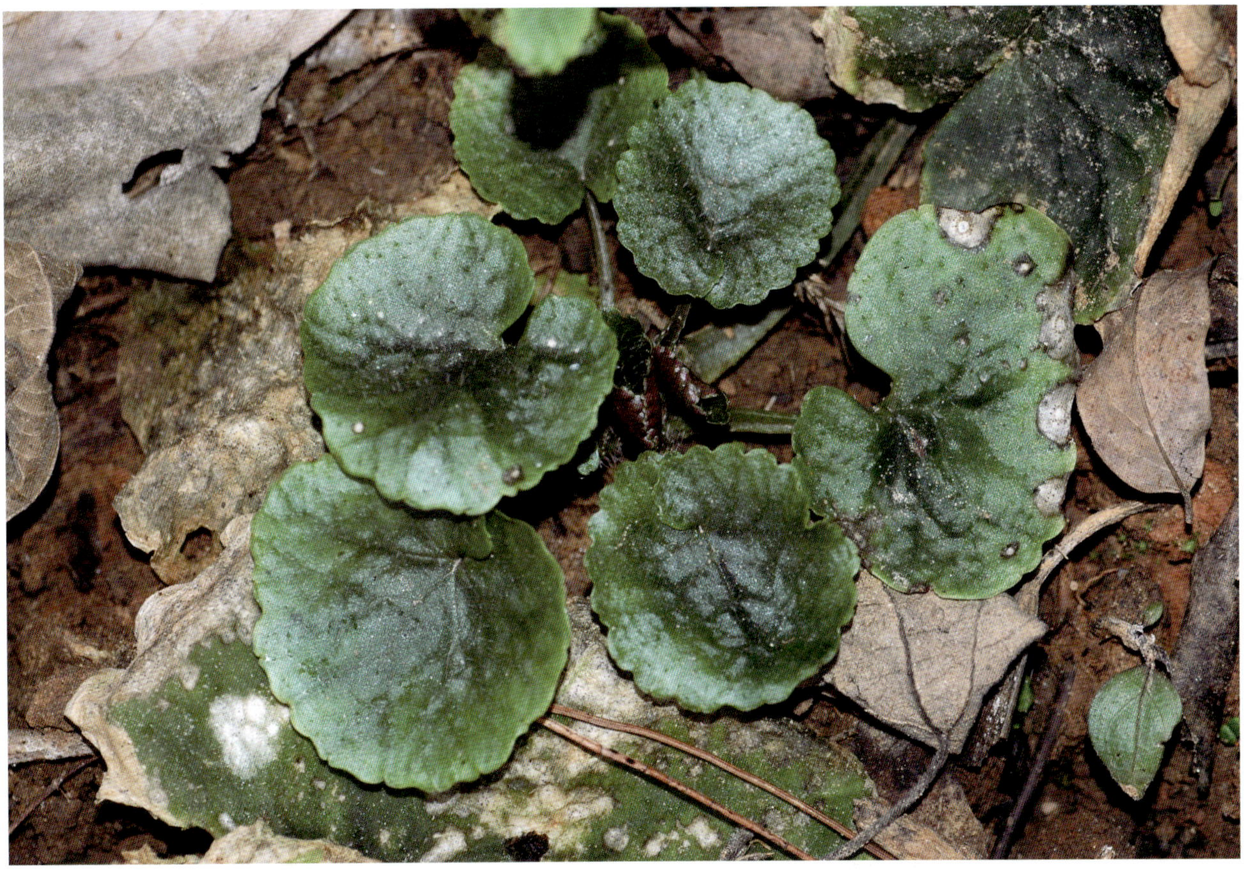

Det kid fangx 西南鬼灯檠

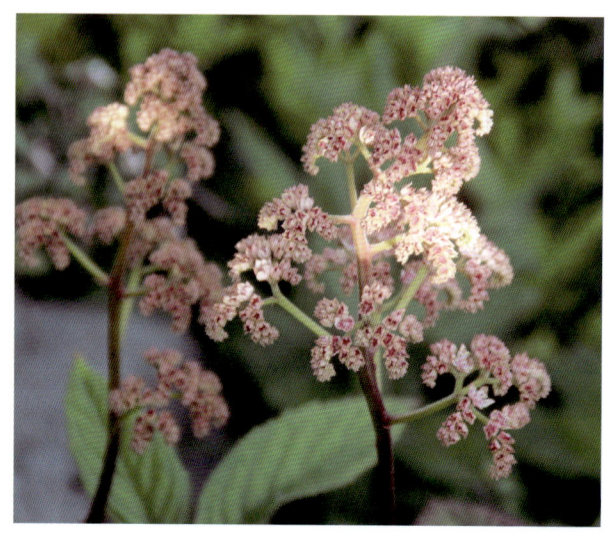

【Bit hsenb 俗名】红姜、岩陀、毛青红、野黄姜、羽状鬼灯檠。

【Dios kob deis 基源】为虎耳草科植物西南鬼灯檠 *Rodgersia sambucifolia* Hemsl. 的根。

【Niangb bet deis 生长环境】喜生于山顶草丛中或林下。分布于部分苗乡。

【Jox hsub 性味属经】性冷，味苦涩，属冷药，入热经。

【Qet diel xid 功能主治】功能：ves hxangd hsot ud vut 活血调经，hxub jent hxenk net 祛风除湿。主治：dliangd bil dib yens pot mongb 跌打肿痛，yens xit lol hxangd 刀伤出血，ait gheb bal jid mongb 劳伤疼痛，ait gheb bal jid ait ngol 劳伤咳嗽，yens jent mongb ghut hsongd 风湿性关节炎，hsot ud ax jangx hxib 月经不调。

【Ed not xus 用法用量】内服，煎汤，15～30 g；或泡酒饮。外用，捣烂敷患处。

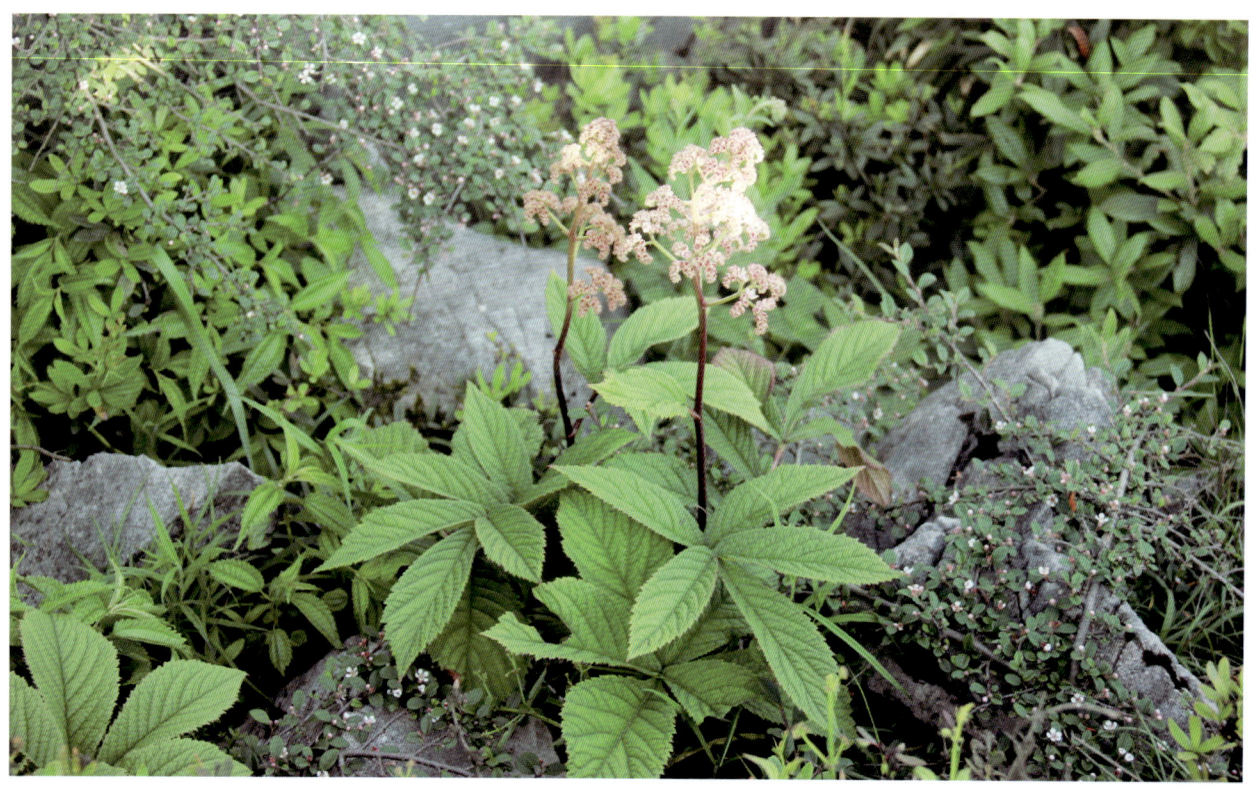

Vob bal dlub 扯根菜

【Bit hsenb 俗名】水泽兰、水杨柳、水滓蓝、水蓝菜。

【Dios kob deis 基源】为虎耳草科植物扯根菜 *Penthorum chinense* Pursh 的全草、根。

【Niangb bet deis 生长环境】生于山谷潮湿地区、溪涧两侧。分布于部分苗乡。

【Jox hsub 性味属经】性热，味甘，属热药，入冷经。

【Qet diel xid 功能主治】功能：hangb eb hxenk angt 行水消肿，ves hxangd tongb hxud 活血通经。主治：pob lob pob bil 手脚水肿，dliangd bil dib yens pot mongb 跌打肿痛，ax hsot ud 闭经，ghad eb dlub lol not 白带过多。

【Ed not xus 用法用量】内服，煎汤，15～25 g。

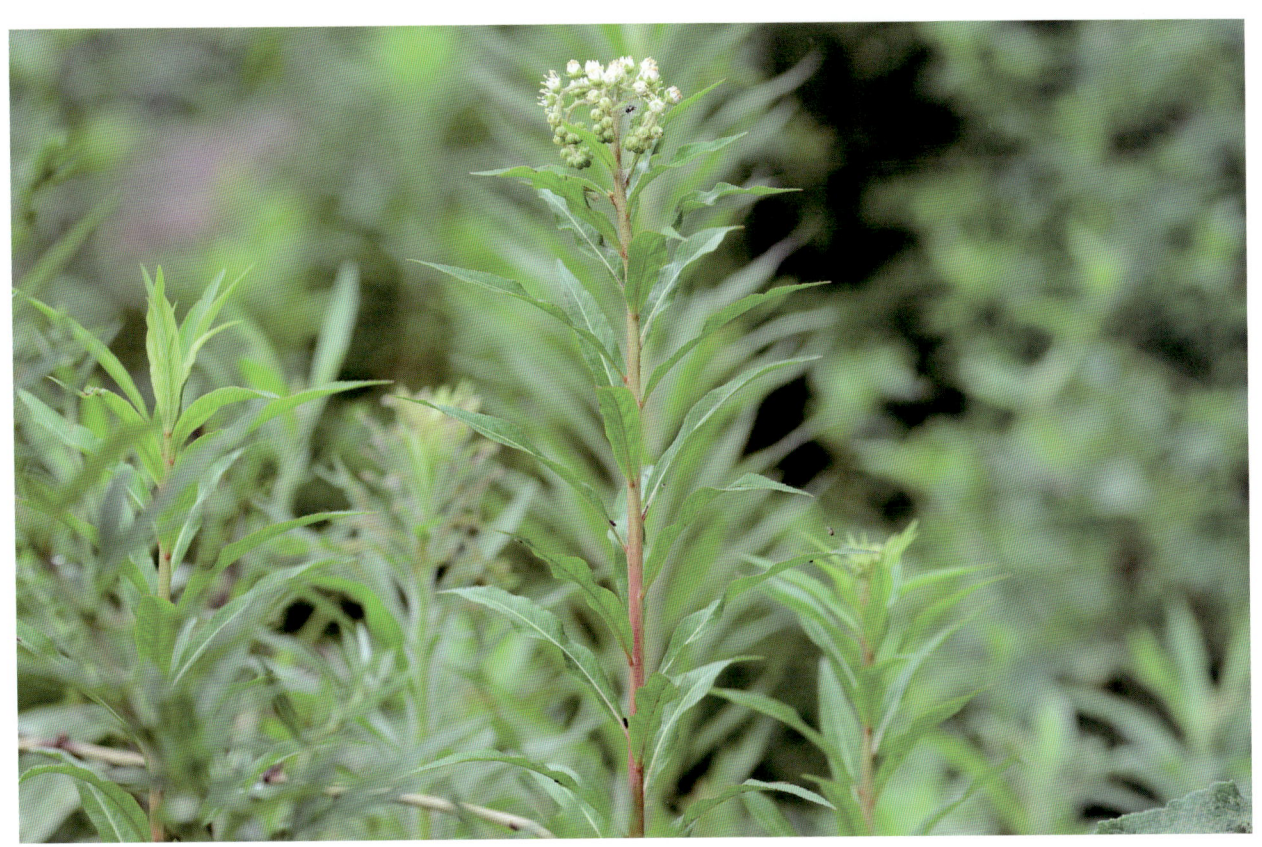

Bas bangx linf 冠盖藤

【Bit hsenb 俗名】大一枝花。

【Dios kob deis 基源】为虎耳草科植物冠盖藤 *Pileostegia viburnoides* Hook. f. et Thoms. 的根、茎。

【Niangb bet deis 生长环境】生于山林阴湿处或灌木丛中。分布于部分苗乡。

【Jox hsub 性味属经】性冷，味苦涩，属冷药，入热经。有毒。

【Qet diel xid 功能主治】功能：hxub kib dait kib seil 清热截疟，hxub jent hxenk net 祛风除湿。主治：mangb hfud kib jid 感冒发烧，kib seil 疟疾，yens jent xuf mongb 风湿疼痛，dliangd bil dib sangb 跌打损伤。

【Ed not xus 用法用量】内服，煎汤，15～25 g。

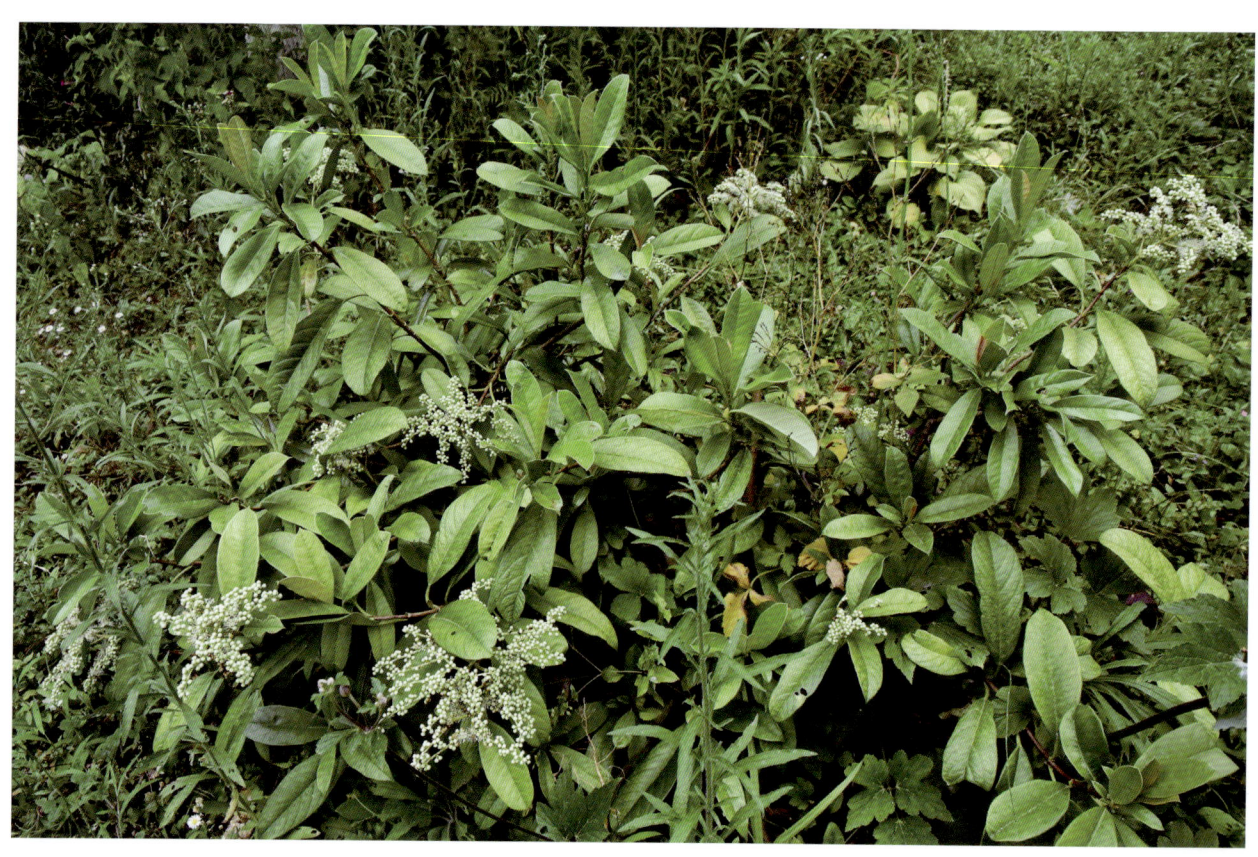

Det gaib yeex eb bil 鸡肫梅花草

【Bit hsenb 俗名】白侧耳、水侧耳、山梅花、鸡肫草、黄梅花草。

【Dios kob deis 基源】为虎耳草科植物鸡肫梅花草 *Parnassia wightiana* Wall. 的带根全草。

【Niangb bet deis 生长环境】生于高山地区深山疏林下、灌木丛土堆上。分布于部分苗乡。

【Jox hsub 性味属经】性热，味甘，属热药，入冷经。

【Qet diel xid 功能主治】功能：yis nais pot dangf ngol 补肺止咳，tongb eb dlax xuf 利水渗湿。主治：ait ngol od hxangd 咳嗽吐血，dliangd bil dib sangb 跌打损伤，gangb daid eb 湿疹，ghad eb dlub lol not 白带过多。

【Ed not xus 用法用量】内服，煎汤，25～30 g；或炖鸡肉服。外用，捣烂敷。

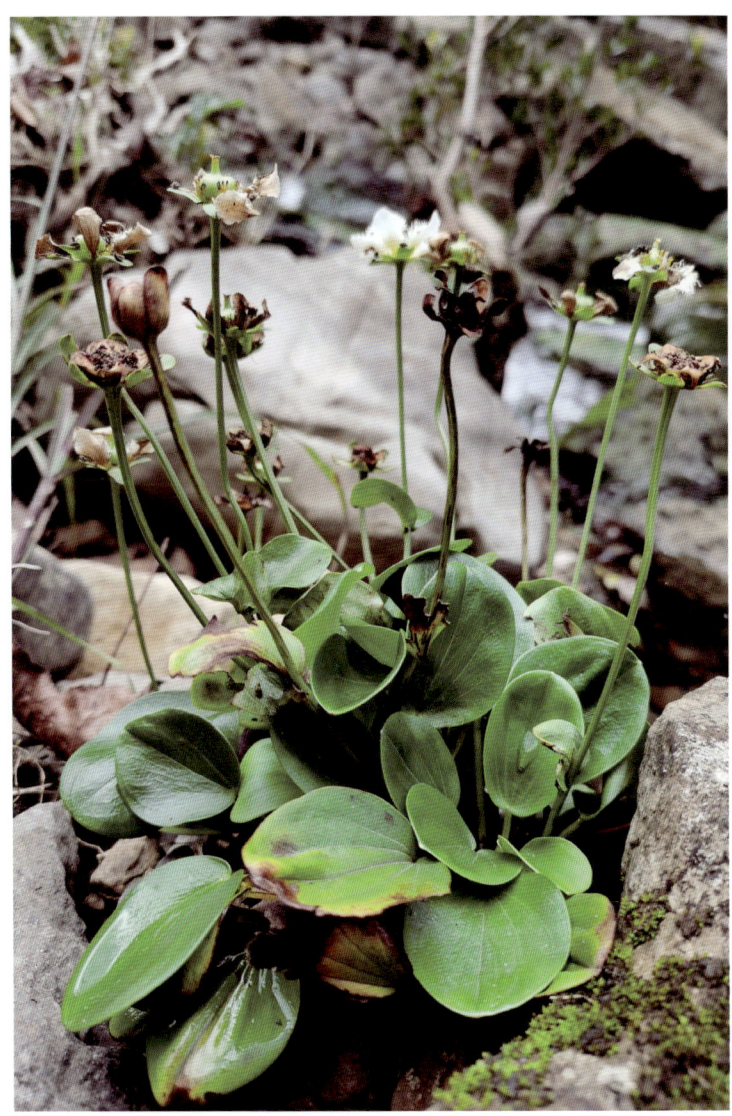
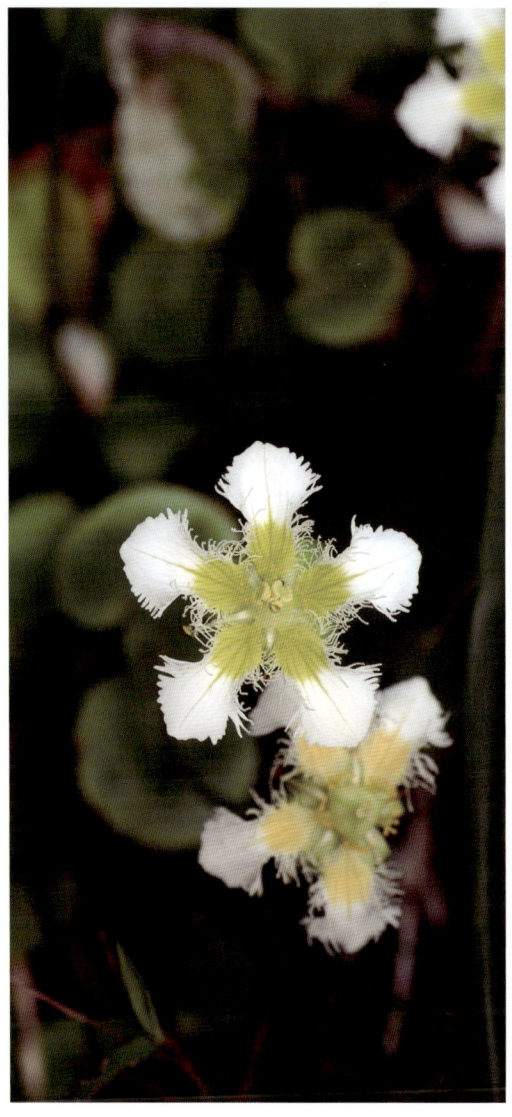

Det gaib yeex eb 绢毛山梅花

【Bit hsenb 俗名】水泽耳、土常山、山梅花、黄梅花草。

【Dios kob deis 基源】为虎耳草科植物绢毛山梅花 Philadelphus sericanthus Koehne 的全草。

【Niangb bet deis 生长环境】生于沟谷山林中或灌木丛中。分布于部分苗乡。

【Jox hsub 性味属经】性平，味淡，属冷热两经药，入两经。

【Qet diel xid 功能主治】功能：hxub kib dangf mongb 解热止痛，dait kib seil 截疟，xongf hsongd hxend 强筋骨。主治：kib seil 疟疾，mongb khob hnaib 日照头痛，xongl yens 挫伤，mongb daif gad 胃痛（胸口痛），mongb hsongd dangd 胁痛。

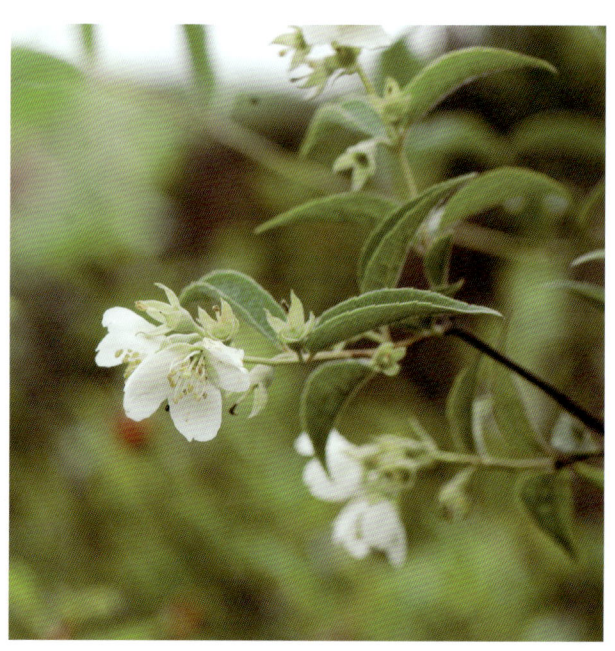

【Ed not xus 用法用量】内服，煎汤，25～30 g；或炖鸡肉吃。外用，捣烂敷。

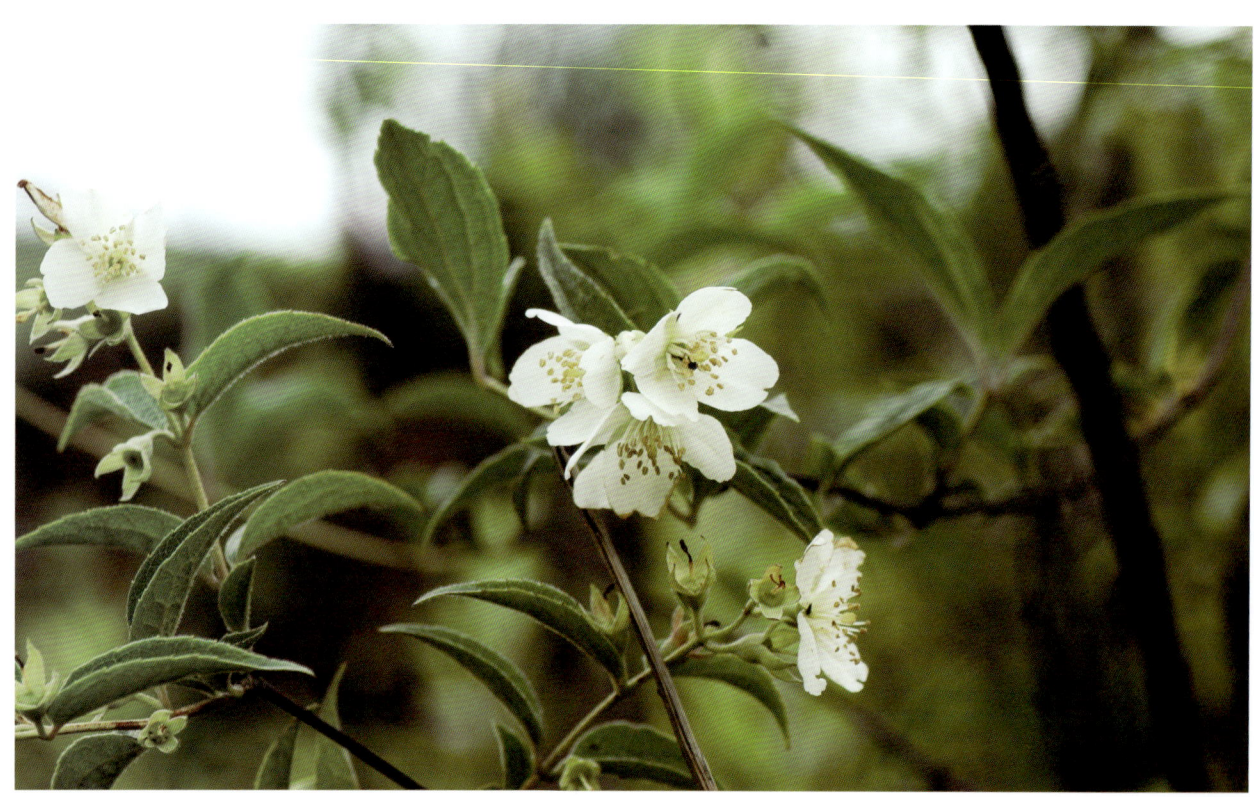

Det gaib yeex 黄常山

【Bit hsenb 俗名】七叶树、白虎木、翻胃木、七叶互草、七叶常山、滇鸡骨常山。

【Dios kob deis 基源】为虎耳草科植物黄常山 *Dichroa febrifuga* Lour. 的根。

【Niangb bet deis 生长环境】生于中山地区林下阴湿处，有栽培。分布于各地苗乡。

【Jox hsub 性味属经】性冷，味苦辛，属冷药，入热经。

【Qet diel xid 功能主治】功能：hxub kib yangx ngol 清热化痰，dait kib seil 截疟。主治：kib seil 疟疾，ghad ngol nius 咳浓痰，gos dliangb bil 癫痫，dix khangd ghad 痔疮。

【Ed not xus 用法用量】内服，煎汤，5～15 g；或入丸、散。

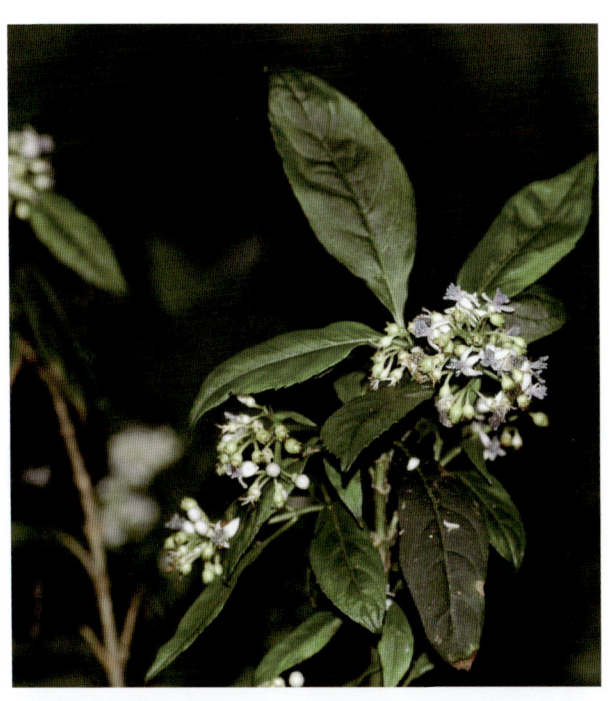

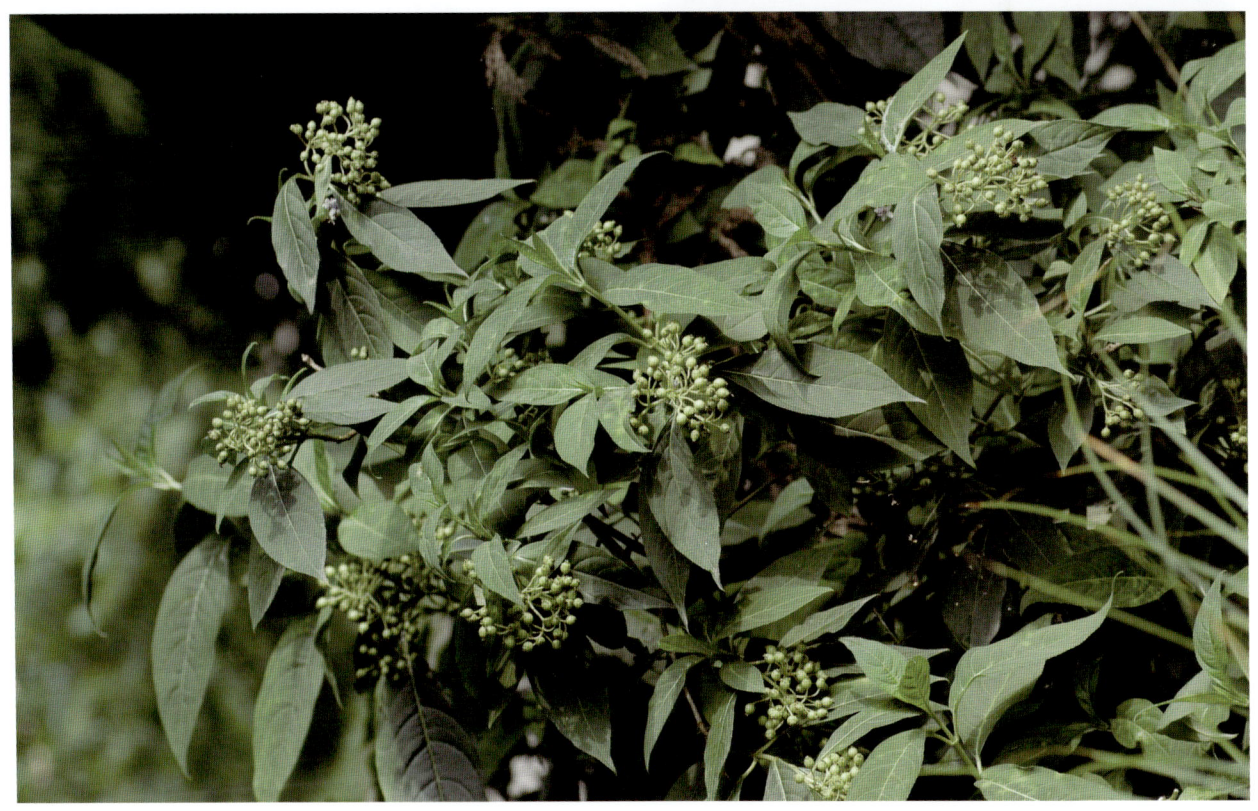

Vob bongb gangb 溲疏

【Bit hsenb 俗名】空木、卯花、巨骨。

【Dios kob deis 基源】为虎耳草科植物溲疏 *Deutzia scabra* Thunb. 的根或果实。

【Niangb bet deis 生长环境】喜生于山地灌木丛或林缘。分布于部分苗乡。

【Jox hsub 性味属经】性冷，味苦，属冷药，入热经。

【Qet diel xid 功能主治】功能：los eb hxenk angt 利水消肿，ves hxangd tongb hxud 活血通经。主治：pob lob pob bil 手脚水肿，kib jid bongt 高烧，ax hsot ud 闭经。

【Ed not xus 用法用量】内服，煎汤，15～30 g。

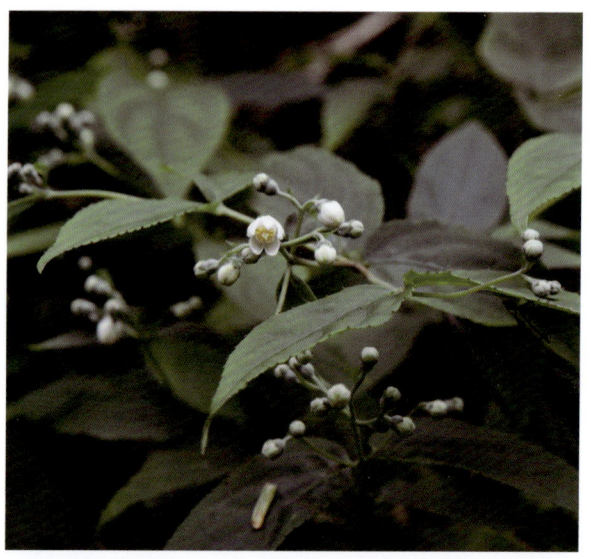

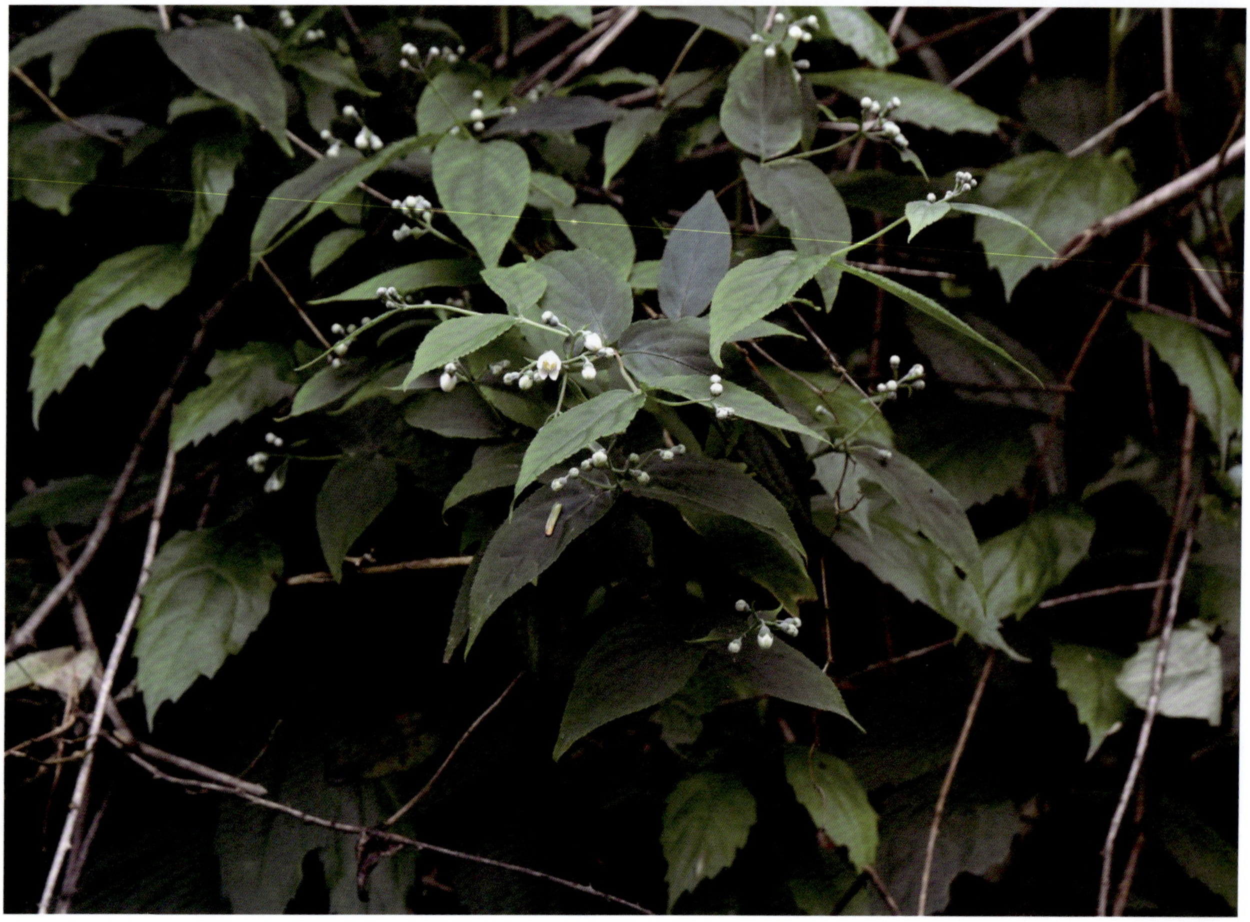

Vob gis bil 落新妇

【Bit hsenb 俗名】升麻、虎麻、马尾参、铁火钳、金猫儿、阴阳虎、金毛三七。

【Dios kob deis 基源】为虎耳草科植物落新妇 *Astilbe chinensis*（Maxim.）Franch. et Savat. 的全草。

【Niangb bet deis 生长环境】多生于坡塝荒地草丛中、疏林下。分布于各地苗乡。

【Jox hsub 性味属经】性平，味辛，属冷热两经药，入两经。

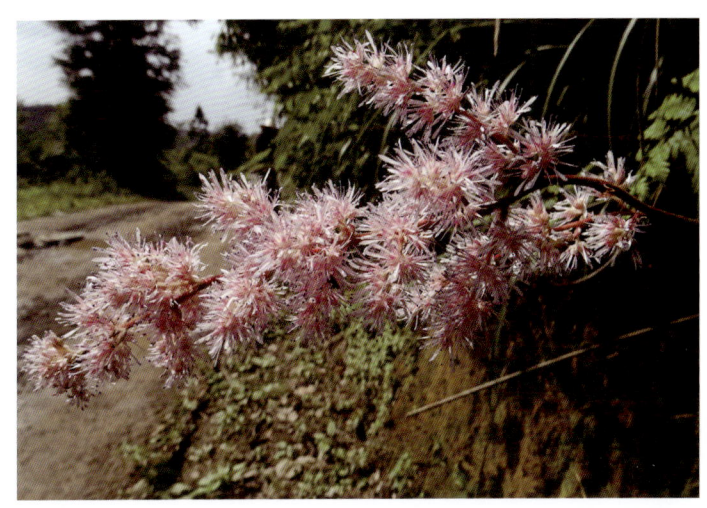

【Qet diel xid 功能主治】功能：hxub kib tad dud kib 清热解表，yangx ghad ngol dangf khangk 化痰止咳。主治：yens jent kib mangb hfud 风热感冒，mongb diub mongb guf 腰背疼痛，nais pot yens jab khang hxangd 肺痨咯血，bit dangx lol hniangk 体虚盗汗。

【Ed not xus 用法用量】内服，煎汤，15～30 g；或浸酒饮。

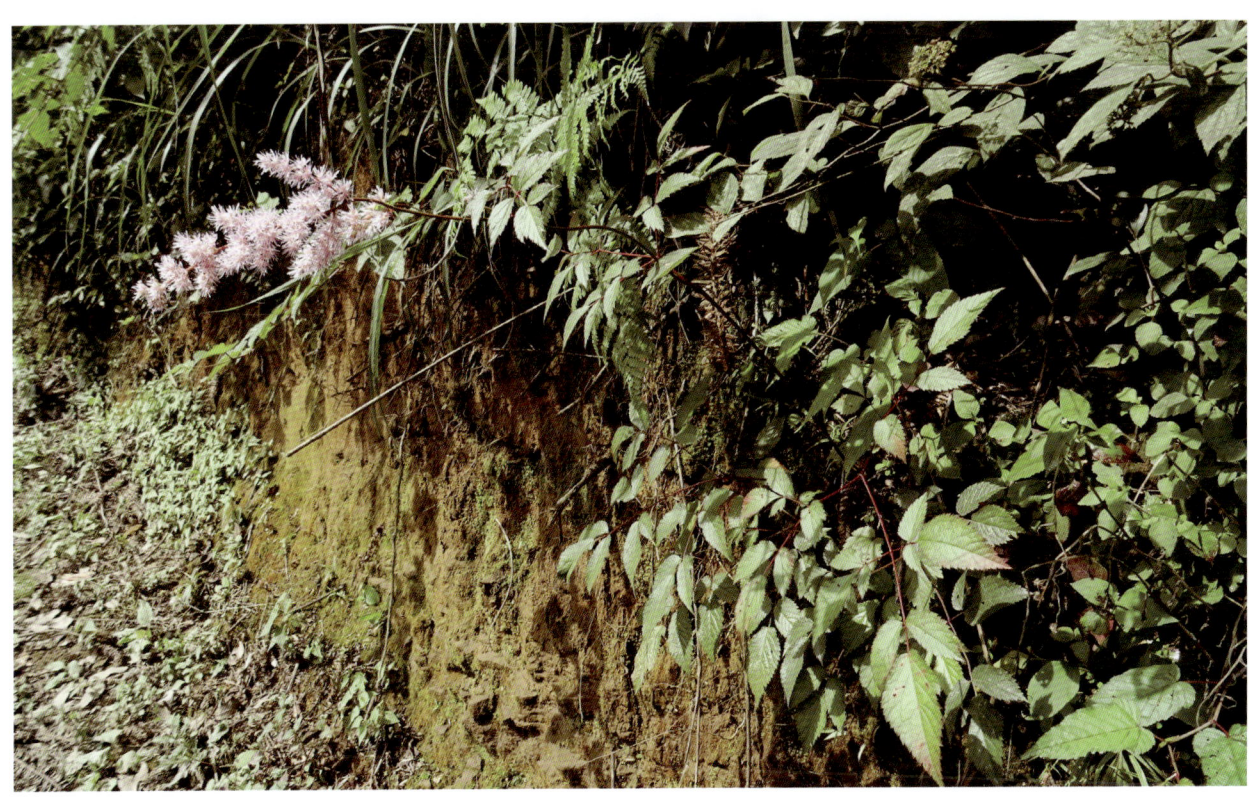

Vob gis bil hlieb 大落新妇

【Bit hsenb 俗名】红升麻、金毛七、铁杆升麻、多花落新妇。

【Dios kob deis 基源】为虎耳草科植物大落新妇 *Astilbe grandis* Stapf. ex Wils. 的根状茎。

【Niangb bet deis 生长环境】生于山谷溪边或大山杂木林中。分布于部分苗乡。

【Jox hsub 性味属经】性冷，味苦，属冷药，入热经。

【Qet diel xid 功能主治】功能：hxub kib tat jab 清热解毒，dangf ngol yangx ghad ngol 止咳化痰。主治：mangb hfud kib jid 感冒发烧，hsongd hxid hxub mongb 筋骨酸痛，bit dangx lol hniangk 体虚盗汗，yens nangb gik 毒蛇咬伤。

【Ed not xus 用法用量】内服，煎汤，15～25 g；或浸酒饮。外用，捣烂敷患处。

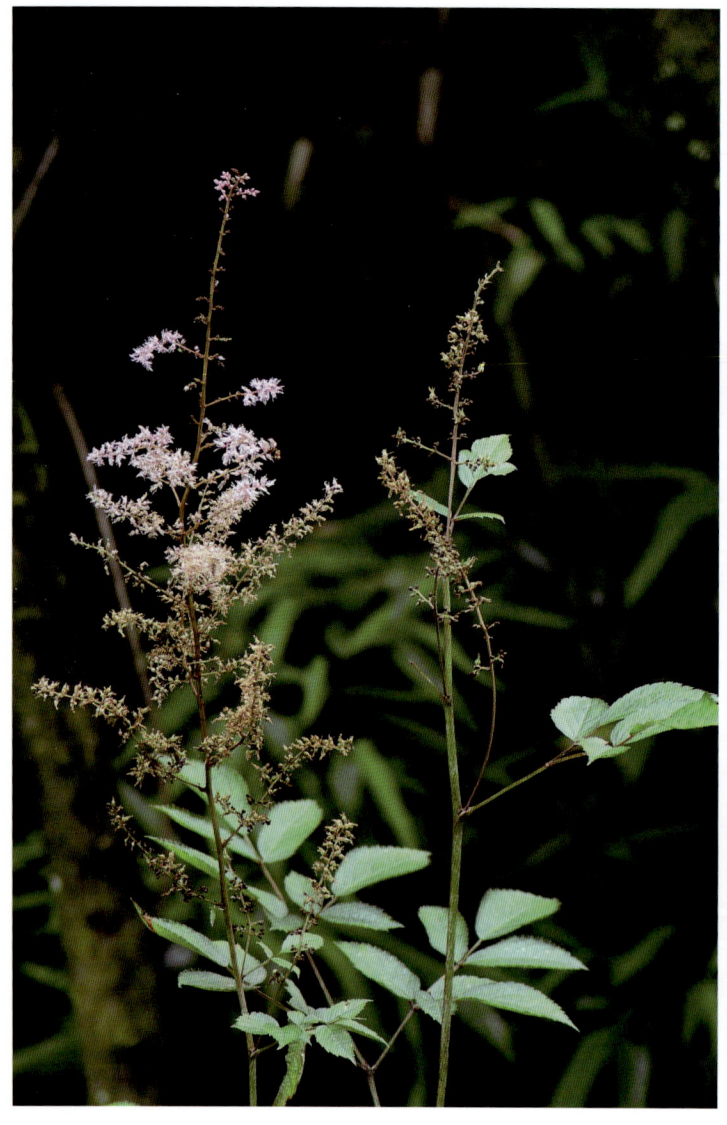
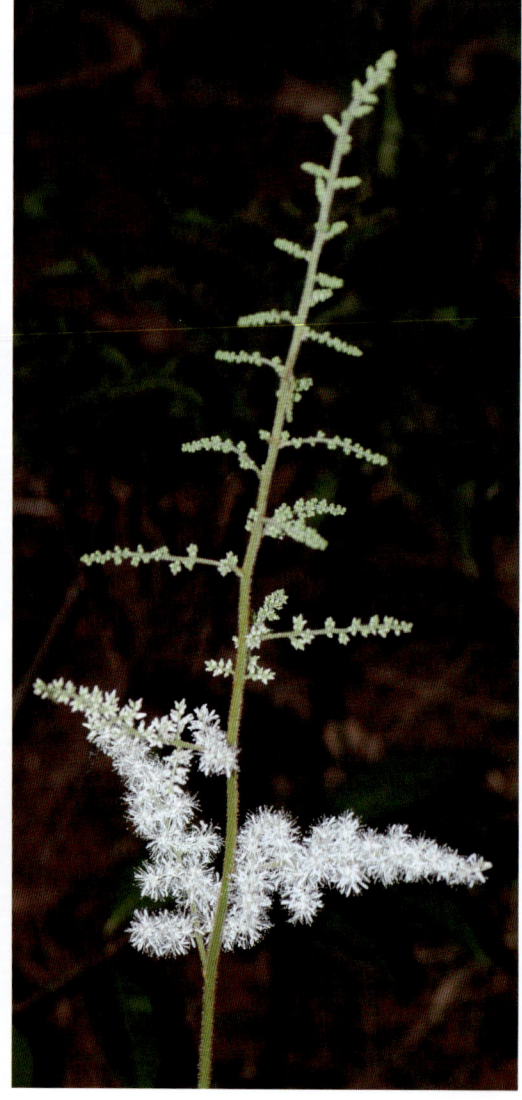

Vob gis bil yut 华南落新妇

【Bit hsenb 俗名】马尾参、山花七、铁火钳、落新妇。

【Dios kob deis 基源】为虎耳草科植物华南落新妇 *Astilbe austrosinensis* Hand.-Mazz. 的全草。

【Niangb bet deis 生长环境】生于高海拔地区山湾湿润处或斜坡疏松土壤处。分布于部分苗乡。

【Jox hsub 性味属经】性冷，味苦，属冷药，入热经。

【Qet diel xid 功能主治】功能：tad kib zangl jent 解热疏风，yangx ghad ngol dangf khangk 化痰止咳。主治：mongb jox ghab jid 浑身疼痛，yens jent kib mangb hfud 风热感冒，nais pot yens jab khang hxangd 肺痨咯血，od hxangd 吐血，bit dangx lol hniangk 体虚盗汗。

【Ed not xus 用法用量】内服，煎汤，25～30 g；或浸酒饮。

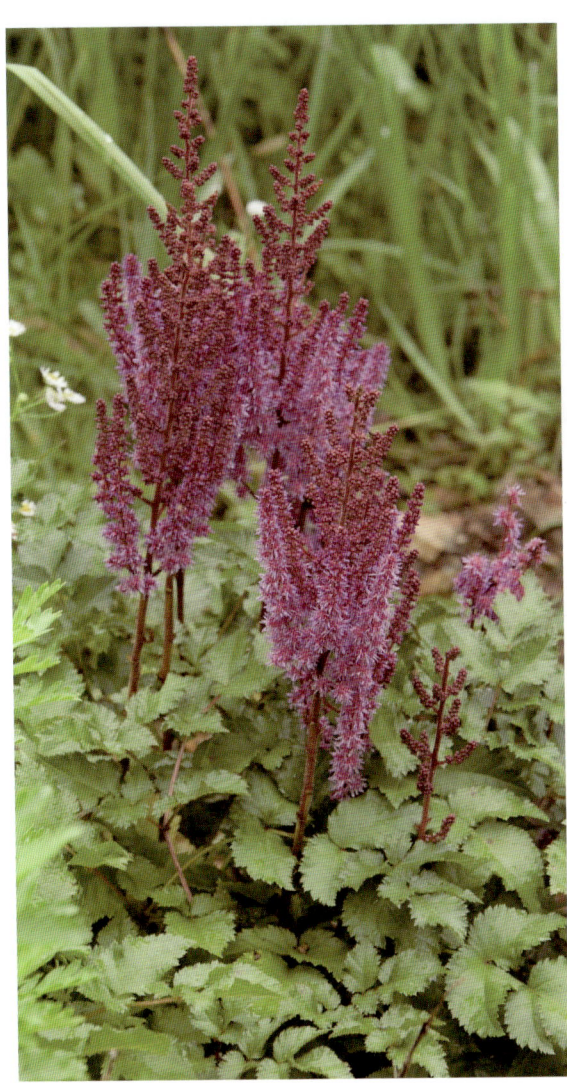
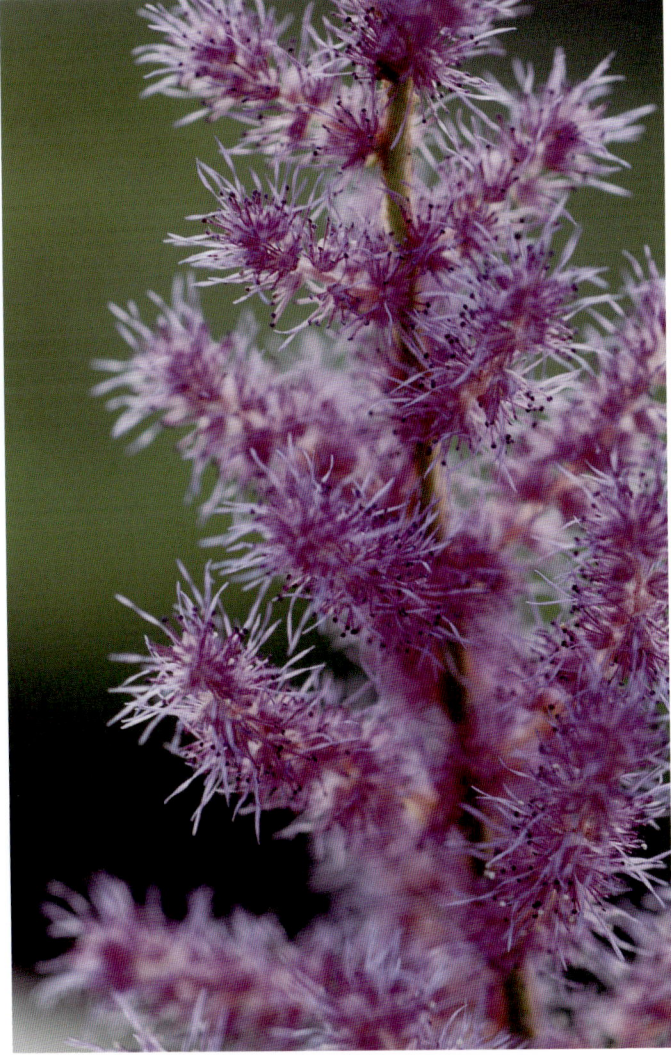

Zend buk dleb 钻地风

【Bit hsenb 俗名】追地风、桐叶藤。

【Dios kob deis 基源】为虎耳草科植物钻地风 *Schizophragma integrifolium* Oliv. 的根、藤皮。

【Niangb bet deis 生长环境】喜生于低海拔地区林下、林缘。分布于部分苗乡。

【Jox hsub 性味属经】性冷，味淡，属冷药，入热经。

【Qet diel xid 功能主治】功能：hxub jent hxenk net 祛风除湿，ves hxangd dangf mongb 活血止痛。主治：dliangd bil dib sangb 跌打损伤，lob bil ghut hsongb hxub mongb 手脚骨关节酸痛，lax gangb liax 脚气。

【Ed not xus 用法用量】内服，煎汤，15～25 g；或泡酒饮。外用，捣烂敷或煎水熏洗。

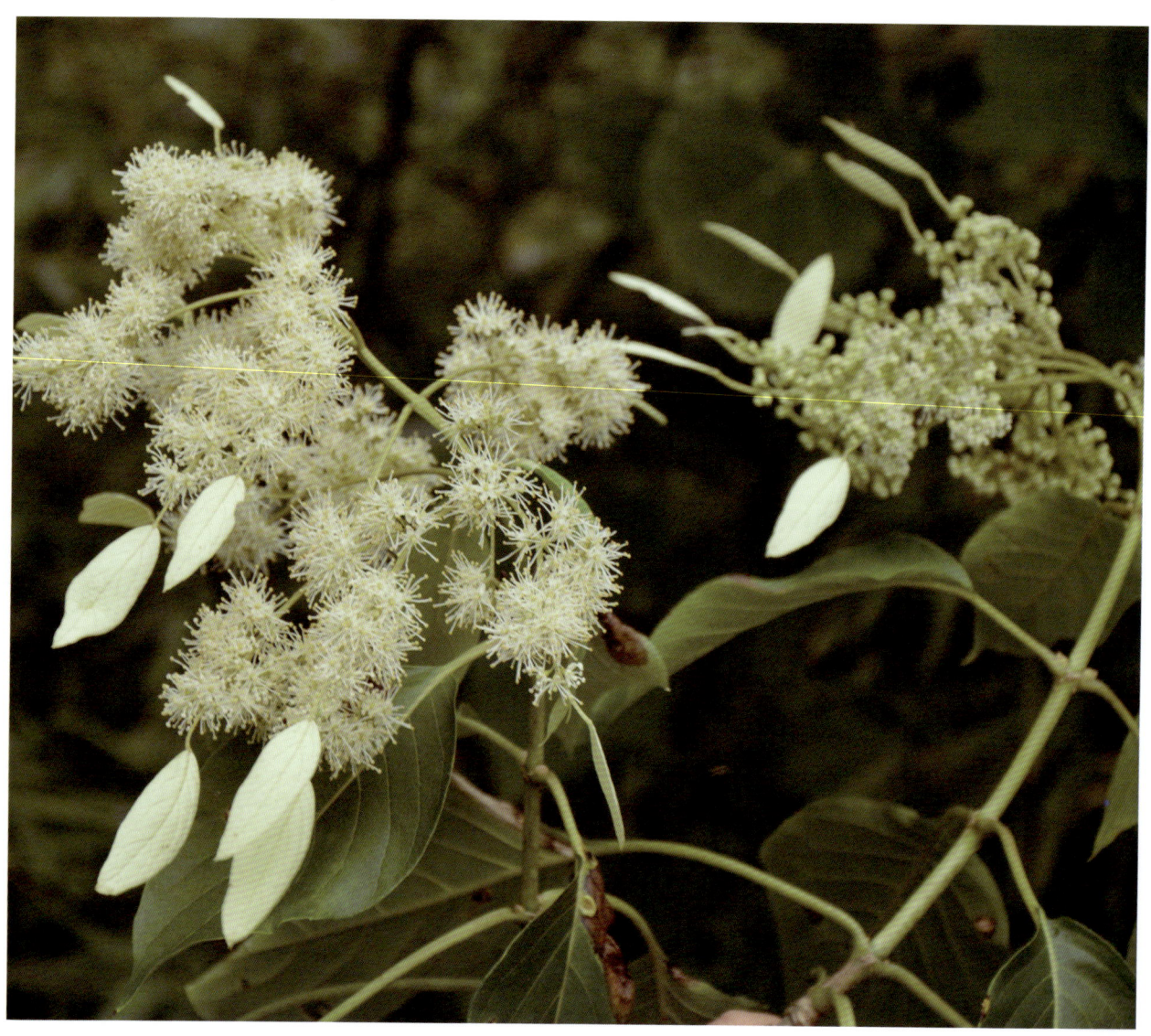

Vob bax zat 华中茶藨子

【Bit hsenb 俗名】钻石风、岩马桑。
【Dios kob deis 基源】为虎耳草科植物华中茶藨子 *Ribes henryi* Franch. 的根。
【Niangb bet deis 生长环境】生于岩石缝中或沟边。分布于部分苗乡。
【Jox hsub 性味属经】性冷，味苦涩，属冷药，入热经。
【Qet diel xid 功能主治】功能：yis hsongd tiod hxend 补骨强筋，hxub jent hxenk net 祛风除湿。主治：yens jent mongb 风湿痛，ait gheb bal jid od hxangd 劳伤吐血，mongb hsongd hxend 筋骨疼痛。
【Ed not xus 用法用量】内服，煎汤，25 g；或浸酒。

Det ngail mik 腺鼠刺

【Bit hsenb 俗名】花带刺、鼠刺根。
【Dios kob deis 基源】为虎耳草科植物腺鼠刺 *Itea glutniosa* Hand.-Mazz. 的根、花。
【Niangb bet deis 生长环境】生于山坡林下或林缘岩石旁。分布于部分苗乡。
【Jox hsub 性味属经】性冷，味苦，属冷药，入热经。
【Qet diel xid 功能主治】功能：yis dliangl tiod jid 滋补强壮，hxub kib tat jab 清热解毒。主治：mongb lax heb ves 久病虚弱，mongb hsongd hxend 筋骨疼痛，ghab diux ghongd angt mongb 咽喉肿痛，hangt lot 口臭，ait ngol 咳嗽。
【Ed not xus 用法用量】内服，煎汤，20～30 g。外用，捣烂敷或煮水含漱。

Vob bal dlub 白须草

【Bit hsenb 俗名】白耳菜、叫天鸡、苍耳七、光板菜、白侧耳菜。
【Dios kob deis 基源】为虎耳草科植物白须草 *Parnassia foliosa* Hook. f. et Thoms. var. *nummularia* Nakai. 的全草。
【Niangb bet deis 生长环境】生于荒地、沟边、山谷。分布于部分苗乡。
【Jox hsub 性味属经】性冷，味甘涩，属冷药，入热经。
【Qet diel xid 功能主治】功能：yangx ngol qet bongt 化痰理气，seil hxangd dangf hxangd 凉血止血。主治：ngol lax bal nais pob 久咳成痨，ngol lol hxangd 咳血，zal ghad dongk hxangd 血痢，ghad eb dlub lol not 白带过多。
【Ed not xus 用法用量】内服，煎汤，8～15 g。

Vob bangx haid 绣球

【Bit hsenb 俗名】八仙花、白花莲、玉粉团、紫阳花。

【Dios kob deis 基源】为虎耳草科植物绣球 *Hydrangea macrophylla*（Thunb.）Ser. 的根或花。

【Niangb bet deis 生长环境】生于沟谷灌木丛中，现作观赏花卉栽培。分布于部分苗乡。

【Jox hsub 性味属经】性冷，味苦辛，属冷药，入热经。

【Qet diel xid 功能主治】功能：hxub kib yangx ngol 清热化痰，dait kib seil 截疟。主治：kib seil 疟疾，dliud mais ves 心脏病，vut hxib 心悸，angt bongt mongb dliud 心气痛，lax diux ghongd 喉烂，diuf maix pob mais wus 肾囊肿。

【Ed not xus 用法用量】内服，煎汤，15～25 g。

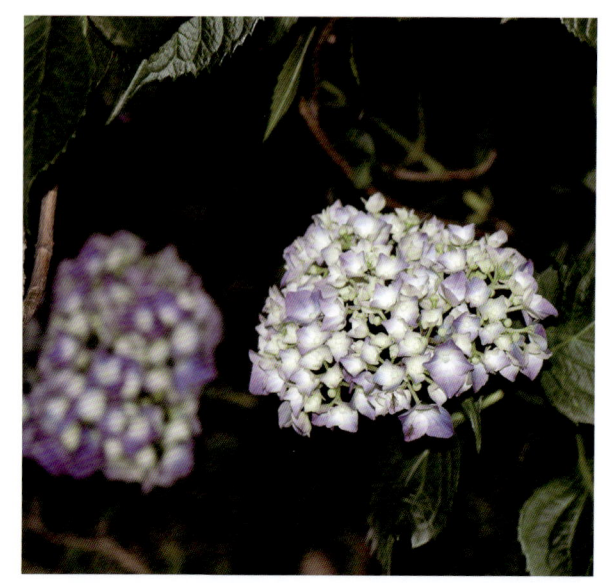

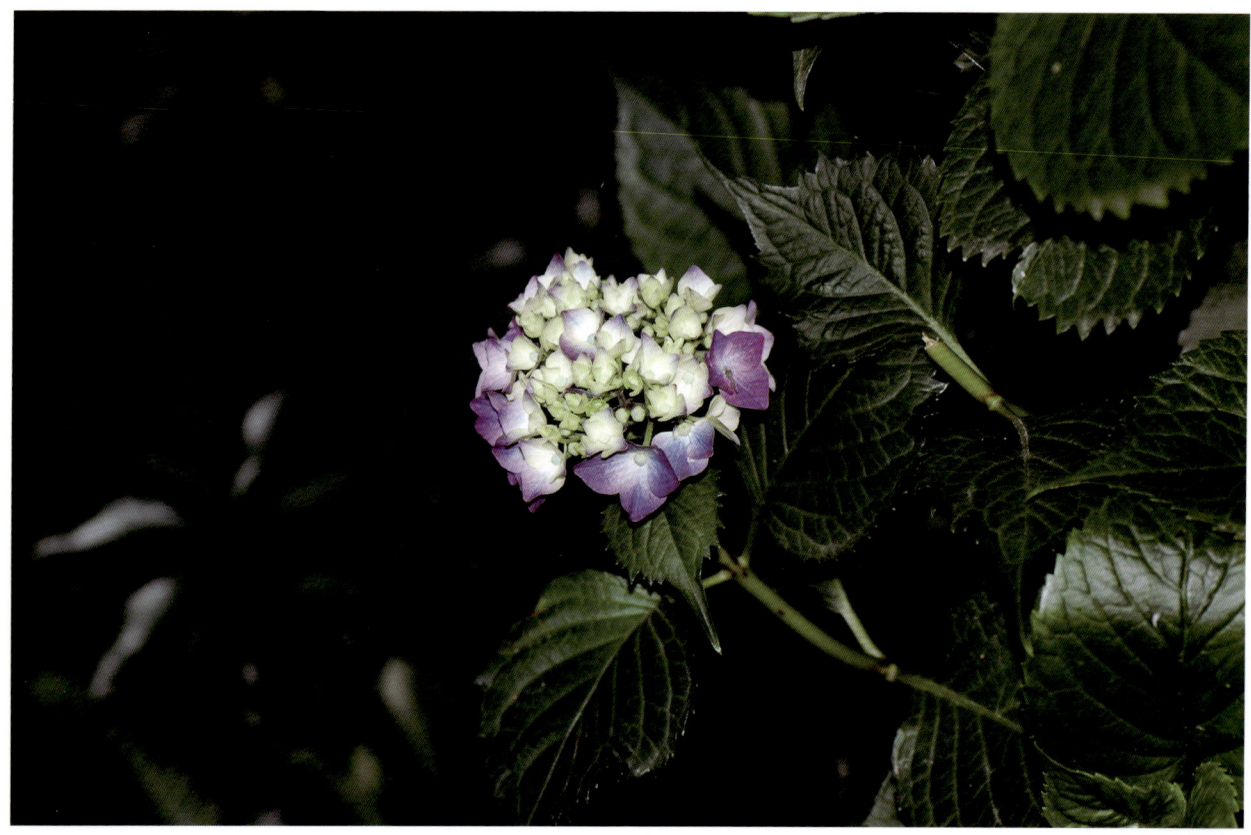

Vob bangx haid dlub 西南绣球

【Bit hsenb 俗名】白花丹、土常山、绣球八仙。

【Dios kob deis 基源】为虎耳草科植物西南绣球 *Hydrangea davidii* Franch. 的根、叶、茎髓。

【Niangb bet deis 生长环境】生于山涧小溪林荫下岩石上。分布于各地苗乡。

【Jox hsub 性味属经】性冷，味酸，属冷药，入热经。

【Qet diel xid 功能主治】功能：hxub kib tat jab 清热解毒，dait kib seil 截疟。主治：kib seil 疟疾，ait gheb 麻疹，lax diux ghongd 喉烂，xud wal ax lol 小便不通。

【Ed not xus 用法用量】内服，煎汤，10～15 g。外用，捣汁涂或捣烂包敷患处。

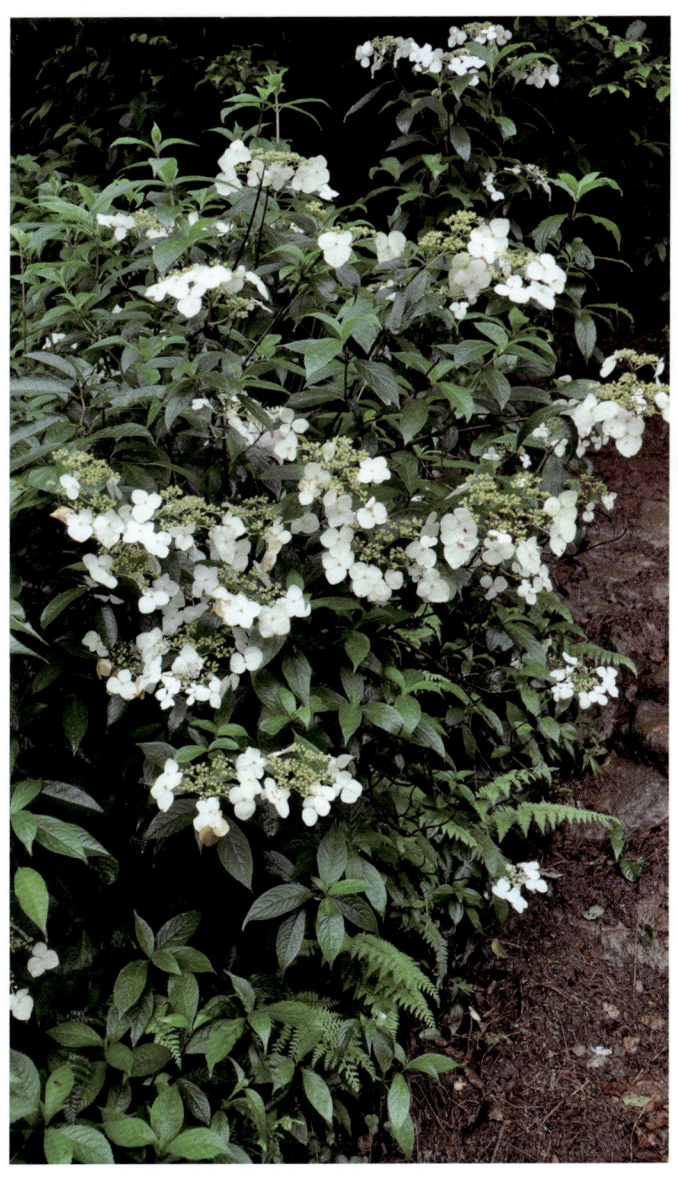
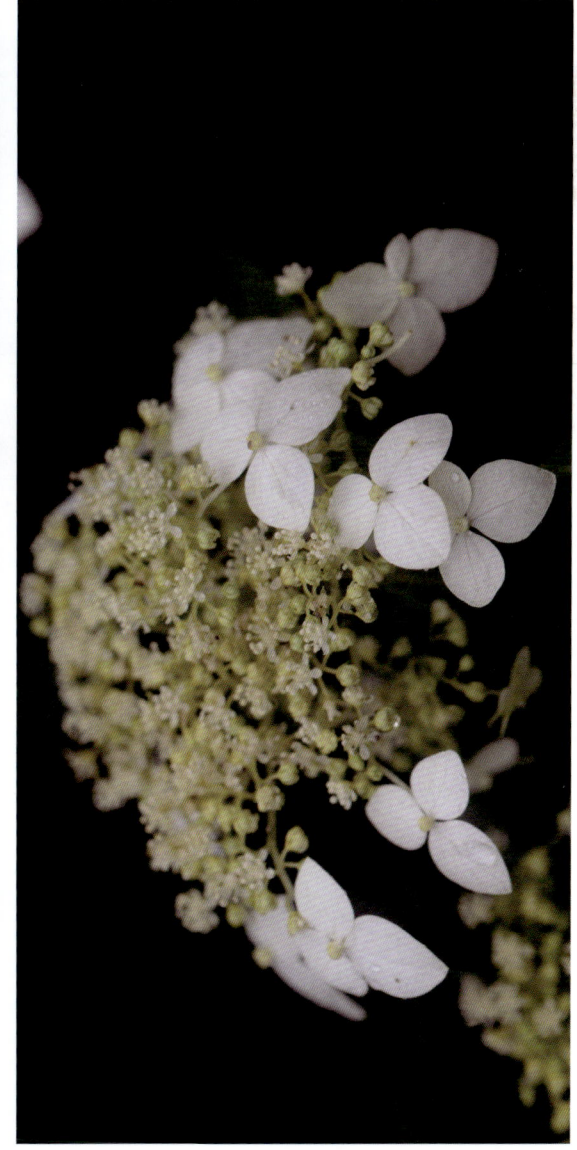

Vob bangx haid yut 圆锥绣球

【Bit hsenb 俗名】土常山、水亚木、白花莲、白花丹、绿竹秆。

【Dios kob deis 基源】为虎耳草科植物圆锥绣球 *Hydrangea paniculata* Sieb. 的根、茎、叶。

【Niangb bet deis 生长环境】生于山谷岩石缝中、灌木丛内，有栽培。分布于部分苗乡。

【Jox hsub 性味属经】性冷，味苦涩，属冷药，入热经。

【Qet diel xid 功能主治】功能：hxub kib los xuf 清热利湿，dait kib seil 截疟。主治：kib seil 疟疾，ait gheb 麻疹，lax diux ghongd 喉烂，diuf maix pob mais wus 肾囊肿。

【Ed not xus 用法用量】内服，煎汤，15～25 g；或浸酒。

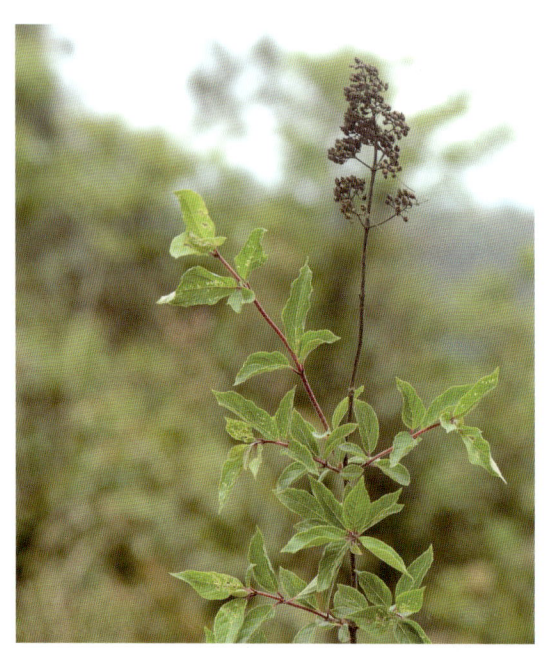

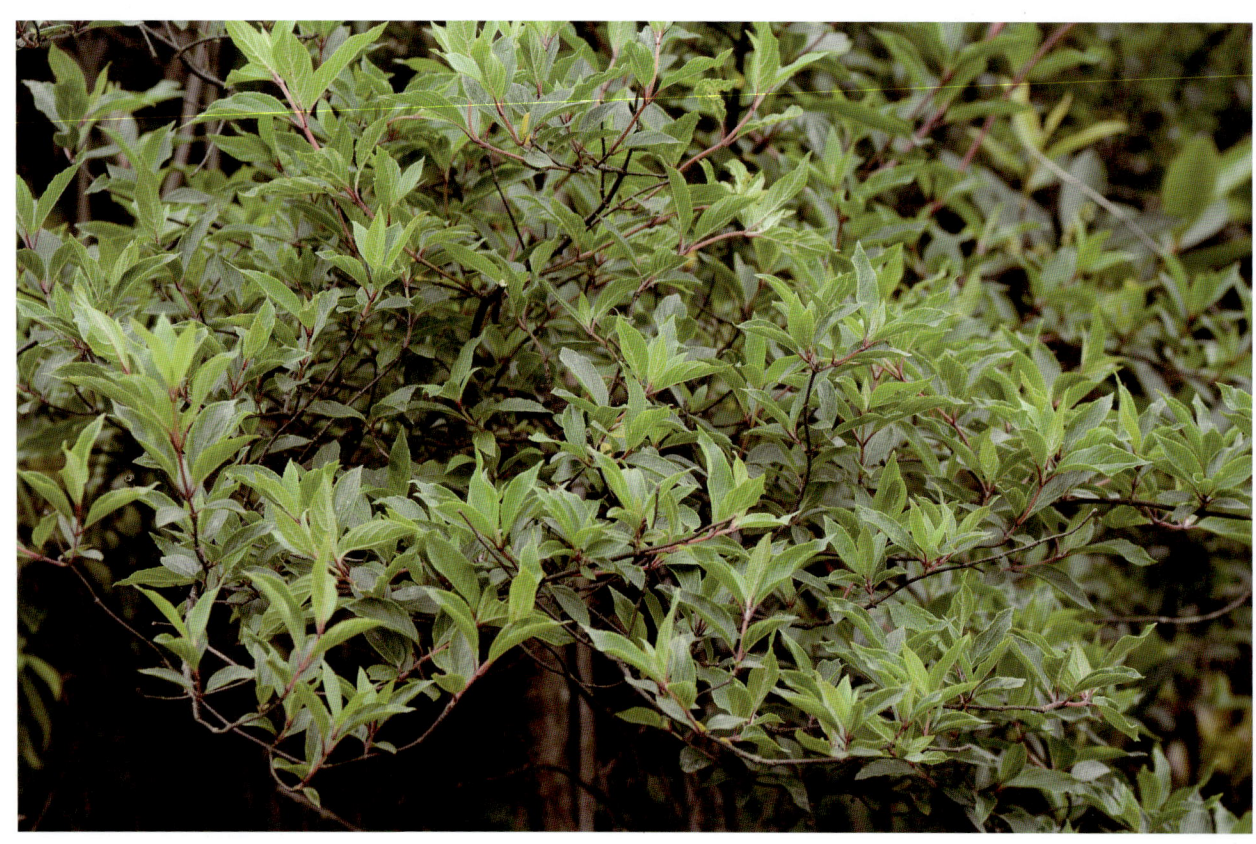

Vob niangx bab 黄水枝

【Bit hsenb 俗名】小博落、黄薄荷、野号筒菜。

【Dios kob deis 基源】为虎耳草科植物黄水枝 *Tiarella polyphylla* D. Don 的全草。

【Niangb bet deis 生长环境】生于林边、路旁或阴湿的石壁上。分布于部分苗乡。

【Jox hsub 性味属经】性冷，味苦，属冷药，入热经。

【Qet diel xid 功能主治】功能：bud lal ves dliangl ves 补虚助阳，net nais pot dangf ngol 润肺止咳。主治：dliangd bil dib sangb 跌打损伤，nais pot od nul 肺炎，but ghab naix dlongx naix 耳鸣耳聋，ait ngol hek vuk bongt 咳嗽气喘，niangb hsab pob mongb 无名肿毒。

【Ed not xus 用法用量】内服，煎汤，15～30 g；或浸酒饮。

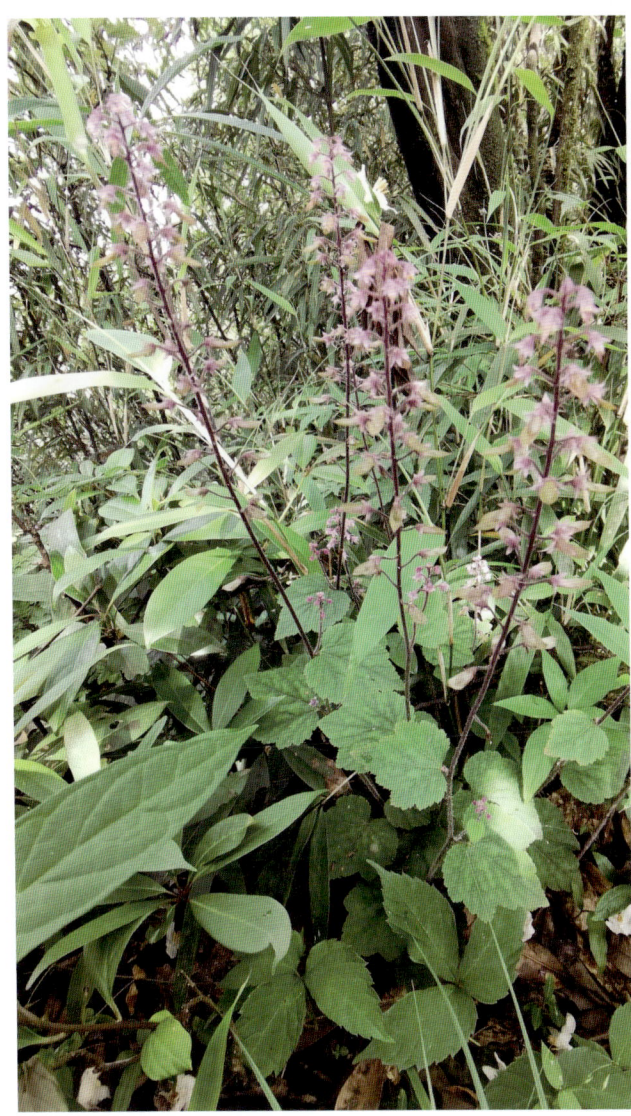
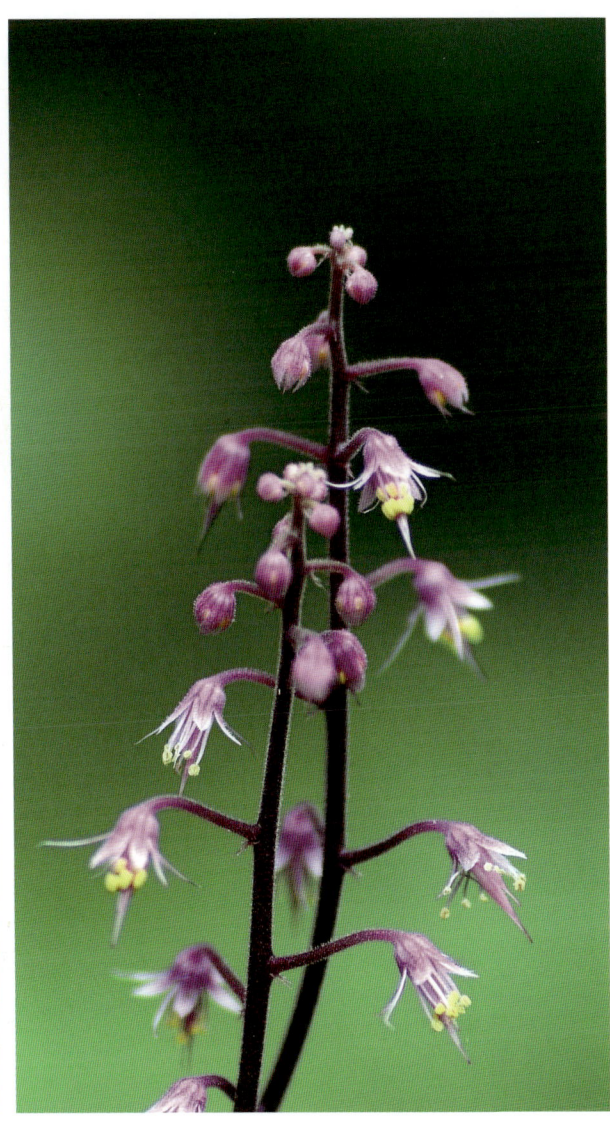

海桐科

Det vob gheib lis 大叶海桐

【Bit hsenb 俗名】山枝、山枝茶、山栀茶、公栀子、瘦鱼蓼、鸡骨头。

【Dios kob deis 基源】为海桐科植物大叶海桐 *Pittosporum adaphniphylloides* Hu et Wang 的根皮、种子。

【Niangb bet deis 生长环境】生于高山地区山林间荫蔽处。分布于部分苗乡。

【Jox hsub 性味属经】性冷，味苦，属冷药，入热经。

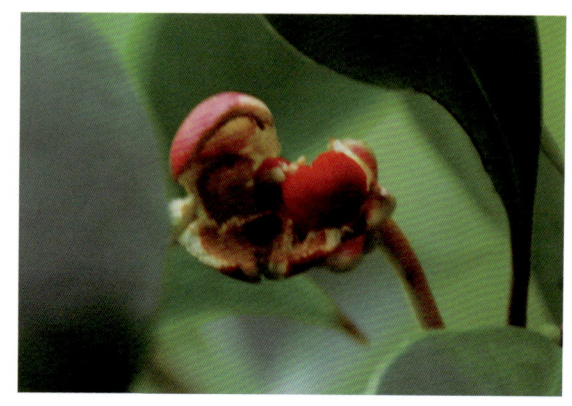

【Qet diel xid 功能主治】功能：dins hvib dangf hnind 镇静安神，ves hxangd tongb hxud 活血通络。主治：ngol lol hxangd 咳血，niel khob 头晕，yens jent mongb ghut hsongd 风湿性关节炎，mongb ghab dlad hfud jus 腰膝疼痛。

【Ed not xus 用法用量】内服，煎汤，15～25 g；或浸酒饮。

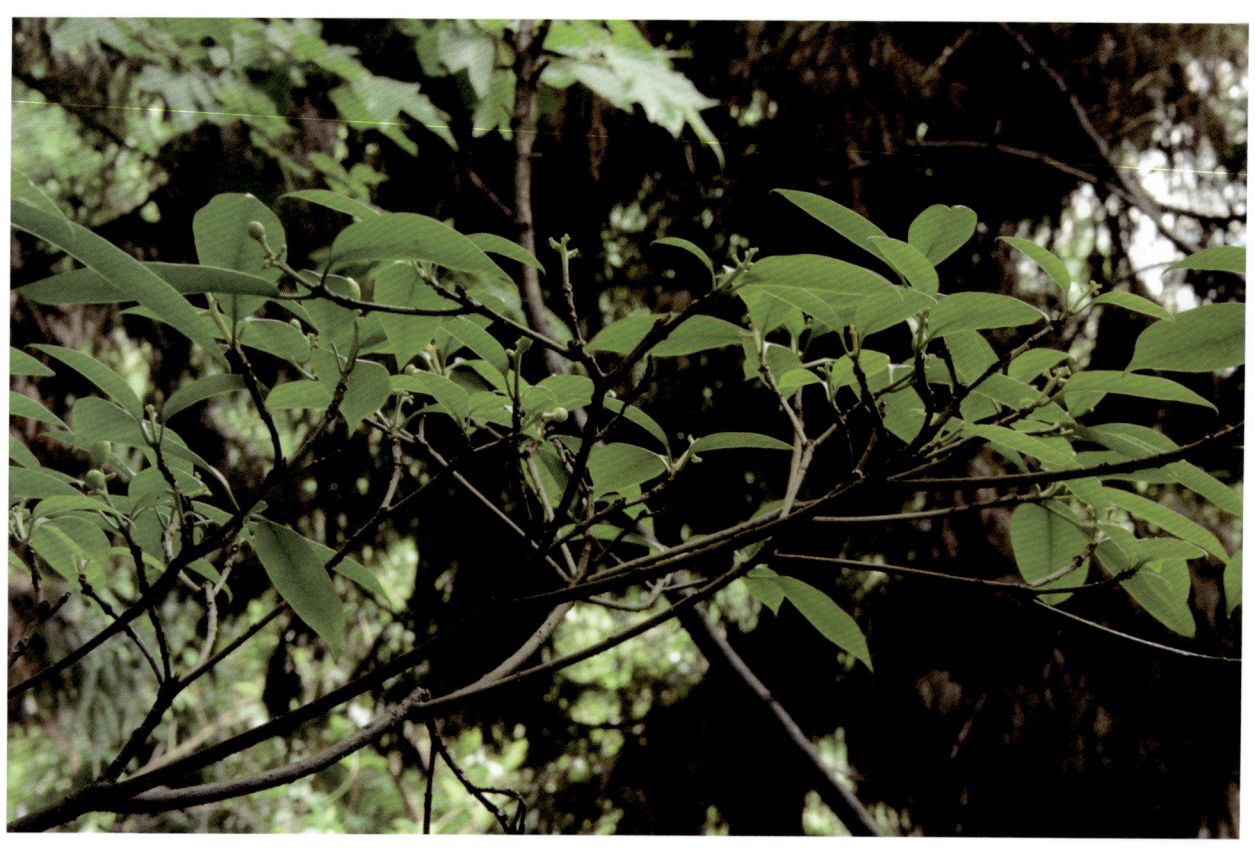

Det vob gheib lis 狭叶海桐

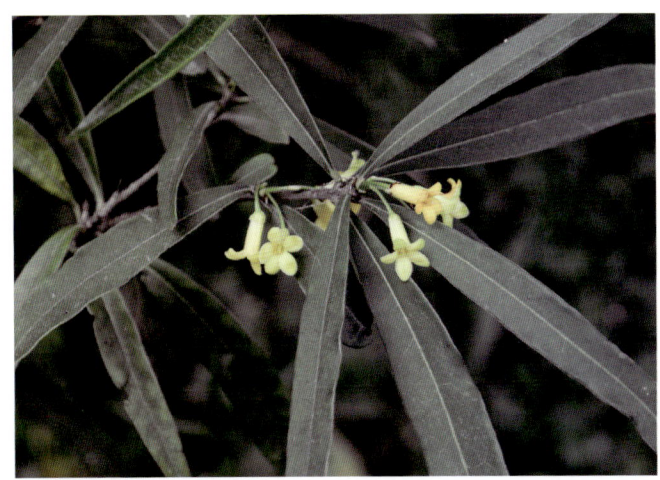

【Bit hsenb 俗名】刺桐、山芙蓉、鸡桐木、鼓桐皮、接骨药、野栀子。

【Dios kob deis 基源】为海桐科植物狭叶海桐 Pittosporum glabratum Lindl. var. neriifolium Rehd. et Wils. 的果实或全草。

【Niangb bet deis 生长环境】生于中海拔地区山塝杂木林中。分布于部分苗乡。

【Jox hsub 性味属经】性冷，味甘苦，属冷药，入热经。

【Qet diel xid 功能主治】功能：hxub kib zangl xuf 清热除湿。主治：yens jent mongb 风湿痛，fangx mais fangx jid 黄疸，bit ax dangx 失眠，dlif ghab jed vangl daib 子宫脱垂，dlif ghab neib ghangb 脱肛。

【Ed not xus 用法用量】内服，煎汤，15～25 g。外用，捣蓉敷患处；或煎水洗。

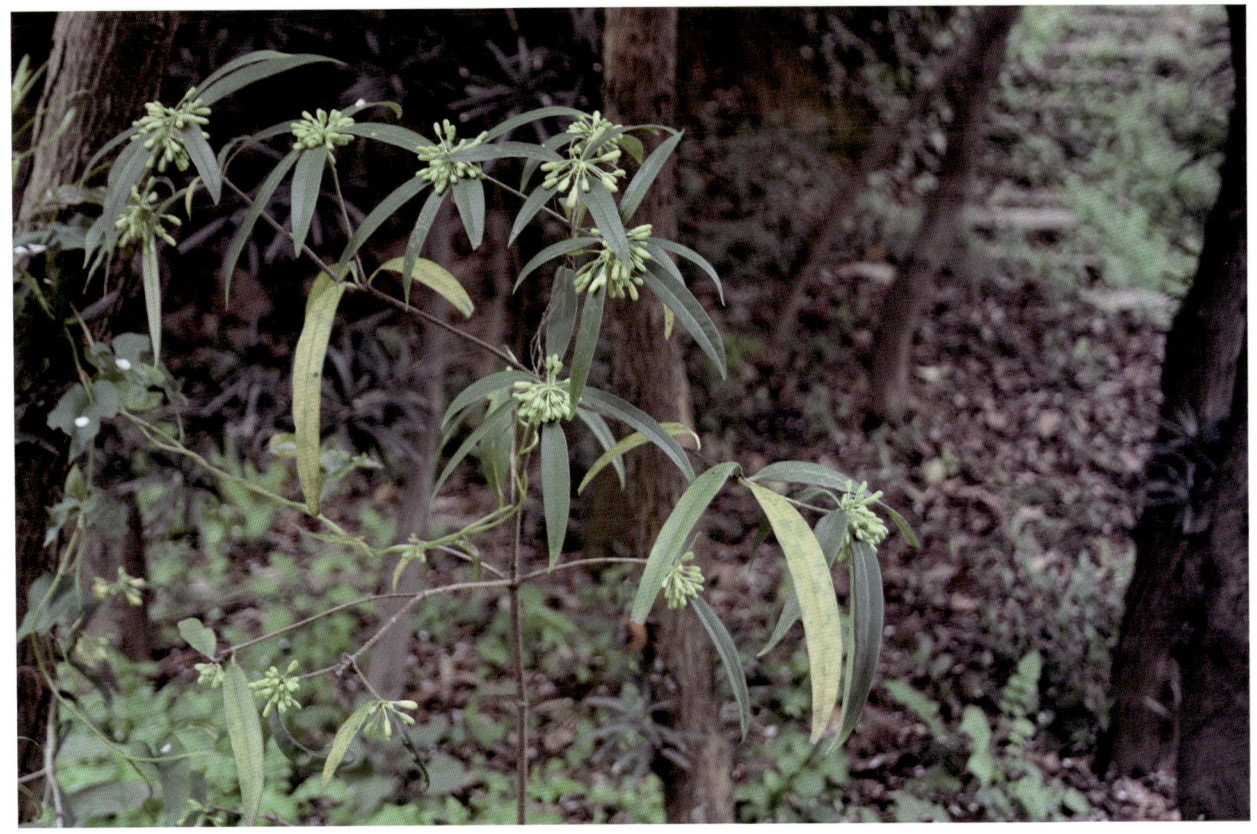

Det bid pax 光叶海桐

【Bit hsenb 俗名】山枝、山饭树、山枝茶、山海桐、土连翘、广枝仁、榨木仁。

【Dios kob deis 基源】为海桐科植物光叶海桐 Pittosporum glabratum Lindl. 的根皮、种子。

【Niangb bet deis 生长环境】生于山谷林下或灌木丛中。分布于部分苗乡。

【Jox hsub 性味属经】性平，味苦，属冷热两经药，入两经。

【Qet diel xid 功能主治】功能：hxub kib net nais pot 清热润肺，vut eb niangs dangf khak 生津止渴。主治：mongb ghongd niangs 咽喉痛，ngas ghongd eb 虚热口渴，bit ax dangx 失眠，ghab got lol hvit 早泄，bet qub zal ghad 肠鸣水泻，zal ghad dongk 痢疾。

【Ed not xus 用法用量】内服，煎汤，15～25 g。

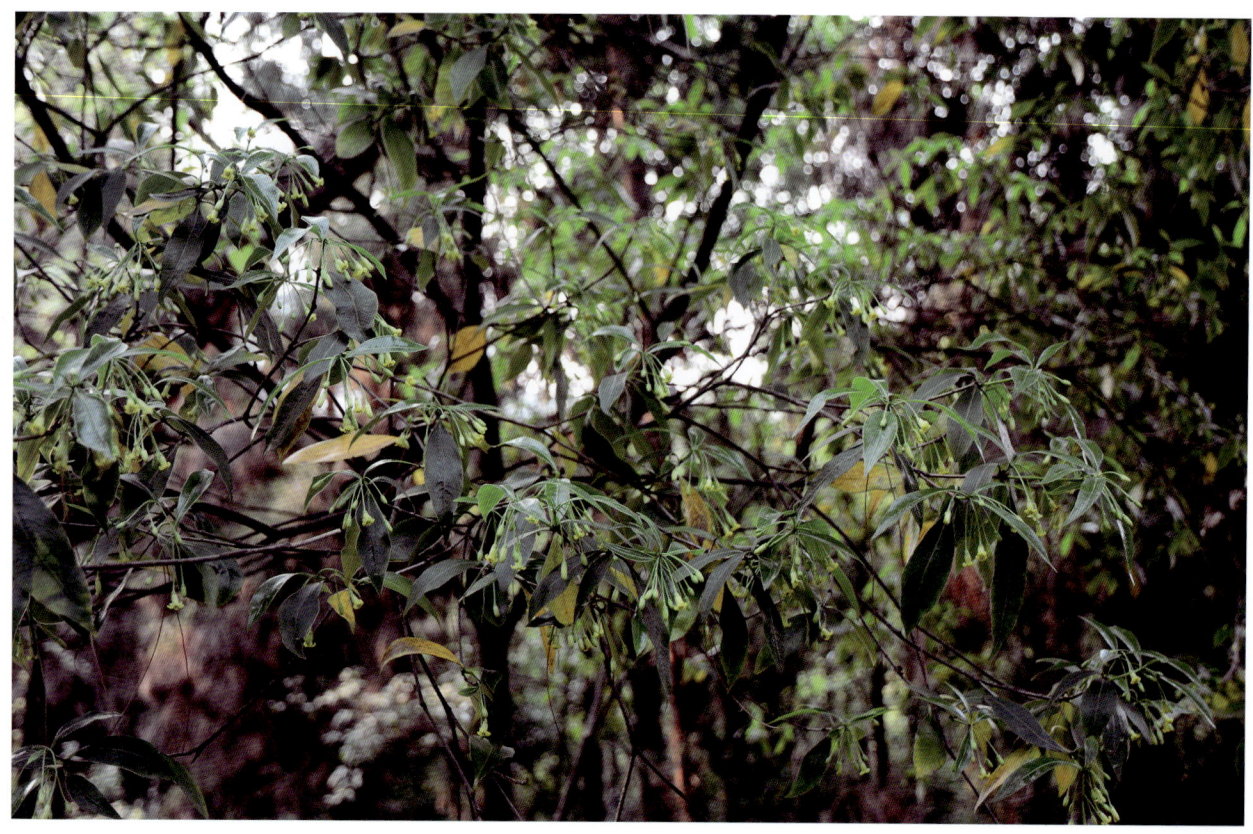

Jenb gangb kuk bab 圆果海桐

【Bit hsenb 俗名】山枝木、山海桐、海金子、接骨丹、野黄栀、台湾圆果海桐。

【Dios kob deis 基源】为海桐科植物圆果海桐 *Pittosporum trigonocarpum* Lévl. 的根、叶、果。

【Niangb bet deis 生长环境】生于山坡杂木林中、深山溪涧两旁。分布于部分苗乡。

【Jox hsub 性味属经】性热，味苦涩，属热药，入冷经。

【Qet diel xid 功能主治】功能：ves hxangd hxenk angt 活血消肿，hxenk od nul tat jab 消炎解毒。主治：dliangd bil dib sangb 跌打损伤，lod hsongd 骨折，mongb ghut hsongd 关节炎，bus diangd 骨髓炎，mongb hfud（dad bib）gangb jongb 指头炎，yens nangb gik 毒蛇咬伤。

【Ed not xus 用法用量】内服，煎汤，15～30 g；或捣汁服、浸酒饮。外用，捣烂敷。

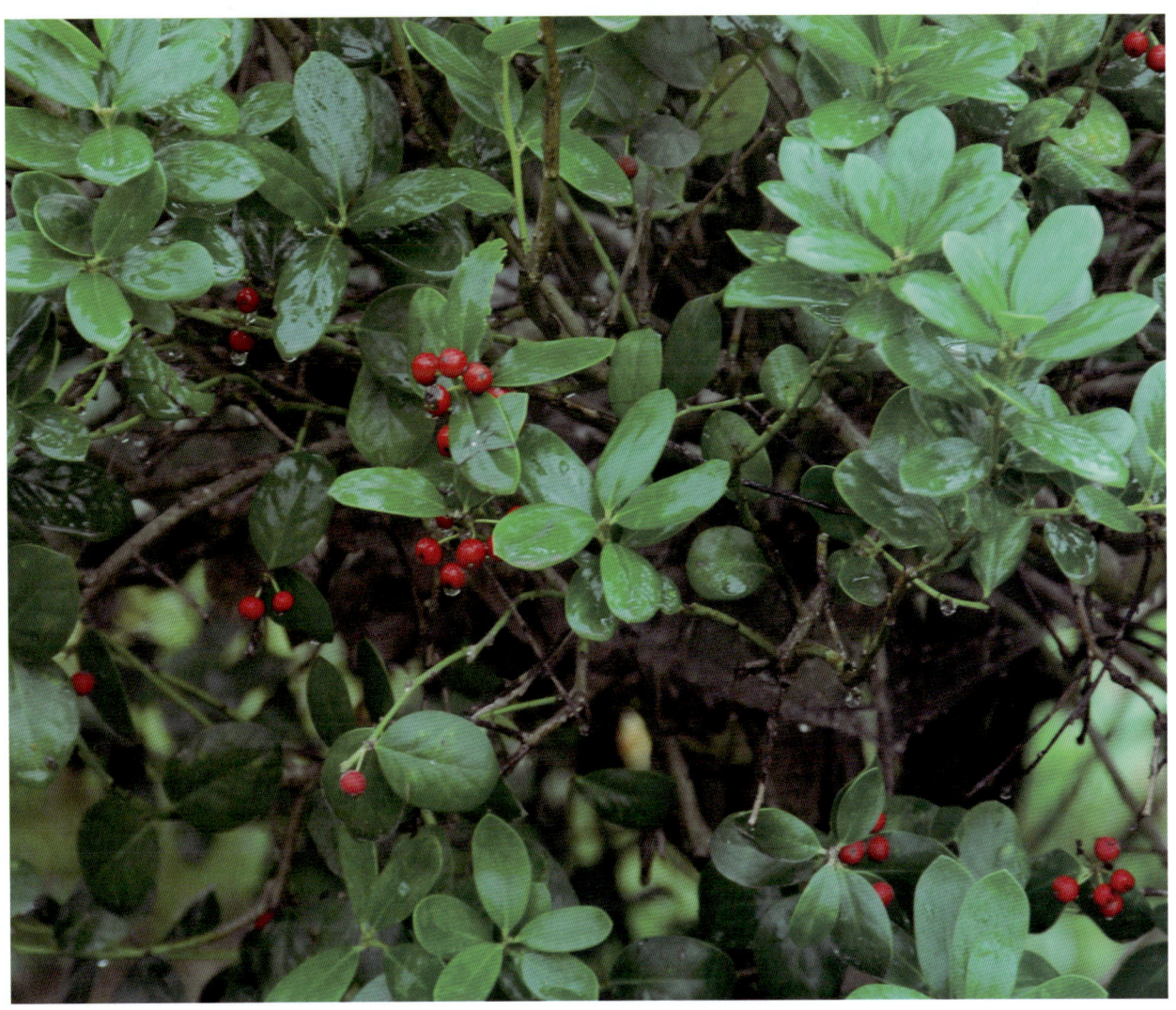

Jenb gangb kuk bab zat 海金子

【Bit hsenb 俗名】广枝仁、山饭树、山枝茶、崖花子、榨木仁。

【Dios kob deis 基源】为海桐科植物海金子 Pittosporum sahnianum Gowda. 的根。

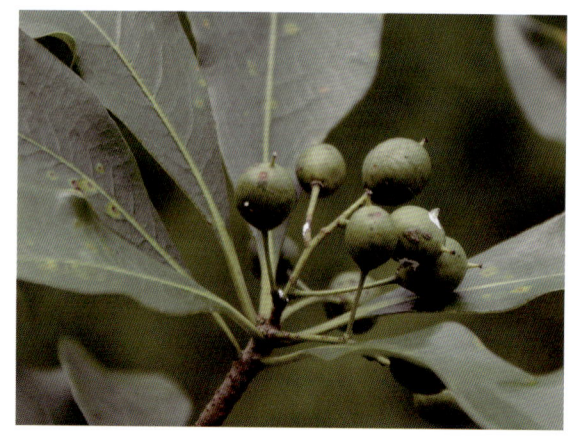

【Niangb bet deis 生长环境】生于低海拔地区峡谷或坡塝杂木林中。分布于部分苗乡。

【Jox hsub 性味属经】性平，味苦，属冷热两经药，入两经。

【Qet diel xid 功能主治】功能：hxub kib net nais pot 清热润肺，vut eb niangs dangf khak 生津止渴。主治：mongb ghongd niangs 咽喉痛，ngas ghongd eb 虚热口渴，bit ax dangx 失眠，ghab got lol hvit 早泄，bet qub zal ghad 肠鸣水泻，zal ghad dongk 痢疾。

【Ed not xus 用法用量】内服，煎汤，15～25 g。

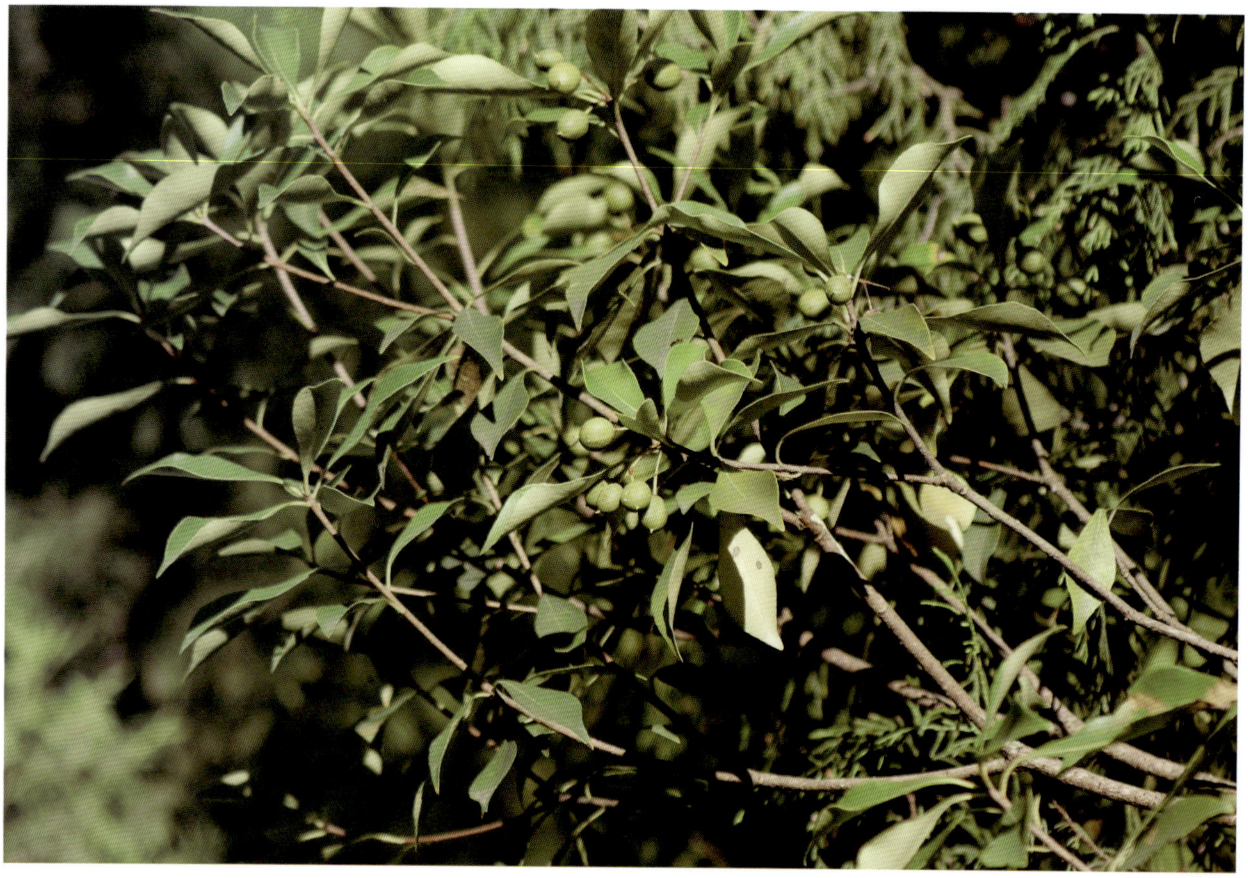

金缕梅科

Det dent 蕈树

【Bit hsenb 俗名】谭树。

【Dios kob deis 基源】为金缕梅科植物蕈树 *Altingia chinensis*（Champ.）Oliver ex Hance 的根。

【Niangb bet deis 生长环境】生于高山地区树林中。分布于部分苗乡。

【Jox hsub 性味属经】性冷，味苦，属冷药，入热经。

【Qet diel xid 功能主治】功能：yis hsongd tiod hxend 补骨强筋，hxub jent hxenk net 祛风除湿。主治：yens jent mongb 风湿痛，dliangd bil dib sangb 跌打损伤，dliangb dul ghab hfat 荨麻疹。

【Ed not xus 用法用量】内服，煎汤，25～30 g；或浸酒饮。外用，捣烂敷患处。

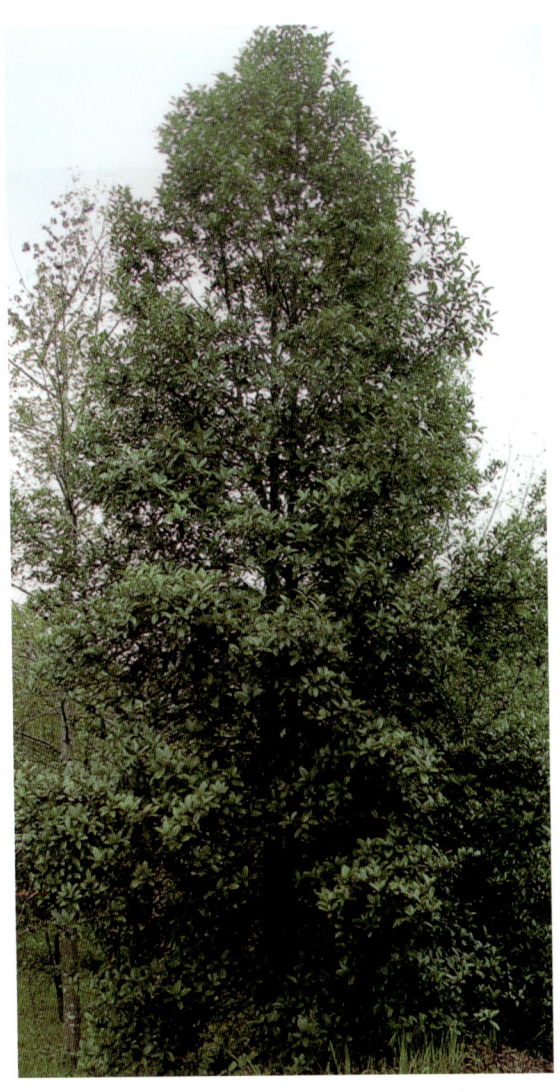
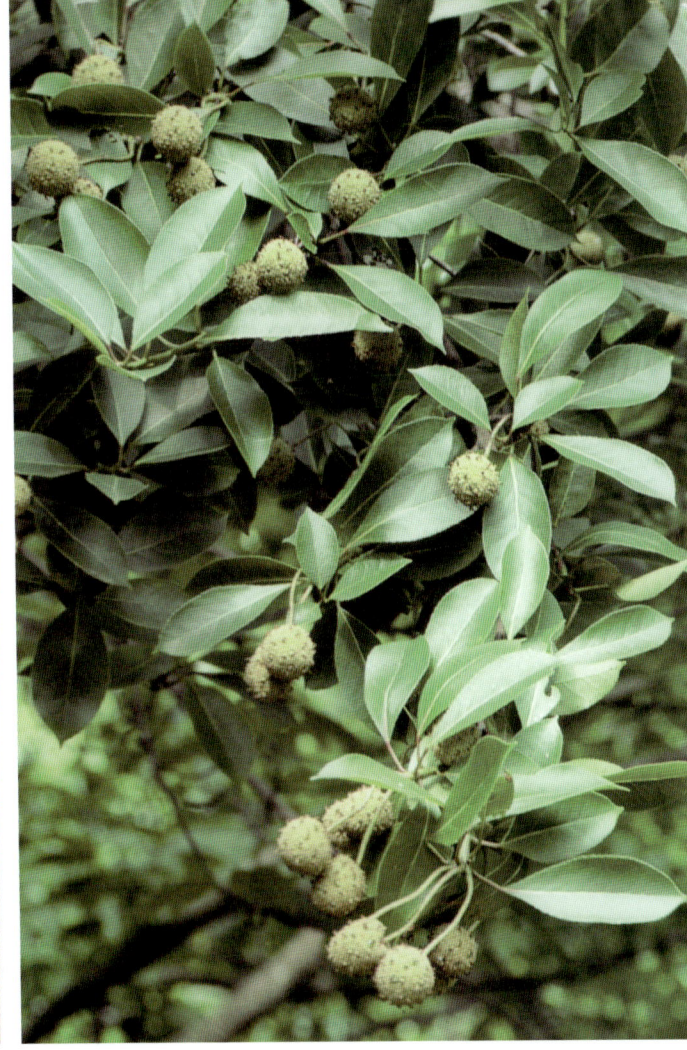

Det nais liod 牛鼻栓

【Bit hsenb 俗名】千斤力、牛鼻子。

【Dios kob deis 基源】为金缕梅科植物牛鼻栓 *Fortunearia sinensis* Rehd. et Wils. 的叶或根。

【Niangb bet deis 生长环境】生于山坡杂木林中或岩石缝隙中。分布于部分苗乡。

【Jox hsub 性味属经】性冷，味苦，属冷药，入热经。

【Qet diel xid 功能主治】功能：hxub kib tat jab 清热解毒，ves hxangd dangf hxangd 活血止血。主治：ait gheb bal jid lal ves 劳伤乏力，ngol lol hxangd 咳血，yens xit lol hxangd 刀伤出血，lax ghab hsangb 伤口溃烂，gangb eb fangx 黄水疮，kib eb kib dul 水火烫伤，zal ghad dongk 痢疾。

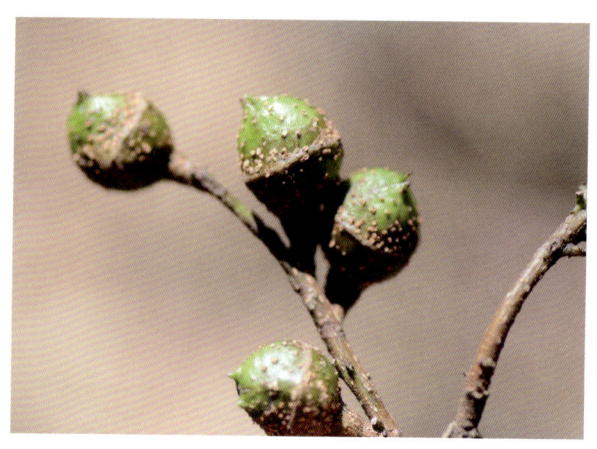

【Ed not xus 用法用量】内服，煎汤，15～25 g；或浸酒加红糖，早、晚饭前服。外用，捣烂敷。

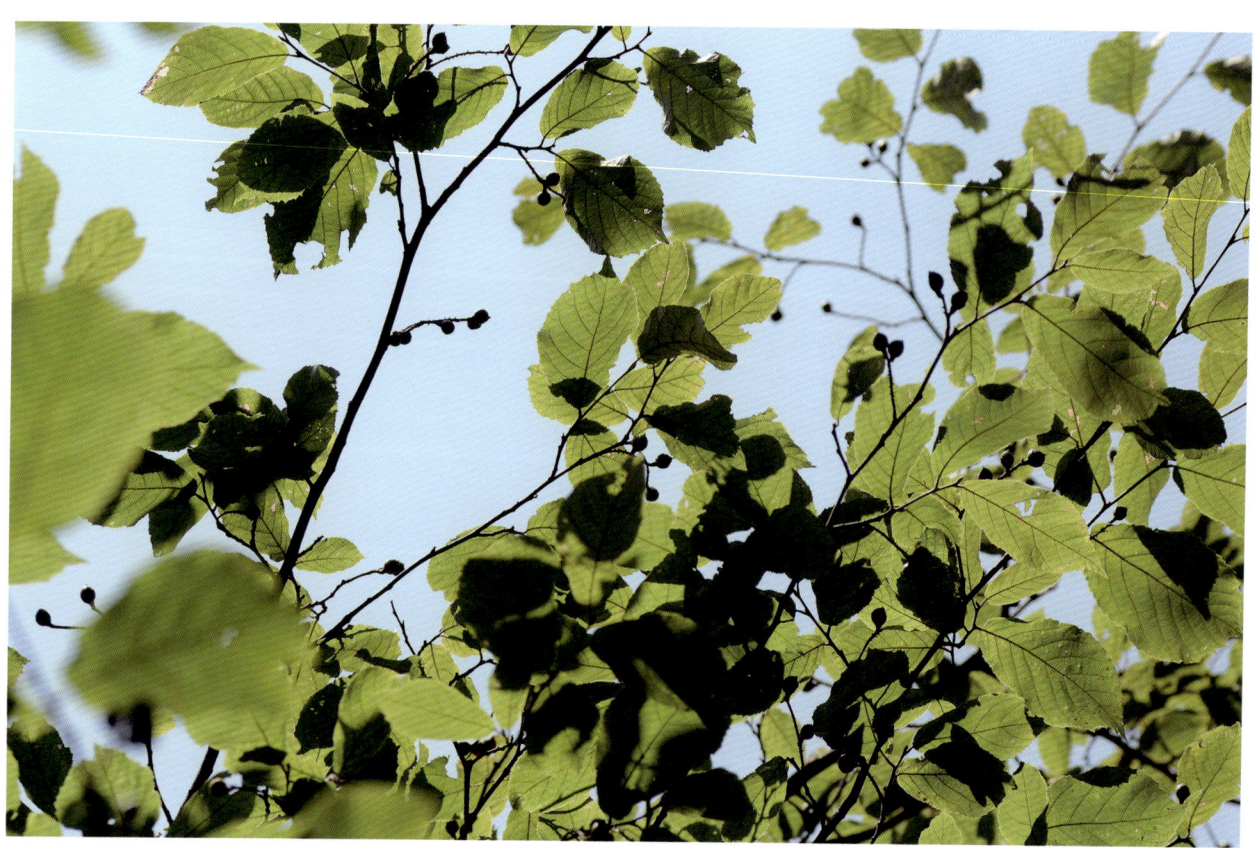

Det mangx 枫香

【Bit hsenb 俗名】香枫、槟树、杜东根、枫香树。

【Dios kob deis 基源】为金缕梅科植物枫香 *Liquidambar formosana* Hance. 的果球、树脂、根、叶。

【Niangb bet deis 生长环境】生于坡塝、山凹、村寨边。分布于各地苗乡。

【Jox hsub 性味属经】性平，味苦涩，属冷热两经药，入冷经。

【Qet diel xid 功能主治】功能：hxub jent tongb hxud 祛风通络，los eb jul xuf 利水除湿。主治：yens jent mongb ghut hsongd 风湿性关节炎，mongb daif gad 胃痛（胸口痛），od hxangd ax dangf 吐血不止，mongb hmid 牙痛，jif od nul 淋巴结炎，jif hxongb 淋巴结结核，jib daib lax buk duk 小儿脐风，dix guk 背痛。

【Ed not xus 用法用量】内服，煎汤，15～30 g。外用，治淋巴结炎取其油脂涂患处，治背痛、脐风用叶捣烂敷或煮水洗。

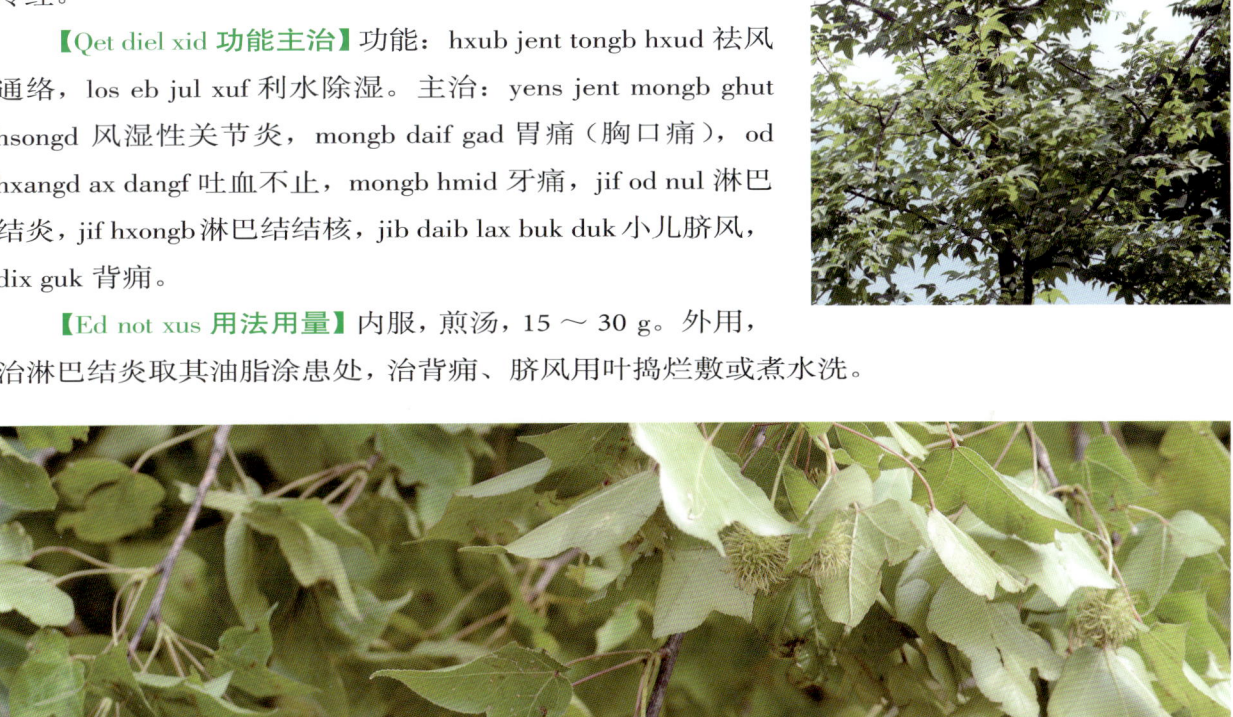

Det ghad lid 檵木

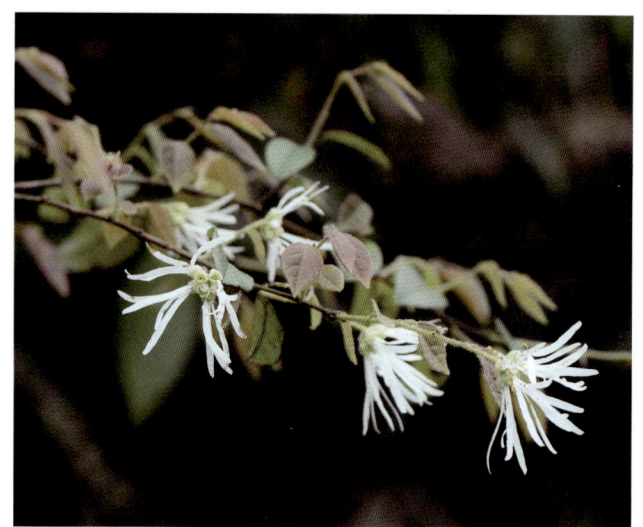

【Bit hsenb 俗名】刀烟木、闪目木、纸末花、桎木柴、铁树子、锯木条、白清明花。

【Dios kob deis 基源】为金缕梅科植物檵木 *Loropetalum chinense*（R. Br.）Oliver 的花、叶、根。

【Niangb bet deis 生长环境】生于砂石坡矮树林间。分布于各地苗乡。

【Jox hsub 性味属经】性平，味甘涩，属冷热两经药，入两经。

【Qet diel xid 功能主治】功能：hxub kib tat jab 清热解毒，ves hxangd dangf hxangd 活血止血。主治：dib yens od hxangd 跌打吐血，yens xit lol hxangd 刀伤出血，lax ghab hsangb 伤口溃烂，dal ghad got 遗精症，hfak bangb hxangd 血崩，xit daib eb wat lol ax vut 产后恶露不畅。

【Ed not xus 用法用量】内服，煎汤，15～25 g。外用，捣烂敷患处。

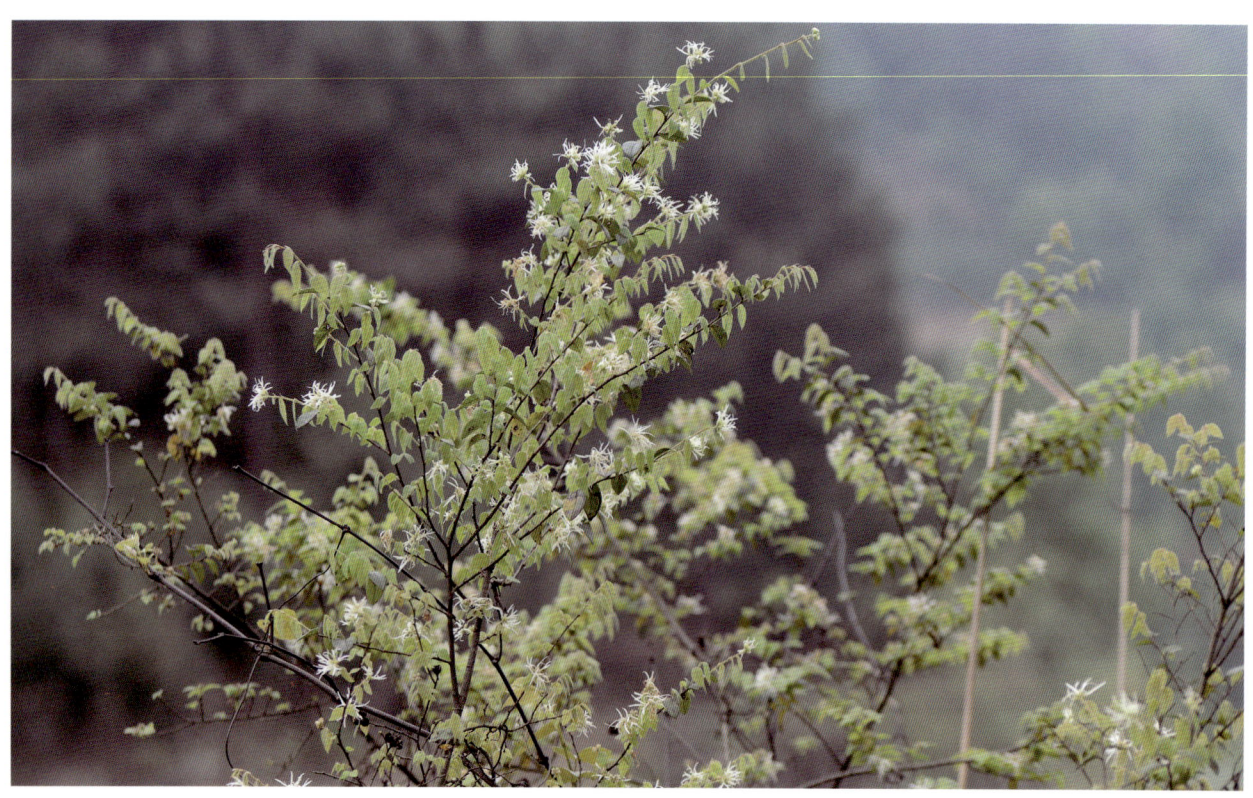

Det mangx vud 半枫荷

【Bit hsenb 俗名】小枫香、狼眼、野枫树、小蜂窝果。

【Dios kob deis 基源】为金缕梅科植物半枫荷 *Semiliquidambar cathayensis* H. T. Chang 的根或皮。

【Niangb bet deis 生长环境】生于深山杂木林中土壤较深厚地区。分布于部分苗乡。

【Jox hsub 性味属经】性热，味甘淡，属热药，入冷经。

【Qet diel xid 功能主治】功能：hxub jent hxenk net 祛风除湿，ves hxangd tongb hxud 活血通络。主治：yens jent xuf mongb 风湿疼痛，yens xit lol hxangd 刀伤出血，xit daib zeib ghangb 产后风瘫，bal ghab dlad ngix 腰肌劳损，dib yens jit hxangd angt mongb 跌打瘀血肿痛。

【Ed not xus 用法用量】内服，煎汤，15～30 g；或煅存性研末服。

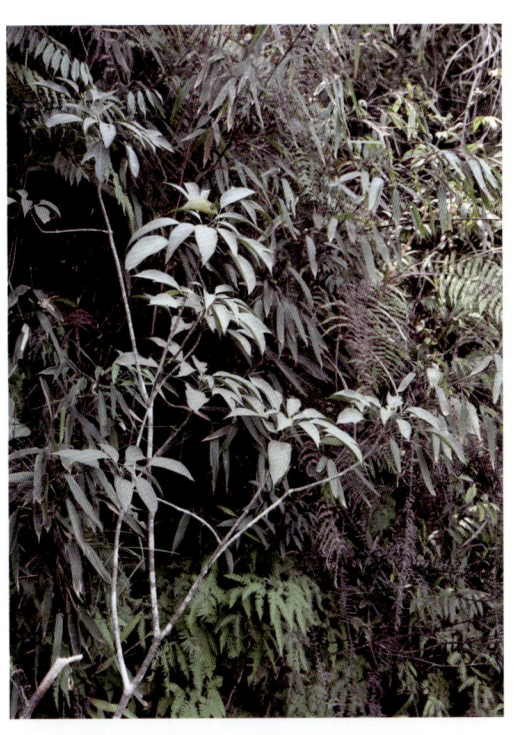

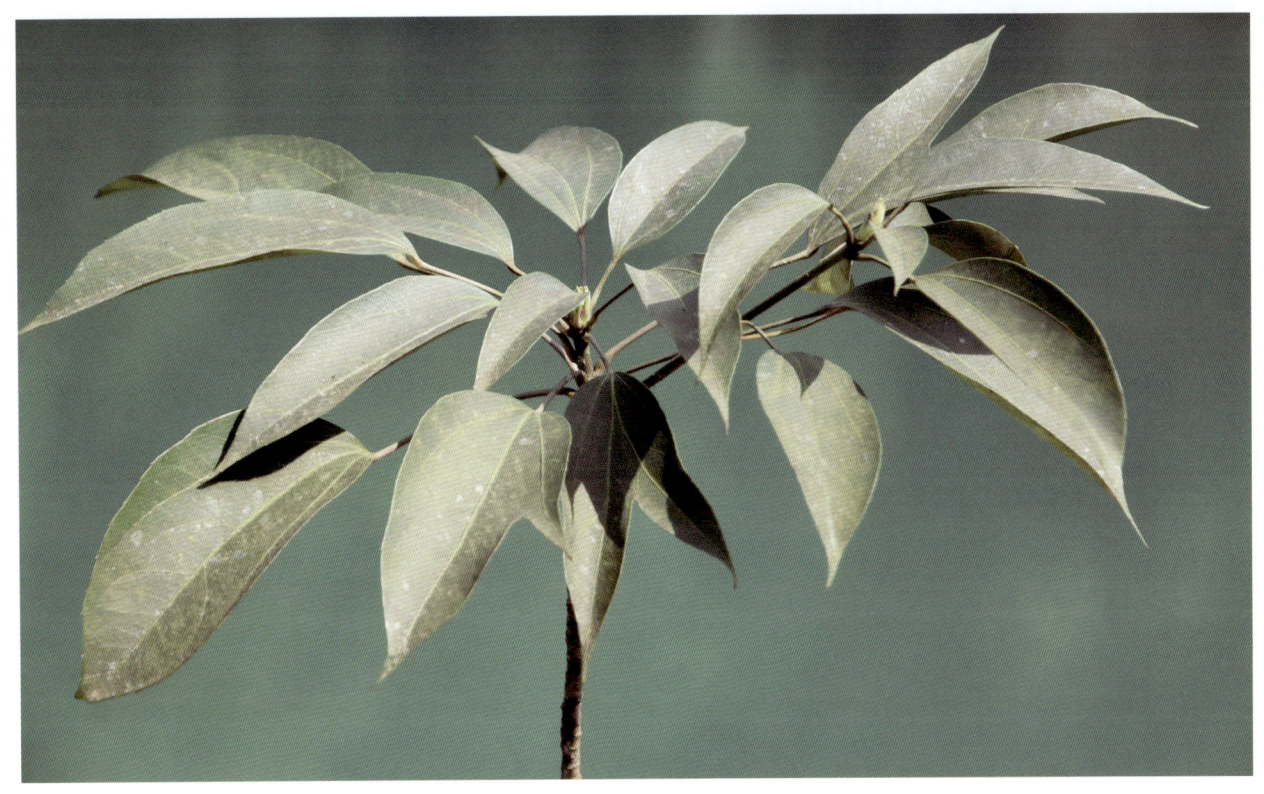

Det mangx dlongt 马蹄荷

【Bit hsenb 俗名】白克木、山雀花、雀雀花。

【Dios kob deis 基源】为金缕梅科植物马蹄荷 *Exbucklandia populnea*（R. Br.）R. W. Brown 的果实或根皮。

【Niangb bet deis 生长环境】生于深山密林中。分布于各地苗乡。

【Jox hsub 性味属经】性冷，味苦涩，属冷药，入热经。

【Qet diel xid 功能主治】功能：tat hxend ves hxangd 舒筋活血，dlongs hxid lis dangf mongb 活络止痛。主治：bit ax dangx 失眠，yens jent mongb ghut hsongd 风湿性关节炎，mongd hxud bob ghangb 坐骨神经痛。

【Ed not xus 用法用量】内服，煎汤，15～25 g。

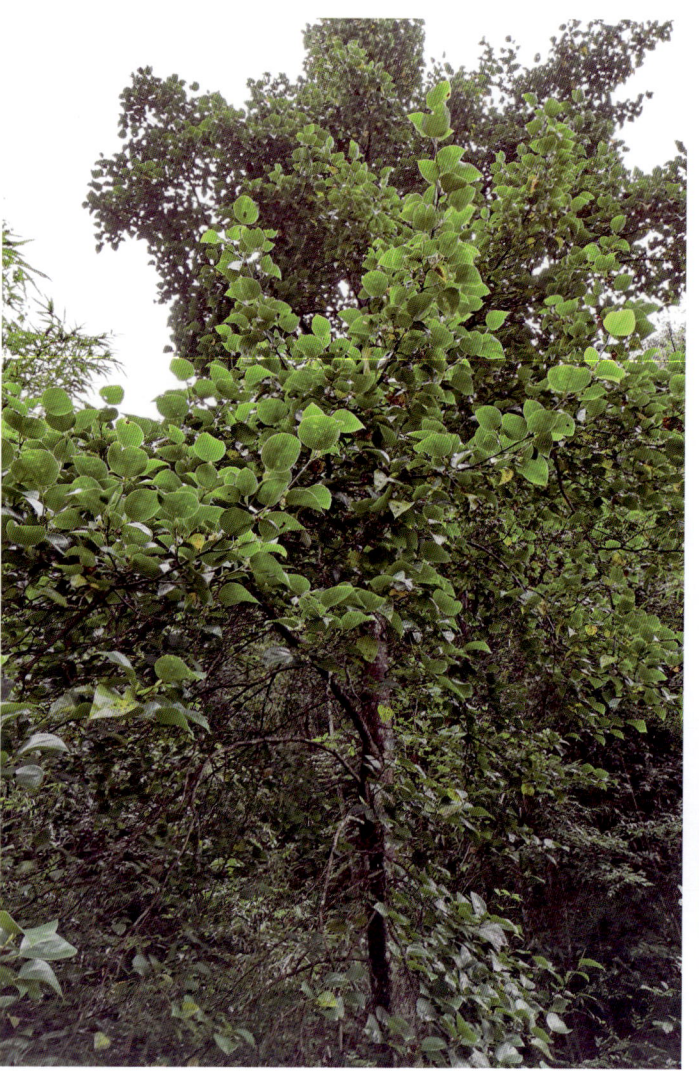
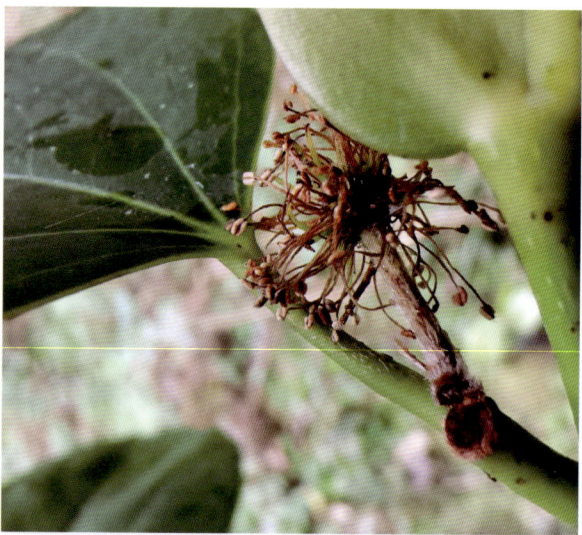
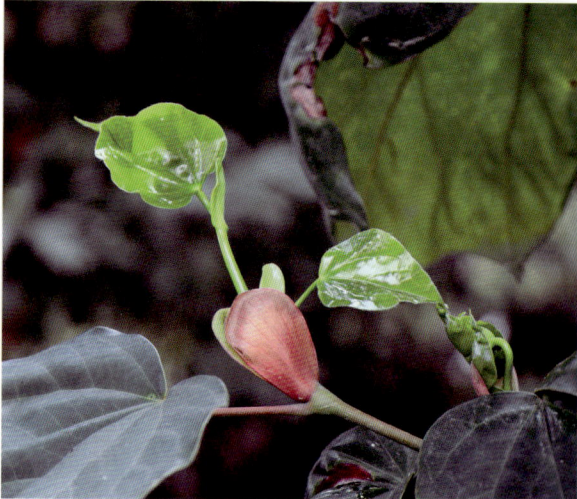

Det gid lof 中华蜡瓣花

【Bit hsenb 俗名】连核梅、连合子、蜡瓣花。

【Dios kob deis 基源】为金缕梅科植物中华蜡瓣花 *Corylopsis sinensis* Hemsl. 的根皮、叶。

【Niangb bet deis 生长环境】生于深山杂木林中。分布于部分苗乡。

【Jox hsub 性味属经】性冷,味苦,属冷药,入热经。

【Qet diel xid 功能主治】功能:tiod nat mangs buk dux 健脾和胃,hxub kib tat jab 清热解毒。主治:mongb daif gad 胃痛(胸口痛),mangb hfud kib jid 感冒发烧,hxud hxangd od 恶心呕吐,niel niad 昏迷。

【Ed not xus 用法用量】内服,煎汤,15～30 g;或浸酒饮。

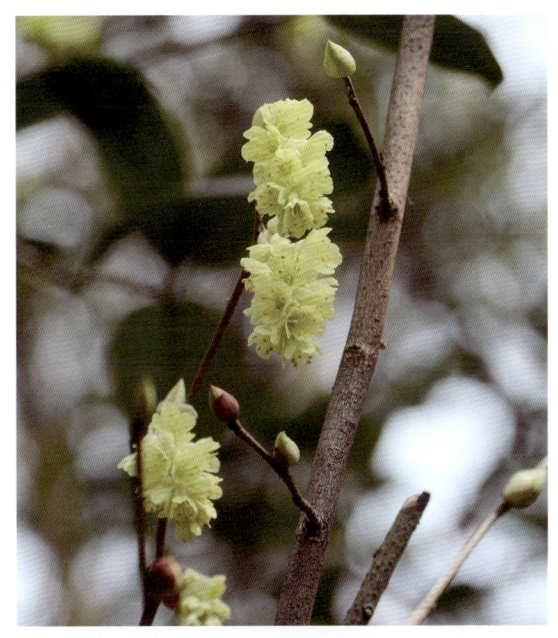

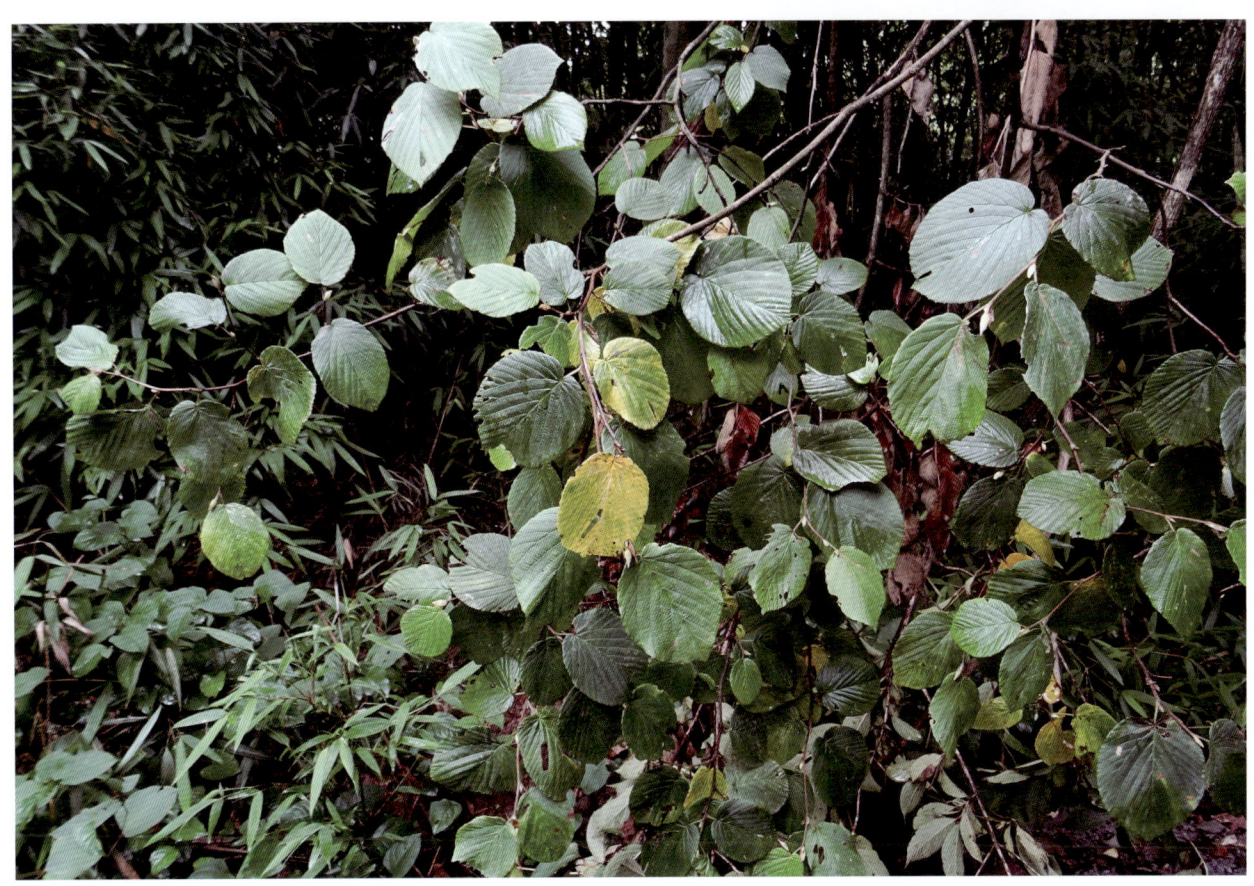

杜仲科

Det jit hsaib 杜仲

【Bit hsenb 俗名】木绵、杜仲皮、丝连皮、丝棉皮、扯丝皮、丝棉树皮。

【Dios kob deis 基源】为杜仲科植物杜仲 *Eucommia ulmoides* Oliver 的树皮。

【Niangb bet deis 生长环境】生于山地杂木林中，有栽培。分布于各地苗乡。

【Jox hsub 性味属经】性热，味辛，属热药，入冷经。

【Qet diel xid 功能主治】功能：yis hsongd tiod hxend 补骨强筋，bod hfub nais bod diuf 滋补肝肾，dins niak qub 安胎。主治：nit diongx hxangd 高血压，mongb diub 腰痛，ghab dlad hfud jus ax maix ves 腰膝无力，niak qub niangb ax dangf 胎动不安。

【Ed not xus 用法用量】内服，煎汤，15～25 g；或浸酒饮；或入丸、散。

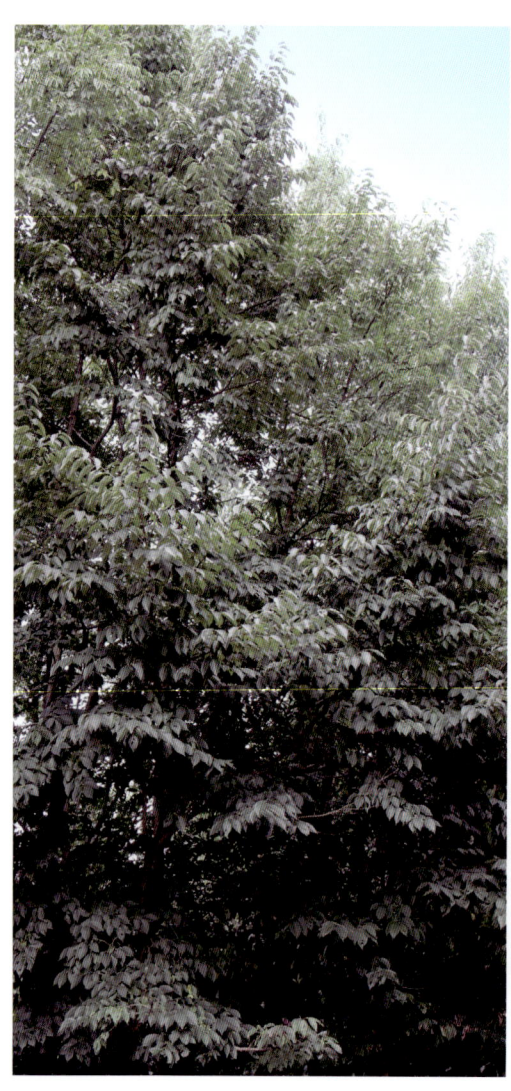
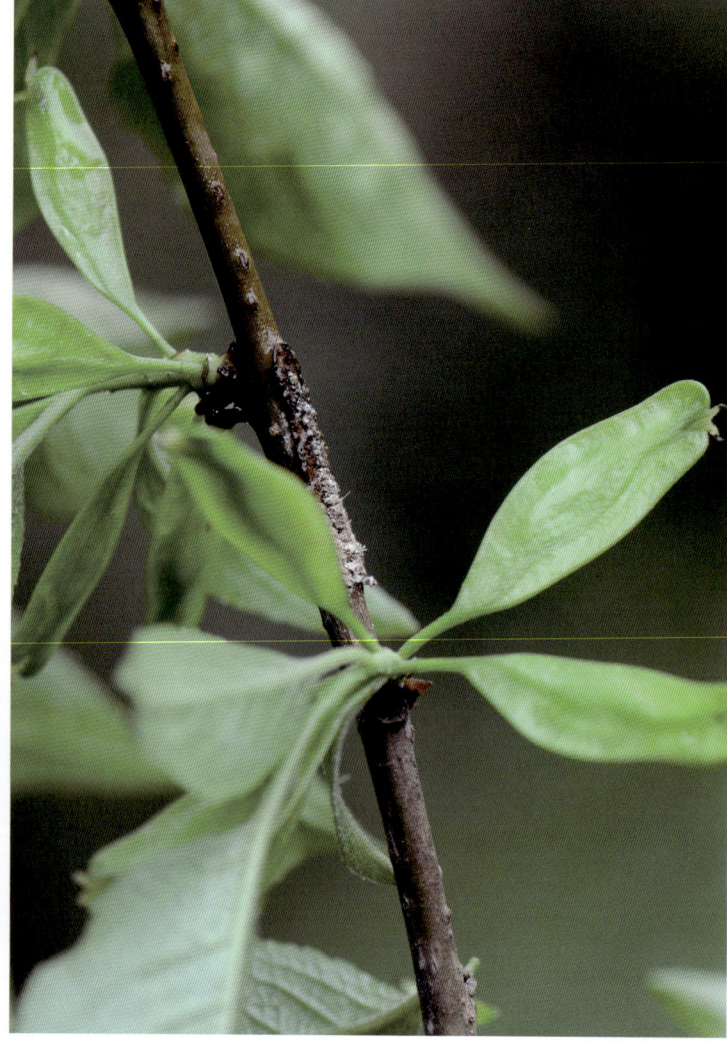

梧桐科

Det yangx yel 梧桐

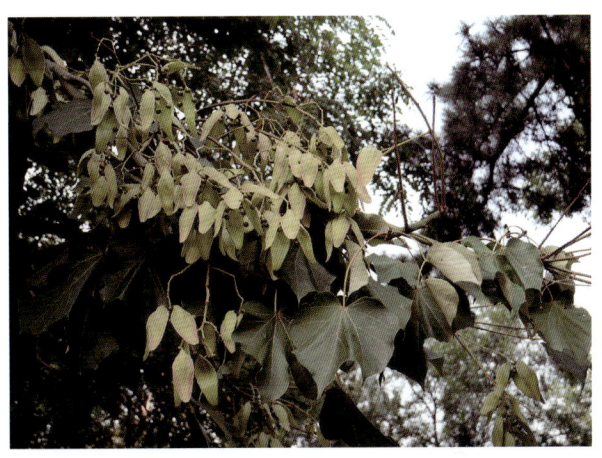

【Bit hsenb 俗名】悬铃木、法国梧桐。

【Dios kob deis 基源】为梧桐科植物梧桐 *Firmiana platanifolia*（L. f.）Marsili 的叶、根皮。

【Niangb bet deis 生长环境】生于村寨旁、山洼，现作绿化树种植。分布于部分苗乡。

【Jox hsub 性味属经】性冷，味苦涩，属冷药，入热经。

【Qet diel xid 功能主治】功能：hxub kib tat jab 清热解毒，hxub jent hxenk net 祛风除湿，seil hxangd dangf hxangd 凉血止血。主治：dliangd bil dib sangb 跌打损伤，lod hsongd 骨折，yens xit lol hxangd 刀伤出血，yens jent mongb 风湿痛，yens jent mongb ghut hsongd 风湿性关节炎，dix guk 背痈。

【Ed not xus 用法用量】内服，煎汤，15～30 g。外用，治出血、背痈取叶捣蓉敷。

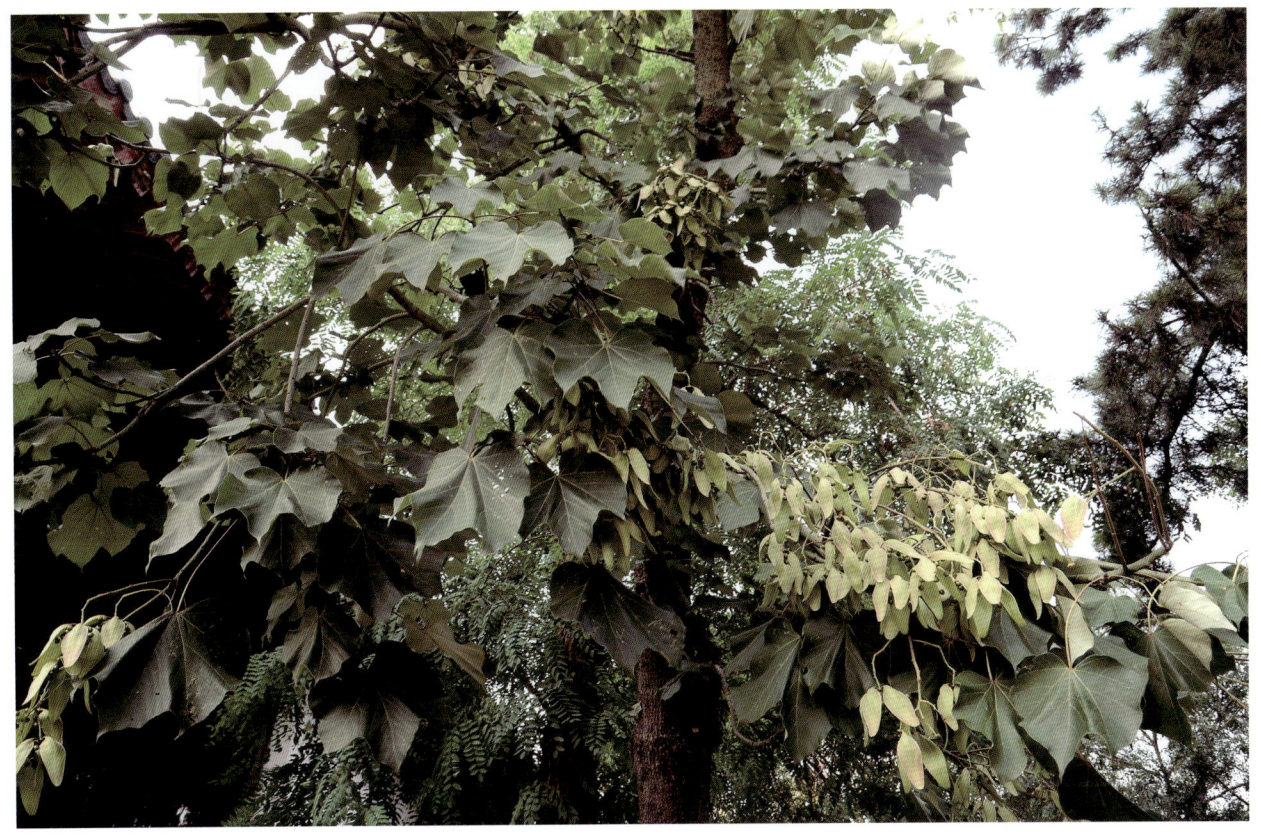

蔷薇科

Zend bel ghof yeb 小果蔷薇

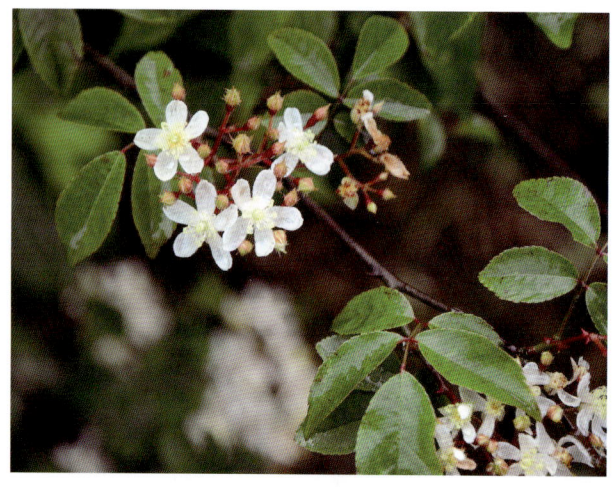

【Bit hsenb 俗名】小金樱、七姐妹、山木香、小刺花、五甲连、红刺藤、明目茶。

【Dios kob deis 基源】为蔷薇科植物小果蔷薇 *Rosa cymosa* Tratt. 的根及嫩叶。

【Niangb bet deis 生长环境】生于灌木丛、荒山或农地边。分布于各地苗乡。

【Jox hsub 性味属经】性平，味苦，属冷热两经药，入两经。

【Qet diel xid 功能主治】功能：hsot ud vut dangf mongb 调经止痛，tat jit hxangd dangf hxangd 散瘀止血。主治：dliangd bil dib sangb 跌打损伤，yens xit lol hxangd 刀伤出血，hsot ud ax jangx hxib 月经不调，dlif ghab neib ghangb 脱肛，dlif ghab jed vangl daib 子宫脱垂，dix khangd ghad 痔疮，jangx ghab dliax gangb 毒疮。

【Ed not xus 用法用量】内服，煎汤，25～30 g；或浸酒饮。外用，捣烂敷。

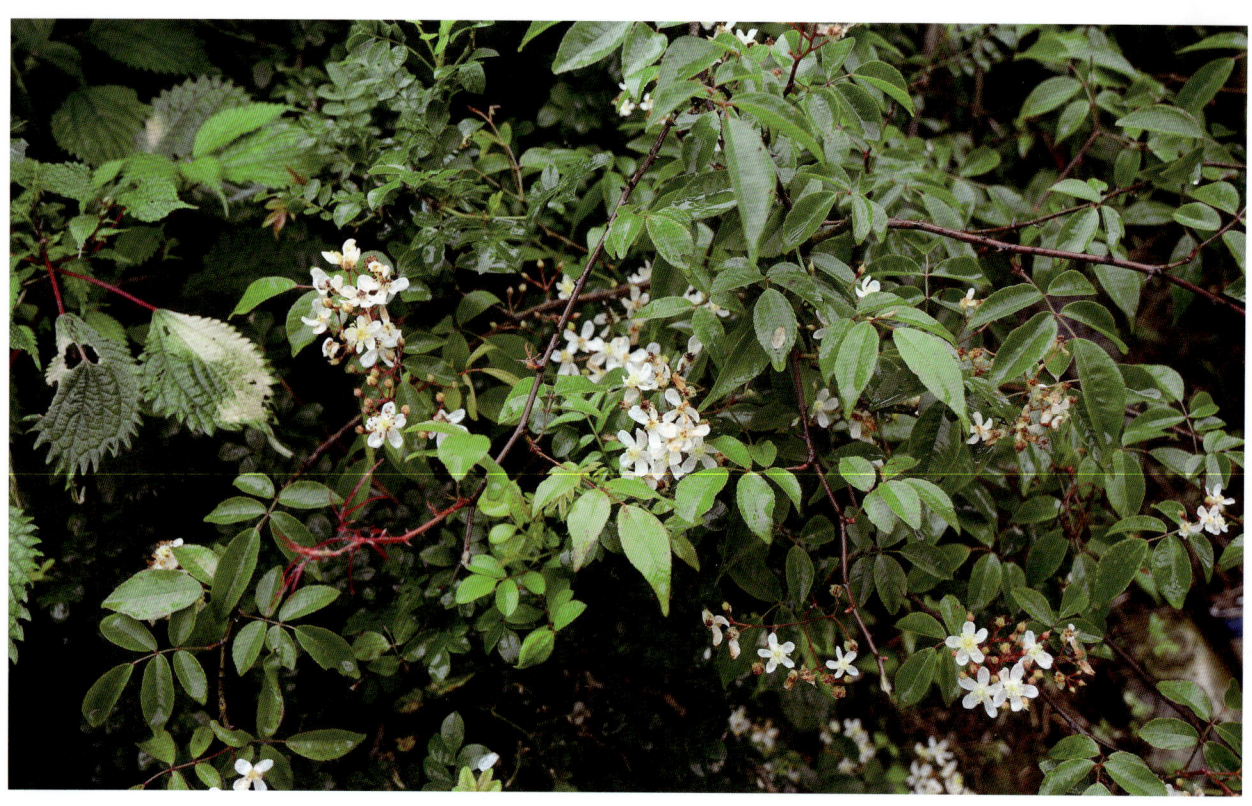

Bangx bel xib 野蔷薇

【Bit hsenb 俗名】七姊妹、十姊妹、姊妹花、妹妹花、白残花、倒钩刺、和尚头。

【Dios kob deis 基源】为蔷薇科植物野蔷薇 *Rosa multiflora* Thunb. 的根、花、叶。

【Niangb bet deis 生长环境】生于山坡路旁、田边或灌木丛中。分布于各地苗乡。

【Jox hsub 性味属经】性冷，味苦涩，属冷药，入热经。

【Qet diel xid 功能主治】功能：hxub kib los xuf 清热利湿，seil hxangd dangf hxangd 凉血止血。主治：dliangd bil dib sangb 跌打损伤，kib hnaib od hxangd 暑热吐血，kib seil 疟疾，mongb ghut hsongd 关节炎，xangb jid zeib ghangb 半身瘫痪，lax lot niangs 口腔糜烂，ax hlib nongx gad 不思饮食。

【Ed not xus 用法用量】内服，煎汤，15～30 g；或浸酒饮。

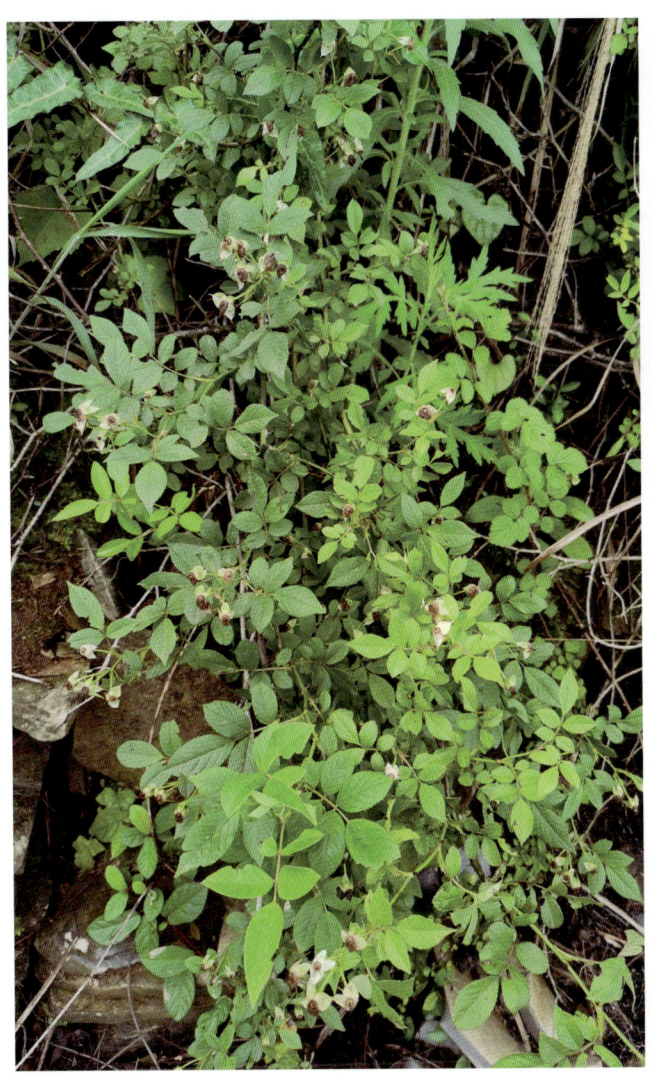
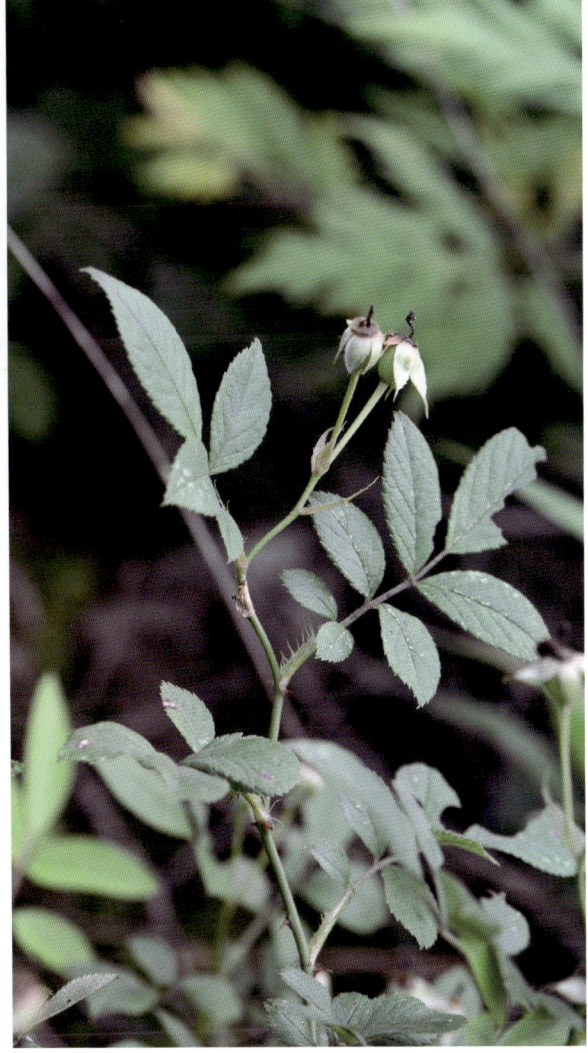

Bangx bel xib xok 华西蔷薇

【Bit hsenb 俗名】山刺玫、小金樱、红花刺、红刺藤、野玫瑰、蔷薇果、刺玫蔷薇。

【Dios kob deis 基源】为蔷薇科植物华西蔷薇 *Rosa moyesii* Hemsl. et Wils. 的果实。

【Niangb bet deis 生长环境】生于高海拔地区砂石坡。分布于各地苗乡。

【Jox hsub 性味属经】性冷，味苦涩，属冷药，入热经。

【Qet diel xid 功能主治】功能：jongt ghad dangf zal 固肠止泻，qet hsot ud dangf ghad eb 调经止带。主治：xangb jid zeib ghangb 半身瘫痪，lol hxangd nais 鼻衄，ghad eb dlub lol not 白带过多，dal wal 遗尿，mongb qub zal ghad 腹痛腹泻。

【Ed not xus 用法用量】内服，煎汤，15～25 g；或熬膏调服。

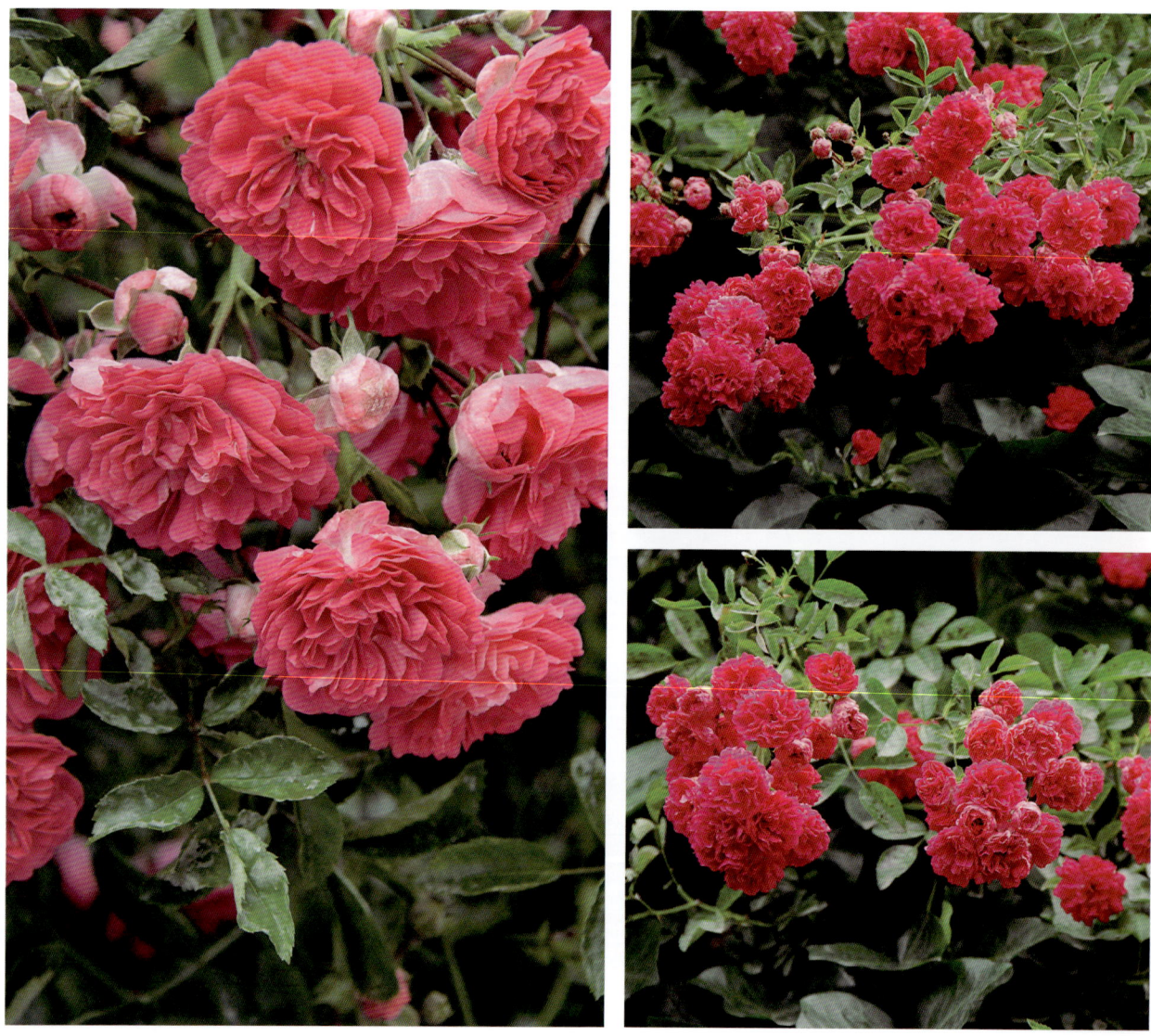

Zend bel liangx vud 绢毛蔷薇

【Bit hsenb 俗名】石珊瑚、野刺梨、野蔷薇、多花蔷薇。

【Dios kob deis 基源】为蔷薇科植物绢毛蔷薇 *Rosa sericea* Lindl. 的根、果实。

【Niangb bet deis 生长环境】生于山坡砂石地灌木丛中。分布于各地苗乡。

【Jox hsub 性味属经】性冷，味苦涩，属冷药，入热经。

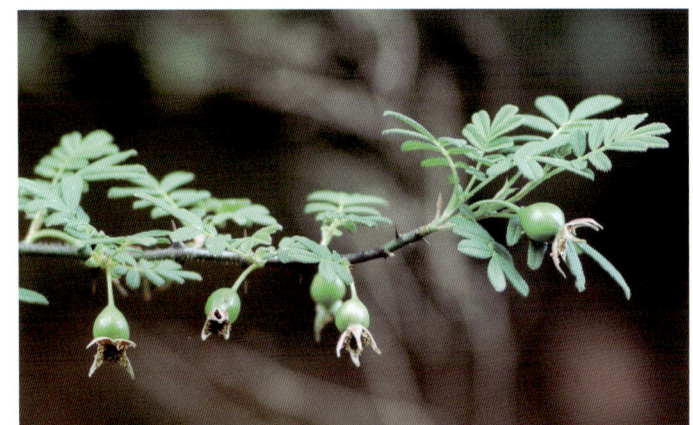

【Qet diel xid 功能主治】功能：tiod nat yangx vob gad 健脾消食，dangf ghad dongk dangf zal 止痢止泻。主治：dinx vob gad dit qub 食积腹胀，xud wal hxangd 尿血，bet qub zal ghad 肠鸣水泻，niangb hsab pob mongb 无名肿毒。

【Ed not xus 用法用量】内服，煎汤，15～25 g。外用，捣烂敷。

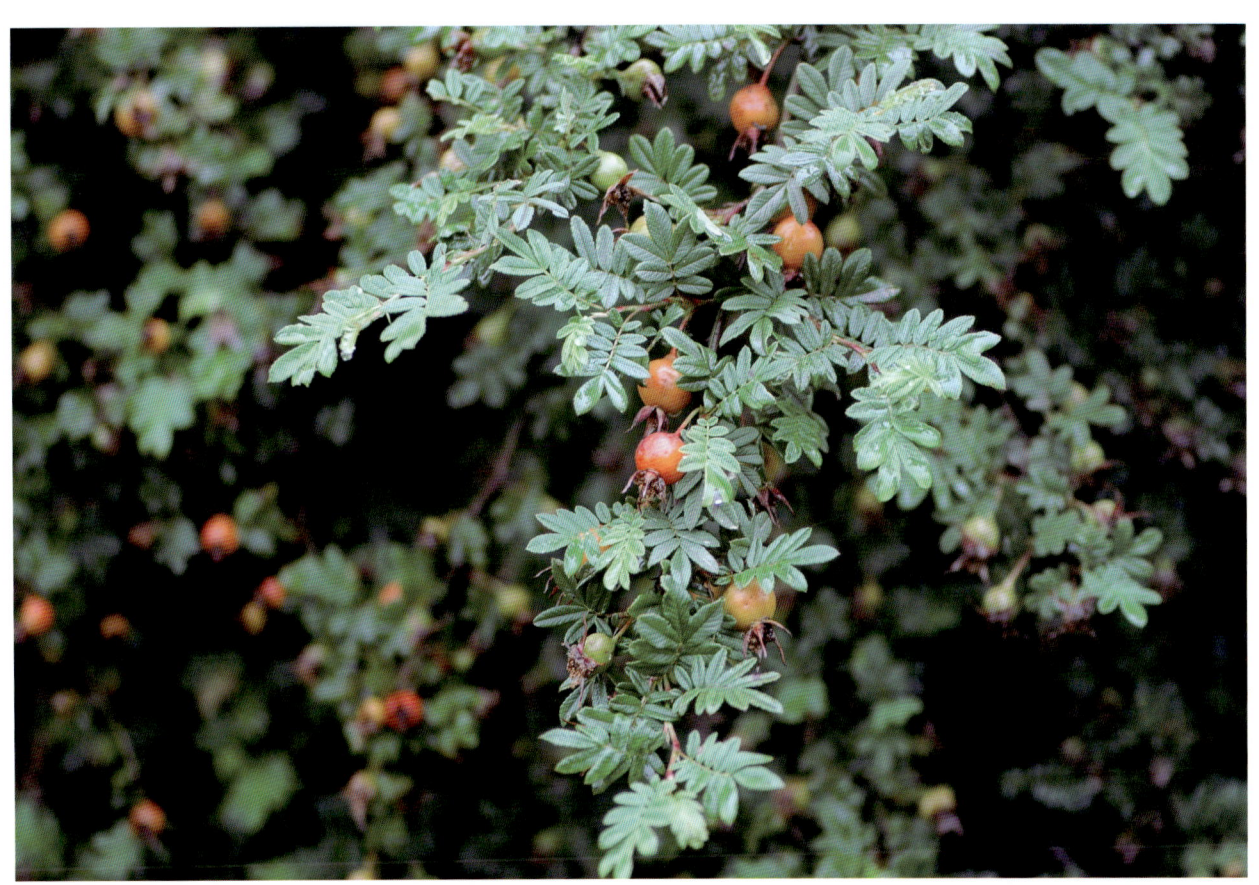

Bangx bel xib nais 钝叶蔷薇

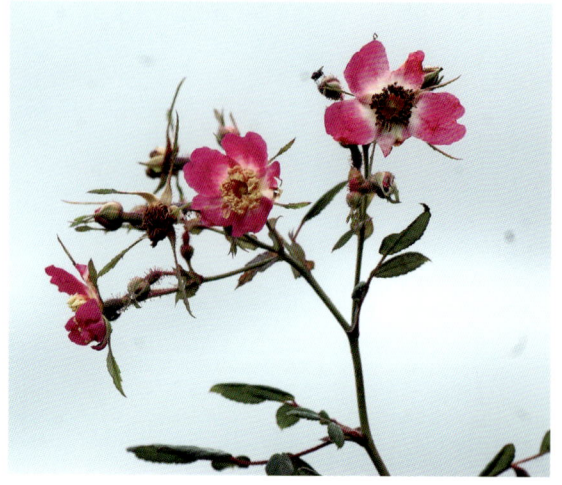

【Bit hsenb 俗名】红根、红刺、七姐妹、小金樱、红刺藤、野蔷薇、小和尚头。

【Dios kob deis 基源】为蔷薇科植物钝叶蔷薇 *Rosa sertata* Rolfe 的根。

【Niangb bet deis 生长环境】生于坡塝灌木丛中。分布于各地苗乡。

【Jox hsub 性味属经】性冷，味苦涩，属冷药，入热经。

【Qet diel xid 功能主治】功能：hsot ud vut dangf mongb 调经止痛，hxub jent tat hxid lis 祛风舒筋。主治：ghut hsongd mongb jangx bod 痛风，yens jent mongb hsongd 风湿骨痛，ait gheb bal jid 劳伤，od hxangd 吐血，hsot ud ax jangx hxib 月经不调，niangb hsab pob mongb 无名肿毒。

【Ed not xus 用法用量】内服，煎汤，15～25 g；或浸酒饮。

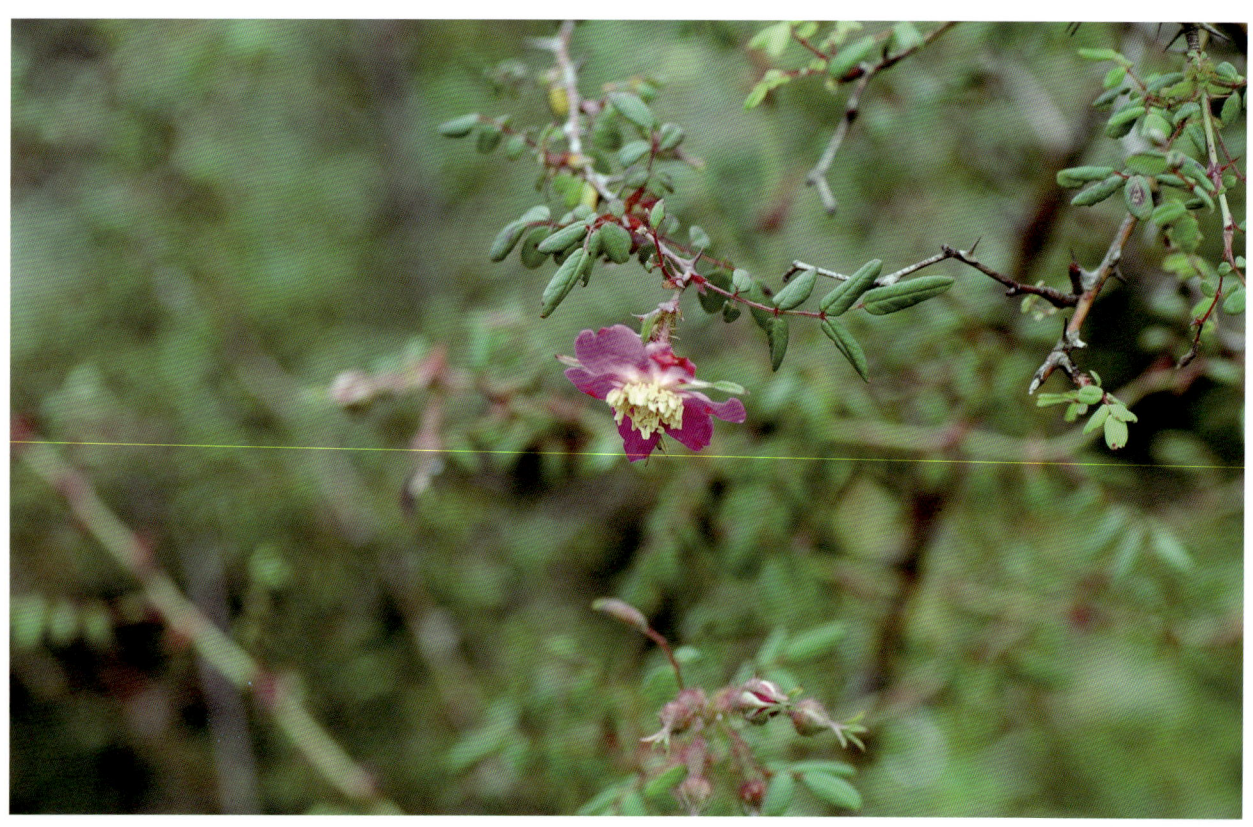

Bangx bel xit 卵果蔷薇

【Bit hsenb 俗名】七姊妹、十姊妹、倒钩刺、姊妹花、野蔷薇、小和尚头。

【Dios kob deis 基源】为蔷薇科植物卵果蔷薇 *Rosa helenae* Rehd. et Wils. 的根及叶。

【Niangb bet deis 生长环境】生于山坡、路旁、地边。分布于各地苗乡。

【Jox hsub 性味属经】性冷，味苦涩，属冷药，入热经。

【Qet diel xid 功能主治】功能：hxenk bod dangf mongb 消痞止痛。主治：dliangd bil dib sangb 跌打损伤，ait gheb bal jid 劳伤，lax lot niangs 口腔糜烂，dix khangd ghad lol hxangd 痔疮出血。

【Ed not xus 用法用量】内服，煎汤，25～30 g；或浸酒饮。

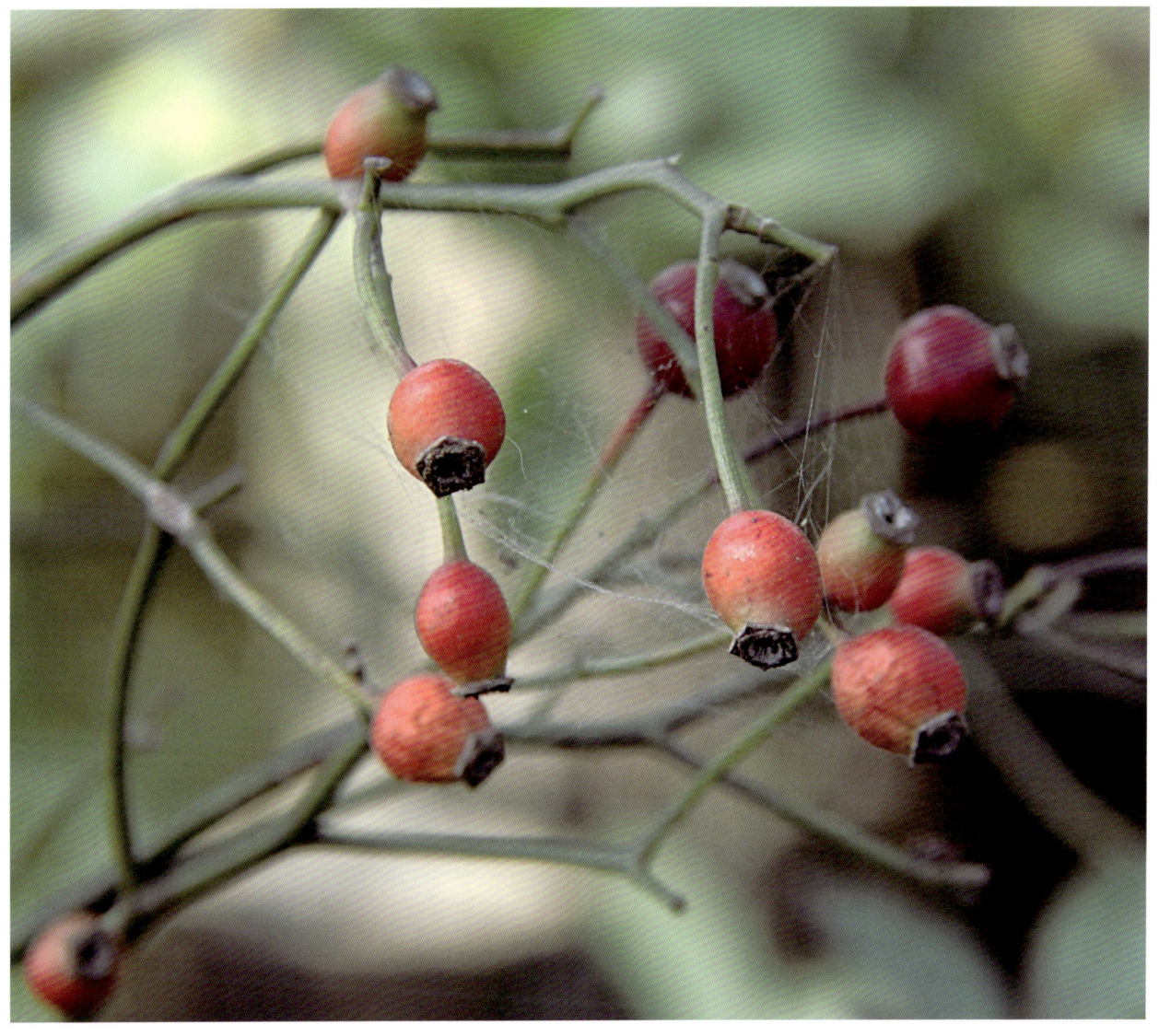

Bangx bel liangx 月季花

【Bit hsenb 俗名】月季、月月红、月月花、斗雪红、长春花、四季红、野玫瑰。

【Dios kob deis 基源】为蔷薇科植物月季花 *Rosa chinensis* Jacq. 的半开放的花或根、叶。

【Niangb bet deis 生长环境】生于灌木丛、路旁、村寨边，有栽培。分布于各地苗乡。

【Jox hsub 性味属经】性热，味甘，属热药，入冷经。

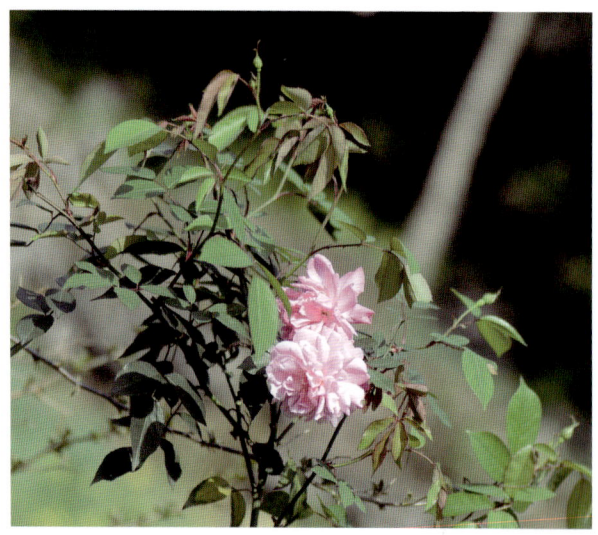

【Qet diel xid 功能主治】功能：ves hxangd hsot ud vut 活血调经，hxenk angt tad jab 消肿解毒。主治：dliangd bil dib sangb 跌打损伤，lob jus pob mongb 脚膝肿痛，hsot ud ax jangx hxib 月经不调，hsot ud dlaib jab mongb qub 月经黏稠腹痛，ghad eb dlub lol not 白带过多，dlif ghab jed vangl daib 子宫脱垂，jif hxongb 淋巴结结核。

【Ed not xus 用法用量】内服，煎汤，25～30 g；或研末服。外用，捣烂敷患处。

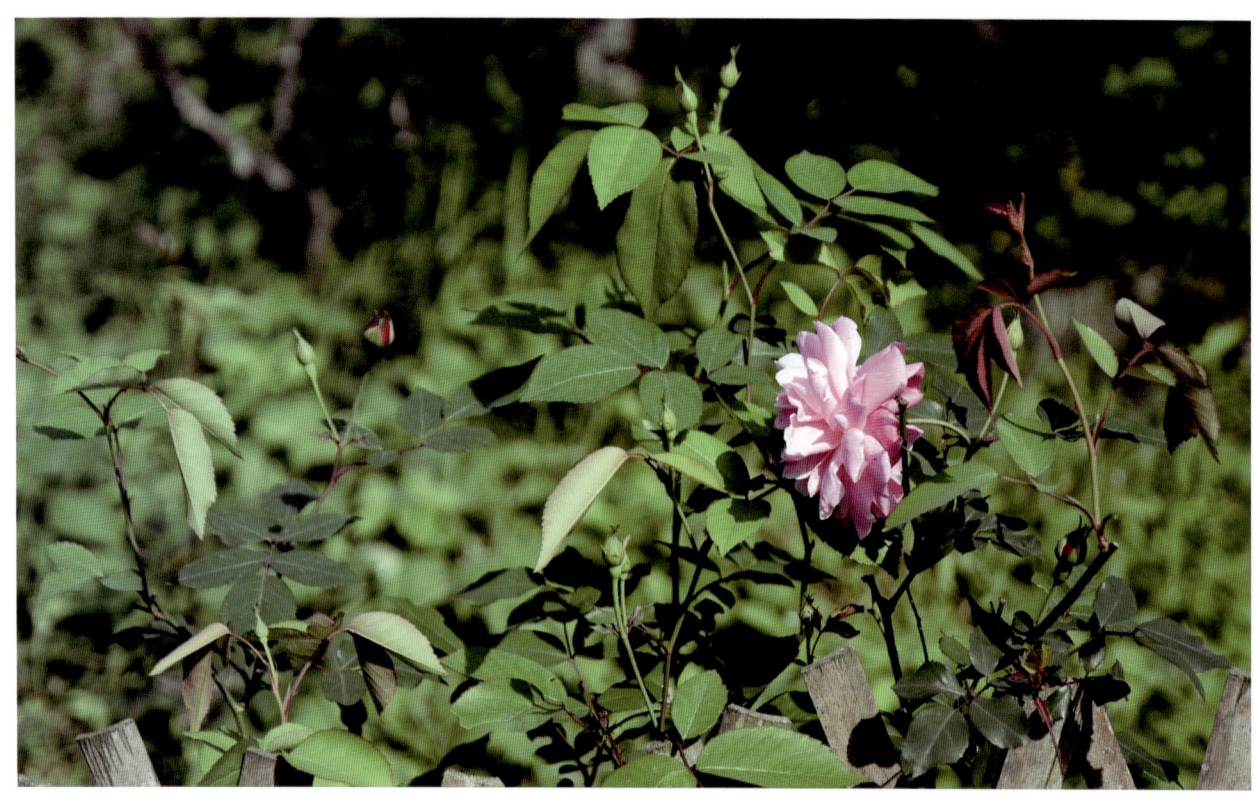

Bangx bel liangx dles 玫瑰

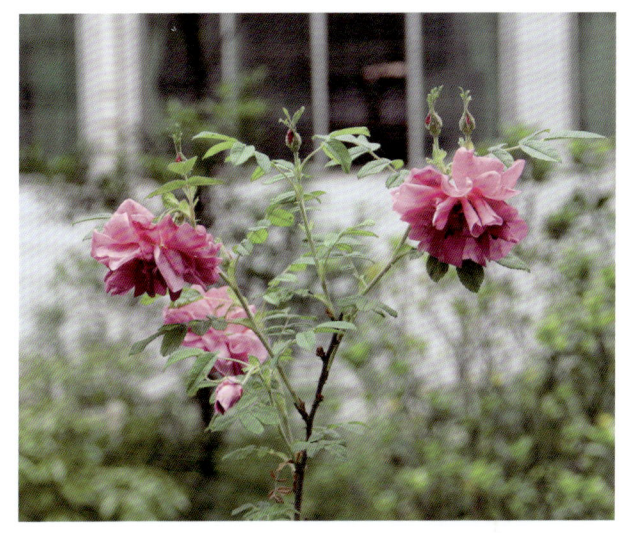

【Bit hsenb 俗名】玫瑰花、艳瓣花、刺玫花、刺玫瑰、徘徊花、笔头花。

【Dios kob deis 基源】为蔷薇科植物玫瑰 Rosa rugosa Thunb. 初放的花蕾或根。

【Niangb bet deis 生长环境】为观赏花卉，多为人工栽培。分布于部分苗乡。

【Jox hsub 性味属经】性热，味甘涩，属热药，入冷经。

【Qet diel xid 功能主治】功能：ves hxangd tat jit hxangd 活血化瘀，ves hxangd hsot ud vut 活血调经。主治：buk dux qib bongt mongb 胃气痛，nais pot yens jab od hxangd 肺结核吐血，hsot ud ax jangx hxib 月经不调，ghad eb dlub lol not 白带过多，zaid wel jangx dix bus 乳痈。

【Ed not xus 用法用量】内服，煎汤，25～30 g。外用，捣烂敷；或泡酒、熬膏备用。

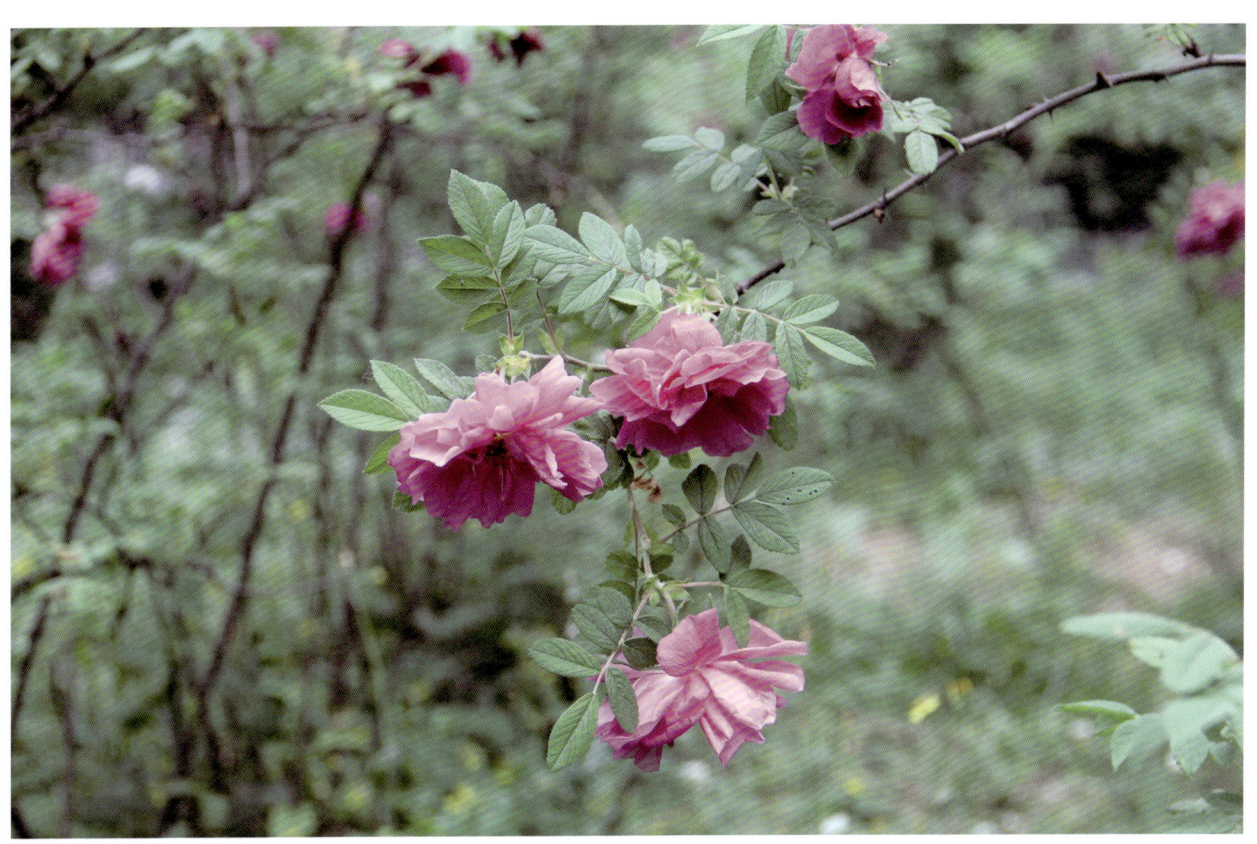

Zend fangx hxangt 山楂

【Bit hsenb 俗名】山梨、酸楂、海红、木九子、棠求子、野山楂。

【Dios kob deis 基源】为蔷薇科植物山楂 Crataegus pinnatifida Bge. 的果实。

【Niangb bet deis 生长环境】生于多砂石的山坡、河岸边沙土。分布于部分苗乡。

【Jox hsub 性味属经】性热，味甘酸，属热药，入冷经。

【Qet diel xid 功能主治】功能：yangx gad los gangd 消食化积，tat jit hxangd dangf mongb 散瘀止痛。主治：dinx vob gad 食积，nongx ngix hot ax yangx 吃肉不消化，naix lul mongb diub 老年腰痛，xit daib eb wat lol not 产后恶露不绝。

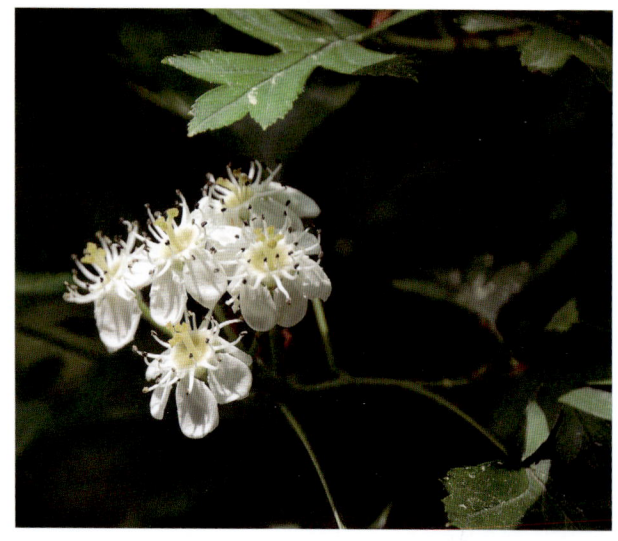

【Ed not xus 用法用量】内服，煎汤，20～30 g；或入丸、散。外用，煎水洗或捣烂敷患处。

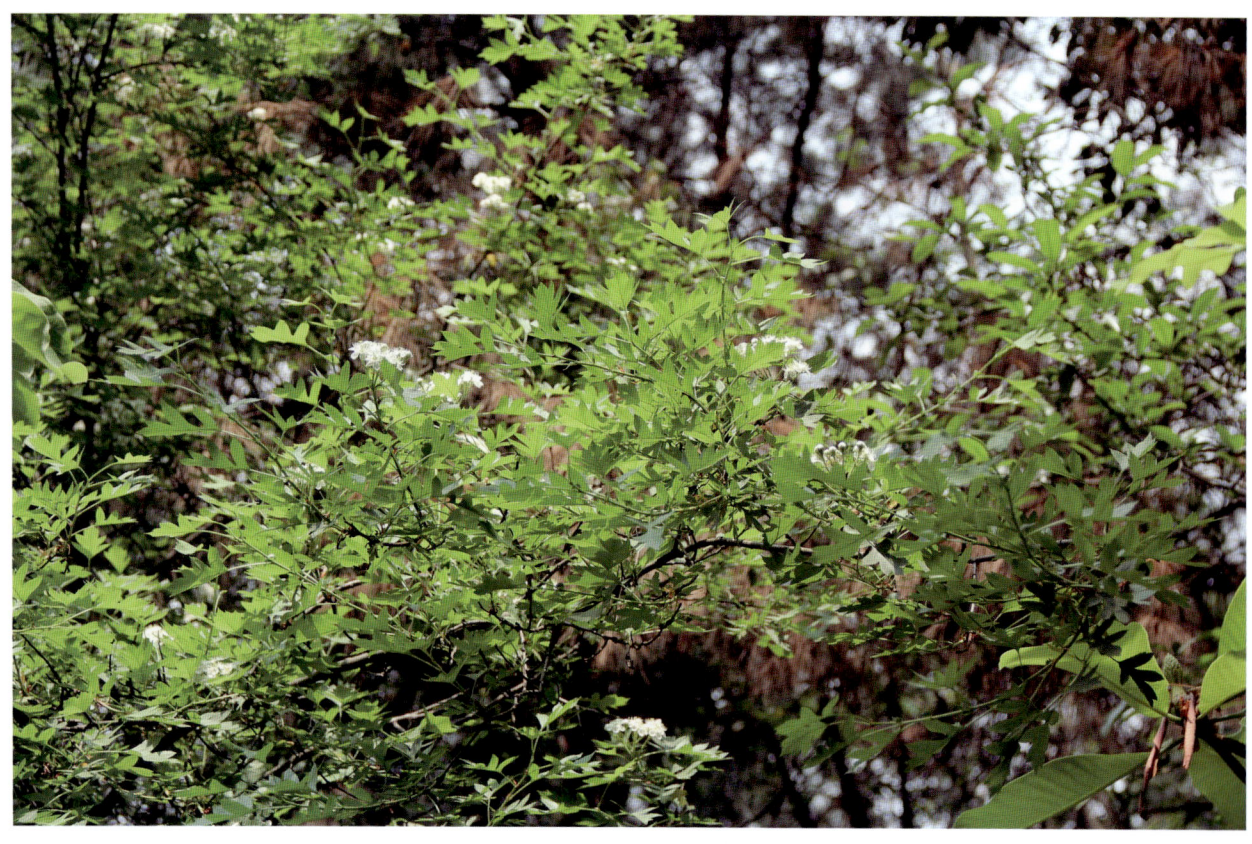

Zend fangx hxangt vud 野山楂

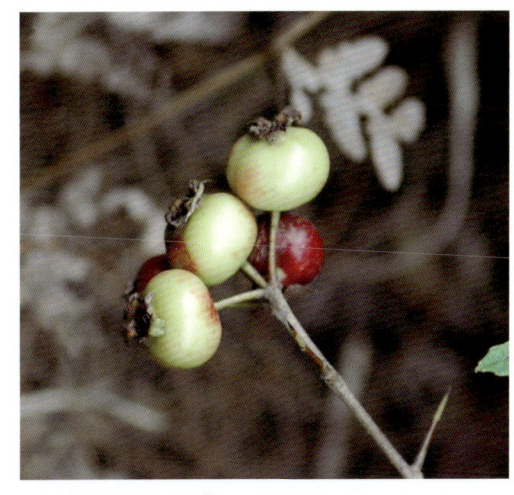

【Bit hsenb 俗名】山梨、酸楂、山果子、野楂果、酸梅子、小叶山楂。

【Dios kob deis 基源】为蔷薇科植物野山楂 *Crataegus cuneata* Sieb. et Zucc. 的果实。

【Niangb bet deis 生长环境】生于荒山、路旁、疏林及灌木丛中。分布于部分苗乡。

【Jox hsub 性味属经】性冷，味酸，属冷药，入热经。

【Qet diel xid 功能主治】功能：yangx gad los gangd 消食化积，tat jit hxangd dangf mongb 散瘀止痛，dib gangb 杀虫。主治：dinx vob gad 食积，nongx ngix hot ax yangx 吃肉不消化，naix lul mongb diub 老年腰痛，xit daib eb wat lol not 产后恶露不绝。

【Ed not xus 用法用量】内服，煎汤，20～30 g；或入丸、散。外用，煎水洗或捣烂敷患处。

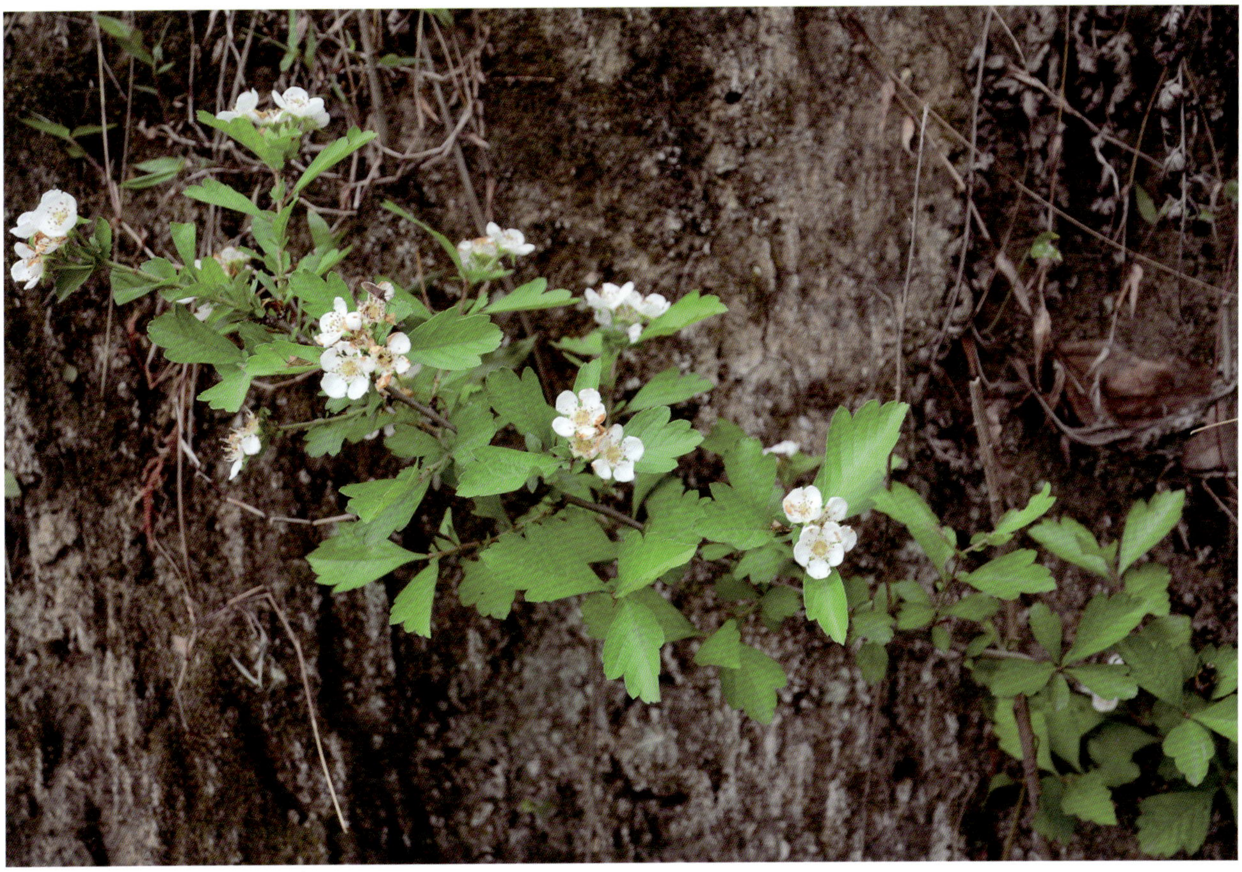

Zend fangx hxanqt yut 湖北山楂

【Bit hsenb 俗名】山梨、酸楂、海红、猴楂、赤爪实、山里果子。

【Dios kob deis 基源】为蔷薇科植物湖北山楂 *Crataegus hupehenisis* Sarg. Pl. Wils. 的果实。

【Niangb bet deis 生长环境】生于荒山园地边或砂石山上。分布于部分苗乡。

【Jox hsub 性味属经】性冷，味酸，属冷药，入热经。

【Qet diel xid 功能主治】功能：yangx gad los gangd 消食化积，tat jit hxangd 散瘀血，dias qub gangb hlat 驱绦虫。主治：dinx vob gad 食积，dinx gad xangd dit 食积饱胀，niak niuk hek wel ax vas hot 小儿乳积，mongb diub 腰痛，qub gangb hlat 绦虫病，los ghad ghof 疝气。

【Ed not xus 用法用量】内服，煎汤，15～25 g。

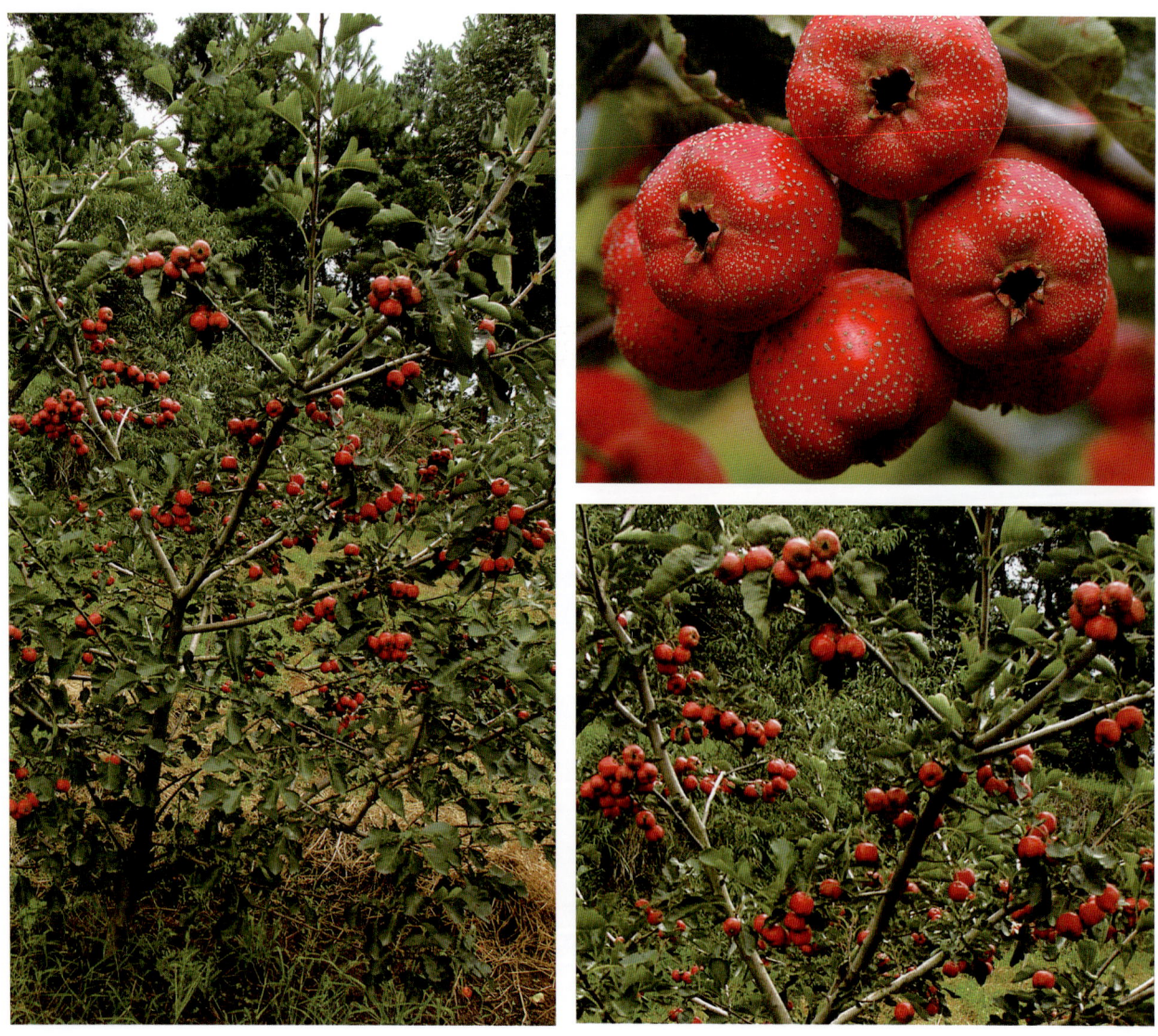

Zand fangx hxangt bad 川梨

【Bit hsenb 俗名】山里红、公山楂、棠梨刺、野山楂。

【Dios kob deis 基源】为蔷薇科植物川梨 *Pyrus pashia* Buch.-Ham. ex D. Don. 的果实。

【Niangb bet deis 生长环境】生于山坡、田野、村庄附近向阳处。分布于各地苗乡。

【Jox hsub 性味属经】性热，味甘酸，属热药，入冷经。

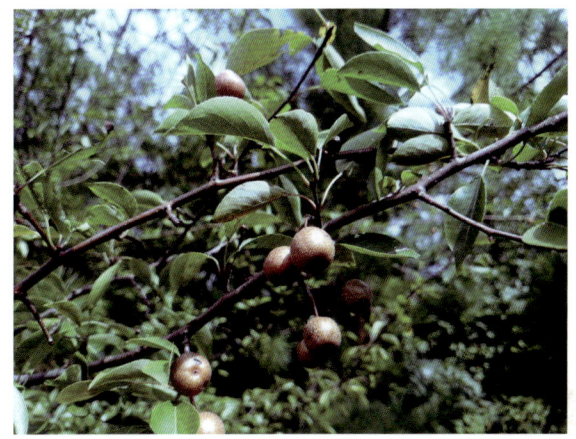

【Qet diel xid 功能主治】功能：tat jit hxangd nius hxangd 化瘀滞，yangx gad los gangd 消食化积。主治：nix diongx hxangd 高血压，nongx ngix ax yangx dinx qub 食肉积滞，hot ax yangx gad 消化不良，hsot ud mongb qub 痛经，xit daib jit hxangd mongb qub 产后瘀血腹痛，zal ghad 腹泻。

【Ed not xus 用法用量】内服，煎汤，15～25 g。

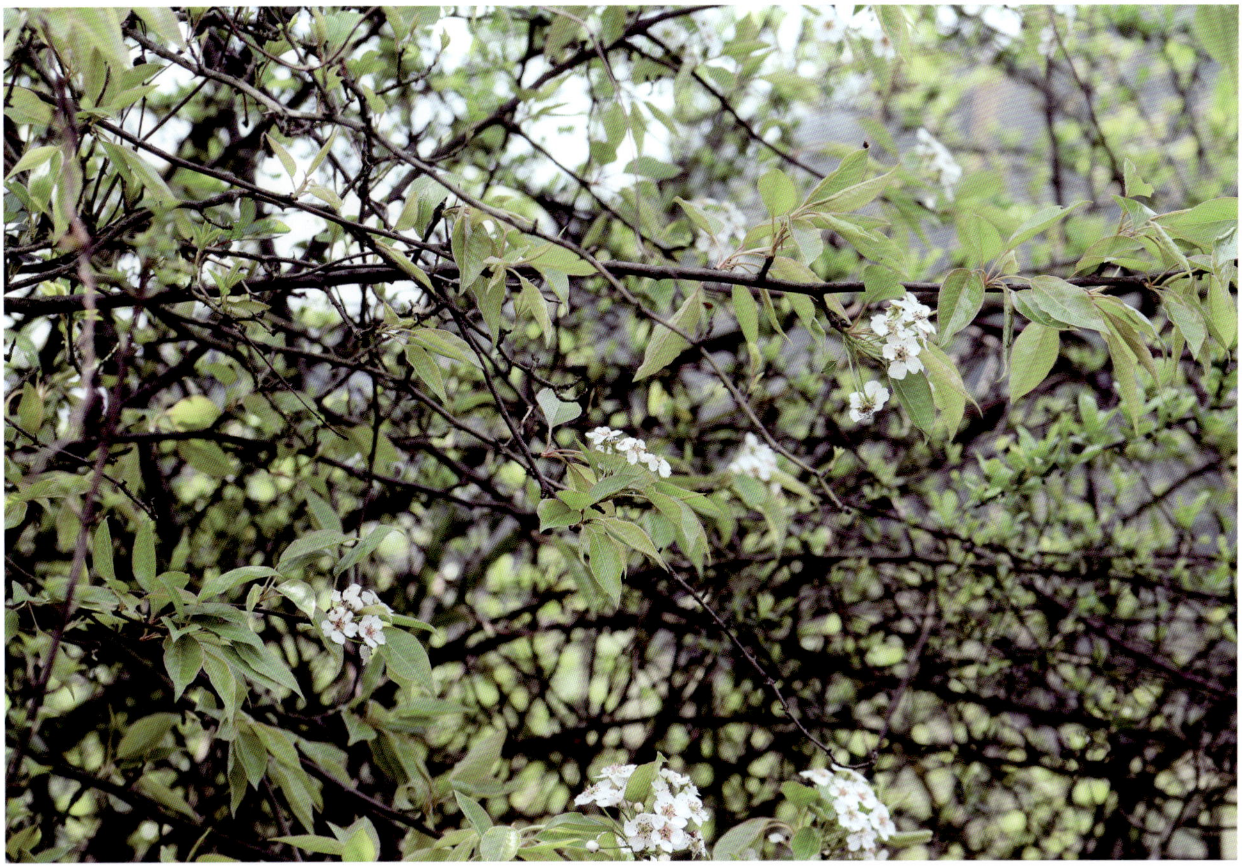

Zend mangb linf 梅

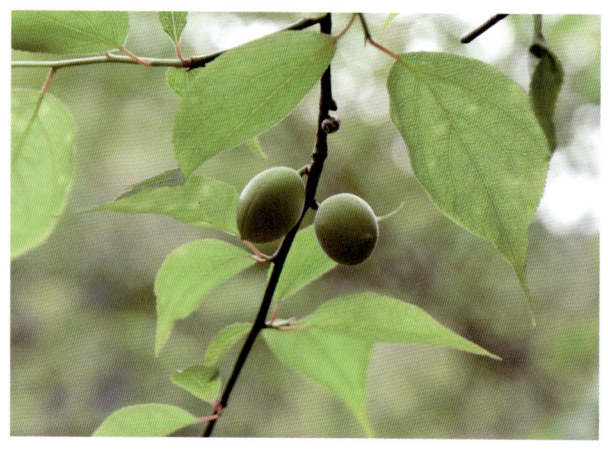

【Bit hsenb 俗名】乌梅、春梅、梅实、酸梅、熏梅、干枝梅、红梅花、桔梅肉。

【Dios kob deis 基源】为蔷薇科植物梅 *Armeniaca mume* Sieb. 的未成熟果实及叶、根。

【Niangb bet deis 生长环境】生于疏林地或林缘。分布于各地苗乡。

【Jox hsub 性味属经】性冷，味酸，属冷药，入热经。

【Qet diel xid 功能主治】功能：hxub kib hxud hxid 清热除烦，ves hxangd dangf mongb 活血止痛，vut eb niangs dangf khak 生津止渴。主治：seil kib mongb khob 伤寒头痛，ghab diux ghongd angt mongb 咽喉肿痛，xenb od nul 胆囊炎，od gad 吐饭，ngol lax ax dangf 久咳不止，xud ghad hxangd ax dangf 便血不止，xud wal hxangd 尿血。

【Ed not xus 用法用量】内服，煎汤，8～15 g；或入丸、散。外用，煅研末撒或调敷。

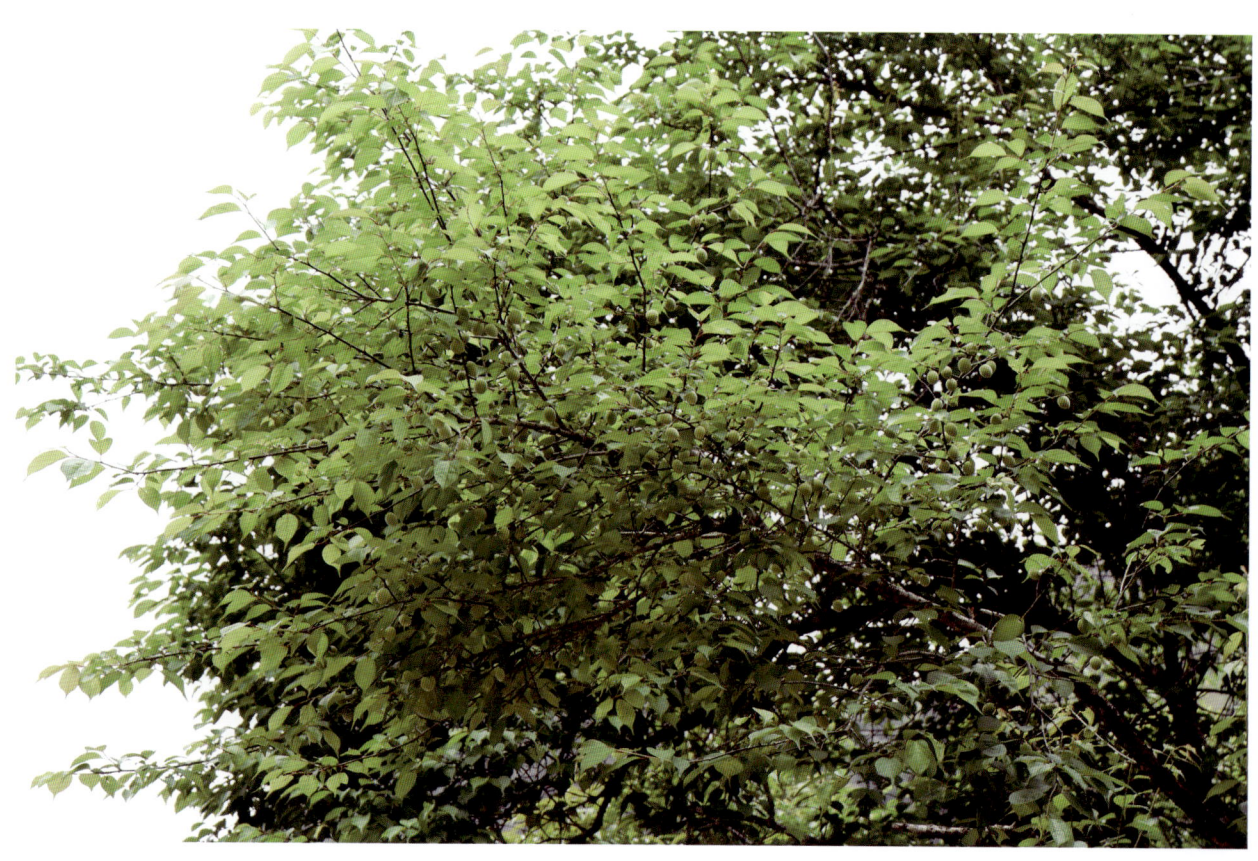

Zend linf gangb 石斑木

【Bit hsenb 俗名】石桂、春花、春花木、雷公树、铁里木。

【Dios kob deis 基源】为蔷薇科植物石斑木 *Rhaphiolepis indica*（L.）Lindl. ex Ker 的枝、叶、根。

【Niangb bet deis 生长环境】生于山坡林缘、沟谷灌木丛中。分布于各地苗乡。

【Jox hsub 性味属经】性冷，味苦涩，属冷药，入热经。

【Qet diel xid 功能主治】功能：xongf hxend tiod hsongd 强筋壮骨，hxenk od nul dangf mongb 消炎止痛。主治：dliangd bil dib sangb 跌打损伤，neit yens hxend lis 扭伤筋腱，ghongd lob ghab hsangb ghot mongb 脚踝陈年伤痛，od gad 吐饭，lax dix bus 疮痈溃烂。

【Ed not xus 用法用量】内服，煎汤，15～25 g；或入丸、散。外用，捣烂敷、煮水洗。

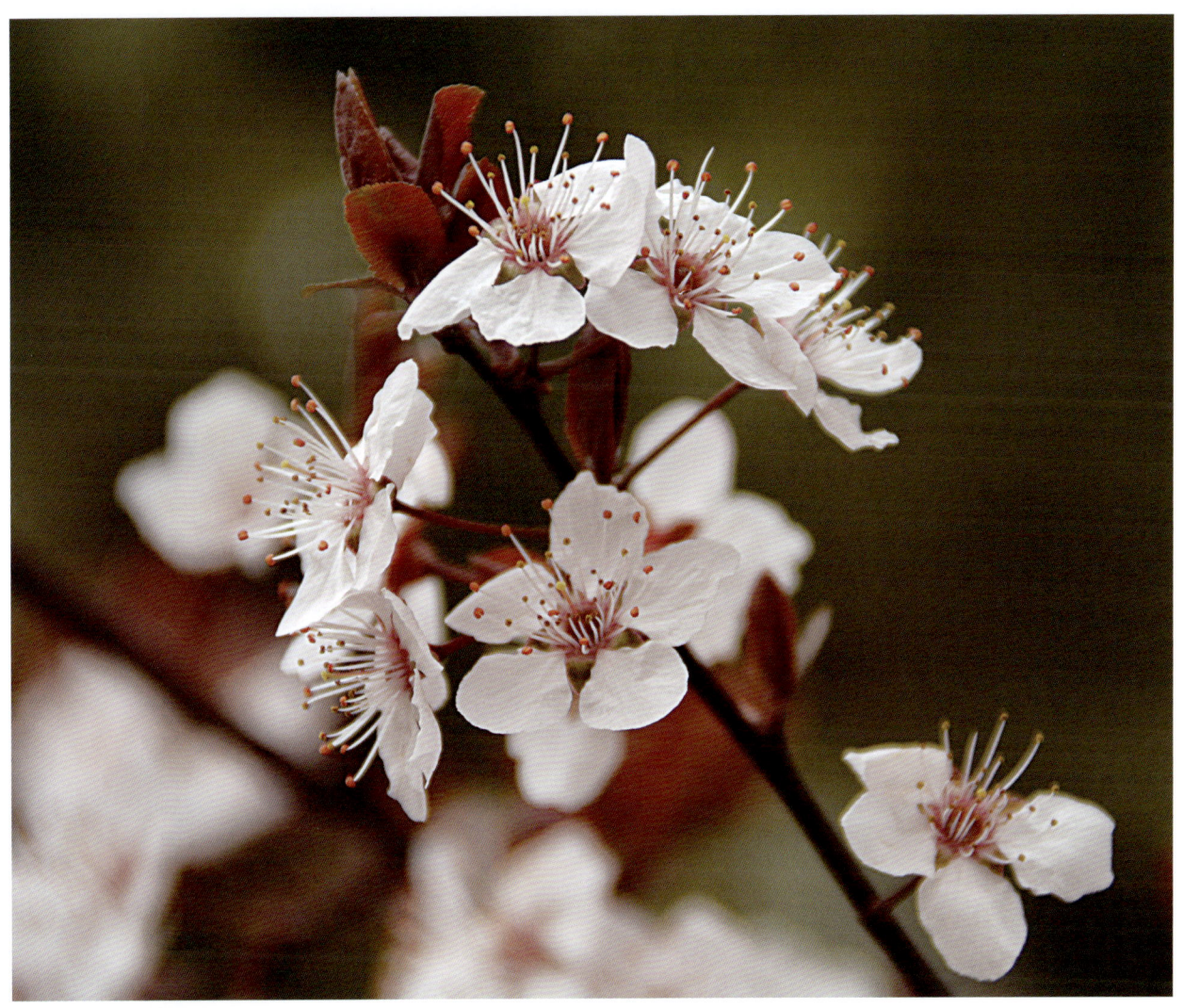

Det liul zal 高丛珍珠梅

【Bit hsenb 俗名】八木条、山高粱、花儿杆、珍珠杆、珍珠梅。

【Dios kob deis 基源】为蔷薇科植物高丛珍珠梅 Sorbaria arborea Schneid. 的根。

【Niangb bet deis 生长环境】生于坡塝林缘、溪边灌木丛、路边。分布于各地苗乡。

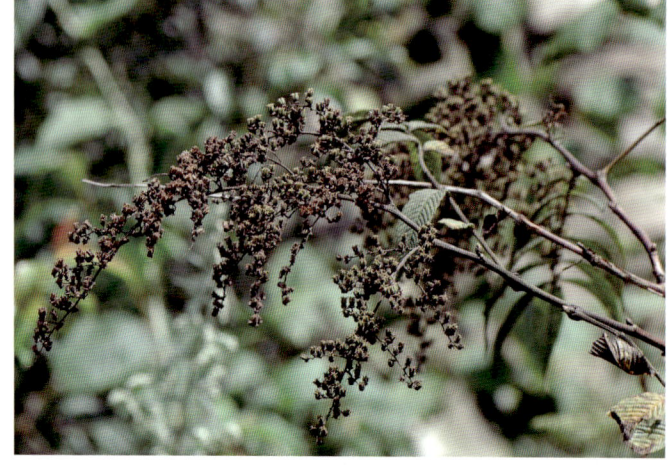

【Jox hsub 性味属经】性冷，味苦，属冷药，入热经。有毒。

【Qet diel xid 功能主治】功能：ves hxangd tat jit hxangd 活血化瘀，hxenk angt dangf mongb 消肿止痛。主治：dliangd bil dib sangb 跌打损伤，lod hsongd 骨折。

【Ed not xus 用法用量】内服，煎汤，15～20 g。外用，捣蓉敷患处。

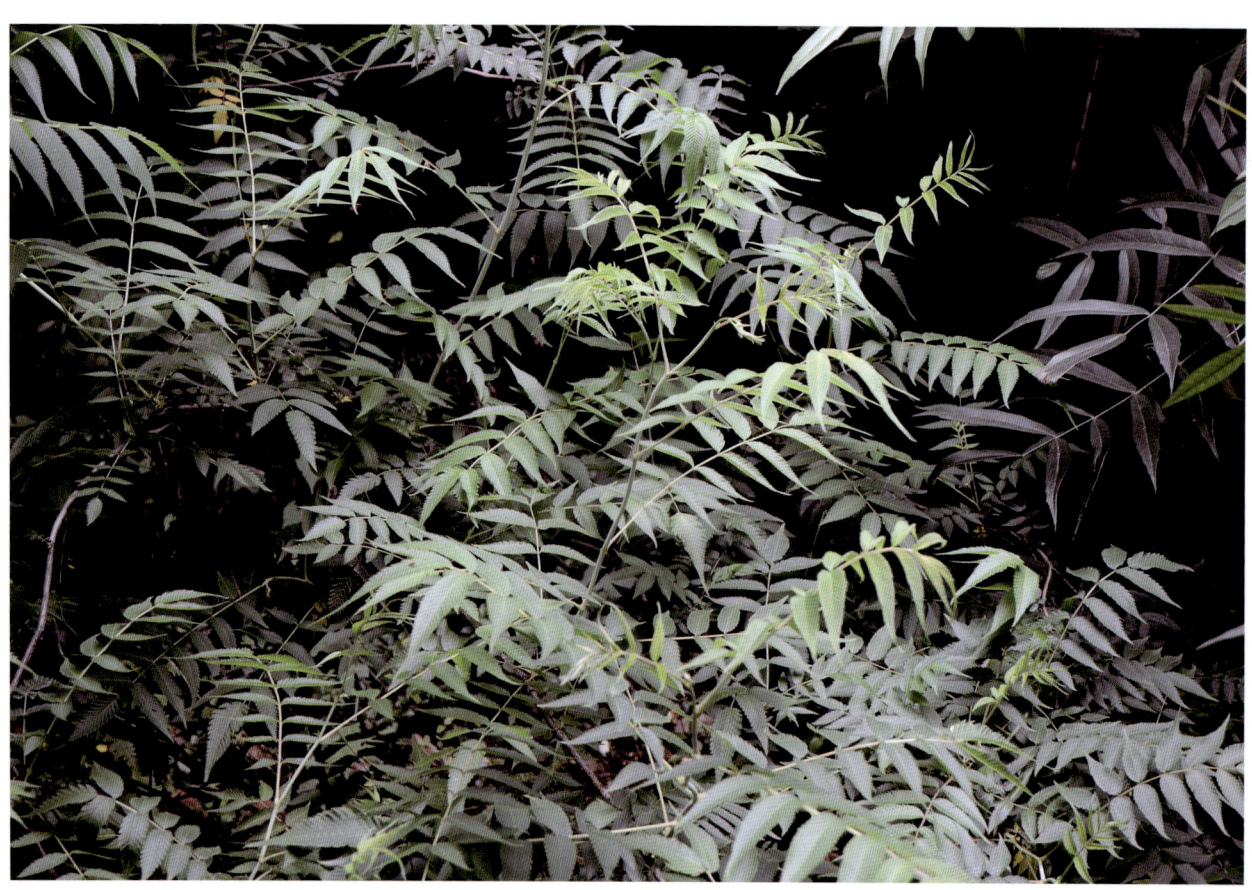

Bangx haix dangf 三叶海棠

【Bit hsenb 俗名】木梨、山茶果、山楂子、实海棠、海棠梨、小果海棠。

【Dios kob deis 基源】为蔷薇科植物三叶海棠 *Malus sieboldii*（Regel）Rehd. 的根、果实。

【Niangb bet deis 生长环境】生于山野杂木林中。分布于部分苗乡。

【Jox hsub 性味属经】性冷，味酸，属冷药，入热经。

【Qet diel xid 功能主治】功能：tiod nat mangs buk dux 健脾和胃，hxub kib los xuf 清热利湿。主治：dinx gad xangd dit 食积饱胀，pob lob pob bil 手脚水肿，mongb hsongd hxend 筋骨疼痛，zal ghad dongk 痢疾。

【Ed not xus 用法用量】内服，煎汤，15～25 g；或捣汁饮。

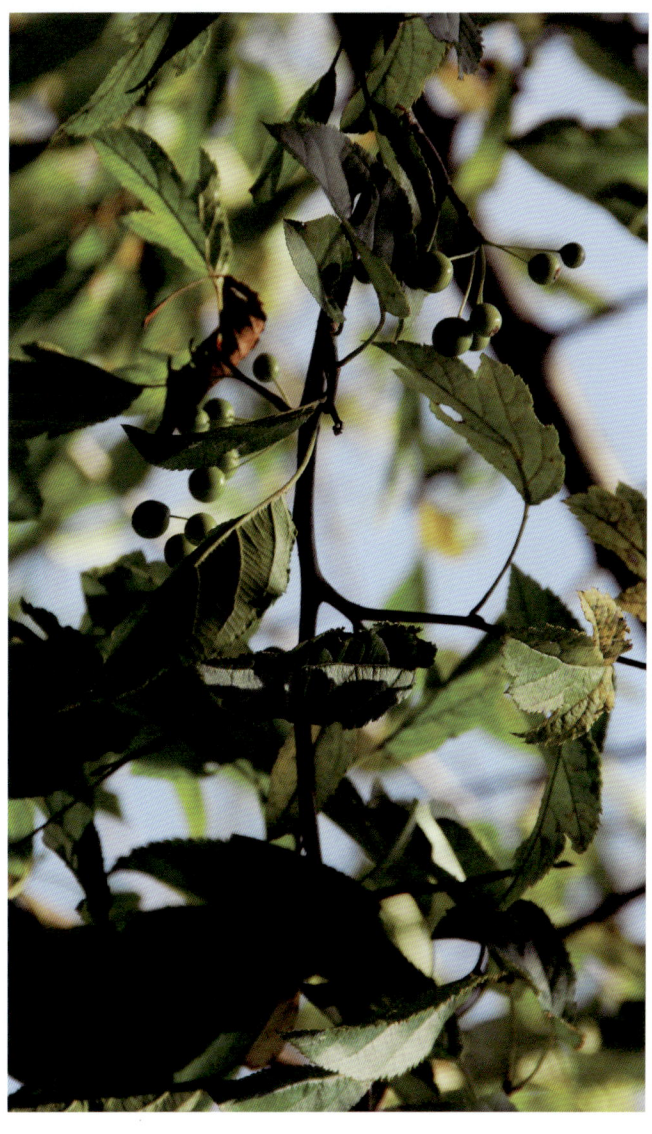
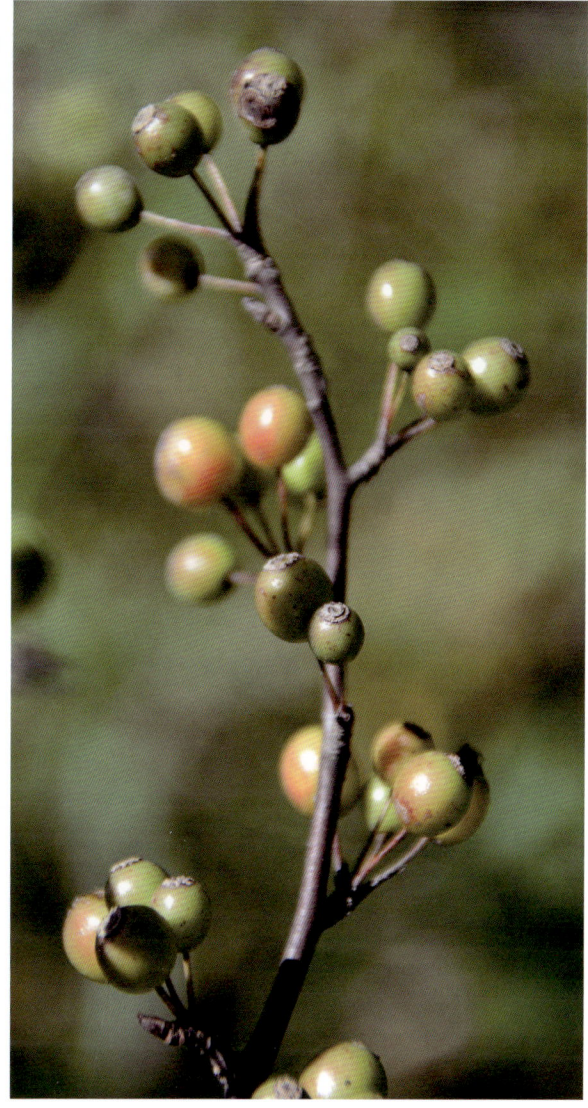

Zend vax hxub yut 贴梗海棠

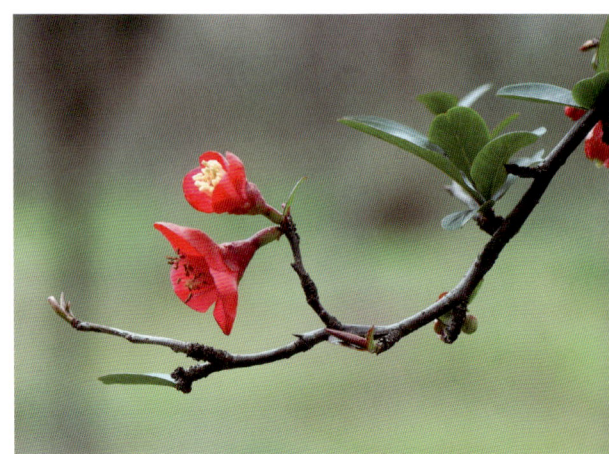

【Bit hsenb 俗名】木籽、和圆子、木瓜海棠、西南木瓜、狭叶木瓜。

【Dios kob deis 基源】为蔷薇科植物贴梗海棠 *Chaenomeles speciosa*（Sweet）Nakai 的根、果实。

【Niangb bet deis 生长环境】生于中海拔地区灌木林或杂木林中。分布于部分苗乡。

【Jox hsub 性味属经】性热，味酸，属热药，入冷经。

【Qet diel xid 功能主治】功能：bis nais jongt ves buk dux 平肝和胃，dias xuf tat hxid lis 祛湿舒筋，xongf hxend tiod hsongd 强筋壮骨。主治：ghab dlad hfud jus ax maix ves 腰膝无力，hsongd dlangb hsongd diub gek deix 颈腰强直，hvuk hxud lob 脚转筋，ghab qub nax mongb 肚腹绞痛，od gad 吐饭，lax gangb liax mongb 脚气疼痛。

【Ed not xus 用法用量】内服，煎汤，15～25 g；或煮汁食之。

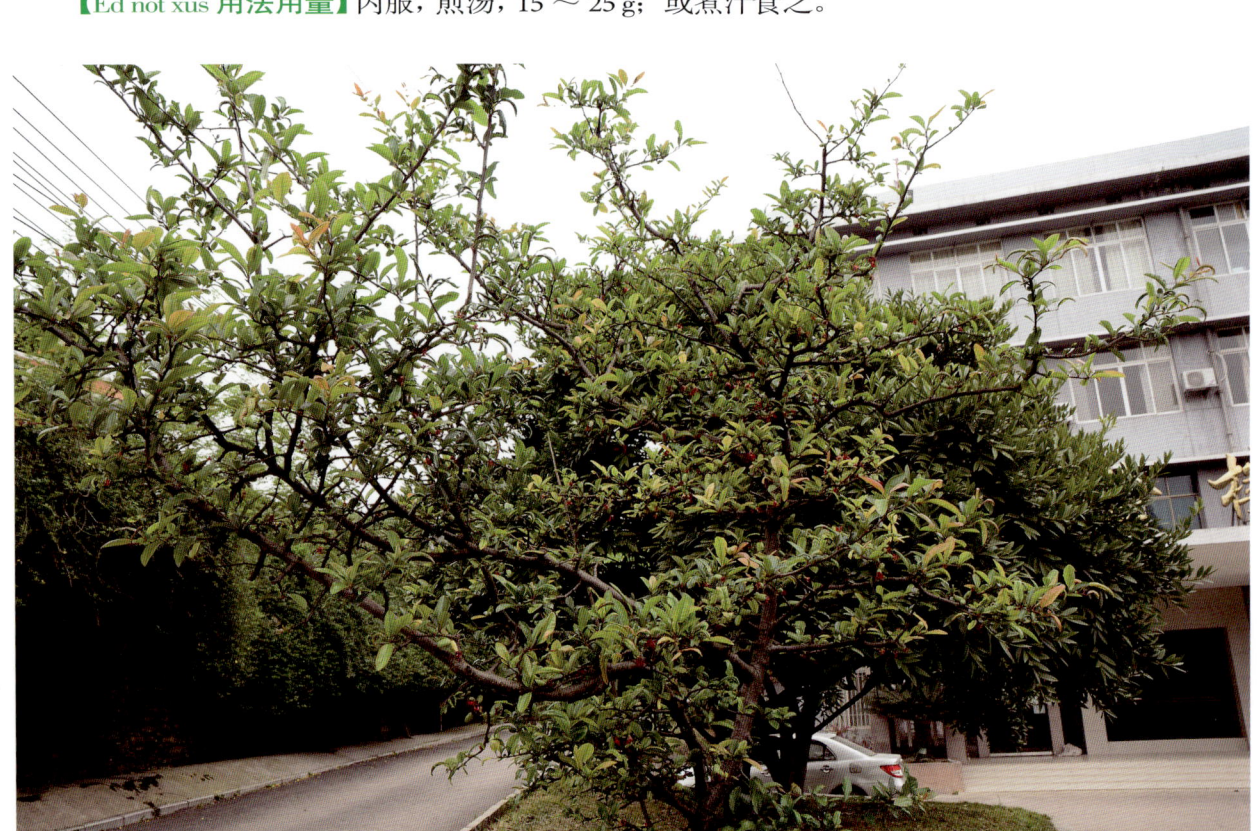

Zend fab hxub 木瓜

【Bit hsenb 俗名】榠楂、土木瓜、木瓜实、铁脚梨、贴梗海棠。

【Dios kob deis 基源】为蔷薇科植物木瓜 *Chaenomeles sinensis*（Thouin）Koehne 的果实。

【Niangb bet deis 生长环境】生于中海拔地区杂木林中，有栽培。分布于部分苗乡。

【Jox hsub 性味属经】性热，味酸，属热药，入冷经。

【Qet diel xid 功能主治】功能：bis nais jongt ves buk dux 平肝和胃，dlongs hxid lis dangf mongb 活络止痛。主治：nais pot yens jab 肺结核，mongb ghab dlad hfud jus 腰膝疼痛，ghab qub nax mongb 肚腹绞痛，od gad 吐饭，mongb qub zal ghad 腹痛腹泻，lax gangb liax mongb 脚气疼痛。

【Ed not xus 用法用量】内服，煎汤，15～25 g。

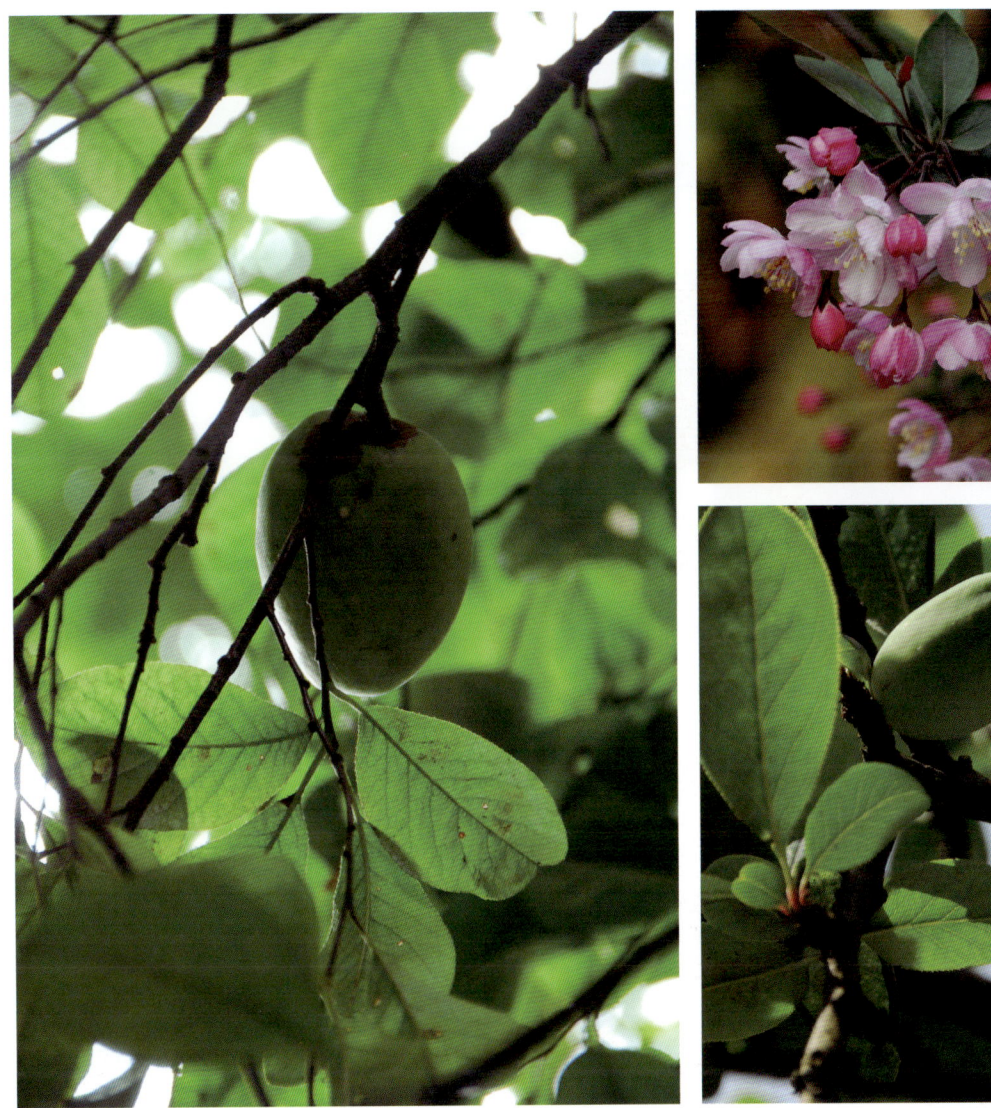
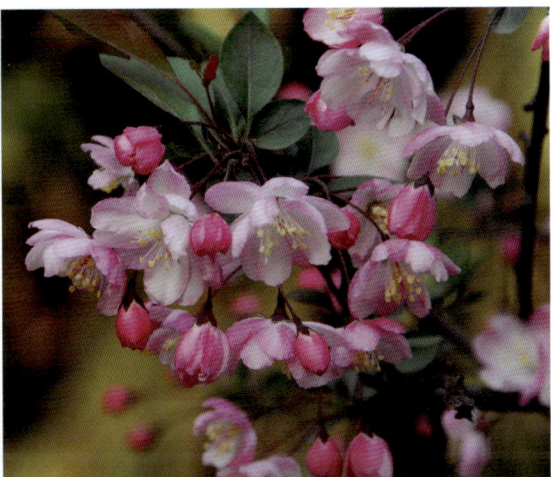
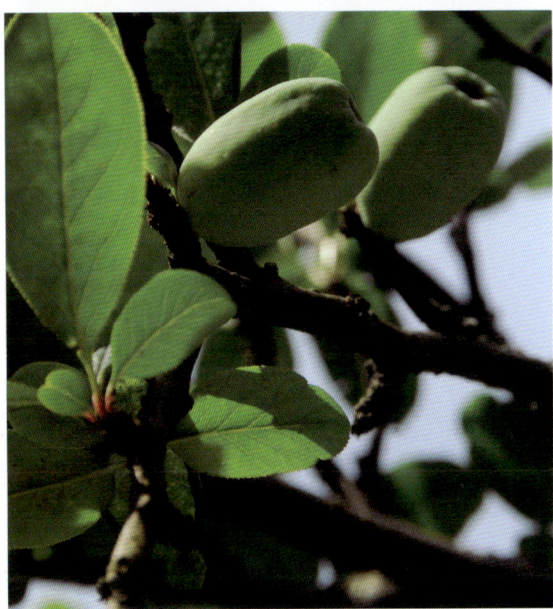

Det mangb ib 中华绣线梅

【Bit hsenb 俗名】钓鱼竿、钓竿柴。

【Dios kob deis 基源】为蔷薇科植物中华绣线梅 *Neillia sinensis* Oliv. 的根、果实、花。

【Niangb bet deis 生长环境】生于山谷杂木林中。分布于各地苗乡。

【Jox hsub 性味属经】性冷，味甘苦，属冷药，入热经。

【Qet diel xid 功能主治】功能：hxub kib seil hxangd 清热凉血，tongb eb dlax xuf 利水渗湿。主治：pob lob pob bil 手脚水肿，ngol lol hxangd 咳血。

【Ed not xus 用法用量】内服，煎汤，15～25 g。

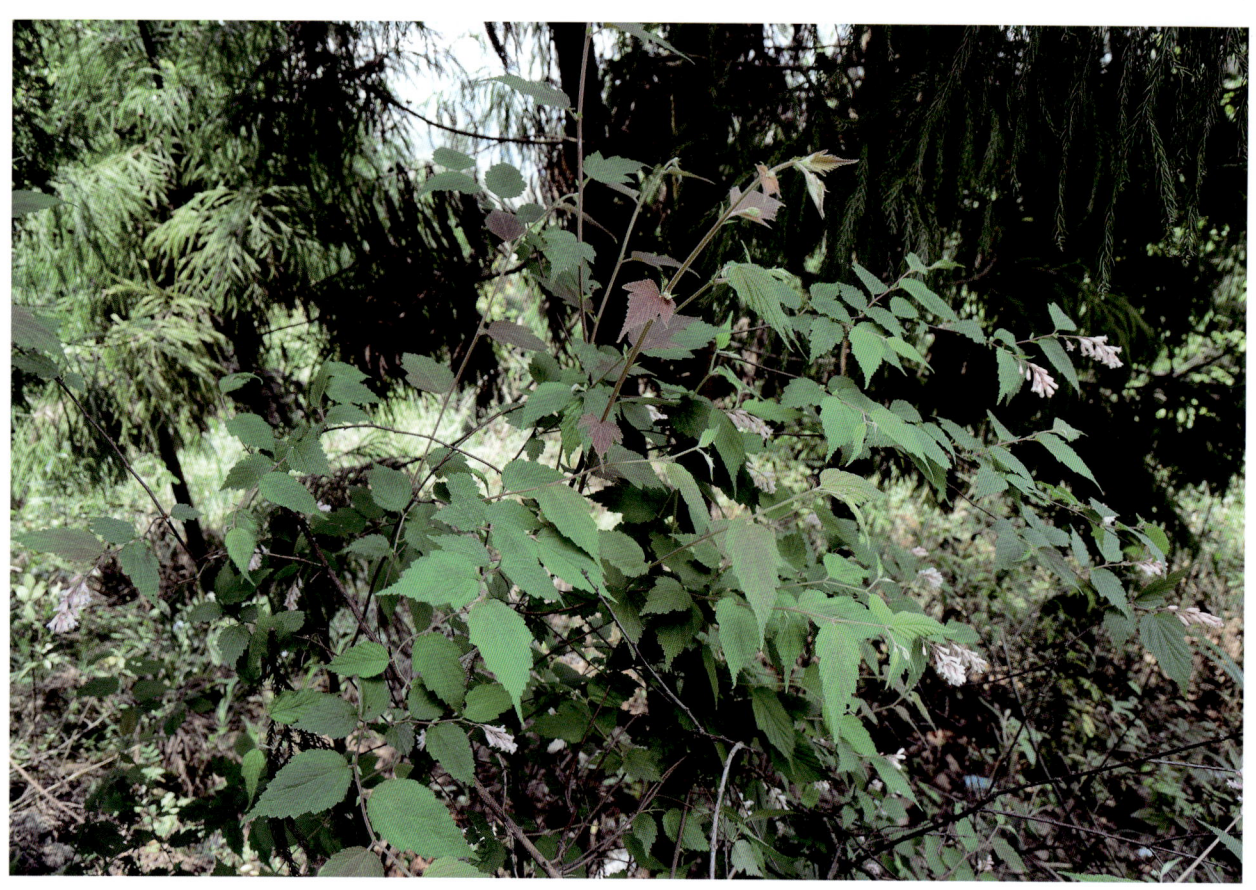

Zend gangb kongb 火棘

【Bit hsenb 俗名】红子、山红子、水沙子、火把果、纯阳子、救军粮、救兵粮、槟榔子。

【Dios kob deis 基源】为蔷薇科植物火棘 Pyracantha fortuneana（Maxim.）Li. 的果实、根、叶。

【Niangb bet deis 生长环境】生于向阳山坡、疏林下。分布于各地苗乡。

【Jox hsub 性味属经】性平，味甘酸，属冷热两经药，入两经。

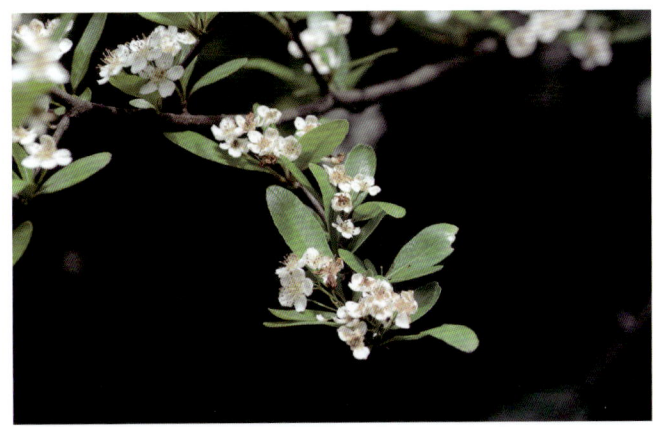

【Qet diel xid 功能主治】功能：seil hxangd dangf hxangd 凉血止血，tiod nat tot lid gad 健脾消积。主治：hot ax yangx gad 消化不良，dinx gad xangd dit 食积饱胀，mongb hmid 牙痛，xit daib jit hxangd 产后瘀血，hsot ud mongb qub 痛经，ax hsot ud 闭经。

【Ed not xus 用法用量】内服，煎汤，25～30 g。

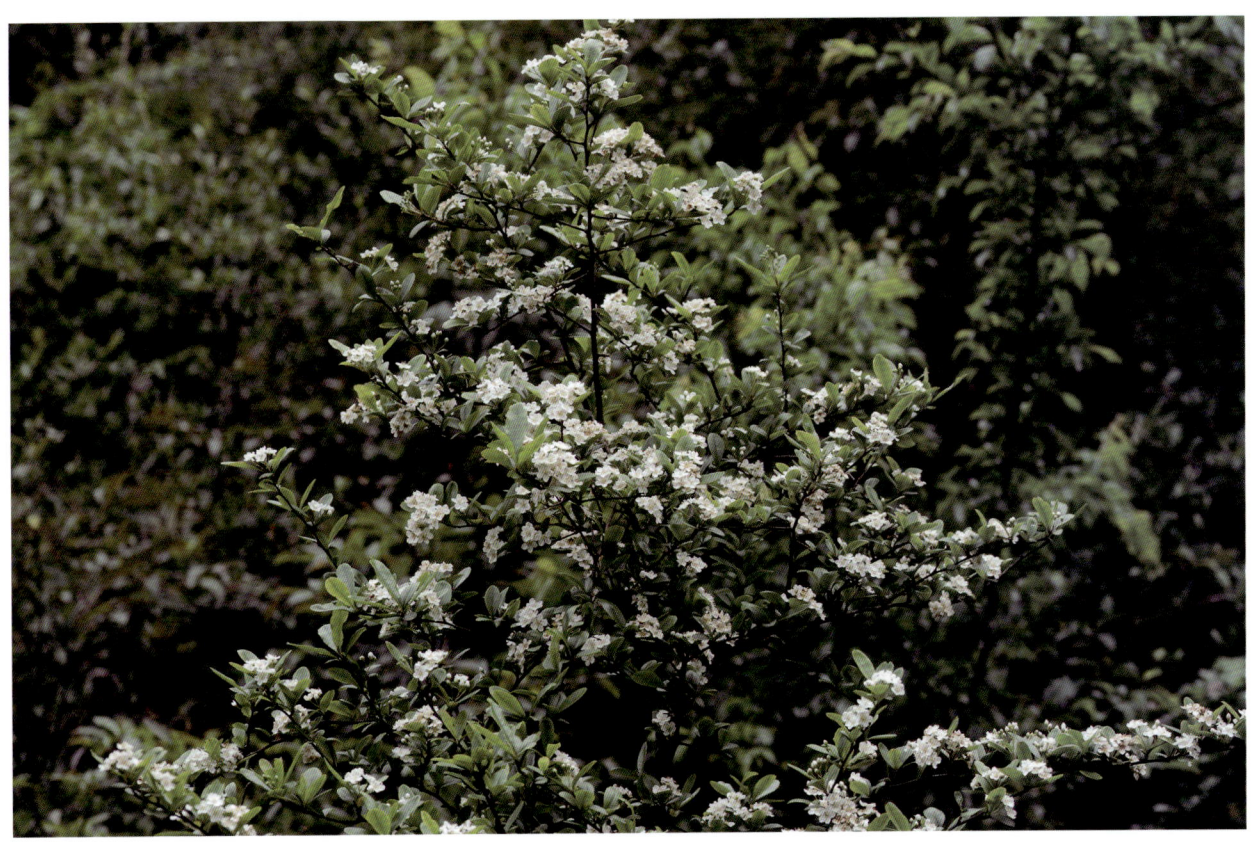

Zenb gangb kongb beed 细圆齿火棘

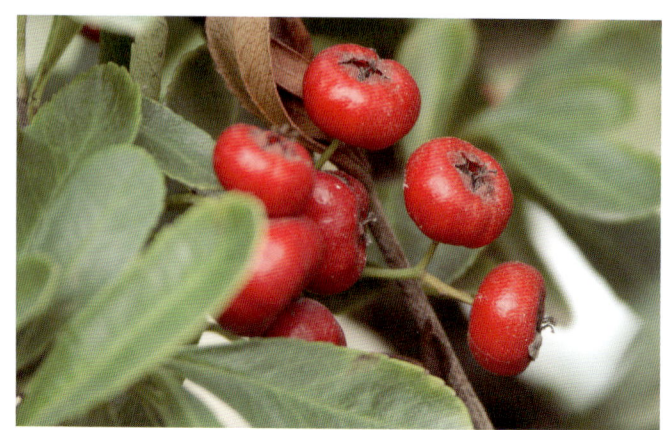

【Bit hsenb 俗名】水沙子、救军粮、救兵粮。

【Dios kob deis 基源】为蔷薇科植物细圆齿火棘 *Pyracantha crenulata*（D. Don）Roem. 的果实或根。

【Niangb bet deis 生长环境】生于低山地区荒坡灌木丛内、疏林中。分布于各地苗乡。

【Jox hsub 性味属经】性平，味甘酸，属冷热两经药，入两经。

【Qet diel xid 功能主治】功能：ves hxangd dangf hxangd 活血止血，tiod nat tot lid gad 健脾消积。主治：dinx gad xangd dit 食积饱胀，hfak bangb hxangd 崩漏，xit daib jit hxangd 产后瘀血，qub niangs jangx bod 腹中痞块，zal ghad dongk 痢疾。

【Ed not xus 用法用量】内服，煎汤，15～30 g。

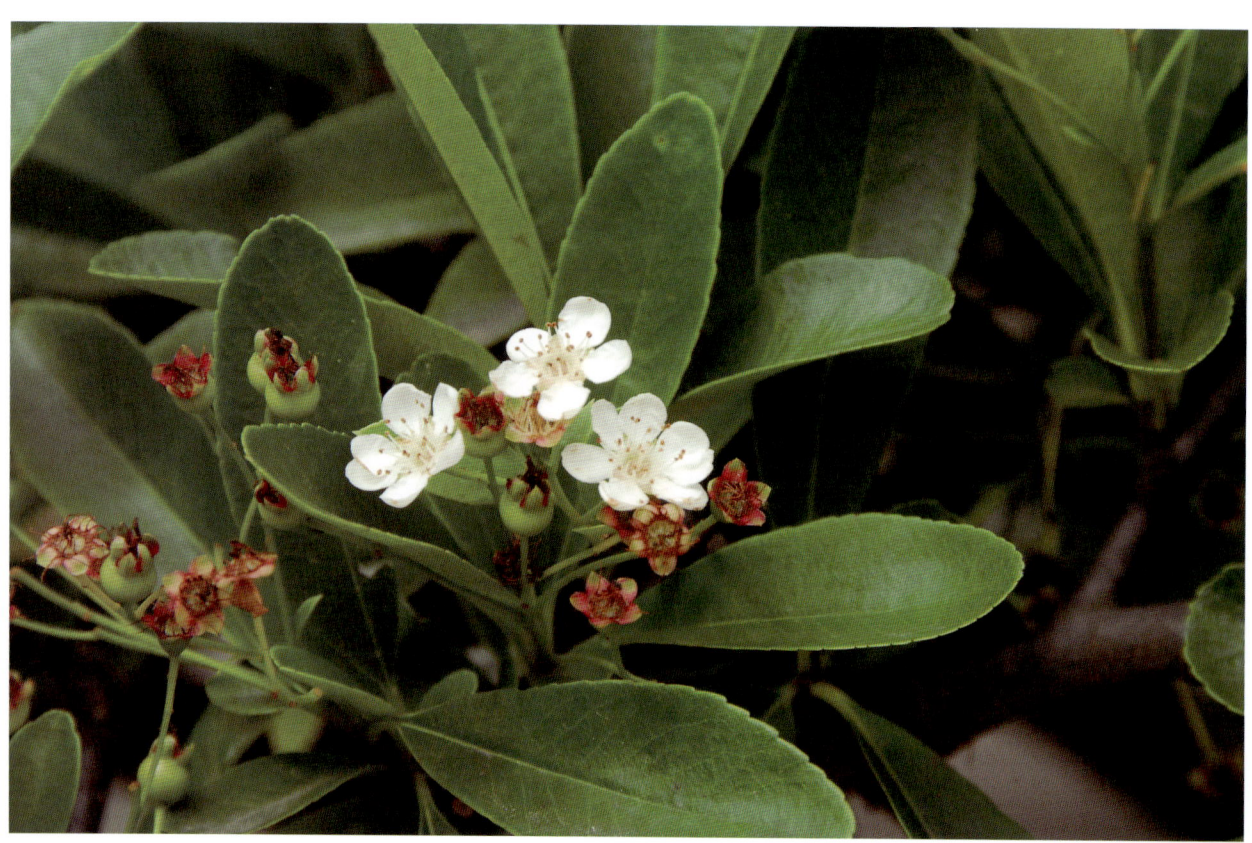

Zend gangb kongb dlenx 全缘火棘

【Bit hsenb 俗名】圆叶火棘、圆叶救军粮。

【Dios kob deis 基源】为蔷薇科植物全缘火棘 *Pyracantha atalantioides*（Hance.）Stapf 的果实或根。

【Niangb bet deis 生长环境】生于坡塝多砂石地区。分布于各地苗乡。

【Jox hsub 性味属经】性平，味甘酸，属冷热两经药，入两经。

【Qet diel xid 功能主治】功能：ves hxangd dangf hxangd 活血止血，tiod nat tot lid gad 健脾消积。主治：dinx gad xangd dit 食积饱胀，hfak bangb hxangd 崩漏，xit daib jit hxangd 产后瘀血，qub niangs jangx bod 腹中痞块，zal ghad dongk 痢疾。

【Ed not xus 用法用量】内服，煎汤，15～25 g。外用，煎水洗。

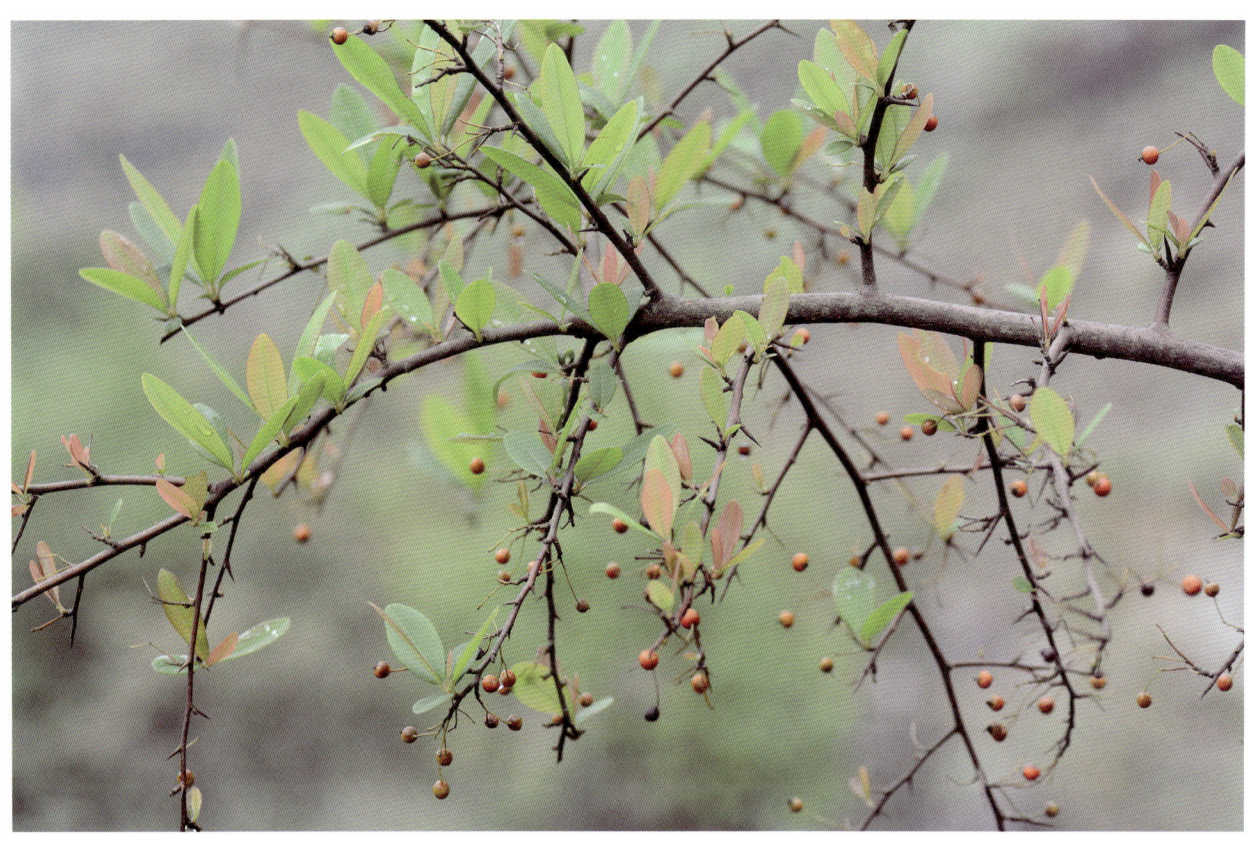

Det gad 光叶石楠

【Bit hsenb 俗名】石楠、千年红、石楠木、石楠树、水红树、油蜡树、石眼树。

【Dios kob deis 基源】为蔷薇科植物光叶石楠 *Photinia glabra*（Thunb.）Maxim. 的叶、根。

【Niangb bet deis 生长环境】生于中山地区林下、灌木丛中。分布于部分苗乡。

【Jox hsub 性味属经】性平，味苦辛，属冷热两经药，入两经。

【Qet diel xid 功能主治】功能：hxub jent tongb hxud 祛风通络，yis diuf tiod jid 补肾强壮。主治：diub hxub lob mais ghad 腰酸腿软，yens jent mongb 风湿痛，mongb pit khob 偏头痛，hsot ud ax jangx hxib 月经不调，dix khangd ghad 痔疮。

【Ed not xus 用法用量】内服，煎汤，20～30 g；或浸酒饮。外用，捣烂敷患处。

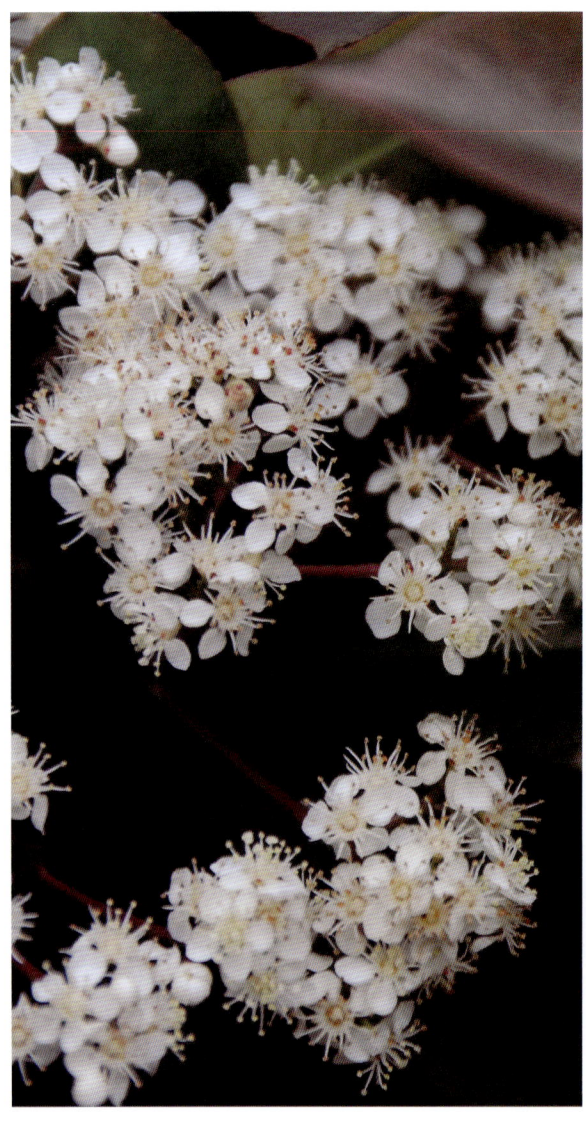 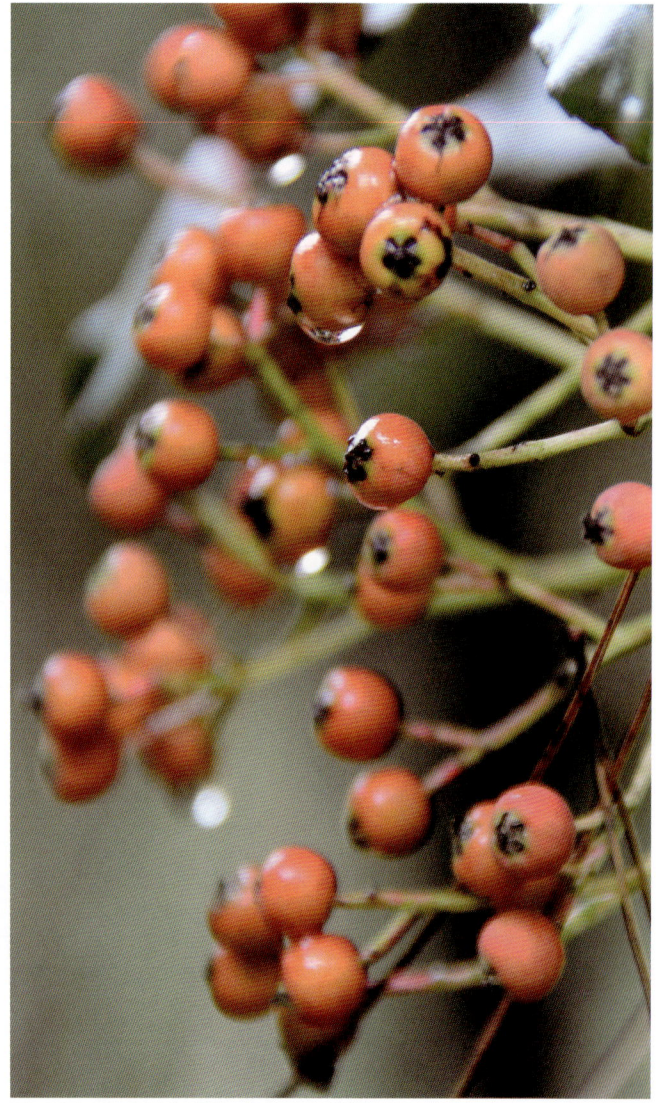

Det gad gheib 毛叶石楠

【Bit hsenb 俗名】石楠、风药、千年红、岩石树、扁骨木、红树叶、糯米珠。

【Dios kob deis 基源】为蔷薇科植物毛叶石楠 *Photinia villosa*（Thunb.）DC. 的根。

【Niangb bet deis 生长环境】生于灌木丛中、疏林下、丛林缘。分布于部分苗乡。

【Jox hsub 性味属经】性平，味苦辛，属冷热两经药，入两经。

【Qet diel xid 功能主治】功能：hxub jent tongb hxud 祛风通络，dangf ghad dongk dangf zal 止痢止泻。主治：ait gheb bal jid lal ves 劳伤乏力，mongb jox ghab jid 浑身疼痛，mongb pit khob 偏头痛，od zal 上吐下泻，zal ghad dongk dlub 白痢。

【Ed not xus 用法用量】内服，煎汤，15～25 g；或浸酒饮。

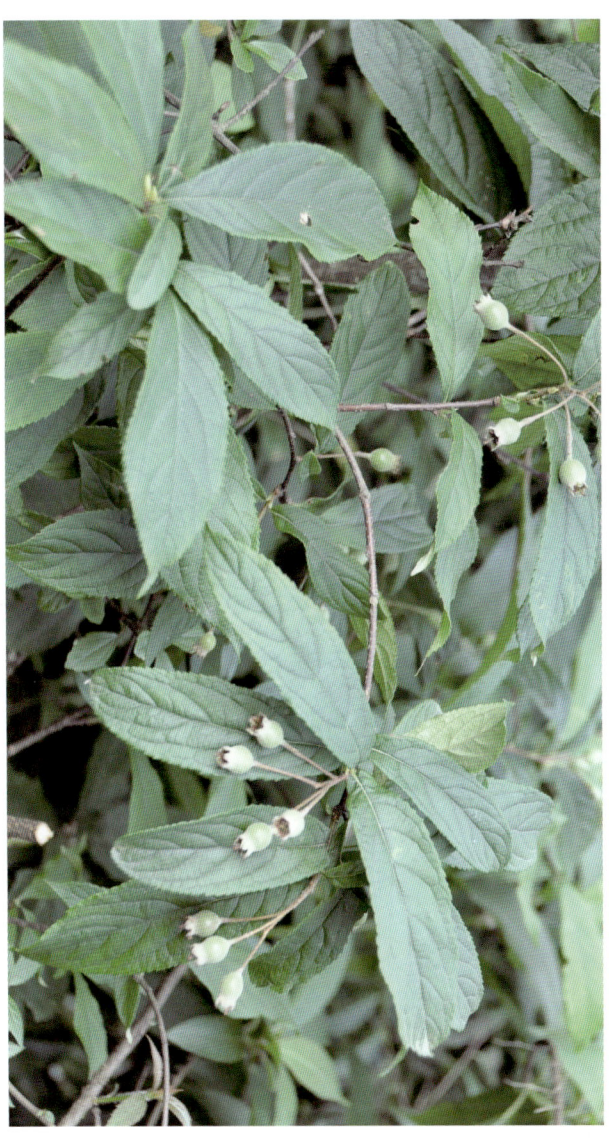
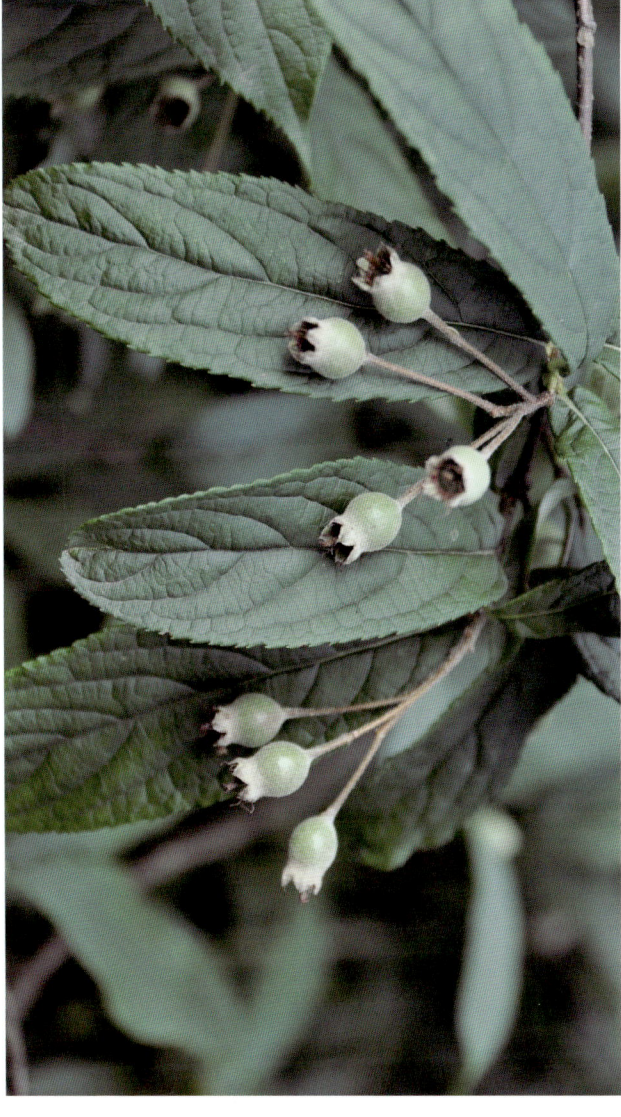

Det gad yut 小叶石楠

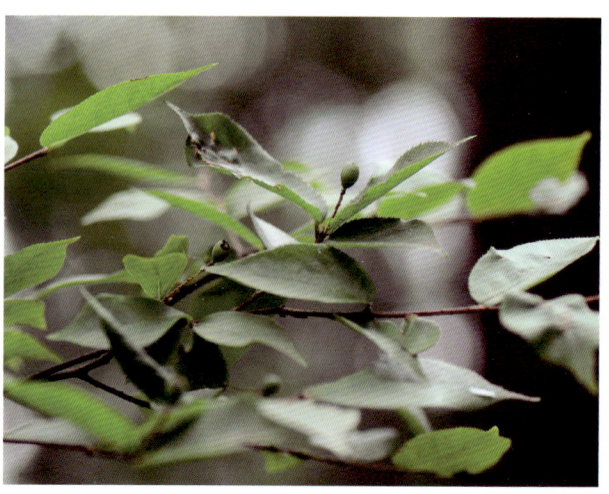

【Bit hsenb 俗名】牛李子、山红子、石楠木、牛筋木、棒梨子。

【Dios kob deis 基源】为蔷薇科植物小叶石楠 Photinia parvifolia（Pritz.）Schneid. 的根。

【Niangb bet deis 生长环境】喜生于灌木林中、丛林缘。分布于部分苗乡。

【Jox hsub 性味属经】性平，味苦辛，属冷热两经药，入两经。

【Qet diel xid 功能主治】功能：ves hxangd hangb hxangd 活血行血，hxenk od nul dangf mongb 消炎止痛。主治：mongb jox ghab jid 浑身疼痛，yens jent 风湿，mongb hmid 牙痛，fangx mais fangx jid 黄疸，zaid wel jangx dix bus 乳痈。

【Ed not xus 用法用量】内服，煎汤，15～30 g；或浸酒饮。外用，捣烂敷。

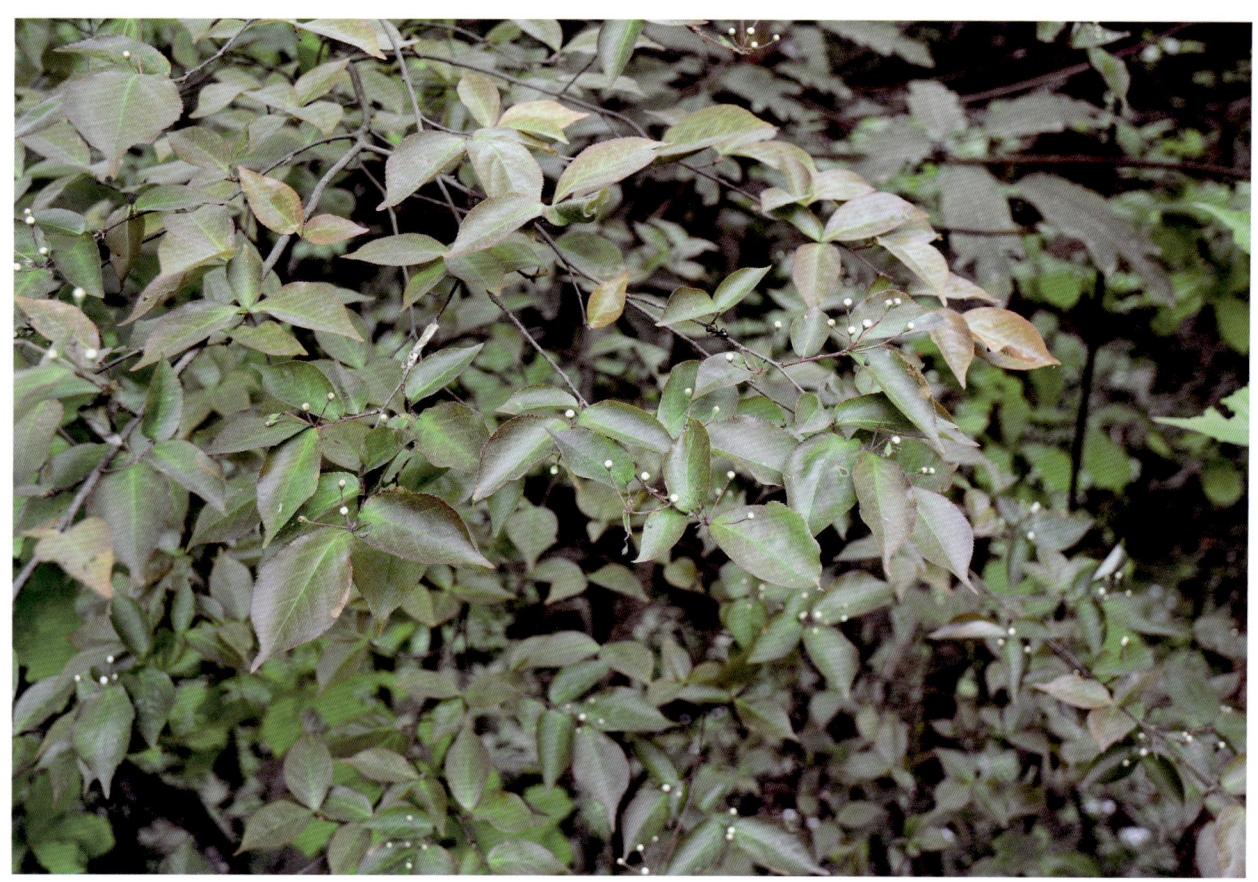

Hlat zend liul hxub 红泡刺藤

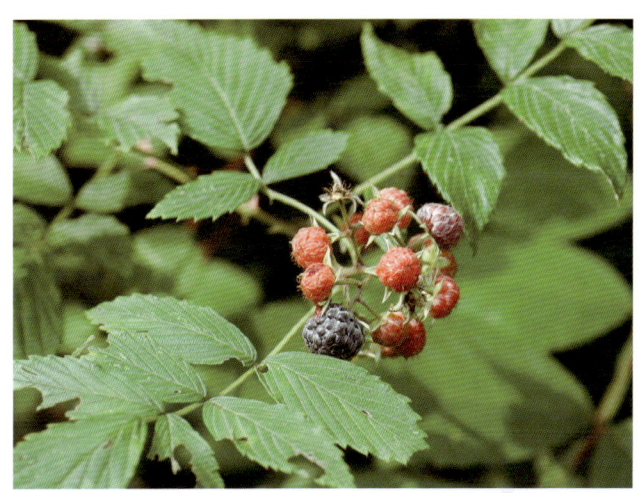

【Bit hsenb 俗名】酸泡、藤奶泡、藤酸泡。

【Dios kob deis 基源】为蔷薇科植物红泡刺藤 Rubus niveus Thunb. 的带根全株。

【Niangb bet 生态环境】喜生于深山箐林下阴湿处。分布于部分苗乡。

【Jox hsub 性味属经】性冷，味甘辛，属冷药，入热经。

【Qet diel xid 功能主治】功能：qet bongt dangf mongb 理气止痛，dangf hxangd tat jit hxangd 止血散瘀。主治：mongb qub 腹痛，jit hxangd 瘀血，dix khangd ghad lol hxangd 痔疮出血。

【Ed not xus 用法用量】内服，煎汤，15～25 g。外用，捣烂敷患处。

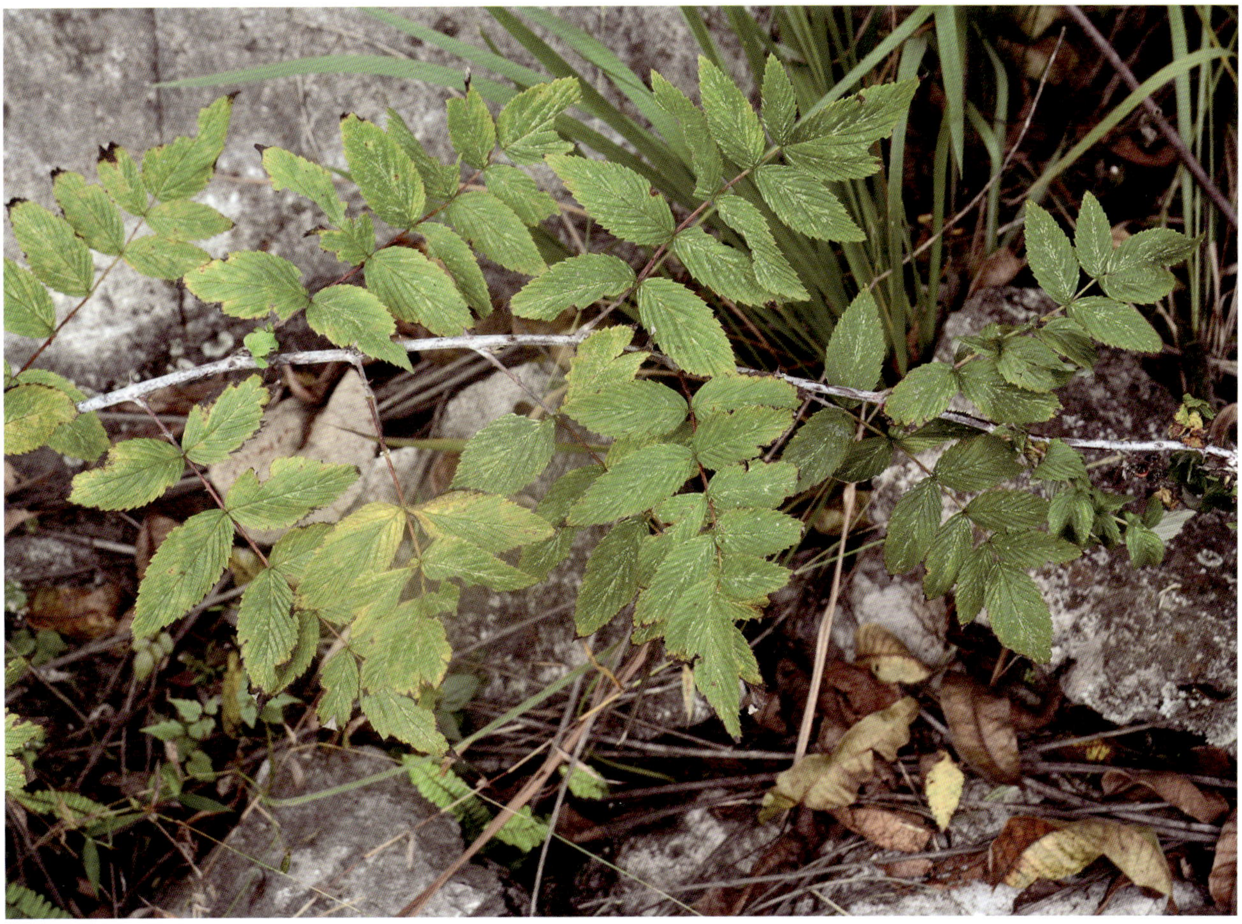

Zend liul leid 腺毛莓

【Bit hsenb 俗名】红毛草、红牛毛刺、红铁泡刺。

【Dios kob deis 基源】为蔷薇科植物腺毛莓 *Rubus adenophorus* Rolfe 的根。

【Niangb bet deis 生长环境】生于坡塝灌木丛、田边草地。分布于各地苗乡。

【Jox hsub 性味属经】性冷，味苦，属冷药，入热经。

【Qet diel xid 功能主治】功能：bad bongt yis dliangl 补气养阴，hxenk od nul dangf mongb 消炎止痛。主治：bal jid niangs 内伤，dal ghad got 遗精症，dix gangb 疔疮。

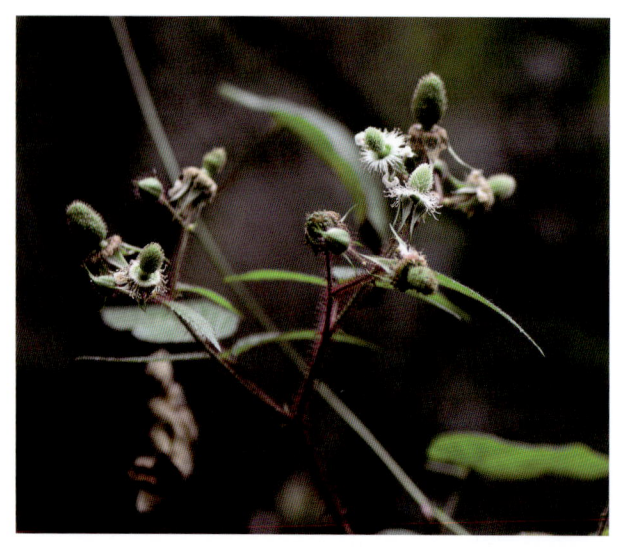

【Ed not xus 用法用量】内服，煎汤，15～25 g。外用，捣汁涂。

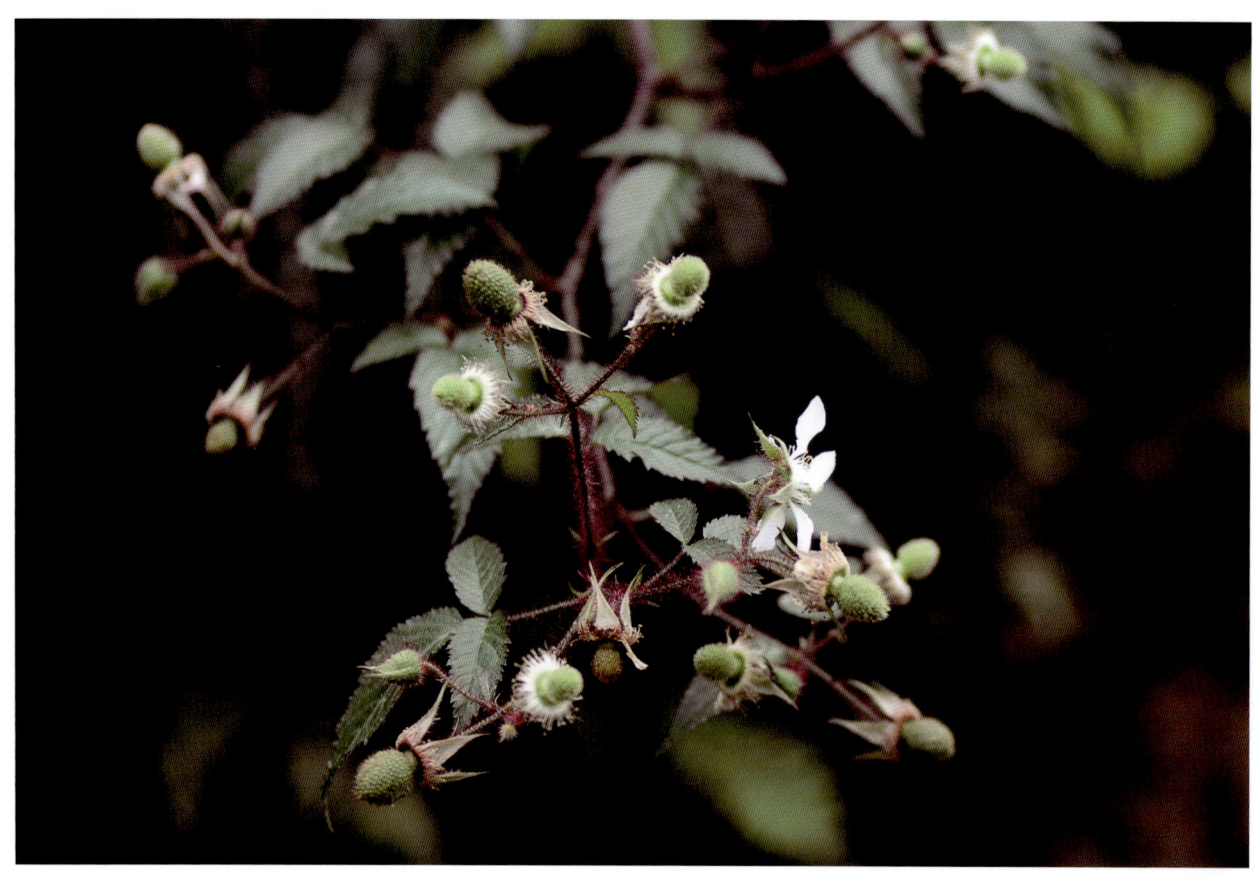

Zend liul dlab 毛萼莓

【Bit hsenb 俗名】灰毛泡、地乌泡、地五泡藤。

【Dios kob deis 基源】为蔷薇科植物毛萼莓 *Rubus chroosepalus* Focke 的根、嫩茎、叶、果实。

【Niangb bet deis 生长环境】生于中山地区坡塝灌木丛中。分布于各地苗乡。

【Jox hsub 性味属经】性冷，味苦涩，属冷药，入热经。

【Qet diel xid 功能主治】功能：yis hsongd tiod hxend 补骨强筋。主治：dliangd bil dib sangb 跌打损伤，mongb diub 腰痛，xud ghad hxangd 便血。

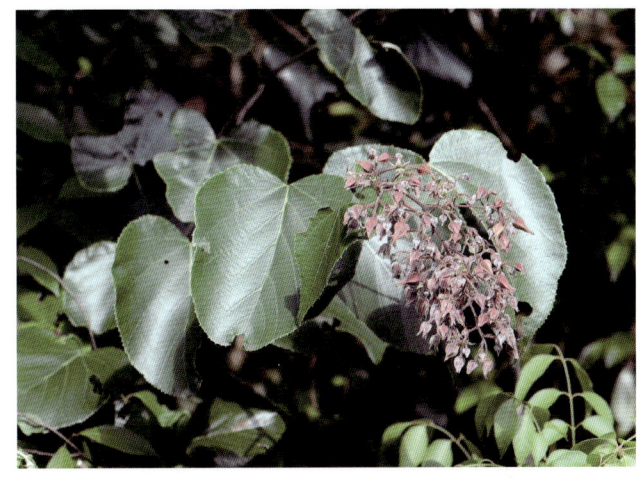

【Ed not xus 用法用量】内服，煎汤，25～30 g。外用，捣烂敷患处。

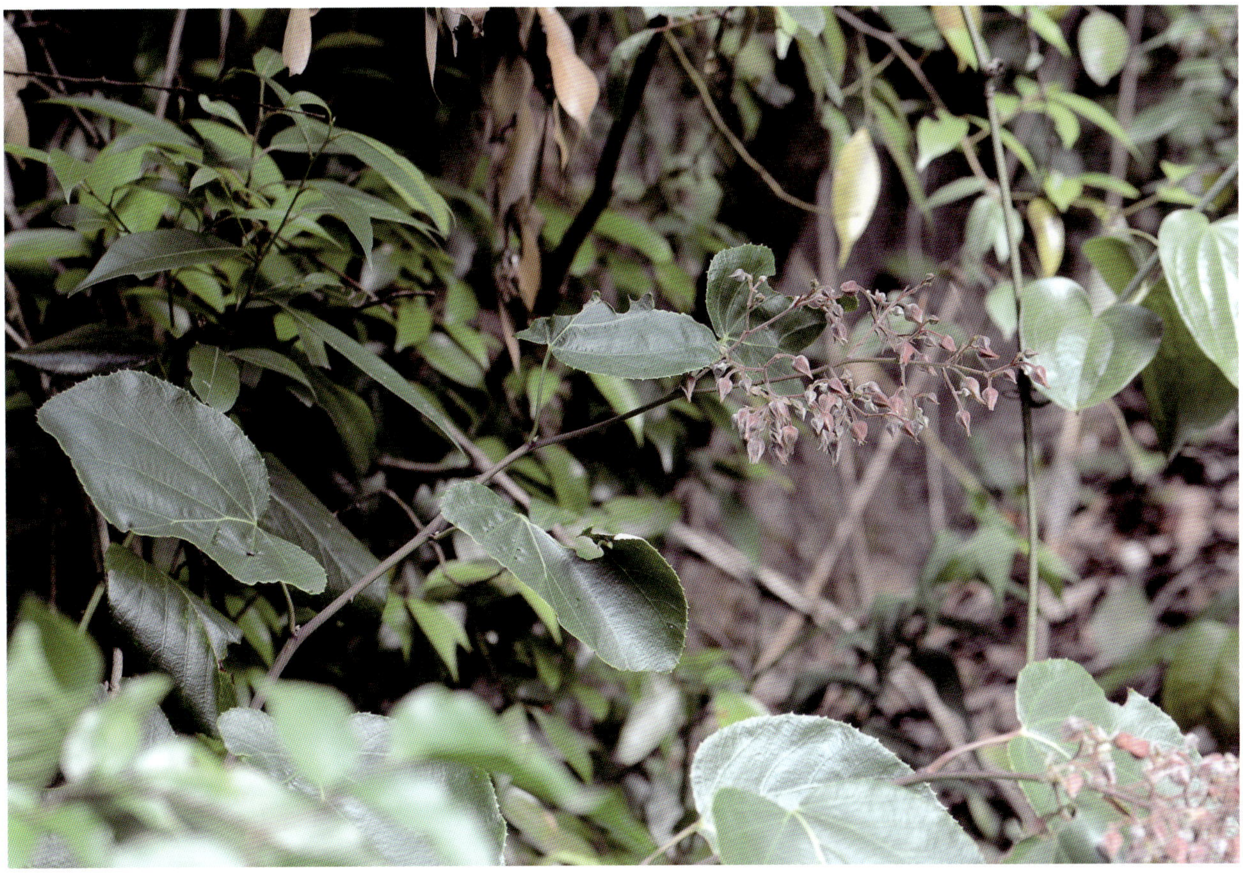

Zend liul eb quf dliub 锈毛莓

【Bit hsenb 俗名】乌毛泡、蛇苞芳、红泡勒、锈毛泡。

【Dios kob deis 基源】为蔷薇科植物锈毛莓 *Rubus reflexus* Ker. 的根或全草。

【Niangb bet deis 生长环境】生于坡塝疏林下。分布于部分苗乡。

【Jox hsub 性味属经】性冷，味苦涩，属冷药，入热经。

【Qet diel xid 功能主治】功能：tat jit hxangd dangf mongb 散瘀止痛，hxub jent hxenk net 祛风除湿。主治：dliangd bil dib sangb 跌打损伤，yens xit lol hxangd 刀伤出血，mongb ghut hsongd 关节炎，hsot ud ax jangx hxib 月经不调，gangb vas eb hniangk 汗斑。

【Ed not xus 用法用量】内服，煎汤，15～25 g；或浸酒饮。外用，捣蓉敷患处。

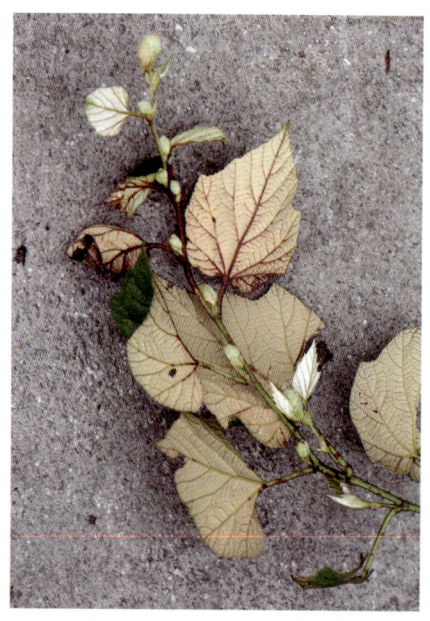

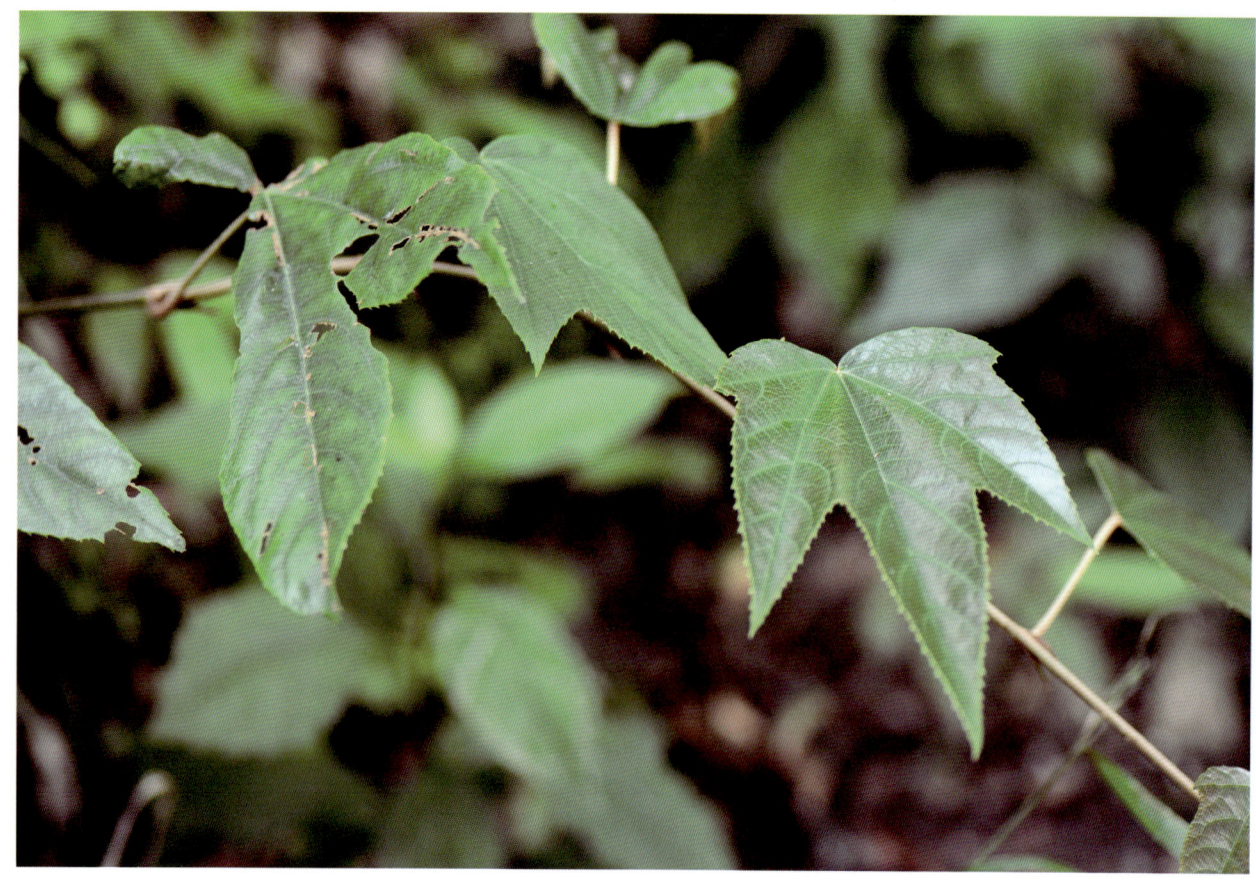

Zend liul eb quf lal 空心泡

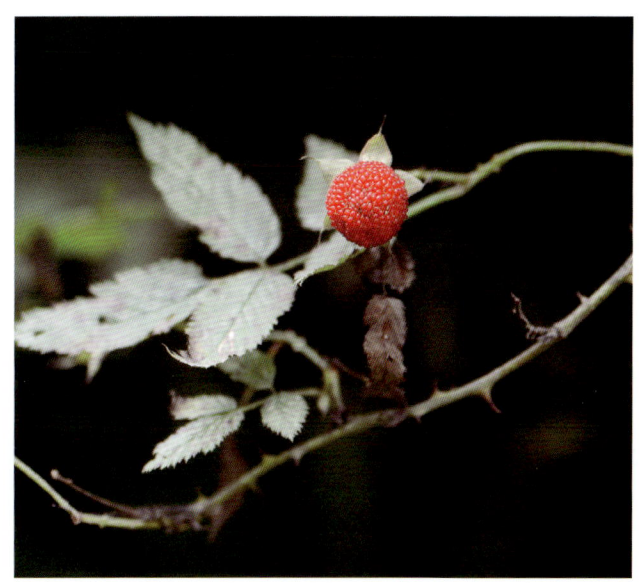

【Bit hsenb 俗名】空心蘸、黄牛泡、倒触伞、红泡勒、洋金银藤。

【Dios kob deis 基源】为蔷薇科植物空心泡 *Rubus rosaefolius* Smith. 的根。

【Niangb bet deis 生长环境】生于坡塝荒地、闲地草丛、果园。分布于部分苗乡。

【Jox hsub 性味属经】性平，味苦涩，属冷热两经药，入两经。

【Qet diel xid 功能主治】功能：seil hxangd dangf hxangd 凉血止血，nef dlangl hvuk hniangk 滋阴敛汗。主治：bit dangx lol hniangk 体虚盗汗，yens xit lol hxangd 刀伤出血，jib daib ngol yenx hnaib 小儿百日咳，dlif ghab neib ghangb 脱肛，zal ghad dongk hxangd 血痢。

【Ed not xus 用法用量】内服，煎汤，15～25 g；或浸酒饮。外用，捣蓉敷患处。

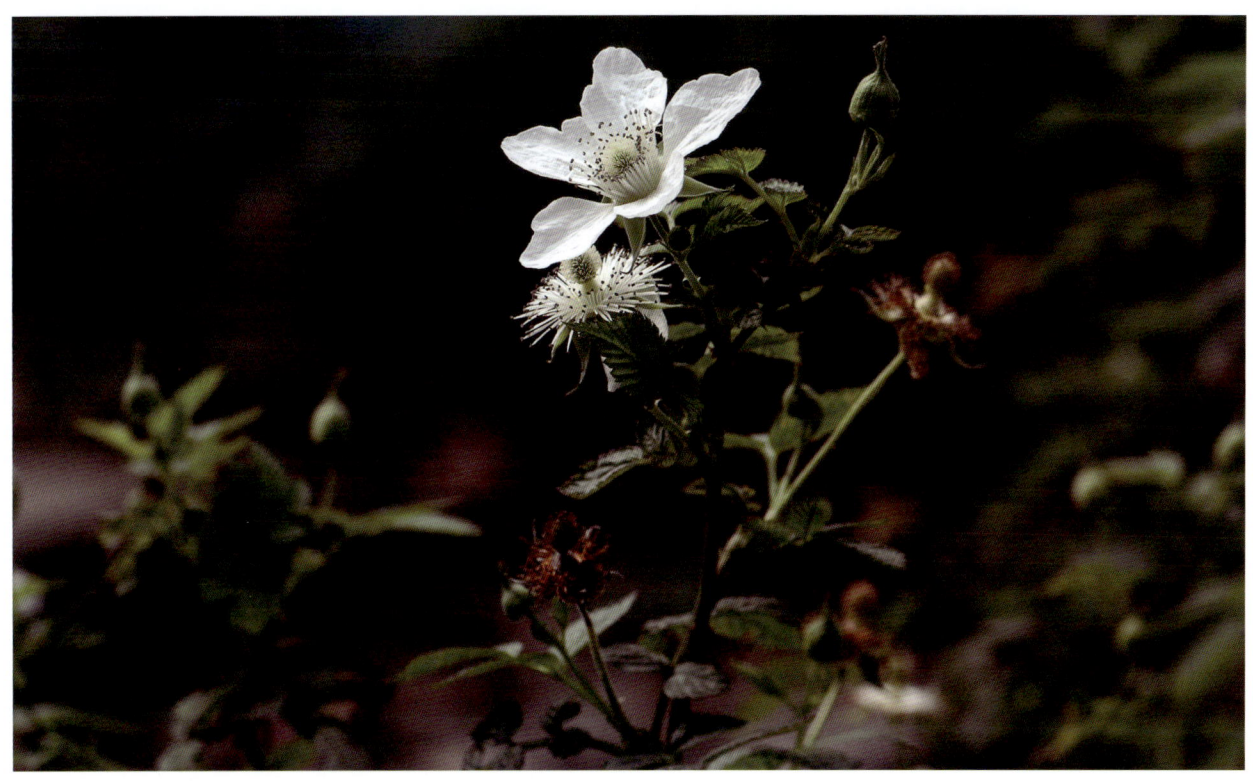

Zent liul liod 攀枝莓

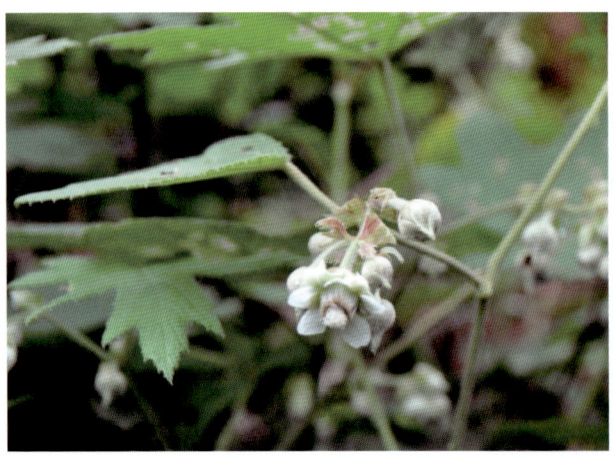

【Bit hsenb 俗名】乌泡、老鸦泡、黑莓泡、黑泡勒。

【Dios kob deis 基源】为蔷薇科植物攀枝莓 *Rubus flagelliflorus* Focke ex Diels 的根、叶。

【Niangb bet deis 生长环境】生于荒坡土坎、草丛。分布于各地苗乡。

【Jox hsub 性味属经】性热，味甜，属热药，入冷经。

【Qet diel xid 功能主治】功能：hxub kib los xuf 清热利湿，tiod nat mangs buk dux 健脾和胃。主治：mongb qub 腹痛，laib lot ongd hsongd 口腔炎，ngol yenx hnaib 百日咳，dlif ghab neib ghangb 脱肛。

【Ed not xus 用法用量】内服，煎汤，15～25 g。外用，捣烂敷。

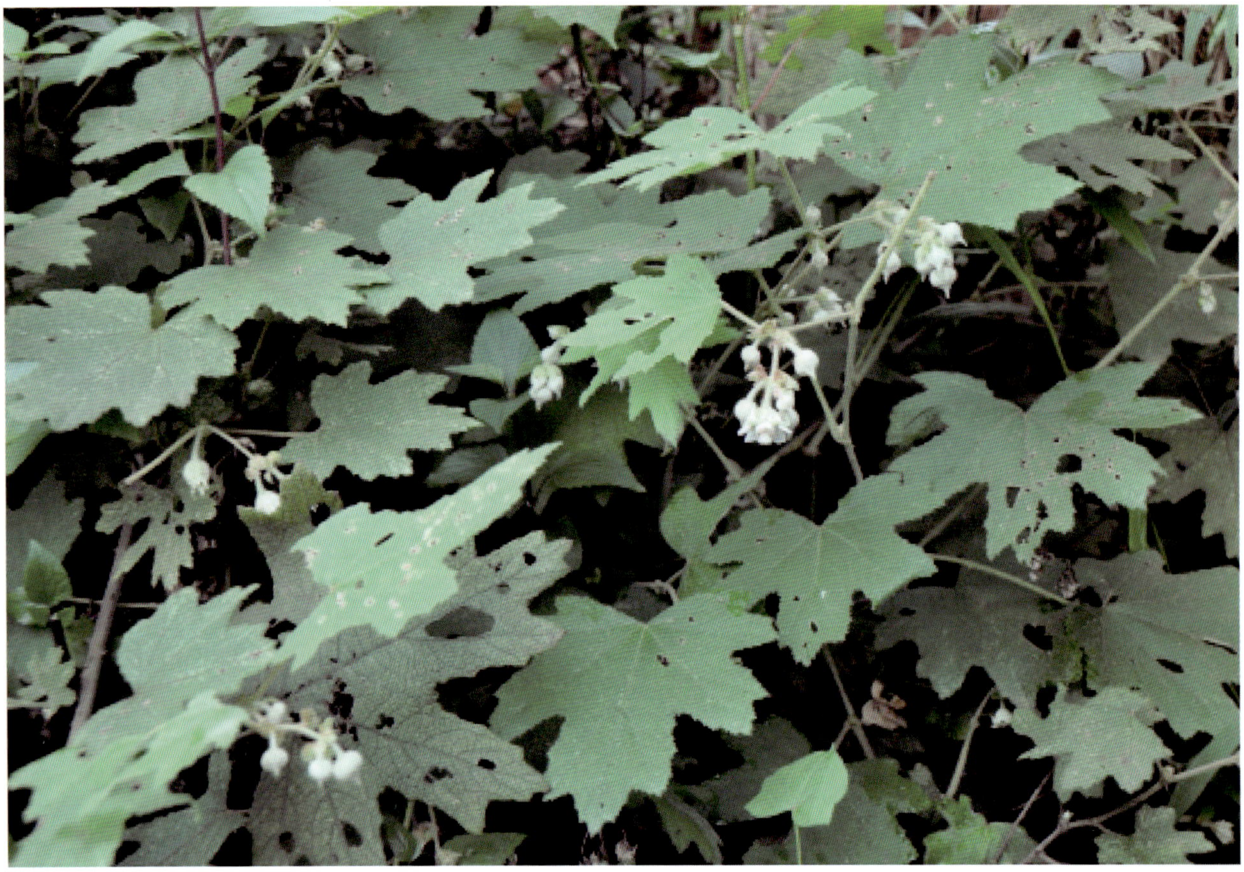

Bel liul dlub 白叶莓

【Bit hsenb 俗名】莓子果、白叶刺莓。

【Dios kob deis 基源】为蔷薇科植物白叶莓 Rubus innominatus S. Moore 的根。

【Niangb bet deis 生长环境】生于坡塝荒地、灌木丛边、林缘。分布于各地苗乡。

【Jox hsub 性味属经】性冷，味酸，属冷药，入热经。

【Qet diel xid 功能主治】功能：dangf ngol vut bongt 止咳平喘。主治：ngol hvuk 喘咳，jib daib hxib jent 小儿惊风，xud ghad hxangd 便血。

【Ed not xus 用法用量】内服，煎汤，15～30 g。

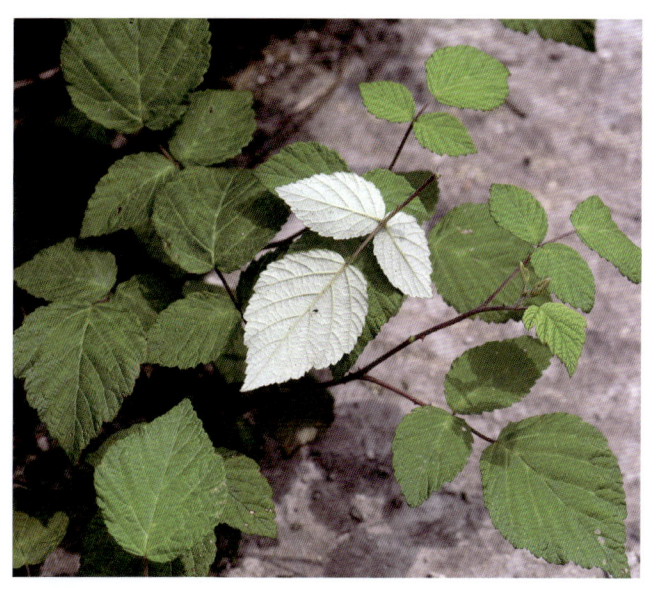

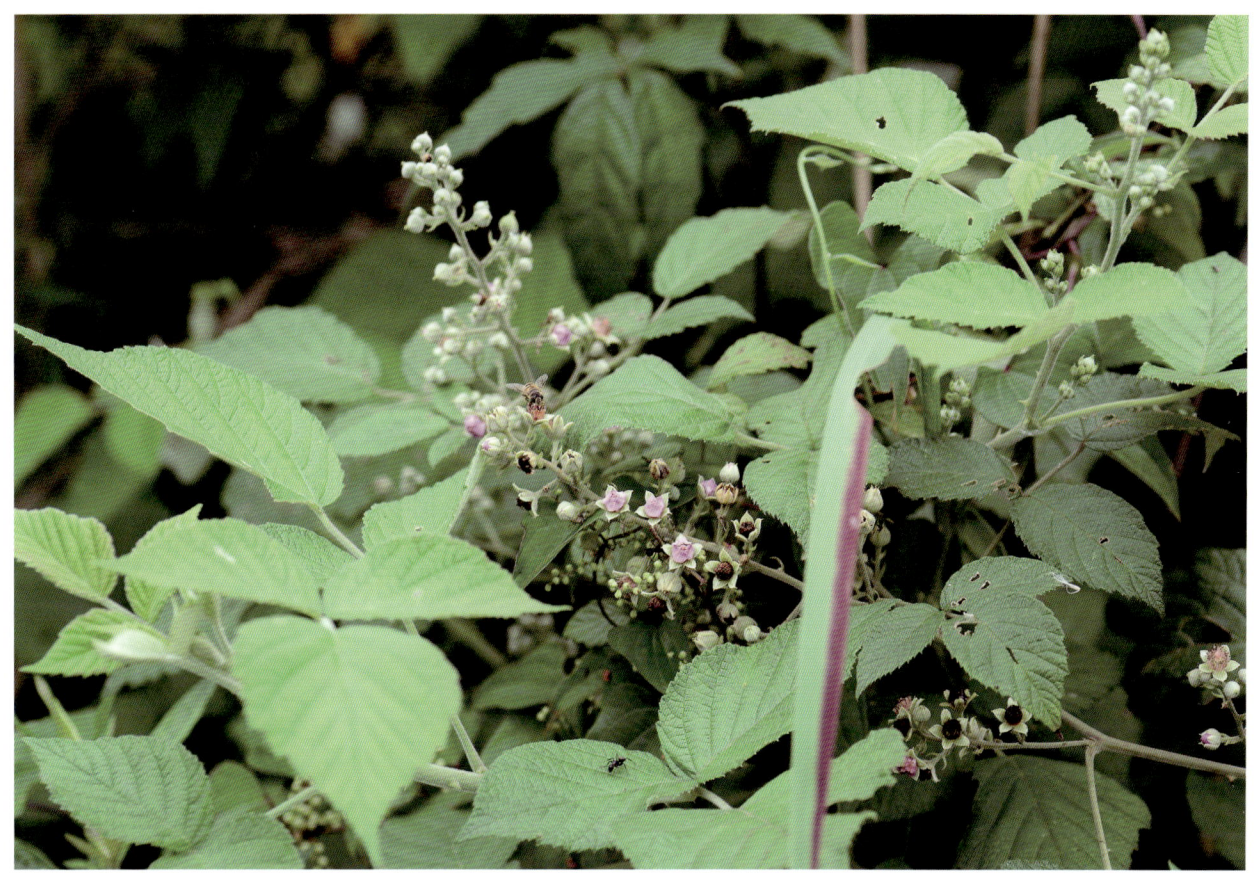

Bel hxangd nais 灰毛果莓

【Bit hsenb 俗名】红刺泡、红果刺、疏风草、黑锁莓、钻地风、硬枝黑锁莓。

【Dios kob deis 基源】为蔷薇科植物灰毛果莓 *Rubus foliolosus* D. Don 的根或叶。

【Niangb bet deis 生长环境】喜生于山野灌木丛、山谷两侧等处。分布于各地苗乡。

【Jox hsub 性味属经】性平，味涩微苦，属冷热两经药，入两经。

【Qet diel xid 功能主治】功能：hxub hvuk dangf zal 收敛止泻，dangf hxangd 止血。主治：hsot ud ax jangx hxib 月经不调，dlif ghab neib ghangb 脱肛，yens nangb gik 毒蛇咬伤，zal ghad dongk 痢疾。

【Ed not xus 用法用量】内服，煎汤，15～25 g。外用，捣烂敷患处。

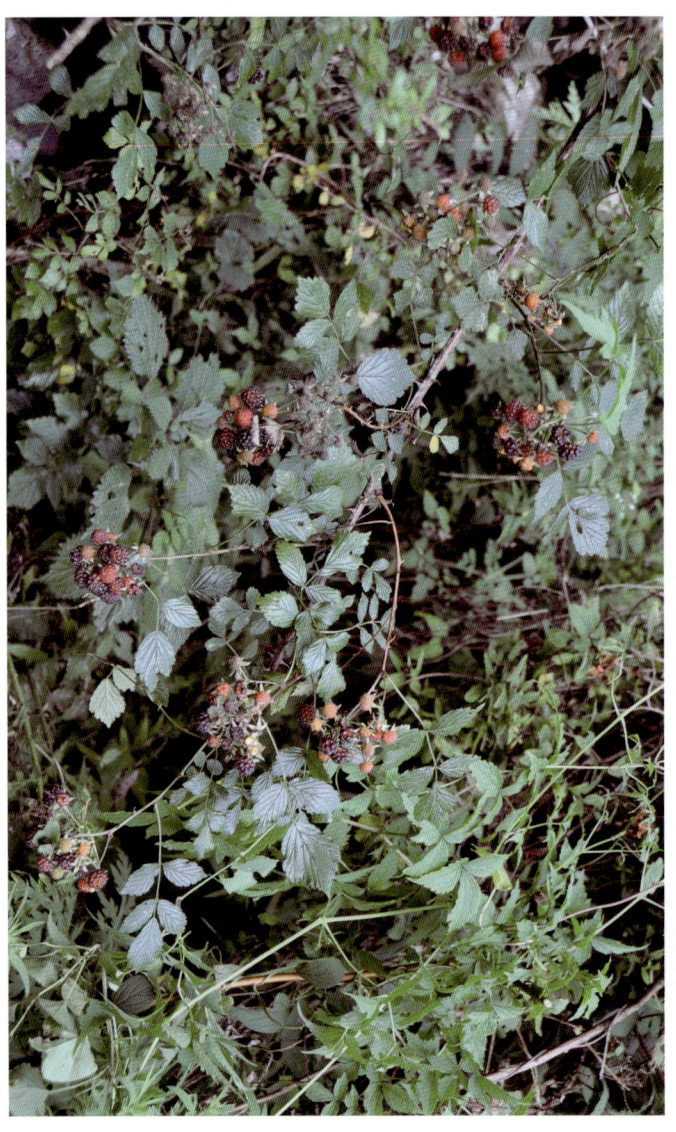
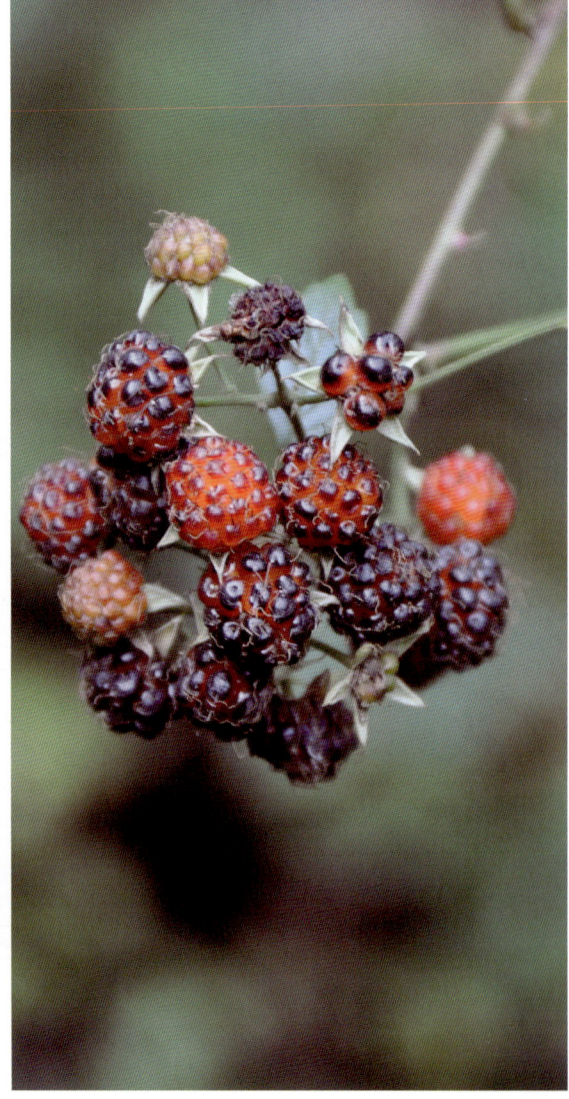

Bel liul ak 寒莓

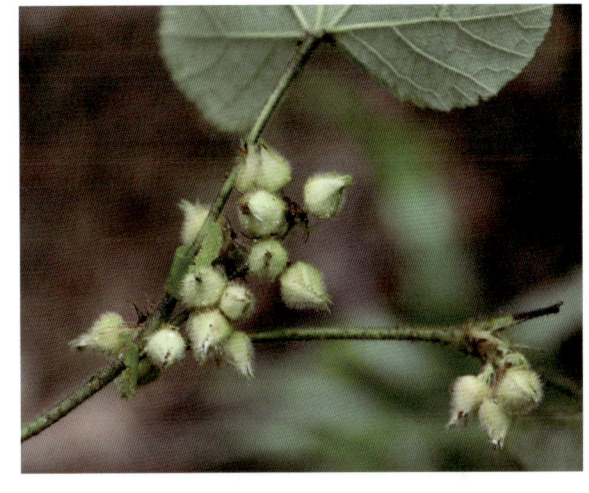

【Bit hsenb 俗名】乌泡、山火莓、黑乌苍、寒刺泡、倒水莲、灰白毛莓。

【Dios kob deis 基源】为蔷薇科植物寒莓 *Rubus buergeri* Miq. 的叶、根及全草。

【Niangb bet deis 生长环境】生于中山地区山谷灌木丛、疏林地、路边。分布于各地苗乡。

【Jox hsub 性味属经】性平，味酸，属冷热两经药，入两经。

【Qet diel xid 功能主治】功能：yis dliangl nol ves 养阴扶阳，hxub kib tat jab 清热解毒。主治：jib niangb mongb diub 妇女腰痛，nais pot yens jab ngol hxangd 肺痨咳血，od zal 上吐下泻，dix khangd ghad 痔疮。

【Ed not xus 用法用量】内服，煎汤，15～25 g。外用，捣烂敷，煮水熏洗。

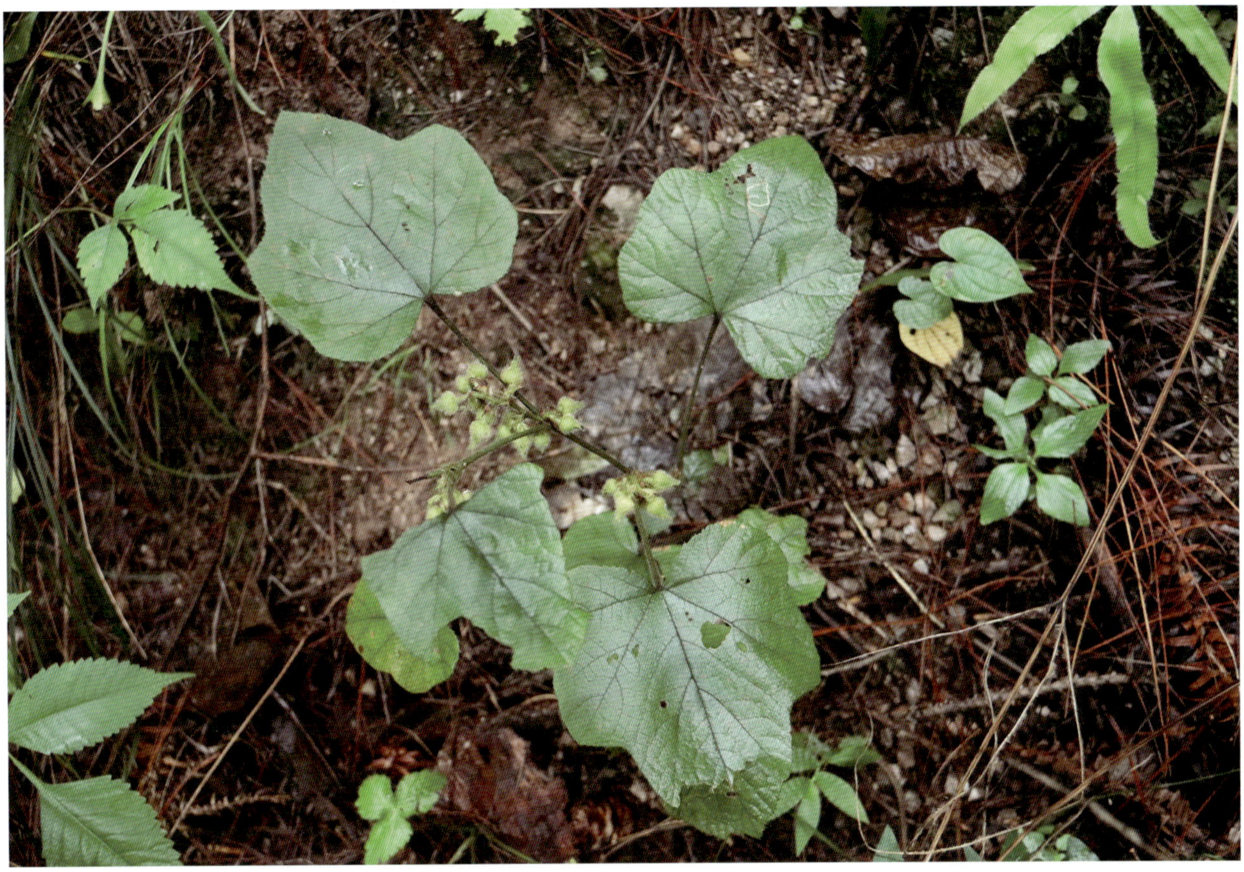

Zeng liul liod 川莓

【Bit hsenb 俗名】乌泡、马莓叶、黄水泡、倒生根、天刺乌泡、大乌泡根。

【Dios kob deis 基源】为蔷薇科植物川莓 Rubus setchuenensis Bureau et Franch. 的根或叶。

【Niangb bet deis 生长环境】生于坡塝林边、灌木丛、路旁草丛。分布于各地苗乡。

【Jox hsub 性味属经】性平,味酸,属冷热两经药,入两经。

【Qet diel xid 功能主治】功能：seil hxangd ves hxangd 凉血活血,xongf hxend tiod hsongd 强筋壮骨。主治：ngol lol hxangd 咳血,lod hsongd 骨折,ait gheb bal jid od hxangd 劳伤吐血,hsot ud ax jangx hxib 月经不调,zal ghad 腹泻,jif hxongb 淋巴结结核,yens dlad zeb nex gik 狂犬咬伤。

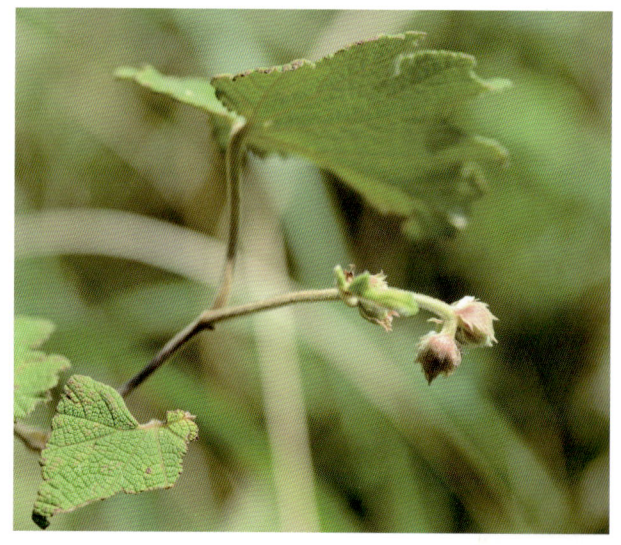

【Ed not xus 用法用量】内服,煎汤,25～35 g；或浸酒饮,炖肉服。外用,研粉撒。

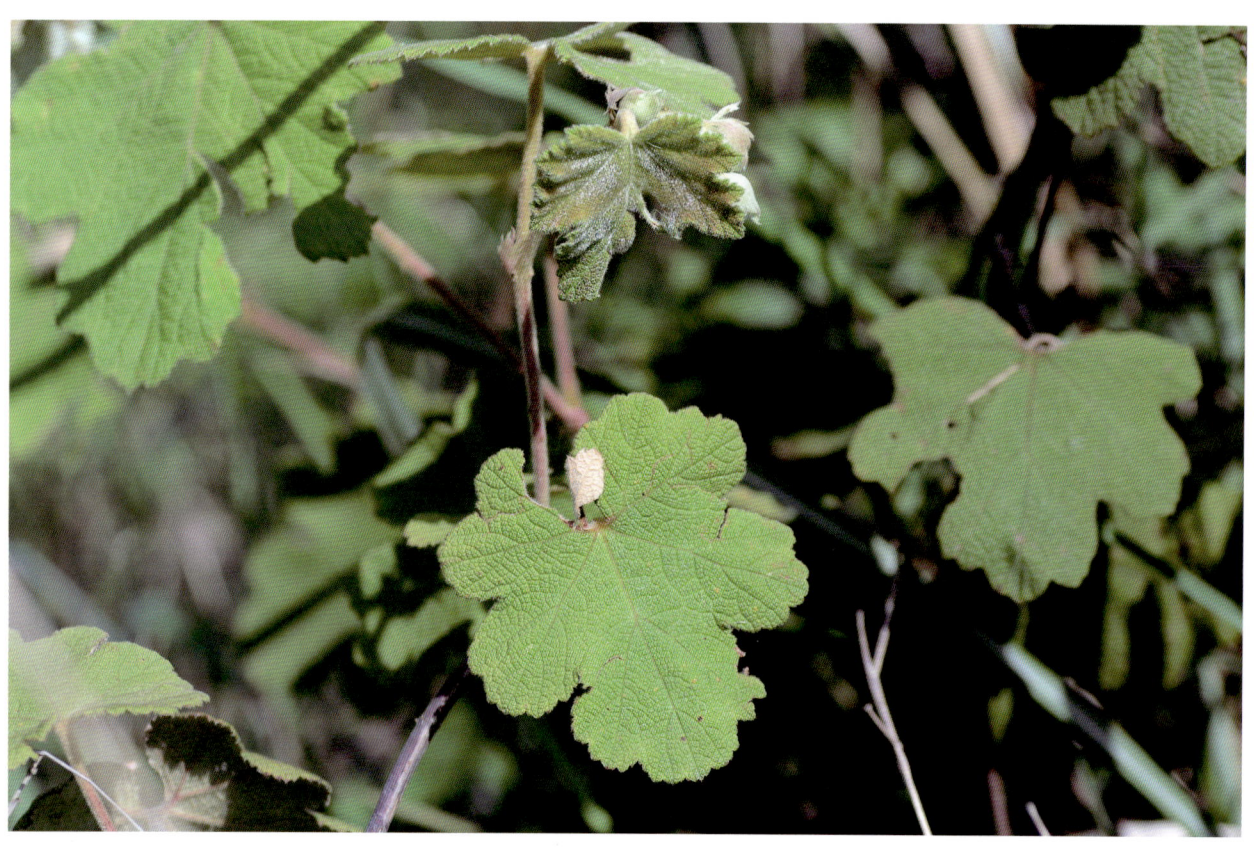

Bel liul naix 炮烙莓

【Bit hsenb 俗名】乌泡、乌莓、八月泡、狗屎泡、过江龙、羊鸟树、仙人搭桥。

【Dios kob deis 基源】为蔷薇科植物炮烙莓 *Rubus sieboldi* Blume. 的全株。

【Niangb bet deis 生长环境】生于山凹灌木丛、坡塝灌木丛。分布于部分苗乡。

【Jox hsub 性味属经】性冷,味甘涩,属冷药,入热经。

【Qet diel xid 功能主治】功能:ves hxangd dangf hxangd 活血止血,hxub kib vut eb wal 解热利尿。主治:mangb hfud 感冒,ait gheb bal jid od hxangd 劳伤吐血,dliangd bil dib sangb 跌打损伤,yens xit lol hxangd 刀伤出血,mongb hmid 牙痛,jib daib lax lot 小儿口糜。

【Ed not xus 用法用量】内服,煎汤,15～30 g;或浸酒饮。外用,捣蓉敷患处。

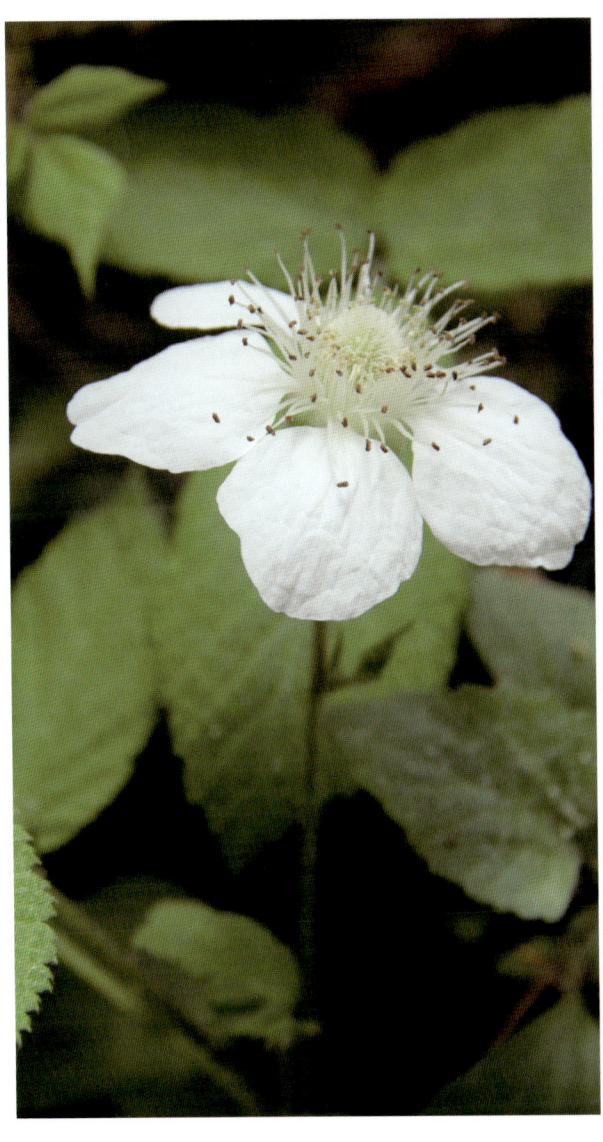 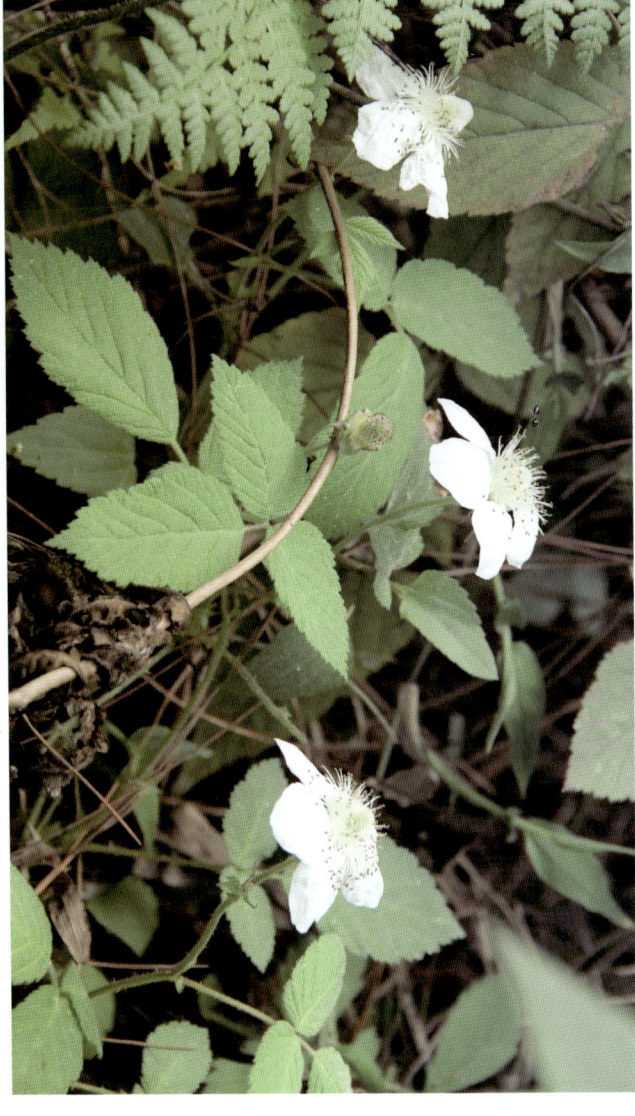

Zend liul jangs fangx 茅莓

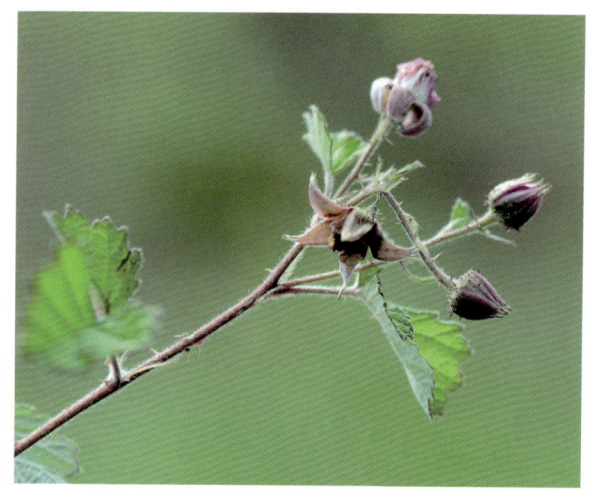

【Bit hsenb 俗名】红锁梅、倒生根、草杨梅、钻地风、黄泡刺、毛叶仙桥、仙人搭桥。

【Dios kob deis 基源】为蔷薇科植物茅莓 Rubus parvifolius L. 的全草、根。

【Niangb bet deis 生长环境】生于低山地区坡塝空地、灌木丛边、路旁。分布于各地苗乡。

【Jox hsub 性味属经】性平，味甘酸，属冷热两经药，入两经。

【Qet diel xid 功能主治】功能：ves hxangd tat jit hxangd 活血化瘀，hxub kib tat jab 清热解毒。主治：mongb ghut hsongd 关节炎，yens xit lol hxangd 刀伤出血，bus diangd 骨髓炎，od hxangd 吐血，xit daib jit hxangd mongb 产后瘀血疼痛，hsot ud ax jangx hxib 月经不调，gangb vas eb hniangk 汗斑，khak eb bus jid 糖尿病。

【Ed not xus 用法用量】内服，煎汤，25～35 g；或浸酒饮。外用，捣蓉敷患处。

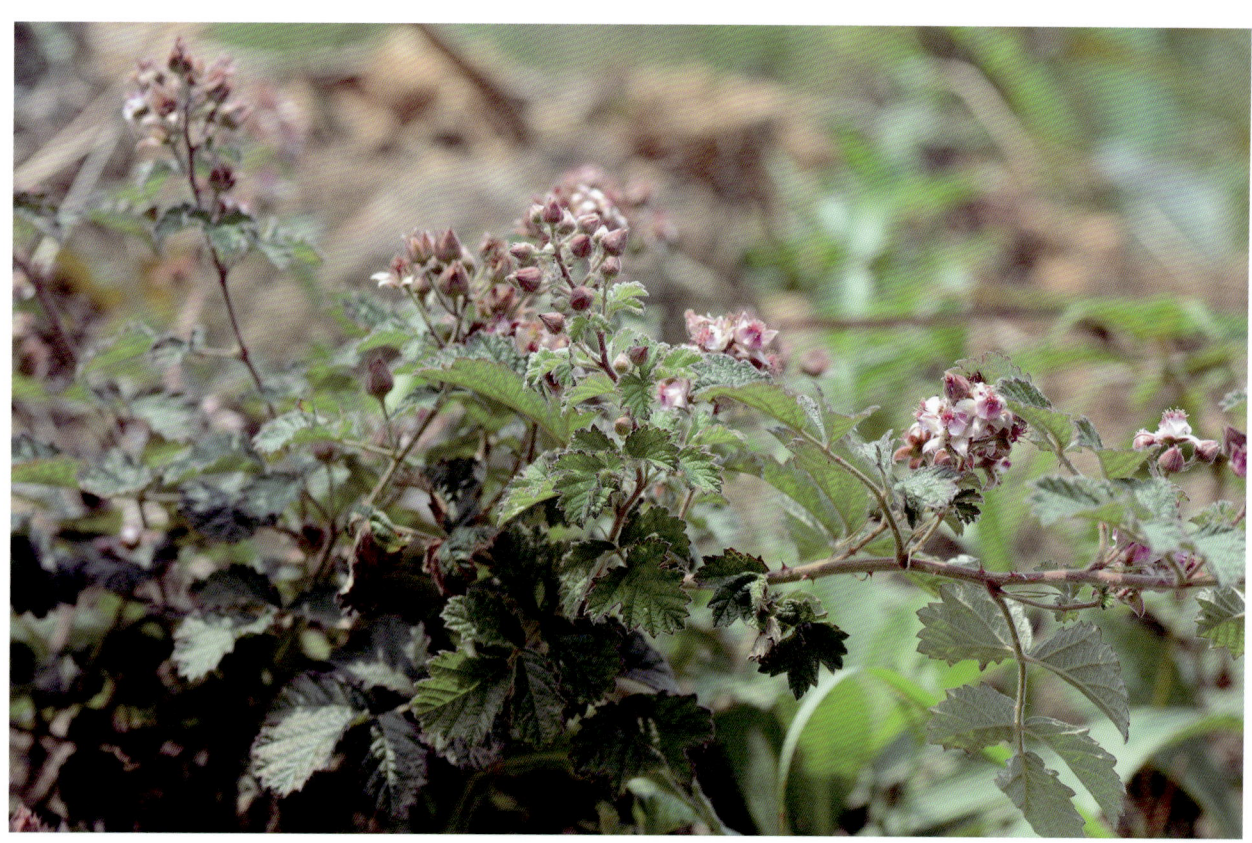

Zend liul hxub 灰白毛莓

【Bit hsenb 俗名】灰山泡、红酸泡、空心藨、蛇乌苞、黑乌泡、端阳莓。

【Dios kob deis 基源】为蔷薇科植物灰白毛莓 *Rubus tephrodes* Hance. 的根、叶。

【Niangb bet deis 生长环境】生于荒山坡、灌木丛中。分布于部分苗乡。

【Jox hsub 性味属经】性冷，味苦涩，属冷药，入热经。

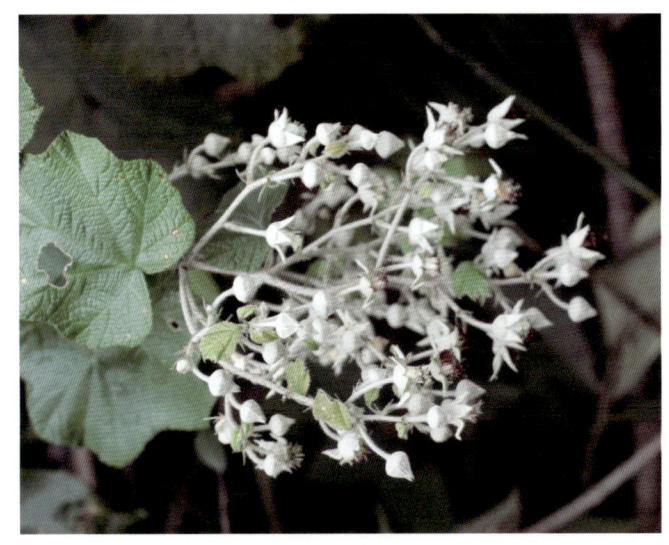

【Qet diel xid 功能主治】功能：hxub liax dangf hxangd 收敛止血，seil hxangd ves hxangd 凉血活血。主治：mongb hsongd hxend 筋骨疼痛，juk jik 麻木，dliangd bil dib sangb 跌打损伤，xit daib mangb hfud 产后感冒，ax hsot ud 闭经，mongb hmid 牙痛。

【Ed not xus 用法用量】内服，煎汤，25～30 g；或浸酒饮。外用，捣烂敷。

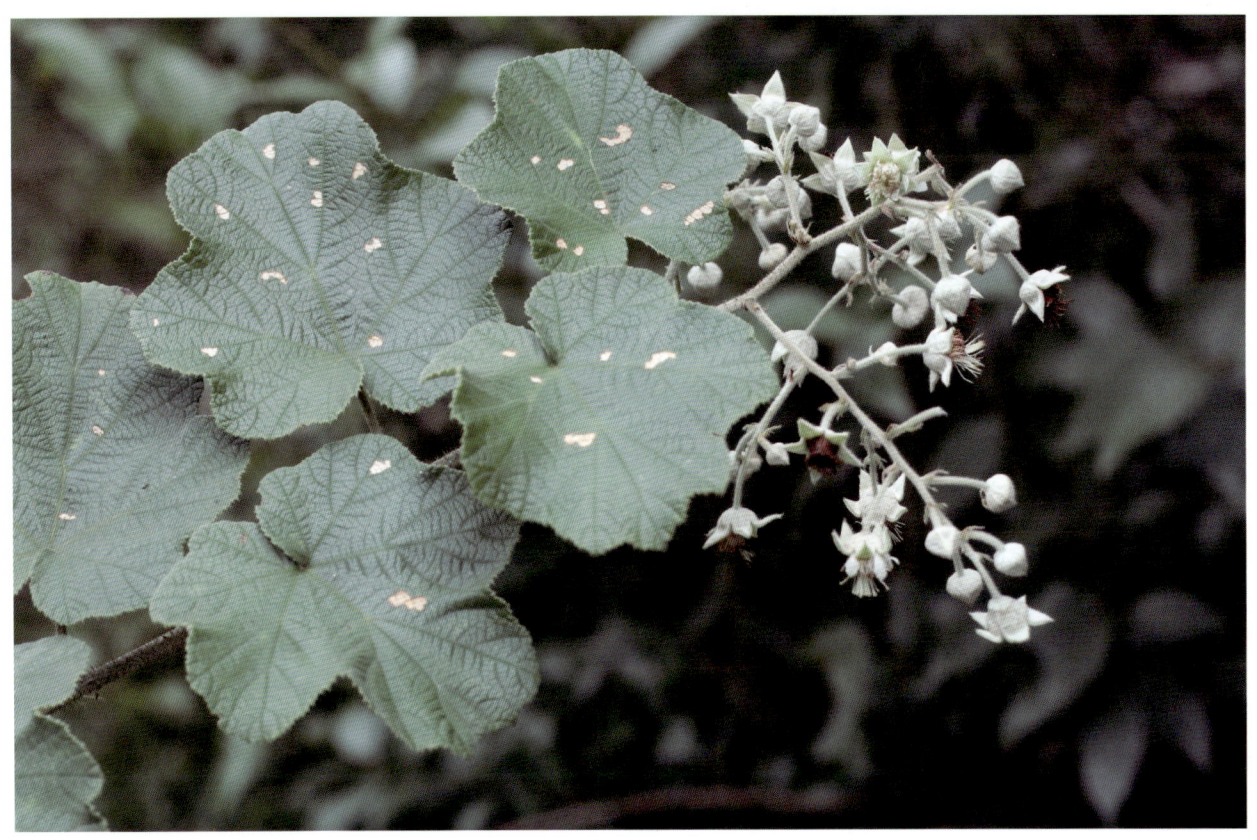

Bas zend liul hxub 山泡刺藤

【Bit hsenb 俗名】酸蘸、小米蘸、黄水蘸、黄花蘸、黄莓刺、光叶高粱泡。

【Dios kob deis 基源】为蔷薇科植物山泡刺藤 Rubus lambertianus Ser. var. glaber Hemsl. 的根、叶。

【Niangb bet deis 生长环境】生于沟谷灌木丛中、林缘。分布于部分苗乡。

【Jox hsub 性味属经】性冷，味苦涩，属冷药，入热经。

【Qet diel xid 功能主治】功能：hxub kib tat jab 清热解毒，vuk gangb liangs ngix 敛疮生肌。主治：xit daib mangb hfud 产后感冒，mongb hmid 牙痛，jib daib jangx gangb lot 小儿口疮，gangb eb fangx 黄水疮。

【Ed not xus 用法用量】内服，煎汤，15～25 g。外用，捣烂敷。

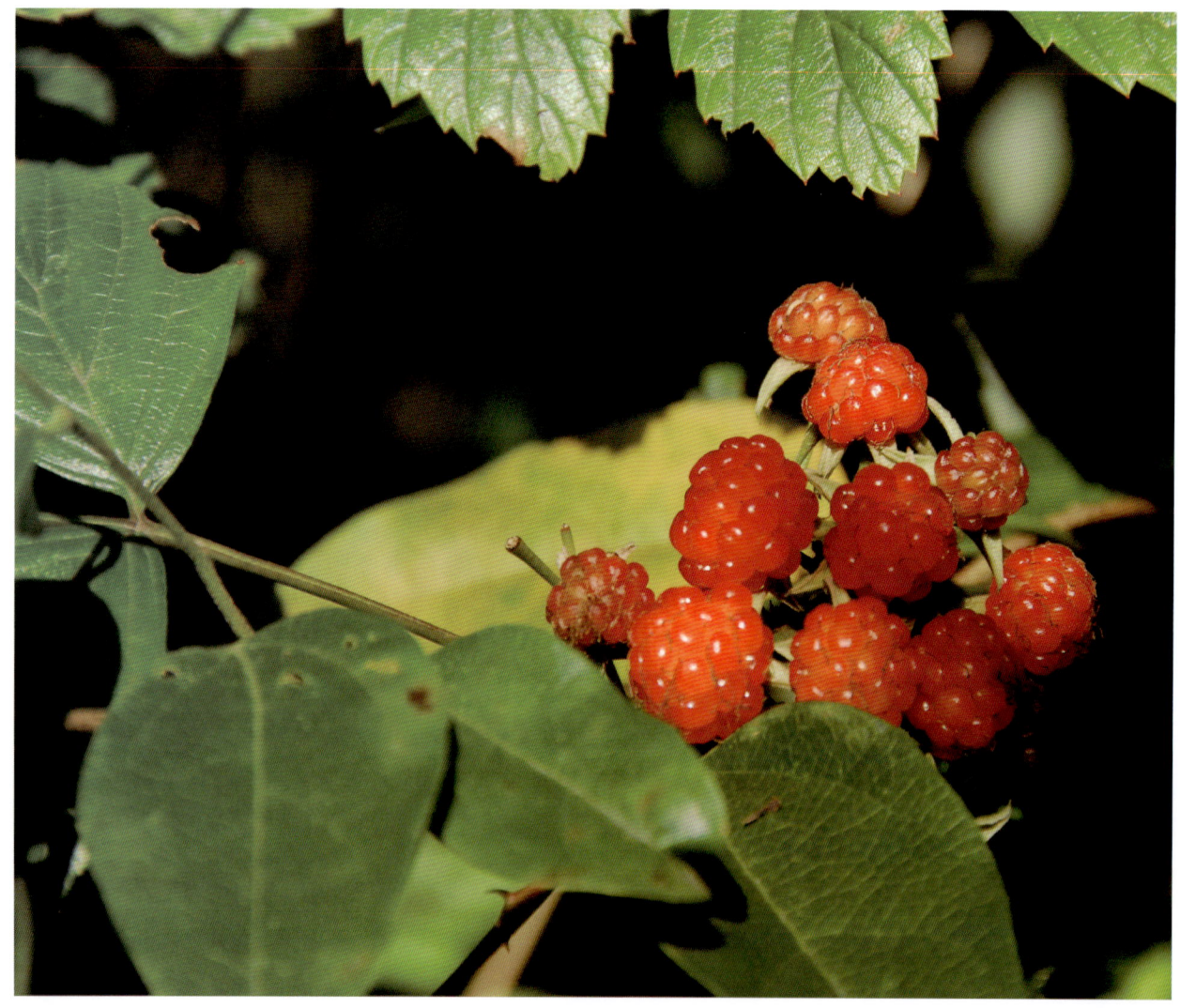

Zend liul xok hfud 红铁泡刺

【Bit hsenb 俗名】老虎泡、乌龙须。

【Dios kob deis 基源】为蔷薇科植物红铁泡刺 *Rubus mahodes* Focke 的根、叶。

【Niangb bet deis 生长环境】生于山野荒土坎、疏林中、灌木丛边。分布于各地苗乡。

【Jox hsub 性味属经】性冷，味甘酸，属冷药，入热经。

【Qet diel xid 功能主治】功能：hxub kib zangl xuf 清热除湿，seil hxangd tat jit hxangd 凉血化瘀。主治：ait gheb bal jid mongb 劳伤疼痛，od hxangd 吐血，jit hxangd 瘀血，zal ghad 腹泻。

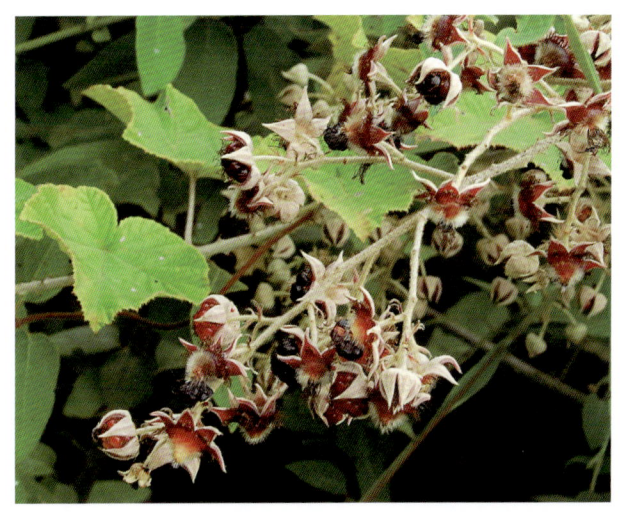

【Ed not xus 用法用量】内服，煎汤，25～30 g；或浸酒饮。

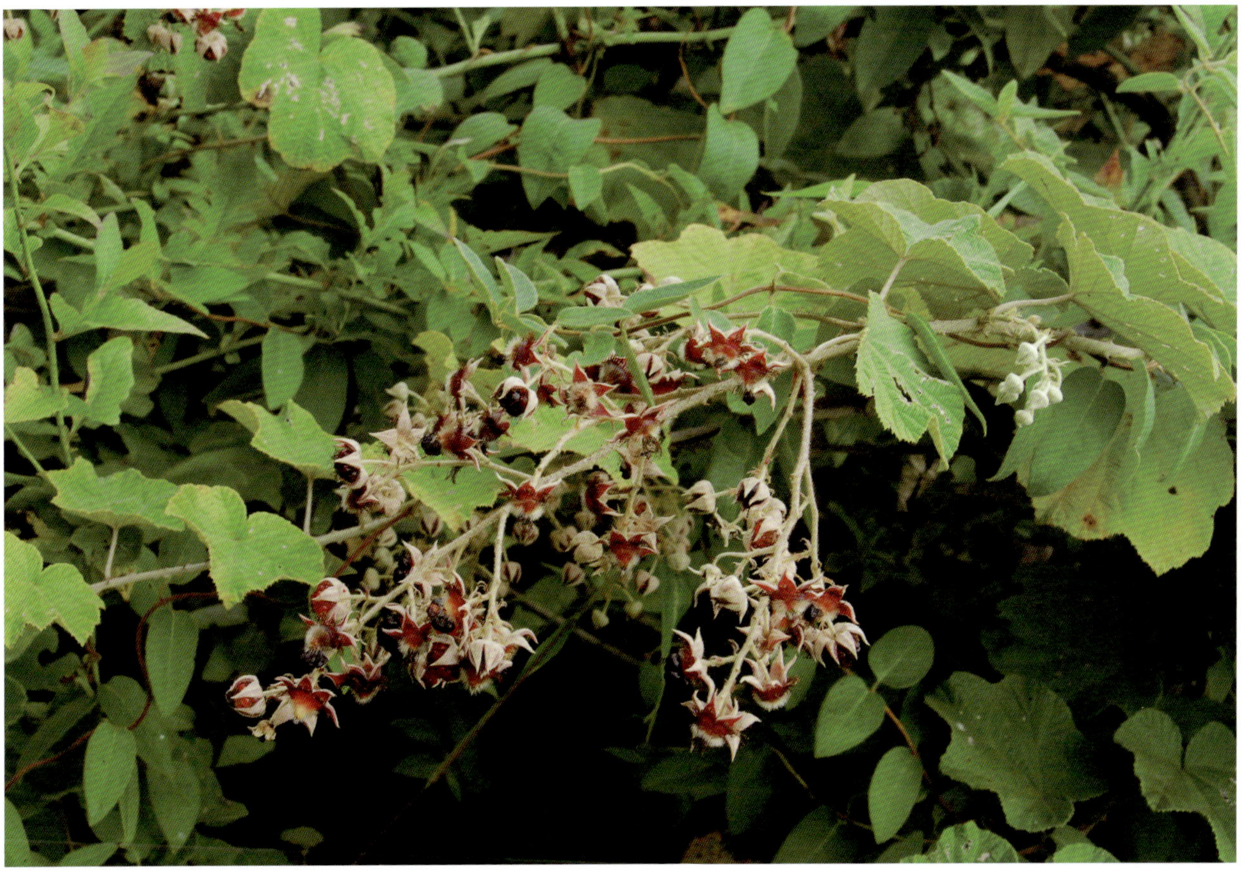

Zend liul hxub dab 地五泡藤

【Bit hsenb 俗名】灰毛泡、地桑泡、红地泡、地毛泡。

【Dios kob deis 基源】为蔷薇科植物地五泡藤 Rubus irenaeus Focke 的根。

【Niangb bet deis 生长环境】生于山间路旁、沟谷灌木丛。分布于各地苗乡。

【Jox hsub 性味属经】性热，味酸，属热药，入冷经。

【Qet diel xid 功能主治】功能：ves hxangd tat jit hxangd 活血化瘀，zangl jab langs ngix 除毒生肌。主治：mangb hfud 感冒，gib lot jangx gangb 嘴角生疮，dit bongt mongb qub 胀气腹痛。

【Ed not xus 用法用量】内服，煎汤，25～30 g。外用，捣烂敷。

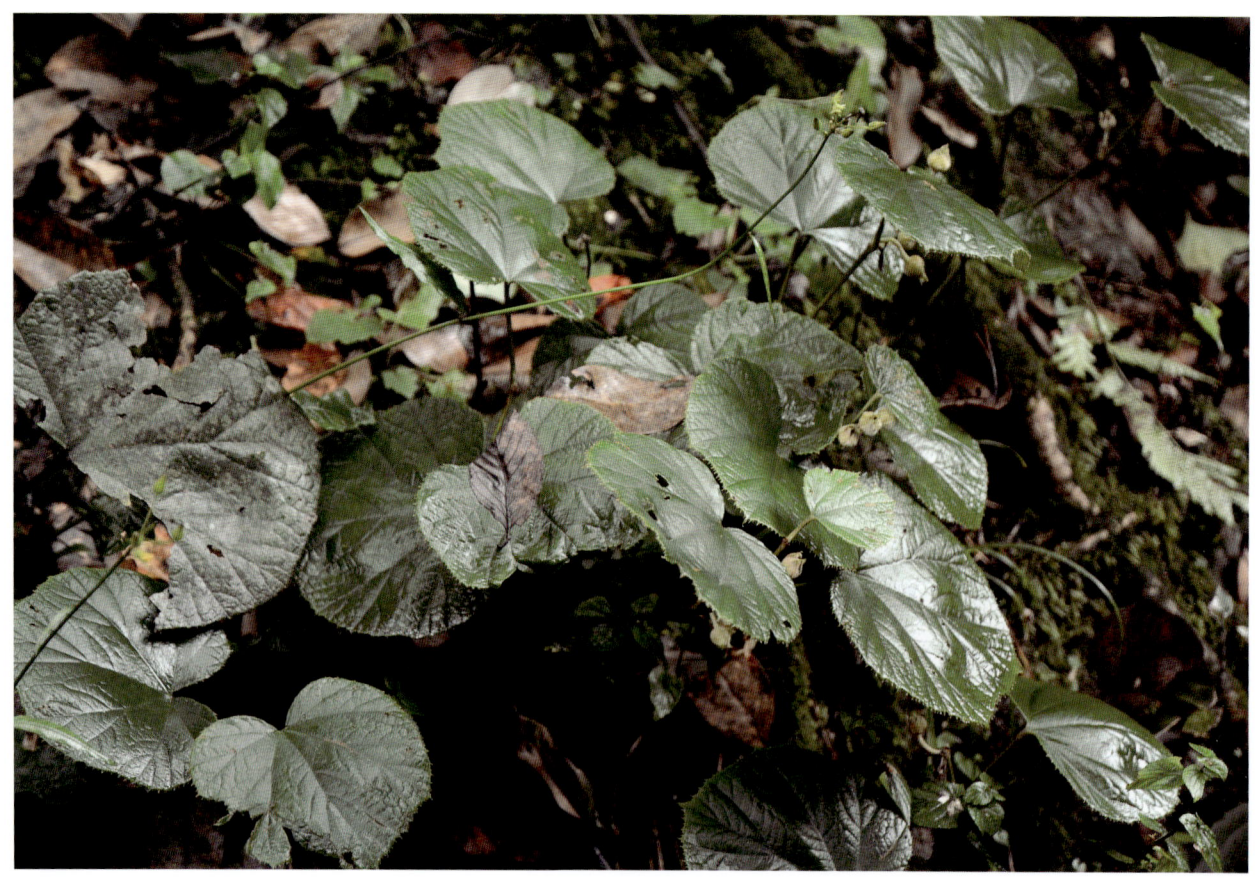

Zend liul gangx 高粱泡

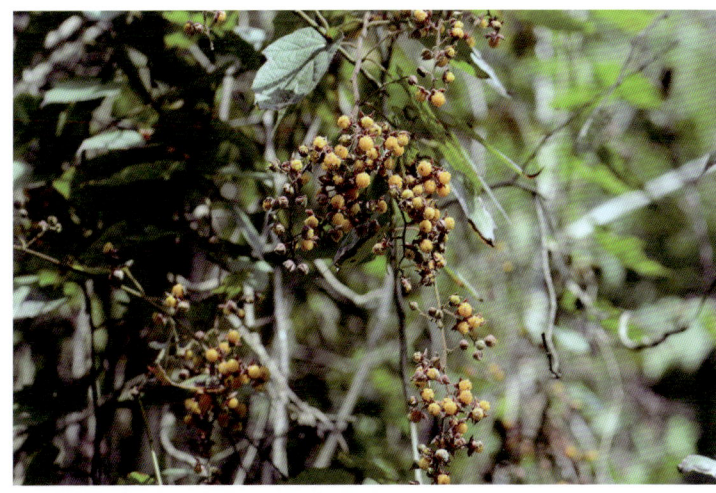

【Bit hsenb 俗名】小漂沙、十月苗、乌泡筋、乌壳子、寒泡刺、寒扭、倒水莲。

【Dios kob deis 基源】为蔷薇科植物高粱泡 *Rubus lambertianus* Ser. 的根。

【Niangb bet deis 生长环境】生于山野路旁、沟谷旁、灌木丛中。分布于各地苗乡。

【Jox hsub 性味属经】性冷，味苦甘，属冷药，入热经。

【Qet diel xid 功能主治】功能：tat jent zangl kib 疏风散热，seil hxangd tat jit hxangd 凉血化瘀。主治：mangb hfud kib jid 感冒发烧，ait ngol 咳嗽，ngol lol hxangd 咳血，lol hxangd nais 鼻衄，xud ghad hxangd 便血，ghad eb dlub lol not 白带过多，xit daib lol mongb qub 产后腹痛，mongd hxud bob ghangb 坐骨神经痛。

【Ed not xus 用法用量】内服，煎汤，25～30 g。外用，捣烂敷。

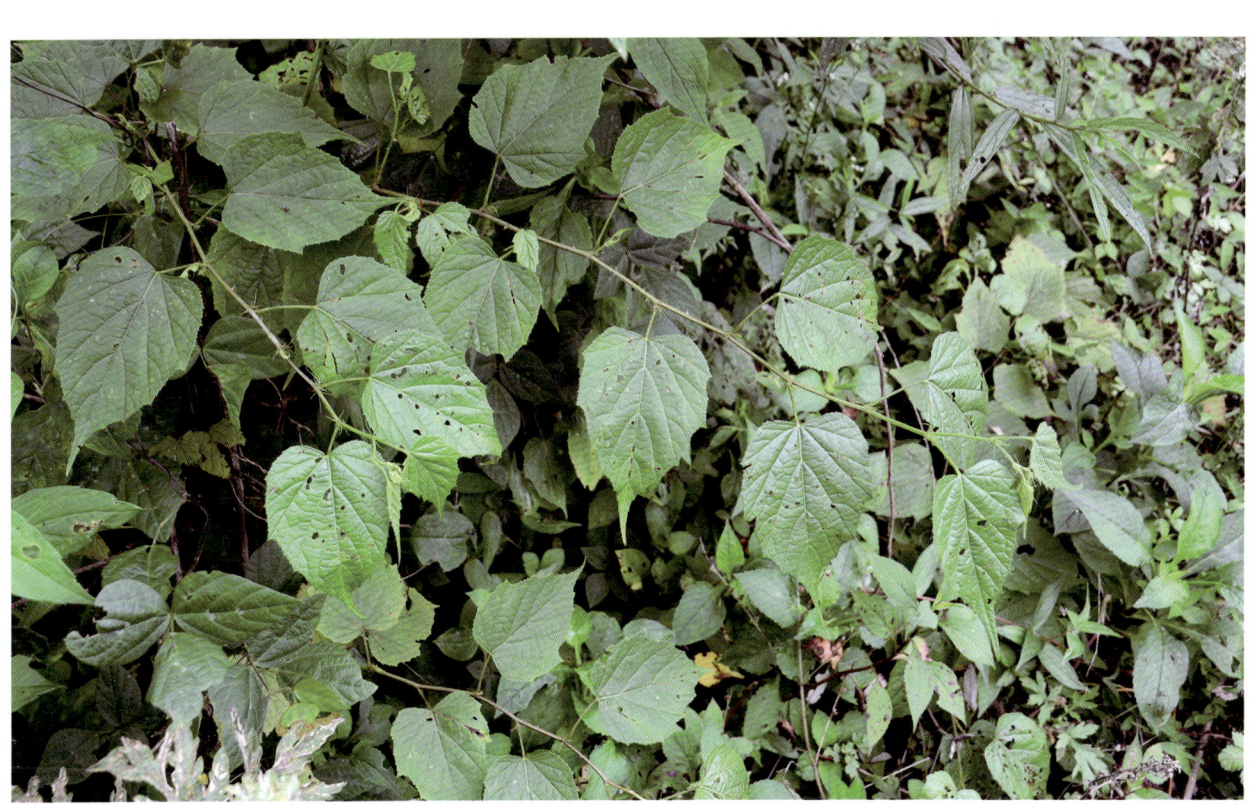

Zend liul gangt 大乌泡

【Bit hsenb 俗名】马莓叶、黄水泡、倒生根、插田藨、糖泡叶、无刺乌泡。

【Dios kob deis 基源】为蔷薇科植物大乌泡 *Rubus multibracteatus* Lévl. et Vant. 的根。

【Niangb bet deis 生长环境】生于低山地区路旁灌木丛中、乱石堆旁。分布于各地苗乡。

【Jox hsub 性味属经】性冷，味酸，属冷药，入热经。

【Qet diel xid 功能主治】功能：hxub jent hxenk net 祛风除湿，seil hxangd dangf hxangd 凉血止血，hxub kib tat jab 清热解毒。主治：lod hsongd 骨折，yens jent mongb 风湿痛，ngol lol hxangd 咳血，hsot ud ax jangx hxib 月经不调，zal ghad 腹泻，zal ghad dongk 痢疾。

【Ed not xus 用法用量】内服，煎汤，25～50 g。外用，捣烂敷患处。

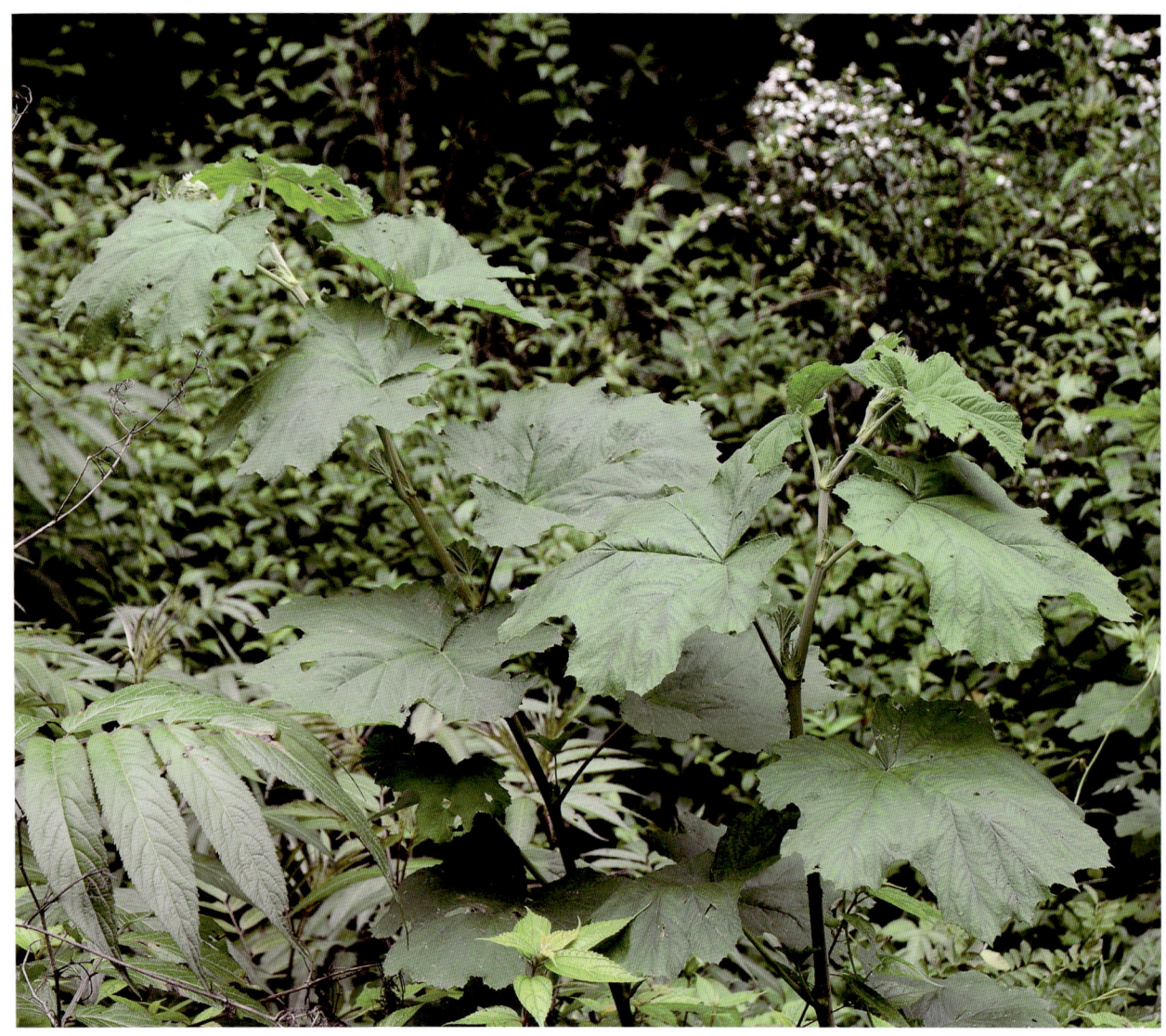

Zend liul nios 插田泡

【Bit hsenb 俗名】大麦莓、过江龙、两头草、端阳莓、倒生根、乌泡倒触伞。

【Dios kob deis 基源】为蔷薇科植物插田泡 *Rubus coreanus* Miq. 的根。

【Niangb bet deis 生长环境】生于坡塝灌木丛、阔叶林缘。分布于各地苗乡。

【Jox hsub 性味属经】性平，味酸咸，属冷热两经药，入两经。

【Qet diel xid 功能主治】功能：dangf hxangd dangf mongb 止血止痛，ves hxangd hsot ud vut 活血调经。主治：ait gheb bal jid od hxangd 劳伤吐血，dliangd bil dib sangb 跌打损伤，hsot ud ax jangx hxib 月经不调，lol hxangd nais 鼻衄，jif hxongb 淋巴结结核。

【Ed not xus 用法用量】内服，煎汤，15～35 g，浸酒饮。外用，捣蓉敷患处。

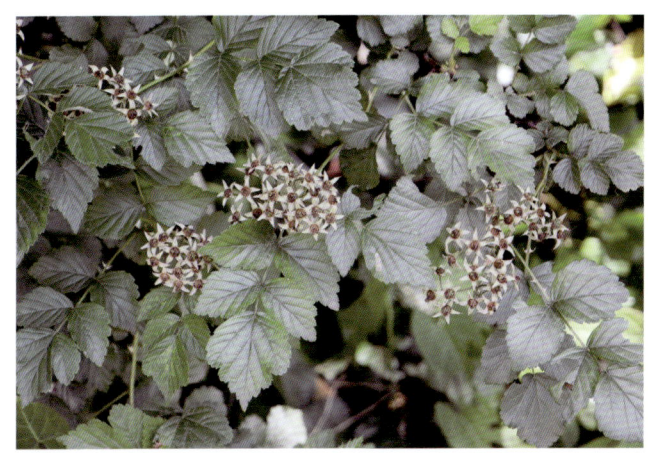

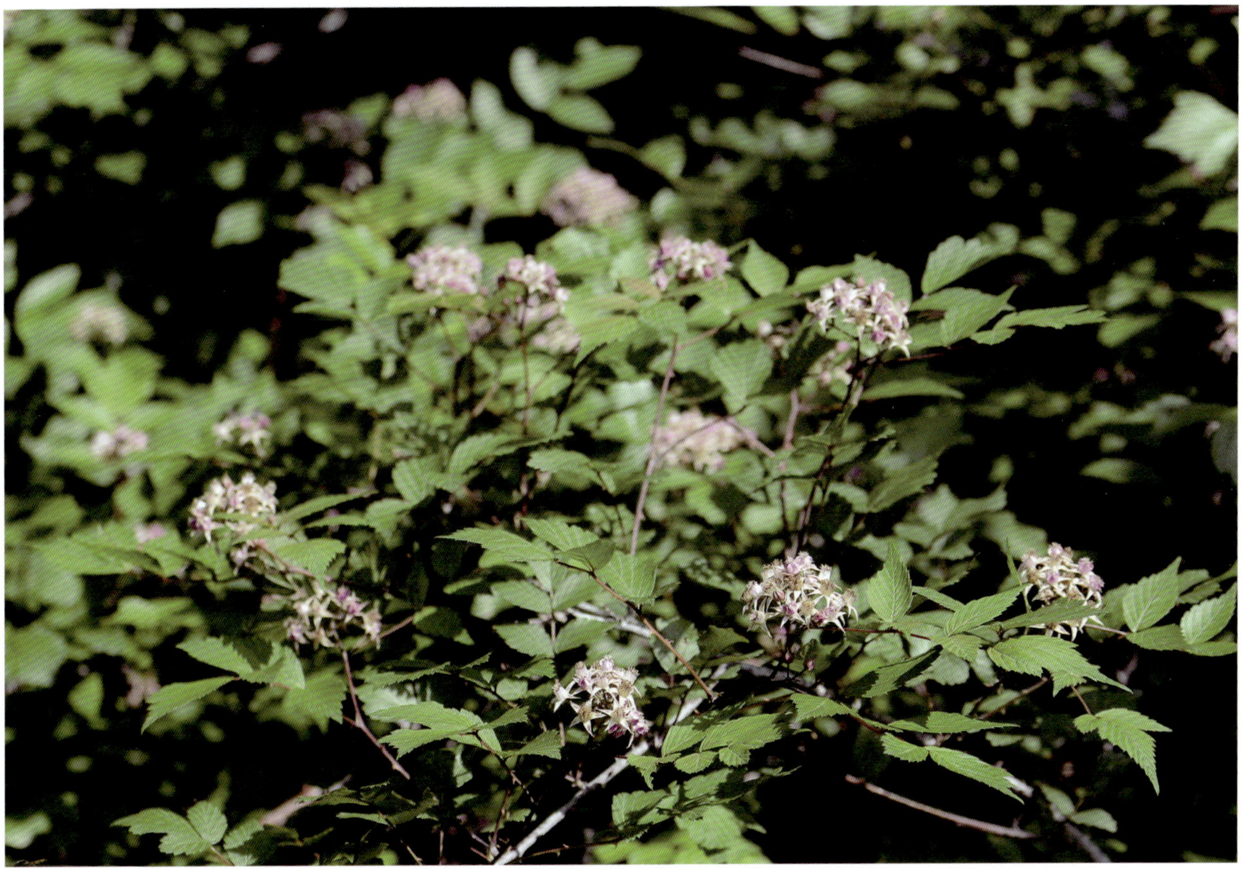

Bel liul jangs 栽秧泡

【Bit hsenb 俗名】乌泡、红锁梅、钻地风、雀不站、黄茨果、黄锁梅、黄泡刺。

【Dios kob deis 基源】为蔷薇科植物栽秧泡 Rubus ellipticus Smith var. obcordatus（Franch.）Focke 的根、叶。

【Niangb bet deis 生长环境】生于荒坡、土坎、园地边。分布于各地苗乡。

【Jox hsub 性味属经】性平，味酸苦，属冷热两经药，入两经。

【Qet diel xid 功能主治】功能：xongf hxend tiod hsongd 强筋壮骨，hxenk od nul tat jab 消炎解毒。主治：mongb hsongd hxend 筋骨疼痛，

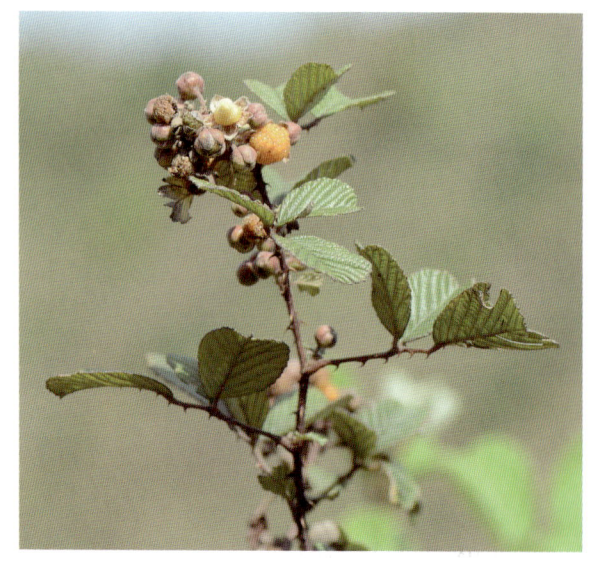

ghab hvangb jid juk jik 肢体麻木，los link ghongd 吊小舌，niangb hsab pob mongb 无名肿毒，zal ghad dongk xok 细菌性痢疾，zel ghad dongk dlub 阿米巴痢疾。

【Ed not xus 用法用量】内服，煎汤，15～35 g。

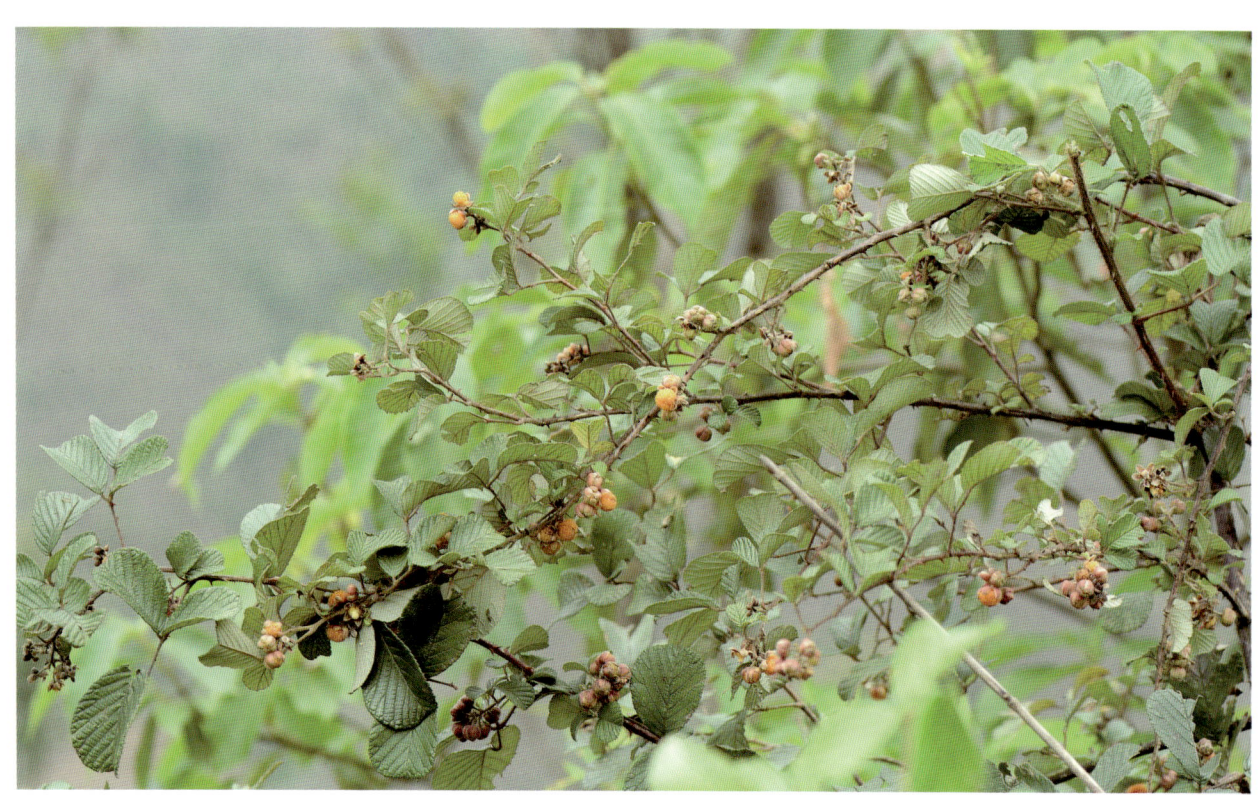

Zeng liul yex 黄泡子

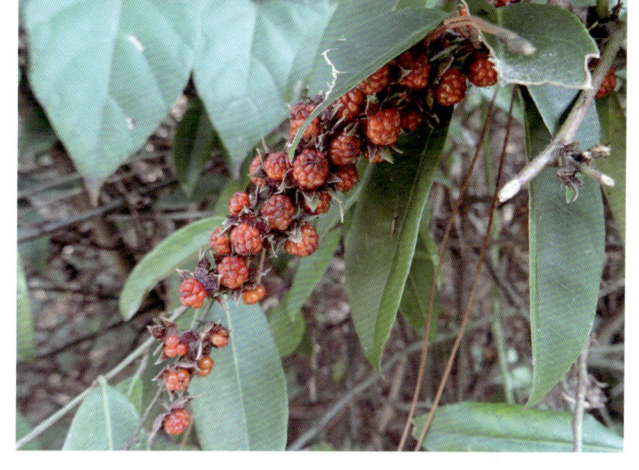

【Bit hsenb 俗名】牛尾泡、小黄泡、黄泡叶、山泡刺藤。

【Dios kob deis 基源】为蔷薇科植物黄泡子 *Rubus ichangensis* Hemsl. et Ktze. 的叶和根。

【Niangb bet deis 生长环境】生于坡塝灌木丛中、林缘、路边。分布于各地苗乡。

【Jox hsub 性味属经】性平，味酸涩，属冷热两经药，入两经。

【Qet diel xid 功能主治】功能：hxub liax dangf hxangd 收敛止血，hxub kib tat jab 清热解毒。主治：od hxangd 吐血，dix khangd ghad lol hxangd 痔疮出血，gangb eb fangx 黄水疮，gangb daid eb 湿疹。

【Ed not xus 用法用量】内服，煎汤，15～25 g。外用，研末撒。

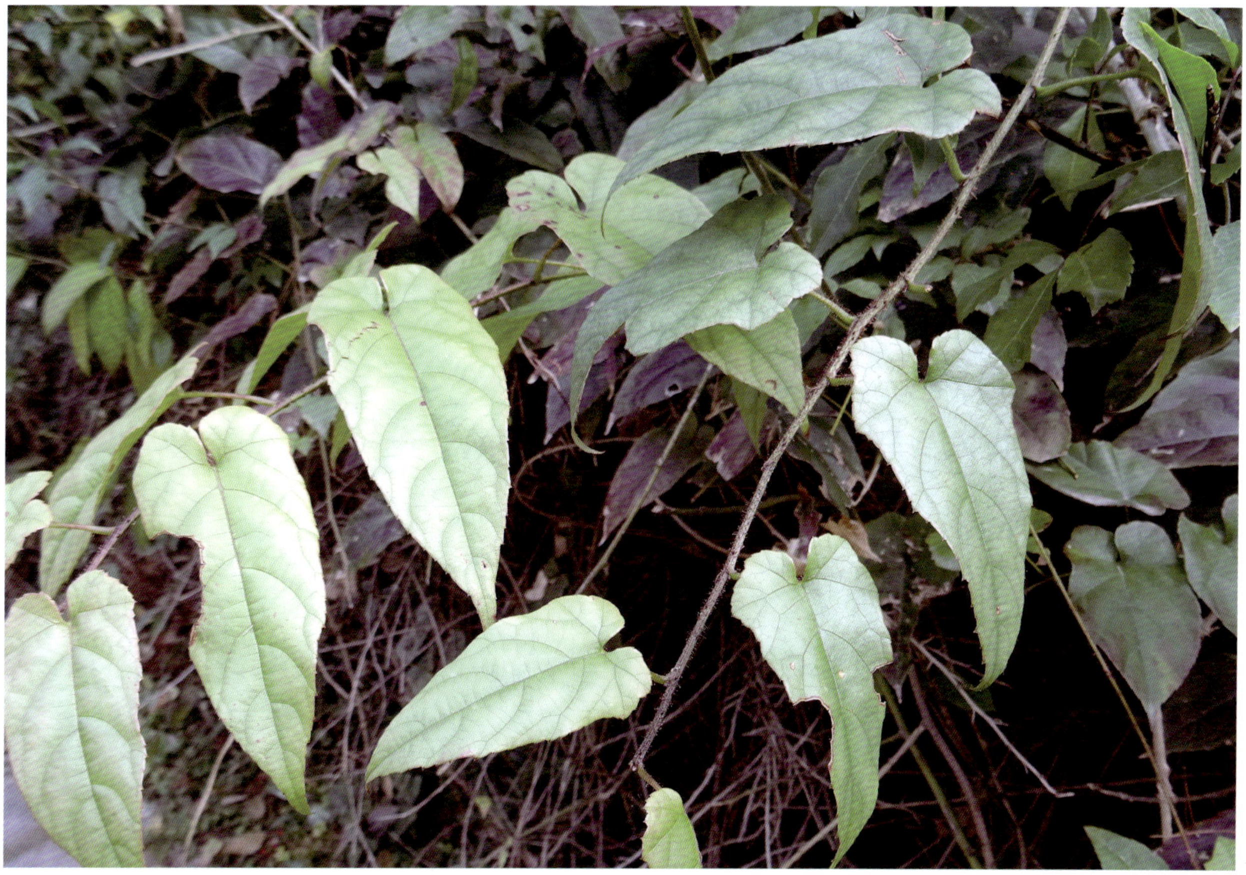

Zend liul khangb bas 红绵藤

【Bit hsenb 俗名】红泡、扁果红泡。

【Dios kob deis 基源】为蔷薇科植物红绵藤 *Rubus rufo-lanatus* H. T. Chang 的枝、叶。

【Niangb bet deis 生长环境】生于高山地区灌木丛中、沟谷两侧。分布于部分苗乡。

【Jox hsub 性味属经】性冷，味苦涩，属冷药，入热经。

【Qet diel xid 功能主治】功能：seil hxangd dangf hxangd 凉血止血，hxub kib yis niangs 清热养阴。主治：buk dux lol hxangd 胃出血，diongx ghongd gus lol hxangd 呼吸道出血，yens xit lol hxangd 刀伤出血，vongl dail lol hxangd 子宫出血，hfak bangb hxangd 血崩，xud wal hxangd 尿血。

【Ed not xus 用法用量】内服，煎汤，25～35 g。外用，捣烂敷患处。

Bel liul det 五叶悬钩子

【Bit hsenb 俗名】五爪风、五爪藤、倒扎龙。

【Dios kob deis 基源】为蔷薇科植物五叶悬钩子 *Rubus quinquefoliolatus* Yü et Lu 的全草。

【Niangb bet deis 生长环境】生于低山区半坡上。分布于各地苗乡。

【Jox hsub 性味属经】性冷，味苦，属冷药，入热经。

【Qet diel xid 功能主治】功能：yis hsongd tiod hxend 补骨强筋，ves hxangd dangf mongb 活血止痛。主治：dliangd bil dib sangb 跌打损伤，mongb diub 腰痛，fal sab 痧证，mangb hfud 感冒。

【Ed not xus 用法用量】内服，煎汤，25～35 g。

Zend liul vob 悬钩子

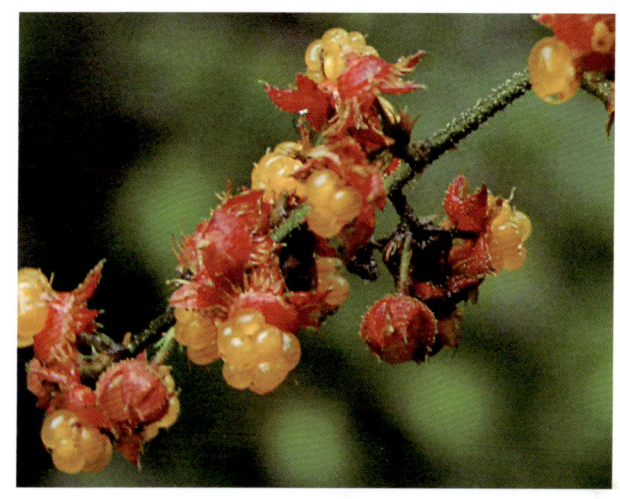

【Bit hsenb 俗名】木莓、三月泡、大麦泡、牛奶泡、吊杆泡、槭叶莓、猫爪刺。

【Dios kob deis 基源】为蔷薇科植物悬钩子 *Rubus palmatus* Thunb. 的未成熟果实及根。

【Niangb bet deis 生长环境】生于荒坡灌木丛、农地边、路边。分布于各地苗乡。

【Jox hsub 性味属经】性冷，味酸，属冷药，入热经。

【Qet diel xid 功能主治】功能：seil hxangd dangf hxangd 凉血止血，hxed jid nins nat 温中醒脾。主治：kib seil 疟疾，mongb diub 腰痛，gos jud 醉酒，mangb hfud 感冒，hfak bangb hxangd 血崩，gangb daid eb 湿疹。

【Ed not xus 用法用量】内服，煎汤，15～25 g；或生食。外用，捣蓉敷。

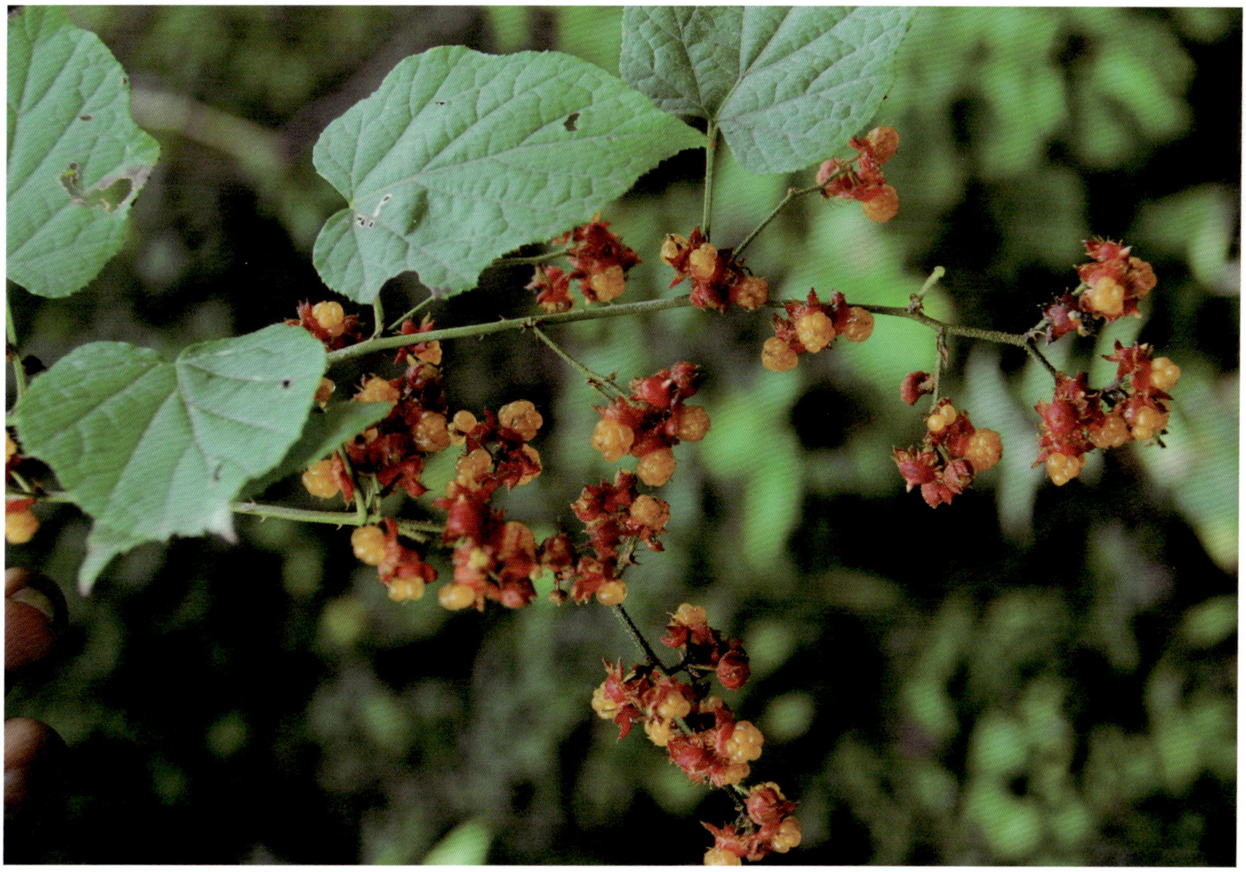

Zend liuf xed 三花悬钩子

【Bit hsenb 俗名】止血丹、红毛药、雀不站。

【Dios kob deis 基源】为蔷薇科植物三花悬钩子 Rubus trianthus Focke 的全株。

【Niangb bet deis 生长环境】生于中山地区的杂木中、树林里。分布于各地苗乡。

【Jox hsub 性味属经】性冷，味苦涩，属冷药，入热经。

【Qet diel xid 功能主治】功能：tat jit hxangd dangf hxangd 散瘀止血，yis hsongd tiod hxend 补骨强筋。主治：mangb hfud 感冒，yens xit lol hxangd 刀伤出血，gos jud 醉酒，mongb diub 腰痛，gangb daid eb 湿疹。

【Ed not xus 用法用量】内服，煎汤，15～25 g。外用，捣蓉敷患处。

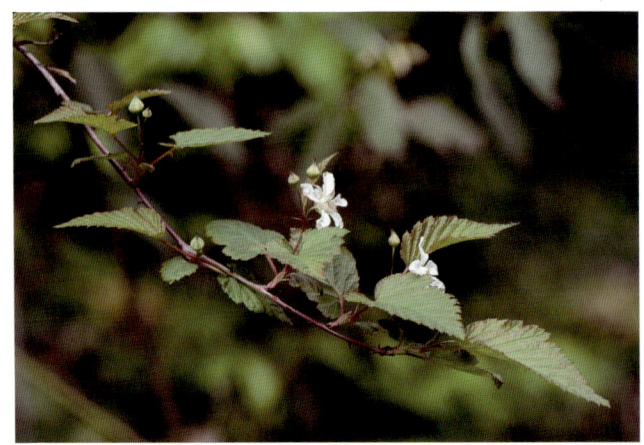

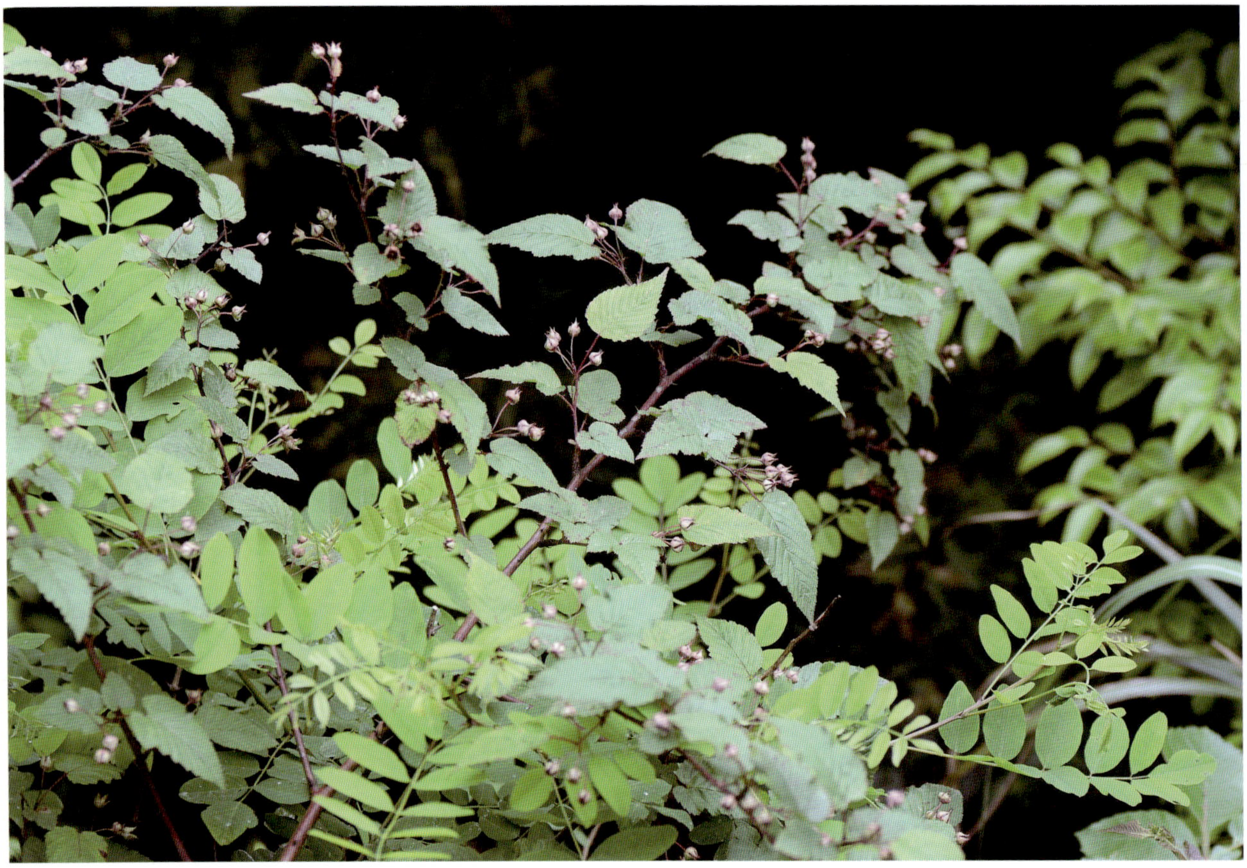

Zend liul khangb xok 红毛悬钩子

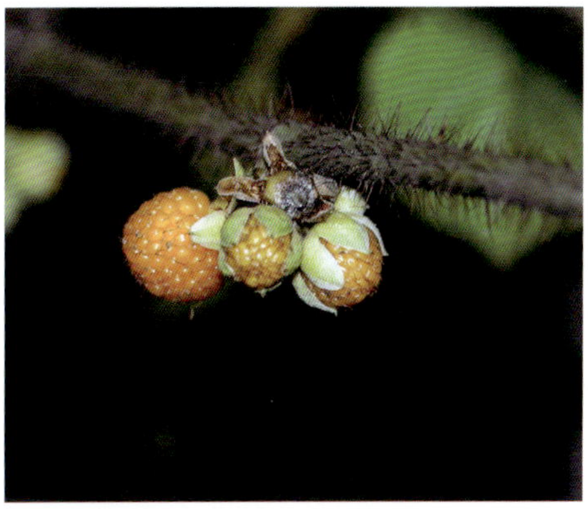

【Bit hsenb 俗名】空筒泡、红毛巾、老虎泡、老熊泡、牛毛大王、川黔悬钩子。

【Dios kob deis 基源】为蔷薇科植物红毛悬钩子 *Rubus pinfaensis* Lévl. et Vant. 的根和叶。

【Niangb bet deis 生长环境】生于山坡沟谷边、田土坎边。分布于部分苗乡。

【Jox hsub 性味属经】性平，味酸咸，属冷热两经药，入两经。

【Qet diel xid 功能主治】功能：hxub jent hxenk net 祛风除湿，yis diuf gek hsongd 补肾壮骨，ves hxangd 活血。主治：yens jent mongb ghut hsongd 风湿性关节炎，yens xit 刀伤，od hxangd 吐血，jit hxangd 瘀血，hsot ud ax jangx hxib 月经不调，got ax gek 阳痿，lax jif hxongb 九子疡溃烂。

【Ed not xus 用法用量】内服，煎汤，25～50 g。外用，捣烂敷。

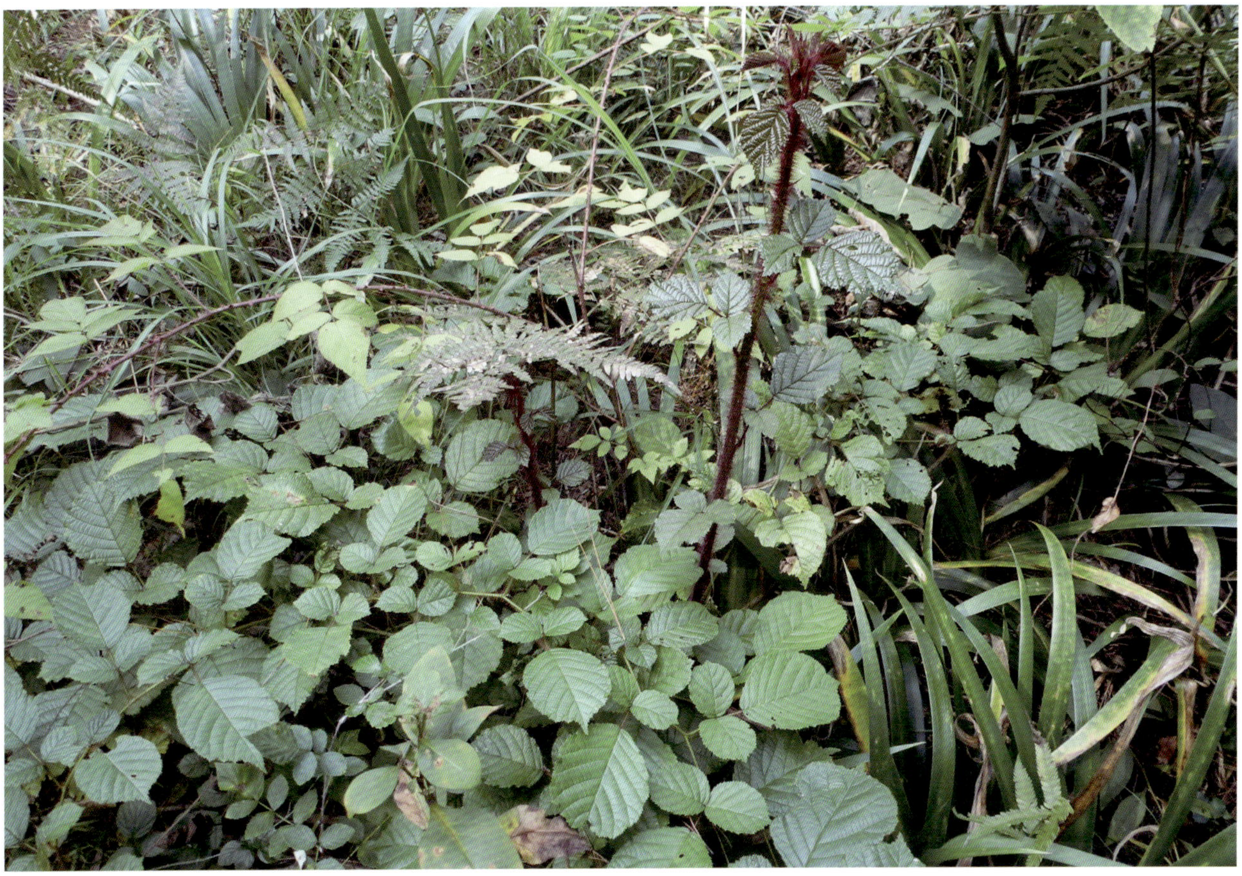

Zend liul fangx 切头悬钩子

【Bit hsenb 俗名】黄泡、刺黄泡、老虎泡、黄喜马莓。

【Dios kob deis 基源】为蔷薇科植物切头悬钩子 Rubus ellipticus Smith. 的叶或根。

【Niangb bet deis 生长环境】生于坡塝、沟谷、路旁。分布于各地苗乡。

【Jox hsub 性味属经】性平,味酸咸,属冷热两经药,入两经。

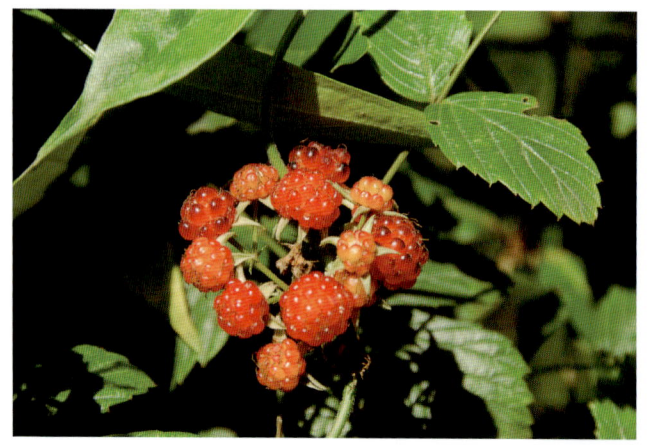

【Qet diel xid 功能主治】功能:hxub kib tat jab 清热解毒,dib gangb dangf qut qat 杀虫止痒。主治:od hxangd 吐血,lol hxangd nais 鼻衄,dix bus qut qat 疮痈瘙痒,gangb eb fangx 黄水疮,ghad eb dlub lol not 白带过多。

【Ed not xus 用法用量】内服,煎汤,25～35 g。外用,捣烂敷,煎水洗。

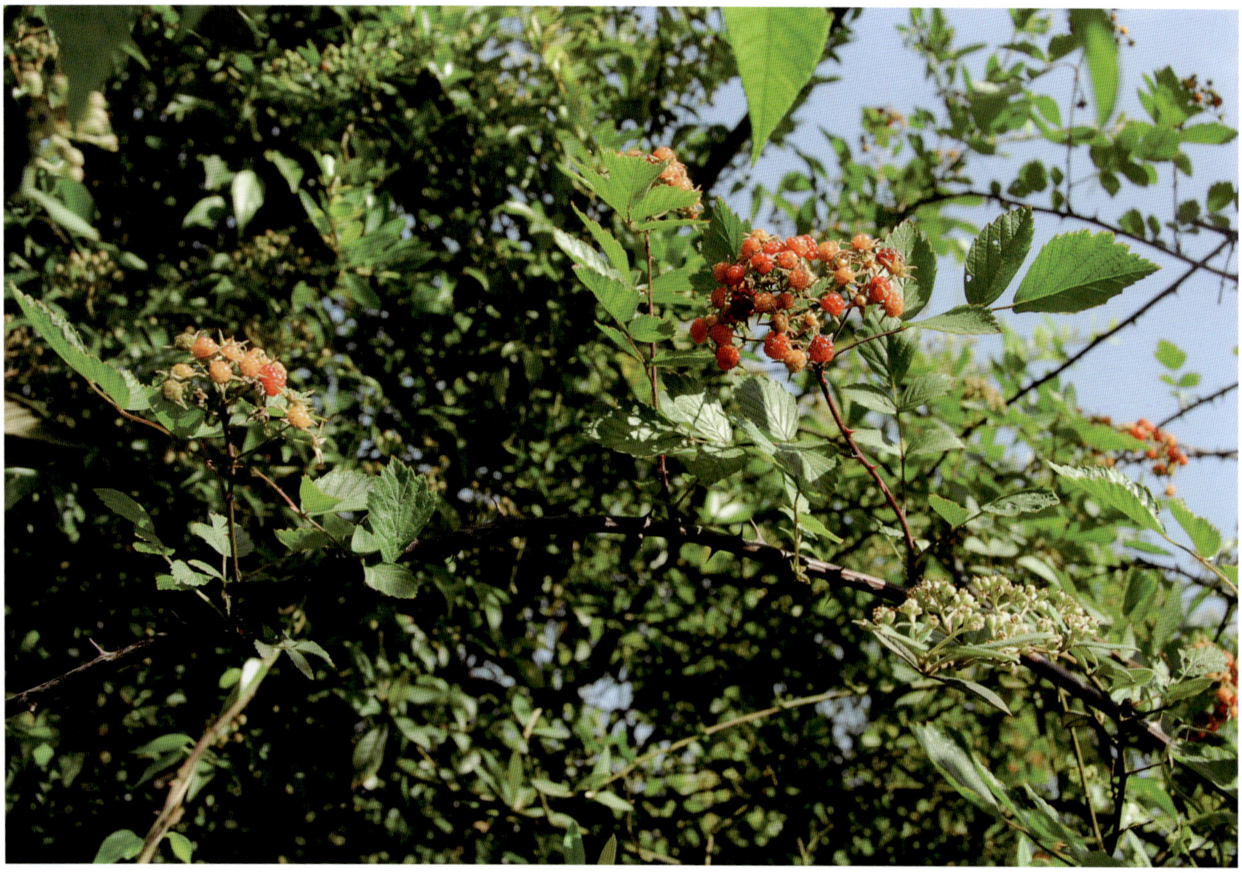

Bel liul fangx 粗叶悬钩子

【Bit hsenb 俗名】九月泡、老虎泡、牛尾泡、大破布刺。

【Dios kob deis 基源】为蔷薇科植物粗叶悬钩子 *Rubus alceaefolius* Polr. 的根、叶。

【Niangb bet deis 生长环境】生于坡塝、路旁、灌木丛中。分布于各地苗乡。

【Jox hsub 性味属经】性平,味淡,属冷热两经药,入两经。

【Qet diel xid 功能主治】功能:ves hxangd tat jit hxangd 活血化瘀,hxub kib seil hxangd 清热凉血。主治:nais pot od nul 肺炎,nais jongt nat pob angt 肝脾肿大,mongb diub 腰痛,laib lot ongd hsongd 口腔炎,zaid wel ongd hsongd bongt 急性乳腺炎。

【Ed not xus 用法用量】内服,煎汤,25～35 g。外用,捣烂敷,研末撒。

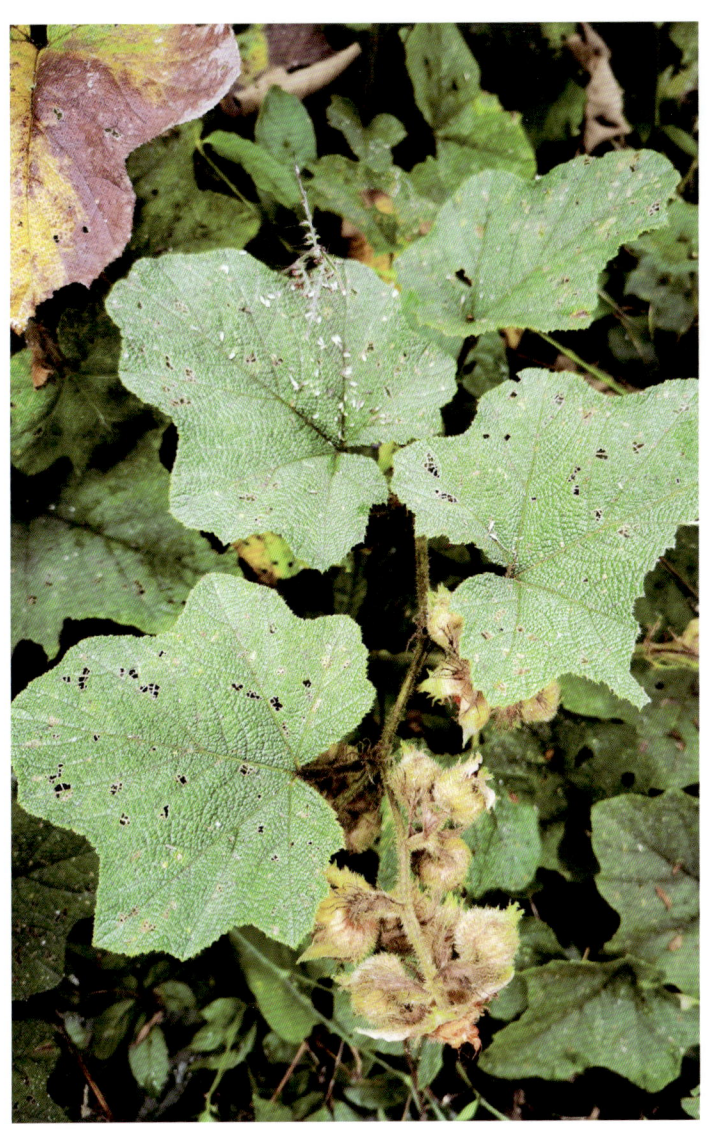
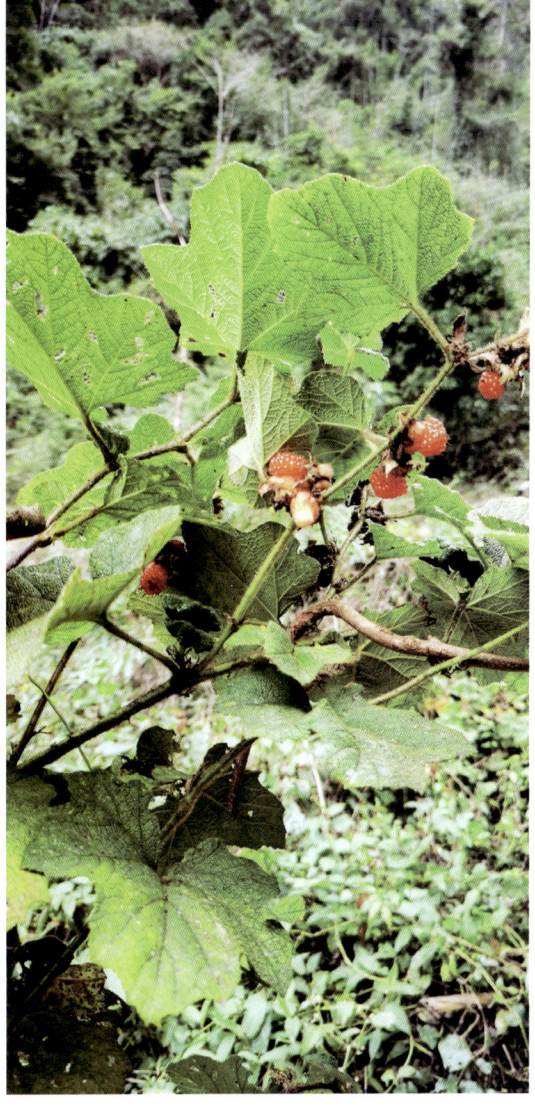

Zend liul jangs 五爪风

【Bit hsenb 俗名】五爪藤、高地黄泡。

【Dios kob deis 基源】为蔷薇科植物五爪风 Rubus blinii Lévl. 的根、叶。

【Niangb bet deis 生长环境】生于沟谷灌木丛、田边、路旁。分布于各地苗乡。

【Jox hsub 性味属经】性冷，味苦，属冷药，入热经。

【Qet diel xid 功能主治】功能：ves hxangd tat jit hxangd 活血化瘀，dangf mongb 止痛。主治：dliangd bil dib sangb 跌打损伤，mongb diub 腰痛，fal sab 痧证，zal ghad 腹泻。

【Ed not xus 用法用量】内服，煎汤，25～30 g。

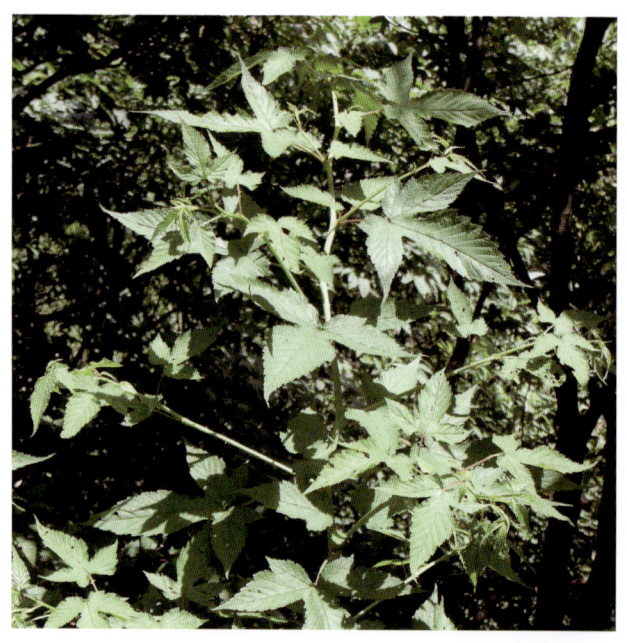

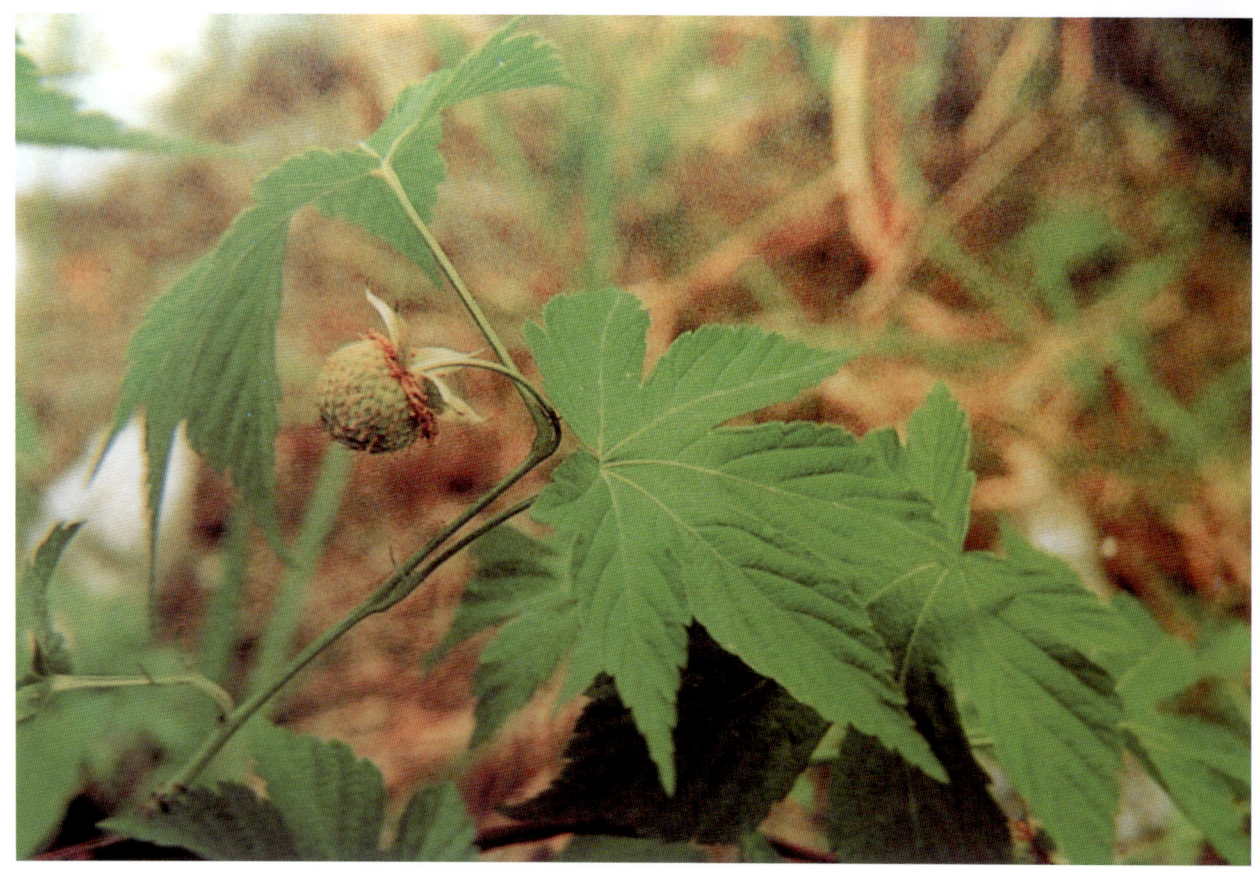

Zend liul ak 黄毛草莓

【Bit hsenb 俗名】三匹风、疗疮药、老蛇泡、金蝉草、蛇泡草。

【Dios kob deis 基源】为蔷薇科植物黄毛草莓 *Fragria nilgerrensis* Schlecht. ex Gay 的全草。

【Niangb bet deis 生长环境】生于荒草地、农地边、路边。分布于各地苗乡。

【Jox hsub 性味属经】性冷，味甘苦，属冷药，入热经。

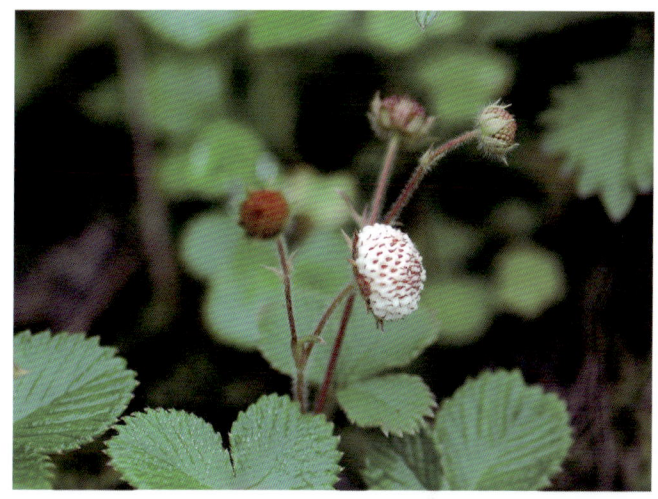

【Qet diel xid 功能主治】功能：hxub kib tat jab 清热解毒，hxub jent dangf ngol 祛风止咳。主治：yens jent kib ait ngol 风热咳嗽，ngol yenx hnaib 百日咳，laib lot ongd hsongd 口腔炎，lax lot niangs 口腔溃疡，dix gangb 疔疮，zaid ghend wal od nud 泌尿系感染，xud wal hxangd 尿血。

【Ed not xus 用法用量】内服，煎汤，25～30 g。外用，捣烂敷。

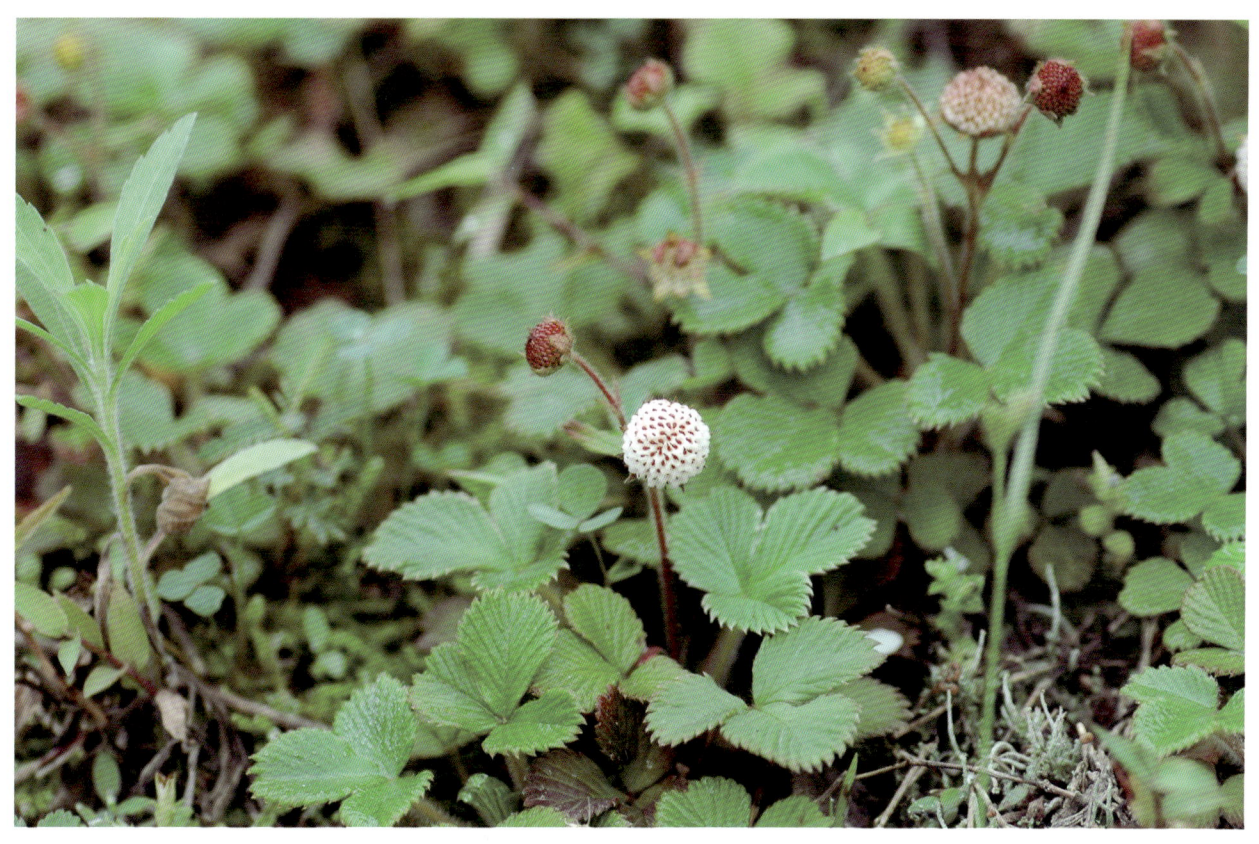

Zend liul nangb 蛇莓

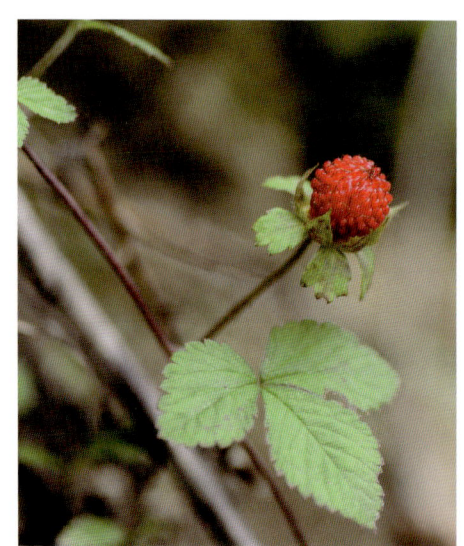

【Bit hsenb 俗名】蛇泡、三匹风、龙球草、老蛇泡、疗疮药、蛇泡草、金蝉草。

【Dios kob deis 基源】为蔷薇科植物蛇莓 *Duchesnea indica*（Andrews.）Focke 的全草。

【Niangb bet deis 生长环境】生于荒山草地、路旁杂草间、村寨边。分布于各地苗乡。

【Jox hsub 性味属经】性冷，味甘苦，属冷药，入热经。有毒。

【Qet diel xid 功能主治】功能：hxenk angt dangf mongb 消肿止痛，seil hxangd ves hxangd 凉血活血，hxub kib tat jab 清热解毒。主治：mangb hfud seil 风寒感冒，ait ngol heik bongt 咳嗽痰喘，od hxangd 吐血，mongb ghongd niangs 咽喉痛，kib eb kib dul 水火烫伤，yens nangb gik 毒蛇咬伤，dix eb bus 脓疱疮。

【Ed not xus 用法用量】内服，煎汤，15～25 g。外用，捣烂敷。

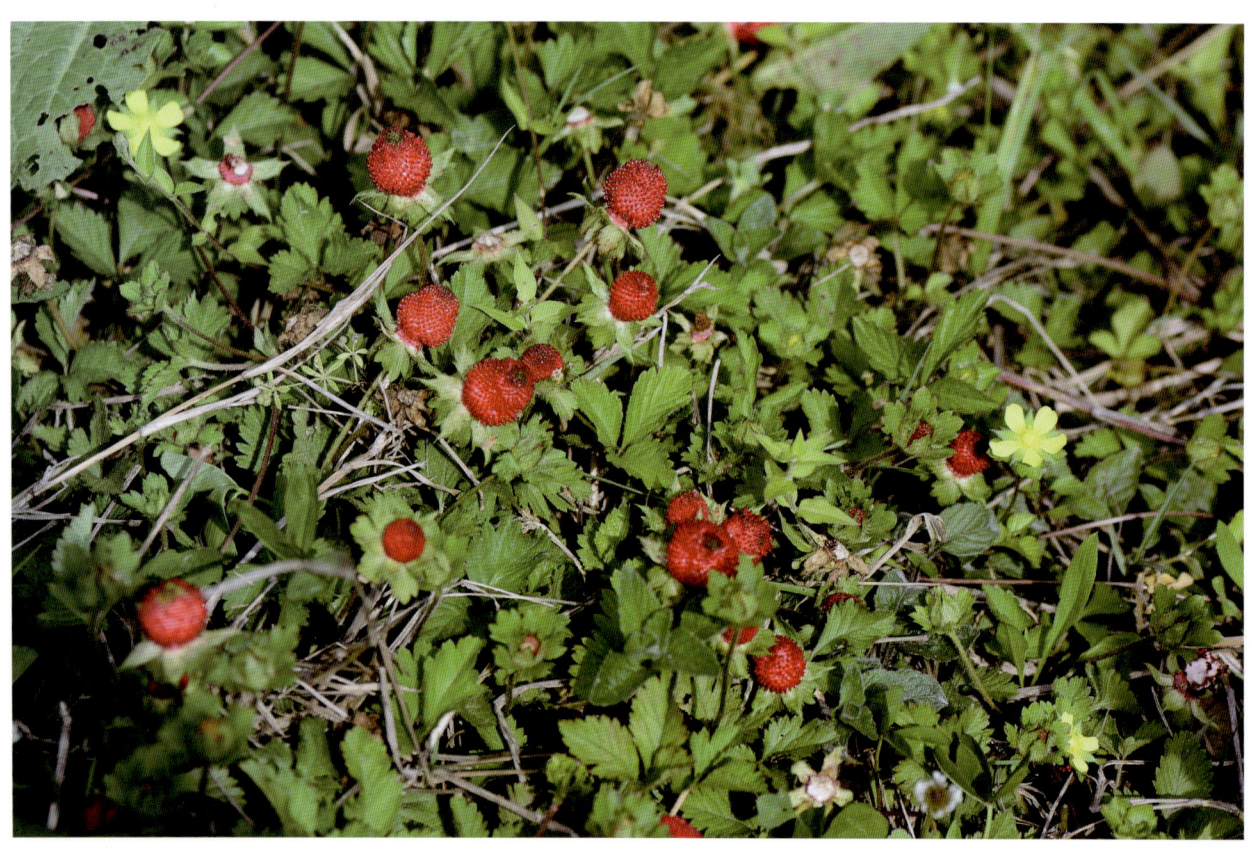

Jab dait hxangd 龙芽草

【Bit hsenb 俗名】加药、刀口药、仙鹤草、瓜香草、泻痢草、狼芽草、子不离母。

【Dios kob deis 基源】为蔷薇科植物龙芽草 *Agrimonia pilosa* Ldb. 的全草。

【Niangb bet deis 生长环境】生于低山地区荒地、路旁、村寨边。分布于各地苗乡。

【Jox hsub 性味属经】性平，味苦辛，属冷热两经药，入两经。

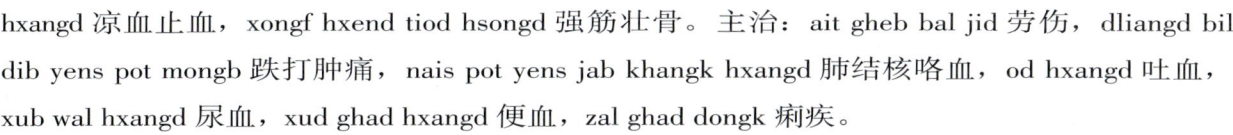

【Qet diel xid 功能主治】功能：seil hxangd dangf hxangd 凉血止血，xongf hxend tiod hsongd 强筋壮骨。主治：ait gheb bal jid 劳伤，dliangd bil dib yens pot mongb 跌打肿痛，nais pot yens jab khangk hxangd 肺结核咯血，od hxangd 吐血，xub wal hxangd 尿血，xud ghad hxangd 便血，zal ghad dongk 痢疾。

【Ed not xus 用法用量】内服，煎汤，15～25 g；或入散剂。外用，捣烂敷或磨酒搽。

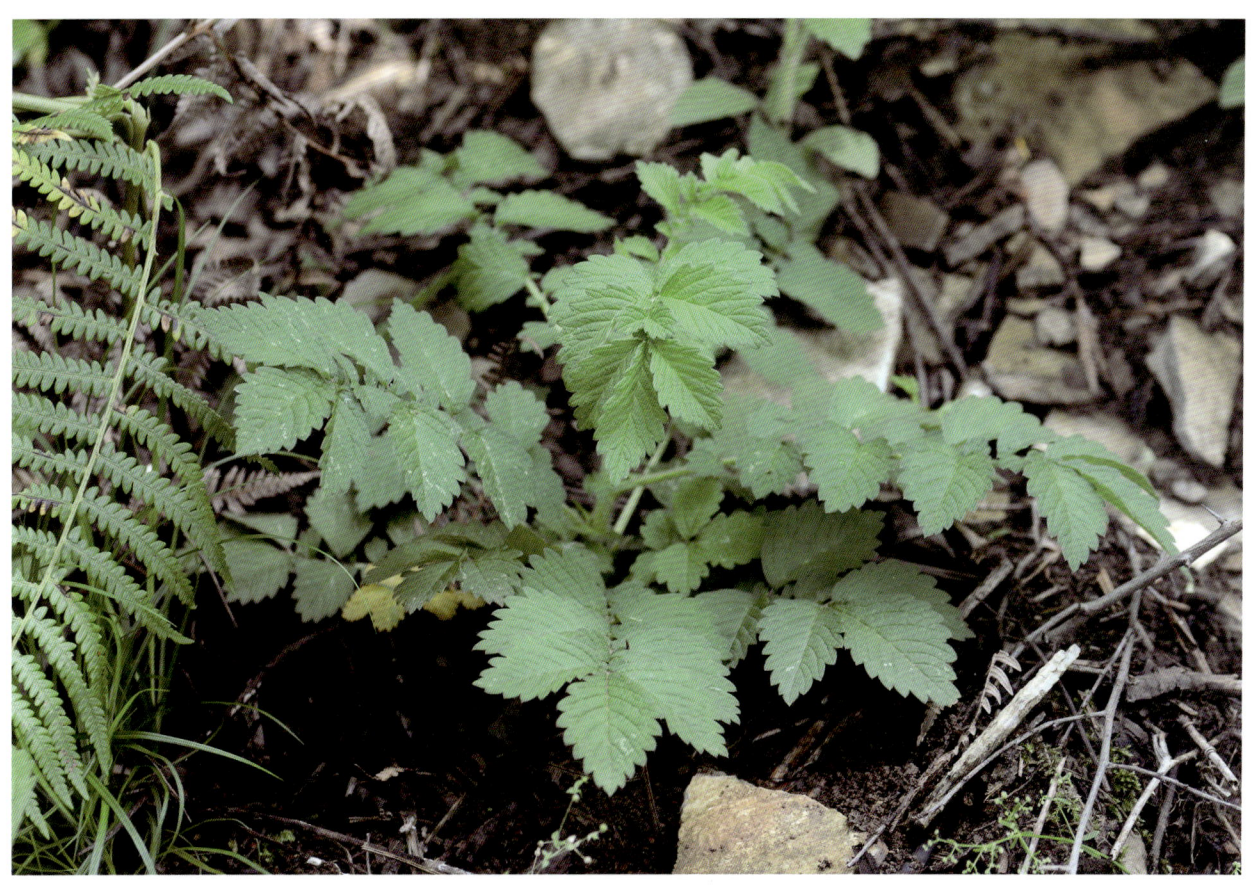

Vob dlangb dliof yut 小花龙芽草

【Bit hsenb 俗名】小过路黄、父子草、龙头草、草龙芽、黄龙尾。

【Dios kob deis 基源】为蔷薇科植物小花龙芽草 Agrimonia nipponica Skalicky var. *occidentalis* Skalicky 的全草。

【Niangb bet deis 生长环境】生于中山地区荒坡荒地、路旁、山谷。分布于各地苗乡。

【Jox hsub 性味属经】性冷，味苦，属冷药，入热经。

【Qet diel xid 功能主治】功能：seil hxangd dangf hxangd 凉血止血，hxub hvuk dangf zal 收敛止泻。主治：yens xit lol hxangd 刀伤出血，zal ghad dongk 痢疾，zal ghad 腹泻，xud ghad hxangd 便血，xud wal hxangd 尿血。

【Ed not xus 用法用量】内服，煎汤，15～25 g。外用，捣烂敷。

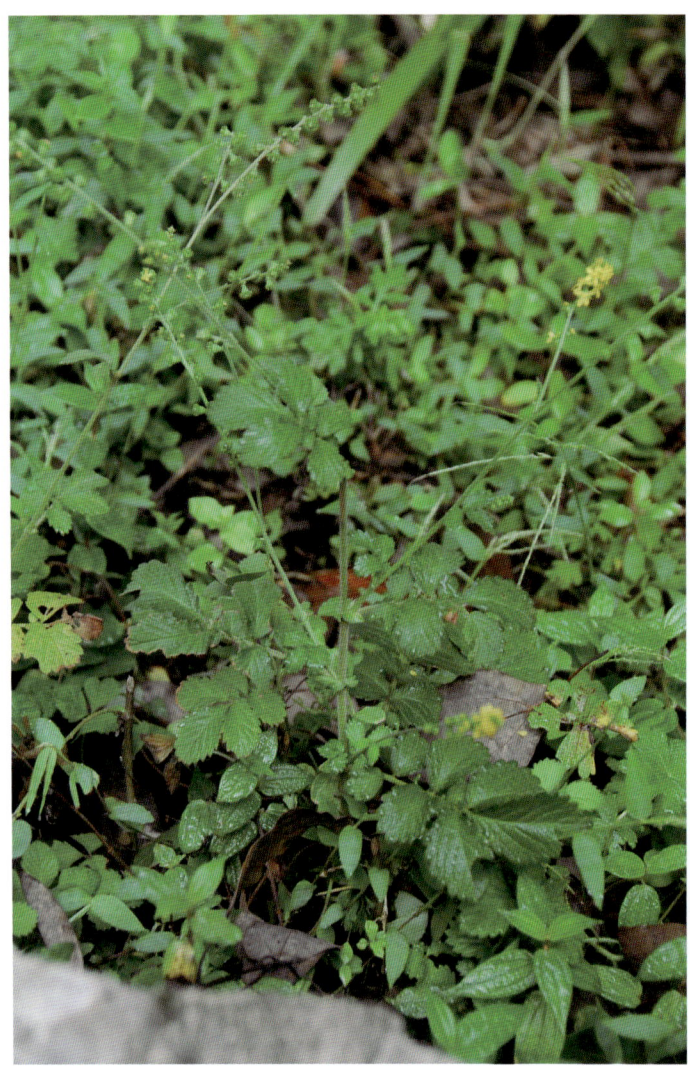
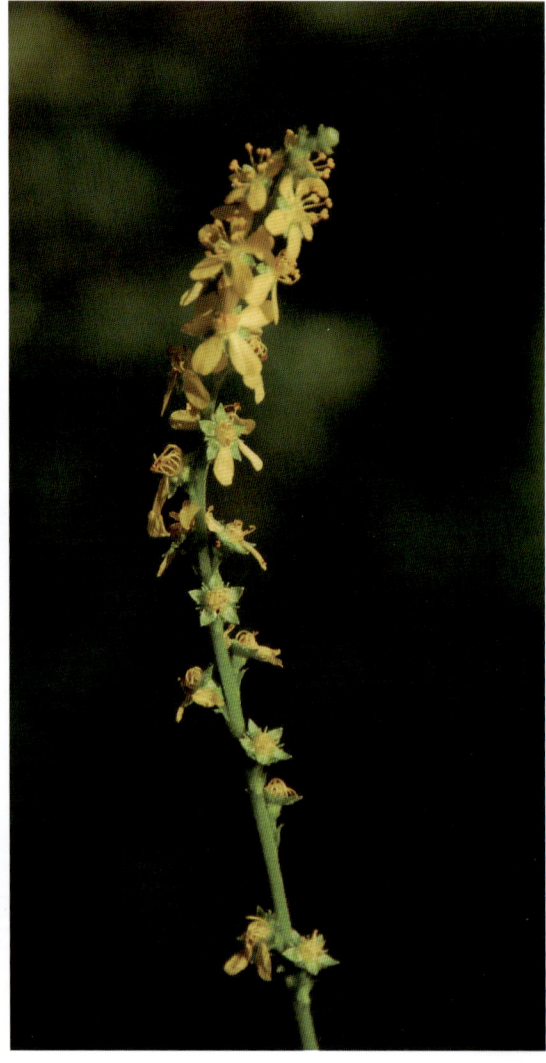

Jab heib khob yut 柔毛路边青

【Bit hsenb 俗名】柔毛水杨梅、中华水杨梅、五气朝阳草。

【Dios kob deis 基源】为蔷薇科植物柔毛路边青 *Geum japonicum* Thunb. var. *chinense* F. Bolle 的全草。

【Niangb bet deis 生长环境】生于坡塝荒地、潮湿地区草丛、农田边。分布于各地苗乡。

【Jox hsub 性味属经】性冷，味苦涩，属冷药，入热经。

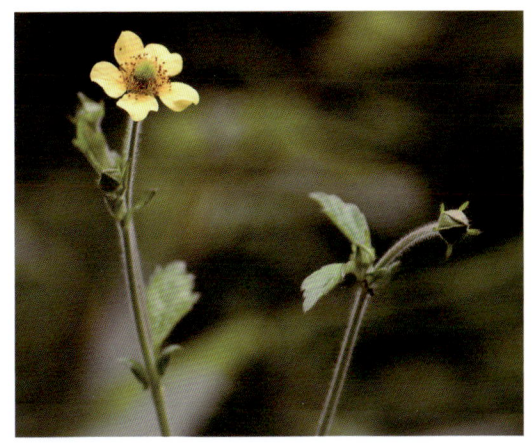

【Qet diel xid 功能主治】功能：hxub jent hxenk net 祛风除湿，tat jit hxangd hxenk angt 散瘀消肿，hxenk od nul dangf mongb 消炎止痛。主治：yens jent mongb ghab dlad ghab bab 风湿腰腿痛，dliangd bil dib sangb 跌打损伤，los link ghongd 吊小舌，mongb ghongd niangs 咽喉痛，ghad eb dlub lol not 白带过多，dix gangb lax bus 痈疽疮疡，zal ghad 腹泻。

【Ed not xus 用法用量】内服，煎汤，10～15 g。外用，捣烂敷。

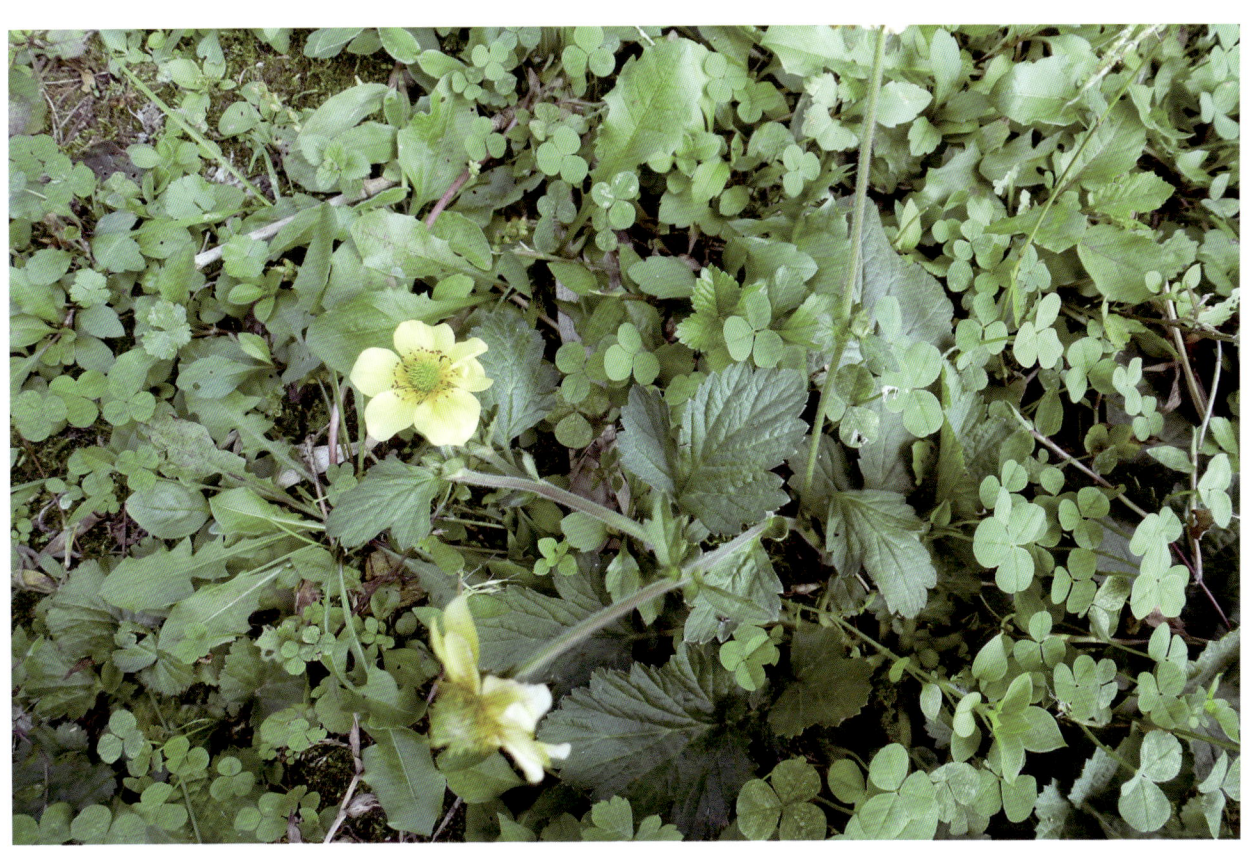

Jab heib khob 日本路边青

【Bit hsenb 俗名】头晕药、水益母、老蛇骚、路边黄、蓝布正。

【Dios kob deis 基源】为蔷薇科植物日本路边青 *Geum japonicum* Thunb. 的全草。

【Niangb bet deis 生长环境】生于溪沟边、荫蔽山间、路旁。分布于各地苗乡。

【Jox hsub 性味属经】性热，味辛，属热药，入冷经。

【Qet diel xid 功能主治】功能：tad dud tat seil 解表散寒，yis lal ves vut diuf 补虚益肾。主治：naix lul niel khob 老年头晕，xus dliangl xus ves 体虚乏力，bal ves ait ngol 虚弱咳嗽，diuf heb jangb got ax gek 肾虚阳痿，hsot ud ax jangx hxib 月经不调，jib niangb mongb qub 女人腹痛。

【Ed not xus 用法用量】内服，煎汤，15～25 g。外用，捣烂敷患处。

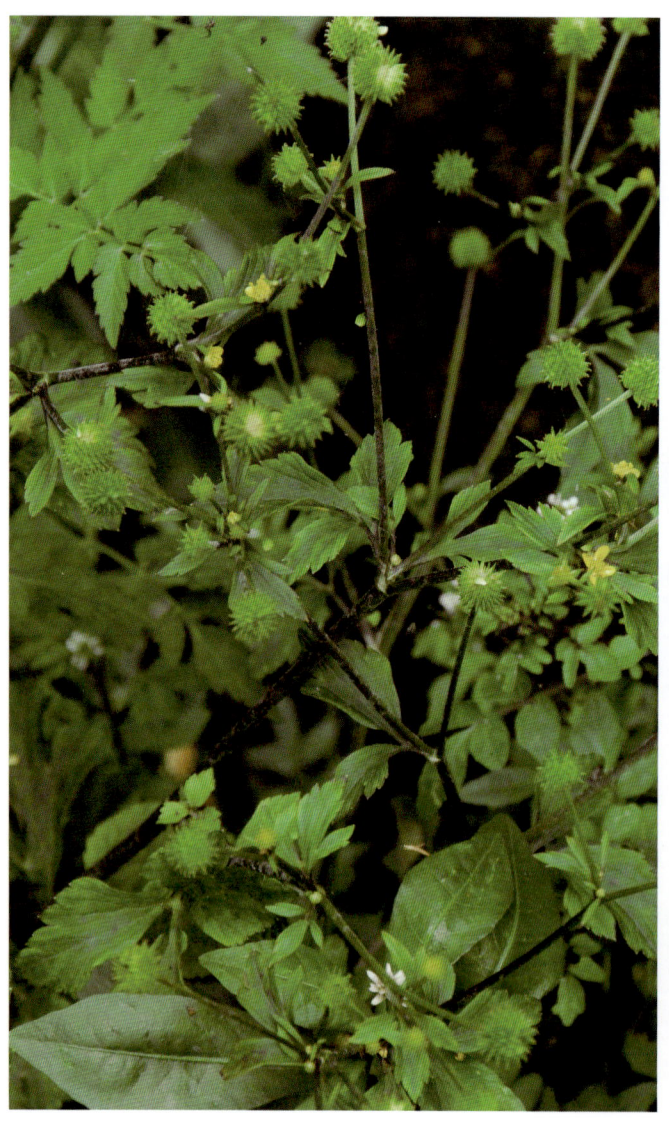
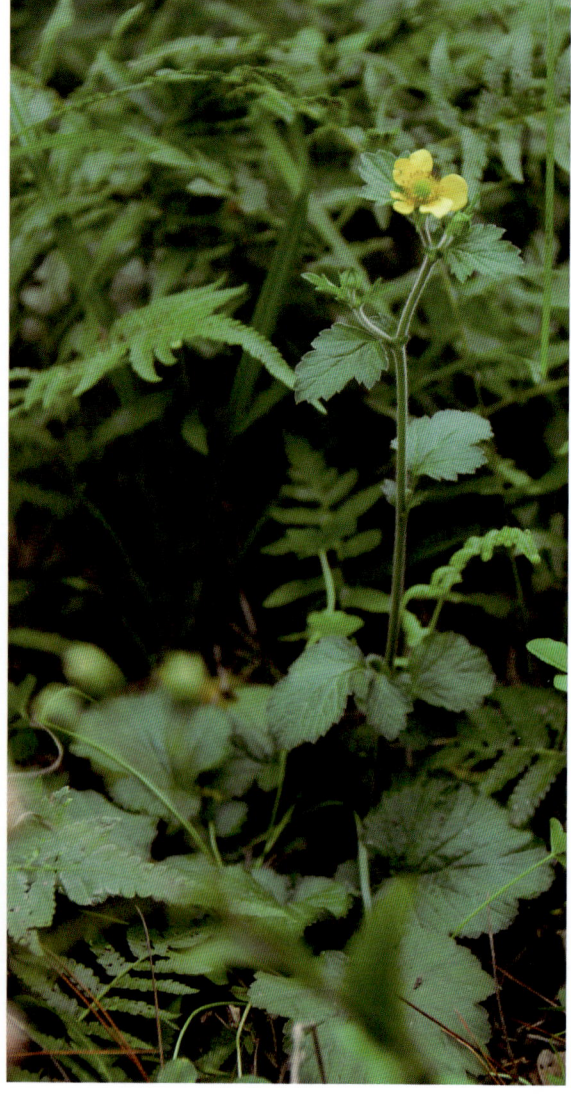

Vob dlub khob 委陵菜

【Bit hsenb 俗名】白头翁、老鸦翎、根头菜、翻白菜、天青地白。

【Dios kob deis 基源】为蔷薇科植物委陵菜 Potentilla chinensis Ser. 的根或带根全草。

【Niangb bet deis 生长环境】生于荒坡、路旁、田边、草丛。分布于各地苗乡。

【Jox hsub 性味属经】性平，味苦，属冷热两经药，入两经。

【Qet diel xid 功能主治】功能：hxub kib tat jab 清热解毒，hxub jent hxenk net 祛风除湿。主治：mongb hsongd hxend 筋骨疼痛，yens jent juk jik 风湿麻木，ghab hsangb ongd hsongd 伤口发炎，gos dliangb bil 癫痫，gangb xent 疥疮，zal ghad dongk 痢疾。

【Ed not xus 用法用量】内服，煎汤，15～30 g；或浸酒饮。外用，煎水洗，捣烂敷或研末撒。

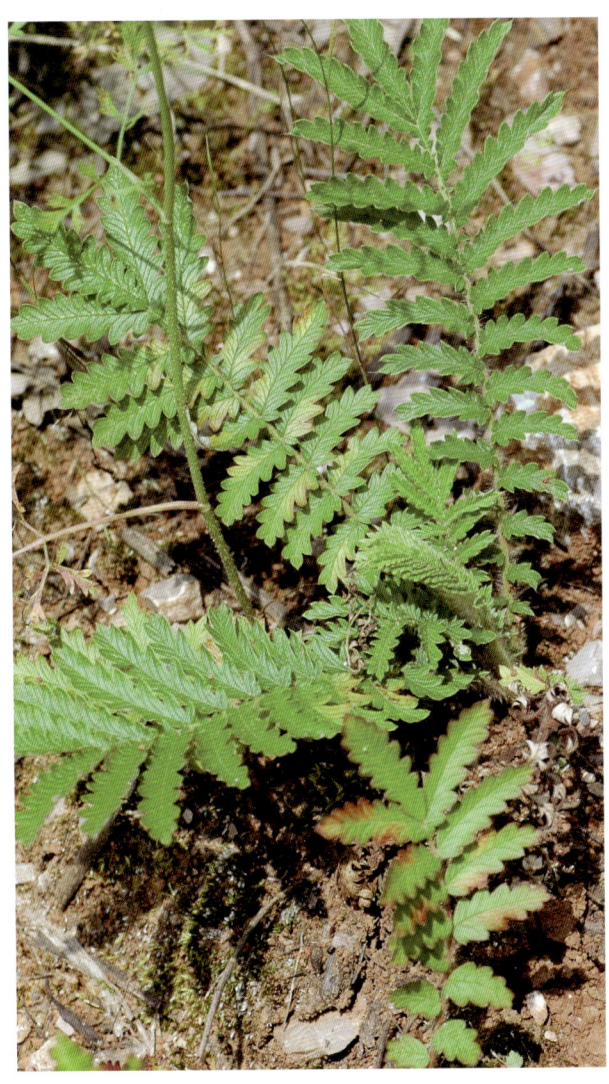 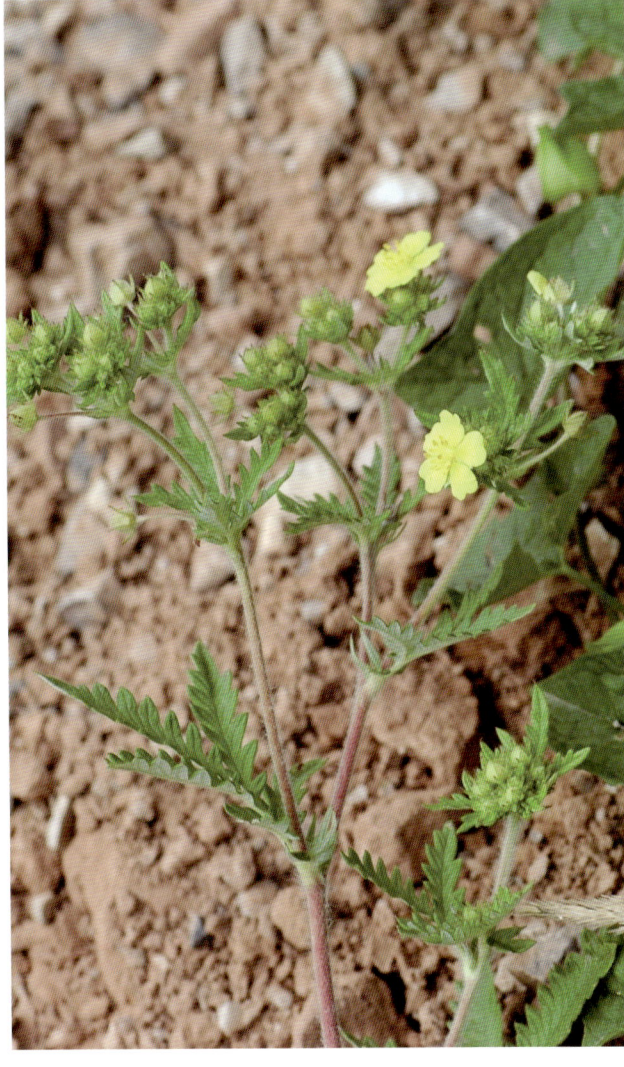

Vob hveb dliub 蕨麻

【Bit hsenb 俗名】人参果、莲菜花、蕨麻、委陵菜。

【Dios kob deis 基源】为蔷薇科植物蕨麻 Potentilla anserina L. 的带根全草。

【Niangb bet deis 生长环境】生于荒地草丛、河边。分布于部分苗乡。

【Jox hsub 性味属经】性平,味甘苦,属冷热两经药,入两经。

【Qet diel xid 功能主治】功能:tiod nat mangs buk dux 健脾和胃,yis hxangd vut bongt 补血益气。主治:yens xit lol hxangd 刀伤出血,nongx ax yis jid 营养不良,xus hxangd 贫血,zal ghad 腹泻,bet qub zal ghad 肠鸣水泻。

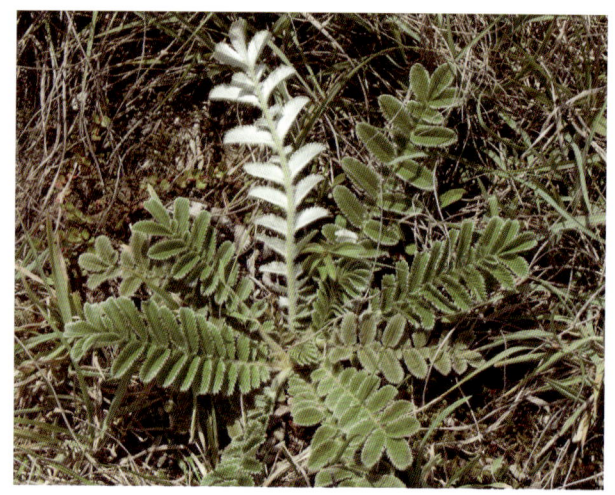

【Ed not xus 用法用量】内服,煎汤,15～25 g。外用,捣烂敷。

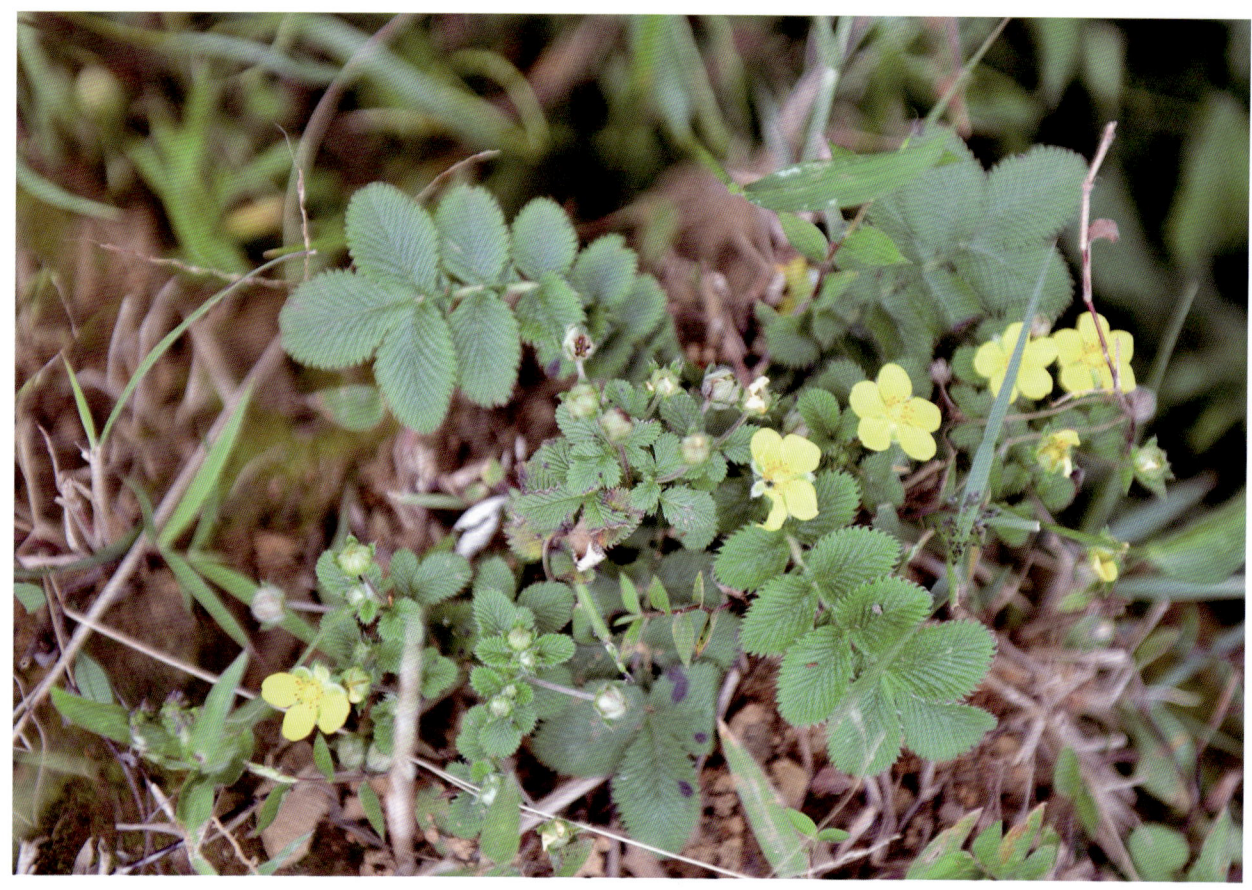

Vob hob dlub yeb 三叶委陵菜

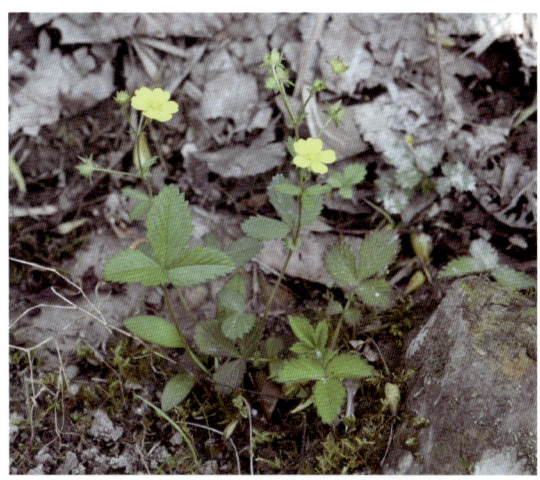

【Bit hsenb 俗名】三爪金、三片风、三张叶、地风子、地蜘蛛、地蜂子、三叶蛇子草。

【Dios kob deis 基源】为蔷薇科植物三叶委陵菜 Potentilla freyniana Bornm 的根、全草。

【Niangb bet deis 生长环境】生于低海拔地区向阳山坡或路边草丛中。分布于各地苗乡。

【Jox hsub 性味属经】性冷，味苦，属冷药，入热经。

【Qet diel xid 功能主治】功能：hxub kib tat jab 清热解毒，tat jit hxangd dangf hxangd 散瘀止血。主治：yens xit lol hxangd 刀伤出血，bus diangd 骨髓炎，hsongd yens jab 骨结核，laib lot ongd hsongd 口腔炎，dix khangd ghad 痔疮，yens nangb gik 毒蛇咬伤。

【Ed not xus 用法用量】内服，煎汤，15～25 g。外用，捣烂敷，煎水洗或研末撒。

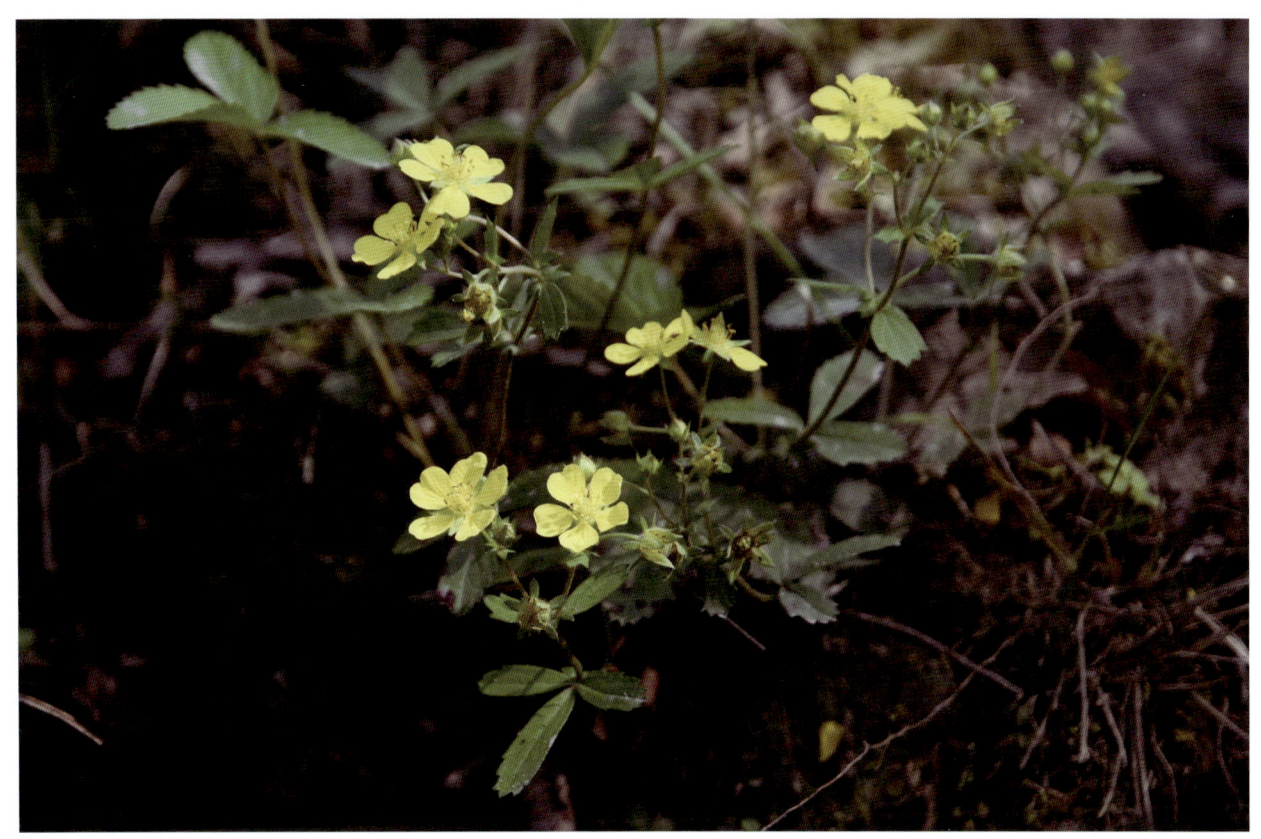

Vob hob dlub dles 蛇含委陵菜

【Bit hsenb 俗名】蛇含、威蛇、五匹风、五爪龙、狗脚迹、五叶蛇莓、地五加、紫背草。

【Dios kob deis 基源】为蔷薇科植物蛇含委陵菜 *Potentilla kleiniana* Wight. et Arn. 的全草。

【Niangb bet deis 生长环境】生于山坡荫蔽处或冲沟湿地。分布于各地苗乡。

【Jox hsub 性味属经】性冷，味苦，属冷药，入热经。

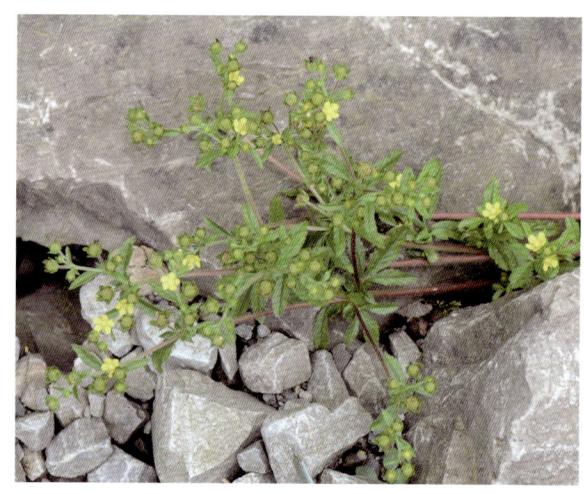

【Qet diel xid 功能主治】功能：hxub kib tat jab 清热解毒，bongx hniangk tad dud 发汗解表。主治：yens jent juk jik 风湿麻木，kib seil 疟疾，kib jid ait ngol 发烧咳嗽，mongb ghongd niangs 咽喉痛，ngol yenx hnaib 百日咳，ghab hsangb hlet 金疮，yens gangb kuk gik 蜈蚣咬伤。

【Ed not xus 用法用量】内服，煎汤，15～25 g。外用，煎水洗，捣烂敷或煎水含嗽。

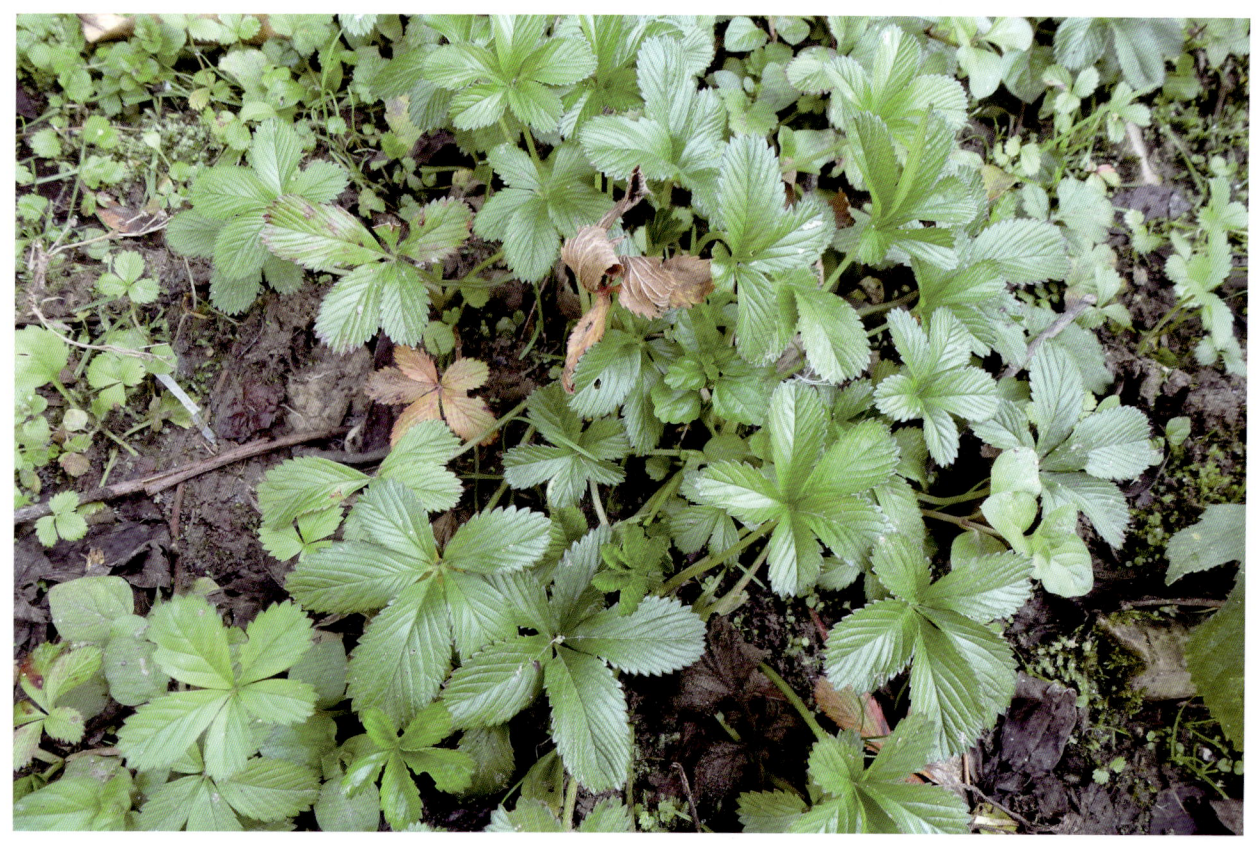

Vob hob laox 莓叶委陵菜

【Bit hsenb 俗名】毛猴子、经如草、满山红、软硬蛇扭。

【Dios kob deis 基源】为蔷薇科植物莓叶委陵菜 *Potentilla fragarioides* L. 的根或全草。

【Niangb bet deis 生长环境】生于山坡、菜地、路边。分布于各地苗乡。

【Jox hsub 性味属经】性冷,味苦涩,属冷药,入热经。

【Qet diel xid 功能主治】功能:bad bongt yis dliangl 补气养阴,seil hxangd dangf hxangd 凉血止血。主治:yens xit lol hxangd 刀伤出血,sot gangt xus hxangd 干血痨,od hxangd ax dangf 吐血不止,gangb niangs yens xit lol hxangd bongt 胸内受伤大出血,hfak bangb hxangd 血崩,vongl dail lol hxangd 子宫出血。

【Ed not xus 用法用量】内服,煎汤,15～25 g。外用,捣烂敷。

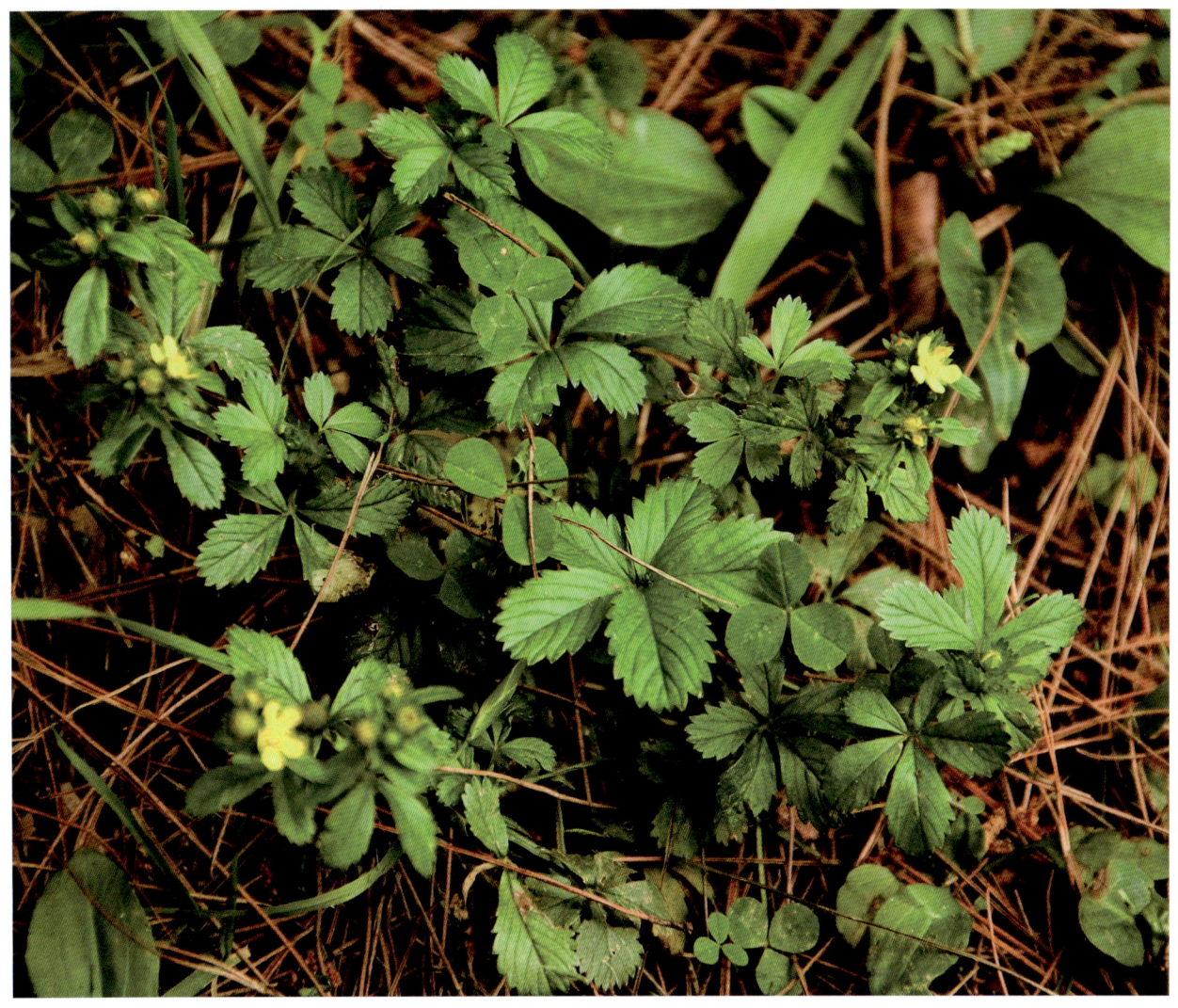

Vob gangb hniub 西南委陵菜

【Bit hsenb 俗名】白头翁、白地榆、地槟榔、地蜂子、涩疙瘩、翻背白草、翻白地榆。

【Dios kob deis 基源】为蔷薇科植物西南委陵菜 *Potentilla fulgens* Wall. ex Hook. 的根。

【Niangb bet deis 生长环境】生于山坡草地多岩石的草丛中。分布于各地苗乡。

【Jox hsub 性味属经】性冷，味苦涩，属冷药，入热经。

【Qet diel xid 功能主治】功能：hxub kib hxenk ongd hsongd 清热消炎，seil hxangd dangf hxangd 凉血止血。主治：yens xit lol hxangd 刀伤出血，yens jent mongb 风湿痛，mongb daif gad 胃痛（胸口痛），nais pot yens jab khangk hxangd 肺结核咯血，dix gangb 疔疮，zal ghad dongk 痢疾。

【Ed not xus 用法用量】内服，煎汤，25～35 g。外用，捣烂敷。

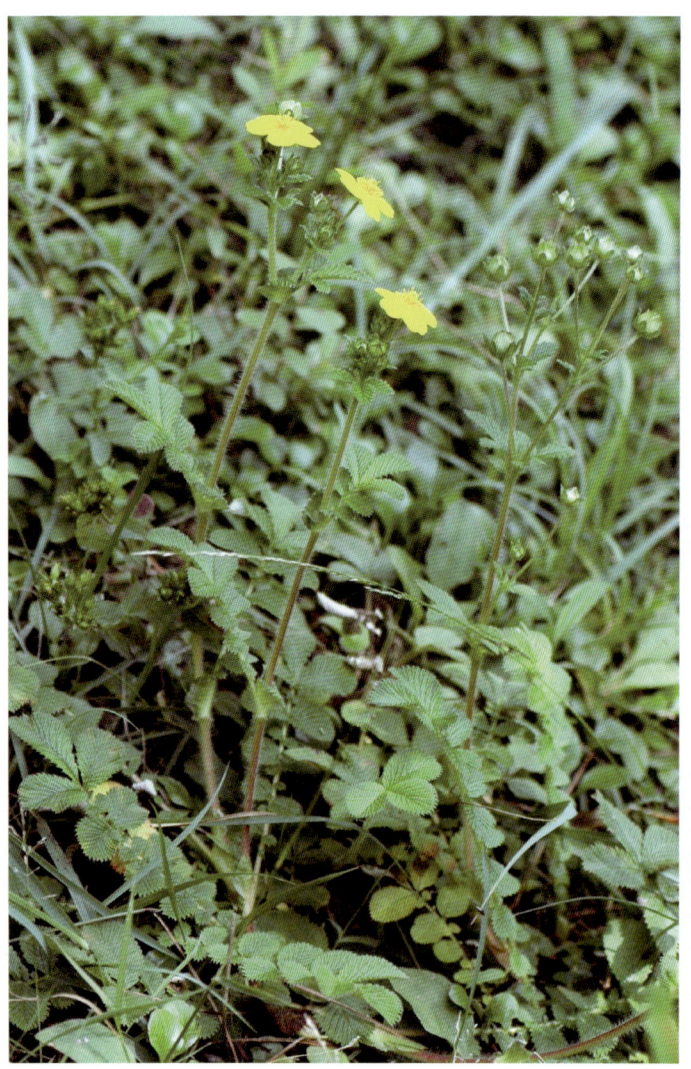 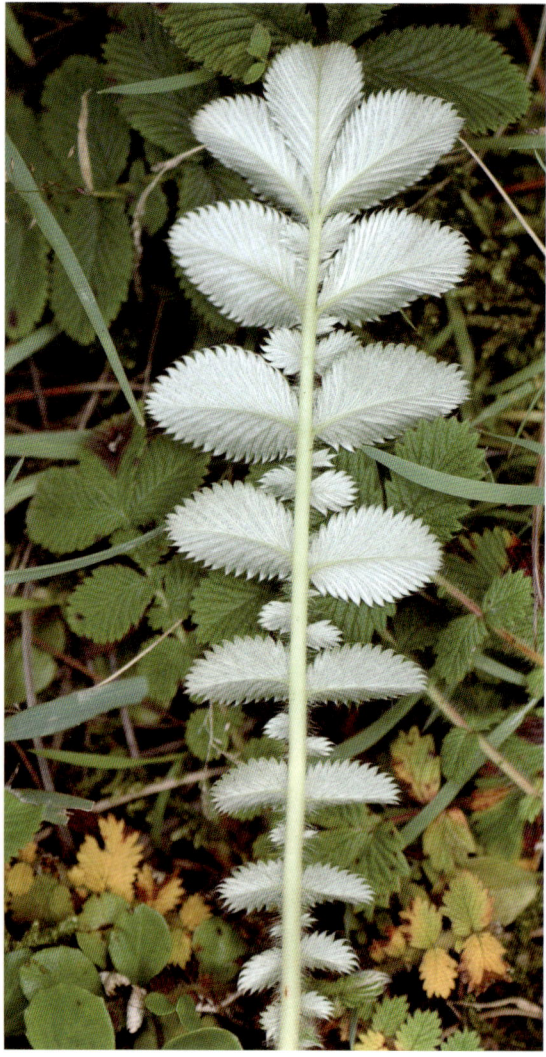

Vob hfaid nex hlieb 翻白草

【Bit hsenb 俗名】茯苓草、鸡脚草、湖鸡腿、鸭脚参、天青地白、黄花地丁。

【Dios kob deis 基源】为蔷薇科植物翻白草 *Potentilla discolor* Bge. 的带根全草。

【Niangb bet deis 生长环境】生于低山地区坡塝、荒地、路旁、田埂。分布于各地苗乡。

【Jox hsub 性味属经】性平,味甘苦,属冷热两经药,入两经。

【Qet diel xid 功能主治】功能:seil hxangd dangf hxangd 凉血止血,hxenk angt dangf mongb 消肿止痛,hxub kib tat jab 清热解毒。主治:yens xit lol hxangd 刀伤出血,od hxangd ax dangf 吐血不止,ait ngol heik bongt 咳嗽痰喘,mongb git ghab naix 腮腺炎,nais pot lax bus 肺痈,gangb xent 疥疮,zal ghad dongk xok 细菌性痢疾。

【Ed not xus 用法用量】内服,煎汤,15～20 g。外用,捣烂敷患处。

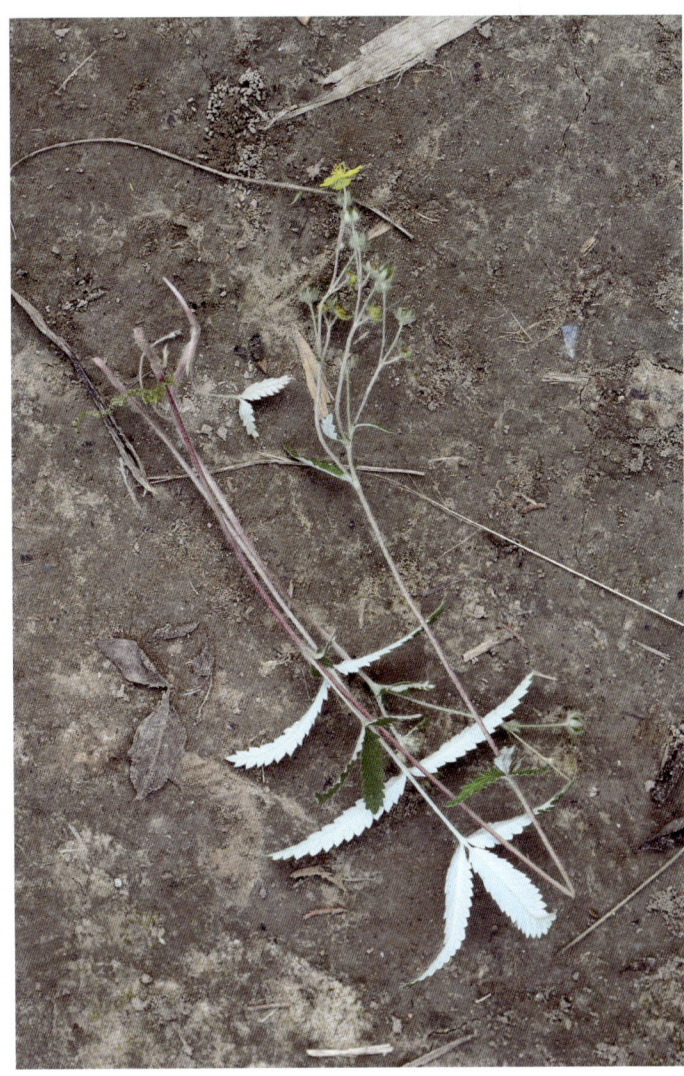 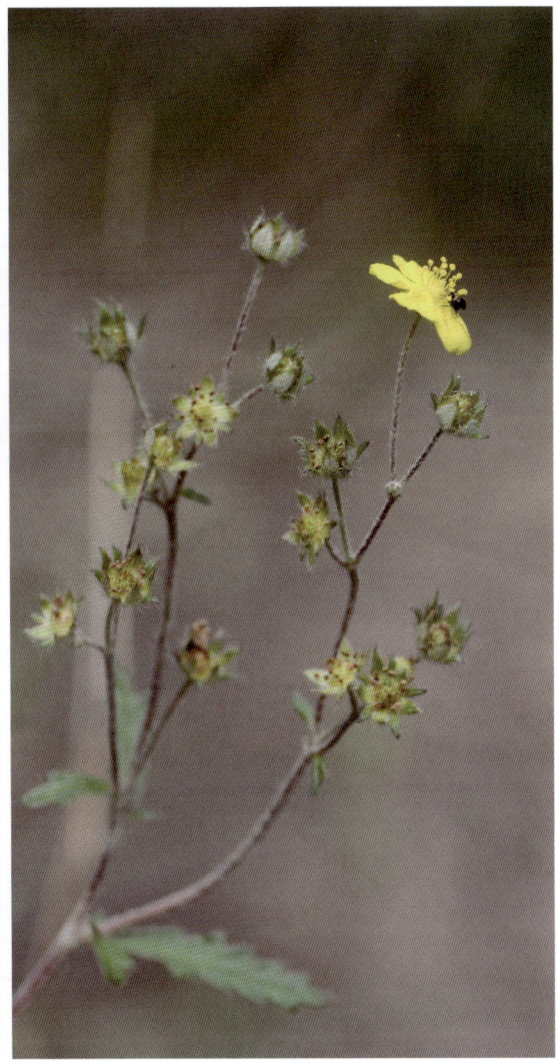

Zend mangb 杏

【Bit hsenb 俗名】木落子、杏梅仁、苦杏仁、甜梅子、野杏子。

【Dios kob deis 基源】为蔷薇科植物杏 *Armeniaca vulgaris* Lam. 的种子、树枝。

【Niangb bet deis 生长环境】生于山坡，有栽培。分布于各地苗乡。

【Jox hsub 性味属经】性冷，味苦，属冷药，入热经。

【Qet diel xid 功能主治】功能：dangf ngol dins heik bongt 止咳定喘，net ghad ghof tongb ghad 润肠通便。主治：mongb hfud ait ngol 外感咳嗽，nais pot yens jab od hxangd 肺病吐血，dliangd bil yens jit hxangd 跌伤瘀血，mongb ghongd niangs 咽喉痛，khangd nais jangx gangb 鼻孔生疮，jib ghad 便秘，yens dlad zeb nex gik 狂犬咬伤。

【Ed not xus 用法用量】内服，煎汤，25～30 g；或入丸、散。外用，捣烂敷。

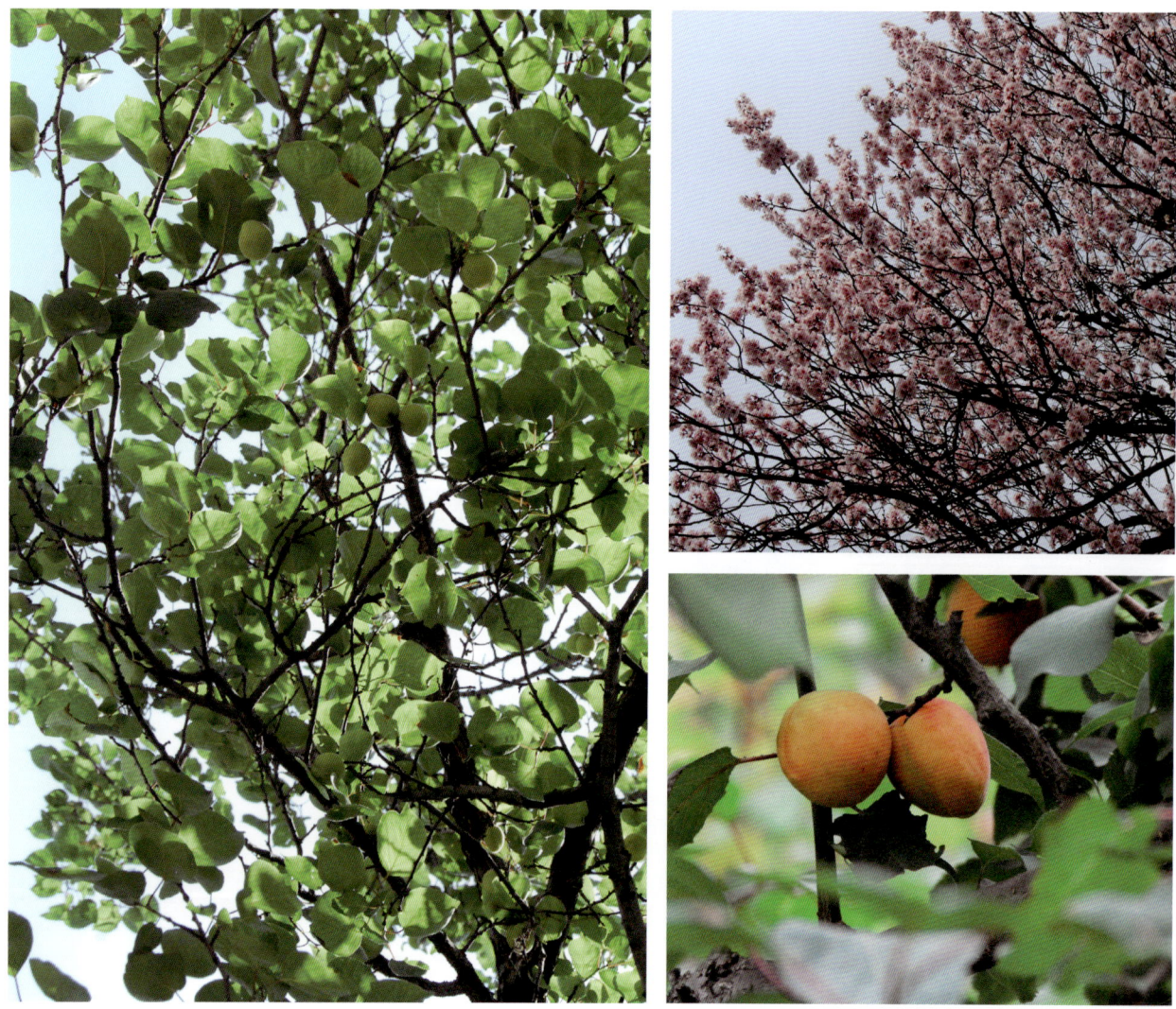

Zend lid jenx 花红

【Bit hsenb 俗名】花红、朱奈、林檎、沙果、五色奈、花红子、文林果、联珠果。

【Dios kob deis 基源】为蔷薇科植物花红 *Malus asiatica* Nakai 的果实、树根。

【Niangb bet deis 生长环境】生于坡塝向阳处、农地边,有栽培。分布于部分苗乡。

【Jox hsub 性味属经】性冷,味苦酸,属冷药,入热经。

【Qet diel xid 功能主治】功能:vut eb niangs dangf khak 生津止渴,yis diuf jingt eb ghad got 补肾涩精。主治:zangs od zal 霍乱,ngas ghongd hxud hxangd huib 烦渴,dal ghad got 遗精症,niangb gangb hsob 蛲虫病,gangb jongb jangx 蛔虫病,zal ghad dongk xok 细菌性痢疾。

【Ed not xus 用法用量】内服,煎汤,25～30 g;或生食,捣汁服。

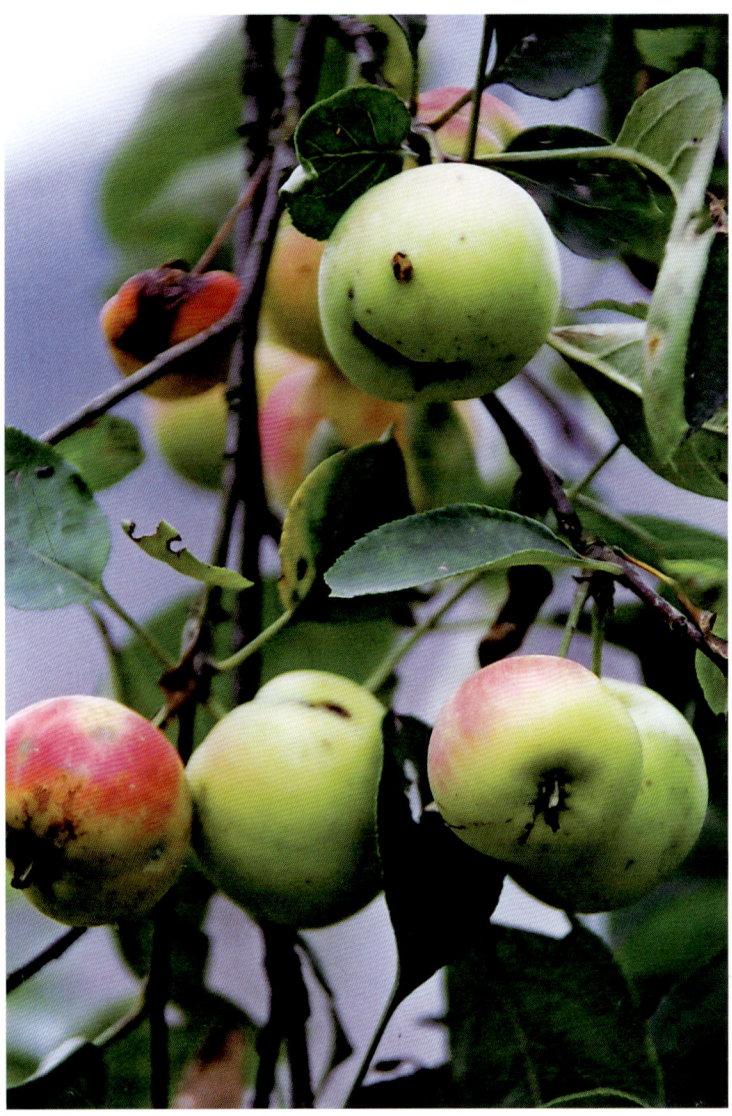
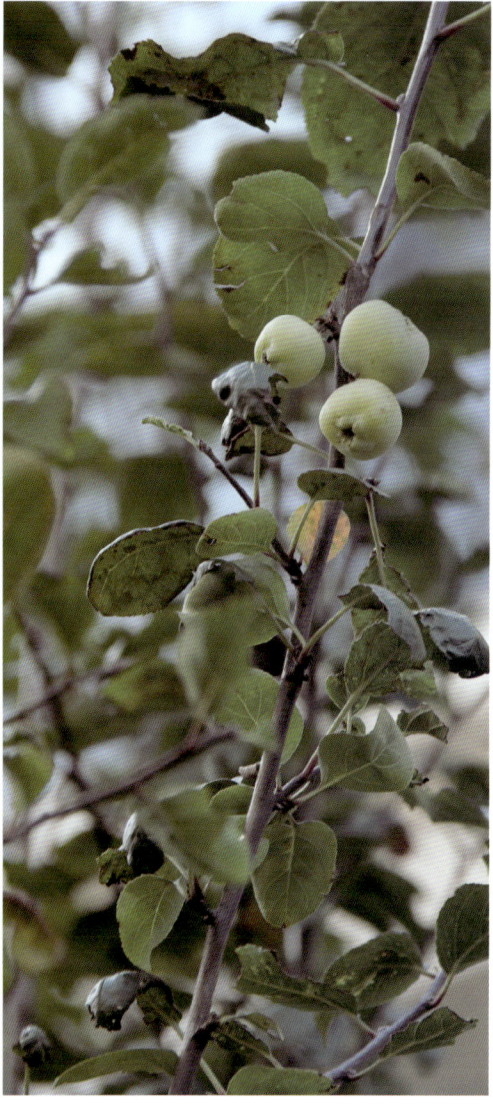

Det gaif pat 美脉花楸

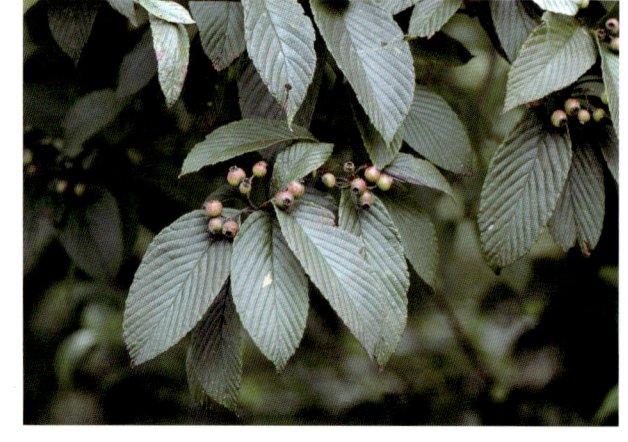

【Bit hsenb 俗名】花楸、马家木、乌龙柴、沙糖果。

【Dios kob deis 基源】为蔷薇科植物美脉花楸 Sorbus caloneura (Stapf) Rehd. 的全株。

【Niangb bet deis 生长环境】生于沟谷杂木林、灌木林。分布于部分苗乡。

【Jox hsub 性味属经】性冷，味苦涩，属冷药，入热经。

【Qet diel xid 功能主治】功能：hxenk angt dangf mongb 消肿止痛，hxub kib tat jab 清热解毒。主治：yens xit lol hxangd 刀伤出血，jil wel od nul 乳腺炎，ghab jed diongx nais pob od nul 支气管炎，niangb hsab pob mongb 无名肿毒。

【Ed not xus 用法用量】内服，煎汤，15～25 g。外用，捣烂敷。

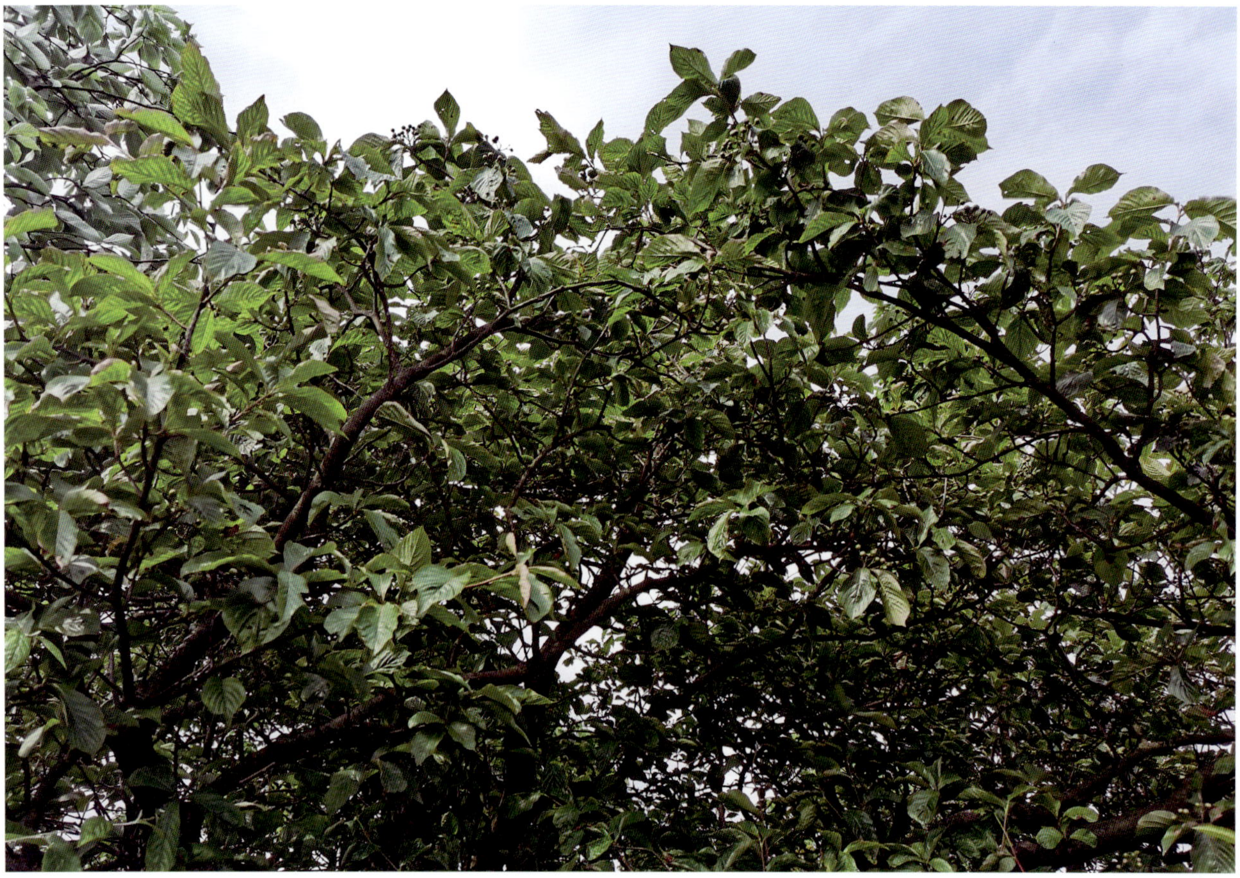

Zend wab vud 山樱桃

【Bit hsenb 俗名】山豆子、毛樱桃、麦熟樱、野樱桃。

【Dios kob deis 基源】为蔷薇科植物山樱桃 *Prunus serrulata* Lindl. 的果实、根、核仁。

【Niangb bet deis 生长环境】生于杂木林间、坡塝灌木丛、杂木林。分布于各地苗乡。

【Jox hsub 性味属经】性热，味甜，属热药，入冷经。

【Qet diel xid 功能主治】功能：tongb eb vdlax xuf 利水渗湿，bend eb ghad got langl dal 涩精止遗。主治：ait gheb ax bongx 麻疹不透，dait ceit 皲裂，dal ghad got 遗精症，zal ghad dongk xok 细菌性痢疾，zal ghad 腹泻。

【Ed not xus 用法用量】内服，煎汤，25～35 g。外用，捣烂敷。

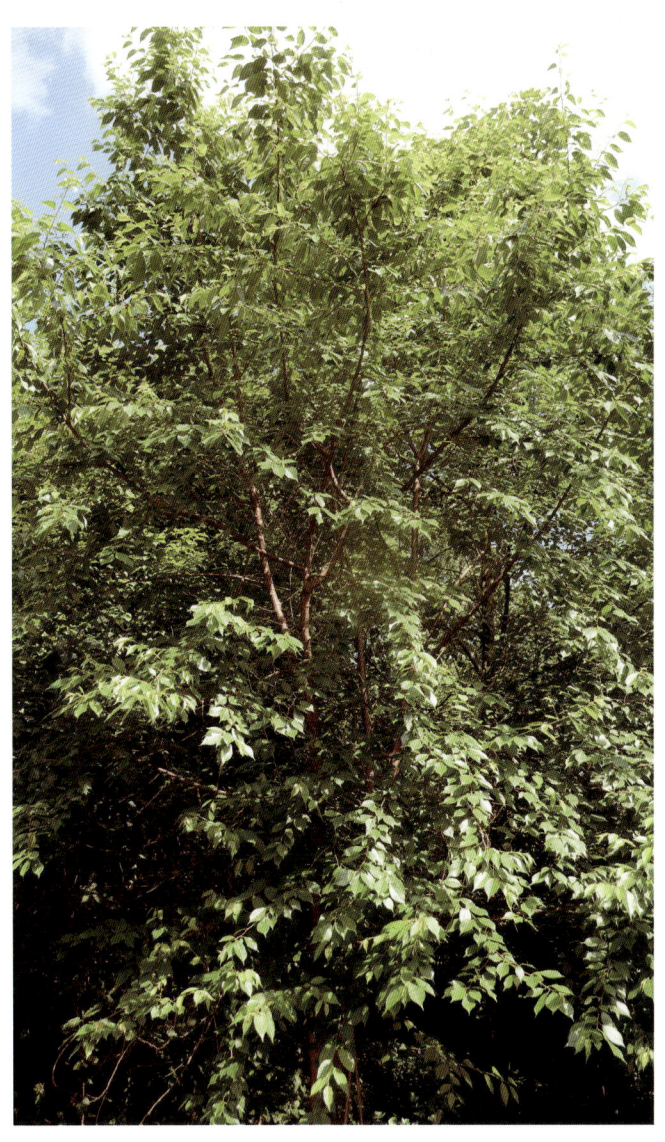 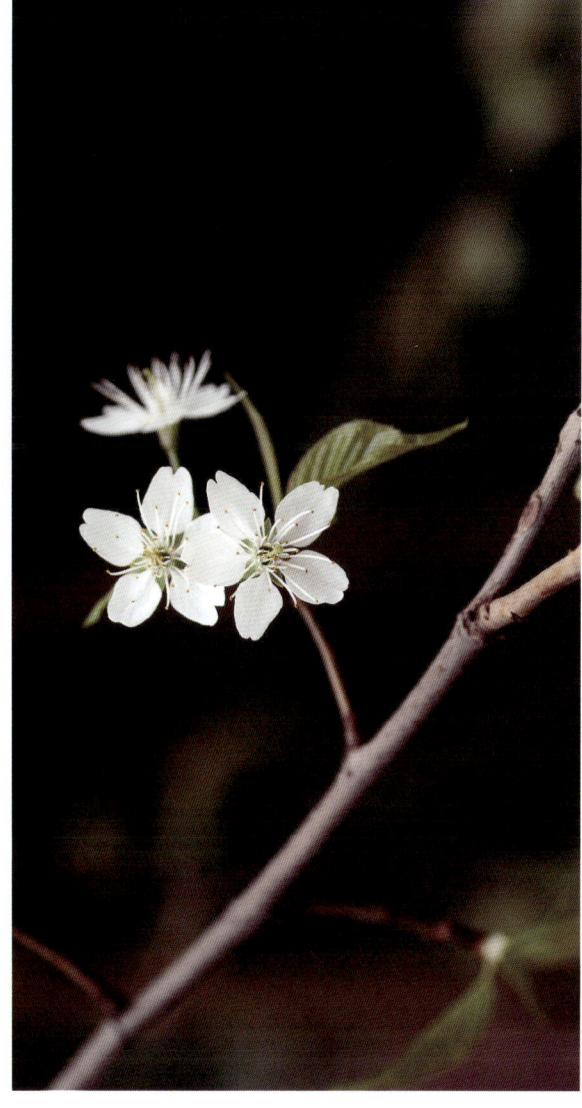

Zend wab 樱桃

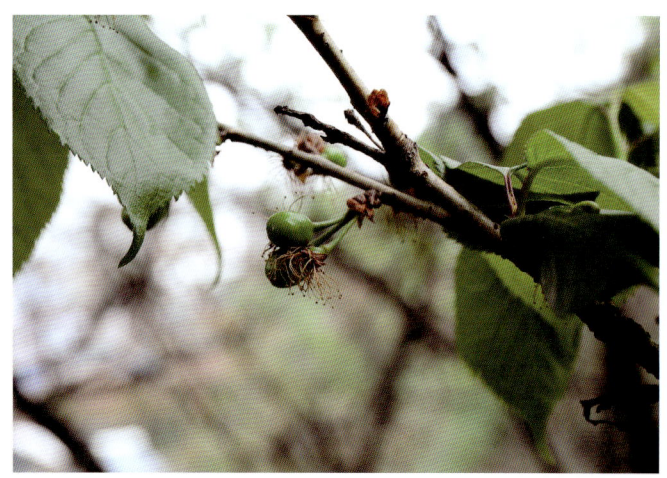

【Bit hsenb 俗名】朱樱、朱果、梅桃、珠樱、家樱桃。

【Dios kob deis 基源】为蔷薇科植物樱桃 *Cerasus pseudocerasus*（Lindl.）G. Don 的果实、叶、根。

【Niangb bet deis 生长环境】生于向阳坡塝杂木林，有栽培。分布于各地苗乡。

【Jox hsub 性味属经】性热，味甜，属热药，入冷经。

【Qet diel xid 功能主治】功能：hxub jent hxenk net 祛风除湿，tiod nat hxed buk dux 健脾温胃。主治：yens jent mongb ghab dlad ghab bab 风湿腰腿痛，lob bil juk jik 四肢麻木，zeib ghangb 瘫痪，dinx gad xangd dit 食积饱胀，ax hsot ud 闭经，zal ghad 腹泻。

【Ed not xus 用法用量】内服，煎汤，25～35 g；或浸酒饮。

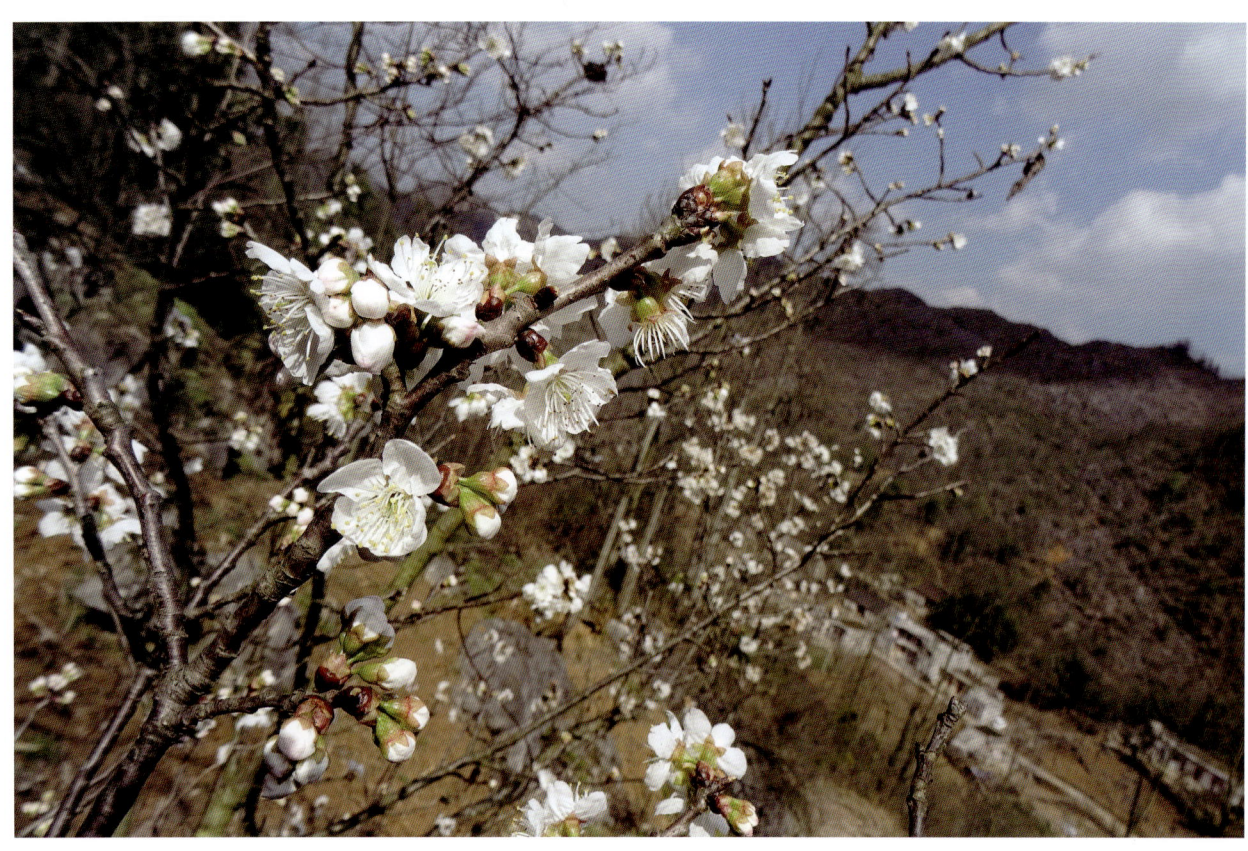

Zend nangs xok 李

【Bit hsenb 俗名】鸡血李、红李子、秋根子、血李。

【Dios kob deis 基源】为蔷薇科植物李 *Prunus salicina* Lindl. 的果实、核仁、叶、根、树胶。

【Niangb bet deis 生长环境】生于路旁、房屋周围及低山地区，多为栽培。分布于各地苗乡。

【Jox hsub 性味属经】性冷，味苦，属冷药，入热经。

【Qet diel xid 功能主治】功能：hxub kib tat jab 清热解毒，tat jit hxangd hxenk angt 散瘀消肿。主治：dib yens jit hxangd mongb 跌打瘀痛，mongb hmid 牙痛，dinx vob gad 食积，mongb nais jongt pob qub 肝病腹水，ait gheb ax bongx 麻疹不透，jib ghad 便秘。

【Ed not xus 用法用量】内服，煎汤，15～30 g，用树胶发麻疹。外用，捣烂敷患处。

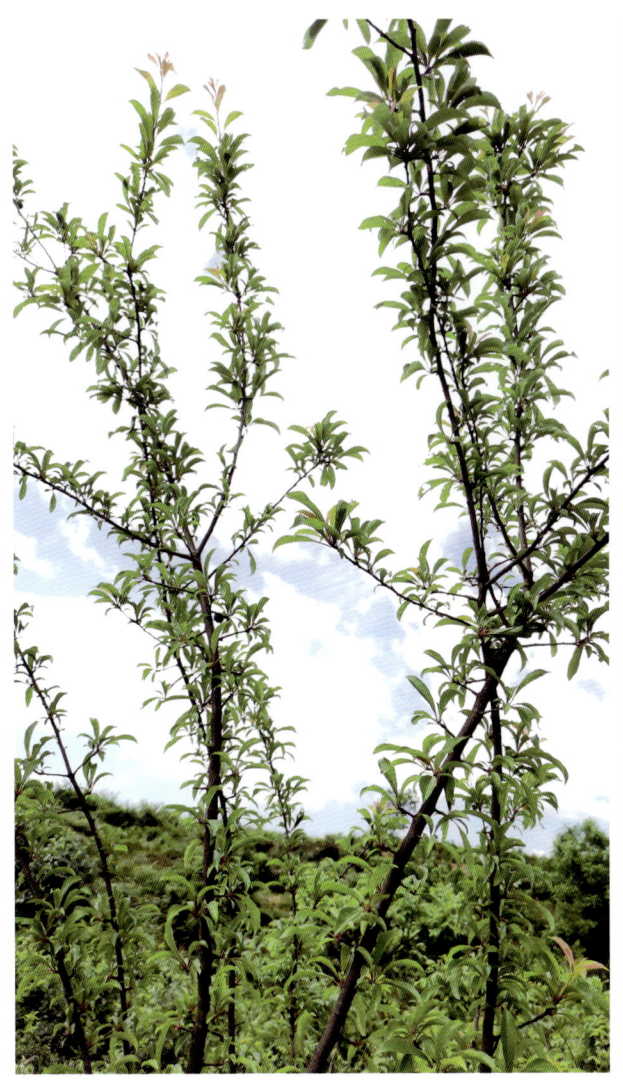
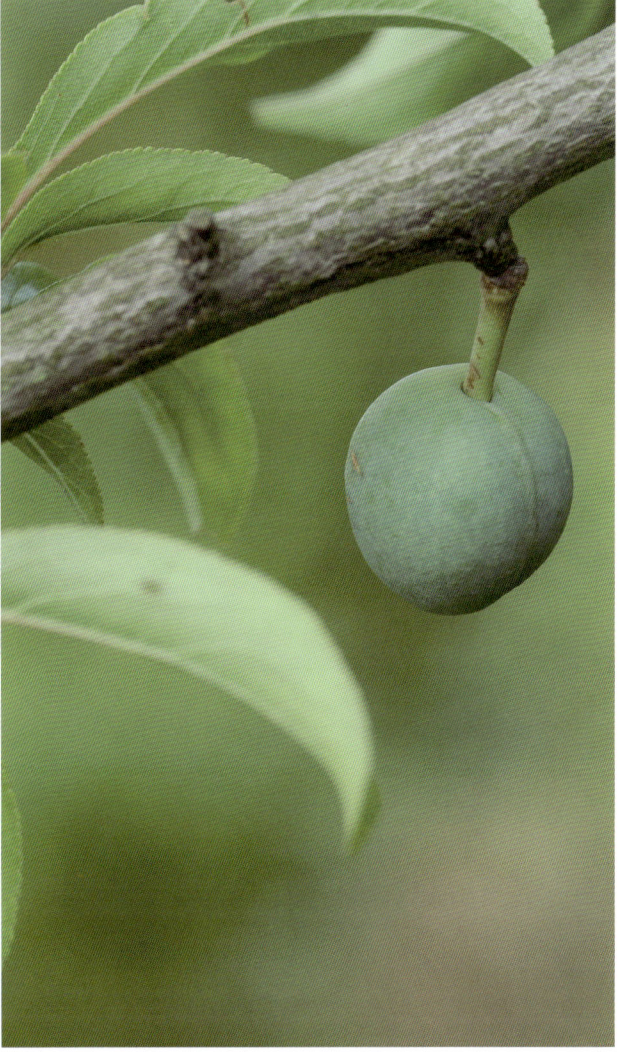

Zend nangs nius 郁李

【Bit hsenb 俗名】秧李、沤李、英梅、爵李、穿心梅、郁李仁。

【Dios kob deis 基源】为蔷薇科植物郁李 *Cerasus japonica*（Thunb.）Lois. 的种子、树根。

【Niangb bet deis 生长环境】生于向阳山坡、路旁、灌木丛或寨边，有栽培。分布于部分苗乡。

【Jox hsub 性味属经】性冷，味苦，属冷药，入热经。

【Qet diel xid 功能主治】功能：net ghad ghof tongb ghad 润肠通便，hangb bongt ves hxangd 行气活血。主治：pob wux qub 水臌病，pob lob pob bil 手脚水肿，mongb gangb hmid 虫牙痛，lol eb hniangk hxangd 出血汗，lax gangb liax 脚气，jib ghad 便秘，xud wal lol ax hvit 小便不利。

【Ed not xus 用法用量】内服，煎汤，15～35 g；或入丸、散。外用，煮水洗，熬膏涂。

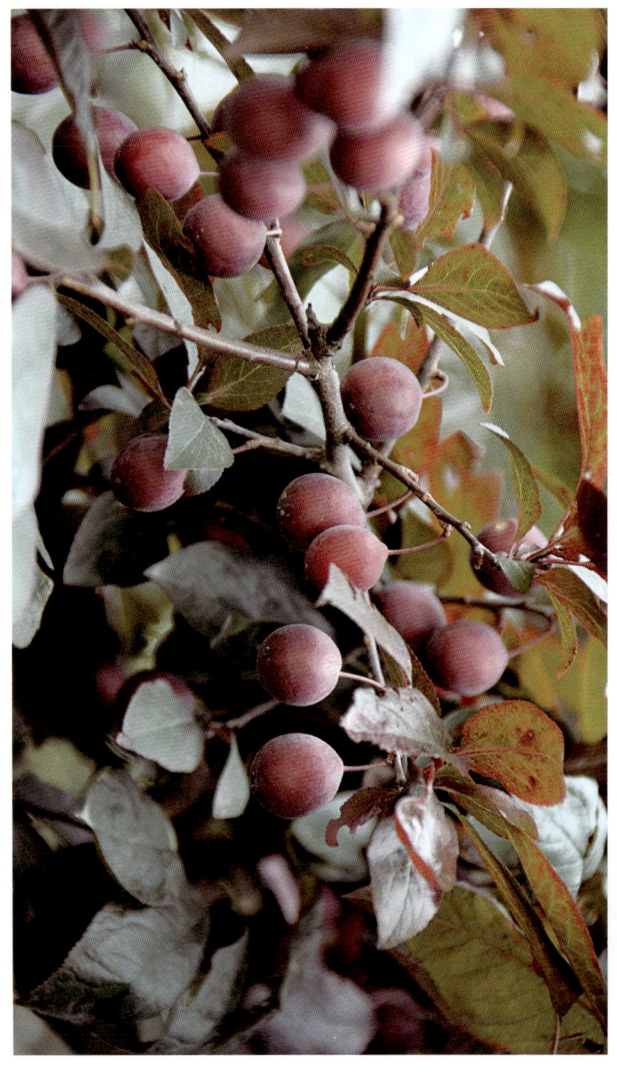
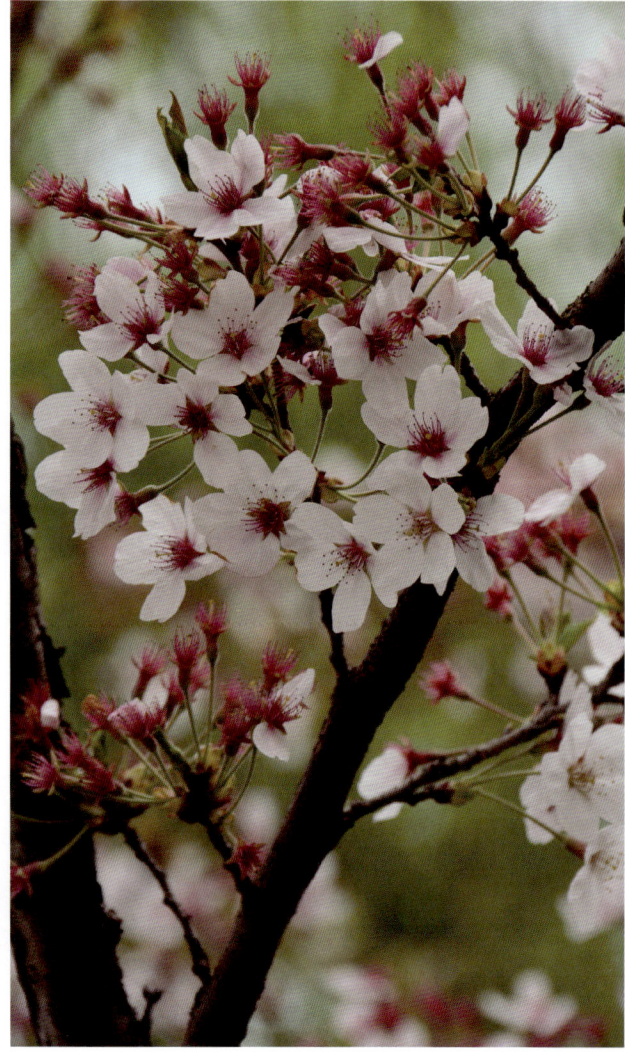

Zend nangs ninx 杏李

【Bit hsenb 俗名】红李、秋李、鸡血李、红李子。

【Dios kob deis 基源】为蔷薇科植物杏李 *Prunus simonii* Carr. 的根和叶。

【Niangb bet deis 生长环境】生于山野灌木林中,有栽培。分布于部分苗乡。

【Jox hsub 性味属经】性冷,味苦,属冷药,入热经。

【Qet diel xid 功能主治】功能:hangb bongt ves hxangd 行气活血,dangf mongb 止痛。主治:od hxangd 吐血,yens xit 刀伤,jit hxangd mongb 瘀血疼痛,pob lob pob bil 手脚水肿,ax hsot ud 闭经。

【Ed not xus 用法用量】内服,煎汤,15～25 g。外用,捣烂敷。

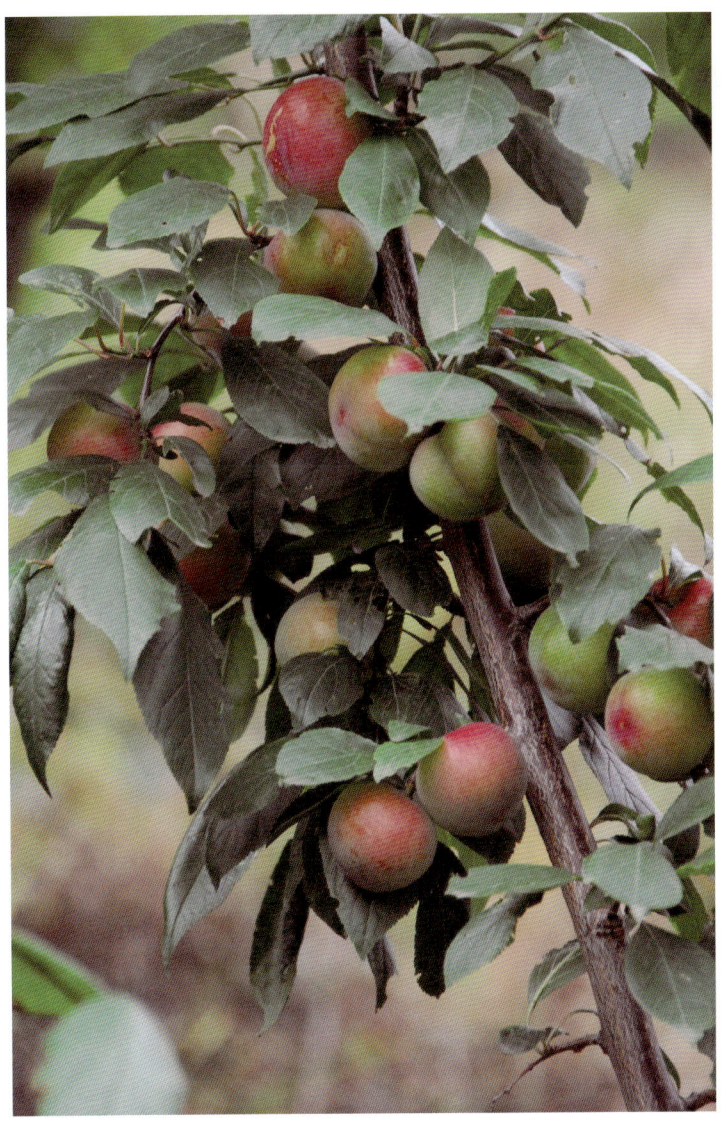
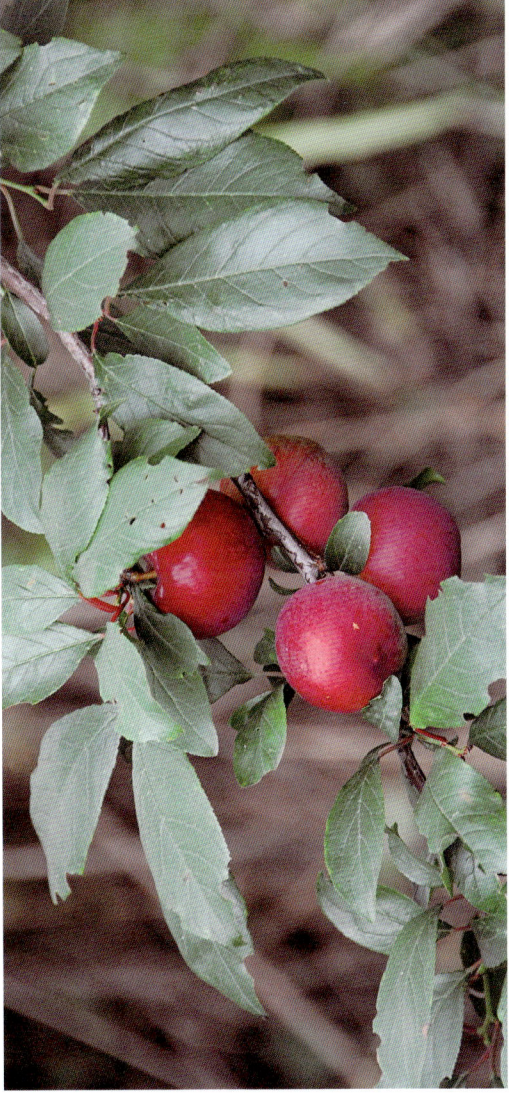

Zend nangs ib 野李

【Bit hsenb 俗名】苦李、山李子、苦李子。

【Dios kob deis 基源】为蔷薇科植物李（原变种）*Prunus salicina* Lindl. var. *salicina* Lindl. 的果实。

【Niangb bet deis 生长环境】生于低海拔地区山谷路旁或灌木林内。分布于各地苗乡。

【Jox hsub 性味属经】性冷，味苦，属冷药，入热经。

【Qet diel xid 功能主治】功能：hxub kib tat jab 清热解毒，tat jit hxangd hxenk angt 散瘀消肿。主治：mongb nais jongt pob qub 肝病腹水，ait gheb ax bongx 麻疹不透，dib yens jit hxangd mongb 跌打瘀痛，mongb hmid 牙痛，dinx vob gad 食积，jib ghad 便秘。

【Ed not xus 用法用量】内服，煎汤，15～30 g，用树胶发麻疹。外用，捣烂敷患处。

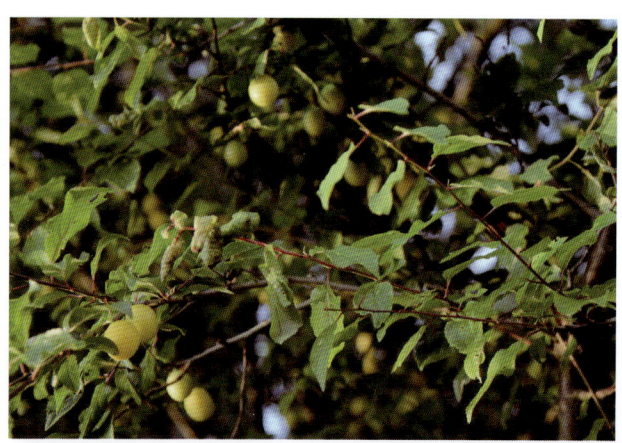
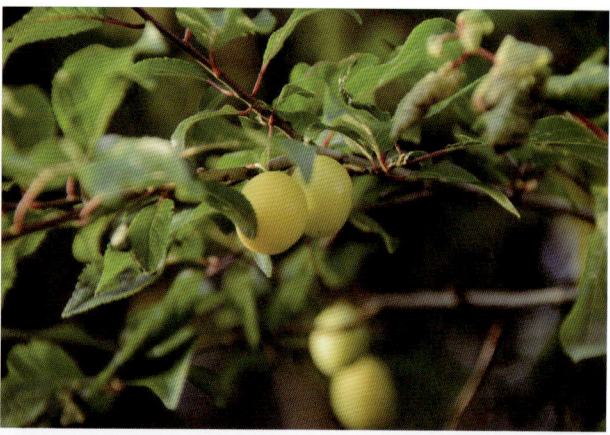
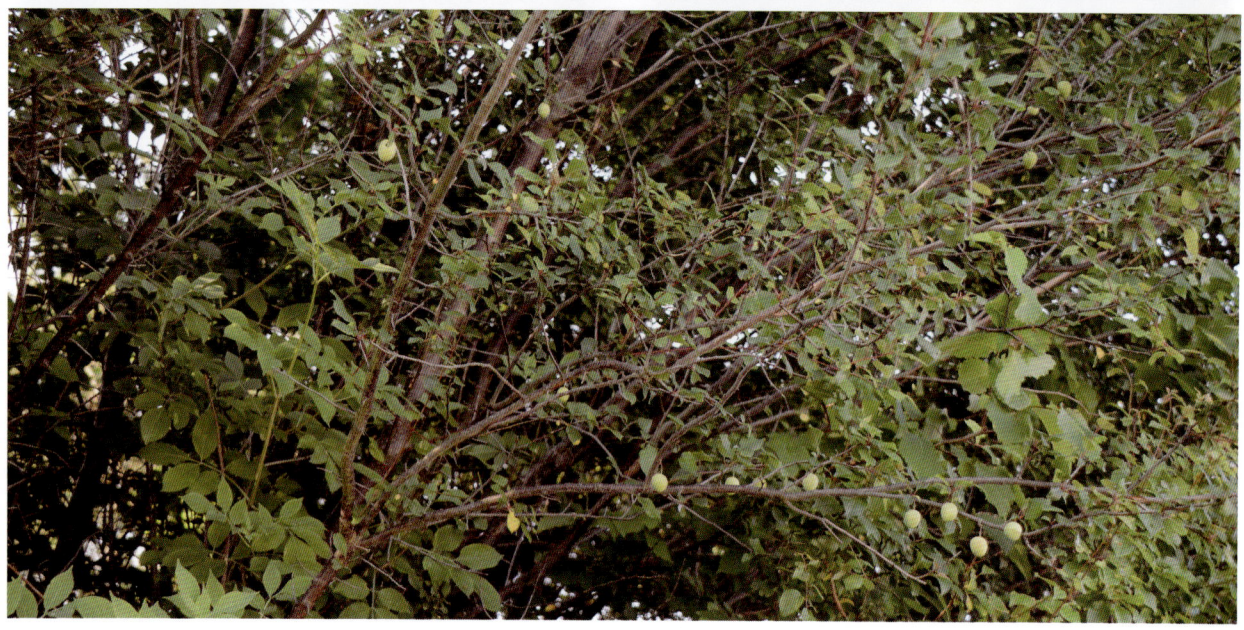

Zend dlenx vud 灰叶稠李

【Bit hsenb 俗名】毛桃子、稠李、稠梨子、臭李子、樱额梨。

【Dios kob deis 基源】为蔷薇科植物灰叶稠李 *Padus grayana*（Maxim.）Schneid. 的叶及果实。

【Niangb bet deis 生长环境】生于山野杂木林或灌木丛中。分布于各地苗乡。

【Jox hsub 性味属经】性热，味甜，属热药，入冷经。

【Qet diel xid 功能主治】功能：dangf ngol yangx ghad ngol 止咳化痰。主治：zal ghad 腹泻，hfud nais pot kib ait ngol 肺虚热咳嗽，jib ghad 便秘。

【Ed not xus 用法用量】内服，煎汤，15～25 g。

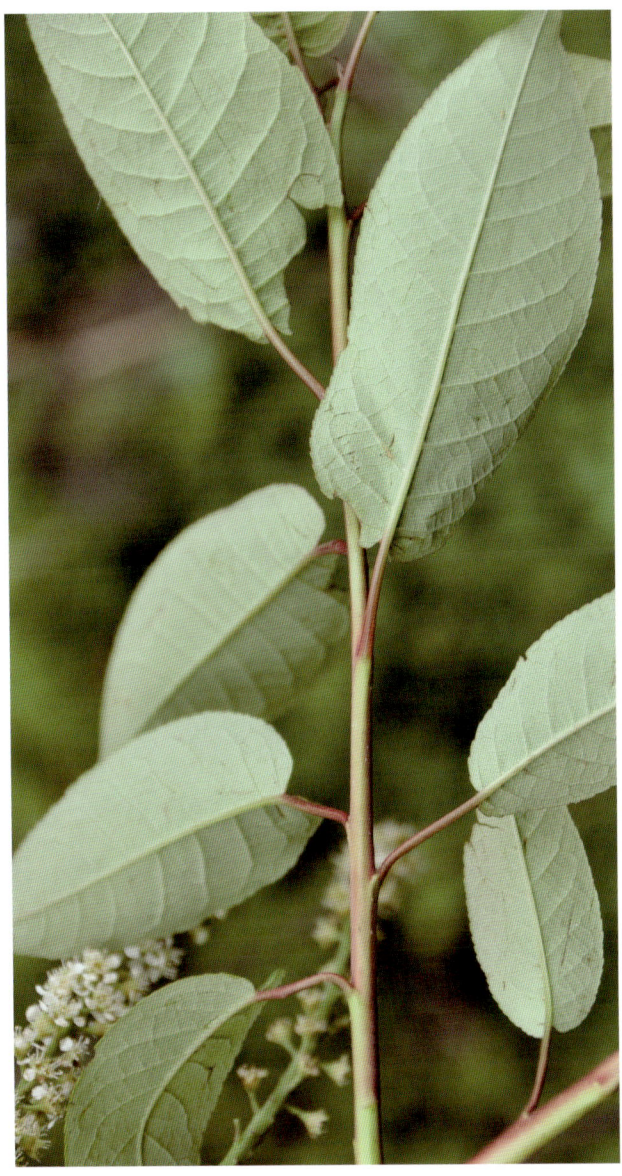
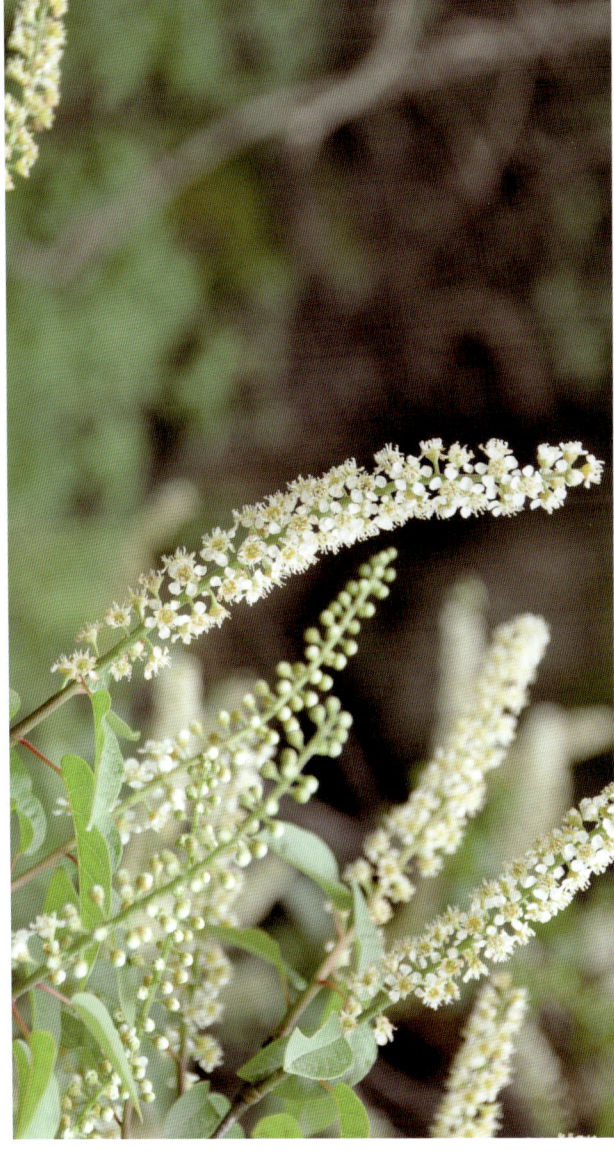

Det dlox jel bat 大花枇杷

【Bit hsenb 俗名】枇杷、枇杷树、枇杷叶、枇杷花。

【Dios kob deis 基源】为蔷薇科植物大花枇杷 *Eriobotrya cavaleriei*（Lévl.）Rehd. 的果实、根。

【Niangb bet deis 生长环境】生于中海拔地区杂木林、疏林中。分布于部分苗乡。

【Jox hsub 性味属经】性热，味涩，属热药，入冷经。

【Qet diel xid 功能主治】功能：net nais pot dangf ngol 润肺止咳，ves hxangd dangf hxangd 活血止血。主治：ngol lol hxangd 咳血，lol hxangd nais 鼻衄，nais pot lax bus ait ngol 肺痿咳嗽，hxud hxangd langk ghangk 反胃噎嗝，ngas ghongd hxud hxangd huib 烦渴。

【Ed not xus 用法用量】内服，水煎，15～30 g。

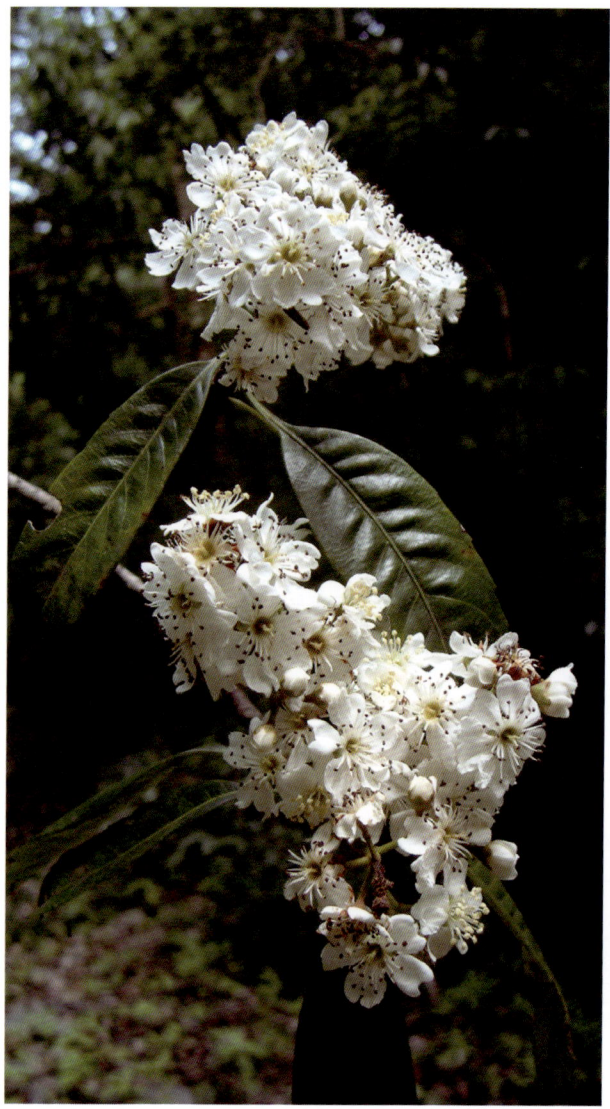
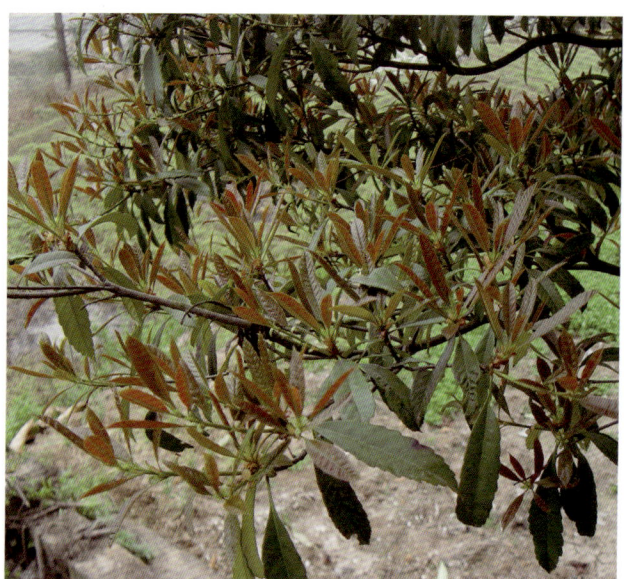
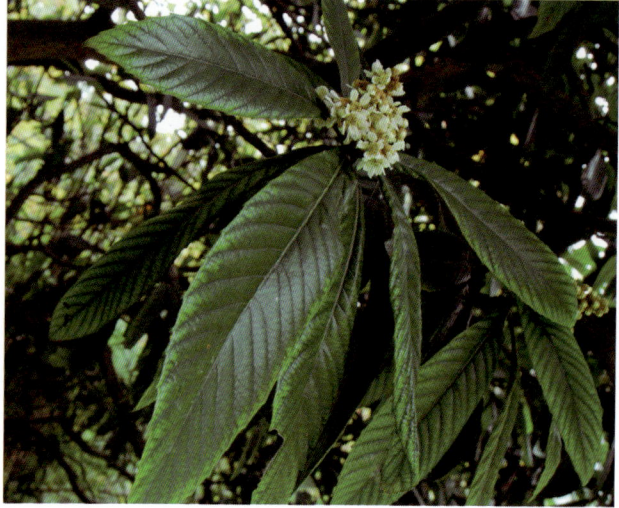

Det dlox jel 枇杷

【Bit hsenb 俗名】枇杷花、枇杷叶、粘粑树、枇杷根。

【Dios kob deis 基源】为蔷薇科植物枇杷 *Eriobotrya japonica*（Thunb.）Lindl. 的花、叶、根、果核。

【Niangb bet deis 生长环境】生于村边、坡塝林地，有栽种。分布于各地苗乡。

【Jox hsub 性味属经】性冷，味苦酸，属冷药，入热经。

【Qet diel xid 功能主治】功能：hxub kib net ngas gangt 清热润燥，yangx ghad ngol dangf khangk 化痰止咳，qet nais jongt qet bongt 疏肝理气。主治：nais pot kib ait ngol 肺热咳嗽，ait ngol heik bongt 咳嗽痰喘，ngol lol hxangd 咳血，yens jent mangb hfud 伤风感冒，lol ghad nais hxib 流清涕，kangt ghongd 声音嘶哑，mongb ghut hsongd 关节疼痛。

【Ed not xus 用法用量】内服，煎汤，15～25 g；或熬膏服；或入丸、散。

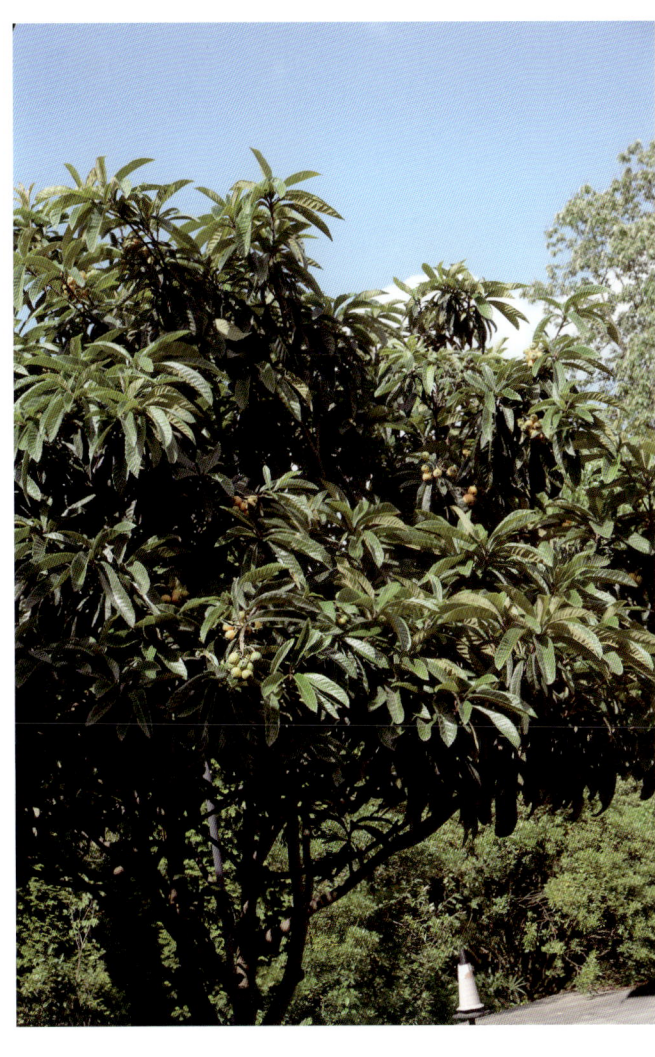
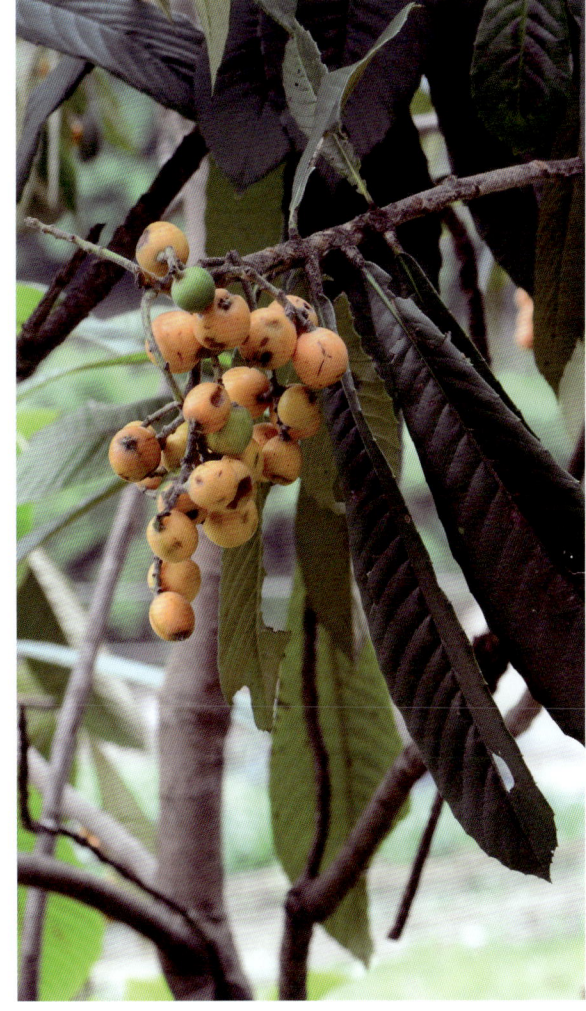

Zend bel ghof 金樱子

【Bit hsenb 俗名】白玉带、刺藤棘、蜂糖罐、槟榔果、黄刺果、糖刺果。

【Dios kob deis 基源】为蔷薇科植物金樱子 *Rosa laevigata* Michx. 的果实、根部。

【Niangb bet deis 生长环境】生于山野灌木丛或多石地区疏林地。分布于各地苗乡。

【Jox hsub 性味属经】性平，味甘涩，属冷热两经药，入两经。

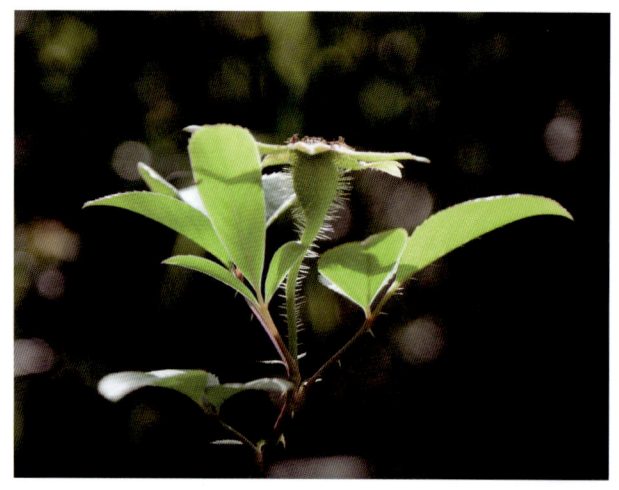

【Qet diel xid 功能主治】功能：tongb wal zangx yangx 利尿通淋，bend eb ghad got langl dal 涩精止遗。主治：mongb daif gad 胃痛（胸口痛），dal ghad got 遗精症，got ax gek 阳痿，dal wal ghab qut 尿床，xud wal not dias 尿频，ghad eb dlub lol not 白带过多，dlif ghab jed vangl daib 子宫脱垂，xob liox not dlif ghab neib ghangb 久病脱肛。

【Ed not xus 用法用量】内服，煎汤，15～25 g；或入丸、散；或熬膏服。

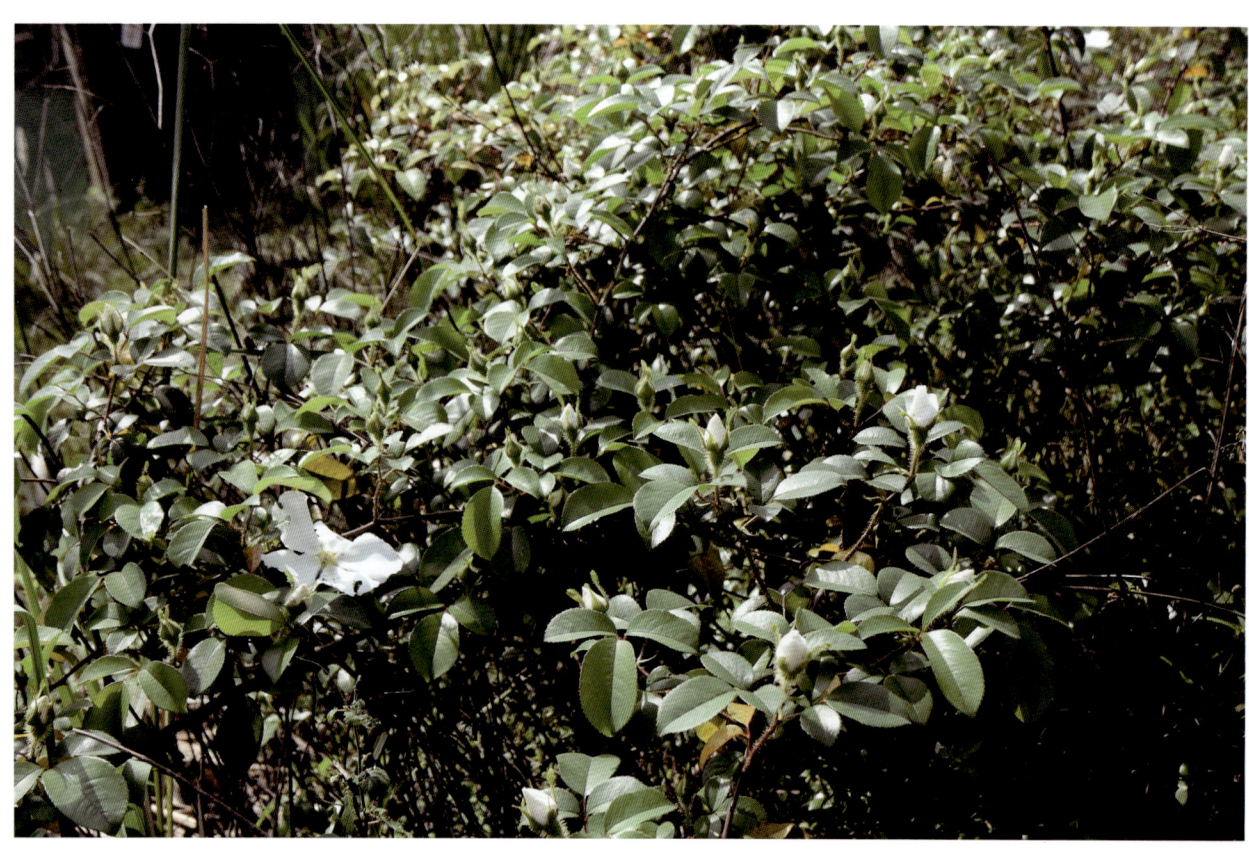

Zend bel tok 刺梨

【Bit hsenb 俗名】茨梨、木梨子、文先果、团糖二、送春归、缫丝花。

【Dios kob deis 基源】为蔷薇科植物刺梨 Rosa roxburghii Tratt. 的果实、根、叶。

【Niangb bet deis 生长环境】生于低山地区荒坡、荒地、农地边、灌木丛。分布于各地苗乡。

【Jox hsub 性味属经】性平，味甘涩，属冷热两经药，入两经。

【Qet diel xid 功能主治】功能：tiod buk dux yangx gad 健胃消食，yis dliangl tiod jid 滋补强壮。主治：dinx gad xangd dit 食积饱胀，hot ax yangx gad 消化不良，mongb daif gad 胃痛（胸口痛），buk dux mongb dad ghangb 慢性胃炎，ngol lax ax dangf 久咳不止，ghad eb xok 赤带。

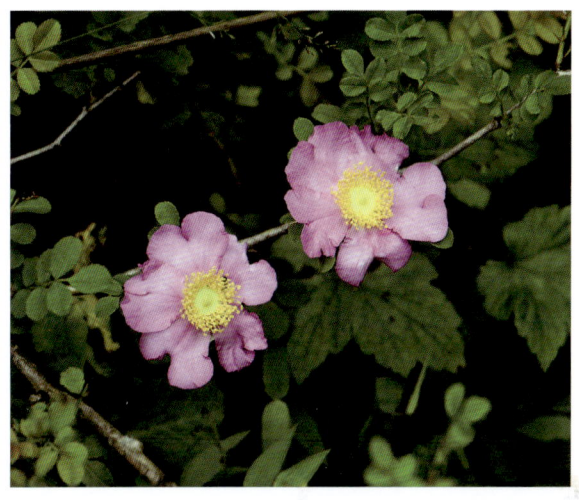

【Ed not xus 用法用量】内服，煎汤，15～25 g；或生食，捣汁服。

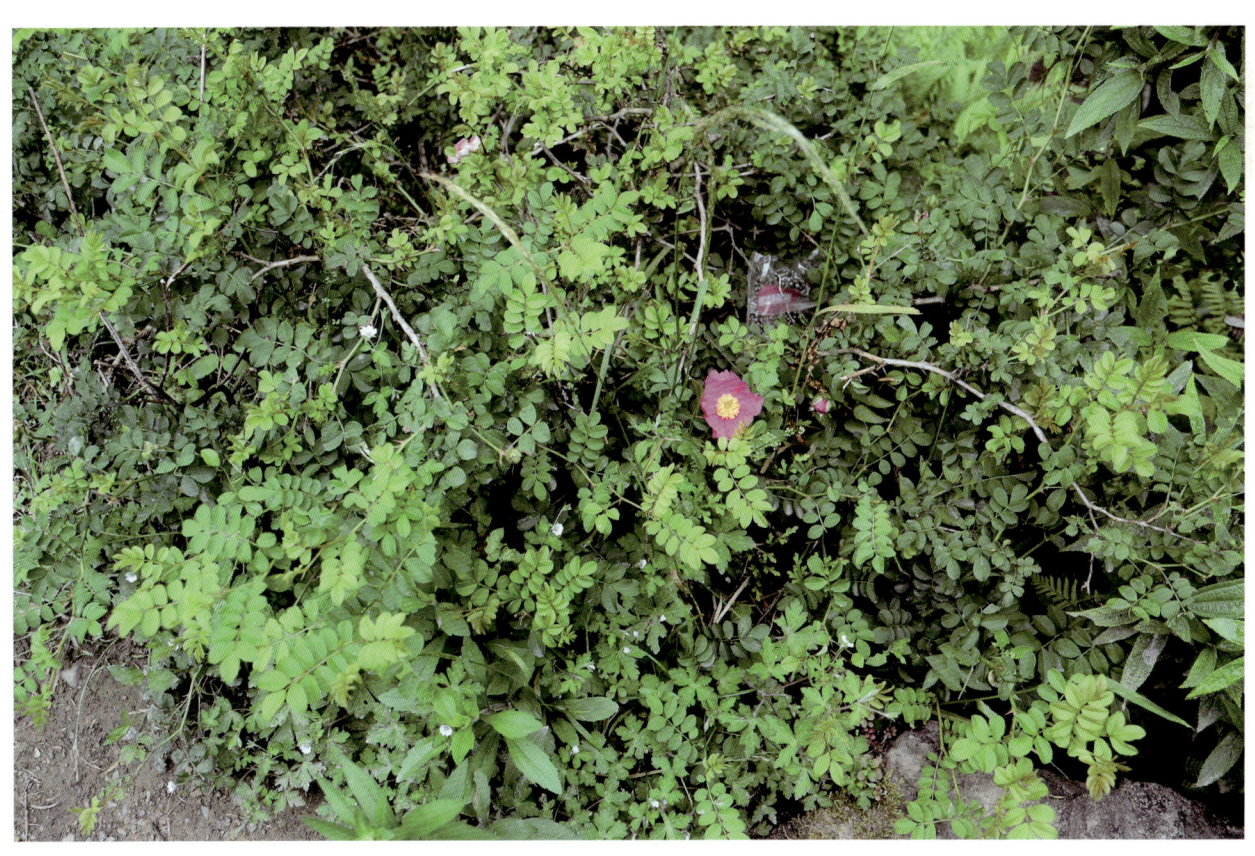

Zend vax gek 沙梨

【Bit hsenb 俗名】玉乳、快果、梨子、果宗、假川梨。

【Dios kob deis 基源】为蔷薇科植物沙梨 *Pyrus pyrifolia*（Burm. f.）Nakai 的果实及根。

【Niangb bet deis 生长环境】生于山野灌木丛中或杂木林中。分布于各地苗乡。

【Jox hsub 性味属经】性冷，味苦涩，属冷药，入热经。

【Qet diel xid 功能主治】功能：hxub kib yangx ngol 清热化痰，los eb hxenk angt 利水消肿。主治：pob lob pob bil 手脚水肿，bend lot 口发涩，zal ghad dongk xok 细菌性痢疾。

【Ed not xus 用法用量】内服，煎汤，25～35 g；或熬膏；或入丸、散。

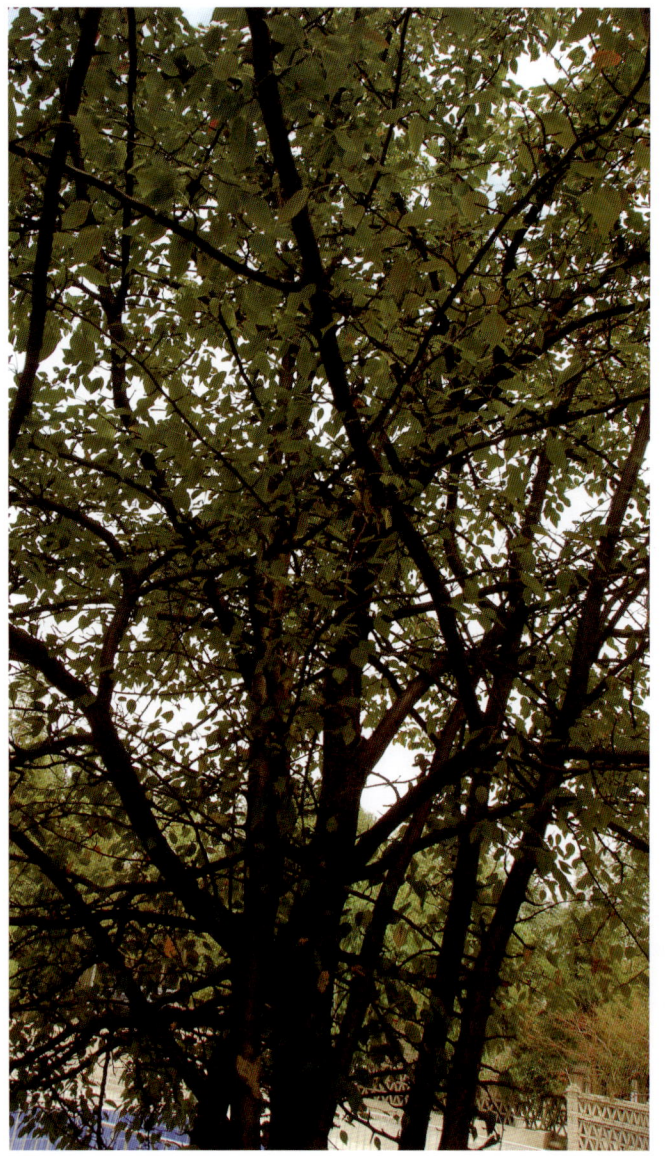
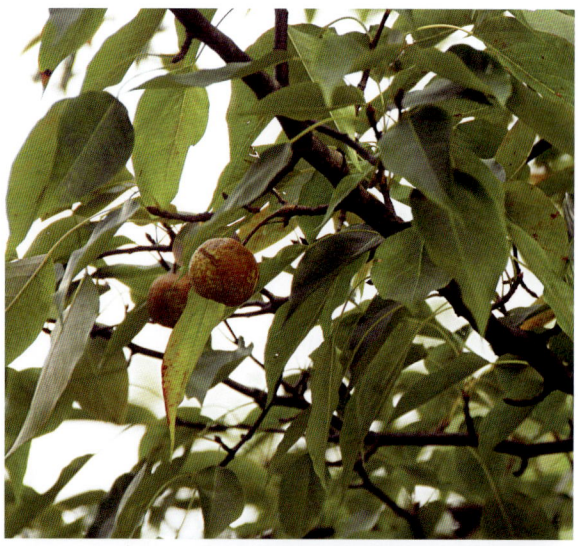
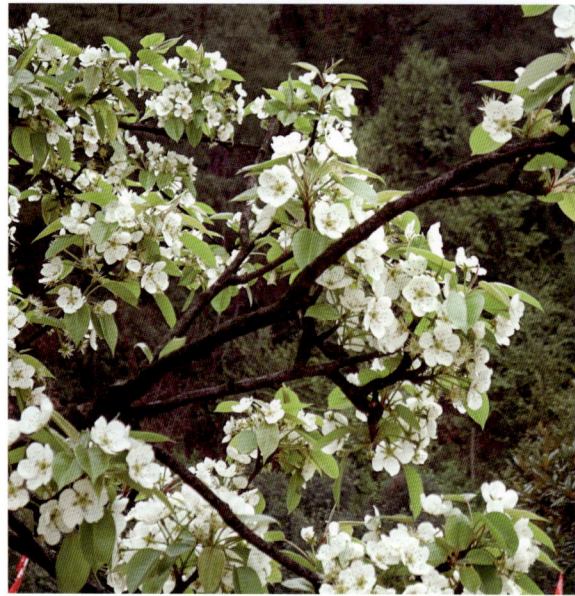

Zend dlenx 桃

【Bit hsenb 俗名】桃仁、毛桃、红桃、白桃、桃实、桃核。

【Dios kob deis 基源】为蔷薇科植物桃 *Amygdalus persica* L. 的种子、树胶、叶、花、根。

【Niangb bet deis 生长环境】生于坡塝阔叶林或灌木丛中。各地苗乡均有栽培。

【Jox hsub 性味属经】性冷，味苦，属冷药，入热经。

【Qet diel xid 功能主治】功能：ves hxangd tat jit hxangd 活血化瘀，net ghad ghof tongb ghad 润肠通便。主治：kib seil 疟疾，jit hxangd angt mongb 瘀血肿痛，xit dail lol mongb qub 产后腹痛，ax hsot ud 闭经，khangd hfak jangx dix 妇人阴内生疮，bus diangd 骨髓炎，jib ghad 便秘，khak eb bus jid 糖尿病。

【Ed not xus 用法用量】内服，煎汤，15～25 g；或入丸、散；树胶直接煮食治糖尿病。外用，捣烂敷患处。

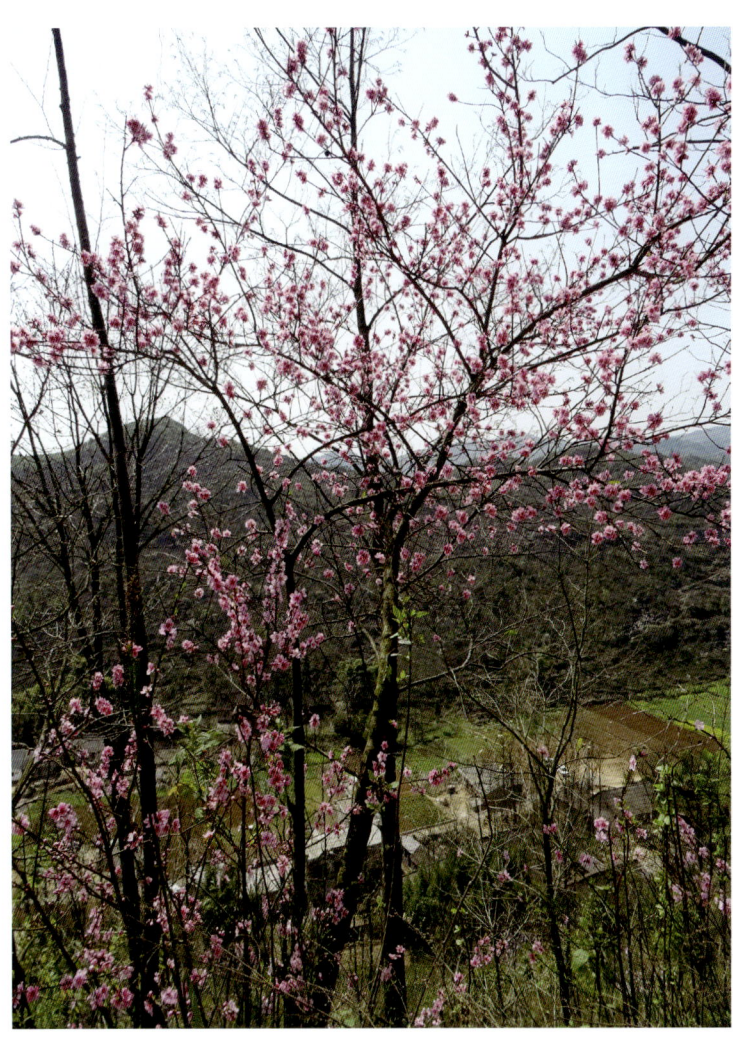
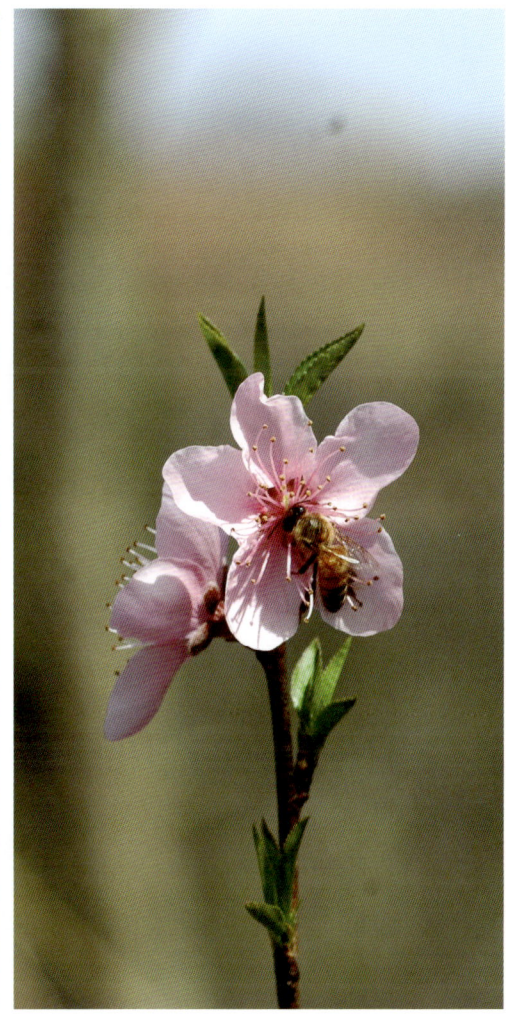

Zend dlenx mut 扁桃

【Bit hsenb 俗名】气桃、桃凫、阴桃子、瘪桃干、碧桃干。

【Dios kob deis 基源】为蔷薇科植物扁桃 *Amygdalus communis* L. 的树皮、叶。

【Niangb bet deis 生长环境】生于山坡沟谷中。分布于各地苗乡。

【Jox hsub 性味属经】性冷，味苦，属冷药，入热经。

【Qet diel xid 功能主治】功能：hxenk od nul dangf mongb 消炎止痛，hxub kib tat jab 清热解毒。主治：lax nial 溃疡，lax gangb liax 脚湿气（脚癣）。

【Ed not xus 用法用量】外用，捣蓉敷患处或捣汁涂搽。

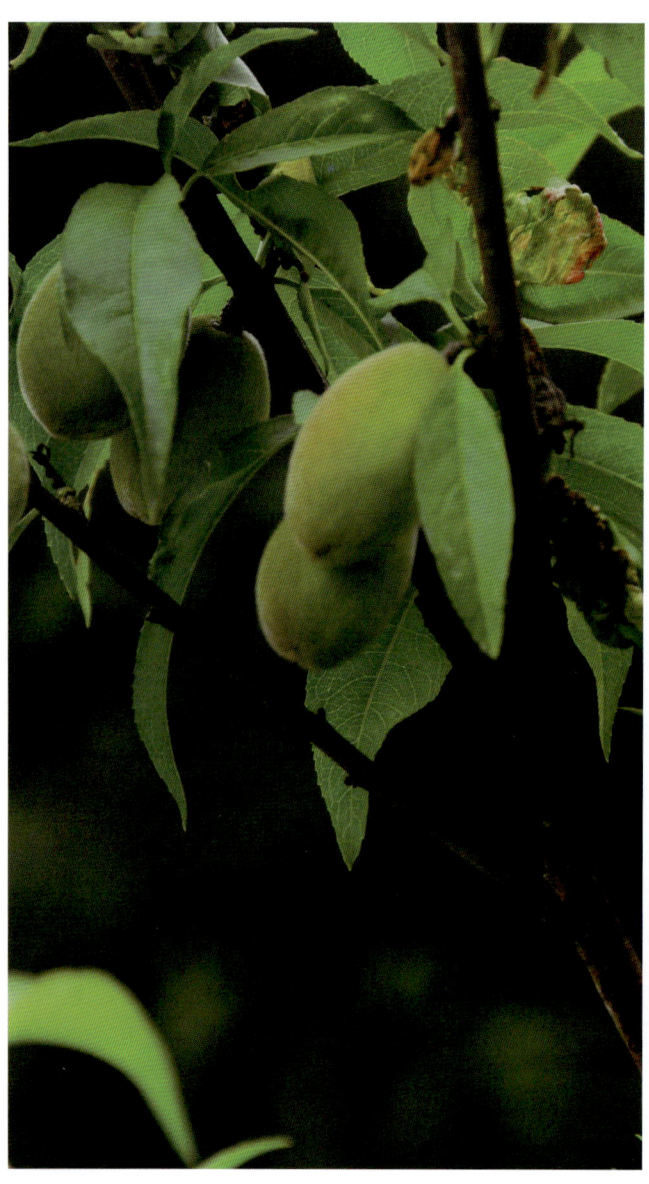 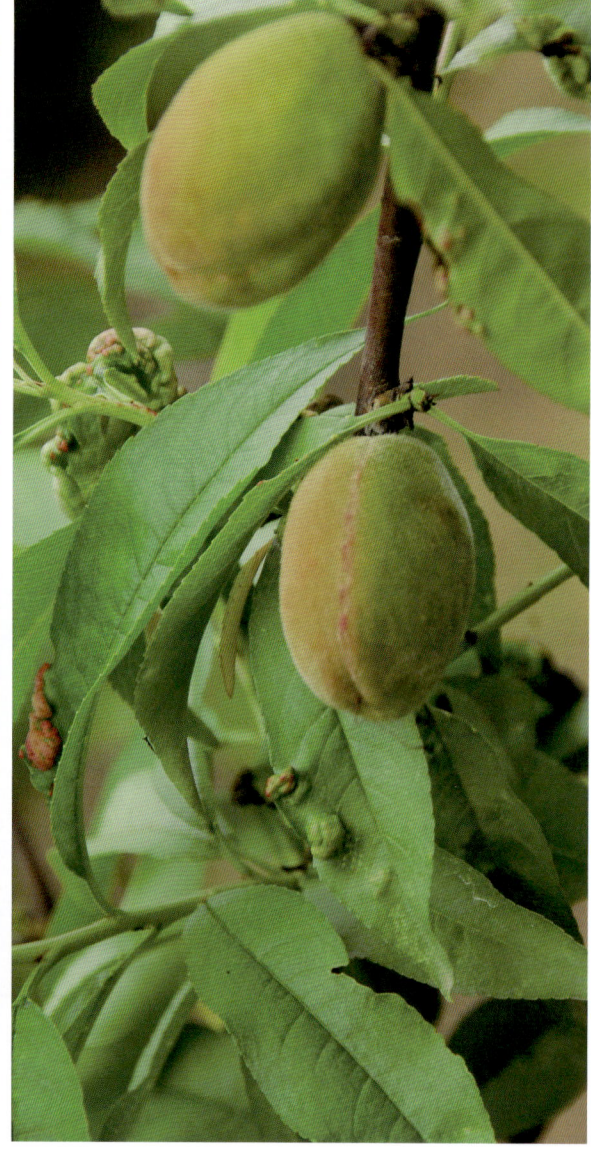

Zend dlenx vud 山桃

【Bit hsenb 俗名】毛桃、花桃、野桃、山毛桃、桃核仁。

【Dios kob deis 基源】为蔷薇科植物山桃 *Amygdalus davidiana*（Carrière）de Vos ex Henry 的核仁、枝、根、树胶。

【Niangb bet deis 生长环境】生于乱石山谷中。分布于各地苗乡。

【Jox hsub 性味属经】性冷，味酸，属冷药，入热经。

【Qet diel xid 功能主治】功能：net ghad ghof tongb ghad 润肠通便，hangb bongt tat jit hxangd 行气化瘀，hxub jent hxenk net 祛风除湿。主治：kib seil 疟疾，fangx mais fangx jid 黄疸，mongb dliud mongb qub 心腹痛，dliangd bil dib sangb 跌打损伤，yens jent mongb 风湿痛，not hniut ax hsot ud 常年闭经，xit daib lol zal ghad dongk 产后痢疾。

【Ed not xus 用法用量】内服，煎汤，8～25 g；或入丸、散。外用，捣烂敷。

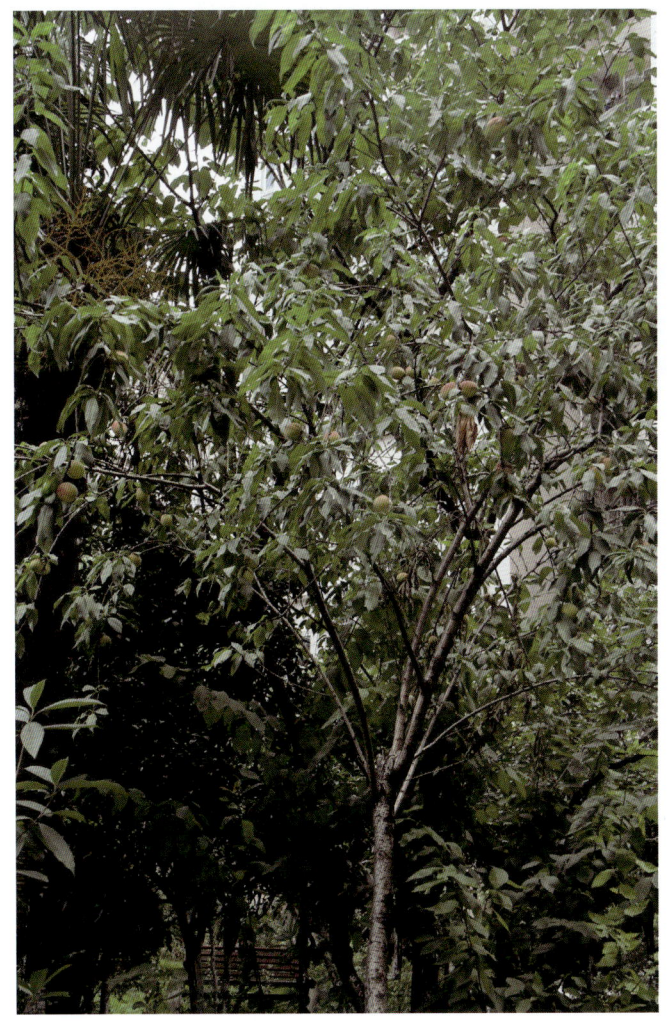
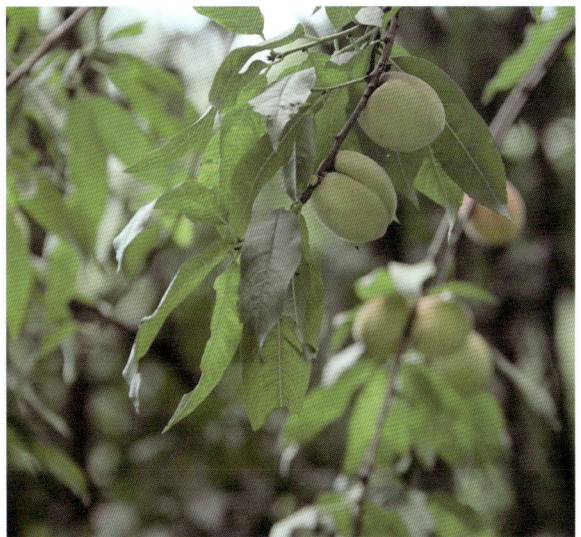
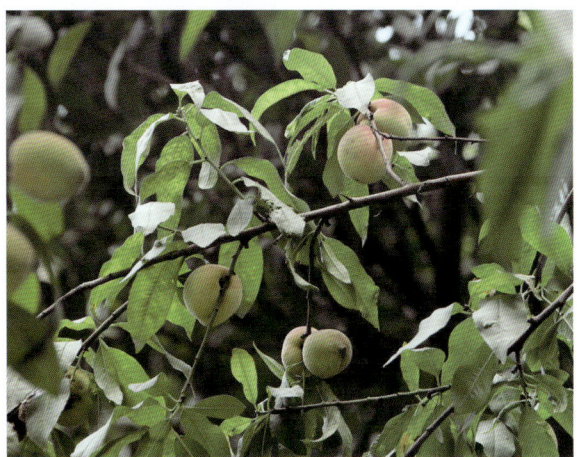

Vob saod died 绣球绣线菊

【Bit hsenb 俗名】山茴香、碎米丫、珍珠梅、珍珠绣球、麻叶绣球。

【Dios kob deis 基源】为蔷薇科植物绣球绣线菊 Spiraea blumei G. Don 的根、根皮、果实。

【Niangb bet deis 生长环境】生于中海拔地区坡塝树林下。分布于部分苗乡。

【Jox hsub 性味属经】性热，味辛，属热药，入冷经。

【Qet diel xid 功能主治】功能：xongf hxend tiod hsongd 强筋壮骨，hxub kib lal ghongd 清利咽喉。主治：dib xit jid niangs jit hxangd mongb 跌摔体内伤瘀疼痛，ghab diux ghongd angt mongb 咽喉肿痛，baid qub angt gangb 胸腹胀痛，ghad eb dlub lol not 白带过多，gangb daid eb 湿疹。

【Ed not xus 用法用量】内服，煎汤，15～30 g；或浸酒饮。外用，研末浸茶油搽。

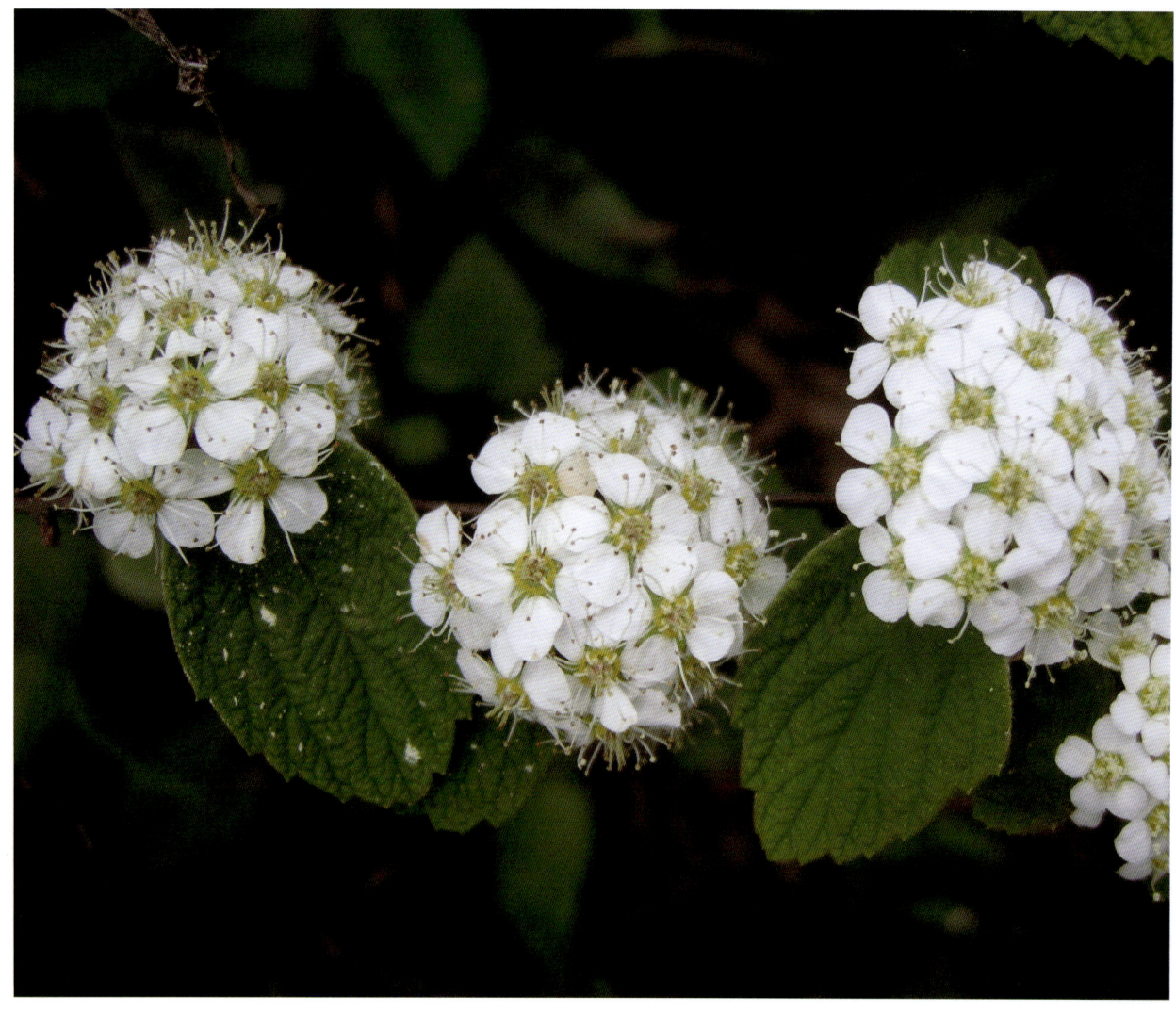

Vob saod dieb yub 光叶绣线菊

【Bit hsenb 俗名】土黄连、火烧尖、粉花绣线菊。

【Dios kob deis 基源】为蔷薇科植物光叶绣线菊 Spiraea japonica L. f. var. fortunei（Planchon）Rehd. 的根、叶、果实。

【Niangb bet deis 生长环境】生于山野树林下或灌木丛中。分布于部分苗乡。

【Jox hsub 性味属经】性平，味淡，属冷热两经药，入两经。

【Qet diel xid 功能主治】功能：dangf ngol vut bongt 止咳平喘，dias lax liangs ngix 祛腐生肌。主治：mongb khob 头痛，ait ngol 咳嗽，hniub mais pob xok mongb 目赤肿痛，los ghab hlat mais dlub 眼翳，bus diangd 骨髓炎，zal ghad dongk 痢疾。

【Ed not xus 用法用量】内服，煎汤，15～25 g。外用，煎水熏洗。

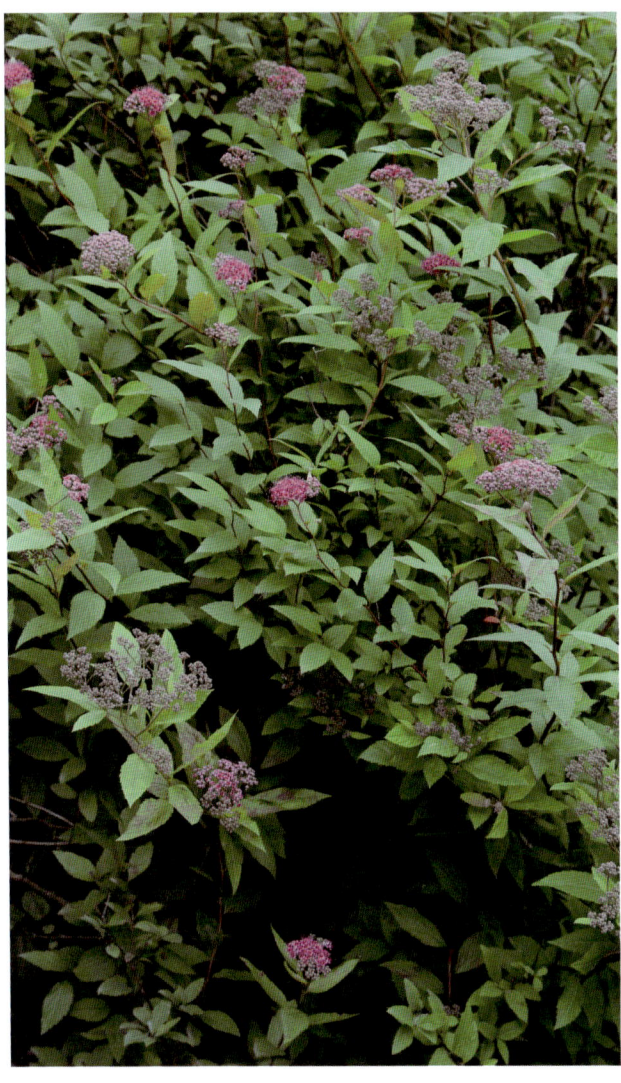
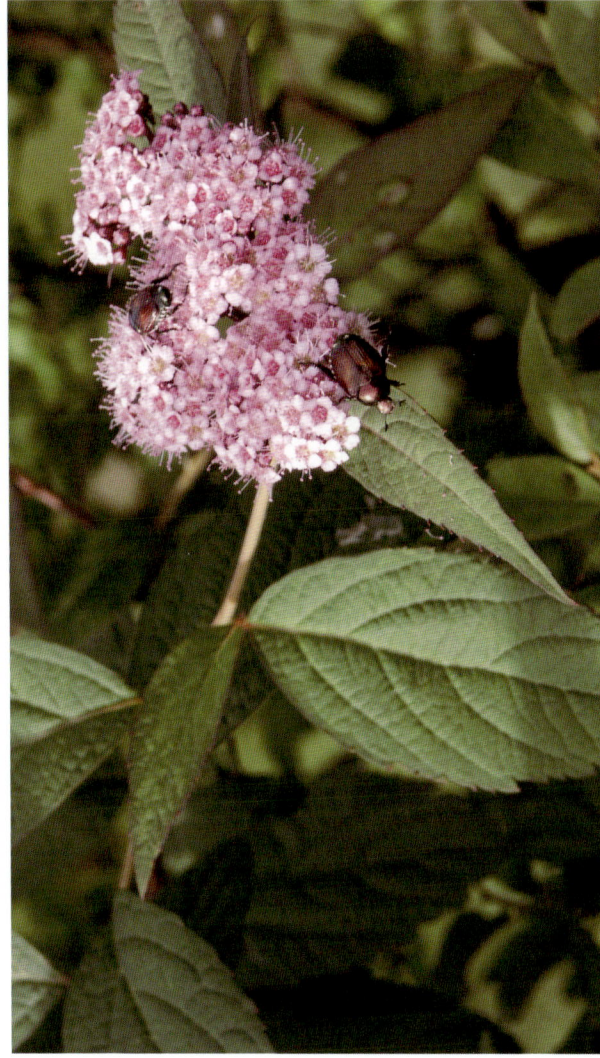

Bangx git fangx 棣棠花

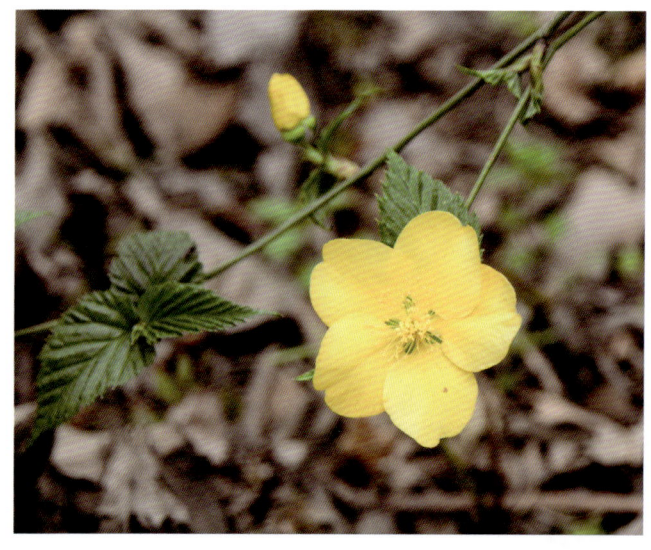

【Bit hsenb 俗名】小通花、地园花、地棠花、金棣棠、黄度梅、清明花、蜂棠花。

【Dios kob deis 基源】为蔷薇科植物棣棠花 Kerria japonica（L.）DC. 的花、枝、叶。

【Niangb bet deis 生长环境】生于沟谷林缘、灌木丛中，有作观赏花栽培。分布于部分苗乡。

【Jox hsub 性味属经】性平，味涩，属冷热两经药，入两经。

【Qet diel xid 功能主治】功能：hxub kib dangf ngol 清热止咳，yangx gad los gangd 消食化积。主治：ngol lax ax dangf 久咳不止，hot ax yangx gad 消化不良，yens jent mongb ghut hsongd 风湿性关节炎，pob lob pob bil 手脚水肿，jib daib dliangb dul ghab hfat 小儿荨麻疹，yens jent fal def 风丹。

【Ed not xus 用法用量】内服，煎汤，15～25 g。外用，捣烂敷患处；或煮水洗。

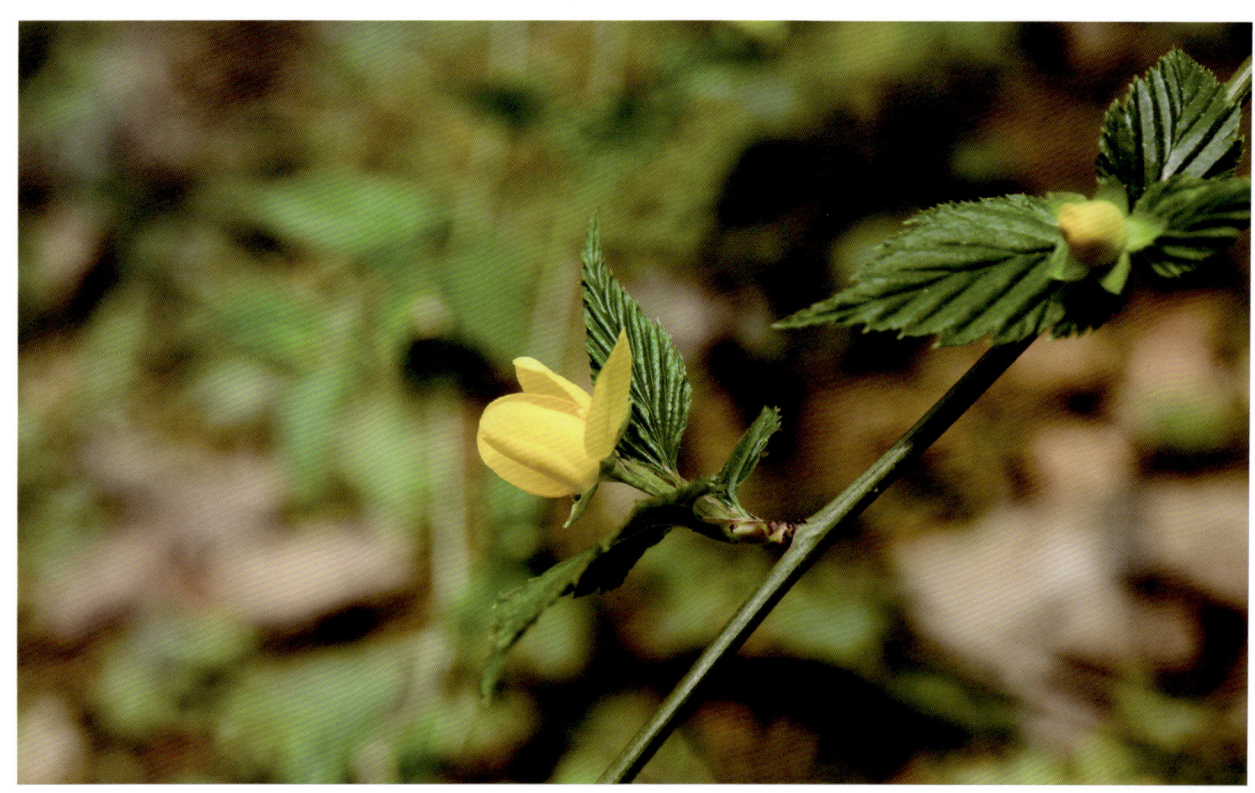

Vob ot wel 地榆

【Bit hsenb 俗名】九瓣叶、山枣参、水槟榔、赤地榆、枣儿红、涩地榆、黄瓜香、黄根子。

【Dios kob deis 基源】为蔷薇科植物地榆 Sanguisorba officinalis L. 的根茎。

【Niangb bet deis 生长环境】生于山地灌木丛、草地或田边。分布于各地苗乡。

【Jox hsub 性味属经】性冷，味苦酸，属冷药，入热经。

【Qet diel xid 功能主治】功能：hxub kib tat jab 清热解毒，seil hxangd dangf hxangd 凉血止血。主治：lol hxangd nais 鼻衄，gid niangs angt bus 深部脓肿，kib eb kib dul 水火烫伤，gangb daid eb 湿疹，niangb hsab pob mongb 无名肿毒，yens dlad zeb nex gik 狂犬咬伤，zal ghad dongk bongt 急性菌痢。

【Ed not xus 用法用量】内服，煎汤，15～25 g；或入丸、散。外用，捣汁涂或研末撒敷。

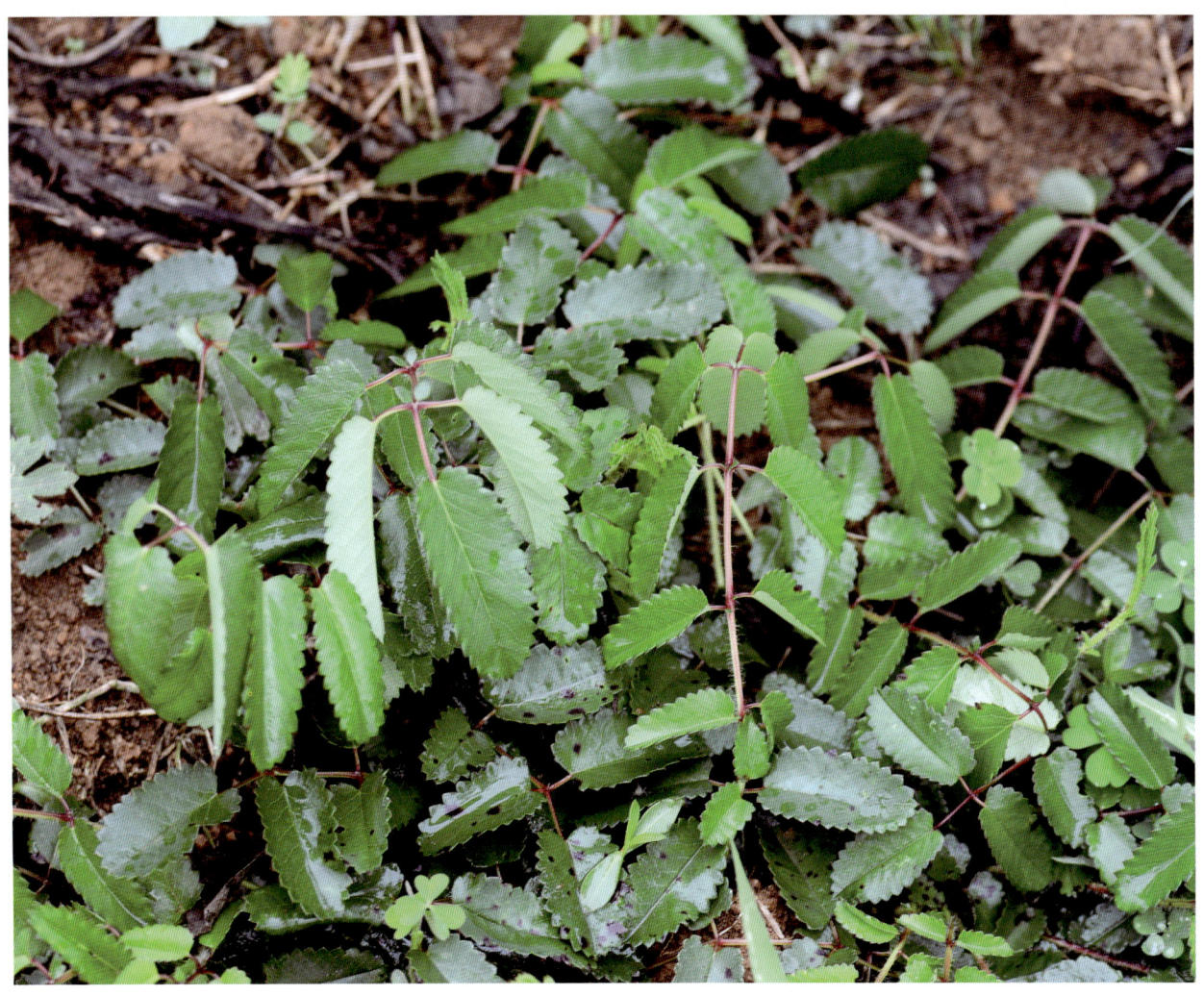

Det zaid wel liod 扁核木

【Bit hsenb 俗名】牛奶捶、打枪果、打油果、狗奶子、青刺尖、梅花刺、蒙自扁核木。

【Dios kob deis 基源】为蔷薇科植物扁核木 Prinsepia utilis Royle 的叶、根、果实。

【Niangb bet deis 生长环境】喜生于山谷两边、山坡、灌木丛中。分布于部分苗乡。

【Jox hsub 性味属经】性冷，味苦，属冷药，入热经。

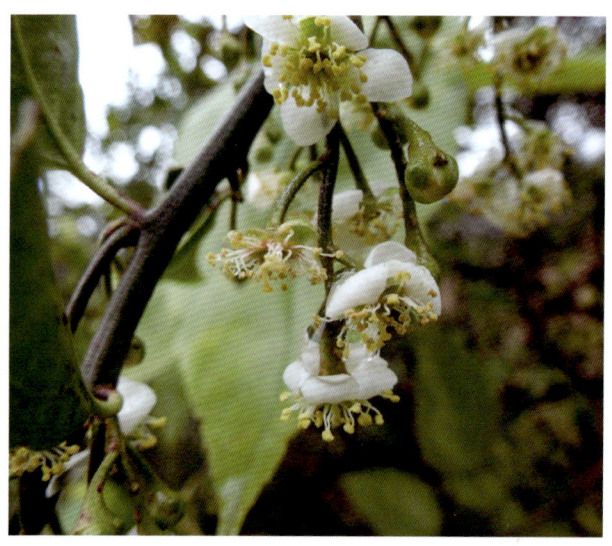

【Qet diel xid 功能主治】功能：ves hxangd tat jit hxangd 活血化瘀，hxub kib tat jab 清热解毒。主治：lod hsongd 骨折，yens pot bangd 枪伤，xus hxangb 贫血，ngol lax ax dangf 久咳不止，los ghab hlat mais dlub 眼翳，dinx gad xangd dit 食积饱胀，jangx ghab dliax gangb 毒疮。

【Ed not xus 用法用量】内服，煎汤，15～25 g。外用，捣烂敷患处。

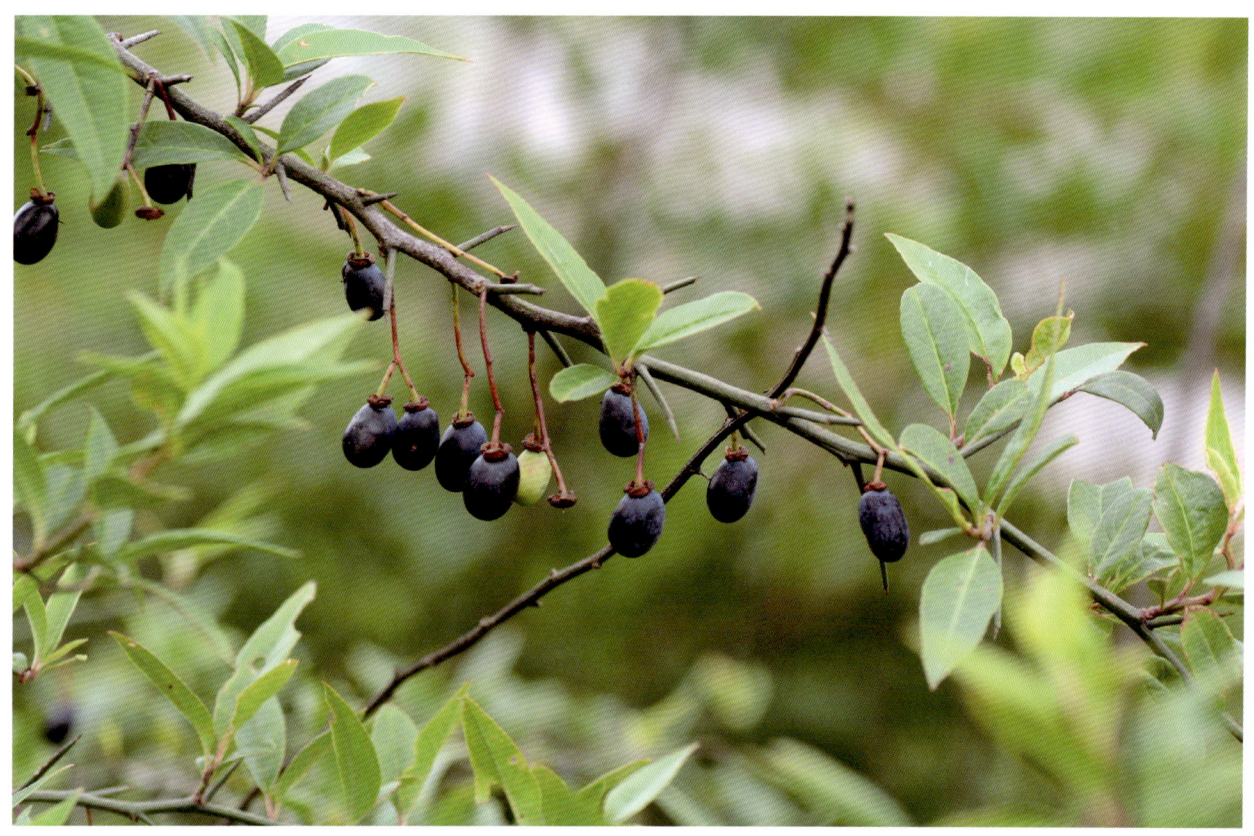

Bangx lif bud ved 红果树

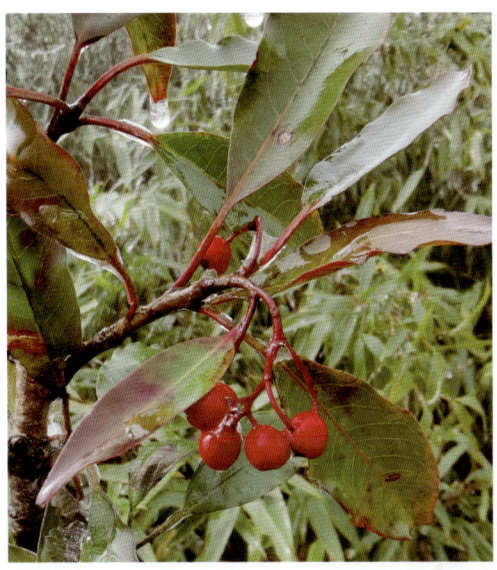

【Bit hsenb 俗名】红果籽、野梦花、猪果屎。

【Dios kob deis 基源】为蔷薇科植物红果树 Stranvaesia davidiana Dcne. 的根。

【Niangb bet deis 生长环境】生于山坡树林中。分布于部分苗乡。

【Jox hsub 性味属经】性冷，味酸，属冷药，入热经。

【Qet diel xid 功能主治】功能：tat jit hxangd dangf mongb 散瘀止痛，hxub kib zangl xuf 清热除湿。主治：hot ax yangx gad 消化不良，yens jentjuk jik 风湿麻木，yens jent mongb 风湿痛，dliangd bil dib sangb 跌打损伤。

【Ed not xus 用法用量】内服，煎汤，25～30 g；或浸酒饮。

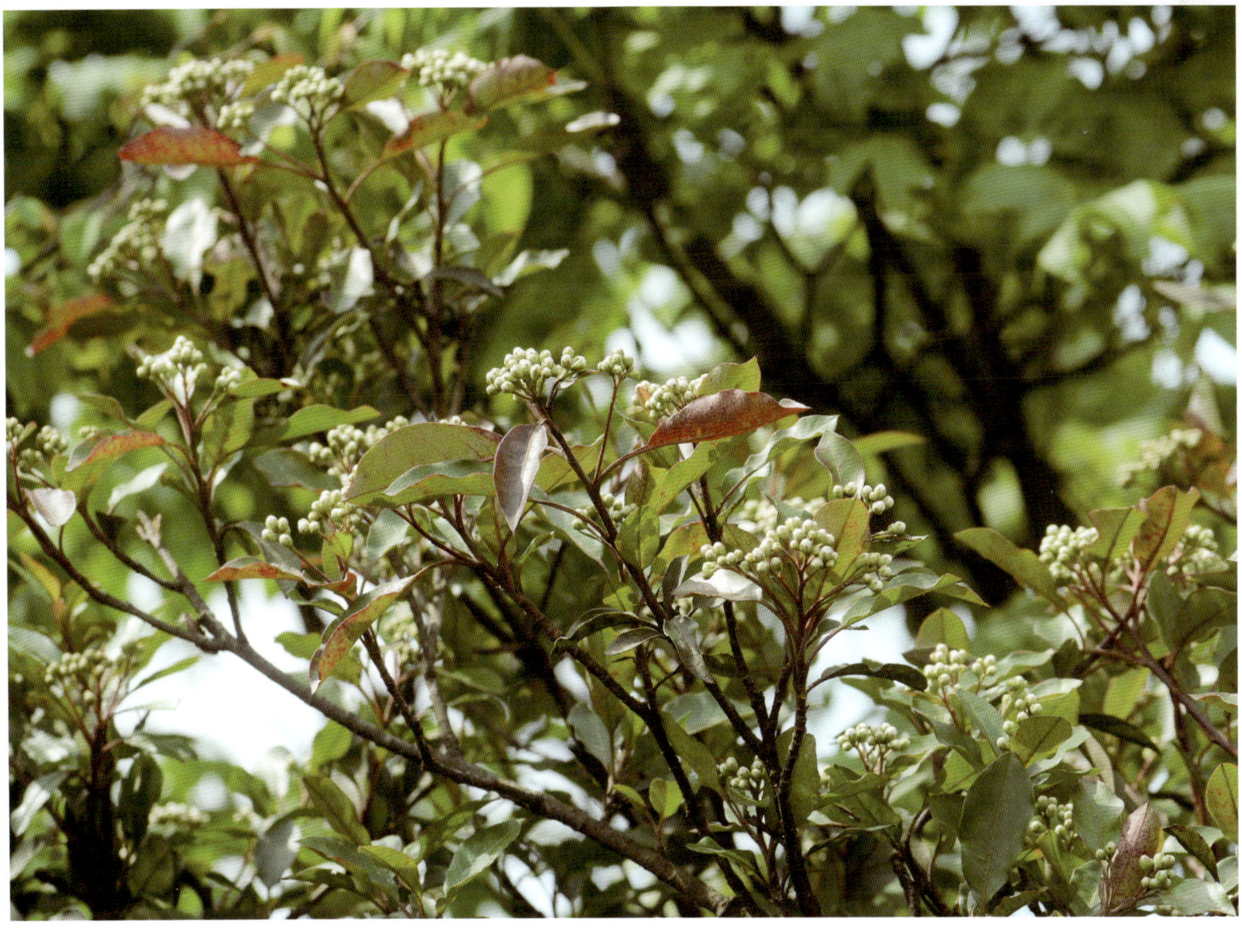

Zend daib xok 平枝栒子

【Bit hsenb 俗名】水莲沙、地红子、栒刺木、岩楞子、山头姑娘。

【Dios kob deis 基源】为蔷薇科植物平枝栒子 *Cotoneaster horizontalis* Dcne. 的根。

【Niangb bet deis 生长环境】生于坡塝草丛中、灌木丛中。分布于部分苗乡。

【Jox hsub 性味属经】性冷，味苦涩，属冷药，入热经。

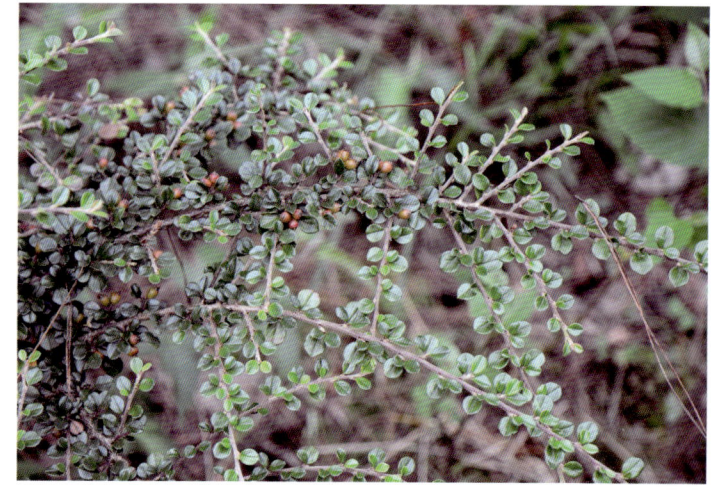

【Qet diel xid 功能主治】功能：hxub kib zangl xuf 清热除湿，ves hxangd hsot ud vut 活血调经。主治：yens jent mongb 风湿痛，hsot ud ax jangx hxib 月经不调，hsot ud mongb qub 经期腹痛，ghad eb dlub lol not 白带过多，dix yangf 恶疮。

【Ed not xus 用法用量】内服，水煎，15～25 g。外用，捣蓉敷患处；或煮水洗。

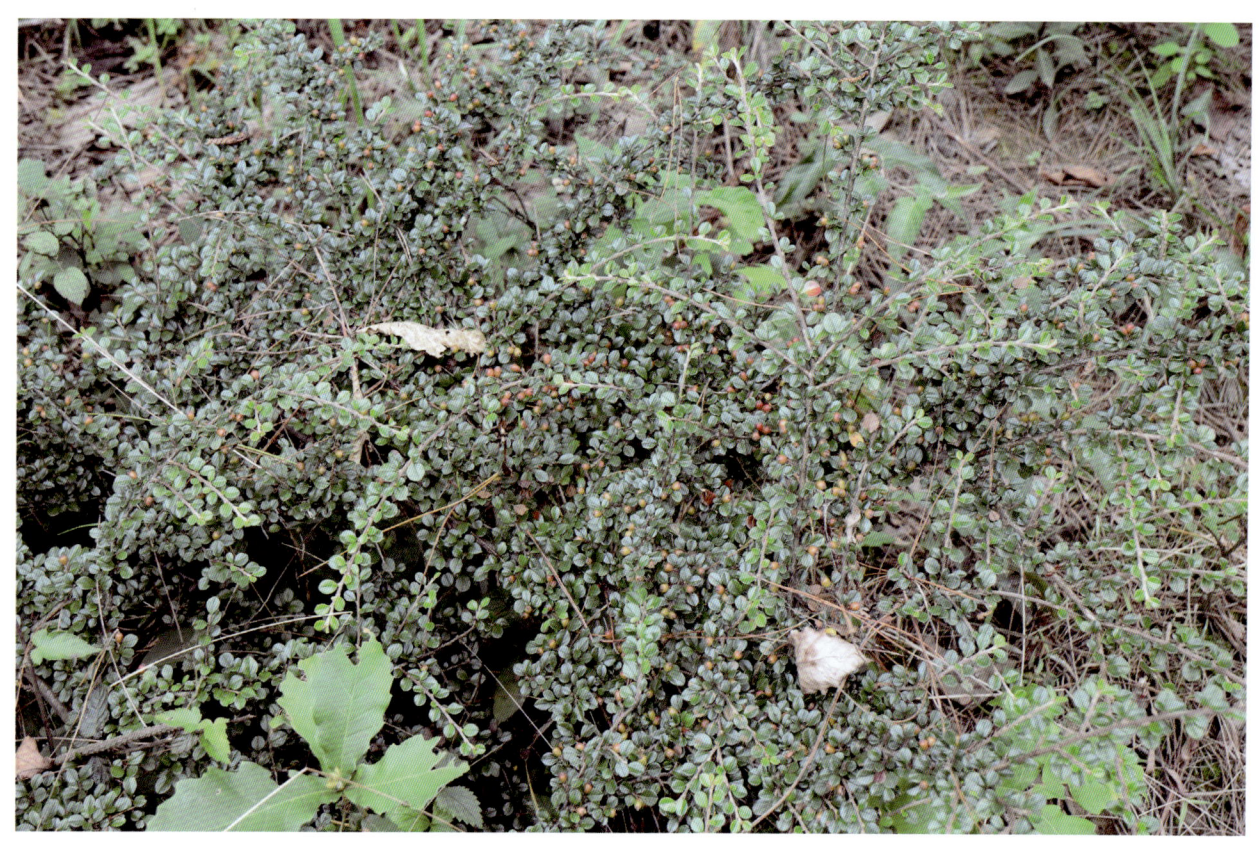

Zend daib xok 平枝栒子小叶变种

【Bit hsenb 俗名】水莲沙、地红子、岩楞子、栒刺木、山头姑娘。

【Dios kob deis 基源】为蔷薇科植物平枝栒子小叶变种 *Cotoneaster horizontalis* Dcne. var *perpusillus* Schneid. 的根。

【Niangb bet deis 生长环境】生于坡塝草丛、灌木丛。分布于部分苗乡。

【Jox hsub 性味属经】性冷，味酸涩，属冷药，入热经。

【Qet diel xid 功能主治】功能：hxub kib zangl xuf 清热除湿，seil hxangd dangf hxangd 凉血止血。主治：od hxangd 吐血，ghad eb dlub lol not 白带过多，zal ghad dongk hxangd 血痢，zal ghad hxangd mong qub 痢疾腹痛，dix yangf 恶疮。

【Ed not xus 用法用量】内服，水煎，15～25 g。外用，捣蓉敷患处；或煮水洗。

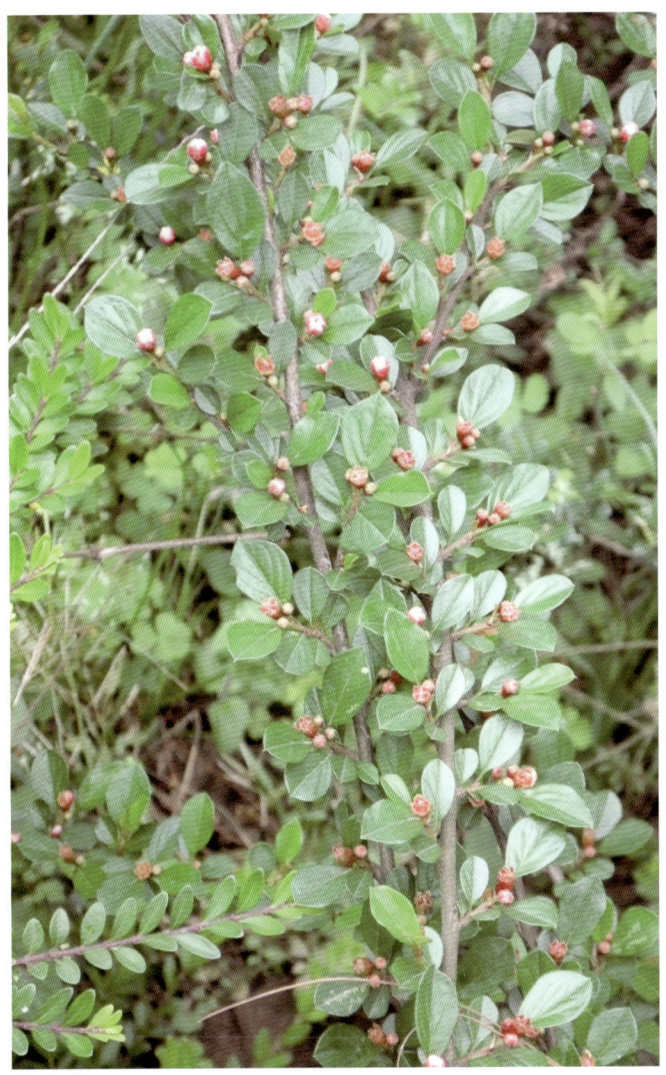
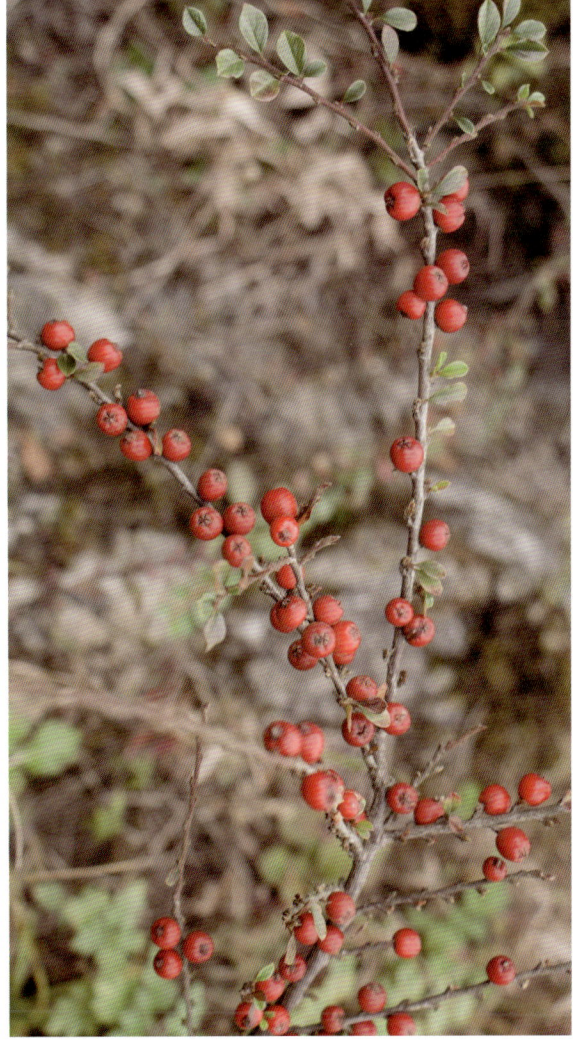

中文名索引

一 画
一支箭 /83

二 画
二色瓦韦 /151
十大功劳 /453
八角 /486
八角莲 /448
九节蓼 /348
九莲小檗 /459

三 画
三叶木通 /443
三叶委陵菜 /665
三叶海棠 /619
三白草 /188
三尖杉 /177
三花悬钩子 /652
三裂赤车 /270
三筒管 /475
土人参 /378
土大黄 /307
土牛膝 /360
土细辛 /297
土荆芥 /353
大瓦韦 /150
大乌泡 /646
大凤尾藓 /60
大火草 /431
大叶苎麻 /261
大叶金腰 /572
大叶贯众 /132
大叶骨碎补 /161
大叶海桐 /590
大叶榉树 /236
大血藤 /445
大花枇杷 /20
大花细辛 /299
大花蓼 /326
大苞桑寄生 /292
大果榆 /232
大果榕 /257
大黄 /306
大麻 /241
大落新妇 /582
大蝎子草 /273
大繁缕 /387
万年藓 /63
小八角莲 /449
小木通 /407
小叶石楠 /628
小叶朴 /229
小叶柳 /205
小花龙芽草 /660
小花黄堇 /535
小构树 /248
小果蔷薇 /604
小蔓藓 /59
山木通 /408

山玉兰 /497
山鸡椒 /518
山泡刺藤 /642
山胡椒 /515
山桃 /687
山黄麻 /233
山蒟 /191
山楂 /612
山蜡梅 /507
山樱桃 /673
山檀 /519
千日红 /370
千层石蕊 /51
千金藤 /474
川八角莲 /450
川牛膝 /358
川赤芍 /427
川莓 /638
川桂 /524
川梨 /615
川榛 /218
及己 /200
女娄菜 /390
女菱 /410
马齿苋 /377
马兜铃 /300
马蹄荷 /600

四 画
井栏边草 /104

天仙果 /242
天荞麦 /347
天胡荽金腰 /569
天葵 /412
无花果 /243
无根藤 /512
云芝 /10
云南白杨 /206
云南红景天 /562
云南翠雀花 /411
木瓜 /621
木耳 /31
木防己 /470
木姜子 /516
木莲 /495
木通 /442
木蹄 /13
五爪风 /656
五叶悬钩子 /650
五味子 /489
五味草 /533
五岭细辛 /298
支柱蓼 /333
太子参 /382
切头悬钩子 /654
瓦韦 /148
瓦草 /391
止血扇菇 /38
日本路边青 /662
中华里白 /91

中华绣线梅 /622
中华萍蓬草 /401
中华蜡瓣花 /601
中华槲蕨 /163
水龙骨 /147
水田碎米荠 /552
水麻 /263
水蓼 /324
水蕨 /143
牛皮消蓼 /338
牛鼻栓 /596
牛膝 /357
牛繁缕 /388
毛木耳 /32
毛叶石楠 /627
毛叶桑寄生 /293
毛花点草 /288
毛青藤 /481
毛刺蒴麻 /502
毛茛 /403
毛轴铁角蕨 /121
毛脉蓼 /326
毛萼莓 /631
毛蒟 /192
毛蓼 /329
升麻 /416
长叶乌药 /514
长叶铁角蕨 /118
长裙竹荪 /33
化香树 /211
反枝苋 /366
月季花 /610
乌毛蕨 /128
乌头 /434
乌药 /513
乌蔹 /140
凤丫蕨 /106

凤尾蕨 /97
六角莲 /452
火炭母 /343
火棘 /623
书带蕨 /105

五 画

玉兰 /496
玉米黑粉菌 /49
打破碗花花 /429
甘蓝 /548
艾麻 /274
古尼虫草 /6
节肢蕨 /159
节蓼 /332
石韦 /152
石龙芮 /405
石生繁缕 /389
石耳 /52
石竹 /380
石松 /67
石莲 /566
石莲姜槲蕨 /164
石斑木 /617
石蕨 /157
石蕊 /50
石蟾蜍 /477
龙芽草 /659
平枝栒子 /694
平枝栒子小叶变种 /695
东方荚果蕨 /130
东亚万年藓 /64
北桑寄生 /294
凹叶厚朴 /499
凹叶景天 /561
凹头苋 /367
白木通 /444

白叶莓 /635
白花丹 /185
白苞裸蒴 /190
白乳菇 /26
白栎 /222
白须草 /585
白菜 /543
丛毛榕 /255
丛枝蓼 /330
半边旗 /103
半枫荷 /599
头花蓼草 /368
头花蓼 /321
尼泊尔酸模 /312
尼泊尔辣蓼 /339
对马耳蕨 /139
对叶榕 /252
对生耳蕨 /138
丝栗栲 /220
丝穗金粟兰 /199

六 画

地五泡藤 /644
地瓜 /244
地肤 /354
地刷子石松 /69
地钱 /46
地榆 /691
扬子毛茛 /404
芍药 /425
芒萁 /89
西南乌头 /437
西南凤尾蕨 /99
西南冷水花 /282
西南委陵菜 /668
西南鬼灯檠 /574
西南绣球 /587

西南银莲花 /433
有柄石韦 /153
百蕊草 /289
灰毛果莓 /636
灰叶稠李 /679
灰白毛莓 /641
尖叶提灯藓 /55
尖耳贯众 /133
尖齿耳蕨 /137
尖距紫堇 /538
光叶山黄麻 /234
光叶石楠 /626
光叶海桐 /592
光叶绣线菊 /689
虫蚁菜 /289
团羽铁线蕨 /114
网纹灰包 /44
竹黄 /35
伏石蕨 /165
伏地卷柏 /77
延羽卵果蕨 /126
华中五味子 /490
华中介蕨 /144
华中茶藨子 /585
华中铁角蕨 /119
华艾麻草 /276
华北粉背蕨 /111
华西蔷薇 /606
华南十大功劳 /455
华南落新妇 /583
华桑 /239
血水草 /531
全缘火棘 /625
多叶唐松草 /414
多脉榆 /231
多疣悬藓 /58
多穗金粟兰 /198

697

多穗柯 /228
问荆 /81
羊蹄 /308
江南卷柏 /79
江南星蕨 /168
汝兰 /478
安徽小檗 /460
异叶榕 /253
阴地蕨 /84
红大叶藓 /56
红毛虎耳草 /571
红毛悬钩子 /653
红叶甘檀 /520
红花鸡距草 /534
红豆杉 /175
红果树 /693
红泡刺藤 /629
红茴香 /487
红铁泡刺 /643
红绵藤 /650
红楠 /530
红雾水葛 /266
红蓼 /323

七 画

麦角菌 /5
麦散黑粉菌 /48
麦蓝菜 /396
扯根菜 /575
赤车 /69
赤车使者 /271
赤胫散 /319
芸苔 /545
苋 /363
花红 /671
花点草 /287
花葶乌头 /438

芥菜 /542
芡实 /397
苎麻 /260
苏铁蕨 /127
杜仲 /602
杜衡 /299
杠板归 /320
杏 /670
杏李 /677
杉木 /181
巫山淫羊藿 /464
李 /675
杨梅 /201
豆包菌 /43
豆瓣菜 /556
两栖蓼 /337
旱生卷柏 /74
旱冬瓜 /216
里白 /90
针毛蕨 /124
何首乌 /318
皂柳 /204
佛甲草 /563
含笑花 /500
条叶榕 /256
卵叶马兜铃 /302
卵果蔷薇 /609
冷水花 /278
冷饭团 /493
庐山小檗 /461
庐山石韦 /154
庐山楼梯草 /267
沙梨 /684
灵芝 /9
尾穗苋 /364
鸡肫梅花草 /577
鸡冠花 /371

鸡桑 /240
纵肋人字果 /428
驴蹄草 /419

八 画

青牛胆 /483
青钱柳 /211
青萍 /171
青葙 /372
青檀 /235
青藤 /480
玫瑰 /611
抱石莲 /166
披针新月蕨 /125
苦荞麦 /346
苹 /169
茅莓 /40
茅栗 /227
林地蘑菇 /39
林荫银莲花 /432
枇杷 /681
板栗 /226
板蓝 /547
松节 /179
松树 /180
松萝 /53
松蕈 /24
枫杨 /212
枫香 /597
构树 /247
构棘 /246
刺红珠 /456
刺梨 /683
刺黑珠 /457
刺蓼 /334
郁李 /676
轮环藤 /473

齿果酸模 /310
齿盖贯众 /134
虎耳草 /568
虎杖 /313
肾蕨 /146
昆明乌头 /435
岩白菜 /570
岩黄连 /532
垂序商陆 /375
垂柳 /202
垂盆草 /565
垂穗石松 /68
委陵菜 /663
侧耳菇 /27
侧柏 /184
爬藤榕 /254
金毛狗 /94
金发藓 /65
金耳 /29
金龟草 /441
金鸡脚 /160
金果榄 /484
金鱼藻 /402
金线吊乌龟 /476
金线草 /314
金星蕨 /123
金粟兰 /196
金樱子 /682
狗脊蕨 /129
狗筋蔓 /392
变异铁角蕨 /122
兖州卷柏 /75
卷柏 /72
单叶升麻 /418
单叶双盖蕨 /145
单叶铁线莲 /421
单色云芝 /11

油白菜 /541
泥炭藓 /61
波缘冷水花 /279
空心泡 /633
空心莲子草 /362
线蕨 /167
细毛碗蕨 /93
细叶青蒌藤 /194
细叶卷柏 /76
细叶香桂 /525
细辛 /296
细柄书带蕨 /105
细圆齿火棘 /624
细圆藤 /482
细野麻 /262
贯众 /131

九　画

革叶蓼 /324
草玉梅 /430
草芍药 /426
草血竭 /349
草质千金藤 /475
草珊瑚 /195
茴茴蒜 /406
荞麦 /345
荞麦蔓 /348
荠菜 /356
茯苓 /16
茅 /550
胡桃 /208
南天竹 /469
南五味子 /492
南方红豆杉 /176
南黄紫堇 /537
柘树 /245
柏木 /183

柳叶牛膝 /359
柳叶蓼 /327
柽柳 /207
树舌 /7
威灵仙 /420
厚斗柯 /228
厚朴 /498
点柄粘盖牛肝菌 /18
贵州八角莲 /451
贴生石韦 /156
贴梗海棠 /620
钝叶蔷薇 /608
钝齿铁线莲 /423
钟花蓼 /331
钟萼木 /557
香叶子 /523
香叶树 /522
香桦 /214
香菇 /25
盾叶唐松草 /415
盾蕨 /158
剑叶凤尾蕨 /98
剑叶铁角蕨 /120
狭叶山胡椒 /521
狭叶阴香 /511
狭叶茴香 /488
狭叶海桐 /591
独行菜 /553
亮叶桦 /215
美味牛肝菌 /19
美脉花楸 /672
类叶升麻 /417
类叶牡丹 /459
炮烙莓 /639
冠盖藤 /576
扁担杆 /503
扁桃 /686

扁核木 /692
费菜 /567
蚤缀 /383
柔毛淫羊藿 /466
柔毛路边青 /661
柔软石韦 /155
绒毛阴地蕨 /85

十　画

珠芽艾麻 /275
珠芽景天 /560
珠芽蓼 /336
栽秧泡 /648
莲 /398
莲子草 /361
莓叶委陵菜 /667
荷莲豆 /394
莙达菜 /351
桂林栲 /219
梣木 /217
桦褶孔菌 /14
栓皮栎 /224
桃 /685
栗寄生 /294
栗寄生 /294
翅轴蹄盖蕨 /143
破布叶 /505
圆叶马兜铃 /303
圆果海桐 /593
圆锥羊肚菌 /4
圆锥绣球 /588
圆穗蓼 /328
钻地风 /584
铁角蕨 /117
铁线蕨 /112
透茎冷水花 /280
笔管草 /80

臭黄菇 /21
皱叶酸模 /311
皱果苋 /369
皱盖竹荪 /34
高山金发藓 /66
高山栎 /225
高山榕 /251
高乌头 /436
高丛珍珠梅 /618
高粱泡 /645
唐松草 /413
瓶尔小草 /82
拳参 /342
粉防己 /472
粉背蕨 /108
海金子 /594
海金沙 /88
润楠 /529
宽叶金粟兰 /197
宽叶荨麻 /286
扇叶铁线蕨 /113
姬蕨 /142
桑树 /237
桑寄生 /291
绢毛山梅花 /578
绢毛苋 /368
绢毛蔷薇 /607
绣球 /586
绣球绣线菊 /688
绣球藤 /409

十一画

菘蓝 /546
黄瓦韦 /149
黄水枝 /589
黄牛毛藓 /62
黄毛草莓 /657

黄多孔菌 /15	猪苓 /12	紫金莲 /186	楼梯草 /268
黄杞 /213	猪鬃凤尾蕨 /101	紫轴凤尾蕨 /100	碎米荠 /551
黄连 /440	猫儿屎 /447	紫背浮萍 /172	碗蕨 /92
黄泡子 /649	麻栎 /221	紫萁 /87	雷丸菌 /17
黄常山 /579	商陆 /374	紫堇 /536	睡莲 /399
黄麻 /504	粗毛火炭母 /344	紫菜薹 /544	暖地大叶藓 /57
黄葛树 /259	粗毛淫羊藿 /467	紫麻 /264	蜈蚣草 /102
黄樟 /509	粗叶悬钩子 /655	紫绿草 /283	蜕叶金腰 /573
黄藤 /485	粗齿冷水花 /281	紫楠 /528	腺毛莓 /630
萝卜 /540	粗齿铁线莲 /424	掌叶铁线蕨 /116	腺鼠刺 /585
萍蓬草 /400	粗榧 /178	景天 /559	新月茅膏菜 /558
菠菜 /352	剪夏罗 /384	喙核桃 /210	满江红 /173
梧桐 /603	清香木姜子 /517	黑红菇 /22	裸蒴 /189
梅 /616	淫羊藿 /463	黑足鳞毛蕨 /135	福建莲座蕨 /86
雀舌草 /385	深绿卷柏 /73	锈毛莓 /632	
悬钩子 /651	密毛蕨 /96	锈毛铁线莲 /422	**十四画**
野山楂 /613	隐孔菌 /15	短毛金线草 /315	蕹菜 /555
野李 /678		鹅掌楸 /494	蓼蓝 /325
野鸡尾 /107	**十二画**	筒鞘蛇菰 /305	榕树 /250
野核桃 /209	博落回 /539	猴樟 /510	酸模 /309
野菰 /40	插田泡 /647	阔叶十大功劳 /454	酸模叶蓼 /340
野蔷薇 /605	葛仙米 /1	阔鳞鳞毛蕨 /135	蜡梅 /506
蛇足石松 /70	葎草 /249	粪鬼伞 /36	管花马兜铃 /301
蛇含委陵菜 /666	落葵 /379	粪箕笃 /479	豪猪刺 /458
蛇苔 /54	落新妇 /581	焮麻 /284	辣蓼 /322
蛇莓 /658	萹蓄 /316	湖北山楂 /614	漆姑草 /395
蛇菰 /304	萹蓄变种 /317	溲疏 /580	蜜环菌 /23
银叶柳 /203	棱孔菌 /15	寒莓 /637	褐环粘盖牛肝菌 /20
银耳 /30	棣棠花 /690		翠云草 /71
银杏 /174	粟米草 /376	**十三画**	翠柏 /182
银粉背蕨 /110	硬皮地星 /45	蓝果小檗 /462	
甜菜 /350	硫黄菌 /3	蒙自虎耳草 /570	**十五画**
假粉背蕨 /109	裂叶苎麻 /285	蒙桑 /238	播娘蒿 /554
假黄麻 /505	裂叶星果草 /439	楠木 /527	蕈树 /595
假蒟 /193	裂褶菌 /28	椴树 /501	蕨 /95
脱皮马勃 /42	紫芝 /8	槐叶苹 /170	蕨麻 /664
猪毛菜 /356	紫茉莉 /373	榆 /230	蕺菜 /187

樱桃 /674
槲栎 /223
槲寄生 /295
槲蕨 /162
樟 /508
樟叶木防己 /471
蝎子草 /272
墨汁鬼伞 /37
稻曲菌 /47
箭叶淫羊藿 /465
箭叶蓼 /341

十六画

鞘柄乌头 /439
薄叶卷柏 /78
薜荔 /258
黔岭淫羊藿 /468

十七画

檀梨 /290
簇生卷耳 /393
繁缕 /386

繁缕景天 /564
繁穗苋 /365
擘蓝 /549
翼梗五味子 /491
翼蓼 /335

十八画

鞭叶铁线蕨 /115
藜 /355
藤麻 /265
檫木 /526

檵木 /598
瞿麦 /381
镰叶瘤足蕨 /141
翻白草 /669
鹰爪枫 /446

十九画及以上

藻文梅花衣 /2
攀枝莓 /634
鳞盖红菇 /22
糯米团 /277

苗文名索引

A

Ab yaob hxeb 大凤尾藓 /60

B

Bangx bel liangx dles 玫瑰 /611
Bangx bel liangx 月季花 /610
Bangx bel xib nais 钝叶蔷薇 /608
Bangx bel xib xok 华西蔷薇 /606
Bangx bel xib 野蔷薇 /605
Bangx bel xit 卵果蔷薇 /609
Bangx des did 打破碗花花 /429
Bangx fangb 紫茉莉 /373
Bangx ghab dab 野菰 /40
Bangx git fangx 棣棠花 /690
Bangx haix dangf 三叶海棠 /619
Bangx hniub gheib yut 青葙 /372
Bangx hniub gheib 鸡冠花 /371
Bangx lif bud ved 红果树 /693
Bangx naix eb yut 睡莲 /399
Bangx naix eb 莲 /398
Bangx naix ongd 芡实 /397
Bangx niak yenb yut 千日红 /370
Bangx sab yak xok 川赤芍 /427
Bangx sab yak 芍药 /425
Bangx sot yak dlub 草芍药 /426
Bangx wik laif 玉兰 /496
Bas bangx linf 冠盖藤 /576
Bas fangb dliub baob 绣球藤 /409
Bas fangb dliub 小木通 /407

Bas fangb yib 山木通 /408
Bas fangx lial 黄藤 /485
Bas geef ngaof 女萎 /410
Bas gok gaix 鹰爪枫 /446
Bas jab hfud nangl 昆明乌头 /435
Bas liaof zat 细叶青蒌藤 /194
Bas nos xok 藤麻 /265
Bas sab det ghab bod 粉防己 /472
Bas set jib 多疣悬藓 /58
Bas vax vib 地瓜 /244
Bas vob bangb 荞麦蔓 /348
Bas xat jat daid 鞭叶铁线蕨 /115
Bas xat jat gheib 扇叶铁线蕨 /113
Bas xat jat hlieb 掌叶铁线蕨 /116
Bas xat jat zaid 团羽铁线蕨 /114
Bas xat jat 铁线蕨 /112
Bas yax xed 爬藤榕 /254
Bas zend liul hxub 山泡刺藤 /642
Bel bix qut 刺黑珠 /457
Bel det hsat gheid 蓝果小檗 /462
Bel det ib fangx 庐山小檗 /461
Bel det ib 安徽小檗 /460
Bel hxangd nais 灰毛果莓 /636
Bel liul ak 寒莓 /637
Bel liul det 五叶悬钩子 /650
Bel liul dlub 白叶莓 /635
Bel liul fangx 粗叶悬钩子 /655
Bel liul jangs 栽秧泡 /648
Bel liul naix 炮烙莓 /639
Bel qeb zend 刺红珠 /456

Bod gheid zot 松节 /179

Bod jex sangx dlub 三筒管 /475

Bod jex sangx fangf 金果榄 /484

Box bil 地钱 /46

Box gas xok 紫背浮萍 /172

Box gas 青萍 /171

Box lix 槐叶苹 /170

Box lix 满江红 /173

Bul det ib nox 九莲小檗 /459

D

Ded hfab fangx 润楠 /529

Ded yax xed bil 高山榕 /251

Det ab xob 榕树 /250

Det al hmaib 地肤 /354

Det bib laib jed 豪猪刺 /458

Det bid pax 光叶海桐 /592

Det box 枫杨 /212

Det cab liod 香叶树 /522

Det cab niul 细叶香桂 /525

Det cab ongl 香叶子 /523

Det deid mangx 椴树 /501

Det dent 蕈树 /595

Det diangb ghagb 黄杞 /213

Det diel bil 旱冬瓜 /216

Det diod mangl 毛刺蒴麻 /502

Det dleb bat 狭叶阴香 /511

Det dleb fangx 黄樟 /509

Det dleb hfab 猴樟 /510

Det dleb 樟 /508

Det dlef vud 山胡椒 /515

Det dlieb bongl mik 凹叶厚朴 /499

Det dlieb bongl 厚朴 /498

Det dlox jel bat 大花枇杷 /20

Det dlox jel 枇杷 /681

Det dlox jel 天仙果 /242

Det ful bail 亮叶桦 /215

Det ful 香桦 /214

Det gad gheib 毛叶石楠 /627

Det gad yut 小叶石楠 /628

Det gad 光叶石楠 /626

Det gaf zat 小叶朴 /229

Det gaib yeex eb bil 鸡肫梅花草 /577

Det gaib yeex eb 绢毛山梅花 /578

Det gaib yeex 黄常山 /579

Det gaif pat 美脉花楸 /672

Det gangd bix 山黄麻 /233

Det gangd eb 大果榆 /232

Det gangd nef 多脉榆 /231

Det gangd yut 光叶山黄麻 /234

Det gangd zat 大叶榉树 /236

Det gangd 榆 /230

Det ghad lid 檵木 /598

Det ghad liod songb lul 南方红豆杉 /176

Det ghad liod songb 红豆杉 /175

Det ghad liod 狭叶山胡椒 /521

Det ghad yud dlongl 构树 /247

Det ghad yud 小构树 /248

Det ghat dlub 高山栎 /225

Det gheid 松树 /180

Det gid lof 中华蜡瓣花 /601

Det gif lol 粗榧 /178

Det gok gaix dlaib 猫儿屎 /447

Det heid liof 侧柏 /184

Det hfab dles 紫楠 /528

Det hfab niel 楠木 /527

Det hfab xok 红楠 /530

Det hmaib nangl hlieb 阔叶十大功劳 /454

Det hmaib nangl yut 华南十大功劳 / 455

Det hmaib nangl 十大功劳 / 453

Det hxangb 柏木 /183

Det hxed yax 黄葛树 /259

Det jab jib ghangb 青钱柳 /211

Det jab jib 化香树 /211

Det jangd dlongx 钟萼木 /557
Det jib eb 三尖杉 /177
Det jib gab 翠柏 /182
Det jib 杉木 /181
Det jit baid 山玉兰 /497
Det jit hsaib 杜仲 /602
Det khab bil 川榛 /218
Det khab ed 桤木 /217
Det khab 多穗柯 /228
Det kid fangx 西南鬼灯檠 /574
Det lax vangl 青檀 /235
Det leb nix 粪箕笃 /479
Det liax eb eb 垂柳 /202
Det liax jot 柽柳 /207
Det liax lios bil 皂柳 /204
Det liax lios dlub 银叶柳 /203
Det liax lios yut 小叶柳 /205
Det lif bax 云南白杨 /206
Det liul zal 高丛珍珠梅 /618
Det lod ngangs 鹅掌楸 /494
Det mangb dlub 银杏 /174
Det mangb ib 中华绣线梅 /622
Det mangx dlongt 马蹄荷 /600
Det mangx vud 半枫荷 /599
Det mangx 枫香 /597
Det nais liod 牛鼻栓 /596
Det naix beid 含笑花 /500
Det ngail mik 腺鼠刺 /585
Det niot vuas 白花丹 /185
Det nos mongl vud 假黄麻 /505
Det nos mongl 黄麻 /504
Det nos nex dles 紫麻 /264
Det nos vud 水麻 /263
Det seb cod xok 红茴香 /487
Det seb cod 狭叶茴香 /488
Det seb cot 山鸡椒 /518
Det seed nex dad 长叶乌药 /514

Det seed not 乌药 /513
Det sux pab 檫木 /526
Det vob gangb nangx 鸡桑 /240
Det vob gangb vud 蒙桑 /238
Det vob gangb 桑树 /237
Det vob gheib lis 大叶海桐 /590
Det vob gheib lis 狭叶海桐 /591
Det vob lax yut 构棘 /246
Det vob lax 柘树 /245
Det vob nos 扁担杆 /503
Det wik zat vud 山蜡梅 /507
Det wik zat 蜡梅 /506
Det wob gangb bet 华桑 /239
Det wob niaok ved 川桂 /524
Det wub liod 对叶榕 /252
Det yangx yel 梧桐 /603
Det yax xed mangf 丛毛榕 /255
Det yel dlub 槲栎 /223
Det yel gangd 厚斗柯 /228
Det yel laib 茅栗 /227
Det yel sat 桂林栲 /219
Det yel wax 白栎 /222
Det yel xok 栓皮栎 /224
Det yel 麻栎 /221
Det yif 丝栗栲 /220
Det zaid wel liod 扁核木 /692
Det zend jangl 木姜子 /516
Det zend lil 杨梅 /201
Det zend yaf gib 八角 /486

G

Gangb hniub dab 拳参 /342
Ghab bas sab det bat 樟叶木防己 /471
Ghab bas sab det 木防己 /470
Ghab bob det hlob 竹黄 /35
Ghab bob det vob 汝兰 /478
Ghab dliub det 小蔓薛 /59

Ghab hsob xed yeb 地刷子石松 /69
Ghab hsob xed 垂穗石松 /68
Ghab hveb gek yut 中华里白 /91
Ghab hveb gek 里白 /90
Ghab hveb ib 翅轴蹄盖蕨 /143
Ghab hveb sed bil 银粉背蕨 /110
Ghab hveb sed eb yut 细毛碗蕨 /93
Ghab hveb sed eb 碗蕨 /92
Ghab hveb sed hlieb 大叶骨碎补 /161
Ghab hveb sed mongl 假粉背蕨 /109
Ghab hveb sed niul 乌蕨 /140
Ghab hveb sed nix 华北粉背蕨 /111
Ghab hveb sed 粉背蕨 /108
Ghab hveb sed 芒萁 /89
Ghab hveb sed 石莲姜槲蕨 /164
Ghab jil hveb mongl 乌毛蕨 /128
Ghab jil hveb niul 狗脊蕨 /129
Ghab jil hveb 苏铁蕨 /127
Ghab liut dab 藻文梅花衣 /2
Ghab nex xad jat dlaib 黑足鳞毛蕨 /135
Ghab nex xad jat hlieb 大叶贯众 /132
Ghab nex xad jat nail 阔鳞鳞毛蕨 /135
Ghab nex xad jat niul 齿盖贯众 /134
Ghab nex xad jat wub 尖齿耳蕨 /137
Ghab nex xad jat yut 对马耳蕨 /139
Ghab nex xad jat yut 对生耳蕨 /138
Ghab nex xad jat zok 尖耳贯众 /133
Ghab nex xad jat 贯众 /131
Ghad mob mangl 麦角菌 /5
Ghag hveb seb niul 单叶双盖蕨 /145
Ghag hveb seb yut 华中介蕨 /144
Ghaob saix bib 松萝 /53

H

Hlat hmongb nox mongl 细圆藤 /482
Hlat hmongb nox vud 轮环藤 /473
Hlat hmongb nox yut 毛青藤 /481
Hlat hmongb nox 青藤 /480
Hlat hsongd hab xok 大血藤 /445
Hlat nos vud 破布叶 /505
Hlat zend liul hxub 红泡刺藤 /629
Hmongb lol xongb 青牛胆 /483
Hsob git nail 石松 /67
Hveb daid niongx bix 紫轴凤尾蕨 /100
Hveb daid niongx mongl 猪鬃凤尾蕨 /101
Hveb daid niongx vas 西南凤尾蕨 /99
Hveb daid niongx yut 剑叶凤尾蕨 /98
Hveb daid niongx 凤尾蕨 /97
Hveb ghab mot 半边旗 /103
Hveb laif jangb yut 金鸡脚 /160
Hveb laif jangb 节肢蕨 /159
Hveb lix meib 福建莲座蕨 /86
Hveb nad xif 江南星蕨 /168

J

Jab cangt jent bil 旱生卷柏 /74
Jab cangt jent nox 深绿卷柏 /73
Jab cangt jent yut 细叶卷柏 /76
Jab cangt jent zat 兖州卷柏 /75
Jab cangt jent 卷柏 /72
Jab dait hxangd 龙芽草 /659
Jab det genk zongb 威灵仙 /420
Jab dlieb zat 水龙骨 /147
Jab eb wal nangb 杠板归 /320
Jab fangx liangx bix 金线吊乌龟 /476
Jab fangx liangx yut 草质千金藤 /475
Jab fangx liangx 千金藤 /474
Jab gaix ngnad 石竹 /380
Jab gangb bax liof 赤胫散 /319
Jab gangb daid 蛇足石松 /70
Jab gangb qangf bad 萹蓄 /316
Jab gangb qangf lul 萹蓄变种 /317
Jab ghad nangl 天葵 /412
Jab gheik bat 繁缕景天 /564

Jab ghut angt niub 土牛膝 /360
Jab ghut ngangs liof 头花蓼草 /368
Jab ghut ngangs niub 川牛膝 /358
Jab ghut ngangs yub 柳叶牛膝 /359
Jab ghut ngangs 牛膝 /357
Jab heib khob yut 柔毛路边青 /661
Jab heib khob 日本路边青 /662
Jab hfud nangl fangx 西南乌头 /437
Jab hfud nangl leix 高乌头 /436
Jab hfud nangl moul 鞘柄乌头 /439
Jab hfud nangl yut 花葶乌头 /438
Jab hfud nangl 乌头 /434
Jab hveb seb hlieb 金毛狗 /94
Jab jangb tongb hsab 粗齿铁线莲 /424
Jab jangb tongb xok 锈毛铁线莲 /422
Jab jangb tongb yut 钝齿铁线莲 /423
Jab jangb tongb 单叶铁线莲 /421
Jab jex liux bat 丝穗金粟兰 /199
Jab jex liux fangd 宽叶金粟兰 /197
Jab jex liux mik 多穗金粟兰 /198
Jab jex liux yut 及己 /200
Jab jex liux 金粟兰 /196
Jab jex sangx 石蟾蜍 /477
Jab jongx mongf hlieb 卵叶马兜铃 /302
Jab jongx mongf vud 管花马兜铃 /301
Jab jongx mongf 马兜铃 /300
Jab kaid det 驴蹄草 /419
Jab lob gas 裂叶星果草 /439
Jab maf liangx mik 凹叶景天 /561
Jab maf liangx xok 云南红景天 /562
Jab mox lix 纵肋人字果 /428
Jab nix khaib ib 杜衡 /299
Jab nix khaib nios 大花细辛 /299
Jab nix khaib vud 土细辛 /297
Jab nix khaib 五岭细辛 /298
Jab nix knaib 细辛 /296
Jab qeb det 大苞桑寄生 /292

Jab seix nail 云南翠雀花 /411
Jab tad hxud 海金沙 /88
Jab vof xib dad 粗毛淫羊藿 /467
Jab vof xib mongl 柔毛淫羊藿 /466
Jab vof xib vud 巫山淫羊藿 /464
Jab vof xib 淫羊藿 /463
Jab wof xib yeb 黔岭淫羊藿 /468
Jab wof xib zaib 箭叶淫羊藿 /465
Jab xenb xit 条叶榕 /256
Jab xenb yax 大果榕 /257
Jab zangs gad 土荆芥 /353
Jangx lod vongx dail 漆姑草 /395
Jat fangx ib 黄连 /440
Jenb gangb kuk bab zat 海金子 /594
Jenb gangb kuk bab 圆果海桐 /593
Jenl ghut 草珊瑚 /195
Jib bod vib 石耳 /52
Jib det bal 灵芝 /9
Jib det diaib 木蹄 /13
Jib det dlaib yes 桦褶孔菌 /14
Jib det gek yes 棱孔菌 /15
Jib det gek 隐孔菌 /15
Jib det hlod 长裙竹荪 /33
Jib det hlod 皱盖竹荪 /34
Jib det lul 紫芝 /8
Jib det mongx 树舌 /7
Jib eb wel dlub 白乳菇 /26
Jib eb wel 黑红菇 /22
Jib ent 侧耳菇 /27
Jib fangb dles 褐环粘盖牛肝菌 /20
Jib fangb dlub 美味牛肝菌 /19
Jib gangb nangx 古尼虫草 /6
Jib gangb vas 硬皮地星 /45
Jib geb fangx 黄多孔菌 /15
Jib ged 猪苓 /12
Jib ghab naix baif 木耳 /31
Jib ghab naix dab 葛仙米 /1

Jib ghab naix mob 毛木耳 /32
Jib ghab nangs bongk 臭黄菇 / 21
Jib ghab nangs bongk 硫黄菌 / 3
Jib ghad dlaib 墨汁鬼伞 / 37
Jib ghad liod 粪鬼伞 / 36
Jib ghad mob 玉米黑粉菌 /49
Jib gheid dab 茯苓 / 16
Jib gheid lek 点柄粘盖牛肝菌 / 18
Jib gheid nios 松蕈 /24
Jib git dab 雷丸菌 / 17
Jib hfud nenf 止血扇菇 /38
Jib hlat dlub 裂褶菌 /28
Jib naix baik dlub 银耳 /30
Jib naix baik fangx 金耳 /29
Jib ongb 蜜环菌 / 23
Jib pab bil 林地蘑菇 / 39
Jib paib 圆锥羊肚菌 /4
Jib pend dlub 豆包菌 /43
Jib pend 脱皮马勃 /42
Jib waix xux 香菇 /25
Jib wub bax 云芝 / 10
Jib wub yes 单色云芝 / 11
Jib xok dled 鳞盖红菇 /22
Jib zax dul 网纹灰包 /44

L

Liuk zat hlieb 中华槲蕨 /163
Liuk zat 槲蕨 /162
Liul panb hlob 太子参 /382

M

Mangl ghad mob 麦散黑粉菌 /48
Maof lis baid vud 单叶升麻 /418
Maof lis baid yut 类叶升麻 /417
Maof lis baid 升麻 /416

N

Nangx bed kob 莲子草 /361
Nangx bod kongb 空心莲子草 /362
Nangx diongx yut 问荆 /81
Nangx diongx 笔管草 /80
Nangx hniub fab 垂盆草 /565
Nangx hveb sed yut 细柄书带蕨 /105
Nangx hveb sed 书带蕨 /105
Nangx leix dad 佛甲草 / 563
Nangx xab jat 蜈蚣草 / 102
Nax ghad mob 稻曲菌 /047
Nax xob vud 毛脉蓼 /326
Niangx nif zeb yut 西南银莲花 /433
Niangx nif zeb 林荫银莲花 /432
Nos ghab nex hlieb 大叶苎麻 /261
Nos mangx 大麻 /241
Nos 苎麻 /260

Q

Qeb det dleb 毛叶桑寄生 /293
Qeb det mangx 栗寄生 /294
Qeb det mil 栗寄生 /294
Qeb det vax 槲寄生 /295
Qeb det vob ganb 桑寄生 / 291
Qeb det yel 北桑寄生 /294

S

Set ghad gef 千层石蕊 /51
Sob dongd xok 头花蓼 /321
Songb gaif hvib 高山金发藓 /66
Songb ghab dliub liod 黄牛毛藓 /62
Songb nied xens yut 东亚万年藓 /64
Songb nied xens 万年藓 /63
Songb zongd gaif 金发藓 /65
Sub ghab dab 石蕊 /50

V

Vob bal dlub 白须草 /585
Vob bal dlub 扯根菜 /575
Vob bangb hlieb 荞菜 /356
Vob bangb ib 苦荞麦 /346
Vob bangb vud 天荞麦 /347
Vob bangb 荞麦 /345
Vob bangf dangf 甜菜 /350
Vob bangf 萝卜 /540
Vob bangx haid dlub 西南绣球 /587
Vob bangx haid yut 圆锥绣球 /588
Vob bangx haid 绣球 /586
Vob bangx jenb yut 扬子毛茛 /404
Vob bangx jenb 毛茛 /403
Vob bas xok 何首乌 /318
Vob bat diangl eb lal 透茎冷水花 /280
Vob bat diangl eb 冷水花 /278
Vob bat diangl yut 波缘冷水花 /279
Vob bat hxub 紫绿草 /283
Vob bax zat 华中茶藨子 /585
Vob beb sul dlub 毛花点草 /288
Vob beb sul 花点草 /287
Vob bid gangb yut 垂序商陆 /375
Vob bid gangb 商陆 /374
Vob bit eb niul 中华萍蓬草 /401
Vob bit eb 萍蓬草 /400
Vob bix seix dius 虎耳草 /568
Vob bix seix hlieb 天胡荽金腰 /569
Vob bix seix xok 红毛虎耳草 /571
Vob bix seix yut 蒙自虎耳草 /570
Vob bob caid 菠菜 /352
Vob bongb gangb 溲疏 /580
Vob dad hxangd 虫蚁菜 /289
Vob daid mix liof 短毛金线草 /315
Vob daid mix 金线草 /314
Vob def dab 荷莲豆 /394

Vob denk nex 火炭母 /343
Vob dens nix 板蓝 /547
Vob det dend dlub 华艾麻草 /276
Vob det dend vud 珠芽艾麻 /275
Vob det dend 艾麻 /274
Vob det hlot xok 赤车 /69
Vob det hlot 三裂赤车 /270
Vob diangb gangb 翠云草 /71
Vob diuk eb 白苞裸蒴 /190
Vob diuk vud 裸蒴 /189
Vob diuk 蕺菜 /187
Vob dlangb dliof yut 小花龙芽草 /660
Vob dliangb liob 麦蓝菜 /396
Vob dlub khob 委陵菜 /663
Vob dlub zat 岩白菜 /570
Vob dlub 白菜 /543
Vob eb wel 土人参 /378
Vob fangx hxangd 血水草 /531
Vob fangx liongl 小花黄堇 /535
Vob fef hsaob bad 西南冷水花 /282
Vob fef hsaob 粗齿冷水花 /281
Vob gaf hlieb 宽叶荨麻 /286
Vob gaf mif 裂叶荨麻 /285
Vob gaf xok 大蝎子草 /273
Vob gaf 蝎子草 /272
Vob gaf 焮麻 /284
Vob gaib dait 蛇苔 /54
Vob gaib det baid 猪毛菜 /356
Vob gangb hniub 西南委陵菜 /668
Vob gangb lis hlieb 大叶金腰 /572
Vob gangb lis 蜕叶金腰 /573
Vob gangb nais 新月茅膏菜 /558
Vob gat dlub 独行菜 /553
Vob gat fangx 芥菜 /542
Vob gat yux 油白菜 /541
Vob ged fenx 瓦草 /391
Vob ghab bod 擘蓝 /549

Vob ghab naix baif 落葵 /379
Vob ghab naix ninx 莙达菜 /351
Vob ghad nes 狗筋蔓 /392
Vob gheib lob 红花鸡距草 /534
Vob ghob dab yut 绒毛阴地蕨 /85
Vob ghob dab 阴地蕨 /84
Vob ghut hlod 瞿麦 /381
Vob gif lix 尖叶提灯藓 /55
Vob gis bat 凹头苋 /367
Vob gis bil hlieb 大落新妇 /582
Vob gis bil yut 华南落新妇 /583
Vob gis bil 落新妇 /581
Vob gis dles 皱果苋 /369
Vob gis dlub 藜 /355
Vob gis hxub 绢毛苋 /368
Vob gis mik 繁穗苋 /365
Vob gis nox 尾穗苋 /364
Vob gis vud 反枝苋 /366
Vob gis xok 苋 /363
Vob gongx liongl 虎杖 / 313
Vob had yeb 草血竭 /349
Vob haib dlub 羊蹄 /308
Vob haib hxub hlieb 皱叶酸模 /311
Vob haib hxub nox 尼泊尔酸模 /312
Vob haib hxub yeb 齿果酸模 /310
Vob haib hxub 酸模 /309
Vob haib vud 土大黄 /307
Vob haib 大黄 /306
Vob haid ghab dliangb 东方荚果蕨 /130
Vob hfaid nex hlieb 翻白草 /669
Vob hmid mal 马齿苋 /377
Vob hnaib ghad hxangt 紫萁 /87
Vob hnaid ok yut 一支箭 /83
Vob hob dlub dles 蛇含委陵菜 /666
Vob hob dlub yeb 三叶委陵菜 /665
Vob hob laox 莓叶委陵菜 /667
Vob hveb dliub 蕨麻 /664

Vob hveb eb 水蕨 /143
Vob hveb hxud 镰叶瘤足蕨 /141
Vob hveb jib 线蕨 /167
Vob hveb mox yut 凤丫蕨 /106
Vob hveb sed 野鸡尾 /107
Vob hveb seil 姬蕨 /142
Vob hveb zak 密毛蕨 /96
Vob hveb 蕨 /95
Vob hxub gheik 三白草 /188
Vob jab zenb 盾蕨 /158
Vob jex nax dles yut 尖距紫堇 /538
Vob jex nax dles yut 南黄紫堇 /537
Vob jex nax dles 紫堇 /536
Vob jiut 葎草 /249
Vob jof bil 圆叶马兜铃 /303
Vob khaid hfud 甘蓝 /548
Vob kik 苹 /169
Vob kux zat 岩黄连 /532
Vob lex nail 女娄菜 /390
Vob liangl bab 博落回 /539
Vob liangl genk yut 珠芽景天 /560
Vob liangl genk 景天 /559
Vob liangl ghab 无根藤 /512
Vob liangl lab 紫金莲 /186
Vob liof bad 珠芽蓼 /336
Vob liof baid 支柱蓼 /333
Vob liof bel 刺蓼 /334
Vob liof bix 节蓼 /332
Vob liof bix 翼蓼 /335
Vob liof bus 丛枝蓼 /330
Vob liof dab 革叶蓼 /324
Vob liof diel 尼泊尔辣蓼 /339
Vob liof dongk 两栖蓼 /337
Vob liof eb 毛蓼 /329
Vob liof eb 水蓼 /324
Vob liof gheib 九节蓼 /348
Vob liof hlieb 大花蓼 /326

Vob liof hxangt 钟花蓼 /331
Vob liof jab xok 圆穗蓼 /328
Vob liof jiof 牛皮消蓼 /338
Vob liof lab 箭叶蓼 /341
Vob liof niel 酸模叶蓼 /340
Vob liof xok 红蓼 /323
Vob liof zok 柳叶蓼 /327
Vob liof 辣蓼 /322
Vob lob gaid 大火草 /431
Vob maki vieeb 伏石蕨 /165
Vob mangb vieb 抱石莲 /166
Vob mangk veeb dliub 毛茛 /192
Vob mangk veeb yut 假茛 /193
Vob mangk veeb zat 山茛 /191
Vob meif nail 费菜 /567
Vob mub genb 剪夏罗 /384
Vob nangx yeex 金龟草 /441
Vob ngak 荠 /550
Vob niangx bab 黄水枝 /589
Vob niangx dlab 泥炭藓 /61
Vob nif liod bad 有柄石韦 /153
Vob nif liod mais 柔软石韦 /155
Vob nif liod vieeb fangx 黄瓦韦 /149
Vob nif liod vieeb hlieb 大瓦韦 /150
Vob nif liod vieeb yet 二色瓦韦 /151
Vob nif liod vieeb 瓦韦 /148
Vob nif liod yut 庐山石韦 /154
Vob nif liod 石韦 /152
Vob niot eb 金鱼藻 /402
Vob nix liof 蓼蓝 /325
Vob nos eb 细野麻 /262
Vob nos vud 红雾水葛 /266
Vob ot wel 地榆 /691
Vob qangb jenb bas 伏地卷柏 /77
Vob qangb jenb yut 薄叶卷柏 /78
Vob qangb jenb zat 江南卷柏 /79
Vob sait qenb 类叶牡丹 /459

Vob saod dieb yub 光叶绣线菊 /689
Vob saod died 绣球绣线菊 /688
Vob seb git 暖地大叶藓 /57
Vob seb jib 红大叶藓 /56
Vob songb gheid 石莲 /566
Vob tad nex dlenx 粗毛火炭母 /344
Vob uif liod m ongl 石蕨 /157
Vob uif liod yet 贴生石韦 /156
Vob wik nef 糯米团 /277
Vob xab dingl 庐山楼梯草 /267
Vob xanb sot xok 赤车使者 /271
Vob xanb sot zat 楼梯草 /268
Vob xangb niux hlieb 盾叶唐松草 /415
Vob xangb niux yut 多叶唐松草 /414
Vob xangb niux 唐松草 /413
Vob xid yib 瓶尔小草 /82
Vob xit nins hlieb 延羽卵果蕨 /126
Vob xit nins hliel 金星蕨 /123
Vob xit nins mongl 针毛蕨 /124
Vob xit nins 披针新月蕨 /125
Vob xok ot 紫菜薹 /544
Vob yaf gib dlud 川八角莲 /450
Vob yaf gib nios 贵州八角莲 /451
Vob yaf gib vud 六角莲 /452
vob yaf gib 八角莲 /448
Vob yaf gib 小八角莲 /449
Vob yat 菘蓝 /546
Vob yax nens 蚤缀 /383
Vob yenb jux eb 水田碎米荠 /552
Vob yenb jux 碎米荠 /551
Vob yenf yenx 五味草 /533
Vob yil yeb 雀舌草 /385
Vob yux eb 豆瓣菜 /556
Vob yux lix 播娘蒿 /554
Vob yux vud 薜菜 /555
Vob yux 芸苔 /545
Vob zail sed 簇生卷耳 /393

Vob zid ruax 粟米草 /376
Vob zongb fenx 茴茴蒜 /406
Vob zux zail hlieb 大繁缕 /387
Vob zux zail lul 牛繁缕 /388
Vob zux zail zat 石生繁缕 /389
Vob zux zail 繁缕 /386
Vod yid eb 石龙芮 /405

X

Xad jat mal 肾蕨 /146
Xad jat mongl 井栏边草 /104
Xat jat diuk 剑叶铁角蕨 /120
Xat jat jad 铁角蕨 /117
Xat jat mongl 变异铁角蕨 /122
Xat jat mongl 长叶铁角蕨 /118
Xat jat nangl 毛轴铁角蕨 /121
Xat jat niul 华中铁角蕨 /119

Y

Yaob zix leix 筒鞘蛇菰 /305
Yaob zix xenx 蛇菰 /304

Z

Zand diuf bat bad 白木通 /444
Zand diuf bat yut 三叶木通 /443
Zand diuf bat 木通 /442
Zand fangx hxangt bad 川梨 /615
Zangx dliab beid 南天竹 /469
Zenb gangb kongb beed 细圆齿火棘 /624
zenb wub liod 异叶榕 /253
Zend bel ghof yeb 小果蔷薇 /604
Zend bel ghof 金樱子 /682
Zend bel liangx vud 绢毛蔷薇 /607
Zend bel tok 刺梨 /683
Zend buk dleb 钻地风 /584
Zend daib xok 平枝栒子 /694
Zend daib xok 平枝栒子小叶变种 /695

Zend diang bat 胡桃 /208
Zend diangx bat vud 野核桃 /209
Zend diaut bat lel 喙核桃 /210
Zend diel vub bad 南五味子 /492
Zend diel vub hlieb 华中五味子 /490
Zend diel vub yut 翼梗五味子 /491
Zend diel vub 五味子 /489
Zend dlenx mut 扁桃 /686
Zend dlenx vud 灰叶稠李 /679
Zend dlenx vud 山桃 /687
Zend dlenx 桃 /685
Zend fab hxub 木瓜 /621
Zend fangx hxangt vud 野山楂 /613
Zend fangx hxangt 山楂 /612
Zend fangx hxanqt yut 湖北山楂 /614
Zend gangb kongb dlenx 全缘火棘 /625
Zend gangb kongb 火棘 /623
Zend ghod hlieb 冷饭团 /493
Zend jangl bat 山橿 /519
Zend jangl gal 红叶甘橿 /520
Zend jangl yut 清香木姜子 /517
Zend jib 木莲 /495
Zend liangf fenx 薜荔 /258
Zend lid jenx 花红 /671
Zend linf gangb 石斑木 /617
Zend liuf xed 三花悬钩子 /652
Zend liul ak 黄毛草莓 /657
Zend liul dlab 毛萼莓 /631
Zend liul eb quf dliub 锈毛莓 /632
Zend liul eb quf lal 空心泡 /633
Zend liul fangx 切头悬钩子 /654
Zend liul gangt 大乌泡 /646
Zend liul gangx 高粱泡 /645
Zend liul hxub dab 地五泡藤 /644
Zend liul hxub 灰白毛莓 /641
Zend liul jangs fangx 茅莓 /40
Zend liul jangs 五爪风 / 656

Zend liul khangb bas 红绵藤 /650
Zend liul khangb xok 红毛悬钩子 /653
Zend liul leid 腺毛莓 /630
Zend liul nangb 草玉梅 /430
Zend liul nangb 蛇莓 /658
Zend liul nios 插田泡 /647
Zend liul vob 悬钩子 /651
Zend liul xok hfud 红铁泡刺 /643
Zend mangb linf 梅 /616
Zend mangb 杏 / 670
Zend nangs ib 野李 /678
Zend nangs ninx 杏李 /677
Zend nangs nius 郁李 /676

Zend nangs xok 李 /675
Zend ongt xongs vib 檀梨 /290
Zend ongt xongs 百蕊草 /289
Zend vax gek 沙梨 /684
Zend vax hxub yut 贴梗海棠 /620
Zend wab vud 山樱桃 /673
Zend wab 樱桃 /674
Zend yel pit 板栗 /226
Zend yex ax maix hniub 无花果 /243
Zeng liul liod 川莓 /638
Zeng liul yex 黄泡子 /649
Zent liul liod 攀枝莓 /634

拉丁文名索引

A

Achyranthes aspera L. /360
Achyranthes bidentata Blume /357
Achyranthes longifolia (Makino) Makino /359
Aconitum carmichaelii Debx. /434
Aconitum scaposum Franch. /438
Aconitum sinomontanum Nakai /436
Aconitum vaginatum Pritz. /439
Aconitum varaltflaum W. T. Wang /437
Aconitum vilmorinianum Kom. /435
Actaea asiatica Hara /417
Adiantum capillus-junonis Rupr. /114
Adiantum capillus-veneris L. /112
Adiantum caudatum L. /115
Adiantum flabellulatum L. /113
Adiantum pedatum L. /116
Aeginetia indica L. /40
Aerva sanguinolenta (L.) Blume /368
Agaricus silusaticus Schaeff. ex Fr. /39
Agrimonia nipponica Skalicky var. occidentalis Skalicky /660
Agrimonia pilosa Ldb. /659
Akebia quinata (Houtt.) Decne. /442
Akebia trifoliata (Thunb.) Koidz. subsp. australis (Diels) T. Shimizu /444
Akebia trifoliata (Thunb.) Koidz. /443
Aleuritopteris argentea (Gmel.) Fee. /110
Aleuritopteris farinosa (Forsk.) Fee. /108
Aleuritopteris kuhnii (Milde) Ching /112
Aleuritopteris pseudofarinosa Ching /109

Alnus cremastogyne Burk. /217
Alnus nepalensis D. Don /216
Alternanthera philoxerodes (Mart.) Griseb. /362
Alternanthera sessilis (L.) DC. /361
Altingia chinensis (Champ.) Oliver ex Hance /595
Amaranthus ascenders Loisel. /367
Amaranthus caudatus L. /364
Amaranthus paniculatus L. /365
Amaranthus retroflexus L. /366
Amaranthus tricolor L. /363
Amaranthus viridis L. /369
Amygdalus communis L. /686
Amygdalus davidiana (Carrière) de Vos ex Henry /687
Amygdalus persica L. /685
Anemone davidii Franch. /433
Anemone flaccida Fr. Schmidt. /432
Anemone hupehensis Lem. /429
Anemone rivularis Buch. -Ham. /430
Anemone tomentosa (Maxim.) Pei /431
Angiopteris foklensis Hieron. /86
Anlenoron neofiliforme (Nakai.) Hala. /315
Annamocarya sinensis (Dode) Leroy /210
Antenoron filiforme (Thunb.) Roberty et Vautier /314
Arenaria serpyllifolia L. /383
Aristolochia champicneii Merr. et Chun. /475
Aristolochia contorta Bge. /303
Aristolochia debilis Sieb. et Zucc. /300
Aristolochia tubiflora Dunn /301
Armeniaca mume Sieb. /616
Armeniaca vulgaris Lam. /670

Armillaria matsutake Ito. et Imai. /24
Armillaria mellea (Vahl ex Fr.) Karst. /23
Arthromeris lehmanni (Mett.) Ching /159
Asarum caudiqerum Hance. /297
Asarum forbesii Maxim. /299
Asarum maximum Hemsl. /299
Asarum sieboldii Miq. /296
Asarum tagala Champ. /302
Asarum wulingense C. F. Liang /298
Asplenium crinicaule Hance /121
Asplenium ensiforme Wall. ex Hook. et Grev. /120
Asplenium prolongatum Hook. /118
Asplenium sarelii Hook. /119
Asplenium trichomanes Linn. /117
Asplenium varians Wall. /122
Asteropyrum cavaleriei (Lévl. et Vant) Drumm. et Hutch. /439
Astilbe austrosinensis Hand. -Mazz. /583
Astilbe chinensis (Maxim.) Franch. et Savat. /581
Astilbe grandis Stapf. ex Wils. /582
Athyrium delavayi Christ /143
Auricularia auricula (L. ex Hook.) Unaerw. /31
Auricularia polytricha (Mont.) Sacc. /32
Azolla imbricata (Roxb.) Nakai /173

B

Balanophora involucrata Hook. f. /305
Balanophora japonica Makino /304
Baphicacanthus cusia (Nees.) Bremek. /547
Basella rubra L. /379
Bcrberis virgetorum Schneid. /461
Beesia calthifolia (Maxim.) Ulbr. /418
Berberis chingii Cheng /460
Berberis dictyophylla Franch. /456
Berberis jilianae Schneid. /459
Berberis julianae Schneid. /458
Berberis qognepainii Schneid var. *lanfigolia* Ahrendt. /462

Berberis sargentiana Schneid. /457
Bergenia purpurascens (Hook. f. et Thoms.) Engl. /570
Beta vulgaris H. /356
Beta vulgaris L. /350
Beta vulgaris L. var. *cicla* L. /351
Betula insignis Franch. /214
Betula luminifera H. Winkl /215
Biota orientalis (L.) Endil /184
Boehmeria gracilis C. H. Wright. /262
Boehmeria grandifolia Wedd. /261
Boehmeria niuta (L.) Gaudich. /260
Boletinus edulis (Bull. ex Fr.) Quel. /19
Botrychium lanuginosum Wall /85
Botvychium ternatum (Thunb.) Lyon. /84
Brainea insignis (Hook.) J. Sm. /127
Brassica campestris L. var. *purpursria* L. H. Bailey /544
Brassica campestris L. /545
Brassica caulorapa Pasq. /549
Brassica chinensis L. var. *oeifera* Makino et Nemoto. /541
Brassica juncea (L.) Czern. et Coss. /542
Brassica olercea var. *capiata* L. /548
Brassica pekinensis (Lour.) Rupr. /543
Bretschneidara sinensis Hemsl. /557
Broussonetia kazinoki Sieb. et Zucc. /248
Broussonetia papyrifera (Linn.) L' Hér. ex Vent. /247
Bryum pendnula (Sull.) Fleisch. /58

C

Calocedrus macrolepis Kurz /182
Caltha palustris L. /419
Cannabis sativa L. /241
Capsella bursapastoris (Linn.) Medic. /550
Cardamine hirsuta L. /551
Cardamine lyrata Bunge /552
Cassytha filiformis L. /512
Castanea mollissima Bl. /226
Castanea seguinii Dode. /227

Castanopsis chinensis Hance. /219

Castanopsis fargesii Franch. /220

Celosia argentea L. /372

Celosia cristata L. /371

Celtis bungeana Bl. /229

Cephalotaxus fortunei Hook. f. /177

Cephalotaxus sinensis (Rehd. et Wils.) Li /178

Cerastium caespitosum Giliy. /393

Cerasus japonica (Thunb.) Lois. /676

Cerasus pseudocerasus (Lindl.) G. Don /674

Ceratophyllum demersum L. /402

Ceratopteris thalictroides (L.) Brongn. /143

Ceratostigma uillmottianum Stapf. /186

Chaenomeles sinensis (Thouin) Koehne /621

Chaenomeles speciosa (Sweet) Nakai /620

Chamabainia cuspidata Wight. /289

Chenopodium album L. /355

Chenopodium ambrosioides L. /353

Chimonanthus nitens Oliv. /507

Chimonanthus praecox (Linn.) Link /506

Chloranthus fortunei (A. Gray) Solms-Laub. /199

Chloranthus henryi Hemsl /197

Chloranthus multistachys Pei /198

Chloranthus serratus (Thunb.) Roem et Schult /200

Chloranthus spicatus (Thunb.) Makino /196

Chrysosplenium henryi Franch. /573

Chrysosplenium hydrocotylifolium Lévl. et Vant /569

Chrysosplenium macrophyllum Oliv. /572

Cibotium barometz (L.) J. Sm. /94

Cimicifuga acerina (Sieb. et Zucc.) Tanaka /441

Cimicifuga foetida L. /416

Cinnamomum bodinieri Lévl. /510

Cinnamomum burmanni (Nees et T. Nees) Blume f. heyneanum (Nees) H. W. /511

Cinnamomum camphora (L.) Presl. /508

Cinnamomum porrectum (Roxb.) Kosterm /509

Cinnamomum subavenium Miq. /525

Cinnamomum wilsonii Gamble. /524

Cladonia ranqiferina Web. /50

Cladonia uerticllata Hoffm. /51

Claviceps purpurea (Er.) Tulasne. /5

Clematis apiifolia DC. /410

Clematis argentilucida (Lévl. et Vant.) W. T.Wang /424

Clematis armandii Franch. /407

Clematis chinensis Osbeck /420

Clematis finetiana Lévl. et Vaniot /408

Clematis henryi Oliv. /421

Clematis leschenaultiana DC. /422

Clematis montana Buh -Ham. ex DC. /409

Clematis obiusidentata (Reh. et wios) Hi Eichler /423

Climacium dendroides (Hedw.) Web. et Mohr. /63

Climacium japonucum Lindb. /64

Cocculus laurifolius DC. /471

Cocculus trilobus (Thunb.) DC. /470

Colysis elliptica (Thunb.) Ching /167

Coniogramme japonica (Thunb.) Diels /106

Conocephalum conicum (L.) Dumortier. /54

Coprinusatr amentarius (Bull.) Fr. /37

Coprinusatr sterquilinus Fr. /36

Coptis chinensis Franch. /440

Corchorus acutangulus Lam. /505

Corchorus capsularis L. /504

Cordyceps gunnii (Berk.) Berk. /6

Corioulus unicolor (Bull. ex Fr.) L. loyd. /11

Corydalis davidii Franch. /537

Corydalis edulis Maxim. /536

Corydalis racemosa (Thunb.) Pers. /535

Corydalis sheareri S. Moore /538

Corydalis stenantha Franch. /533

Corydalis suaveotns Hance. /534

Corydalis thalictrfolia Franch. /532

Corylopsis sinensis Hemsl. /601

Corylus heterophylla Fisch. ex Bess. /218

Cotoneaster horizontalis Dcne. var *perpusillus* Schneid. /695

Cotoneaster horizontalis Dcne. /694

Crataegus cuneata Sieb. et Zucc. /613

Crataegus hupehenisis Sarg. Pl. Wils. /614

Crataegus pinnatifida Bge. /612

Cryptoporus volvatus (Peck) Hubb. /15

Cucubalus baccifer L. /392

Cudrania cochinchinensis (Lour.) Kudo et Masam. /246

Cudrania tricuspidate (Carr.) Bur. ex Lavallee. /245

Cunninghamia lanceolata (Lamb.) Hook. /181

Cupressus funebris Endl. /183

Cyathula capitata (Wall.) Moq. /368

Cyathula officinalis Kuan. (Roth.) Moq. /358

Cyclea racemosa Oliv. /473

Cyrtomium caryotideum (Wall.) Presl. /133

Cyrtomium falcatum J. Sm. /131

Cyrtomium macrophyllum (Makino) Tagawa /132

Cyrtomium tukusicola Tagawa /134

D

Davallia orientauls C. Chr. /161

Decaisnea fargesii Franch. /447

Delphinium yunnanense Franch. /411

Delregeasia ebulis (Sieb. et. Zucc.) Wedd. /263

Dennstaedtia pilosella (Hook.) Ching. /93

Dennstaedtia scabra Wall. ex. Hook Moore. /92

Descurainia sophia (L.) Webb. ex Prantl /554

Deutzia scabra Thunb. /580

Dhoebe sheareri (Hemsl.) Gamble /528

Dianthus chinensis L. /380

Dianthus superbus L. /381

Dichocarpum fargesil (Franch.) W. T. Wang et Hsiao /428

Dichroa febrifuga Lour. /579

Dicranopteris chinensis (Rosenst.) Ching /91

Dicranopteris dichotoma (Thunb.) Berhn. /89

Dicranopteris laevissimum (Christ.) Nakai. /90

Dictyophora indusiata (Vent. Pers.) Fisch. /33

Dictyophora nerulina Berk. /34

Diplazium lanceum (Thunb.) Prcsl. /145

Ditrichum pallidum (Hedw.) Hamp. /62

Drosera peltata Smith var. *multisepala* Y. Z. Ruan /558

Drymaria cordata (L.) willd. /394

Drynaria baronii (Christ) Diels /163

Drynaria propinqua (Wall. ex Mett.) J. Sm. ex Bedd. /164

Drynatia fortunei (Kze.) J. Sm. /162

Dryoathyrium okuboanum (Makino) Ching /144

Dryopteris championii (Benth.) C. Chr. /136

Dryopteris fuscipes C. Chr. /135

Duchesnea indica (Andrews.) Focke /658

Dysosma difformis (Hemsl. et Wils.) T. H. Wang ex Ying /449

Dysosma maioenee (Gagnep) Hsiao et Y. H. Chen /451

Dysosma pleiantha (Hance.) Woods. /452

Dysosma veitchii (Hemsl. et Wils.) Fu ex Ying /450

Dysosma versipellis (Hance.) M. Cheng ex Ying /448

E

Elatostema rupestre (Hanr.) Wedd. /268

Elatostema stewardii Merr. /267

Elatostema umbellatum Bl. var. *majus* Maxim. /271

Engelhardia roxburghiana Wall. /213

Eomecon chionantha Hance. /531

Epimedium acuminatum Franch. /467

Epimedium grandiflorum Morr. /463

Epimedium leptorrhizum Stearn /468

Epimedium pubescens Maxim. /466

Epimedium sagittatum (Sieb. et Zucc.) Maxim. /465

Epimedium wushanense Ying /464

Equisetum arvense L. /81

Equisetum debile Roxb. /80

Eriobotrya cavalieriei (Lévl.) Rehd. /680

Eriobotrya japonica (Thunb.) Lindl. /681

Eucommia ulmoides Oliver /602

Euryale ferox Salisb. /397

Exbucklandia populnea (R. Br.) R. W. Brown /600

F

Fagopyrum cymosum Meisn. /347

Fagopyrum esculentum Moench /345

Fagopyrum tataricum (L.) Gaertn. /346

Fauolus alveolaris (Bosc ex Fr.) Quel. /15

Fibraurea recisa Pierre /485

Ficus altissima Bl. /251

Ficus auriculata Lour. /257

Ficus beecheyana Hook. et Arn /242

Ficus carica Linn. /243

Ficus comata Hand. -Mazz /255

Ficus heteromorpha Hemsl. /253

Ficus hispida Linn. f. /252

Ficus lacor Buch. -Ham. /259

Ficus martini Lévl. et Vant /254

Ficus microcarpa Linn. f. /250

Ficus pumila Linn. /258

Ficus stenophylla Hemsl. /256

Ficus tikoua Bur. /244

Firmiana platanifolia (L. f.) Marsili /603

Fissidens filicinus Doz. et Moik. /60

Fortunearia sinensis Rehd. et Wils. /596

Fragria nilgerrensis Schlecht. ex Gay /657

G

Ganoderma applanatum (Pers.) Pat. /7

Ganoderma lucidum (Leyss. ex Fr.) Karst. /9

Ganoderma sinense Zhao et Zhang /8

Geastrum hygrometricum Pers. /45

Geum japonicum Thunb. var. *chinense* F. Bolle /661

Geum japonicum Thunb. /662

Ginkgo biloba L. /174

Girardinia cuspidata Wedd. /272

Girardinia palmata (Forsk.) Gaud. /273

Gomphrena globosa L. /370

Grewia biloba G. Don /503

Gymnotheca chinensis Decne. /189

Gymnotheca involucrata Pei /190

H

Holboellia coriacea Deils /446

Houttuynia cordata Thunb. /187

Humulus scandens (Lour.) Merr. /249

Hydrangea davidii Franch. /587

Hydrangea macrophylla (Thunb.) Ser. /586

Hydrangea paniculata Sieb. /588

Hypolepis punctata (Thunb.) Mett. /142

I

Illicium henryi Diels /487

Illicium lanceolatum A. C. Smith. /488

Illicium verum Hook. f. /486

Isatis indigotica Fortune /546

Itea glutniosa Hand. -Mazz. /585

J

Juglans cathayensis Dode /209

Juglans regia L. /208

K

Kadsura coccinea (Lem.) A. C. Smith /493

Kadsura longipedunculata Finet. et Cagenp. /492

Kerria japonica (L.) DC. /690

Kochia scoparia (L.) Schrad. /354

Korthalsella japonica (Thunb.) Engl /294

L

Laetiporus sulphureus (Bull. ex Fr.) Bond. et Sing. /3

Laportea bulbifera (Sieb. et Zucc.) Wedd. /275

Laportea macrostachya (Maxim.) /265

Laportea macrostachya (Maxim.) Ohwi. /274

Laportea sinensis C. H. Wright /276

Lasiosphaera fenzlii Reich. /42

Lemmaphyllum microphyllum C. Presl /165

Lemna minor L. /171

Lentinus edodes (Berk.) Sing. /25

Lentinus piperatus (L. ex Fr.) Gray. /26

Lenzites betulina (L.) Fr. /14

Leontice rabustum (Maxim.) Diels. /459

Lepidium cuneiforme C. Y. Wu /553

Lepidogrammitis drymoglossoides (Baker) Ching /166

Lepisorus bicolor Ching /151

Lepisorus macrosphaerus var. *asterolepis* (Bak.) Ching /149

Lepisorus macrosphaerus (Baker) Ching /150

Lepisorus thunbergianus (Kaulf.) Ching /148

Lindera aggregata (Sims) Kosterm /513

Lindera angustifolia Cheng /521

Lindera communis Hemsl. /522

Lindera fragrans Oliv. /523

Lindera glauca (Sieb. et Zucc.) Bl. /515

Lindera hemsleyana (Diels) Allen /514

Lindera reflexa Hemsl. /519

Liquidambar formosana Hance. /597

Liriodendron chinense (Hemsl.) Sargent. /494

Lithocarpus elizabethae (Tutch) Rehd. /228

Lithocarpus polystachyas Rehd. /228

Litsea cercidifolia Hemsl. /520

Litsea cubeba (Lour.) Pers. /518

Litsea euosma W. W. Sm. /517

Litsea pungens Hemsl. /516

Loranthus europaeus Jacq. /294

Loranthus maclurei Merr. /292

Loranthus parasiticus (L.) Merr. /291

Loranthus yadoriki Sieb. /293

Loropetalum chinense (R. Br.) Oliver /598

Lychnis coronata Thunb. /384

Lycopodium cernunum L. /68

Lycopodium clauatum L. /67

Lycopodium complianatum L. /69

Lycopodium serratum Thunb. /70

Lycperdon perlatum Pers. /44

Lygodium japonicum (Thunb.) SW. /88

M

Machilus pingii Cheng ex Yang /529

Machilus thunbergii Sieb. et Zucc. /530

Macleaya cordata (Willd.) R. Br. /539

Macrothelypteris oligophlebia (Bak.) Ching /124

Magnolia delavayi Franch. /497

Magnolia denudata Desr. /496

Magnolia liliflora Desr. /496

Magnolia officinalis Rehd. et Wils. subsp. *biloba* (Rehd. et Wils.) Law /499

Magnolia officinalis Rehd. et Wils. /498

Mahonia bealei (Fort.) Carr. /454

Mahonia fortunei (Lindl.) Fedde /453

Mahonia japonica (Thunb.) DC. /455

Malus asiatica Nakai /671

Malus sieboldii (Regel) Rehd. /619

Manglietia fordiana (Hemsl.) Oliv. /495

Marchantia polymorpha L. /46

Marsilea quadrifolia L. /169

Matteuccia orientalis (Hook.) Trev. /130

Melandrium apricum (Turcz.) Rohrb. /390

Melandrium viscidlum (Franch.) Hand -Mazz. var. *szechuanense* (Wills) Hand -Mazz. /391

Memoriiali hirta (Bl.) Wedd. /277

Meteoriella soluta (Mitt.) Okam. /59

Michelia figo (Lour.) Spreng. /500

Microcos paniculata L. /505

Microsorum fortunei (T. Moore) Ching /168

Mirabilis jalapa L. /373

Mnium cuspidatum Hedw. /55

Mollugo pentaphylla L. /376

Morchella conica Pore. /4

Morus alba L. /237

Morus australis Poir. /240

Morus cathayana Hemsl. /239

Morus monqolica Schneid. /238

Myrica rubra (Lour.) Sieb. et Zucc. /201

N

Nandina domestica Thunb. /469

Nanocnide japonica Bl. /287

Nanocnide pilosa Migo. /288

Nasturtium officinale R. Br. /556

Neillia sinensis Oliv. /622

Nelumbo nucifera Gaertn. /398

Neolepisorus ovatus (Bedd.) Ching /158

Nephrolepis auriculata (L.) Trimen /146

Nostoc commune Vauch. /1

Nuphar pumilum (Hoffm.) DC. /400

Nuphar sinensis Hand. -Mazz. /401

Nymphaea tetragona Georgi /399

O

Onychium japonicum (Thunb.) Kze. /107

Ophioglossum reticulatum L. /82

Ophioglossum thermale Desv. /83

Oreocnide frutescens (Thunb.) Miq. /264

Osmunda japonica Thunb. /87

P

Padus grayana (Maxim.) Schneid. /679

Paeonia lactiflora Pall. /425

Paeonia obovata Maxim. /426

Paeonia veitchii Lynch /427

Panellus stypticus (Bull. ex Fr.) Karst. /38

Parathelypteris glanduligera (Kze.) Ching /123

Parmelia saxatilis A. Ch. /2

Parnassia foliosa Hook. f. et Thoms. var. *nummularia* Nakai. /585

Parnassia wightiana Wall. /577

Pellionia radicans (Sieb. et Zucc.) Wedd. /269

Pellionia trilobulota Hay. /270

Penthorum chinense Pursh /575

Pericampylus glaucus (Lam.) Merr. /482

Phegopteris decursive-pinnata (H. C.Hall) Fée /126

Philadelphus sericanthus Koehne /578

Phoebe zhennan S. Lee et F. N. Wei /527

Photinia glabra (Thunb.) Maxim. /626

Photinia parvifolia (Pritz.) Schneid. /628

Photinia villosa (Thunb.) DC. /627

Phymatopais hastat (Thunb.) Kitagawa /160

Phytolacca acinosa Roxb. /374

Phytolacca americana L. /375

Pilea cavaleriei Lévl. /279

Pilea fasciata Fr. /283

Pilea mongolico Wedd. /280

Pilea notata C. H. Wright. /278

Pilea plataniflora C. H. Wright /282

Pilea sinofasciata C. J. Chen /281

Pileostegia viburnoides Hook. f. et Thoms. /576

Pinus massoniana Lamb. /179, 180

Piper hancei Maxim. /191

Piper kadsura (Choisy) Ohwi. /194

Piper puberulum (Benth.) Maxim. /192

Piper sarmentosum Roxb. /193

Pisolithus tinctorius (Pers.) Coker et Couch. /43

Pittosporum adaphniphylloides Hu et Wang /590

Pittosporum glabratum Lindl. var. *neriifolium* Rehd. et Wils. /591

Pittosporum glabratum Lindl. /592

Pittosporum sahnianum Gowda. /594

Pittosporum trigonocarpum Lévl. /593

Plagiogyria distinctissima Ching /141

Platycarya strobilacea paliurus (Batal.) /211

Platycarya strobilacea Sieb. et Zucc. /211

Pleurotus ostreatus (Jacq. ex Fr.) Quel. /27

Plumbago zeylanica Linn. /185

Pogonatum alpinum Hedw. /66

Poiyporus myiitte Cook. et Mass. /17
Polygonum amphibium L. /337
Polygonum aviculare L. var. *vegtum* Ledeb. /317
Polygonum aviculare L. /316
Polygonum barbatum L. /329
Polygonum bistorta L. /342
Polygonum caespitosum Bl. /330
Polygonum campanulatum Hook. f. /331
Polygonum capitatum Polygonum chinense L. var. hispida Hook. F. /344
Polygonum chinense L. /343
Polygonum ciliinerve (Nakai.) Ohwi. /326
Polygonum convolvulus L. /348
Polygonum coriaceum Sam. /324
Polygonum cuspidatum Sieb. et Zucc. /313
Polygonum cynanchoides Hemsl. /338
Polygonum flaccidum Meisn. /322
Polygonum hydropiper L. /324
Polygonum lapathifolium L. var. *salicifolium* Sibth. /327
Polygonum lapathifolium L. /340
Polygonum macranthum Meisn. /326
Polygonum multiflorum Thunb. /318
Polygonum nepalense Meisn. /339
Polygonum nodosum Pers. /332
Polygonum orientale L. /323
Polygonum paleaceum Wall. ex HK. f. /349
Polygonum perfoliatum L. /320
Polygonum rude Meisn. /348
Polygonum runcinatum Buch. -Ham. /319
Polygonum senticosum (Meisn.) Franch. et Sav. /334
Polygonum sieboldii Meisn. /341
Polygonum sphaerostachyum Meisn. /328
Polygonum suffultum Maxim. /333
Polygonum tinctorium Ait. /325
Polygonum viviparum L. /336
Polypodiodes nipponica (Mett.) Ching /147
Polyporus elegans (Buii) Fr. /15

Polyporus umbellatus (Pers.) Er. /12
Polystichum acutidens Christ /137
Polystichum deltodon (Bak.) Diels /138
Polystichum tsus-simense (Hook.) J. Sm. /139
Polystictus versicolor (L.) Fr. /10
Polytrichum commune L. /65
Populus yunnanensis Dode /206
Porla cocos (Schw.) Wolf. /16
Portulaca oleracea L. /377
Potentilla anserina L. /664
Potentilla chinensis Ser. /663
Potentilla discolor Bge. /669
Potentilla fragarioides L. /667
Potentilla freyniana Bornm /665
Potentilla fulgens Wall. ex Hook. /668
Potentilla kleiniana Wight. et Arn. /666
Pouzolzia sanguinea (Bl.) Merr. /266
Prinsepia utilis Royle /692
Pronephrium penangianum (Hook.) Holtt. /125
Prunus salicina Lindl. var. *salicina* Lindl. /678
Prunus salicina Lindl. /675
Prunus serrulata Lindl. /673
Prunus simonii Carr. /677
Pseudostellaria heterophylla (Miq.) Pax /382
Pteridium aquilinum (L.) Kuhn var. *latiusculum* (Desv.) Underw. ex Heller /95
Pteridium revolutum (Bl.) Nakai /96
Pteris actinioteroides Christ. /101
Pteris dactylina Hook. /100
Pteris ensiformis Burm. /98
Pteris multifida Poir. /104
Pteris nervosa Thunb. /97
Pteris semipinnata L. /103
Pteris vittata L. /102
Pteris wallichiana Agardh /99
Pterocarya stenoptera C. DC. /212
Pteroceltis tatarinowii Maxim. /235

Pteroxygonum giraldii Damm. et Diels /335

Pyracantha atalantioides (Hance.) Stapf /625

Pyracantha crenulata (D. Don) Roem. /624

Pyracantha fortuneana (Maxim.) Li. /623

Pyropolyporus fomentarius (L. ex Fr.) Teng. /13

Pyrrosia adnascens (Sw.) Ching /156

Pyrrosia lingua (Thunb.) Farwell /152

Pyrrosia mollisa (Kunze) Ching /155

Pyrrosia petiolosa (Christ) Ching /153

Pyrrosia sheareri (Baker) Ching /154

Pyrularia edulis (Wall.) A. DC. /290

Pyrus pashia Buch. -Ham. ex D. Don. /615

Pyrus pyrifolia (Burm. f.) Nakai /684

Q

Quercus acutlsslma Carruth. /221

Quercus aliena Bl. /223

Quercus fabri Hance. /222

Quercus semicarpifolia Smith. /225

Quercus variabilis Bl. /224

R

Ranunculus chinensis Bunge /406

Ranunculus japonicus Thunb. /403

Ranunculus sceleratus L. /405

Ranunculus sieboldii Miq. /404

Raphanus sativus L. /540

Rhaphiolepis indica (L.) Lindl. ex Ker /617

Rheum officinale Baill. /306

Rhodiola yunnanensis (Franch.) S. H. Fu /562

Rhodobryum gianteum (Hook.) Par. /57

Rhodobryum roseum Limpr. /56

Ribes henryi Franch. /585

Rodgersia sambucifolia Hemsl. /574

Rorippa indica (L.) Hiern. /555

Rosa chinensis Jacq. /610

Rosa cymosa Tratt. /604

Rosa helenae Rehd. et Wils. /609

Rosa laevigata Michx. /682

Rosa moyesii Hemsl. et Wils. /606

Rosa multiflora Thunb. /605

Rosa roxburghii Tratt. /683

Rosa rugosa Thunb. /611

Rosa sericea Lindl. /607

Rosa sertata Rolfe /608

Rubus adenophorus Rolfe /630

Rubus alceaefolius Polr. /655

Rubus blinii Lévl. /656

Rubus buergeri Miq. /637

Rubus chroosepalus Focke /631

Rubus coreanus Miq. /647

Rubus ellipticus Smith var. *obcordatus* (Franch.) Focke /648

Rubus ellipticus Smith. /654

Rubus flagelliflorus Focke ex Diels /634

Rubus foliolosus D. Don /636

Rubus ichangensis Hemsl. et Ktze. /649

Rubus innominatus S. Moore /635

Rubus irenaeus Focke /644

Rubus lambertianus Ser. var. *glaber* Hemsl. /642

Rubus lambertianus Ser. /645

Rubus mahodes Focke /643

Rubus multibracteatus Lévl. et Vant. /646

Rubus niveus Thunb. /629

Rubus palmatus Thunb. /651

Rubus parvifolius L. /640

Rubus pinfaensis Lévl. et Vant. /653

Rubus quinquefoliolatus Yü et Lu /650

Rubus reflexus Ker. /632

Rubus rosaefolius Smith. /633

Rubus rufo-lanatus H. T. Chang /650

Rubus setchuenensis Bureau et Franch. /638

Rubus sieboldi Blume. /639

Rubus tephrodes Hance. /641

Rubus trianthus Focke /652

Rumex acetosa L. /309

Rumex crispus L. /311

Rumex dentatus L. /310

Rumex japonicus Houtt. /308

Rumex madaio Mak. /307

Rumex nepalensis Spreng. /312

Ruseula nigricans (Bull.) Fr. /22

Russula foetens Pers. ex Fr. /21

Russula lepida Fr. /22

S

Sagina japonica (Sw.) Ohwi /395

Salix babylonica L. /202

Salix chienii Cheng /203

Salix hypoleuca Seemen /205

Salix wallichiana Anderss. /204

Salsola collina Pall. /356

Salvinia natans (L.) All. /170

Sanguisorba officinalis L. /691

Sarcandra glabra (Thunb.) Nakai /195

Sargentodoxa cuneata (Oliv.) Rehd. et Wils. /445

Sassafras tzumu (Hemsl.) Hemsl. /526

Saururus chinensis (Lour.) Baill. /188

Saxifraga mengtzeana Engl. et lrmsch. /570

Saxifraga rufescens Balf. f. /571

Saxifraga stolonifera Curt. /568

Saxiglossum angustissimum (Gies.) Ching /157

Schisandra chinenis (Turcz.) Baill. /489

Schisandra henryi Clarke. /491

Schisandra sphenanthera Rehd. et Wils. /490

Schizophragma integrifolium Oliv. /584

Schizophyllum commune Fr. /28

Sedum aizoon L. /567

Sedum bulbiferum Makino /560

Sedum emarginatum Migo /561

Sedum erythrostieltum Miq. /559

Sedum lineare Thunb. /563

Sedum sarmentosum Bunge /565

Sedum stellariifolium Franch. /564

Selaginella delicatula (Desv.) Alston. /78

Selaginella doederleinii Hieron. /73

Selaginella involvens (Sw.) Spring /75

Selaginella labordei Heron. ex Christ /76

Selaginella moellendorffii Hieron. /79

Selaginella nipponica Franch. et Sav. /77

Selaginella stauntoniana Spring /74

Selaginella tamariscina (P. Beauv.) Spring /72

Selaginella uncinata (Desv.) Spring /71

Semiaquilegia adoxoides (DC.) Makino /412

Semiliquidambar cathayensis H. T. Chang /599

Shiraia bambusicola P. Henn. /35

Sinocrassula indica (Decne.) Berger /566

Sinomenium acutum (Thunb.) Rehd. et Wils. var. *cindlum* (Dils) Rehd. et Wils. /481

Sinomenium acutum (Thunb.) Rehd. et wils. /480

Sorbaria arborea Schneid. /618

Sorbus caloneura (Stapf) Rehd. /672

Sphagnum cymbifalium Fhrh. /61

Spinacia oleracea L. /352

Spiraea blumei G. Don /688

Spiraea japonica L. f. var. *fortunei* (Planchon) Rehd. /689

Spirodela polyrhiza Schleid. /172

Stellaria alsine Grimm. /385

Stellaria apuaticum (L.) Fries /388

Stellaria media (L.) Cyr. /386

Stellaria panuculigera Mak. /387

Stellaria saxatilis Buch -Ham. /389

Stenoloma chusanum Ching /140

Stephania cephalantha Hayata /476

Stephania delauayi Diels. /477

Stephania herbacea Gagnep /475

Stephania hernandifolia Walp. /478

Stephania japonica (Thunb.) Miers /474

Stephania longa Lour. /479

Stephania tetrandras S. Moore /472
Stranvaesia davidiana Dcne. /693
Suillus luteus (L. ex Fr.) Gray. /20
Suillus qranulatus (L. ex Fr.) O. Ktze. /18

T

Talinum paniculatum (Jacq.) Gaertn. /378
Tamarix chinensis Lour. /207
Taxus chinensis (Pilger) Rehd. /175
Taxus mairei (Lemee et Lévl.) S. Y. Hu /176
Thalictrum aquilegifolium Linn. var. *sibiricum* Regel et Tiling /413
Thalictrum foliolosum DC. /414
Thalictrum ichangense Lecoy. ex Oliv. /415
Thesium chinense Turcz. /289
Tiarella polyphylla D. Don /589
Tilia tuan Szyszyl. /501
Tinospora capillipes Gagn. /484
Tinospora sagittata (Oliv.) Gagnep. /483
Trema cannabina Lour. /234
Trema orientalis (L.) /233
Tremella fuciformis Berk. /30
Tremella mesenterica Retz. ex Fr. /29
Triumfetta cana Bl. /502

U

Ulmus macrocarpa Hance. /232
Ulmus multinervis Cheng /231
Ulmus pumila L. /230
Umbilicara esculenta (Miyoshi) Minks. /52
Urtica cannabina L. /284
Urtica fissa Pritz. /285
Urtica laetevirens Maxim. /286
Usnea aiffracta Vain. /53
Usnea longissima Ach. /53
Ustilago maydus (DC.) Corda. /49
Ustilago nuda (Jens.) Rostr. /48
Ustilaqinoidea uirens (Cke.) Tak. /47

V

Vaccaria segetalis (Neck.) Garcke /396
Viscum articulatum Burm. f. /294
Viscum coloratum (Kom.) Nakai /295
Vittaria filipes Christ. /105
Vittaria flexuosa Fee. /105

W

Woodwardia japonica (L. f.) Sm. /129
Woodwardia unigemmata (Makino.) Nakai /128

Z

Zelkova schneideriana Hand. -Mazz. /236